U0225464

临床牙周病学和口腔种植学

Lindhe's Clinical Periodontology and Implant Dentistry

第7版

临床牙周病学和口腔种植学

Lindhe's Clinical Periodontology and Implant Dentistry

第7版

上卷

主编　（瑞典）托德·伯格伦德（Tord Berglundh）

（美）威廉·詹诺比尔（William V. Giannobile）

（瑞士）尼克劳斯·朗（Niklaus P. Lang）

（西班牙）马里亚诺·桑兹（Mariano Sanz）

主译　闫福华　葛少华　陈　斌　李艳芬

邱　宇　张杨珩　于　洋

北方联合出版传媒（集团）股份有限公司

辽宁科学技术出版社

沈　阳

图文编辑

杨　帆　刘　娜　张　浩　刘玉卿　肖　艳　刘　菲　康　鹤　王静雅　纪凤薇　杨　洋

Title: Lindhe's Clinical Periodontology and Implant Dentistry, 2 volumes set, 7th edition
By Tord Berglundh, William V. Giannobile, Niklaus P. Lang, and Mariano Sanz
ISBN: 9781119438885

图书在版编目（CIP）数据

临床牙周病学和口腔种植学：第7版 /（瑞典）托德・伯格伦德（Tord Berglundh）等主编；闫福华等主译. —沈阳：辽宁科学技术出版社，2023.9
ISBN 978-7-5591-3102-7

Ⅰ. ①临… Ⅱ. ①托… ②闫… Ⅲ. ①牙周病—诊疗②种植牙—口腔外科学 Ⅳ. ①R781.4②R782.12

中国国家版本馆CIP数据核字（2023）第130844号

出版发行：辽宁科学技术出版社
（地址：沈阳市和平区十一纬路25号　邮编：110003）
印 刷 者：深圳市福圣印刷有限公司
经 销 者：各地新华书店
幅面尺寸：210mm × 285mm
印　　张：74.5
插　　页：4
字　　数：1500 千字
出版时间：2023 年 9 月第 1 版
印刷时间：2023 年 9 月第 1 次印刷
策划编辑：陈　刚
责任编辑：金　烁　杨晓宇　殷　欣　苏　阳　张丹婷　张　晨
封面设计：袁　舒
版式设计：袁　舒
责任校对：李　霞

书　　号：ISBN 978-7-5591-3102-7
定　　价：1298.00 元（上、中、下卷）

投稿热线：024-23280336
邮购热线：024-23280336
E-mail:cyclonechen@126.com
http://www.lnkj.com.cn

前言
Preface

1983年，瑞典哥德堡大学的Jan Lindhe教授出版了第1版《临床牙周病学》。这仅在斯堪的纳维亚语临床牙周病学教科书出版2年之后。这是一项开创性的事业，开创了牙周病学研究的新纪元。到目前为止，该专业主要倾向于以演绎思维为基础的治疗哲学，很少提供科学证据。

有鉴于此，基于归纳思维和假设检验的教科书的出版是一个真正的里程碑，是本科生和研究生教学中的创举。随着临床牙周病学领域的发展，以及更多的临床研究和动物实验证据，教科书必须定期修订。总的来说，每5～8年就有一版新的《临床牙周病学》。每一版本都尽量扩大作者范围，以获得更多基于循证医学的内容。因此，该教科书成为牙周病学界最受国际认可的信息来源。

20～30年前，口腔种植学成为临床牙周病学的一部分。因此，第5版《临床牙周病学和口腔种植学》大幅扩展并纳入了有关口腔种植的生物学和临床医学内容。由于天然牙和种植牙在同一牙列中作为单独或连接的单元共同发挥功能，因此对天然牙和种植体周组织生物学的深入了解至关重要。由于出现了大量新内容，第5版《临床牙周病学和口腔种植学》分2卷，一卷是基础知识，另一卷是临床内容。第6版保留了这种形式，第7版仍将延续（这种形式）。

在过去的35年中，本教科书逐渐成为最受欢迎的教学参考，牙周病学和口腔种植学也已成为基于可靠科学证据的临床学科。美国牙周病学会与欧洲牙周病学会组织全世界的相关专家共同形成了牙周病和种植体周病新分类，因此，再次更新教科书，适逢其时。

本版书超过90%的内容已被彻底修订和压缩，以帮助读者更好地理解本书内容。有些不太重要的章节被删除，有些章节被合并，以使内容更有针对性。国际知名的新生代专家被邀请参与本书编写。此外，主编人数也已扩至4人。

《临床牙周病学和口腔种植学》基于健全的生物学和循证医学原则，而非经验，我们希望本书一如既往，是指导治疗计划的关键参考书。

Tord Berglundh
William V. Giannobile
Niklaus P. Lang
Mariano Sanz
2021年3月

译者名单

Translators

上卷主译

闫福华 南京大学医学院附属口腔医院（南京市口腔医院）
陈　斌 南京大学医学院附属口腔医院（南京市口腔医院）
张杨珩 南京大学医学院附属口腔医院（南京市口腔医院）

译者（按姓名首字笔画为序）

于　洋 山东大学口腔医院（山东省口腔医院）
万　鹏 华景齿科
王　兵 山东大学口腔医院（山东省口腔医院）
王　敏 南京大学医学院附属口腔医院（南京市口腔医院）
王南南 南京大学医学院附属口腔医院（南京市口腔医院）
卞添颖 复旦大学附属口腔医院
吕晶露 南京大学医学院附属口腔医院（南京市口腔医院）
乔　丹 青海大学附属医院
刘　娟 南京大学医学院附属口腔医院（南京市口腔医院）
刘佳盈 南京大学医学院附属口腔医院（南京市口腔医院）
闫福华 南京大学医学院附属口腔医院（南京市口腔医院）
杜　密 山东大学口腔医院（山东省口腔医院）
李　月 南京大学医学院附属口腔医院（南京市口腔医院）
李丽丽 南京大学医学院附属口腔医院（南京市口腔医院）
李艳芬 南京大学医学院附属口腔医院（南京市口腔医院）
李凌俊 南京大学医学院附属口腔医院（南京市口腔医院）
邱　宇 福建医科大学附属第一医院
何莎莎 南京大学医学院附属口腔医院（南京市口腔医院）
宋诗源 南京大学医学院附属口腔医院（南京市口腔医院）
张　爽 南京大学医学院附属口腔医院（南京市口腔医院）
张　婷 南京大学医学院附属口腔医院（南京市口腔医院）
张杨珩 南京大学医学院附属口腔医院（南京市口腔医院）
张　倩 南京大学医学院附属口腔医院（南京市口腔医院）
陈日新 南京大学医学院附属口腔医院（南京市口腔医院）

陈畅行　南京大学医学院附属口腔医院（南京市口腔医院）
陈金东　南京大学医学院附属口腔医院（南京市口腔医院）
陈　斌　南京大学医学院附属口腔医院（南京市口腔医院）
邵金龙　山东大学口腔医院（山东省口腔医院）
罗　宁　南京大学医学院附属口腔医院（南京市口腔医院）
罗彬艳　南京大学医学院附属口腔医院（南京市口腔医院）
周　昉　南京大学医学院附属口腔医院（南京市口腔医院）
周　倩　南京大学医学院附属口腔医院（南京市口腔医院）
周　靓　浙江大学医学院附属口腔医院
周祉延　山东大学口腔医院（山东省口腔医院）
赵泉泉　南京大学医学院附属口腔医院（南京市口腔医院）
柯晓菁　南京大学医学院附属口腔医院（南京市口腔医院）
柳　庆　南京大学医学院附属口腔医院（南京市口腔医院）
柳慧芬　南京大学医学院附属口腔医院（南京市口腔医院）
保　珺　南京大学医学院附属口腔医院（南京市口腔医院）
聂　华　南京大学医学院附属口腔医院（南京市口腔医院）
钱　俊　南京大学医学院附属口腔医院（南京市口腔医院）
倪　璨　南京大学医学院附属口腔医院（南京市口腔医院）
黄悦臻　同济大学附属口腔医院
崔　迪　南京大学医学院附属口腔医院（南京市口腔医院）
康文燕　山东大学口腔医院（山东省口腔医院）
商玲玲　山东大学口腔医院（山东省口腔医院）
葛少华　山东大学口腔医院（山东省口腔医院）
葛叡扬　遵义医科大学附属口腔医院
董潇潇　北京和睦家康复医院
程书瑜　南京大学医学院附属口腔医院（南京市口腔医院）
鲍东昱　南京大学医学院附属鼓楼医院
廖文正　南京大学医学院附属口腔医院（南京市口腔医院）
魏挺力　南京大学医学院附属口腔医院（南京市口腔医院）

编者名单

Contributors

Maurício Araújo
Department of Dentistry
State University of Maringá
Maringá
Paraná
Brazil

Gustavo Avila-Ortiz
Department of Periodontics
College of Dentistry
University of Iowa
Iowa City
IA
USA

Hans-Rudolf Baur
Department of Cardiology
Medical School
University of Bern
Bern
Switzerland

James Beck
Division of Comprehensive Oral Health/Periodontology
Adams School of Dentistry
University of North Carolina
Chapel Hill
NC
USA

Tord Berglundh
Department of Periodontology
Institute of Odontology
The Sahlgrenska Academy at University of Gothenburg
Gothenburg
Sweden

Michael M. Bornstein
Oral and Maxillofacial Radiology
Applied Oral Sciences & Community Dental Care
Faculty of Dentistry
The University of Hong Kong
Hong Kong SAR
China, and
Department of Oral Health & Medicine
University Center for Dental Medicine Basel UZB
University of Basel
Basel
Switzerland

Dieter D. Bosshardt
Department of Periodontology
School of Dental Medicine
University of Bern
Bern
Switzerland

Rino Burkhardt
Faculty of Dentistry
The University of Hong Kong
Hong Kong SAR
China, and
Clinic of Reconstructive Dentistry
University of Zurich
Zurich
Switzerland

Iain Chapple
Periodontal Research Group
School of Dentistry
University of Birmingham
Birmingham
UK

Lyndon F. Cooper
University of Illinois at Chicago
College of Dentistry
Chicago
IL
USA

Pierpaolo Cortellini
European Research Group on Periodontology (ERGOPerio)
Genoa
Italy
and
Private Practice
Florence
Italy

Mike Curtis
Faculty of Dentistry
Oral and Craniofacial Sciences
King's College London
London
UK

Dorothea Dagassan-Berndt
Center for Dental Imaging
University Center for Dental Medicine Basel UZB
University of Basel
Basel
Switzerland

Francesco D'Aiuto
Periodontology Unit
UCL Eastman Dental Institute
London
UK

Ryan T. Demmer
Division of Epidemiology and Community Health
School of Public Health
University of Minnesota
Minneapolis
MN
USA

Jan Derks
Department of Periodontology
Institute of Odontology
The Sahlgrenska Academy at University of Gothenburg
Gothenburg
Sweden

Massimo de Sanctis
Department of Periodontology
Università Vita e Salute San Raffaele
Milan
Italy

Peter Eickholz
Department of Periodontology
Center of Dentistry and Oral Medicine (Carolinum)
Johann Wolfgang Goethe-University Frankfurt am Main
Frankfurt am Main
Germany

Roberto Farina
Research Centre for the Study of Periodontal and
Peri-implant Diseases
University of Ferrara
Ferrara
Italy, and
Operative Unit of Dentistry
Azienda Unità Sanitaria Locale (AUSL)
Ferrara
Italy

Magda Feres
Department of Periodontology
Dental Research Division
Guarulhos University
Guarulhos
São Paulo
Brazil, and
The Forsyth Institute
Cambridge
MA
USA

William V. Giannobile
Harvard School of Dental Medicine
Boston
MA
USA

Filippo Graziani
Department of Surgical, Medical and Molecular Pathology
and Critical Care Medicine
University of Pisa
Pisa
Italy

Christoph H.F. Hämmerle
Clinic of Reconstructive Dentistry
Center of Dental Medicine
University of Zurich
Zurich
Switzerland

Hatice Hasturk
Forsyth Institute
Cambridge
MA
USA

Lisa Heitz-Mayfield
International Research Collaborative – Oral Health and
Equity
School of Anatomy, Physiology and Human Biology
The University of Western Australia
Crawley
WA
Australia

David Herrera
ETEP (Etiology and Therapy of Periodontal and
Peri-Implant Diseases) Research Group
Complutense University of Madrid
Madrid
Spain

Palle Holmstrup
Department of Periodontology
School of Dentistry
University of Copenhagen
Copenhagen
Denmark

Kuofeng Hung
Oral and Maxillofacial Radiology
Applied Oral Sciences & Community Dental Care
Faculty of Dentistry
The University of Hong Kong
Hong Kong SAR
China

Saso Ivanovski
School of Dentistry
The University of Queensland
Australia

Søren Jepsen
Department of Periodontology, Operative, and Preventive Dentistry
Center of Oral, Dental, Maxillofacial Medicine
University of Bonn
Bonn
Germany

Mats Jontell
Oral Medicine and Pathology
Institute of Odontology
The Sahlgrenska Academy at University of Gothenburg
Gothenburg
Sweden

Ronald. E. Jung
Clinic of Reconstructive Dentistry
University of Zurich
Zurich
Switzerland

Darnell Kaigler
Department of Periodontics and Oral Medicine
University of Michigan School of Dentistry
and
Department of Biomedical Engineering
College of Engineering
Ann Arbor
MI
USA

Alpdogan Kantarci
Forsyth Institute
Cambridge
MA
USA

Janet Kinney
Department of Periodontics and Oral Medicine
University of Michigan School of Dentistry
Ann Arbor
MI
USA

Kenneth Kornman
Department of Periodontics and Oral Medicine
University of Michigan School of Dentistry
Ann Arbor
MI
USA

Marja L. Laine
Department of Periodontology
Academic Center for Dentistry Amsterdam (ACTA)
University of Amsterdam and Vrije Universiteit Amsterdam
Amsterdam
The Netherlands

Evanthia Lalla
Division of Periodontics
Section of Oral, Diagnostic, and Rehabilitation Sciences
Columbia University College of Dental Medicine
New York
NY
USA

Niklaus P. Lang
Department of Periodontology
School of Dental Medicine
University of Bern
Bern
Switzerland

Jan Lindhe
Department of Periodontology
Institute of Odontology
The Sahlgrenska Academy at University of Gothenburg
Gothenburg
Sweden

Bruno G. Loos
Department of Periodontology
Academic Center for Dentistry Amsterdam (ACTA)
University of Amsterdam and Vrije Universiteit Amsterdam
Amsterdam
The Netherlands

Philip D. Marsh
Department of Oral Biology
School of Dentistry
University of Leeds
UK

Conchita Martin
Faculty of Odontology
Complutense University of Madrid
Madrid
Spain

Giedrė Matulienė
Private Practice
Zurich
Switzerland

Luigi Nibali
Department of Periodontology
Centre for Host–Microbiome Interactions
King's College London
Guy's Hospital
London
UK

Sture Nyman (deceased)
Department of Periodontology
Institute of Odontology
The Sahlgrenska Academy at University of Gothenburg
Gothenburg
Sweden

Panos N. Papapanou
Division of Periodontics
Section of Oral, Diagnostic, and Rehabilitation Sciences
Columbia University College of Dental Medicine
New York
NY
USA

Bjarni E. Pjetursson
Department of Reconstructive Dentistry
University of Iceland
Reykjavik
Iceland

Christoph A. Ramseier
Department of Periodontology
School of Dental Medicine
University of Bern
Bern
Switzerland

Giulio Rasperini
Department of Biomedical, Surgical, and Dental Sciences
Foundation IRCCS Ca' Granda Polyclinic
University of Milan
Milan
Italy

Giovanni E. Salvi
Department of Periodontology
School of Dental Medicine
University of Bern
Bern
Switzerland

Mariano Sanz
Faculty of Odontology
ETEP (Etiology and Therapy of Periodontal and Peri-Implant Diseases) Research Group
Complutense University of Madrid
Madrid
Spain, and
Department of Periodontology
Faculty of Dentistry
Institute of Clinical Dentistry
University of Oslo
Oslo
Norway

Arne S. Schaefer
Department of Periodontology, Oral Medicine and Oral Surgery
Institute for Dental and Craniofacial Sciences
Charité–Universitätsmedizin
Berlin
Germany

Frank Schwarz
Department of Oral Surgery and Implantology
Centre for Dentistry and Oral Medicine
Frankfurt
Germany

Anton Sculean
Department of Periodontology
School of Dental Medicine
University of Bern
Bern
Switzerland

Jorge Serrano
ETEP (Etiology and Therapy of Periodontal and Peri-Implant Diseases) Research Group
Complutense University of Madrid
Madrid
Spain

Gregory J. Seymour
School of Dentistry
The University of Queensland
Brisbane
Australia

Dagmar Else Slot
Department of Periodontology
Academic Centre for Dentistry Amsterdam (ACTA)
University of Amsterdam and Vrije Universiteit Amsterdam
Amsterdam
The Netherlands

Clark M. Stanford
University of Illinois at Chicago
College of Dentistry
Chicago
IL, USA

Franz J. Strauss
Clinic of Reconstructive Dentistry
University of Zurich
Zurich
Switzerland, and
Department of Conservative Dentistry
Faculty of Dentistry
University of Chile
Santiago
Chile

Jeanie E. Suvan
Unit of Periodontology
UCL Eastman Dental Institute
London
UK

Dimitris N. Tatakis
Division of Periodontology
Ohio State University
College of Dentistry
Columbus
OH
USA

Daniel S. Thoma
Clinic of Reconstructive Dentistry
University of Zurich
Zurich
Switzerland

Cristiano Tomasi
Department of Periodontology
Institute of Odontology
The Sahlgrenska Academy at University of Gothenburg
Gothenburg
Sweden

Maurizio S. Tonetti
Shanghai Jiao Tong University School of Medicine
and
Clinical Research Center of Periodontology and Oral and Maxillo-facial Implants, National Clinical Research Center of Oral Diseases and Medical Clinical Research Center
Shanghai 9th People Hospital
China, and
ERGOPerio (European Research Group on Periodontology)
Genova
Italy

Leonardo Trombelli
Research Centre for the Study of Periodontal and Peri-implant Diseases
University of Ferrara
Ferrara
Italy, and
Operative Unit of Dentistry
Azienda Unità Sanitaria Locale (AUSL)
Ferrara
Italy

Ubele van der Velden
Department of Periodontology
Academic Center for Dentistry Amsterdam (ACTA)
University of Amsterdam and Vrije Universiteit Amsterdam
Amsterdam
The Netherlands

Fridus van der Weijden
Department of Periodontology
Academic Centre for Dentistry Amsterdam (ACTA)
University of Amsterdam and Vrije Universiteit Amsterdam
Amsterdam
The Netherlands

Fabio Vignoletti
Department of Periodontology
Faculty of Odontology
Complutense University of Madrid
Madrid
Spain

Jan L. Wennström
Department of Periodontology
Institute of Odontology
The Sahlgrenska Academy at University of Gothenburg
Gothenburg
Sweden

目录

Contents

上卷

第5部分：殆创伤

第6部分：牙周病理学

扫一扫即可浏览
参考文献

上卷

主　　编　（瑞典）托德·伯格伦德（Tord Berglundh）
（美）威廉·詹诺比尔（William V. Giannobile）
（瑞士）尼克劳斯·朗（Niklaus P. Lang）
（西班牙）马里亚诺·桑兹（Mariano Sanz）

上卷主译　闫福华　陈　斌　张杨珩

第1部分：解剖
Anatomy

第1章

牙周组织的解剖学与组织学

Anatomy and Histology of Periodontal Tissues

Dieter D. Bosshardt[1], Jan Lindhe[2], Niklaus P. Lang[1], Maurício Araújo[3]

[1] Department of Periodontology, School of Dental Medicine, University of Bern, Bern, Switzerland

[2] Department of Periodontology, Institute of Odontology, The Sahlgrenska Academy at University of Gothenburg, Gothenburg, Sweden

[3] Department of Dentistry, State University of Maringá, Maringá, Paraná, Brazil

前言

在读者已经对口腔组织胚胎学有一定了解的前提下，我们在本章简述正常牙周组织的特点。

牙周组织（periodontium, peri=周围，odontos=牙）包括以下组织：（1）牙龈；（2）牙周膜；（3）牙骨质；（4）固有牙槽骨（图1-1）。固有牙槽骨是围绕牙齿周围的连续牙槽骨，在X线片上呈致密的白线，故又被称为硬骨板。从上颌骨和下颌骨基部延伸出的牙槽突包括牙槽骨与固有牙槽骨两部分。

牙周组织的主要功能是将牙齿牢固地附着于牙槽骨内，同时也保持口腔咀嚼黏膜的完整性。牙周膜、牙骨质和固有牙槽骨，共同被称为“附着装置”或“牙齿支持组织”，它们构成了一个会发生增龄性变化的发育、生物和功能单位，此外，其形态也随着口腔环境和功能的改变而发生变化。

在牙齿的发育和形成过程中，伴随着牙周组织的发育。这个过程开始于胚胎阶段的早期，神经嵴细胞（从胚胎的神经管）迁移到第一鳃弓。在这个位置，神经嵴细胞在口凹（原始口腔）的上皮下方形成外胚间充质带（译者注：即原发性上皮带）。在未分化的神经嵴细胞到达下颌区域后，口凹的上皮释放相关因子促使上皮-外胚间充质相互作用。这些交互作用发生后，外胚间充质在后期发育中起主导作用。牙板形成后，一系列发育过程被开启（蕾状期、帽状期、钟状期和牙根发育期），最后形成牙及包括牙槽骨在内的牙周组织。在帽状期，凝集的外胚间充质细胞与牙源性上皮（牙器官）发生相互作用，形成牙乳头，其后期将会发育成牙本质和牙髓，而牙囊将会发育成牙周支持组织（图1-2）。牙乳头决定了牙齿的形状和形成，而这也进一步表明了外胚间充质在牙发育过程中发挥决定性作用。

如果发育至钟状期的牙胚发生了分裂并异位移植到了其他位点（如眼睛前房的结缔组织），牙齿形成过程仍会继续。牙冠和牙根将会继续形成，牙齿支持组织（即牙骨质、牙周膜、硬骨板）也将继续发育。相关研究表明，成釉器和其周围的外胚间充质中包含了与牙齿及其附着装置形成的全部密切相关信息。成釉器是釉质的形

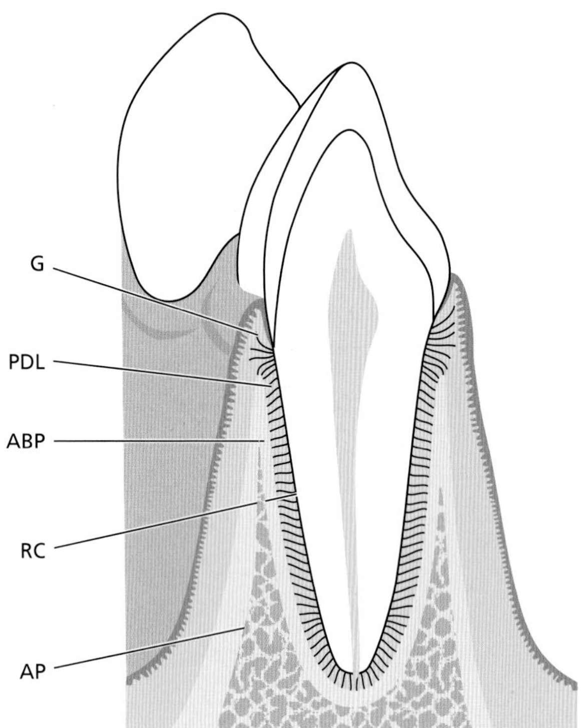

图1-1　牙齿和牙周组织，其中牙周组织由牙龈（gingiva, G）、牙周膜（periodontal ligament, PDL）、固有牙槽骨（alveolar bone proper, ABP）和牙骨质（root cementum, RC）组成。AP，牙槽突。

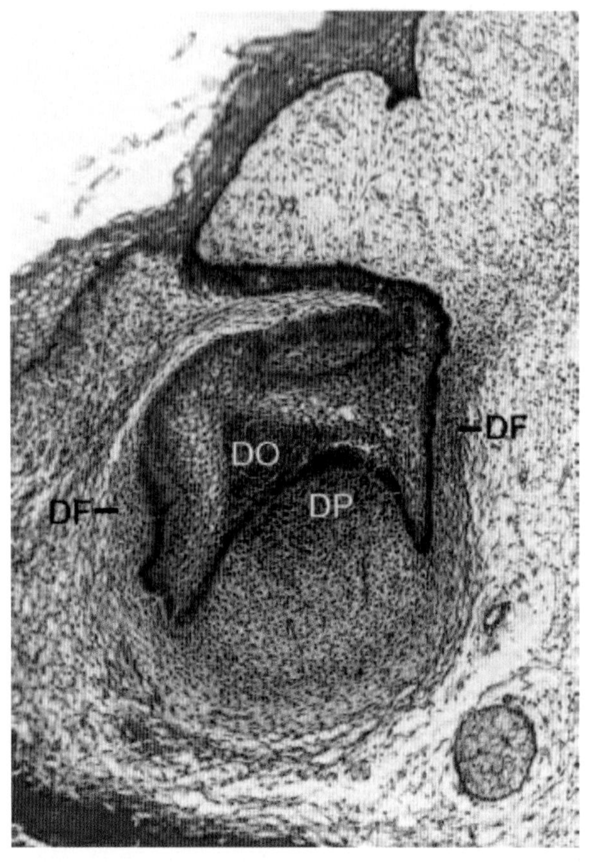

图1-2　光学显微图像显示帽状期牙胚中可见牙器官（dental organ, DO）、牙乳头（dental papilla, DP）和牙囊（dental follicle, DF）。

成器官，牙乳头是牙本质-牙髓复合体的形成器官，牙囊是附着装置（牙骨质、牙周膜、固有牙槽骨）的形成器官。

牙冠发育后，紧接着牙根及牙周支持组织开始发育。牙源性上皮（成釉器）的内层及外层上皮细胞向根方增殖，形成了双层细胞结构，被称为Hertwig's上皮根鞘。在内层上皮细胞的诱导下，牙乳头中的外胚间充质细胞分化为成牙本质细胞，形成牙根处的牙本质（图1-3）。牙本质继续向根尖方向发育，形成牙根。在牙根的形成过程中，包括无细胞外源性纤维牙骨质（acellular extrinsic fiber cementum, AEFC）在内的牙周支持组织也在发育。尽管对于牙骨质发育过程的一些相关机制仍未清楚，但以下观点现已被普遍认可。

在根部牙本质形成初期，Hertwig's上皮根鞘的内层细胞可能会合成和分泌釉质相关蛋白，其中一些蛋白属于釉原蛋白家族。这个过程末期，上皮根鞘形成网状结构，来源于牙囊的外胚间充质细胞通过网状的小孔渗入，从而接触到牙根表面。与根面相接触的外胚间充质细胞会分化为成牙骨质细胞，开始形成类牙骨质。类牙骨质主要是牙骨质的有机质，包括基质和胶原纤维，与未完全矿化的牙本质外层胶原纤维相混合。牙骨质通过这些纤维与牙本质牢固地连接，随后该界面发生矿化（图1-4）。与AEFC不同，有细胞固有纤维牙骨质（cellular intrinsic fiber cementum, CIFC）常常覆盖牙根尖的1/3，其形成过程中伴成牙骨质细胞的埋入。

牙周组织的剩余部分由牙囊侧面邻近牙骨质的外胚间充质细胞形成。其中一部分分化为牙周膜成纤维细胞，之后形成牙周膜中的纤维；另一部分分化为成骨细胞，之后形成固有牙槽骨，牙周膜内纤维的一端就固定在固有牙槽骨内。这种骨性结构也被称为“束状骨”。换句话说，束状骨也来源于间充质。在成熟的牙周组织中很可能还存留部分外胚间充质细胞，它们参与组织修复，但目前并没有被确切证实。

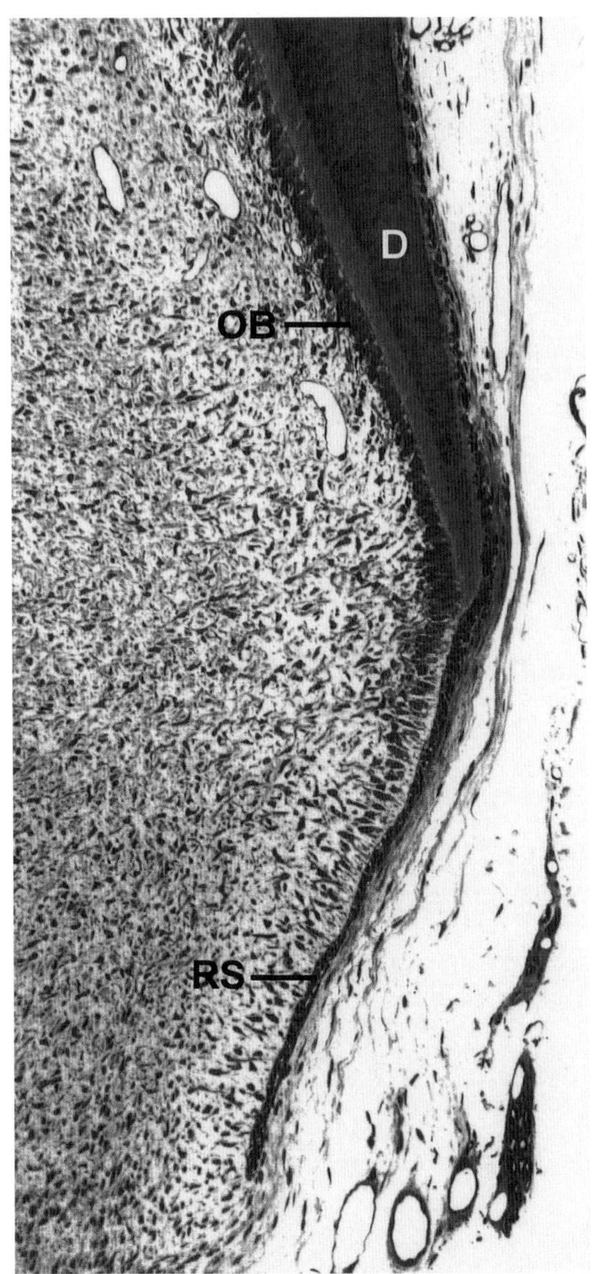

图1-3　光学显微图像显示发育中的牙根边缘可见Hertwig's上皮根鞘（root sheath, RS）、成牙本质细胞（odontoblast, OB）和牙本质（dentin, D）。

牙龈

大体解剖

口腔黏膜是与唇部皮肤连续、延续至软腭和咽部的黏膜。它包括：（1）咀嚼黏膜：牙龈和硬腭黏膜；（2）特殊黏膜：舌背黏膜；（3）其他部分，被称为被覆黏膜。

牙龈是咀嚼黏膜的一部分，覆盖于牙槽嵴和牙颈部（图1-5）。它包括上皮和下方的结缔组织（固有层）。随着牙齿的萌出，牙龈形成了最终的形态和质地。

在冠方，浅珊瑚红（粉）色的牙龈终止于游离龈的边缘，形成扇贝形轮廓。在根方，牙龈与深红松软的牙槽黏膜（被覆黏膜）相延续，其分界易于识别，被称为膜龈联合，有时也被称为膜龈联合线（图1-5，箭头所示）。由于腭部和上颌牙槽突被具有相似临床外观的角化黏膜覆盖，故宏观上无法识别出膜龈联合（图1-6）。

图中可见牙龈的两个部分（图1-7）：（1）游离龈；（2）附着龈。游离龈为浅珊瑚红（粉）色，表面暗淡，质地均一。它构成了牙齿唇/颊侧及舌/腭侧的牙龈组织。在牙的唇/颊及舌/腭侧，游离龈从龈缘向根方延伸至一种被称为游离龈沟的结构，这种结构仅在约1/3的人群中可见。附着龈向根方止于膜龈联合。

游离龈缘通常呈圆形围绕牙齿，这样在牙齿与牙龈之间可形成小的凹陷或浅沟。当牙周探针伸入龈沟，并向根方进一步探向釉牙骨质界（cementoenamel junction, CEJ），牙龈组织从牙面分离，从而被人为地打开了“龈袋”或“龈沟”（图1-8）。因此，临床上健康的牙龈并没有“龈袋”或“龈沟”，而是与釉质表面紧密结合。牙齿完全萌出后，游离龈缘位于CEJ冠方1.5～2mm的釉质表面处。

牙间接触关系、邻接面宽度、CEJ走行共同决定牙间乳头（龈乳头）的形状。前牙区龈乳头呈锥体形（图1-9a），而磨牙区龈乳头呈颊舌向铺展（图1-9b）。因为存在龈乳头，游离龈缘在牙列中呈现显著的扇贝形外观。

前磨牙及磨牙的牙间区有两个龈乳头，分别为颊侧龈乳头（vestibular papilla, VP）和舌/腭侧龈乳头（lingual/palatal papilla, LP），由龈谷分隔开来。龈谷区域被覆一层菲薄的非角化上皮（图1-10）。该上皮与结合上皮具有许多相同特点。

附着龈在冠方以游离龈沟为界（图1-11），而当不存在游离龈沟时，则以CEJ的水平面为界。在临床检查中，仅30%～40%成年人中能观

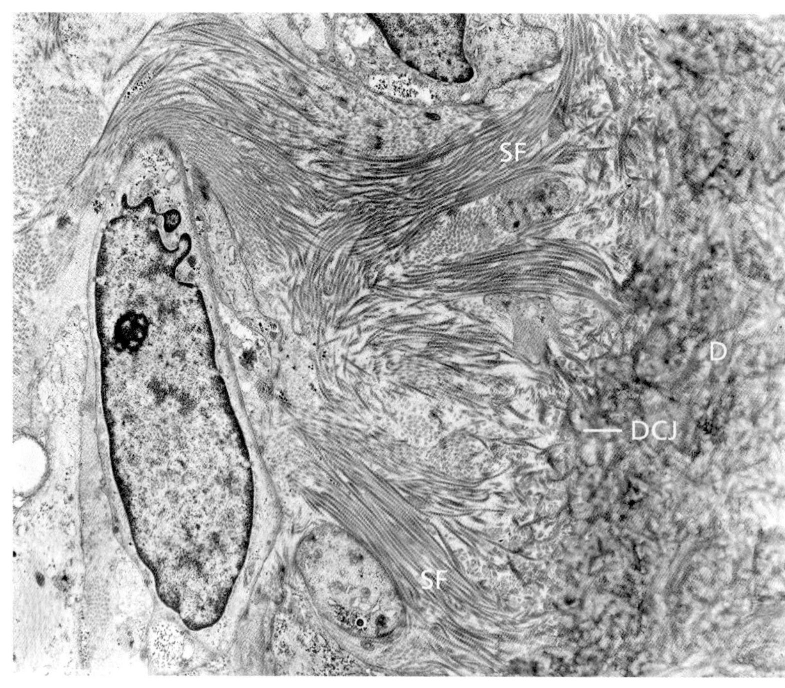

图1-4 电子显微图像显示在牙本质牙骨质界（dentinocemental junction, DCJ）矿化时期，正在形成Sharpey's纤维（Sharpey's fiber, SF）附着到了牙本质（D）表面。

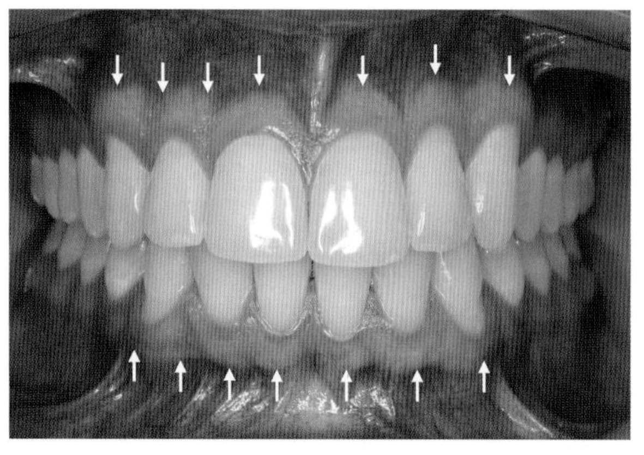

图1-5 咀嚼黏膜和被覆黏膜的正面观。箭头所示为膜龈联合，有时也被称为膜龈联合线。

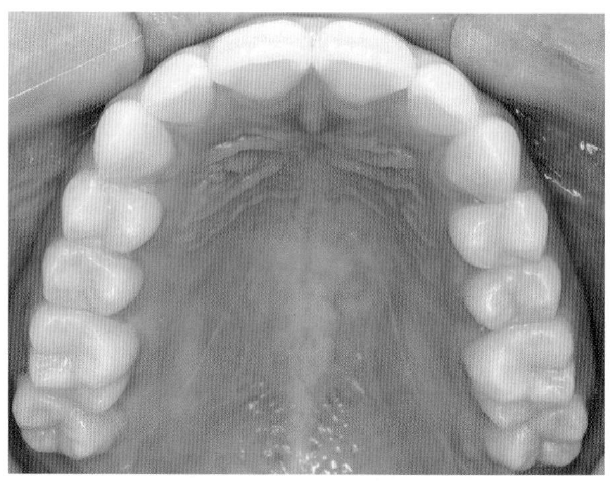

图1-6 腭部被覆咀嚼黏膜。上颌牙槽突及硬腭均由同类别的咀嚼黏膜覆盖，故腭部没有膜龈联合线。

察到游离龈沟。游离龈沟通常在颊侧较明显，最常见于下颌切牙及前磨牙区，而下颌磨牙和上颌前磨牙区最少见。

附着龈向根方延伸达膜龈联合，此处，附着龈与牙槽（被覆）黏膜相延续。其质地坚韧，呈浅珊瑚红（粉）色，表面常有点状凹陷。这些点状凹陷，呈橘皮样，被称为点彩。牙龈通过结缔组织纤维牢固地附着于牙槽骨和牙骨质上，与下方组织之间的位置相对固定。深红色的牙槽黏膜位于膜龈联合根方，松散地附着于下方的骨组织上。因此，与附着龈相比，牙槽黏膜与其下方组织之间相对动度较大，属于被覆黏膜。

牙列不同部位牙龈宽度不同。在上颌骨（图1-12a），唇/颊侧牙龈在切牙区最宽，在

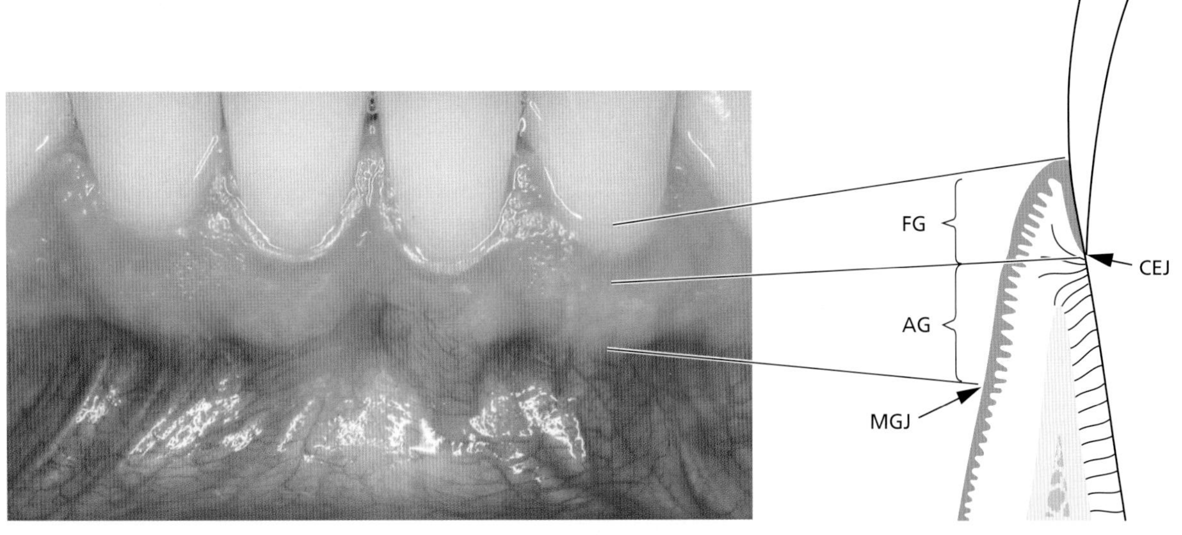

图1-7　牙龈的3个部分：游离龈（free gingiva, FG）、牙间乳头、附着龈（attached gingiva, AG）。膜龈联合（mucogingival junction, MGJ）为牙龈与牙槽黏膜的分界线。CEJ，釉牙骨质界。

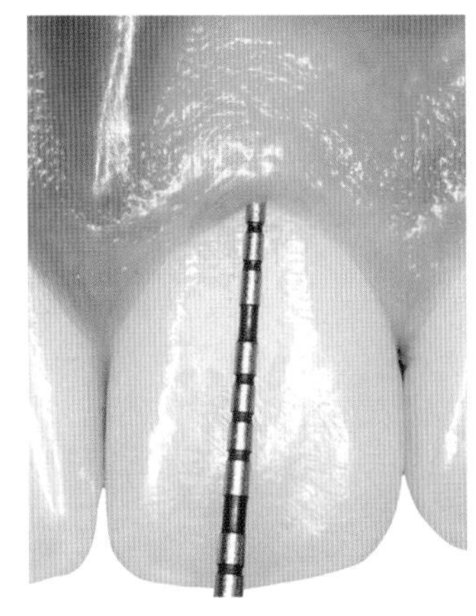

图1-8　牙周探针探入临床上健康的牙齿-牙龈交界处，在约釉牙骨质界水平人为地打开了“龈沟”。

前磨牙区最窄。在下颌骨（图1-12b），舌侧牙龈在切牙区非常窄，在磨牙区较宽。变化的范围为1～9mm。在下颌前磨牙区，牙龈极窄（图1-13）。

如图1-14所示，一项研究结果显示，附着龈的宽度与年龄相关（Ainamo et al. 1981）。63岁人群牙龈明显宽于40～50岁人群。同时40～50岁人群牙龈又明显宽于20～30岁人群。这表明牙龈的宽度随着年龄的增长而增加。膜龈联合相对于下颌骨下缘的位置终身保持稳定，因此，牙龈宽

(a)

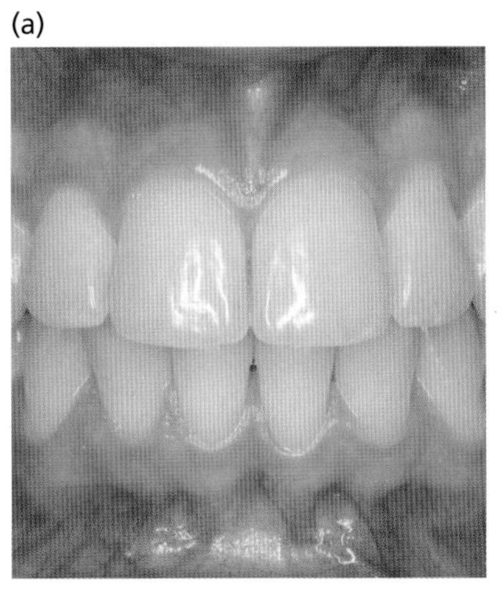

(b)

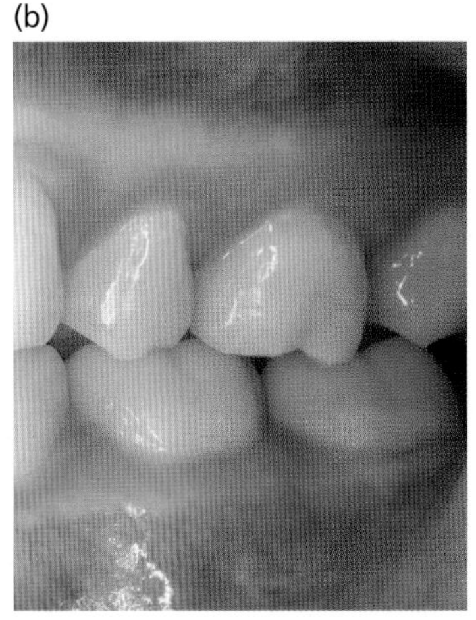

图1-9　前牙区（a）和前磨牙/磨牙区（b）龈乳头外形的正面观。

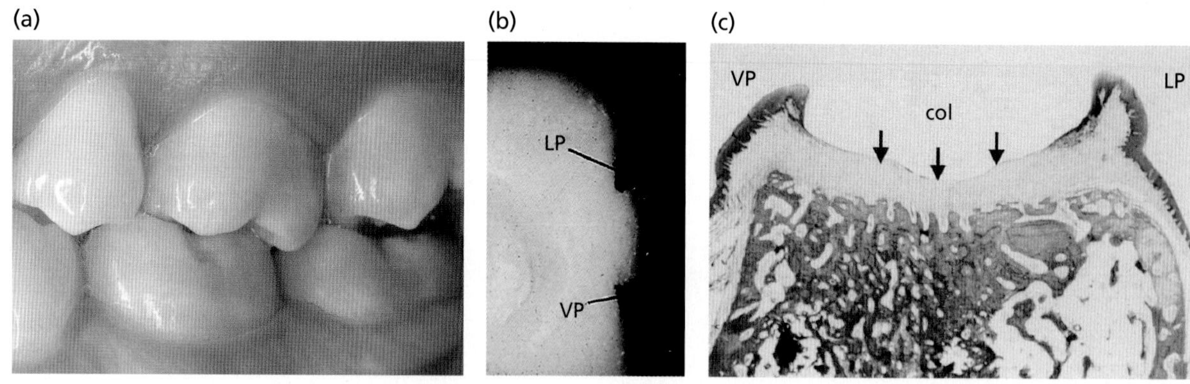

图1-10 （a）前磨牙及磨牙区，牙齿邻面呈面接触而非点接触。（b）拔除远中牙齿后，在颊侧龈乳头（vestibular papilla, VP）和舌侧龈乳头（lingual papilla, LP）之间可见一凹陷，即龈谷（col）。（c）从组织学上观察，龈谷区域的颊舌向切片示两侧龈乳头间由菲薄的非角化上皮覆盖。

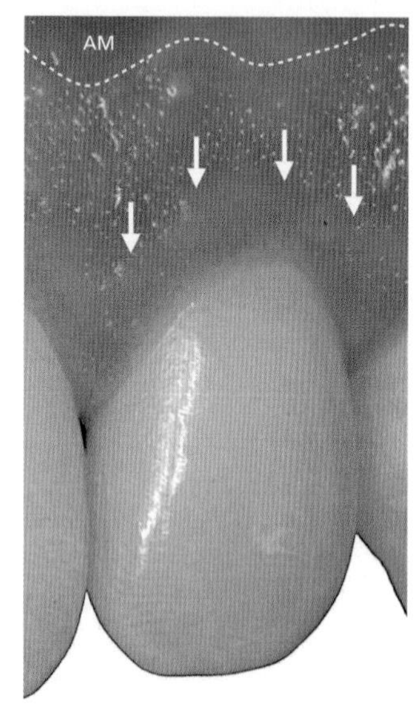

图1-11 黏膜组织的临床图像。膜龈联合（箭头所示）是牙龈（咀嚼黏膜）和牙槽黏膜（被覆黏膜）[alveolar（lining）mucosa, AM] 的分界。

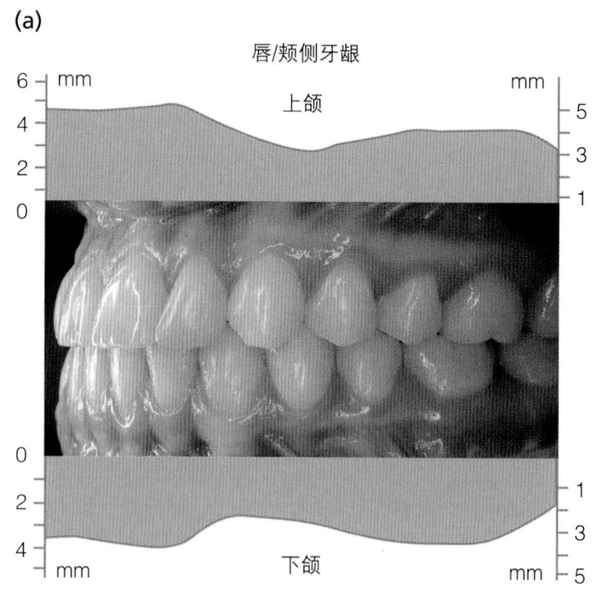

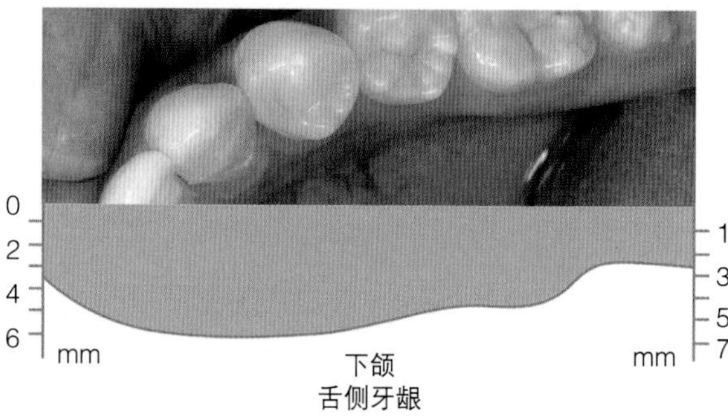

图1-12 上下颌唇/颊侧牙龈的宽度（a）及下颌舌侧牙龈的宽度（b）。

度的增加提示，牙齿在咬合磨耗后，可能终身都在缓慢地萌出。

组织学

牙龈上皮

图1-15a为龈牙单位示意图。游离龈包含CEJ冠方所有的上皮和结缔组织结构（图1-15b）。游离龈的被覆上皮可分为：

- 牙龈上皮：朝向口腔。
- 沟内上皮：朝向牙齿但不与牙面接触。
- 结合上皮：连接牙齿与牙龈。

牙龈上皮与下方结缔组织的边界呈波浪形（图1-15c）。结缔组织进入上皮的部分被称为结缔组织乳头，被上皮嵴即所谓的上皮钉突分隔开来。在健康而无炎症的牙龈中，结合上皮与其

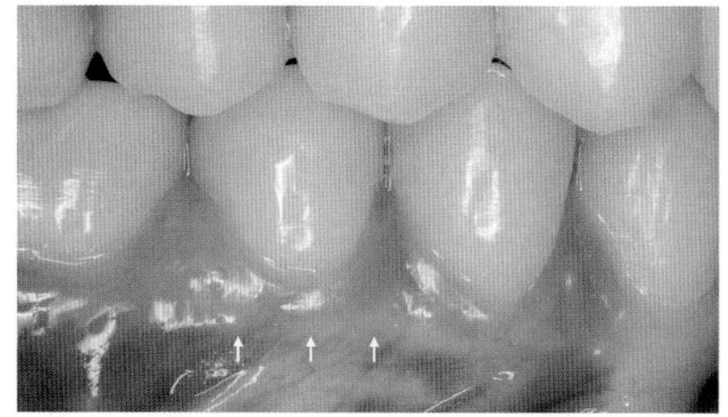

图1-13　下颌前磨牙区颊侧牙龈极窄。箭头所示为膜龈联合的外形。

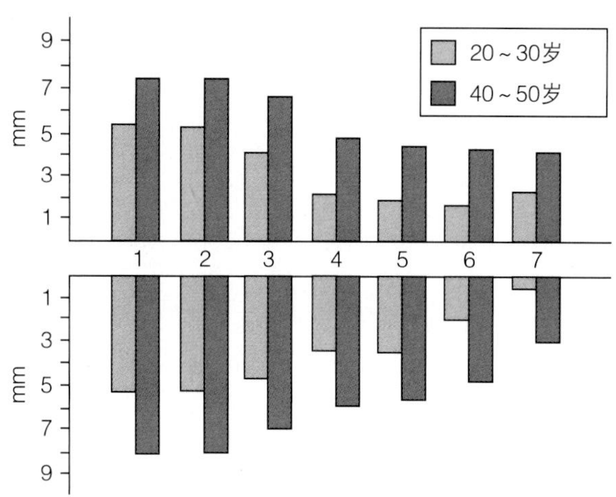

图1-14　20～30岁和40～50岁两个年龄段人群的附着龈宽度。一生中附着龈宽度随着年龄增长不断增加。（来源：Ainamo & Talari 1976；Ainamo et al. 1981。经John Wiley & Sons许可转载）

下方结缔组织交界处上皮钉突和结缔组织乳头较少（图1-15b）。因此，牙龈上皮和沟内上皮的一个形态学特点是存在上皮钉突，而结合上皮则没有这种结构。

基于一系列组织切片（放大倍数：×50）所构建的蜡块模型，显示了去除结缔组织后牙龈口腔上皮内面的形态（图1-16）。口腔上皮的内面（即上皮朝向结缔组织面）呈现明显的凹陷，这些凹陷与突向上皮的结缔组织乳头相对应（图1-17）。在组织切片中可以看出，被结缔组织乳头分隔开来的上皮突起构成了连续的上皮嵴。

与图1-16所示的上皮模型相对应，结缔组织模型显示了进入到牙龈上皮空隙中的结缔组织乳头的形态（图1-17）。去除上皮后，牙龈结缔组织的前庭侧（颊侧）清晰可见。

在大部分成年人中，附着龈表面具有点彩（图1-18）。点彩与不同上皮嵴融合区的表面凹

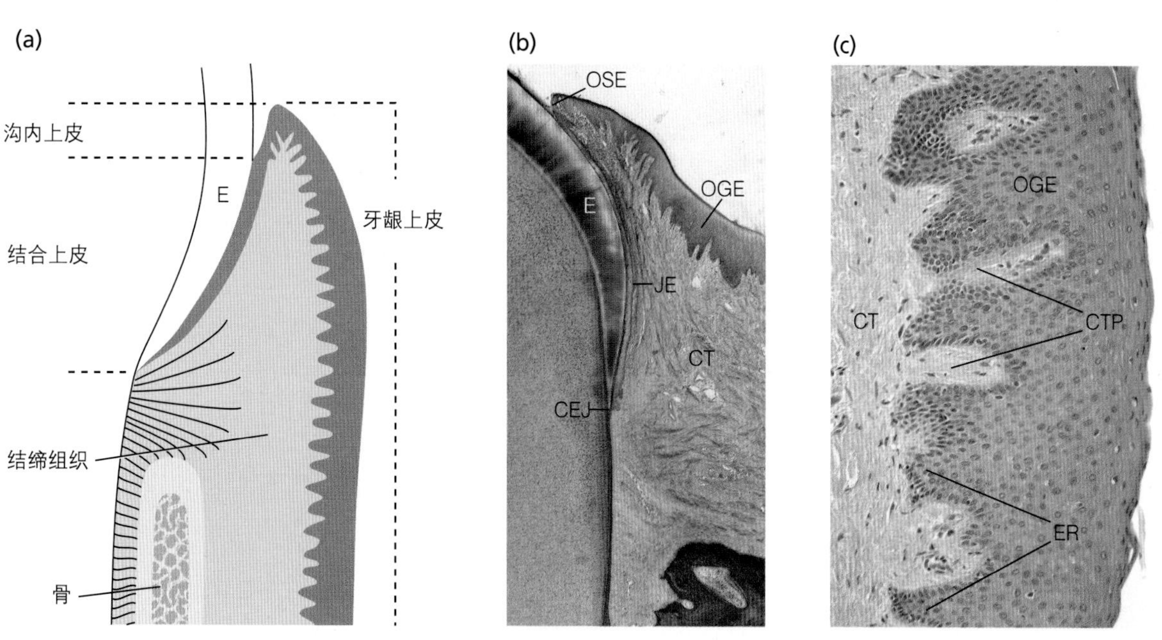

图1-15　（a）龈牙单位。牙龈由3种上皮组成，即牙龈上皮、沟内上皮和结合上皮。（b）所有上皮和结缔组织（connective tissue, CT）的组织切片。（c）朝向口腔的咀嚼黏膜中，上皮钉突结构［上皮嵴（epithelial ridge, ER）］与结缔组织乳头（connective tissue papilla, CTP）相互交错。CEJ，釉牙骨质界；E，釉质；JE，结合上皮；OGE，牙龈上皮；OSE，沟内上皮。

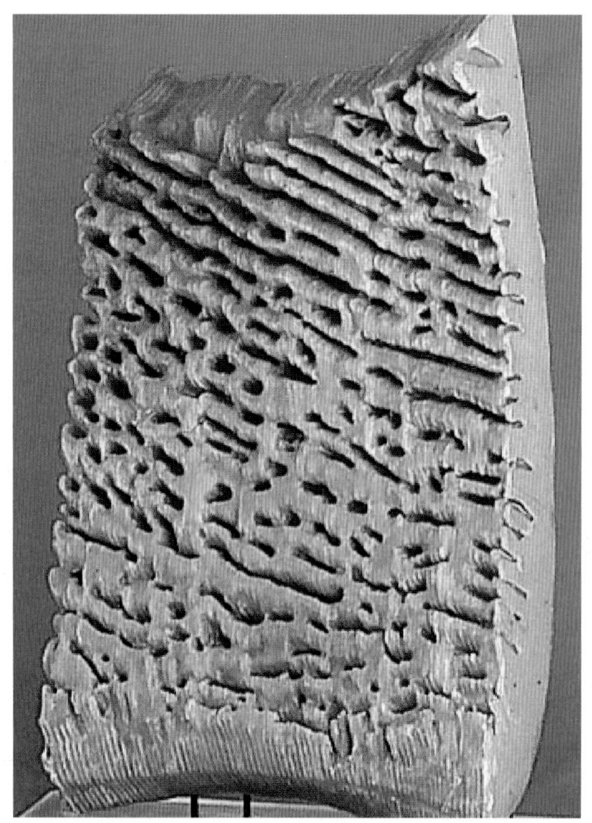

图1-16　蜡块模型显示去除结缔组织后，牙龈上皮朝向结缔组织面的形态。

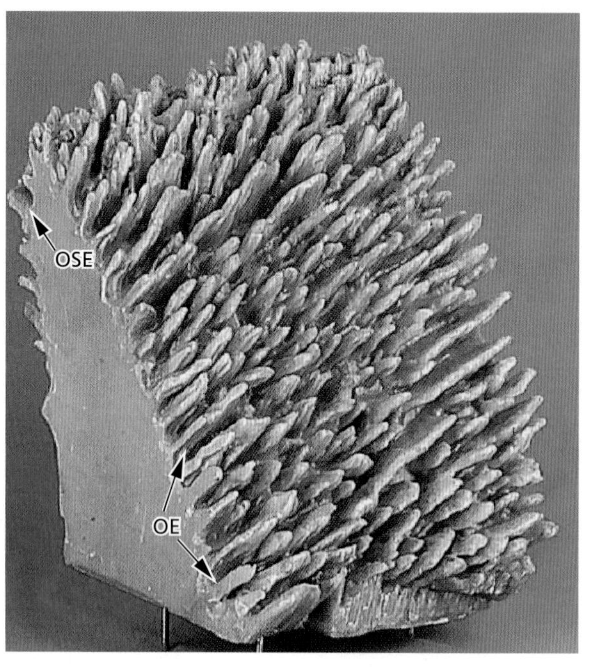

图1-17　去除牙龈上皮后，下方结缔组织的蜡块模型。OE，口腔上皮；OSE，沟内上皮。

陷相对应。有时点彩很明显（图1-11）。然而，尚不清楚点彩在不同个体中的表现程度。

覆盖游离龈的口腔上皮是一种角化复层鳞状上皮，基于角质形成细胞的分化程度，其可以分为以下几层结构（图1-19a）：

1. 基底层（基层或生发层）。
2. 棘细胞层（棘层）。
3. 颗粒细胞层（颗粒层）。
4. 角化细胞层（角化层）。

如图1-19a所示的组织切片显示，外层细胞中未能观察到细胞核，这样的上皮被称为正角化。然而，如图1-19b所示，人牙龈上皮的角化层细胞中常会有残存的细胞核，这样的上皮被称为不全角化。

口腔上皮90%为角质形成细胞，此外，还包括以下细胞类型：

- 黑色素细胞。
- 朗格汉斯细胞。
- 梅克尔细胞。
- 炎症细胞。

这些细胞常呈星形，其细胞质常延伸形成各种大小和形状的突起。由于在组织切片中这些细胞的细胞核周区域着色通常比周围的角质形成细胞更浅，因此它们也被称为透明细胞（图1-20）。除梅克尔细胞外，透明细胞不会产生角质，且不会与相邻细胞通过桥粒形成细胞连接。黑色素细胞是色素合成细胞，与牙龈中偶尔的黑色素沉着有关。然而，无论牙龈颜色深浅，上皮中均存在黑色素细胞。

目前认为朗格汉斯细胞在口腔黏膜防御中发挥一定作用。研究表明，朗格汉斯细胞会与进入上皮中的抗原发生反应。从而建立一个早期的免疫应答，抑制或防止抗原进一步进入组织。梅克尔细胞被认为是一种感觉细胞。

基底层细胞为矮柱状或立方形，与基底膜相连，基底膜将上皮与结缔组织分隔开来（图1-21）。基底层细胞具有分裂能力，可进行有丝分裂。图1-21中箭头所示的细胞正处于分裂状态。上皮的基底层会不断更新，因此，这一层

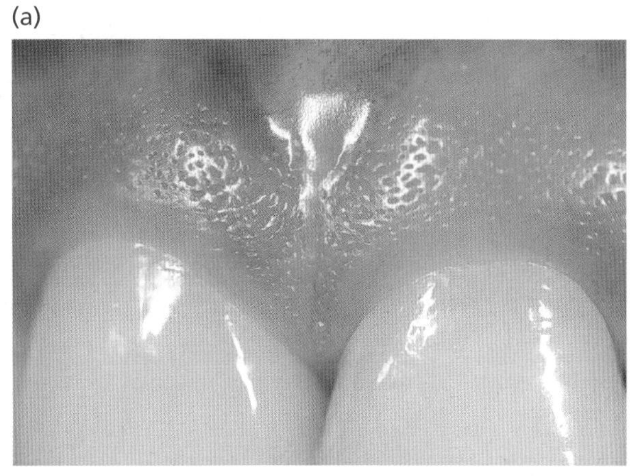

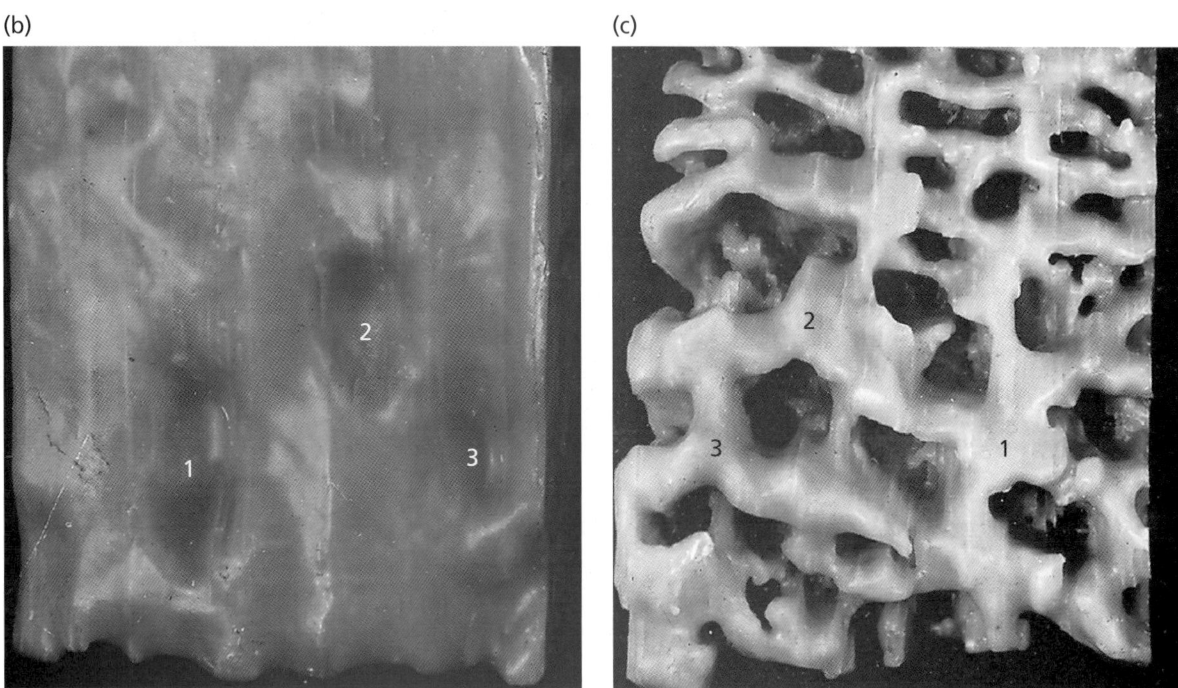

图1-18　（a）如宏观或临床观察所见，牙龈咀嚼黏膜具有明显的点彩。（b）在附着龈牙龈上皮的放大模型中，上皮表面具有微小的凹陷，使牙龈具有特征性的点彩表现。（c）在朝向结缔组织的上皮表面，上皮内面具有特征性的上皮嵴，这些上皮嵴在不同位置发生融合。图中数字所示为上皮嵴的融合位点，这些融合位点形成了图b中所见的凹陷。

也被称为生发层，可将其认为是上皮的前体细胞区。

当细胞分裂形成两个子细胞时，相邻的“老”基底层细胞会被推入棘细胞层，开始成为角化细胞，在上皮中迁移（图1-22）。角化细胞到达上皮的外表面大概需1个月，并在上皮外表面脱落。一定时间内，基底层发生分裂的细胞数量与从表面脱落的细胞数量相等。因此，在稳态情况下，细胞的更新与耗损之间保持平衡，以使上皮保持一定的厚度。随着基底层细胞迁移穿过上皮，渐渐变为扁平形，且长轴平行于上皮表面。

基底层细胞紧邻结缔组织，其和结缔组织中间借基底膜分隔开来，基底膜可能是由基底层细胞产生。在光学显微镜下，基底膜（箭头所示）表现为宽1～2μm的无定形区，过碘酸雪夫氏（periodic acid-Schiff, PAS）染色呈阳性（图1-23）。PAS阳性表明基底膜含有碳水化合物（糖蛋白）。上皮细胞被富含蛋白-多糖复合体的细胞外基质包绕。

在超微结构水平，基底膜具有复杂结构（图1-24）。紧邻基底层细胞的下方可见宽约400Å的电子低密度区，被称为透明板。在透明板下方，可见厚度相近的电子高密度区，被称为基

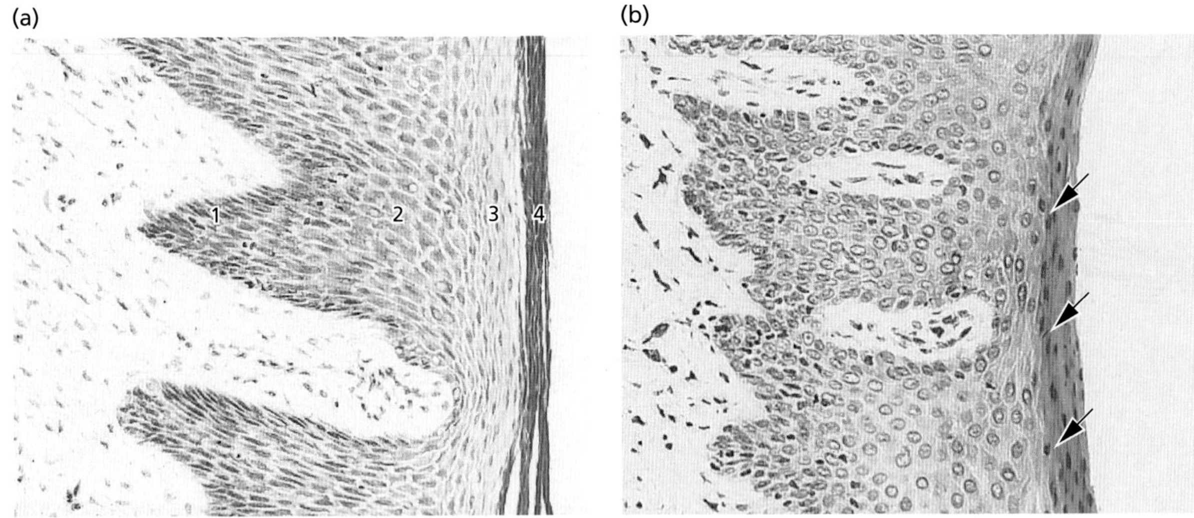

图1-19　在正角化（a）和不全角化（b）上皮中，牙龈上皮可分为4层结构：（1）基底层；（2）棘层；（3）颗粒层；（4）角化层。箭头所示为不全角化情况下残存的细胞核。

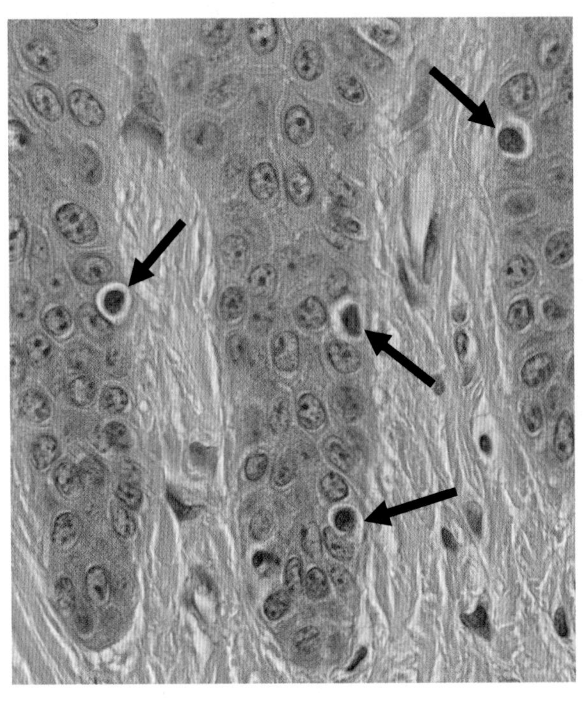

图1-20　位于牙龈上皮基底层内或附近的“透明细胞”（箭头所示）。

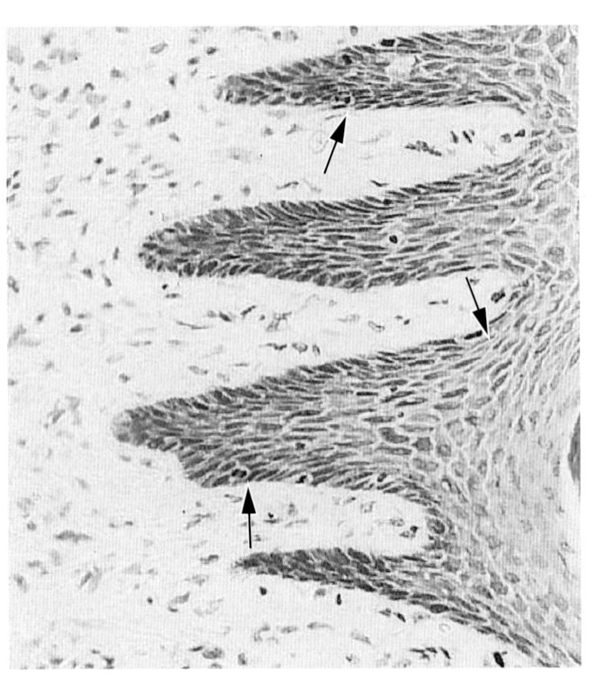

图1-21　牙龈上皮基底层细胞能够分裂。箭头所示的即为正在分裂的细胞。

板。基板中的锚原纤维呈扇贝形进入结缔组织中。锚原纤维游离末端位于结缔组织中，长约1μm。基底膜在光学显微镜下表现为一个整体，而在电子显微图像中，其由透明板和致密板组成，邻近的锚原纤维附着于致密板上，与结缔组织纤维相互交错。面向透明板的上皮细胞的细胞膜上有许多厚的电子致密区，这些电子致密区沿着细胞膜以不同的间隔分布。这种结构被称为半桥粒。细胞内的细胞质张力微丝（细胞角蛋白丝）向半桥粒汇聚。半桥粒参与了上皮与下层基底膜的附着。

棘细胞层由10～20层体积较大的多边形细胞组成，胞质常伸出短小的棘状突起（图1-25）。细胞突起周期性出现，使细胞具有棘状外观。相邻细胞间的细胞突起相接处的众多“桥粒”（成对的半桥粒）和细胞间的蛋白-多糖复合体在细胞间的黏附中发挥作用。透射电子显微镜下，相邻上皮细胞间深染的结构为桥粒（箭头所示）

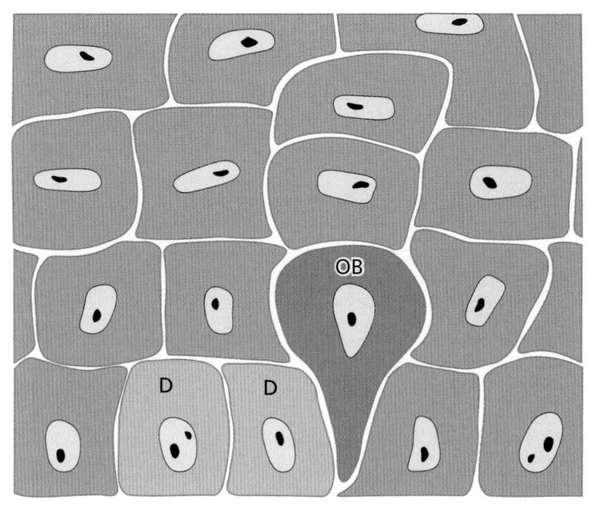

图1-22　牙龈上皮基底层中细胞的增殖。D，子细胞；OB，“老”基底层细胞。

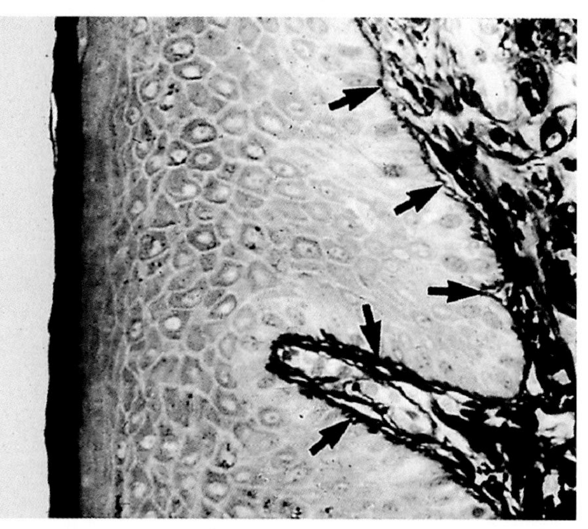
图1-23　基底膜（箭头所示）的过碘酸雪夫氏（PAS）染色呈阳性，它将牙龈上皮的基底层细胞与邻近的结缔组织分隔开来。

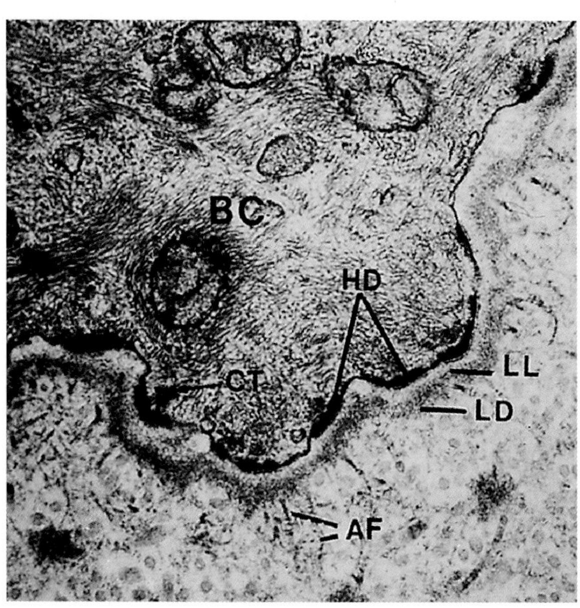

图1-24　电子显微图像（放大倍数：×70000）显示基底层细胞（basal cell, BC）和邻近结缔组织间的基底膜界面。AF，锚原纤维；CT，细胞质张力微丝（细胞角蛋白丝）；HD，半桥粒；LD，致密板；LL，透明板。

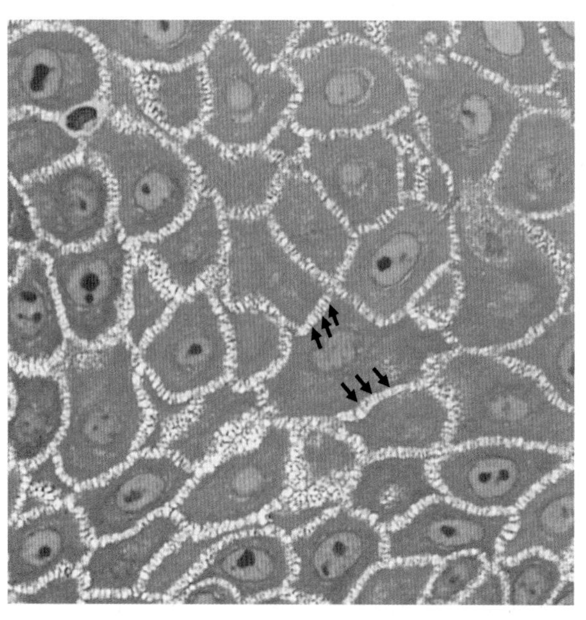
图1-25　牙龈上皮的棘细胞层的光学显微图像。箭头所示为相邻细胞间的细胞突起。

（图1-26）。细胞桥粒被认为是两个半桥粒彼此相接构成。大量桥粒的存在表明上皮细胞牢固地黏附在一起。

如图1-27所示为细胞桥粒结构示意图。桥粒可被认为是由两个相邻的半桥粒组成，两个半桥粒被电子密集的颗粒物区域相隔。因此，细胞桥粒由以下几个结构构成：（1）两个相邻细胞的细胞膜外层；（2）厚的细胞膜内层；（3）附着斑，代表了胞质中的颗粒和纤维成分。

如前所述，口腔上皮还含有黑色素细胞，可产生黑色素（图1-28）。不管口腔黏膜中是否有色素沉着，其上皮中均存在黑色素细胞。在电子显微镜下，黑色素细胞在棘细胞层中数量较少。与角化细胞相比，这种细胞包含黑色素颗粒，不具有张力微丝及半桥粒。相邻的角化细胞的胞浆中含有丰富的张力微丝。黑色素颗粒的存在可能会导致牙龈上皮明显的色素沉着，这通常发生在深肤色人群中（图1-29）。

角化细胞在从基底层穿越上皮到达上皮表面的过程中不断分化和特化（图1-30）。从基底

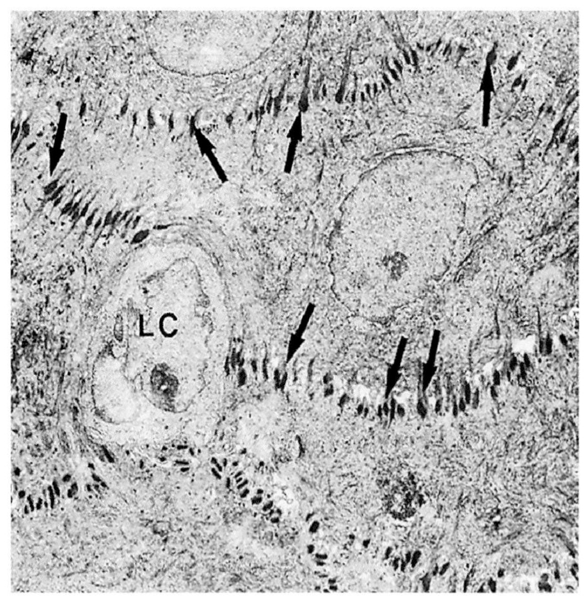

图1-26 棘细胞层的电子显微图像可见相邻细胞间的桥粒（箭头所示）。亮细胞（light cell, LC）没有半桥粒，因此其不是角化细胞，而是“透明细胞”。

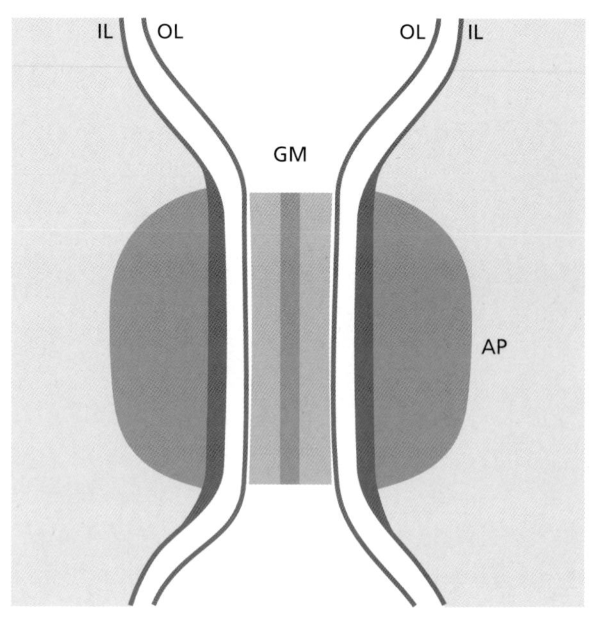

图1-27 桥粒的组成。AP，附着斑；GM，颗粒物；IL，细胞膜内层；OL，细胞膜外层。

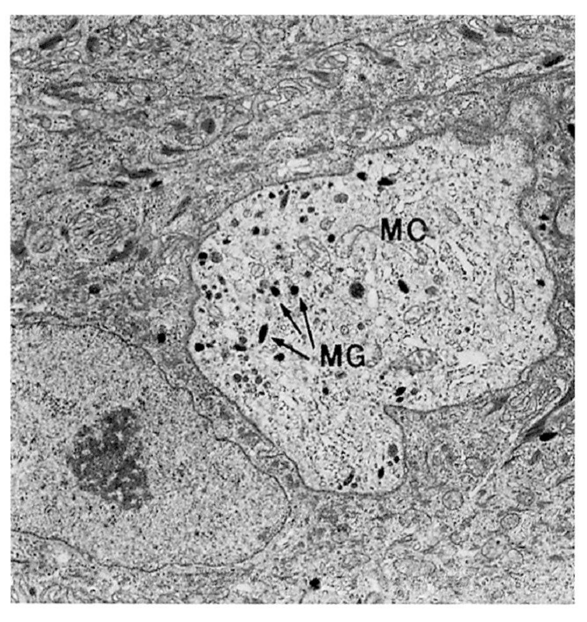

图1-28 透射电子显微图像显示牙龈上皮中黑色素细胞（melanocyte, MC）被角化细胞所包绕。箭头所示的是黑色素颗粒（melanin granule, MG）。

细胞层（基底层）到颗粒细胞层（颗粒层），胞浆中张力微丝和桥粒的数量增加。而在这个过程中，一些细胞器，如线粒体、粗糙型内质网及高尔基体等细胞器的数量减少。在颗粒层，电子致密的透明角质及糖原颗粒团开始出现。这种颗粒被认为与角质合成有关。

从颗粒层到角化层，细胞发生了突然的转变（图1-31）。这表明角化细胞的胞浆发生突然的角化，转化为多角的鳞状。角化层细胞胞浆内富含角蛋白，及合成蛋白和产生能量的整套结构，而细胞核、线粒体、内质网及高尔基复合体等结构缺失。然而，在不全角化的上皮中，角化层中的细胞残留了部分细胞核。角化作用被认为是一种分化而非退化，是一个蛋白合成的过程，而这个过程需要能量，并依赖于功能细胞（即具有细胞核和一整套功能完善细胞器的细胞）。

与牙龈上皮相比，牙槽（被覆）黏膜没有角化层。从基底层到上皮表面，每层结构均可见含有细胞核的细胞（图1-32）。

龈牙上皮

龈牙区的组织成分在牙齿萌出时达到其最终结构特征（图1-33）。

当釉质发育完成时，釉质生成细胞（成釉细胞）开始变短，产生基底层，并与外釉上皮来源的细胞一起形成所谓的缩余釉上皮。基底层直接与釉质接触。基底层与上皮细胞之间通过半桥粒连接。从釉质开始矿化时起，缩余釉上皮就围绕在牙冠周围，直到牙齿开始萌出

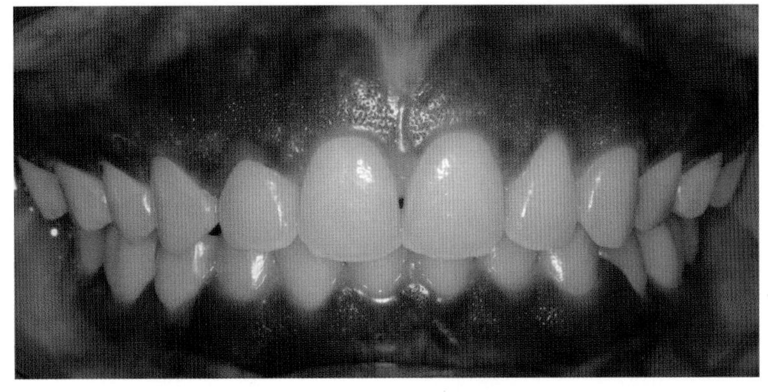

图1-29　牙龈和牙槽黏膜的正面观。由于存在黑色素颗粒，口腔牙龈黏膜可见明显的色素沉着。

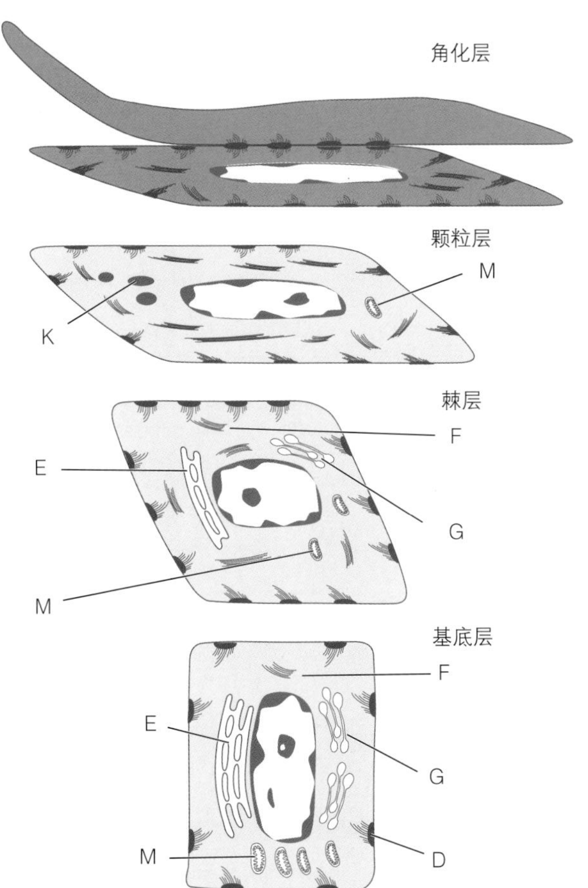

图1-30　角化复层鳞状上皮。角化细胞在从基底层穿越上皮到达上皮表面的过程中不断分化和特化。细胞发生的多种变化如图所示。D，细胞桥粒；E，粗糙型内质网；F，张力微丝；G，高尔基复合体；K，透明角质；M，线粒体。

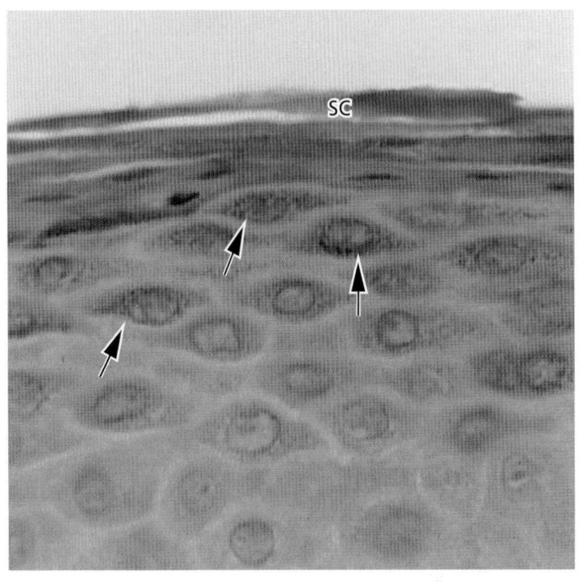

图1-31　颗粒层和角化层（stratum corneum，SC）的显微图像。颗粒层内可见透明角质颗粒（箭头所示）。

（图1-33a）。

当牙齿萌出至口腔上皮，缩余釉上皮的外层细胞和口腔上皮的基底层细胞有丝分裂增加，开始向下方的结缔组织迁移。迁移的上皮在口腔上皮和缩余釉上皮间形成上皮团块，因此牙齿的萌出不会伴发出血。前成釉细胞未发生分裂（图1-33b）。

当牙齿萌出到口腔内时，紧靠切端的大部分釉质被变换中的缩余釉上皮覆盖，该上皮现被称为结合上皮且仅含有几层细胞。而牙颈部的釉质仍由数量减少的成釉细胞和缩余釉上皮的外层细胞覆盖（图1-33c）。

牙齿萌出后期，结合上皮取代缩余釉上皮的所有细胞。结合上皮与口腔上皮相延续，并提供牙与牙龈间的附着（图1-33d）。牙齿萌出完成后，如果切除游离龈，在愈合过程中会形成新的结合上皮，其与牙齿正常萌出后所形成的结合上皮难以区分。新的结合上皮来自口腔上皮，表明口腔上皮细胞具有分化为结合上皮细胞的能力。

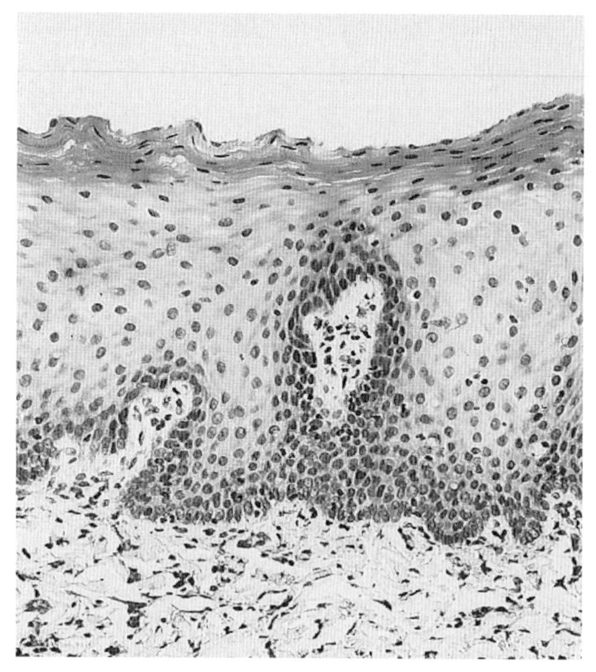

图1-32 牙槽（被覆）黏膜的部分上皮和邻近结缔组织的显微图像。牙槽黏膜上皮不含角化层。

如图1-34所示为龈牙结合部即龈牙区的组织切片。龈沟位于釉质与游离龈底部之间，被沟内上皮所覆盖。结合上皮在形态上不同于沟内上皮和口腔上皮，而后两者的结构则非常相似。尽管存在个体差异，但一般而言，冠部的结合上皮最厚（15～20层细胞），在朝向CEJ方向变薄（3～4层细胞）。在正常非炎症状态下，结合上皮与其深部的结缔组织边界无上皮钉突存在。

结合上皮在龈沟底部为一游离面（图1-35）。结合上皮与沟内上皮和牙龈上皮类似，可通过基底层中细胞分裂得以不断更新。细胞从脱落的地方迁移至龈沟的基底部。沟内上皮的细胞为立方形，表面无角化。

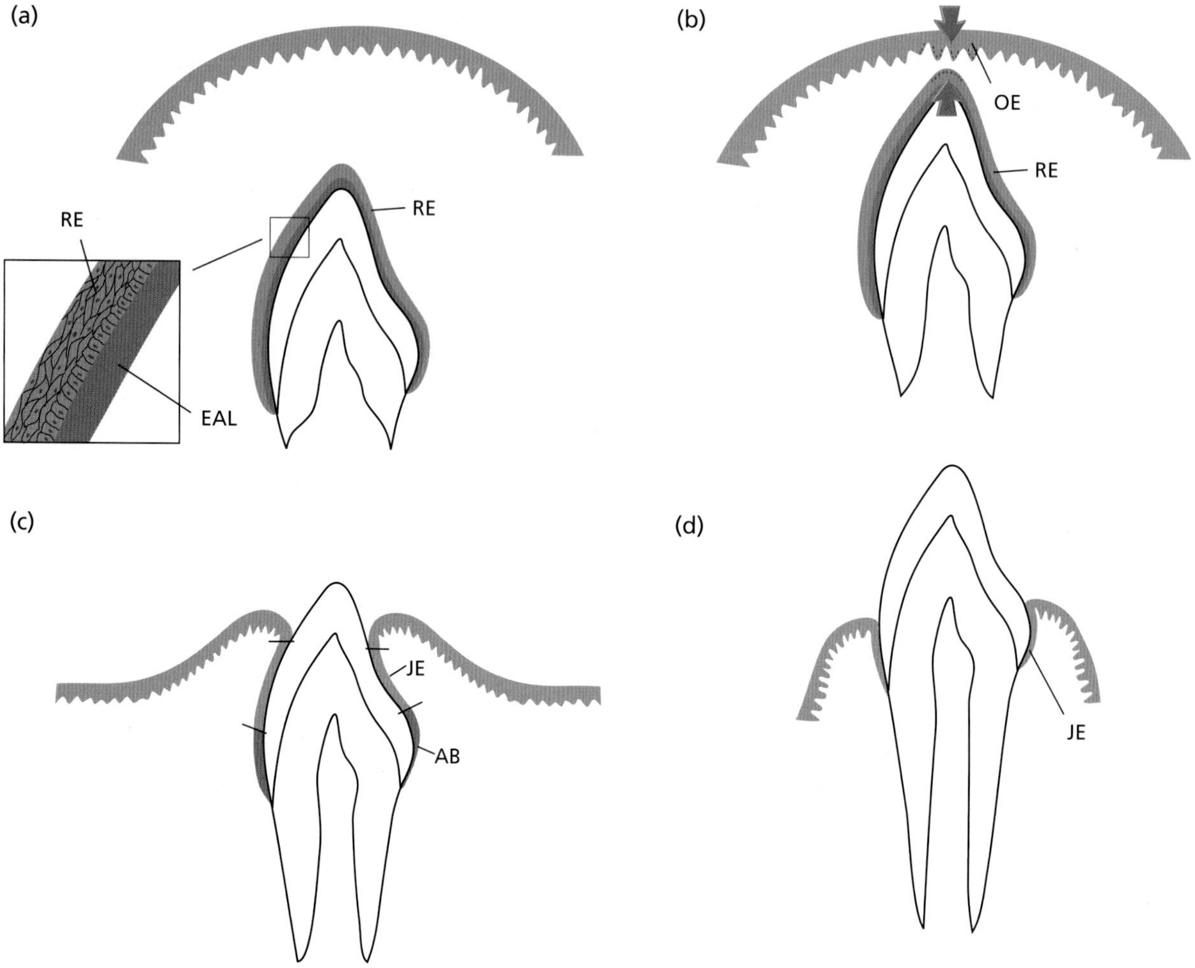

(a) RE RE EAL (b) OE RE (c) JE AB (d) JE

图1-33 牙齿萌出期间龈牙结合部的发育过程。（a）牙齿萌出前，当釉质发育完全时。（b）牙齿萌出前不久，在缩余釉上皮的细胞接触口腔黏膜的上皮细胞前，箭头所示为有丝分裂活动增加。（c）口腔内牙齿萌出后不久。（d）当牙齿行使功能并达到𬌗平面时。AB，成釉细胞；EAL，上皮附着层；JE，结合上皮；OE，口腔上皮；RE，缩余釉上皮。

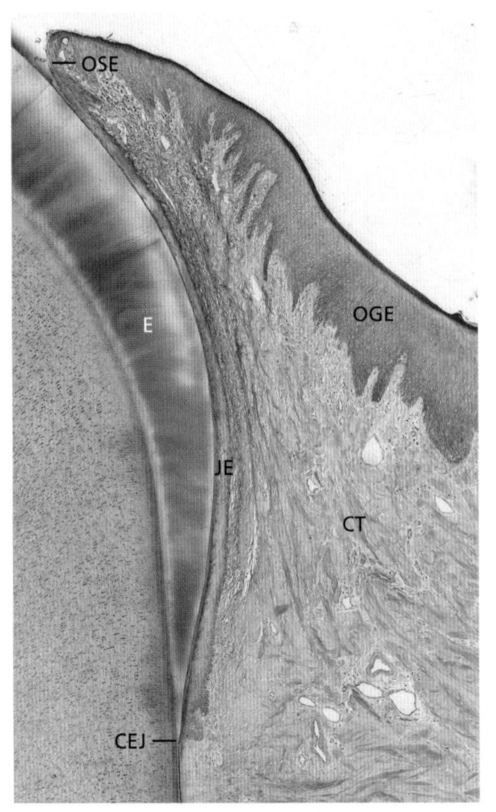

图1-34　龈牙结合部的组织切片（即龈牙区）。左边为釉质（E），右边为结合上皮（JE）、沟内上皮（OSE）和牙龈上皮（OGE）。CEJ，釉牙骨质界；CT，结缔组织。

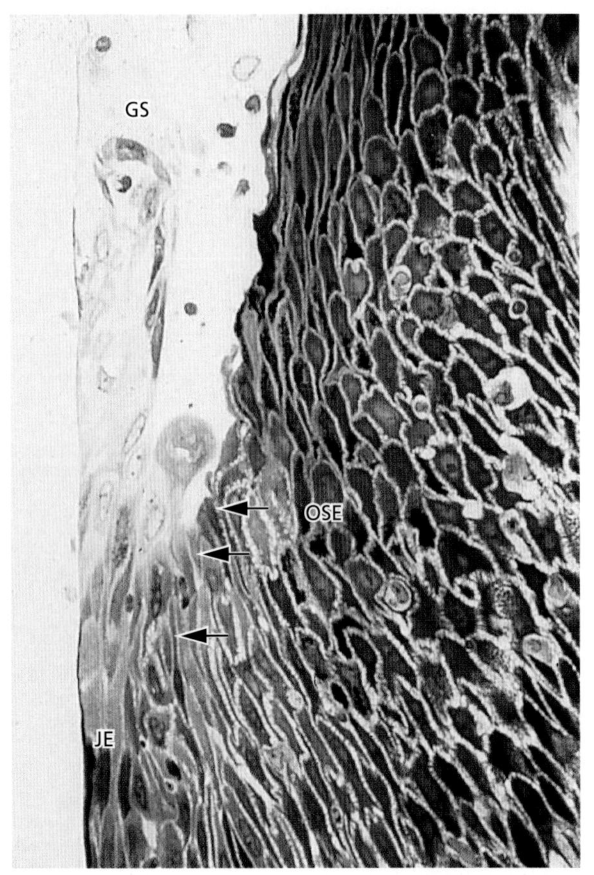

图1-35　龈沟（gingival sulcus, GS）底部结合上皮（JE）的组织切片。箭头所示为结合上皮和沟内上皮（OSE）的分界线。

结合上皮的细胞排列成单层基底层和数层基底上层（图1-36a）。基底层细胞和基底上层细胞呈扁平状，长轴平行于牙齿表面（图1-36b）。

沟内上皮、牙龈上皮和结合上皮具有显著差异：

- 相对于组织量而言，结合上皮中细胞体积比牙龈上皮中的大。
- 相对于组织量而言，结合上皮的细胞间隙较口腔上皮更宽。
- 结合上皮中细胞桥粒的数量少于口腔上皮。

在釉质与结合上皮间，存在一个电子致密区和电子透亮区（图1-36c）。电子透亮区与结合上皮的细胞相接触。这两个区域与如图1-24所示的基底膜中的致密板和透明板的结构非常相似（即上皮-结缔组织界面）。此外，如图1-36所示，结合上皮细胞朝向釉质和结缔组织处的细胞膜有半桥粒结构。因此，釉质和结合上皮之间的界面类似于上皮与结缔组织之间的界面。

如图1-37中可见在结合上皮与釉质之间有一电子致密区，可认为是结缔组织侧基底膜上致密板的延续。同样地，电子透亮区可以看作透明板的延续。然而，值得注意的是，与上皮-结缔组织界面不同的是，在釉质毗邻的致密板样结构上没有锚原纤维附着。另外，与靠近基底膜的基底层细胞（在结缔组织界面）类似，朝向透明板样结构的结合上皮细胞含有半桥粒。因此，从结构上而言，结合上皮-釉质界面与上皮-结缔组织界面非常相似，这意味着结合上皮不仅与釉质相接，而且通过半桥粒附着于牙齿上。

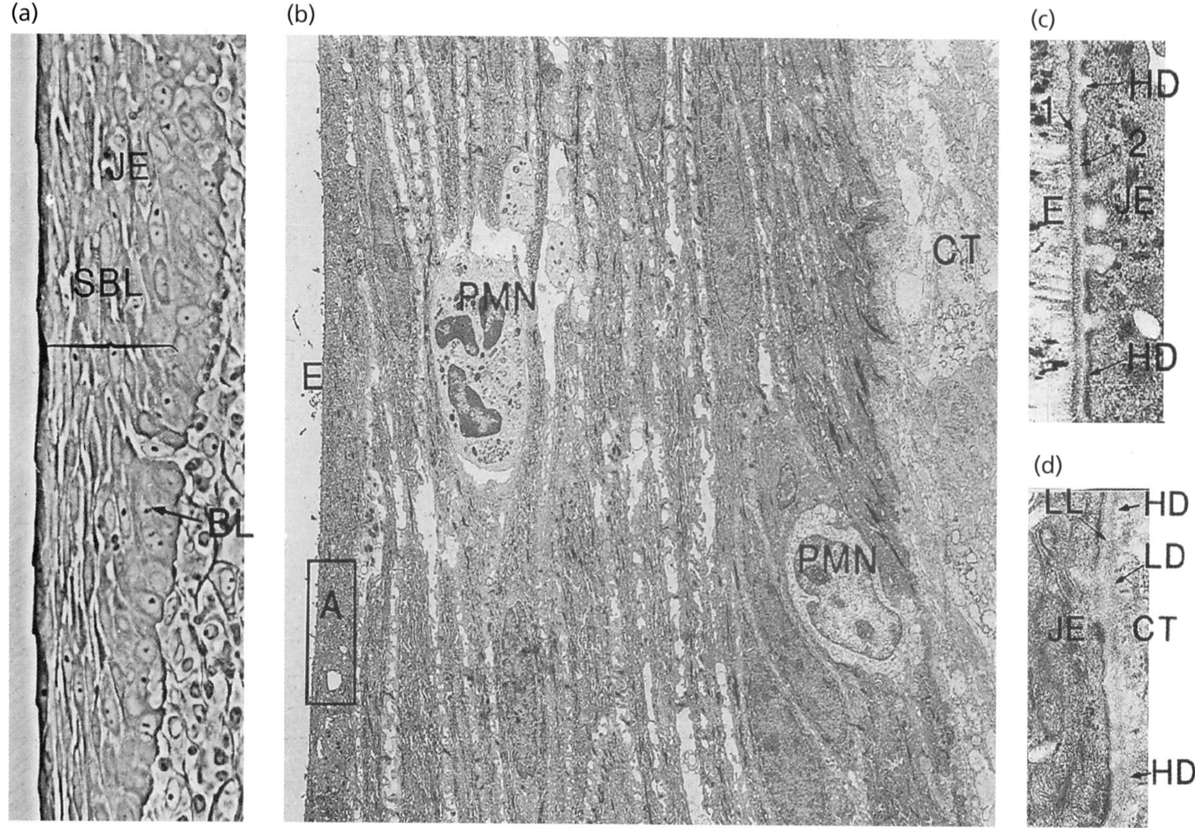

图1-36　光学显微图像（a）和透射电子显微图像（b～d）显示结合上皮（JE）的不同特点。可注意到在结合上皮的卵圆细胞间具有相对较宽的细胞间隙，以及有两个多形核中性粒细胞（polymorphonuclear leukocytes, PMN）在上皮内穿行（b）。（c）为图b中的方框区域（A）的高倍放大图像，可见结合上皮中基底层细胞并不直接与釉质（E）相接触。在釉质与结合上皮间，可见一个电子致密区（1）和电子透亮区（2）。同样地，在上皮-结缔组织界面的基底膜上也存在电子致密区（LD，致密板）和电子透亮区（LL，透明板）（d）。基底层和基底膜均含有半桥粒（HD）。BL，基底层；CT，结缔组织；SBL，基底上层。

固有层

牙龈主要组成部分是结缔组织（固有层）。结缔组织主要是由胶原纤维（约占结缔组织体积的60%）、成纤维细胞（约5%）、血管和神经（约35%）构成，这些结构都嵌于含有非胶原蛋白的无定形细胞外基质中（图1-38）。

细胞

在结缔组织中有不同类型的细胞：（1）成纤维细胞；（2）肥大细胞；（3）巨噬细胞；（4）炎症细胞。

成纤维细胞是结缔组织中的主要细胞（占细胞总数的65%）。成纤维细胞产生结缔组织中各种各样的纤维，并具有合成结缔组织基质的功能。成纤维细胞为梭形或星形细胞，其细胞核为椭圆形，其中含有一个或多个的核仁（图1-39）。胞浆内含有一个发育完好的具有核糖体的粗糙型内质网。其高尔基复合体体积通常较大，线粒体体积也大且数量多。此外，胞浆内含有许多类似张力微丝的细丝。

肥大细胞主要产生基质中的某些组分（图1-40）。同时它也产生某些血管活性物质，可以影响微血管系统的功能和调控组织中的血流。胞浆中含有大量大小不一的囊泡。这些囊泡中含有生物活性物质，如蛋白酶、组胺和肝素。高尔基复合体发育良好，而粗糙型内质网结构少见。在细胞的边缘可见大量细小的细胞突起（即微绒毛）。

巨噬细胞在组织中具有多种不同的吞噬功能和合成功能（图1-41）。它们来源于迁移到组织中的循环血单核细胞，在免疫系统中发挥重要作用，并对坏死组织及微生物或生物材料类外来物

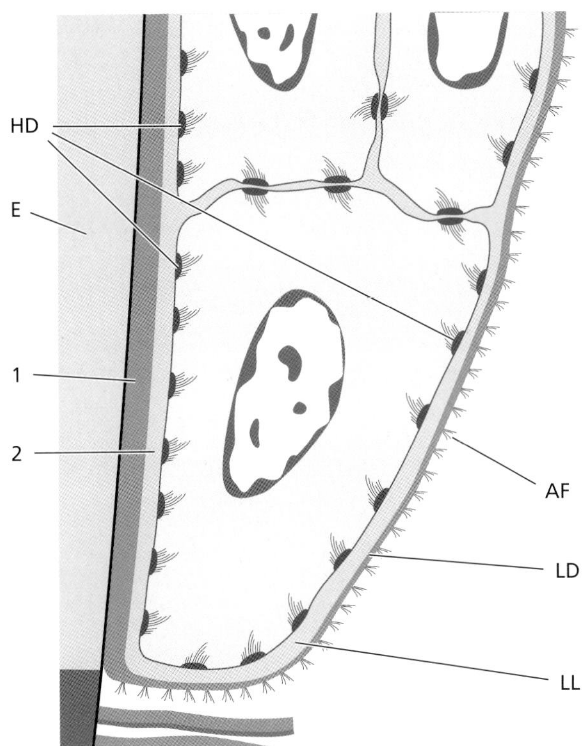

图1-37　结合上皮中最顶端的细胞。左边为釉质（E）。电子致密区（1）代表致密板（LD），而电子透亮区（2）代表上皮-釉质界面处基底层的透明板（LL）。锚原纤维（AF）仅存在于上皮细胞朝向结缔组织的基底膜中。但基底层和基底膜中均含有半桥粒（HD）。

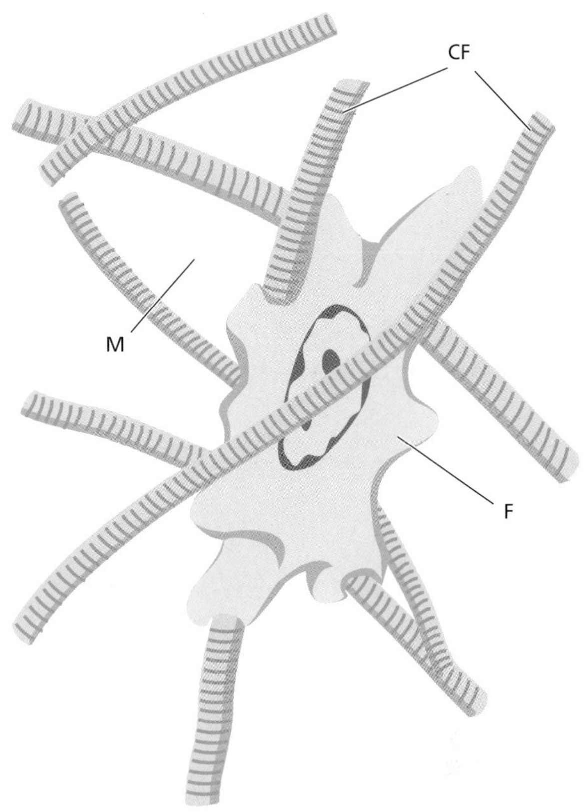

图1-38　位于结缔组织纤维（connective tissue fibril, CF）网络中的成纤维细胞（fibroblast, F）。其间充满了非胶原细胞外基质（matrix, M），基质构成了细胞的生长"环境"。

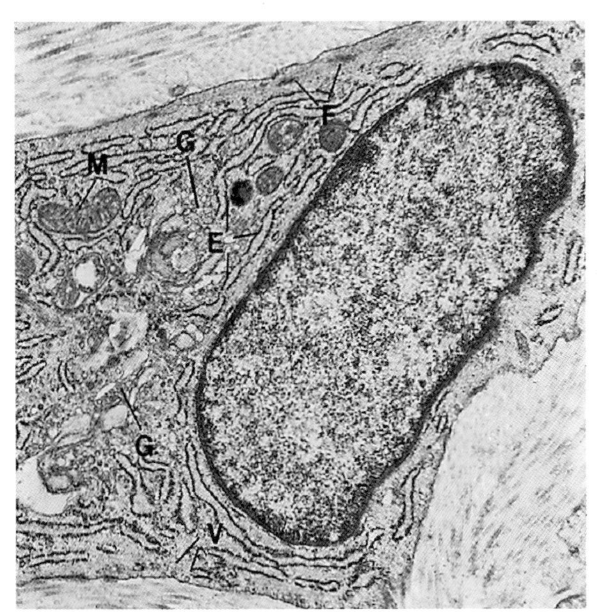

图1-39　成纤维细胞的部分透射电子显微图像。其细胞质由一个发育良好的粗糙型内质网（rough endoplasmic, E）、一个高尔基复合体（Golgi complex, G）以及许多大体积的线粒体（mitochondria, M）和囊泡（vesicle, V）组成。在细胞边缘，可见许多类似张力微丝（filament, F）的细丝。

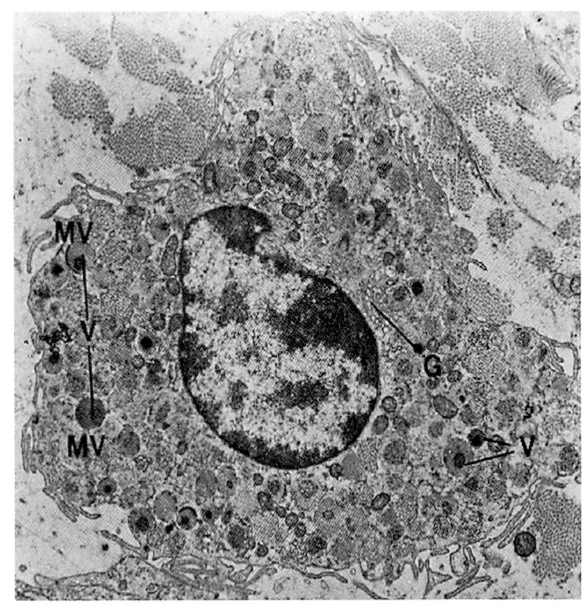

图1-40　肥大细胞的透射电子显微图像。胞浆中含有一个发育良好的高尔基复合体（G）和大量囊泡（V）。细胞边缘可延伸出许多小的细胞突起，即微绒毛（micro-villi, MV）。

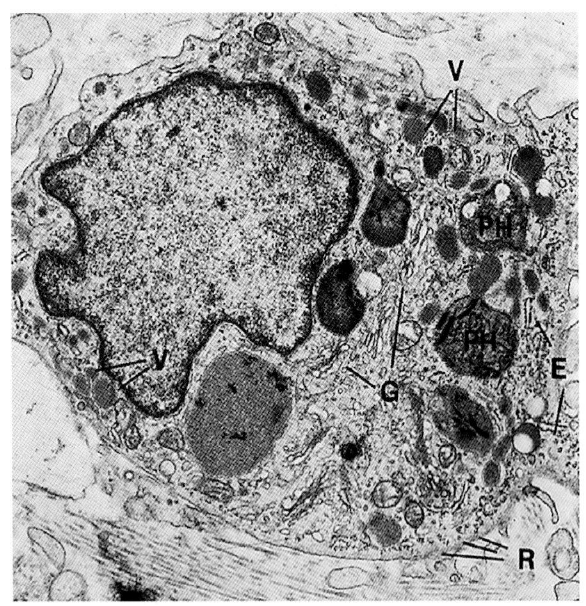

图1-41　巨噬细胞的透射电子显微图像。E，粗糙型内质网；G，高尔基复合体；PH，吞噬小体；R，核糖体；V，囊泡。

质做出反应。细胞核特征为有大小不等的凹陷。在细胞核的边缘可见一圈电子致密的染色质凝聚区。高尔基复合体发育良好，在胞浆内具有大小不一的囊泡。粗糙型内质网少见，但可见游离的核糖体均匀地分布于胞浆中。在溶酶体的囊泡中常常可发现被吞噬物质的残留物，这些残留物也被称为吞噬小体。在细胞的边缘，可见大量大小不等的微绒毛。在炎症组织中巨噬细胞大量出现。

除了成纤维细胞、肥大细胞和巨噬细胞外，结缔组织还含有各种炎症细胞，如中性粒细胞、淋巴细胞和浆细胞（图1-42）。

中性粒细胞，也被称为多形核中性粒细胞，具有特征性外观（图1-42a）。核仁呈分叶状，胞浆内可见许多含有溶酶体酶的溶酶体。

淋巴细胞（图1-42b）的特征是具有一个圆形或卵圆形的细胞核，细胞核局部区域含有电子致密的染色质。包绕细胞核的细胞质的狭窄边界有许多游离核糖体和一些线粒体，在局部区域还可见粗糙型内质网。溶酶体也位于胞浆中。

浆细胞（图1-42c）中，椭圆形的细胞核偏于细胞一侧，其中电子致密的染色质呈放射状展开。大量结合核糖体的内质网随机分布于胞浆中。此外，胞浆内含有大量线粒体和一个发育良好的高尔基复合体。

纤维

结缔组织由成纤维细胞产生，且可以分为以下几类：（1）胶原纤维；（2）网状纤维；（3）耐酸水解性纤维；（4）弹性纤维。

胶原纤维是牙龈结缔组织的主要成分，也是

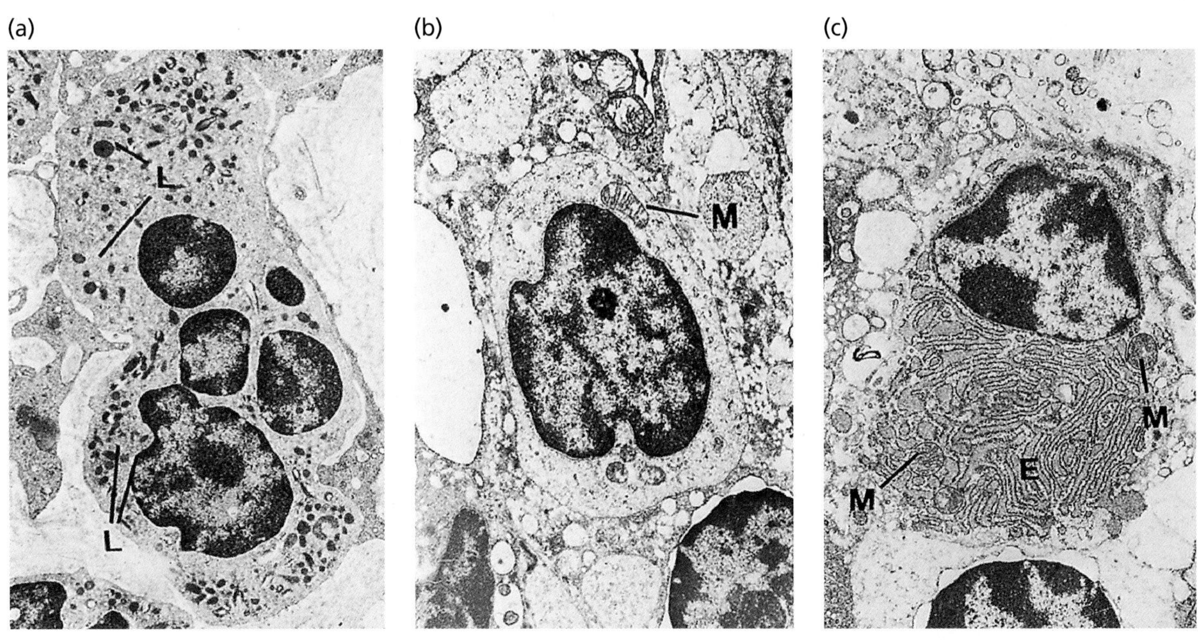

图1-42　多形核中性粒细胞（a）、淋巴细胞（b）和浆细胞（c）的透射电子显微图像。E，粗糙型内质网；L，溶酶体；M，线粒体。

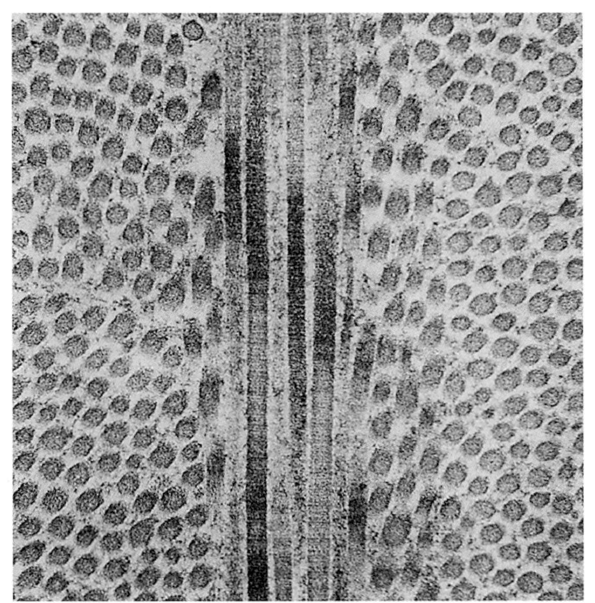

图1-43　胶原纤维横切面和纵切面的透射电子纤维图像。

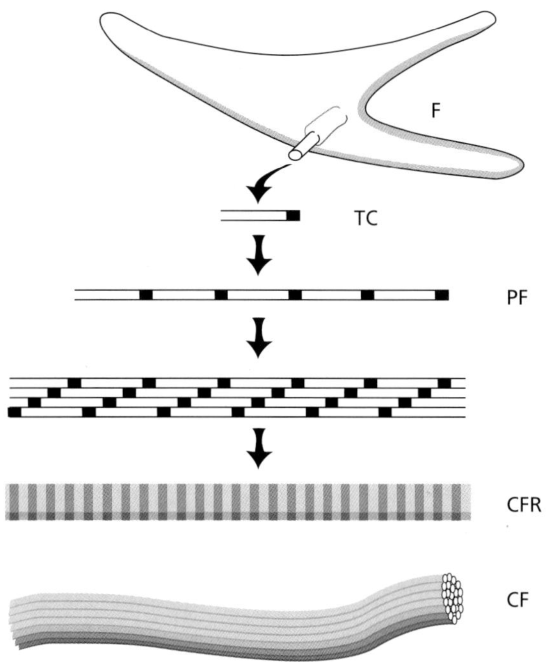

图1-44　成纤维细胞（fibroblast, F）产生的胶原纤维（collagen fiber, CF）的组成及合成的一些重要特点。CFR，胶原原纤维；PF，原纤维；TC，原胶原分子。

牙周膜最重要的组成成分。胶原纤维在各暗带间有特征性的周期为700Å的交叉带（图1-43）。

如图1-44所示为成纤维细胞产生的胶原纤维的组成及合成的一些重要特点。胶原分子，是其最小单位，也常被称为原胶原分子。1个原胶原分子长约3000Å、直径15Å，由3个多肽链缠绕在一起形成螺旋结构。每条链包含约1000个氨基酸。其中1/3是甘氨酸，约20%为脯氨酸和羟脯氨酸，羟脯氨酸大部分只在胶原中存在。原胶原蛋白的合成发生在成纤维细胞内，之后原胶原分子被分泌到细胞外。因此，原胶原蛋白聚合形成胶原纤维这一过程发生在细胞外。首先，原胶原分子在纵向上发生聚合形成原纤维，在这一过程中，原胶原分子在长度上约25%发生重叠，随后在水平向上聚合形成胶原原纤维。由于染色后，原胶原分子在连接的地方具有特殊的折射光，所以在透射电子显微镜下可见周期约640Å的交叉带。胶原纤维是成束排列的胶原原纤维，其排列方式使纤维也表现出周期为640Å的交叉带。在组织中，纤维通常呈束状排列。当胶原纤维成熟后，在原胶原分子中形成共价交联，这导致随着年龄的增长，胶原的溶解性会下降。

网状纤维表现出嗜银染色的特性，在邻近基底膜的组织中大量存在（图1-45）。然而，在血管周围的疏松结缔组织中也存在着大量的网状纤维。因此，网状纤维存在于上皮-结缔组织和内皮-结缔组织界面。

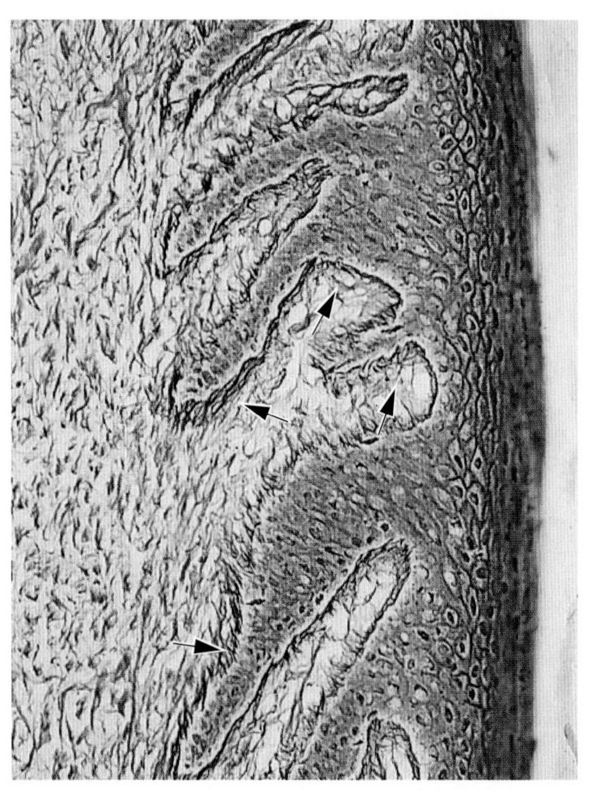

图1-45　上皮和结缔组织间的基底膜附近的网状纤维的光学显微图像。嗜银染色使网状纤维呈黑染（箭头所示）。

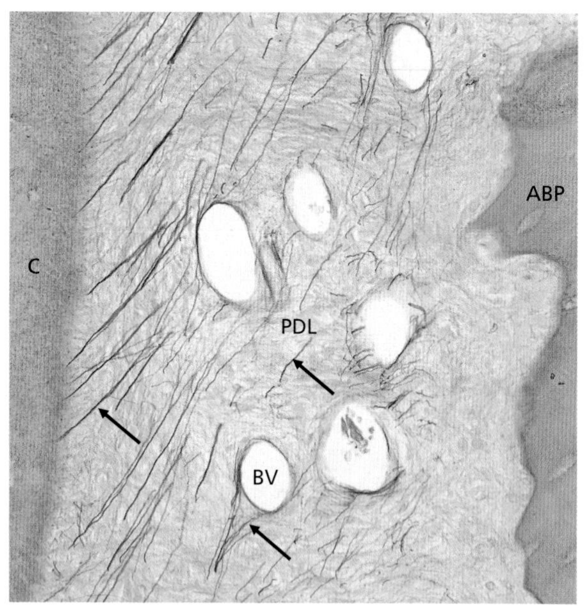

图1-46 牙周膜（PDL）中的耐酸水解性纤维（箭头所示）的光学显微图像。可注意到耐酸水解性纤维插入牙骨质（C）中并与血管（BV）相关。ABP，固有牙槽骨。

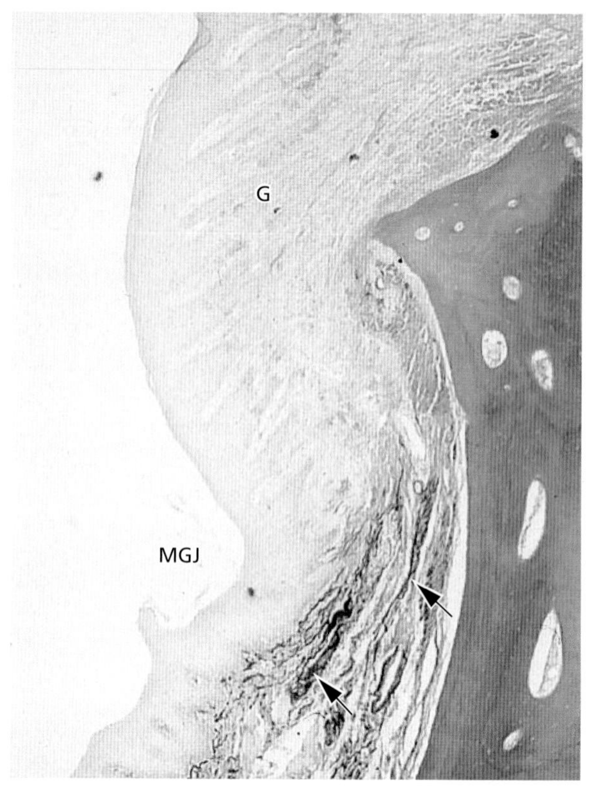

图1-47 牙槽黏膜固有层和黏膜下层的弹性纤维（箭头所示）的光学显微图像。在膜龈联合（MGJ）冠方的牙龈（G）内，除血管相关的弹性纤维外，不含有其他弹性纤维。

耐酸水解性纤维在牙龈中较少，但在牙周膜中大量存在（图1-46）。它由直径约150Å的细长的原纤维组成。这些结缔组织纤维经过过氧乙酸预氧化后在光学显微镜下可见。图中所示为牙周膜中的耐酸水解性纤维，这些纤维在牙周膜中平行于牙齿长轴排列并插入到牙骨质中。耐酸水解性纤维具有弹性并与血管密切相关。它们可能在机械传导中发挥作用。

在牙周膜和牙龈结缔组织中，仅有血管相关的弹性纤维。然而，牙槽（被覆）黏膜的固有层和黏膜下层含有大量的弹性纤维（图1-47）。

尽管牙龈和牙周膜中胶原纤维是不规则或随机分布的，但大部分倾向于朝不同的方向成束排列。根据它们在组织中的部位和排列方向的不同，可以分为以下几组（图1-48）：

1. 环行纤维：在游离龈中环绕牙齿呈袖口样排列的纤维束。
2. 龈牙纤维：嵌入牙根的牙槽骨上方的牙骨质内，自AEFC中伸出，呈扇贝形结构，进入唇/颊侧、舌侧、邻间表面的游离龈。
3. 牙骨膜纤维：和龈牙纤维一样嵌入同部位牙骨质中，但它们是越过颊侧和舌侧牙槽嵴顶端，

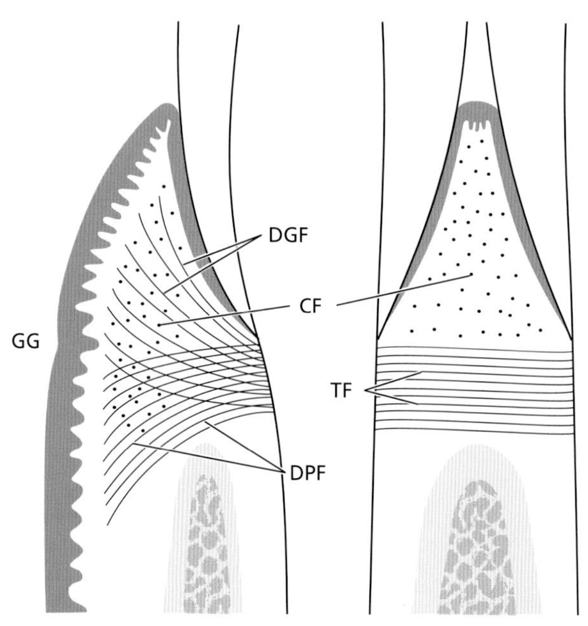

图1-48 颊舌向（左图）和近远中向（右图）切片中牙龈胶原纤维束的排列。CF，环行纤维；DGF，龈牙纤维；DPF，牙骨膜纤维；GG，龈沟；TF，越隔纤维。

最终止于附着龈。在游离龈和附着龈的边界，上皮常缺乏来自深层的定向排列的胶原纤维束的支撑。在该区域，有时可见游离龈沟。

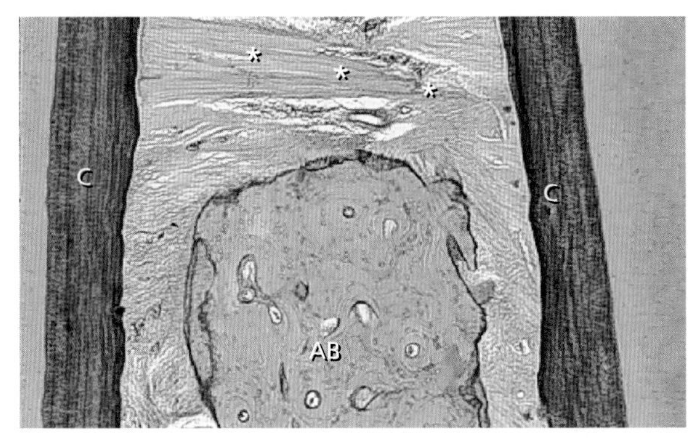

图1-49　组织切片显示牙间区域牙槽上部越隔纤维束（星号所示）的走向。越隔纤维嵌入无细胞外源性纤维牙骨质（C）中，也嵌入了牙槽嵴顶（AB）。

4. 越隔纤维：在邻牙的牙槽骨上方的牙骨质间走行。越隔纤维横跨牙槽中隔，嵌入邻牙的AEFC中。

越隔纤维除了连接邻牙的牙骨质外，还连接了牙槽骨上方的牙骨质和牙槽嵴顶（图1-49）。如图1-48所示的4组胶原纤维束加固了牙龈，使其具有一定的弹性和色泽，这对于保持牙龈的组织结构和龈牙附着完整性是必要的。

细胞外基质

结缔组织的细胞外基质主要由成纤维细胞产生，还有一些成分由肥大细胞产生，其余的成分来源于血液。基质为结缔组织细胞提供微环境，这对于维持结缔组织的正常功能非常重要。因此，每个结缔组织细胞的水、电解质、营养物质、代谢产物等的转运均发生在基质中。结缔组织基质的主要成分是蛋白-碳水化合物大分子。这些复合物通常分为蛋白多糖和糖蛋白两类。蛋白多糖包括糖胺多糖，是一种碳水化合物单位（如透明质酸硫酸盐、乙酰肝素硫酸盐等），能通过共价键与一条或多条蛋白链连接。蛋白多糖的主要成分是碳水化合物。糖胺多糖，也被称为透明质酸或“玻尿酸”，可能不与蛋白质发生结合。糖蛋白（如纤连蛋白、骨粘连蛋白等）也含有多糖成分，但是这些大分子与糖胺多糖不同。糖蛋白的主要成分是蛋白质。在大分子中，单糖或多糖通过共价键与一条或多条蛋白链相连。

结缔组织的正常功能依赖于蛋白聚糖和糖胺聚糖的存在。蛋白聚糖中的碳水化合物，即糖胺聚糖，是带有负电、富有弹性的长链大分子，其中每一个都占据了较大的空间。在这个空间内，更小的分子，如水和电解质等可以进入其中，而大分子则不能进入。因此，蛋白聚糖调节基质中物质的扩散和流动，对于组织中液体含量和保持渗透压具有决定性的作用。换句话说，蛋白聚糖是一个分子滤器，并在调节组织细胞迁移（运动）中发挥重要作用。由于这些高分子的结构和水合作用，它们能够抵抗形变，因此可起到调节结缔组织稳定性的作用。如果牙龈受到挤压，高分子发生形变。而当压力消除后，高分子恢复原有的形态。因此，高分子对保持牙龈的弹性非常重要。

上皮-间充质相互作用

在各种器官的胚胎发育过程中，上皮和结缔组织间相互诱导。牙的发育就是一个典型的例子。一方面，结缔组织是牙胚正常发育的一个决定因素；另一方面，釉上皮对牙间充质部分的发育产生明显影响。

研究证实，环境因素会影响成年人机体的组织分化。例如，皮肤和黏膜，在机械刺激下常常表现出角化增加和上皮增生。因此，组织似乎会适应环境的刺激。咀嚼黏膜中角化上皮的存在被认为是由咀嚼产生的机械刺激所引起的适应性反应。然而，研究表明，这些区域上皮的典型特点是由基因决定的。下面将就一些相关的观察性研究进行讨论。

在一项实验性研究中，通过外科手术将前磨牙附近颊侧牙龈和牙槽黏膜的组织瓣进行转位（Karring et al. 1971）。如图1-50所示为猴子的牙龈和牙槽黏膜转位的区域。将牙槽黏膜与牙紧密接触，而将牙龈放在原本牙槽黏膜的位置。

4个月后，如图1-50所示的术区可见，尽管移植牙龈相对于下方的骨组织存在一定动度，但其仍保留了咀嚼黏膜特有的形态特征（图1-51）。在牙槽黏膜和牙之间已经形成了狭窄的角化的新生牙龈。

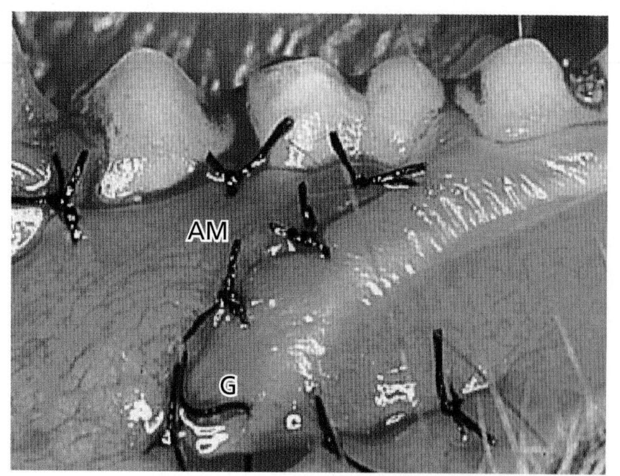

图1-50 通过手术将一只猴子的颊侧牙龈（G）和牙槽黏膜（AM）进行转位。

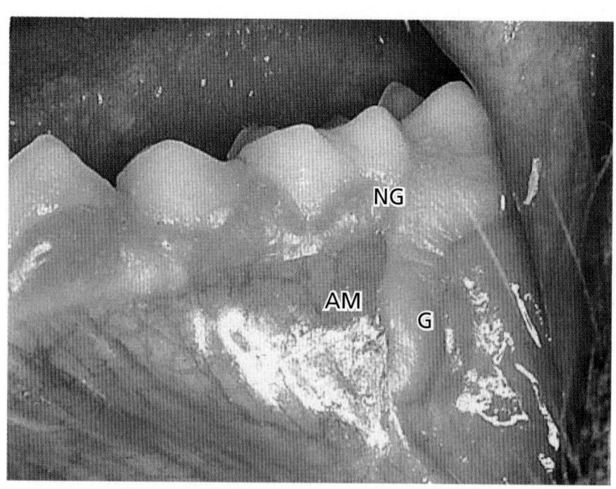

图1-51 如图1-50所示的术区4个月后的情况。移植牙龈（G）保留了其特有的形态特征，并在牙槽黏膜（AM）和牙之间形成了狭窄的角化的新生牙龈（NG）。

如图1-52所示为图1-51中移植牙龈的组织切片。由于牙龈结缔组织中缺乏弹性纤维，而牙槽黏膜的结缔组织中却有大量的弹性纤维，因此移植的牙龈组织很易于识别。移植的牙龈组织上皮表面被覆明显的角化层，上皮-结缔组织界面的结构（如上皮钉突和结缔组织乳头）与正常牙龈相似。因此，异位的牙龈组织会保持它原有的组织学特性。这个观察表明牙龈的特性是基因决定的，而不是因环境刺激产生功能性适应的结果。

如图1-50所示，术后，移植的牙槽黏膜与牙紧密接触。愈合后，牙槽黏膜冠方形成了狭窄的角化的新生牙龈（图1-51）。这个新生牙龈区域被角化上皮覆盖，结缔组织中没有紫染的弹性纤维（图1-53）。此外，值得注意的是，在角化和非角化上皮的连接处与“弹性”和“非弹性”结缔组织的连接处完全一致。新生牙龈的结缔组织来源于牙槽嵴上方的结缔组织和牙周膜间隙，并将牙槽黏膜移植物与牙齿分隔开来（图1-54）。新生牙龈上皮很可能是从邻近牙槽黏膜上皮迁移而来。以上结果表明，结缔组织决定上皮性质。

如图1-54所示为与牙接触的狭窄的角化的新生牙龈的发育过程。肉芽组织沿牙根表面向冠方增殖，将牙槽黏膜移植物与牙面分离（图1-54a）。上皮细胞从牙槽黏膜移植物迁移到新生的牙龈结缔组织处（图1-54b）。因此，新生

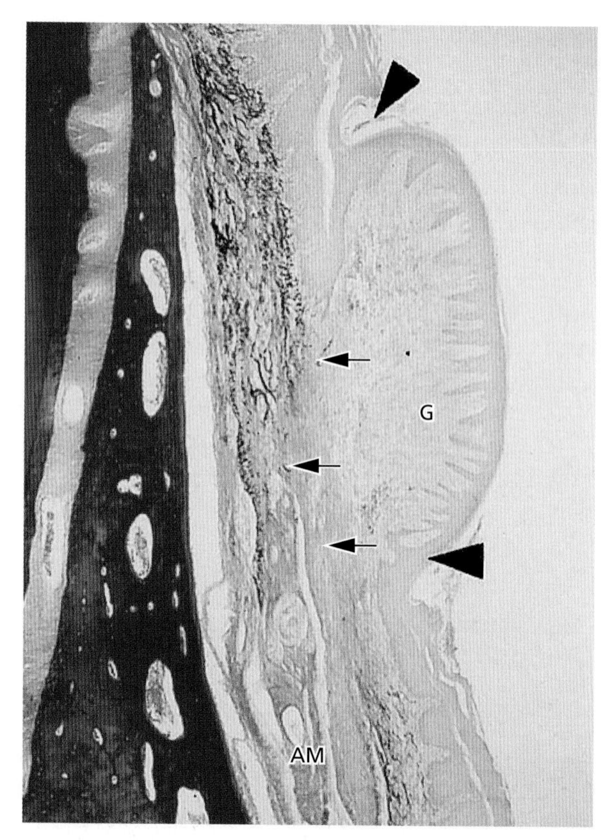

图1-52 如图1-50所示的移植牙龈的组织切片。移植牙龈（G）具有角化上皮（三角箭头之间所示），且固有层缺乏弹性纤维。相反地，牙龈固有层附近的牙槽黏膜（AM）结缔组织中含有大量弹性纤维（箭头所示）。弹性纤维呈紫染。

牙龈被角化上皮覆盖，这些角化上皮来源于牙槽黏膜的非角化上皮。这表明新生牙龈结缔组织具有诱导来源于牙槽黏膜的上皮分化改变的能力。

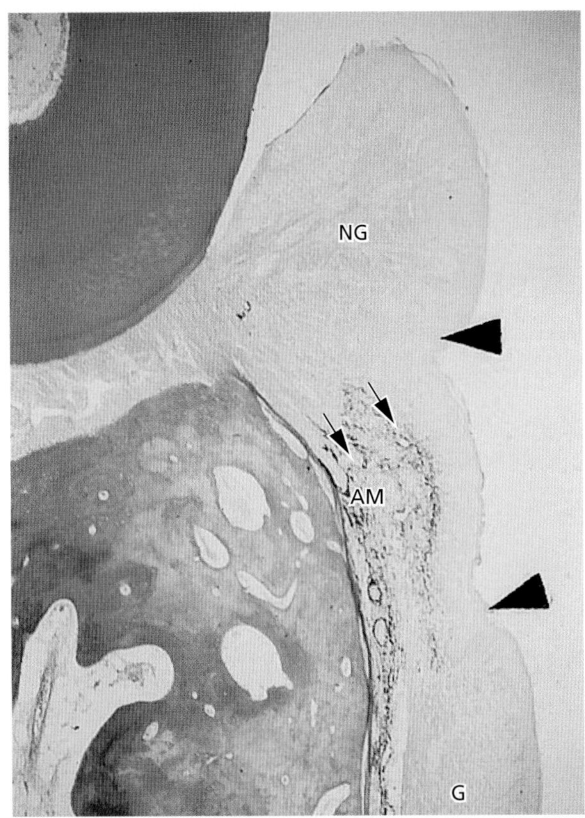

图1-53　图1-51中移植区域冠部的组织切片，图像下部为移植牙龈（G）组织、牙齿和移植牙槽黏膜（AM，如三角箭头之间所示）之间为狭窄的新生牙龈（NG）。注意角化和非角化上皮的连接处（三角箭头所示）与“弹性”和“非弹性”结缔组织的连接处（箭头所示）完全一致。弹性纤维呈紫染。

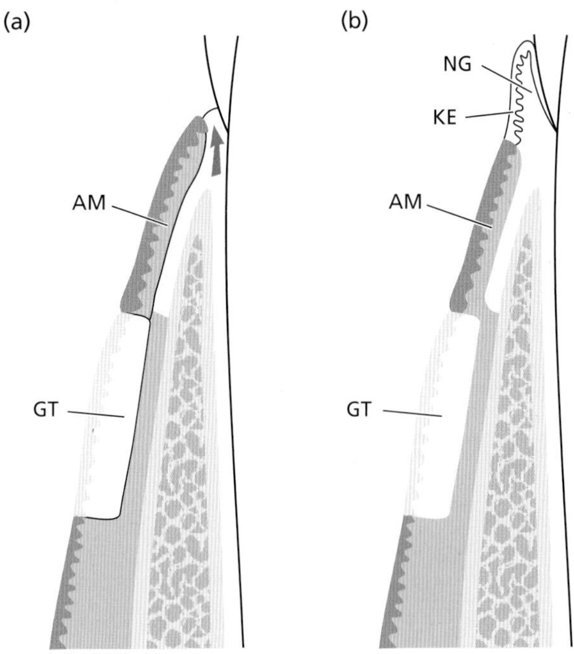

图1-54　图1-51和图1-53所示的狭窄的角化的新生牙龈的发育过程。（a）肉芽组织沿牙根表面向冠方增殖（箭头所示），将牙槽黏膜（AM）移植物与牙面分离。（b）上皮细胞从牙槽黏膜（AM）移植物迁移到新生牙龈（NG）结缔组织处，并转化为角化上皮细胞（KE）。GT，牙龈移植物。

新生上皮，正常应该是非角化上皮，因为受到新生牙龈结缔组织刺激，显然分化成了角化上皮。

另一项实验性研究进一步探究了结缔组织在决定上皮类型中的作用（Karring et al. 1975）。在该实验中，来源于角化龈或非角化牙槽黏膜的不含上皮的游离结缔组织移植物被移植到牙槽黏膜结缔组织区域所造的袋状创口中（图1-55）。移植物被放置在尽可能靠近被覆上皮的地方，3～4周后去除上皮，促使周围非角化牙槽黏膜发生上皮化。牙龈结缔组织移植物被角化上皮覆盖，显示出与正常牙龈上皮相同的特征（图1-56）。相反地，牙槽黏膜移植物则被覆非角化上皮。

移植牙龈结缔组织区域的组织切片（图1-57）显示：

- 移植牙龈组织由角化上皮覆盖。

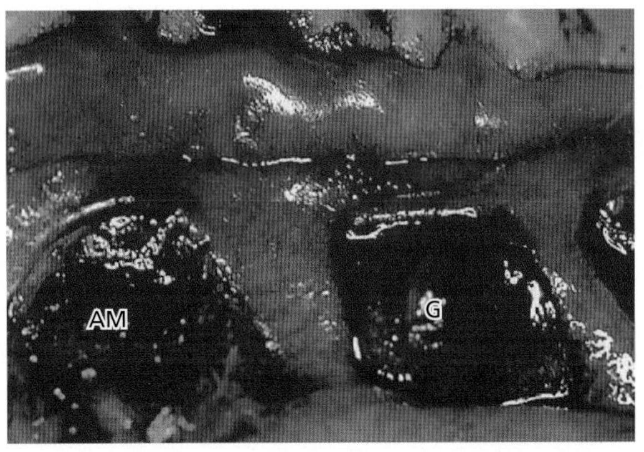

图1-55　在移植后，部分牙龈（G）结缔组织和牙槽黏膜（AM）结缔组织已经在牙槽黏膜创口区域愈合。这些移植物的上皮化只能源于牙槽黏膜附近上皮细胞的迁移。

- 上皮-结缔组织界面呈波浪形（即上皮钉突和结缔组织乳头），与正常牙龈相同。

高倍镜下，角化上皮与“非弹性”结缔组织之间以及非角化上皮与“弹性”结缔组织之间具有明显关联（图1-57c，d）。在愈合过程中如

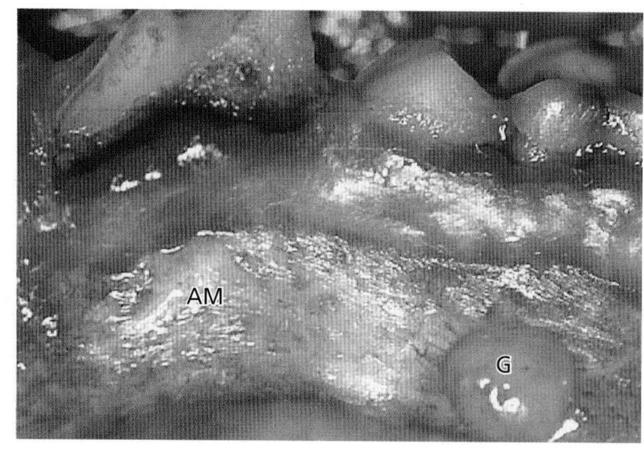

图1-56 移植牙龈（G）结缔组织重新上皮化后的图像。这部分组织已经具有与正常牙龈相似的外观，表明这部分结缔组织现在是被角化上皮所覆盖。从牙槽黏膜（AM）移植来的结缔组织由非角化上皮覆盖，与周围的牙槽黏膜有相同的外观。

此紧密的关系表明移植牙龈结缔组织具有改变上皮细胞分化的能力，与之前所述相一致（图1-54）。牙槽黏膜的上皮细胞虽然原本是非角化细胞，但已明显转化为角化细胞。这说明牙龈上皮特异性是由结缔组织的内在基因决定的。

牙周膜

牙周膜是围绕牙根并连接牙骨质和牙槽窝壁的柔软的、富含血管和细胞的结缔组织。在冠方，牙周膜与牙龈的固有层相连，通过连接牙槽嵴与牙根的胶原纤维束（牙槽嵴纤维）与牙龈划分开来。

在X线片上可以将牙槽骨分为两类（图1-58）：

1. 牙槽突包绕牙槽的部分，被称为硬骨板。
2. 在X线片上表现为网格状的牙槽突部分，被称为松质骨。

牙周膜位于牙根与牙槽窝骨壁之间。牙槽骨从根尖到CEJ的根方约1mm处包绕牙齿。其冠方边缘被称为牙槽嵴。

牙周膜间隙形似沙漏，在根中部最狭窄。牙周膜的宽度约0.2mm，且宽度取决于物种、年龄、与CEJ的距离及功能。牙周膜的存在使咀嚼或其他类型的牙齿接触时所产生的力能通过固有牙槽骨分散到牙槽突并被吸收。牙周膜对牙齿动度来说也至关重要。牙齿动度很大程度上取决于牙周膜的宽度和高度（见第13章和第43章）。

牙齿通过多束胶原纤维与骨连接，根据它们的位置和排列，胶原纤维束可分为以下几组（图1-59）：

1. 牙槽嵴纤维。
2. 横纤维。
3. 斜纤维。
4. 根尖纤维。

牙周膜和根部牙骨质是由包绕在牙蕾周围的疏松结缔组织（牙囊）发育而来。在牙根发育和牙萌出时，牙周膜主纤维束从冠方向根尖发育。图1-60描述了牙周膜形成的不同阶段，该过程伴随着牙根的发育和牙齿的萌出。

牙蕾是在骨隐窝内形成的（图1-60a）。牙蕾周围的疏松结缔组织内的成纤维细胞产生的胶原纤维，在其成熟阶段即被埋入CEJ根方新形成的牙骨质。朝向骨隐窝冠部的纤维束后期将形成龈牙纤维组、牙骨膜纤维组和越隔纤维组，这些都属于牙龈的定向纤维（图1-48）。

真正意义上的牙周膜纤维，即主纤维，随牙齿萌出而发育。首先，可见纤维埋入了牙槽骨最边缘的部分（图1-60b）。随后，可见更多的向根尖方向伸展的定向纤维束（图1-60c）。

在牙齿萌出阶段，胶原纤维的走向不断改变。首先，当牙齿达到咬合接触并完全行使功能时，牙周膜纤维组成了定向良好的牙槽胶原纤维组（图1-60d）。这些胶原结构不断改建（即老化纤维的吸收和新纤维的形成）。

牙周膜主纤维的发育如图1-61所示。首先，小而精细呈短刷状的胶原纤维从根部牙骨质伸向牙周膜间隙（图1-61a）。在这一阶段，骨表面被成骨细胞覆盖，且骨表面只可见少量辐射状的纤细的胶原纤维。

随后，埋入骨组织中纤维的数量和厚度不断增加（图1-61b）。这些纤维在牙周膜间隙的中

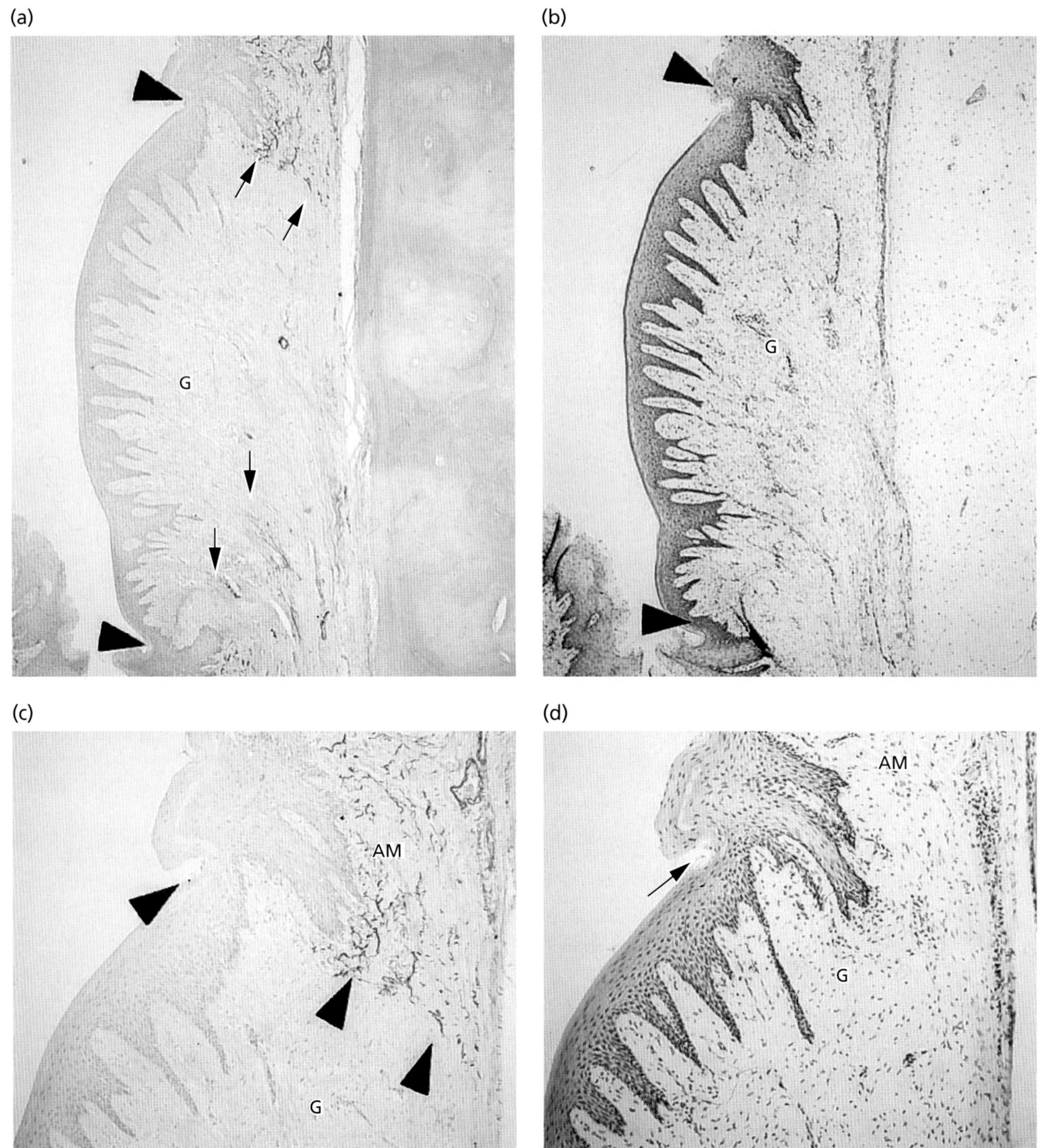

图1–57　移植的牙龈结缔组织区域的组织切片。对切片进行的弹性纤维的染色（箭头所示）（a，c）和苏木精–伊红染色（b，d），图片分别为切片的中倍镜（a，b）和高倍镜（c，d）放大图像。（a，b）位于中部（三角箭头之间）不含弹性纤维的组织为移植的牙龈结缔组织，其被覆角化上皮。（c）注意牙槽黏膜（AM）（2个三角箭头所示）结缔组织中紫染的弹性纤维止于牙龈（G）结缔组织边缘。（d）箭头所示为牙龈结缔组织邻近的角化上皮与牙槽黏膜的非角化上皮相接处。

部向疏松结缔组织辐射，或多或少包含了不定向的胶原纤维。来源于牙骨质的纤维仍很短，而埋入骨内的纤维逐渐增长。这些纤维的末端呈指状突起。

紧接着，来源于牙骨质的纤维变长、变粗，并在牙周膜间隙与来源于牙槽骨的纤维融合（图1–61c）。当萌出后的牙齿达到咬合接触并开始行使功能时，主纤维就会排列成束状，并且继续由牙槽骨向牙骨质生长。

组织切片显示了牙周膜的主纤维是如何从牙骨质向固有牙槽骨连续走行的（图1–62a）。与埋入固有牙槽骨的纤维（也被称为Sharpey's纤

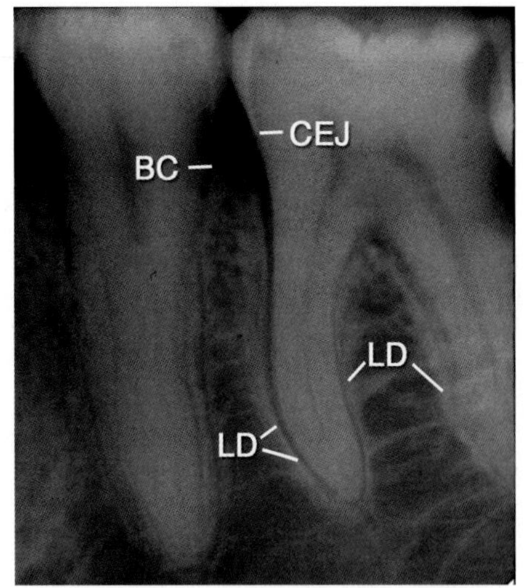

图1-58 下颌前磨牙区的X线片。牙槽骨可分为两类：硬骨板（LD）指牙槽突包绕牙槽的部分，而松质骨则构成牙槽突的其余部分，呈网格状。牙槽骨的冠方边缘被称为牙槽嵴（BC）。牙槽嵴和釉牙骨质界（CEJ）之间的距离约1mm。

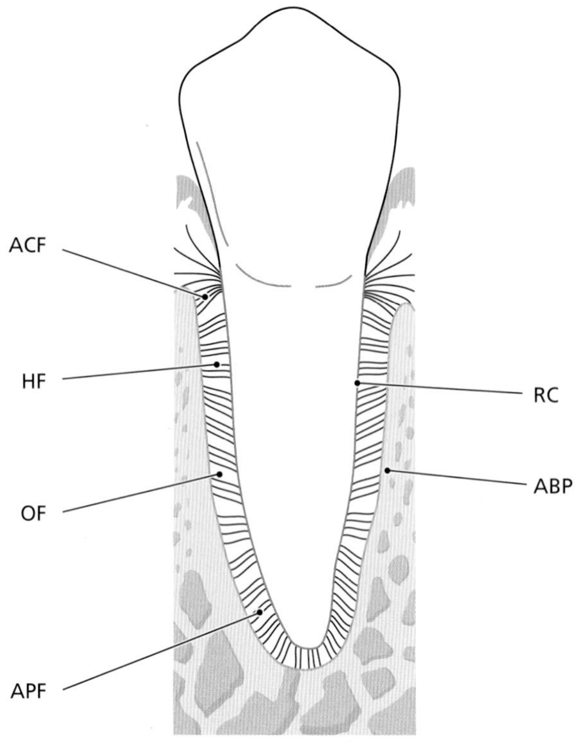

图1-59 本示意图阐明了牙周膜如何位于固有牙槽骨（ABP）和根部牙骨质（RC）之间，并显示了连接牙齿和周围骨组织的多组胶原纤维。自冠方向根尖方向，各组纤维分别是牙槽嵴纤维（ACF）、横纤维（HF）、斜纤维（OF）和根尖纤维（APF）。

维）相比，埋入牙骨质的主纤维（Sharpey's纤维）直径较小，但数量更多。

偏振光下，可见Sharpey's纤维不仅穿入了牙骨质，还贯穿了固有牙槽骨（alveolar bone proper, ABP）的整个宽度（图1-62b）。牙周膜还包括了少量血管相关的弹性纤维。耐酸水解性纤维（图1-46）在牙周膜中也存在。它们主要为根-冠向走行，在牙周膜中距牙根比距牙槽骨更近，并常常埋入牙骨质中。它们的功能可能与机械传导有关。

牙周膜中的细胞包括：成纤维细胞、成骨细胞、成牙骨质细胞、破骨细胞、破牙细胞、组织

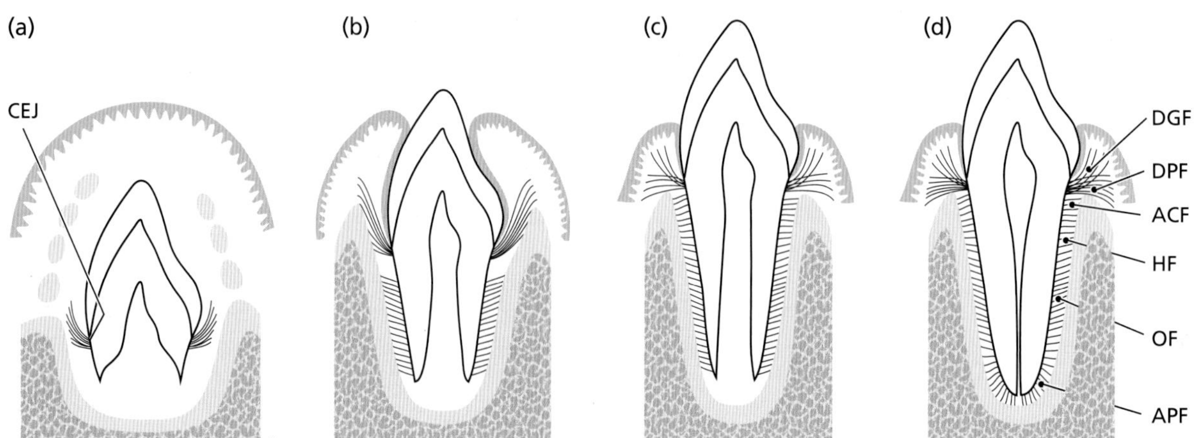

图1-60 牙根发育和萌出时，牙周膜形成的不同阶段。（a）牙齿萌出至口腔之前，牙蕾中仅发育出短部分牙根。（b）萌出至口腔时的牙齿。（c）牙齿已达到殆平面，但牙根发育尚未完成。（d）根尖孔闭合的具有咬合关系的牙齿。埋入牙骨质中的胶原纤维的发育是从最靠近釉牙骨质界（CEJ）处开始的。在牙根发育和牙齿萌出时，牙周膜主纤维束从冠方向根尖发育。首先，龈牙纤维（DGF）和牙骨膜纤维（DPF）先发育，随后是牙槽嵴纤维（ACF）、横纤维（HF）和斜纤维（OF），最后是根尖纤维（APF）。

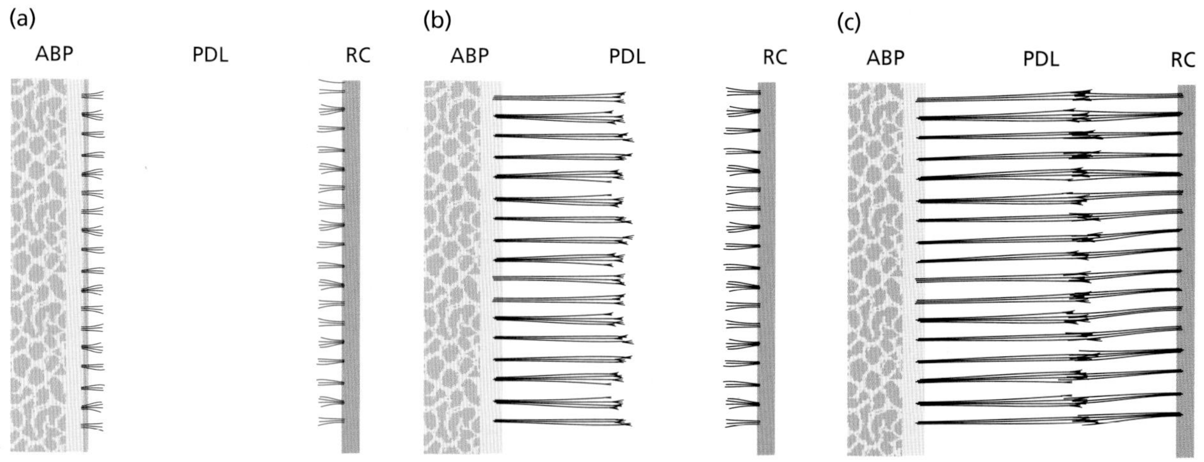

图1-61　牙周膜主纤维的发育。（a）首先，埋入根部牙骨质（RC）和固有牙槽骨（ABP）的短刷状的胶原纤维伸入牙周膜（PDL）间隙。（b）随后，短的纤维逐渐向牙周膜间隙延伸。（c）来源于根部牙骨质和骨的胶原纤维变长、变粗，并融合形成牙周膜主纤维。

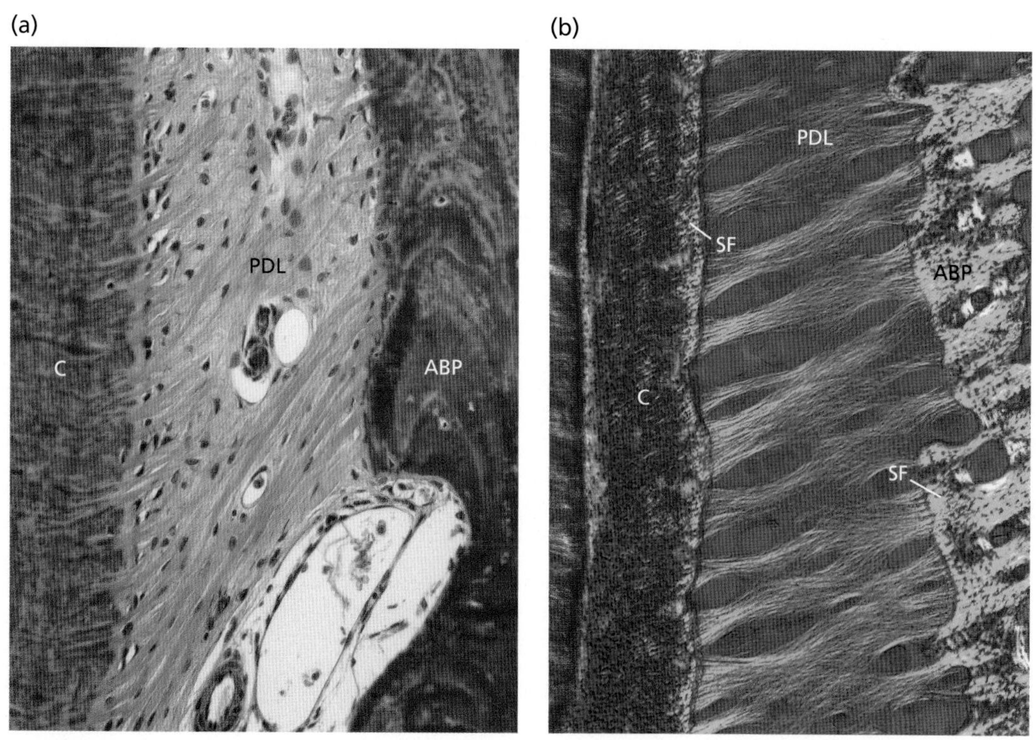

图1-62　在透射光（a）和偏振光（b）下的组织切片示牙周膜（PDL）主纤维如何在根部牙骨质（C）和固有牙槽骨（ABP）间走行。埋入牙骨质和骨中的胶原纤维被称为Sharpey's纤维（SF）。

细胞以及上皮细胞、神经纤维和血管。成纤维细胞沿主纤维排列，而成牙骨质细胞分布在牙骨质表面，成骨细胞分布在骨表面。

牙周膜中上皮细胞簇被称为Malassez上皮剩余，代表了上皮根鞘的残留（图1-63a）。上皮剩余位于牙周膜中，与牙根表面的牙骨质相距15～75μm。图1-63b中可见更高放大倍数下的一大簇上皮剩余。

在透射电子显微镜下可见上皮剩余被基底膜包绕，细胞膜上有桥粒与半桥粒（图1-64）。上皮细胞内仅含有少量线粒体，且内质网发育不良。这意味着它们是有活力的，但处于静息状态，代谢极低。

在常规组织切片上Malassez上皮剩余表现为孤立的上皮细胞，而沿着与相切于牙根表面的方向切下牙周膜，结果可见Malassez上皮剩

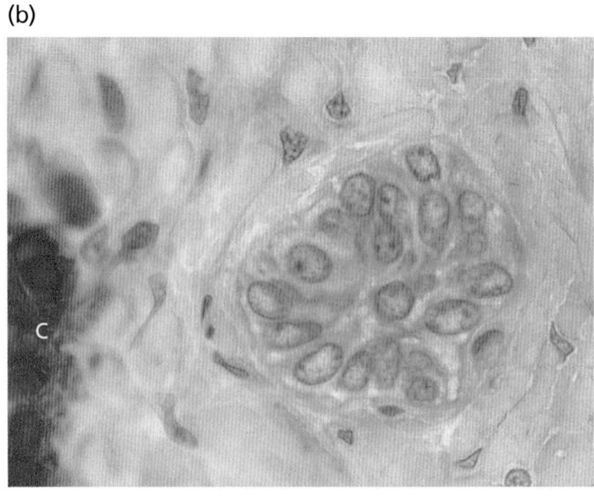

图1-63 （a）光学显微图像显示在靠近牙骨质（C）表面的牙周膜（PDL）中可见3簇上皮细胞，这些细胞被称为Malassez上皮剩余（ERM）。（b）邻近牙骨质表面的一大簇Malassez上皮剩余在更高倍镜下的图像。

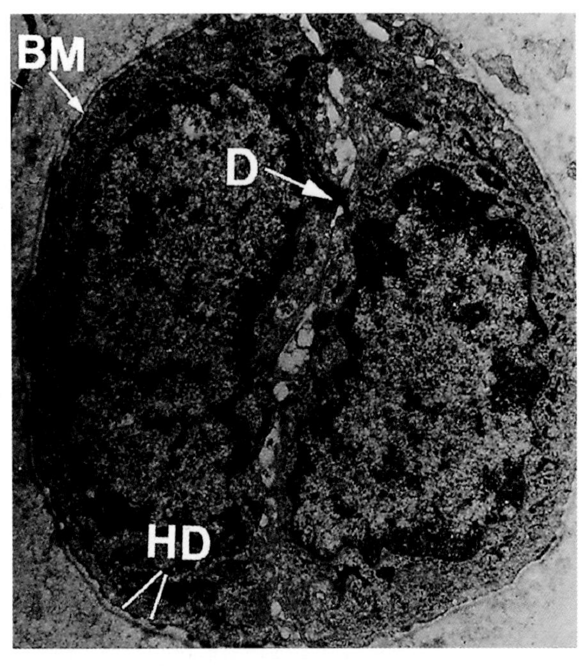

图1-64 透射电子显微图像显示Malassez上皮剩余被基底膜（basement Membrane, BM）和半桥粒（HD）包绕。桥粒（desmosome, D）与邻近的上皮细胞相连。

余实际上围绕牙根形成了连续的上皮细胞网络（图1-65）。它们的功能目前还不清楚。但有研究表明上皮细胞网络与结合上皮相接触。此外，

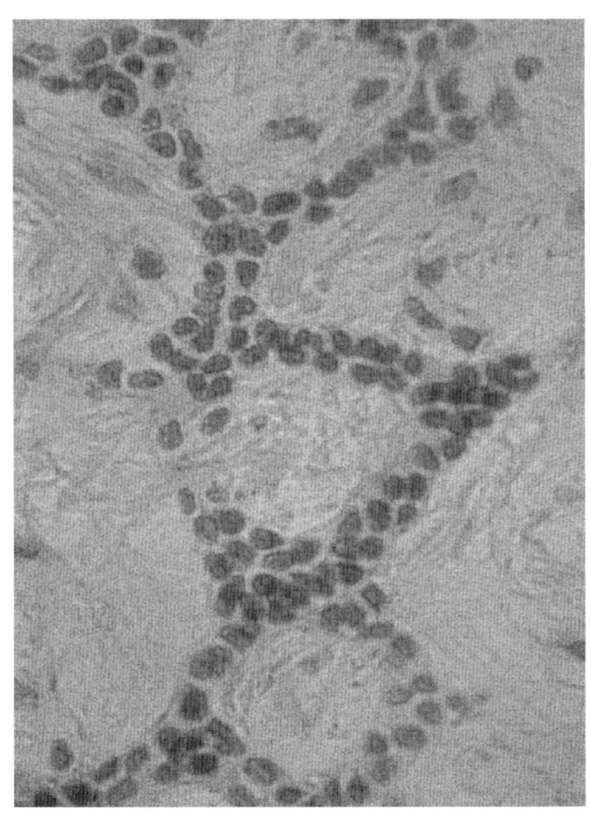

图1-65 从一颗被拔除牙齿分离出牙周膜并沿着相切于牙根表面的方向进行切片后的牙周膜显微图像，可见Malassez上皮剩余在牙根周围形成了连续的上皮细胞网络。

神经末梢与Malassez上皮剩余及结合上皮均有接触。

牙骨质

牙骨质是一种高度矿化的组织，覆盖在牙根表面，偶尔也可覆盖小部分牙冠。它也可能会延伸到根管内。在人体内，与骨组织不同，牙骨质不含血管或淋巴管，没有神经分布，也不发生生理性吸收和改建，但可在一生中不断沉积。和其他矿化组织一样，牙骨质含有埋在有机基质中的胶原纤维。它所含的矿物质主要是羟基磷灰石，矿物质含量约重量的65%，比骨的矿物质含量（60%）稍高。不同种类的牙骨质发挥了不同的功能。一种类型的牙骨质将牙周膜主纤维连接至牙根。而另一种类型的牙骨质参与了牙根表面遭到破坏后的修复过程，并起到调整牙齿位置以适应新的需求的作用。

下面描述了不同类型的牙骨质：

1. 无细胞无纤维牙骨质（acellular afibrillar cementum, AAC）主要见于接近于牙颈部的牙根。
2. 无细胞外源性纤维牙骨质（acellular extrinsic fiber cementum, AEFC）见于牙根的冠部及中部，主要含有多束Sharpey's纤维。该种牙骨质是附着装置的重要组成部分，将牙齿与束状骨（固有牙槽骨）相连。它可被称为“附着牙骨质”。
3. 有细胞混合性分层牙骨质（cellular mixed stratified cementum, CMSC）见于牙根的根尖1/3及根分叉区。它既含有外源性纤维，又含有固有纤维和牙骨质细胞。由于它对机械应力的反应更迅速，因此可被称为反应性牙骨质。
4. 有细胞固有纤维牙骨质（cellular intrinsic fiber cementum, CIFC）主要见于牙骨质吸收缺陷区，它含有固有纤维和牙骨质细胞。它可被称为修复性牙骨质。

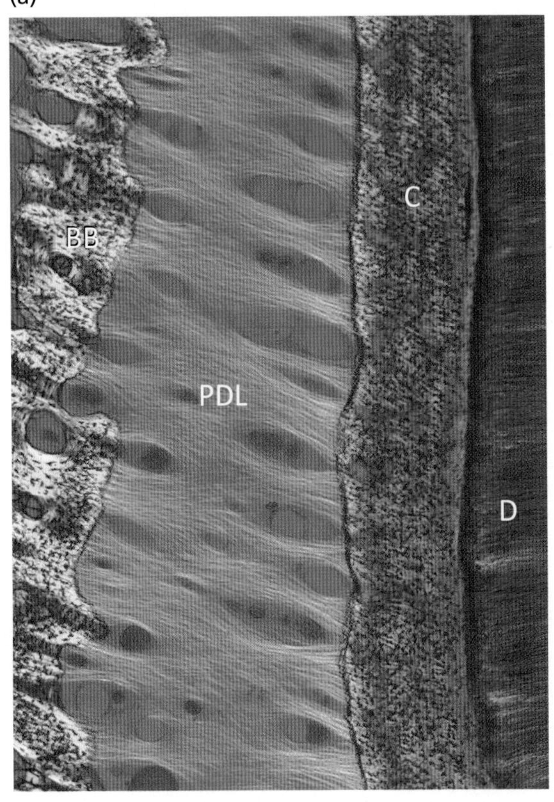

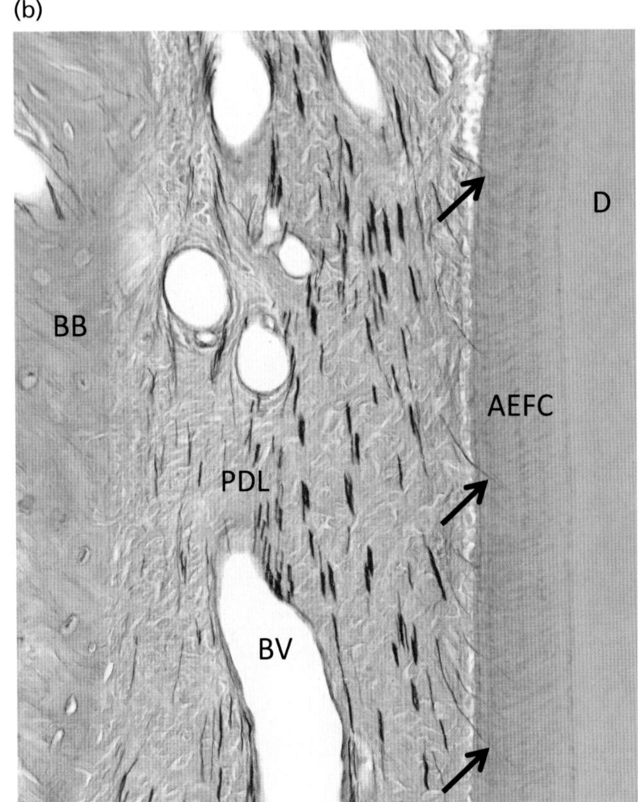

图1-66　牙齿附着装置的显微图像。（a）偏振光下观察，可见牙周膜（PDL）主纤维分布于牙骨质（C）覆盖的牙根和固有牙槽骨或束状骨（BB）覆盖的牙槽窝壁之间。（b）当用硫酸氢钾-醛-品红-Halmi技术对石蜡切片进行染色时，耐酸水解性纤维呈冠根向排列，其中一些纤维（箭头所示）埋入到无细胞外源性纤维牙骨质（AEFC）中。许多耐酸水解性纤维与血管（BV）有关。D，牙本质。

如图1-66所示为牙齿附着装置的显微图像。在偏振光下观察（图1-66a）可见牙周膜的主纤维分布于牙骨质覆盖的牙根和束状骨覆盖的牙槽突之间。部分主纤维一端埋在牙骨质内，另一端埋在束状骨内，这些纤维被称为Sharpey's纤维。耐酸水解性纤维特见于牙周膜（图1-66b）。它们平行于牙根走行，在它们的附着位点有一些纤维弯曲进入牙骨质中。牙周膜中的血管周围可见许多耐酸水解性纤维。耐酸水解性纤维可能在牙根与牙周膜之间的机械传导上发挥了一定作用。

无细胞无纤维牙骨质（AAC）

AAC主要分布于CEJ区域，覆盖了一小部分颈部釉质（图1-67a）。它既不含细胞，也不含胶原纤维。它可能在釉质上形成孤立的斑点，或者与AEFC相连续。当缩余釉上皮退缩或断裂致使暴露的釉质表面与周围的疏松结缔组织接触时，可能导致AAC的形成。在透射电子显微镜下，AAC自AEFC向冠方延伸（图1-67b）。AAC的层状结构显示了其沉积期和静止期。AAC的功能尚不明确。

无细胞外源性纤维牙骨质（AEFC）

AEFC是伴随着根部牙本质的形成而不断形成的。在牙根发育初期，排列于新形成的前期牙本质表面的Hertwig's上皮根鞘发生断裂。然后，成牙骨质细胞开始合成胶原纤维，这些纤维以正确的角度植入到牙根表面。在AEFC不断形成期间，这些短胶原纤维中接近牙根的部分埋入到矿化牙骨质中。如图1-68所示为AEFC的矿化过程。短胶原纤维似流苏状，覆盖于牙根表面并从牙本质伸出至牙周膜间隙，构成了后期的Sharpey's纤维（图1-68a）。牙骨质层此时还不可见。而随后短胶原纤维的底部埋入一层矿化牙骨质中，成为Sharpey's纤维，牙骨质层变得可见（图1-68b）。当牙齿接近咬合水平时，短胶原纤维变长并最终与由骨组织产生到牙周膜中的胶原纤维融合（图1-68c和图1-61）。

这些显微图像显示牙骨质中的Sharpey's纤维是牙周膜和牙槽骨上方结缔组织中主纤维的直接延续。AEFC一生中在不断增厚，速度十分缓

(a)

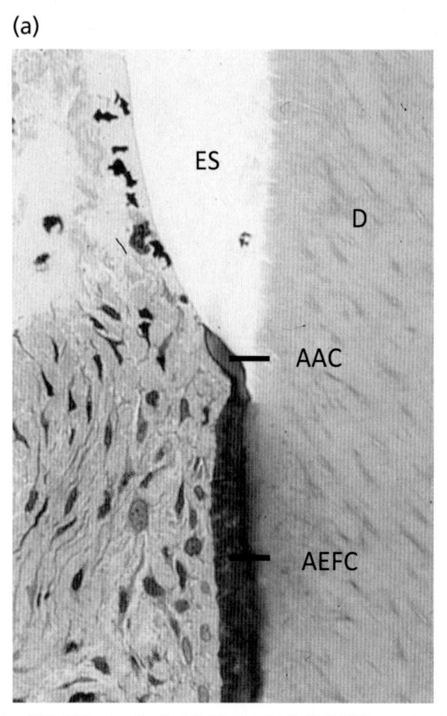

(b)

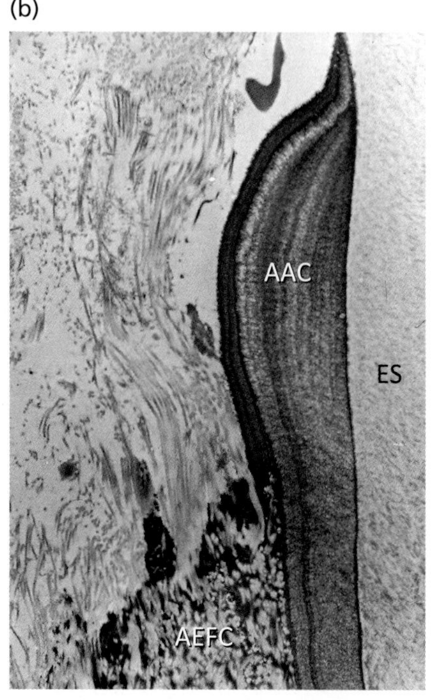

图1-67 光学显微图像（a）和透射电子显微图像（b）显示了主要分布在釉牙骨质界区域的无细胞无纤维牙骨质（AAC）的形态。邻近AAC的釉质区域（ES）中的中等电子密度物质代表了残余的釉质基质。AEFC，无细胞外源性纤维牙骨质；D，牙本质。

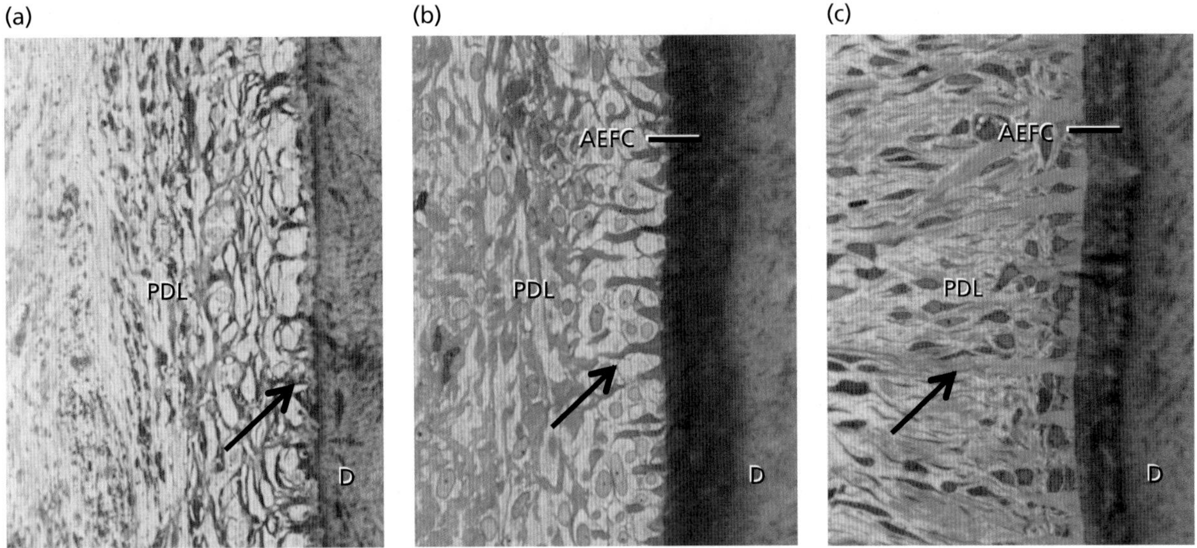

图1-68　显微图像显示无细胞外源性纤维牙骨质（AEFC）的发育阶段。（a）在牙骨质层可被识别之前，短胶原纤维（箭头所示）从牙本质（D）表面伸出到牙周膜（PDL），构成了后期的Sharpey's纤维。（b）随后，短胶原纤维（箭头所示）的底部埋入矿化牙骨质中。（c）之后，大多数胶原纤维变长（箭头所示）并向牙周膜间隙延伸。

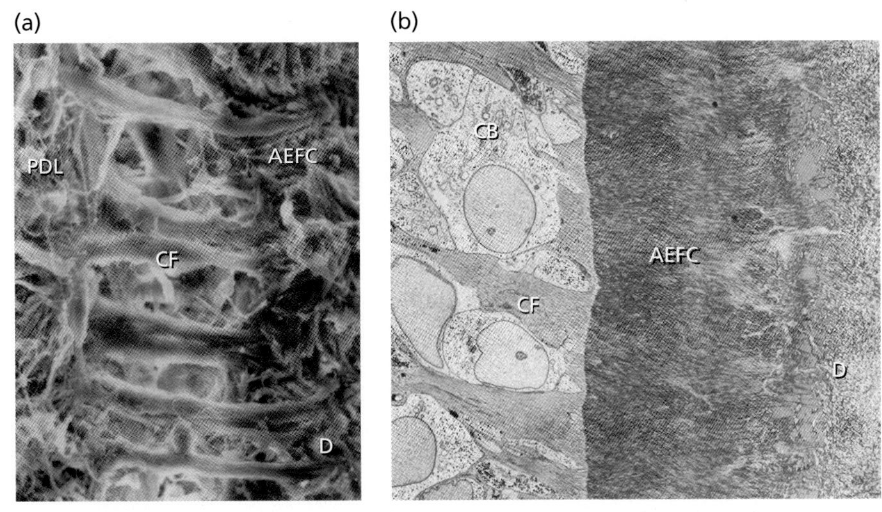

图1-69　无细胞外源性纤维牙骨质（AEFC）的扫描电子显微图像（a）和透射电子显微图像（b）。胶原纤维（CF）在矿化前沿离开牙骨质并延伸到牙周膜间隙（PDL）。成牙骨质细胞（CB）分布于伸出的胶原纤维之间。（a）未脱钙样片的断面。（b）脱钙样品的超薄切片。D，牙本质。

慢，为1.5～4.0μm/年。在牙根近中面，其生长速度较远中面更慢，这一现象与牙齿的近中漂移有关。

未脱矿的AEFC断面的扫描电子显微图像显示了外源性纤维是如何与牙本质附着，如何穿入矿化牙骨质层成为Sharpey's纤维以及如何离开牙骨质层成为牙周膜主纤维的（图1-69a）。在超薄组织切片中可见Sharpey's纤维（即AEFC的外源性胶原纤维）从牙本质表面穿出，穿过矿化牙骨质层，并从牙骨质外进入牙周膜，延续为主纤维（图1-69b）。更高倍镜的图像显示了Shrapey's纤维是如何在矿化前沿离开牙骨质并延续为牙周膜主纤维的（图1-70a）。成牙骨质细胞分布在紧密聚集的胶原纤维之间的空间。由于非胶原蛋白的存在，牙骨质中胶原纤维特征性的交叉结合并不明显。矿化是通过羟基磷灰石晶体沉积来发生的，该过程先发生在胶原纤维内，随后在纤维表面，最后到纤维间基质。AEFC矿化前沿的高精度免疫标记结果显示了骨涎蛋白的分布，骨涎蛋白是一种非胶原蛋白，参与调节了以胶原为基础的硬组织矿化（图1-70b）。金微粒标记了矿化牙骨质的纤维间基质，而那些穿出牙

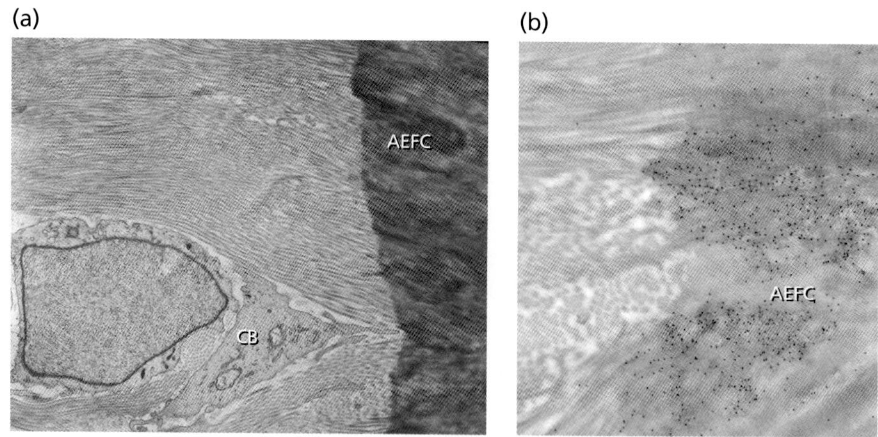

图1-70　矿化前沿的无细胞外源性纤维牙骨质（AEFC）的透射电子显微图像。（a）Shrapey's纤维在矿化前沿穿出牙骨质，延续为牙周膜主纤维。成牙骨质细胞（CB）分布在紧密聚集的胶原纤维之间的空间。（b）使用金标法对骨涎蛋白进行高精度免疫标记，结果显示（图中的小黑点）这种非胶原蛋白主要存在于牙骨质的纤维间基质中。

骨质并延续到牙周膜间隙的明显的胶原纤维并未被标记。

有细胞混合性分层牙骨质（CMSC）

与AEFC相比，CIFC含有细胞和固有纤维。CMSC由交替的AEFC和有CIFC层组成（图1-71a）。外源性Sharpey's纤维穿过牙骨质层并从矿化前沿穿出，而固有纤维完全位于牙骨质内。融入牙骨质中的细胞被称为牙骨质细胞。CMSC的形成贯穿牙齿的整个功能期。它的分层是不规则的。CMSC常见于根中或根尖区的牙根表面以及根分叉区。与根颈部相比，牙骨质在根尖区变得更宽。在根尖区，牙骨质通常宽150～250μm甚至更宽。牙骨质通常可见生长线，这代表着沉积期和静止期的交替。

有细胞固有纤维牙骨质（CIFC）

CIFC要么作为CMSC的一部分而存在，要么单独存在于牙根吸收后牙根表面的修复部位。矿化基质的陷窝中含有很多牙骨质细胞（图1-71b）。牙骨质细胞通过贯穿牙骨质小管的细胞突起网络进行彼此交流。大多数细胞突起指向

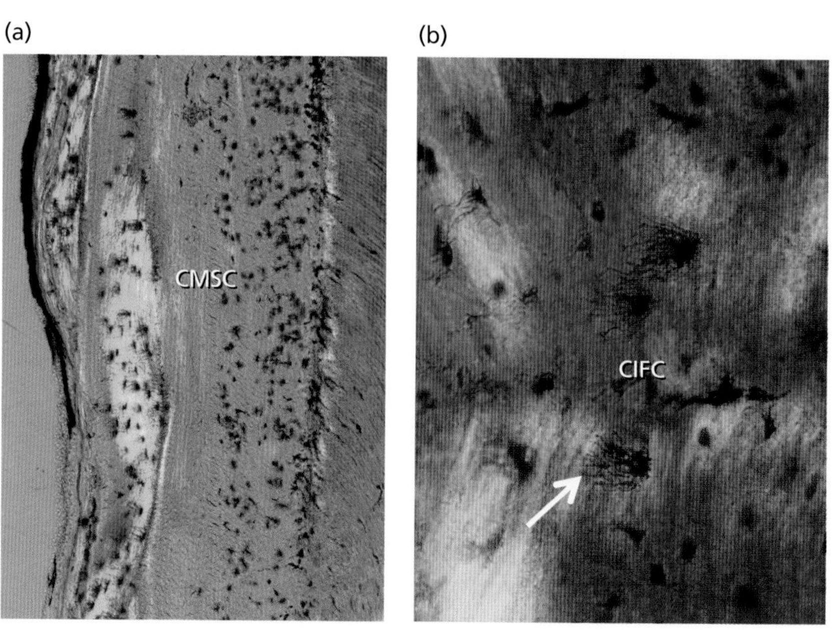

图1-71　偏振光下的牙齿磨片显示有细胞混合性分层牙骨质（CMSC）（a）和有细胞固有纤维牙骨质（CIFC）（b）。黑色的细胞是位于CIFC陷窝中的牙骨质细胞。箭头所示为细胞突起。

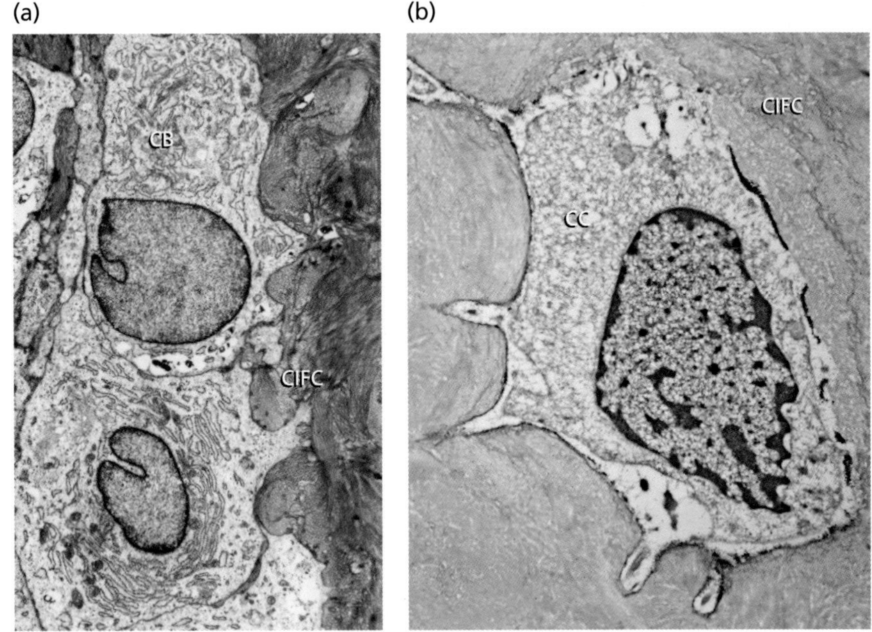

图1-72　透射电子显微图像显示有细胞固有纤维牙骨质（CIFC）表面被成牙骨质细胞（CB）覆盖（a），陷窝内的牙骨质细胞（cementocyte, CC）被矿化基质包绕（b）。

牙骨质表面。牙骨质细胞也可通过细胞突起与成牙骨质细胞交流。牙骨质细胞可以运输营养物质和废物，并有助于维持这种矿化组织的活力。

类牙骨质，即为尚未矿化的牙骨质基质，内衬成牙骨质细胞。它们体积大，呈立方形，具有富含常染色质的圆形细胞核。这些细胞还富含粗糙型内质网，这表示它们高度活跃，合成蛋白并分泌到细胞外间隙。它们加工合成了由胶原基质组成的类牙骨质层，随后该牙骨质层发生矿化。通常来说，AEFC的矿化程度比CMSC和CIFC高。有时CMFC的Sharpey's纤维只有外缘发生矿化，纤维内形成非矿化核。牙骨质细胞是陷入牙骨质基质中的成牙骨质细胞。它们出现在陷窝中，一些小管从陷窝贯穿牙骨质基质并与邻近的牙骨质细胞交流（图1-72）。牙骨质深层的牙骨质陷窝通常是空的，这可能是因为已超出了可交换代谢物的临界距离。

牙槽突

大体解剖

牙槽突被定义为上颌骨和下颌骨的一部分，它形成牙槽窝并对其产生支持作用。牙槽突从颌骨的基骨延展而来，伴随着牙齿的发育及萌出而生长（图1-60）。组成牙槽突的骨由牙囊来源的细胞（形成固有牙槽骨）和独立于牙囊之外的细胞（形成牙槽骨）形成。固有牙槽骨、根部牙骨质和牙周膜一起组成了牙齿的附着装置，它的主要功能是传递咀嚼及牙齿其他接触运动时所产生的力。

上颌骨牙槽突（牙槽部）在牙根中部水平的横剖面图中可见颌骨腭侧覆盖根面的骨质比颊侧厚（图1-73）。解剖上看，牙槽窝壁（固有牙槽骨，箭头所示）和牙槽突的外侧壁均由密质骨组成（图1-73）。密质骨壁包绕的区域由松质骨组成。因此松质骨占据了牙间隔内除了小部分颊侧和腭侧壁之外的大部分区域。松质骨包含骨小梁，骨小梁的结构和大小部分取决于基因，部分是牙齿承受咀嚼压力的结果。注意牙槽突颊侧和腭侧骨质厚度在不同区域是怎样不同分布的。

在下颌骨中，牙槽窝壁被覆的骨（固有牙槽骨）通常在牙槽突的舌侧和腭侧（箭头所示）与密质骨相连续（图1-74）。注意牙槽突颊侧和舌侧骨质厚度在不同区域是怎样分布的。在切牙和前磨牙区域，牙齿颊侧骨板比舌侧骨板薄。在磨牙区域，颊侧骨板比舌侧骨板厚。

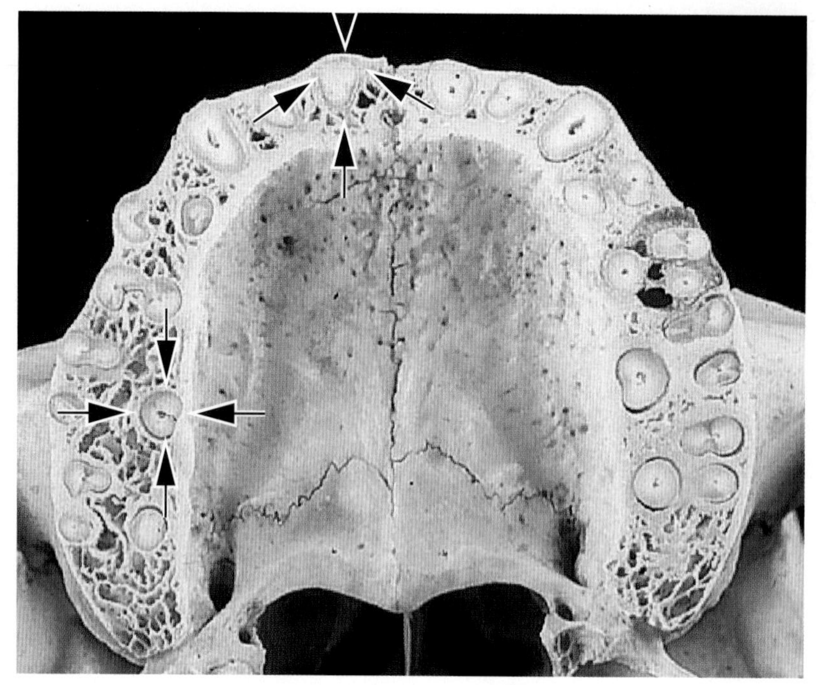

图1-73 上颌骨牙槽突（牙槽部）在牙根中部水平的横剖面图。箭头所示为牙槽窝壁，即固有牙槽骨。

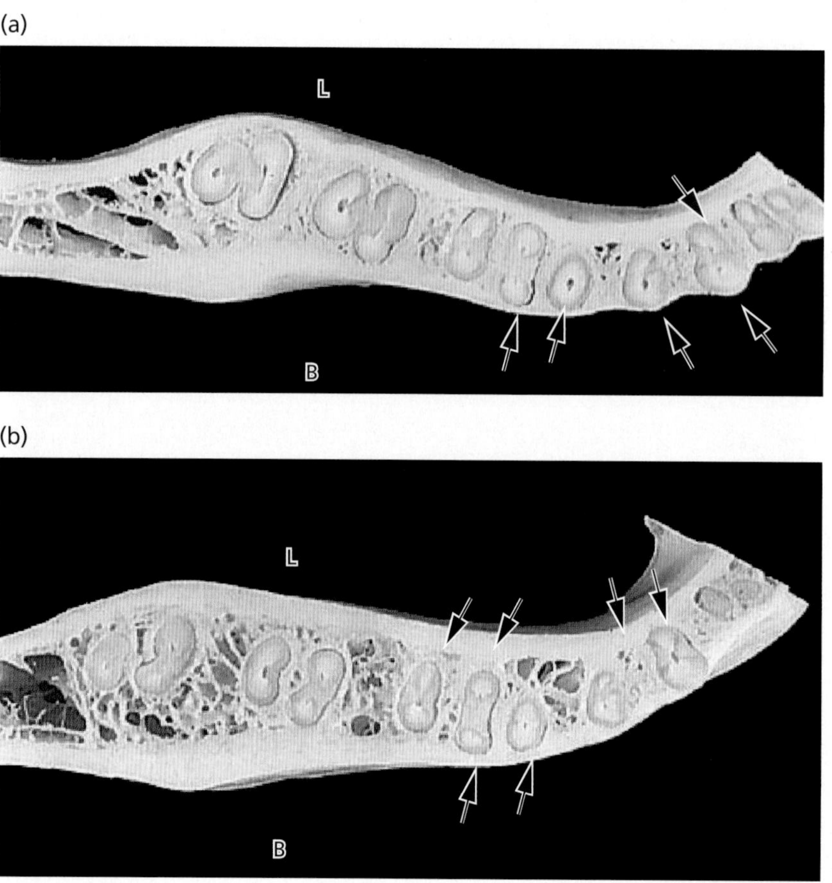

图1-74 下颌牙槽突在根冠1/3（a）和根尖1/3（b）水平的横剖面图。箭头所示为牙槽突的骨组织。B，颊侧；L，舌侧。

在颌骨颊侧，尤其是颌骨前部的颊侧，覆盖牙根的骨质有时非常薄或者整个缺如（图1-75）。牙根边缘没有骨覆盖的区域被称为骨开裂。如果颊侧骨质冠部大部分都存在，而缺损发生在相对根尖处，这被称为骨开窗。这种缺损常发生于萌出期间移位出牙弓的牙齿，且相比后牙

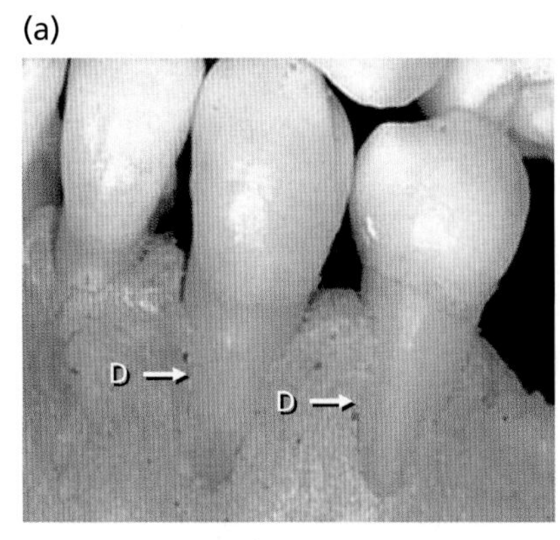

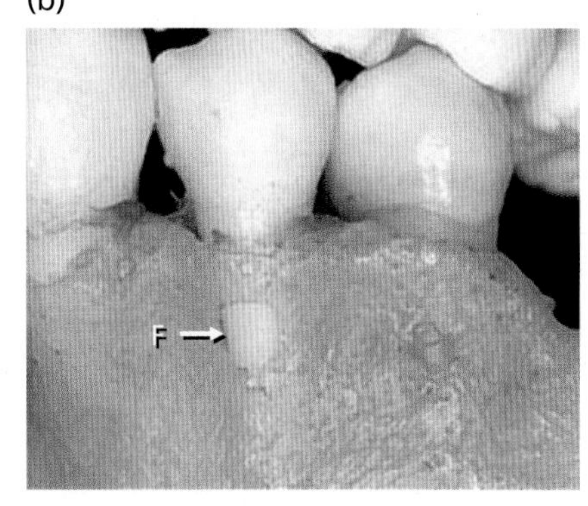

图1-75　颌骨颊侧图像。覆盖牙根的骨质有时非常薄或者整个缺如。（a）骨开裂（dehiscence, D）指的是牙根边缘没有骨覆盖的区域。（b）骨开窗（F）指的是缺损区冠方仍有骨存在的一种骨缺损。

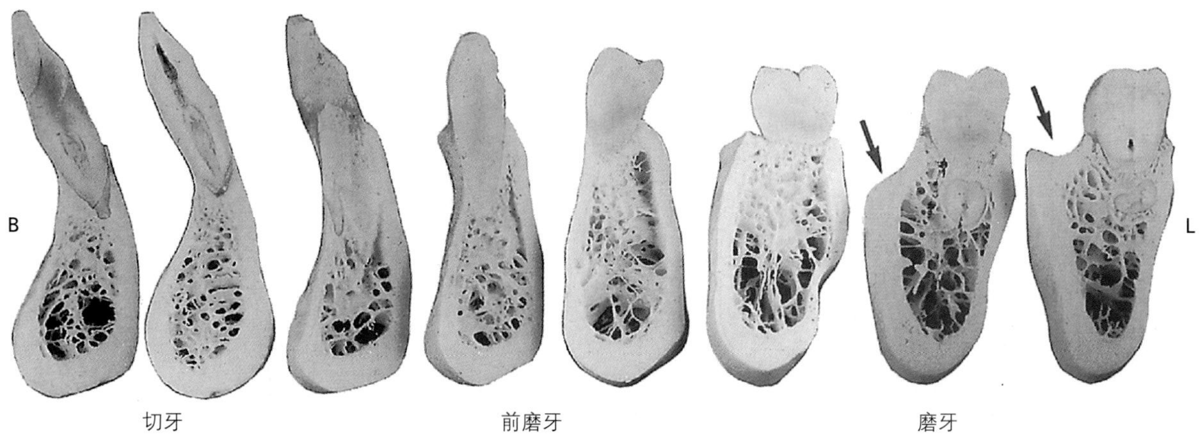

图1-76　下颌牙列不同区域的纵剖面图。牙颊侧（B）和舌侧（L）骨壁在厚度上有较大差异。箭头所示为第二和第三磨牙颊侧的壁架状骨突。

来说更常发生于前牙。这种骨缺损情况下，牙根只有结缔组织附着和被覆黏膜包绕。

下颌牙列不同区域的纵剖面图显示了牙颊舌侧骨壁厚度是如何明显变化的，如从前磨牙到磨牙区（图1-76）。例如注意斜线的存在是怎么导致第二和第三磨牙颊侧的壁架状骨突（箭头所示）的（图1-76）。

显微解剖

两颗前磨牙之间牙槽间隔处的组织切片显示，致密的固有牙槽骨与两颗牙齿的牙周膜相对，而松质骨分布在固有牙槽骨之间的区域（图1-77）。

根分叉区及牙槽间隔区的矿化骨（图1-77）由板层骨（包括环骨板、同心圆状板层骨单位和间骨板）构成，而骨髓则包含脂肪细胞和血管结构（图1-78）。

与牙周膜相对的矿化骨，即为固有牙槽骨或束状骨，其宽度为250～500μm（图1-79）。固有牙槽骨由包括环骨板在内的板层骨组成。如前所述，固有牙槽骨、牙周膜及牙骨质一起参与牙和骨之间的附着。与固有牙槽骨不同，牙槽骨是间充质来源的组织，并不是真正的附着装置的一部分。不管是牙槽骨还是固有牙槽骨，都可能会根据功能需求的改变而发生适应性的改变。

如图1-80所示的示意图表明了根分叉区硬组织的组成。板层骨包括3个棕色的骨单位，在其中央的哈弗氏管内有1条血管。在骨单位之间的是间骨板，它代表了一个老化并部分重建的骨单位。固有牙槽骨包绕板层骨，由黑色线表示。Sharpey's纤维埋入到固有牙槽骨中。

骨单位是板层骨的组成部分（图1-81）。哈弗氏管位于骨单位的中心部位，其中含有一条血管。骨单位之间分布有所谓的间骨板，间骨板是

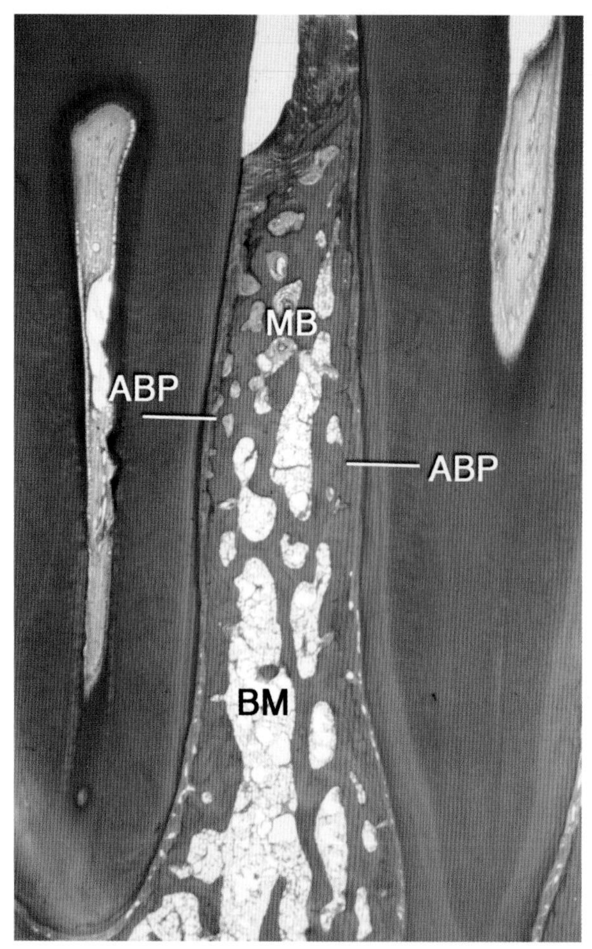

图1-77 两颗前磨牙之间牙槽间隔处的组织切片。固有牙槽骨（ABP）与两颗牙齿的牙周膜相对。BM，骨髓；MB（mineralized matrix of cancellous bone），松质骨的矿化基质。

老化骨单位的残留物。骨单位不仅是结构单位，也是代谢单位。因此，骨组织中细胞（成骨细胞、骨细胞、破骨细胞）的营养都由哈弗氏管和弗克曼氏管内的血管提供。

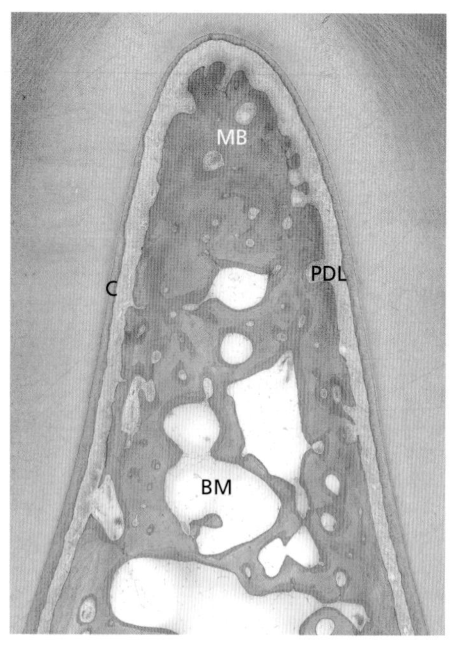

图1-78 下颌磨牙根分叉区的骨组织的组织切片。BM，骨髓；C，牙骨质；MB（mineralized bone），矿化骨；PDL，牙周膜。

固有牙槽骨（即束状骨）和牙槽骨之间的边界区域呈现这两种类型骨组织的特性（图1-82）。牙槽骨本质上呈板层状，由骨单位组成，每个骨单位中央都含有一个带血管的哈弗氏管。相反地，固有牙槽骨则不由骨单位组成。它含有Sharpey's纤维、休止线和很多骨细胞，但不含血管。骨单位也含有大量骨细胞。这些骨细胞位于板层骨的陷窝内，并通过含有骨细胞的细胞突起的小管彼此连接（图1-83）。这些小管也连接了外周骨细胞和骨表面的成骨细胞（图1-84）。

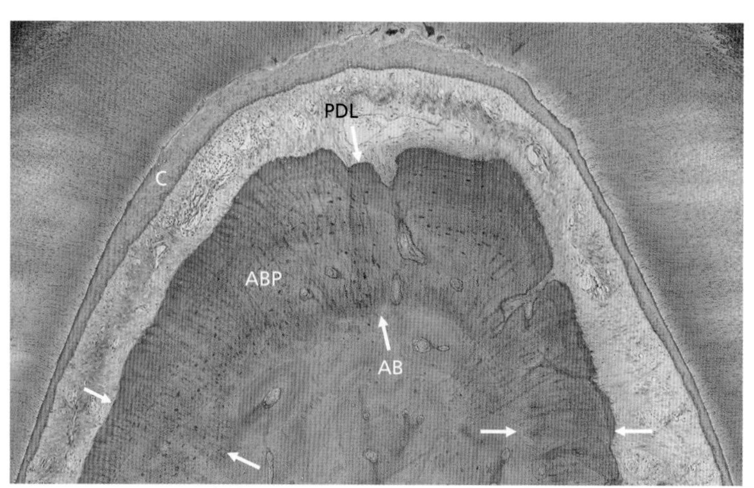

图1-79 根分叉区的组织切片中可见固有牙槽骨（ABP）或束状骨（箭头之间所示）。AB，牙槽骨；C，牙骨质；PDL，牙周膜。

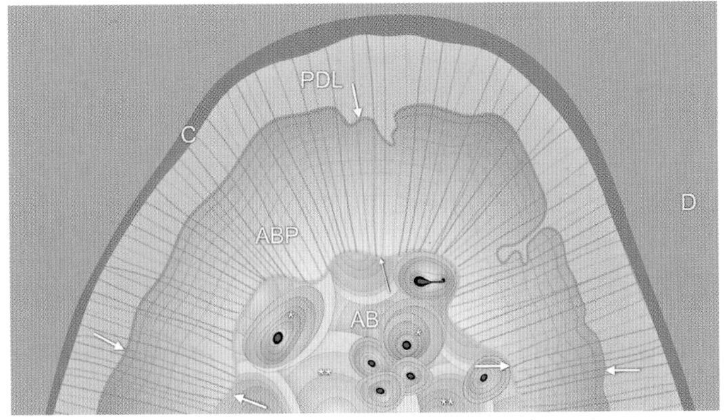

图1-80　图1-79中的根分叉区硬组织的组成。注意埋入到固有牙槽骨（ABP，箭头所示）中的Sharpey's纤维和牙槽骨（AB）中的骨单位。C，牙骨质；D，牙本质；PDL，牙周膜；*，同心圆状板层骨；**，间骨板。

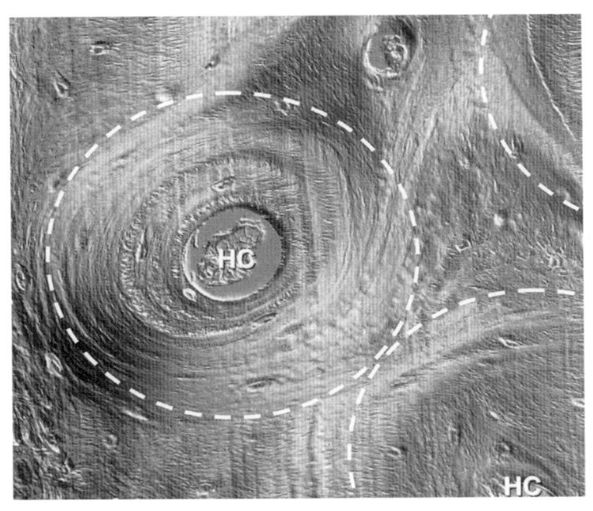

图1-81　组织切片显示了含有骨单位的部分板层骨（白色虚线圆圈）。每个骨单位中央区域含有一个哈弗氏管（HC）。

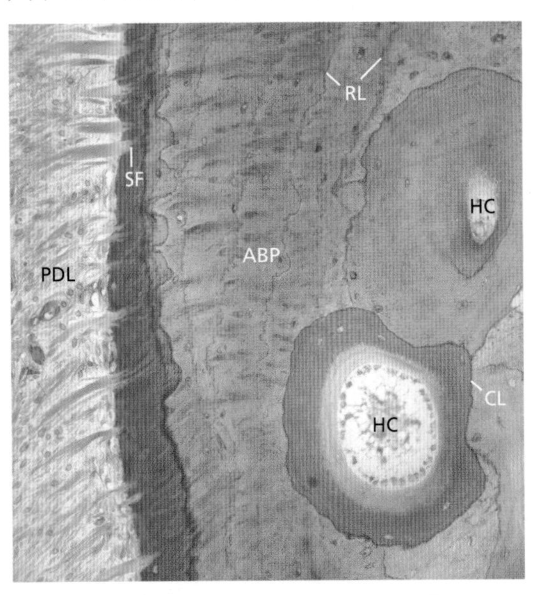

图1-82　显微图像显示了固有牙槽骨（ABP）（即束状骨）和牙槽骨之间的边界，其中牙槽骨内含有一个老化的骨单位和一个新的骨单位。哈弗氏管（HC）位于骨单位的中央。固有牙槽骨内含有Sharpey's纤维（SF，条纹状），它们横向延伸至牙周膜（PDL）。CL，黏合线；RL，反折线。

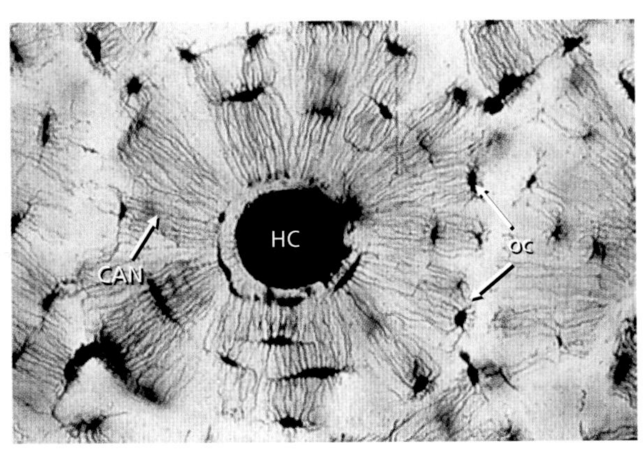

图1-83　组织切片显示大量骨细胞（osteocytes, OC）位于板层骨的骨单位的陷窝内。骨细胞通过含有骨细胞的细胞突起的小管（canaliculi, CAN）互相连接。

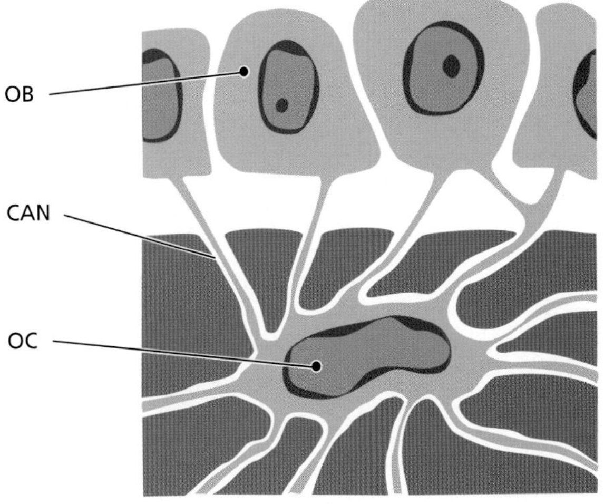

图1-84　骨细胞（OC）是如何存在于矿化骨基质中，并通过小管（CAN）与骨表面的成骨细胞（osteoblast, OB）交流的。

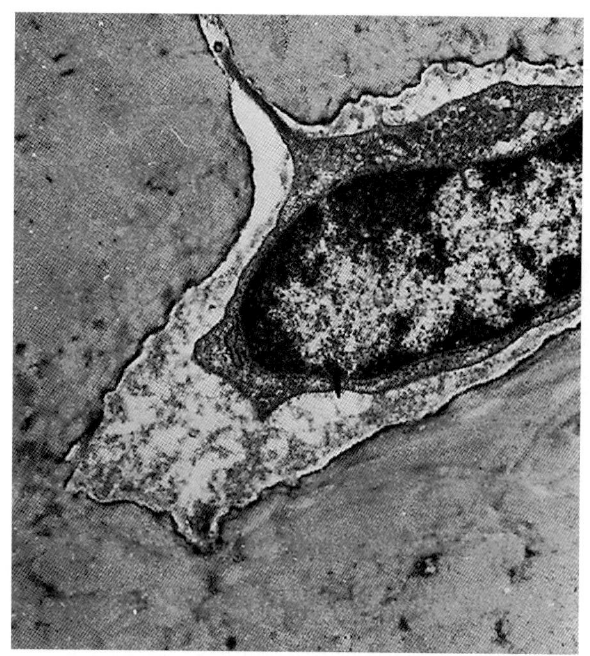

图1-85 透射电子显微图像显示骨细胞位于陷窝内，陷窝周围被矿化骨基质所包绕。

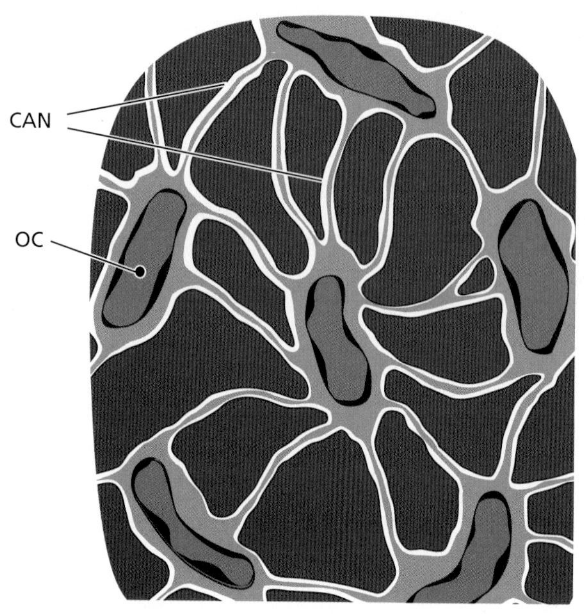

图1-86 骨组织中，相邻骨细胞（OC）是如何通过小管（CAN）内的细胞突起相互交流的。

骨细胞具有许多向不同方向辐射的细胞突起（图1-85），能通过位于小管内长而纤细的细胞突起互相交流（图1-86），还能与成骨细胞或骨表面的骨衬细胞交流（图1-84）。由此形成的小管-陷窝系统对细胞代谢来说至关重要，它使营养物质和废物得以传递。骨细胞间的界面一侧是细胞突起，另一侧是矿化基质，因此它的面积很

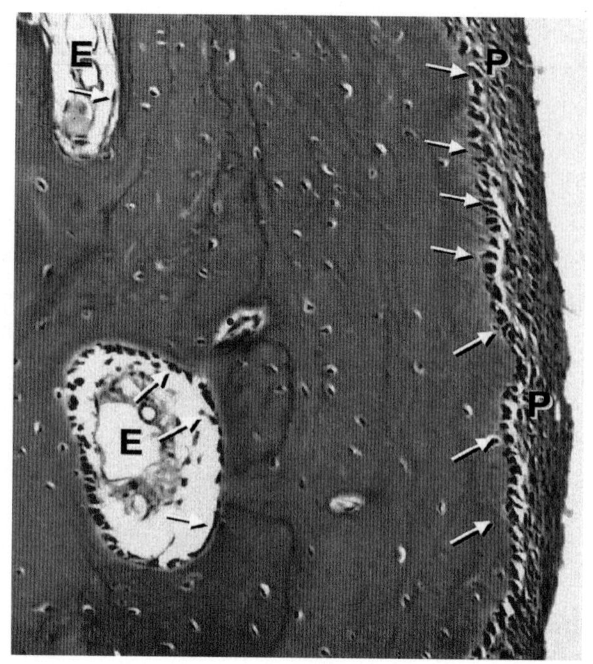

图1-87 骨组织切片。成骨细胞（箭头所示）被夹在骨基质和骨膜（periosteum, P）之间。骨朝向骨髓的内表面被骨内膜（endosteum, E）覆盖。

大。据计算，10cm × 10cm × 10cm的方块骨内细胞和基质间的接触面大小约250m^2。这个巨大的交换表面起到了调节器的作用，如可以通过激素调控机制调节血钙和血磷水平。

所有成骨活跃的位点都含有成骨细胞，成骨细胞被夹在骨基质和骨膜之间（图1-87）。在骨的“内表面”，也就是在骨髓腔内，有着和骨膜性质相似的骨内膜。

牙槽骨根据功能需求不断更新重建。在一生中，牙齿萌出和向近中迁移以补偿牙齿的磨耗。这种牙齿的移动意味着牙槽骨的重建。在重建过程中，骨小梁被不断吸收和再形成，密质骨块被清除并被新骨所替代。矿化骨基质中的休止线记录了骨形成活跃期和休止期（图1-88）。在密质骨分解期间，破骨细胞形成了吸收管。这种吸收管中央含有一条血管，随后通过在血管周围形成同心圆状板层骨，吸收管会重新被新骨充填（图1-88）。

骨吸收总与破骨细胞相关（图1-89）。破骨细胞是体积大的多核细胞，专用来溶解基质和矿物质。破骨细胞属于造血细胞（来源于骨髓中的单核细胞）。硬组织吸收的发生是通过释放酸性

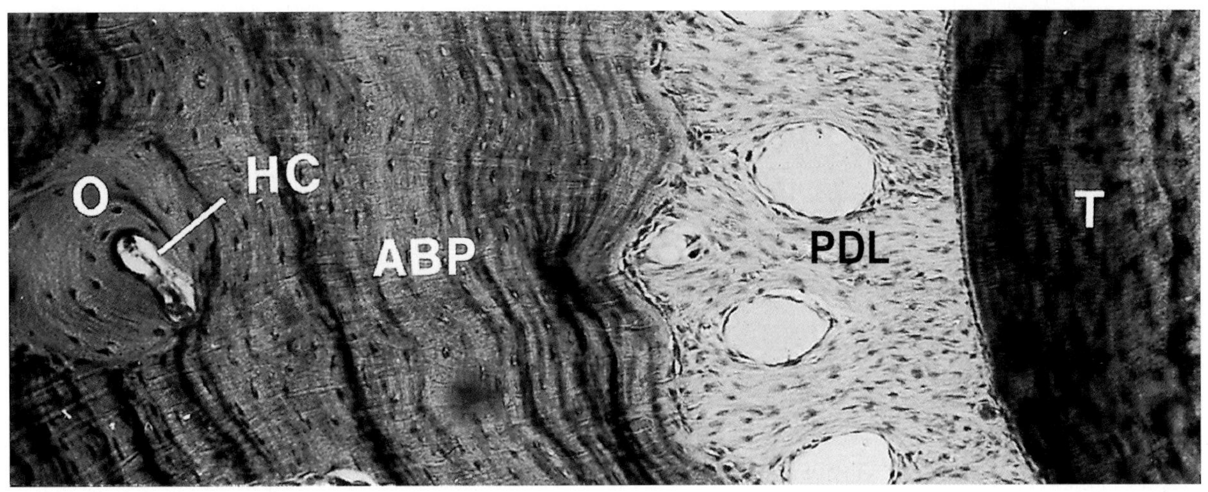

图1-88　水平切面的显微图像显示牙齿附着装置由牙齿（T）、牙周膜（PDL）和固有牙槽骨（ABP）组成。固有牙槽骨中众多的休止线记录了骨形成活跃期和休止期。一个含有哈弗氏管（Haversian canal, HC）的新生骨单位（osteon, O）界定了板层状牙槽骨的边界。

产物（乳酸等）以形成一个酸性环境，从而使无机盐在该环境内发生溶解。剩余的有机物质通过酶和破骨细胞的吞噬作用而清除。吸收活跃的破骨细胞通过受体黏附在骨表面，并形成陷窝，这种陷窝被称为Howship陷窝。破骨细胞是可移动的并能够在骨表面迁移。

在改建活跃的骨组织中，常见有骨多细胞单位（图1-90）。骨多细胞单位具有一个以破骨细胞的存在为特征的骨吸收前沿及一个以成骨细胞的存在为特征的骨形成前沿。

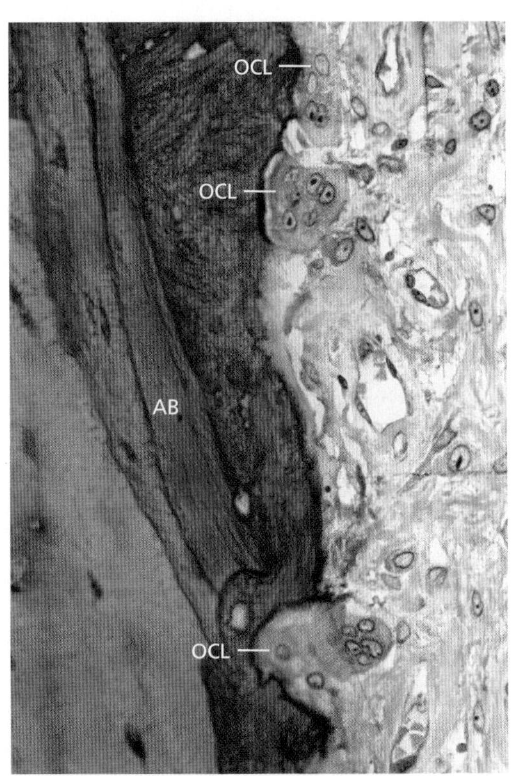

图1-89　显微图像显示牙槽骨（AB）表面内衬有破骨细胞（osteoclast, OCL）的3个骨吸收位点。

由于牙齿漂移和作用于牙齿的功能力的改变，牙槽骨的密质骨和松质骨都在不断改建（即吸收后再形成）。图1-91显示了改建的过程。松质骨的改建起始于破骨细胞对骨表面的吸收（图1-91a）。紧接着，成骨细胞开始沉积新骨（图1-91b），最终形成有清晰反折线分界的新的骨多细胞单位（图1-91c）。

牙周膜的胶原纤维埋入到覆盖牙槽窝壁的矿化骨中（图1-92）。该骨被称为固有牙槽骨或者束状骨，它有很高的更新率。埋入到束状骨内的部分胶原纤维被称为Sharpey's纤维。这些纤维边缘钙化，但通常有一个非矿化中央核。埋入到束状骨中的胶原纤维束与牙周膜另一端的牙骨质内对应的纤维束相比，它的直径更大但数量更少。单个纤维束可以一直从牙槽骨走向牙骨质。但是尽管在同一束纤维中，邻近骨的纤维却不如邻近牙骨质的纤维成熟。牙齿一侧的胶原更新率低。因此，当邻近骨的胶原在相对快速更新的时候，邻近牙面的胶原的更新却很慢或者没有更新。

牙周组织的血供

牙齿和牙周组织的血供如图1-93所示。牙

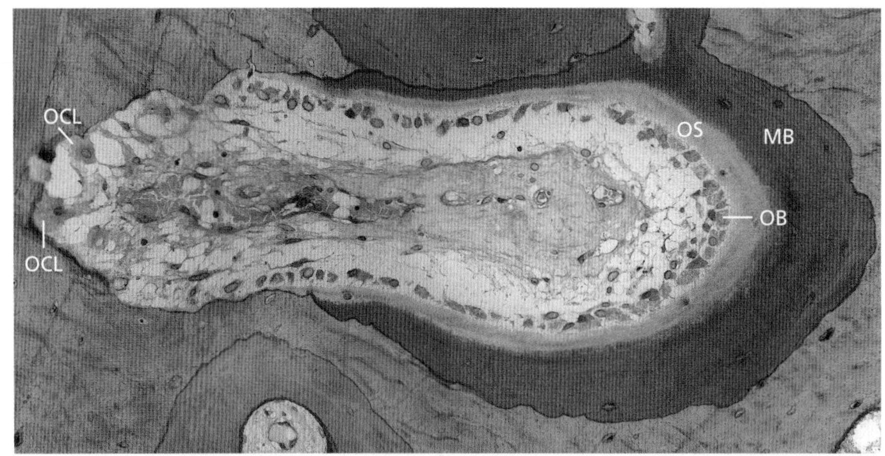

图1-90 密质骨组织切片中可见骨多细胞单位，其特征是在吸收前沿含有破骨细胞（OCL），在骨形成前沿含有成骨细胞（OB）。MB（mineralized bone matrix），矿化骨基质；OS，类骨质。

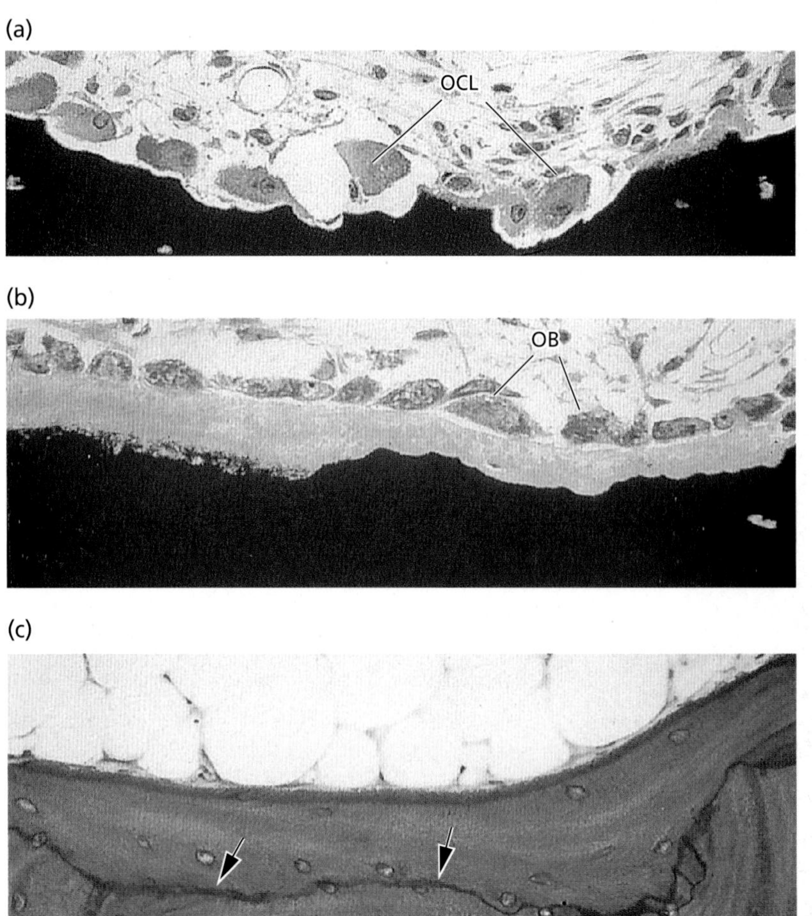

图1-91 组织切片说明了骨重建的过程，该过程伴随有破骨细胞（OCL）的骨吸收（a）、成骨细胞（OB）的骨基质沉积和矿化（b）以及休止状态（c）。反折线（黏合线）（箭头所示）将新骨和旧骨划分开来。

动脉是上牙槽动脉或下牙槽动脉的分支，在进入牙槽之前分为间隔内动脉。间隔内动脉的终末支（穿支）在牙槽各个水平形成通道穿入固有牙槽骨（图1-77）。它们与来源于牙周膜根尖区的血管和间隔内动脉的其他终末支在牙周膜间隙发生吻合。牙动脉在进入根管之前分出分支，为根尖区牙周膜提供血供。

牙龈的血供如图1-94所示。牙龈的血供主要来源于骨膜上血管，这些血管是舌下动脉、颏动脉、颊动脉、面动脉、腭大动脉、眶下动脉以

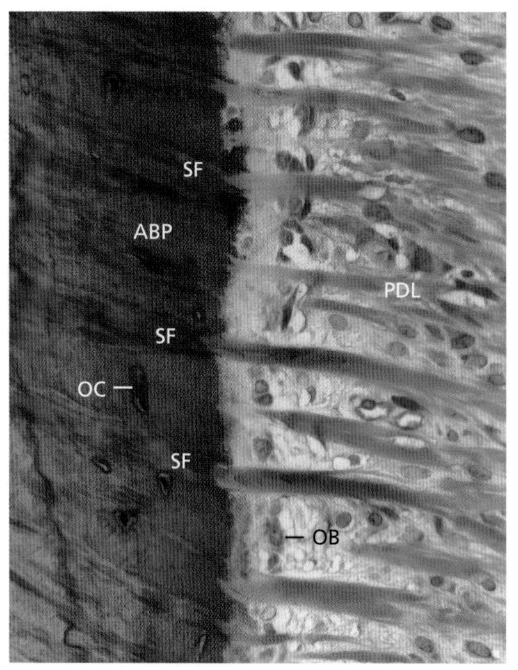

图1-92　显微图像显示牙周膜（PDL）纤维埋入到覆盖牙槽窝壁的固有牙槽骨（ABP）或束状骨中。Sharpey's纤维（SF）穿过束状骨，成骨细胞（OB）覆盖在骨表面，骨细胞（OC）位于被矿化骨基质所包绕的陷窝内。

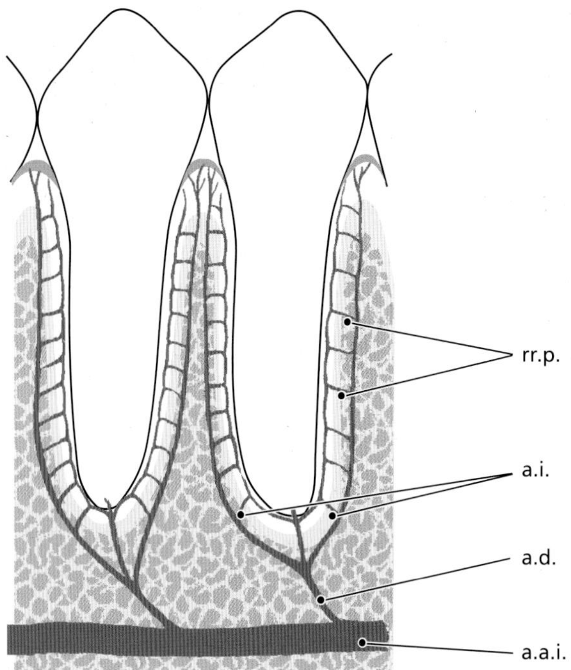

图1-93　牙齿和牙周组织的血供。a.a.i，上牙槽动脉或下牙槽动脉；a.d.，牙动脉；a.i.，间隔内动脉；rr.p.，间隔内动脉的终末支。

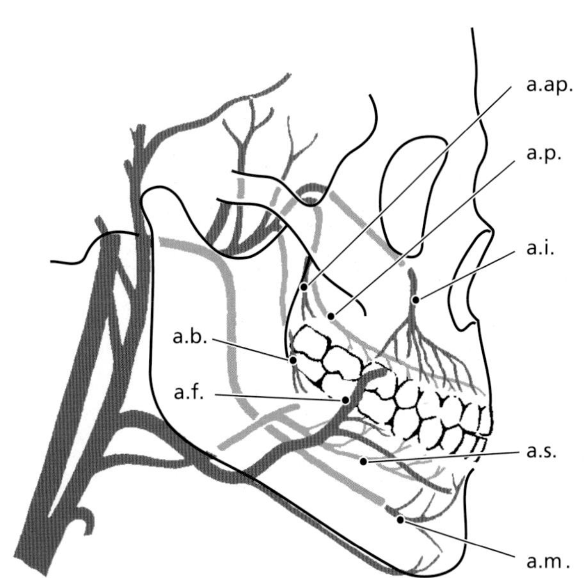

图1-94　牙龈的血供。a.ap.，上牙槽后动脉；a.b.，颊动脉；a.f.，面动脉；a.i.，眶下动脉；a.m.，颏动脉；a.p.，腭大动脉；a.s.，舌下动脉。

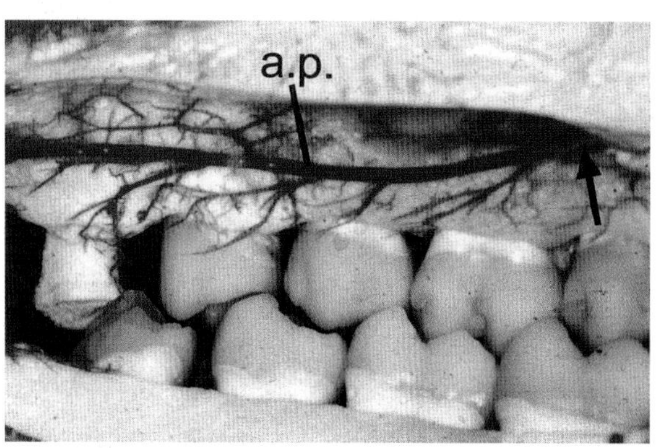

图1-95　猴子标本中腭大动脉（a.p.）的走行。在处死时对血管进行了塑化液灌注处理，随后处理软组织使其溶解。箭头所示为腭大孔。

及上牙槽后动脉的终末支。腭大动脉是腭升动脉（来源于上颌，“上颌内”动脉）的终末支，从腭大孔穿出到腭部（图1-95）。由于该血管向前走行，它可发出分支，为牙龈和腭部的咀嚼黏膜提供血供。

通常认为各种动脉能为牙列中明确且界限清楚的区域提供血供。然而，实际上在不同的动脉之间存在着很多的吻合（图1-96）。因此，整个血管系统应该被认为是为上下颌软硬组织提供血供的单元，而不是个别的血管束。

颊侧牙龈的血供主要来源于骨膜上血管（图1-97）。另一个标本显示来源于牙周膜内的血管越过牙槽嵴并参与了游离龈的血供（图1-98）。

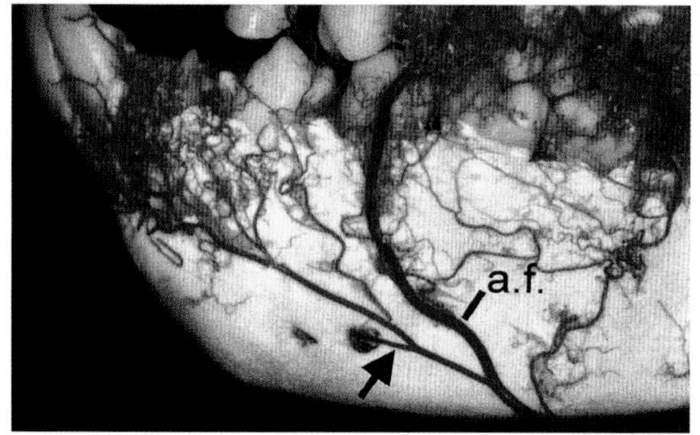

图1-96　面动脉（a.f.）和下颌血管之间的吻合（箭头所示）。

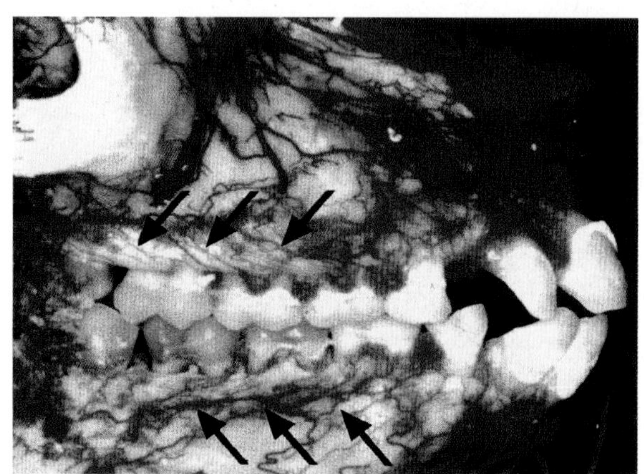

图1-97　塑化液灌注处理的猴子标本的上下颌骨颊侧部分的图像。注意颊侧牙龈的血供主要来源于骨膜上血管（箭头所示）。

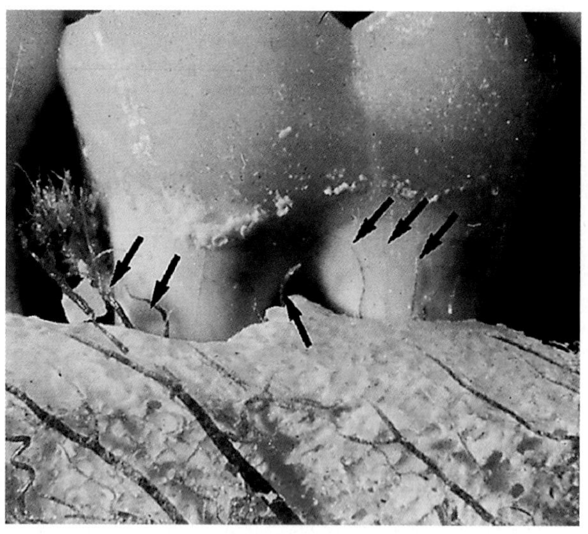

图1-98　来源于牙周膜内的血管（箭头所示）越过牙槽嵴并参与了游离龈的血供。

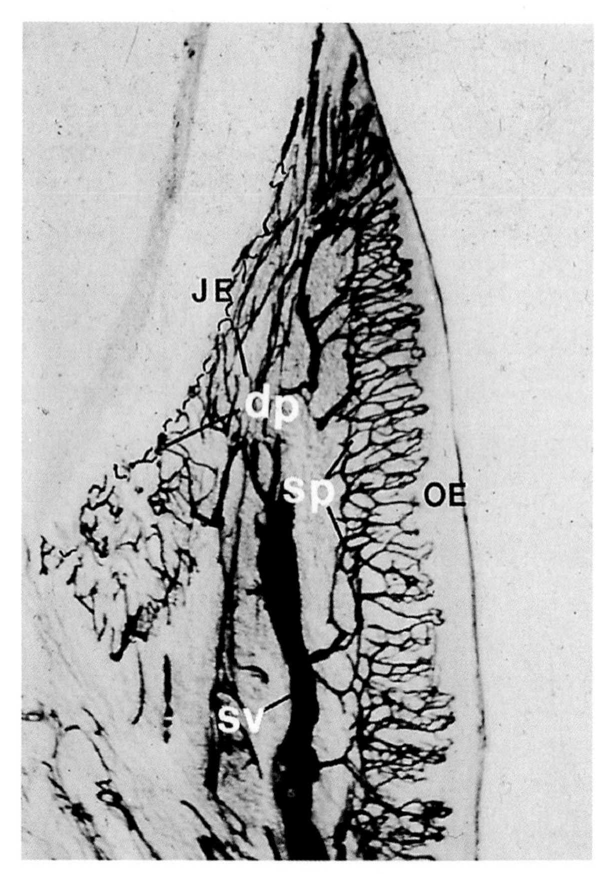

图1-99　墨汁灌注处理的猴子标本中的牙龈血管。随后对标本进行透明化处理使组织变透明（透明标本）。左侧为牙齿。dp，龈牙丛；JE，结合上皮；OE，牙龈上皮；sp，上皮下丛；sv，骨膜上血管。

在透明标本中（图1-99），血管的分布清晰可见。骨膜上血管在向游离龈走行的过程中，向上皮下丛发出了许多分支，位于游离龈和附着龈的牙龈上皮下方。上皮下丛依次向突出到牙龈上皮中的每一个结缔组织乳头发出细毛细血管袢（高倍放大图像如图1-100所示）。这种毛细血管袢的数量在很长一段时间内保持不变，并且不会因龈缘处肾上腺素或组胺的使用而改变。这意味着牙龈侧方的血管即使在正常情况下也是被充分利用的，且流向游离龈的血液完全是通过速度变化来调节的。在游离龈内，骨膜上血管与来自牙周膜和骨组织的血管相吻合。在结合上皮下方可见被称为龈牙丛的血管丛。该血管丛内的血管壁厚度约40μm，这意味着它们主要是小静脉。在健康的牙龈组织内的龈牙丛中没有毛细血管袢。当沿着平行于结合上皮下表面的方向进行切片时，可以看见龈牙丛由细网格状的血管网络组成（图1-101）。

对游离龈中血管情况的总结如三维示意图所

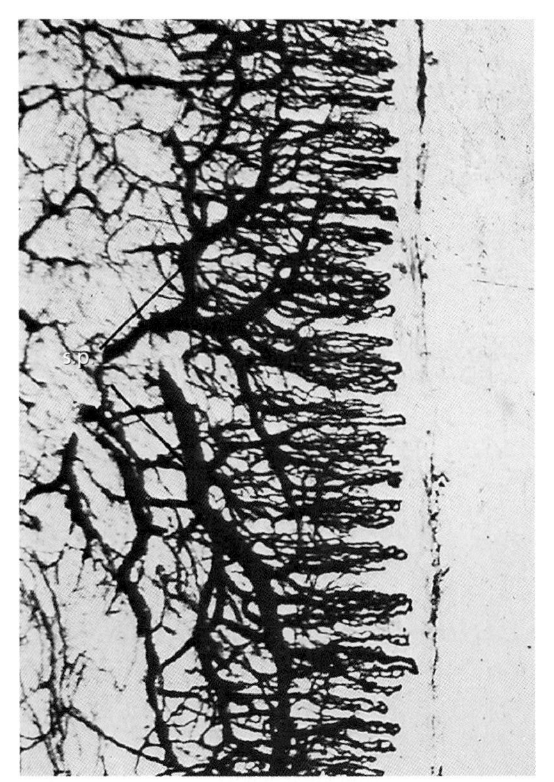

图1-100　透明标本的高倍放大图像显示在游离龈和附着龈的口腔上皮下方上皮下丛是如何向每一个结缔组织乳头发出细毛细血管袢的。这些毛细血管袢的直径约7μm，这意味着它们是真毛细血管的大小。

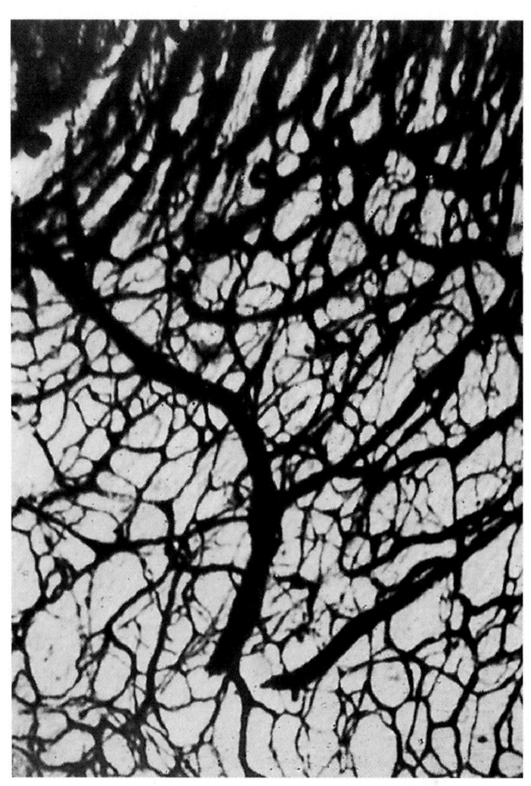

图1-101　透明标本更高倍放大图像显示在平行于结合上皮表面下方的截面中的龈牙丛。龈牙丛由细网格状的血管网络组成。在图片上部可见位于沟内上皮下方的属于上皮下丛的毛细血管袢。

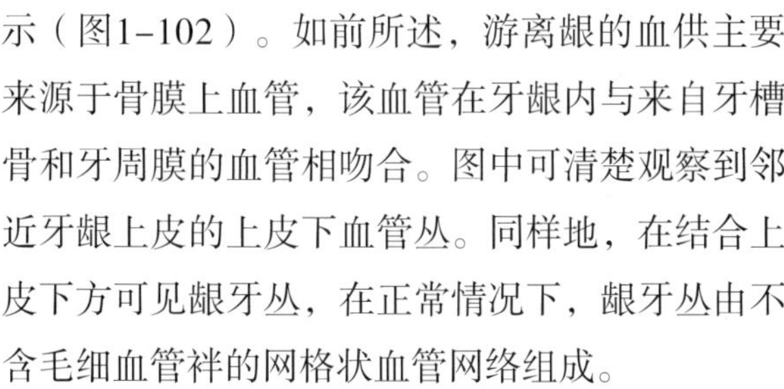

示（图1-102）。如前所述，游离龈的血供主要来源于骨膜上血管，该血管在牙龈内与来自牙槽骨和牙周膜的血管相吻合。图中可清楚观察到邻近牙龈上皮的上皮下血管丛。同样地，在结合上皮下方可见龈牙丛，在正常情况下，龈牙丛由不含毛细血管袢的网格状血管网络组成。

牙周膜的血管来源于：（1）牙动脉分支；（2）牙槽间动脉和根间动脉的分支；（3）骨膜上血管。图1-103说明了来源于牙槽骨中间隔内动脉的血管（穿支，箭头所示）是如何穿过弗克曼氏管到牙周膜并在此发生吻合的。在与根面平行的剖面图上（图1-104），可见血管在进入牙周膜后相互吻合，并形成一个多面网络，像袜子一般包绕牙根。牙周膜中大多数血管被发现离牙槽骨更近。在牙周膜的冠部，血管朝冠方走行，越过牙槽嵴顶到游离龈中（图1-98）。

对牙周膜血供的总结如图1-105所示。牙周膜内的血管形成了一个多面网络包绕牙根。游离

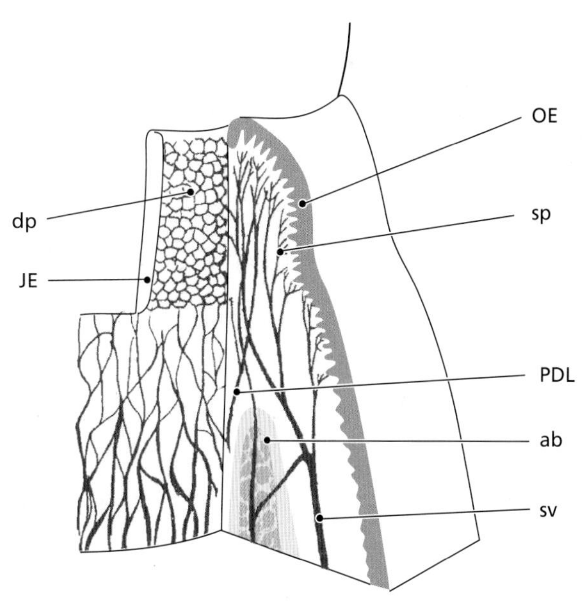

图1-102　游离龈的血供。游离龈的血供主要来源于骨膜上血管（supraperiosteal blood vessel, sv）。右侧描绘的是牙龈上皮（oral gingival epithelium, OE）以及它下方的上皮下丛（subepithelial plexus of vessel, sp）。在左侧结合上皮（junctional epithelium, JE）的下方可见龈牙丛（dentogingival plexus, dp），正常情况下，龈牙丛由不含毛细血管袢的网格状血管网络组成。ab，牙槽骨；PDL，牙周膜。

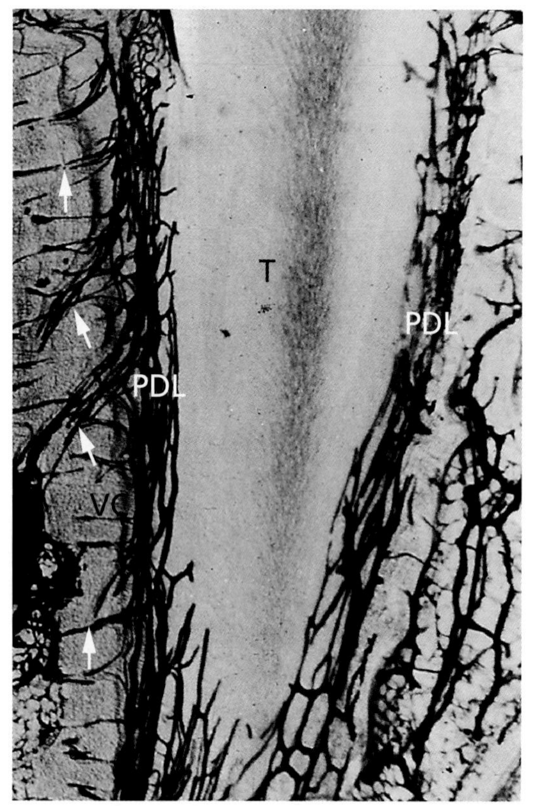

图1-103 牙齿（T）及其牙周膜的透明标本剖面图。来源于牙槽骨中间隔内动脉的血管（穿支，箭头所示）穿过牙槽窝壁中的小管（弗克曼氏管）到牙周膜（PDL）并在此发生吻合，此小管被称为Volkmann管（Volkmann's canal, VC）。

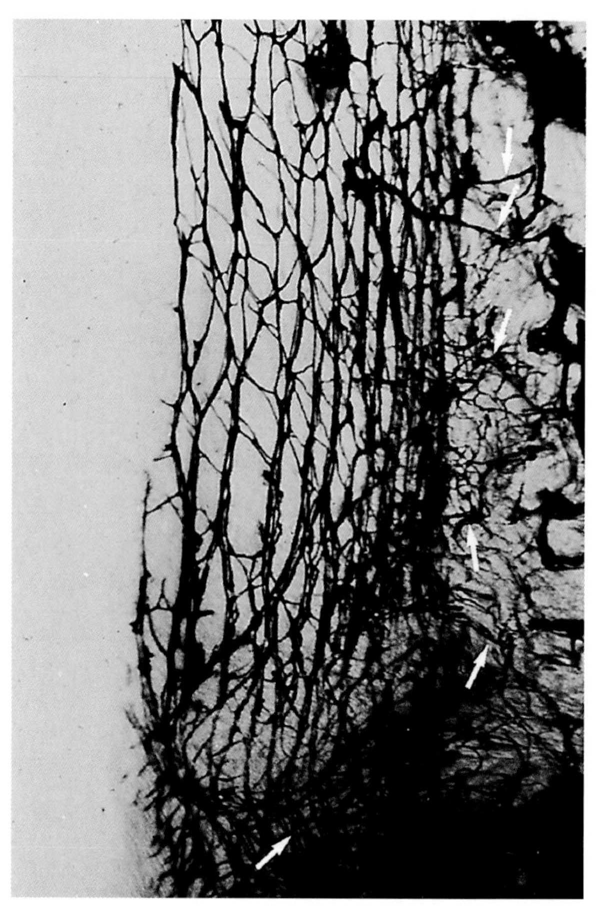

图1-104 透明标本示与根面平行的剖面上牙周膜中的血管。血管（穿支，箭头所示）在进入牙周膜后相互吻合，并形成一个多面网络，像袜子一般包绕牙根。

龈的血供来源于骨膜上血管、牙周膜的血管以及牙槽骨的血管。

循环系统（血管和淋巴管）是细胞、重要生物分子和营养物质在全身运输的关键。除了血管内的运输，还有所谓的血管外循环，通过这个循环，营养物质和其他物质可以输送到单个细胞，同时代谢废物也可从组织中排出（图1-106）。在心脏的泵血功能的作用下，毛细血管的动脉末端液压维持在约35mmHg。由于这个液压高于组织渗透压（约30mmHg），所以物质的运输方向是从血管内到血管外间隙。在毛细血管静脉末端，液压降低到约25mmHg（即比组织渗透压低5mmHg）。这使物质可从血管外间隙运输到血管内。因此，液压和组织渗透压之间的压差导致了毛细血管动脉段中物质从血管内向血管外间隙运输，而在静脉段物质则从血管外间隙向血管内运输。外循环就以这样的方式建立了。

牙周组织的淋巴系统

最小的淋巴管被称为毛细淋巴管，它们在结缔组织中形成了一个广泛的网络。毛细淋巴管壁由单层的内皮细胞组成，因此这些毛细淋巴管在常规的组织切片上很难辨认。淋巴液是从组织液内吸收并穿过薄壁之后到达毛细淋巴管内的。来自毛细淋巴管的淋巴液汇集流入较大的淋巴管内，这些淋巴管通常位于相应的血管附近。在淋巴液汇入血流前会通过一个或更多的淋巴结，在淋巴结内淋巴液得到过滤并为淋巴液提供淋巴细胞。淋巴管像静脉一样有瓣膜。牙周膜的淋巴系统如图1-107所示。牙周组织的淋巴液汇入头颈部的淋巴结中。下颌切牙区唇舌侧牙龈的淋巴液汇入颏下淋巴结。上颌腭侧牙龈的淋巴液汇入颈深淋巴结。上颌颊侧牙龈和下颌前磨牙-磨牙区颊舌侧牙龈的淋巴液汇入下颌下淋巴结。除了第

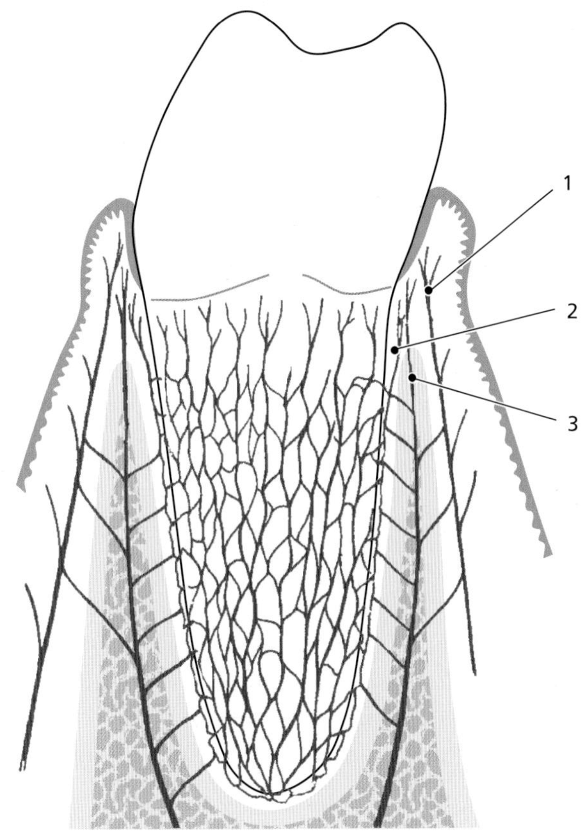

图1-105　牙周膜的血供。牙周膜内的血管形成了一个多面网络包绕牙根。注意游离龈的血供来源于骨膜上血管（1）、牙周膜的血管（2）和牙槽骨的血管（3）。

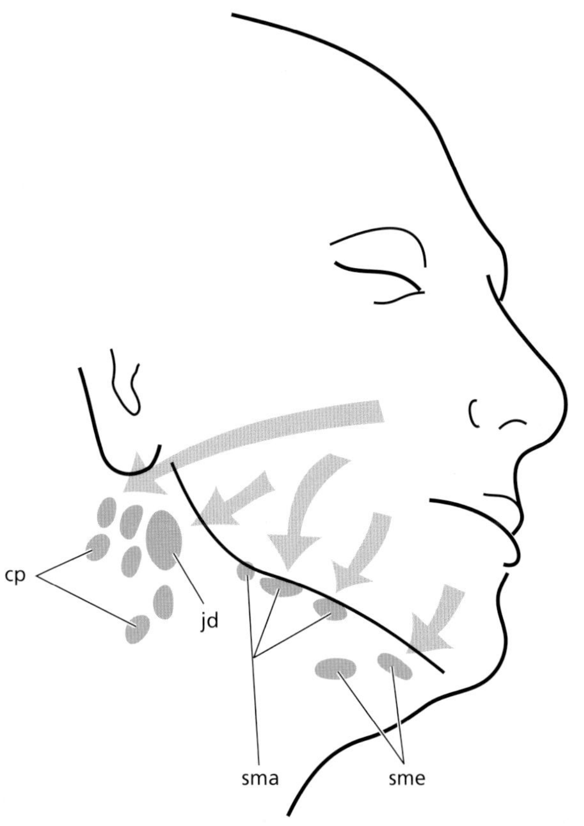

图1-107　牙周膜的淋巴系统。cp，颈深淋巴结；jd，颈内静脉二腹肌淋巴结；sma，下颌下淋巴结；sme，颏下淋巴结。

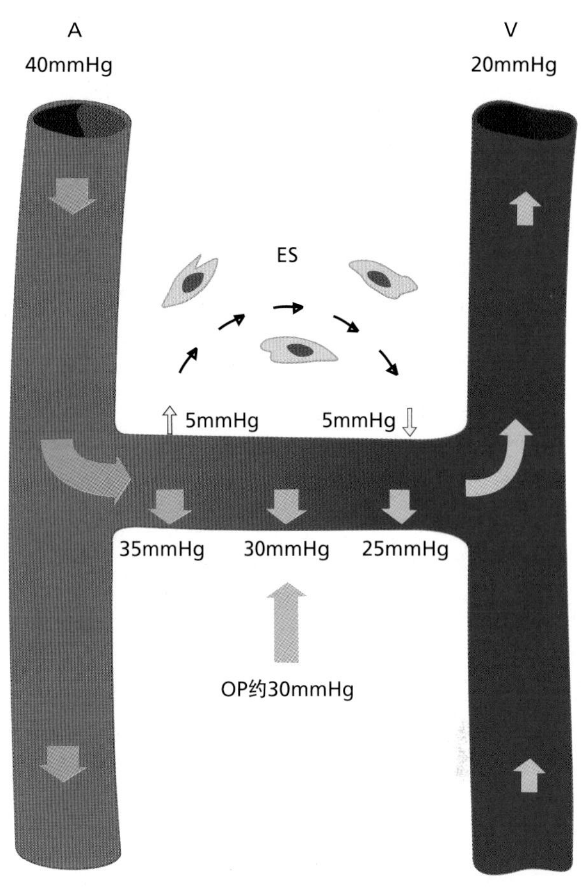

图1-106　所谓的血管外循环（小箭头），通过这个循环，营养物质和其他物质可以输送到单个细胞，同时代谢废物也可从组织中排出。A，毛细血管动脉末端；ES，细胞外间隙；OP，渗透压；V，毛细血管静脉末端。

三磨牙和下颌切牙，其余所有牙齿及其牙周组织的淋巴液汇入下颌下淋巴结。第三磨牙的淋巴液汇入颈内静脉二腹肌淋巴结，而下颌切牙的淋巴液汇入颏下淋巴结。

牙周组织的神经支配

与身体其他组织一样，牙周组织含有感受器，可以记录痛觉、触觉和压力觉（伤害性感受器和机械性感受器）。除了不同种类的感受器，牙周膜中的血管也有神经分布。记录痛觉、触觉和压力觉的神经的营养中枢位于半月神经节，并经由三叉神经和它的终末支到达牙周组织。由于牙周膜中感受器的存在，使作用于牙齿的很小的力也可被识别。例如咬合时如果在牙齿之间放置一片非常薄（10～30μm）的金属箔，可以被很快识别出来。众所周知，在咀嚼中如果发现

(a)

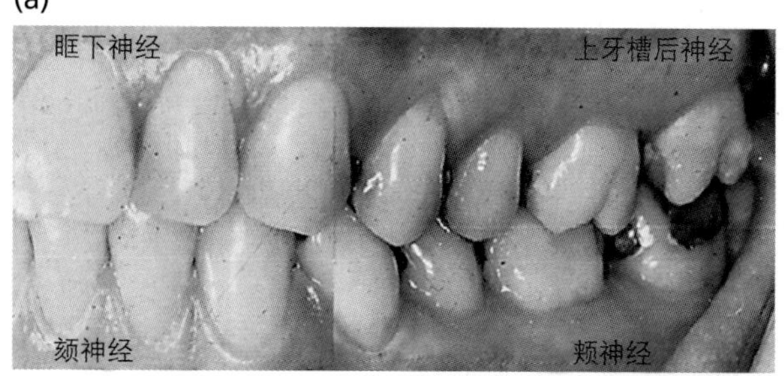

(b)

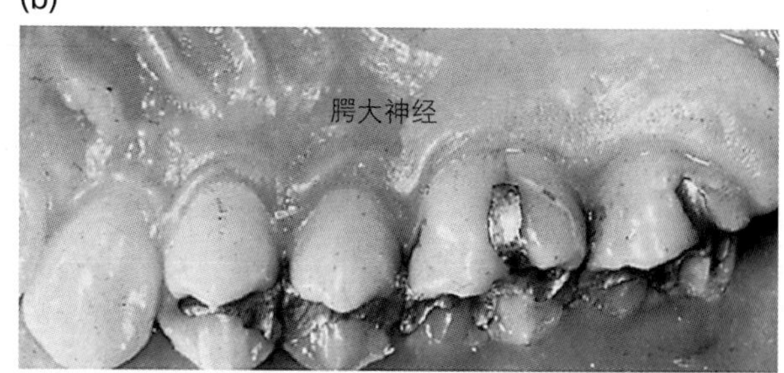

(c)

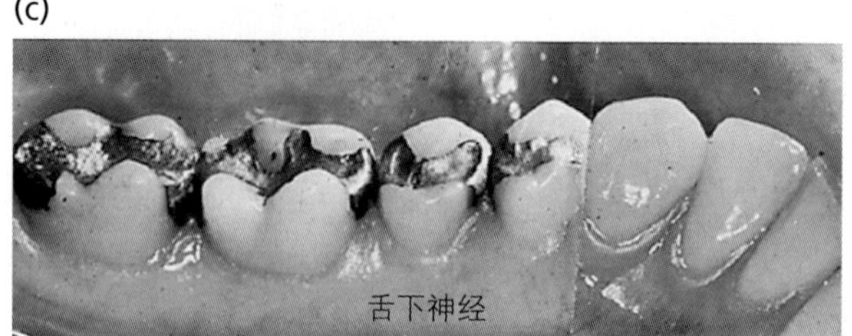

图1-108 牙龈的不同区域被三叉神经终末支支配。（a）上颌切牙、尖牙和前磨牙唇侧牙龈由眶下神经（n. infraorbitalis）的上唇支支配，上颌磨牙区的颊侧牙龈由上牙槽后神经（rr. alv. sup. post）的神经束支配，下颌切牙和尖牙的唇侧牙龈由颏神经（n. mentalis）支配，下颌磨牙区颊侧牙龈由颊神经（n. buccalis）支配。（b）除了切牙区之外的其他上颌腭侧牙龈由腭大神经（n. palatinus major）支配，而切牙区的腭侧牙龈则由鼻腭神经（n. pterygopalatini）支配。（c）下颌舌侧牙龈由舌下神经（n. sublingualis）支配，它是舌神经的终末支。

硬物，使上颌牙齿与下颌牙齿船平面相接触的运动会反射性地停止并转换成张口运动。因此，牙周膜中的感受器与肌肉和肌腱中的本体感受器一起在咀嚼运动和咀嚼力的调控中扮演极其重要的角色。

如图1-108所示，牙龈的不同区域被三叉神经终末支支配。上颌切牙、尖牙和前磨牙唇侧牙龈由眶下神经的上唇支支配（图1-108a）。上颌磨牙区的颊侧牙龈由上牙槽后神经的神经束支配（图1-108a）。除了切牙区之外的其他上颌腭侧牙龈由腭大神经支配（图1-108b），而切牙区的腭侧牙龈则由鼻腭神经支配。下颌舌侧牙龈由舌下神经支配（图1-108c），它是舌神经的终末支。下颌切牙和尖牙的唇侧牙龈由颏神经支配，而下颌磨牙区的颊侧牙龈则由颊神经支配（图1-108a）。这两种神经的支配区域经常在前磨牙区重叠。下颌牙齿包括其牙周膜由下牙槽神经支配，而上颌牙齿则由上牙槽神经支配。

牙周膜的小神经和血管的走行基本一致。到牙龈的神经在骨膜表面的组织内走行，并在走向游离龈的过程中发出数个分支到口腔上皮。

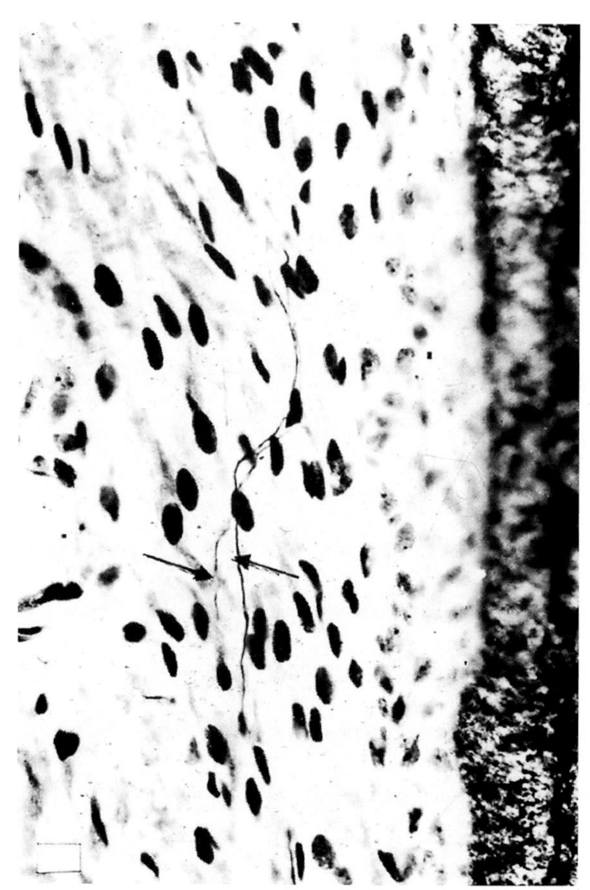

图1-109 显微图像显示小神经从较大的上升神经束中穿行出来以供应牙周膜的特定区域。

神经朝根尖方向穿过牙神经分支并侧面穿过牙槽窝壁上的穿孔（弗克曼氏管），进入牙周膜（图1–103）。牙周膜中的神经结合成较大的神经支，其走行方向与牙体长轴平行。如图1–109所示，小神经从较大的上升神经束穿行出来以供应牙周膜的特定区域。不同类型的神经末端，如游离神经末梢和Ruffini小体，都已在牙周膜中被发现。

致谢

感谢以下几位对第1章插图的贡献：M. Listgarten、R.K. Schenk、H.E. Schroeder、K.A. Selving、K. Josephsen、A. Sculean、T. Karring和L. Furquim。

第2章

代谢活跃的骨器官

Bone as a Living Organ

Darnell Kaigler[1], William V. Giannobile[2]

[1] Department of Periodontics and Oral Medicine, University of Michigan School of Dentistry and Department of Biomedical Engineering, College of Engineering, Ann Arbor, MI, USA
[2] Harvard School of Dental Medicine, Boston, MA, USA

前言

骨是由多种特化组织（骨组织、骨膜/骨内膜和骨髓）所组成的复合器官，这些组织协同作用并承担多种功能（图2-1）。它的组成使它能够：（1）提供结构和机械的稳定性；（2）保护高度敏感器官免受外力损伤；（3）参与储备细胞和矿物质，帮助维持身体的系统平衡。因此，“代谢活跃的骨器官”这一概念指骨的结构动态性，即它能根据机械功能来调整代谢功能，这一功能对局部和全身都有重要意义（McCauley & Somerman 2012）。骨的结构和功能特性受多种因素调控（如生化的、激素的、细胞的、生物医学的因素），并且这些因素最终共同决定了它的性质（Ammann & Rizzoli 2003; Marotti & Palumbo 2007; Bonewald & Johnson 2008; Ma et al. 2008）。本章旨在介绍骨的发育、结构、功能及骨稳态的基础知识。

发育

在胚胎发育期间，骨骼通过直接或间接的骨化过程形成。在直接骨化过程中间充质祖细胞聚集并直接分化为成骨细胞（Nanci & Moffat 2012），该过程被称为膜内成骨。下颌骨、上颌骨、颅骨的扁骨及锁骨的形成方式均为膜内成骨。相反地，在间接骨化过程中，骨的形成首先通过形成软骨板，软骨板可作为原基逐渐被骨组织替代，被称为软骨内成骨。下颌髁突、长骨及椎骨由这种软骨依赖性的生长过程发育而来（Ranly 2000）（图2-2）。

膜内成骨

在膜内成骨过程中，首先间充质细胞聚集形成骨化中心。随着富含胶原的细胞外基质（extracellular matrix, ECM）的发育和成熟，骨祖细胞进一步成骨分化。在骨化中心的外表面，纤维性骨膜形成并覆盖于一层成骨细胞上。随着新的成骨细胞在骨膜下方产生，发生了外加生长。成

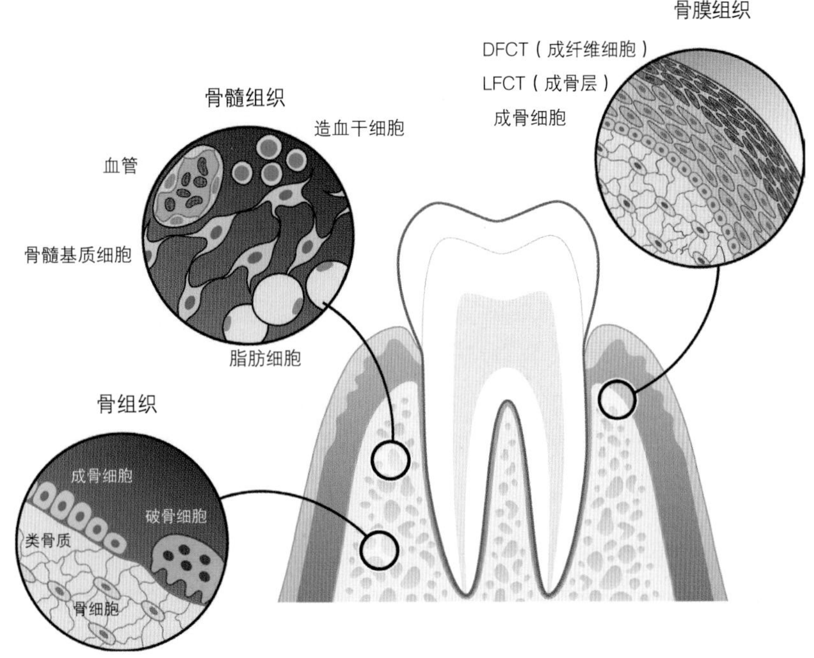

图2-1　骨是一个器官。骨器官包含很多复合组织，这些组织在健康时相互协同以执行一些功能。它可以充当干细胞的来源和矿物质及其他营养物的储存器；它可以保护一些脆弱的器官；而且它可以担当机械性刺激感受器单元以适应环境和个体的需求。本图主要强调了3种主要组织、与这些作用相关的细胞、结构的维持以及骨作为器官的功能。DFCT，致密纤维结缔组织；LFCT，疏松纤维结缔组织。

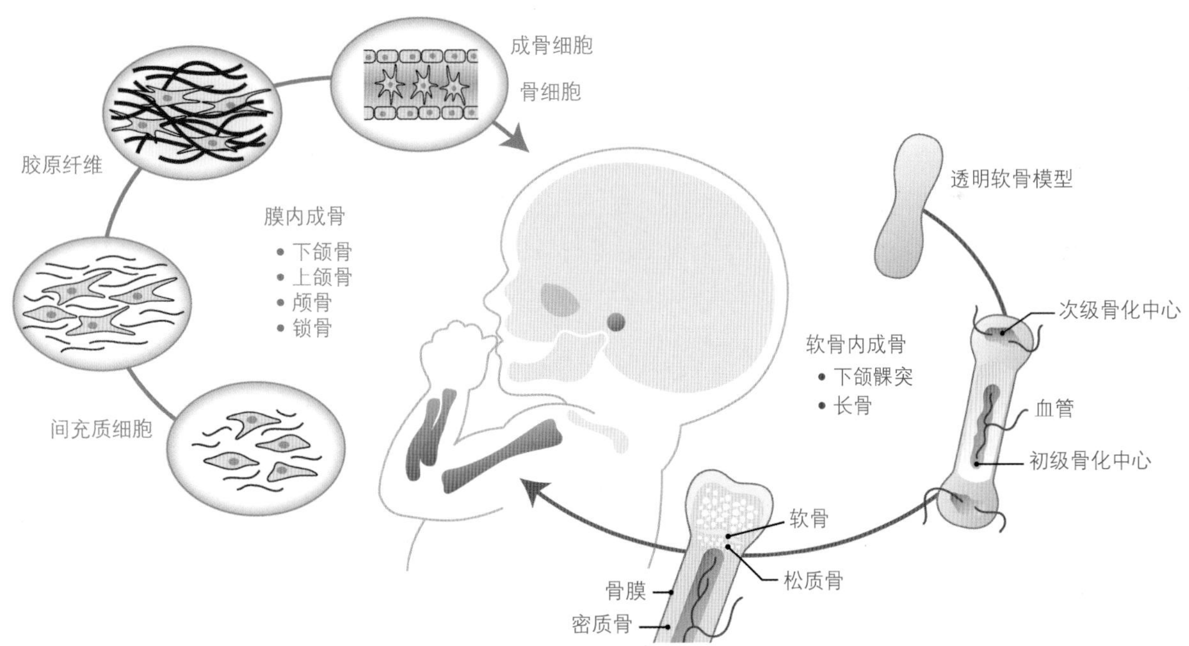

图2-2　骨的发育。骨发育存在两种过程。膜内成骨（绿色箭头所示）和软骨内成骨（橙色箭头所示）。它们首先的不同点在于软骨内成骨过程中会有软骨板的存在。在膜内成骨过程中，间充质细胞聚集形成骨化中心。随着富含胶原的细胞外基质的发育和成熟，骨祖细胞进一步成骨分化。成骨细胞亚群埋入矿化基质中并形成骨细胞骨陷窝小管系统。在颅面复合体内，大部分骨组织通过该机制生长发育。然而，骨骼中的长骨和下颌骨的髁突则通过软骨内成骨的方式形成：即先形成一个具有未来骨雏形的软骨，然后，软骨发生矿化，随后被破骨细胞吸收并被骨组织取代。软骨内成骨过程导致了初级骨化中心和次级骨化中心的形成，两者之间通过这种被称为生长板的软骨结构分隔开来。骨通过这两种过程发育成熟，因此形成了结构截然不同的密质骨和松质骨区域，并通过相似的骨重建机制维持这种不同结构。

骨细胞亚群埋入矿化基质中并形成骨细胞骨陷窝小管系统。在颅面复合体内，大部分骨组织通过该机制生长发育。

软骨内成骨

在软骨内成骨过程中，骨发育通过软骨板（透明软骨模型）形成而实现。软骨板可发生矿化，随后被破骨细胞吸收并被后来沉积的骨组织替代。该过程在妊娠第3个月期间开始。软骨内成骨的过程导致了初级骨化中心和次级骨化中心的形成，两者之间通过被称为生长板的软骨结构分隔开来。在初级骨化中心形成后，骨的形成从轴中心向骨的两端扩展。骨化前缘的软骨细胞死亡。成骨细胞形成松质骨覆盖软骨骨小梁。在骨化中心前缘的后方，破骨细胞通过吸收松质骨扩大初级骨髓腔。骨领增厚并向骨骺延伸以补偿初级骨髓腔不断形成的凹陷。

骨形成和骨吸收的过程发生在各个方向。骨小梁之间的空间被骨髓填满。随着骨基质的重建，破骨细胞辅助形成了初级骨髓腔，随后骨髓腔迅速被骨髓造血组织充填。骨髓腔内纤维性非矿化的内层即为骨内膜。成骨细胞形成于骨内膜中并开始形成骨内膜的骨组织。骨内膜骨组织的外加生长被严密调控以防止初级骨髓腔的关闭和骨髓的破坏。

结构

骨组织

骨组织是一种特殊的结缔组织，由矿化的有机成分和无机成分组成，包含大量高度分化的细胞，这些细胞能够调节骨组织的稳定性（图2–3a）。

基质

骨的有机基质占骨总质量的30%～35%，其中90%是Ⅰ型胶原纤维，余下10%为非胶原蛋白、蛋白聚糖、糖蛋白、碳水化合物和脂质。有机基质由成骨细胞合成，当其还未矿化时，成为类骨质。在胶原纤维之间，钙离子和磷酸盐离子下沉形成矿化核心，最终形成羟基磷灰石晶体。胶原纤维表面的非胶原蛋白也促进了晶体的扩展和基质的完全矿化。

无机成分

骨基质中的无机成分主要是含水的钙磷酸盐化合物——羟基磷灰石晶体[$3Ca_3(PO_4)_2(OH)_2$]。反向散射扫描电子显微镜图像中可见矿化的强信号（图2–3b）。在成熟骨组织中可见不同矿化程度的组织。矿物中的特异性成分可以通过X射线能量色散谱（energy–dispersive X–ray spectroscopy，EDS）进一步辨别。在图2–3b中，可以观察到钙盐、磷酸盐的特异性峰，与它们在羟基磷灰石中的高含量相一致。

有机成分

骨的最初形态是一个单纯的有机基质，富含胶原和非胶原分子（图2–3c）。通过拉曼光谱对骨进行化学分析清晰地显示骨组织中含有有机成分。图2–3a透射电子显微镜清晰地显示了骨细胞嵌入矿化的成熟基质中，表明由纯有机物形成的基质转变为矿化基质。随着基质的成熟，细胞外基质中的有机成分促进了（或介导了）晶体的成核和生长。图2–3a显示了矿物晶体的聚合，形成环状结构。随着晶体在胶原纤维表面扩展，一条清晰的矿化前沿形成，将成熟骨组织和类骨质分隔开来。

矿化

类骨质中的矿化过程一般始于分泌的几天内，但晶体的成熟需要通过羟基磷灰石晶体的生长，持续数月时间（图2–3a）。类骨质的矿化除了能够增加骨的强度和韧性，来抵抗负重和保护高度敏感的器官以外，还能够储存矿物质，维持机体的稳态。

细胞

骨组织中包含数种不同的细胞，包括骨祖细胞、成骨细胞、破骨细胞、骨细胞、间充质干细胞和骨髓中的造血细胞。本章将着重介绍维持骨稳态的3种主要细胞。

成骨细胞（图2–4）

成骨细胞是介导骨形成的最重要细胞；它

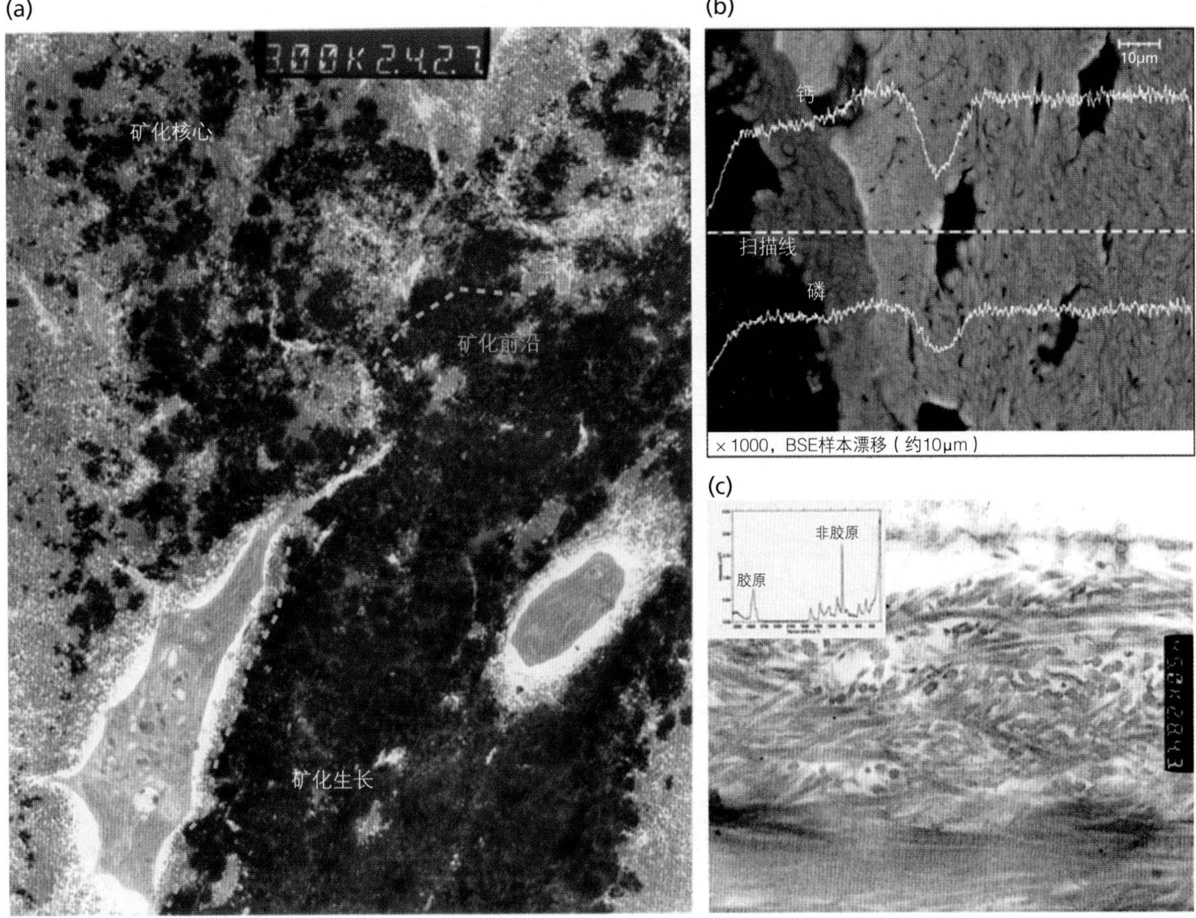

图2-3　骨基质。相对于细胞内基质，骨的细胞外基质含量十分丰富。（a）骨基质具有独特的矿化能力，矿化过程需要有机成分和特殊的细胞辅助。（b）钙和磷以羟基磷灰石晶体的形式存在。这些晶体在骨基质中沿着有机支架走行。红色虚线显示了用X射线能量色散谱扫描骨的结果，在成熟骨中钙和磷含量丰富。（c）拉曼光谱示基质中富含胶原纤维和非胶原蛋白，而且通常以一定方向排列。

们合成有机ECM，调控基质的矿化（图2-4a，b）。成骨细胞位于基质沉积活跃的骨组织表面，可最终分化为两种不同的细胞：骨衬细胞和骨细胞。骨衬细胞形状细长，覆盖骨组织表面，无合成活性。成骨细胞是完全分化的细胞，缺乏迁移和增殖的能力。因此，在形成新骨的部位，未分化的间充质祖细胞在Ihh基因、RUNX-2基因调控下和骨祖细胞迁移至成骨位点，增殖成为成骨细胞（图2-4c）。定向骨祖细胞存在于骨髓、骨内膜，以及覆盖骨表面的骨膜上。这些细胞具有固有的增殖和分化形成成骨细胞的能力。从骨祖细胞向成骨细胞的分化依赖于骨诱导因子或骨生长因子的释放，如骨形成蛋白（bone morphogenetic protein, BMP），以及其他生长因子，如胰岛素样生长因子（insulin-like growth factor, IGF）、血小板衍生生长因子（platelet-derived growth factor, PDGF）和成纤维细胞生长因子-2（fibroblast growth factor-2, FGF-2）。

骨细胞（图2-5）

骨细胞是包被在矿化骨基质陷窝中的一种星状细胞（图2-5a，b），与牙骨质细胞有许多相似之处（见第1章；Zhao et al. 2016）。它们的细胞突起相互连接形成网状，被称为树突（图2-5c）。这些骨细胞突起在圆柱形空间内延伸，被称为骨小管（Robling & Bonewald 2020）。突起伸展到不同区域，与其他骨细胞或血管接触（图2-5d，e）。因此，骨细胞网是一种细胞外和细胞间交通通道，在细胞膜水平对机械刺激以及骨变形导致的骨小管内液体流动产生的剪切力

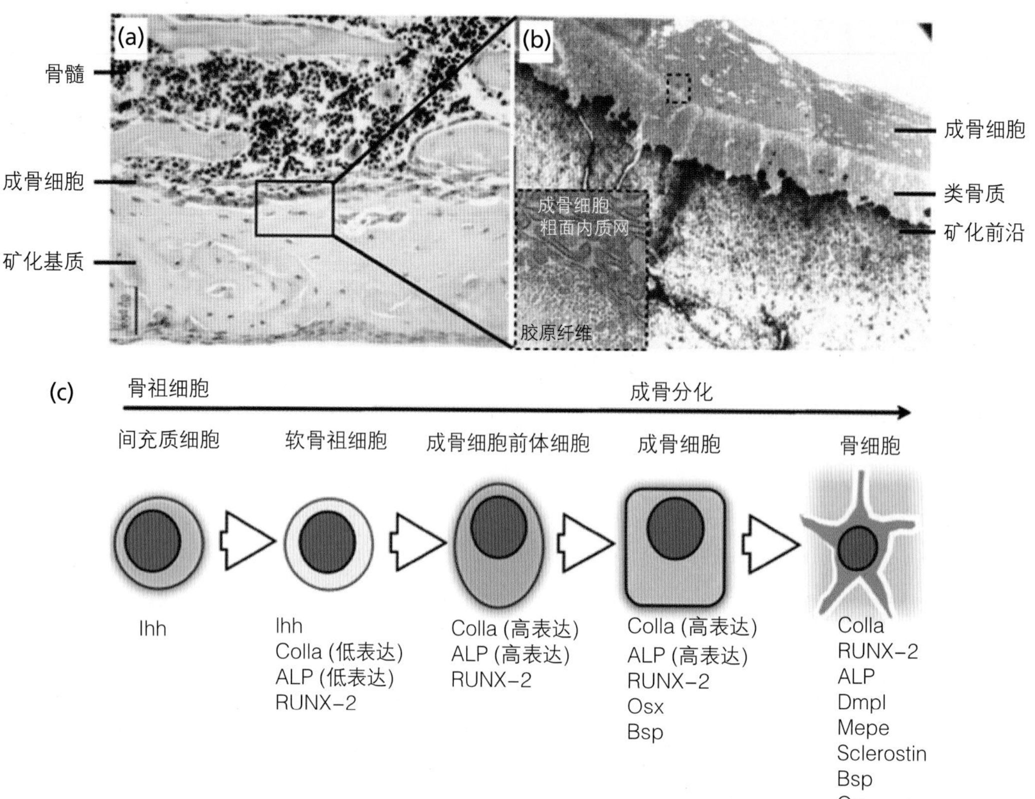

图2-4 成骨细胞。成骨细胞起源于骨髓骨祖细胞，负责非成熟骨基质（即类骨质）的合成。（a）一群成骨细胞，衬于成熟骨表面，部分细胞包被在矿化骨基质中。（b）透射电子显微图像（transmission electron microscopy, TEM）示局部放大细节。细胞内丰富的粗糙型内质网（rough endoplasmic reticulum, RER）和高尔基体表明这些细胞拥有活跃的代谢活性。（c）骨祖细胞分化为成熟成骨细胞过程中的关键分子。

敏感。骨细胞将感受到的机械信号转化为生物化学信号，调节骨组织内的合成和分解代谢。这使骨细胞能够：（1）参与血钙稳态的调节；（2）感应机械负载，将信号传递给其他细胞，调控成骨和破骨功能（Burger et al. 1995; Marotti 2000）。各种骨疾病会影响骨细胞骨陷窝-小管系统，对这个重要的细胞网络造成巨大的影响（图2-6）。

破骨细胞（图2-7）

新骨的形成通常伴随着旧骨的吸收，破骨细胞在其中发挥了重要作用（Biosse-Duplan et al. 2012）。破骨细胞能够黏附于骨基质，它们通过分泌酸和分解酶，降解骨和软骨的矿物质与有机成分（图2-7a～c）。在破骨细胞降解基质的过程中，造成基质表面不规则，形成一个特殊的细胞外陷窝，被称为Howship陷窝（Rodan 1992; Vaananen & Laitala-Leinonen 2008）。破骨细胞是单核/巨噬细胞来源的多核细胞。分化的过程受转录因子PU-1的调控。巨噬细胞集落刺激因子（macrophage colony-stimulating factor, M-CSF）促进破骨细胞的分化、增殖和核因子-κB（NF-κB）配体受体激活剂（RANKL）的表达。在此阶段，表达RANKL的基质细胞与前破骨细胞作用，促使其向破骨细胞分化（图2-7d和图2-8）。

骨膜组织

骨外膜是覆盖于骨长轴（骨干）表面的纤维鞘结构，但不覆盖关节表面。骨内膜覆盖于所有骨的内表面。骨外膜包含致密不规则结缔组织，分为外侧致密、纤维性的血管层（纤维层）和内侧疏松的结缔组织（成骨层）（图2-1）。纤维层主要由成纤维细胞组成，而内层包含骨祖细胞和间充质干细胞，对骨再生来说非常重要（Lin et al. 2014）。

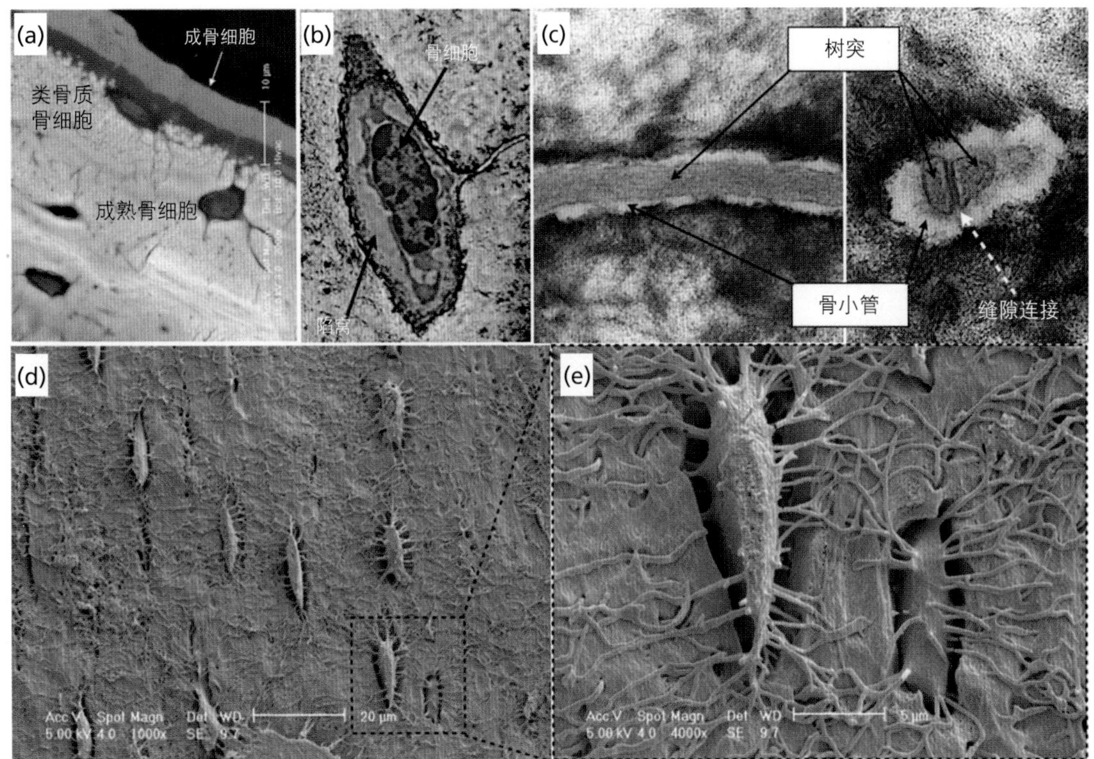

图2-5　骨细胞。骨细胞在骨改建过程中起着非常重要的作用。（a）经锇处理后进行反向散射扫描电子显微镜（scanning electron micrograph, SEM）观察得知，当骨基质合成后，一些成骨细胞被包被在类骨质中，而当基质矿化成熟后，这些成骨细胞遗留下来成为骨细胞。（b）骨细胞居留在骨内陷窝中。（c）透射电子显微图像显示骨小管内的树突结构，骨小管内有液体流动，液体产生的剪切力能刺激骨细胞的细胞膜表面，这种独特的生物学特点和骨陷窝-小管网使机械刺激能够转化为生物化学信号，有利于维护骨稳态。（d，e）扫描电子显微镜示骨细胞间的相互交通以及规律分布的骨小管结构。

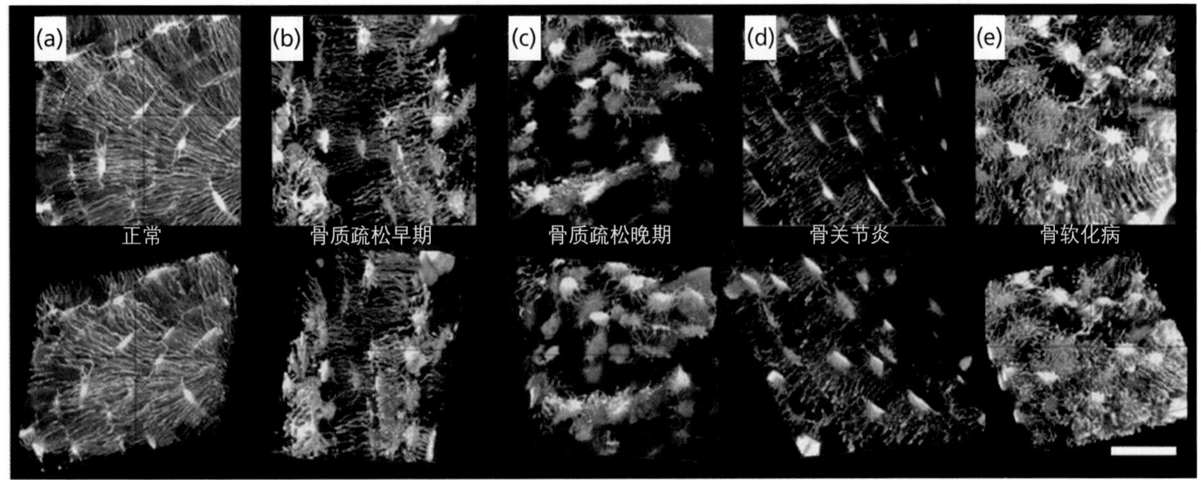

图2-6　骨细胞：疾病中的骨陷窝-小管系统。（a）在健康骨，成熟的骨基质中充满高密度骨细胞系统，细胞间高度互联。疾病产生时，系统结构被显著破坏，导致明显功能改变。（b，c）在骨质疏松时，骨细胞密度改变，细胞间交通明显减少。（d）骨关节炎时，骨小管系统受到影响，但陷窝系统无明显变化。（e）骨软化病时，由于矿化功能的受损，整个骨细胞骨陷窝-小管系统瓦解。

来源于成骨层的成骨细胞能使长骨增粗，增大各种类型骨的体积。骨折中，来源于外骨膜的骨祖细胞和干细胞分化为成骨细胞与成软骨细胞，对创伤的愈合起了重要作用。

与骨组织不同，骨外膜中含有感受疼痛的神经末梢，对机械刺激非常敏感。同时骨外膜也允

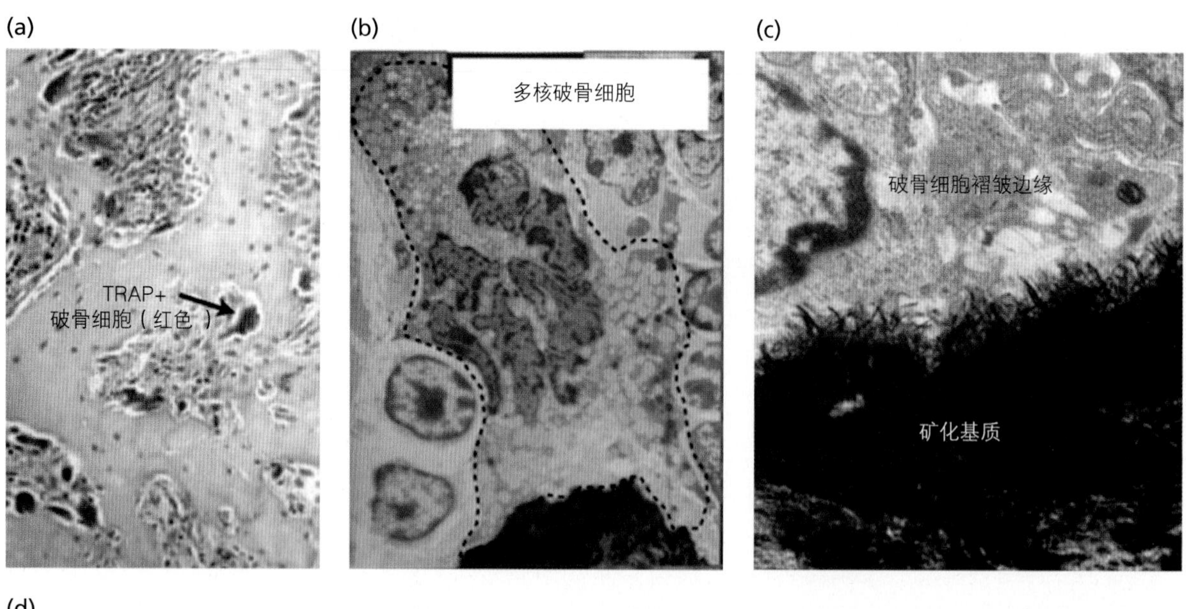

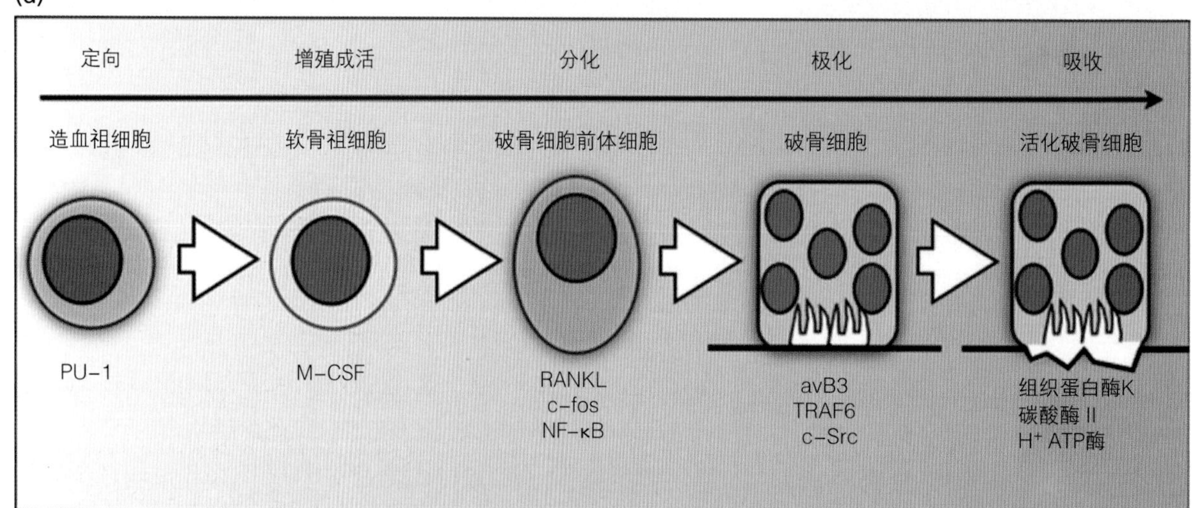

图2-7 破骨细胞。（a）组织学上，破骨细胞可以通过特殊染色，如抗酒石酸酸性磷酸酶（tartrate-resistant acid phosphatase, TRAP）染色（箭头所示）从形态学上鉴别多核细胞。（b）透射电子显微图像显示附于矿化骨基质的多核破骨细胞。（c）细胞吸收面的褶皱边缘。（d）破骨细胞起源于巨噬细胞/单核细胞系，代表了骨吸收单元。从造血祖细胞分化为成熟、有功能的破骨细胞过程中的关键分子。

许淋巴管和血管穿通，提供营养。外骨膜通过成骨层强大的胶原纤维将肌腱和韧带锚固在骨上，这些胶原纤维被称为Sharpey's纤维，它们穿通骨组织外骨板和间骨板，同时也为肌肉和肌腱提供附着。

骨髓

骨髓包含造血组织岛、基质细胞和脂肪细胞，周围包绕着血管窦和骨小梁网（图2-1）。骨髓是主要造血器官，也是中枢淋巴组织（产生红细胞、粒细胞、淋巴细胞、单核细胞和血小板），同时还是主要的干细胞来源。

类型

骨髓分为两种类型：红骨髓（主要是造血组织）和黄骨髓（主要由脂肪细胞组成）。红细胞、白细胞和血小板在红骨髓中产生。两种骨髓都含有大量的血管（包括毛细血管）。在出生时，所有的骨髓都是红骨髓。随着年龄增长，一些红骨髓逐渐转变为黄骨髓，成年人约只有1/2的骨髓是红骨髓。在大量失血的情况下，机体可以将黄骨髓重新转变为红骨髓，以增加血细胞的产生。

细胞

骨髓基质并不直接参与骨髓造血功能。但它

通过提供一个良好的造血微环境间接参与造血。例如，产生对造血有重要作用的集落刺激因子。骨髓基质中的细胞组分有：

- 成纤维细胞。
- 巨噬细胞。
- 脂肪细胞。
- 成骨细胞。
- 破骨细胞。
- 内皮细胞。

干细胞

间充质干细胞（mesenchymal stem cell，MSC），也被称为骨髓基质细胞，首先从骨髓基质中被分离和鉴定。这是一种多向潜能干细胞，能够分化为多种细胞类型。在体内和体外实验中，MSC已经被证实能够分化为成骨细胞、软骨细胞、脂肪细胞、血管细胞和胰岛β细胞。有证据显示MSC也能分化为神经元细胞。此外，骨髓中含有造血干细胞，能够产生3种循环血细胞：白细胞、红细胞和血小板（Polymeri et al. 2016）。

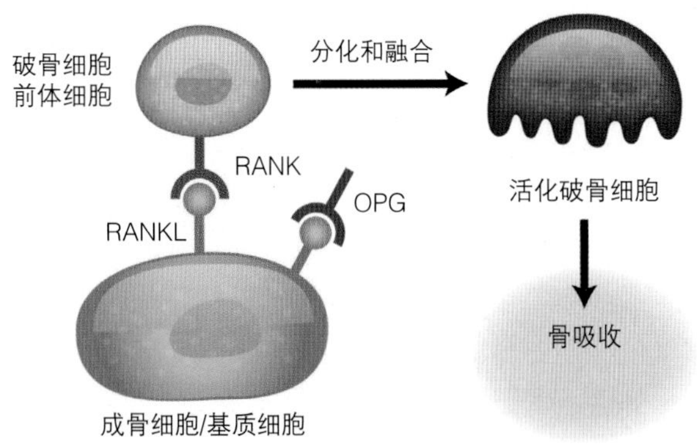

图2–8 骨形成和吸收的相互关系。骨形成和吸收的过程是紧密相连的。成骨/基质细胞通过递呈RANKL给破骨细胞前体细胞，形成一种促破骨细胞形成的微环境，刺激破骨细胞前体细胞继续分化和融合，促进多核、活化破骨细胞的形成。这个过程通过这些相互作用的抑制剂，如骨保护素（osteoprotegerin，OPG）来调控。此外，成骨细胞的骨形成依赖于破骨细胞之前的吸收过程。

功能

骨的主要功能是运动、保护器官和维持矿物质稳态。机械压力、局部环境因素和机体激素水平都能够影响骨吸收与沉积的平衡。骨组织的机械特性使其具有一定的强度，并且具有运动的能力。此外，细胞、基质和信号分子间的相互作用使机体保持钙离子与磷酸盐离子稳态，增加骨的机械强度。

机械性能

骨是一种与生理需求相适应的高度活跃组织。因此，骨组织能根据新陈代谢和机械要求调节其机械特性（Burr et al. 1985; Lerner 2006）。上文中提到，钙和磷酸盐以羟基磷灰石晶体的结构组合在一起，是骨组织中最主要的矿物成分。羟基磷灰石调节骨的弹性、硬度和拉伸强度。骨骼的适应机制主要包括骨组织的吸收和新生，即骨重建（图2–9）。骨组织被破骨细胞吸收，接

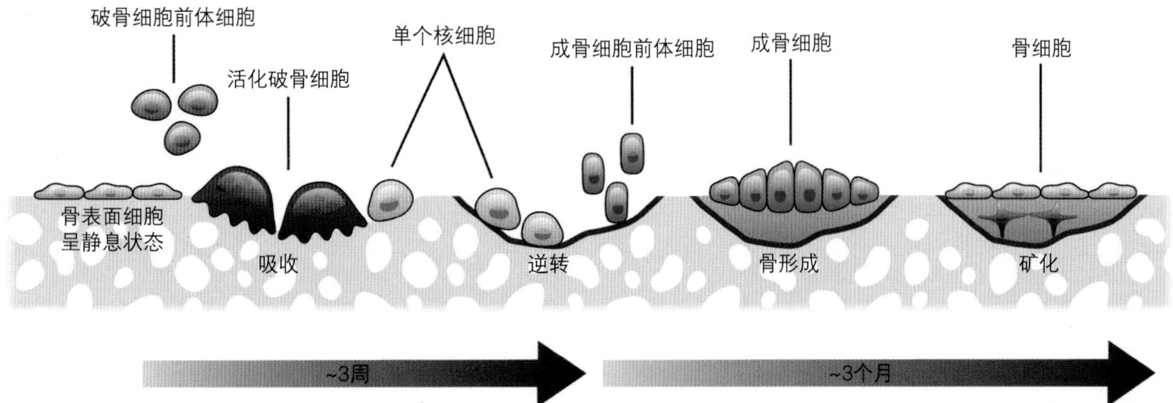

图2–9 骨重建。骨重建的循环是一个高度协调的复杂序列化过程。改建的“激活”阶段依赖于系统或局部因素对成骨细胞系间充质细胞的作用。这些细胞与造血祖细胞相互作用，在“吸收”阶段形成破骨细胞。随后，进入“逆转”阶段，单个核细胞位于骨表面。它们可以完成吸收过程，产生开始骨形成的信号。最后，连续大量的间充质细胞分化为功能性成骨细胞，在“骨形成”阶段沉积骨基质。（来源：McCauley & Nohutcu 2002。经American Academy of Periodontology许可转载）

着成骨细胞沉积新的骨（Raisz 2005）。从骨改建的观点来看，破骨细胞识别并“归巢”至机械强度不高的区域，启动骨重建过程，从而形成机械强度高的新骨（Parfitt 1995, 2002）。

总的来说，负载增加时，骨组织基质合成增加，成分、组织结构和机械特性发生改变（Hadjidakis & Androulakis 2006）。证据表明骨修复也是如此。当骨经受机械负载时，破骨细胞机械性感受器直接被激活，骨转换过程启动，新骨再生和修复。此外，压力能够增加M-CSF水平，促进骨髓中破骨细胞的分化（Schepetkin 1997）。破骨细胞也能被应力作用下成骨细胞和软骨细胞分泌的前列腺素间接激活。细胞外基质也能通过信号传导促进骨转换。基质的机械变形导致电位改变，促进破骨吸收。

骨的强度取决于很多因素，包括骨的质量、大小和转换速率等。骨密度的下降能降低骨强度，导致骨折风险增加。但是，在一些病理性骨密度增加的情况，如Paget病等，也表现为骨强度下降、骨折概率增加，因此，骨的质量也是决定骨强度的非常重要的因素。

代谢特点

钙稳态在维持机体健康中具有重要作用（Bonewald 2002; Harkness & Bonny 2005）。为了吸收矿物沉积过程中产生的酸，成骨细胞通过钙离子和磷酸盐离子碱化运输的机制沉积钙盐；软骨钙化通过钙离子被动扩散和磷酸盐自产生的方式进行。破骨细胞的钙动员通过分泌酸介导。无论是骨形成还是骨吸收过程，细胞都通过钙信号进行分化调控（Sims & Gooi 2008）。这在破骨细胞中研究得比较深入：破骨细胞分化和运动都受钙离子调控。

虽然骨是机体最主要的钙库和调控钙稳态的器官，我们还需要从饮食中摄取一定量的钙。骨主要对甲状旁腺产生的钙依赖信号做出应答，而当甲状旁腺失去调控功能时，骨直接对细胞外钙水平做出反应。血清钙水平通过非常复杂的调控机制维持在稳态，骨吸收、肠道分泌、肾脏的再吸收和排泄的平衡都受促骨激素调控（Schepetkin 1997）。血清钙离子的稳态通过PTH、维生素D和降钙素之间复杂的相互作用而形成。其他影响骨代谢的内分泌激素包括甲状腺激素、性激素和视黄酸。此外，成纤维细胞生长因子在维持磷酸盐稳态中发挥作用。图2-10反映了饮食、骨中钙摄入和胃肠道、尿液中钙排泄是如何维持稳态的。

维生素D参与钙的吸收，而PTH促进骨中钙的释放，减少肾脏排泄，促进维生素D转化为具有生物活性的形式（1,25二羟胆钙化醇）（Holick 2007）。钙和维生素D摄入减少以及雌激素缺乏可能会导致钙缺乏（Lips et al. 2006）。如视黄素、甲状腺激素和类固醇一类的激素能够通过生物膜，与细胞内受体相互作用，对骨的吸收速度有较大影响。雌激素缺乏会促进骨吸收，减少新骨形成（Harkness & Bonny 2005）。雌激素缺乏也能引起骨细胞凋亡。除了雌激素，钙代谢在骨转换过程中起重要作用，钙和维生素D缺乏使骨沉积功能受损。

循环血中PTH的第一个功能是调控血清钙水平，在低钙血症时被释放。PTH与成骨细胞受体结合，RANKL表达水平升高，促进RANKL与破骨细胞表面RANK结合（McCauley & Nohutcu 2002）。这个信号通过激活破骨细胞促进骨重建，达到促进钙从骨骼中解离的目的。PTH的第二个功能是增加肾脏对钙的再吸收。当间断低剂量地给予PTH治疗时，PTH可以促进骨的合成，这个机制目前暂不明确。

T细胞产生降钙素，这是一个具有32个氨基酸的多肽，主要生理功能是抑制骨吸收。降钙素受体在破骨细胞及其前体表面高度表达（Schepetkin 1997）。因此，降钙素能直接与各个阶段的破骨细胞作用，通过抑制单核破骨细胞前体细胞融合，抑制分化和抑制成熟破骨细胞吸收，从而减少骨的吸收（McCauley & Nohutcu 2002）。降钙素存在时，降钙素受体表达和磷酸化减少，因此，降钙素对破骨细胞的作用是暂时性的，一般不用于临床治疗。

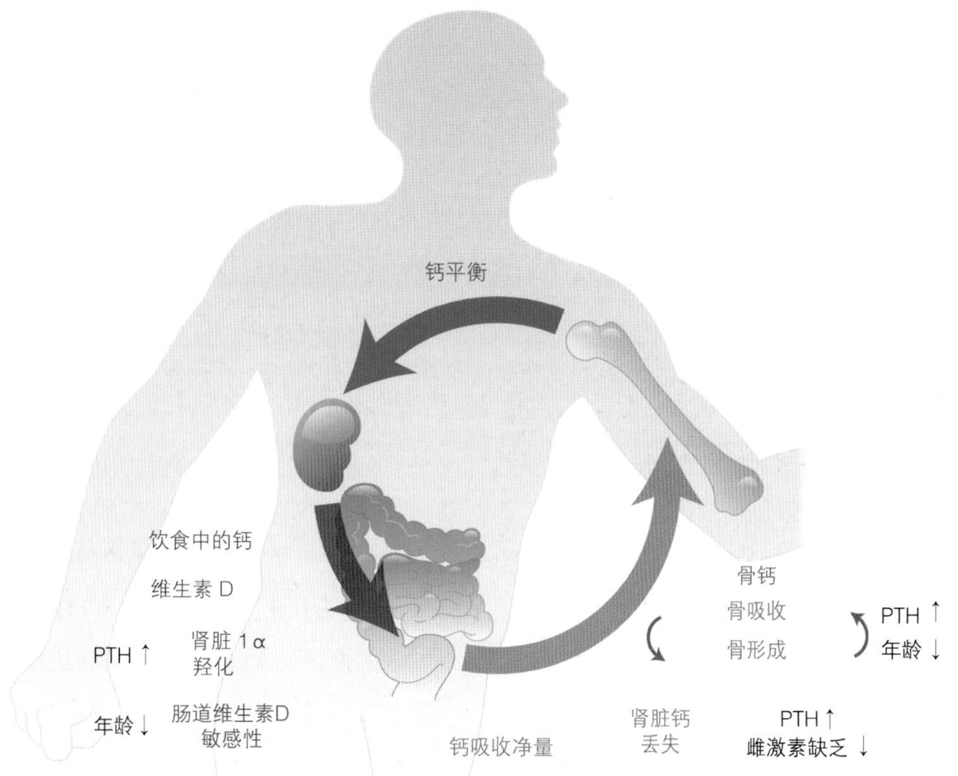

图2-10　钙和骨代谢。钙稳态对许多生理过程具有非常重要的意义。血清钙离子浓度的稳态依赖于甲状旁腺激素（parathyroid hormone, PTH）、维生素D和降钙素之间复杂的相互作用。图中反映了从饮食、骨中钙摄入和胃肠道、尿液中钙排泄是如何维持稳态的。维生素D参与钙的吸收，而PTH促进骨中钙的释放，减少肾脏排泄，促进维生素D转化为具有生物活性的形式（1,25二羟胆钙化醇）。钙和维生素D摄入减少以及雌激素缺乏可能会导致钙缺乏。

骨稳态

愈合

在大多数情况下，创伤愈合后的组织通常在形态、功能上都与原组织有所不同。这种类型的愈合被称为修复。另外，再生描述的是形态学和功能上都完全复原的愈合过程。根据创伤的性质，骨组织的愈合包括修复（repair）和再生（regenerative）两大过程。

修复

反复应力或是单次的击打创伤造成的骨损伤，一般都表现为骨折。当骨受到创伤后，为了有利于修复，复杂、多阶段的愈合过程马上启动。受各种生长因子、炎症因子和信号分子的调控，组织和细胞增殖生长。虽然这是一个连续的过程，但骨修复可以大致分为3个阶段：炎症阶段、修复阶段和改建阶段（Hadjidakis & Androulakis 2006）。

炎症阶段在创伤后马上开始，持续约2周（Fazzalari 2011）。修复过程的第一步是血凝块的形成。受损细胞释放炎症因子，募集炎症细胞进入受损区域，巨噬细胞吞噬受损组织和细胞。破骨细胞开始吸收受损骨组织，使矿化成分得到再利用。此外，骨髓和间充质的细胞被募集到受伤区域，分化为成骨细胞和成软骨细胞。在这个时期，RANKL与OPG的比值降低。

修复阶段的特征是形成一个柔软的骨痂，新的骨基质和软骨支架开始在此形成。骨痂是成骨细胞和成软骨细胞产生的蛋白支架，它将逐渐矿化形成为坚硬的骨痂。坚硬的骨痂由未成熟的编织骨组成。软骨和骨膜编织骨的形成最开始由白细胞介素-6（interleukin 6, IL-6）、OPG、血管内皮生长因子（vascular endothelial growth factor, VEGF）和BMP介导（Fazzalari 2011）。骨折后6～12周的时间内，骨痂由软到硬。

在修复的最后阶段，即改建阶段，骨基质和软骨被重塑为成熟骨。编织骨最终在成骨细胞-破骨细胞协同作用下转化为成熟板层骨。足量的维生素D和钙在骨修复的过程中非常重要，它们的含量水平在某种意义上决定了修复的速度。骨改建的时间不定，与个体骨代谢水平相关，但通常都需要数月。

再生

理想的骨愈合应该使新生的组织能够保持原来的结构和功能，这与修复不同，修复只是用不成熟的组织替代缺失的组织，而不能完全恢复性状或功能。

骨骼接受长时间的机械应力负载或其他刺激因素后，会慢慢出现局部微骨折等损伤。为了避免更大的损伤，骨骼会开始自发性重塑过程、再生或自我更新。每个个体骨转换率都不同，但平均率是10%（McCauley & Nohutcu 2002）。

骨组织再生的基本单位是骨多细胞单位（BMU），包括骨的形成和吸收（Sims & Gooi 2008）（图2-11）。在这个过程中，首先是破骨细胞的骨吸收作用，维持3～4周，同时还有生物学信号促进成骨细胞募集到该区域。接着成骨细胞在3～4个月的时间内形成新骨，在旧骨吸收和新骨形成之间有一个静止期，被称为逆转阶段。骨小梁的骨转换程度比皮质骨更高（McCauley & Nohutcu 2002）。在一个啮齿动物牙槽骨愈合模型中，这个过程发生得更快，以上细胞和分子参与的事件发生时，已经有再生新骨开始成熟（图2-12和图2-13）（Lin et al. 2011）。

骨再生是一个正常生理过程，但在某些情况下需要更快地形成新骨，或者弥补病理性疾病造成的骨缺损。临床上促进骨再生的治疗策略包括不同来源的骨移植材料、用于阻隔上皮的屏障膜、骨吸收抑制剂、促合成代谢制剂以及促进成骨细胞分化和增殖的生长因子等（Giannobile et al. 2019）。

当骨转换出现异常，骨稳态失调，会导致骨密度（bone mineral density, BMD）增加或减少，或骨坏死，随之而来的还有骨强度的降低。许多病理情况都能影响骨稳态，包括癌症、绝经、药物、基因、营养缺乏和感染等。有些病因，如维

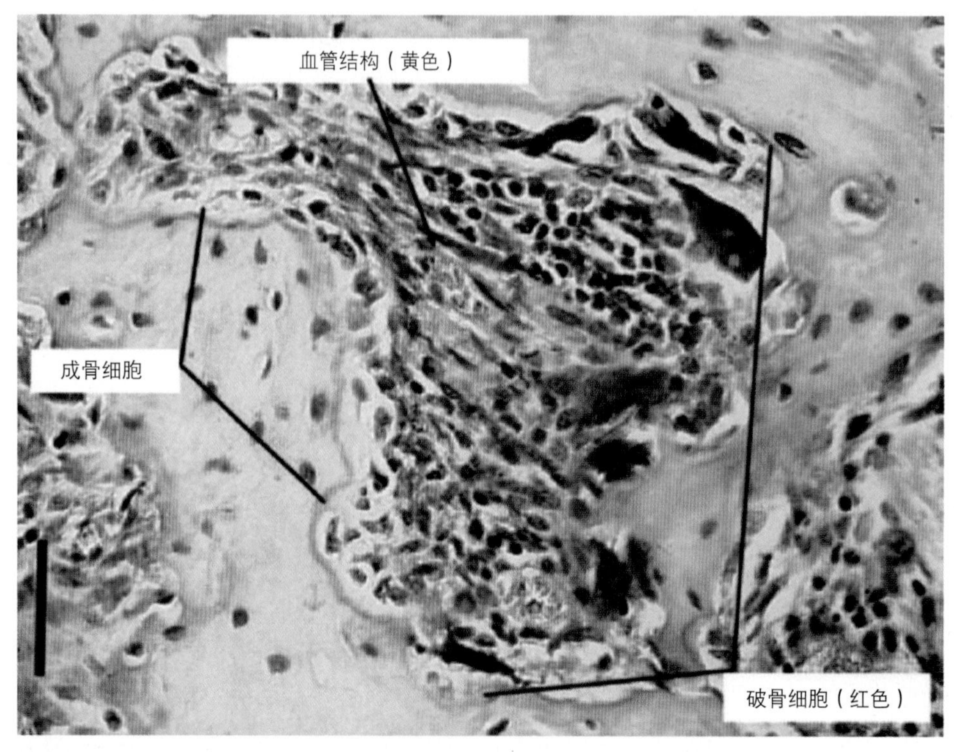

图2-11　骨多细胞单位（bone multicellular unit, BMU）。骨重建发生在局部成骨细胞和破骨细胞形成的多细胞单位；每个单位都分为破骨细胞吸收前沿，后方为成骨细胞，为破骨细胞吸收的区域形成新骨。红染（酒石酸酸性磷酸酶）部分为吸收前沿。请注意该区域内多核破骨细胞的数量增多。

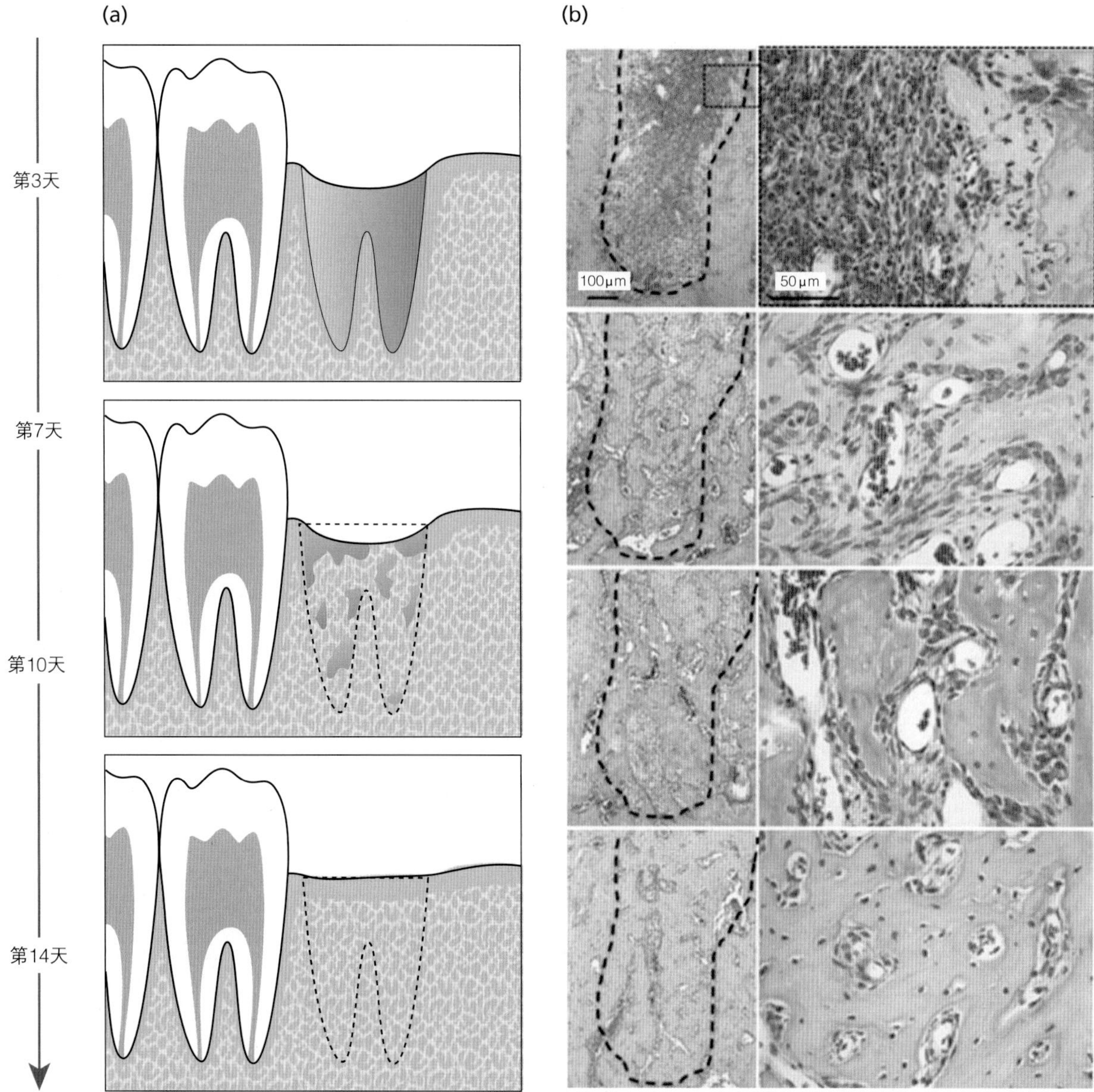

图2-12　牙槽窝的愈合过程。（a）啮齿动物拔牙模型。最初14天内愈合的顺序。（b）HE染色示拔牙位点愈合过程。愈合区域（黑色虚线）右边的组织切片清晰地显示了牙槽突内骨的再生过程。请注意第3天时可见明显的血凝块。在第7天，缺损区域的细胞密度变高。在第10天，缺损区域似乎被一个致密的间充质组织充满。最后，第14天时，可见新生骨已经与原有牙槽窝融为整体（译者注：无明显界限）。

生素D缺乏，是容易治疗的，而如基因突变等只能从症状治疗。骨稳态的改变能导致很多症状，包括骨折概率增加、骨痛和增加其他一些骨骼畸形的发病率甚至是死亡率。下面将对一些常见的疾病做简单回顾。

（骨代谢）紊乱

骨质疏松

骨质疏松是一种常见的疾病，主要表现为骨宏观和微观结构的改变（图2-14）。这种系统疾病有多种病因，包括绝经期后、年龄增长、糖皮质激素诱导、癌症引发、雄激素阻断和芳香化酶抑制剂等（Kanis 2002），都能导致骨强度降低、骨折风险增加及发病率和死亡率升高。

绝经期后骨质疏松是骨质疏松最常见的类型，主要是由绝经期后性激素分泌减少所致。通常表现为骨小梁和皮质骨骨密度快速降低，而皮质骨骨密度减少程度小于骨小梁（Kanis 2002）。

通过比较患者的BMD和相同性别20～29岁

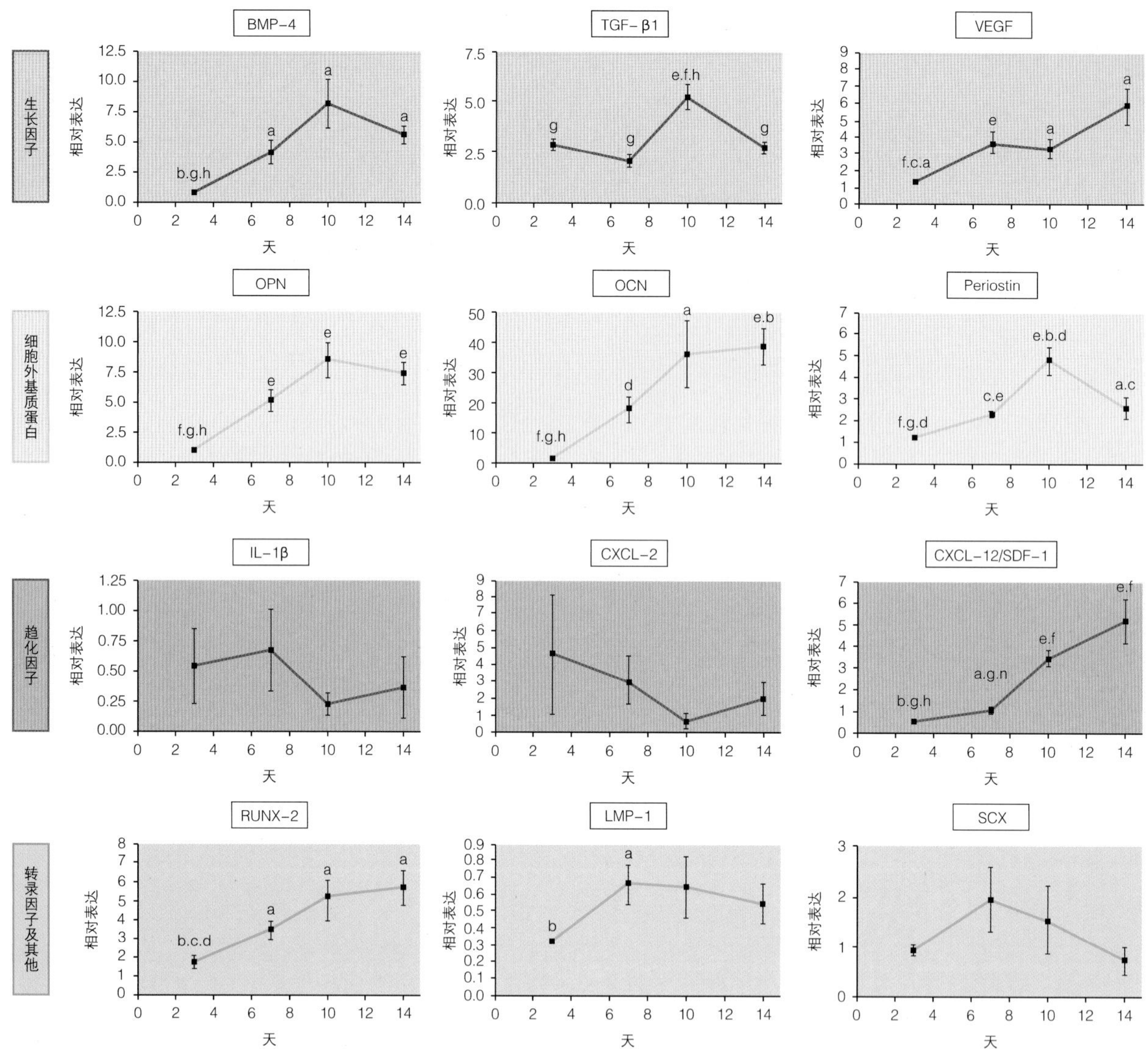

图2-13 拔牙愈合区域的基因表达模式。激光捕获显微切割技术将与创面愈合有关的基因分为以下3类：生长因子/趋化因子、细胞外基质（ECM）蛋白和转录因子（TF）。有3种基因表达模式较为特别：（1）随着愈合过程表达缓慢增加的基因：生长因子（BMP-4、BMP-7、Wnt10b、VEGF）、转录因子（RUNX-2）和矿化相关细胞外基质蛋白（OPN和OCN）。然而，CXCL-12（SDF-1）在拔牙后牙槽窝的愈合过程中逐渐增加。生长因子（TGF-β1）在愈合中期（10天）增加，随后减少，骨膜蛋白（POSTN）、TGF-β1的目的基因，也具有同样的表达模式。（2）在早期高度表达，而在后期下调的基因。如IL-1β、CXCL-2和CXCL-5，虽然由于动物数量的原因数据没有统计学差异性。Wnt5α和Wnt4在愈合过程中似乎也下调了。（3）恒定表达的基因。LIM域矿化蛋白（LMP-1）和肌腱特异性转录因子SCX在此类中。

健康成年人的BMD可以做出诊断。世界卫生组织（WHO）规定BMD低于平均骨密度的2.5SD以上，即T值≤-2.5，可诊断为骨质疏松（WHO 1994; McCauley 2020）。而当骨密度降低程度较轻，-2.5≤T值≤-1.0时，可诊断为骨量减少（图2-15）。

骨硬化病

骨硬化病是一类相关疾病的统称，是由于异常的骨转换导致的BMD升高，在某种意义上，与骨质疏松相反，由常染色体显性或隐性遗传导致。这些患者的BMD升高是由于破骨细胞骨吸收缺陷所致，包括破骨细胞数量增加或减少、分化异常、碳酸酐酶缺乏、褶皱缘形成异常和信号通路异常等（Stark & Savarirayan 2009）。在大多数情况下，破骨细胞在陷窝中形成一个酸性环境进行骨吸收，当此功能受损时，最终会导致骨量相对增加（图2-16）。

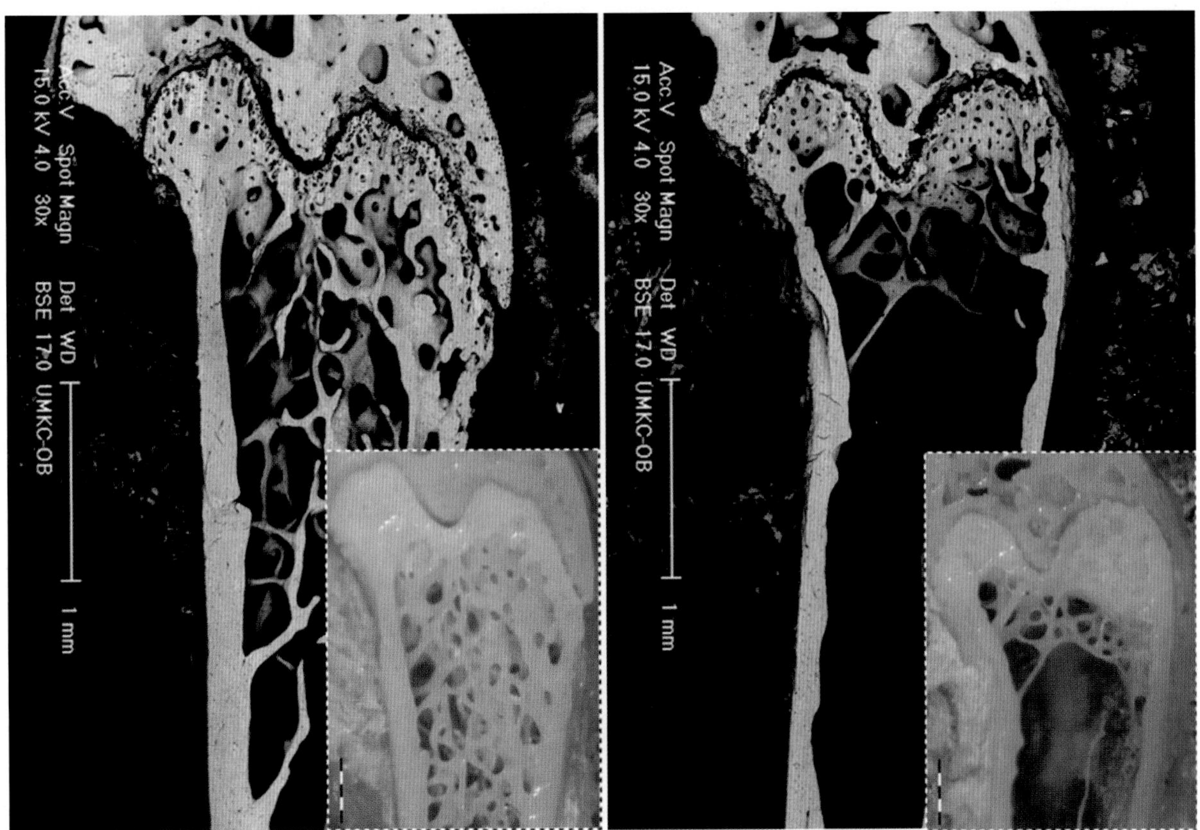

图2-14　骨质疏松。在骨质疏松中可以观察到皮质骨厚度降低，骨小梁数量和交通减少。随着病变的进展，骨的内部结构会受到更严重的破坏，骨的抗压能力明显降低。

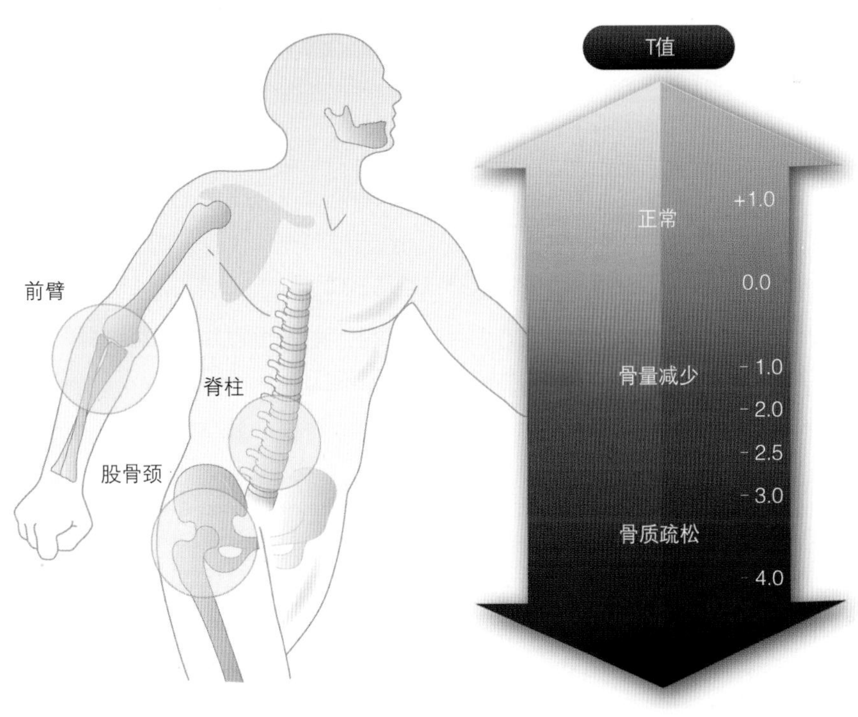

$$\text{T值} = \frac{\text{测得BMD值-年轻成人平均BMD}}{\text{年轻成人SD}}$$

图2-15　骨密度（bone mineral density, BMD）。双能X线吸收法（dual-energy X-ray absorptiometry, DEXA）被认为是测量BMD的最佳方法。测量BMD通常选择脊柱、股骨颈和前臂。WHO根据T值来诊断是否为骨质疏松。T值是指高于或低于与患者性别相同的30岁健康成年人的平均BMD值的标准差。

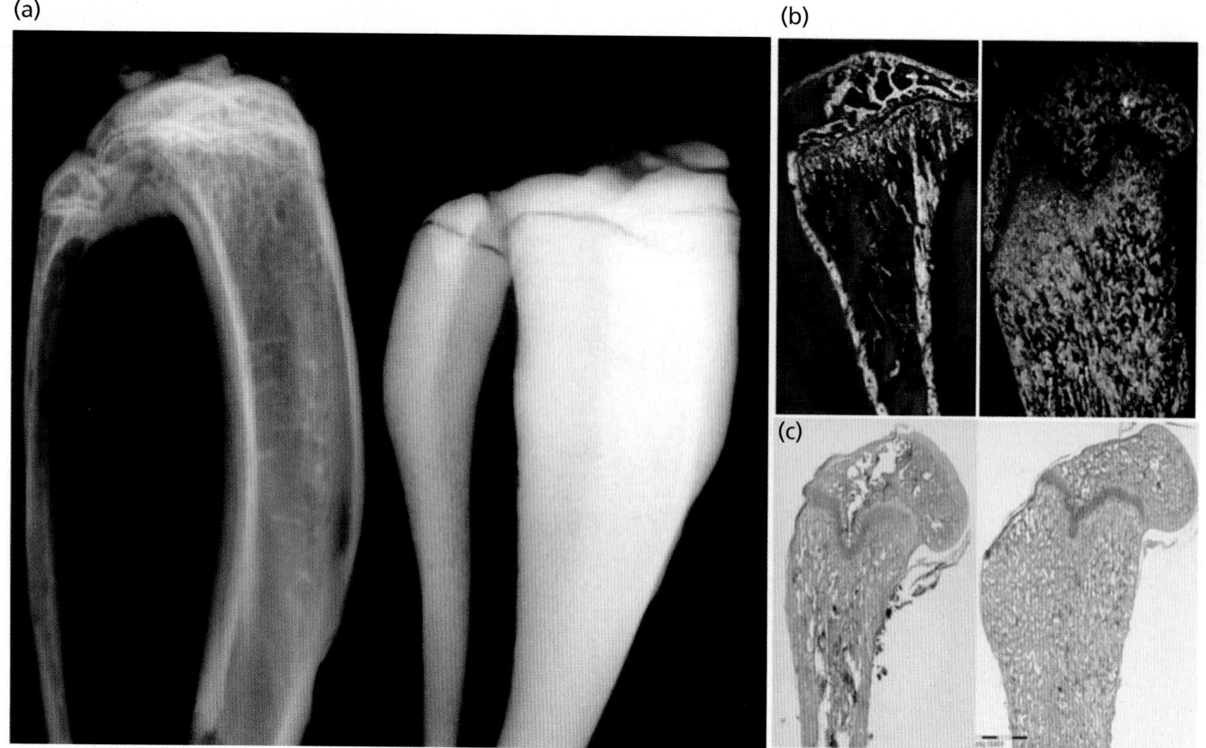

图2-16　骨硬化病。骨硬化病的常见症状为骨密度增加，矿化骨基质沉积增多。（a）骨髓腔闭塞。（b）反向散射SEM。（c）番红O染色。

骨软化病

维生素D对于机体钙、磷代谢非常重要，这两种无机元素是骨形成的关键元素（Holick 2007）。维生素D缺乏，或无法吸收很常见，特别是北方，因为维生素D主要通过日光照射和饮食获取。其他导致维生素D缺乏的原因包括良性肿瘤和肝脏疾病等。

当维生素D缺乏时，骨的矿化功能受损，导致骨质软化。当发生在儿童时，被称为佝偻病。骨软化病的关键特征是骨胶原基质和类骨质结构正常，但缺乏正常的矿化，导致骨质变软（Russell 2010）。骨软化病与骨质疏松的不同之处在于骨软化病在骨的生长过程中骨的结构即已改变，而骨质疏松是降低已形成骨的强度（图2-17）。

此病的严重程度各不相同，既有无症状表现，也存在幼儿时期即导致死亡的病例。虽然骨密度增加，但新生骨质量较差，骨折概率增加，可引起神经疾病和身材矮小。骨软化病的治疗策略为通过饮食添加和消除病因的方法，逆转维生素D缺乏的现状。在情况严重时，可以通过骨髓移植早期干预。维生素D缺乏也与牙周手术后再生效果差有关（Bashutski et al. 2011）。

骨坏死

当因血供不足引起局部骨缺血时间过长，可导致细胞死亡。来自造血细胞系的细胞对缺血更敏感，在缺乏血供的情况下通常存活少于12小时（Steinberg 1991）。负责骨矿化和骨改建的细胞（成骨细胞、破骨细胞和骨细胞）对缺氧敏感性不高，但在缺氧48小时后也会引起细胞死亡。如果血供快速恢复，缺血部位会开始愈合过程。但一段时间后，损伤的骨会坏死，需要部分或全部切除后实施骨重建术。

骨坏死有多种病因，包括辐射、使用双膦酸盐和类固醇药物、高血压等，在某些情况下关节炎和狼疮也能导致骨坏死。双膦酸盐类药物相关性颌骨坏死（bisphosphonate-related osteonecrosis of the jaw, ONJ）在口腔领域得到越来越多关注。ONJ的定义是被医务人员发现后，裸露的骨在8

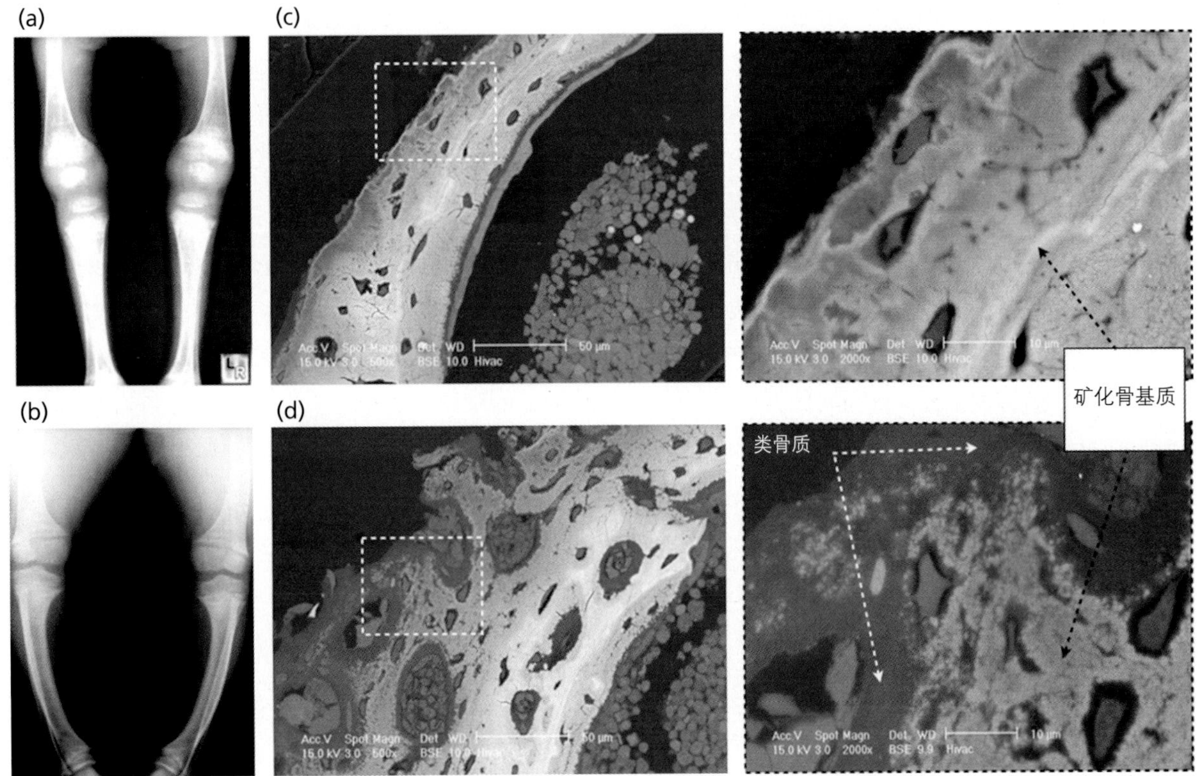

图2–17　骨软化病。（a，c）正常的基质矿化和成熟。（b，d）骨软化病中存在大量矿化不足区域，类骨质/不成熟骨基质沉积增加。

周内不愈合（Khosla et al. 2008）。之前进行过颌面部放疗的患者不应诊断为ONJ。口服使用双膦酸盐风险较低，为0.01%～0.04%，而静脉用药的患者患ONJ的风险较高，为0.8%～12%（Vescovi & Nammour 2011）。这可能是与静脉使用药物剂量更高和疾病更严重有关。口服双膦酸盐一般用于治疗骨质疏松，而静脉注射双膦酸盐用于治疗Paget病、多发性骨髓瘤等疾病。

骨髓炎

骨髓炎是骨的炎症性疾病，可根据感染来源、预后、解剖条件、宿主因素和临床表现进行分类（Calhoun & Manring 2005）。开放性骨折、手术、糖尿病、外周血管疾病等都能增加骨髓炎的风险。血源性骨髓炎在儿童患者中比较常见。

细菌分离培养加上影像学表现可以做出骨髓炎的确切诊断，但是也有例外情况。治疗措施包括抗生素治疗、引流、清创和其他适宜的外科方法，如骨固定、皮肤移植等（Conterno & da Silva Filho 2009）。

成骨不全症

成骨不全症（osteogenesis imperfecta, OI）是一类由基因引起的、胶原形成不全导致成骨质量降低的疾病。骨折、骨脆弱和骨量减少是这类疾病的常见特征。OI比较少见，在出生人口中的比率为1：10000。常染色体显性遗传和隐性遗传都有，但显性遗传更为常见（Michou & Brown 2011）。

OI的临床表现与其他骨代谢异常疾病类似，如骨折、骨畸形和关节松弛。此外，OI特有的症状还包括听力丧失、血管脆性增加、蓝巩膜和牙本质发育不全。常染色体显性遗传的病因为Ⅰ型胶原缺陷，包括胶原和非胶原蛋白间相互作用受损、基质减少、细胞间或细胞与基质间相互作用受损和组织矿化不良（Forlino et al. 2011）。而在常染色体隐性遗传中，胶原脯氨酰羟化复合体3个成分的任一缺失都能导致Ⅰ型前胶原接受翻译后修饰或折叠的能力降低。本疾病的严重程度以及临床特征个体差异较大。

OI的治疗方案有多种，包括：（1）手术治疗；（2）耳鼻喉、口腔和呼吸科的多学科治疗；（3）使用双膦酸盐、重组人生长激素等药物进行治疗。

其他疾病

一些其他疾病也能影响骨稳态，如原发性和继发性甲状旁腺功能亢进、Paget病和纤维结构不良。

甲状旁腺功能亢进是PTH过量产生的疾病，PTH促进钙和磷从骨中解离，导致血清中钙含量增加（Unnanuntana et al. 2011）。原发性甲状旁腺功能亢进通常由甲状旁腺腺瘤引起，而继发性甲状旁腺功能亢进通常因为血清钙水平过低导致PTH过度产生所致。甲状旁腺功能亢进一般没有症状，都在常规摄片检查中发现。临床表现与佝偻病十分类似。治疗措施包括查明并去除病因。

Paget病患者的骨代谢要比正常人群明显加快，骨形成的速度快于吸收的速度（Noor & Shoback 2000）。因此骨形成过度，可影响一块骨或多块骨。骨盆骨最常受侵犯。虽然骨形成增加，但这些骨强度低，易畸形。这是由于骨内胶原纤维形成异常。双膦酸盐治疗虽然能够降低骨代谢速度，但可能导致ONJ风险增高。0.01%～0.04%使用双膦酸盐治疗Paget病的患者发生了ONJ（Vescovi & Nammour 2011）。

纤维结构不良可影响多块骨，但在60%病例里，只有一块骨受到了影响（Michou & Brown 2011）。通常发生在儿童时期。纤维结构不良的病变发生在骨髓腔中，向皮质骨延伸，由透明软骨、不成熟编织骨、成骨祖细胞组成。主要临床症状包括骨折和骨痛。值得注意的是，此病还具有其他颌面部症状，如颌面部骨畸形、眼球突出和牙齿发育异常。

结论

骨组织的高度活跃性和相关结构是支持包括颌面部骨在内的骨骼系统功能的重要原因。本章概述了骨发育过程的高度复杂性和协调性，以及在健康和疾病中的稳态。

致谢

笔者感谢Hector Rios博士和Jill Bashutski先生对于上一版本章内容的帮助。我们感谢Chris Jung先生对于插图的帮助。

第3章

无牙区牙槽嵴

The Edentulous Ridge

Maurício Araújo[1], Jan Lindhe[2]

[1] Department of Dentistry, State University of Maringá, Maringá, Paraná, Brazil
[2] Department of Periodontology, Institute of Odontology, The Sahlgrenska Academy at University of Gothenburg, Gothenburg, Sweden

临床考量

牙槽突从上颌骨、下颌骨的基部延伸而来，在上颌骨的颊侧和下颌骨的舌侧之间形成一个分界（Pietrokovski et al. 2007）。牙槽突的形成与牙齿的发育和萌出相协调，当牙齿缺失后逐渐萎缩。也就是说，牙槽突的形成和保存有赖于牙齿的存在。此外，牙槽突的形态特点也与牙齿的大小和形状、牙齿萌出的过程、萌出的倾斜角度有关。因此，相对于短而宽的牙齿，长而窄的牙齿的牙槽骨似乎更脆弱，特别是在前牙区，颊侧骨板薄，甚至出现骨开窗（图3–1）。

牙齿连同周围的牙周组织——根面牙骨质、牙周膜、束状骨，组成了一个功能单元（图3–2）。因此，咀嚼时的作用力通过牙齿的冠部、根部和牙周组织传导到牙槽突的负载硬组织上，从而使力量得到分散。

牙齿的缺失和牙槽窝功能的缺失、改变会导致无牙区牙槽嵴的一系列适应性改变。研究显示，多颗牙拔除并进行可摘义齿修复后，牙槽嵴的高度、宽度都会明显减少（图3–3和图3–4）。Bergman和Carlsson在1985年进行了一项长期研究，他们记录了42名佩戴全口义齿患者的牙槽嵴的尺寸变化。在头部固定器的帮助下对患者进行头影测量，在拔牙后2天、5年和21年分别记录无牙上下颌的尺寸（图3–5）。结果显示，在此实验观察期内，牙槽嵴绝大多数硬组织都不复存在。但骨吸收的程度和剩余骨量在患者之间存在较大差异（Tallgren 1957, 1966; Atwood 1962, 1963; Johnson 1963, 1969; Carlsson et al. 1967）。

单颗牙拔除后，该位点的牙槽嵴体积也会明显减少（图3–6）。这项研究由Pietrokovski和Massler（1967）进行和发表。学者通过分析149个单颗牙缺失的牙科铸造模型（72个上颌，77个下颌），使用轮廓笔和图像技术记录失牙位点和对侧正常位点颊侧、舌/腭侧的外轮廓。表3–1显示了他们的实验结果。

结果表明，单颗牙缺失后大量组织（包括硬组织和软组织）被吸收，在所有分组中，颊侧牙槽嵴吸收的量是舌/腭侧的2倍。不同组之间吸收量的绝对值差异很大。这个组织模型的结果表明，失牙位点的中心向牙槽嵴的舌/腭侧转移。Schropp（2003）等的研究也支持Pietrokovski和Massler（1967）的实验结果。他们研究了单颗前磨牙或磨牙拔除12个月后骨组织和软组织的体积变化。牙拔除后即刻以及术后3个月、6个月、12

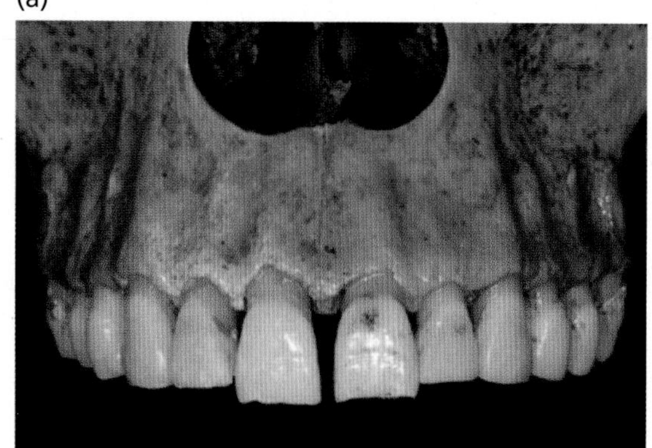

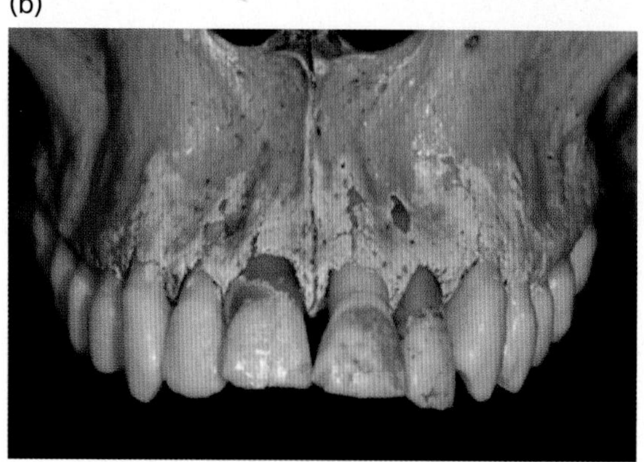

图3-1 成年人上颌骨颊侧面图显示了颊侧骨板厚（a）和薄（b）的两种生物型。

个月进行临床和铸造模型检测。结果表明，术后3个月颊-舌/腭体积减小了约30%，12个月后，失牙位点的宽度相比原来减少了至少50%。此外，颊侧骨板的高度降低，12个月后颊侧高点位于舌/腭侧高点的根方1.2mm。

Misawa等（2016）研究了上颌切牙和前磨牙拔除后牙槽突的硬组织改变。学者将完全愈合的拔牙位点（>1年）与对侧未拔牙位点的CBCT图像进行比较，结果显示牙拔除后牙槽骨所有的参数均显著减少，表现为：（1）横截面面积从99mm^{2}降为65mm^2；（2）高度从11.5mm降为9.5mm；（3）宽度从9mm降低至3mm（冠方1/3），9mm降至5mm（中部），9mm降至6mm（根方）。

Pietrokovski和Massler（1967）及Schropp（2003）的研究结果证实，如果拔牙前牙槽嵴的水平宽度为12mm，那么拔牙12个月后，该失牙位点的宽度将只有6mm。在这12个月的时间内，

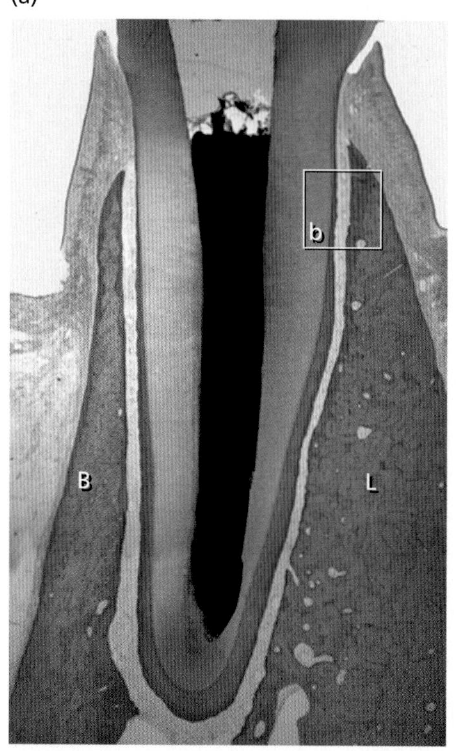

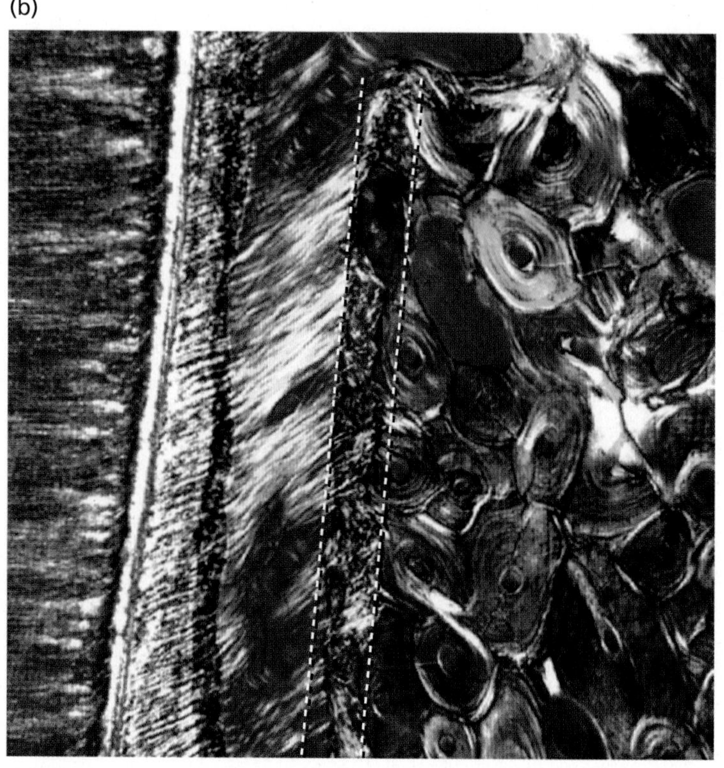

图3-2 牙槽突的颊舌向组织切片。（a）牙齿以及周围的牙周组织（牙骨质、牙周膜、固有牙槽骨）。（b）高倍镜下的牙周组织。图中可见牙本质通过根面牙骨质、牙周膜与牙槽骨相连。牙槽骨的特征是含有环骨板。牙周膜侧的骨（虚线之间）被称为固有牙槽骨或束状骨。B，颊侧；L，舌侧。

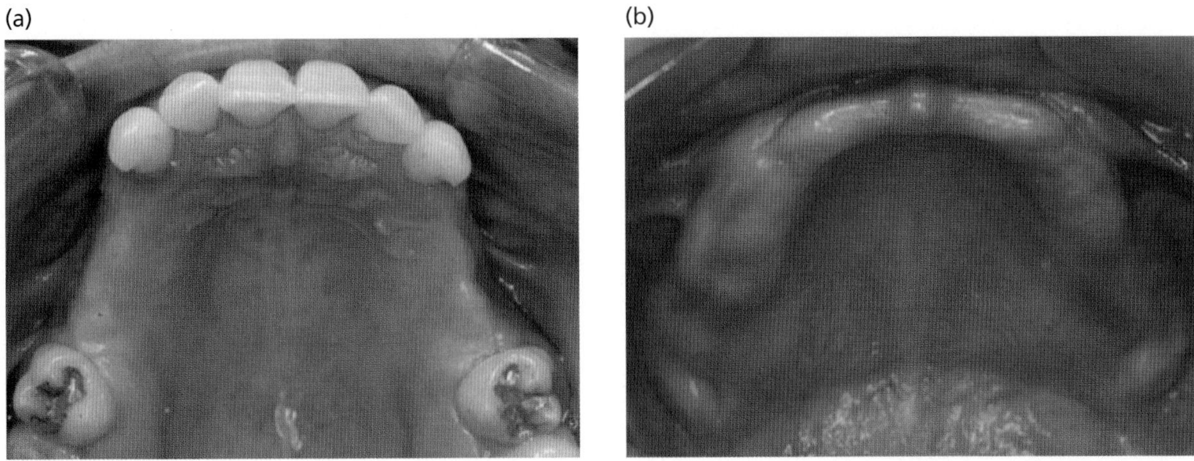

图3–3　（a）口内照示上颌牙列缺损。可见无牙区牙槽嵴顶颊腭向距离较窄。（b）口内照示上颌牙列缺失，可见明显吸收。注意切牙乳头位于牙槽嵴的中央，表明颊侧牙槽嵴完全吸收，同时腭侧也有大量吸收。

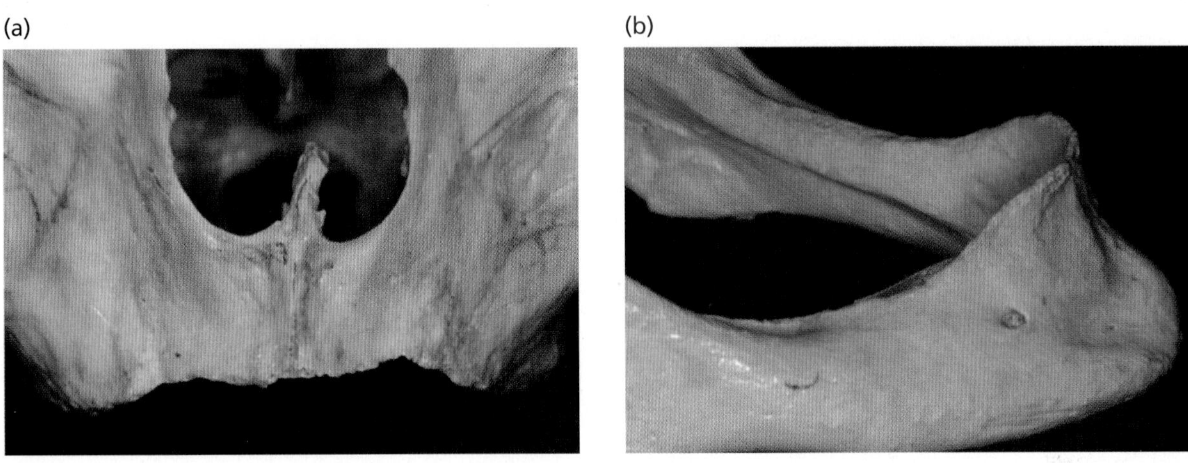

图3–4　无牙颌颊面观。（a）上颌骨。（b）下颌骨。剩余牙槽嵴的颊腭/舌向宽度非常窄。

颊侧组织吸收4mm，舌侧组织吸收2mm。

一项临床研究（Sanz et al. 2010; Tomasi et al. 2010）显示拔牙后颊侧骨板早期（4个月）吸收的程度取决于其原来的骨板厚度，厚度＜1mm的骨板在拔牙后丧失的体积（宽度和高度）比厚度＞1mm的骨板更多。

必须认识到，人类前牙区颊侧骨板厚度通常（＞80%位点）＜1mm（Braut et al. 2011; Januário et al. 2011; Nowzari et al. 2012）。因此，可以推测，前牙区的牙齿缺失会导致明显的牙槽嵴（水平向和垂直向）吸收，进而引起美学问题。

结论：单颗及多颗牙的拔除会引起软硬组织的一系列适应性改变，导致无牙区的软硬组织吸收，颊侧的吸收量比舌/腭侧更为显著。

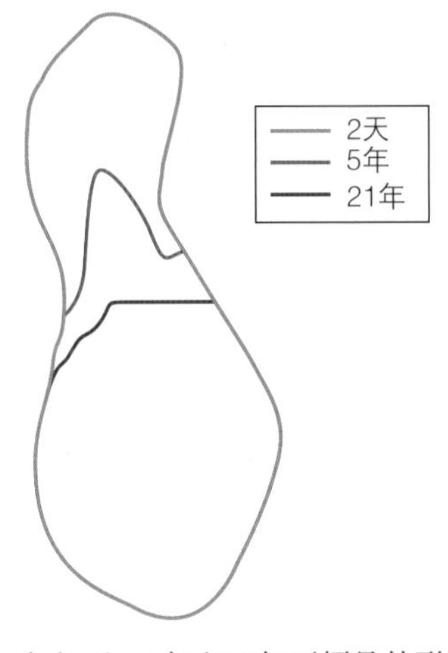

图3–5　拔牙后2天、5年和21年下颌骨外形示意图。（来源：Bergman & Carlsson 1985。经Elsevier许可转载）

(a)

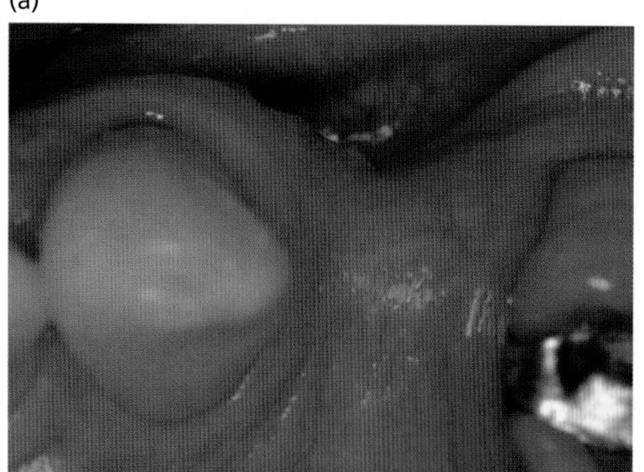

(b)

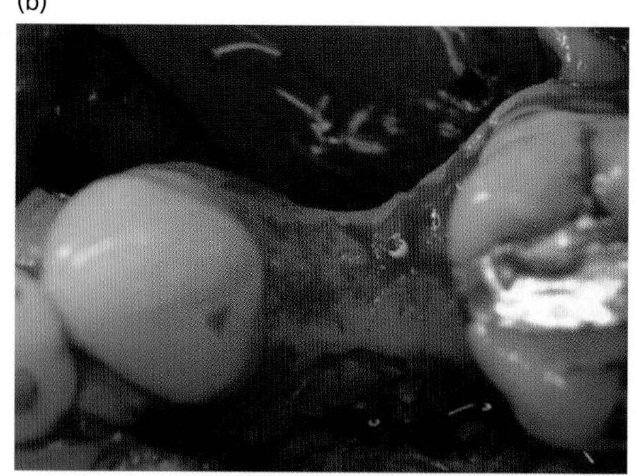

图3-6 口内照示上颌前磨牙区牙槽嵴。在拍摄时此牙已被拔除数年。（a）请注意颊侧牙槽嵴的凹陷。（b）翻瓣后，可见牙槽突颊侧骨严重吸收。

表3-1 不同牙拔除后的平均吸收量[a]

牙位	平均吸收量（mm）		差异
	唇/颊侧	舌/腭侧	
下颌牙齿			
中切牙	2.08	0.91	1.17
侧切牙	3.54	1.41	2.13
尖牙	3.25	1.59	1.66
第一前磨牙	3.45	1.40	2.05
第二前磨牙	3.28	0.75	2.53
第一磨牙	4.69	2.79	1.90
第二磨牙	4.30	3.00	1.30
上颌牙齿			
中切牙	3.03	1.46	1.57
侧切牙	3.47	0.86	2.61
尖牙	3.33	1.91	1.42
第一前磨牙	3.33	2.04	1.29
第二前磨牙	2.58	1.62	0.96
第一磨牙	5.25	3.12	2.13

[a] "虽然绝对吸收量各有差异，但每个被测样本中颊侧的吸收量都高于舌/腭侧。这就导致了无牙区牙槽嵴的中心向舌/腭侧移动，同时也导致上下颌牙弓长度的减少（Pietrokovski & Massler 1967）

我们必须知道，牙齿相关疾病也可能导致牙槽突的改变（如牙周炎或根尖周炎）。此外，创伤（包括不当拔牙操作）也可以引起上下颌牙槽突的损伤。

无牙区剩余牙槽嵴

在Schropp（2003）等的研究结果中，他们通过放射减影技术研究单颗拔牙窝内的骨组织形成情况。使用该技术在拔牙术后即刻以及术后3个月、6个月、12个月对拔牙位点进行影像学检查（图3-7）。结果显示，在最初的几个月中，牙槽嵴顶处有骨吸收（高度）。牙槽窝中骨量的增加主要发生在最初3个月中。在3～6个月中牙槽窝中还有少量骨增加。在6～12个月期间，新形成的骨显著改建，矿化组织的量减少。也就是说，在牙槽窝愈合的后期阶段，其中心可能存在少量矿化组织。

Lindhe等（2012）对人颌骨后牙区段无牙区牙槽嵴的骨组织进行了活检。牙槽嵴的外边缘通常被覆致密的皮质骨，其中央区域有松质骨，松质骨内含板层骨骨小梁和骨髓（图3-8a）。骨髓中的骨小梁形态各异，方向不定。骨髓中主要为脂肪细胞、血管结构和散在的炎症细胞。牙槽嵴的硬组织成分由矿化的骨（约60%）、骨髓（约20%）和纤维组织（15%）组成（图3-8b）。

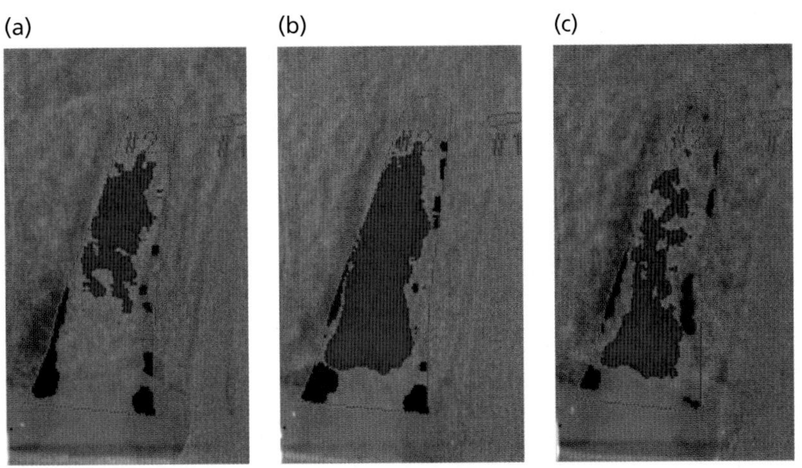

图3-7　拔牙术后3个月（a）、6个月（b）、12个月（c）的数字减影图像。蓝色代表新骨形成区域。在最初6个月中，不断有新骨沉积生成，而在6～12个月之间，新生骨部分被改建。（L. Schropp友情提供）

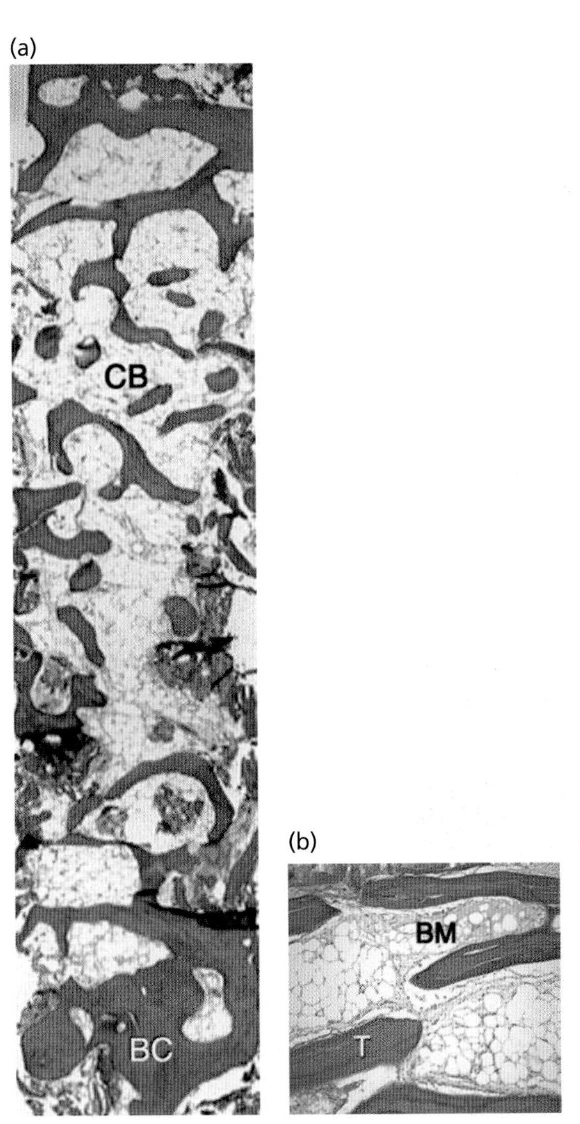

图3-8　男性上颌前磨牙区失牙位点的组织切片。（a）牙槽嵴的边缘部分（BC）被由板层骨组成的皮质骨帽保护，而中央区域包含大量松质骨（cancellous bone, CB）。（b）松质骨的特点是矿化骨小梁（trabeculae, T）包含在骨髓（bone marrow, BM）中。

剩余牙槽嵴的分类

Lekholm和Zarb（1985）根据剩余矿化骨的体积，将无牙区分为5类（图3-9）。在A类和B类中，牙槽嵴中仍存在较多量的骨，而在C类、D类和E类中，仅余留少量硬组织。Lekholm和Zarb（1985）也对无牙区骨的质量进行分类。1

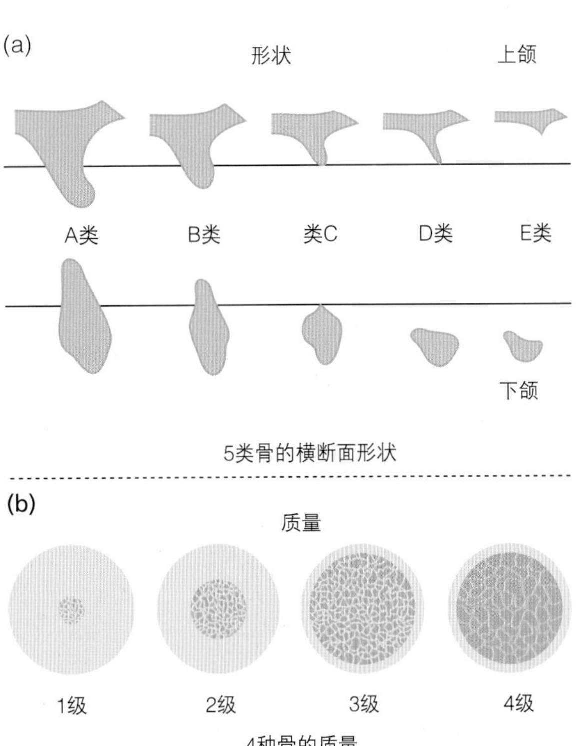

图3-9　剩余牙槽嵴形状（a）和骨质量（b）的分类示意图。（来源：Lekholm & Zarb 1985。经Quintessence许可转载）

级和2级中，皮质骨板较厚，骨髓体积小。而在3级和4级中，皮质骨较薄，松质骨（包括板层骨骨小梁和骨髓）体积大。

牙槽突的形态

牙槽突从上下颌骨的基底部延伸而来并容纳牙根（图3-10a）。基骨的形状和大小（高度和宽度）不一（图3-10a，b），即使是相同个体，不同位点也不相同。颌骨基骨与牙槽突之间没有明显的分界线。

在牙槽突发育过程中，如果牙齿在“正常”位置萌出，那么牙根的颊侧和舌/腭侧都有硬组织存在（图3-10c）。但是，当牙齿唇/颊向萌出时，牙槽突的颊侧骨壁会变薄，甚至有时会消失（骨开裂、骨开窗）（图3-10d）。

牙槽突的外壁——唇/颊侧、边缘和舌/腭侧，都与基骨的外壁相连续。这些骨壁由致密皮质骨组成，中央为骨髓和骨小梁（骨小梁是放射学定义；解剖学被称为海绵状骨；而组织学被称为松质骨）。

牙槽突的皮质骨（骨板）与牙槽窝的内侧骨壁相连，即固有牙槽骨或束状骨（图3-2b）。牙槽突的皮质骨壁（外壁）在牙槽间隔的嵴顶处与

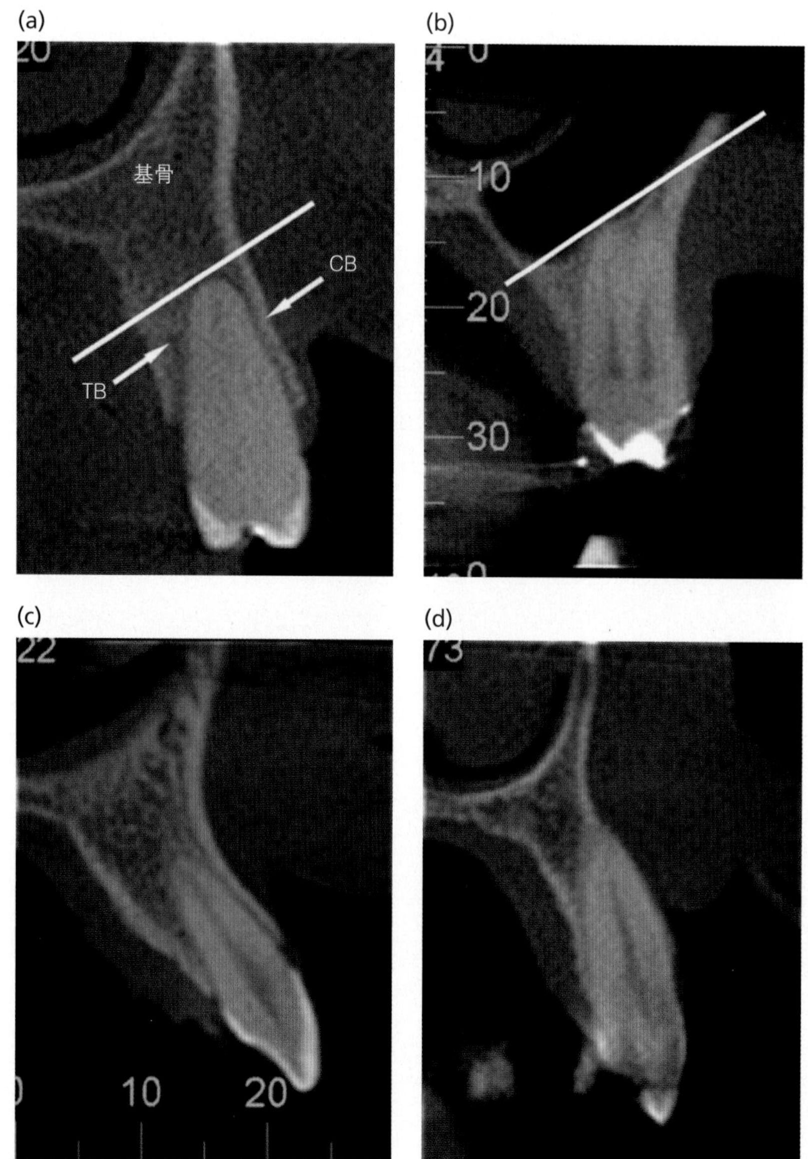

图3-10　（a）上颌前磨牙区的CBCT影像。牙槽突与上颌骨的基底部相连续。（b）上颌前磨牙区的CBCT影像。可见此位点处基骨的尺寸较小。（c）萌出方向正常的上颌前牙的CBCT影像。切牙位于牙槽突内。（d）唇向萌出的尖牙断层图像。牙槽突的唇/颊侧骨壁较薄甚至部分缺失。CB，皮质骨板；TB，骨小梁。

固有牙槽骨相接。在牙周组织健康的位点，牙槽嵴顶位于釉牙骨质界根方1～2mm。

在牙列的某些部位，如下颌联合区，牙槽突的骨小梁结构可能缺如。

从牙槽突到无牙区牙槽嵴

单颗牙拔除后，牙槽突的变化可以分为两种相互联系的过程，即牙槽突内部过程和牙槽突外部过程。

（拔牙后）牙槽突内部（牙槽窝）的组织改建过程

Amler（1969）和Evian（1982）等研究了人拔牙窝的愈合过程。虽然Amler采用的活检方法只研究了空牙槽窝边缘部分的愈合过程，但其结果很有意义，得到广泛应用。

Amler的结果表明，牙槽窝内血凝块的形成是拔牙后最初24小时内的主要特点。2～3天后，血凝块逐渐被肉芽组织替代。4～5天后软组织边缘的上皮开始增殖，覆盖肉芽组织。拔牙后1周，牙槽窝内有肉芽组织和新生结缔组织，并且在牙槽窝底部有类骨质形成。3周后，牙槽窝内含结缔组织，并且类骨质中有矿化的迹象。随后上皮覆盖了创面。6周后，牙槽窝内有显著的骨形成，可见新生骨的骨小梁。

Amler的这项研究持续时间较短，因此只能观察到发生在牙槽窝边缘的变化。他的实验结果也不包括后期非常重要的新生组织改建阶段。因此，实验结果未记录拔牙位点完全愈合后的组织构成。

在一项更长期的研究中，Trombelli等（2008）运用活检的方法，进行了为期6个月的人类牙槽窝愈合研究。他们的结果与Amler大致相同，在愈合早期阶段，牙槽窝中充满肉芽组织，随后被临时结缔组织和编织骨替代。愈合后期的活检结果可以观察到，编织骨被板层骨和骨髓替代的过程（即改建阶段），非常缓慢，个体差异很大。在6个月后，只有一小部分样本的活检结果显示编织骨已被骨髓和板层骨中的骨小梁替代。因此可以推测，拔牙后的组织愈合是一个非常迅速的过程，而随后的改建过程非常缓慢，可能需要数年才能完成。

本章将使用以犬为模型的实验结果（Cardaropoli et al. 2003, Araújo & Lindhe 2005）来详细描述牙槽窝愈合的不同阶段，包括组织形成和改建过程。必须要注意，相对人类来说，动物模型的拔牙窝愈合过程都比较快。因此，在大部分情况下，动物模型拔牙窝在2～3个月后可完全愈合（充满松质骨）。

模型

翻开颊侧和舌侧全厚瓣，拔除下颌前磨牙远中根（图3-11a）。黏膜瓣冠向复位，为新鲜拔牙创提供软组织覆盖（图3-11b）。在不同的时间间隔（1天至6个月）采集活检标本，观察愈合情况（图3-11c）。

拔牙创愈合的一般模式

图3-12显示了一个新鲜拔牙窝的近远中向切片。牙槽窝壁与邻近牙的固有牙槽骨相连续。牙槽间隔由松质骨组成，包括板层骨骨小梁和骨髓。

空牙槽窝首先被血液充满，形成血凝块（图3-13a）。炎症细胞（多形核中性粒细胞和单核细胞/巨噬细胞）迁移至血凝块，开始吞噬坏死组织成分，创面清理过程开始（图3-13b）。新生血管和间充质细胞（来自离断的牙周膜）进入血凝块，形成肉芽组织。肉芽组织逐渐被新生结缔组织替代（图3-13c），随后不成熟骨（编织骨）开始沉积（图3-13d）。牙槽窝的硬组织壁（固有牙槽窝或束状骨）逐渐被吸收，牙槽窝被不成熟编织骨充满（图3-13e），愈合过程的初始阶段（组织形成）现在已经完成。接下来，牙槽窝中的编织骨将逐渐被改建为板层骨和骨髓（图3-13f～h）。

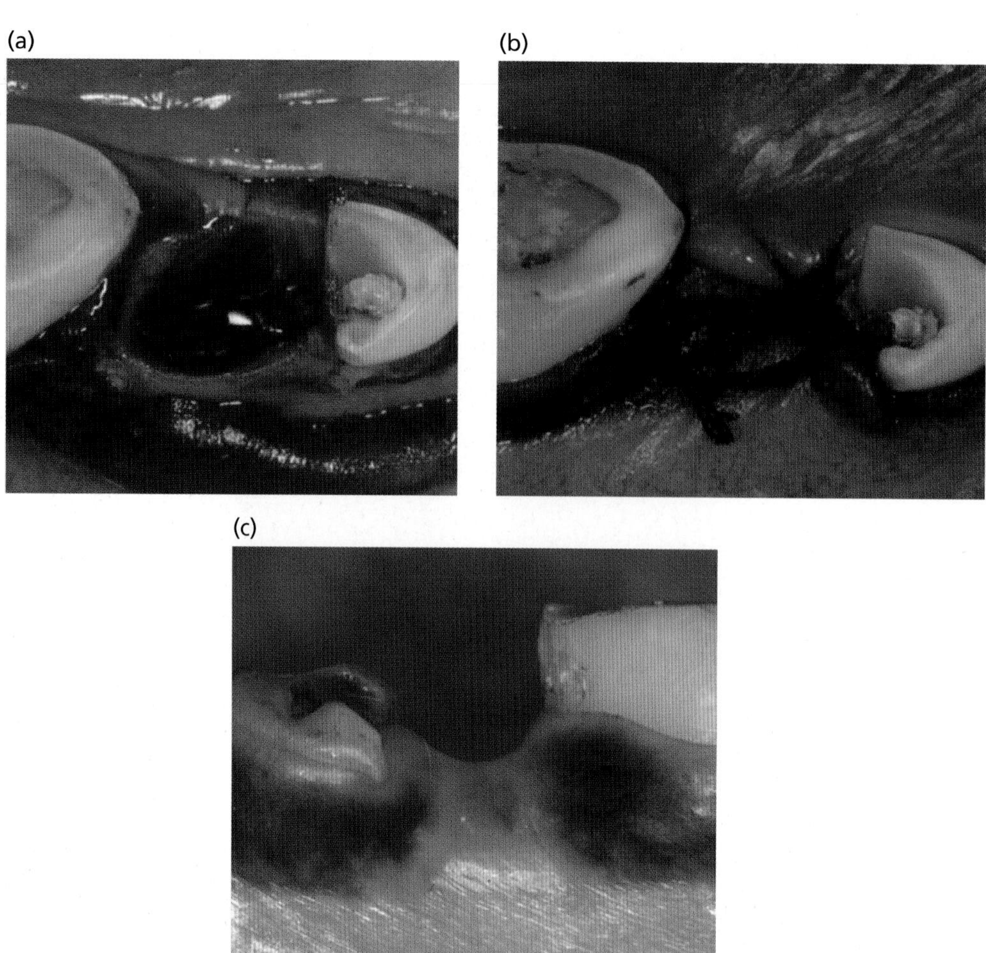

图3–11　（a）下颌第四前磨牙远中根被拔除（犬模型）。（b）黏膜，全厚瓣复位，缝合，关闭拔牙创。（c）6个月之后的图像，注意牙槽嵴顶区域的鞍状外形（组织丧失）。

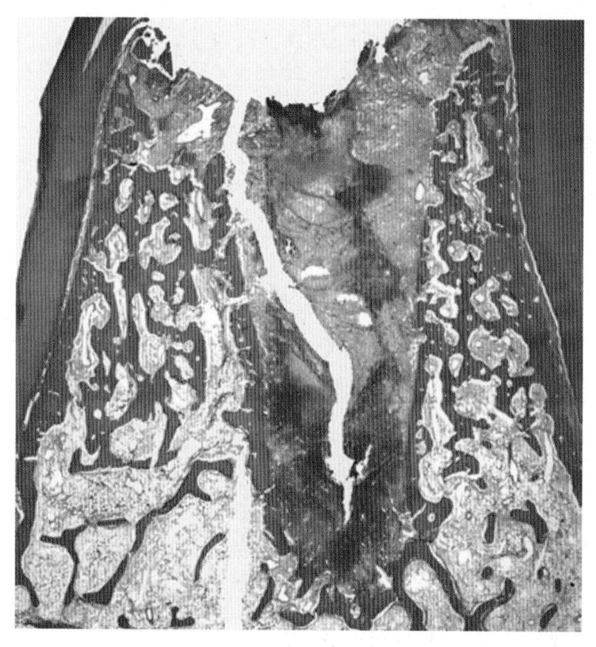

图3–12　新鲜拔牙窝的近远中向组织切片。注意到空牙槽窝的牙槽窝壁与邻近牙的固有牙槽骨相连续。牙槽间隔由松质骨组成，包括板层骨骨小梁和骨髓。

拔牙创愈合过程中的重要阶段

血凝块形成

牙拔除后，断裂血管中的血液立即充满拔牙窝。来自血管和损伤细胞的蛋白启动凝血级联反应（图3–14）。血小板聚集，与纤维蛋白网相互作用，形成血凝块，有效堵塞断裂的血管，出血停止。血凝块能够引导细胞的活动，并且含有对后续愈合过程非常重要的物质。这样，血凝块中的一些物质（如生长因子），能够：（1）影响间充质细胞；（2）增强炎症细胞的活性。这类物质将诱导和促进不同细胞迁移至牙槽窝，同样也能促进这些细胞的分化、增殖以及合成活性。

虽然血凝块在愈合的早期阶段至关重要，但为了让新组织形成，血凝块也必须被替代。拔牙后数天内，纤溶过程开始启动，血凝块随之开始崩解（图3–15）。

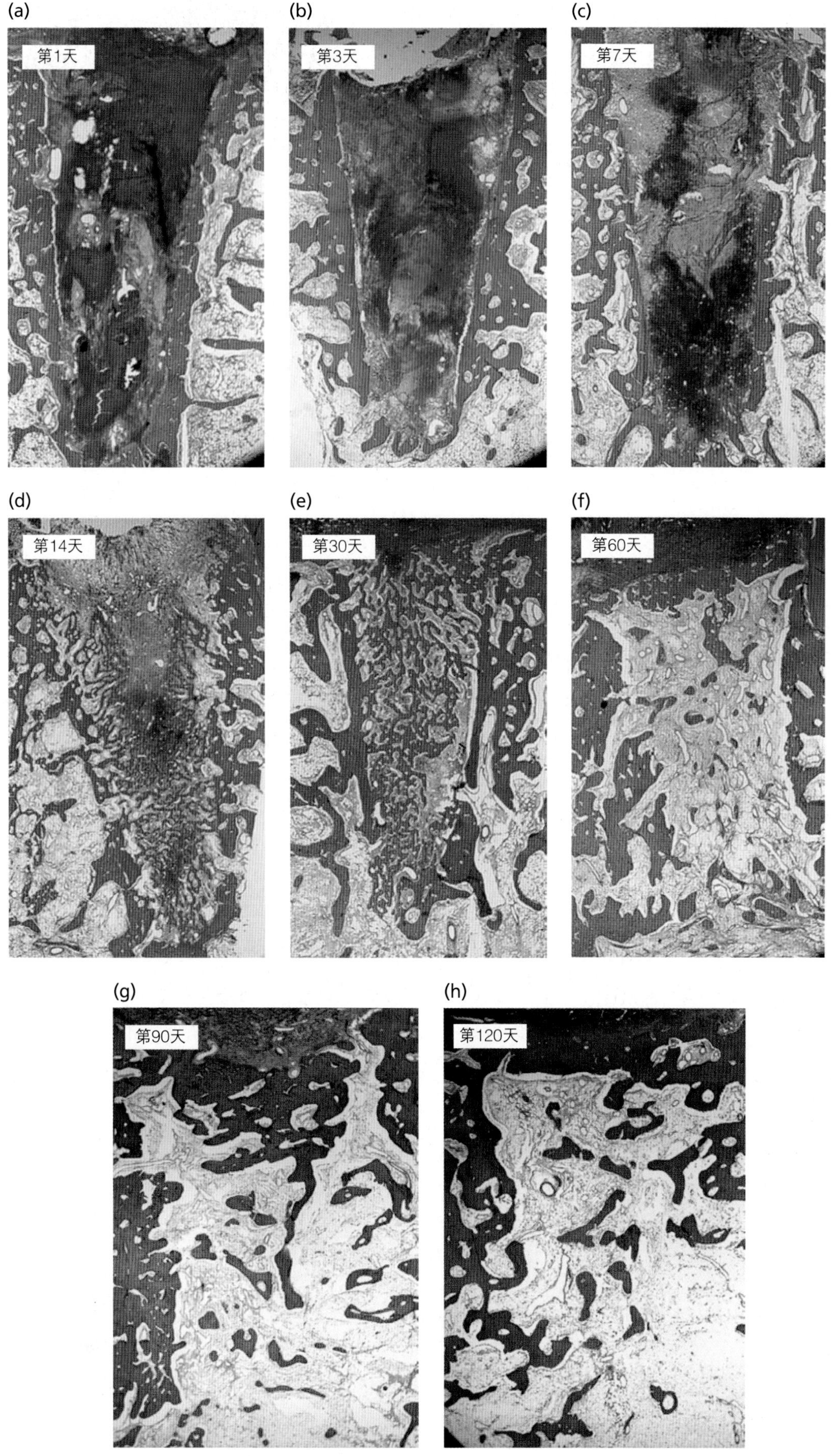

图3-13　（a～h）拔牙窝内骨形成的一般模式（详见正文）。

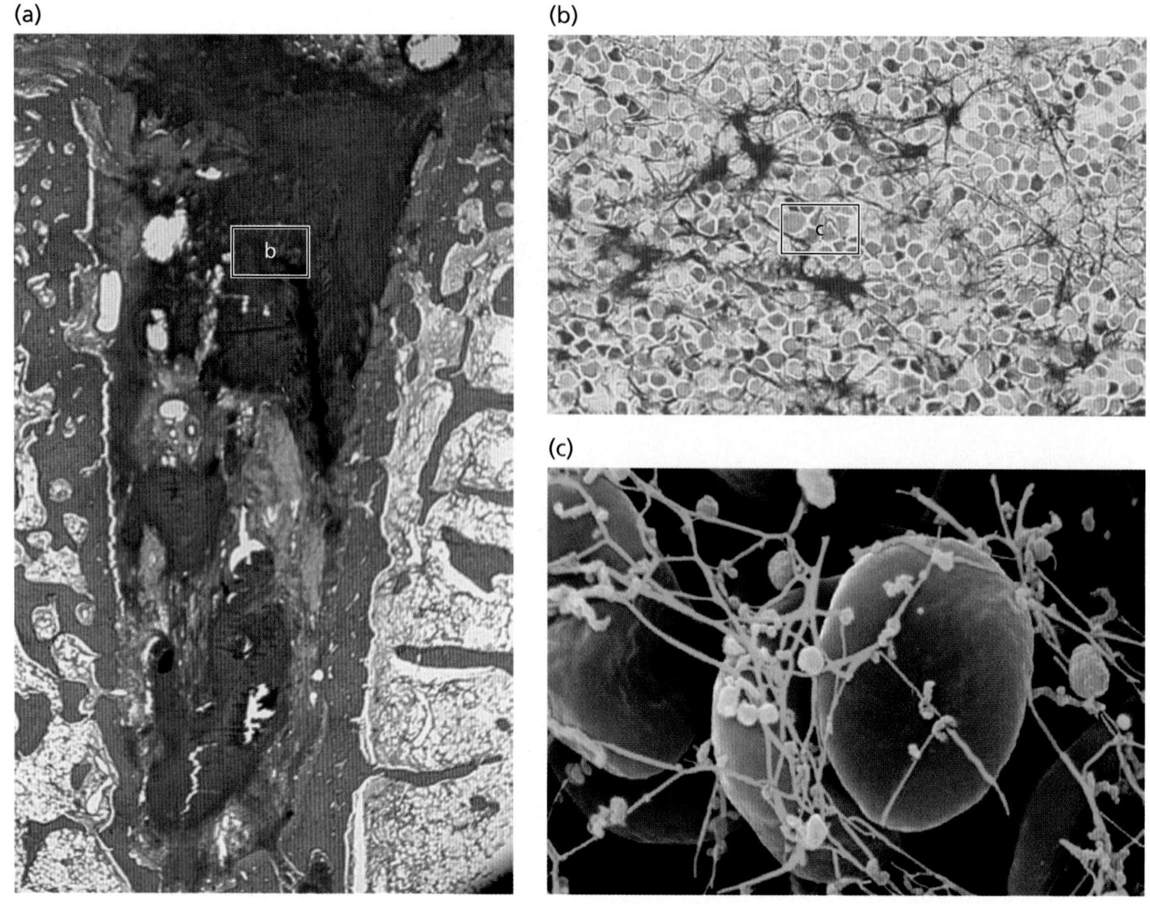

图3-14　组织切片（近远中向）示愈合1天（a）。牙槽窝被血凝块占据。血凝块中含有很多被包裹在纤维蛋白网的红细胞（b）以及血小板（c中的蓝色部分）。

创面清理

中性粒细胞和巨噬细胞迁移至创面，吞噬细菌和受损组织，清理牙槽窝，使新组织能够形成。中性粒细胞先进入创面，巨噬细胞稍晚。巨噬细胞不仅参与创面清理，而且还释放生长因子、细胞因子，促进间充质细胞的迁移、增殖和分化。碎片清理完，创面"无菌"后，中性粒细胞开始进行程序性细胞死亡（凋亡），被巨噬细胞吞噬清理。随后，巨噬细胞从创面处游走。

组织形成

血管组织（来自断裂的牙周膜）以及间充质、成纤维细胞样细胞（来自牙周膜和邻近骨髓）进入牙槽窝。间充质细胞开始增殖，沉积细胞外基质（图3-16）。肉芽组织逐渐替代血凝块，最终包含巨噬细胞和大量成纤维细胞样细胞，以及大量的新生血管。成纤维细胞样细胞继续：（1）释放生长因子；（2）增殖；（3）沉积新的细胞外基质，引导更多的细胞向内生长，促进组织进一步分化。新生血管为数量不断增加的细胞提供氧和营养物质。间充质细胞表现的这种活跃的基质合成被称为纤维增生，新血管的生成被称为血管形成。通过这种纤维增生和血管形成的共同作用，临时结缔组织得以形成（图3-17）。

临时结缔组织能够转化为骨组织依赖于血管结构。因此，骨祖细胞（如周细胞）迁移，在血管周围聚集。它们分化为成骨细胞，产生编织状的胶原纤维基质，进而形成类骨质。在类骨质中开始矿化过程。成骨细胞继续沉积类骨质，有时会被包裹在基质中，变成骨细胞。这种新形成的骨被称为编织骨（图3-17和图3-18）。

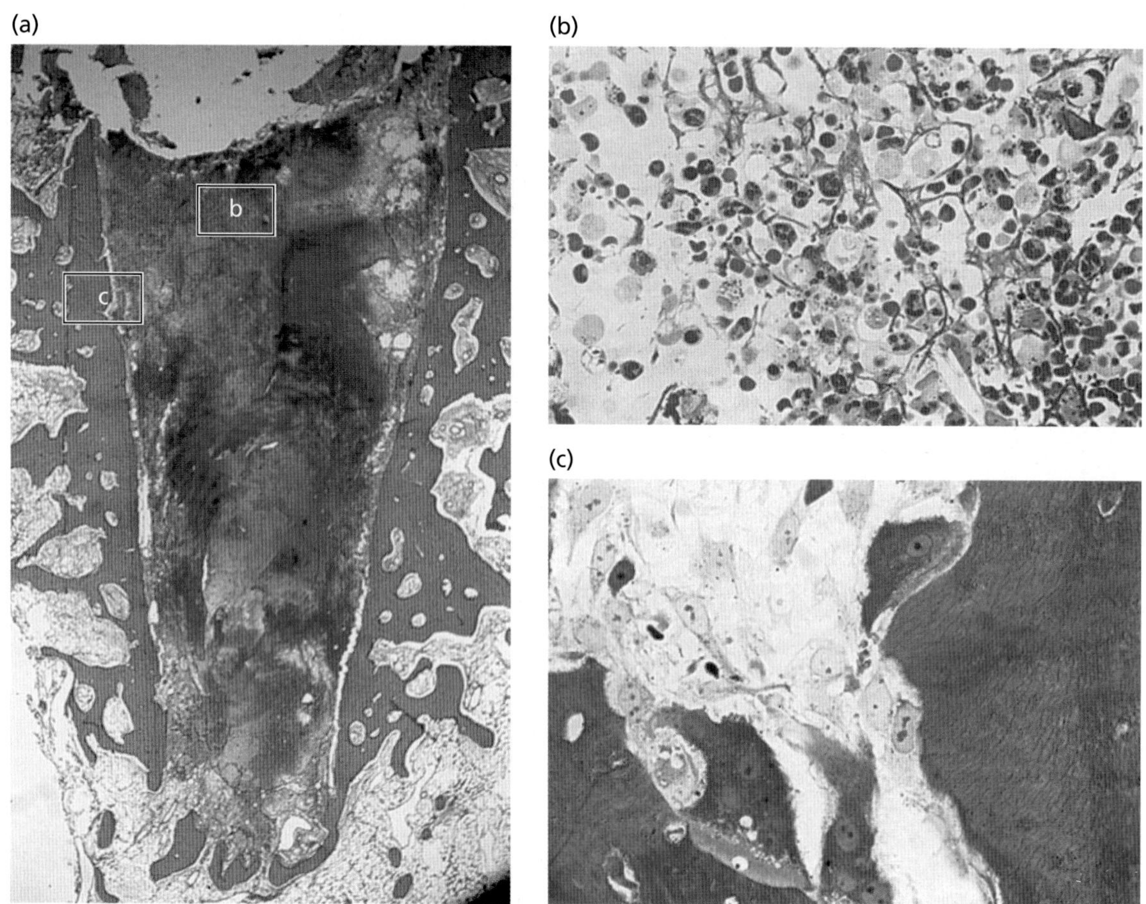

图3-15　（a）组织切片（近远中向）示愈合3天。（b）请注意创面清理过程中的中性粒细胞和巨噬细胞，以及血凝块崩解。（c）牙槽窝壁旧骨表面开始出现破骨活动。

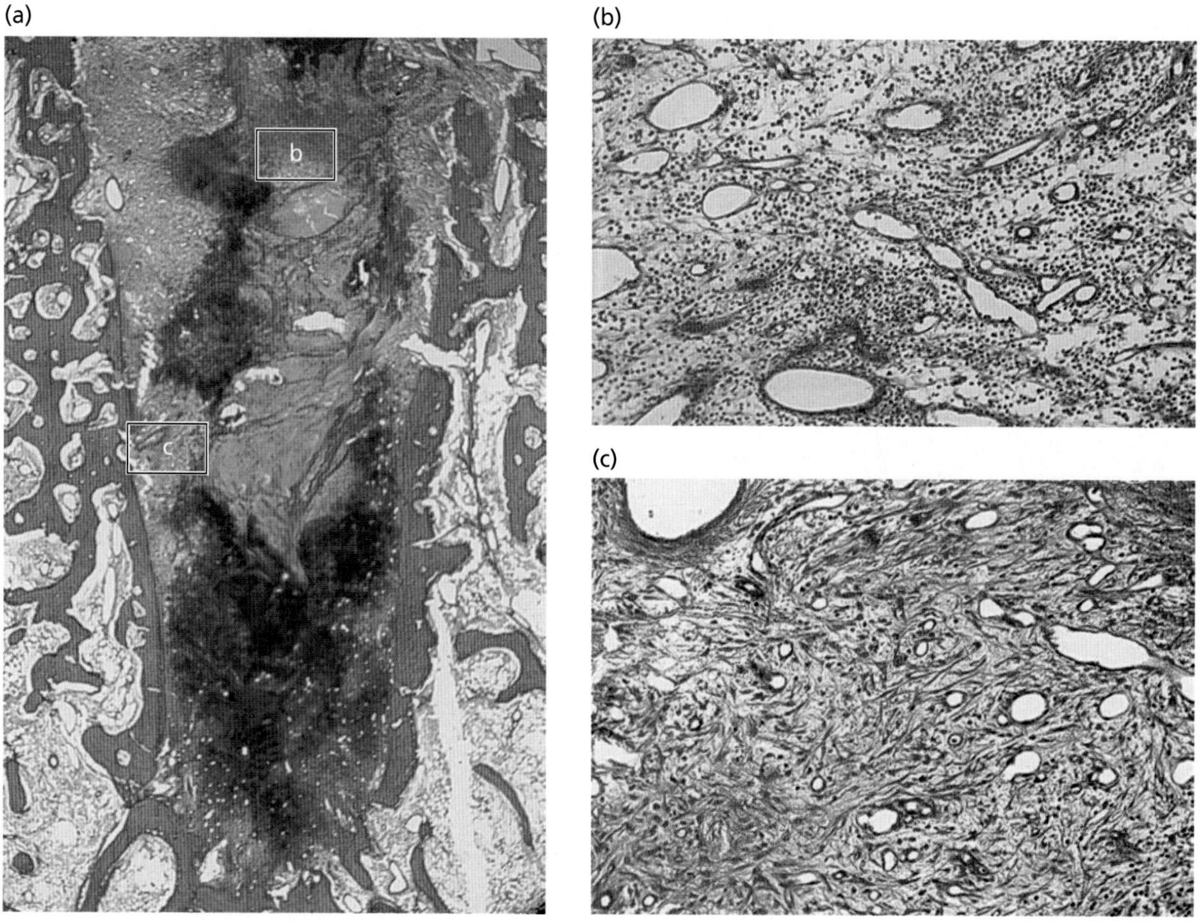

图3-16　（a）组织切片（近远中向）示愈合7天。（b）请注意牙槽窝的上半部分存在血管丰富的早期肉芽组织和大量炎症细胞。（c）在根尖方向区域，可见组织含有较多成纤维细胞样细胞（晚期肉芽组织）。

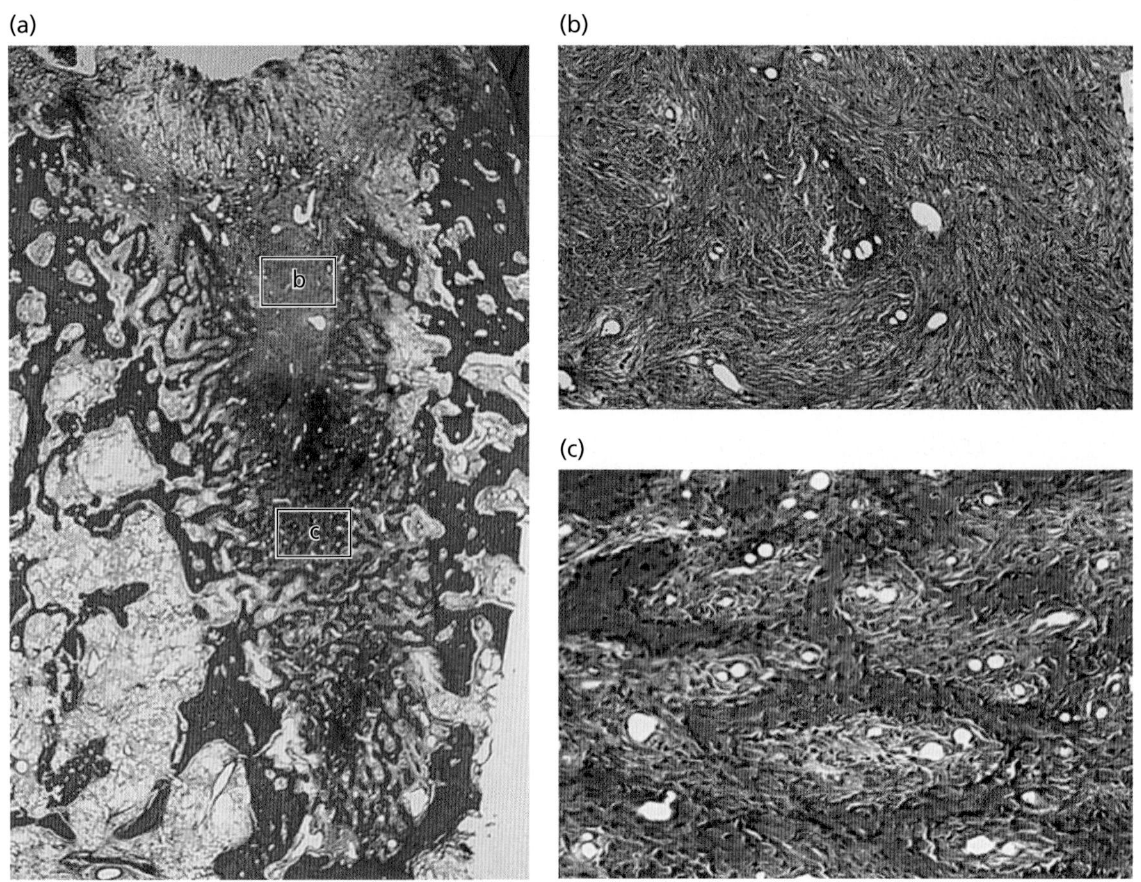

图3-17 （a）组织切片（近远中向）示愈合14天。（b）在创面边缘部分，可见含有大量成纤维细胞样细胞的临时结缔组织存在。（c）在牙槽窝的根尖和两侧区域内编织骨已经开始形成。

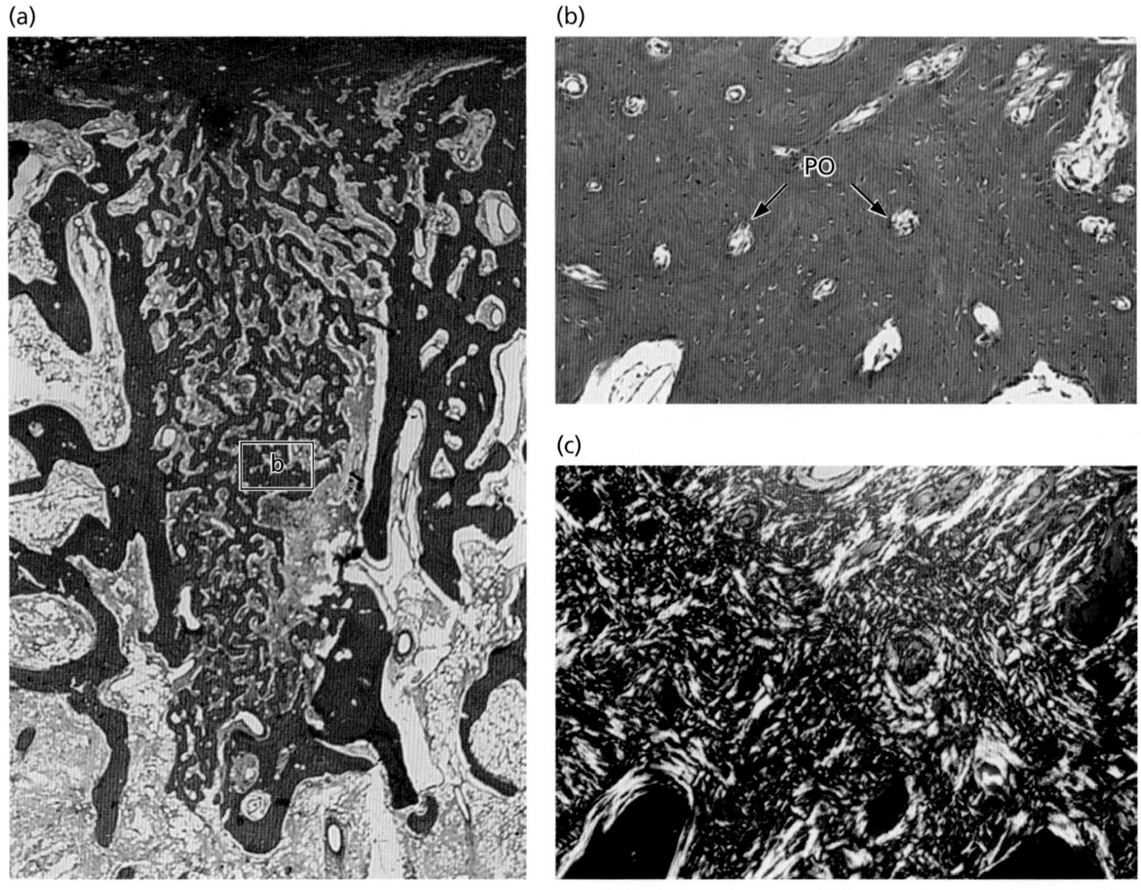

图3-18 （a）组织切片（近远中向）示愈合30天。牙槽窝中充满编织骨。（b）编织骨中包含大量细胞和初级骨单位（primary osteons, PO）。（c）图示为骨胶原纤维的编织形式（偏振光）。

编织骨是最先形成的骨类型，有以下4个特点：（1）沉积很快，沿着血管呈指状突起；（2）胶原基质排列紊乱；（3）大量成骨细胞被包裹在矿化基质中；（4）负载能力较差。编织骨骨小梁围绕血管成形。更多的编织骨沉积后，骨小梁会变厚。细胞（骨细胞）被埋入骨组织，形成初级骨单位。编织骨有时会通过所谓板层骨（胶原纤维不以编织形式排列，而以同心圆形式排列）的沉积而增加强度。

很重要的一点，在愈合的早期阶段，牙槽窝壁上的大部分骨组织（束状骨）都不存在了。

组织重塑与改建

在这个犬拔牙模型中，初期骨形成的速度很快。数周内，整个拔牙窝被编织骨（也被称为初级松质骨）充满。编织骨提供了：（1）稳定的支架；（2）一个坚固的表面；（3）骨祖细胞来源；（4）充分的血供，满足细胞功能和基质矿化的需要。

包含初级骨单位的编织骨慢慢会被板层骨和骨髓替代（图3-19）。在这个过程中，初级骨单位被次级骨单位替代。编织骨首先被吸收到一个适当的程度。吸收前沿会形成一个反折线，含有次级骨单位的新骨在此形成（图3-20）。虽然这个改建过程开始得比较早，但需要持续数月，才能将拔牙窝中所有的编织骨替换为板层骨和骨髓。

硬组织帽的形成是牙槽窝愈合过程中非常重要的部分，能够将牙槽窝封闭，不与外界相通。这个硬组织帽开始由编织骨组成（图3-21a），随后经过改建，替换为板层骨，与拔牙位点周边的皮质骨板相连续（图3-21b）。这个过程被称为皮质化。

创面虽已愈合，但此处的组织仍将随功能需

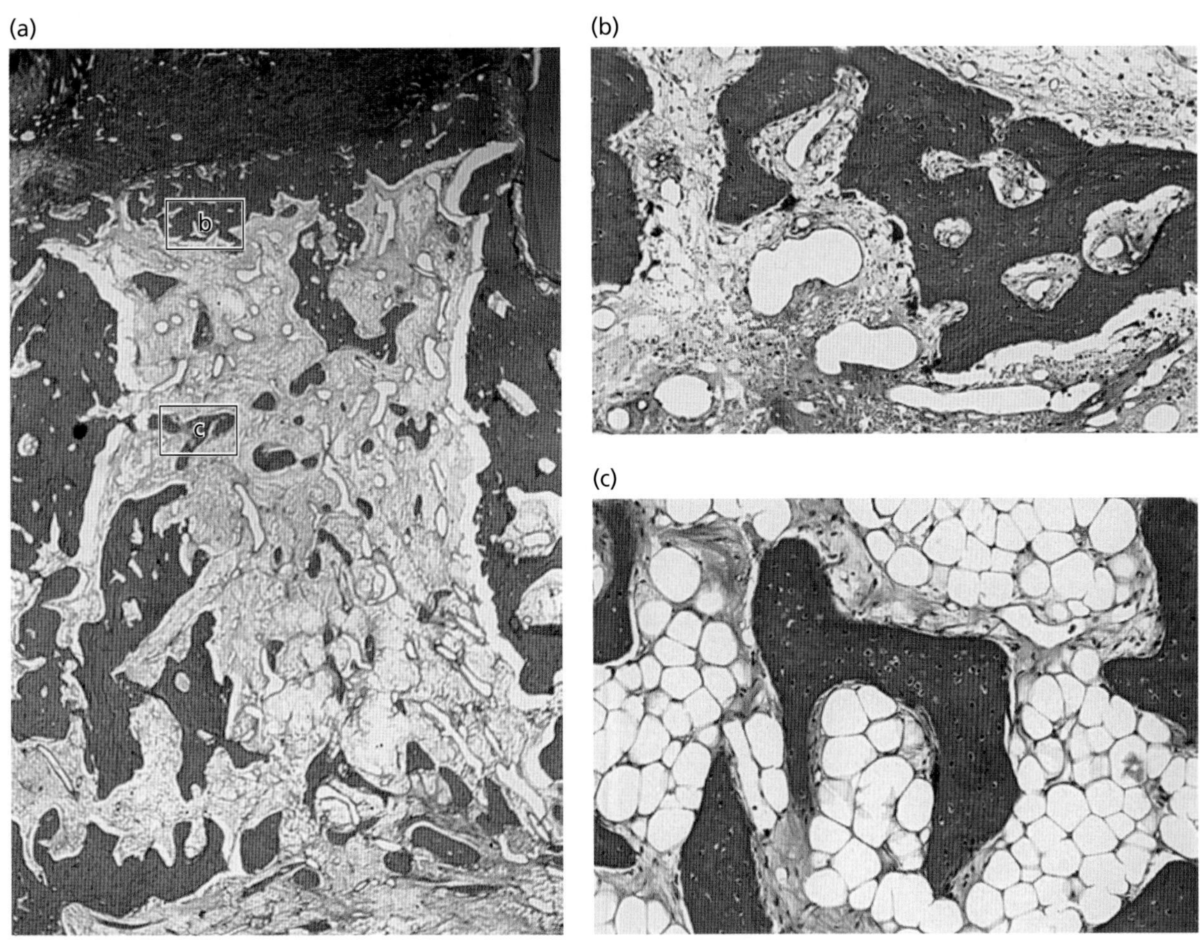

图3-19 （a）组织切片（近远中向）示愈合60天。（b）大部分的编织骨被骨髓替代。（c）可见在含有编织骨的区域内，有大量脂肪细胞存在。

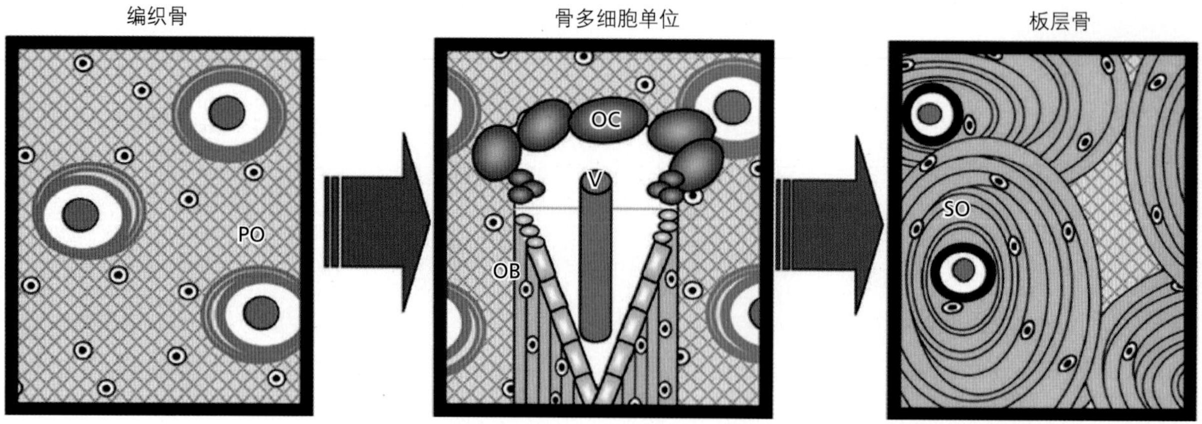

图3-20　编织骨被板层骨替代的示意图。含有初级骨单位（primary osteons, PO）的编织骨在骨多细胞单位（bone multicellular unit, BMU）的参与下被板层骨替代。BMU包含破骨细胞（osteoclast, OC）、血管结构（vascular, V）和成骨细胞（osteoblast, OB）。因此，BMU中的成骨细胞以围绕血管呈同心圆的形式沉积骨组织，形成含有次级骨单位（secondary osteon, SO）的板层骨。

要做出适应性变化。因为此处不会再受到咀嚼压力和其他咬合接触，所以原先被牙占据的区域已不需要矿化的骨。因此，在这个模型中，硬组织帽根方的组织主要改建为骨髓。

（拔牙后）牙槽突外部（骨轮廓）的组织改建过程

在一个使用犬作为实验模型的研究（Araújo & Lindhe 2005）中，实验者主要研究了拔牙后无牙牙槽嵴的外形改变。在此研究中，对下颌第三和第四前磨牙进行半切术。翻起颊侧、舌侧全厚瓣，小心去除远中根。龈瓣复位，缝合，以覆盖拔牙窝。包括拔牙窝和邻近根在内的活检标本在术后第1周、2周、4周、8周进行观察。对组织块进行颊舌向切片。

- 拔牙后1周（图3-22）。在此时间段，牙槽窝被血凝块占据。此外，在颊、舌侧骨壁的内外表面可见大量破骨细胞存在。牙槽窝内表面破骨细胞的存在意味着束状骨正在被吸收。
- 拔牙后2周（图3-23）。牙槽窝的根尖区和侧方被新生不成熟骨（编织骨）充填，而其中央和边缘部分则被临时结缔组织充填。在牙槽窝壁的边缘和外侧，可见大量破骨细胞。在牙槽骨壁的数个区域，束状骨都已经被编织骨替代。
- 拔牙后4周（图3-24）。整个牙槽窝充满编织

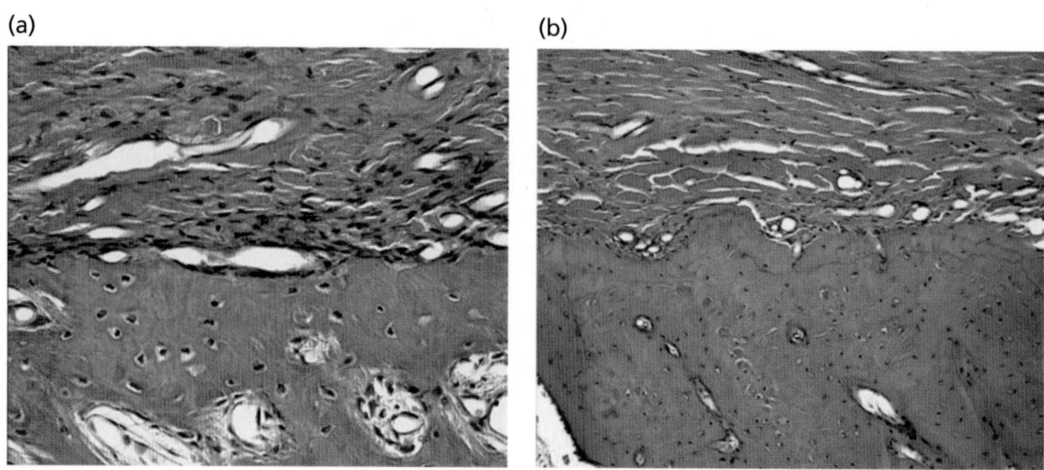

图3-21　组织切片（近远中向）示牙槽窝入口处硬组织形成和皮质化过程。（a）60天后，含有初级骨单位的编织骨占据了牙槽窝入口处。（b）180天后，编织骨大部分被板层骨替代。

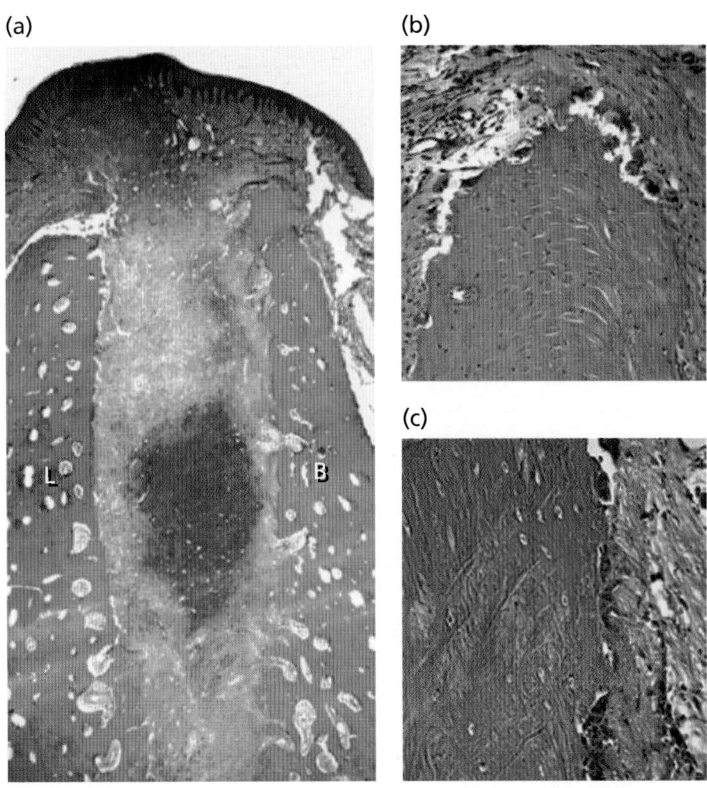

图3-22　（a）组织切片（颊舌向）示拔牙后1周的牙槽窝。可见在颊侧壁顶部（b）和内部（c）有大量破骨细胞存在。B，颊侧骨壁；L，舌侧骨壁。

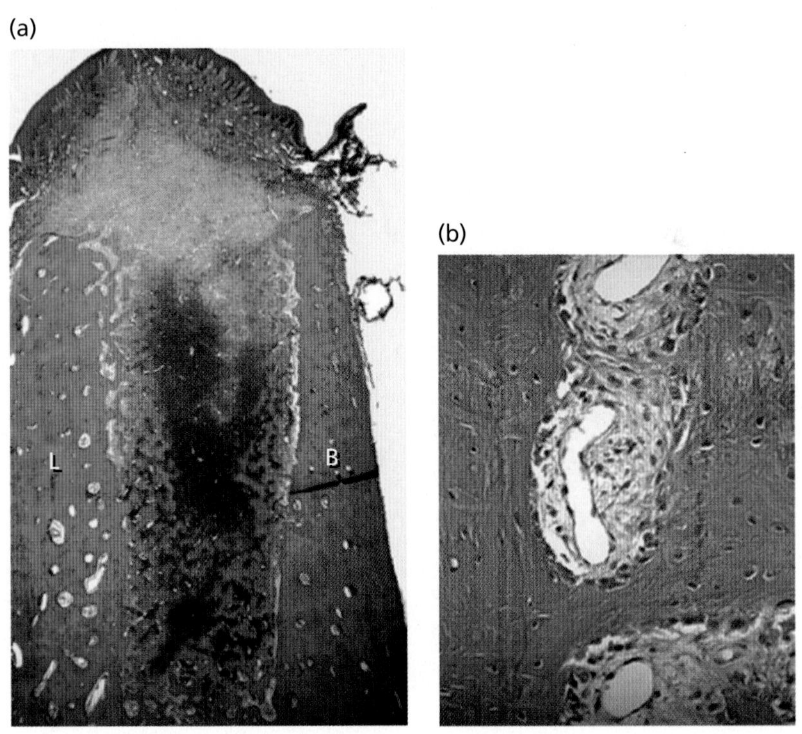

图3-23　（a）组织切片（颊舌向）示拔牙后2周的牙槽窝。（b）牙槽窝舌侧的束状骨正在被编织骨替代。B，颊侧骨壁；L，舌侧骨壁。

骨。硬组织壁外侧和边缘的部分可见大量破骨细胞。牙槽窝中央和侧方的编织骨表面也可见破骨细胞的存在。也就是说，新生编织骨正在被一种更成熟的骨所替代。

- 拔牙后8周（图3-25）。一层皮质骨盖住了拔牙窝的入口。皮质化已经发生。4周时牙槽骨内可见的编织骨已经被骨髓和板层骨骨小梁替代。在颊舌骨壁的外侧和顶端，有硬组织正在

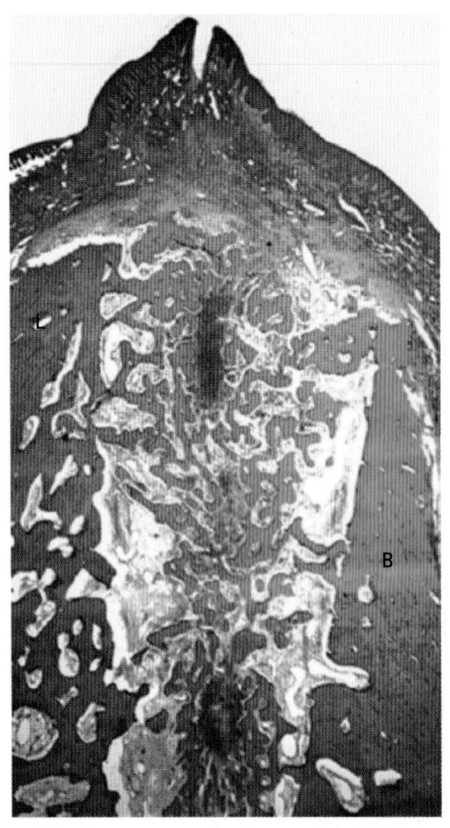

图3-24 组织切片（颊舌向）示拔牙后4周的牙槽窝。牙槽窝中充满编织骨。在颊侧壁的顶端，旧骨正在被吸收，被结缔组织或编织骨替代。B，颊侧骨壁；L，舌侧骨壁。

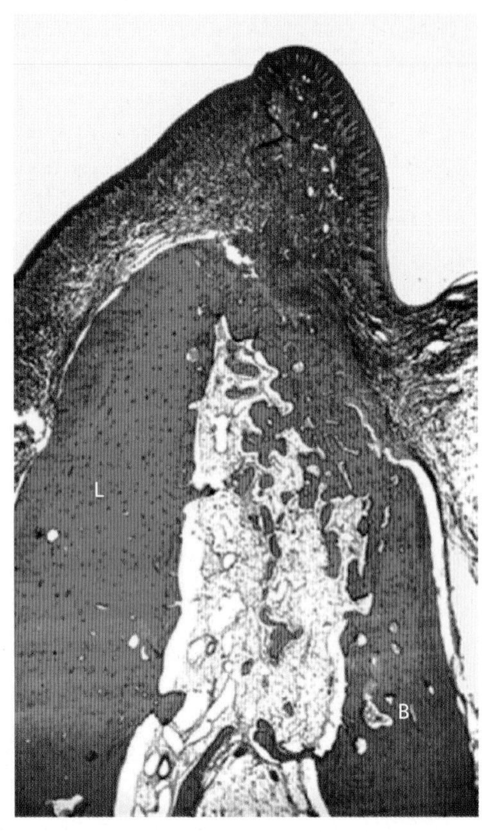

图3-25 组织切片（颊舌向）示拔牙后8周的牙槽窝。牙槽窝的入口处被新形成的矿化骨封闭。注意颊侧嵴顶位于舌侧嵴顶的根方。B，颊侧骨壁；L，舌侧骨壁。

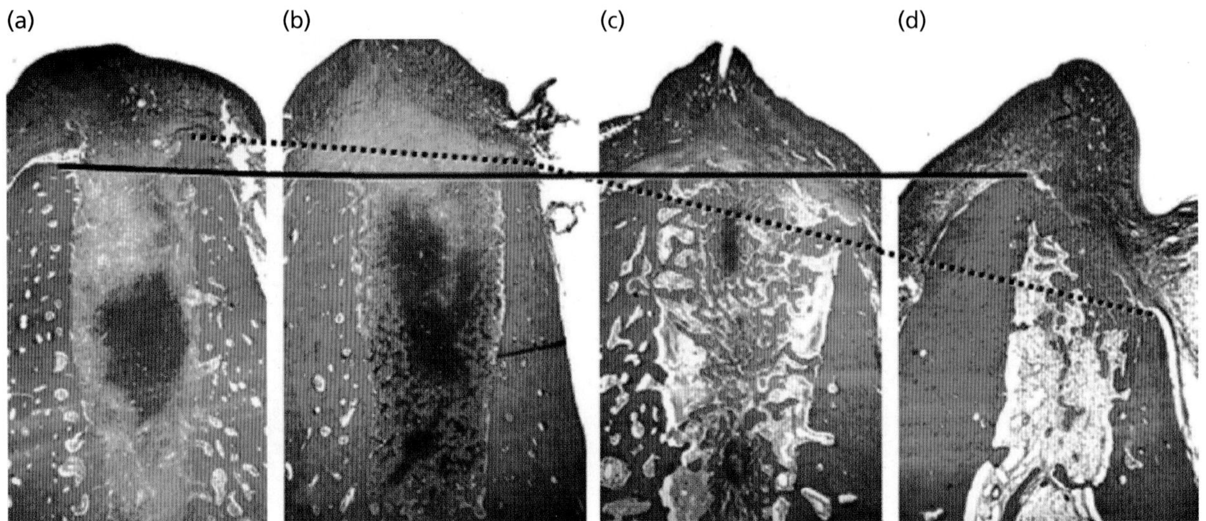

图3-26 组织切片（颊舌向）示拔牙后1周（a）、2周（b）、4周（c）、8周（d）犬的无牙区的组织形态。舌侧骨壁的边缘未发生变化，而颊侧则向根尖方向移动 > 2mm（虚线）。

被吸收的征象。颊侧骨壁的最高点位于舌侧的根方。

图3-26显示了8周内观察到的颊舌骨壁嵴顶的相对变化。舌侧骨壁的边缘未发生明显变化，而颊侧骨壁边缘根向移动了几个毫米。在此牙槽

窝愈合过程中，颊侧骨吸收比舌侧更多的原因尚不清楚。

在拔牙前，颊侧骨壁顶端边缘1～2mm主要由束状骨构成。而同样的部位，舌侧只有很少部分包含束状骨。如前所述，束状骨的存在依赖于牙齿，当牙拔除后会逐渐消失。因此，颊侧硬组织丧失较多的原因可能是因为颊侧嵴顶比舌侧嵴顶有更多的束状骨。

无牙区剩余牙槽嵴形态：小结

正如本章此前所描述，拔（失）牙后牙槽突经过组织形成与改建，最终的结果是原有牙槽突中很多成分都发生了吸收。这些区域的牙槽突组织的丧失量在不同个体之间以及同一个体的不同位点之间有很大的差异（图3-27和图3-28）。

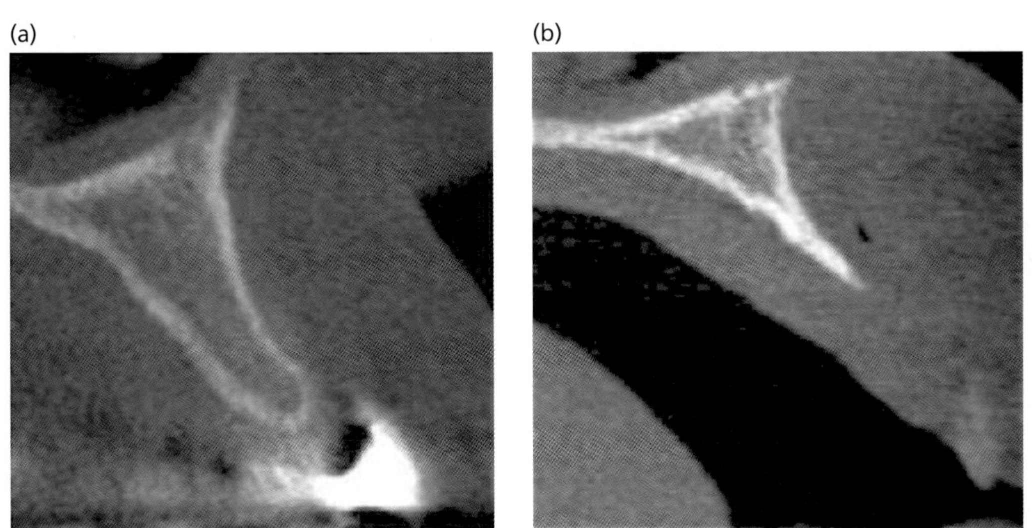

图3-27　不同类型上颌切牙区失牙后的锥形束计算机断层扫描成像（CBCT）表现。（a）伴较高硬组织存留量（皮质骨和骨小梁都很丰富）。（b）仅有很少牙槽嵴组织存留量（仅存皮质骨）。

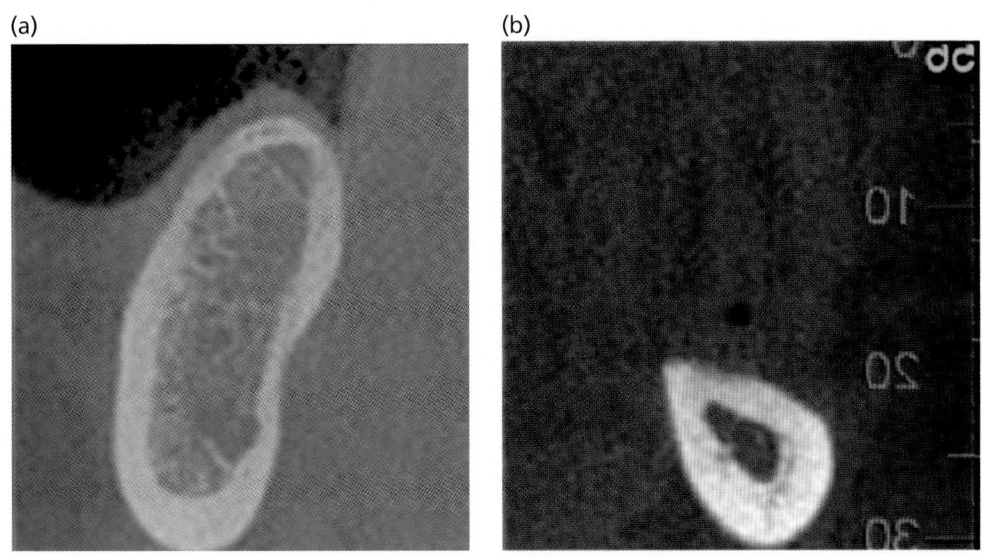

图3-28　不同类型下颌第一磨牙区牙齿缺失后的锥形束计算机断层扫描成像（CBCT）表现。（a）该牙槽嵴的剩余骨量还很充足，表覆致密的皮质骨，内含大量骨小梁。（b）该缺牙区的牙槽突全部丧失，仅剩下颌体。

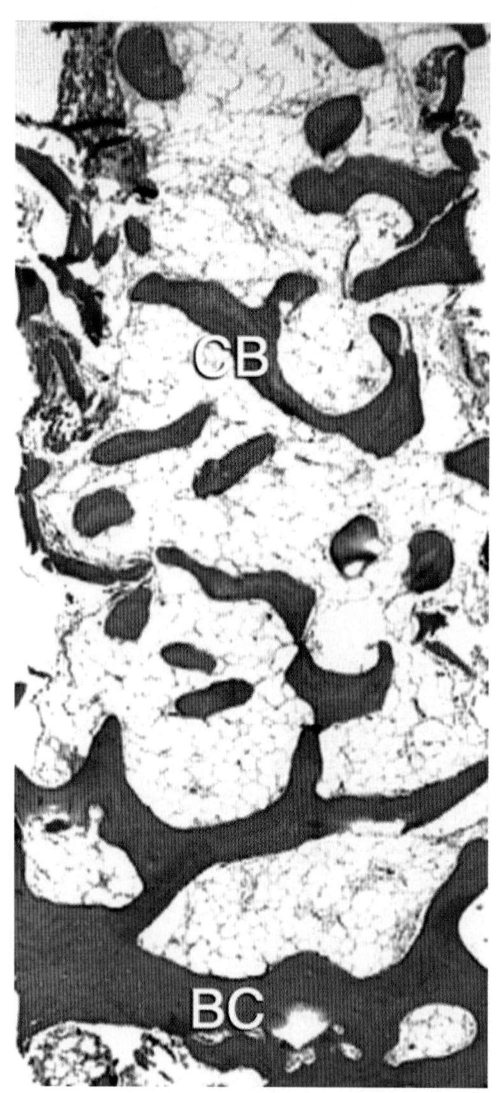

图3-29　一张无牙上颌的组织切片。取材于拔牙术后6个月。该组织的边缘区［骨嵴顶（bone crest, BC）］是致密的板层骨，中心区包绕着松质骨（cancellous bone, CB）。

通常，颊侧牙槽骨壁的吸收程度较舌/腭侧严重，因此最终牙槽嵴的中心位置会向舌/腭侧移动。最极端的病例中，失牙后整个牙槽突都吸收萎缩，仅存上下颌基骨构成牙槽嵴。

剩余牙槽嵴（基骨和剩余牙槽突）的外壁（皮质骨）由板层骨构成。牙槽嵴的皮质骨板通常包绕着松质骨，后者由板层骨形成的骨小梁和骨髓构成（图3-29）。骨髓由丰富的血管结构以及脂肪细胞和多能间充质细胞组成。

无牙区牙槽嵴表面衬覆的黏膜类型取决于不同颌骨类型（上颌或下颌）、颌骨不同区域（前牙区或后牙区）、颊侧或舌侧前庭的不同深度以及硬组织不同吸收程度，分为角化的咀嚼黏膜和非角化的被覆黏膜。

第4章

牙龈与种植体周黏膜

The Mucosa at Teeth and Implants

Jan Lindhe[1], Tord Berglundh[1], Anton Sculean[2], Niklaus P. Lang[2]

[1] Department of Periodontology, Institute of Odontology, The Sahlgrenska Academy at University of Gothenburg, Gothenburg, Sweden

[2] Department of Periodontology, School of Dental Medicine, University of Bern, Bern, Switzerland

牙龈

牙槽嵴顶上方附着的三维形态

软组织附着的生物学宽度是最常用于描述天然牙周围软组织三维形态的术语。在《世界牙周病学研讨会》（Jepsen et al. 2018）的一份共识报告中，该术语被替换为**牙槽嵴顶上方附着**。

生物学宽度/牙槽嵴顶上方附着概念的发展是基于Gottlieb（1921）、Orban和Köhler（1924）以及Sicher等（1959）的研究与分析，他们证明了：附着于牙面的软组织是由纤维组织和上皮组织两部分组成。在Gargiulo等（1961）发表的》《人龈牙结合部的组织三维形态和结构关系》一文中，学者对表现出不同程度的“牙齿被动萌出”（即牙周组织破坏）的标本进行了切片分析。他们通过组织学评估的方式对龈沟深度（非附着部分）、附着上皮（现被称为结合上皮）和结缔组织附着的宽度做了详细描述（图4-1）。观察发现结缔组织附着宽度的变化范围很小（1.06～1.08mm），而附着上皮的宽度在牙周健康、中度以及重度牙周组织破坏的位点分别约1.4mm、0.8mm和0.7mm。也就是说：（1）牙槽嵴顶上方附着的宽度在正常者约2.5mm，在重度牙周病者约1.8mm；（2）其中变化最大的是上皮附着（结合上皮）部分。

颊侧组织三维形态

牙龈的形态特点与牙槽突的三维形态、牙体形态（解剖）、牙齿萌出过程以及牙齿完全萌出后的倾斜度与位置均相关（Wheeler 1961; O’Connor & Biggs 1964; Weisgold 1977）。Oschenbein和Ross（1969）以及Becker等（1997）提出：（1）牙龈的解剖特点与牙槽嵴顶形态相关；（2）据此牙龈外形可分为两种基本形态：薄扇型（pronounced scalloped）生物型和厚平型（flat）生物型。

薄扇型生物型者其牙体形态细长、牙冠呈锥形、牙颈部凸度小、相邻牙间接触区面积小且靠近切缘（图4-2）。此类型个体上颌前牙周围的游离龈较薄，其颊侧边缘位于釉牙骨质界或釉牙骨质界的根方。此种牙龈很窄，龈缘轮廓呈高扇贝形（Olsson et al. 1993）。而厚平型生物型者其

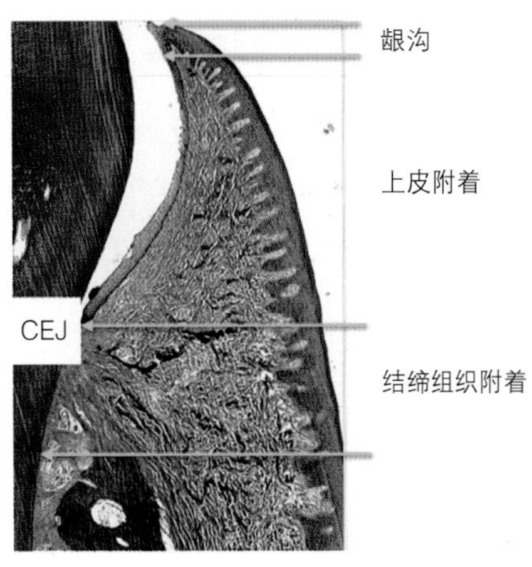

图4-1 组织切片描绘了牙周健康的牙齿颊侧附着的软组织各种成分的三维形态。结合上皮（上皮附着）与结缔组织附着的宽度相加代表了软组织的“牙槽嵴顶上方附着/生物学宽度”。请注意龈沟不属于附着部分。CEJ，釉牙骨质界。

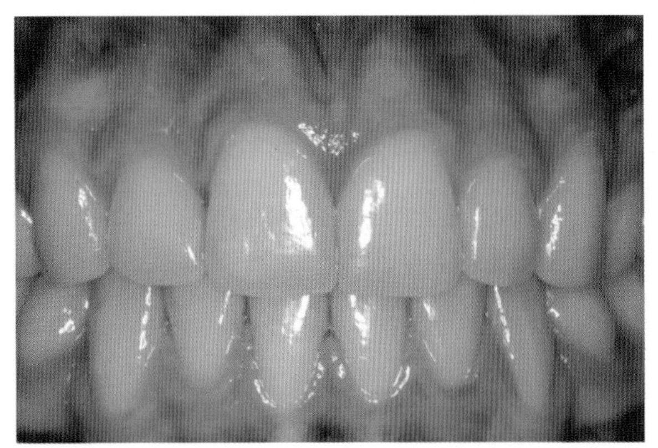

图4-2 一名属于薄扇型牙龈生物型的受试者的临床图像。其牙冠形态相对长而窄；龈乳头较长，龈缘菲薄，附着龈宽度窄。

切牙牙冠呈方形、牙颈部凸度明显（图4-3）。此类型个体的牙龈较宽、形态更加丰满、相邻牙间接触区面积大且靠近根方、牙间乳头短。有研究报道，与厚平型生物型者相比，薄扇型生物型者的上颌前牙区更易发生严重的牙龈退缩（Olsson & Lindhe 1991）。

Kan等（2003）采用骨探测法（bone sounding）对上颌前牙颊侧近、远中的牙龈厚度进行了测量。骨探测法测量了软组织边缘到牙槽骨嵴顶的距离，因此测得的值比常规龈袋探诊法的测得的值多出约1mm。该研究的学者认为，不同牙龈生物型者其牙龈厚度有所差异。厚平型生物型

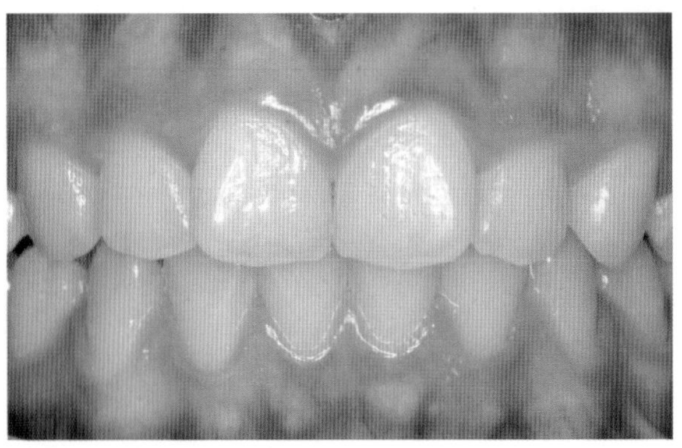

图4-3 一名属于厚平型牙龈生物型的受试者的临床图像。其牙冠形态相对短而宽；龈乳头较短，但很丰满，附着龈宽度较宽。

者其颊侧邻面的牙龈高度平均值为4.5mm，而薄扇型生物型者相应位置的牙龈高度明显较小，约3.8mm。

Pontoriero和Carnevale（2001）对采用翻瓣术进行牙冠延长的牙齿的颊侧牙龈重新生长情况进行了评估。术后1年复查结果显示，从暴露骨嵴平面开始测量，厚平型生物型者软组织的再生情况比薄扇型生物型者更好（分别为3.1mm和2.5mm）。未对基线和复查之间发生的骨水平变化进行评估。然而，必须预料到在愈合过程中发生的一些骨吸收，以及新生结缔组织附着的高度会重新冠向恢复到牙槽骨嵴顶切除的位置。

颊侧牙龈的三维形态可能还与牙齿在牙槽突中所处的颊舌向位置有关。当牙齿向牙槽突的颊侧移位后，颊侧的牙龈厚度会减小；而当牙齿向牙槽突的舌侧移位后，颊侧牙龈会增厚（Coatoam et al. 1981; Andlin-Sobocki & Brodin 1993）。事实上，Müller和Könönen（2005）在一项关于年轻成年人颊侧牙龈的厚度的研究显示，年轻成年人的颊侧牙龈厚度主要受牙齿在牙槽突中的颊舌向位置影响，而受个体牙周生物型（厚平型或薄扇型）的影响较小。

龈乳头三维形态

对于形态正常且健康的天然牙，其牙间乳头由颊侧和舌侧两部分组成，它们通过龈谷区相

连（见第1章）。在20世纪60年代进行的一系列实验性研究（Kohl & Zander 1961; Matherson & Zander 1963）发现，龈谷区的龈乳头形态并不取决于骨嵴顶的轮廓外形，而是与相邻牙接触区的形态相关。

Tarnow等（1992）研究了相邻牙之间接触点（区）到对应的牙间骨嵴顶的距离是否会影响该邻间隙内龈乳头的充填程度。该研究通过视诊对牙周健康受试者的龈乳头存失情况进行评判。如果接触点的根方没有可见的缺隙，则视为龈乳头完全充填。如果该区域有可见的“黑三角”，则视为龈乳头不完全充填。颊侧接触点到骨嵴顶的距离通过骨探测法获知（图4–4）。该距离不仅包括龈乳头上皮和结缔组织，还包括了邻间隙区牙槽嵴顶以上全部的结缔组织宽度（图4–5）。该研究的学者发现，当接触点到骨嵴顶的距离≤5mm时，龈乳头总是能充满邻间隙。当该距离为6mm时龈乳头充满邻间隙的概率约50%，而当该距离≥7mm时，75%情况下邻间隙都不能被龈乳头充满。考虑到骨嵴顶上方的结缔组织附着高度约1mm，所以大多数情况下龈乳头的高度在4mm左右。有意思的是，翻瓣术后，相似高度的龈乳头（3.2～4.3mm）均会重新生长（van der Velden 1982; Pontoriero & Carnevale 2001），但厚平型生物型者较薄扇型生物型者能够达到更好的再生高度。

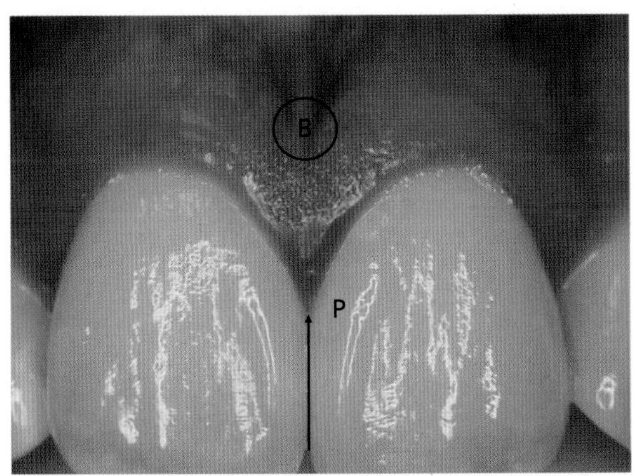

图4–4　Tarnow等（1992）采用骨探测法（穿龈探诊法）对牙冠间接触点（point, P）到骨嵴顶（bone crest, B）之间的距离进行了测量。

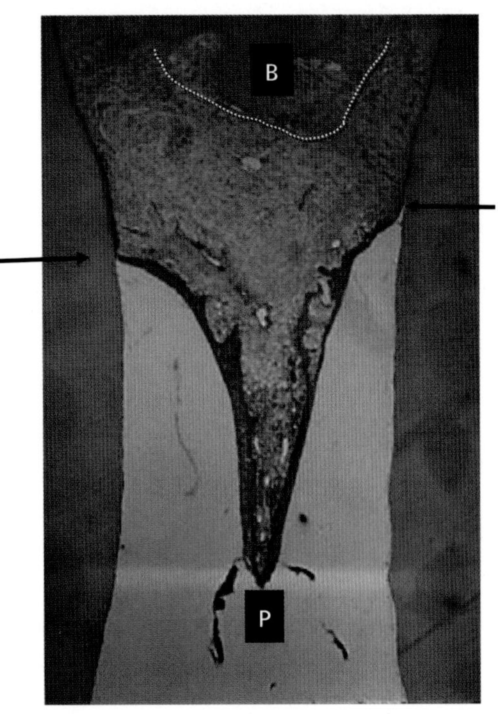

图4–5　两颗中切牙邻间隙的近远中向切片。箭头所示为釉牙骨质界所在位置。虚线所示为骨嵴顶边缘轮廓。从牙冠间接触点（P）到骨嵴顶（B）的距离即龈乳头的高度。

小结

- 厚平型牙龈（牙周）生物型的特点：颊侧边缘龈相对较厚、龈乳头短、颊侧皮质骨壁厚、牙间骨嵴顶与颊侧骨之间的垂直距离短（约2mm）。
- 薄扇型牙龈（牙周）生物型的特点：颊侧边缘龈菲薄且常位于釉牙骨质界根方（退缩）、龈乳头细而长、颊侧皮质骨壁薄、牙间骨嵴顶与颊侧骨之间的垂直距离长（约4mm）。

种植体周黏膜

包绕在牙种植体周的软组织被称为种植体周黏膜。在植入种植体（一期手术）或连接基台（二期手术）并关闭黏骨膜瓣之后，种植体周黏膜的形态随着创面的愈合过程逐渐成型。黏膜愈合后，在种植体周形成了软组织附着（穿黏膜附着）。这种附着装置能起到生物学封闭的作用，阻止口腔内的产物侵入骨组织，从而确保种植体的骨结合形成并维持种植体与骨的刚性结合。

种植体周黏膜与天然牙周围的牙龈的临床表现和组织学特点有很多相似之处。但两者之间也存在一些重要的区别。

牙槽嵴顶上方附着的三维形态

许多研究对人体和一些实验动物模型体内的钛种植体周的黏膜进行了检查。在Berglundh等（1991）对实验犬的研究中，对天然牙周围的牙龈和种植体周的黏膜进行了解剖学特征对比。此处简要概述了该研究中的实验动物模型，在本章详述的一系列实验性研究中都涉及该实验模型的应用。

将实验犬一侧下颌前磨牙拔除，留同颌对侧同名牙作为对照。拔牙3个月后，植入种植体（图4–6）并行埋入式愈合。3个月之后进行基台连接，在此期间，对实验犬予以严格的菌斑控制。连接基台4个月后，对天然牙和种植位点处的组织进行活检。

临床上，健康的牙龈和种植体周黏膜都呈粉红色，质地坚韧（图4–7）。牙齿周围结构的影像学检查可见：牙槽嵴顶位于相邻两前磨牙釉牙骨质界连线的根方约1mm处（图4–8）。种植体周结构的影像学检查可见：骨嵴顶的位置较靠近基台和种植体的交界处（图4–9）。

所取标本切片的组织学检查结果显示，来自天然牙周围或种植体周的两种不同软组织有许多相似特征。牙龈上皮高度角化，与紧贴牙面的薄的结合上皮相延续，止于釉牙骨质界（图4–10）。牙槽嵴顶上方约有1mm厚的结缔组织，同时牙周膜的厚度为0.2～0.3mm。主纤维起自根面牙骨质，呈扇贝形弧线排布并穿插入牙周膜边缘的软硬组织（图4–11）。

种植体周黏膜外表面同样被覆角化上皮，其边界与紧贴种植体基台部的薄的屏障上皮（类似于天然牙周围的结合上皮）相延续（图4–12）。屏障上皮仅有几层细胞的厚度（图4–13），该上

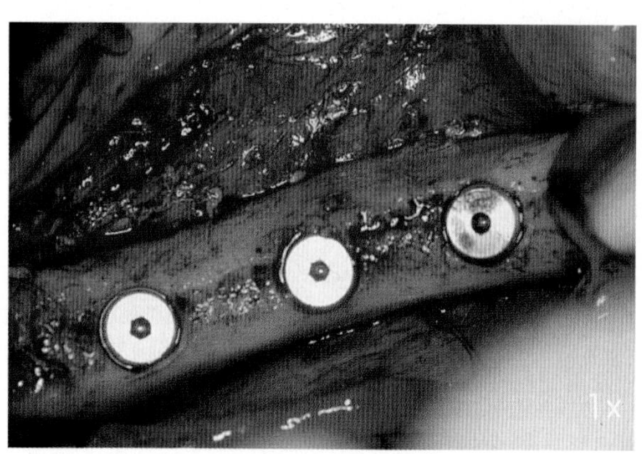

图4–6 已植入3颗钛种植体（Brånemark System®）。（来源：Berglundh et al. 1991。经John Wiley & Sons许可转载）

(a)

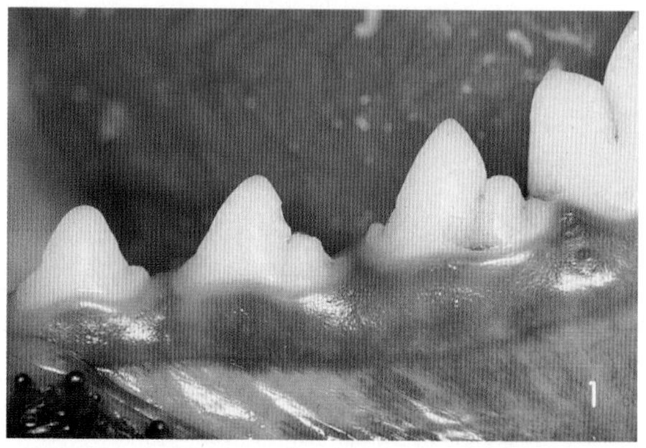

(b)

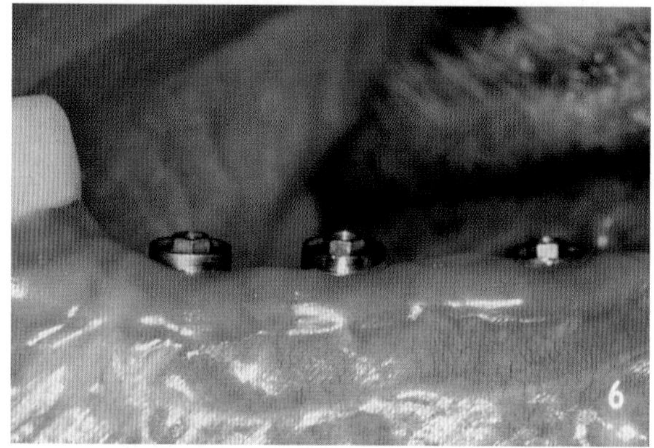

图4–7 实验结束时，牙龈（a）和种植体周黏膜（b）临床表现均健康。

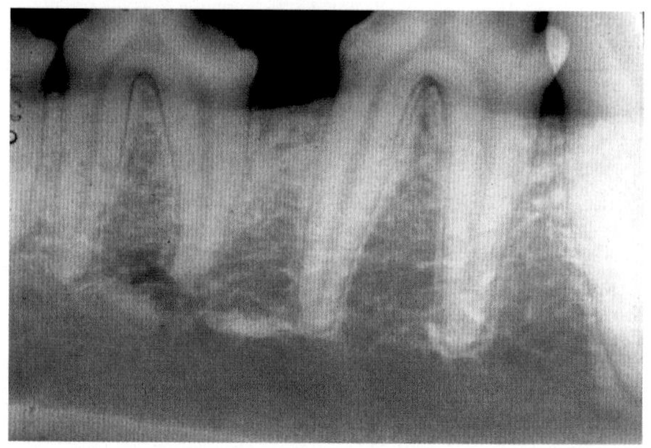

图4–8 左下前磨牙的X线片。

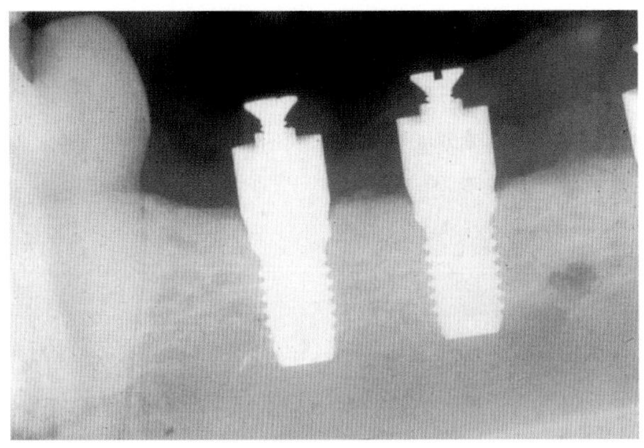

图4-9 右下种植体的X线片。

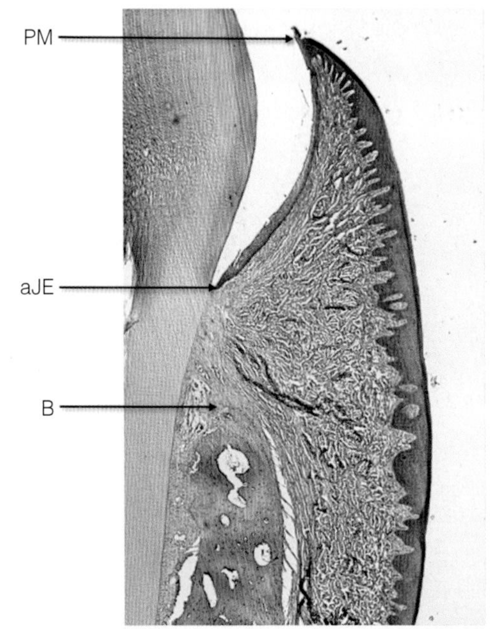

图4-10 下颌前磨牙颊侧和冠方部分牙周组织的剖面显微图像。请注意观察软组织边缘（PM）、结合上皮根方（aJE）细胞和牙槽嵴顶（B）的位置。结合上皮宽度约2mm，牙槽嵴顶上方结缔组织宽度约1mm。

皮结构止于软组织边缘根方约2mm（图4-12），距骨嵴顶1~1.5mm。骨组织上方的结缔组织似乎是与种植体表面直接接触（图4-12和图4-13）。该结缔组织内的胶原纤维来自骨嵴顶的骨膜，沿平行于基台表面的方向向软组织边界延伸。

始终保持健康黏膜的屏障上皮距骨组织有恒定的距离（1~1.5mm）至关重要。在种植体植入手术后的愈合期内，黏膜结缔组织内的成纤维细胞能够在种植体基台的钛表面形成生物学附着。这种附着区域显然不是创面，因此也没有上皮衬里。

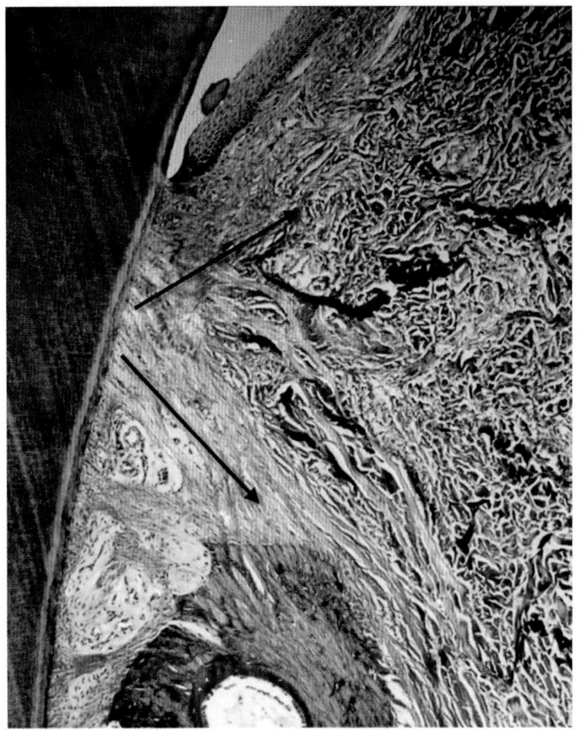

图4-11 图4-10中牙槽嵴顶上方结缔组织区域的更高倍数放大图像。注意观察主纤维的排列方向。

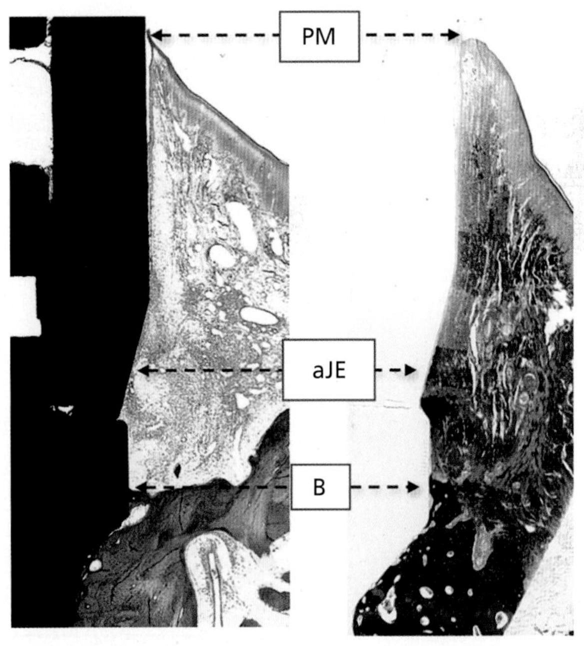

图4-12 种植体周黏膜的颊舌向切片的显微图像。请注意观察软组织边缘（PM）、结合上皮根方（aJE）细胞以及牙槽嵴顶（B）的位置。结合上皮的宽度约2mm，种植体-结缔组织界面的宽度约1.5mm。

在进一步的临床前体内实验（译者注：动物实验）中（Abrahamsson et al. 1996, 2002），使用不同种植系统都可见相似的黏膜附着形成。此外，此附着形成的过程与种植体最初是否行埋入式愈合并不相关。

Abrahamsson等（1998）和Welander等（2008）的实验都证实了种植体基台所用的材料对穿黏膜附着装置结缔组织的位置有决定性影响。使用氧化铝陶瓷（Al_2O_3）和二氧化锆（ZrO_2）材料的基台所形成的黏膜附着装置的位置与钛基台相似。而采用金合金或牙科陶瓷材料的基台会导致黏膜愈合情况欠佳。当使用这些材料时，无法在基台水平形成结缔组织附着装置。相反地，会在相对根方的位置形成结缔组织附着。如此一来，在基台连接术后的愈合期内，种植体周边缘骨发生轻微的吸收，种植体体部表面的钛层裸露，结缔组织附着的位置最终降低至种植体的钛表面。Welander等（2008）进行的组织学分析结果进一步表明，与钛和二氧化锆（ZrO_2）基台相比，金（Au-Pt）合金基台的结缔组织界面的胶原蛋白和成纤维细胞减少，而白细胞的比例则增加（图4-14和图4-15）。

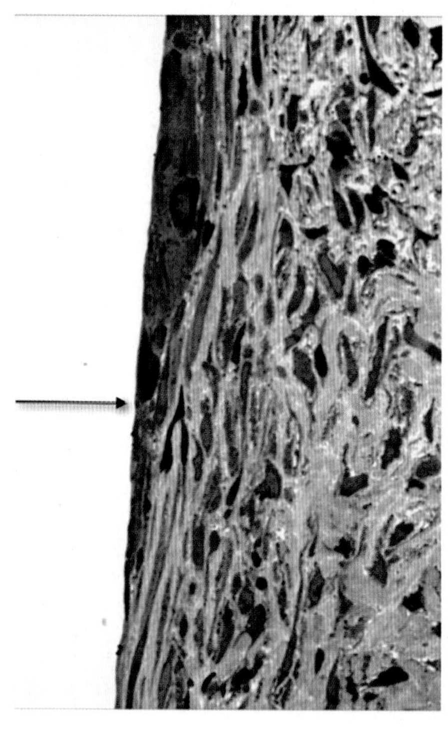

图4-13　图4-12中结合上皮根方区域（箭头所示）的更高倍数放大图像。

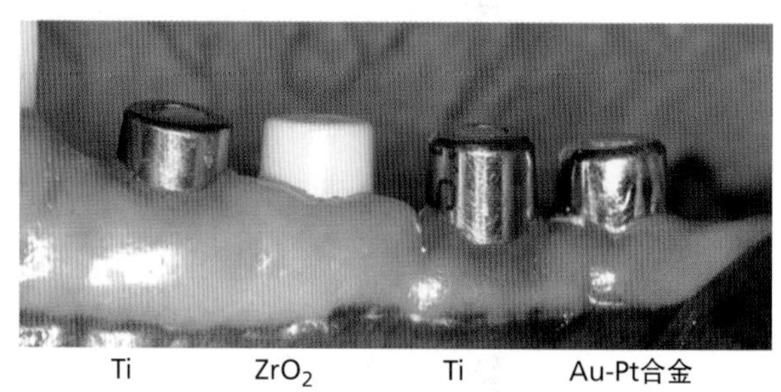

图4-14　钛（Ti）、二氧化锆（ZrO_2）和金（Au-Pt）合金制成的种植体基台。（来源：Welander et al. 2008。经John Wiley & Sons许可转载）

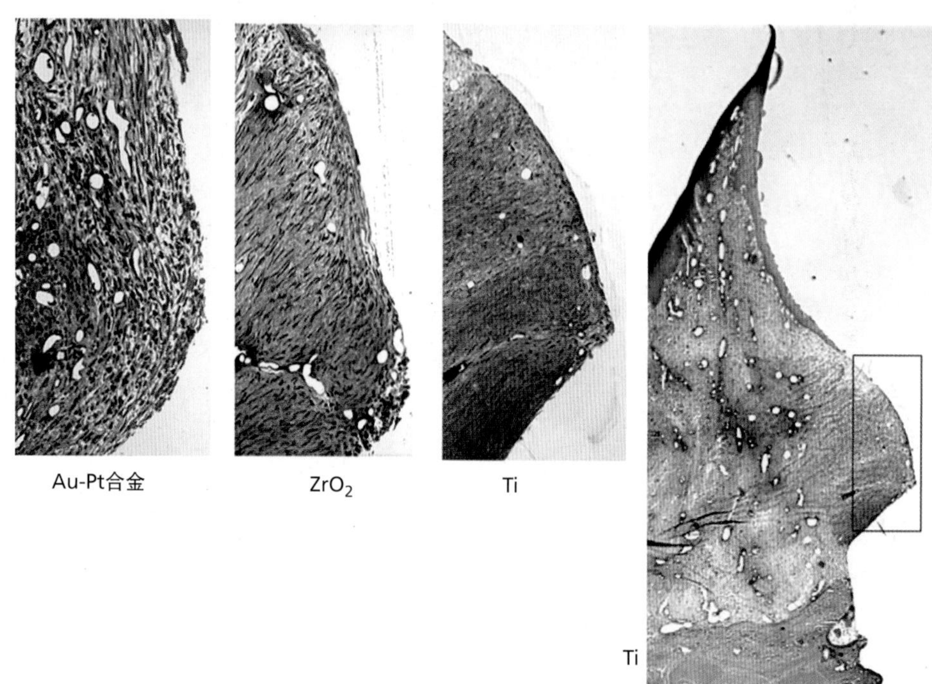

图4-15　钛（Ti）、二氧化锆（ZrO_2）和金（Au-Pt）合金制成的种植体基台周黏膜的颊舌向切片的显微图像。（来源：Welander et al. 2008。经John Wiley & Sons许可转载）

Berglundh和Lindhe（1996）在临床前体内实验中对该穿黏膜附着装置的位置和三维形态进行了详细检查。他们将种植体植入并行埋入式愈合。经过3个月愈合期后进行基台连接。在已连接基台尚未复位缝合组织瓣之前对软组织三维形态进行测量发现，对照组（正常愈合组）牙槽嵴黏膜组织厚度保持不变，而试验组（基台连接前，切除骨膜上方所有结缔组织组）黏膜的垂直厚度则降低至2mm或更少（图4-16）。连接基台后6个月的活检标本显示，所有种植体周穿黏膜附着装置都由长约2mm的屏障上皮和宽1.3～1.8mm的结缔组织共同构成。

进一步检查发现，在黏膜较薄的区域，术后愈合过程总是伴边缘骨组织吸收，从而保证黏膜所占的空间最终能够容纳穿黏膜附着的上皮及结缔组织（图4-17）。

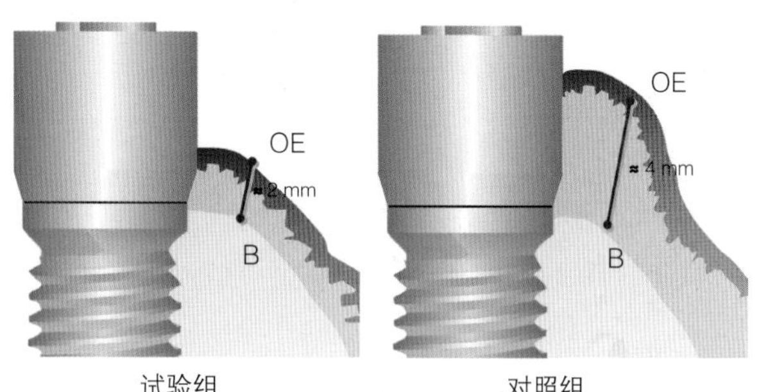

图4-16　试验组检测位点的黏膜厚度减少到约2mm。OE，牙龈上皮；B，牙槽骨。（来源：Berglundh & Lindhe 1996。经John Wiley & Sons许可转载）

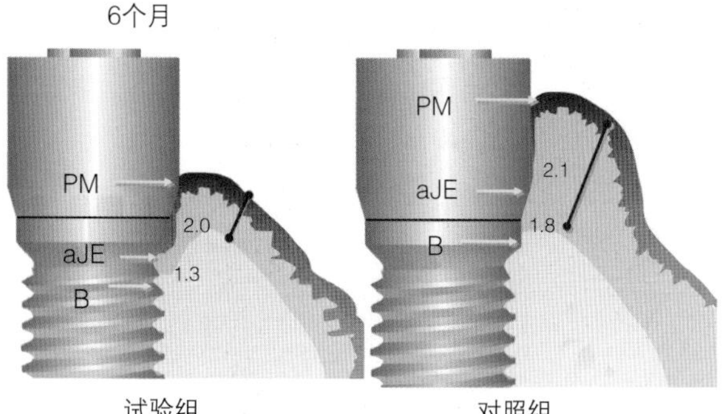

图4-17　在对照组和试验组的种植体周黏膜均由长约2mm的屏障上皮和宽1.3～1.8mm的结缔组织共同构成。在黏膜较薄处，为了保持软组织附着的宽度，会发生代偿性骨吸收。PM，软组织边缘；B，牙槽嵴顶；aJE，结合上皮根方。（来源：Berglundh & Lindhe 1996。经John Wiley & Sons许可转载）

因此，种植体周穿黏膜附着装置的上皮及结缔组织的三维形态是在种植体植入术后的愈合期确定的。与种植体植入后的骨愈合过程一样（见第5章），种植体周黏膜的愈合也是很精细的过程，需数周时间完成组织重建。

Berglundh等（2007）在临床前体内实验中详述了种植体周黏膜的形态发生过程。该实验采用非埋入式愈合（译者注：穿龈愈合式）种植技术，并将黏膜组织固定于种植体边缘处。随之开始实施菌斑控制。在愈合期不同时期取材，随访时间从术后0天（术后2小时）到术后12周。

在愈合早期阶段，大量中性粒细胞浸润并降解种植体与其周围黏膜之间的血凝块。最早在愈合的第1～2周后可见上皮增殖，直至第6～8周后可见成熟的屏障上皮（图4-18）。种植体周黏膜中的胶原纤维在4～6周开始按一定的空间结构排列（图4-19）。

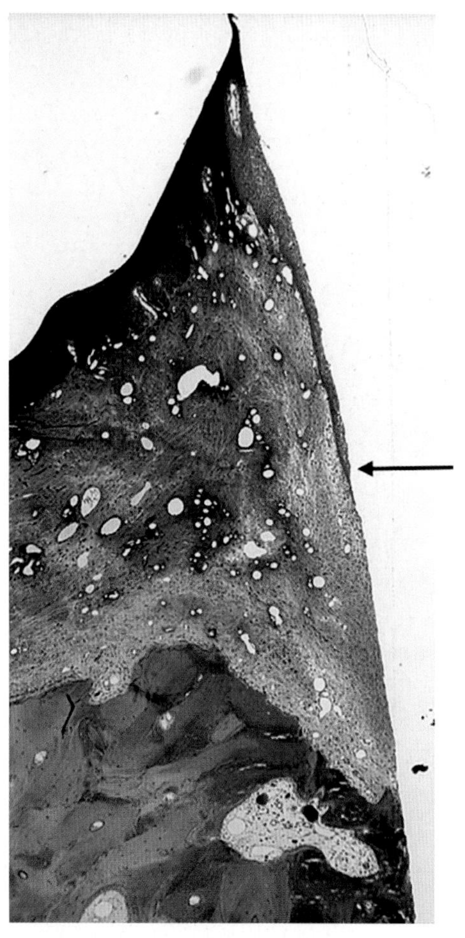

图4-18　愈合6周后种植体周黏膜的颊舌向切片的显微图像。箭头表示结合上皮根方细胞的位置。（来源：Berglundh et al. 2007。经John Wiley & Sons许可转载）

Tomasi等（2013, 2016）使用一种新的人体活检模型来研究种植体周黏膜的初期愈合过程。在愈合2、4、6、8、12周后，对21名患者进行了种植体周软组织的活检。组织学分析显示，随着时间的推移，黏膜的三维形态和质量变化与先前临床前体内研究中报道的一致。进一步分析表明，种植体周黏膜中炎症细胞和血管结构的量随着时间的推移而减少，并且在愈合8周时完成了结合上皮的形成（图4-20）。

小结：结合上皮和屏障上皮宽度约2mm，牙槽嵴上方结缔组织区域1～1.5mm。天然牙和种植体周的上皮成分都是通过半桥粒结构附着于牙面或种植体表面（Gould et al. 1984）。天然牙周围主要的附着纤维（主纤维）能够深埋于根面牙骨质，但是种植体周与之类似的纤维结构不能附着于金属体部，而是沿与种植体长轴平行的方向排列。经过数周的愈合，种植体周软组织附着逐渐形成。

质地

Berglundh等（1991）对天然牙和种植体周位于牙槽嵴上方的结缔组织的质地进行了仔细研究。学者观察到，天然牙和种植体表面构成成分的最大差别是覆盖于天然牙根面的牙骨质。粗大

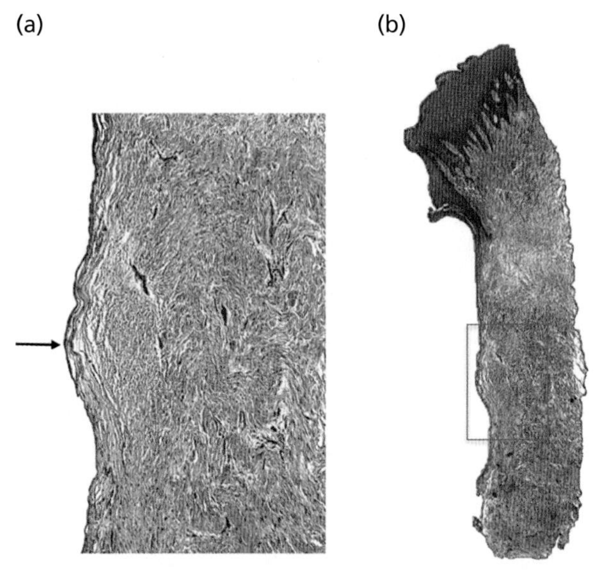

图4-20　愈合8周后人类种植体周黏膜切片的显微图像（a）和更高倍数放大图像（b）。箭头所示为结合上皮根方细胞。请注意胶原纤维的排列方向，它平行于基台装置的表面。（来源：Tomasi et al. 2013。经John Wiley & Sons许可转载）

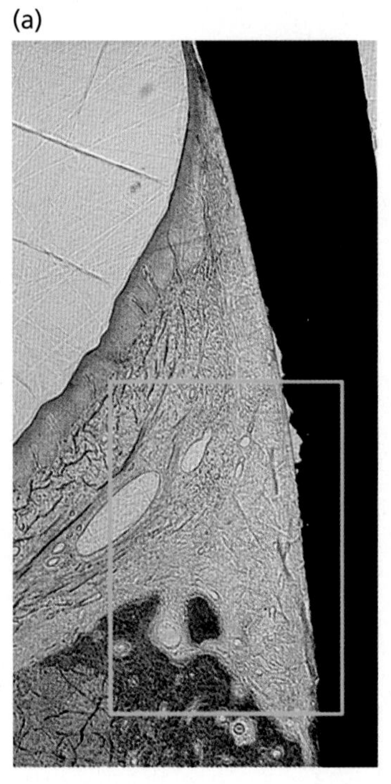

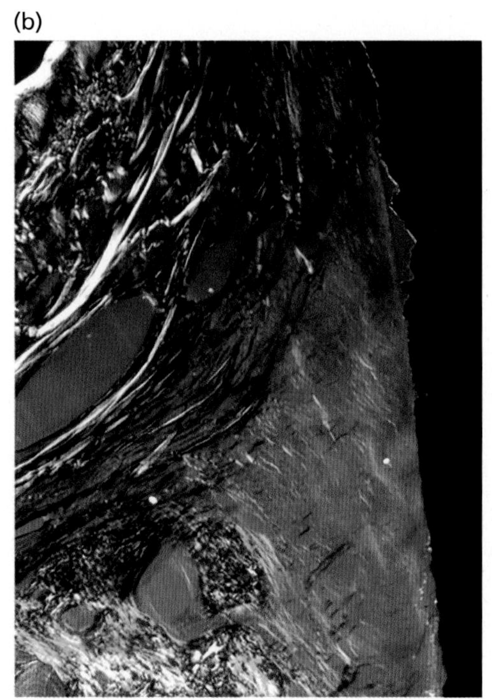

图4-19　愈合6周后种植体周组织的颊舌向磨片的显微图像（a）。更高倍数放大图像（b）显示胶原纤维从牙槽嵴的骨膜发出并沿平行于种植体表面的方向延伸。（来源：Berglundh et al. 2007。经John Wiley & Sons许可转载）

的胶原纤维束连接牙龈与天然牙、天然牙与牙槽骨，自牙骨质表面向侧方、冠方和根方放射排列（图4-11）。在种植体表面，胶原纤维束的排列方式完全不同。这些纤维深植于牙槽嵴顶骨膜，并沿着与种植体表面平行的方向散开排列（图4-19和图4-20）。

与天然牙周围相应区域内的组织结构相比，种植体周骨嵴顶上方的结缔组织胶原成分更多，而成纤维细胞及血管结构较少。据Moon等（1999）报道，在一项临床前体内实验中发现，种植体周的附着组织（图4-21）中的血管结构很少，但成纤维细胞较多，其长轴方向与种植体表面平行（图4-22）。而在离种植体表面较远的区域，成纤维细胞的数量相对变少，胶原纤维成分和血管结构相对增多。结论：钛表面和结缔组织之间的结缔组织附着装置是由成纤维细胞主导形成并维持的。

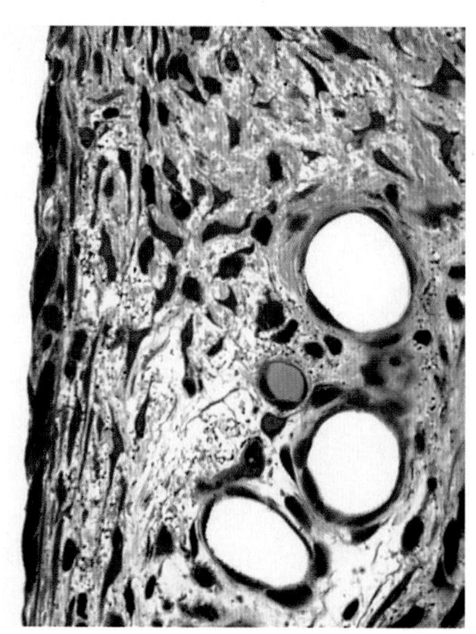

图4-21　种植体周黏膜与种植体交界处结缔组织的显微图像。在种植体周组织中可见大量成纤维细胞定植。

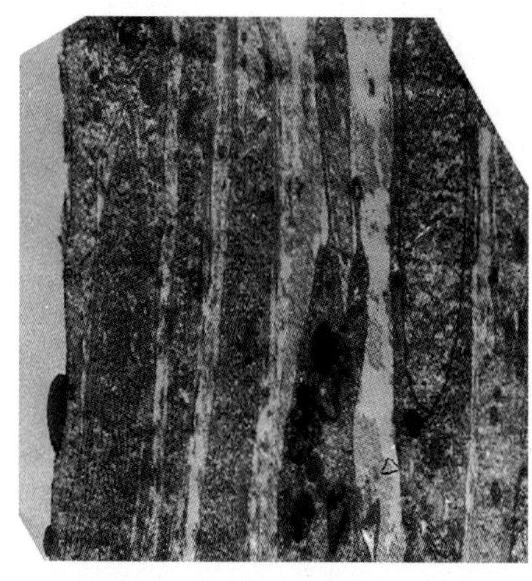

图4-22　种植体-结缔组织界面的电子显微图像。被拉长的成纤维细胞伸入纤细的胶原纤维中。放大倍数：×24000。

血供

牙龈的血供有两处来源（图4-23）。第一个来源是大的骨膜上血管，其发出的分支形成：（1）口腔上皮下方的结缔组织乳头的毛细血管；（2）结合上皮侧方的血管丛。第二个来源是牙周膜内的血管丛，其分支冠向延伸并终止于牙槽嵴上方的游离龈。由此可见，在牙周组织中，牙槽嵴上方结缔组织附着的血供来源于两处完全不同的地方（见第1章）。

Berglundh等（1994）发现，种植体周黏膜的血管系统（图4-24）只来源于其外侧牙槽嵴的骨膜上血管。经此血管发出的分支进入牙槽嵴上方的黏膜，形成：（1）口腔上皮下毛细血管；（2）紧邻屏障上皮侧方的血管丛。钛种植体周穿黏膜附着装置中的结缔组织仅含少量血管成分，它们可被视为骨膜上血管的终末分支。

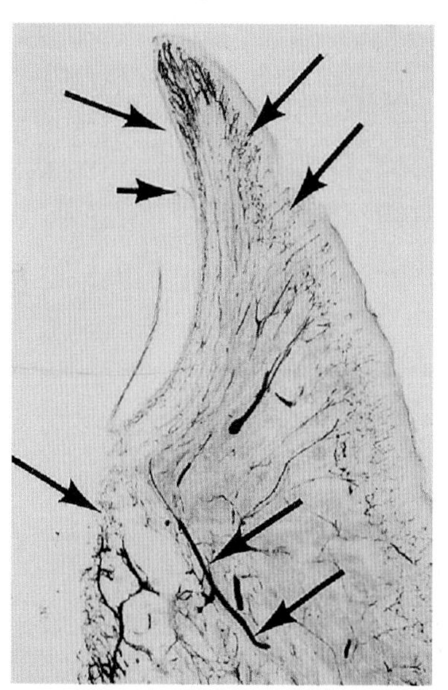

图4-23　天然牙边缘部分的颊舌向透明切片。血管结构已经碳素充填处理（箭头所示）。请注意位于牙槽嵴骨质外侧的骨膜上血管、牙周膜内的血管丛和牙龈较边缘区的血管结构。

(a)

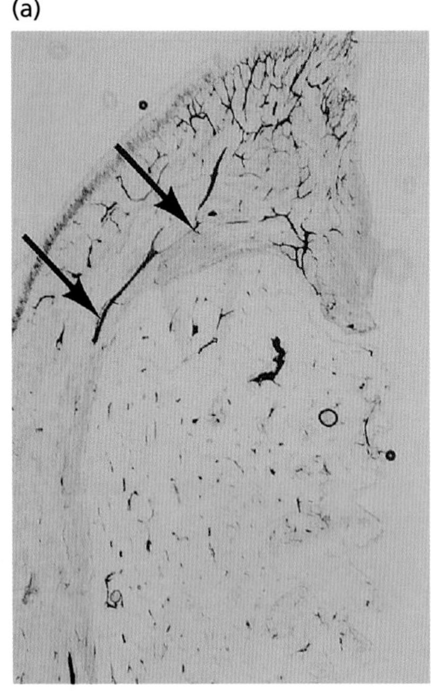

(b)

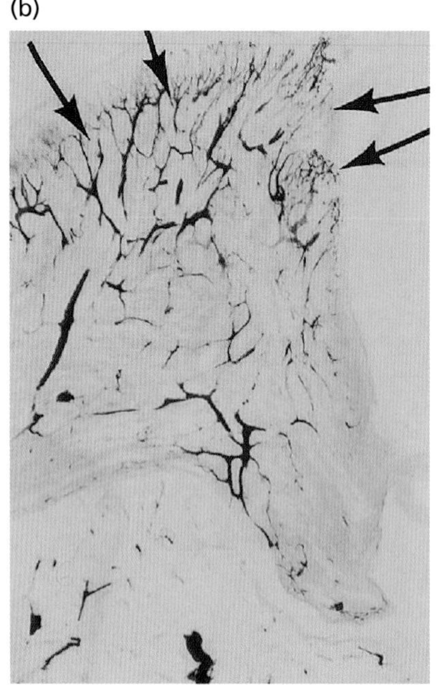

图4-24　（a）种植体周组织边缘部分的颊舌向透明切片（种植体位于右侧）。请注意观察牙槽嵴外缘的骨膜上血管（箭头所示），但是没有与牙周膜内的血管丛相对应的血管结构。（b）为图a中种植体周软组织和骨-种植体界面区域的更高倍数放大图像。请注意观察结合上皮周围的血管结构（箭头所示），但在种植体和骨周围更靠近根方的部位的软组织中就没有血管结构了。

小结：牙龈和种植体周黏膜有一些共同点，但在结缔组织的结构组成、胶原纤维束的排列方式以及屏障上皮根方的血管分布上，两者有一定的差异。

牙龈和种植体周黏膜的探诊检查

多年来人们一直认为，在进行牙周袋探诊时，探针的尖端会探及（袋内）结合上皮的最深处甚至是结缔组织附着区的边缘。这个假设是基于一些研究结果得出的，如Waerhaug（1952）认为一些学者（如Gottlieb 1921; Orban & Köhler 1924）提出的"上皮附着"，其强度不能抵抗探诊的力度。Waerhaug（1952）对无牙周炎症状的年轻受试者的不同牙位的龈袋进行了超薄钢刀片或是丙烯酸薄片的插入实验。结果发现，插入实验并不会导致出血，并且这些薄片始终都能到达釉牙骨质界（图4-25）。

然而，在随后的一些研究中发现，在进行牙周探诊时，牙周探针的尖端只是偶尔能探及龈牙结合部的基底。在没有牙周炎症的情况下，探针并不会伸入到结合上皮根方部分（如Armitage et al. 1977）。然而，如果牙龈结缔组织中存在炎症，探针能够穿透上皮层并到达炎症浸润区的根方边界。

Lang等（1994）在一项临床前体内研究中，对健康的、种植体周黏膜炎的以及种植体周炎的位点进行探诊检查。采用不同几何形状的探针按照标准探诊流程，以0.2N的探诊力进行探查。在组织学磨片中对探针的位置进行观察。健康和种植体周黏膜炎位点的"组织学"平均探诊深度约1.8mm，而在种植体周炎位点的相应值约3.8mm。Lang等（1994）进一步阐述了：在健康的或种植体周黏膜炎的位点，探针尖端能够到达"结缔组织附着水平"（即"屏障上皮基底部"），而在种植体周炎的位点，探针能够伸入到溃疡的袋底上皮下方平均距离约0.5mm。在此种植体周炎位点，探针能到达炎症细胞浸润区的基底部。

Schou等（2002）在另一项临床前体内研究中，对天然牙和种植体周的探诊检查进行对比。天然牙和种植体周位点按以下条件分类：（1）临床表现健康；（2）轻度炎症（种植体周黏膜炎/龈炎）；（3）重度炎症（种植体周炎/牙周炎）。分别对其进行探诊，并保持探针插入状态获得磨片。此实验中选用的是尖端直径为0.5mm的电子探针（Peri-Probe®），探诊力为0.3～0.4N。结果显示，对健康的天然牙或种植

(a)

(b)

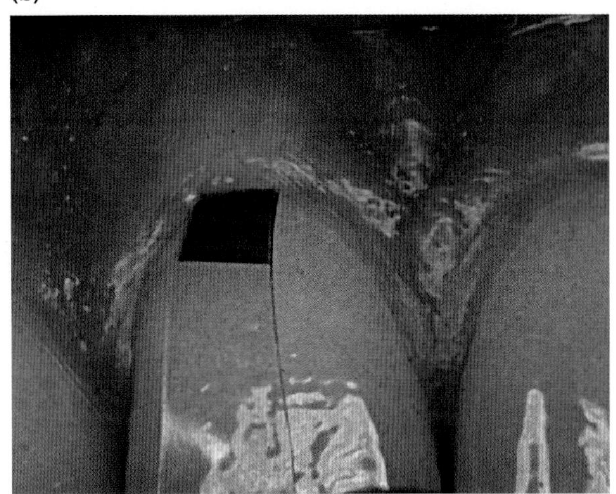

(c)

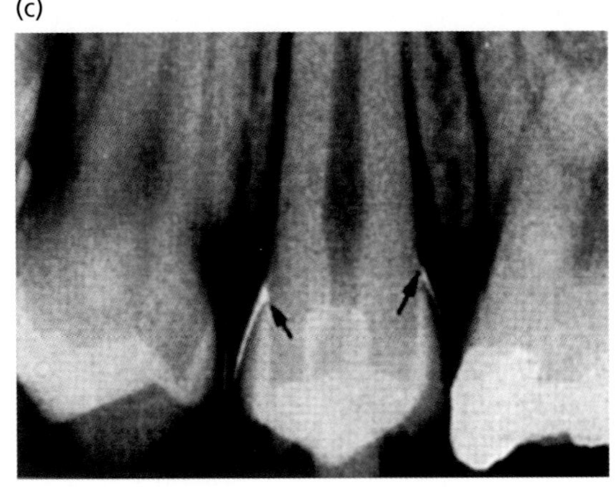

图4-25　距丙烯酸薄片边缘2mm处有蓝色标记带。（a）插入颊侧“龈袋”之前。（b）插入之后。仅用很轻的力就可以将薄片插入“龈袋”内2mm。（c）将超薄钢刀片插入牙周组织健康的邻面袋内。在X线片上，Waerhaug（1952）发现薄刀片始终能到达釉牙骨质界。

体进行探诊时，探针尖端距骨组织的距离大致相同。另外，在种植体周黏膜炎或种植体周炎位点，探针尖端到达的位置总是比相应天然牙（龈炎或牙周炎）的探诊深度更深。

Abrahamsson和Soldini（2006）一项临床前体内研究中，对健康的天然牙和种植体周进行探诊检查，评估两种情况下探针尖端的位置。当以0.2N的探诊力对种植体或天然牙探诊时，探针的穿透深度大致相同。此外，探针尖端的位置几乎都接近结合上皮/屏障上皮根方细胞层。无论在天然牙还是在种植体，探针尖端距离骨嵴顶均约1mm（图4-26和图4-27）。在一些采用不同种植系统进行临床实验的研究也观察到了相似结果（Buser et al. 1990; Quirynen et al. 1991; Mombelli et al. 1997）。这些实验结果显示，以0.25～0.45N的力探诊时，经影像学检查观察到的探针尖端到牙槽骨的距离为0.75～1.4mm。

通过对比这些研究结果，明显可以看出，对种植体而言，进行探诊检查以了解袋深及附着水平也是很有意义的。

种植体颊侧软组织三维形态

Chang等（1999）以存在种植体支持式单冠美学修复且同颌对侧同名牙为天然牙的受试者为研究对象，对天然牙和种植体周软组织的三维形态进行了对比分析（图4-28）。与天然牙周围的软组织形态相比，包围在种植体支持式单冠颊侧的黏膜更厚（2.0mm vs 1.1mm）；同时，当探诊可能存在的袋底时，其探诊深度也比天然牙位点更深（2.9mm vs 2.5mm）（图4-29）。进一步观察发现，种植体周的软组织边缘比对侧牙的牙龈

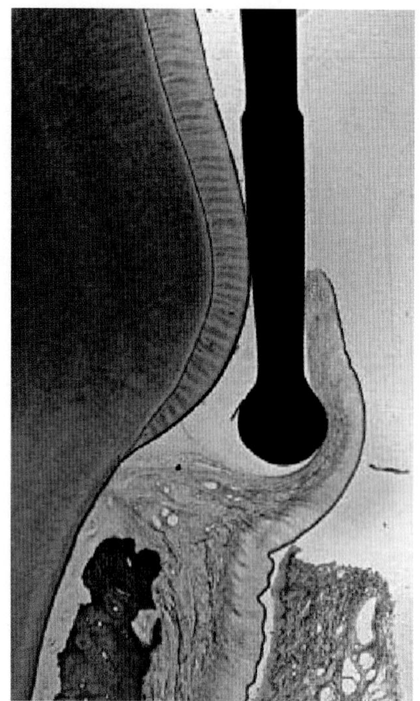

图4-26　天然牙位点的颊舌向磨片，可见探针尖端的位置与骨嵴顶的关系。（来源：Abrahamsson & Soldini 2006。经John Wiley & Sons许可转载）

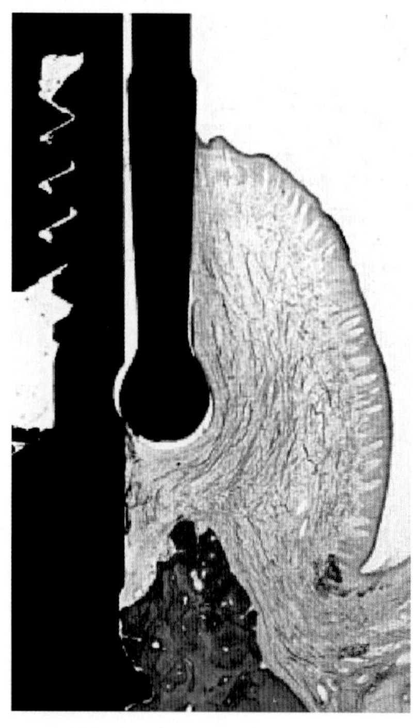

图4-27　种植位点的颊舌向磨片，可见探针尖端的位置与骨嵴顶的关系。（来源：Abrahamsson & Soldini 2006。经John Wiley & Sons许可转载）

(a)

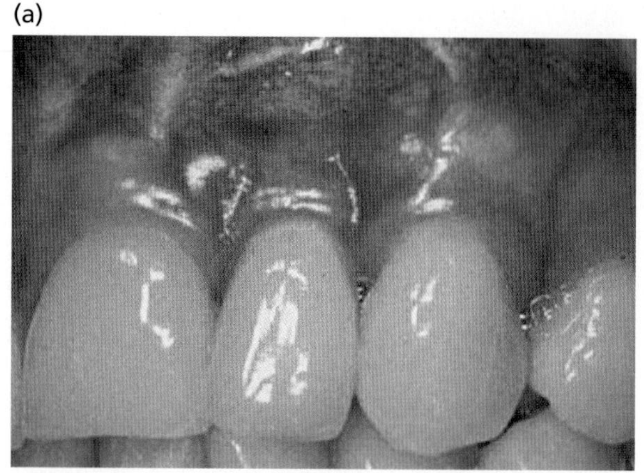

(b)

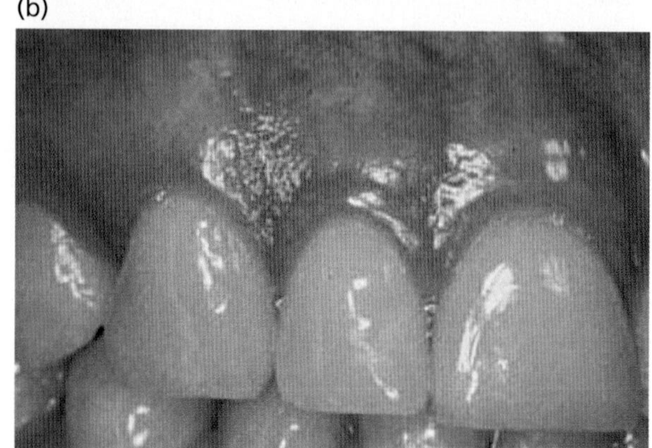

图4-28　12为种植体支持式单冠（a）和同颌对侧同名天然牙（b）的临床图像。（来源：Chang et al. 1999。经John Wiley & Sons许可转载）

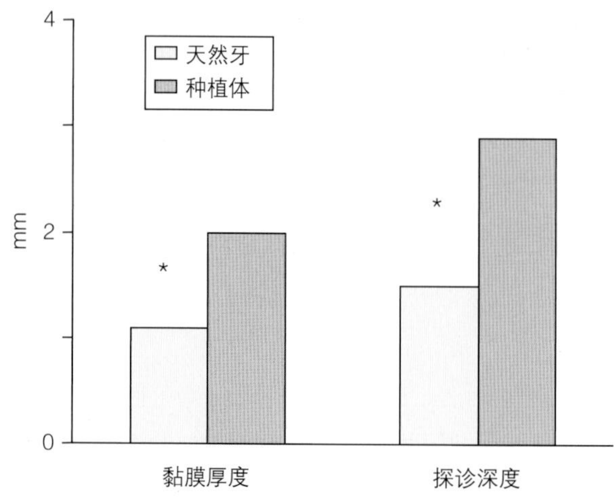

图4-29　种植体支持式单冠及同颌对侧同名天然牙颊侧黏膜厚度及探诊深度对比。（来源：改编自Chang et al. 1999。经John Wiley & Sons许可转载）

边缘更靠近根方（约1mm）。

Kan等（2003）对植于上颌前牙区约3年的单颗种植体周黏膜的三维形态进行观察性研究。对种植体颊侧黏膜进行骨探测法进行检测，发现大多数情况下其高度为3～4mm。仅有9%受检种植体周黏膜高度<3mm。黏膜高度<3mm的种植体特点有：（1）常见于薄龈生物型；（2）植入位置过于靠唇侧，并且/或者（3）修复体的唇侧凸度过大。而种植体周软组织高度>4mm的情况常见于厚龈生物型。

天然牙与种植体之间龈乳头三维形态

Schropp等（2003）的研究发现，当一颗牙齿被拔除以后，其与邻牙之间龈乳头高度会降低约1mm。伴随着龈乳头高度的降低（退缩），袋深度也相应减小，并且可能发生一定的临床附着丧失。

随着单颗牙拔除以及随后种植体的植入，天然牙-种植体之间的龈乳头高度最终取决于天然牙的附着水平。Choquet等（2001）观察性研究了单颗种植体与邻牙之间的龈乳头高度。该研究采用影像学检查的方法，对牙冠接触区最低点以及软组织最高点到骨嵴顶的距离分别进行了测量。该检查在冠修复术后6～75个月内进行。学者观察到，龈乳头高度始终在4mm左右，因此其能否充填满邻间隙主要取决于相邻牙冠接触点的位置（图4-30）。接触点越靠近牙冠（修复体）切缘，龈乳头就越难充满邻间隙。

Chang等（1999）对上颌前牙区单颗种植体以及同颌对侧同名天然牙周围龈乳头的三维形态进行了观察性研究。该研究发现，种植体支持式单冠周围龈乳头的高度比天然牙冠周围龈乳头短，且其对外展隙的充填程度也不及后者（图4-31）。由此可见，与种植体相邻的天然牙的解剖结构（如牙根的直径、牙邻面的轮廓/釉牙骨质界曲度/结缔组织附着水平）可能对该天然牙与种植体之间龈乳头的三维形态有显著影响。

Kan等（2003）采用骨探测法对上颌前牙区的单颗种植体和与之相邻的天然牙周围的黏膜的三维形态进行观察性研究。在每颗种植体及其邻牙的邻面分别进行牙槽骨探测。结果显示，种植体近/远中的黏膜厚度约6mm，而相邻天然牙的相应位点黏膜厚度约4mm。进一步的观察发现，与薄龈生物型者相比，厚龈生物型者的种植体周黏膜的三维形态明显更丰满。

种植体支持式单冠周围龈乳头充填程度，取决于相邻天然牙的结缔组织附着水平以及牙冠接触点的位置（图4-32）。尽管邻接区软组织的三维形态可能因薄/厚牙周生物型的不同而有一定的个体差异，但对于单颗种植体支持的修复体，其龈乳头高度的生物学极限约4mm（与天然牙间的龈乳头相比）。因此，为了达到外展隙中龈乳头完全充填的目的，应当严格按照要求设计种植体牙冠与天然牙牙冠之间的接触区位置。在这方

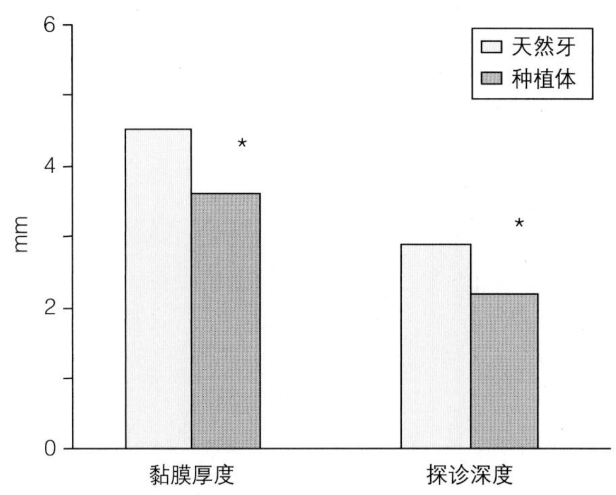

图4-31　种植体支持式单冠邻面及同颌对侧同名天然牙邻面的龈乳头高度及充填程度对比。（来源：改编自Chang et al. 1999。经John Wiley & Sons许可转载）

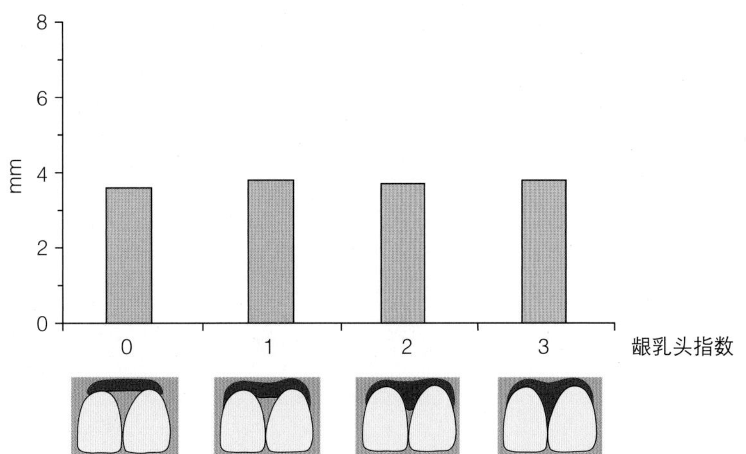

图4-30　种植体支持式单冠邻面软组织高度与龈乳头充填程度的对应关系。（来源：改编自Choquet et al. 2001。经John Wiley & Sons许可转载）

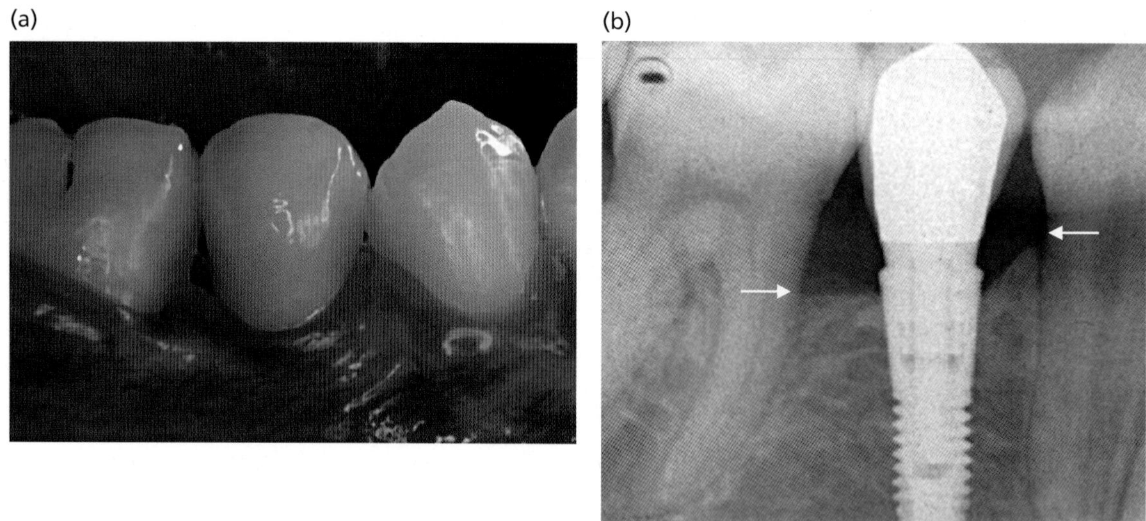

图4-32 下颌前磨牙区种植体支持式单冠。（a）种植体与第一前磨牙之间的龈乳头充填程度很理想，而在种植体与磨牙之间龈乳头充填程度欠佳，可见“黑三角”。（b）同一位置影像学检查可见釉牙骨质界（前磨牙）和边缘骨水平（磨牙）的位置（箭头所示）。

而，同样需要认识到：种植体支持式单冠周围龈乳头的丰满度与种植体植入时所采用的是一期手术或是二期手术的方式无关，与牙冠修复的时机是种植后即刻进行或是待软组织完全愈合后再进行也不相关（Jemt 1999; Ryser et al. 2005）。

相邻种植体之间“龈乳头”的组织三维形态

当相邻两颗牙齿均被拔除以后，该位点的龈乳头就会丧失（图4-33）。因此，在拔牙区

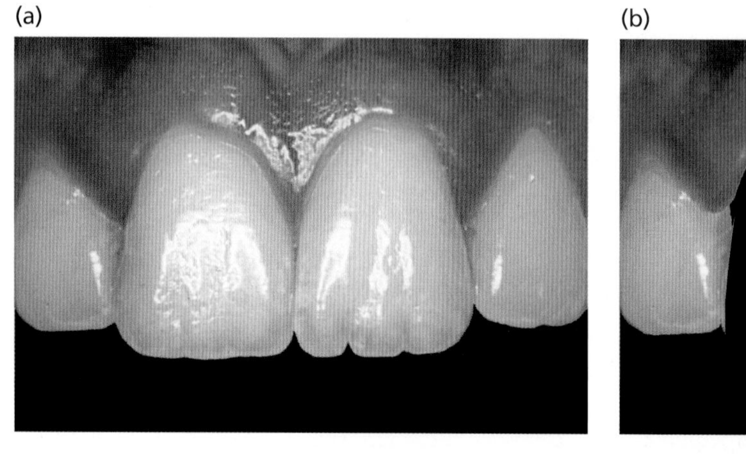

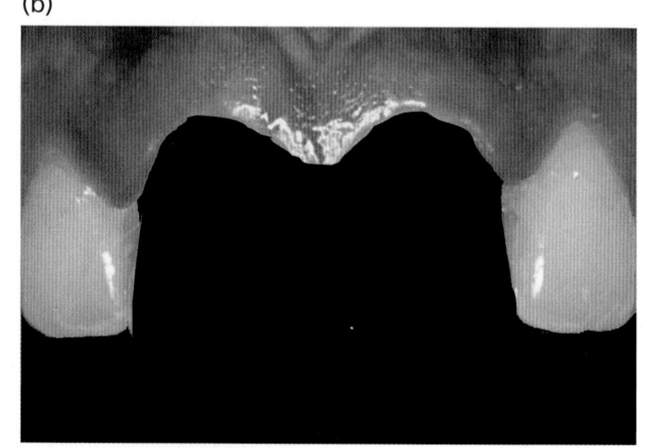

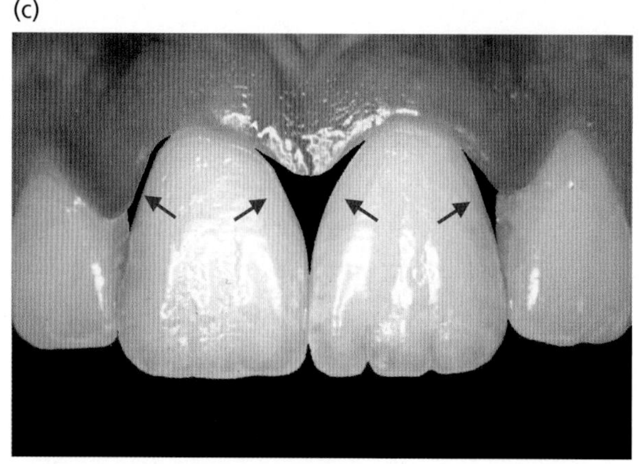

图4-33 （a～c）箭头所示为中切牙拔除前软组织边缘的位置（详见正文）。

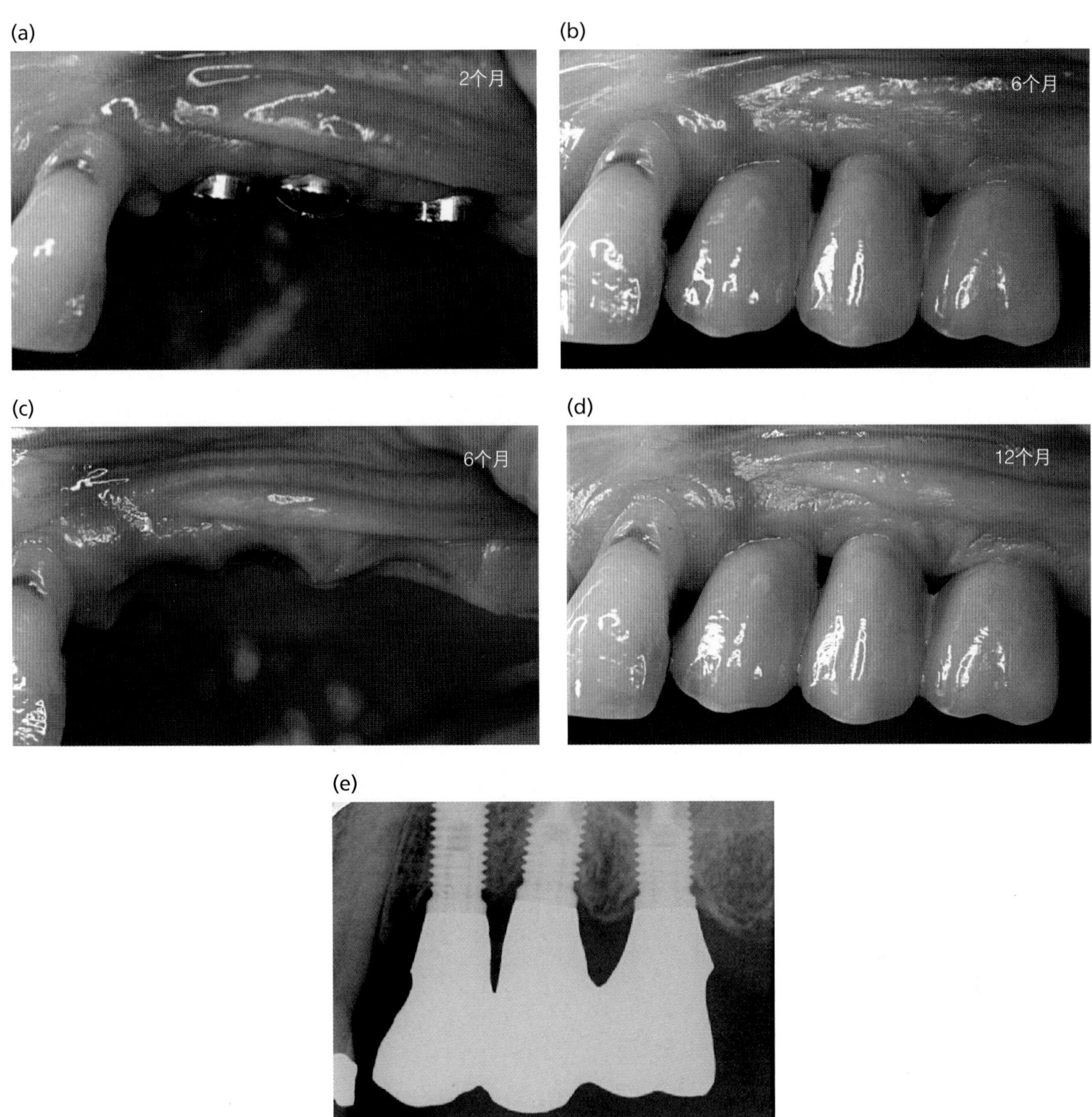

图4-34　（a～e）详见正文。

进行种植体支持的修复治疗时，骨嵴顶的形态学特点以及骨嵴顶上方软组织的厚度决定了种植体间软组织（“种植体龈乳头”）边缘的最终位置。Tarnow等（2003）采取穿黏膜探诊法对种植体间骨嵴顶上方的软组织（“种植体龈乳头”）高度进行了测量评估。结果发现，“龈乳头”的平均高度为3.4mm，其中90%测量结果范围为2～4mm。

相邻种植体之间软组织的三维形态似乎与种植体的设计并不相关。Lee等（2006）观察性研究了两种种植系统周围软组织高度的差异，以及种植体之间水平距离对软组织高度的潜在影响。种植体间“龈乳头”的高度，即影像学检查结果中骨嵴顶冠方的软组织的高度，在两种种植系统中均约3.1mm。并且，其高度在种植体之间水平距离＜3mm和≥3mm的位点之间没有差别。Gastaldo等（2004）对两颗相邻种植体的“龈乳头”存在或丧失情况进行了评估。结果显示，只有骨嵴顶到冠修复体间接触区之间的距离＜4mm时，“龈乳头”才能充满整个邻间隙。综上所述，两颗种植体之间的软组织高度的上限是3～4mm，冠修复体接触区到骨嵴顶之间的距离决定了种植体间龈乳头的充填程度（图4-34）。

第5章

骨结合

Osseointegration

Niklaus P. Lang[1], Tord Berglundh[2], Dieter D. Bosshardt[1]

[1]Department of Periodontology, School of Dental Medicine, University of Bern, Bern, Switzerland
[2]Department of Periodontology, Institute of Odontology, The Sahlgrenska Academy at University of Gothenburg, Gothenburg, Sweden

前言

完全愈合后的缺牙区牙槽嵴通常被覆2～3mm厚的咀嚼黏膜（见第3章）。咀嚼黏膜表面被覆口腔角化上皮，其包含大量胶原纤维和成纤维细胞组成的结缔组织，由骨膜紧密地附着在骨面上。缺牙区牙槽嵴的外壁（即皮质骨）由板层骨构成。板层骨内侧包绕松质骨，板层骨的骨小梁延伸入松质骨内并嵌入骨髓中。骨髓内有大量的血管结构以及脂肪细胞和多能祖细胞。

已有多种种植系统被用于修复缺失牙，包括骨膜下种植体、纤维包裹的骨内种植体以及直接与骨组织接触（骨结合）的骨内种植体。

Albrektsson等（1981）提出了骨结合（最早由Brånemark等于1969年提出）的定义是“负载种植体表面与活的骨组织在功能与结构上的直接结合”。另一种定义是由Zarb和Albrektsson（1991）提出的，他们认为，骨结合是“异体材料在骨组织内行使功能时获得并保持无临床症状的刚性固定的过程”。Schroeder等（1976, 1981, 1995）以术语“功能性骨粘连”来描述种植体与颌骨的刚性固定，并指出“如果遵循种植体无创植入的原则并且种植体表现出初期稳定性，新生骨能够直接沉积于种植体表面”。

因此，为了获得状态良好的骨结合（或功能性骨粘连），种植体在植入后必须获得良好的早期稳定性（初期稳定性）。这种早期或初期稳定性是通过受区矿化的骨质（通常是骨皮质）与种植体之间的接触关系或摩擦力获得的。

种植体植入

组织创伤

基本原则：在种植体植入术中，手术越微创，组织创面越小，新生骨形成和沉积到种植体表面的过程就越迅速。

种植体植入术的步骤通常包括：（1）切开黏膜；（2）翻起黏膜瓣，分离皮质骨的骨膜（通常但不总是如此）；（3）在受区皮质骨和松质骨上预备孔道；（4）将种植体植入预备好的孔道，这会对黏膜和骨组织带来一系列的机械创伤。宿主通过炎症反应来应对这些创伤，其主要目的是清除受损组织，为术区的再生或修复做准备。除了受到上述的损伤外，硬组织还受到所谓的“压力就位”效应导致的损伤，这是由于种植体的直径大于预备孔道的直径。在这种情况下：（1）种植体周矿化的骨组织受到压迫，形成大量的微骨折；（2）孔道内，尤其是皮质骨区域的血管会受到破坏；（3）这部分骨组织的营养就会受阻；（4）累及的组织通常会发生坏死。

然而，受区软硬组织受到损伤后也能启动创伤修复过程，从而最终保证：（1）种植体与骨“粘连”（即骨结合）；（2）形成脆弱的黏膜附着（见第4章）和软组织关闭，保护骨组织免受口腔中物质的干扰。

创伤愈合

种植体植入后，断裂骨组织的愈合是一个复杂的过程，并且在术区的不同位置具有不同的反应。

在皮质骨区域，新生骨形成之前，必须先清除（吸收）无活力的矿化组织。另外，在松质骨区域，因手术（孔道的预备和种植体的植入）造成的损伤，主要为软组织（骨髓）损伤，早期表现为局部出血和血凝块形成。血凝块逐渐被吸收并被肉芽组织替代。这与血管、白细胞以及间充质细胞从预备孔道壁向内生长密切相关。由于间充质细胞不断从周围骨髓向此处迁移，肉芽组织逐渐被临时结缔组织（暂时性基质）取代，最终被类骨质取代。在类骨质内部，羟基磷灰石晶体沉积于新生血管结构周围的胶原网架中。以此方式，未成熟的编织骨逐渐形成（见第3章），最终形成骨结合。

自攻型与非自攻型种植体

如今，市场上有各种不同的种植体材料，如钛合金和氧化锆，但本章只讨论由纯钛制作的螺纹型种植体。这种金属装置的设计和后续的植入可能会影响骨结合形成的速度。

选用非自攻型种植体（图5-1）时，对受区的处理过程十分精细，如在硬组织孔道内要制备出标准的轨道（螺纹）。这些轨道（螺纹）是由携带切割刃的攻丝钻预备（预切割）出来的（图5-2）。

非自攻型种植体通常设计成带有圆形“根尖”基部的圆柱体。在预备硬组织孔道时，依次使用直径逐级增加的先锋钻和扩孔钻预备，直至其最终直径与种植体直径相匹配。在圆柱形的表面，种植体设计成带有螺纹凸处，这可以增加种植体的总直径。如此，种植体与受区硬组织上预备的孔腔才能完全一致。种植体植入时，其螺纹

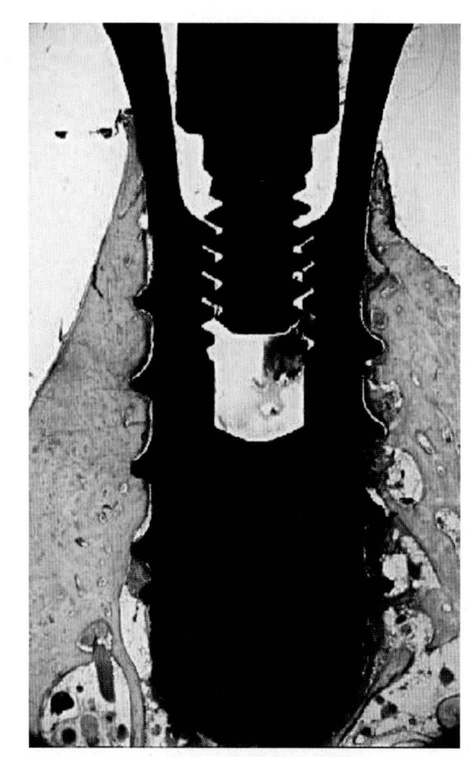

图5-1 种植体植入24小时后通过活检获得的非自攻型种植体及其周围组织的磨片。

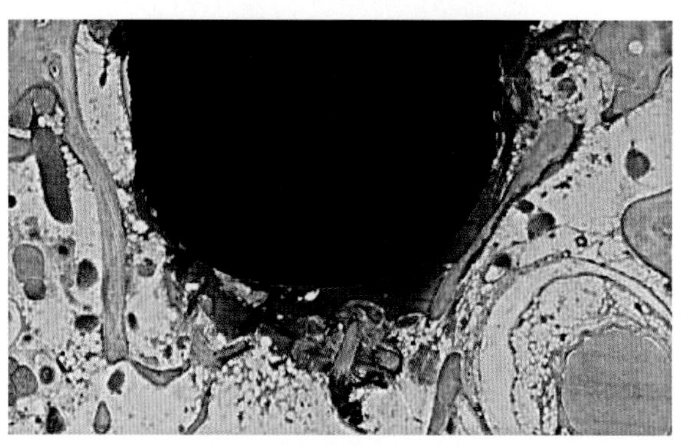

图5-2 图5-1中磨片中根尖区域的细节图，请注意观察存在于骨髓中的血凝块。

结构能顺应硬组织孔道内壁的螺纹，引导种植体以最小的应力就位（图5–1）。

由于种植体的金属螺纹与受区皮质骨区域的骨壁接触面积很大（图5–1），种植体获得了良好的早期固定（稳定性）。在受区预备和种植体植入过程中，松质骨区域的骨小梁发生了明显移位并嵌入了骨髓组织中。骨髓区域血管被切断引起出血，随后形成血凝块（图5–2）。

术后16周（图5–3），非自攻型种植体的边缘区域被与金属装置粗糙表面直接接触的致密板层骨包绕。同时，在种植体的根尖区域，也可见一薄层成熟骨组织与种植体表面直接接触，从而分隔钛种植体与骨髓。

自攻型种植体在其“根尖”区域设计有切割刃。其螺纹是生产过程中在其钛圆柱体上切割出连续的沟槽而成。当准备植入一颗自攻型种植体时，首先在受区通过先锋钻和扩孔钻预备硬组织孔道，但这可能使最终直径略小于扩孔钻的直径。在植入过程中，种植体“根尖”部分的切割刃在孔道内壁上切割出一条狭窄的轨道，从而形成种植体的最终尺寸。当种植体达到预定深度时，其螺纹外壁与皮质骨区域的矿化骨组织结合，从而保证初期或早期稳定性，同时，也和松质骨区域的骨髓组织直接接触。

(a)

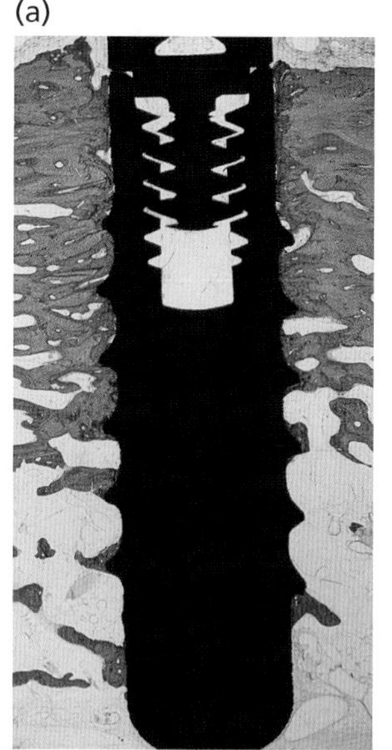

(b)

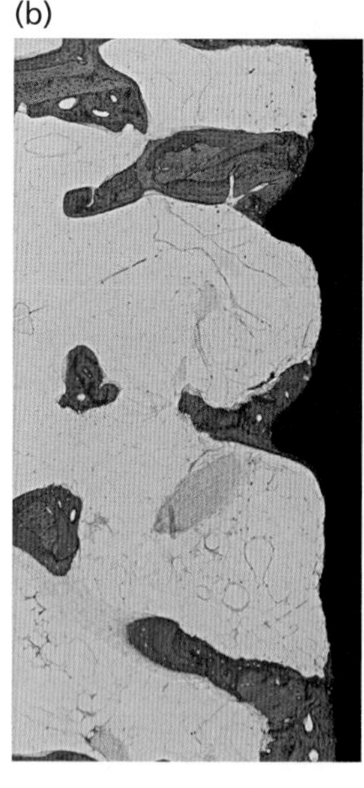

图5–3 （a）术后16周愈合期的非自攻型种植体及其周围骨组织的磨片。在受区的皮质骨区域，骨密度很高。（b）为图a的细节图，在更靠根尖的区域，种植体表面可见一薄层骨质。同时请注意观察由种植体延伸到骨髓的骨小梁。

如图5–4所示为受区一颗粗糙表面的自攻型种植体。活检标本取自植入术后2周。种植体表面螺纹的外层与“旧骨”相接触，而螺纹之间的凹处和种植体“根尖”部外侧区域则以新生骨成

(a)

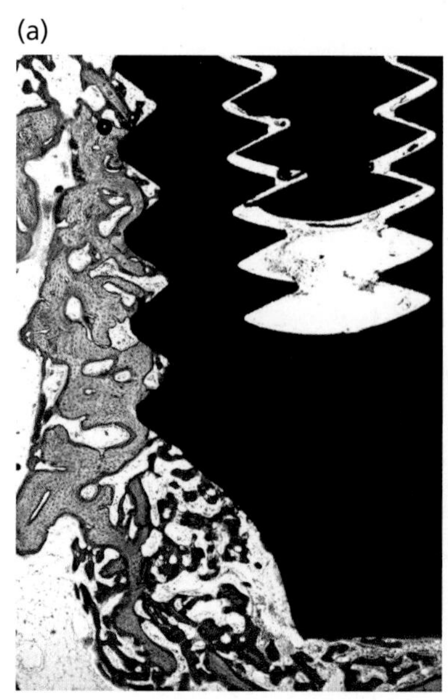

(b)

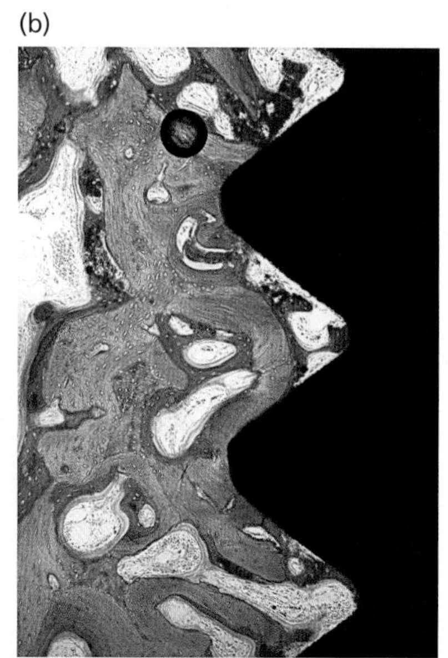

(c)

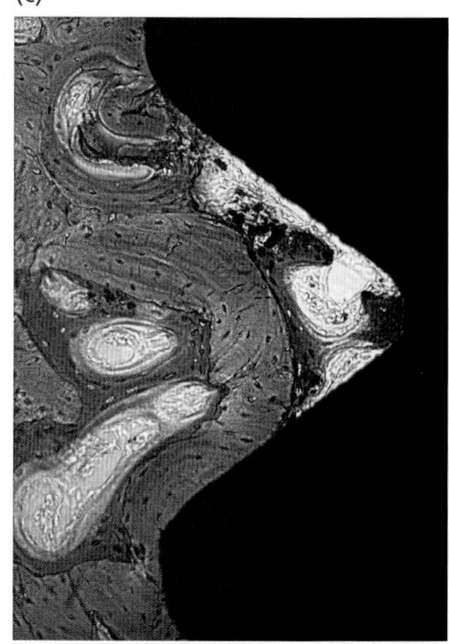

图5–4 （a）经过2周愈合期，自攻型种植体植入区所取样品的磨片。在根尖区，可见大量编织骨形成。（b）为图a的细节图，在螺纹区，可见新生骨接触到种植体表面。（c）为图b的更高倍数放大图像。新生骨从旧骨延伸出到钛表面相邻的两个“螺纹”之间的凹处。

为主要特征。因此，也可看见散在区域的新生骨与种植体表面直接接触。从经过6周愈合期的磨片（图5-5）中可见一层连续的新生骨已覆盖了大部分种植体的粗糙表面。这些新生骨也与受区外周原有的成熟骨组织相接触延续。经过16个月的愈合期（图5-6），骨结合区的骨组织已完成改建，种植体的硬组织床由同心圆状板层骨和间骨板构成。

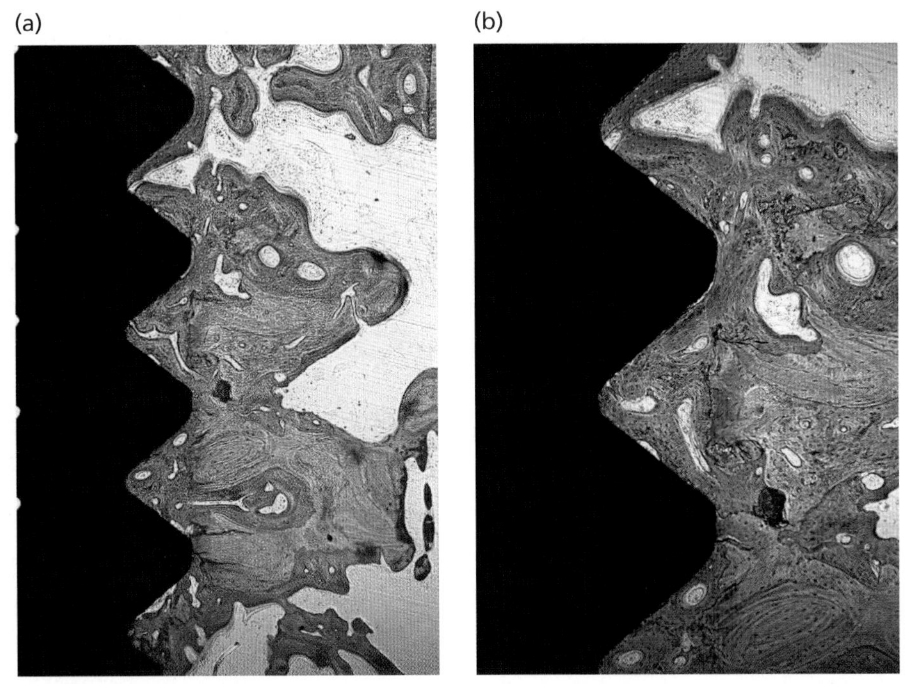

图5-5 经过6周愈合期，自攻型种植体植入区所取样品的磨片。（a）在边缘区，一层连续的骨组织覆盖了绝大部分种植体表面。（b）为图a的更高倍数放大图像。请注意观察与种植体表面直接接触的新生骨（深染处）。

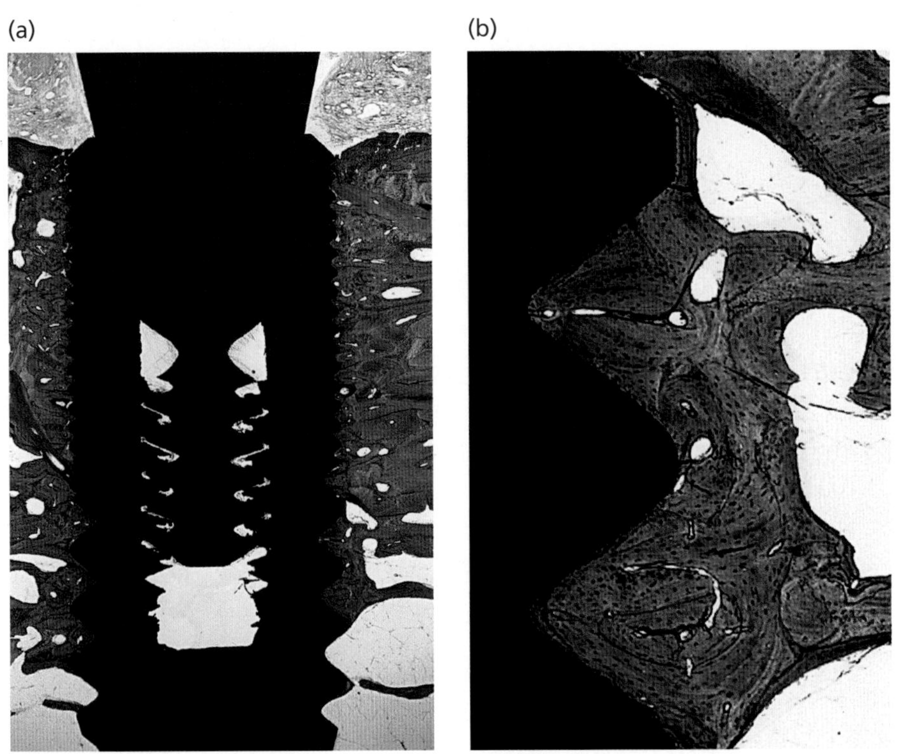

图5-6 经过16个月愈合期的自攻型种植体的磨片。（a）种植体被致密的板层骨包绕。（b）为图a的更高倍数放大图像，显示骨与种植体接触的比例非常高。

骨结合的形成过程

关于种植体植入后牙槽嵴断端的愈合过程，有大量采用不同动物模型的实验都对此进行了研究。例如，Berglundh等（2003）和Abrahamsson等（2004）对在犬下颌区种植体植入后周围骨形成和骨结合的不同阶段进行了描述。

种植体：实验采用了具有粗糙表面的个性化实心螺纹柱状纯钛种植体（图5-7）。该种植体两个相邻螺纹凸处（即螺纹矢状面观）的间隔为1.25mm。生产过程中，在种植体螺纹区预留了0.4mm深的U形环绕沟槽（图5-8）。而螺纹尖端不做处理。将此非自攻型种植体植入术区后（图5-9），螺纹凸处能够嵌入由攻丝钻在硬组织壁预备的通道中。这可以为种植体提供早期或初期稳定性。螺纹凸处与种植体部之间的空间构成了几何形、界限清楚的愈合小室（图5-10）。植入术后2小时至12周内，分别取材制成磨片和常规脱钙后切片，以了解愈合过程。

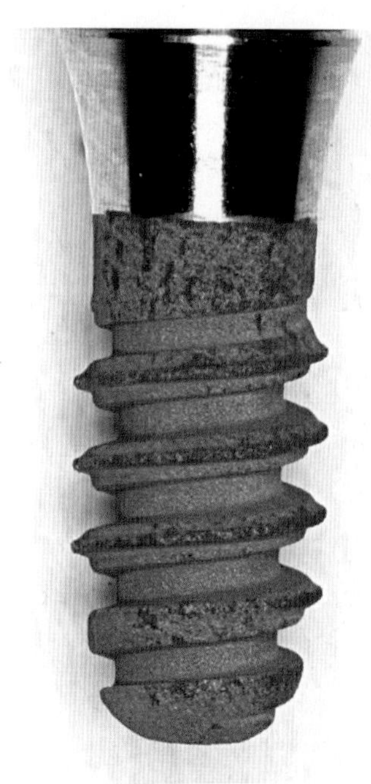

图5-7 犬实验中用到的种植体。该种植体为实心螺纹种植体的改良。其相邻螺纹之间的距离为1.25mm。螺纹凹处的深度为0.4mm。

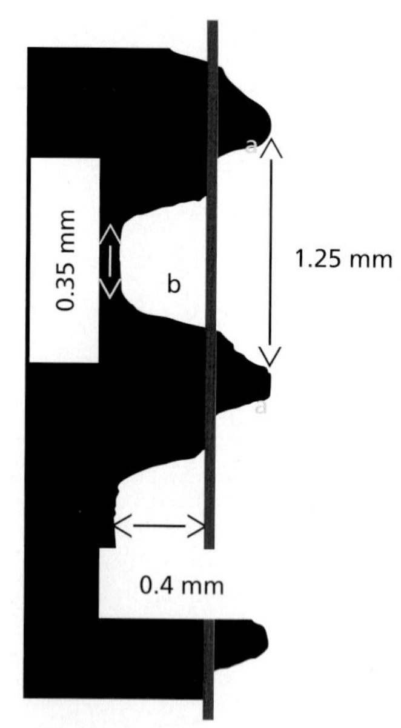

图5-8 种植体的愈合小室的结构和尺寸。

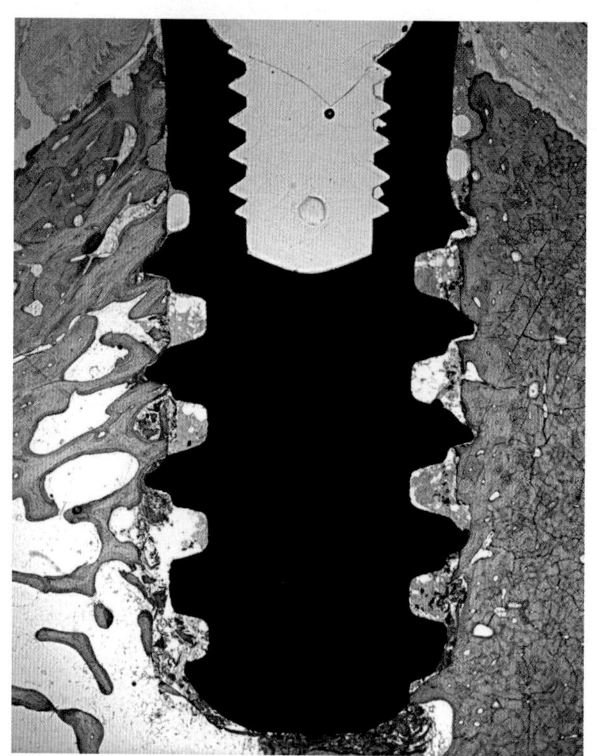

图5-9 种植体植入后即刻，其与相邻组织的磨片。螺纹凸处伸入至硬组织壁中。相邻两个螺纹之间的空隙形成了愈合小室。

愈合小室：如图5-10所示为在金属种植体植入2小时后的取材活检样本，种植体周软硬组织的两个愈合小室剖面（磨片）。种植体上螺纹的外围部分与皮质骨上由攻丝钻预备轨道的凹陷处直接接触。愈合小室（图5-11a）内充满血凝块，其纤维蛋白网架内包绕了大量的红细胞、中性粒细胞和单核/巨噬细胞（图5-11b）。显然，这些白细胞参与了创伤组织的清除过程。

纤维增生：如图5-12a所示为经过4天愈合期的种植体及其周围组织。血凝块的一部分已被由间充质细胞、细胞外基质成分和新形成的血管结构（新生血管）组成的肉芽组织替代（图5-12b）。临时性结缔组织（基质）已经形成。

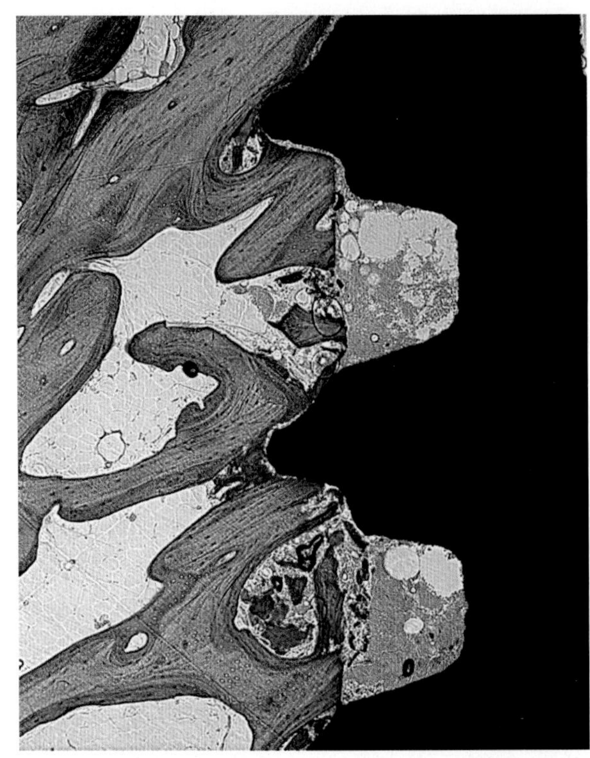

图5-10 为图5-9的细节图。愈合小室内充满血液并形成了血凝块。

骨改建：经过1周的愈合，愈合小室内的临时结缔组织富含血管结构和间充质细胞（图5-13a）。余留的炎症细胞数量很少。在愈合小室的部分区域，在血管周围的临时结缔组织内可见富含细胞的未成熟骨组织（编织骨）。编织骨的形成不仅见于愈合小室的中心，而且在明显与种植体直接接触的散在区域也有发生（图5-13b）。这被视为骨结合的最初阶段，即种植体表面和新生编织骨之间的接触。

经过2周愈合期，在种植体周的所有区域（根方和侧方）明显都有编织骨形成（图5-14a）。在种植体的“根尖”的骨髓内形成了大量的编织骨。在愈合小室，部分新生的编织骨明显从旧骨延伸到临时结缔组织（图5-14b），许多区域甚至已经到达钛种植体的表面。在此时间段，种植体的大部分表面都已被覆新生骨，从而形成了更全面且成熟的骨结合（图5-14c）。在螺纹凸处区域，有新骨正在形成的迹象（图5-14d）。因此，种植体即刻植入术后，由于其侧面与宿主骨组织直接接触，为种植体提供了早期稳定性，而在2周的愈合期内，受区骨质不仅经历了吸收过程，也伴随着新骨形成。

(a)

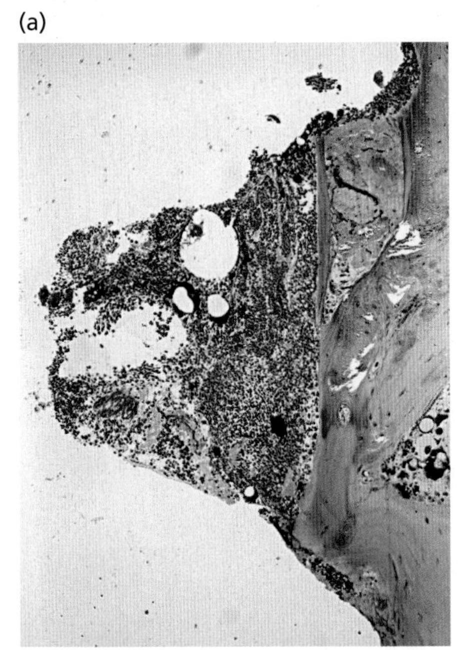

(b)

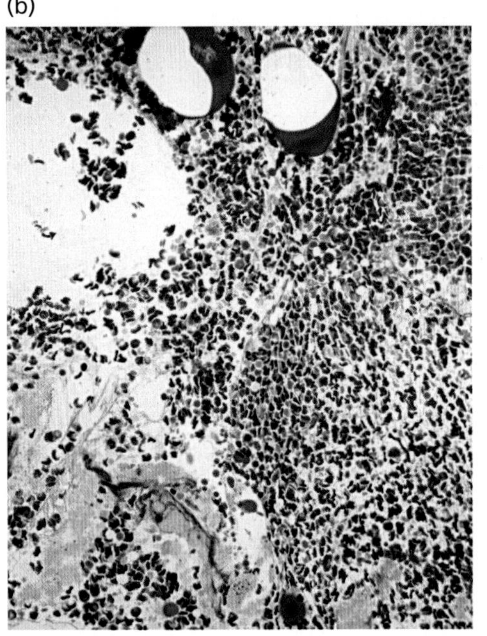

图5-11 种植体植入2小时后愈合小室内情况（脱钙切片）。（a）愈合小室内充满了血液。（b）红细胞、中性粒细胞和巨噬细胞浸润于纤维蛋白网架内。

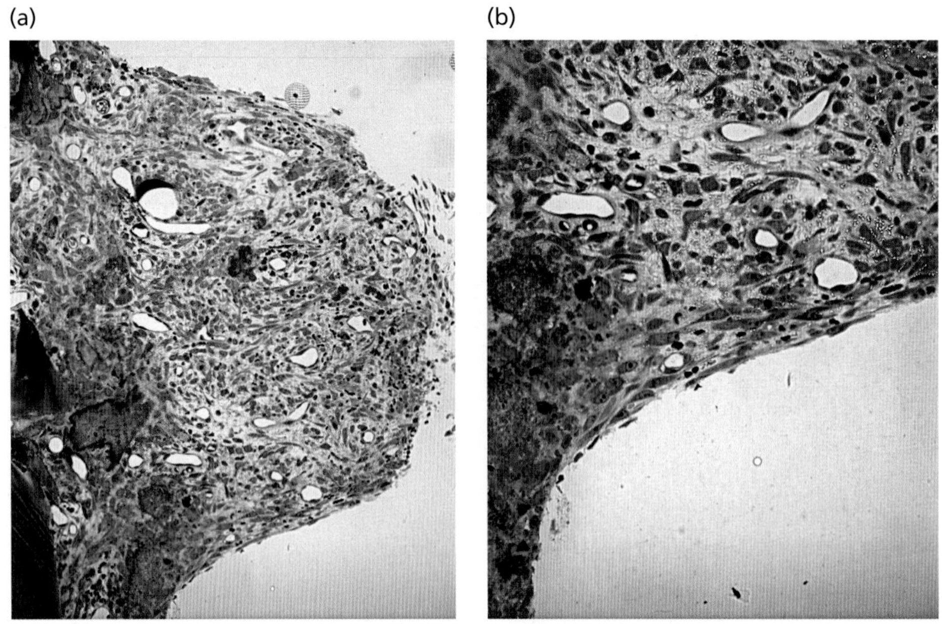

图5-12 经过4天愈合期的愈合小室内情况（脱钙切片）。（a）愈合小室内的大部分空间已被肉芽组织占据（纤维增生）。（b）在愈合小室的部分空间已被结缔组织（基质）取代，其中包含大量间充质细胞。

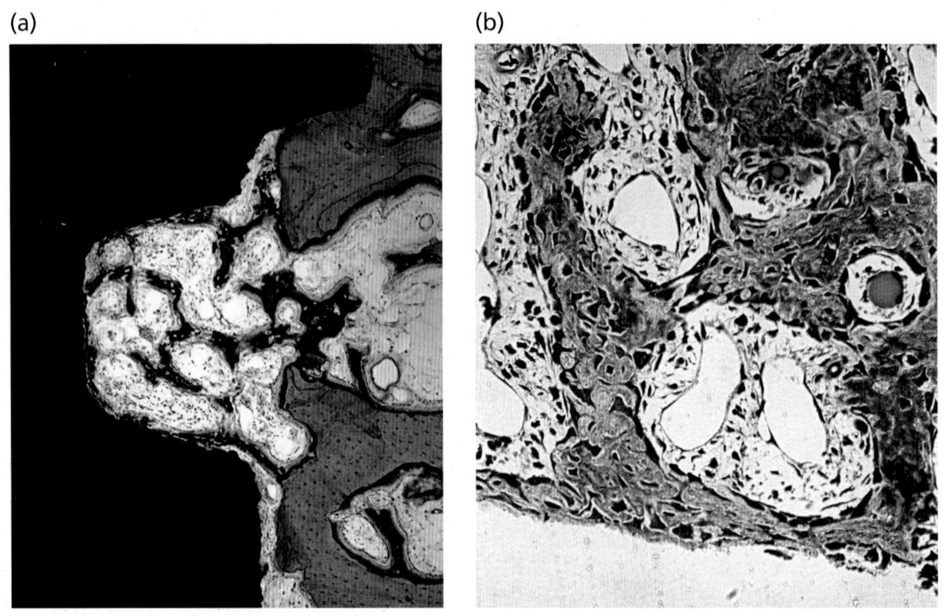

图5-13 （a）经过1周愈合期的磨片。请注意观察愈合小室内新生的编织骨。（b）脱钙切片。编织骨与种植体表面直接接触。

第4周（图5-15a），新形成的矿化骨从被切削的骨质表面延伸至愈合小室，同时愈合小室内的钛种植体面大部分被连续的富含细胞的编织骨层覆盖。愈合小室的中心区被富含血管结构和间充质细胞的初级松质骨充填（图5-15b）。

重建：经过6～12周愈合期，绝大部分愈合小室都被矿化的骨组织填满（图5-16）。新生组织和矿化骨中可见骨组织，包括初级骨和次级骨，其与种植体表面直接接触。在矿化骨组织的骨小梁周围可见含有血管、脂肪细胞和间充质细胞的骨髓。

小结：愈合小室最初被血凝块占据。随着血管的长入以及白细胞和间充质细胞的迁移，血凝块逐渐被肉芽组织替代。随着间充质细胞的进一

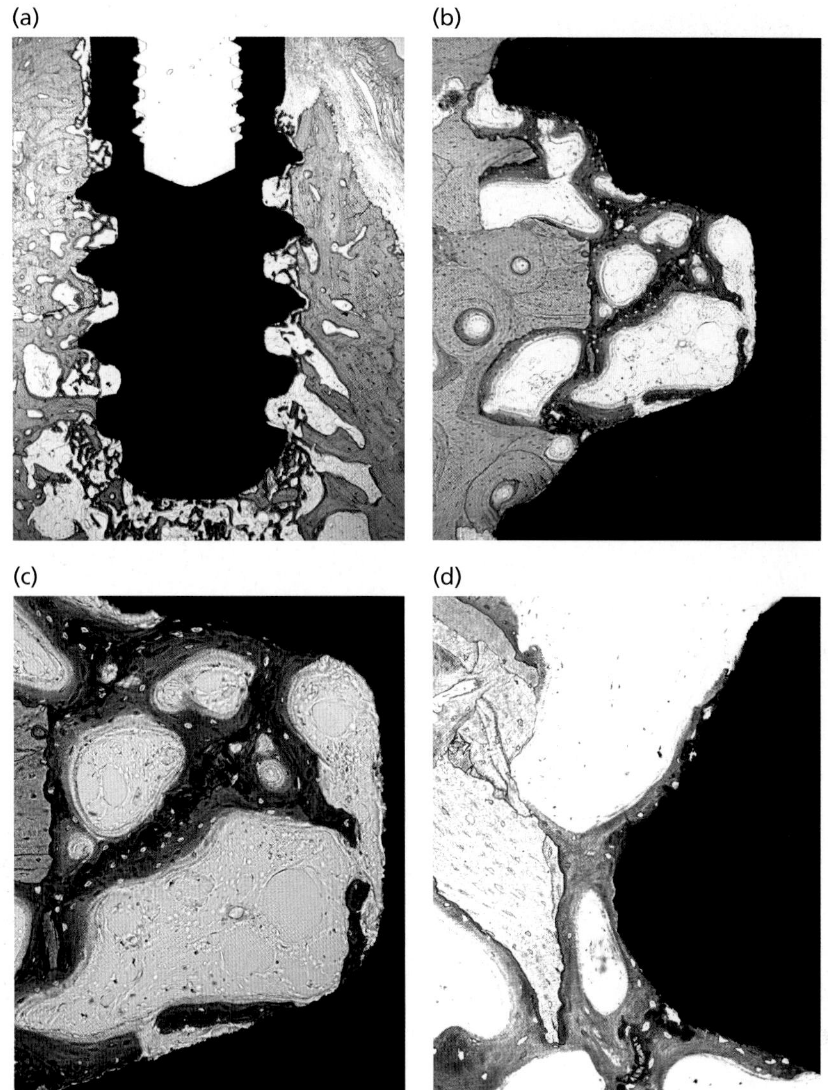

图5-14　种植体植入术后2周的愈合小室磨片，依次为不同放大倍数。（a）在金属种植体的根尖部可见深染的编织骨。（b~d）种植体表面大部分被覆新生骨。

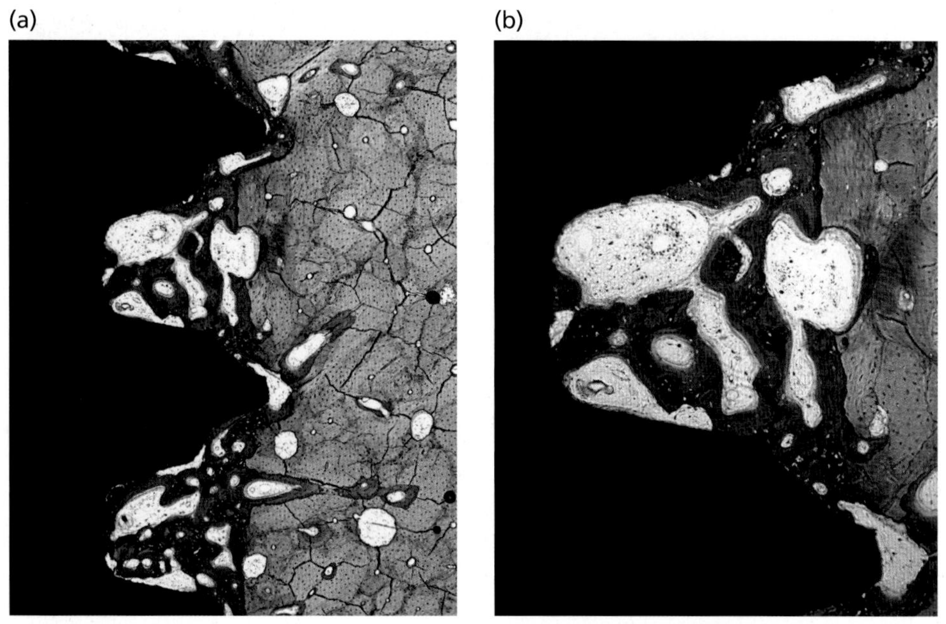

图5-15　种植体植入术后4周的磨片。（a）新生骨（深蓝色）从“旧骨”延伸到愈合小室。（b）膜内成骨。请注意观察初级松质骨。

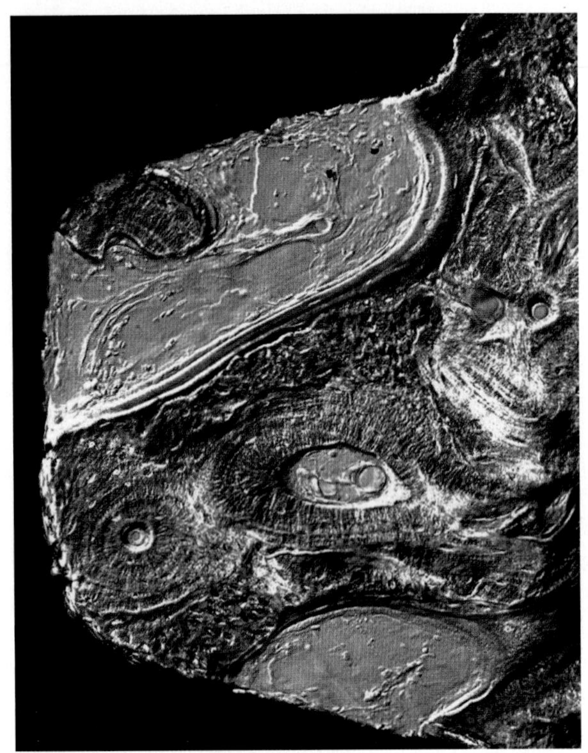

图5-16 经过12周愈合期后的磨片。板层骨和骨髓替代了编织骨。请注意观察次级骨的形成。（相差光学显微镜）

步迁移，肉芽组织被富含血管、间充质细胞和纤维的暂时性基质替代。纤维增生和血管形成的过程已经开始。在术后第1周就可以观察到新生骨形成：新的编织骨从被切削骨床的外侧壁向外突出（膜内成骨；远端成骨）（Davies 1998），在种植体表面也可见新生骨的重新形成（de nove）过程，与旧骨有一定的距离（接触成骨）（Davies 1998）。在随后的几周，编织骨的骨小梁被成熟骨即板层骨和骨髓替代（骨重建）。

骨结合的形态发生

已有一系列报道描述了人类口腔中钛种植体的骨结合过程（Bosshardt et al. 2011; Donos et al. 2011; Ivanovski et al. 2011; Lang et al. 2011）。这些研究中，他们把表面中等粗糙的实心螺纹柱状种植体植入志愿者下颌磨牙后区，并建立封闭的愈合条件。1、2、4、6周后，用环钻取样对种植体及其周围组织进行活检。研究者们对样本进行组织学和形态学检查，并特别关注了直接接触或与邻近种植体表面（组织-种植体界面）的组织成分，如旧骨、类骨质、新生骨和非矿化间充质软组织。另外，在种植体侧面创口，每个时间点都可见骨碎片和骨颗粒。这些组分显然是预备硬组织孔道时钻孔过程的残留物。

种植体骨结合的一般模式

图5-17描述了研究期间组织-种植体界面区域的组织变化。经过1周愈合期后，界面区域约有40%由软组织构成（肉芽组织、临时结缔组织），另外50%为骨碎片和旧骨。2周后，新生骨量依然很少，但软组织量显著减少。第2周至第4周期间，界面区域的新生骨明显增多。该时间段内，新生骨比例从10%升至30%，而硬组织碎片的量明显降低。同样地，在第4周至第6周期间，新生骨明显增多（从30%升至约60%），但旧骨和骨碎片的吸收显著下降。换句话说，人体内骨结合过程似乎在第2周至第6周最活跃。

小结：在这项以人为研究对象的特殊研究中，在6周的愈合期间，我们可以观察到尽管最初出现的紧邻种植体的旧骨、骨碎片和软组织逐

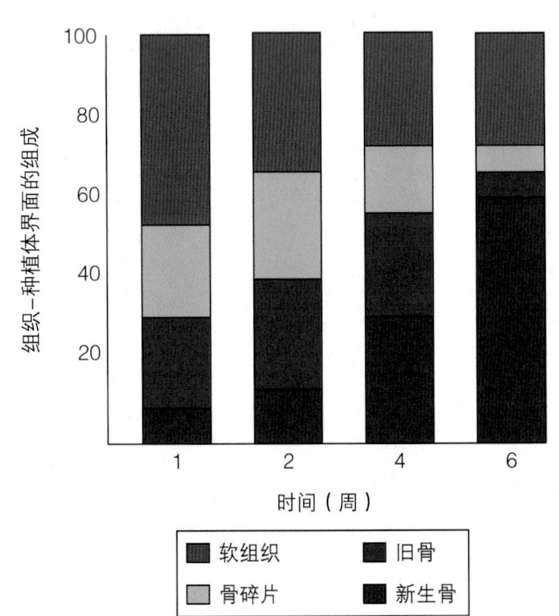

图5-17 柱形图显示经过1、2、4、6周愈合期后组织-种植体界面新生骨、旧骨、骨碎片和软组织的百分比。随着时间的推移，邻近种植体表面的旧骨、软组织和骨碎片所占的百分比下降，而新生骨量增加。我们有理由认为：（1）旧骨与种植体的接触，建立了钛种植体的初期"机械"稳定性；（2）后续的新生骨实现了骨结合。

渐减少，但新生骨量逐渐增加（图5-17）。这种愈合模式最终形成骨结合，与本章前面报道的动物实验结果十分一致。

活检标本观察

早期创面

图5-18显示种植体植入后，早期阶段种植体及其周围组织的组织磨片。请注意观察旧骨，尤其在骨皮质（边缘）。这些旧骨似乎与种植体直接接触，这显然有助于种植体的初期机械稳定性。也注意观察种植体靠近根尖的区域被非矿化组织、骨碎片和骨颗粒包绕。

愈合过程

经过1周的愈合，大量旧骨占据手术预备区的边缘部分。这些骨组织似乎与种植体紧密接触（图5-19）。如前所述，残留的旧骨与钛种植体间的密切接触可能是种植体获得初期稳定性的先决条件，而且对硬组织创面实现最佳愈合也很重要。在愈合早期，新生骨在旧骨表面形成（图5-20），而在创口的邻近区域可见骨吸收。换句话说，初期愈合过程以硬组织沉积和吸收为特征。

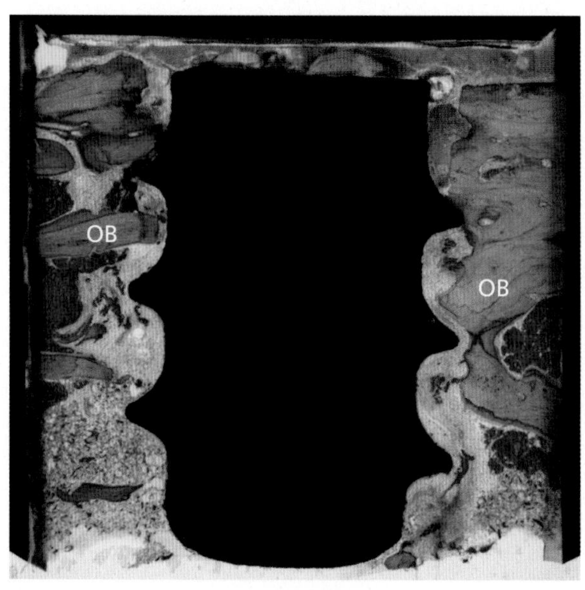

图5-18 包含固定螺丝种植体的纵向组织磨片。尽管致密的旧骨（old bone, OB）与种植体冠部相接触，但根尖部分由密度较低的组织和骨碎片组成。

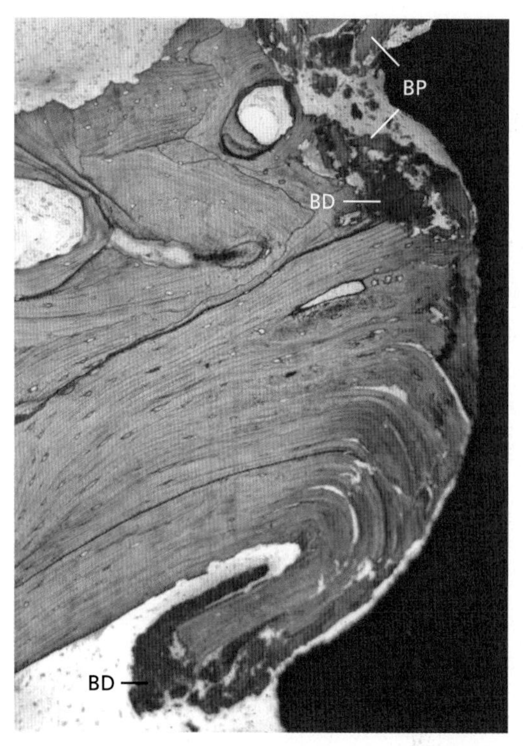

图5-19 经过1周愈合期，致密骨与种植体冠部表面直接接触。注意邻近种植体表面不同大小的骨颗粒（bone particle, BP）和骨碎片（bone debris, BD）。

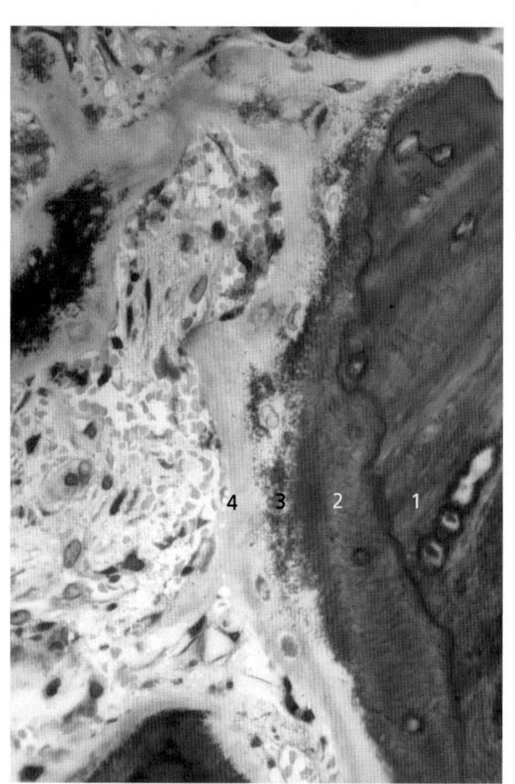

图5-20 经过1周愈合期，与种植体表面有一定距离的旧骨表面开始有初步的骨沉积。1，旧骨；2，新的矿化骨基质；3，矿化前沿的矿化中心；4，有成骨细胞衬里的类骨质。

在种植体表面或其附近，经常可以观察到骨碎片、骨颗粒、间充质软组织和薄层类骨质组织（图5-21和图5-22）。

在第2周，旧骨的残留物显然还留在种植体部位的边缘部分。在紧邻种植体及距种植体有一定距离的区域均可见硬组织吸收区（Howship陷窝；图5-23）。此外，新生骨的微小区域出现在种植体表面或其外侧。编织骨形成是所谓骨结合的第一个信号（图5-24和图5-25）。并且在这期间，新生编织骨的微小突起明显连接旧骨和钛螺纹种植体（图5-25）。

在第4周，愈合过程中骨改建和骨重建的特征更加显著。由此，紧邻种植体表面的一些区域可见吸收过程，同时邻近区域可见编织骨形成（图5-26）。

在第6周，紧邻种植体的区域可见大量新生编织骨（图5-27）、骨小梁和骨髓。这种新形成的硬组织显然是更稳定的“骨-种植体接触”的一部分，即骨结合。

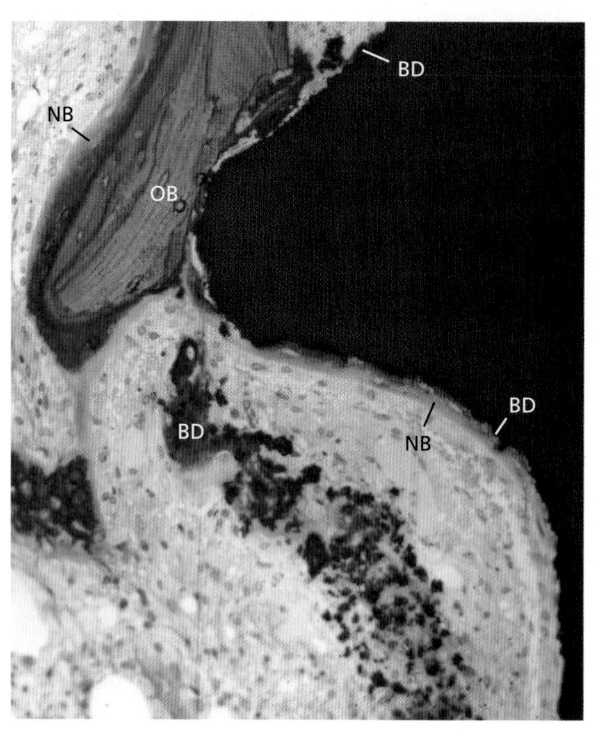

图5-22　经过1周愈合期，旧骨（OB）依然与种植体螺纹凸处相接触，新生骨（newly formed bone, NB）存在于：（1）旧骨的边缘；（2）种植体表面。骨碎片（BD）附着在种植体表面，也嵌入邻近的间充质软组织中。新生骨主要由成骨细胞衬里的部分矿化的类骨质构成。

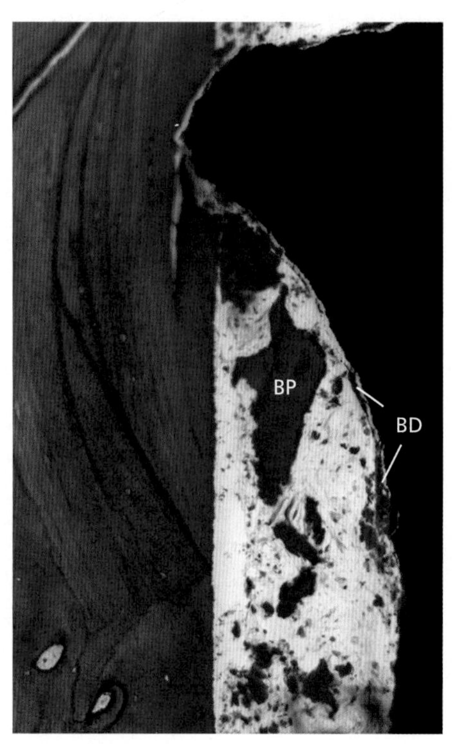

图5-21　经过1周愈合期，切割的骨边缘和种植体表面之间出现大量的骨碎片（BD）和更大的骨颗粒（BP）。

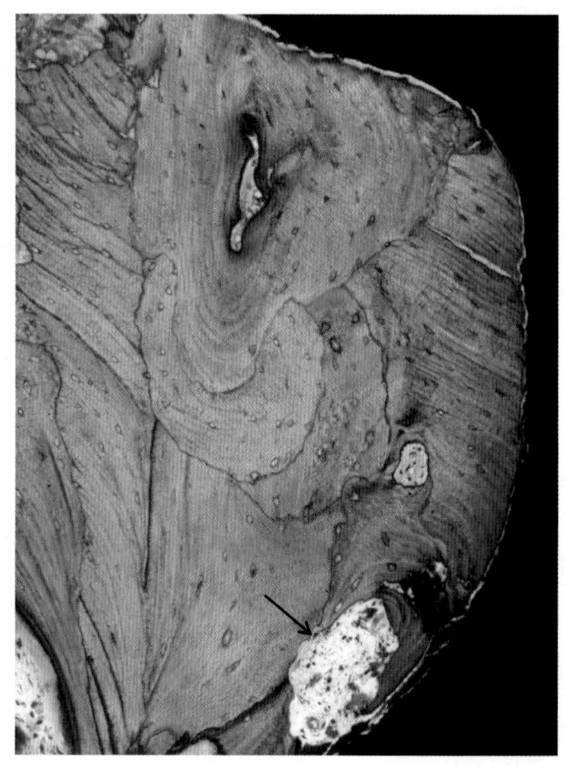

图5-23　经过2周愈合期，致密的旧骨与种植体最冠方的部分接触的区域。注意显微图像底部（箭头所示）所示的骨吸收区。

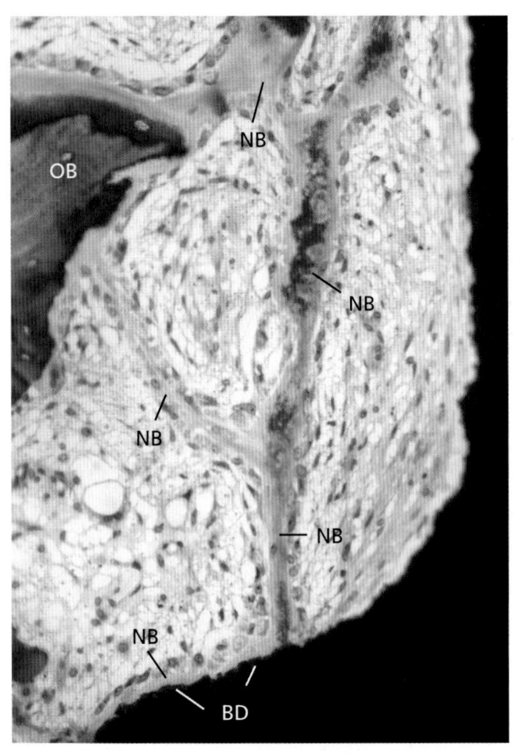

图5-24　以活跃的组织改建（即编织骨形成）为特征的位点。编织骨的新生骨小梁从旧骨延伸到临时结缔组织。OB，旧骨；NB，新生骨；BD，骨碎片。

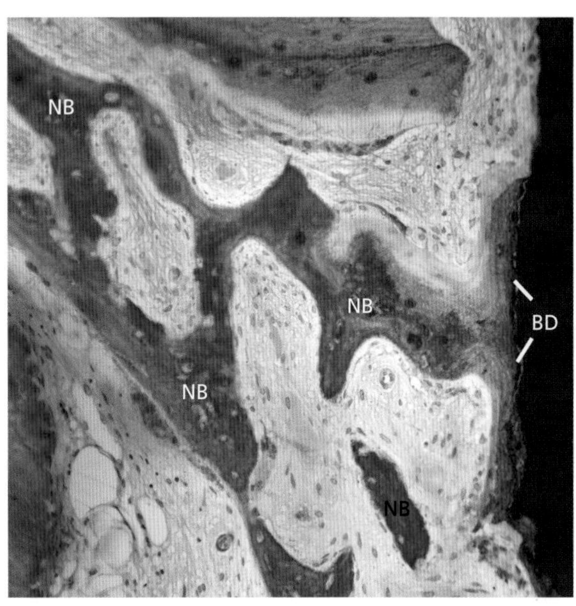

图5-26　经过4周愈合期，种植体-骨组织界面和种植体周组织。新生骨（NB）形成了一个微小的骨小梁网络，连接旧骨表面与种植体表面。种植体表面的新骨沉积与骨碎片（BD）的存在有关。

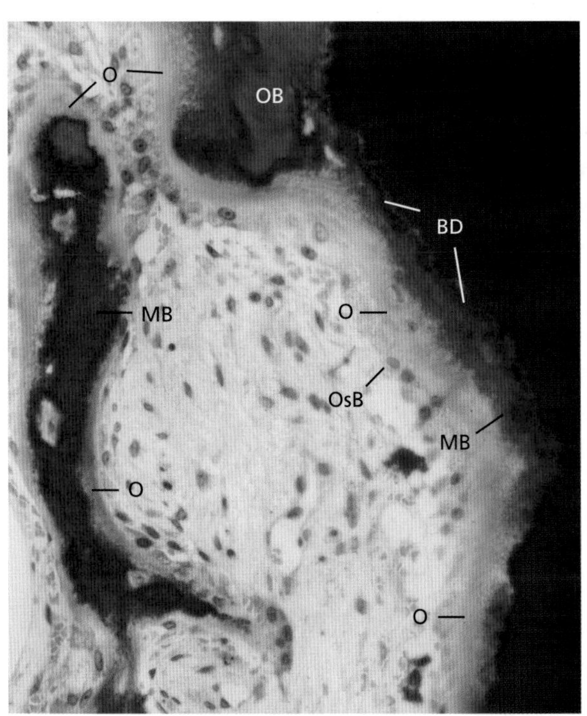

图5-25　经过2周愈合期，种植位点的种植体-骨组织界面。该区域充满临时结缔组织基质，种植体表面可见新生骨和类骨质组织。注意观察种植体表面的骨碎片（BD）。包括未成熟骨（matrix of immature bone, MB）的矿化基质、类骨质（osteoid, O）和旧骨（OB）在内的组织成分与种植体表面接触。OsB，类骨质和结缔组织之间的成骨细胞。

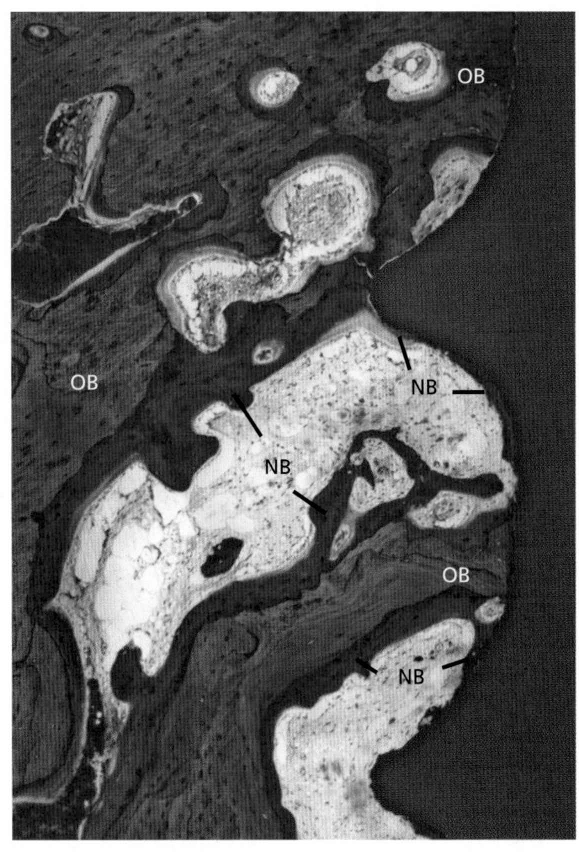

图5-27　经过6周愈合期，种植体-骨组织界面。在旧骨（OB）和种植体表面都可见新生骨（NB）。

第2部分：流行病学

Epidemiology

第6章

牙周病的流行病学

Epidemiology of Periodontitis

Panos N. Papapanou[1], Ryan T. Demmer[2]

[1] Division of Periodontics, Section of Oral, Diagnostic, and Rehabilitation Sciences, Columbia University College of Dental Medicine, New York, NY, USA

[2] Division of Epidemiology and Community Health, School of Public Health, University of Minnesota, Minneapolis, MN, USA

前言

“epidemiology”（流行病学）这个词来源于希腊语；它由介词“epi”意即“其中”或“对立的”和名词“demos”意即“人们”组成。根据其词源，流行病学被定义为“研究人群中某种疾病或某种生理状况的分布规律，以及影响其分布因素的学科”（Lilienfeld 1978）。Frost（1941）提出的更早但更具概括性的描述强调：“流行病学本质上是一种归纳的科学，不仅关心对疾病分布的描述，同等重要甚至更重要的是使其符合一个恒定的哲理”。因此，从流行病学调查中获取的信息应该加以延伸，超越仅仅描述不同人群的疾病分布（描述性流行病学），并且应进一步扩展到：（1）通过将流行病学数据与其他学科（如遗传学、生物化学、微生物学和社会学等）的信息相结合，阐明某种疾病的病因，进而评价流行病学数据与临床或实验假说的一致性（分析流行病学）；（2）为发展和评价预防程序和公共卫生措施提供基础（实验流行病学）。

基于上述内容，牙周病的流行病学研究必须：（1）提供不同人群中牙周病患病率（患者出现的概率）的数据，以及情况的严重程度，即病理变化的量；（2）阐明与这些疾病的病因和决定因素有关的方面（病因因素和危险因素）；（3）提供以人群为基础的有关预防和治疗措施有效性的文件。

研究方法

牙周病的检查方法：牙周检查指数

牙周检查包括牙龈炎症的临床评估、探诊深度（probing depth, PD）和临床附着水平（clinical attachment level, CAL）的记录以及牙槽骨吸收量的影像学评估。评价这些参数的指标系统多种多样，有些是专为牙科临床中患者检查设计的，而另外一些是为流行病学研究设计的。指标系统的设计和各种分值的定义，必然反映当时对牙周病的病因和发病机制的认识程度，以及与同时期的治疗方法和策略有关的概念。本章不一一列出所有的评分系统，仅简单描述目前使用的或近期文献中可能遇到的几个指标。如果读者想查看更早期的评分系统，或对其发展历程做历史回顾，推荐参考Ainamo（1989）的著作。

牙周组织炎症评估

牙龈炎症通常用牙周探针评估，多采用Löe（1967）提出的牙龈指数系统。根据这个系统，牙龈未见炎症迹象时，记为0分；牙龈颜色和质地轻微改变时，记为1分；有肉眼可见的牙龈炎症，并且探诊后出血迅速沿龈缘蔓延，记为2分；牙龈炎症明显并有自发出血倾向，记为3分。菌斑沉积物也用一个相似的指数计分（菌斑指数系统），分值范围为0～3（Silness & Löe 1964）：龈缘区无菌斑，记为0分；牙周探针沿龈缘划过，显现出菌斑，记为1分；视诊可见菌斑，记为2分；龈沟内或龈缘区及邻面有大量菌斑，记为3分。简化的菌斑指数和牙龈指数（Ainamo & Bay 1975）已被广泛应用，以0～1的方式评价炎症和菌斑存在与否（二分法评分）。在这个系统里，龈缘出血和菌斑可视，记为1分，而无出血且无可视的菌斑，记为0分。

探诊牙周袋底部后出血（龈沟出血指数），已成为确认龈下炎症存在的常规方法（如龈下炎症以破溃的袋内上皮邻近区域的炎症浸润为特征）（Mühlemann & Son 1971）。这个二分法记录中，探诊后15秒内出血的记为1分。

牙周支持组织丧失评估

Russel（1956）提出的牙周指数（periodontal index, PI），是提供牙周支持组织丧失量的间接信息的早期指标之一。直到1980年，PI一直是牙周病流行病学研究中应用最广泛的指标。其标准应用于每颗牙齿，评分标准如下：牙周膜健康的牙齿，记为0分；围绕一颗牙齿的牙龈仅部分有牙龈炎，记为1分；围绕一颗牙齿的牙龈全部有牙龈炎，记为2分；有牙周袋形成，记为6分；牙齿由于过度松动而丧失功能，记为8分。由评价标准的本质可知，PI是一个可逆的评分系统。换句话说，治疗后，一颗牙齿或一个个体的评分可能降低，甚至降低至0。

与PI系统相对应，Ramfjord（1959）提出的牙周病指数（periodontal disease index, PDI）是为评价疾病的已有破坏设计的。它测量附着丧失，而非探诊深度，因此它是个不可逆的指标。评分范围是0～6分，表示牙周健康或牙龈炎（0～3分）和不同程度的附着丧失（4～6分）。

同时期的流行病学研究中，通过测量牙周袋探诊深度（probing pocket depth ，PPD）和探诊附着水平（probing attachment level ，PAL）评估牙周组织的丧失量。PPD定义为以适当的探诊力插入到牙周袋中的探针尖端所在位置到龈缘的距离。同样地，PAL或CAL定义为釉牙骨质界到探针尖端所在位置的距离。通常围绕牙齿取数个位点进行探诊评估（颊侧、舌侧、近中和远中）。流行病学研究中，每颗牙齿探诊评估2～6个位点数，检查可以包括所有牙（全口牙齿），也可以只检查指数牙（部分牙齿检查）。

Carlos等（1986）推荐了一个记录牙周组织丧失量的指标系统，表示为范围和严重程度指数（extent and severity index, ESI），由两个部分组成：（1）范围：描述一个个体中有牙周破坏迹象的牙齿位点的比例；（2）严重程度：患病位点PAL的量，用平均值表示。将附着丧失阈值设为1mm，＞1mm表示疾病累及该位点。引入阈值有两个目的：（1）附着丧失的临床测量存在固有误差，阈值使牙列中受疾病影响程度超越这个误差的部分更容易被区分；（2）它避免未受影响的位点对各名受试者的平均附着丧失水平的干扰。为了限制测量的位点数，推荐对右上和左下象限的颊侧中间与颊侧近中进行局部测量。必须强调，这个系统是为评估牙周破坏的累积效应设计的，但并不能评估个体是否患有牙周病。指数的二元性便于对附着丧失方式进行相当详细的描述：如ESI（90，2.5）表示范围广泛而程度相当轻微的破坏性疾病，其中90%位点受累，平均附着丧失量为2.5mm。相反地，ESI（20，7.0）描述了一个严重的局限型牙周病。

牙槽骨吸收的影像学评估

经典文献（Lang & Hill 1977; Benn 1990）和近期报道（Vandenberghe et al. 2010）已对口内X线片描述牙周支持组织丧失的潜能与局限性进行过综述。X线片常用于横断面流行病学研究，去评估牙周病对牙槽骨丧失的影响，而非牙周病本身。X线片能对牙周炎破坏的范围和严重程度进行有效的评估（Pitiphat et al. 2004）。通常通过评估口内X线片上邻间骨的定性和定量特征，来评估骨吸收，包括：（1）完整的硬骨板；（2）牙周膜间隙的宽度；（3）骨嵴的形态（“平整”或“有角度”）；（4）正常宽度牙周膜间隙的最冠方到CEJ的距离。不同研究中，骨吸收的阈值（认为存在牙槽骨吸收的CEJ到牙槽嵴顶间的距离）在1~3mm变化。影像学数据通常以以下方式呈现：（1）每名受试者（或每组受试者）的平均骨吸收分数；（2）每名受试者（或每组受试者）骨吸收超过给定阈值的牙面数或百分比。在早期研究中，骨吸收常常用“尺子”记录，将吸收或存留的骨量描述为根长或牙齿长度的百分比（Schei et al. 1959; Lavstedt et al. 1975）。随着对电离辐射不良影响的认识的提高，在流行病学研究中不再允许使用口内影像学拍照作为牙周状况的筛查工具。

牙周治疗需求评估

Ainamo等（1982）在WHO的倡导下，提出了旨在评估大样本人群中牙周治疗需求的指数系统。社区牙周治疗需求指数（community periodontal index for treatment need, CPITN）可概括如下：

1. 将牙列分为6个区（每个牙弓分为一个前牙区和两个后牙区）。一个区中有≥2颗牙不需拔除时，记录为需要牙周治疗。如果某区仅存在1颗牙，则这颗牙齿纳入邻区。
2. 探诊评估可以围绕一个区的所有牙进行，也可以仅围绕指数牙进行（流行病学调查中推荐后者）。仅选取本区中最严重的测量值代表本区。
3. 牙周状况评分如下：
   - 代码0：一个区内无牙周袋、牙石、充填物悬突或探诊出血。
   - 代码1：一个区内无牙周袋、牙石或充填物悬突，但一个或数个牙龈单位探诊后出血。
   - 代码2：一个区内无>3mm的牙周袋，但龈下可检查到牙石和导致菌斑滞留的因素。
   - 代码3：一个区内有4~5mm的深牙周袋。
   - 代码4：一个区内有6mm甚至更深的牙周袋。
4. 治疗需求（TN）的评分范围为0~4，根据全口牙周状况最严重的代码评分，记录方法如上。因此，TN0，为不需牙周治疗，牙龈健康（代码0）；TN1，为需要改善口腔卫生（代码1）；TN2，为需要刮治、去除悬突及改善口腔卫生（代码2+代码3）；TN3，为需要更进一步的治疗（代码4）。

尽管不是出于流行病学目的而设计，这些指标已被广泛应用于流行病学研究，基于CPITN的研究常常是牙周状况的流行病学信息的唯一来源，尤其是来自发展中国家的研究。后来WHO对这个指标做了修正，被称为社区牙周指数（WHO 1997），更强调对牙周状况的评估，而不是对牙周治疗需求的评估。在WHO的全球口腔数据库（Global Oral Data Bank）里，已积累了大量使用CPITN/CPI获得的数据（Miyazaki et al. 1992; Pilot & Miyazaki 1994; Petersen & Ogawa 2005; Petersen et al. 2010），并且可以通过WHO合作中心的服务器进行访问，WHO合作中心位于日本新潟大学和瑞典马尔默大学。

流行病学研究中牙周炎患者的“诊断标准”

有效并准确地定义所调查的疾病，是对患病率进行有意义的比较性评价的基本前提。可惜牙周研究中尚未为此建立统一的标准。流行病学研究中纳入了大量临床表现，在不同的研究中有所不同，包括牙龈炎症、探诊深度、临床附着水平和影像学评估的牙槽骨吸收。对这些临床表现的描述也存在较大变异。如用来定义牙周袋的阈值被定性为“深的”或“病理性的”，或临床附着水平和牙槽骨分数需要假设牙周支持组织丧失已确实发生。另外，指定某名受试者为“患者”，即患有牙周病，所要求的受累牙面数也是不同的。这些定义上的不一致，必然会影响疾病分布的数据描述（Papapanou 1996; Kingman & Albandar 2002; Demmer & Papapanou 2010），从而影响危险因素的确定（Borrell & Papapanou 2005）。对于旨在比较不同人群或不同时间段内疾病的患病率和发病率的研究，要对这些文献进行综述，首先要面对的是对已发表的数据进行解释说明，正确地将其“解码”，以提取经得起检验的相关信息，进行研究间的比较。这些问题在文献中已得到解决，有3个方面引起了特别关注，即：（1）局部记录反映全口状况的能力；（2）牙周病研究中CPITN系统的应用；（3）流行病学研究中“牙周炎病例”的定义。

显然，最优的牙周状况检查应该包括对全口牙的探诊评估。然而，鉴于实际情况，大部分的流行病学研究采用局部记录方法。采用局部检查的原因是：（1）进行局部记录所需的时间显著减少，从而降低成本，且患者易于接受；（2）假设检查的部分足以反映全牙列的牙周状况，则丢失的信息量可最小化。尽管如此，对数名研究者（Diamanti-Kipioti et al. 1993, Eaton et al. 2001; Susin et al. 2005a; Kingman et al. 2008）制订的不同局部记录系统的信息丢失量进行精确定量，结果显示，通过局部调查和全口调查获得的结果之间的差异可能是比较大的。这些研究采用经典方法记录全口牙的牙周指数，并将这些数据与评估部分牙齿或牙面获得的数据进行比较，结果显示：

1. 成年人全口和半口的临床附着丧失分数有高度相关性，这是由于中线两侧的牙周状况有明显的对称性。
2. 局部记录系统的效果直接依赖所研究人群中牙周病的实际患病率和范围，以及受试者的年龄。人群中患病率越低，每名个体受累的位点数越少，则局部检查准确反映全口牙周状况的难度就越大。
3. 全口检查是准确评估一个人群中牙周病的流行情况和严重程度的最好方法。

许多出版物对CPITN系统在牙周病流行病学研究中的应用进行了批判性评价（Schürch et al. 1990; Butterworth & Sheiham 1991; Baelum et al. 1993a, b, 1995; Baelum & Papapanou 1996; Benigeri et al. 2000）。设计该系统时，人们认为从牙周健康到牙周炎的转变是一个连续加重的过程，从健康到牙龈炎症、牙石沉积、深牙周袋形成，然后发展到破坏性、进展性疾病。因此，选择非手术治疗还是更复杂的手术治疗，主要由探诊深度决定。如前所述，CPITN系统最初是为人口筛查设计的，用来判断治疗需求，利于制订预防和治疗策略，而并非为描述患病率、牙周病的范围和严重程度而设计的，因此，一些研究质疑了CPITN系统用于这种目的的适用性。例如，Butterworth和Sheiham（1991）检测了口腔诊所中患者牙周治疗前后，CPITN系统反映牙周状况改变的能力。尽管牙周状况显著改善，即牙龈炎症减轻，牙石分数和深牙周袋降低，但CPITN分值仅稍有提高。另外，在一项对肯尼亚乡村人群的研究中，Baelum等（1993b）反驳了CPITN分层递阶原则的有效性，也就是假设有牙石的牙齿也存在探诊出血，或假设有深牙周袋的牙齿也有牙石和探诊出血。他们的另一篇论文中比较了全口检查与WHO推荐的用于成年人调查的10颗指数牙获得的数据（Baelum et al. 1993a），结果显示，局部CPITN方法漏检了一大部分有牙周袋的受试者，这明显低估了牙周状况严重程度，不论是患病率还是疾病的严重程度。最终，一项关于CPITN结果与患病率和临床附着丧失的关系的调查显示，CPITN分数不能始终与临床附着丧失的测量值保持一致，而是趋于高估年轻受试者中的患病率和严重程度，低估老年人群的患病率和严重程度的趋势（Baelum et al. 1995）。总之，对基于CPITN/CPI系统的流行病学研究进行解释说明时，需要注意上述数据。

1999年牙周病和牙周状况国际分类研讨会（Armitage 1999）提出了牙周病的8种分类，定义了2种主要形式的牙周炎，即慢性牙周炎和侵袭性牙周炎。慢性牙周炎是更为常见的类型，主要发生在成年人，发展进程相对慢，导致广泛而严重的牙周组织破坏，破坏程度与局部病因因素相称。相比之下，侵袭性牙周炎不那么常见，主要发生在而不仅限于年轻的、无系统疾病的个体，进展迅速，并导致牙周支持组织大量破坏，其破坏程度与局部病因因素不成比例。重要的是，侵袭性牙周炎有家族聚集性，即患者父母及同胞也可能受累，提示遗传倾向和共同环境因素是该病的重要决定因素。然而，在流行病学研究的设计中，侵袭性牙周炎的这3个主要特征（无系统疾病；快速的附着丧失和骨吸收；家族聚集性）（Lang et al. 1999）都不能将其与慢性牙周炎相鉴别：第一是因为它全然无特异性；第二是因为它需要至少经过一段时间的两次检查，才能确定牙周破坏有多“迅速”；第三是因为它受制于报道偏倚，并需要大量访视和核查以确定其可靠性。因此，严格按照这些主要类型的牙周炎的主要标准获得的流行病学数据，至今依然非常稀少。

取而代之的是，一些研究已使用基于探诊深度与牙周附着水平相结合的牙周炎患者诊断标准，报告了牙周炎的患病率数据。这个诊断标准是疾病控制中心（centers for disease control, CDC）和美国牙周病学会（american academy of periodontology, AAP）的工作组提出的（Page & Eke 2007）。CDC/AAP诊断标准不区分慢性牙周炎与侵袭性牙周炎，而是定义：（1）重度牙周炎为不同牙齿有≥2个邻间位点存在≥6mm的临床附着丧失，并且≥1个邻间位点探诊深度≥5mm；（2）中度牙周炎为不同牙齿有≥2个邻间位点存在≥4mm的临床附着丧失，或不同牙齿上存在≥2个邻间位点探诊深度≥5mm；（3）轻度牙周炎为不同牙齿有≥2个邻间位点存在≥3mm的临床附着丧失，或不同牙齿上存在≥2个邻间位点探诊深度≥4mm或者1个位点的探诊深度≥5mm。

另外，第五届欧洲牙周病学研讨会的一个工作组提出了应用于流行病学研究中的基于两个水平的牙周炎患者诊断标准（Tonetti & Claffey 2005），其中包括一个敏感的诊断标准（≥2个不相邻牙齿的邻面附着丧失≥3mm）和一个特异的诊断标准（口内余牙30%以上存在≥5mm的邻面附着丧失）。前一个诊断标准是为了发现牙周病的早期表现，而后一个诊断标准是为了反映范围广泛而严重的牙周炎。

据我们所知，在编写本章时，尚未有流行病学研究采用2017年国际研讨会上介绍的牙周病和种植体周病新分类，该分类系统将在第16章进行详细介绍。根据该系统，以前被归类为慢性或侵袭性牙周炎的患者现在被归为一个单一类别，并根据两个系统按分期和分级进一步细分（Papapanou 2018; Tonetti 2018）。分期反映了疾病的严重程度（通过附着丧失和骨丧失表达），也包括牙周炎导致牙齿丧失的情况。此外，它还反映了治疗的复杂性，需要根除/减少当前的感染和炎症水平，并恢复患者的咀嚼功能。分级描述疾病的其他生物学维度，包括观察到的或推断的进展速度、进一步恶化的风险、存在的危险因素和伴发疾病，以及疾病或其治疗可能对特定患者的总体健康状况产生不利影响的风险。

如前所述，简明的“疾病诊断”对于评估疾病患病率和发病率以及生成人群可比较数据是至关重要的。考虑到牙周炎患者诊断的标准缺乏普遍共识，而流行病学方法不断发展，后文我们将依据所选队列研究的年龄范围，概述有关牙周病患病率和发展进程的有效数据。我们首先介绍成年人流行病学研究的调查结果，包括专门针对老年人群的研究，然后介绍儿童、青少年及青壮年的相应研究结果。

牙周病的流行情况

成年人牙周炎的流行情况

关注以往的流行病学研究是非常有意义的，不仅可以回顾历史，而且可以领会牙周炎的描述性与分析性流行病学观念是如何演变的。

自20世纪50年代在印度开展的一项研究开始，Marshall Day等（1995）通过评估1187名有牙受试者的牙槽骨高度，鉴别牙龈炎和破坏性牙周病。学者报道：（1）随着年龄的增长，“牙龈病，不累及骨”的受试者比例下降，而“慢性、破坏性牙周病”的受试者比例上升；（2）40岁以后，破坏性牙周病的发病率为100%。同一时期其他流行病学研究的调查结果总体上证实，成年人中破坏性牙周病有很高的患病率，并且其患病率随年龄增长显著增加。在20世纪60年代，Scherp（1964）对有关牙周病流行病学的可用文献进行了综述，得出结论：（1）牙周病似乎是重要的、全球性的公共卫生问题，影响大多数35～40岁成年人；（2）疾病开始于年轻时的牙龈炎，如果不予治疗，则导致进展性、破坏性牙周炎；（3）人群中牙周病严重程度的差异有90%以上可通过年龄和口腔卫生解释。以上观念基于当时对牙周病发病机制的认知，在20世纪70年代之前，这种认知是牙周文献中的主流观点。

20世纪80年代进行的研究中，对牙周病的位点特异性特征及不同人群间和人群内部牙周状况的高度变异性提供了更详尽的描述。与之前的惯例相反，不再通过附着丧失或牙槽骨吸收存在与否，将个体简单分配到“牙周炎组”或“非牙周炎组”来解决患病率问题。取而代之，各项研究开始详细阐述牙列受破坏性疾病影响的范围（即受累牙齿位点的百分比）和缺损的严重程度（用疾病引起的组织支持丧失量表示）。用个体平均值描述牙周袋深度和附着丧失分数的传统方法很快由概率分布（即患病位点比例）补充。概率分布能够显示不同严重程度的探诊深度和附着水平的位点所占的百分比。由于平均值仅能粗略地描述牙周状况，不能反映个体自身和个体之间的牙周病严重程度的差异，那么概率分布这一附加分析则是有必要的。在一篇介绍不同方法评价流行病学研究中的牙周病数据的文献中，Okamoto等（1988）建议附着丧失数据用百分位图显示。如图6-1所示，这样的图既能反映不同水平的附着丧失的个体所占百分比，又能反映个体本身附着丧失的严重程度。其他参数如牙龈炎症、探诊深度和牙龈退缩，也可以用相似的图，并能为特定样本提供患病率和牙周病严重程度的总体描述。

Baelum等（1986）描述了菌斑、牙石、牙龈炎症、附着丧失、牙周袋和牙齿缺失的横断面研究结果，样本来自30～69岁的坦桑尼亚成年人。尽管受试者存在大量菌斑和牙石，但仅＜10%牙

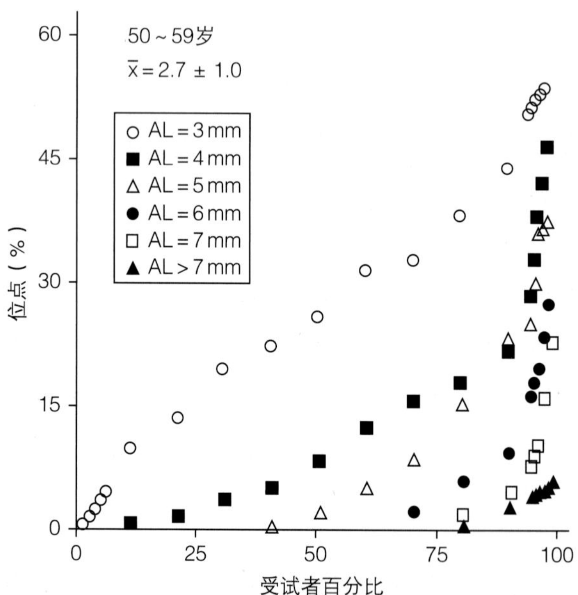

图6-1 一组50～59岁日本受试者的附着丧失水平。附着丧失水平的平均值和标准差显示在图像顶端。x轴表示受试者百分比，y轴表示受试者的附着丧失（AL）为3、4、5、6、7、＞7mm的位点所占的比例。图像左侧显示没有或仅有微量附着丧失的受试者，图像右侧显示牙周破坏量增加的受试者。例如，中间受试者（中位数）附着丧失5mm的位点占2%，附着丧失4mm的位点占8%，附着丧失3mm的位点占25%。（来源：Okamoto et al. 1988。经John Wiley & Sons许可转载）

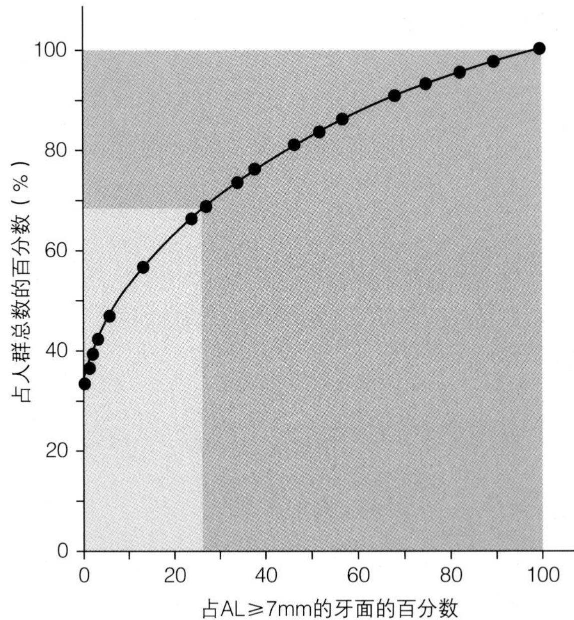

图6-2　≥50岁人群中附着丧失（AL）≥7mm的牙面的分布情况。所有个体根据增加的牙面数排列，每名个体都存在≥7mm的附着丧失。因此，附着丧失≥7mm的牙面数较少的个体在图像左侧，附着丧失≥7mm的牙面数较多的在图像右侧。可见31%（69%～100%）的个体包含了75%（25%～100%）附着丧失≥7mm的牙面数（阴影区域）。（来源：Baelum et al. 1986。经John Wiley & Sons许可转载）

面存在≥3mm的牙周袋和＞6mm的附着丧失。受试者中不存在无牙颌患者，并且多颗牙缺失的受试者百分比非常小。受试者中患病位点分布的分析结果如图6-2所示。这个分析显示，75%附着丧失＞6mm的位点分布在31%的受试者中，提示样本中有一个亚组对所观察到的牙周破坏负主要责任。换句话说，重度牙周病在人群中并非均匀分布，也并非仅与龈下菌斑水平相关，大部分受试者表现为轻微的牙周问题，仅有少数受试者发展为重度牙周炎。

同一组研究者在肯尼亚进行了设计相似的研究，他们分析了来自1131名15～65岁受试者的数据，证实了他们先前的观察结果（Baelum et al. 1988a）。较高的菌斑、牙石和牙龈炎症分值反映了样本中受试者的口腔卫生差。然而，仅有＜20%的牙面存在≥4mm的牙周袋，并且每名个体中深牙周袋和重度附着丧失的位点所占的比例呈明显的偏态分布。笔者认为，不应将最终导致大量牙齿缺失的破坏性牙周病视为牙龈炎的必然结果。笔者呼吁对那些易感个体的牙周破坏特征进行更具体的描述。

几乎在同一时间，Löe等（1986）发表的一项纵向研究的数据显示了未经治疗的牙周炎进展的不同模式。1970年，在斯里兰卡一个从未暴露于任何与口腔疾病有关的预防或治疗干预的人群中，他们招募了480名14～31岁的茶园劳动者，并进行连续随访检查。其中共161名劳动者在1985年接受了再次检查，从而获得了14～46岁牙周病自然发展史的数据。尽管整个样本中菌斑控制较差，并且牙龈炎症普遍存在，但基于邻面纵向附着丧失和牙齿存留率，依然在随访期间观察到3种不同的牙周炎进展模式：第一组，约占总数的8%，表现为快速进展（rapid progression, RP）的牙周病；第二组（约占总数的11%）表现为仅有牙龈炎但无破坏性（no progression, NP）牙周病；第三组介于这两个极端之间（约占总数的81%），表现为中速进展（moderate progression, MP）。RP组35岁和45岁的平均附着丧失量分别为9mm和13mm，相应的NP组为1mm和1.5mm，MP组为4mm和7mm。结果显示，纵向附着丧失的年增长率RP组为0.1～1.0mm，MP组为0.05～0.5mm，NP组为0.05～0.09mm。这个研究清楚地显示，在一个看似均质的人群中，牙周炎的进展存在巨大差异，并提示年龄、菌斑、牙龈炎症状态之外的一些变量是牙周破坏随时间加剧的重要决定因素。

数项更近期的流行病学研究证实了上述规律，也就是说，世界各地最新的研究证实，患有重度牙周炎的人口比例相对有限，这些研究的大部分内容被总结在了表6-1。虽然文献中报道的“重度牙周炎”的比例是远远不同的，一项综合了37个国家的72项流行病学研究数据的综述合计纳入了约30万名参与者的数据，预估重度牙周炎发病率在10%～12%，在不同区域和国家之间有很大差异，在30～40岁急剧增长（Kassebaum et al. 2014）。这个年龄之后，牙周炎引起的牙齿脱落增加，这导致了随后牙周炎患病率降低。值得指出的是，采用全口检查方案的研究一般

表6-1 发表于2000年以后的关于牙周炎流行情况的代表性人群研究（来源：NHANES和CDC/AAP）

学者/国家	样本/方法	调查结果
Baelum等 (1988a) 肯尼亚	一个由1131名受试者组成的分层随机样本，年龄在15～65岁；全口检查评估牙齿动度、菌斑、牙石、BoP、PD和AL	所有牙面中75%～95%存在菌斑 所有牙面中10%～85%存在牙石 PD≥4mm的位点＜20% AL≥1mm的位点占10%～85% 每名受试者口内PD≥4mm或AL≥7mm的位点的百分比明显呈偏态分布
Brown等 (1990) 美国	一个包含15132名受试者的样本，通过地域分层，代表1亿名18～64岁成年就业者；牙周探诊评估一个上颌象限和一个下颌象限的近中面与颊侧位点，近中的评估从牙的颊侧面开始；对牙龈炎症、PD、AL和牙龈退缩进行评估	44%受试者有牙龈炎，平均每人2.7个位点，并小于全部评估位点的6% 13.4%受试者存在PD 4～6mm，平均0.6位点/人，占全部评估位点的1.3%；PD≥7mm的相应数据为0.6%、0.01、0.03%（译者注：即0.6%受试者存在PD≥7mm，平均每人0.01个位点，占全部评估位点的0.03%）
Salonen等 (1991) 瑞典	一个包含732名受试者的随机样本，年龄在20～80+岁，代表某个南部地区0.8%的人口；全口影像学检查；牙槽骨水平用根长的百分比表示（B：R比）；B：R≥80%表示牙槽骨支持完整	20～29岁年龄组：38%受试者无B:R＜80%的位点，8%受试者有≥5个位点在这个阈值以下（译者注：即38%受试者牙槽骨支持相对完整，而8%受试者有≥5个位点有牙槽骨破坏） 50～59岁年龄组的相应数据为：5%和75% 40岁以后，女性的B:R比男性的更高
Hugoson等 (1998a) 瑞典	3个随机样本，分别包含600名、597名和584名受试者，年龄在20～70岁，调查执行于1973年、1983年和1993年；全口临床和影像学检查；基于临床和影像学检查结果，这些受试者根据牙周病的严重程度分为5组，组1（G1）牙周组织近乎完美的受试者，组5（G5）重度牙周炎患者	在为期20年的观察中，无牙颌的患病率由11%下降为8%，最终下降到5%；1973年、1983年、1993年5组受试者的百分比分布分别为：G1 8%、23%、22%；G2 41%、22%、38%；G3 47%、41%、27%；G4 2%、11%、10%；G5 1%、2%、3%。重度牙周炎的患病率升高显然是由于受试者在年龄较大时有牙者增加
Schürch & Lang (2004) 瑞典	在7个区域内，基于社区花名册随机选择1318名受试者，年龄在20～89岁；全口检查，行探诊评估牙周袋和AL；评估指数牙的菌斑指数和牙龈指数	7.1%受试者为无牙颌患者；有牙者余留牙的平均数量为21.6颗 49岁时，探诊深度的平均值达到一个平台期，为3mm 50岁以后，AL显著性地增加，同时牙齿显著缺失
Susin等 (2004a) 巴西	一个包含853名有牙受试者的样本，采用多级概率抽样，患者年龄在30～103岁；全口检查AL，每颗牙6个位点	70%受试者有中度附着丧失（≥5mm），52%受试者有重度附着丧失（≥7mm），分别影响其平均36%和16%的牙齿；与30～39岁年龄组相比，40～49岁年龄组发生中度附着丧失的风险增加3倍，发生重度附着丧失的风险增加7.4倍；≥50岁年龄组的相应数据分别为5.9倍和25.4倍
Dye等 (2007) 美国	NHANES 1999—2004年研究，由10312名个体组成具有全美国代表性的样本，分为4个年龄组（35～49岁、50～64岁、65～74岁、75+岁）；局部口腔检查，位置为两个随机象限（一个上颌，一个下颌）中，第三磨牙以外所有完全萌出的牙齿的唇颊面近中和中间位点	4个年龄组中AL≥3mm的检出率分别为36.1%、53.4%、67.2%和75.5% PD≥4mm的检出率分别为11.9%、13.2%、11.3%和12.1%
Wang等 (2007) 中国	一个由1590名口内余牙数≥14颗的受试者组成的样本，年龄＞25岁，来自4个地区，相同数量的农民和城市职业者；局部口腔检查，位置为6颗指数牙，每颗牙6个位点	农民组的平均探诊出血位点为40%，相比之下城市职业者组为35% 农民组中，25～34岁组AL≥4mm的检出率约10%，35～44岁组、45～59岁组和60+岁组的检出率分别上升至31%、53%和70%；城市职业者组的检出率为18%、38%和57%

（续表）

学者/国家	样本/方法	调查结果
Holtfreter等 (2010) 德国	第四次德国牙科健康调查，总共检查了1965名个体，年龄在35～44岁（成年人样本）和65～74岁（老年人样本）；局部口腔检查PD和AL，位置为12颗指数牙，每颗牙3个位点	95%成年人和99.2%老年人存在AL≥3mm的位点（分别68.7%和91.4%牙齿受累） 70.9%成年人和87.4%老年人存在PD≥4mm的位点
Eke等 (2018) 美国	NHANES 2009—2014年研究，由10683名个体组成具有全美国代表性的样本，分为3个年龄组（30～44岁、45～64岁、65+岁）；全口检查，位置为第三磨牙以外的所有完全萌出的牙齿，每颗牙6个位点	3个年龄组中AL≥3mm的检出率分别为83.1%、92.1%、96.5% AL≥5mm的检出率分别为22.7%、43.1%和55.1% PD≥4mm的检出率分别为33.3%、39.9%和40.6% PD≥6mm的检出率分别为6.4%、10.1%和9.4% 依据CDC/AAP的定义（Page & Eke 2007），重度牙周炎患病率：30～44岁组为4.1%，45～64岁组为10.4%，65+岁组为9.0% 相应的全部牙周炎患病率（轻+、中+、重）为29.5%、46.0%、59.8%
Sue等 (2018) 中国	由4410名个体组成的，来自中国大陆31个省份的35～44岁人群的多级分层样本；全口检查，位置为第三磨牙以外的所有完全萌出的牙齿，每颗牙6个位点	PD 4～5mm的检出率为45.8% PD≥6mm的检出率为6.9% CAL 4～5mm的检出率为25.5% CAL 6～8mm的检出率为6.4% CAL≥9mm的检出率为1.3%

AL，附着丧失；BoP，探诊出血；PD，探诊深度；NHANES，全国健康和营养检查调查中心；CDC/AAP，疾病控制中心/美国牙周病学会；CAL，临床附着水平

会产生较高的患病率评估结果，强调了研究方法的选择对患病率评估具有重要影响（Kingman & Albandar 2002; Natto et al. 2018）。一项最新的研究（Billings et al. 2018）比较了两个大型的、具有代表性的人口学样本，其中一个来自美国全国健康和营养检查调查中心（NHANES）2009—2014年调查研究样本（Dye et al. 2014; Dye et al. 2019），另一项来自德国波美拉尼亚健康研究中心（SHIP-Trend）2008—2012年调查研究样本（Völzke et al. 2011），为了研究年龄对一般人群中牙周炎分布的影响，并确定年龄依赖性的重度牙周炎的阈值。研究结果表明，在两个样本中，临床附着丧失的平均值随年龄增长线性增加，并且在整个年龄谱中，SHIP-Trend组的平均值高于NHANES组。虽然两组人群中各年龄组的平均牙周袋深度是相对稳定的，但NHANES组的临床附着丧失的平均上1/5始终低于SHIP-Trend组，这凸显了两组人群样本中临床附着丧失的总体严重程度具有显著差异。

表6-2总结了一些老年受试者牙周炎的患病率研究。显然，这些受试样本中，中度的附着丧失频繁、广泛存在。然而，我们再次发现，仅有相对局限的一部分样本受重度牙周炎影响，并且通常每名受试者只有几颗牙受累。但必须意识到：（1）老年受试者中无牙颌的患病率很高；（2）老年个体余留牙可能是那些几乎未受牙周炎影响的牙齿。如后文所述，牙齿缺失会导致对老年个体“真实”的牙周炎严重程度与范围的低估。

儿童和青少年牙周炎的流行情况

影响乳牙列的牙周病，原先被称为青春前期牙周炎，可以是局限型的也可以是广泛型的（Page et al. 1983）。有关这种疾病的资料主要来自临床病例报道，但并没有相关数据显示它在一般人群中的患病率和分布。然而，一小部分有关儿童样本的研究在乳牙附着丧失方面提供了一些有限的数据。这些研究标准不统一；因此患病率的数据就会有很大差异。在一项早期研究中，Jamisom（1963）在美国密西根159个儿童

表6-2 老年受试者牙周炎的患病率研究（来源：NHANES和CDC/AAP）

学者/国家	样本/方法	调查结果
Baelum等(1988b) 中国	544名个体，60+岁，来自中国北京地区的两处市区和一处农村；评估菌斑、牙石、牙龈炎症、附着丧失、牙周袋深度和牙齿动度	0～29%无牙颌患者；口内余牙平均数为6.9～23.9颗，依年龄和性别而不同 ≈50%牙面存在菌斑和牙石 50%位点存在AL≥4mm ＜15%位点存在PD≥4mm 每名受试者存在AL≥7mm和PD≥4mm位点的百分比呈明显的偏态分布
Beck等(1990) 美国	690名居住于社区的成年人，年龄在65+岁；探诊评估所有牙的颊侧近中和颊侧中间；“重度牙周病”：AL≥5mm的位点数≥4，并且PD≥4mm的位点数≥1	黑种人中平均ESI：78，4；高加索人中平均ESI：65，3.1；46%黑种人和16%高加索人存在重度牙周病
Gilbert & Heft (1992) 美国	671名有牙受试者，年龄在65～97岁，加入老年活动中心；探诊评估一个上颌象限和一个下颌象限的近中与颊侧面；问卷数据；计算ESI	每名受试者口内余牙平均数17.0颗 50.7%受试者的近中面最严重的PD为4～6mm 3.4%受试者存在PD≥7mm 61.6%受试者最严重的AL为4～6mm 24.2%受试者存在AL≥7mm ESI随年龄增长：84.8，3.6（65～69岁）；88.7，3.8（75～79岁）；91.2，3.9（85+岁）
Locker & Leake (1993) 加拿大	907名受试者，年龄在50～75+岁，独立地生活于4个社区；探诊评估所有牙的颊侧近中和颊侧中间；探诊评估上颌磨牙的腭侧近中与腭侧中间；23%受试者为无牙颌患者；计算ESI的AL阈值为≥2mm；“重度牙周炎”定义为：AL≥5mm的位点数＞4，并且PD≥4mm的位点数≥1	59%受试者存在PD≥4mm的位点 16%受试者存在PD≥6mm的位点 3%受试者存在PD≥8mm的位点 86%受试者存在AL≥4mm的位点 42%受试者存在AL≥6mm的位点 16%受试者存在AL≥8mm的位点 20%受试者平均AL≥4mm 22%受试者患有重度牙周炎；平均ESI：77，2.44
Douglass等 (1993) 美国	1151名居住于社区的老年人，70+岁；探诊评估全口余牙，每颗牙≥3个位点；样本中57%为女性，主要是高加索人（95%）；37.6%为无牙颌患者；口内余牙平均数为21.5～17.9颗，随年龄变化	85%受试者BoP阳性 66%受试者存在PD 4～6mm，平均每人5.3颗牙受累 21%受试者存在PD＞6mm，平均每人2.2颗牙受累 39%受试者存在AL 4～6mm，平均每人6.7个位点 56%受试者存在AL＞6mm，平均每人2.7颗牙受累
Bourgeois等 (1999) 法国	603名无组织的老年人，年龄在65～74岁；关于性别、居住地、社会经济团体的分层样本；通过CPITN评估牙周状况	16.3%无牙颌患者 31.5%受试者存在PD≥4mm 2.3%受试者存在PD≥6mm
Hirotomi等(2002) 日本	761名居住于日本新潟市社区的70岁或80岁的老年人，对全口所有功能正常的、完全萌出的牙齿进行6个位点检查	70岁和80岁无牙颌患者分别占7.5%和35.8% PD≥6mm的检出率为10.2% CAL≥12.9mm的检出率为12.9% 根据CDC/AAP定义，重度牙周炎患病率为2%
Levy等(2003) 美国	样本包含449名居住于社区的老年人，平均年龄为85岁，342名（76%）为有牙者，对其中236名的全口检查PD和AL，每颗牙4个位点	91%受试者存在1个或以上AL≥4mm的位点 45%受试者存在1个或以上AL≥6mm的位点 15%受试者存在1个或以上AL≥8mm的位点
Mack等(2004) 德国	1446名随机选取的受试者，年龄在60～79岁；半口检查PD和AL，每颗牙4个位点；评估指数牙的菌斑、牙石和BoP	60～65岁组中16%为无牙颌患者 75～79岁组中30%为无牙颌患者 70～79岁组中，37.5%男性和50%女性存在中度探诊出血 31.8%男性和28.5%女性存在PD≥6mm的位点 71.9%男性和66.9%女性存在AL≥5mm的位点
Syrjälä等(2010) 芬兰	1460名个体，年龄≥65岁，参与2000年全国代表性的健康调查；全口检查，位置为第三磨牙以外的所有完全萌出的牙齿，每颗牙4个位点	44.3%无牙颌患者 31%有牙受试者不存在PD＞3mm 28%有牙受试者1～3颗牙齿存在PD≥4mm 15%有牙受试者4～6颗牙齿存在PD≥4mm 26%有牙受试者≥7颗牙齿存在PD≥4mm 73%有牙受试者至少1个区段探诊出血阳性

（续表）

学者/国家	样本/方法	调查结果
Eke等 (2016b) 美国	NHANES 2009—2012年，1983名受试者，65+岁；全口检查，位置为第三磨牙以外的所有完全萌出的牙齿，每颗牙6个位点	19%无牙颌患者 根据CDC/AAP定义，在65～74岁患者中，59.7%有轻/中度牙周炎，11.8%有重度牙周炎；在75+岁受试者轻/中度牙周炎和重度牙周炎的患病率分别是71.4%和9.6%；PD≥6mm的检出率是11.9%，以及CAL≥5mm的检出率是62.3%
Shariff等 (2018) 美国	一个由1130名受试者组成的65岁以上3种族队列华盛顿Heights Inwood社区老龄化项目（WHICAP）；全口检查，每颗牙6个位点，包括BoP、PD及AL	14.7%无牙颌患者 根据CDC/AAP定义，77.5%受试者有中/重度牙周炎感染；50.2%受试者存在PD≥6mm，且平均感染率为5.7%牙/人；相对应的中/重度牙周炎CAL≥5mm的检出率分别是71.4%和23.6%

AL，附着丧失；BoP，探诊出血；ESI，范围和严重程度指数；PD，探诊深度；CPITN，社区牙周治疗需求指数；NHANES，全国健康和营养检查调查中心；CDC/AAP，疾病控制中心/美国牙周病学会

样本中进行了一项名为“破坏性牙周病（牙周病指数＞3）患病率”的研究，并报告了5～7岁的儿童患病率为27%，8～10岁的儿童患病率为25%，11～14岁的儿童患病率为21%。Shlossman等（1986）在印第安人样本中用附着水平≥2mm作为分界点，报告了5～9岁的儿童患病率为7.7%，10～14岁的儿童患病率为6.1%。Sweeney等（1987）收集了2264名在医学院附属医院接受常规牙科治疗儿童样本的X线片，年龄在5～11岁，结果发现有19名儿童（0.8%）的X线片在一颗或多颗乳磨牙周围有明显的骨破坏，其中16名是黑种人、2名是高加索人、1名是亚洲人。

然而，在青少年牙周炎流行病学的研究上则采用相对较统一的标准，利用原先被称为局限型青少年牙周炎（localized juvenile periodontitis, LJP）的诊断标准，是一种累及切牙和第一磨牙的、牙周严重破坏的疾病。在这些研究中我们一般采用具有代表性的两阶段法：首先，拍摄殆翼片来观察磨牙和切牙周围的骨吸收水平，然后，进行临床检查以明确诊断。正如表6-3中数据及最新的一篇系统评价（Catunda et al. 2019）所阐明的，局限型侵袭性牙周炎的患病率在地域和/或人种上有差异。在高加索人中患病率较低（约0.1%），且女性相对于男性更易患病。在其余人种中，尤其是黑种人，患病率较高，可高于1%，而且性别比例似乎恰恰相反，男性比女性更易患病。吸烟和低的社会经济地位也被认为与不同人群中的侵袭性牙周炎发病相关（Lopez et al. 2001; Susin & Albandar 2005; Levin et al. 2006）。

通过CPITN系统进行了青少年牙周状况的流行病学研究。Miyazaki等（1991）发表了一份来自60个国家的年龄在15～19岁的103个CPITN调查报告的综述。这些组群里最常见的发现是牙石，相比工业化国家，牙石在非工业化国家更常见。牙周探诊深度在4～5mm的人数约总实验人数的2/3。然而，出现深牙周袋（≥6mm）的情况相对不多：在4个象限中只报告了10人（4个来自9个美国人样本，1个来自16个非洲人样本，1个来自10个东地中海人样本，2个来自35个欧洲人样本，2个来自15个东南亚人样本，18个西太平洋人样本中并未出现）。

Clerehuge等（1990）在167个英国青少年样本中进行了一项有关牙周炎进展模式的为期5年的纵向研究。在这项研究中，基线时14岁青少年有3%出现了＞1%位点的≥1mm的附着丧失。然而，在5年随访结束时（即19岁时），有77%人出现了相似程度的附着丧失并表现在31%位点。基线以下龈下牙石的存在与疾病病程密切相关。在美国的一项大样本的研究中，Brown等

表6-3　关于青少年和年轻成年人牙周炎的部分流行病学研究（来源：CDC/AAP）

学者/国家	样本/方法	发现
Saxén (1980) 芬兰	8096名16岁受试者的随机样本；X线片和临床标准（不伴任何医源性因素的邻近第一磨牙的牙槽骨破坏，出现病理性牙周袋）	LJP患病率为0.1%（8名受试者，其中5名女性）
Kronauer等(1986) 瑞士	7604名16岁受试者的代表性样本；分两步检查（先在殆翼片上对骨缺损进行影像学检查，再通过病理性牙周袋的存在进行临床确诊）	LJP患病率为0.1%，1：1性别比
Saxby (1987) 英国	7266名小学生的样本；通过在切牙和第一磨牙周围进行牙周探诊来初步筛选；通过全口临床检查和X线片来确诊LJP病例	LJP的总患病率为0.1%，1：1性别比 然而，在不同人种中患病率有差异（高加索人为0.02%，亚洲人为0.2%，非洲裔加勒比人为0.8%）
Neely (1992) 美国	1038名年龄在10～12岁的小学生，是牙膏试验的志愿者；包括X线片和临床评估的三阶段检查；殆翼片来筛选可能病例；通过测量釉牙骨质界到牙槽嵴顶距离≥2mm的骨丧失标准来确定可能病例；LJP的临床诊断是没有局部刺激物时，≥1颗第一恒磨牙的PD≥3mm	在步骤1和步骤2中分别筛选出117个可能病例和103个疑似病例；在99个可联系到的疑似病例中，43个经过了临床检查；2个LJP在步骤3中被确诊，患病率为0.46%
Cogen等(1992) 美国	4757名儿童，年龄＜15岁，来自一家儿童医院的群组；通过两组回顾性的殆翼片检查；LJP诊断标准：磨牙和/或切牙的牙槽骨角形吸收	高加索人：LJP患病率为0.3%，女/男为4：1 黑种人：LJP患病率为1.5%，女/男为4：1 在早期有X线片的黑种人LJP病例中，85.7%在混合牙列期就表现出骨丧失的迹象，71.4%在恒牙列期表现出骨丧失的迹象
Löe & Brown (1991) 美国	美国儿童的全国调查，在4500万名小学生中，代表性地进行多级概率抽样；检查了40694名受试者，年龄在14～17岁；在全口牙齿的近中和颊侧位点进行牙周探诊；LJP：≥1颗第一磨牙和≥1颗切牙或第二磨牙以及≤2颗尖牙或前磨牙的AL≥3mm；GJP：如果不符合LJP标准而且≥4颗牙齿（其中有≥2颗是第二磨牙，尖牙或前磨牙）存在AL≥3mm；IAL：如果既不符合LJP标准也不符合GJP标准但≥1颗牙齿存在AL≥3mm；双变量和多变量分析	人口估计数：LJP 0.53%；GJP 0.13%；IAL 1.61%；总的2.27%，代表了几乎30万名青少年 在所有形式的早发性疾病中黑种人都比高加索人有更高的发病风险 在校准各项变量后，高加索人男性患GJP的概率是女性的4.3倍。黑种人男性患LJP的概率是女性的2.9倍。而在同等条件下，高加索人女性比男性更易患LJP
Bhat (1991) 美国	11111名年龄在14～17岁的小学生样本；在全口牙齿的近中和颊侧位点进行牙周探诊；以年龄、性别、7个地理区域，以及农村或城市居住地分层进行多级分组抽样；不以人种或种族分类	22%儿童有≥1个位点的AL≥2mm，0.72% AL≥4mm，0.04% AL≥6mm 儿童有龈上和龈下牙石的分别占34%和23%
Velden等(1989) 荷兰	调查了4565名受试者，年龄在14～17岁；在高中生中随机抽样；在第一磨牙和切牙的近中与远中颊侧位点进行牙周探诊；从舌背部取一份细菌样本，230名存在AL和伴放线聚集杆菌定植的103名受试者中，在最大附着丧失位点采集龈下菌斑	总之，AL发生在5%样本中并且男性更常见；16名受试者（0.3%）有≥1个位点的AL在5～8mm；组中的女/男为1.3：1 存在AL的抽样受试者中有17%检测出伴放线聚集杆菌
Lopez等(1991) 智利	在圣地亚哥的2500名小学生（1318名男性，1182名女性），年龄在15～19岁；临床和影像学评估；三阶段筛选：（1）在切牙和磨牙进行临床PD的评估；（2）对出现≥2颗牙齿，PD≥5.5mm的儿童进行局部影像学检查）；（3）进行全口临床和影像学检查后牙槽骨丧失≥2mm的儿童	筛选后，初步诊断出27名受试者，确诊了其中8名（7名女性，1名男性）；LJP的总患病率为0.32%，95% CI 0.22%～0.42%；LJP在社会经济水平低的群组中明显出现频率更高
Ben Yehouda等(1991) 以色列	1160名男性，以色列部队新兵，年龄在18～19岁；全景片；依据在第一磨牙或切牙周围骨丧失≥30%根长诊断为JP	10名新兵（0.86%，95% CI 0.84%～0.88%）的骨丧失模式与LJP一致

（续表）

学者/国家	样本/方法	发现
Melvin等 (1991) 美国	5013名部队新兵，年龄在17～26岁；全景片后是临床全口检查；当第一磨牙和/或切牙的附着丧失比其他牙齿严重时诊断为JP	JP的总患病率为0.76%，女/男为1.1：1 黑种人：患病率为2.1%，女/男为0.52：1 白种人：患病率为0.09%，女/男为4.3：1
Tinoco等 (1997) 巴西	7843名小学生，年龄在12～19岁；两阶段筛选：（1）对第一磨牙进行临床评估；（2）进一步诊断后有≥1颗牙齿的PD≥5mm的儿童；LJP的诊断标准是：没有系统疾病的人出现1个位点的AL≥2mm并伴X线片上的骨丧失以及在磨牙和切牙有≥1个骨内缺损	初期筛选确诊出119名受试者；25个确定为LJP；总患病率为0.3% 没有报道人种起源和性别比例
Lopez等 (2001) 智利	9162名高中生的随机样本，年龄在12～21岁；全口切牙和磨牙行牙周探诊评估AL，每颗牙6个位点	AL≥1mm的检出率为69.2% AL≥2mm的检出率为16% AL≥3mm的检出率为4.5% AL与更大年龄、女性、不良口腔健康以及更低的社会经济地位相关
Levin等 (2006) 以色列	642名部队新兵（87.5%男性），年龄在18～30岁（平均19.6岁）；在第一磨牙和切牙进行影像学检查和临床检查	AP的患病率为5.9%（4.3% LAP，1.6% GAP）；AP与当前吸烟和起源北非裔明显相关
Holtfreter等 (2009) 德国	587名年轻成年人，年龄在20～29岁，是波美拉尼亚健康研究（SHIP）的参与者；半口检查PD和AL，每颗牙4个位点	发现12%和1%受试者分别有“中度”或“重度”牙周炎，根据CDC/AAP标准，就是以上5%受试者存在AL≥4mm，2%受试者存在AL≥5mm，1%受试者存在AL≥6mm
Eres等 (2009) 土耳其	3056名学生（1563名女性和1493名男性），年龄在13～19岁，市区公立学校招收的学生；用CPTIN进行临床牙周检查；编号为3和4的约1/6的170名学生进行影像学检查及全口检查	LAP的患病率为0.6%，其中女/男为1.25：1
Elamin等 (2010) 苏丹	1200名学生，年龄在13～19岁，从苏丹的38所公立和私立高中进行了多级分层抽样；全口检查，每颗牙6个位点	3.4%受试者被诊断为侵袭性牙周炎，男性（4.9%）发病率高于女性（2.0%）；16.3%受试者CAL≥4mm的牙齿≥1颗，8.2%受试者CAL≥5mm的牙齿≥1颗，男性与女性之间无统计学差异

AL，附着水平；CI，置信区间；CPITN，社区牙周治疗需求指数；GAP，广泛型侵袭性牙周炎；GJP，广泛型青少年牙周炎；IAL，偶发性附着丧失；JP，青少年牙周炎；LAP，局限型侵袭性牙周炎；LJP，局限型青少年牙周炎；PD，探诊深度；CDC/AAP，疾病控制中心/美国牙周病学会

（1996）进行了一个包含14013名青少年的全国代表性样本的研究，该研究重点关注早发性牙周炎（一种发生于年轻人的牙周炎）的疾病进程。基线时，受试者分别被诊断为未患牙周炎、局限型青少年牙周炎（LJP）、广泛型青少年牙周炎（generalized juvenile periodontitis, GJP）或偶发性附着丧失（incidental attachment loss, IAL）。在基线水平诊断为LJP的试验对象中，有62%在6年后仍持续有局限型牙周炎的损伤，但35%发展为广泛型病变。在早期诊断为IAL的组群里，有28%发展为LJP或GJP，还有30%重新分类到非附着丧失组。在3种受影响组群中，磨牙和切牙都是最易受累的牙齿。该研究证实，这3种不同类型的牙周炎可能是以相似的模式发展，同时某些LJP还可能发展为一种更广泛的侵袭性牙周炎。

LJP和青春前期牙周炎可能是相关的，即前者可能是由后者发展而来，该现象引起了一定关注。在一项早期研究中，Sjodin等（1989）回顾性研究了17名LJP患者的乳牙列X线片，并报道其中的16人在乳牙列上表现出≥1个牙位的釉牙骨质界到牙槽嵴顶距离≥3mm。同一个研究小组（Sjodin & Matsson 1992）测量了128名年龄在7～9岁的牙周健康儿童的X线片上的釉牙骨质界到牙槽嵴顶距离，以期确定一个（正常）临界值，如果超出此值，就表示其乳牙患牙周病的风险较大。把这个临界值定为2mm后，Sjodin等

（1993）又回顾性地研究了118名患有青少年牙周炎的患者以及168名年龄性别与之相匹配的牙周健康人群的X线片。患者被分为两组，其中一组是只波及一个位点的患者（45名），另一组是恒牙列波及2～15个位点并伴骨吸收的患者。结果显示，后组52%患者，前组20%患者以及对照组5%患者在乳牙列出现≥1个位点的骨吸收。笔者总结道，至少在一些患有侵袭性牙周炎的年轻患者中，疾病在乳牙列就已经发生。Cogen等（1992）在美国的一项研究中也报告了相似的结果。在患有侵袭性牙周炎但全身健康的黑种人患者的乳牙列X线片中，有71%在一个或多个乳牙的周围出现牙槽骨的吸收。最后，Darby等（2005）进行了一项关于5～12岁澳洲儿童混合牙列的X线片研究，考察了第一恒磨牙，第一和第二乳磨牙周围出现牙槽骨吸收的发生率。在542名儿童的X线片中，有13%表现出明确的骨丧失，达釉牙骨质界下3mm以上。所有牙位里，有50%在第二乳磨牙出现了明显的骨丧失，而且绝大多数情况下出现在牙齿的远中面。换句话说，这项研究表明最易出现骨丧失的乳牙列的牙面，是极其接近更年长儿童恒牙列最频繁出现牙周破坏的位点，也就是第一恒磨牙的近中面。

牙周炎和牙齿缺失

牙缺失是破坏性牙周病的最终结果。由牙周病导致的牙缺失与流行病学调查结果并不一致，这样一来可能会导致对疾病患病率和严重程度的低估。已经完善的选择偏倚的流行病学概念（也被称为健康的幸存者效应，指的是相对而言健康的受检者更愿意接受检查，然而，病情严重的受检者由于病情本身拒绝检查或者陈述）在个别牙齿水平的条件下是适用的，因为患病严重的牙齿往往已经被拔除或自然脱落。基于人群的有关牙缺失的因素已经在大量出版物上被提及。一些重要问题，包括牙周炎对受检者牙列缺失（Eklund & Burt 1994; Takala et al. 1994）或天然牙列上牙拔除的影响（Reich & Hiller 1993; McCaul et al. 2001; Susin et al. 2005; Thorstensson & Johansson 2010; Hirotomi et al. 2011）已被分析。

代表性的有，涉及第一个主题的调查使用了全科医生的问卷数据，旨在为牙齿在某段时间被拔除的原因提供证明。结果表明在40～45岁大多数拔牙的原因是牙齿龋坏。但是，在更大年龄的受检者里，因牙周病导致的失牙和龋坏导致的失牙数量基本相同。总体来说，牙周炎占到所有牙拔除原因的30%～35%；龋齿和其并发症占到最多，为50%。此外，在牙列缺损的病例中，龋病似乎是牙拔除的主要原因。最后，牙缺失的明确危险因素包括吸烟、不良口腔卫生、贫困和其他社会行为相关因素以及不良牙周状况。

显然，把牙缺失的相关数据直接转换成牙周病的流行病学数据是不恰当的。然而，人口基数水平以及更大年龄人群的牙周状况评估必须考虑牙缺失数据的相关资料；否则必然会低估这种疾病的发生和并发症的出现（Gilbert et al. 2005）。

牙周炎的危险因素

前言：定义

自19世纪初以来，流行病学调查一直是人类健康因果探究的核心。然而，尽管以往有许多利用基础流行病学方法发现健康科学中因果关系的例子，但仍有一些出人意料的偶然发现，特别是在复杂慢性疾病的病因学方面，已经动摇了人们对于在20世纪早期帮助战胜传染病的因果模型的信心。为了更全面地了解这些数据，请参阅Demmer和Papapanou（2020）。

为了理解用于确定健康科学中的因果关系的基本逻辑和模型，仔细审查“原因”的定义是有必要的。以下是对原因的一个普遍定义：“如果没有该因素，疾病事件就不会发生，至少有该因素时疾病不会发生，因为所有其他条件都是固定的”（Rothman et al. 2008）。为了检验因果假设并找出原因，流行病学家利用了一种被称为“潜在结果”或“反事实框架”的概念方法。反事实框架是观察一组暴露于一个假设原因的个体疾病体验，然后在同一群体中询问，在与事实相反的情况下，即其他所有因素保持不变，如果在同一时间内，他们没有接触到假设的病因，那么疾病体验会是怎样的。这个理论实验的观察结果会产生一个因果效应，这个因果效应被定义为：（1）在某一特定时期内暴露者患病的比例或差异；（2）如果同一观察期间未暴露于特定因素之下，同一暴露个体患病的比例或差异。然而，这个理想实验在现实中是难以实现的。因此，病原流行病学设计的基础是使用组间比较。所有病原流行病学研究设计，包括观察性实验和随机干预性实验，已经被精准开发，以使有效的群体比较能够接近反事实理论，并预估因果效应。

疾病发生评估

如前所述，使用群体比较来估计因果效应，需要科学家对疾病发生进行评估。最简单的形式是，疾病发生率可以通过计算患病个体的量数得到（最理想的是一个特定的人群在一个精确的时间段内）。虽然绝对的发病数量在某些情况下是合适的，但在群体比较中往往是不合适的，因为被比较的组大小几乎是不相等的。在群体大小不相等的情况下，群体层面的观察结果可能无法实现个体层面的逻辑推理。例如，如果组1有1000名成员和100例患病，而组2有100名成员和50例患病，得出的第1组有更多的疾病的结论与第2组的个体有更大的患病概率这一事实相冲突。

为了解决这一问题，风险的概念已成为流行病学因果调查的基本工具。在反事实框架（或潜在结果）的背景下，风险是一个比例，在数值上等于疾病发生的概率，定义如下：在特定时间内发生某种疾病的人数除以研究人群中高危个体的数量。在更精确的流行病学术语中，风险通常被称为累积发病率（cumulative incidence, CI）；CI的可视化表示以及计算公式如图6-3a所示。值得注意的是，这种风险的定义明确地要求在最初无疾病的个体中，疾病在随访期间有一定的进展。与累积发病率相反，患病率反映当前疾病发生的概率。患病率的定义是某一时间点现有病例数（或在一段特定的时间内）在被研究人群中的总

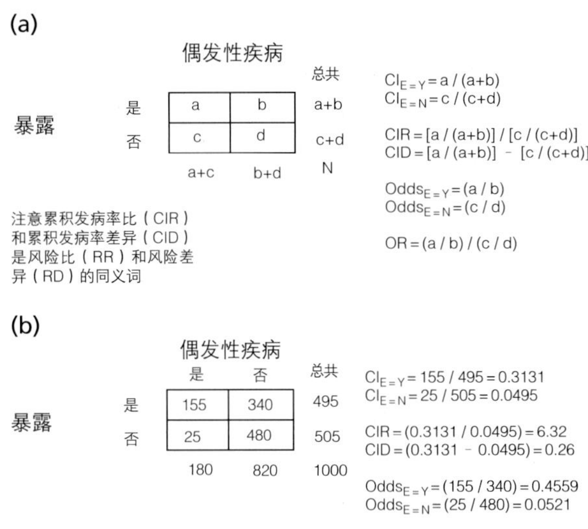

图6-3　描述特定暴露与偶发性疾病之间关联的列联表和累积发病率（CI）、累积发病率比（CIR）、累积发病率差异（CID）、风险比（RR）、风险差异（RD）以及比值比（OR）的定义。（a）描述定义。（b）示例。

人数的概率。例如，如果在一个特定的国家，牙周炎的患病率是50%，这告诉我们，任何随机选择的居民患牙周炎的概率是0.50（或约每两个人中就有一个）。此外，如果2020年牙周炎的累积发病率（或风险）为5%，这告诉我们，在2020年1月1日至12月31日期间，最初无牙周炎人群中患牙周炎的概率约1/20。另一个常用的衡量疾病发生的指标是比值比，它被定义为患病的概率除以无疾病的概率（即1-发病率）。发病率（发病率密度）的概念对流行病学调查也至关重要，并与风险的概念密切相关。发生率简单地将时间明确地纳入分母中，如下所示：研究期间发展成某种疾病的人数除以初始无疾病个体贡献的个人时间。个人时间计算为每个人进入研究和两者之间经过的时间：（1）疾病的发展；（2）观察期的结束；（3）死亡或失访。

基于大量的经验证据以及丰富的理论证据，我们大都相信，许多疾病不止有一种病因，换句话说，它们是多因素疾病（Kleinbaum et al. 1982）。因此，在任何研究因果关系的实例中，一种病原体的暴露及其致病作用（条件的必要性和充分性）之间的关系不再是唯一的。以大多数感染类疾病举例来说，我们都知道病原微生物的

存在（被定义为必要条件）并不总伴随着疾病的症状和体征。因此，病原微生物并不足以引起某种病理过程；也就是说，疾病的发展可能取决于多种其他因素，包括特异性的宿主反应、内毒素暴露、营养缺乏、精神压力以及复杂的社会影响。在非感染性疾病中（不包括遗传异常），通常没有某个致病因素存在于所有病例中，如吸烟并不是肺癌发生的必要条件，动脉粥样硬化也不是心肌梗死的必要条件。

我们必须区分危险因素和之前提到的致病因素。宽泛来说，危险因素指的是个人行为和生活方式的某一方面，某种环境下的暴露，或者基于流行病学的证据，已知的与疾病状态有联系的先天或遗传的因素。这种促进因素或者暴露也可能增加某一特定疾病的发病率，但还不足以定义为致病因素。危险因素可能会被某些干预措施影响，从而减少特定疾病的发生率。

因果关系评估

由于疾病发病率的评估，如风险（即累积发病率），对于许多病因是很有价值的，风险经常被用来作为评估因果关系的证据。这通常是通过比较两组不同的个体之间的疾病风险来完成的，根据“暴露”的变化来定义（如病因假设）。例如，考虑到暴露于一个潜在原因的假设情况，在1000名受试者的纵向队列研究中进行了“Z”研究（图6-3b）。在这个研究中，暴露与疾病之间的关联性可以被表述为累积发病率比（cumulative incidence ratio, CIR），也就是风险比（risk ratio, RR），是由暴露者的疾病发生概率与未暴露者的疾病发生概率之比定义的。在图6-3b的数据中，RR值是由155/495和25/505相除而得（=6.32）。这表明Z暴露者发病概率是未暴露者6.32倍。如果几个重要的假设成立（超出本章的范围），这个风险比是Z对疾病发生的影响预测。同样地，许多研究人员经常选择计算累积发病率差异（CID），也被称为风险差异（RD），即暴露与未暴露之间的患病率差异。在图6-3b的数据中155/495-25/505=0.26。对RR和RD所描述的概念可应用于患病率的其他检测指标，如概率或发病率密度（请参阅Demmer & Papapanou 2020）。值得注意的是，关于比值比（odds ratio, OR）的解释。特别是，OR经常被误认为是RR的同义词，虽然这一假设仅在疾病罕见时成立（<10%通常被认为疾病罕见）。如图6-3b所示，因为疾病的累积总发病率是18%，OR值（8.75）大大超过了RR值（6.32）。

因果推断和因果模型

在研究中，通过组间比较来估计疾病病因是非常重要的，但这并不能明确暴露因素与疾病之间的因果关系。在流行病学研究中，为了获得有价值的因果关系，有必要采用连续性因果模型。

现用的一个经典的因果推断模型是由Rothman等（2008）提出的，使用因果的“充分原因”模型。充分原因（sufficient cause, SC）被定义为“不可避免地产生疾病的完整因果机制”。SC模型使用因果“饼形图”直观地表示因果假设，如图6-4和图6-5所示。因果饼形图用完整的圆表示（即充分原因），由被称为“组成原因”的单个部分组成，每个部分都需要有一个引起疾病发生的充分原因。基于概念模型的主要前提，一旦一个充分的因果饼形图的所有组成原因都被找到，疾病就不可避免地会发生。图6-4中的示例为人类牙周炎的发展提供了一个假设充分成分因果模型，其中有两个充分原因。在这个示例中，充分原因1涉及由特定微生物（牙龈卟啉单胞菌——该微生物具有遗传多态性）引发的微生物失调（P），以及其他许多未知因素（U1）。充分原因2是由一种不同的生态失调微生物组成的，即由伴放线聚集杆菌（*Aggregatibacter actinomycetemcomitans*, A）引发的紊乱，与SC 1（G）相同的一组遗传多态性，以及另一组与U1不同的未知因素（U2）。在图6-4所展示的示例中，G代表一个必要基因，即G是一种疾病的所有充分病因中均出现的病因，因此是发生牙周炎所必需的病因。然而，虽然G对牙周炎的发展是必要的，但如果没有G的因果补充，G本身不足

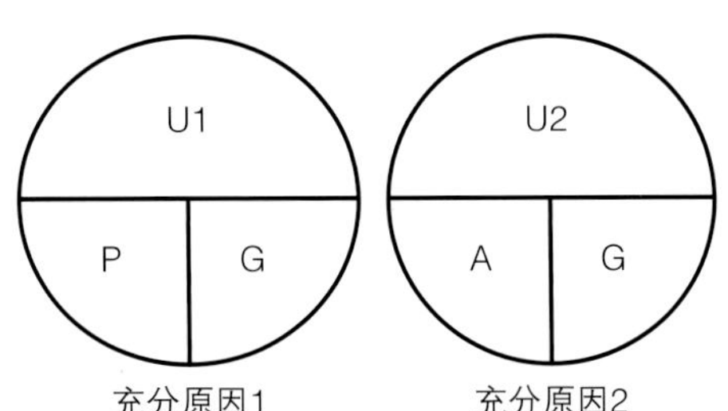

表A
根据充分原因1和2将组合危险因素与牙周炎风险联系起来

U1	U2	A	P	G	SC	风险	人群1	人群2
1	1	1	1	1	1,2	1	500	500
1	1	1	1	0	无	0	500	500
1	1	1	0	1	2	1	50	350
1	1	1	0	0	无	0	50	350
1	1	0	1	1	1	1	400	100
1	1	0	1	0	无	0	400	100
1	1	0	0	1	无	0	50	50
1	1	0	0	0	无	0	50	50

表B
牙龈卟啉单胞菌与牙周炎在人群1中的联合分布

	牙周炎	无牙周炎	总共
牙龈卟啉单胞菌存在	900	900	1800
牙龈卟啉单胞菌不存在	50	150	200

在两个独立的人群中估计牙龈卟啉单胞菌对牙周炎的影响

CIR = (900/1800) / (50/200) = 2.0

CID = 900/1800−50/200 = 0.25

表C
牙龈卟啉单胞菌与牙周炎在人群2中的联合分布

	牙周炎	无牙周炎	总共
牙龈卟啉单胞菌存在	600	600	1200
牙龈卟啉单胞菌不存在	350	450	800

CIR = (600/1200) / (350/800) = 1.14

CID = 600/1200−350/800 = 0.06

图6-4 有两个充分原因的人牙周炎发展的假设充分成分因果模型。充分原因1涉及由特定微生物（牙龈卟啉单胞菌——该微生物具有遗传多态性）引发的微生物失调（P），以及其他许多未知因素（U1）。充分的原因2是由一种不同的生态失调微生物组成的，即由伴放线聚集杆菌（*aggregatibacter actinomycetemcomitans*, A）引发的紊乱，与SC 1（G）相同的一组遗传多态性，以及另一组与U1不同的未知因素（U2）。CID，累积发病率差异；CIR，累积发病率比。

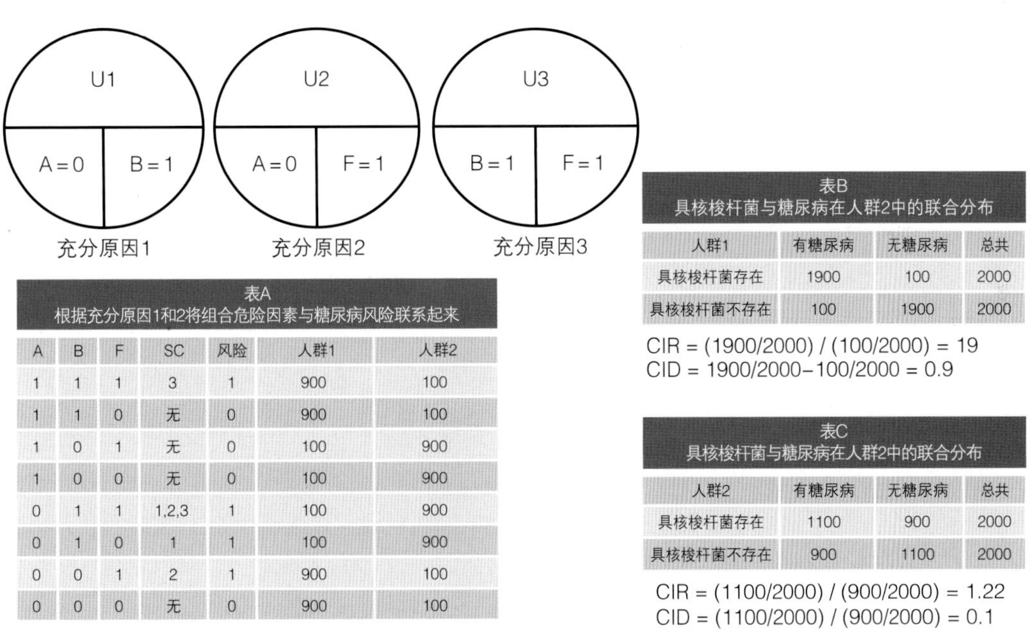

表A
根据充分原因1和2将组合危险因素与糖尿病风险联系起来

A	B	F	SC	风险	人群1	人群2
1	1	1	3	1	900	100
1	1	0	无	0	900	100
1	0	1	无	0	100	900
1	0	0	无	0	100	900
0	1	1	1,2,3	1	100	900
0	1	0	1	1	100	900
0	0	1	2	1	900	100
0	0	0	无	0	900	100

表B
具核梭杆菌与糖尿病在人群2中的联合分布

人群1	有糖尿病	无糖尿病	总共
具核梭杆菌存在	1900	100	2000
具核梭杆菌不存在	100	1900	2000

CIR = (1900/2000) / (100/2000) = 19

CID = 1900/2000−100/2000 = 0.9

表C
具核梭杆菌与糖尿病在人群2中的联合分布

人群2	有糖尿病	无糖尿病	总共
具核梭杆菌存在	1100	900	2000
具核梭杆菌不存在	900	1100	2000

CIR = (1100/2000) / (900/2000) = 1.22

CID = (1100/2000) / (900/2000) = 0.1

图6-5 2型糖尿病发生的充分成分因果模型涉及具核梭杆菌（F）从口腔易位到胰腺。描述了3个不同的充分原因，包括总共6个不同的组成原因（U1、U2、U3、A、B和F）。注意一些必要原因的缺乏。CID，累积发病率差异；CIR，累积发病率比。

以产生牙周炎（如P + U1或A + U2）。相反地，P、A、U1和U2是引起牙周炎既不充分也不必要的成分原因。如果一个假设群体中的任何个体完成了SC 1或SC 2，他们就会患上牙周炎。第二个示例（图6-5）提供了一组假设的充分原因即具核梭杆菌（F）从口腔易位到胰腺是引起2型糖尿病发展的一个原因。在这个示例中，有3个不同的充分原因，由6个不同的原因组成。这个示例展示了一个没有必要原因的情况。

在图6-4和图6-5所呈现的从SC模型的方法中需要强调两点。第一，在现代流行病学中，"部分病因"一词与更常用的术语"危险因素"

是同义词。换句话说，危险因素是疾病的原因，通常与其他危险因素（即构成原因）共同作用，导致疾病。请注意，术语“风险预测”通常是指一种预测风险但不假定因果关系的变量（如白发是死亡率的风险预测因子，但不是因果危险因素）。第二，在第一点的基础上，SC模型得出的一个比较明显的结论是，有多种途径导致特定疾病的发展，每个途径都涉及共同作用的多个组成原因。这种协同恰好代表了统计学和流行病学中相互作用（或影响测量修定）的概念。在SC模型的特定背景下，当因果因素相互作用时，任何一个成分的原因只能在与SC相同的其他成分的原因存在（或可能不存在）时导致疾病。

仔细回顾图6-4和图6-5中的示例，可以发现另一个重要的概念，它有助于我们理解为什么暴露可以导致疾病，即使关联强度较弱或在不同的研究中存在很大差异（如在Meta分析中经常观察到）。显然，CIR，即具有某种危险因素的个体具有充分的病因（即发病）的概率与没有危险因素的个体具有充分病因的概率之比，以及累积发病率差异（cumulative incidence difference, CID），即上述两种概率之间的差异，构成原因分布在不同人群中是不同的。这就提出了一个非常重要的关于因果关系探究的观点，而这一点在健康科学中往往不被重视：特别是，关联强度（使用绝对测量）取决于人群中普遍存在的因果互补。危险因素的因果互补性被定义为一个危险因素参与的所有充分原因中的所有其他组成原因的集合。在图6-5的示例中，F的因果补充是A=0和U2，或B=1和U3。随着这些因果互补患病率增加，F和糖尿病之间的联系变得更紧密。

那么，上述因果模型对流行病学研究和确定人类疾病病因有什么影响呢？当我们使用简化方法孤立地探索危险因素时，在不同人群中，因果因素和人群的疾病结果之间的关联强度可能存在很大差异。在因果互补患病率较低的人群中，与因果互补患病率较高的人群相比，研究中的主要构成原因（即危险因素）与患病率的关联强度较弱。

相反地，在人群中有多种充分原因的疾病模型中，在充分原因中的构成原因中有高患病率，而感兴趣的危险因素没有参与，该特定危险因素对疾病的影响将相对较弱或无法检测。在图6-5中，注意，A=0和B=1的个体患病率的增加将导致SC 1易感个体患病率的增加，从而减弱F和糖尿病之间的关联，因为具核酸杆菌不会在已发病的SC 1的个体（即已经“注定”的个体）中导致疾病。这个被称为“因果冗余”的概念，Gatto和Campbell在一篇综述中进行了详细的讨论（2010）。

另一个经常被引用的建立因果关系的方法是应用下述Bradford Hill（Hill 1971）所建立的标准，包括：

1. 关联强度。潜在的（假定存在的）风险与疾病之间出现的关联越强，预期的因果关系就越有可能有效。
2. 量效反应。疾病发生的概率随着某一危险因素的暴露量和暴露水平的增加而增加，相关调查表明这与因果关系相符。
3. 时序一致性（时间顺序）。确定受预期发病因素影响是在疾病发生之前这一点很重要。但在有很长潜伏期或危险因素随时间变化的疾病里很难做到这点。
4. 调查结果的一致性。如果几个关于同种已知关系的研究得出了相似的结果，这种因果解释就被加强。
5. 生物合理性。预期的关系在当前生物知识的条件下必须是合理的。然而，我们必须知道，我们对某种疾病的病因了解越少，就越难满足这项标准。
6. 关联的特异性。如果调查的因素被发现只与一种疾病相关，或者在很多被检测的因素中只有这一种因素与疾病相关，因果关联就被加强。然而，这项标准决不能被用来推翻一个因果关系，因为许多因素有多重效应而且许多疾病有多种病因。

以上标准可以作为进行疾病病因推断的指

南，理解这一点格外重要。然而，它们中没有一个是因果推论的必要或充分条件。仅仅着眼于其中的某些因素而不考虑其他伴随的因素可能会导致结论不准确。我们只需要听从Bradford Hill本人的明确建议（Hill 1977）：“我的任何观点都不能提供无可争议的证据来支持或反对因果假设，也不能将其作为必要条件（绝对必要）。”

然而，在不同人群中进行的研究的相关性测量的高度可变性往往被认为缺乏因果关系的证据。虽然持续强烈的关联确实增加了因果假设的可信度，但缺乏关联并不一定意味着没有因果关系。上述列举的例子清楚地表明，在特定的因果假设下，与现代慢性疾病病因学的基本假设相同，在不同的人群中，只要其他危险因素的不同，因果效应的估计是不一致的，有时是微弱的。

最后，在因果推断的背景下，Beck（1994）讨论了风险评估过程中的一些有用的应用原则，包括以下4个步骤：

1. 识别与疾病相关的一个或几个因素。
2. 在多因素的情况下，必须建立一个多元风险评估模型，以揭示哪种因素组合能最有效地区分健康与疾病。
3. 在评估步骤中，为特定的因素组合筛选新的总体，随后与单因素疾病风险评估模型进行比较。
4. 在确定目标步骤中，通过预防或干预减少在特定因素下的暴露，然后评估这种方法是否可降低疾病的发病率，以此确定该因素是否确实为危险因素。

这样一来，基于此过程，潜在的或假定的危险因素（通常也被称为危险指标）首次被确定，随后还要经过检验直到它们被确定是危险因素或者被推翻。

有很多种方法可以同时评估好几种在步骤1中已经确定的潜在危险因素的作用，同时为步骤2建立多变量模型。例如，暴露与疾病之间的关联由于简便性原则，可以用以下线性方程式的形式表示：

$$y=a+b_1x_1+b_2x_2+b_3x_3+\cdots+b_nx_n$$

y表示疾病的发生或严重程度，a是截距（一个定值），x_1，x_2，…，x_n表示不同的暴露因素（假定危险因素），b_1，b_2，…，bn是在考虑所有其他因素的条件下，对疾病起决定性作用的每个单独暴露因素相对重要性的估计值。这种方法有助于确定在统计学和生物学上有重要作用的因素，同时把混杂变量的影响降到最低。

在步骤3（评估），为疾病的发生和步骤2中多变量模型包含的影响因素的出现筛选出一个新的总体样本，它是独立于多变量模型建立中用到的样本。或者，在前瞻性队列研究的情况下，在新样本的对象中评估相关因素的暴露情况，并且在完成了受试者的纵向跟踪研究后的一段时间内确定疾病的发生率，也就是疾病中新病例的数量。然后，把模型中预测的疾病发病率同真实的疾病发病率进行比较，并评估模型的外部效度（也就是新的总体中的“表现”或“一致”）。

最终，在步骤4（确定目标），当暴露减少时，如果疾病的发病率随之降低就可以确定致病因素或危险因素。理想情况下，类似研究应该被设计成随机临床试验，试验中随机对其中一组进行处理，其结果直接与未处理组，也就是对照组相比。此外，也简化了类似研究中在“成本-效益”角度对特定预防性/治疗性对策的评估。要注意的是，成功地完成确定目标的步骤要求：（1）这些因素可被干预改变；（2）在适当时间点给予干预。遗传特征便是一种不能被干预改变的危险因素。同样地，如果一次暴露于某种危险因素导致有害和/或不可逆的生物损伤（如暴露于大剂量的射线下），避免再次暴露于这一因素（放射线）的干预措施可能不再能降低疾病的发生率（如癌症）。

关于牙周炎，我们应该知道，几乎没有哪个公认的危险因素能满足以上4个步骤。事实上，有关口腔调查的风险评估大体上都限于前两个步骤。旨在确认潜在危险因素的横断面研究有很多，但涉及多变量方法确认目标因素，并同时控制可能存在的混杂因素的纵向研究数量却相对较少。以随机临床试验的形式进行的干预性研究也很少。在后文中，我们将依照以上描述的原则来解决危险因素的问题。横断面研究的结果为假定的危险因素提供证据，经过涉及多变量方法的纵向研究或前瞻性干预性研究证实，这些证据的可信度被进一步加强。就如Borrell和Papapanou（2005）的总结，干预无法改善的公认危险因素（即不可改变的背景因素）与可改变的因素（环境因素、后天因素和行为因素）之间仍然有区别。

不可改变的背景因素

年龄

年龄与牙周炎之间的关系比较复杂。尽管我们知道牙周炎的患病率和严重程度随年龄增加而增加（Albandar & Kingman 1999; Burt 1994; Albandar et al. 1999; Dye et al. 2007; Eke et al. 2018），牙周炎作为随着年龄增长必然结果的概念多年来都受到质疑（Papapanou et al. 1991; Papapanou & Lindhe 1992），而且，所谓的“增龄效应”很大程度上指的是持续暴露于真正危险因素下的累计作用。值得一提的是，针对牙周袋深度与临床附着丧失程度，年龄与牙周炎之间的关联性呈现差异。增龄对附着丧失的增加有显著的影响，然而，它对牙周袋深度变化的影响似乎是极小的（Albandar 2002; Albandar & Tinoco 2002; Billings et al. 2018）。但是，调整协变量后增龄对附着丧失的作用就会减弱，如改善口腔卫生水平或者获得口腔保健服务（Albandar & Tinoco 2002）。此外，流行病学研究常常未能调整一些重要的协变量，如系统疾病的存在、多种药物的服用，以及老年人中与营养失调相关的疾病，所有这些都或多或少地增加了老年人牙周炎的发病率和严重程度。另外，保护性或破坏性免疫反应中关键吞噬细胞内发生的与年龄相关的分子学的改变，影响了这些细胞有效发挥抗微生物的功能，并导致炎症反应失调（Hajishengallis 2010）。因为牙周炎是一种由细菌引起的炎症性疾病，这些先天性免疫改变很有可能使老年个体的牙周组织病理表现更明显。因此，老年人对牙周炎的易感性增加，是年龄相关性而不是年龄依赖性，在生物学上可能是有一定道理的。

性别

男性和女性对牙周病的易感性并没有确认的、固有的差异，虽然不同人群中许多项调查都显示男性的牙周状况比女性差（Brown et al. 1990; Susin et al. 2004a; Holtfreter et al. 2009; Dye et al. 2012; Eke et al. 2016b）。这种差异常常被认为是由于据记载女性中有更好的口腔卫生习惯（Hugoson et al. 1998b; Christensen et al. 2003）和/或接受更多的口腔保健服务（Yu et al. 2001; Dunlop et al. 2002; Roberts-Thomson & Stewart 2003）。另外，有证据表明，部分先天性和后天性免疫中某些因素的两性异型可能增强男性的促炎反应（Shiau & Reynolds 2010），这与流行病学证据相一致（即不同性别人群中牙周炎患病率、范围及严重程度存在差异）。

种族/民族

已有研究显示，不同国家之间以及各大洲之间牙周炎患病率不同（Dye 2012; Kassebaum et al. 2014; Papapanou & Susin 2017），但是，当将年龄和口腔卫生等协变量考虑在内时，尚未见种族/民族之间有明显的牙周炎患病率差异（Burt & Eklund 1999）。美国全国范围内的流行病学调查始终显示，牙周炎的患病率因种族/民族不同有不同的模式，其中非洲裔美国人患病率最高，其次是墨西哥裔美国人，最后是非西班牙裔高加索人；无论采用什么诊断标准，这些结果都惊人的一致（Eke et al. 2018）。然而，种族/民族代表了来源于各个社会阶层的不同社会结构，它可以决定社会地位、社会资源及其带来的不同机会（Williams 1997, 1999; Hasslanger 2008）。因此，种族/民族与社会经济地位（social economic status, SES）密切相关，这提示，SES作为混杂因素，可能是既往观察到的种族/民族效应的一部分原因，因为不同的种族/民族的SES指标意义不同（Williams 1996; Kaufman et al. 1997; Krieger et al. 1997; Lynch & Kaplan 2000）。一项研究确认了这个观点，报告了在牙周健康水平方面，非洲裔美国人比墨西哥裔美国人和同辈的高加索人从教育与收入中得益更低（Borrell et al. 2004）。这些发现证实，不同种族/民族之间的社会经济水平评价指标不同，但是或许能够反映一些特定种族中因为历史的不平等机遇带来的深远影响（Borrell & Crawford 2012; Borrell 2017）。

基因多态性

经典的双胞胎研究（Michalowicz et al. 1991）和家族研究（Boughman et al. 1992; Marazita et al. 1994）初次证实了基因易感性在决定牙周炎表型中的重要作用。从那时起进行的遗传研究的综合数据表明牙周炎的遗传率估计高达50%（Michalowicz et al. 2000），虽然一篇最新的系统评价（Nibali et al. 2019）报道的预估遗传率明显较低：在双胞胎研究中为38%，在其他家族研究中为15%，在全基因组关联性研究（genome-wide association study, GWAS）中仅为7%。

单核苷酸多态性（single nucleotide polymorphisms, SNP）指的是至少在1%人口的确定基因组位点上发生的特定变异，有大量关于它与牙周炎类型之间关联的研究。Kornman等（1997）进行了一项研究，是在白细胞介素-1（IL-1）基因簇中，关于基于特定基因多样性的复合基因型和非吸烟者的严重牙周炎之间的联系，随后，涉及基因多态性作为牙周炎严重程度标志的出版物数量呈指数级增长。其中包括横断面研究、病例对照研究（Diehl et al. 1999; Armitage et al. 2000; Papapanou et al. 2001; Li et al. 2004; Meisel et al. 2004）以及前瞻性研究（Ehmke et al. 1999; De Sanctis & Zucchelli 2000; Lang et al. 2000; Cullinan et al. 2001; Christgau et al. 2003; Jepsen et al. 2003）中，对特定复合物IL-1基因多态性的调查，以及有关IL-1A基因（Ferreira et al. 2008; Fiebig et al. 2008; Struch et al. 2008; Mazurek-Mochol et al. 2019）上特定基因位点的多态性（Lopez et al. 2005; Ferreira et al. 2008）和IL-1受体拮抗剂（Berdeli et al. 2006; Fiebig et al. 2008; Tai et al. 2002）的研究，各实验之间相互独立。

与此同时，对其他炎症基因上的基因多态性也进行了研究，包括肿瘤坏死因子（tumor necrosis factor, TNF）基因（Endo et al. 2001; Shapira et al. 2001; Craandijk et al. 2002; Fassmann et al. 2003; Shimada et al. 2004; Wei et al. 2016）、IL-6基因（Holla et al. 2004; Nibali et al. 2008, 2009; Zhao & Li 2018）、IL-4基因（Kang et al. 2003; Holla et al. 2008; Jia et al. 2017）以及IL-10基因（Kinane et al. 1999; Yamazaki et al. 2001; Scarel-Caminaga et al. 2004; Wang et al. 2019）。有大量关于编码各种受体基因多态性的资料，包括免疫球蛋白G上恒定部分（Fc）的白细胞受体（Kobayashi et al. 1997; Sugita et al. 1999; Meisel et al. 2000; Loos et al. 2003; Wolf et al. 2006; Lavu et al. 2016）；例如CD14的模式识别受体（Holla et al. 2002; Tervonen et al. 2007; Zheng et al. 2013）以及Toll样受体（Toll-like receptor, TLR）2和4（Folwaczny et al. 2004; Fukusaki et al. 2007; Noack et al. 2008; Zhu et al. 2008; Leite et al. 2019）；还有维生素D受体（Nibali et al. 2008; Wang et al. 2009; Park et al. 2019）。在最近的综述（Laine et al. 2012）中，以及总共包含53项研究，共计4178个病例样本和4590个对照样本的Meta分析（Nikolopoulos et al. 2008）中，讨论了有关基因多态性的单个研究或队列研究。

至今为止，用于牙周炎易感基因鉴定的最常见的研究设计是候选全基因组关联性研究，上面列出的大多数出版物都属于这一类。然而，这些研究都有一定的局限性，值得注意的事实是，假设的特定候选基因的选择是基于目前对与疾病发病机制有关的分子机制的调控过程的不完全认识，而其他未知的与疾病过程或未知功能相关的基因、通路，显然没有被研究到。此外：（1）大多数研究的样本量相对有限；（2）所研究的多态性的发生概率在不同民族之间有很大的差异；（3）结果变量（牙周炎）的定义在不同的研究中有很大差异；（4）没有对其他重要的协变量和危险因素进行适当的调整（Citterio et al. 2019）。特别是，一项最新的关于相当大的欧洲北部人口样本的综合病例-对照研究（755例侵袭性牙周炎患者和3042例健康者，以及1437例慢性牙周炎和1125例对照组）试图复制23个相关的基因，这些基因在以往文献中被反复提出是高加索人群中重度牙周炎的危险因素（Schaefer et al. 2013）。然而，除了IL-10基因中的一个SNP与侵袭性牙周炎相关，之前提出的所有其他关联都无法得到验证，这提示了早期的阳性结果可能是由于1型错误造成的。

相反地，GWAS研究采用“无假设”的方法，通过评估整个基因组的多态区域来确定与牙周炎易感性相关的遗传位点，因此不受候选基因关联方法的关键缺点的影响。然而，考虑到需要大量的统计检验来检验每个报告所研究的多态区域与所研究表型之间的关联，获得的*P*值需要做相应的调整，并且需要非常大的样本量来产生可靠的结果。到目前为止，只有12篇关于临床牙周状况的GWAS研究发表：5篇文章是关于来自欧洲（Schaefer et al. 2010; Teumer et al. 2013; Freitag-Wolf et al. 2014; Munz et al. 2017; Bevilacqua et al. 2018），3篇来自亚洲（Hong et al. 2015; Shimizu et al. 2015; Tong et al. 2019），4篇来自美国（Divaris et al. 2013; Feng et al. 2014; Shaffer et al. 2014; Sanders et al. 2017）。然而，对有用的GWAS研究结果的Meta分析（Shungin et al. 2019）表明各研究之间没有很好的一致性，部分原因可能是种群之间的固有遗传差异引起的，但不同研究中对牙周炎“病例”和“对照”的精确定义的不一致也是引起差异的原因。表6-4总结了现有GWAS研究中特定基因与不良的临床牙周状态之间的相关性达到名义上的统计显著性水平（$P \leqslant 5 \times 10^{-6}$）。

此外，3篇文章（Divaris et al. 2012; Rhodin et al. 2014; Offenbacher et al. 2016）都来自美国GWAS的一项研究，该项关于社区动脉粥样硬化风险（ARIC）的参与者的研究调查了是否有证据表明不同的牙龈下定植模式或所谓的“牙周微生物特征”与特定的遗传位点有关。这些研究使用棋盘式DNA-DNA杂交技术分析了龈下菌斑样本（Socransky et al. 1994）。这些研究的结果表明，与这些微生物特征相关的特定基因达到了名义上的统计显著性水平（$P \leqslant 5 \times 10^{-6}$），总结在表6-5。

现有的GWAS研究涵盖了各个年龄段的受试者。考虑到牙周炎在老年人中更严重，值得关注的是，参与这些研究的年轻人，在检查时没有出现牙周炎或表现出轻度牙周炎的迹象，可能被错误分类，因为他们可能在生命的后期出现更严重的牙周病。为了减少这种担忧，Papapanou等（2021）在1130名老年参与者（65～98岁）的样本中对现有GWAS研究的结果进行了外部验证。在对牙周炎相关表型完全发育的样本进行的这些分析中，他们检查了表6-4和表6-5中列出的位点多态性与多种临床和牙周炎相关表型（包括无牙症）以及一些微生物性状的相关性。总体来说，先前报道的可用GWAS研究中与牙周炎相关临床表型或牙周微生物特征相关的基因的重复效果是相当差的：在总共检测的92个基因中，经过多次比较后，22个基因符合统计显著性阈值，只有2个基因与检测的2个以上表型相关。值得注意的是，没有基因与CDC/AAP牙周炎分类相关，最近的Meta分析发现的与“重度牙周炎/牙齿疏松”复合表型相关的单基因（SIGLEC5）（Shungin et al. 2019）在进一步研究中无法被重复验证。

总之，目前并没有充分的流行病学证据能令人信服地确定以上任何一个基因多态性是牙周炎的真正危险因素。纳入更多人群、对牙周炎进行严格的分类，并优化分析方法来研究基因对牙周炎病理的影响将有助于我们更深入地理解该问题。

环境因素、后天因素和行为因素

微生物因素

在20世纪60年代中期进行的一个经典实验

表6-4 在全基因组关联性研究中，单核苷酸多态性的基因定位与各种牙周炎相关临床表型存在相关性（$P \leq 5 \times 10^{-6}$）。加粗标记的基因在至少两个独立的群体样本中被发现

学者/国家	牙周炎相关临床表型的分析	相关基因
Schaefer等 (2010) 德国，荷兰	侵袭性牙周炎	*GLT6D1*
Divaris等 (2013) 美国	慢性牙周炎	*NIN; **NPY**; WNT5A; ERC2; **NCR2**; EMR1; VAV1; GPR113; CUGBP; **CELF2***
Teumer等 (2013) 德国	慢性牙周炎	***CELF2**; EPHA3; RAB6C; C9orf150; IQSEC1; **ERC2**; CAMK4; MFSD1; LBP; ETS2; FAM180A*
Freitag-Wolf等 (2014) 德国	侵袭性牙周炎	***NPY***
Shaffer等 (2014) 美国	慢性牙周炎	*HSP90AB2P; RAB28; BOD1L; NKX3-2; LAMA2; ARHGAP18*
Feng等 (2014) 美国，巴西	慢性牙周炎	基因间的、非编码RNA的区域
Hong等 (2015) 韩国	牙周炎的CDC/AAP分类	*TENM2; LDLRAD4*
Shimizu等 (2015) 日本	慢性牙周炎	*KCNQ5; GPR141-NME8*
Sanders等 (2017) 美国	慢性牙周炎及牙周炎的CDC/AAP分类	*TSNAX-DISC1; ASH1L; IRX1; LINC01017; LINC01019; LOC645157; RNF144B; NELL1*
Munz等 (2017) 德国，荷兰	慢性/侵袭性牙周炎	***SIGLEC5**; DEFA1A3; NUDC; OSTCP2; CTD-2353F22.1; PGAM1P2-CCDS6596.2 (PGAM1P2); LINC00961-PGAM1P2 (SPAAR); RP11-128M1.1-TGM3; LINC01192-RNU-82P201; FCER1G*
Bevilacqua等 (2018) 意大利	牙周炎的CDC/AAP分类	*EFCAB4B*
Tong等 (2019) 中国	慢性牙周炎	***SIGLEC5***

CDC/AAP，疾病控制中心/美国牙周病学会

表6-5 在全基因组关联性研究中，单核苷酸多态性的基因图谱与各种微生物或生物信息复杂的性状存在关联（$P \leq 5 \times 10^{-6}$）。以下3篇文献均来自同一人群样本（社区动脉粥样硬化风险，ARIC）。加粗标记的基因与不止一种性状相关

学者/国家	牙周炎-与微生物/生物学相关的特征	相关基因
Divaris等 (2012) 美国	伴放线聚集杆菌定植率高；“高*A.a.*特质”	***KCNK1**; **KIAA1804**; FOS; DP2; ODZ2; WWC1; GRID1; M1346/WAPAL; KIAA1715; EVX2; EXTLP2*
Divaris等 (2012) 美国	牙龈卟啉单胞菌定植率高；“高*P.g.*特质”	*OTOF; C2Orf70; CIB4; TTLL11; ANK-RD30A; DAB2IP*
Divaris等 (2012) 美国	“红色复合体细菌”定植率高（牙龈卟啉单胞菌、福赛坦氏菌、齿垢密螺旋体）；“高‘红色复合体’特质”	*PKN2; HTR4; GLDC; TBC1D1; PTTG2; **KIAA1804**; FBXO38; UHRF2; **KCNK1***
Divaris等 (2012) Rhodin等 (2014) 美国	“橙色复合体细菌”定植率高（中间普雷沃氏菌、具核梭杆菌、微小小单胞菌和直肠弯曲菌）；“高‘橙色复合体’特质”	*RUNX2; CLIC5; TRPS1; CSMD3; CAMTA1; VAMP3; WDR59*
Offenbacher等 (2016) 美国	生物学上的复杂性状（特定微生物物种的细菌定植和龈沟液白细胞介素-1β水平的结合）	*RBMS3; CLEC19A; TRA; GGTA2P; TM9SF2; IFI16; C1QTNF7; TSNARE; HPVC1; SLC15A4; PKP2; SNRPN*

中，Harald Löe等证明了菌斑堆积与牙龈炎症的因果关系（Löe et al. 1965; Theilade et al. 1966）。在年轻的牙周健康个体中，历时3周的菌斑积聚与牙龈组织炎症变化的发生是一致的，这些炎症变化在预防和重新采取口腔卫生措施后是完全可逆的。几年后，Lindhe等（1973）拓展了这些研究并且在比格犬的实验模型中证明了通过在牙龈边缘放置软的结扎线促进长期的菌斑积聚，可导致牙周支持组织的不可逆破坏，即结缔组织的附着丧失和牙槽骨丧失。这两项具有里程碑意义的研究首次提供了细菌在牙周病发展中的病因学作用的实验证据，并为预防和治疗牙周病的抗菌斑策略的发展奠定了理论基础。

直到最近，与牙周病变或牙周健康有关的微生物的鉴定还仅限于那些可以在实验室中培养的微生物。1990—2010年间发表的几项横断面和纵向流行病学研究（Grossi et al. 1994; Beck et al. 1990, 1997; Machtei et al. 1997; Papapanou et al. 1997, 2002; Timmerman et al. 1998; Van der Velden et al. 2006）建立了某些所谓的“牙周致病菌”包括牙龈卟啉单胞菌（*P. gingivalis*）、福赛坦氏菌（*Tannerella forsythia, T. forsythia*）和伴放线聚集杆菌（*Actinobacillus actinomycetemcomitans, A. actinomycetemcomitans*）与深牙周袋和进展性牙周炎的关系。福赛牙科中心发表的一项重要研究采集了185名受试者的龈下菌斑（Socransky et al. 1998），其中160名牙周炎患者和25名牙周健康者，使用全基因组DNA探针和棋盘式DNA-DNA杂交技术，在总共13261个菌斑样本中测定了40个龈下类群的存在和水平。使用各种分析方法来评估菌群分类，研究人员确定了5种主要的细菌复合体，使用任何一种分析方法都可以得出一致性结论，一种是红色复合体，包括福赛坦氏菌、牙龈卟啉单胞菌和齿垢密螺旋体（*T. denticola*），与牙周病的临床测量指标显著相关，尤其与探诊深度和探诊出血有关。特别是，1996年世界牙周病学研讨会（World Worshop in Periodontics）的共识性报告确定了3种微生物作为牙周炎的病原菌，分别为伴放线聚集杆菌、牙龈卟啉单胞菌和福赛坦氏菌。

然而，随着不依赖培养的细菌鉴定和计数的分子方法的出现，如16S rRNA基因扩增和高通量测序，我们对牙周区域细菌组成的理解发生了显著的变化（Chen et al. 2010）。对来自各种临床牙周病的数千个菌斑样本的研究表明，约700种原核生物可以在口腔定植，约150种原核生物可以同时在单个宿主的口腔部位定植（Dewhirst 2016）。除了上述传统的病原体外，新发现的不可培养或难以培养的微生物在病变部位大量增加，包括革兰阳性菌（*Filifactor alocis*）和消化链球菌（*Peptostreptococcus stomatis*）；革兰阴性菌，厚壁菌门成员包括小类杆菌属（*Dialister*）、巨型球菌属（*Megasphaera*）和月形单胞菌属（*Selenomonas*）以及普雷沃氏菌属、脱硫叶菌属和互养菌属。

认识到牙周致病菌不符合经典的Koch法则（该法则定义了传染性病原体和疾病之间的因果关系），Haffajee和Socransky（1994）提出了一份用于牙周细菌性病原体鉴定的修订标准，包括：（1）联系，即疾病中增加的OR值；（2）消除，当细菌消除时牙周病就会向健康转化（或被抑制到不能检出的水平）；（3）宿主反应的发展，换句话说，期望一个真正的病原体进入宿主组织并积极参与疾病过程将会引发系统性抗体反应，而仅仅是定植者则不会引起该反应；（4）存在能解释微生物造成组织伤害的毒力因子；（5）动物研究中的证据能证实人类身上的观察结果，并且能论证微生物感染后牙周病理的发展。诚然，构成牙周病的微生物病原体是什么一直是文献中有很大争议的话题。人们认识到，在牙周健康个体的生物膜中可能会遇到假定的“因果病原体”，这进一步加剧了这场争论，对早先提出的这些微生物可能表现为外源性病原体的假设提出了严重的质疑。例如，有关儿童的研究（Yang et al. 2002; Tanner et al. 2002）分析了牙间隙中，牙齿表面和舌背部的菌斑，尽管没有明显的牙龈炎症，却发现了相当数量的牙龈卟啉单胞菌、福赛坦氏菌和伴放线聚集杆菌。同样地，也有文献记载在牙周明显健康的婴儿、儿童、青少年和成年人样本中发现有高的病菌携带量（Kononen 1993; Lamell et al. 2000; Rotimi et al. 2010）。

如今，人们越来越认识到，牙周病并不是传统意义上的细菌感染，即由单一或有限数量的不是牙周菌群的常规组成部分的病原体引起的，而是由引起易感个体宿主内稳态紊乱的非共生菌群驱动的。这些紊乱微生物的细菌组成对它们的丰度有不成比例的影响，也就是所谓的关键物种（Hajishengallis et al. 2012），表现出增强整个细菌群落定植、持久性或毒性的协同作用。然而，特定牙周病原菌的高水平定植量与牙周病进程的关联，已经在未经治疗人群的纵向研究资料中被证实。举例来说，Papapanou等（1997）的研究，基于在之前的10年里对龈下菌斑负荷定量评估的判别分析，正确地分类了大多数有进展性牙周炎的受试者。事实上，细菌分布明确表明了，75%的受试者有≥3mm的10个或以上位点的纵向附着丧失，其中85%在整个观察阶段是保持稳定的。在印度尼西亚青少年中进行的一项7年的随访研究（Timmerman et al. 2000, 2001），以及同一群组随后15年的研究（van der Velden et al. 2006），表明龈下伴放线聚集杆菌的存在与牙周病进展相关，即随访期间有≥2mm的附着丧失。

重要的观察结果也报告了关于特定细菌在年轻人牙周炎发病中的作用。对主要是非裔美国人和西班牙裔的96名学童进行了至少2年6个月的跟踪调查，Fine等（2007）报道38种放线菌中有8种为阳性，但没有38种放线菌均为阴性的青少年，在基线检查时牙周完好，在观察期间发生骨丧失。Haubek等（2008）在摩洛哥针对青少年进行的一项为期2年的有关临床牙周状态的前瞻性研究报道显示，在牙周健康的小学生试验受试者中，由伴放线聚集杆菌特定无性繁殖的定植区域，被称为高-白细胞毒素JP2无性繁殖系，比同种病菌由多种无性繁殖方式形成的共存的定植区域以及完全没有伴放线聚集杆菌定植的区域出现侵袭性牙周炎的风险更高。确实，与没有伴放线聚集杆菌定植的区域相比，已发生疾病的相对风险在只有伴放线聚集杆菌JP2繁殖系中为18.0（95% CI 7.8～41.2），在不只有JP2的繁殖系中为12.4（95% CI 5.2～29.9），在没有JP2的繁殖系中为3.0（95% CI 1.3～7.1）。这项研究强调了这种特定牙周病原菌在侵袭性牙周炎流行病学中的重要作用，同时也论证了菌种在毒力上的内部变异与该疾病的不同临床表现相关。最近的一项纵向研究显示，伴放线聚集杆菌、副血链球菌和*F. alosis*的检出可能预示着非裔美国青少年骨丧失的风险（Fine et al. 2013）。

总之，过去30年收集的数据一起加深了我们对于特定牙周微生物作为牙周炎危险因素的理解，并且强调了这样一个事实：尽管龈下菌斑中特定菌群的丰度已被证明与患牙周炎的风险有关，但临床牙周状况的实质性改善正是牙龈下菌斑负荷的整体减少带来的结果。之前提到的风险评估程序中最后一步“确定目标”的标准，在微生物危险因素中已经被充分证实。正如系统评价中已经论证的：无论是否辅助使用抗菌剂或抗生素，通过充分的牙周支持治疗清除龈下菌斑，是经久不变且唯一有效的牙周炎治疗对策（Herrera et al. 2002; Tonetti & Chapple 2011; Suvan et al. 2019）。

吸烟

吸烟与牙周炎相关的生物学合理性，表现为多种烟草相关物质对细胞分子结构和功能水平产生的广泛影响。吸烟会影响脉管系统、体液免疫和细胞免疫应答、细胞信号传导以及组织稳态（参阅Kinane & Chestnutt 2000; Palmer et al. 2005; Zhang et al. 2019）。然而，早期的基于培养方法的报道指出，吸烟和非吸烟者的龈下菌斑微生物群落构成比呈现惊人的相似（Stoltenberg 1993），最近的利用健全的、不依赖于培养方法的研究证明，吸烟显著性地促进龈下菌斑的紊乱失调（Camelo-Castillo et al. 2015; Coretti et al. 2017; Hanioka et al. 2019）。

早期流行病学数据首次证实了吸烟与牙周状

况不良相关（Bergström 1989; Locker et al. 1991; Jette et al. 1993）。源于第三次美国全国健康和营养检查调查中心（NHANES Ⅲ）（Tomar & Asma 2000）的资料表明，在美国有42%牙周炎病例由当前吸烟引起，有11%由既往吸烟引起。类似地，一项来自巴西的研究（Susin et al. 2004）表明由吸烟导致的出现临床附着丧失的受试者中，重度和中度吸烟者分别占37.7%和15.6%。来自世界各地的大量数据表明，经过多种协变量调整后，吸烟与较高的牙周炎范围和严重程度相关（Roberts-Thomson et al. 2014; Zhan et al. 2014; Eke et al. 2015; Lee et al. 2016; Eke et al. 2018; Zhao et al. 2019）。同时，在纵向研究中，在多变量模型中，吸烟增加牙周炎进展的风险有统计学意义（Beck et al. 1995, 1997; Machtei et al. 1999; Norderyd et al. 1999; Chen et al. 2001; Ogawa 2002; Paulander et al. 2004; Mdala et al. 2014; Leite et al. 2018）。

有关吸烟对牙周治疗结果影响的研究已经证明治疗效果会随着吸烟摄入而改变，与既往吸烟和从不吸烟者相比，当前吸烟或者重度吸烟者的预后更差（Ah et al. 1994; Kaldahl et al. 1996; Grossi et al. 1997; Trombelli et al. 2003; Rieder et al. 2004; Stavropoulos et al. 2004; Angst et al. 2019）。值得一提的是，这些研究已经证实了吸烟对多种牙周治疗方式都会产生消极作用，包括非手术治疗、手术治疗以及牙周再生治疗。有关吸烟对这些牙周治疗影响的Meta分析也支持以上结论（Garcia 2005; Labriola et al. 2005; Patel et al. 2012; Kotsakis et al. 2015）。

重要的是，戒烟对改善牙周状况有着积极作用。在一项纵向研究中（Bolin et al. 1993），在相隔10年的两个时间点调查了349名余留牙≥20颗的试验对象（1970, 1980）。通过对所有邻近牙齿拍摄X线片来评估牙周病的进展，结果表明，在试验阶段的某个时间点戒烟的受试者与吸烟者相比，骨丧失过程有明显的减少。Krall等（1997）的扩展性研究报告了相似的观察结果：在平均6年的随访期内，与戒烟的受试者相比，持续吸烟的受试者牙缺失的风险是前者的2.4~3.5倍。在一项10年的随访研究中，Bergström等（2000a）在当前吸烟受试者中观察到牙周患病位点的增加以及牙槽骨高度的降低，而非吸烟受试者，在整个调查研究阶段牙周健康状况维持不变。既往吸烟受试者的牙周健康状况与非吸烟者相类似，都是稳定的，再次强调了戒烟的有利影响。在一项较短的（12个月）随访研究中，评估了戒烟对牙周非手术治疗的附加作用，Rosa等（2011）发现在慢性牙周炎患者中，与吸烟受试者相比，戒烟受试者临床附着水平改善明显。重要的是，单独戒烟或者协同非手术治疗似乎能引起龈下微生物群构成的变化，表现为与健康相关的菌群增加，而牙周病原菌数量下降（Fullmer et al. 2009; Delima et al. 2010）。最后，一项最新的关于在牙周炎患者中推广健康生活方式的影响的系统评价表明，戒烟是改善牙周健康的关键策略（Ramseier et al. 2020）。

糖尿病

糖尿病（diabetes mellitus, DM）与牙周炎之间的关系自20世纪60年代以来就有文献报道（Belting et al. 1964）。在过去的20年中，人们已经发现了几种疾病导致牙周状况受损的潜在生物学机制（深入了解请参阅Lalla et al. 2000; Mealey & Oates 2006; Lalla & Papapanou 2011; Graves et al. 2020）。

20世纪80年代和90年代的早期流行病学研究首次提供了确凿的证据，表明糖尿病患者的牙周炎范围和严重程度高于无糖尿病患者。在瑞典的一项规模有限的研究中，涉及了不同病程的糖尿病和无糖尿病控制参与者，Hugoson等（1989）首次证实了糖尿病持续时间与牙周袋深度呈正相关。在美国亚利桑那州吉拉河印第安人社区的大型研究（Shlossman, Knowler et al. 1990; Emrich et al. 1991）扩展了这些观察结果，并证实了糖尿病患者的牙周状况始终比非糖尿病患者差。基于以上证据，Löe发表了一篇有影响力的文章（1993），提出牙周病是“糖尿病的第六大并发症”。约10年前，Chávarry等（2009）在一篇系统评价中研究了糖尿病在调整潜在混杂因素后是否仍与更严重的牙周炎相关，以及糖尿病是否影响牙周治疗的临床疗效。满足纳入标准的49个横断面研究中，27项研究结果显示糖尿病患者的牙周炎范围和严重程度较高，一项Meta分析显示，糖尿病和无糖尿病个体之间临床附着丧失的平均估计差异为1mm（95% CI 0.15～1.84mm）。这种差异主要记录在2型糖尿病患者中，而1型糖尿病患者和无糖尿病患者中附着水平的预估差异没有统计学意义。

糖尿病对牙周状况的负面影响似乎在长期糖尿病患者和代谢控制差的受试者中更明显（Taylor et al. 1996; Grossi & Genco 1998; Taylor et al. 1998; Lalla et al. 2004）。事实上，研究提供了关于代谢控制差和牙周炎的严重程度与进程的量效关系（Seppala et al. 1993; Tervonen & Oliver 1993; Tervonen & Karjalainen 1997; Guzman et al. 2003; Bandyopadhyay et al. 2010; Demmer et al. 2012; Morita et al. 2012）。把这些观察结果延伸到糖尿病前驱期状态，一些研究也表明了非糖尿病个体的葡萄糖耐受不良水平也与牙周病严重程度呈正相关（Saito et al. 2004; Lim et al. 2014; Song et al. 2016; Perez et al. 2017）。事实上，在最近的一篇系统评价中，Kocher等（2018）强调：在量化糖尿病对牙周病的风险时，持续的高血糖状态比血糖达到糖尿病的诊断标准更有意义。

然而，与以上的观察结果相一致，牙周治疗的疗效在糖尿病控制很好的患者以及非糖尿病牙周炎患者中是相似的（Westfelt et al. 1996; Christgau et al. 1998; Faria-Almeida et al. 2006; Navarro-Sanchez et al. 2007），然而，在糖尿病控制不佳的患者中疗效较差（Tervonen & Karjalainen 1997; Santos et al. 2009; Kaur et al. 2015）。

对于患有1型糖尿病（de Pommereau et al. 1992; Pinson et al. 1995）以及1型和2型糖尿病（Lalla et al. 2006）的儿童和青少年，在牙周组织中出现糖尿病临床表现的发病年龄已有记录。3项研究均表明年龄在6～18岁的糖尿病受试者更易出现牙龈炎症。Lalla等（2006）进行的病例对照研究，在校准了年龄、性别、种族、牙龈出血以及牙科检查频率的干扰后，发现临床附着丧失更易发生在患糖尿病的年轻患者中。在随后的文献中，Lalla等（2007a）报告了有关350名患有1型或2型糖尿病儿童的研究资料，并且发现在2年的随访中，HbA1c的平均水平与牙周炎呈现明显的正相关关系。Lalla等（2007b）进行了一项包含700名儿童（其中糖尿病患者和非糖尿病患者各350名）的研究，结果显示，无论是纳入人群整体还是6～11岁和12～18岁各亚组，与非糖尿病患者相比，糖尿病患者的各项牙周指标都更差。

一些研究显示了糖尿病与牙周炎之间存在双向影响关系。伴糖尿病的牙周炎患者，其牙周组织破坏更加严重，此外，相关研究表明牙周炎患者中的糖尿病患者更易出现糖尿病并发症和更差的代谢调控（参阅Lalla & Papapanou 2011）。本书第11章将对这些问题进行更详细的探讨。

肥胖

肥胖与牙周炎之间可能存在生物学联系，肥胖可能导致高炎症状态、异常的脂类代谢和胰岛素耐受通路的出现（Saito et al. 1998; Nishimura & Murayama 2001; Akram et al. 2016），所有这些因素都能引起牙周组织的加速破坏。的确，很多研究提示了肥胖与牙周炎之间的正相关关系，这里的肥胖指的是体重指数（BMI）≥30kg/m^2。第三次美国全国健康和营养检查调查中心的数据库中收录了4篇研究肥胖和牙周炎关系的论文。Wood等（2003）针对年龄在18岁或以上的高加索人受试者，指出在校准了年龄、性别、糖尿病病史、当前吸烟以及社会经济地位后，发现BMI、腰臀比、内脏脂肪以及无脂肪体重与牙周炎相关。Al-Zahrani等（2003）报告了BMI和腰臀比与年轻成年人牙周炎之间联系紧密，但在中年人和老年人中并没有联系。Genco等（2005）报道与高BMI但低胰岛素抵抗指数的受试者相比，胰岛素抵抗指数四分位分组中较高的超重受试者患牙周炎的概率增加至1.5倍。最后，Andriankaja等（2010）的研究显示代谢综合征（也就是高血压、空腹血糖异常、大腰围和血脂异常）与女性牙周炎有关，且肥胖与牙周炎也有关。

对1038名退伍的美国高加索人男性健康老兵的一项纵向研究显示，在校准一些协变量后，肥胖给牙周炎的进展增加了41%～72%的风险（Gorman et al. 2012）。

美国之外其他国家的报道中也有一些佐证数据。在一组涵盖643名健康的日本成年人样本中，Saito等（2001）指出在去除了一些已知的危险因素后，腰臀比、BMI和体脂是牙周炎的重要危险因素。在日本的最近一项包含3590名个体样本的纵向研究中，与BMI≤22kg/m^{2}的个体相比，牙周炎的5年发病率在BMI为25～30kg/m^{2}和≥30kg/m^{2}的受试者中更高（Morita et al. 2011），明确了超重/肥胖与牙周炎风险之间的量效关系。最后，韩国的一项包含7188个全国范围的抽样调查表明，代谢综合征与牙周炎相关（Kwon et al. 2011）。然而，丹麦的一项包含1579名男性和女性的研究表明，肥胖和临床附着丧失之间存在恰恰相反的关系（Kongstad et al. 2009）。

最新的3个系统评价总结了肥胖与牙周炎之间的现有证据，都表明这两种疾病之间存在正相关关系。这似乎在青少年和年轻人（Khan et al. 2018）以及不同年龄的人群中（Martinez-Herrera et al. 2017; Arboleda et al. 2019）都是如此。然而，由于来自纵向研究的证据很少，肥胖对牙周治疗结果的影响还没有结论性的证据（Arboleda et al. 2019）。

骨量减少/骨质疏松

一些早期的样本量有限且主要局限于绝经后妇女的横断面研究显示，骨质疏松的女性更有可能出现牙龈退缩和/或明显的牙龈炎症以及临床附着丧失（von Wowern et al. 1994; Mohammad et al. 1996, 1997; Tezal et al. 2000）。

在一项包含1084名年龄在60～75岁受试者的影像学研究中，Persson等（2002）报告了骨质疏松和牙周炎之间呈正相关，且OR值为1.8（95% CI 1.2～2.5）。然而，也有一些已发表的研究显示，两者之间并没有联系（Weyant et al. 1999; Lundstrom et al. 2001）。

基于以上观察结果，有人假设骨质疏松中全身性的骨密度降低也许和激素作用、遗传以及其他的宿主因素相关，使牙周组织更易发生炎症引起的骨破坏（Wactawski-Wende 2001）。这种关联的潜在机制还包括骨重建、激素平衡和炎症缓解有关的稳态失衡（Wang & McCauley 2016）。

美国的一项包含1329名绝经期女性的横断面研究表明，全身骨密度和有龈下牙石女性的附着丧失呈正相关，但和没有龈下牙石女性的附着丧失呈负相关（Brennan et al. 2007）。纵向研究的数据明显与之冲突。Payne等（1999, 2000）指出与骨密度正常的女性相比，骨质疏松女性会出现更严重的垂直向牙槽骨丧失。Yoshihara等（2004）在年龄≥70岁的日本受试者中发现，校准了其他协变量的干扰后，受试者的骨密度（BMD）和3年纵向附着丧失明显相关。与之相反，Reinhardt等（1999）指出在2年里，血清雌激素水平与纵向的附着丧失并没有明显的关系。然而，最近有关骨质疏松和牙周炎之间现有研究的系统评价表明，骨质疏松确实是牙周炎的危险因素（Wang & McCauley 2016; Goyal et al. 2017），但也要强调，需要高质量的纵向观察和干预性研究为临床指南提供循证依据。

人类免疫缺陷病毒感染

20世纪80年代后期发表的研究已经指出，牙周炎的患病率与严重程度在获得性免疫缺陷综合征（AIDS）患者中极高（Winkler & Murray 1987），但是在随后的文献中出现了更缓和的说法。我们不能把早期报道中包含的有偏倚的样本排除在外，通过采用高活性抗反转录病毒疗法和其他连续不断的新研制药物对HIV阳性的受试者进行成功的免疫抑制，能影响HIV血清阳性的受试者的牙周病进程，并且降低HIV

感染者的牙周病严重程度（Chapple & Hamburger 2000）。例如，一项纳入了326名HIV感染成年人的横断面研究（McKaig et al. 1998）显示，在校正了CD4计数的影响后，服用了HIV抗反转录病毒药物的受试者是那些没有服药的受试者发生牙周炎概率的1/5，强调了在这种条件下宿主免疫能力的重要性。

然而，发表的文献间不断得出互相矛盾的结论。因此，尽管大量的研究（Smith et al. 1995; Robinson et al. 1996; Ndiaye et al. 1997; McKaig et al. 1998; Nittayananta et al. 2010; Stojkovic et al. 2011; Groenewegen et al. 2019）表明与对照组相比，HIV阳性受试者的牙周炎患病率和严重程度更高，仍有其他的一些研究要么不支持这个结果，要么显示HIV阳性和HIV阴性两者之间牙周状况的差异有限（Cross & Smith 1995; Lamster et al. 1997; Scheutz et al. 1997; Vastardis et al. 2003; Ryder et al. 2017; Williams-Wiles & Vieira 2019）。对HIV感染者牙周炎的病理学研究表明，针对牙周致病菌的特异性IgG反应在HIV阳性和HIV阴性的受试者中是相似的（Yeung et al. 1993），且CD4计数水平和牙周炎严重程度无关（Martinez Canut et al. 1996; Vastardis et al. 2003）。

目前的纵向研究数量有限，且结果存在争议。两篇姊妹文献纳入了29名HIV感染者（Cross & Smith 1995; Smith et al. 1995），评估了基线和3个月后的牙周状况，结果显示，发生附着丧失的概率并不高（译者注：即这类患者的牙周炎发生和进展并无特殊）。血清反应阳性受试者的龈下微生物分布和血清反应阴性受试者的相似，而且与他们的CD4和CD8淋巴细胞计数并没有关联。类似地，在一项为期12个月的小型随访研究中，Robinson等（2000）发现牙周炎进程在HIV阳性和HIV阴性受试者中没有区别。Hofer等（2002）的研究显示，与非感染者一样，HIV感染者的牙周状况也可保持稳定。然而，一个包含114名同性恋和双性恋男性的20个月的随访研究（Barr et al. 1992）结果则显示，通过CD4细胞计数，临床附着丧失和免疫抑制之间有着明确的关系，高龄HIV感染者发生附着丧失的风险增加。同样地，Lamster等（1997）也报告了相似结果：HIV感染者的牙周炎是依赖于宿主的免疫能力和对龈下微生物群的局部炎症反应。在1995—2002年间进行的一项大型纵向研究纳入了584名HIV血清阳性和151名HIV血清阴性的女性，每6个月对其进行一次检查，结果显示两组患者在基线临床附着丧失或牙周炎进展方面没有差异（Alves et al. 2006）。最后，一项为期24个月的纳入了73名HIV感染者的纵向研究表明，HIV感染者对牙周治疗的反应与未感染HIV的牙周炎患者相似，这与改善了最初免疫抑制者的CD4阳性细胞计数相关（Valentine et al. 2016）。

正如最近一项对与牙周病有关的艾滋病毒研究的当前趋势和发展的系统评价所强调的那样（Ryder et al. 2020），在过去的20年里，抗反转录病毒疗法对艾滋病毒感染的后遗症产生了深远的影响，历史上与之相关的几乎必然的死亡已经演变成一种与延长寿命相适应的慢性疾病。然而，全球在获得最先进医疗服务方面存在差距（Geter et al. 2018; Ottria et al. 2018），且老年HIV阳性个体的并发症层出不穷（Erlandson & Karris 2019），有必要关注HIV感染和口腔疾病之间的关系，并对其深入研究。

社会心理因素

社会心理压力可能会影响牙周状况的机制很复杂。一个貌似合理的致病机制可能是：行为改变会导致吸烟或口腔卫生变差，从而影响牙周健康（Genco et al. 1998）。由于无法直接明确评估压力，有限的研究采用间接方法来研究它与牙周炎之间的关系。在美国纽约的伊里县包含了1426名受试者的研究中，Genco等（1999）指出，与虽有经济压力但可以正确应对的成年人或没有经济压力者相比，承担经济压力后表现出较差应对行为的成年人患严重牙周炎的风险会增加。在一个包含1089名日本农村成年人的研究中，校正常见危险因素后发现工作或健康相关压力都和临床附着丧失呈正相关（Akhter et al. 2005）。在克罗地亚的研究发现，战争相关压力与不良牙周状况相关（Spalj et al. 2008）。在埃塞俄比亚的移民人口中也观察到了相似结果：心理的悲痛与深牙周袋呈正相关（Vered et al. 2011）。相反地，在立陶宛的包含681名受试者的研究中（Aleksejuniene et al. 2002），并未发现社会心理压力和牙周炎之间的关联，尽管结果显示牙周炎与生活方式有关。在一项小型的前瞻性研究中，Linden等（1996）指出，年龄增加、更低的社会经济地位、更低的工作满意度和A型性格（也就是好斗的）、不耐烦以及急躁的行为习惯，可预示未来的附着丧失。

显然，精神压力在牙周炎发生中的作用并没有被充分阐明，而且现有知识还存在许多不足。虽然如此，考虑到交感的、副交感的和肽能/感觉神经系统确实存在，以及下丘脑-垂体-肾上腺轴对大脑-免疫通路的影响，这种作用（译者注：即压力会影响牙周炎）在生物学上明显是合理的。实验动物研究已经开始阐明社会心理因素和牙周炎之间关联的基础机制。例如，Breivik等（2006）在结扎线诱导的牙周炎的小鼠模型上，论证了实验诱发的抑郁加速了牙周组织的破坏，而且抗抑郁的药物治疗能减缓这种破坏。在一项临床研究中，唾液皮质醇水平（心理学压力的指标）与牙周炎的范围和严重程度呈正相关（Hilgert et al. 2006）。在一项有56名牙周炎患者和44名牙周健康的病例对照研究中（Haririan et al. 2018），唾液中的血管活性肠肽（vasoactive intestinal peptide, VIP）、神经肽-Y（neuropeptide Y, NPY）与探诊出血及牙周炎的范围和严重程度具有相关性。最后，一项综合分析了573名受试者（包括258名慢性牙周炎患者和72名侵袭性牙周炎患者）的Meta分析，结果显示，侵袭性牙周炎患者的唾液皮质醇水平比牙周健康对照组平均高出53%（Botelho et al. 2018），但仍然需要一些设计良好的纵向研究来充分阐明心理因素在牙周炎中的作用，并解释可能的混杂因素。

结论

本章所述的分析性流行病学研究差异甚大，其原因是一些重要元素如实验设计和实验方法不同，如疾病的定义、样本量、全口牙或部分牙记录方案、纵向观察时间长度和潜在混杂因素的剔除等都存在差异。然而，尽管存在明显不足，但仍然可以总结出一些合理且确定的结论。

1. 龈下菌群失调、吸烟、糖尿病是目前已确立的牙周炎主要危险因素。其他新型的、生物学上合理的危险因素的临床意义需要在未来研究中进一步确定。
2. 需要对分析流行病学研究中用到的牙周炎进行统一定义。这将会促进有效的对比，并建立无论是看起来冲突却反映了真实生物学变异的资料，还是仅仅属于方法论矛盾的资料，同时帮助准确地定义疾病的危险因素。在流行病学研究中，一直执行欧盟/美国牙周流行病学联合工作组制定的牙周炎流行率和严重程度的标准（Holtfreter et al. 2015），将使针对不同人群研究之间的比较更有价值，且可以帮助我们更好地了解全球牙周病流行情况决定因素。另外，采用最近制定的牙周病新分类（Papapanou et al. 2018; Tonetti et al. 2018），可以统一标准，从而使全球的数据都具可比性。显然，任何定义都有不足之处，上述建议也不例外。
3. 研究需要严格区分疾病危险因素、疾病标志物和疾病预测因素。尽管后者在多元变量模型中作为解释变量会增加确定系数（也就是用模型解释的变异数的比例），它也会掩盖真正病因学因素的重要性。举例来说，如Ismail等（1990）所表明的，生物学合理的潜在病因学因素（如菌斑）在多变量模型（如包含了牙齿动度的多变量模型）中将失去其重要性。研究表明，疾病的基线水平和形态学特征（如角形骨缺损），是未来疾病进展的强有力预测因素（Papapanou et al. 1989; Papapanou & Wennström 1991）。Haffajee等（1991）指出年龄、菌斑以及探诊出血与疾病基线水平和疾病事件相关。在调查疾病发生和进程的重要真正暴露因素中，模型中包含的某个因素可能会错误地怀疑另一个生物学重要的协变量因素。同样地，导致牙周炎发生的因素和导致其进展的因素是不同的（Beck et al. 1995），这两种因素之间的区别可能会对将来的评估策略产生影响，同时也可以提高危险/预测因素模型的准确性。

与牙周感染疾病描述性流行病学相关的、仍存在争论的问题是：在刚过去的几十年里，在世界范围内，它们的患病率是否一直在下降。然而，这个问题因为一些原因并没有明确答案。首先，并没有一致的结论，因为牙周病的患病率因种族和地域的不同有差别。其次，可获得的数据在全球范围内的质量并不一致。虽然在一些工业化国家已经进行了一些良好的、具有人口代表性的流行病学研究，但发展中国家的大多数研究采用了CPITN系统，这会导致数据不够详细。此外，在一段时间内用完全相同的方法来评估同一批总体中随机样本的研究是稀少的。只有少数例外，这些数据来自美国全国健康和营养检查调查中心。事实上，通过部分记录方法获得的数据显示牙周炎患病率有下降趋势（Dye et al. 2007），但是最近通过全口检查获得的数据似乎并不能证实这一趋势（Eke et al. 2018）。瑞典的一系列研究（Hugoson et al. 1992, 1998a, 2005, 2008; Wahlin et al. 2018）跨度40年，包含5项横断面研究，采用临床检查和影像学检查结合的方法，描述了不同严重程度牙周炎在人群中的分布情况（1973, 1983, 1993, 2003, 2013）。在这些研究中，根据牙周状况的严重程度分成了5个组：组1和组2包括牙周健康或只有轻度牙龈炎的受试者；组3包括有中度牙周炎的受试者，指的是牙周支持组织的丧失并没有超过根长1/3，组4和组5纳入了更严重破坏性疾病的受试者。正如在图6-6中显示的那样（Wahlin et al. 2018），在观察期内组1和组2中受试者频数明显增加，从1983年的43%增加到2013年的60%。这个增长主要是因为组3的受试者频数从1983年的41%下降为2013年的29%。然而，随着时间的推移，患有重度牙周炎的受试者的数量没有显著下降，从1983年16%下降到2013年11%。然而，重度牙周炎组患者的牙齿保留数从1983年平均每人14颗显著增加到2013年的21颗（图6-7）。基于这些来源于世界上拥有最好的口腔保健系统服务人群的数据，我们可以推断：（1）明显易患重度牙周炎的人口比例仍然很大；（2）改善口腔健康卫生意识、获得保健服务和提高治疗资源的利用都有明显的效果。所有人群的牙齿保留量都有所提高也支持以上观点。

所有研究都显示牙列缺失患者在过去30年大幅减少，老年群组的天然牙列存留数也明显高于前一代人（Kassebaum et al. 2014）。这种情况可能导致老年人群牙周病患病率的提高，因为老年人存留的牙齿中更有可能累积了大量的附着丧失，这恰恰组成了患病率评估的基础（Douglass & Fox 1993; Ekeet et al. 2016）。我们无疑需要更多的研究来进一步阐明这些问题，而且充足且一致的流行病学方法对产生有效的、可比较的数据来说格外重要。值得争论的是，未来流行病学调查原则性的任务是在疾病发展至不可挽回的破坏之前，阐明重度牙周炎的关键易感因素（Papapanou 2012; Papapanou & Susin 2017）。尽管已经确定了一些危险因素，并识别了一系列的疾病标志物，但针对这些因素所采取的干预措施对人群水平牙周健康状况的影响仍待进一步阐明。为了评估这些干预措施所取得的临床效益的高低，需要进行前瞻性的、长期的流行病学研究。

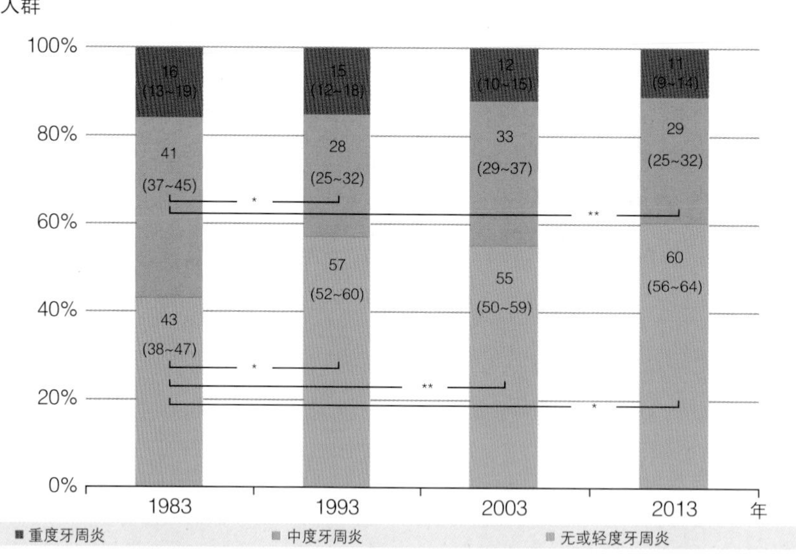

图6-6 牙周健康或牙龈炎（无/轻度；组1+组2）、中度牙周炎（组3）和重度牙周炎（组4+组5）受试者的频率分布，在1983年、1993年、2003年和2013年的一项瑞典人群的统计。相关定义请参考正文。（译者注：*，$P \geqslant 0.0001$；**，$P > 0.05$）（来源：Wahlin et al. 2018）

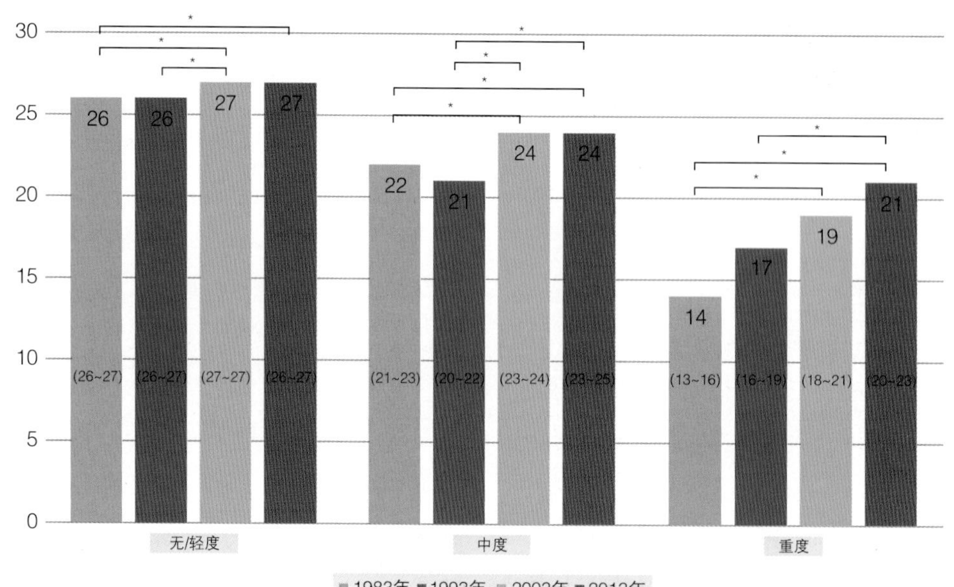

图6-7 牙周健康或牙龈炎（无/轻度；组1+组2）、中度牙周炎（组3）和重度牙周炎（组4+组5）受试者的口内余牙平均数（括号中表示范围），在1983年、1993年、2003年和2013年的一项瑞典人群的统计。相关定义请参考正文。（译者注：*，$P \geqslant 0.0001$）（来源：Wahlin et al. 2018）

第7章

种植体周病的流行病学

Epidemiology of Peri-Implant Diseases

Jan Derks, Cristiano Tomasi, Tord Berglundh
Department of Periodontology, Institute of Odontology, The Sahlgrenska Academy at University of Gothenburg, Gothenburg, Sweden

前言

流行病学包括对疾病在危险人群中的流行情况和疾病危险因素的评估。流行病学调查结果可以对病因和发病机制提出假设。最终了解疾病的动态变化，帮助制订预防和治疗策略，并影响医疗卫生资源的分配和健康教育方向。

由于涉及植入装置，种植体周病的流行病学不同于牙周病等疾病的流行病学（见第6章）；例如，种植体周病可能被认为是种植治疗的并发症，而牙周炎则是一个自然发生的疾病。因此，作为“种植治疗并发症”的种植体周病，其对象为接受种植体支持式修复治疗者。虽然牙周病的流行病学数据具有广泛适用性，但这些数据未必都适用于种植体周病，因为从全球角度来看，危险人群不一定具有相同的特征。一个重要方面是不同国家种植治疗水平存在差异。来自瑞典注册数据显示，约8%的70岁以上受试者目前至少有一颗种植体（SKaPa 2018）。鉴于种植体已经在世界许多地区广泛使用，对种植体周病进行流行病学研究是合理的。

疾病定义（译者注：疾病的诊断标准）

种植体周病包括种植体周黏膜炎和种植体周炎两种类型，其典型特征在2017年牙周病和种植体周病新分类国际研讨会上进行了总结（Berglundh et al. 2018a）。种植体周黏膜炎是种植体周黏膜的炎症，没有种植体周支持骨丧失。而种植体周炎是发生在种植体周组织的一种病理状态，其特征是种植体周黏膜炎和支持骨的进行性丧失。边缘骨丧失是种植体周炎的一个显著特征。

具体病例的诊断

疾病诊断提供了疾病特征相关的描述性信息，种植体周黏膜炎和种植体周炎病因及其发病机制在第20章中详细介绍。而具体病例的诊断依赖于临床检查指标，这些指标是诊断疾病和研究疾病流行情况、发病率和危险因素的前提。除了诊断标准，描述疾病严重程度的指南也很重要。为了方便进行数据的说明和比较，研究人员应该按照具体病例的诊断标准进行诊断，理想情况下，这个诊断应同时基于临床特征和循证证据。

Tomasi和Derks（2012）回顾了种植体周病发病率、患病率和危险因素的临床研究方法。学者发现相关研究在诊断标准方面存在明显的异质性：6篇种植体周黏膜炎相关的文章提出了6种不同的诊断标准，它们在牙周探诊深度阈值和X线骨丧失检测方面存在差异。12项研究报告了种植体周炎的诊断标准。虽然软组织炎症的临床标准大体上是一致的，但X线骨丧失的评估阈值存在很大差异。研究总共采用了7种不同的骨丧失水平，阈值范围为0.4～5mm。显然，诊断标准不一致会导致目前文献中观察到的种植体周病患病率存在差异（Derks & Tomasi 2015）。

2018年牙周病和种植体周病国际新分类共识报告中提出了种植体周健康、种植体周黏膜炎和种植体周炎诊断标准。这些标准适于日常临床实践和流行病学研究（Berglundh et al. 2018a）。鉴别种植体周健康和疾病最重要的临床检查是探诊出血/溢脓（bleeding/suppuration on probing, BoP），而种植体周黏膜炎和种植体周炎的区别可以通过评估X线片骨丧失。共识报告强调，这种情况下骨丧失应该超过种植体放置后初始骨重建可能引起的骨水平改变。表7-1为2018年牙周病和种植体周病国际新分类共识报告中种植体周健康、种植体周黏膜炎和种植体周炎的诊断标准总结。

种植体周健康

Araújo和Lindhe（2018）回顾了健康种植体周黏膜的临床和组织学特征，具体情况已在第4章介绍。种植体周健康的特点是没有BoP和炎症的临床表现，如肿胀或红肿。由于种植体周黏膜的深度在不同位置可能不同，因此无法确定健康状态下的探诊深度范围。共识报告（Berglundh et al. 2018a）还强调，种植体周炎成功治疗后的组织可以恢复健康，因此种植体周健康可以存在于骨组织减少的种植体周。此外，种植体放置在牙槽嵴缺损部位也可能导致种植体边缘顶端骨水平“降低”。

总之，共识报告（Berglundh et al. 2018a）提出，种植体周健康在日常临床实践和流行病学研究中的诊断标准包括：（1）轻度探诊时没有炎症和出血/溢脓的临床表现；（2）与既往检查相比，探诊深度未增加；（3）没有骨丧失（表7-1）。

表7-1　2018年牙周病和种植体周病国际新分类共识报告中种植体周病的诊断标准（来源：数据来自Berglundh et al. 2018a.）

<table>
<tr><th></th><th>种植体周健康</th><th>种植体周黏膜炎</th><th colspan="2">种植体周炎</th></tr>
<tr><td>炎症的临床表现（如肿胀和红肿）</td><td>否</td><td>是</td><td colspan="2">是</td></tr>
<tr><td>探诊出血/溢脓</td><td>否</td><td>是</td><td colspan="2">是</td></tr>
<tr><td>探诊深度增加</td><td>否</td><td>可能</td><td colspan="2">是
（如果缺少既往参考，则要求目前PD≥6mm）</td></tr>
<tr><td rowspan="2">进行性骨丧失（超过初始骨重建）</td><td rowspan="2">否</td><td rowspan="2">否</td><td>流行病学研究</td><td>日常临床实践</td></tr>
<tr><td>是
有基线资料
骨丧失超过测量误差
没有基线资料
骨水平≥3mm</td><td>是
有基线资料
骨丧失（无阈值）
没有基线资料
骨水平≥3mm</td></tr>
</table>

种植体周黏膜炎

Heitz Mayfield和Salvi（2018）在一篇综述中描述了种植体周黏膜炎的临床和组织病理学特征以及危险指标。种植体周黏膜炎症病变和无支持骨丧失是种植体周黏膜炎的两个基本特征。病变位于袋内上皮侧方而非根方的结缔组织带（见第20章）。种植体周黏膜炎的主要临床特征为BoP，同时也可出现肿胀、红肿等炎症临床表现。与牙龈炎类似，种植体周黏膜炎通常由于肿胀或探诊阻力减少导致探诊深度的增加。共识报告指出，菌斑是种植体周黏膜炎的病因证据充分，相关病变在重新恢复菌斑控制后可以消退。

总之，共识报告（Berglundh et al. 2018a）提出，种植体周黏膜炎在日常临床实践和流行病学研究中的诊断标准包括：（1）轻度探诊时出血和/或溢脓；（2）没有骨丧失（表7–1）。

种植体周炎

Schwarz等（2018）回顾了种植体周炎的临床和组织病理学特征及危险指标。种植体周炎两个主要特征是种植体周黏膜炎症和支持骨丧失。种植体周炎病变从袋内上皮根侧扩散至牙槽嵴上结缔组织（见第20章），且范围比种植体周黏膜炎和牙周炎的部位更大。炎症临床症状包括BoP（+）、探诊深度增加和/或黏膜边缘退缩，X线片骨丧失（图7–1）是其关键表现。

总之，在共识报告（Berglundh et al. 2018a）中，种植体周炎在日常临床实践和流行病学研究中的诊断标准包括：（1）轻度探诊时出血和/或溢脓；（2）与既往检查相比，探诊深度增加；（3）骨丧失。在缺少既往检查资料或X线片情况下，种植体周炎诊断标准包括：（1）轻度探诊时出血和/或溢脓；（2）探诊深度≥6mm；（3）种植体骨内部分的最冠方高于种植体周骨水平，且这个高度差≥3mm。

(a)

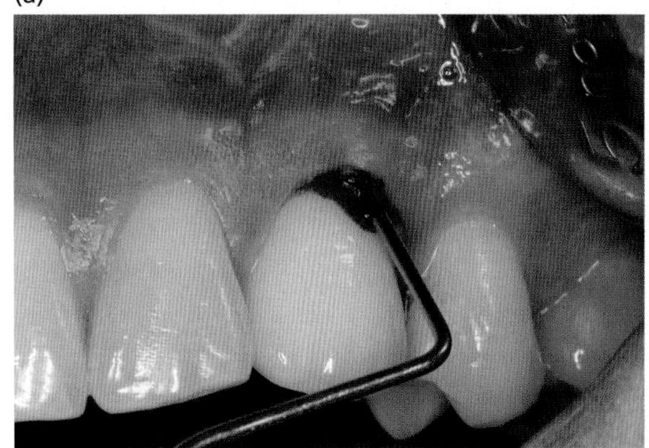

(b)

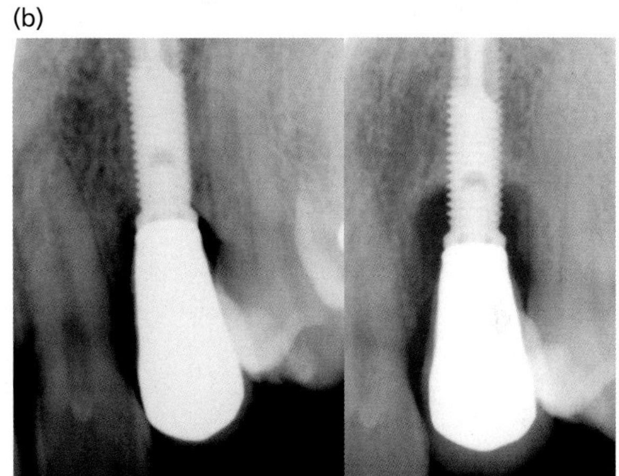

图7–1　（a）11年前植入的种植体探诊出血。（b）11年随访X线片显示相对于基线骨丧失，支持种植体周炎的诊断。

检查方法

种植体周健康和疾病的诊断标准强调基线或相关检查指标的重要性，这些指标可以评估探诊深度和边缘骨水平的纵向变化。探诊深度增加可能作为疾病进展的一个指标。种植体周病部位软组织炎症的临床评估依靠于炎症的临床表现和探诊时是否有出血/溢脓（Heitz Mayfield & Salvi 2018）。牙周病相关研究表明，BoP与组织学水平的牙龈组织炎症病变之间存在一致性，有理由认为种植体周病评估也存在类似关联。以下研究则证实了这个假说：（1）动物实验显示，菌斑堆积后一段时间，牙龈和种植体周黏膜都会出现炎症，其发展阶段和模式都是类似的（Berglundh et al. 1992; Ericsson et al. 1992; Leonhardt et al. 1992）；（2）临床研究则表明，菌斑堆积与BoP

发生率直接相关（Pontoriero et al. 1994; Salvi et al. 2012）。Salvi等（2012）有关实验性种植体周黏膜炎的研究表明，菌斑堆积一段时间后进行感染控制会导致研究快结束时BoP减少，强调了这种情况的可逆性。

临床研究提出了BoP在评估种植体周病方面的重要性。Farina等（2017）在一项对112名种植体患者的评估中表明，种植体部位出现BoP的概率与相应牙齿部位的概率相似。需要注意的是，学者调整了探诊深度的比较。两项纵向研究评估了种植体BoP的预测价值（Carcuac et al. 2017; Karlsson et al. 2019）。结果表明，尽管BoP（+）并不能较好地预测将来骨丧失，但BoP（-）则强烈提示未来边缘骨水平可以保持稳定。这些观察结果与评估牙齿BoP值的数据相符，并具有一定的临床意义。

根据2018年牙周病和种植体周病国际新分类共识报告（Berglundh et al. 2018a），基线或相关检查数据对评估未来影像学上的骨水平变化至关重要。因此，种植体支持式修复体完成后需要进行影像学评估。因为最初（1年）作用期后生理性重建完成，此时加拍X线片可以作为一个理想的基线。

在缺乏既往检查资料或X线片的情况下，种植体周炎的诊断应基于：（1）BoP的临床表现；（2）探诊深度≥6mm；（3）种植体骨内部分最靠近冠方部位高于种植体周骨水平，且这个高度差≥3mm。这个诊断标准对日常临床实践中的诊断至关重要，因为患者可能是初次就诊，没有既往记录。然而，对于种植体周病的流行病学研究，理论上应该包括种植体使用1年后的既往检查数据。种植体周病流行病学研究另一个值得关注的问题是一个有效的且有临床意义的骨丧失阈值的重要性。因此，每项研究对种植体周骨水平评估的测量误差都应予以考虑。先前研究已有报道测量误差平均值在0.5mm及以下。

种植体周病的患病率

种植体周病的发生情况主要通过横断面研究进行评估。这种分析提供了疾病患病率的信息。然而，对这种疾病的发病率，即在某一特定时期内新发病例的数量知之甚少。关于一些种植体周黏膜炎和种植体周炎相关患病率的研究汇总于表7-2。如果考虑到具体的诊断标准或测量阈值，不同国家和患者队列研究的数据在很大程度上是一致的。一般来说，种植体周黏膜炎往往比种植体周炎更常见。在一项Meta分析中，Derks和Tomasi（2015）发现种植体周黏膜炎和种植体周炎的加权平均患病率分别为43%和22%。然而，估计值的置信区间较大，主要原因是纳入研究中所用诊断标准的异质性。大多数报告依赖于便利抽样，即通常是大学/医院里参加单中心研究的患者群体。在两项采用流行病学方法并纳入随机人群样本的研究中，种植体周炎的患病率分别为15%（Derks et al. 2016）和34%（Kordbacheh et al. 2019）。

牙周炎的患者年龄与暴露时间（危险时间）直接相关，而种植体周病研究中种植体周出现炎症的时间由种植体植入的时间点决定，因此两者的流行病学相关研究明显不同。种植体发挥功能的持续时间在研究样本内部和研究样本之间相差很大，在评估患病率数据时需要考虑到这一点。表7-2说明了各研究间种植体使用时间的变化。由于种植体周病的发生随着时间的增加而增加，我们有理由认为随访时间较长的研究，其报道的患病率更高（Derks & Tomasi 2015）。

种植体周炎的范围和严重程度

为了描述一种疾病的负担，除患病率外，还应考虑疾病的严重程度和范围。对于种植体周病，解释这些特征具有挑战性。对于天然牙，牙周炎的严重程度通过牙周破坏程度（临床附着丧失或影像学上的骨丧失/牙根长度的比值）和患者年龄来评估（Papapanou et al. 2018）。由于种植体的长度差异较大，这种方法不适用于种植体。因此用毫米来表示影像学骨丧失的不同阈值。Derks等（2016）在同一研究样本中使用了范围为0.5～4mm的骨丧失阈值来描述种

表7-2 种植体周病患病率相关研究及其各自的诊断标准

研究	作用时间	样本	疾病定义	种植体周病患病率（患者水平）
Daubert等 (2015) 美国	8.9~14.8年 平均：10.9年	便利抽样 96名 受试者	黏膜炎 BoP和无骨丧失	黏膜炎 48%
			种植体周炎 PD≥4mm，BoP/SUP和骨丧失≥2mm	种植体周炎 26%
Derks等 (2016) 瑞典	平均：8.9年	人群样本 596名 受试者	黏膜炎 BoP/SUP和无骨丧失	黏膜炎 32.0%
			种植体周炎（中/重度） BoP/SUP和负载1年后骨丧失＞2mm	种植体周炎 14.5%
Ferreira等 (2006) 巴西	0.5~5年 平均：3.5年	便利抽样 212名 受试者	黏膜炎 BoP/SUP和无骨丧失	黏膜炎 64.6%
			种植体周炎 PD≥5mm，BoP/SUP和骨丧失（无阈值）	种植体周炎 8.9%
Koldsland等 (2010) 挪威	1~16年 平均：8.4年	便利抽样 109名 受试者	黏膜炎 BoP/SUP和无骨丧失	黏膜炎 39.4%
			种植体周炎 BoP/SUP和因负载骨丧失＞0.4mm	种植体周炎 47.1%
Kordbacheh Changi等 (2019) 美国	平均：2.2年	人群样本 215名 受试者	种植体周炎 因种植体植入后出现炎症的临床表现和骨丧失＞2mm	种植体周炎 34%
Marrone等 (2013) 比利时	5~18年 平均：8.5年	便利抽样 103名 受试者	黏膜炎 PD≤5mm，BoP和骨水平≤2mm	黏膜炎 31%
			种植体周炎 PD＞5mm，BoP和骨水平＞2mm	种植体周炎 37%
Mir-Mari等 (2012) 西班牙	1~18年 平均：6.3年	便利抽样 245名 受试者	黏膜炎 BoP和骨水平＜2个螺纹	黏膜炎 38.8%
			种植体周炎 BoP/SUP和骨水平≥2个螺纹	种植体周炎 16.3%
Rodrigo等 (2018) 西班牙	5~13年 平均：9.0年	便利抽样 275名 受试者	黏膜炎 BoP和骨水平＜2mm	黏膜炎 27%
			种植体周炎 BoP和骨水平≥2mm	种植体周炎 24%
Rokn等 (2017) 伊朗	1~11年 平均：4.4年	便利抽样 134名 受试者	黏膜炎 BoP和骨水平≤2mm	黏膜炎 49%
			种植体周炎 BoP/SUP和骨水平＞2mm	种植体周炎 20%
Roos-Jansåker等 (2006) 瑞典	9~14年 平均：11.0年	便利抽样 216名 受试者	黏膜炎 PD≥4mm，BoP和骨水平＜1个螺纹	黏膜炎 48%
			种植体周炎 BoP/SUP和负载1年后骨丧失＞2mm	种植体周炎 16%
Wada等 (2019) 日本	≥3年 平均：5.8年	便利抽样 543名 受试者	黏膜炎 BoP和无骨丧失	黏膜炎 24%
			种植体周炎 BoP/SUP和负载1年后骨丧失＞1mm	种植体周炎 16%

植体周炎的严重程度。9年后，有45%的受试者出现种植体周炎（≥1颗种植体存在BoP和骨丧失≥0.5mm），其中15%的受试者出现中/重度种植体周炎（≥1颗种植体BoP（+）和骨丧失≥2mm）。Koldsland等（2010）采用类似的诊断标准报道种植体周炎的患病率约47%，中/重度种植体周炎的患病率约20%（以受试者为单位）。

种植体周病范围的评估受到每名患者种植体数量的明显影响。在Derks等（2016）的横断面研究中，每名受试者的种植体数量范围为1～12颗，平均为4.0颗/人。对这些数据的解读应考虑特定的种植体周炎患者，这也正是牙周病学研究中通常纳入的患者群体。在两项独立研究中，学者观察到种植体周炎的范围为40%（Mir Mari et al. 2012; Derks et al. 2016）。需要注意的是，植入单颗种植体的患者被排除在这些分析之外。

种植体周炎和种植体脱落

种植体周炎未经治疗可导致种植体脱落，伴不适、功能丧失和费用增加等后果。在大多数种植治疗的研究中，种植体脱落被认为是主要的预后指标（Needleman et al. 2012）。早期种植体脱落可能与骨结合失败有关，而晚期种植体脱落则与骨结合维持失败有关，也可能是进行性骨丧失的后果。Karlsson等（2020）发现，在被诊断为中/重度种植体周炎的患者中，42%的患者在9年后出现过种植体脱落，提示种植体周炎是种植体脱落的主要原因。这一假设得到了其他数据的进一步支持，在这些数据中，种植体周炎可引起所有种植体（Rosenberg et al. 2004; Roccuzzo et al. 2010, 2014; Dvorak et al. 2011; Malò et al. 2014）或大多数种植体脱落（Romeo et al. 2004; Daubert et al. 2015; Jemt et al. 2017）。种植体周炎纵向研究数据也表明，疾病进展会导致种植体脱落。Karlsson等（2019）在一项3.3年的随访研究中，通过对先前诊断为中/重度种植体周炎的70名患者进行研究，发现在9名患者的133颗种植体中，12颗种植体在观察期间均因疾病进展而脱落。这些观察结果强调了早期诊断、预防和治疗种植体周病的重要性。

种植体周病的病因学

"病因学"这个术语意味着暴露和结果之间的因果关系。因此，需要存在病因，且病因出现在疾病发生之前。另外，疾病还存在危险因素，危险因素可以改变疾病发生的概率，但不是疾病发生的绝对先决条件。人们提出了支持因果关系的科学证据标准，并进行了批判性的讨论（Hill 1965; Rothman & Greenland 2005）。因果联系必须在前瞻性和干预性研究中进行验证。

与牙周病类似，菌斑已被证实为种植体周病的病因。在2018年牙周病和种植体周病国际新分类共识报告中，有证据表明，菌斑是种植体周黏膜炎的病因（Berglundh et al. 2018a）。人类研究数据支持菌斑与疾病发展之间的因果关系。因此，在一系列模拟实验性龈炎模型的研究中（Löe et al. 1965），种植体周病的模型建立方法为：使菌斑在种植体周堆积21天以上（Pontoriero et al. 1994; Zitzmann et al 2001; Salvi et al. 2012; Meyer et al. 2017）。在此期间，种植体周持续出现种植体周黏膜炎和其他临床表现，即肿胀、发红和BoP（+）（Heitz Mayfield & Salvi 2018）。此外，在随后3周时间内，通过重新恢复菌斑控制，炎症可以逆转或减少（Salvi et al. 2012; Meyer et al. 2017）。

由于种植体周黏膜炎是种植体周炎的前期症状（Jepsen et al. 2015），因此评估菌斑是种植体周炎病因的证据是合理的。出于伦理原因，评估菌斑作为种植体周炎病因的临床研究是不可行的。然而，临床前模型显示，通过结扎破坏牙槽嵴上软组织屏障，并形成菌斑会导致：（1）细菌生物膜向下生长（即向根方迁移）；（2）软组织炎症；（3）边缘骨丧失（Zitzmann et al. 2004; Albouy et al. 2008; Carcuac et al. 2020）（见第20章）。种植体周炎病因的流行病学证据可以从回顾性研究中获得。因此，Schwarz等（2018）分析了观察性研究的数据，发现菌斑控制差且未接受常规维护治疗的患者发生种植体周炎的风险更高（表7-4）。种植体周炎治疗的长期研究则进一步支持了菌斑是种植体周炎的病因。通过去除种植体表面细菌沉积物的治疗策略和患者自我菌斑控制，可以减轻软组织炎症并防止持续的边缘骨丧失（Carcuac et al. 2017; Roccuzzo et al. 2017; Schwarz et al. 2017b; Berglundh et al. 2018b）。

种植体周病的危险因素

“危险因素”或“危险指标”术语的使用取决于数据质量和研究设计。为方便起见，本章将使用“危险因素”一词。种植体周炎的危险因素可根据患者或种植体进行分组。理想情况下潜在的病因学研究应通过前瞻性和纵向研究进行，但危险因素也可以通过其他研究设计进行评估，如横断面或回顾性队列研究。

种植体周黏膜炎

纳入的与种植体周黏膜炎相关的潜在危险因素的研究选择如表7-3所示。目前关于这些危险因素的证据十分有限。横断面研究数据分析也揭示了菌斑控制差及维护治疗的依从性差与种植体周黏膜炎之间的关系。例如，Wada等（2019）报道，菌斑指数＞20%的患者出现种植体周黏膜炎风险显著增加。正如de Tapia等（2019）的干预性研究所示，种植体上方结构的设计也被认为是与种植体周黏膜炎有关的因素。学者评估了黏膜炎治疗效果，发现上方结构经过调整以利于口腔卫生维护的部位有较好的改善。患者自我菌斑控制能力已被证明与角化黏膜的宽度

表7-3 与种植体周黏膜炎相关的潜在危险因素的研究选择

自变量	研究	说明
菌斑控制差/维护治疗的依从性差	Ferreira等 (2006) Roos-Jansåker等 (2006) Konstantinidis等 (2015) Wada等 (2019)	相关证据一致
种植体支持式修复体的设计/范围	Heitz-Mayfield等 (2011) Konstantinidis等 (2015) Tapia等 (2019) Wada等 (2019)	相关证据一致
种植体周角化黏膜的大小	Adibrad等 (2009) Bouri等 (2008) Boynueğri等 (2013) Crespi等 (2010) Frisch等 (2013) Konstantinidis等 (2015) Lim等 (2019) Roos-Jansåker等 (2006) Schrott等 (2009) Wada等 (2019) Zigdon和Machtei (2008)	相关证据不一致
吸烟	Karbach等 (2009) Konstantinidis等 (2015) Rinke等 (2011) Roos-Jansåker等 (2006) Wada等 (2019)	弱相关证据不一致
系统疾病	Ferreira等 (2006) Karbach等 (2009) Konstantinidis等 (2015) Roos-Jansåker等 (2006) Wada等 (2019)	弱相关证据不一致

有关。因此，Souza等（2016）报道，角化黏膜（<2mm）宽度不足者菌斑指数更高，且患者在刷牙时更经常诉有疼痛。然而，角化黏膜宽度与种植体周黏膜炎之间潜在关联的证据尚存在争议。其原因可能是不同研究中患者群体、患者对不适的感知和诊断标准存在差异。

种植体周炎：与患者相关的危险因素

纳入的与患者相关的种植体周炎潜在危险因素的研究选择如表7-4所示。与种植体周黏膜炎相比，种植体周炎危险因素的信息更全面。有证据表明，目前或既往罹患牙周炎的易感人群罹患种植体周炎的风险较高。Scandinavia的两项横断面研究结果也说明了这一点。因此，在一项有109名患者、平均随访时间8.4年的研究中，Koldsland等（2010, 2011）发现牙周炎易感人群罹患种植体周炎风险升高（比值比即OR值为6）。同样地，Derks等（2016）在类似的随访周期对596名患者进行了检查，发现牙周炎和种植体周炎之间相关强度相同。

与种植体周黏膜炎的结果一致，菌斑控制不良和治疗依从性差也一致被认为是种植体周炎的危险因素。在对最初诊断为黏膜炎的患者进行了5年的随访评估后，Costa等（2012）发现

表7-4 与患者相关的种植体周炎潜在危险因素的研究选择

自变量	研究	说明
牙周炎的病史/存在	Canullo等 (2016) Casado等 (2013) Costa等 (2012) Dalago等 (2017) Daubert等 (2015) de Araújo Nobre等 (2015) Derks等 (2016) Dvorak等 (2011) Ferreira等 (2006) Karoussis等 (2003) Koldsland等 (2011) Konstantinidis等 (2015) Marrone等 (2013) Renvert等 (2014) Roccuzzo等 (2010, 2012) Rokn等 (2017) Roos-Jansåker等 (2006) Schwarz等 (2017) Wada等 (2019)	来自纵向和横断面研究的证据表明，牙周炎病史是种植体周炎的危险因素 Schwarz等 (2018)
菌斑控制差/维护治疗的依从性差	Aguirre-Zorzano等 (2015) Canullo等 (2016) Costa等 (2012) de Araújo Nobre等 (2015) Derks等 (2016) Dvorak等 (2011) Ferreira等 (2006) Koldsland等 (2011) Konstantinidis等 (2015) Marrone等 (2013) Monje等 (2017) Rinke等 (2011) Roccuzzo等 (2010, 2012) Rodrigo等 (2018) Rokn等 (2017) Roos-Jansåker等 (2006) Schwarz等 (2017)	有证据表明菌斑控制差和患者对维护治疗的依从性差是种植体周炎的危险因素 Schwarz等 (2018)

（续表）

自变量	研究	说明
年龄	Aguirre-Zorzano等 (2015) Daubert等 (2015) Derks等 (2016) Ferreira等 (2006) Marrone等 (2013) Renvert等 (2014) Roos-Jansåker等 (2006)	弱相关证据不一致
性别	Casado等 (2013) Derks等 (2016) Ferreira等 (2006) Koldsland等 (2011) Konstantinidis等 (2015) Kordbacheh Changi等 (2019) Renvert等 (2014) Rodrigo等 (2018) Roos-Jansåker等 (2006)	弱相关证据不一致
系统疾病	Casado等 (2013) Canullo等 (2016) Dalago等 (2017) Daubert等 (2015) de Araújo Nobre等 (2015) Derks等 (2016) Dvorak等 (2011) Ferreira等 (2006) Koldsland等 (2011) Konstantinidis等 (2015) Marrone等 (2013) Renvert等 (2014) Rodrigo等 (2018) Rokn等 (2017) Roos-Jansåker等 (2006) Wada等 (2019)	关于糖尿病是否是种植体周炎的危险因素，现有证据尚不明确。除糖尿病外，其他系统疾病与种植体周炎关系的相关证据有限 Schwarz等 (2018)
吸烟	Aguirre-Zorzano等 (2015) Canullo等 (2016) Casado等 (2013) Daubert等 (2015) Dalago等 (2017) de Araújo Nobre等 (2015) Derks等 (2016) Dvorak等 (2011) Koldsland等 (2011) Konstantinidis等 (2015) Marrone等 (2013) Renvert等 (2014) Rinke等 (2011) Rokn等 (2017) Roos-Jansåker等 (2006) Schwarz等 (2017) Wada等 (2019)	尚无明确的证据表明吸烟是种植体周炎的危险因素 Schwarz等 (2018)

维护治疗对预防黏膜炎发展为种植体周炎具有显著影响。因此，尽管有18%接受常规维护治疗的患者出现种植体周炎，但这个比例是未接受常规维护治疗的患者中的2倍以上。虽然牙周炎和系统疾病之间的关系已经被证实（见第6章），但种植体周炎和系统疾病之间类似的联系还未被证

表7-5 与治疗、部位或种植体相关的种植体周炎潜在危险因素的研究选择

自变量	研究	说明
颌骨	Aguirre-Zorzano等 (2015) Derks等 (2016) Dvorak等 (2011) Koldsland等 (2011) Konstantinidis等 (2015) Rodrigo等 (2018) Rokn等 (2017) Wada等 (2019)	弱相关证据不一致
种植体支持式修复体的设计/范围	Dalago等 (2017) Daubert等 (2015) Derks等 (2016) Konstantinidis等 (2015) Marrone等 (2013) Rodrigo等 (2018) Serino和Ström (2009)	相关证据一致。更广泛的修复和不利于口腔卫生维护的修复风险更高
种植体周角化黏膜的量	Canullo等 (2016) Daubert等 (2015) Koldsland等 (2011) Konstantinidis等 (2015) Rokn等 (2017) Roos-Jansåker等 (2006)	相关证据不一致
固位类型	Canullo等 (2016) Dalago等 (2017) Daubert等 (2015) Derks等 (2016) Kordbacheh Changi等 (2019) Marrone等 (2013) Wada等 (2019)	相关证据不一致
种植体类型	Daubert等 (2015) Derks等 (2016) Dvorak等 (2011) Kordbacheh Changi等 (2019) Marrone等 (2013) Rodrigo等 (2018) Wada等 (2019)	相关证据不一致
增量	Canullo等 (2016) Daubert等 (2015) Derks等 (2016) Dvorak等 (2011) Konstantinidis等 (2015) Rokn等 (2017) Wada等 (2019)	无相关证据

实。这种相关性的缺乏也适用于吸烟。然而，在这一背景下应该注意，由于牙周炎等其他因素的显著影响，吸烟这个独立因素可能不太容易在统计分析中被证实（Derks et al. 2016; Dalago et al. 2017）。

种植体周炎：与种植体相关的危险因素

修复设计和修复范围是唯一一个与种植体相关的种植体周炎危险因素（表7-5）。观察结果与先前的种植体周黏膜炎的结果一致。例如，

Serino和Ström（2009）评估了种植体周炎患者种植体支持式修复体的设计是否有利于口腔卫生维护。学者发现，在有利于口腔卫生维护的位点，只有少数（18%）发生了种植体周炎，而在无法清洁的位点，出现种植体周炎的比例高达65%。此外，Rodrigo等（2018）的研究也显示，不易清洁的种植体发生种植体周炎的风险增加，其OR值为4.9。除了设计之外，种植体数量代表的修复范围也是一个重要的危险因素。个别研究表明种植体周炎的风险与其他因素如修复重建的固位类型（螺丝固位或粘接固位）或角化黏膜的量有关。然而，由于许多报告结果并不一致，对这些文献的综合分析尚不能确定这些危险因素与疾病之间的关系（Schwarz et al. 2018）。造成这种差异的原因尚不清楚。

结论

种植体周病流行病学是一个新兴的研究领域，具有明显的缺点和局限性。然而，根据现有数据可以得出一些结论：

- 无论是日常临床实践，还是高质量的流行病学研究，都需要正确和公认的种植体周病诊断标准。
- 2017年牙周病和种植体周病新分类国际研讨会对种植体周健康、种植体周黏膜炎和种植体周炎的诊断标准进行了明确界定，这些标准可用于流行病学研究和日常临床实践。
- 探诊评估和影像学检查是诊断种植体周病的基本工具。
- 种植体周黏膜炎和种植体周炎是种植患者的常见疾病。
- 有证据表明菌斑是种植体周病的病因。
- 种植体周炎发生前会存在种植体周黏膜炎，强调了针对软组织炎症预防措施的重要性。
- 种植体周黏膜炎的主要危险因素包括菌斑控制差、患者对维护治疗的依从性差以及种植体支持式修复设计缺陷。
- 种植体周炎的主要危险因素是牙周炎病史、菌斑控制不良、患者对维护治疗的依从性差以及种植体支持式修复设计和/或修复范围存在问题。

第3部分：微生物学

Microbiology

第8章

菌斑生物膜和牙石

Dental Biofilms and Calculus

Philip D. Marsh[1], Mariano Sanz[2], Niklaus P. Lang[3], Dieter D. Bosshardt[3]

[1] Department of Oral Biology, School of Dentistry, University of Leeds, UK

[2] Faculty of Odontology, ETEP (Etiology and Therapy of Periodontal and Peri-Implant Diseases) Research Group, Complutense University of Madrid, Madrid, Spain and Department of Periodontology, Faculty of Dentistry, Institute of Clinical Dentistry, University of Oslo, Oslo, Norway

[3] Department of Periodontology, School of Dental Medicine, University of Bern, Bern, Switzerland

前言

菌斑生物膜生长在口腔内的坚硬表面，如牙齿、义齿和种植体。这些菌斑生物膜构成口腔菌群的一部分，而口腔菌群又是人体菌群的一部分。现代研究表明，人体菌群对宿主的健康和福祉起着至关重要的作用。人类已经进化到与这些微生物建立了紧密的且通常有益的关系；然而，这种关系是动态的且易被破坏的，多种内外因素均可打破这种微妙的平衡，并且导致疾病。

人类微生物组

值得注意的是，一项研究显示，人体约由1014种细胞组成，其中仅仅50%为哺乳动物细胞（Sender et al. 2016）。另外50%细胞是人类微生物组，这些微生物被定义为生活在我们体内或体表的微生物及其群体基因组（Cho & Blaser 2012）。人类微生物组在身体的正常发育中发挥着重要作用，并为宿主带来了显著的益处。例如，人类微生物组有助于宿主黏膜及其免疫系统的分化和成熟，有助于膳食成分的分解和能量的产生，以及防止许多可能致病的外源性微生物的定植（Cho & Blaser 2012; Kilian et al. 2016）。一般来说，这种关系是互惠互利的（即共生的）：微生物获得了一个温暖和营养丰富的生长环境，而宿主也获得了微生物提供的上述好处。有时，某个部位的微生物平衡可能会被破坏，导致这种协同关系的破坏，从而引起疾病（这个过程被称为生态失调）。

尽管微生物在各个部位间频繁地转移，但菌群的组成在不同部位仍然各不相同（如皮肤、口腔、消化道和生殖道）。它们特有的组成反映了每个生境的生物及物理特性的显著差异（Wilson 2005）。这些特性决定着哪些微生物可以成功定植，决定着哪些微生物占据主导地位还是只是成为微生物群落的一个小的组成部分。这些常驻的微生物作为一个微生物群落整体发挥作用，因此微生物群的特点并非各个菌种特点的简单叠加而是更加复杂（见后文）。人体中数量和种类最多的微生物存在于肠道，其次是口腔。下面将描述口腔微生物组的特征。

口腔微生物组

口腔与体内其他的生境类似，拥有特征性的有益微生物群。口腔温暖而潮湿，可支持多种微生物的生长，包括病毒、支原体、细菌、古细菌、真菌和原虫，其中细菌数量最多（Dewhirst et al. 2010; Marsh et al. 2016b）。这些微生物定植于口腔黏膜与牙齿表面，形成三维的、多菌种的微生物群，被称为生物膜（Marsh et al. 2011）。牙齿表面形成的生物膜则被称为菌斑，钙化的菌斑即为牙石（见后文）。口腔微生物组（microbiome）中可培养的微生物合称"口腔微生物群落"（oral microbiota）（译者注：microbiome指口腔微生态系统中的各种微生物基因和基因组的合集，而oral microbiota指目前研究中可培养的各种口腔微生物）。一般来说，上皮脱落会导致黏膜表面的微生物保持在相对较低的水平，而相比较之下，口腔是人体内一个独特的部位，能为微生物的定植提供一个稳定的表面（如牙齿、义齿、种植体）。这也导致除非患者进行有效的口腔卫生维护，否则在口腔内会有大量微生物聚集，尤其是在污染的和难以清洁的位点。目前在口腔样本中检测到＞770种不同类型的微生物，其中，57%被正式命名，13%未命名但可培养，30%目前被认为是"不可培养"的微生物。某一个体可能有100～300种微生物，本章不对口腔常驻微生物的特征进行描述，建议读者阅读专业文章了解更多信息（如Marsh et al. 2016b）或者可以浏览两个口腔16S rRNA数据库：人类口腔微生物组数据库（HOMD; http://www.homd.org）或核心口腔微生物组数据库（Core; http://microbiome.osu.edu）。充分了解宿主和口腔微生物之间的关系，有助于理解口腔致病因素并对患者进行有效的临床管理。

口腔作为微生物的生境

口腔环境能够支持多样化的微生物群的生长，然而，每个部位的生物和物理特性不同，因此口腔内不同位点的生物膜组成和代谢活性存在很大差异（图8-1a）。口腔菌群的主要营养由宿主提供，包括唾液和龈沟液（gingival crevicular fluid, GCF）中存在的蛋白质和糖蛋白。这些复杂宿主分子的代谢需要多种细菌的协同作用（见后文），它们的代谢能力互相配合以实现对复杂分子的完全分解（Marsh & Zaura 2017; Miller et al. 2019）。口腔可维持35～37℃的恒温环境，适合多种微生物的生长。炎症情况下，龈下位点的温度上升，这可能有利于一些牙周病原菌的生长和代谢。虽然口腔是一个有氧的环境，但口腔内大部分细菌是兼性厌氧菌或专性厌氧菌（Marsh et al. 2016b），它们通过与某些需氧菌紧密共生，从而能生存于含氧环境中。

在口腔中，pH是细菌分布和代谢的主要决定因素。唾液的缓冲功能使口腔内pH维持在中性附近，更适合于口腔微生物的生长。在摄入糖分后，由于酸性分解产物的出现，使菌斑生物膜中的pH迅速降低至5.0（Marsh et al. 2016b）。许多与健康相关的重要细菌可以暂时耐受低pH的环境，但是如果更频繁或更长时间暴露于酸性环境时，细菌活力会被抑制，甚至被灭活（Svensater et al. 1997）。这可能会导致耐酸菌群的富集，特别是变形链球菌、双歧杆菌、乳杆菌等，而在健康位点的菌斑中仅含有少量这些菌群。菌斑中细菌组分的改变会增加龋坏的风险。炎症会导致龈袋中GCF的量增加，这些增加的GCF不仅会引入炎症因子，而且一旦未能清除微生物，这

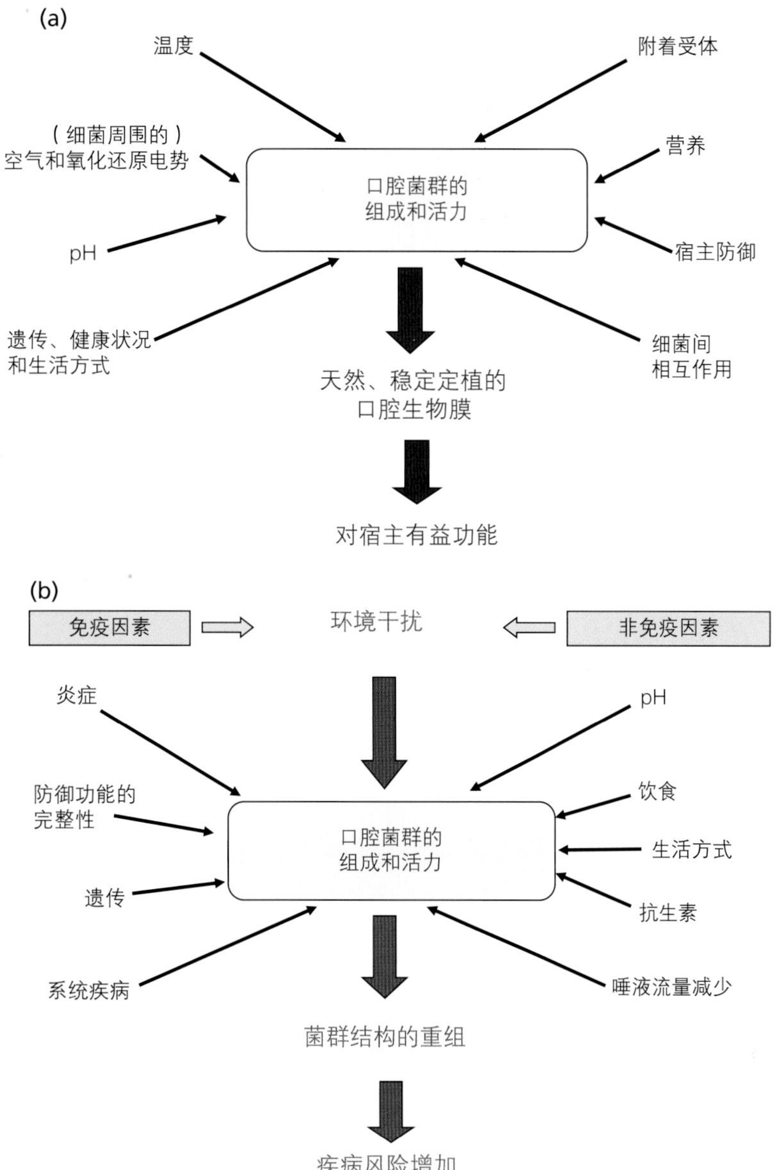

图8-1　影响口腔常驻菌组成、活力和稳定性的宿主因素。（a）许多宿主因素有助于确定口腔天然益生菌的组成和活力。（b）主要环境因素的变化可干扰某一部位口腔常驻菌的天然稳定性（微生物稳态），导致常驻菌群组成和活力的变化；这样的改变可能导致该部位疾病风险增加。（来源：改编自Marsh et al. 2011）

些GCF中的蛋白会被一些苛养菌和蛋白水解菌作为新的营养供应，从而使它们具有竞争优势，进而导致龈下菌斑生物膜发生有害变化。健康龈沟的pH约6.9，在炎症情况下，由于宿主蛋白质的分解代谢，pH可上升至7.4或更高（Eggert et al. 1991）。成熟的菌斑生物膜中细菌的新陈代谢会导致氧含量和pH的剧烈变化，由此产生一个适合多种细菌生长的微环境，使原本互不相容的物种得以共存。

口腔具有丰富的先天性免疫应答（如溶菌酶、乳铁蛋白、唾液过氧化酶、宿主防御肽等）和获得性免疫应答（如分泌型IgA、IgG、补体、中性粒细胞等）成分（Marsh et al. 2016a, b）。部分口腔常驻菌与宿主间有活跃的相互作用，并下调潜在的破坏性促炎反应（Hasegawa et al. 2007; Cosseau et al. 2008）。

个性化的生活方式可影响口腔菌群的分布和代谢。前文已经讨论了高频率地摄入可发酵碳水化合物的饮食习惯对口腔菌群的影响。吸烟可能有选择性地影响菌斑生物膜中潜在的牙周致病菌。糖尿病患者菌斑中特定的革兰阴性牙周致病菌的比例更高。由于一系列宿主相关因素的影响，口腔菌群的组分随着年龄的增长发生改变，包括幼年时牙齿萌出、青春期的荷尔蒙变化、老年时免疫反应减弱等（Marsh et al. 2016）。

一般情况下，一个位点的生物膜一旦形成，其细菌组分将保持动态稳定（Hall et al. 2017）。然而，对宿主环境的重大干扰，如饮食的重大变化或宿主免疫状态的改变，会导致口腔微生物群失衡，并增加疾病风险（图8-1b）。这种稳定性被称为微生物稳态，它并不是指常驻微生物群没有任何生物学变化，而是反映了一种高度动态的状态，在这种状态下，由于协同和拮抗等众多相互作用，个体菌种的相对比例保持平衡（见后文）（Marsh & Zaura 2017）。尽管宿主防御系统持续监视并且口腔经常暴露于各种环境压力，如饮食、唾液流量的变化、口腔卫生和生活方式（如吸烟），但仍然能保持这种平衡（图8-1a）。然而，如果生长相关的关键参数受到持续稳定的干扰，继而导致生物膜成分和比例的重组，从而发生微生态失衡（图8-1b）。这种干扰可能是由免疫学（如中性粒细胞功能障碍、免疫抑制等）或非免疫学（如口腔干燥症、饮食改变等）因素造成的，并且可能使某个部位易患疾病（Marsh et al. 2011）。这个理论是“生态菌斑假说”的基础，该假说描述了口腔微生物群与宿主在健康和疾病方面的动态关系（Marsh 2003）。

口腔微生物组成和功能的测定方法

测定口腔微生物组成的传统方法是使用常规培养技术，即收集样本、分离，然后接种到一系列琼脂平板上。可以配制适合大多数细菌、真菌或只支持特定微生物群生长的琼脂平板。琼脂平板必须在适当温度（通常为37℃）下培养适当的时间，然后检查产生的微生物菌落，并进一步测试以确定分离物的种类（Marsh et al. 2016b）。该过程耗时且相对昂贵，并且样品中仅＜50%的生物体可以在实验室中通过培养基实现统一培养。

目前使用分子生物学技术（即不依赖于培养的方法）来检测和识别微生物（Wade & Prosdocimi 2020）。这些方法依赖于检测每个物种特有的核酸特征，范围从PCR、棋盘式DNA-DNA杂交技术或微阵列分析等靶向方法，到对一个样本中的所有微生物DNA进行检测，最后映射到相关基因组的参考数据库，从而揭示微生物群的整体多样性方法。这些方法并非没有自己的缺点，因为用于扩增的引物并未针对所有物种进行优化，因此从某些生物体中裂解和提取DNA可能更加困难（Wade & Prosdocimi 2020）。然而，引入这些不依赖于培养的方法改变了我们对口腔微生物组在健康和疾病状态下丰富性和多样性的认识（Marsh et al. 2016b; Wade et al. 2016），并将其引入来帮助诊断口腔疾病和监测治疗结果（Belibasakis et al. 2019）。

此外，对微生物的研究并不只是对某一位点上存在的微生物类型进行记录，而且还使用其余的分子方法来确定基因表达，以确定样本中的代谢和功能活性（如转录组学、蛋白质组学、代谢组学）。今后，可能会更多地强调微生物在“做什么”（即它们的功能和活动），而不是只确定它们“是什么”（Takahashi 2015; Espinoza et al. 2018）。一个微生物群落中不同的菌种组合可能会发挥相似的功能，这可能解释了为什么在不同的研究中，对比健康和疾病状态下口腔生物膜的组成并不总是一致。

口腔微生物的形成和组成

母亲是新生儿口腔微生物群的主要来源。最初认为胎儿是无菌的，但不断出现的证据表明，在胎盘和羊水中可以检测到一些微生物（和微生物DNA）（参见Tuominen et al. 2019）。分娩方式、婴儿喂养方式（母乳喂养或配方奶喂养）都会影响口腔微生物群。随着时间的推移，口腔的特性决定了哪种细菌占主导地位，一个特征性的口腔微生物群因此发展起来，一旦牙齿萌出，牙齿菌斑生物膜形成，微生物群随着专性厌氧菌数量的增加变得更加多样化（Mason et al. 2018）。

对大量受试者的分析确定了一个“口腔核心微生物组”（core oral microbiome），其中包括革兰阳性菌属，如放线菌属、棒状杆菌属、孪生球菌属、颗粒链菌属、罗氏菌属和链球菌属，革兰阴性菌属包括二氧化碳噬纤维菌属、梭杆菌属、嗜血杆菌属、奈瑟氏球菌属、卟啉单胞菌属、普雷沃氏菌属和韦荣氏球菌属（Zaura et al. 2009; Chen & Jiang 2014; Diaz et al. 2016; Hall et al. 2017）。

由于解剖结构和生物学的固有差异，口腔生物膜的微生物组成在牙齿的不同部位（窝沟、邻面、龈沟等）存在差异（Papaioannou et al. 2009; Marsh et al. 2016b）（图8-2）。受唾液和饮食的影响，窝沟微生物群相对较少，主要由糖分解革兰阳性菌（如链球菌）组成，而专性厌氧菌，尤其是革兰阴性菌很少存在（Espinoza et al. 2018）。与此相反，健康龈沟内存在的微生物群受GCF的影响，存在更多产蛋白水解酶的细菌和专性厌氧菌，其中许多是革兰阴性菌，尽管放线菌属和链球菌属也存在（Abusleme et al. 2013）。此外，还发现了对营养要求较高的细菌，包括螺旋体和许多新物种，其中一些是不可培养的微生物。一些细菌已经进化为与其他物种共存，其中一些现在可以与提供必需辅助因子的生物共培养（Wade et al. 2016）。牙齿邻面的细菌构成介于窝沟和龈沟之间，同时存在许多专性厌氧菌。

菌斑生物膜的形成

牙齿上的生物膜（以前被称为菌斑）拥有最多样化的口腔微生物（Aas et al. 2005; Papaioannou et al. 2009; Dewhirst et al. 2010; Abusleme et al. 2013; Marsh et al. 2016b）。菌斑生物膜由一系列有序的过程形成，形成结构和功能上有组织的、物种丰富的细菌生物膜（Socransky Haffajee 2002; Kolenbrander et al. 2006）（图8-3）。菌斑生物膜形成的不同阶段存在显著不同，现将详细阐述各阶段。应注意的是，菌斑可能处于任何一个阶段，因为微生物的黏附、生长、分离和再黏附是连续的过程，并且生物膜可以随着时间的推移不断地重组。

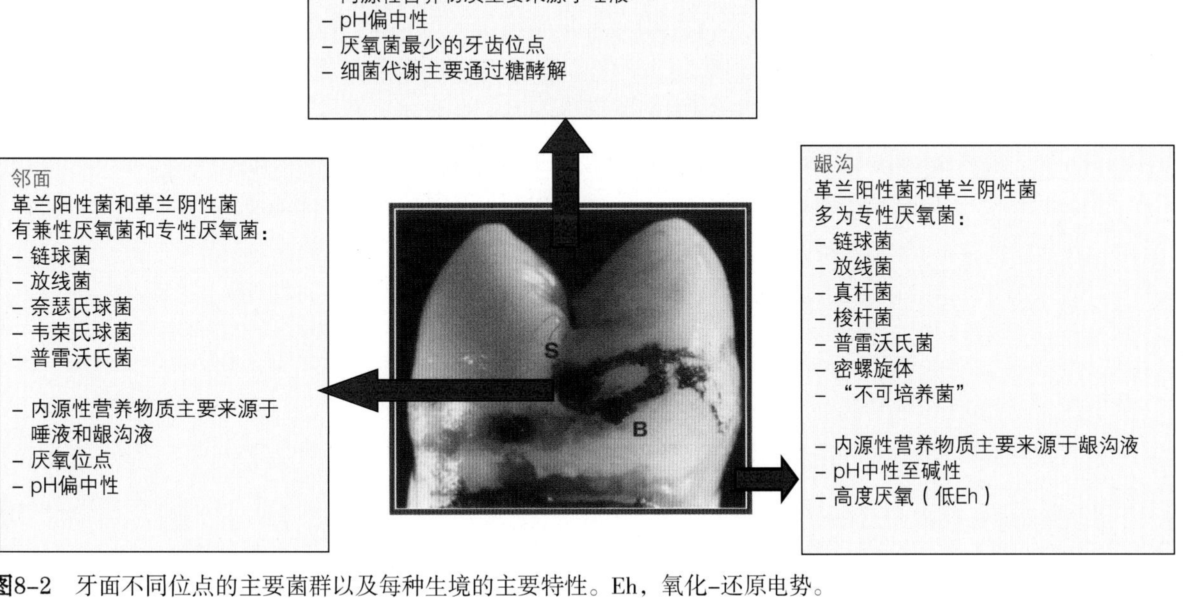

图8-2　牙面不同位点的主要菌群以及每种生境的主要特性。Eh，氧化-还原电势。

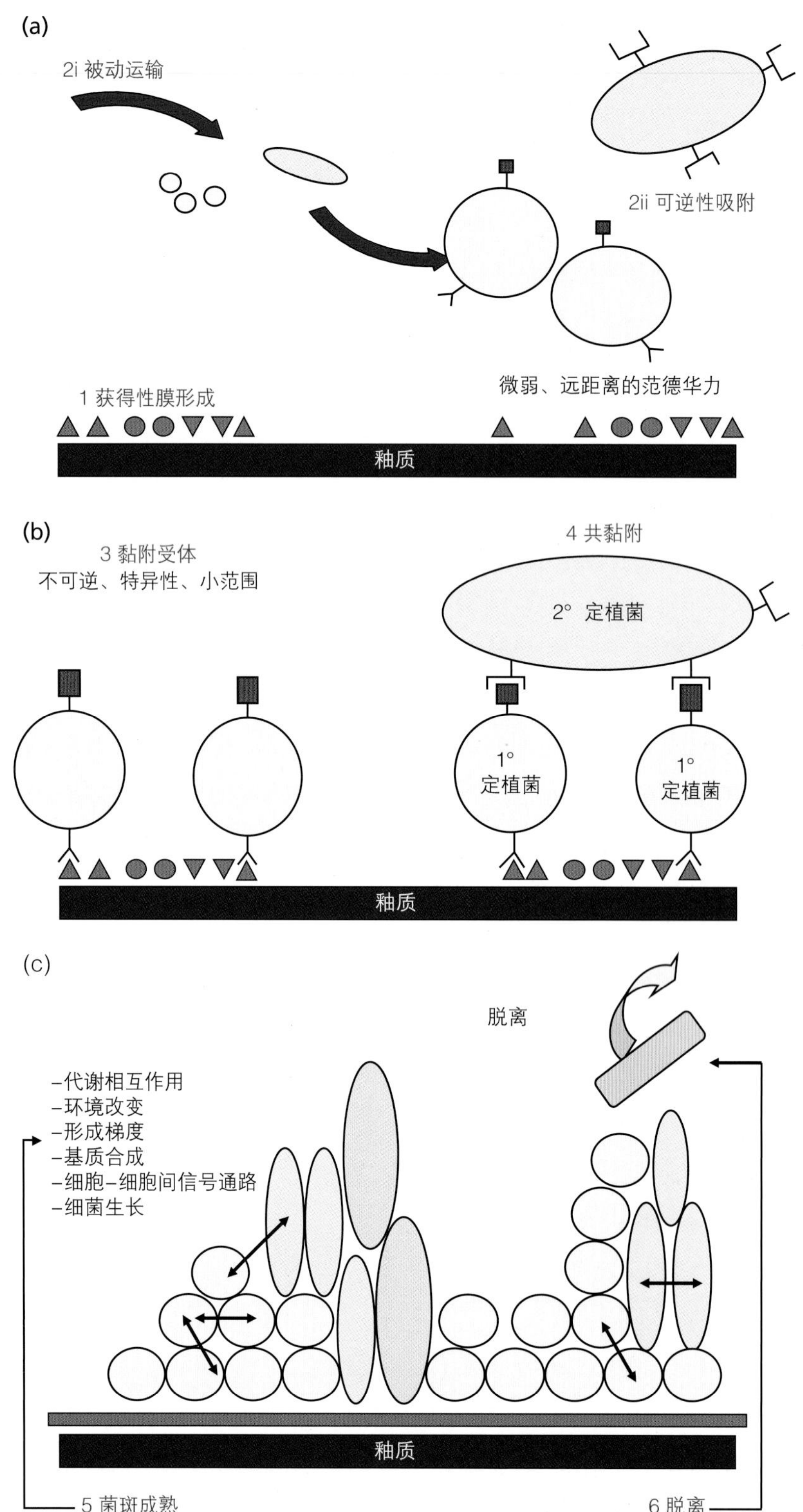

图8-3　菌斑生物膜形成的不同阶段。（a）清洁牙面上获得性膜的形成（1）；细菌被动运输至牙齿表面（2i）；细菌以微弱的、远距离的吸附力可逆性地吸附于牙面（2ii）。（b）细菌与获得性膜上互补受体之间特异性分子化学作用的结合使黏附更为稳定（3）；次级常驻菌通过分子间相互作用黏附到已定植的常驻菌上（共黏附）（4）。（c）菌斑成熟，促进广泛的细菌间相互作用（协同和拮抗）（5）；在某些情况下，细胞可脱离并定植于其他部位（6）。（来源：Marsh et al. 2016b。经Elsevier许可转载）

获得性膜的形成

细菌很少定植于清洁的釉质表面。在牙齿萌出或者清洁后的数秒内，牙齿表面将被获得性膜覆盖，获得性膜包含的分子主要由唾液分泌（生物活性蛋白、磷蛋白和糖蛋白）而来，也包括从

GCF来源的和细菌本身分泌的分子（Hannig et al. 2005）。这种获得性膜的特性决定了哪些物种能够定植。

可逆的和更稳定的黏附

最初，细菌可以通过获得性膜表面以及微生物细胞表面上所带的分子电荷间微弱的、远距离的物理化学力可逆性地吸附于牙面。这种可逆的吸附力为建立更强大和更稳定的黏附创造了可能。早期常驻菌（主要是链球菌，如轻型链球菌、口腔链球菌等）上的分子（黏附素）可以与获得性膜上的受体结合，形成更为强大的黏附（Busscher et al. 2008; Nobbs et al. 2011）。个别细菌可以使用多种黏附素。在革兰阳性菌中，一些表面蛋白家族可以充当黏附素，包括富含丝氨酸、抗原Ⅰ：Ⅱ和菌毛的家族。而在革兰阴性菌中，自动转运蛋白、细胞外基质蛋白和菌毛发挥着黏附素的功能（Nobbs et al. 2011）。

共黏附

一旦黏附成功，早期的常驻菌便开始繁殖。这些早期常驻菌的代谢改善了细菌生存环境，如通过它们对氧的消耗和最终代谢产物的产生，使环境变得更加缺氧。随着生物膜的形成，对生存条件要求更苛刻的次级常驻菌黏附到细胞表面（如专性厌氧菌），与已吸附至牙面的细菌表面受体结合，此过程被称为共黏附或共聚合。随着时间的推移，共黏附使生物膜的组分变得更加多样化，该过程被称为微生物演替（Kolenbrander et al. 2006）（图8-4）。菌斑生物膜形成的一个重要生物就是具核梭杆菌。该细菌可以共黏附至大部分口腔细菌上，在早期和晚期常驻菌间发挥着重要的桥梁作用。此外，共黏附还有助于确保细菌与其他生物共同定植过程中的代谢功能互补。

菌斑成熟

一些黏附的细菌合成细胞外聚合物（菌斑基质），这些聚合物可以巩固微生物（细菌）

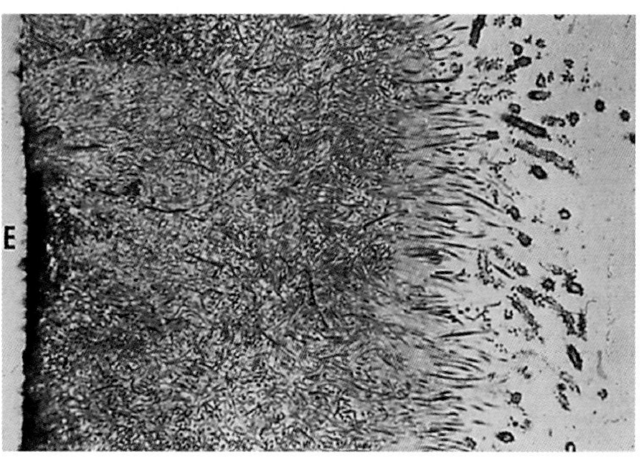

图8-4 釉质（E）上龈上菌斑生物膜的半薄切片（釉质已在脱钙时溶解）。放大倍数：×750。（来源：Listgarten 1976）

细胞之间以及细菌与牙面的附着。这些聚合物包括可溶性和不溶性葡聚糖、果聚糖、蛋白质和细胞外DNA。基质不仅仅作为生物膜的支架，还可以与分子（如酶）结合，并使这些分子保持在基质内；基质还可以阻碍带电荷分子向生物膜的渗透（Allison 2003; Vu et al. 2009; Marsh et al. 2011）。不同细菌在空间上极为接近，这为许多相互作用提供了机会（Marsh & Zaura 2017），如：

- 营养交互。不同菌种之间构成了食物链（一个微生物的最终代谢产物可作为次级定植菌的主要营养物质），这些相互作用会增加复杂性，从而在众多物种之间形成“食物网”（Marsh & Zaura 2017）。结构复杂的宿主大分子（如唾液和GCF中发现的糖蛋白）的分解代谢需要多个菌种的代谢合作。这些相互作用提高了微生物群落的代谢效率，提高了菌种间的相互依赖性（Periasamy & Kolenbrander 2010; Marsh et al. 2011），从而促进了生物膜组成的稳定性和适应性（Rosier et al. 2018）。
- 细胞-细胞间的信号传导和基因转移。生物膜中的细菌使用多种方式相互交流，包括通过细胞密度依赖性的小分子扩散彼此联系，产生群体感应（Miller & Lamont 2019）。例如通过革兰阳性菌分泌小分子肽，以协调相似种属细菌中的基因表达（Suntharalingam & Cvitkovitch 2005），而其他菌种使用自诱导物-2（auto-

inducer-2,AI-2）进行交流（Kolenbrander et al. 2002）。AI-2可能对革兰阳性菌和革兰阴性菌都起作用。几种可疑的牙周致病菌（具核梭杆菌、中间普雷沃氏菌、牙龈卟啉单胞菌、伴放线聚集杆菌）分泌与AI-2相关的信号（Fong et al. 2001; Frias et al. 2001）。在变形链球菌中，由感受刺激肽（competence stimulating peptide, CSP）介导的群感效应（Li et al. 2002），增加了受体细胞的基因转移频率。生物膜中的裂解细胞可作为DNA的提供者，从而增加菌斑中基因水平转移的概率。人体鼻咽部常驻菌和致病菌的青霉素抗性基因呈现出一个共同的镶嵌结构，证实基因转移发生在链球菌和奈瑟氏球菌之间。

- 拮抗作用。细菌产生的分子可以抑制邻近细胞，从而在竞争空间和营养物质时为生物体提供优势。这些分子包括过氧化氢、细菌素、有机酸和酶（Marsh et al. 2016b）。

随着菌斑生物膜的生长和成熟，它在空间和功能上变得更有组织（Zijnge et al. 2010; Mark Welch et al. 2016, 2019）。有的因子对细菌生长至关重要，而细菌代谢产物会使这些重要因子形成一定的浓度梯度，从而导致微生物彼此镶嵌，像拼花一样。这种垂直和水平分层可以解释具有明显矛盾生长要求的生物如何能够在同一位点共存。需氧物种可能位于生物膜的外部区域，专性厌氧菌则在更深层，某些代谢物（如乳酸）的消耗者和生产者往往彼此靠近（Mark Welch et al. 2016, 2019）。随着生物膜的发展，可以在显微镜下观察到清晰的结构特征。

最初，可能仅由单一菌种构成的小菌落逐渐发展，然后这些小菌落与其他菌种的菌落融合。这些细胞可以组成“栅栏状”结构，并且有通道从生物膜表面延伸到生物膜的深处，这可能有助于分子进出生物膜。这些通道常常充满胞外聚合物。龈下生物膜具有复杂的结构，包括牙齿相关和上皮（译者注：沟内上皮）相关的生物膜，两种生物膜本身差别就很大，而且，上皮相关生物膜的微生物群中微生物密度较低（Socransky & Haffajee 2002）。在成熟的口腔生物膜中可见特征性的细胞组合，如“玉米棒”状结构（其中球菌状细胞沿着丝状生物的尖端附着；图8-5）和“试管刷”状结构（杆状菌体垂直附着于菌丝）（Zijnge et al. 2010）。“玉米棒”状结构可以在不同的微生物群之间形成，已有研究报道，链球菌和马氏丝杆菌之间、韦荣氏球菌属和真杆菌属之间可形成“玉米棒”状结构。在“试管刷”状结构中，乳酸菌构成了一些“试管刷”的中心轴，福赛坦氏菌、具核梭杆菌和互养菌等从这个中央细胞向四周辐射。

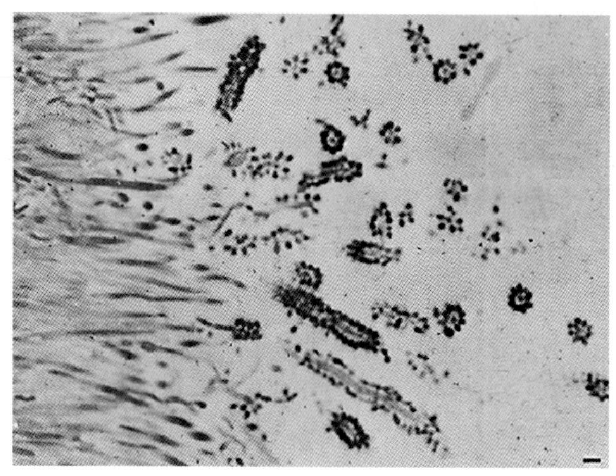

图8-5 图8-4中的生物膜表面“玉米棒”状结构的形成。放大倍数：×1300；标尺：1μm。（来源：Listgarten 1976）

脱离

细菌可以检测环境条件的不利变化并脱离生物膜，从而能够在其他更有利的环境中定居。一些物种产生的蛋白酶会降解，将它们附着在生物膜内的黏附素。

生物膜和微生境对微生物的重要性

自然界中的绝大多数微生物，包括口腔中的微生物，都以生物膜的形式附着在物体表面。黏附并保留在物体表面的能力是大多数微生物的基本生存策略，否则它们会因唾液的流动和吞咽而失去生境。如果（1）生物膜的特性与常规浮游（液体培养）细胞的特性相似，并且（2）如果微生物群落的能力仅仅是这些成分的能力之和，那么生物膜就不会有太大的科研价值和临床意义。然而，当细胞形成生物膜时，细菌基因表达会发生显著变化，从而导致完全不同的表型，而细菌与特定宿主受体的结合也会引发宿主细胞基因表达的显著变化（Marsh 2005）。

此外，当物种作为一个微生物群落发生相互作用时，会产生一些潜在的好处（Caldwell et al. 1997; Shapiro 1998; Marsh & Bowden 2000），包括：

- 更适合生长的生境。如早期定植物种的代谢改变了其生存环境，使其更适合于后期定植者（和更厌氧物种）的黏附与生长。
- 代谢种类和效率的增加。单个生物体无法分解代谢的复杂宿主分子可以被微生物群落分解。
- 对环境压力、抗菌药物和宿主防御的耐受力的增强。不同种微生物的相邻细胞可产生中和酶，如β-内酰胺酶、IgA蛋白酶、过氧化氢酶等，可保护微生物免受抑制剂的影响（Brook 1989）。如前所述，多菌种生物膜中水平基因转移也更为有效（Molin & Tolker-Nielsen 2003; Wilson & Salyers 2003）。微生物群落还可以为深处的细菌提供物理保护，使其免受吞噬作用（Costerton et al. 1987; Fux et al. 2005）。
- 致病能力的增强。例如，脓肿是由多种微生物感染引起的，在这种情况下，单独的一种微生物并不能引起疾病，而当它们作为一个联合体（致病协同作用）存在时则能够引起疾病（van Steenbergen et al. 1984）；这种特性与牙周病有关，其中个别物种可能在克服宿主防御和驱动炎症方面发挥特殊作用。

因此，微生物群有着突出的特性，也就是说，群落的性质超过了其组分性质的单纯相加。

多菌种生物膜的结构和功能的重要临床结果就是可以降低其对抗菌药物的敏感性（Gilbert et al. 1997, 2002; Ceri et al. 1999; Stewart & Costerton 2001）。生长在物体表面的细菌对抗菌剂的耐受性可能比浮游生长的相同细菌高出许多倍（Stewart & Costerton 2001），生长时间较长的生物膜是最顽固的。有几种机制有助于降低生物膜对抗菌剂的敏感性（Stewart & Costerton 2001; Gilbert et al. 2002），耐药性的产生通常是由于药物靶基因的突变、防止药物积累的外排泵的存在以及修饰酶的产生等。在物体表面生长时，细菌对药物的敏感性降低。生物膜的结构可以限制抗菌药物的渗透，带电荷的抑制剂可以与带有相反电荷的聚合物相结合，形成生物膜基质（扩散反应理论）。因此抗菌药物可以吸附并抑制生物膜表面的微生物，而对位于生物膜深部的细菌影响相对极小。生物膜基质可以结合并维持中和酶（如β-内酰胺酶）的浓度，使抗生素或抑制剂失去活性（Allison 2003）。以生物膜形式生长的细菌显示出一种新的表型，这可以降低细菌对抑制剂的敏感性，因为药物的靶基因可能被修饰或者完全不表达，或者因为微生物可能使用替代的代谢途径。在营养耗尽的条件下，细菌在已建立的生物膜中只能缓慢生长，因此与分裂速度较快的细菌相比，细菌对药物的敏感性要低得多。此外，有研究支持生物膜的微环境可能不利于某些药物发挥其最佳疗效（Gilbert et al. 2002）。有假说认为，有些生物膜对抗生素的耐受主要是因为特异性存活细菌“耐药株”的存在（Keren et al. 2004）。

口腔常驻菌对宿主的益处

宿主有一个复杂的、由先天的和获得性免疫系统组成的宿主防御系统，其主要功能是防止微生物的定植及其对组织的侵袭。尽管有宿主防御存在，然而，几千年来宿主一直存在着复杂的常驻菌。乍一看，这好像是自相矛盾的（以下简被称为“共生悖论”）（Henderson & Wilson 1998）。现在看来，常驻菌对宿主具有相当大的益处，这些天然的常驻菌对宿主的生理机制、营养机制和防御机制正常发展至关重要（Marsh 2000; Wilks 2007）（图8-6）。

复杂的生物学机制允许宿主与常驻菌之间协同共存，同时保留宿主对外源性微生物做出反

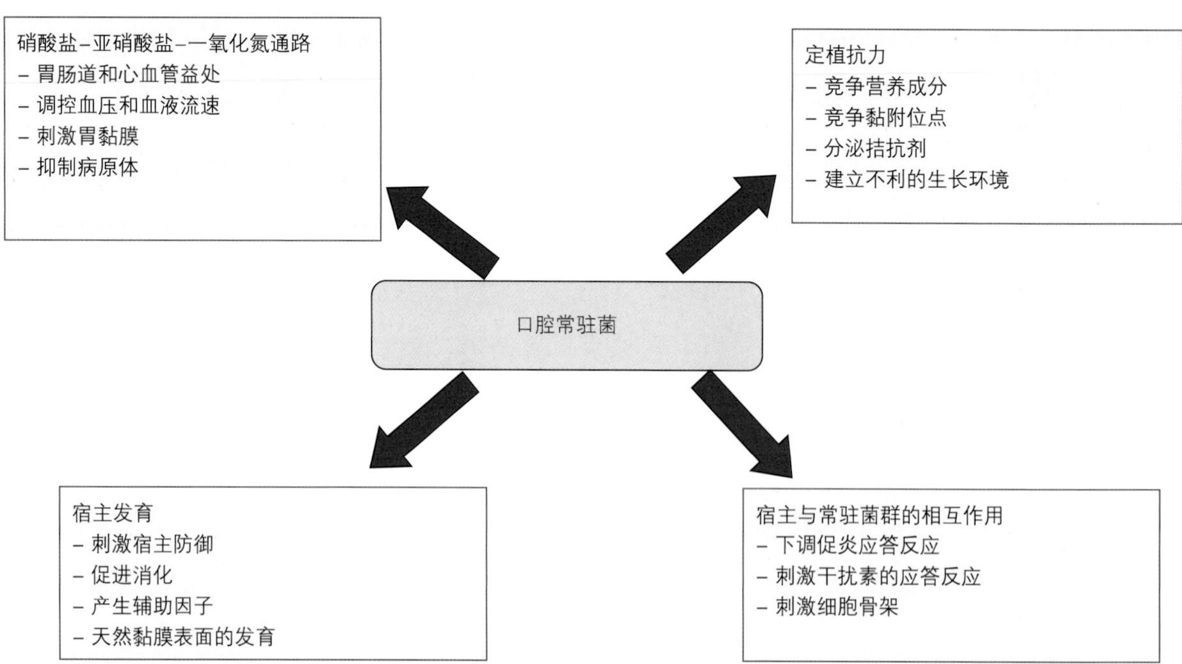

图8-6　口腔常驻菌的益处。（来源：Marsh & Bowden 2000；Wilks 2007）

应的能力。宿主对居住于其表面的各种菌群的存在并不是没有反应的。它积极地与常驻菌相互联系，以有效地维持建设性的关系。宿主已经演变出了一个系统，以使其能够耐受常驻菌群而不引发破坏性炎症反应，同时也能够对病原体进行有效的防御（Devine et al. 2015）。致病性和非致病性细菌可能触发不同的细胞内信号通路并激活上皮细胞的先天性免疫反应（Canny & McCormick 2008; Hooper 2009; Neish 2009）。某些口腔链球菌已被证明可以抑制上皮细胞的细胞因子表达（Hasegawa et al. 2007; Peyret-Lacombe et al. 2009）。唾液链球菌K12不仅通过抑制NF-κB信号通路下调上皮细胞的促炎应答反应，而且可以积极促进有益的信号通路，包括Ⅰ型和Ⅱ型干扰素应答反应，并且对宿主细胞的细胞骨架和黏附性能发挥重要的作用（Cosseau et al. 2008）。经典的"共生主义"认为：我们口腔微生物与黏膜形成一个统一的"组织"，其中宿主-微生物的"相互联系"维持着很好的平衡，以确保微生物的生存和预防破坏性炎症的发生（Henderson & Wilson 1998）。

在某一位点存在的常驻菌的主要益处是防止外源性细菌（通常是致病性的）定植。这一特性，被称为"定植抗力"（Van der Waaij et al. 1971）或"病原体拮抗"，这由常驻菌的以下特性产生，包括常驻菌能：（1）更有效地吸附于宿主受体；（2）更有效地分解代谢和依靠内源性营养物质生长；（3）建立不利的生长环境，以阻止侵入菌的黏附与增殖；（4）分泌对外来物种的拮抗性物质（过氧化氢、细菌素等）。定植抗力可能会通过破坏宿主防御的完整性或者扰乱常驻菌的稳定性而受损，如细胞毒疗法或长期使用广谱抗生素的副作用等（Johnston & Bodley 1972）。例如，后者可以抑制口腔常驻菌，使之前仅占小部分的口腔酵母菌过度生长。人们试图通过替代疗法（特意使常驻菌重新定植）提高定植抗力，如通过牙周治疗（Teughels et al. 2007）或通过使用益生菌或益生元（促进有益常驻微生物生长的分子）等促使常驻菌重新定植（Devine & Marsh 2009; Slomka et al. 2017）。

口腔常驻菌通过代谢饮食中的硝酸盐，在维持胃肠道系统和心血管系统的许多方面发挥重要作用。摄入的硝酸盐约25%由唾液分解，其中口腔常驻的兼性厌氧菌（如罗斯氏菌和奈瑟氏球菌）将硝酸盐还原为亚硝酸盐。亚硝酸盐影响着许多重要的生理进程，如对血流和血压的调节，对胃黏膜完整性也有影响；另外亚硝酸盐还可以保护组织免受缺血损伤。亚硝酸盐可以在酸性的胃环境中进一步转化为一氧化氮（NO），后者具有抗菌性能，并且有助于抵御肠道致病菌以及调控胃黏膜血流和黏液的形成（Hezel & Weitzberg 2015; Vanhatalo et al. 2018）。

种植体表面生物膜

在口腔中，不同的位点，包括牙齿、义齿和种植体，可能会存在成分不同的生物膜（Belibasakis et al. 2015）。种植体表面生物膜的形成和成熟可以引发种植体周组织的炎症，并导致种植体周病，如种植体周黏膜炎和种植体周炎，其致病方式与龈下生物膜引起牙龈炎和牙周炎类似（Lang et al. 2011）。体外和体内多物种生物膜模型表明，钛种植体表面的生物膜形成与在牙齿表面形成有相似的动力学，最初由于唾液成分（主要是蛋白质）的黏附形成获得性膜，随后是链球菌、韦荣氏球菌和放线菌的特异性黏附，然后是二级定植者（如具核梭杆菌）和三级定植者（如牙龈卟啉单胞菌）的逐步定植（Schmidlin et al. 2013; Sanchez et al. 2014）。

尽管牙齿和种植体表面的生物膜有相似之处，但由于种植体特有的表面特征，有些特质仍不相同。目前关于种植体表面生物膜的知识主要来源于使用已知细菌在特定条件下的实验结果。然而，这些条件与口腔中的情况有很大不同，在口腔中，微生物群落可能会因为特定的微环境而有所不同，因此体内条件下种植体表面生物膜的情况仍有待进一步阐明。

为了改善骨结合的动力学而对种植体表面特征微形态进行的修饰，不仅提高了种植成功的可预测性，还可以缩短实现种植体稳定性的时间，从而获得临床成功。这些修饰改变了其表面的理化特性，主要是粗糙度、疏水性、表面自由能和润湿性，因此目前大多数商业用途的钛或钛合金种植体系统具有适度粗糙的表面（Albrektsson & Wennerberg 2004）。

这些复杂的表面特征明显增强了种植体的骨结合，但也可能促进复杂生物膜的形成并损害其可清洁性。最近的体内（Xing et al. 2015; Al-Ahmad et al. 2016; Ribeiro et al. 2016; de Melo et al. 2017）和体外（Schmidlin et al. 2013; Sanchez et al. 2014; Violant et al. 2014）生物膜模型研究了种植体表面特征对生物膜形成的影响，结果显示种植体表面的理化性质（主要是其粗糙度）显著影响早期细菌定植、生物膜形成和成熟。对具有不同表面成分和特征的种植体和基台上的生物膜进行评估的研究表明，表面粗糙度与生物膜内能存活的生物量、细菌定植和多样性增加之间存在相关性（Hahnel et al. 2015; Teughels et al. 2006; Xing et al. 2015）。然而，其他研究报告显示，决定细菌初始黏附的关键因素不是粗糙度，而是表面自由能或生物材料（Mabboux et al. 2004; Violant et al. 2014）。一项采用了多菌种生物膜的研究显示，钛和锆表面（图8-7）的生物膜厚度和三维结构存在显著差异（Sanchez et al. 2014）。然而，在大多数这些实验性研究中，尽管早期细菌定植明显受到不同种植体表面特征的影响，但生物膜一旦在种植体表面形成，成熟的生物膜在细菌数量和厚度或三维结构方面非常相似（Schmidlin et al. 2013; Zhao et al. 2014; Sanz et al. 2017）（图8-8）。

这些实验模型大多不使用牙种植体，而是使用样品（如再现种植体表面微观形貌的圆片或平板），因此缺乏宏观和形貌特征（如也可能影响细菌定植的螺纹）。最近的研究（Bermejo et al. 2019a）证明了细菌定植和生物膜沉积的不同模式取决于这些生物膜处于螺纹的顶端还是螺纹间的缝隙里（图8-8）。

扫描电子显微镜（scanning electron microscopy, SEM）显示，在中等粗糙的钛种植体表面存在成熟的生物膜，细菌群落聚集在宽通道之间，全部被厚厚的细胞外基质包裹，覆盖整个种植体表面。与光滑的钛表面或氧化锆表面相比，孔隙中存在更多的细菌，这可能会导致大量细菌积累，且更难以清除（Schmidlin et al. 2013; Ferreira Ribeiro et al. 2016; Bermejo et al. 2019b）（图8-9）。

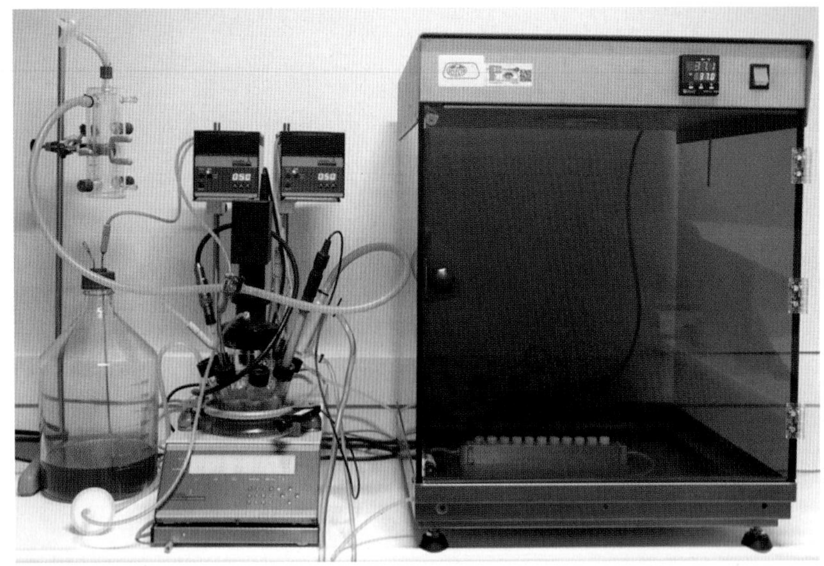

图8-7 种植体在体外生物膜系统中进行测试，该系统由生物发生器（bio-generator）、气体泵和罗宾斯装置（Robbins-device）组成。

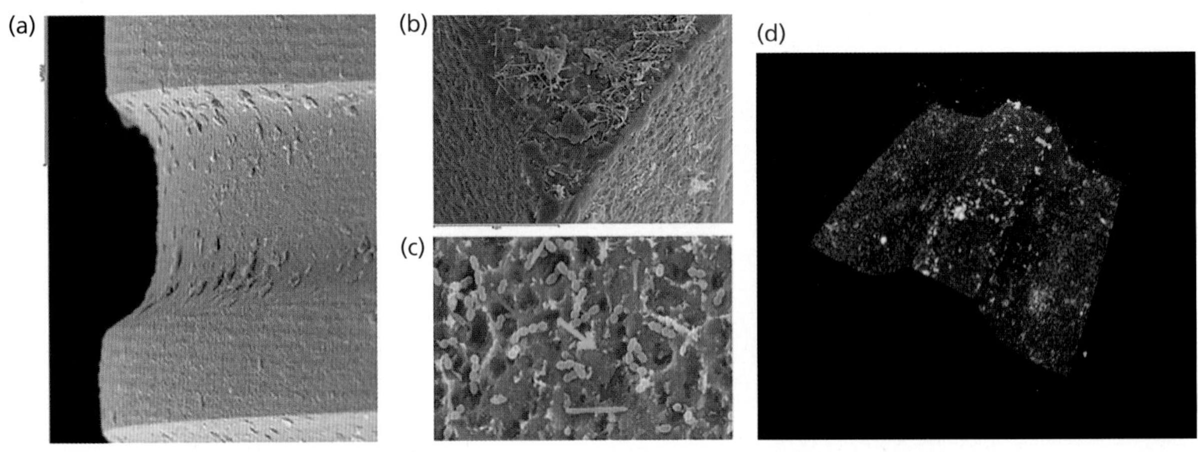

图8-8 （a）种植体表面生物膜沉积的SEM图像。（b）种植体螺纹之间的凹处生物膜的密度更大。（c）沉积在种植体表面的不同细菌形态的高倍率图像（箭头所示）。（d）激光共聚焦显微图像显示种植体表面螺纹间的凹处有更密集的活菌（绿染）。

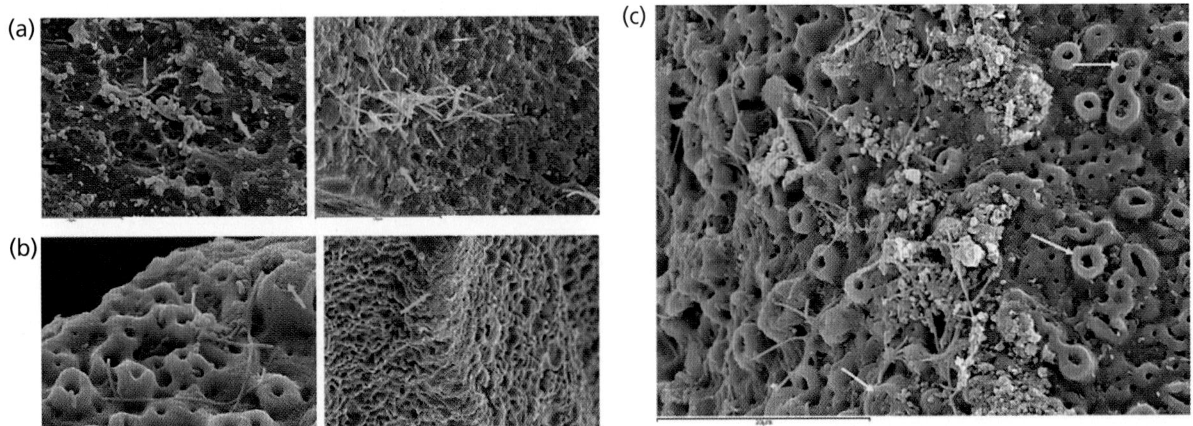

图8-9 （a）在极小粗糙度的种植体表面生物膜沉积的SEM图像。（b）在中等粗糙的种植体表面生物膜沉积的SEM图像。（c）高倍率图像显示中等粗糙种植体多孔微表面形态中的不同细菌形态。

牙石

牙石或牙垢是指矿化的菌斑。然而，无菌动物唾液中矿物盐的沉积也可诱导牙石的形成（Theilade 1964）。龈上牙石附着于龈缘以上的牙冠表面（图8-10a），而龈下牙石则附着于龈缘的根方（图8-10b）。龈上牙石、龈下牙石都具有其特征性的表现。应当指出的是，牙石上会不断聚集有活性的菌斑团块（Zander et al. 1960; Theilade 1964; Schroeder 1969）。

临床外观和分布

龈上牙石可呈乳白色，也可为暗黄色，甚至是黑褐色，硬度适中（图8-11）。牙石形成的程度不仅依赖于菌斑的量，还与唾液腺的分泌有关。因此，龈上牙石主要分布于唾液腺分泌管道的附近，如下颌前牙的舌面（下颌下腺的导管开口于下颌前牙区域）和上颌第一磨牙的颊侧（腮腺导管在口腔前庭的开口附近）。

龈下牙石仅可通过探查发现，它通常是肉眼不可见的。如果沉积足够的量，龈下牙石可在牙科X线片上显示（图8-12）。根面少量或残余的沉积物可能很难通过X线观察到。如果龈缘被气枪吹开或被牙科器械推开，可见褐色甚至黑色、具有粗糙表面的硬质钙化物（图8-13）。这些矿化物质主要是由细菌团块与GCF、血液产物混合而成。因此，龈下牙石主要发现于牙周袋内，一般从釉牙骨质界处延伸至牙周袋底。然而，在牙周袋底的根方，有一个约0.5mm的“特别地带”（图8-14）。这一区域（指上文提到的“特别地带”）没有矿化的沉积物，这是因为牙周软组织可渗出GCF，而GCF中的有效成分可以抵抗微生物在局部的累积。在组织切片上也可以观察到这一无牙石区域（图8-10）。与龈上牙石类似，龈下牙石也为细菌的附着提供了理想的位点（Zander et al. 1960; Schroeder 1969）。

菌斑矿化的差异很大，不仅在不同个体之间存在差异，而且同一个体不同位点也存在差异。无论是菌斑的形成速度还是牙石的形成速度都变异很大。在某些受试者中，龈上牙石形成

(a)

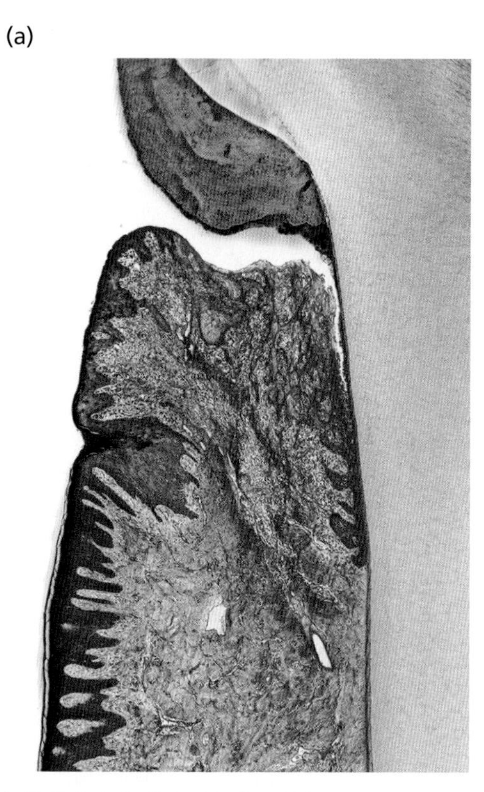

(b)

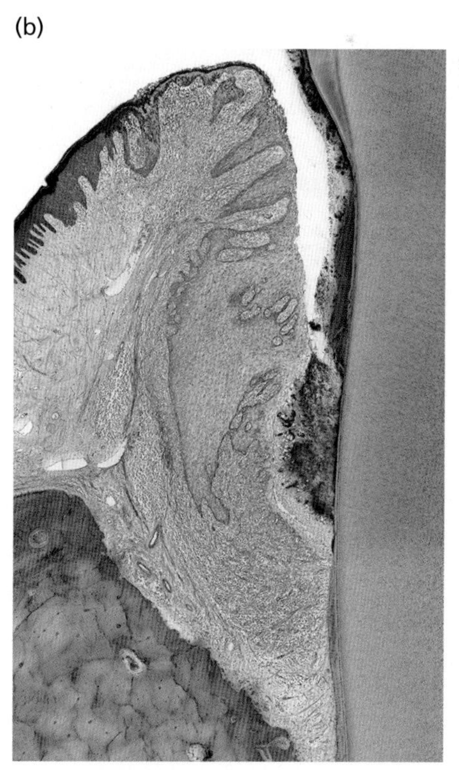

图8-10 （a）附着在犬釉质和牙根表面的龈上牙石，形成最初的龈袋和轻微的牙龈炎症。（b）位于犬牙周袋中牙根表面的龈下牙石。注意牙龈组织的炎症和骨量的丧失。不管是龈上牙石还是龈下牙石，未钙化的菌斑向根方延伸，在牙石的根方终止处与牙周袋底之间形成一个无牙石区域。

(a)

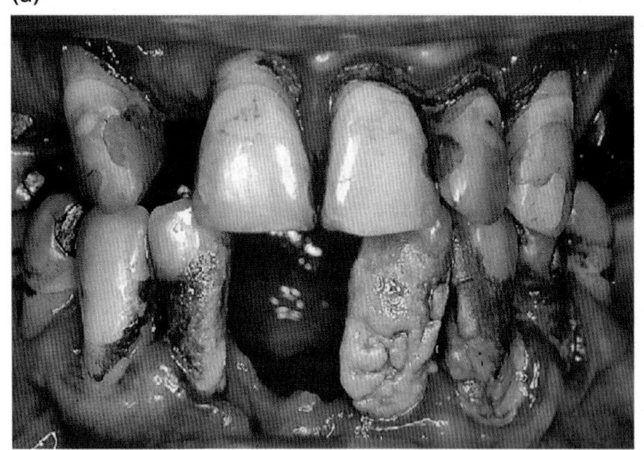

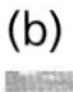

(b)

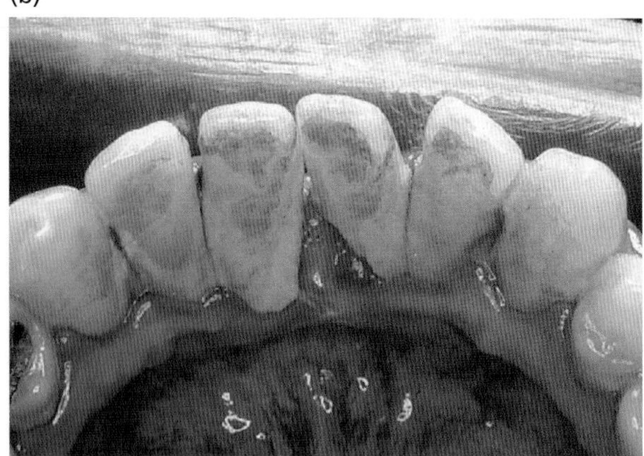

(c)

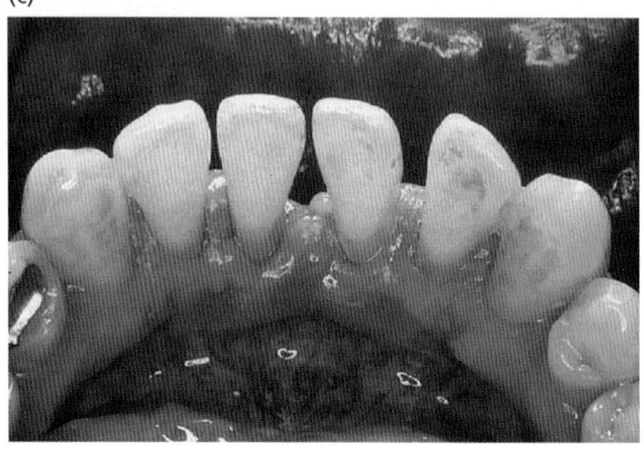

图8-11　龈上牙石的大量沉积。（a）大量的牙石沉积是长期忽视口腔卫生的结果，两颗下颌切牙已脱落。（b）龈上菌斑通常覆盖下颌切牙的舌侧。注意沉积物附近软组织的强烈炎症反应。（c）对b图中所示的该患者进行牙石清除后，牙龈组织炎症得以消除。

需要2周，此时沉积物可能已经包含成熟牙石中发现的约80%的无机成分（图8-15）（Mühlemann & Schneider 1959; Mandel 1963; Mühlemann & Schroeder 1964）。事实上，矿化可能发生在几天内（Theilade 1964），然而，陈旧牙石的成熟结晶再形成牙石可能需要几个月到几年时间（Schroeder & Baumbauer 1966）。

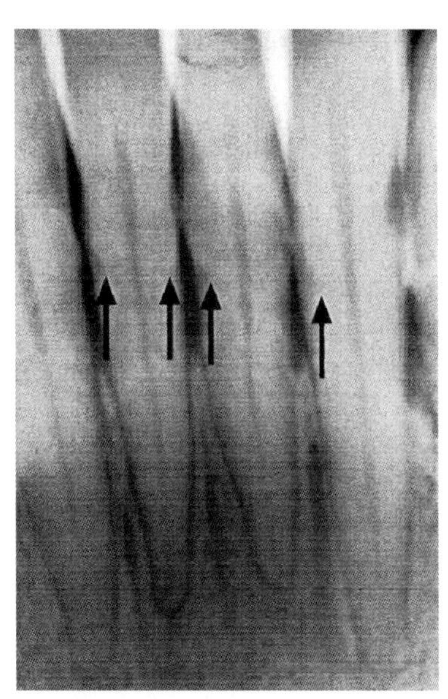

图8-12　如果牙石量较多，在X线片上也可见龈下牙石（黑色箭头所示）。

牙石形成和结构

在人体内，牙石的形成起始于菌斑生物膜形成之后。细菌本身和细菌间基质提供了钙化基质，该过程由矿物盐的沉淀驱动。龈上菌斑的矿化是由于唾液中矿物盐的沉淀而形成，而龈下菌斑的矿化则是因为牙周袋的炎症渗出物中矿物盐的存在。因此，这也证明了龈下牙石是感染的副产物，而不是牙周炎的主要原因。

矿化开始于细菌间基质和细菌胞壁中的结晶灶（图8-16），并且最终进入细菌内部（图8-17）（Zander et al. 1960）。菌斑中乳酸脱氢酶、碱性和酸性磷酸酶活性，以及多种胞外基质

(a)

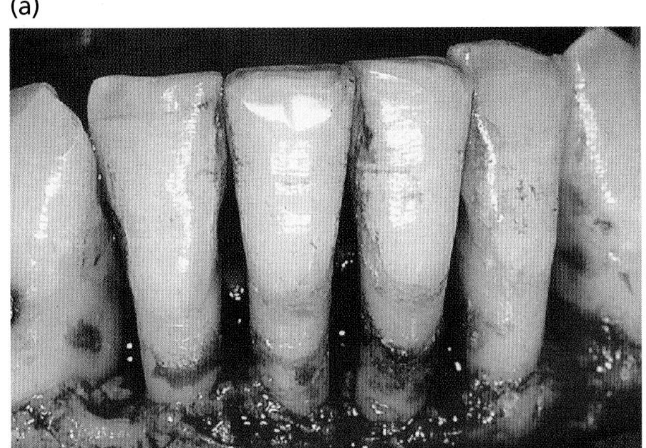

(b)

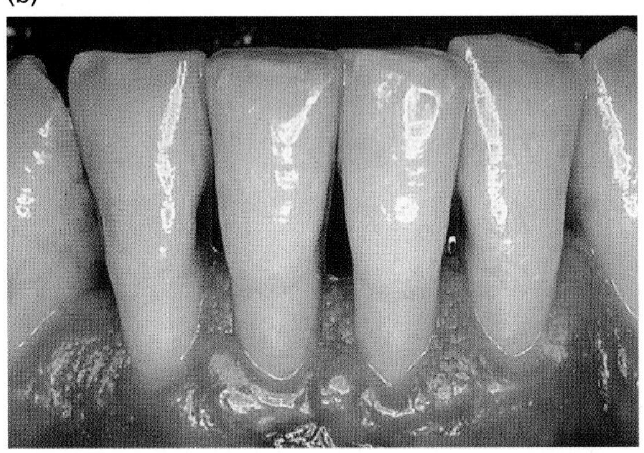

图8-13 （a）如果在牙周手术过程中将牙龈翻开，可见龈下牙石为黑褐色的硬块。（b）所有牙石沉积物清除后，该部位的炎症缓解。

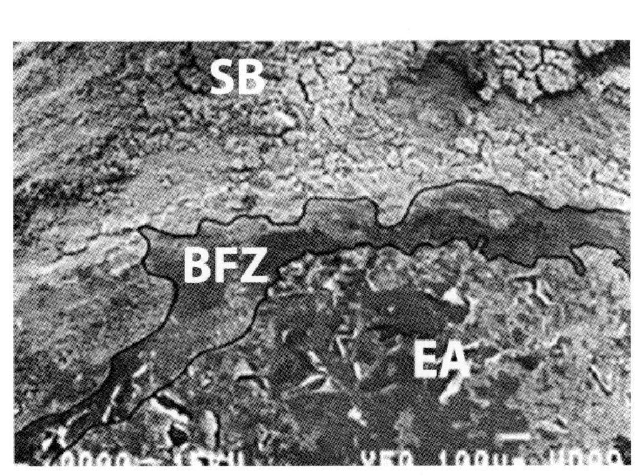

图8-14 上皮附着冠方的无生物膜、无牙石区域。BFZ，无生物膜区域；EA，残余的结合上皮；SB，龈下菌斑生物膜。

蛋白的检测说明牙石的形成不仅仅是一个被动的矿化过程。细菌酶（Friskopp & Hammarström 1982）、磷酸钙过饱和、细胞膜相关组分和成核抑制剂的失活（Jin & Yip 2002），可全部参与菌斑钙化的起始与调控。骨桥蛋白和骨涎蛋白（图8-18）是两种参与骨及牙骨质矿化的非胶原细

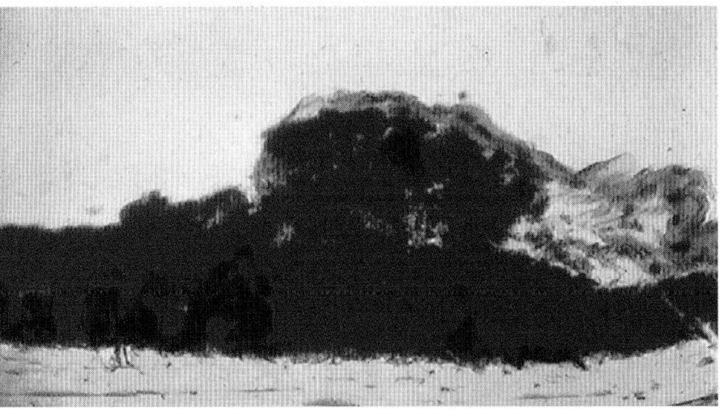

图8-15 菌斑钙化7天后van Kossa染色观察，黑色区域表示孤立的钙化中心。

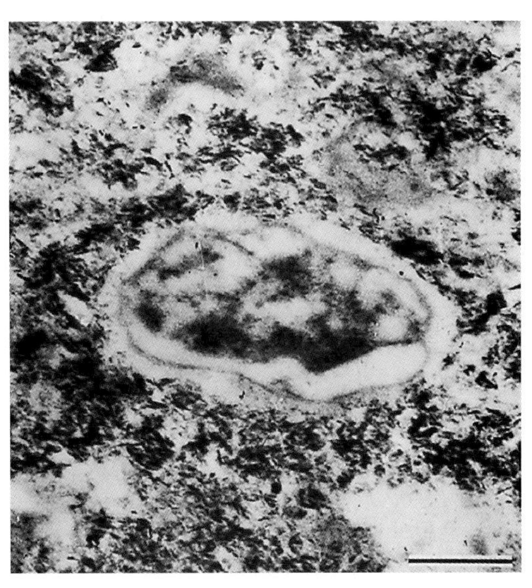

图8-16 成熟菌斑薄切片。细菌间基质包裹着一个退化的结构，随着致密的针状小颗粒磷灰石晶体的形成，基质间开始矿化。放大倍数：×26500；标尺：0.5μm。（来源：Zander et al. 1960。经Sage许可转载）

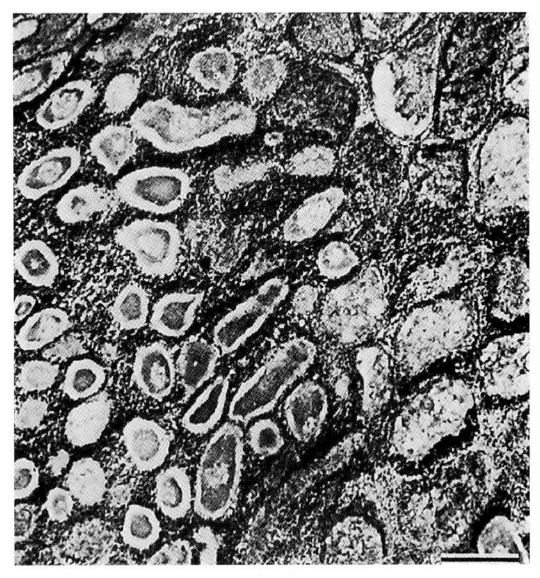

图8-17 成熟矿化菌斑薄切片。细菌间基质完全钙化，许多细菌呈现出细胞内晶体沉积。放大倍数：×9500；标尺：0.1μm。（来源：Theilade 1964）

胞外基质蛋白，经免疫检测确实存在于人的牙石中，而不是在未矿化的菌斑中。骨桥蛋白和骨涎蛋白存在于血浆中，骨桥蛋白在GCF和唾液中的存在已被证实（Ogbureke & Fisher 2004; Sharma & Pradeep 2007）。它们在生物膜基质和细菌表面的存在表明其可能参与矿化过程的调控。

矿化从菌斑内部区域向外发展，其增长模式可产生同心环，被称为Liesegang环，反映了矿化的连续性。此外，矿化中心出现后，矿化以此为中心向外发展，并部分融合，该过程可能会遗留一些未矿化区域，这也是牙石多孔性的原因，牙石中的空腔和通道由未矿化的菌斑充满（图8-15）。

（牙石在）牙面和种植体表面的附着

牙石通常紧密地附着于牙齿表面。因此，可以想象龈下牙石的去除是相当困难的。导致牙石紧密地附着于牙面的原因是其下方的菌斑生物膜也发生钙化。反过来，这也导致了牙石与釉质（图8-19）、牙骨质（图8-20）或者牙本质（图8-21）的紧密接触（Kopczyk & Conroy 1968; Selvig 1970）。此外，这些表面不规则的凹陷也被牙石填满，因此牙石几乎是被固定在牙齿表面。特别是在根面牙骨质暴露的情况下，早期的

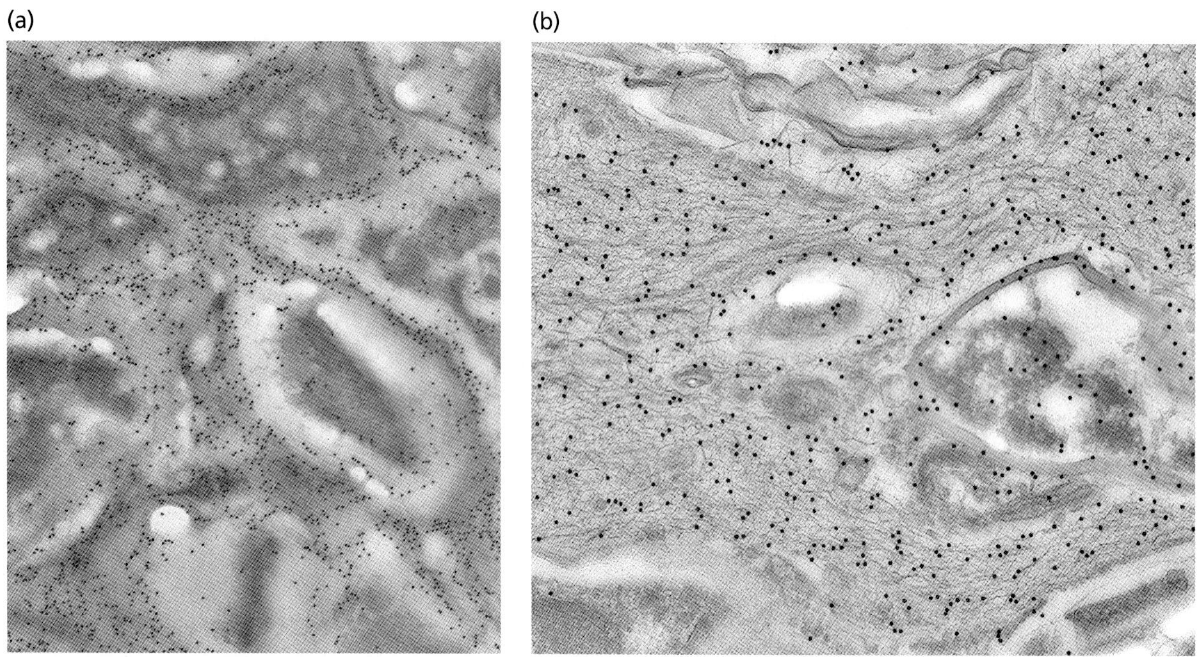

图8-18 通过抗骨涎蛋白抗体对人牙根面上牙石进行免疫标记。透射电子显微镜下观察超薄切片。（a）牙石内部细菌胞壁上充满了作为标志物的金颗粒。（b）大量的细菌间丝状基质被标记。

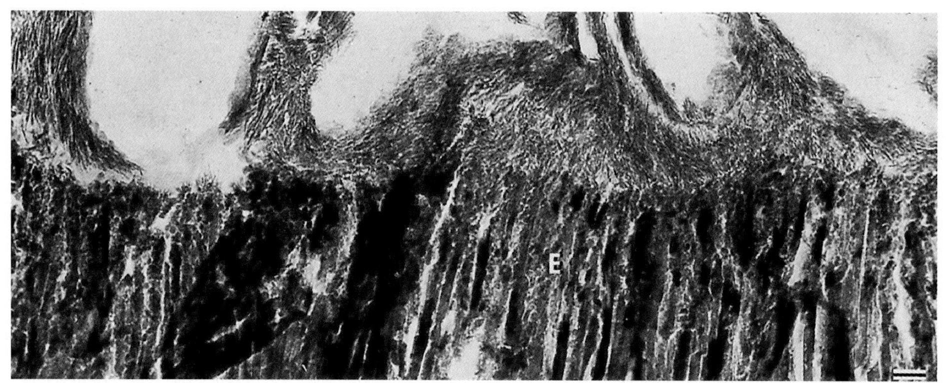

图8-19 牙石覆盖的釉质表面（enamel, E）的薄切片。釉质与牙石沉积物紧密接触，后者延伸至釉质的不规则凹陷中。放大倍数：×37500；标尺：0.1μm。（来源：Selvig 1970。经John Wiley & Sons许可转载）

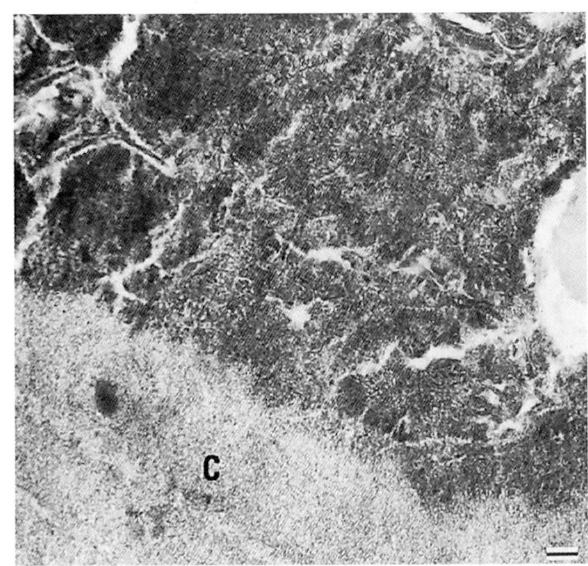

图8-20　牙石覆盖的牙骨质表面（cementum, C）的薄切片。牙石紧密地附着在不规则牙骨质表面，比相邻的牙骨质电子密度更高，因此牙石也比邻近牙骨质更硬。右侧显示出一个未矿化的微生物的一部分。放大倍数：×32000；标尺：0.1μm。（来源：Selvig 1970。经John Wiley & Sons许可转载）

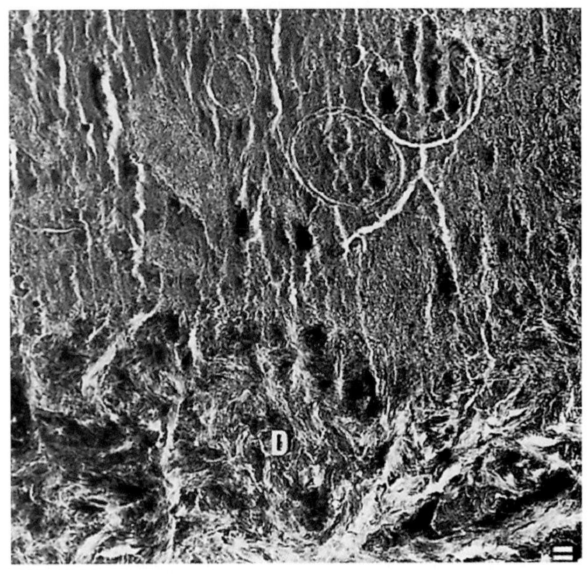

图8-21　牙石覆盖的牙本质表面（dentin, D）的薄切片。牙石与牙本质之间的界面不能被精确界定，因为牙石填满了牙本质表面之前由根面刮治导致牙骨质缺失而形成的不规则凹陷。牙石的弧形表面完全被钙化的细菌所围绕。放大倍数：×19000；标尺：1μm。（来源：Selvig 1970。经John Wiley & Sons许可转载）

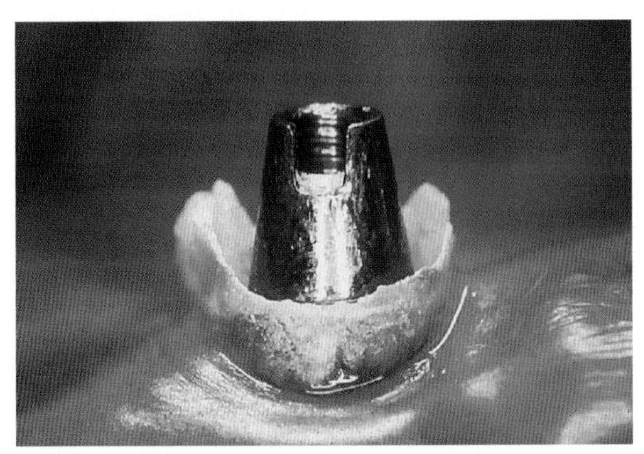

图8-22　患者没有定期进行口腔维护，其口内的种植体表面有牙石沉积。

Sharpey's纤维插入位点出现不规则的凹陷和不平整（Bercy & Frank 1980）。不平整的根面可能是由于龋损，也可能是因为在牙周膜插入位置的牙根吸收导致小范围的牙骨质缺失（Moskow 1969）。在这种情况下，在不牺牲根面硬组织的情况下完全地去除牙石是极为困难的。

虽然口腔种植体表面也可能存在一些不平整，但是牙石与商业用途的纯钛表面的黏附相对较松散（与根面的黏附相比）。反过来，这也意味着可以在不损害种植体表面的情况下将牙石从口腔种植体上去除（Matarasso et al. 1996）（图8-22）。在牙冠-基台交界处残余的粘接剂与种植体周炎有关（Pauletto et al. 1999; Gabski et al. 2008; Wilson 2009）。粘接剂的粗糙表面为菌斑/牙石提供可存留的位点，可导致种植体周病（Lang et al. 2004）。这些位点的悬突可能会阻碍牙石的去除（图8-23）。研究显示，在去除残余粘接剂后，种植体周炎的临床和内镜下的（炎症）表现均消失（Wilson 2009）。

牙石组成

新形成的和陈旧的牙石由4种不同的磷酸钙晶体组成（可参阅Schroeder 1969; Jepsen et al. 2011）：

1. $CaH(PO_4) \times 2H_2O$=钙磷灰石（B）。
2. $Ca_4H(PO_4)_3 \times 2H_2O$=磷酸八钙（OCP）。
3. $Ca_5(PO_4)_3 \times OH$=羟基磷灰石（HA）。
4. β-$Ca_3(PO_4)_2$=白磷灰石（W）。

X射线衍射研究显示，矿化始于OCP和磷酸氢钙二水化合物（dicalcium phosphate dehydrate,

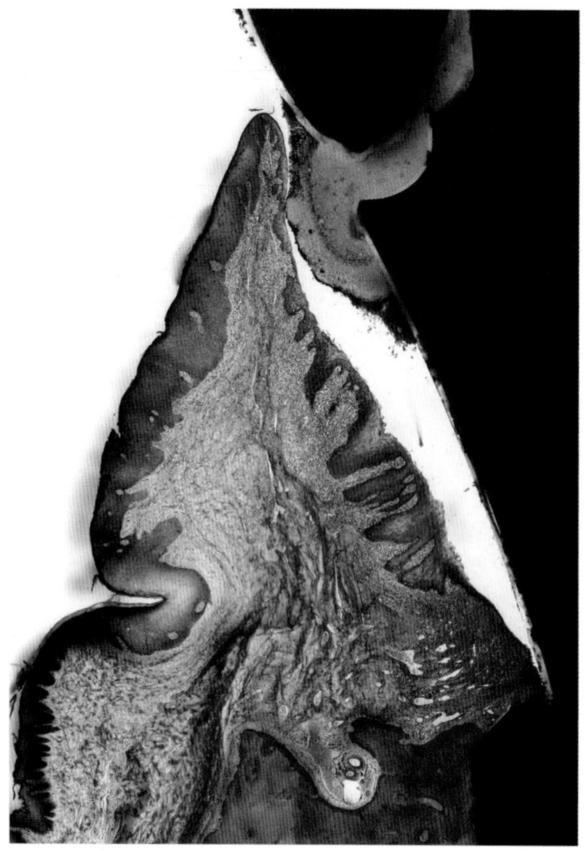

图8-23　基台-冠交界处残余的粘接剂为菌斑和牙石的沉积与滞留提供了一个理想的位点。菌斑覆盖在粘接剂的整个表面，并且牙石一直覆盖至粘接剂的顶端。上皮附着丧失提示种植体周袋的形成。但是，大部分上皮附着与顶端的脱离可能是由组织学处理造成的（该图源于由甲苯胺蓝和碱性品红染色的未脱钙切片）。

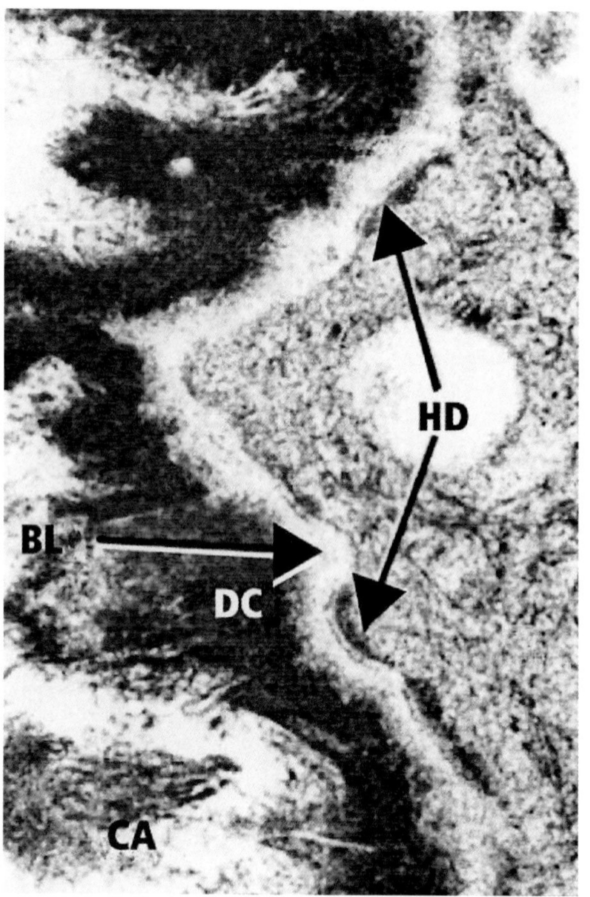

图8-24　使用氯己定后，无菌斑的牙石表面可见结合上皮的半桥粒附着。放大倍数：×32000。BL，基底膜；CA，牙石；DC，牙小皮；HD，半桥粒。（来源：数据来自Listgarten & Ellegaard 1973）

DCPO）的沉积，随后是溶解度较小的HA和W的沉积（Rowles 1964; White 1997）。龈上牙石形成明显的分层结构，并且层与层之间矿物质含量有着很大的差异性。平均来说，矿物质的含量为37%，但是其范围为16%～51%（Kani et al. 1983; Friskopp & Isacsson 1984; Sundberg & Friskopp 1985）。龈下牙石表现更为均质，因为它是在同样的高矿化密度层形成的，其平均矿化密度为58%，范围为32%～78%（Kani et al. 1983; Friskopp & Isacsson 1984）。

临床意义

尽管实验性研究（Wærhaug 1952, 1955）和流行病学研究（Lövdal et al. 1958）都证明牙石沉积与牙周炎之间存在较强的关系，但我们必须意识到，牙石表面总是覆盖着一层未矿化的活的菌斑。对于牙石是否因为其粗糙的表面而对软组织产生有害影响还存在着争论。然而，能够确定的是，单独的粗糙表面并不引发牙龈炎症（Wærhaug 1956）。在猴子体内，用氯己定灭菌牙石表面，可以观察到正常上皮附着与交界的上皮细胞形成半桥粒和基底膜（图8-24）（Listgarten & Ellegaard 1973）。此外，已经证实高压灭菌后的牙石可以包裹在结缔组织内，而不引起明显的炎症或脓肿形成（Allen & Kerr 1965）。

这些研究明确地排除了牙石是牙周病的主要致病因素的可能性。牙石主要是为进一步的菌斑积累和随后的矿化提供一个粗糙的表面，而发挥着次要的作用。尽管如此，牙石沉积物可能形成一个难以进行口腔卫生维护的区域；或者可能妨碍已形成的口腔卫生习惯（根据其大小）。牙石也可以通过保持细菌紧密沉积于组织表面，扩大菌斑的作用，从而影响细菌生态和组织应答（Friskopp & Hammarström 1980）。

设立了良好对照的动物实验（Nyman et al. 1986）和临床研究（Nyman et al. 1988; Mombelli et al. 1995）都表明，去除龈下牙石表面的菌斑可促进牙周病变的愈合，维持健康的牙龈和牙周组织，前提是定期进行细致且彻底的去除。上述研究中的一项研究（Mombelli et al. 1995）表明，仅去除大块龈下牙石的粗糙表层并完全清除其表面的龈下菌斑，或者常规根面刮治彻底清除所有的龈下牙石，两种方法治疗后，牙周微生物群构成及临床参数变化是几乎完全相同的。同时，人们已经认识到，良好的菌斑控制可以显著减少龈上细菌的量，而龈上细菌的量是龈下细菌定植的基础。这些研究明确地阐述了龈下牙石作为菌斑滞留因素的作用。同样地，种植体表面的牙石形成导致种植体周病的发展。种植体周炎的抗感染手术治疗（包括去除牙石，然后进行支持治疗）在大多数患者和种植体中长期有效（Berglundh et al. 2018; Heitz-Mayfield et al. 2018）。

现有的用于去除根面牙石的技术不能够彻底地去除病变根面所有的牙石。如解剖因素、探诊深度、器械以及操作者经验等因素均可以影响到龈下牙石的去除效率（Jepsen et al. 2011）。一些药物已被证实可以减少牙石的形成（Jepsen et al. 2011）。然而，药物的影响仅限于龈上牙石，且并不能完全预防龈上牙石的形成。

结论

口腔支持多样化微生物群的形成。这些微生物群，以及那些存在于体内其他生境的微生物群，在宿主的正常发育和健康方面发挥着积极且重要的作用。临床医生需要关注口腔常驻菌的益处，因此，治疗计划的重点是控制而不是消除这些天然的生物膜。此外，口腔护理应尝试将菌斑维持在健康水平，以保留口腔常驻菌的有益性质，同时防止微生物过量而增加牙科疾病的风险。牙石代表着矿化的菌斑，它常被未矿化的活的菌斑所覆盖，并不与牙龈组织直接接触。因此牙石是牙周炎的次级致病因素。然而，牙石的存在使菌斑难以被彻底去除，并且妨碍患者进行有效的菌斑控制。因此，牙石是最主要的菌斑滞留因素，去除牙石是进行完善的牙周病和种植体周病防治的基础。

第9章

牙周和种植体周感染

Periodontal and Peri-Implant Infections

Mike Curtis[1], Lisa Heitz-Mayfield[2], Mariano Sanz[3]

[1] Faculty of Dentistry, Oral and Craniofacial Sciences, King's College London, London, UK
[2] International Research Collaborative – Oral Health and Equity, School of Anatomy, Physiology and Human Biology, The University of Western Australia, Crawley, WA, Australia
[3] Faculty of Odontology, ETEP (Etiology and Therapy of Periodontal and Peri-Implant Diseases) Research Group, Complutense University of Madrid, Madrid, Spain and Department of Periodontology, Faculty of Dentistry, Institute of Clinical Dentistry, University of Oslo, Oslo, Norway

牙周感染

前言

人类黏膜表面定植着复杂的微生物或微生物群落，这些微生物群落与人体内不同环境相适应。在不同的生态位，微生物群由独特的微生物组成，如口腔、胃肠道和泌尿系统（图9-1）。在黏膜表面和其他解剖部位的微生物群共同组成了人体微生物组，这是近年来的研究热点，因为人们意识到，微生物和人类宿主之间的平衡对我们的生理、健康的维持以及疾病的发展起着重要的作用。

在人体所有局部环境中，口腔为细菌生长提供了绝佳的生境：稳定的温度和湿度，大量的养分，其中最独特的是牙齿的硬质表面，这个表面为微生物的黏附和聚积提供了稳定的环境。不同的生物群落定植在口腔的不同解剖区域（舌、颊和舌黏膜、龈上和龈下），极大地阻碍了潜在的有害微生物的定植。此外，最近的证据表明，口腔微生物群可能对人类宿主有意外的好处。

例如，唾液中的硝酸盐浓度为血循环的10倍，但口腔共生微生物群可以降低其浓度（如奈瑟氏球菌和罗斯氏菌）。细菌产生的亚硝酸盐被吞下后，部分被胃肠道吸收或者在胃里被还原为一氧化氮，这样可以保护肠黏膜的完整性或防止胃被感染性微生物定植（Kemmerly & Kaunitz 2013）。此外，吸收入血的亚硝酸盐作为产生强血管舒张剂和一氧化氮的底物，从而促进血管平滑肌的舒张，降低血压及抑制血小板功能（Koch et al. 2017）。因为高等生物（包括人类在内）不能将硝酸盐还原为亚硝酸盐，所以口腔微生物的酶促还原过程很好地说明了口腔细菌对全身健康的重要性。事实上，有证据表明，积极调控“肠-唾液硝酸盐系统”，可能为未来调控心血管疾病提供一种便捷的方式（Gee & Ahluwalia 2016）。

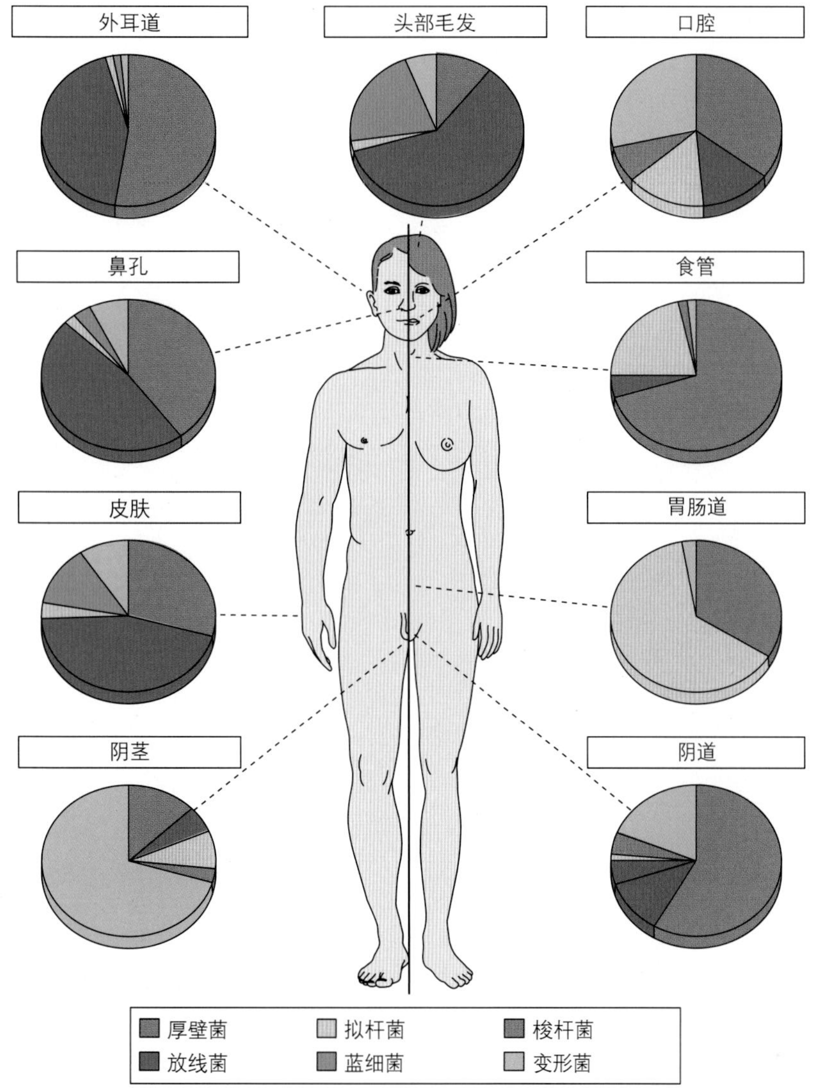

图9-1 人体不同部位6种主要菌门相对丰度：外耳道、头部毛发、口腔、食管、胃肠道、阴道、阴茎、皮肤和鼻孔。（来源：Spor et al. 2011。经Macmillan许可转载）

目前已明确，宿主和口腔微生物群之间的平衡对健康有益；这种平衡在疾病状态时被打破（Frank et al. 2011），这种失衡在牙周病时表现得尤其明显。进化的力量使动物形成了钙化牙列，同时也形成了疾病的易感位点：不同于身体其他部位的连续上皮屏障，口腔黏膜的连续性被牙齿打断，造成了菌斑生物膜直接与牙齿邻近的软组织接触。牙齿也同时进化出了对抗这种弱点的成熟防御机制，包括特化的解剖结构以及固有的免疫及炎症反应。如牙齿接近龈缘的部分被菌斑黏附后，其周围的软组织通常会耐受（这种菌斑刺激）。但当发病时，微生物群落将发生显著变化，这种变化可能既源于炎症状态，同时也加重了炎症状态。对这些生物群本身的研究，对微生物群从健康到疾病转化过程（即微生态失调）的研究，以及这些微生物群在牙周病发病中的作用及机制研究，都将在后文阐述。

研究牙周菌群的微生物学方法

随着高通量技术在细菌分类和鉴定中的应用，我们对牙周微生物的理解也随之变化（图9-2）。对人类口腔微生物群的研究最早可以追溯到3个世纪前用显微镜对细菌的观察，当今，这种研究随着高通量DNA测序技术的应用而高速发展。更先进的技术为人类对口腔微生物群的描述提供了大量细节，这在之前是不可能实现的。

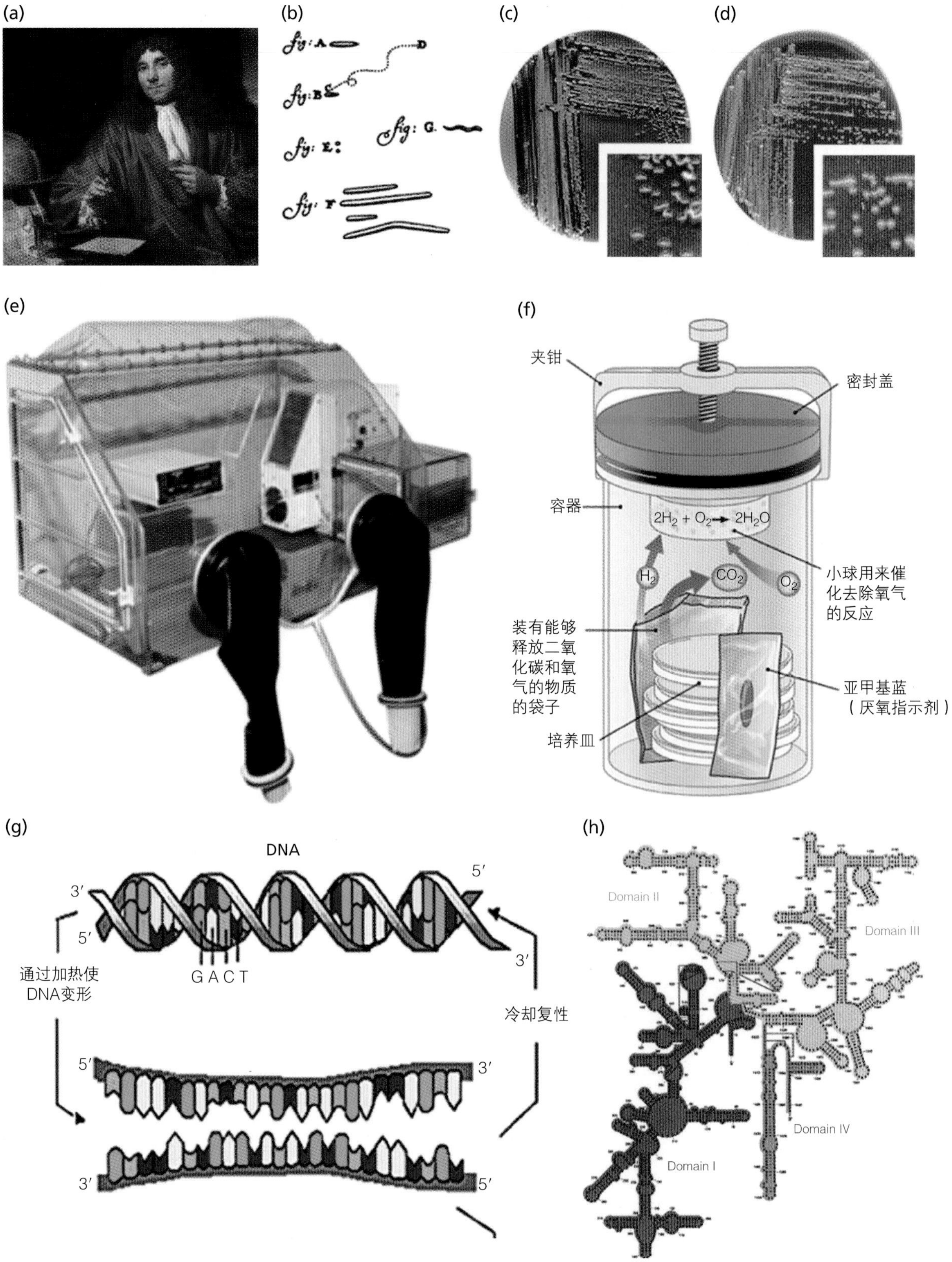

图9-2 对口腔微生物的理解加深与技术发展紧密相关，对口腔微生物的复杂性的理解也随着技术发展而更加深入。显微镜下观察：Antonie van Leeuwenhoek最早使用显微镜描述的菌斑（a）；固体培养基上培养细菌（b）；生长在血平板上的牙龈卟啉单胞菌（c）和牙龈卟啉单胞菌的无色变异（d）。厌氧微生物：厌氧箱（e）和厌氧罐（f）能够培养会被氧气抑制其生长的微生物。细菌鉴定的分子技术：DNA-DNA杂交（g）16S rRNA（h）中可变区域的测序分析使细菌在不用培养的情况下也能够被鉴定和定量。

我们对口腔微生物的分析已有百年，因此，在人类对所有微生物组的理解中，对口腔微生物的了解相对更加透彻。大量研究表明，口腔微生物群是高度复杂的：约1000种微生物可以稳定定植在人类口腔中。每名个体可以携带200～300种细菌，这些菌群的组成是个性化的。然而，当涉及复杂微生物病因的疾病时（其基础是正常共生微生物群的生态失调或被干扰），更需对微生物进行详尽描述。这种描述的精度很大程度上取决于相关技术是否能对微生物群组成做出定性和定量分析。

最初描述口腔中细菌细胞的是Antonie van Leeuwenhoek，他在1676年使用新发明的显微镜来描述人类牙齿生物膜中的“微小动物”。随着时间的推移，细菌鉴定和分类技术不断进步，人类对微生物群的复杂性、位点特异性及环境驱动特性的理解也随之进步。这些进步包括在固体培养基上引入标准化培养技术、厌氧培养系统的发展和引入用于细菌鉴定的非培养技术，以及分子系统学的使用，后者指一些核酸分析技术，包括DNA-DNA杂交技术、聚合酶链式反应（polymerase chain reaction, PCR）、Sanger DNA测序及更晚出现的高通量焦磷酸测序和宏基因组学技术（Wade 2011）。这些使用培养及非培养技术的研究随着人类口腔微生物群数据库（http://www.homd.org）的发展而达到历史顶点，此数据库列出了所有已知的人类口腔微生物（Dewhirst et al. 2010）。

在19世纪后期及20世纪早期，人类在感染性疾病的病原体研究中取得了相关进展，这自然也促进了牙周致病微生物的研究。但同时，因处于微生物学发展的早期阶段，这些研究也受限于当时龈下样本的视检技术，或受限于相对原始的培养技术。不同于在一些重大、特异性感染性疾病中对病原体研究所取得的重大进展，由于难以准确区分出牙周病的病原体，在20世纪头几十年里，对牙周病的相关研究一直缺乏动力。Socransky和Haffajee（1994）对这些早期的研究做出了相关总结。

厌氧培养技术的运用

自从可在实验室对微生物进行厌氧培养，我们对牙周微生物群复杂度的理解取得了重要突破。龈下生物膜的低氧环境极利于专性厌氧菌的生长。在之前仅行有氧培养的研究中，牙周菌群中有很大一部分细菌未被检出。厌氧培养技术进步在于使用了厌氧旋转管和厌氧罐，厌氧罐中被灌有非氧气气体，然后封闭起来阻止氧气进入。近年来，厌氧室被开发出来，它允许厌氧细菌在相当宽敞的固体或液体培养基中培养，其中的低氧环境定期由氮气、二氧化氮和氢气灌入形成。

在20世纪70年代到80年代，这些研究由许多口腔微生物实验室率先开展（Socransky 1970; Slots 1976, 1977; Tanner et al. 1979; Slots & Rosling 1983; Haffajee et al. 1984; Christersson et al. 1985; Dzink et al. 1985; Loesche et al. 1985; Dzink et al. 1988; Haffajee et al. 1988; van Winkelhoff et al. 1988; Zambon et al. 1988; Tanner & Bouldin 1989）。但这些研究因需要投入大量人力而受限，于是仅对较少的牙周样本进行分析。然而，重要的是，这些研究通过比较牙周病位点和健康位点全部的微生物群，明确了这两者在性质上的重要差异，鉴定了一些与疾病相关的关键的特征性微生物。在Holdeman和Moore（Moore 1987）的弗吉尼亚理工学院实验室进行的实验是这些研究的典型代表，也是对全部可培养的厌氧微生物群最有影响力的研究之一。这类研究使人们开始认识到牙周菌群的复杂性，这一复杂性至今都未能完全揭开。同时，学者们开始编纂细菌分类的参考目录，这对后续研究有重要价值。此外，通常疾病位点龈下菌斑重要成分的细菌，在龈上菌斑中数量较少，但是也可见，反之亦然。实际上，其他研究表明许多与龈下位点疾病相关的细菌也会出现在健康的龈下位点。这些研究提示牙周病特殊的病因只能通过以定量为基础的观点而不是单独的定性观点进行解释。为了获得更充分的证据来明确牙周病病因的本质，需要进行更大样本的研究，而不仅仅是这种全部微生物的小样本分析。然而，即使是小样本研究，大量的厌氧微生物分析仍为将来的研究提供了一些有价值的、潜在的“特异性牙周致病微生物”。

靶向牙周微生物群分析

在确定了哪些细菌是牙周可疑致病菌后，更多检测大量临床样本中某一类型细菌的研究得以进行，这远比检测全部可培养细菌的可行性高。这些检测依赖于多种鉴定方法的联合应用：新的富含某元素的培养基或者特异性的选择性培养基；使用针对单个种群细菌的单克隆抗体或多价血清的免疫学技术；螺旋体的显微镜检查。如Bragd等（1987）使用选择性培养基对超过200份来自进展性和非进展性牙周炎位点的伴放线放线杆菌（现为伴放线聚集杆菌）、牙龈拟杆菌（现为牙龈卟啉单胞菌）和中间拟杆菌（中间普雷沃氏菌）进行了评估。类似地，Slots等（1990）采用培养法检验了1624名15岁～89岁的患者，评价了个体年龄与伴放线聚集杆菌和中间普雷沃氏菌感染率和恢复能力的关系。Grossi等（1995）使用了免疫化学的方法评价了1361名个体中存在的8个可疑的牙周致病菌，来确定牙周骨丧失的标志。Suda等（2002）使用了间接免疫荧光的方法计算了超过250份牙周炎和对照样本中啮蚀艾肯菌的水平。Riviere等（1997）以抗体和显微镜为基础，研究了来自65名个体的超过1000份的样本，观察了牙周病发展时不同螺旋体的水平。

通过采用相对高通量的方法观察小群体的可疑致病菌，使设计一些有合适统计效能的研究成为可能，进而使找到一些与病因和治疗牙周病相关的关键微生物成为可能。这包括了研究目前可疑的牙周致病菌在全球不同人群中是否存在（van Winkelhoff et al. 1999）；不同微生物如福赛坦氏菌和牙龈卟啉单胞菌的关系（Gmur et al. 1989），以及它们在菌斑内的分布（Kigure et al. 1995）；同种但形态不同的细菌与疾病的关系，如消化链球菌的光滑型和粗糙型（van Dalen et al. 1998; Kremer et al. 2000）；对关键致病菌的长期/根治疗效评价（Mandell et al. 1986; Rodenburg et al. 1990; Mombelli et al. 2000）。更重要的是，当对某一特定微生物的分离鉴定伴随更细节的特征时（如使用琼脂糖电泳分离经酶切后孤立的DNA），细菌在个体间的传播才能被研究。值得注意的是，Petit等（1993a, b）和Van Steenbergen等（1993）使用这一办法证明了牙龈卟啉单胞菌可以在个体间传播，这种家庭内的传播在中间普雷沃氏菌和变黑普雷沃氏菌也可见。

另外的实验用这些选择性方法来检测某些候选细菌与牙周病的关系，这些细菌不在之前提到的、目前已被接受的牙周可疑致病菌范围内。与牙周病明确相关的细菌范围在扩大，特别是在成年人牙周病中，如直肠沃镰菌（现为直肠弯曲菌）（Lai et al. 1992; Rams et al. 1993）、肠球菌（Rams et al. 1992）、消化链球菌（van Dalen et al. 1998）、真菌（Grossi et al. 1995）、啮蚀艾肯菌（Suda et al. 2002）及梭菌属（van Winkelhoff et al. 2002）等都在其中。因此，针对现有证据大部分人所能接受的最合理的说法仍然是：牙周炎是由特异的牙周致病菌引起的。人们认识到微生物感染的本质，特别是成年人慢性牙周炎的本质十分复杂，个体间的差异可能非常大，即使是同一个体，其不同位点、不同时间的微生物也可能有所不同（Maiden et al. 1990）。

与成年人慢性牙周炎不同，在一项研究非洲青少年的侵袭性牙周炎的试验中，有证据表明单种特异性细菌与该疾病的发展相关。伴放线聚集杆菌是一类革兰阴性杆菌，它能产生白细胞毒素，特异性地使人类中性粒细胞溶解。该细菌表现出显著的基因多样性，但有一种克隆，被称为JP2，与其他克隆存在多个基因变异，包括了白细胞毒素基因操纵子中启动子区530碱基对的缺失。结果，与其他克隆相比，JP2克隆表现出显著增加的白细胞毒素，这从理论上加速了牙周组织免疫防御的破坏。采用多基因测序的方法对分散个体中的伴放线聚集杆菌株进行群体遗传分析，结果提示JP2克隆是起源于2000年前非洲地中海地区的一个独特基因型，随后传至西非，16世纪到18世纪再经大西洋运输奴隶交易从西非传播至北美和南美。值得注意的是，尽管JP2目前在全球传播，它仍旧保持了与西非细菌种群高度的一致性，表现出十分强烈的宿主选择效应（Haubek et al. 2008）。尽管青少年侵袭性牙周炎的发病率通常 < 1%，但是，在北非和西非裔人群中，其发病率明显升高。在一项对摩洛哥青少年侵袭性牙周炎的纵向研究中，428名受试者中有61名（14.3%）基线时牙周健康的个体在2年后发病。此外，在这个人群中，与未携带JP2克隆的个体相比，基线时携带JP2克隆的个体更容易发生侵袭性牙周炎（RR 18.0 vs 3.0）（Huabek et al. 2008）。因此，伴放线聚集杆菌的JP2克隆具有传统牙周可疑致病菌的特性，当然，这只限于特定宿主。

基于核酸的细菌鉴定技术

随着牙周微生物群中可培养菌种数量的增加，我们需要更快速、省时、省力的方法来进行微生物与健康和疾病相关性的大量流行病学分析。这可以通过不需进行细菌培养的技术来实现。最常用的技术是对目标微生物染色体的特定片段（常用的对象为16S rRNA基因）进行基于核酸的聚合酶链式反应扩增，然后进行产物定量分析和DNA-DNA杂交技术。

DNA-DNA杂交技术的应用

随着DNA-DNA杂交技术的应用，对牙周菌斑微生物进行分析的能力上升到了一个新的台阶。随着杂交分析的发展，在一块膜上，可以同时使用30种不同的DNA探针来检测从牙周菌斑中提取的45个DNA样本。DNA探针既能够用来检测从目的细菌中提取的全基因组DNA，也可以检测经PCR扩增细菌的种族特异性区域的16S rRNA的基因。样本DNA与DNA探针进行杂交，结果通过化学荧光信号直观地显示出来，强度与每个样品中靶生物的DNA量成正比。

然而，用该方法进行菌种鉴定的准确度仍有一定的局限性，主要是因为在同一临床样本中相近菌种的DNA杂交可能会出现交叉反应，但是该方法仍然是分析临床样本、判断细菌与牙周健康或疾病相关性的一场技术革命。目前已经能够对细菌组成进行定性和定量的分析，与之前细菌培养方法相比可以分析更多的临床样本。例如，在一项里程碑式的研究中，Socransky等（1998）分析了185名个体中的约13000个菌斑样本，研究采用了40种细菌的全基因组DNA探针（图9-3），采用聚类分析和群落排序的方法在细菌中寻找相关性。该研究使我们更好地理解牙周感染，认识到与牙周健康或疾病相关的是细菌复合体，而非单个菌种（图9-4）。

这项研究提出了细菌之间可能存在相互依赖或协同作用的概念，不同的细菌种属以特定的复合体共同发挥作用。与牙周病密切相关的复合体成了研究热点。红色复合体由3种细菌组成：牙龈卟啉单胞菌、齿垢密螺旋体和福赛坦氏菌。其他的复合体，如黄色复合体主要包括了不同的链球菌种，绿色复合体以二氧化碳噬纤维菌属为主导，是早期定植于菌斑的微生物，与牙周健康关系更为紧密。橙色复合体包括了随后定植于菌斑的微生物：梭杆菌、普雷沃氏菌和弯曲杆菌属。这些细菌能够帮助成熟菌斑定植红色复合体中的细菌，主要通过提供合适的结合位点或为生长条件更加苛刻的细菌创造合适的生长环境。

值得注意的是，伴放线聚集杆菌与西非裔患侵袭性牙周炎相关，但并未将其归入与牙周病关系最大的红色复合体中。如前所述，这很可能是由于该疾病中宿主的基因背景与细菌的关系起到了巨大的作用。使用杂交技术使一系列的相关问题得以解决，如龈上菌斑和龈下菌斑在发展过程中其组成的连续性改变以及牙齿清洁对龈上菌斑和龈下菌斑微生物数量和比例的影响。图9-5就是此类研究，其结果显示，无论是龈上菌斑，还是龈下菌斑，其中细菌的数量和比例都与疾病相关。

牙周细菌16S rRNA基因的PCR扩增

16S核糖体RNA（或16S rRNA）是30S小亚基的组成部分，存在于所有的细菌核糖体中，由16S rDNA编码。尽管16S rDNA在不同细菌间高

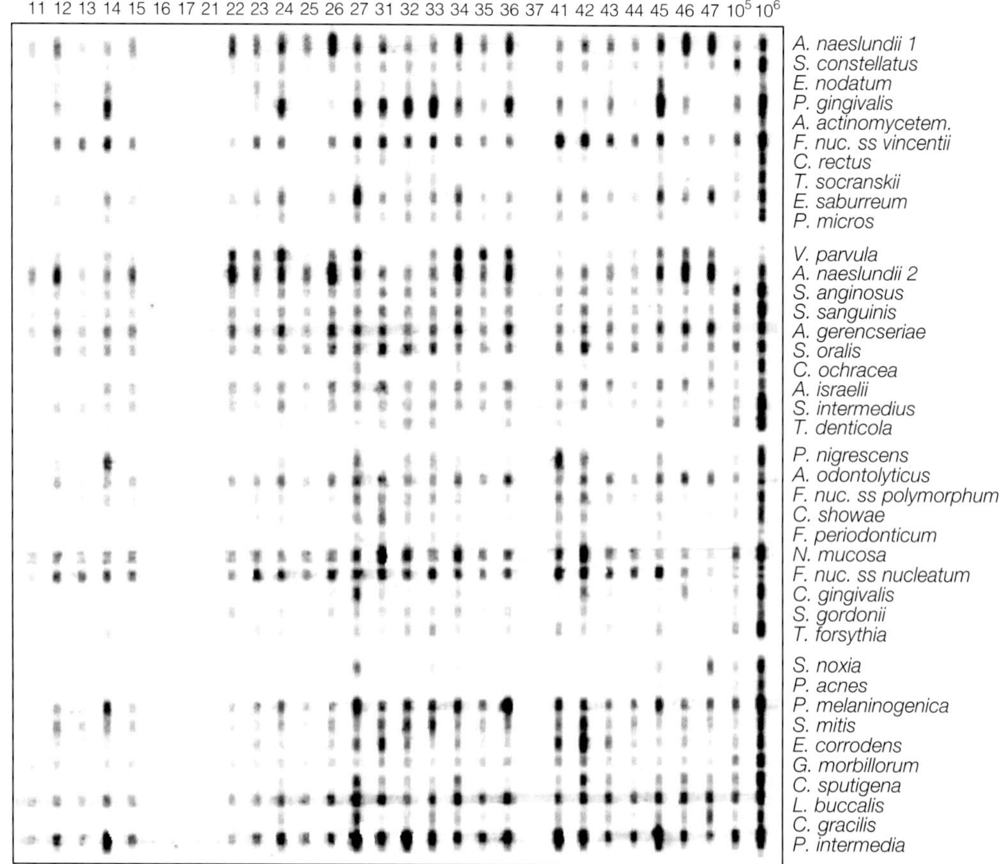

图9-3 DNA-DNA杂交分析。纵向是编号为11～47的菌斑样本，最右边两列标准样本包含了每种被检验菌种的10^5或10^6个细胞。水平向是针对每种代表菌使用地高辛标记的全部基因组DNA探针。水平向与垂直向交汇的信号提示该种细菌的出现，同时信号的强度与细菌数有关。这种方法能够同时快速地检测28个菌斑样品中40种不同的细菌。（来源：Socransky & Haffajee 2008。经Wiley-Blackwell许可转载）

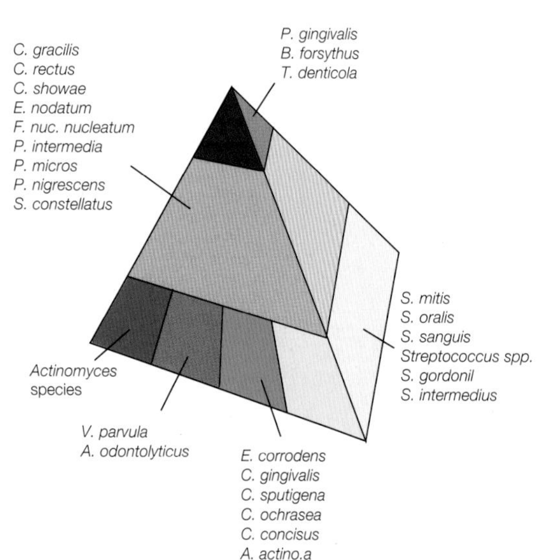

图9-4 龈下微生物的相关性。金字塔中不同颜色表示了不同的细菌复合物，这些复合物常常被检测出与其他一种或多种复合物相关。金字塔基底部代表了菌斑产生的早期，而金字塔尖端则是最终存在于菌斑的微生物群。红色复合体包含了与牙周病位点最为相关的微生物。（来源：Socransky & Haffajee 2002）

度保守，它们仍然含有高变区，这一高变区可以为细菌鉴定中提供种族特异性的序列。因此，一旦一个16S rDNA的基因从细菌中确定，就能够设计PCR引物，这些引物在退火时能够与高变区序列结合，这样一来就能从目标细菌中单独扩增16S rDNA。应用这一方法的巨大优势在于在对临床样本进行牙周细菌的检测时具有高敏感性、高通量和高速度，可以通过多重PCR检测到多种细菌。因此，该技术已被广泛用于检测特定的牙周致病菌。一些典型的研究侧重于检测极少数的细菌种类，包括已经公认的牙周致病菌——牙龈卟啉单胞菌、福赛坦氏菌、齿垢密螺旋体和伴放线聚集杆菌（Leys et al. 2002; de Lillo et al. 2004; Sanz et al. 2004; Tanner et al. 2006）。同时，16S rDNA的PCR扩增技术也被用于证实牙周样本中新菌种的存在，这些细菌最初是通过扩增和16S rDNA序列分析被鉴定的。这些研究证实了一些

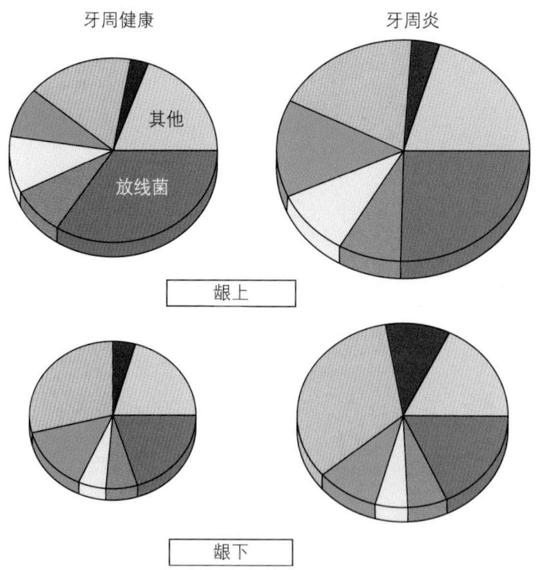

图9-5　饼状图表示了用DNA探针计数的龈下菌斑微生物的百分比。从牙周健康个体（58）和牙周炎患者（136）取得龈上菌斑样本，另从牙周健康个体（189）和牙周炎患者（635）取得龈下菌斑样本。根据Socransky等（1998）的描述将这些微生物分为7个组，更加详细地描述如图9-4所示。“其他”代表了检测出的新种群，与其他微生物关系尚不清楚，并未纳入复合体中。饼图中面积的大小反映了每个样本中DNA探针总的计数。用Kruskal Wallis检验健康及疾病状态下龈上、龈下微生物复合体平均百分比的差异。所有组间复合体存在显著差异（7次比较修正后$P < 0.001$）。（来源：Socransky & Haffajee 2008。经Wiley-Blackwell许可转载）

其他的细菌种类（包括一些尚无法体外培养的菌种）与口腔健康或牙周炎相关。这些分子学研究极大地扩展了牙周致病菌的种类。例如，采用16S rDNA分析技术，对健康个体、顽固性牙周炎、成年人牙周炎、HIV相关牙龈炎、急性坏死性溃疡性牙龈炎的龈下菌斑进行分析，Paster等（2001）发现了数个新的牙周可疑致病菌。疾病个体上通常能检测到而健康个体极少检测到的微生物种群包括：隐匿优杆菌、龈沟产线菌（此前被称为龈沟梭杆菌）、疾卡氏菌、巨球形菌属、戴阿李斯特菌属、生痰月单胞菌和其他微生物，其中龈沟产线菌在其他研究中被证实与疾病正相关。

这一领域早期的研究大多是定性说明某一微生物存在或消失（或者更准确地说是达不到100个细菌的检测下限）。近年来，实时PCR技术开始使用，它能够对样本中的目标基因拷贝数进行检测和定量。实时PCR技术也被用来检测和量化许多牙周致病菌，包括伴放线聚集杆菌、牙龈卟啉单胞菌、中间普雷沃氏菌以及临床样本中的全部细菌（Lyons et al. 2000; Maeda et al. 2003; Boutaga et al. 2007; Atieh 2008）。此类技术正在被高通量的、新一代测序技术取代，相关内容将在下一章节阐述。

人类口腔微生物组鉴定芯片

通过鉴定出更多低丰度或无法通过实验室培养的微生物，使人们对微生物多样性的认识逐渐增加，这也使人们开发出一种新的诊断方法能够快速、大量地鉴定与牙周感染相关的菌种（Paster & Dewhirst 2009）。人类口腔微生物鉴定芯片（human oral microbe identification microarray, HOMIM）可在玻璃载玻片上仅利用一次反应来检测复杂的口腔微生物多样性（Paster et al. 2006; Preza et al. 2008, 2009b）。这一基于16S rRNA的高通量技术能够同时检测约300种关键菌种，包括尚不能培养的细菌。基于16S rRNA的寡核苷酸探针被固定在载玻片上。临床上16S rRNA的基因通过PCR技术扩增，使用16S rRNA常规的上下游引物，经过荧光标记后将该探针杂交到载玻片上。为了分析HOMIM阵列的大量数据，微生物个体信号被翻译到一个条形码格式中，这个标签代表了某种特定的微生物是否存在，标签的强度反映了该微生物的数量。图9-6阐明了用这种HOMIM中条形码的形式来比较从牙周健康者和牙周炎患者取得的样本中约300种微生物的概要。这些数据可以在将来被用于判断特定微生物与疾病的关系（Colombo et al. 2009; Preza et al. 2009a, b）或使用一致性检验来判断全部微生物与健康或疾病的关系（图9-7）。两组数据中这种总菌群结构明显的不同，生动地印证了30年前全部的微生物培养的研究结果，同时，与“菌群失调在牙周病中起到重要作用”这一理论相一致。

这种芯片式技术可以相对快速的半定量分析牙周生物群的组成，所以仍被广泛运用（Paes

Batista da Silva A et al. 2016; Cui et al. 2019）。但是，现在越来越多的共识认为基于16S rDNA的下一代测序技术显著地扩展了口腔细菌种类的识别范围，同时带来对口腔菌群结构更全面的描述（Mougeot et al. 2016）。

牙周微生物组中的不可培养细菌

对口腔样本中全菌群的非培养式研究技术让人们认识到相当比例的口腔细菌是无法培养的，它们只能用分子学技术检测到。这种现象在人体其他部位或环境样本也被观察到，后者如土壤和河流样本。据此，在最近的牙周研究中，研究人员特别关注于TM7门类（现在重命名为糖细菌门）（Bor et al. 2019）。这一门类属于新发现的细菌主系或细菌超门，被称为候选门级辐射类群（candidate phylum radiation, CPR），这一类群包括潜在的70个菌门。值得注意的是，CPR可能占了所有细菌多样性的25%。TM7细菌出现在人类身体不同部位的微生物群中，包括胃肠道、皮肤及女性生殖道（Brinig et al. 2003; Eckburg et al. 2005; Fredricks et al. 2005; Gao et al. 2007）。此外，使用16S rDNA测序技术在尼安德特人的钙

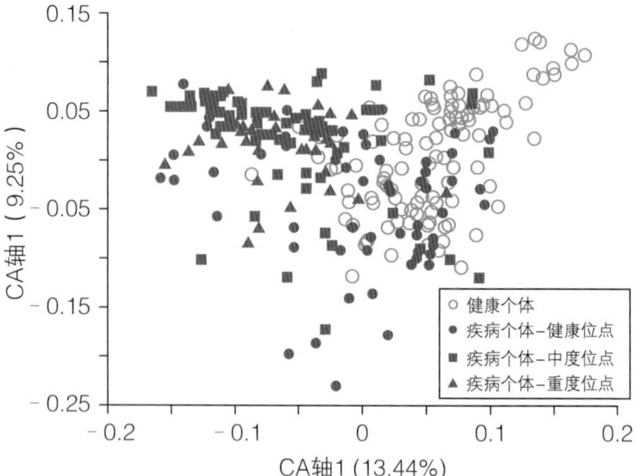

图9-7 健康和疾病个体龈下菌斑微生物群落的一致性检验。每个标志代表了一个位点中的一个群落。相近的群落有更加类似的HOMIM特征。在该图中，健康个体的健康位点（绿色圆圈）与患病个体的健康和疾病位点（红色标志）具有很大差异。（来源：Dr. Vanja Klepac-Ceraj: Forsyth Dental）

化菌斑（牙石）中也发现了TM7，这说明从古至今，TM7都是口腔微生物群的一部分（Brinig et al. 2003; Weyrich et al. 2017）。

直到现在，关于这种微生物的生物学信息是极少的。然而，在首次成功从口腔中培养出TM7x菌门的成员（HMT 952）之后，就开

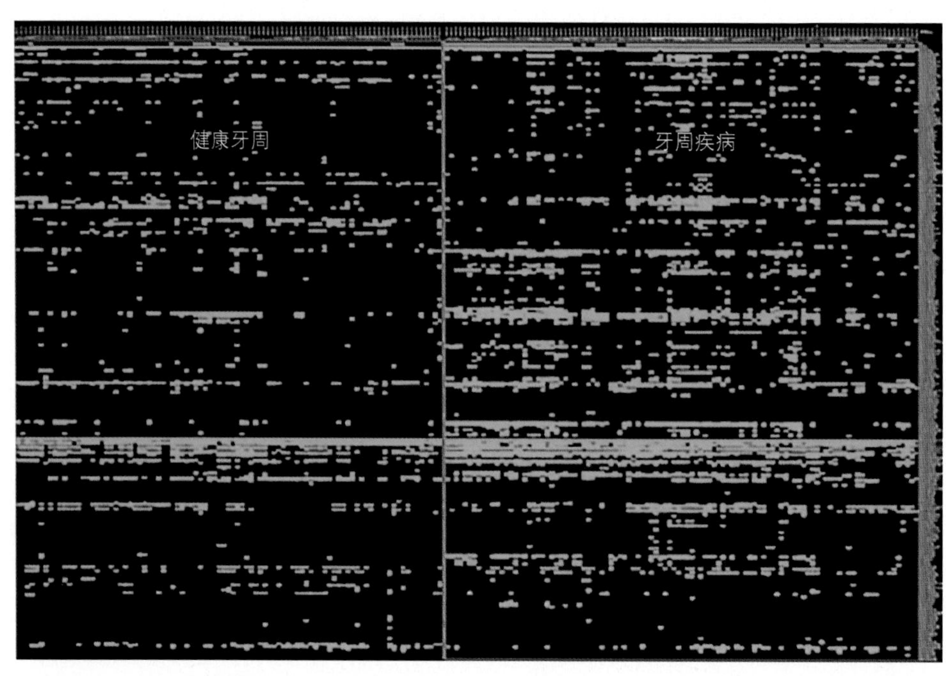

图9-6 对牙周健康者的105个健康位点（20名个体）和牙周炎患者的154个疾病位点（47名个体）的龈下菌斑进行比较，得到了461个细菌类群的细菌概要（图中约展现了300种）。（来源：Paster & Dewhirst 2009。图片经A.P. Colombo许可转载）

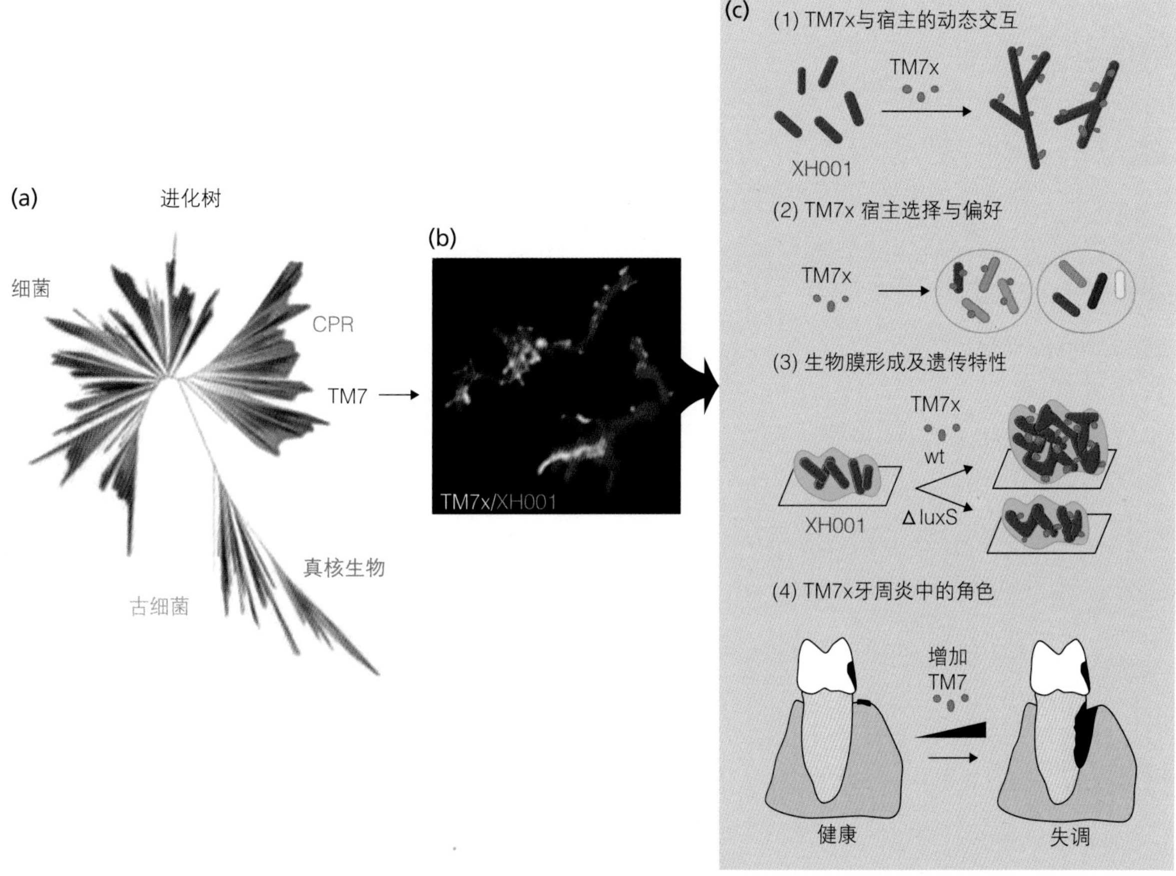

图9-8　TM7x代表了第一个与其宿主共同培养的候选门级辐射细菌（CPR）。（a）目前的进化树强调了TM7和CPR。（b）原位荧光杂交图片显示TM7x对其宿主XH001的寄生关系。（c）TM7x/XH001可更好地了解细菌上寄生菌相互作用：（1）对TM7x与其宿主细菌XH001间寄生行为的机制细节的理解；（2）宿主选择及TM7x宿主范围；（3）寄生行为对细菌生理活动的影响；（4）致病潜能。XH001，溶齿放线菌菌株XH00；TM7x，*Nanosynbacter lyticus*菌株TM7x。（来源：Bor et al. 2019）

启了对TM7生活方式和基因组学的认识（He et al. 2015）（图9-8）。分离程序包括抗生素培养基靶向富集，这种培养基可以在体外培养复合种类的口腔微生物菌群，进而支持TM7的生长（Tian et al. 2010; Edlund et al. 2013）。这些研究证实了TM7是一种非常小的细菌，直径200～300nm，同时遗传物质也较少，其中包含有20%～25%其他口腔细菌的遗传物质。此外，对其他细菌而言，它们属于高度特化的专性寄生菌。尽管有很多原核生物寄生真核生物的例子，体外的TM7x（HMT 952）与宿主溶齿放线菌共培养研究首次证实了一种细菌可以寄生另一种细菌。作为专性寄生菌，TM7会对其宿主造成负担并导致一系列负面结果，包括应激反应（Bor et al. 2019），某些条件下造成细胞分解（He et al. 2015）。但相反地，寄生同时也会对宿主细菌带来一些正面效果，包括更倾向于形成菌斑及宿主细菌对寄生细菌的反应（Bedree et al. 2018）。

逐渐出现的证据提示这种专性寄生菌可能在疾病发展中发挥作用，因为在包括牙龈炎及牙周炎等炎症性疾病中，相关菌群TM7的丰度增加（Brinig et al. 2003; Fredricks et al. 2005; Kuehbacher et al. 2008）。健康个体中，TM7通常只占所有细菌目水平的1%（Brinig et al. 2003; Podar et al. 2007）。而且，TM7水平显著提高与牙龈炎严重程度和牙周炎相关（Paster et al. 2002; Brinig et al. 2003; Rylev et al. 2011; Liu et al. 2012; Kistler et al. 2013; Camelo-Castillo et al. 2015）。此外，经过成功治疗后，原本在牙龈炎个体中升高的TM7水平下降（Huang et al. 2016）。以上研究提示，

TM7可能是牙周病相关菌群的核心成员（Abusleme et al. 2013）。

TM7家族可能的致病机制尚待进一步阐明。虽然现已明确这些寄生微生物会与整个菌群的关键成员——放线菌属（同时也是其宿主）发生交互作用，但也存在其他可能的致病机制——TM7可能会改变牙周菌群的结构组成、活性及其相关的免疫和炎症反应。

下一代测序技术革命

对16S rRNA序列分析已经成为检测可培养及不可培养细菌的可选手段，因为16S rRNA广泛存在于所有生物中，并且通过设计PCR引物，可以检测样品中所有种类微生物或靶向检测某一菌属。运用此技术发现人类口腔主要菌群中的13个门类：放线菌门、拟杆菌门、衣原体门、绿弯菌门、古生菌门、厚壁菌门、梭杆菌门、变形杆菌门、螺旋体门、SR1、互养菌门、软壁菌门和TM7，此外还存在产甲烷菌类甲烷短杆菌属，后者来自古细菌域。在这些分类中包含了数百种菌种，表明口腔微生物群落的高度多样化（Dewhirst et al. 2010）。

在我们对健康和疾病个体中龈下复杂菌群的研究中，用于检测口腔和牙周菌群中16S rRNA的新一代DNA测序技术（next generation sequencing, NGS）是技术进步的最前沿。此技术建立在高通量DNA测序技术和辅助数据分析的生物信息工具的双重进步上。临床样本提取后，设计运用一组靶向定位于16S rRNA中分类学信息区段的PCR引物来扩增所有目标DNA：此区段通常包含16S rRNA中的1～2个高变区（如V1～V3区、V4区或V4～V5区）。然后对扩增后的扩增子进行测序，再将测序结果与16S序列参考数据库匹配来确认细菌种类，并评估该细菌丰度。包括广泛多路复用在内的NGS技术进步，使在单次测序中，允许对大量样本及百万量级PCR扩增子进行快速分析。

尽管高通量16S rRNA测序技术可以在属或种水平分析分类学组成，但是全基因组测序（宏基因组学）可能达到菌种甚至菌株层面的分类学精度以分析全部的微生物。16S rRNA测序无法检出因遗传变异引起的致病性更强的菌株或克隆型，这一点尤其重要。此外，宏基因组学提供了更多关于代谢特征的信息，同时加强对菌群功能的理解。基于NGS的宏基因组学通过产生DNA随机片段（25～500bp），同时将其与基因组参考数据库对比来确认整个基因组的序列。

在过去的10年里，这些技术手段已经被运用在健康及疾病个体牙周菌群的组成分析上（Griffen et al. 2012; Abusleme et al. 2013; Kirst et al. 2015; Hong et al. 2015）。这些结果与早些时候的培养及低通量分子研究基本一致，但是在整个菌群层面上获得了更高的分类学精度。现在广为认知的是：相比于健康状态，牙周病中菌群的多样性及复杂性明显提高。菌群多样性的增加是健康状态下低丰度细菌过度增殖的结果，而不是外源性的细菌定植造成的。牙龈炎状态下菌群的改变不同于牙周炎，其代表着一种从健康到疾病的过渡阶段。与早期研究类似，随着从健康状态发展到牙龈炎，直至牙周炎，菌群量也随之显著增加（Diaz et al. 2016）。

通过16S rRNA测序对龈下菌群进行特征性分析，额外发现了一些不随着健康或疾病状态而改变其占比的菌种。这些细菌被称为核心菌种，因为其在不同健康状态下都呈现出类似的占比。核心菌种包含有可与健康及牙周病相关菌群同时交互的细菌。两种可稳定检测出的核心菌种为纤细弯曲菌和具核梭杆菌文森亚种。后者也同时是健康和牙周病相关菌斑内的主要组成，这表明该菌种是菌斑结构的重要成分，因其可与其他多种细菌发生共聚作用（Kolenbrander et al. 2010）。

图9-9总结了与健康或牙周炎最紧密关联的关键菌种，因其经不同研究小组通过NGS分析技术在不同人群中反复检出（Curtis et al. 2020）。放线菌属、罗斯氏菌属及血链球菌是主要的健康相关菌种，这些细菌在牙周炎中数量减少，同时以革兰阴性菌为主的多种菌群在牙周炎中数量增加。牙周炎相关细菌比健康相关细菌种类更多这

一事实，与牙周病菌群更高水平的多样性是相符合的，其中不同物种分布更均匀，因此与以少量菌种为主的健康菌群相比，用类似的测序技术可以检测出更多的细菌种类。综上所述，牙周炎时龈下菌群成分发生显著改变，其中最重要的是，出现不同于牙龈炎主要菌种的革兰阴性菌，后者数量上超过了健康相关细菌。在这些富集的菌种中包括了之前描述的红色复合体，该复合体由齿垢密螺旋体、牙龈卟啉单胞菌和福赛坦氏菌构成（图9-9）。但是，其他密螺旋体属也大量存在于牙周炎菌群中，这与早期的显微镜研究再一次重合，此研究表明螺旋体的丰度与牙周炎破坏程度是相关的（Armitage et al. 1982）。中间普雷沃氏菌、龈沟产线菌、脱硫叶菌属HOT041和依赖杆菌属HOT360等也是牙周炎菌群的主要组成部分（Curtis et al. 2020）。这种菌群结构的改变被命名为菌群失调，这种失调意味着菌群向有害方向发展，菌群与宿主之间的平衡被打破。与之相反的是健康状态下的菌群共生，此条件下宿主与菌群处于恒稳平衡状态（Curtis et al. 2011）。

牙周细菌及其毒力

除了菌群失调，菌群的其他一些特点也需要考虑，从而充分认识细菌在牙周病中的作用。首先，这些微生物在龈下菌斑中的增殖带来了一系列变化，这些变化显示了这些微生物的不同生物学特性，同时也对邻近组织造成了独特挑战。这些特点包括：细菌间营养依赖和传递；不同菌种所组成的特定细菌复合体的发展，这些复合体可以协同作用于菌群所带来的挑战；一个利于菌种间基因交换的理想环境，最后获得对宿主免疫及炎症清除机制和抗菌药物的抵抗力。菌斑所采取

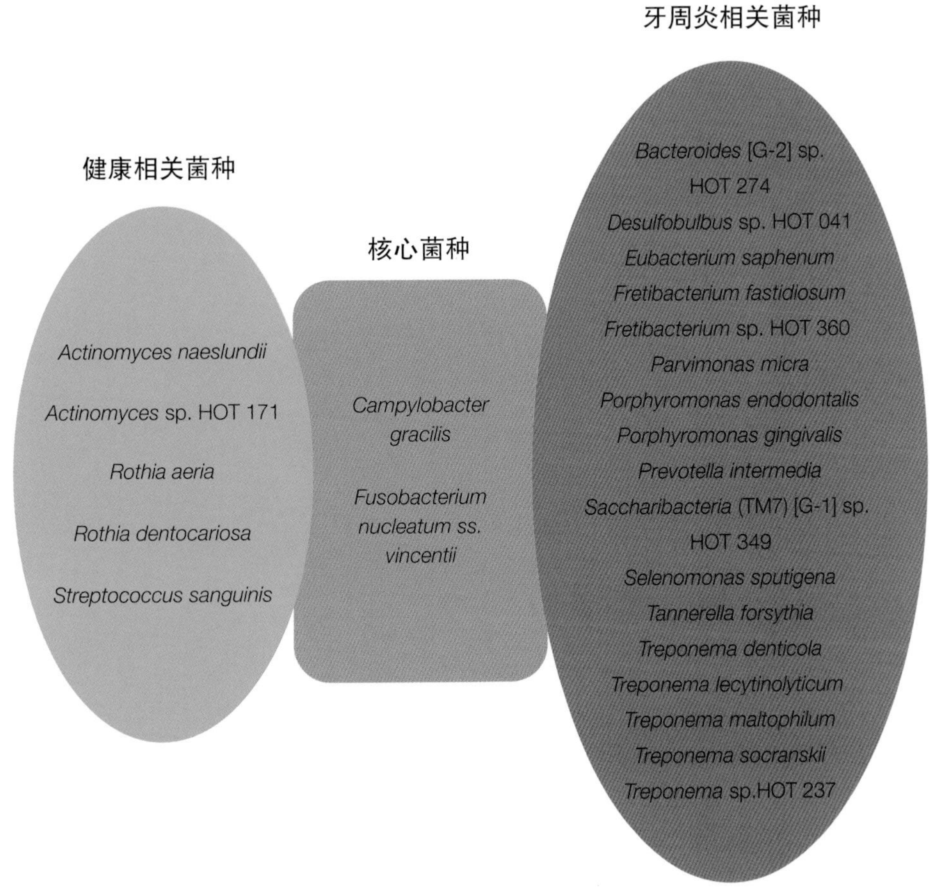

图9-9　龈下菌群中健康相关、牙周炎相关和核心菌种。绿色及红色区块表示在健康状态或牙周炎中占比出现显著增加的菌种，因此其与健康或疾病密切相关。灰色区块代表核心菌种，其占比与健康或疾病状态无关。（来源：改编自Curtis et al. 2020）

的生物膜生存方式所带来的结果，在第8章中有更细节的描述。其次，分析牙周炎相关菌种的种群结构发现了显著的基因差异，这种差异在某些情况下，对单一菌种的致病性变异起到决定性作用。最后，对常出现于牙周失调菌群中的菌种的特性分析表明，这些微生物改变固有免疫及炎症反应相关因素的能力不仅是其特征，同时也是牙周致病菌产生毒力的最重要机制。

致病微生物的毒力主要是通过实验性研究其致病等级和致病能力来定义的。毒力代表了相当复杂的参数结合，并以微生物的感染性和所产生疾病的严重程度为基础。然而，在所有病例中，传染性和致病性这两个参数受到环境、宿主机体状况或细菌在宿主体内定植位点的显著影响。因此，能够突破宿主正常防御屏障的因素，如创伤、免疫抑制/免疫紊乱或与其他微生物共同感染会显著增加某一特定微生物的毒力。因此，任何关于微生物毒力的描述都需要建立在宿主相对易感性的基础上。

图9-10展示了某种微生物寄生于另一生物时必经的生活周期和传播方式。关键步骤有：最初的定植和黏附、增殖和吸收营养、破坏宿主抵抗力、（某些情况下）入侵、最终离开宿主并传播至新宿主。这些过程需要特定基因产物（假定的毒力因子）的协助，并且这些产物会通过特殊策略来适应微生物生命的每一阶段。图9-10显示了与生命周期相关的基因产物和特征，该规律适于多种微生物。疾病可以定义为在易感宿主背景

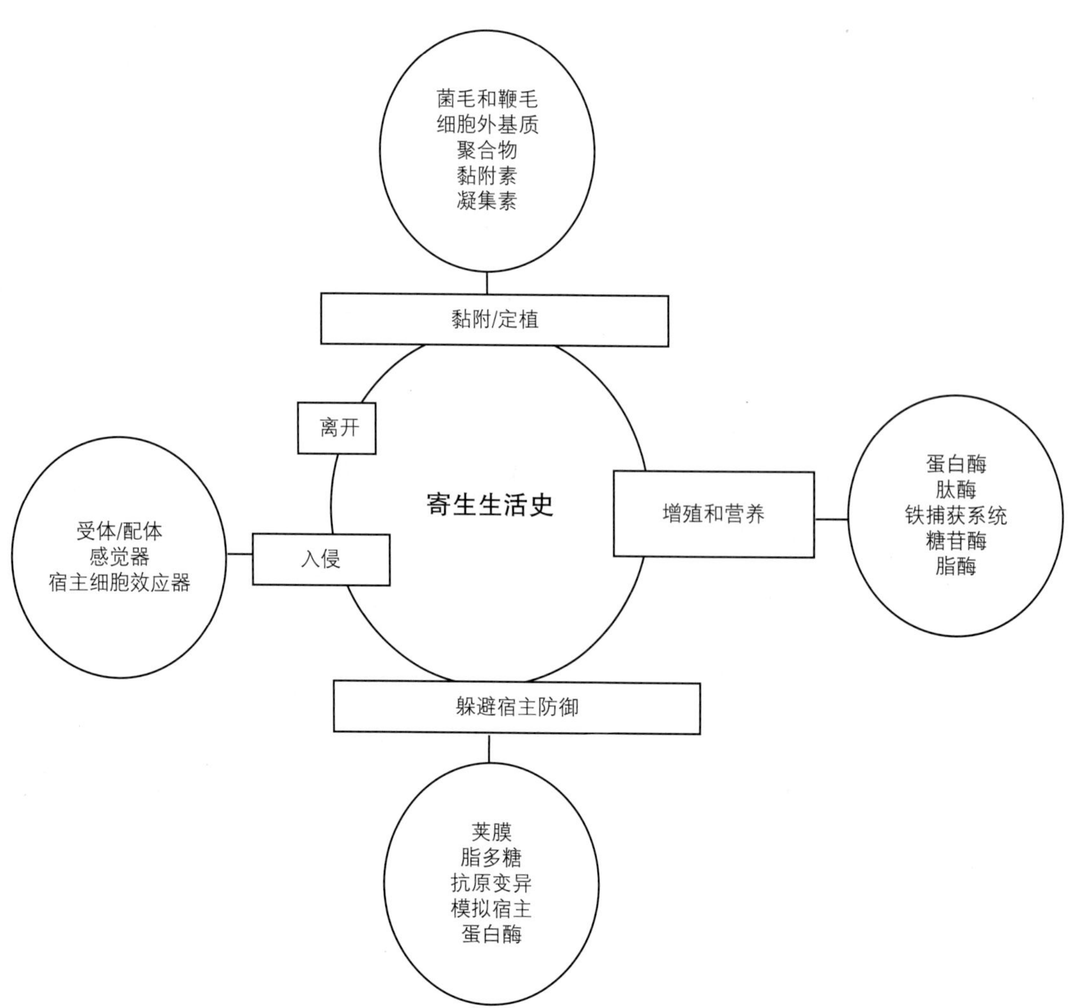

图9-10　寄生生活史的基本组成部分。寄生生物成功的增殖和传播是以其黏附、增殖、躲避宿主防御、入侵和离开宿主的能力为基础的。这些行为需要特定的基因产物和过程。（来源：改编自Curtis et al. 2005）

下，病原体重复以上生命周期，对宿主产生的不良结果。

病原菌的毒力决定因素可以被简单定义为在患病宿主机体内帮助细菌定植、增殖、生存以及传播到新宿主的基因产物。在多数情况下，判断是否为微生物重要毒力的基本原理都是从大量体外实验和/或在动物实验中采用目的基因等基因突变体的方法得到的。近年来，有许多综述对这一问题进行了研究，详细描述了这些微生物致病机制的特点（Hajishengallis 2009; Henderson et al. 2010; Sharma 2010; Dashper et al. 2011; Bostanci & Belibasakis 2012, Dahlen et al. 2019）。然而，其中几种微生物致病策略的共同重要特征是：它们的主要作用似乎都是逃避宿主防御。

越来越多的证据表明，微生物与其各自宿主的先天性免疫防御是共同进化的，这一进化策略不仅可以使微生物突破宿主防御屏障，而且还可操控宿主系统使其对微生物自身有利。一个关于这一现象的例子是革兰阴性菌和革兰阳性菌，包括伴放线聚集杆菌和牙龈卟啉单胞菌，其表面蛋白能够影响宿主细胞表达细胞因子的能力（Darveau et al. 1998）。术语"细菌调控蛋白（bacterial modulins）"由Henderson、Poole和Wilson引入，用以描述此类由细菌产生的、可以调控真核细胞产生细胞因子的分子（Henderson et al. 1996）。近年来发现，牙龈卟啉单胞菌对宿主反应的复杂调控是通过该细菌脂多糖中不同分子结构的脂质A来实现的（Darveau et al. 2004）。其中，脂质A的某些类型能够通过Toll样受体信号传导作为宿主反应的激动剂，这与肠道内含有6-酰化脂质A的微生物的特性相类似。反之，由牙龈卟啉单胞菌产生的其他脂质A基团是这一信号通路的抑制剂，能够阻断促炎脂质A的活性（Reife et al. 2006）。以上结果提示，通过改变脂质A的成分，牙龈卟啉单胞菌能够操纵先天性免疫反应，从而下调作为宿主保护措施的炎症反应。

"隐身技术（stealth technology）"是一些了解较多的牙周细菌逃避宿主攻击的策略，包括进入宿主其他细胞（主要是上皮细胞）从而处于免疫豁免区（Lamont & Jenkinson 1998; Fives-Taylor et al. 1999; Meyer et al. 1999）。目前，可以在体内证实这一过程：从口腔直接获取的上皮细胞中可以检出已被荧光标记的微生物（图9-11）（Rudney et al. 2005）。例如，牙龈卟啉单胞菌能够快速入侵人牙龈上皮细胞，并在细胞内繁殖，大量定植于细胞核周围（Lamont & Jenkinson 2000）。该过程与纯化RgpA的定位观察过程类似，RgpA能够改变上皮细胞的质膜（Scragg et al. 2002）。尽管其具体机制仍需进一步研究，但可以确定的是：FimA（一种主要的菌毛）和牙龈蛋白酶是细菌接触和进入细胞所必需的。在伴放线聚集杆菌中，尽管该机制的细节并不清楚，但其入侵过程可能被唾液中可溶性CD14增强（Takayama et al. 2003）。

对这些牙周病中一些关键微生物抗炎和毒性表型等毒力特性的理解，可以推进对疾病发病机制的认识，具体将在本章下一部分进行阐释。

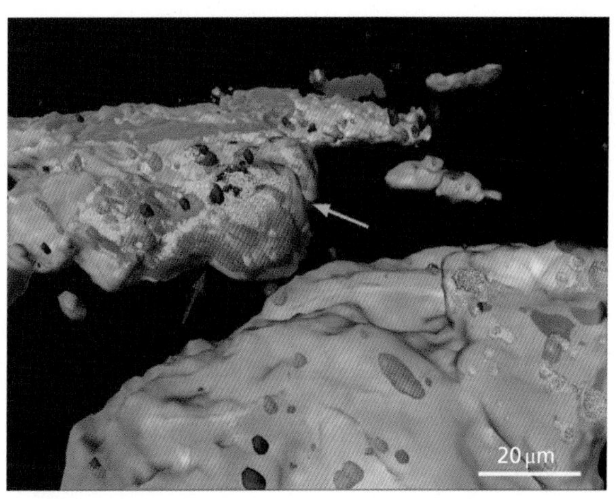

图9-11　颊上皮细胞中的细菌。在颊上皮细胞中的3D结构中，用特异性探针标记了伴放线聚集杆菌（绿色），用普通探针标记全部细菌（红色）。仅被普通探针识别的细菌呈现全红色，被伴放线聚集杆菌探针和普通探针标记的细菌是绿色外框内部充填红色。重建的颊上皮细胞表面呈蓝色。当细菌位于细胞内部时，红色和绿色相对暗淡；当细菌在细胞外，则颜色更加明亮。大的细菌团块似乎是由伴放线聚集杆菌与其他细菌直接接触形成，呈现出小叶结构（红色箭头所示、绿色箭头所示）。（来源：改编自Rudney et al. 2005）

牙周病的微生物致病机制

感染性疾病的基本原理最初由Louis Pasteur提出，后由Robert Koch所证明，这为识别单菌种病因疾病相关的微生物提供了重要框架。Koch的假设为4条标准，只有符合这4条标准才能确定某种细菌为病原菌：（1）该微生物在受累组织内大量存在，但不存在于健康组织中；（2）此微生物必须能从患病生物体中分离出来并在纯培养物中生长；（3）培养的微生物可以导致健康组织发生病变；（4）这种微生物可以从被接种的实验宿主中被再次分离出来，并且与初始的病原体完全一致。自出现以来，这些原则已经经过较大程度的修改，并且被Falkow（1988）在分子学水平进一步阐释，在整个19世纪及20世纪早期，这些原理支持了众多对医学十分重要的感染的病原体的发现。Koch本人运用这些原理发现了结核病的病原体——结核分枝杆菌和炭疽的病原体——炭疽杆菌。

过去100年内，针对牙周感染的大量微生物学分析引出了关于该疾病发病机制的基本性质的许多假说。在每一种假说中，菌斑中的细菌被公认是导致牙周组织炎症反应的极其重要因素，这种免疫反应最终会导致破坏性疾病。因此，尽管不可逆的牙周膜和牙槽骨破坏是宿主免疫的结果，然而，从根本上说，这些破坏是由细菌引起的。值得注意的是，这个看似合理的假说，其内在原理大相径庭。最早（20世纪初），人们认为牙周病是由菌斑中全部细菌的共同作用引起的，即非特异性菌斑学说。该学说认为全部的细菌数量或是牙周组织中菌斑的数量而不是特定的菌斑微生物，是疾病的决定因素，也是健康与疾病的平衡调节因素。这一学说产生的背景是当时（19世纪末）细菌分离和鉴定技术尚不成熟。后来，这种非特异性学说逐渐遭到越来越多的质疑。首先，一些存在大量菌斑堆积的个体并未表现出牙周破坏，甚至在某些情况下，较为轻微的感染症状（译者注：即牙龈炎）也未出现。此外，随着临床微生物学更加成熟，科学家们发现，从牙周病患者健康部位、患病部位或健康个体所取得的菌斑样本，其微生物组成存在明显不同。因此，“特定细菌（牙周致病菌）是否出现以及其丰度如何是牙周病的决定因素”的观点逐渐开始流行。

特异性菌斑学说（Loesche 1979）自提出以来，为牙周病微生物病因学的研究提供了理论框架。随着许多关于微生物群的详细研究的开展，越来越多的与疾病相关的细菌被发现。研究者们观察到不同细菌与不同的临床状况相关联，据此推测，特定细菌或细菌复合体可能是牙周病进展的关键。重要的是，从此以后，我们可以对这些可疑致病菌（无论是单一菌种或者是多种细菌组合）的致病力进行研究，无论是通过动物实验还是体外实验。这也使“某些特定微生物能够促进或抑制炎症反应和/或损害牙周组织防御能力”这一潜在的生物学机制得到发展。

特异性菌斑假说对诊断和治疗的影响是不言而喻的。如果某一特定的细菌种类是疾病的始动因素，那么在个体中对该微生物的鉴定能够帮助判断临床预后。另外，通过靶向治疗去除或至少控制这种微生物，而不是去除全部的微生物，对临床也是有益处的。特异性菌斑假说也提出了何处及何种方式感染该微生物的问题。如果这些微生物是外源性获得的，那它是从另一个体中传播而来，而不是在该个体幼年时就存在于口腔微生物群中。正如阻断许多其他医学上重要的人类致病微生物的传播，阻断或限制该微生物在人群中的传播将是可接受的成功的公共健康策略。后一个问题通过随后的生态菌斑假说（Marsh 2003）得以解决。在这一假说中，牙周细菌的生存环境是最重要的。不同细菌在不同环境条件下生长和增殖的能力将决定牙齿表面特定部位微生物群落的平衡。如在牙周袋中，pH可以 > 7，适应碱性环境的细菌就可以竞争性取代适应酸性环境的细菌。与之类似，与对有害环境抵抗能力较弱的细菌相比，能够抵抗宿主免疫反应的细菌在牙周炎症部位数量更多。因此，疾病中微生物群体的组成与疾病位点的环境条件密切相关。

环境条件发生变化，如血清以龈沟液（gingival crevicular fluid, GCF）的形式渗出而引入了不同的营养元素，可能会导致与之相伴的微生物群落的变化。例如，先前由于环境中铁（血红素）浓度低，生长受到抑制的微生物，在得到龈沟液的营养后，数量会增加，并且竞争性取代生长在健康环境下（龈沟液少或无）的细菌。这些细菌能够抵抗迁移来的吞噬细胞的杀伤作用，导致机体该部位的细菌增殖。这样一来，新被选择的微生物群体将会对牙周组织表现出不同于之前的、更具有潜在破坏性的危害，所以炎症更加严重，细菌清除也会变得更加困难。重要的是，生态菌斑假说考虑到这些潜在的牙周致病菌可能存在于健康人群这一事实，即使这些细菌数量相对较少，但当环境发生改变，其竞争力超过其他与健康相关的细菌时，它有能力成为微生物群中的优势菌。这样一来，这个假说就能够解释这些特异性的牙周致病菌无须外界传播就能够引起疾病。从进化的角度看牙周病的致病机制，通过对之前全部观点的总结，修正后的新观点认为，在牙周病进展中，既有特异性因素又有非特异性因素，另外，牙齿表面正常菌群出现紊乱是疾病的重要基础（Darveau et al. 2012）。这一较新的致病机制的概念的本质主要来自全球人口变化导致的牙周微生物的变化。如前所述，目前普遍认为，在牙周病进展期间，口腔菌群发生了显著变化，菌群多样性显著提高，疾病相关细菌过度增殖并在数量上成为主导，而这些疾病相关细菌在健康状态下数量是很少的（Diaz et al. 2016）。口腔菌群失调时的变化与身体其他微环境（如肠道）发生感染性疾病时所观察到的完全相反。在肠道中，菌群失调时细菌多样性下降，尤其是厌氧菌减少，而这在口腔中意味着健康状态。

牙周病时菌群数量发生变化，其驱动因素是复杂且多样的。这其中包含菌群构成多样性带来的挑战和宿主免疫/炎症系统的效能，而免疫及炎症系统又由环境及遗传因素共同支配。牙周菌群的两个特点值得注意。第一，某些类群的细菌可以逆转炎症反应，这些菌群影响整个细菌群落的变化。如牙龈卟啉单胞菌——一种长久以来公认的牙周病发展相关细菌，可能通过引发菌群失调及炎症，对口腔菌群数量发挥"关键"影响（Hajishengallis et al. 2012）。通过促进补体系统中的C5aR与Toll样受体2分子（Toll-like receptor 2, TLR-2）的交互作用，牙龈卟啉单胞菌参与了宿主组织中的免疫系统破坏和炎症维持（Maekawa et al. 2014）。以小鼠为模型的研究表明，牙龈卟啉单胞菌并不能独立地造成菌群数量的变化，该菌还需要整体菌群活动的协助。在无菌小鼠中，由于没有共生菌群，单独的牙龈卟啉单胞菌无法引起牙周病及牙槽骨丧失（Hajishengallis et al. 2011），这也间接证明了以上观点。最新的研究发现，牙龈卟啉单胞菌所引发的菌群失调可以在实验动物模型上形成高度稳定的系统，同时可以传染并导致受感染动物的牙槽骨丧失（Payne et al. 2019）。

进一步的证据也支持了正常情况下良性共生菌群在牙周病中的作用，这些证据来自对人类口腔样本的宏基因组学及宏转录组学研究。例如，对比牙周炎基线位点和进展位点（Duran-Pinedo et al. 2014），那些可疑毒力决定因子上调最明显的细菌是健康相关的链球菌属。对基线非进展位点和基线进展位点的比较，也可以得出类似的结论。这些发现进一步强调了仅仅关注疾病状态下的牙周可疑致病菌是远远不够的：尽管疾病相关菌种的作用是不可忽视的，这些菌种具有与免疫及炎症反应下调相一致的特性，但事实上，牙周炎的发生更应该是所有细菌产物共同作用的结果（Siqueira & Rôças 2009; Berezow & Darveau 2012）。

第二，口腔菌群具有较强的嗜炎特性，这是一个潜在的菌群失调驱动因素（Hajishengallis 2014）。即使在健康状态下，疾病相关细菌也存在于龈下菌斑中，尽管丰度很低，这可能是引起健康状态下持续的低水平炎症的原因。触发炎症对这些嗜炎细菌有两点好处：首先，通过启动组织损伤产生被保护的定植位点，在这样的微环境中，嗜炎细菌的竞争性强于低嗜炎性微生物；其次，累积的营养物质，如含有血红蛋白的复合物和组织渗出物/血浆里的蛋白质，可以提高特定厌氧菌的生存率，进而在生态系统中产生竞争性生存优势。口腔菌群的嗜炎特性驱使形成了组织损伤和细菌生存增殖的“自养（self-feeding）”循环（Hajishengallis et al. 2012）（图9-12）。因此，炎症反应和微生物菌群在健康状态下处于一种双向平衡（内环境稳态），在牙周炎中处于双向失衡。

总的来说，在20世纪，我们对牙周病微生物发病机制的理解经历了巨大改变，时至今日，随着对更多临床样本的细节分析，我们对组成该微生物群的微生物成分的认识在加深，并将其应用于实验模型系统中。本章强调的是菌群失调，就像我们所了解的人体其他部位的具有复杂微生物病因的疾病一样。在所有的案例中，疾病是共生微生物和组织免疫炎症系统平衡被打破的结果。在这方面，牙周感染及机体对它的反应代表了一种极好的、易于获取且便于跟踪随访的体系，这一体系能够帮助我们理解一系列的以菌群失调为特征的人类炎症疾病的潜在规律。

种植体周感染

前言

随着世界范围内种植体植入数量的不断增长，可以预见种植体周感染的患者会不断增加。种植体周感染或种植体周病变被定义为：（1）种植体周黏膜炎，即存在种植体周黏膜炎症的临床指征（BoP阳性），同时无支持骨组织的丧失；（2）种植体周炎，进展性骨丧失及种植体周软组织炎症（BoP阳性）（Berglundh et al. 2018）。在种植体周炎中，探诊深度≥6mm及溢脓是常见的（图9-13）。

这些感染表明种植体周生物膜与宿主反应之间的失衡，导致菌群失调及组织损伤。正如本章所述，最近在分子技术上的进步生成了大量数据，这些数据能够表征健康和疾病状态下种植体周生物膜的微生物多样性特征。

本章阐述了种植体周病的病因，描述了牙列缺损或全牙列种植体周与健康或疾病相关的龈上及龈下生物膜的特征。本章还讨论了影响种植体周生物膜形成的因素，包括材料表面特征、局

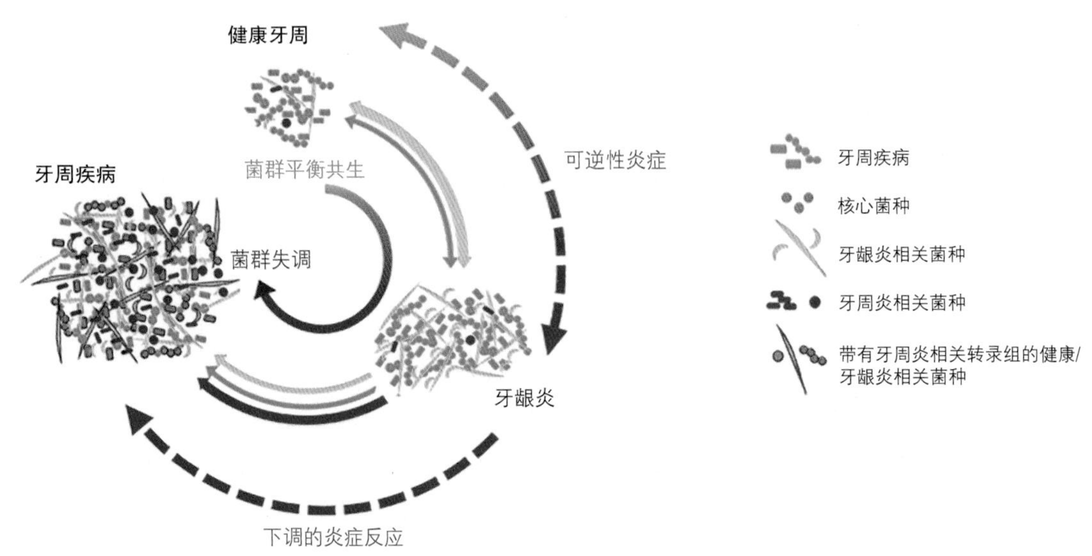

图9-12　龈下菌群和炎症免疫反应的双向联系。健康状态下的平衡共生菌群主要为健康相关菌种（绿色）及少量的牙龈炎相关菌种（橙色）、牙周炎相关菌种（红色）。牙龈炎主要变化为生物量的增多（绿色及橙色箭头所示），其主要由绿色、橙色菌种组成，特别是橙色菌种，相关的炎症水平提高。在牙周炎中，生物量进一步提高（绿色、橙色、红色箭头所示），同时红色菌种逐渐成为失调菌群的主要部分。此外，绿色及橙色菌种的所有基因表达发生改变，表达出更多的毒力决定因子。这伴随着炎症反应下调及组织损伤。能够消除炎症反应的介入措施对菌群失调的逆转可能也起着重要作用。（改编自Curtis et al. 2020）

(a)

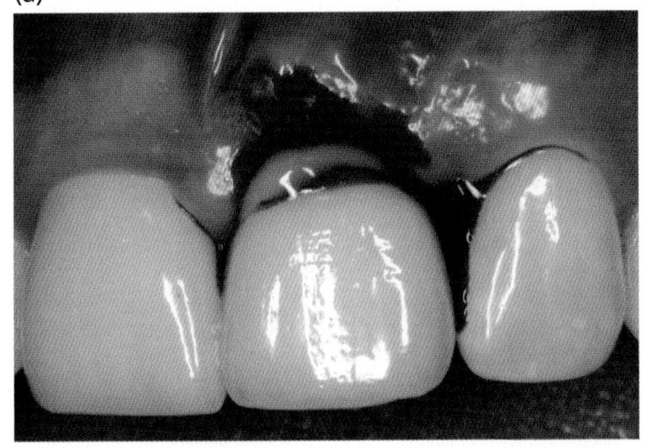

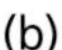

(b)

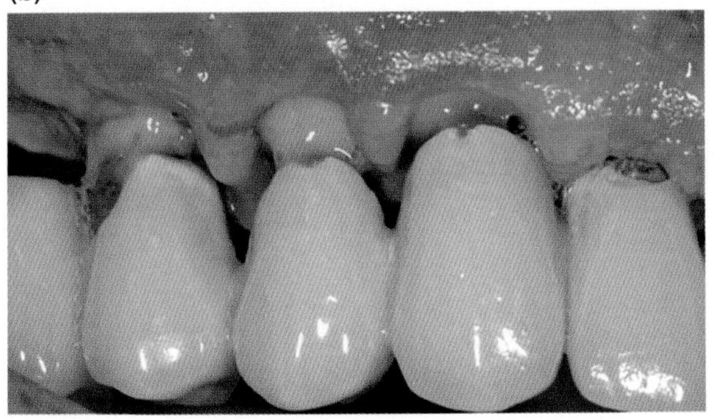

图9-13　种植体周炎的临床表现。（a）轻探诊出血和溢脓。（b）深（>6mm）种植体周袋自发性溢脓。

部环境及种植体支持式修复体设计。牙周及种植体周感染菌群的异同及其临床意义也将在本章讨论。

种植体周菌斑生物膜的形成

种植体植入后，在理想状态下，种植体的骨内部分应该被骨包绕，并且不会形成菌斑生物膜。相反地，种植体/基台的穿黏膜部分，一旦暴露于口腔环境，就会迅速被微生物定植（Fürst et al. 2007）。这些微生物黏附于唾液蛋白和多肽形成的获得性膜上。这层获得性膜可以为所有口腔菌群细胞表面的黏附素提供受体。釉质表面和钛表面的获得性膜存在差异。体外研究发现，钛表面的获得性膜含有一些分子如高分子量黏蛋白、α-淀粉酶、分泌型IgA和富脯氨酸蛋白，但是釉质表面的获得性膜内不能检测到胱蛋白和低分子量黏蛋白等常见分子（Edgerton et al. 1996）。尽管钛表面和釉质表面的获得性膜可能不同，但这些差异似乎并不影响生物膜形成中的细菌种类（Leonhardt et al. 1995）。

由于牙齿和种植体表面有共同的生态环境，两者的生物膜形成原理和过程也很相似（Lang & Berglundh 2011）。生物膜一旦形成，最早定植的细菌（如血链球菌和内氏放线菌）便通过与唾液获得性膜相互作用而发生黏附。早期定植的细菌在获得性膜上生长，使环境发生改变，并通过聚集作用促进其后的细菌定植（图9-14）。由相互作用的微生物、多糖蛋白质复合物基质及复杂结构的多种生态群组成的生物膜随着时间延长变得愈加稳定，形成了抵抗宿主防御和抗菌药物的保护性环境（Marsh 2005;Socransky & Haffajee 2005; Kolenbrander et al. 2006）。图9-15扫描电子显微镜显示了钛种植体表面生物膜形成的不同阶段的系列图像。影响微生物定植的因素包括：种植体/基台的表面特征、局部口腔环境、口腔常驻菌群、种植修复设计和自我菌斑控制便利性。

种植体/基台的表面特征

种植体/基台和修复体部件的表面特征，包括化学组成、表面自由能（surface free energy，SFE；润湿性）和粗糙度，可能会影响生物膜的形成。体外和体内实验都表明，提高钛表面的粗糙度可以引起更多的细菌黏附和生物膜堆积（Teughels et al. 2006; Subramani et al. 2009; Burgers et al. 2010; Fröjd et al. 2011）。在一项调查口腔菌群对不同表面特征的钛片黏附的体外研究中，扫描电子显微镜显示粗糙表面增加了细菌的黏附（Wu-Yuan et al. 1995）。在一系列的左右半口对照的研究中，有证据表明，> 0.2μm临界值的表面粗糙度（Ra）和/或表面自由能的提高可以促进修复材料表面的生物膜形成（Teughels et al. 2006）。通过比较高表面自由能（钛）和低表面自由能（聚四氟乙烯修饰）的基台上的菌斑，可以阐明表面自由能对种植体周黏膜上下区域菌斑成熟过程的影响（Quirynen et al. 1993）。相比于未被修饰的钛基台而言，

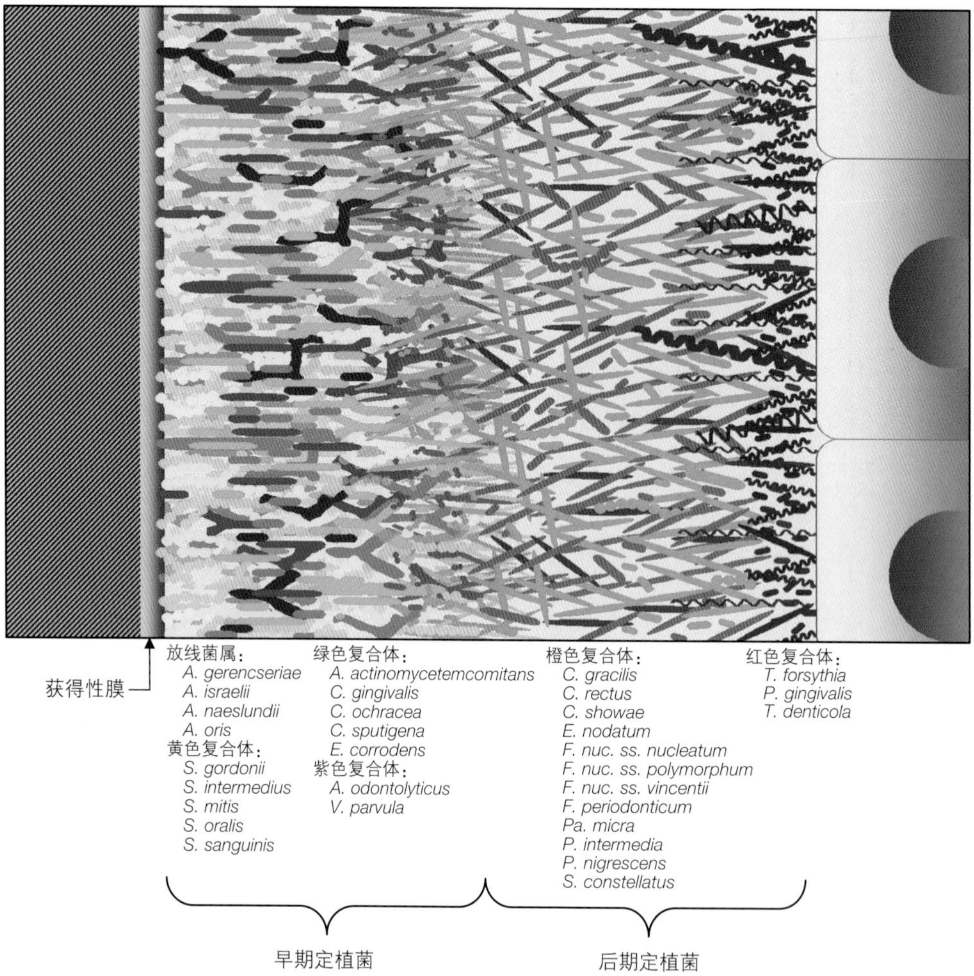

种植体表面

种植体周袋上皮的排列

获得性膜

放线菌属：
A. gerencseriae
A. israelii
A. naeslundii
A. oris
黄色复合体：
S. gordonii
S. intermedius
S. mitis
S. oralis
S. sanguinis

绿色复合体：
A. actinomycetemcomitans
C. gingivalis
C. ochracea
C. sputigena
E. corrodens
紫色复合体：
A. odontolyticus
V. parvula

橙色复合体：
C. gracilis
C. rectus
C. showae
E. nodatum
F. nuc. ss. nucleatum
F. nuc. ss. polymorphum
F. nuc. ss. vincentii
F. periodonticum
Pa. micra
P. intermedia
P. nigrescens
S. constellatus

红色复合体：
T. forsythia
P. gingivalis
T. denticola

早期定植菌

后期定植菌

图9-14 可能发生在暴露于口腔环境的种植体表面的微生物定植顺序的简化示意图，微生物群根据Socransky等描述的微生物复合体类型着色（1998）。

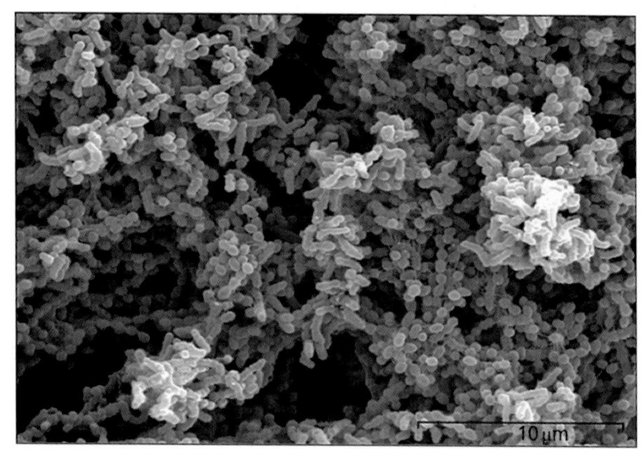

图9-15 扫描电子显微镜显示钛种植体表面特征性的生物膜结构。细菌团块位于细胞外基质中，覆盖了种植体表面，其典型形态学结构为菌群散布在开阔的循环通道之间。

聚四氟乙烯修饰的钛基台表面的生物膜更不成熟，球菌占比较高而能动型微生物和螺旋体较少（Quirynen et al. 1993）。当两种表面特征相互作用时，表面粗糙度占据了主导地位（Teughels et al. 2006）。表面粗糙度对生物膜形成的影响可以通过以下几个方面来解释，包括抗剪切力、增加黏附面积和清洁粗糙表面的困难，后者使生物膜能够通过常驻菌种的增殖快速再生（Quirynen & Bollen 1995）。对10名患者的钛愈合基台进行14天的黏膜上、下区域微生物形成的定量分析表明，在更粗糙的表面上，黏膜上菌斑生物膜的形成显著增加，但是，更大的粗糙度对黏膜下菌斑生物膜没有影响（Elter et al. 2008）。

最近，体外多菌种生物膜模型及显微技术的发展使研究种植体表面生物膜的形成动力学及结构成为可能，显微技术包括扫描电子显微镜（SEM）和共聚焦激光扫描显微镜（CLSM）。通过对比羟基磷灰石、钛及氧化锆表面的生物膜形成可以发现，生物膜形成过程都是类似的，这与何种表面无关。但是生物膜的三维结构及生物膜内细菌数量，却有显著不同。虽然羟基磷灰石及钛表面的生物膜具有类似的形成动力学及结构，但氧化锆表面的生物膜明显比钛和羟基磷灰石表面的生物膜薄，且生物膜对锆材料的面积覆盖百分比显著低于钛（Sanchez et al. 2014）。在接下来的研究中，在整个种植体表面构建同样的体外生物膜模型，在对种植体不同表面微观结构的研究中，CLSM发现在中等粗糙的种植体表面上，生物膜的生物量显著高于最小粗糙度的种植体。SEM显示更多数量的细菌存在于中等粗糙种植体表面上典型的表面微孔隙中，同时qPCR分析也报告了中等粗糙种植体表面上显著增加的总菌群数量及密度（Bermejo et al. 2019b）（图9-16）。

种植体表面的生物膜结构不仅受其表面微结构影响，同时也受种植体宏观设计影响。种植体表面的生物膜形成分析显示，整个种植体表面会

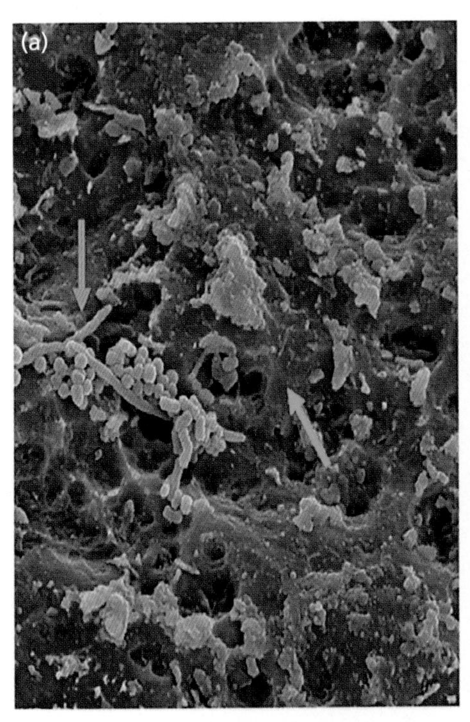

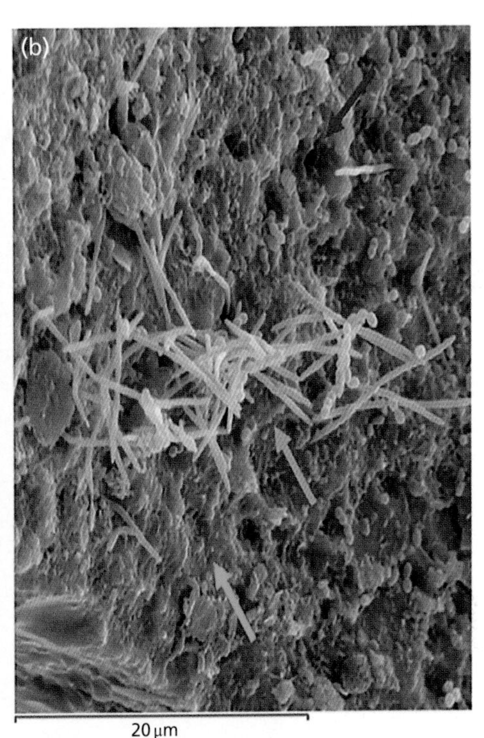

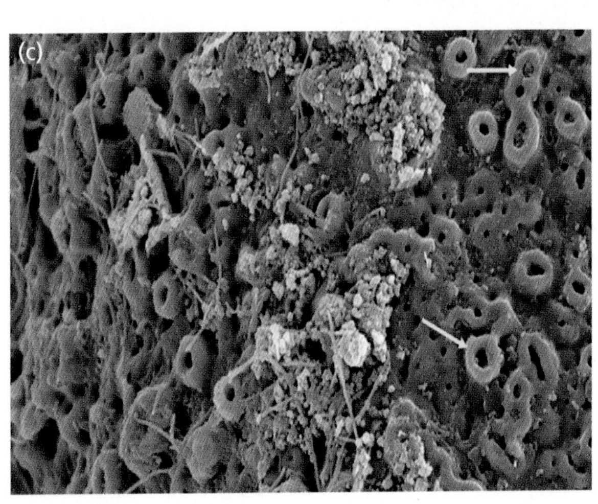

图9-16　（a，b）最小粗糙度表面的生物膜。梭形杆菌形成3D结构，其上黏附有短链球菌链（具核梭杆菌和口腔链球菌）（蓝色箭头所示）。钛种植体表面覆盖一层厚的细胞外基质（绿色及蓝色箭头所示）。（c）中等粗糙的种植体表面的生物膜具有与最小粗糙度表面的类似的结构特征。细菌以更大的生物量的细菌群落覆盖种植体表面及中等粗糙表面上更大的孔隙中（黄色箭头所示）。

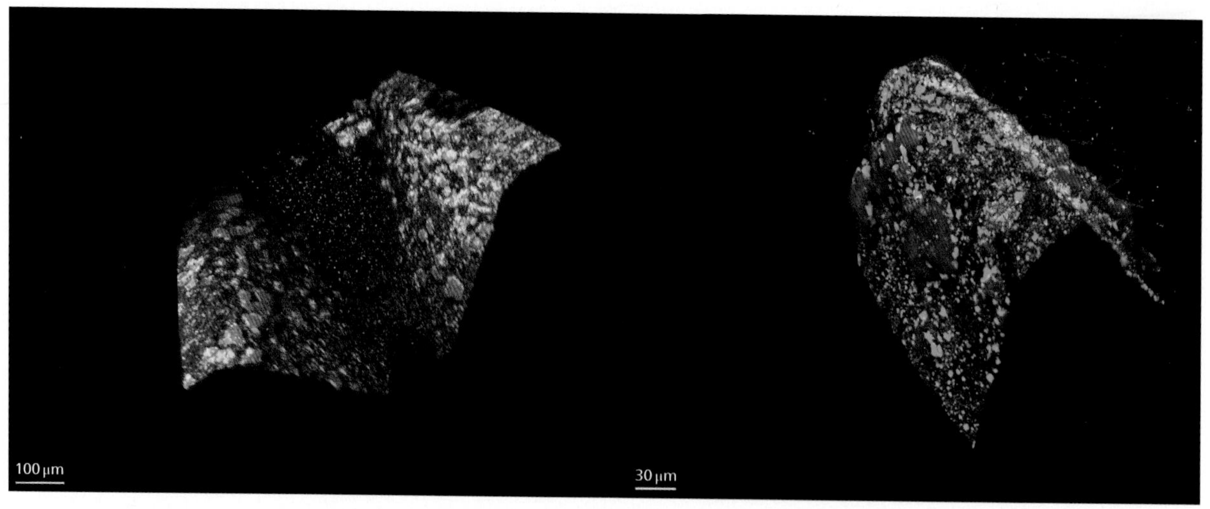

图9-17 红聚焦激光扫描显微图像描绘了位于种植体螺纹凸处及凹处的生物膜构成。BacLight细胞活性染色评估细菌活力，其清晰地显示了螺纹凹处存在更高比例的死细菌。蓝色，种植体材料；绿色，活细菌；红色，死细菌。

在短时间内被细菌定植并发展为成熟和结构完整的生物膜。但是，不同位置生物膜的细菌活性不同，螺纹的凸处会寄宿更多的活细菌，螺纹间的凹处堆积有更多的死细菌，这可能反映了最不易达到的位置所获得的养分也相应减少（Bermejo et al. 2019a）（图9-17）。

运用双菌种及三菌种生物膜体外模型，16S核糖体RNA（rRNA）荧光技术和CLSM的研究也报告了类似的结果（Fröjd et al. 2011）。2小时后，更高粗糙度的表面出现更多的细菌附着，最可能的解释是粗糙的表面可以保护细菌免受剪应力的影响。但是14小时后，所有表面的生物膜体积都是类似的，这提示生物膜发展可以克服表面特征对黏附过程的影响（Fröjd et al. 2011）。

一系列的修复材料被用来制作种植体部件，包括钛、金、瓷、锆。由于对牙色修复体需求的增加，氧化锆陶瓷（二氧化锆）已经更广泛地用来作为种植体基台和种植修复体的穿黏膜部件。在一个使用CSLM来观察在体内各种牙科用陶瓷上口腔生物膜形成的实验中，口内使用的二氧化锆表现出较低的生物膜堆积（Bremer et al. 2011）。几个随机对照研究对比了在氧化锆基台和钛合金基台上的早期细菌定植。尽管氧化锆基台的表面自由能比钛基台低，但基台连接5周后伴放线聚集杆菌和牙龈卟啉单胞菌的黏附并没有区别（Salihoglu et al. 2011）。一项类似的研究证实了氧化锆和钛之间没有差异，该研究评估了基台连接后2周和3个月后7种细菌的绝对数量（van Brakel et al. 2011）。

最近的研究运用了分子学技术，检测发现钛和氧化锆基台表面被菌群迅速定植，这些菌群与邻近牙齿表面的菌群是类似的（de Freitas et al. 2018; Raffaini et al. 2018）。De Freitas等（2018）在20名受试者身上检测了负载1个月、3个月、6个月后的种植位点生物膜，随着时间的进展，钛或氧化锆基台和牙齿表面定植的细菌生物膜有类似的操作分类单元（operational taxonomic unit, OTU）数量。最常被检出的门类有厚壁菌门、蛋白菌门、梭杆菌门、拟杆菌门和放线菌门，在不同的表面和时间点检测出的门类有显著不同。结果表明，钛或氧化锆表面可能存在不同细菌基因型的选择性黏附（de Freitas et al. 2018）。

一项运用棋盘式DNA杂交技术和16S rDNA焦磷酸测序的研究在20名健康参与者中确定了161个细菌类群，代表12种与钛或氧化锆种植体基台相关的系统发育型（Nascimento et al. 2016）。梭杆菌属、普雷沃氏菌属、放线菌属、卟啉菌属、韦荣氏球菌属、链球菌属中的数个菌种在所有位点中均常见。钛基台和氧化锆基台有所不同，钛基台具有最高的微生物计数和更高的致病菌种类

（Nascimento et al. 2016）。

一项纳入了20名参与者、为期30天的横断面研究，采用棋盘式DNA杂交技术评估了钛和氧化锆基台的早期生物膜结构。结果显示，在种植体负载时，两种材料的基台表面的细菌量（基因水平）均较低，但是，随着时间的进展，两种基台的微生物计数和多样性均增加，且无明显差异（Raffaini et al. 2018）。

根据表面粗糙度Sa（三维高度平均偏差），有学者提出把钛种植体表面分为4类：光滑（Sa < 0.5μm）、低度粗糙（Sa 0.5 ~ 1.0μm）、中等粗糙（Sa 1.1 ~ 2.0μm）和粗糙表面（Sa > 2.0μm）（Albrektsson & Wennerberg 2004）。最早由Brånemark提出的机械处理表面属于低度粗糙表面。最近，商业用途的钛种植体表面被修饰以利于骨结合，其粗糙度属于中等粗糙表面或粗糙表面。如果种植体周边缘支持骨丧失，那么这些种植体表面将暴露于口腔环境中，粗糙的表面可能增加种植体表面的生物膜形成和污染。尽管没有证据表明一个植入恰当的、骨结合良好的种植体表面粗糙度会影响种植体周炎的发展，但有记录显示当种植体表面暴露于口腔环境中时，相对于低度粗糙表面种植体，粗糙表面种植体［等离子钛喷涂（titanium plasma sprayed, TPS）］表面更容易发生种植体周炎的进展（Lang & Berglundh 2011）。

局部口腔环境

无牙颌和牙列缺损患者种植体周的细菌定植已被研究。种植体生物膜形成和种植体周黏膜炎的因果关系已在临床研究中得到证实（Pontorieno et al. 1994; Zitzmann et al. 2001; Heitz-Mayfield et al. 2012; Salvi et al. 2012）。在这些研究中，为了使菌斑不受干扰地堆积而中断口腔卫生维护后，种植体周炎症的临床体征在几天后出现，并在重新维护口腔卫生后消失。预料之中的是，和这些炎症有关的种植体周生物膜的组成受到了局部环境和牙列缺损病例中余留牙上的微生物群的影响。其中，生物膜会导致易感患者进一步的种植体周感染，横断面研究表明，种植体周龈沟内发现的微生物群落与邻近牙齿上几乎一致（Quirynen & Listgarten 199020; Leonhardt et al. 1993; Mombelli et al. 1995a; Lee等1999b; Hultin et al. 2000; Agerbaek et al. 2006）。已证实深的牙周袋拥有更多的和更大比例的牙周致病菌（Socransky et al. 1991），为细菌定植提供了潜在病灶。

一些纵向研究提示，牙周袋内细菌会向新植入的种植体周区域迁移（Mombelli et al. 1995a）。一系列研究使用相关技术来识别单个菌株，以确认从牙周位点到种植位点的这种细菌迁移是否发生在患者身上（Sumida et al. 2002; Takanashi et al. 2004）。使用脉冲电场凝胶电泳（pulsed field gel electrophoresis, PFGE）和染色体DNA对比技术发现，从同一患者种植体和天然牙上分离培养的牙龈卟啉单胞菌和中间普雷沃氏菌染色体DNA分割模式是完全相同的，而不同患者的样本的PFGE是不同的（Sumida et al. 2002）。类似地，研究发现从同一患者的天然牙和种植体上分离的75%的牙龈卟啉单胞菌是相同的，而中间普雷沃氏菌是100%匹配的，这些结果明确地证实细菌从天然牙向种植体迁移的存在（Takanashi et al. 2004）。尽管在牙列缺损病例中，余留牙是种植体表面定植细菌的首要来源，但软组织表面、舌或扁桃体隐窝和唾液也是种植体表面细菌的潜在储存库。对佩戴全口义齿的无牙颌受试者口腔黏膜表面相关微生物群的综合评估概述了由不同复杂性的生物膜定植的众多生境，每一个都迥然不同（Sachdeo et al. 2008）。从义齿、舌背、舌侧、舌腹、口底、颊黏膜、硬腭、口腔前庭/唇和唾液中采集生物膜样本，用DNA-DNA杂交技术来分析41种不同细菌的数量和所占比例。结果发现，在不同黏膜表面和唾液中存在显著不同的微生物定植模式。这些研究中一个更重要的发现是在无牙颌患者中检测出了伴放线聚集杆菌和牙龈卟啉单胞菌这些牙周致病菌，而在此之前，人们认为这类细菌在牙齿全部缺失后是不会存在于口腔的（Sachdeo et al. 2008）。其他研究也有报道无牙颌患者中存在牙周致病菌（Danser et al. 1998; Cortelli et al. 2000），从未戴过义齿但有牙周炎病史的无牙颌老年人群中也存在牙周致病菌（Fernandes et al. 2010）。

与之相反的是，最近的一项研究评估了26名无牙颌患者中的牙龈卟啉单胞菌、福赛坦氏菌和金黄色葡萄球菌的水平，时间点在一体式氧化锆和钛种植体植入前与植入后6个月（Siddiqi et al. 2016）。一项使用SYBR green/ROX的qRT-PCR检测和量化了这3种细菌。植入后立即从种植体周及舌部取样，结果显示种植体植入前这3种细菌均低于检测阈值；在氧化锆或钛种植体植入后6个月，也均未发现它们（Siddiqi et al. 2016）。

这些发现对预防种植体周感染有一定的临床意义。口腔环境的疾病状态，如未经治疗的牙周病，会导致口腔内生态系统的改变，从而利于病原微生物在种植体的定植（Lang & Berglundh 2011）。种植之前先进行牙周治疗，给予足够的牙周/种植体周维护治疗以减少潜在牙周致病菌的数量，都可以降低种植体周炎症的风险。

口腔卫生和清洁便利性

维护治疗在预防种植体周感染中的重要性已经在数项研究中得到证实，研究发现没有遵循系统的维护治疗的患者发生种植体周感染的概率要大于那些进行了维护治疗的患者（Roccuzzo et al. 2010; Costa et al. 2012）。一项横断面研究强调了治疗后良好依从性[在间歇期坚持推荐的预防措施/牙周支持治疗，同时全口菌斑指数维持在20%以下（O'leary et al. 1972）]的重要性，研究显示种植体周炎的发生率与较差的依从性相关（Rinke et al. 2011）。

种植体周感染与较差的口腔卫生相关（Lindquist et al. 1999; Ferreira et al. 2006）（图9-18）。在一项评估了212个使用种植体支持式义齿修复牙列缺损的患者的横断面研究中，使用改良菌斑指数（modified plaque index, mPI）（Mombelli et al. 1987）为评估指标，结果发现较高的菌斑指数与种植体周感染显著相关（Ferreira et al. 2006）。

(a)

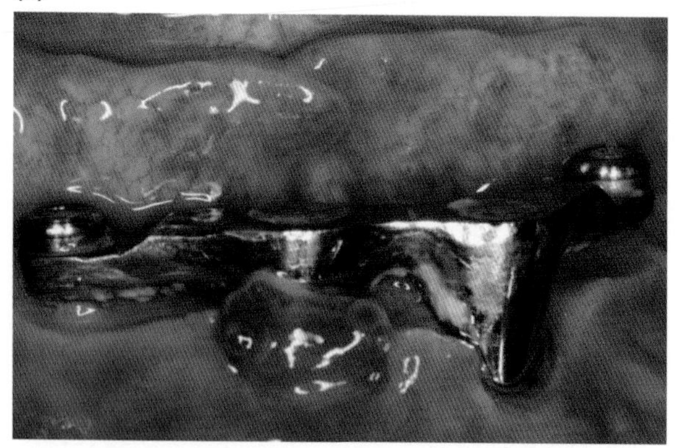

(b)

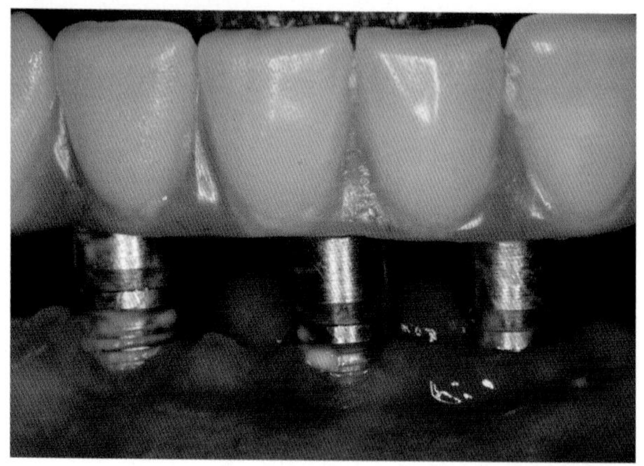

图9-18 黏膜上种植体周生物膜的堆积和相关的种植体周感染。（a）出现在种植体支持杆卡和基台上的生物膜。（b）出现在钛基台表面的生物膜及因为口腔卫生较差而暴露的种植体螺纹。

一个相关研究强调了设计种植体上部修复时其清洁便利性的重要性（Serino & Ström 2009）。当给患者的一颗或多颗种植体的种植体周炎提供治疗时，研究者发现大部分被诊断为种植体周炎的修复体设计都不利于口腔卫生清洁，而清洁性好的则很少发生种植体周炎（Serino & Ström 2009）。种植体上部修复设计应该利于患者的自我菌斑控制，并且利于早期发现种植体周感染的临床体征（图9-19）。

与种植体周黏膜健康相关的菌群

对种植体周健康和疾病有关的生物膜的特性与成分的理解是十分重要的，以便制订有针对性和有效的防治策略来控制种植体周炎症。

种植体周生物膜在种植体暴露于口腔后几

(a)

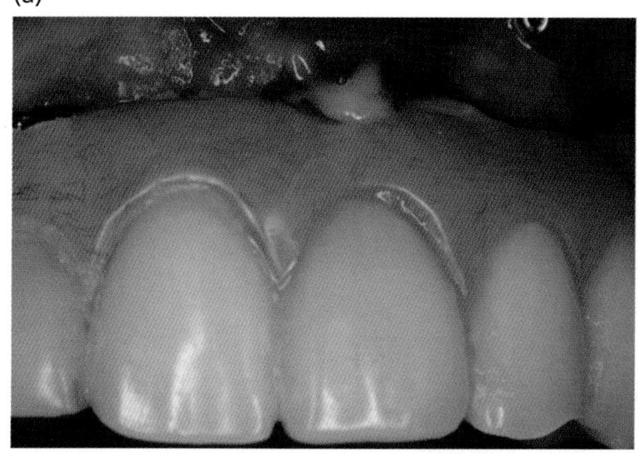

(b)

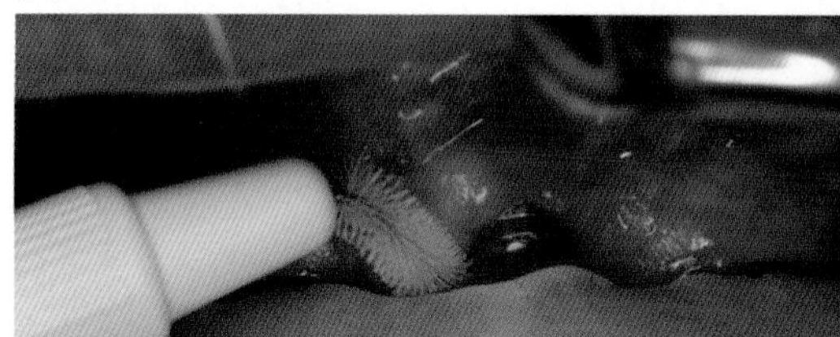

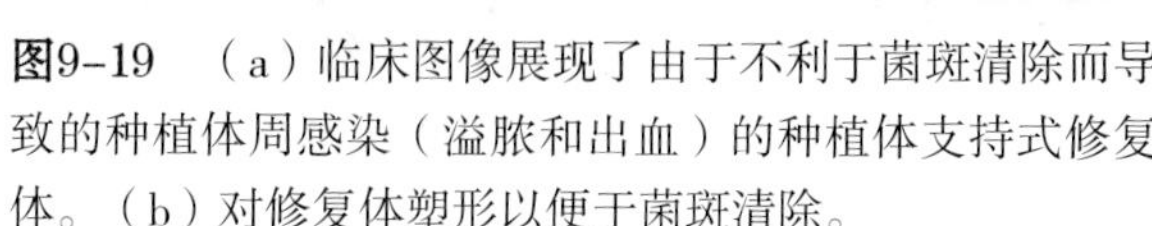

图9-19　（a）临床图像展现了由于不利于菌斑清除而导致的种植体周感染（溢脓和出血）的种植体支持式修复体。（b）对修复体塑形以便于菌斑清除。

分钟内便会形成，数周到数月之内将发展为一个由多种细菌组成的黏膜上、下复合生物群落（Quirynen et al. 2005; Fürst et al. 2007）。这类似于牙齿上生物膜形成的动力学过程（Socransky & Haffajee 1997; Li et al. 2004; Kolenbrander et al. 2006）。尽管研究显示在种植体上菌斑成熟需要更长时间（Papaioannou et al. 1995; Sbordone et al. 1999），但图9-20和图9-21显示了定植于同一患者天然牙和种植体上的微生物群的相似性（Quirynen et al. 2006）。图9-22显示了在22名有侵袭性牙周炎治疗史的牙列缺损受试者中，植入非埋入式种植体后，随着时间的推移，牙龈卟啉单胞菌和福赛坦氏菌的检出率增加（DeBoever & De Boever 2006）。

早期的研究描述了种植体周微生物群的特征，研究中使用暗视野显微镜和培养分析法检测了来自无牙颌患者新近植入的种植体周龈沟中的微生物样本（Mombelli et al. 1987, 1988; Mombelli & Mericske-Stern 1990）。与种植体周健康相关的微生物的特征为：革兰阳性兼性厌氧球菌为主，高水平的放线菌和韦荣氏球菌，厌氧菌较少，低水平的革兰阴性厌氧杆菌，低比例的梭杆菌、螺旋体、梭形菌、能动菌和弯曲杆菌。此微生物群与健康人的牙周健康位点中的微生物群类似（Socransky & Haffajee 2005）。

如前所述，在无牙颌患者（Mombelli et al. 1987; Danser et al. 1994, 1995, 1997）和无牙颌种植患者（Mombelli et al. 1987; Ong et al. 1992）中未检出一些菌属，如牙龈卟啉单胞菌，提示牙周致病菌不定植在无牙颌患者的种植体上。但是，接下来的一系列研究，通过运用更敏感的分子技术分析手段（包括PCR、棋盘式DNA—DNA杂交技术），表明并非如此。低比例、低水平的牙周致病菌（牙龈卟啉单胞菌、福赛坦氏菌、伴放线聚集杆菌、齿垢密螺旋体、微小小单胞菌、中间链球菌）存在于无牙颌（Lee et al. 1999b; Hultin et al. 2002; Quirynen et al. 2005; Devides & Franco 2006; Van Assche et al. 2009; Fernandes et al. 2010; Quirynen & Van Assche 2011）和牙列缺损（Lee et al. 1999; Casado et al. 2011; Van Assche et al. 2011）患者的健康种植体周龈沟中（图9-20和图9-21）。应该强调的是，如果患者口腔卫生良好且牙周状况稳定，即使有牙周致病菌的存在，种植体仍然可以保持健康（Van Assche et al. 2011）。

与种植体周感染相关的菌群

采用不同的微生物技术和取样方法对种植体周病变（种植体周黏膜炎和种植体周炎）有关的生物膜的特征进行了研究，其中的大部分方法都扰乱了生物膜的三维结构。尽管大部分研究发现黏膜下微生物群的组成与慢性牙周炎的微生物群相类似，即革兰阴性细菌为主的混合厌氧感染，但一些研究发现大量的、一般与牙周病无关的微生物，包括肠杆菌和酵母菌，或者是与口外感染有关的微生物如葡萄球菌（如金黄色葡萄球菌和

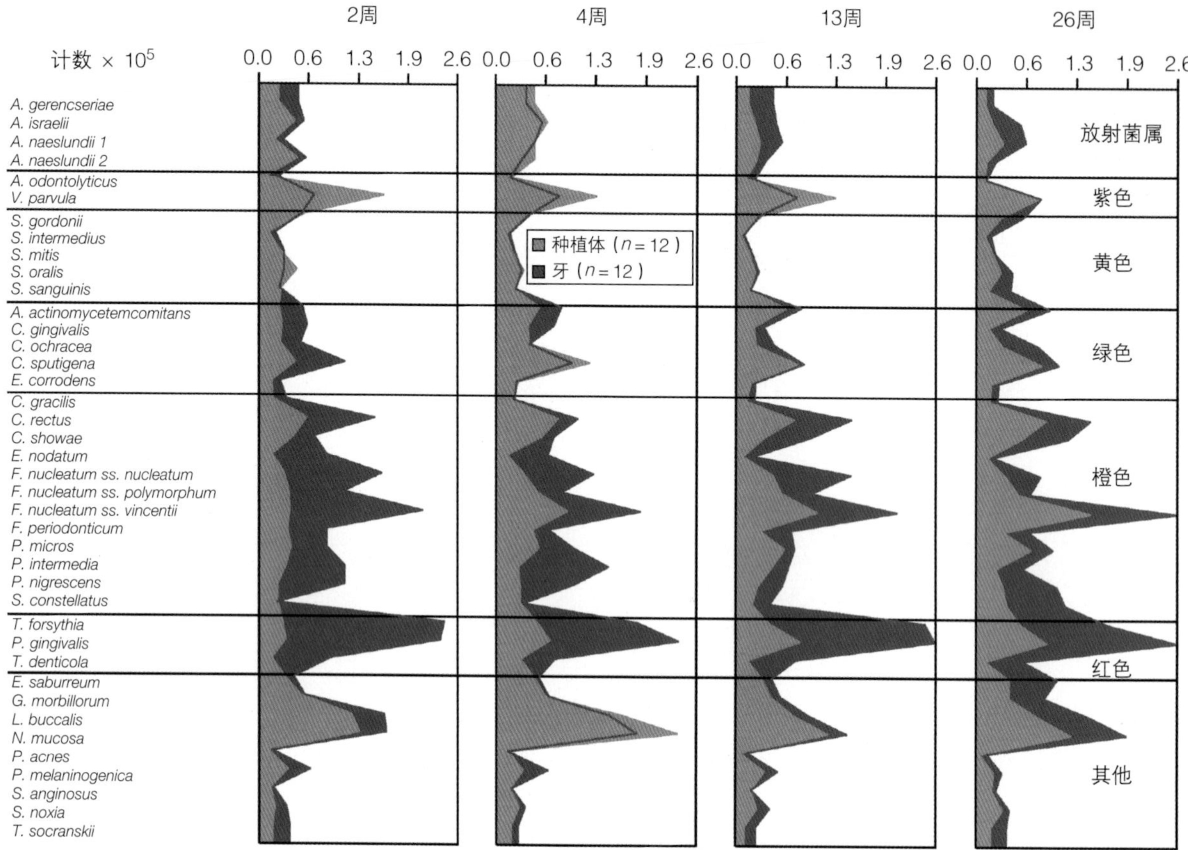

图9-20 来自12名受试者的48颗种植体和48颗牙在暴露于口腔环境2、4、13、26周后的40菌种的平均计数（$\times 10^5$）。每个菌种的平均计数的计算方式为每名受试者不同的种植体或牙齿位点的平均值，然后分别计算受试者各个时间点的平均值。使用Mann-Whitney检验来计算位点之间的统计学差异。在多重比较后未发现显著差异（Socransky et al. 1991）。菌种根据由Socransky等（1998）描述的复合体进行排序和分组。（来源：数据改编自Quirynen et al. 2006）

表皮葡萄球菌）或消化链球菌（Leonhardt et al. 2003; Fürst et al. 2007; Persson et al. 2010）。

大量研究显示种植体周炎的位点上出现了牙周致病菌（Rams & Link 1983; Rams et al. 1984, 1991; Mombelli et al. 1987, 1988, 2001; Becker et al. 1990; Sanz et al. 1990; Alcoforado et al. 1991; Rosenberg et al. 1991; Mombelli & Lang 1992; Augthun & Conrads 1997; Danser et al. 1997; Salcetti et al. 1997; Kalykakis et al. 1998; Muller et al. 1999; Hultin et al. 2000; Rutar et al. 2001; Leonhardt et al. 2003; Botero et al. 2005; Covani et al. 2006; Persson et al. 2006, 2010; Shibli et al. 2008; Emrani et al. 2009; Maximo et al. 2009; Tabanella et al. 2009）。图9-23描绘了一个种植体周炎病变相关的黏膜下生物膜的微生物复杂性。一些研究检测了种植体周健康位点的微生物群，与种植体周炎患者的健康位点的微生物群比较，发现在种植体周炎的患者口中，健康位点也存在致病菌水平的升高（图9-24）。以上研究表明了种植体周感染位点中的微生物群与牙周炎中的微生物群大致相似。

种植体周黏膜炎相关的微生物群似乎和种植体周炎相关的微生物群相似（Maximo et al. 2009; Casado et al. 2011），提示黏膜上菌斑形成和种植体周黏膜炎是种植体周炎的始动因素。使用40种菌属的DNA-DNA杂交分析了13名有种植体周炎和12名有种植体周黏膜炎的患者的菌斑样本，结果发现，除了3种细菌外，其余菌种均处于相似水平（福赛坦氏菌在种植体周炎中水平较高，戈氏放线菌和黄褐二氧化碳噬纤维菌在种植体周炎中水平较低）（Maximo et al. 2009）（图9-25）。另一项使用DNA-DNA杂交技术评估22名种植体周炎患者的36种菌属的存在情况及

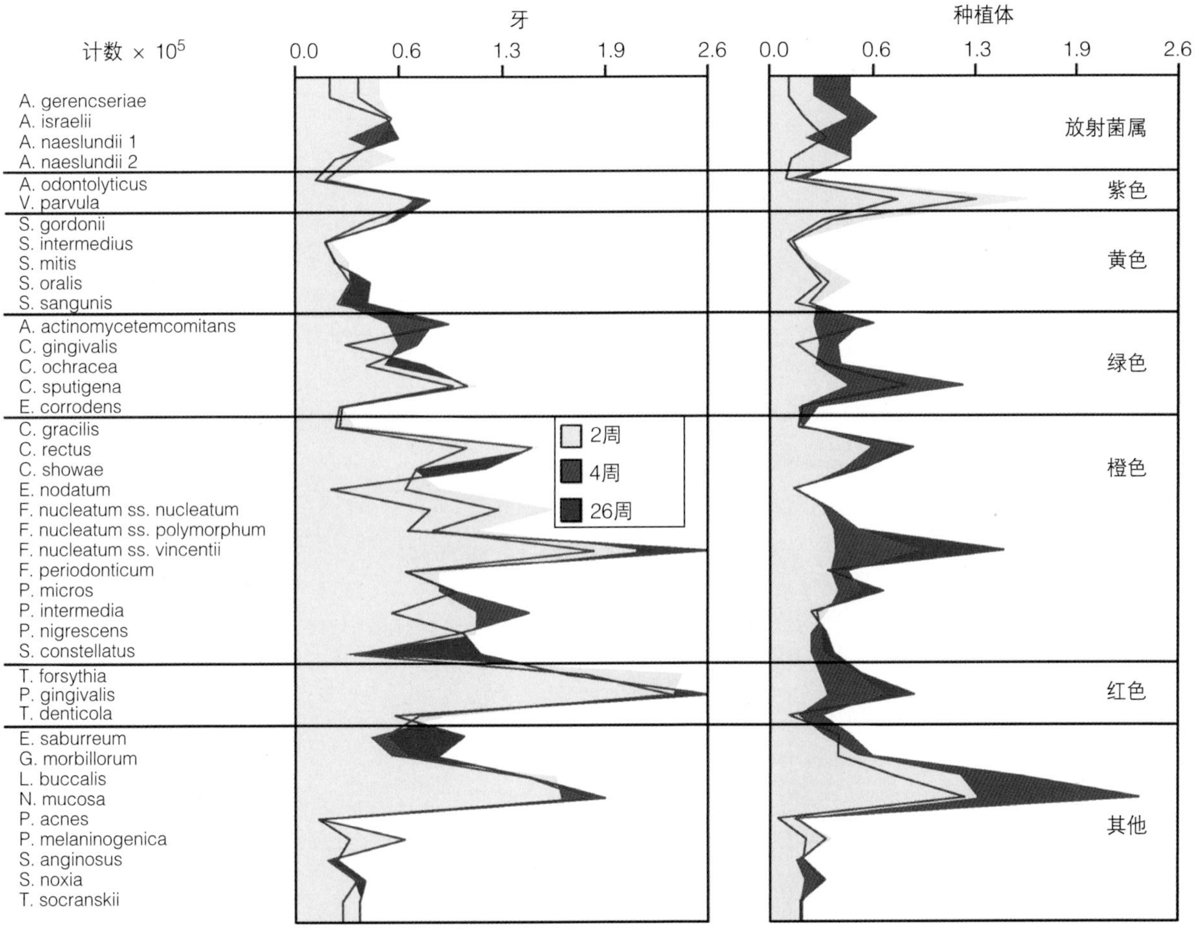

牙　　　　种植体

计数 × 10^5　0.0　0.6　1.3　1.9　2.6

A. gerencseriae
A. israelii
A. naeslundii 1
A. naeslundii 2
A. odontolyticus
V. parvula
S. gordonii
S. intermedius
S. mitis
S. oralis
S. sangunis
A. actinomycetemcomitans
C. gingivalis
C. ochracea
C. sputigena
E. corrodens
C. gracilis
C. rectus
C. showae
E. nodatum
F. nucleatum ss. nucleatum
F. nucleatum ss. polymorphum
F. nucleatum ss. vincentii
F. periodonticum
P. micros
P. intermedia
P. nigrescens
S. constellatus
T. forsythia
P. gingivalis
T. denticola
E. saburreum
G. morbillorum
L. buccalis
N. mucosa
P. acnes
P. melaninogenica
S. anginosus
S. noxia
T. socranskii

放射菌属
紫色
黄色
绿色
橙色
红色
其他

2周
4周
26周

图9-21　种植体暴露后的2、4、26周对来自12名受试者的48颗牙（左图）和48颗种植体（右图）所获取的样本的40种菌种的平均计数（× 10^5）。每个菌落的平均计数的计算方式为每名受试者不同的种植体或牙齿位点的平均值，然后分别计算受试者各个时间点的平均值。使用Friedman检验来计算差异显著性。在多重比较后未发现显著差异（Socransky et al. 1991）。菌种根据由Socransky等（1998）描述的复合体进行排序和分组。（来源：数据改编自Quirynen et al. 2006）

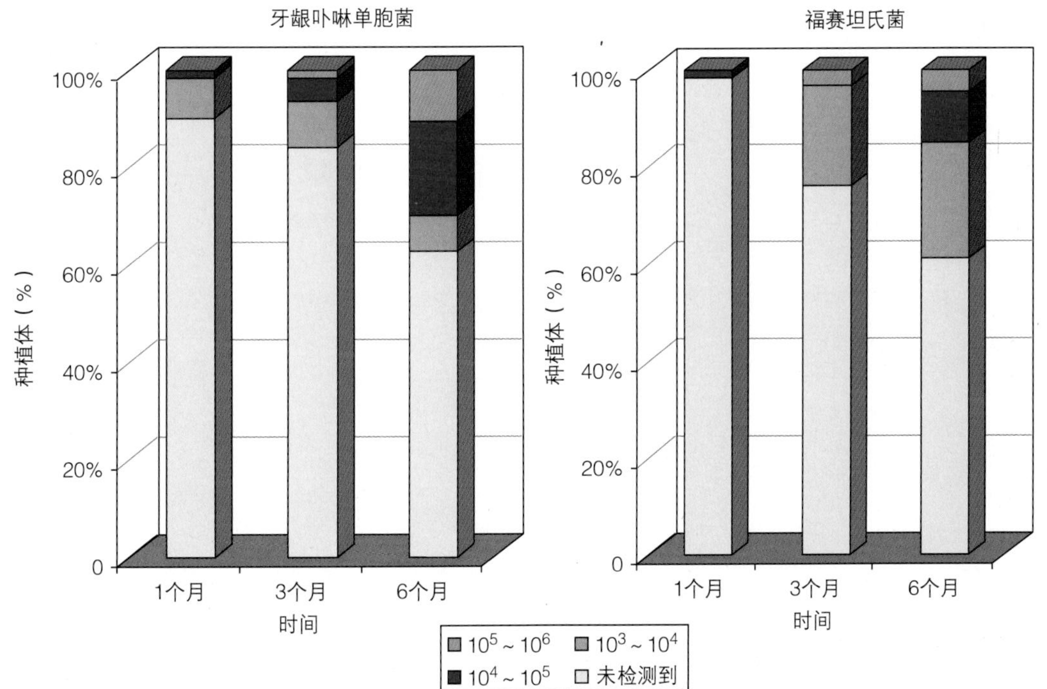

图9-22　不同时间点有侵袭性牙周炎治疗史的22名受试者的68颗种植体不同水平的牙龈卟啉单胞菌（左图）和福赛坦氏菌（右图）的检出率的堆叠柱状图。柱的颜色表示使用DNA探针检测出的牙龈卟啉单胞菌和福赛坦氏菌的不同水平。（来源：数据改编自De Boever & De Boever 2006）

其水平的研究中，在同一种植位点没有观察到黏膜上、下微生物情况的显著差异（Shibli et al. 2008）（图9-26）。相比于浅的种植体周袋，更深的种植体周袋出现了更多的厌氧菌和牙龈卟啉单胞菌（Rutar et al. 2001）。人类肥大细胞病毒（human cytomegalo virus, HCMV）和Epstein-Barr病毒（Epstein-Barr virus, EBV）也与种植体周感染有关，其可能通过抑制局部免疫而导致牙周致病菌过度增殖而对疾病产生影响（Jankovic et al. 2011）。在20个种植体周炎位点的检测中，65%的位点出现了HCMV感染，45%的位点出现了EBV感染，而33%的位点同时出现了两种感染。在健康位点和种植体周黏膜炎的位点中，没有检测到联合感染（Jankovic et al. 2011）。

尽管没有组织学证据显示种植体周组织存在细菌侵入，但对实验性种植体周炎的研究提示，由于上皮溃疡和结缔组织附着的破坏，可能发生细菌侵入（Lang & Berglundh 2011）。

分子技术，包括16S rRNA基因测序的出现，使以前未在口腔里鉴定到的微生物得以被发现和鉴定（Faveri et al. 2008; Ahn et al. 2011; Wade 2011）。因为这些先进技术，研究人员现在认识到牙周和种植体周的微生物群的多样性。包括绿弯菌门、柔膜菌门、互养菌属在内的菌门和包括微小小单胞菌、口炎消化链球菌、非乳解链球菌、抗口臭致病菌在内的种属从种植体周炎位点中检出（Koyanagi et al. 2010）（图9-27）。此外，古生菌——一种独特的能产生甲烷气体的单细胞微生物（Lepp et al. 2004），与牙周炎严重程度相关，已经在种植体周炎位点通过16S rRNA克隆分析被检出，提示其在种植体周感染的病因学中的作用（Faveri et al. 2011）。从50个牙周健康位点、50个种植体周健康位点、25个种植体周炎位点采集龈下/黏膜下样本，发现古生菌（口腔甲烷短杆菌）在种植体周炎位点的检出率显著高于种植体和天然牙的健康位点（Faveri et al. 2011）。

只有当未来的研究集中于不可培养的微生物，同时使用不会扰乱生物膜三维结构的技术时，我们才能认识到与种植体周感染有关的微生物群的特性、所扮演的角色和多样性。

健康和疾病状态下的牙周与种植体周菌群

最近的、使用分子技术的研究评估了患者特异性的牙周及种植体周微生物群，提示种植体周和牙周微生物群是复杂、多样的，且两者也是不同的（Heuer et al. 2012; Dabdoub et al. 2013; Zhuang et al. 2016; Yu et al. 2019）。

Dabdoub等（2013）使用深度测序技术分析了81名牙列缺损个体龈下和种植体周生物膜样本，这些个体牙周及种植体周处于健康或疾病状态。他们发现60%个体的牙周及种植体周生物膜共同拥有的菌种比例低于50%。牙周微生物群显示出比种植体周生物群更高的多样性，且与牙齿

(a)

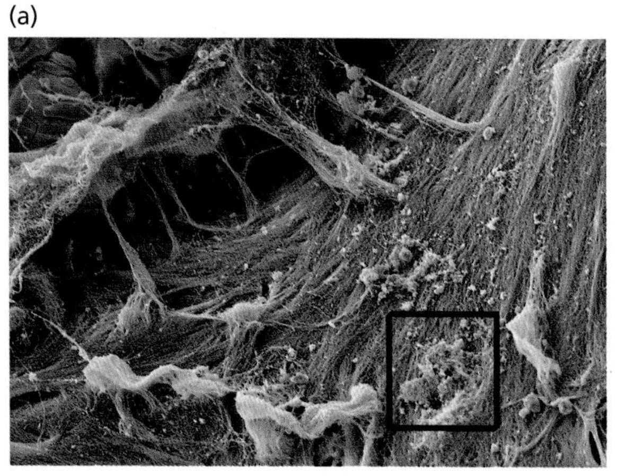

(b)

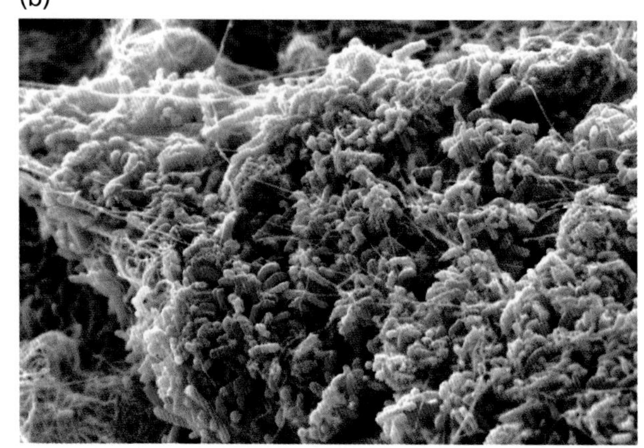

图9-23　（a）扫描电子显微镜展现了种植体表面的生物膜（黑框），来自一名种植体周炎患者的活检样本。（b）生物膜表面放大后显示其生物群复杂度（龈下细菌以不同颜色标注）。

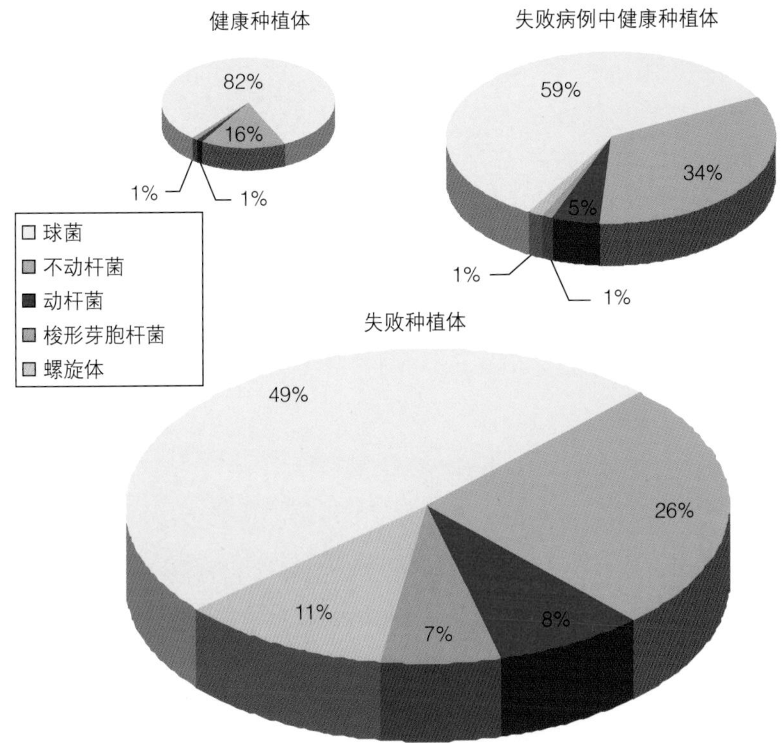

图9-24 微生物群中不同形态的细菌平均百分比，这些样本分别来自种植成功的患者的10个健康种植位点、有种植体周炎的患者的6个健康种植位点和8个种植体周炎位点。数字表示微生物群中的每种形态细菌的平均百分比。饼状图的大小反映了每种位点的细菌平均总数。（来源：数据改编自Mombelli et al. 1987）

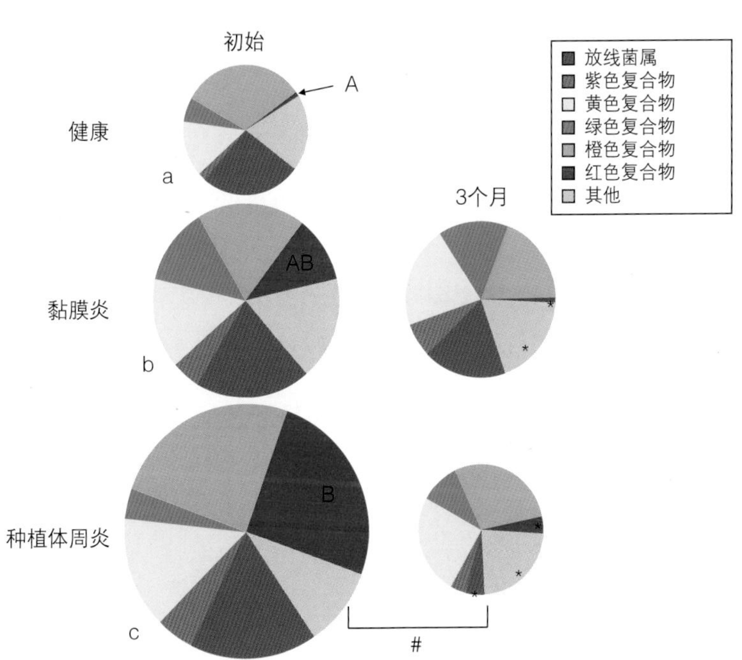

图9-25 龈下微生物复合体的DNA探针计数平均百分比（Socransky et al. 1998）。黏膜下生物膜样本取自健康种植体（n=10）、黏膜炎种植体（n=12）和种植体周炎种植体（n=13），取材时间为基线时和器械治疗（只用于病变种植体）后的3个月。饼状图的大小反映了每个临床分组的细菌平均总计数。两个时间点上的总DNA探针计数（#$P < 0.05$）和每种复合体的所占比例（*$P < 0.05$）的差异显著性使用Wilcoxon符号秩检验来检验。不同的大写字母表示微生物复合体在不同组里基线时所占比例的差异性，使用Kruskal-Wallis和Dunn事后比较检验。不同的小写字母表示DNA探针平均总计数在基线时的差异性，使用Kruskal-Wallis和Dunn事后比较检验。（来源：数据改编自Maxime et al. 2009）

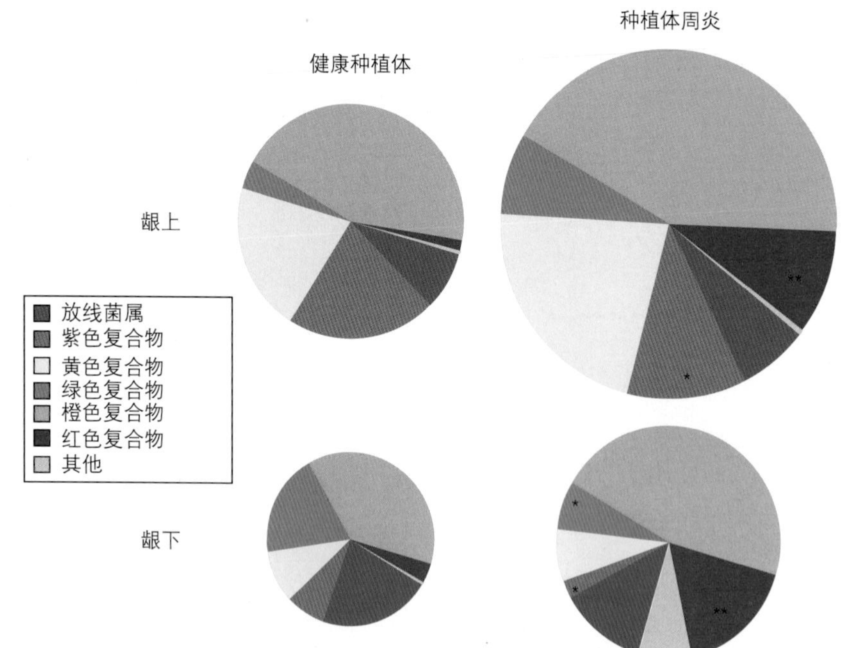

图9-26 黏膜上、下生物膜样本中微生物复合体的DNA探针计数的平均百分比（Socransky et al. 1998），这些样本取自于健康的种植体（n=22）和有种植体周炎的种植体（n=22）。饼状图的大小反映了每个样本的DNA探针的平均总计数。两个临床分组之间每种复合体在黏膜上、黏膜下生物膜中所占比例的差异显著性分别用Mann-Whitney U检验（$^*P<0.05$; $^{**}P<0.01$）。（数据改编自Shibli et al. 2008）

(a)

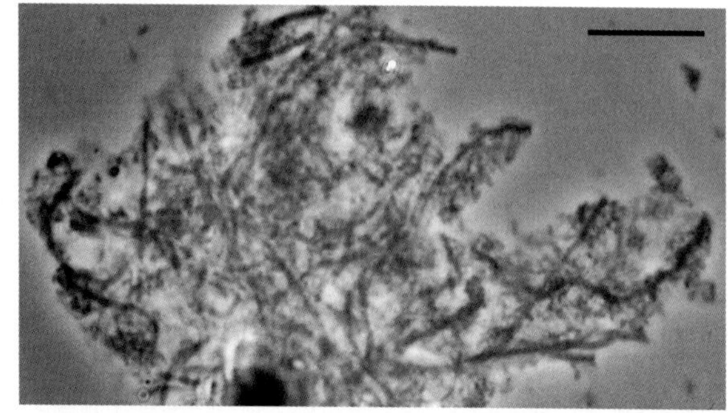

(b)

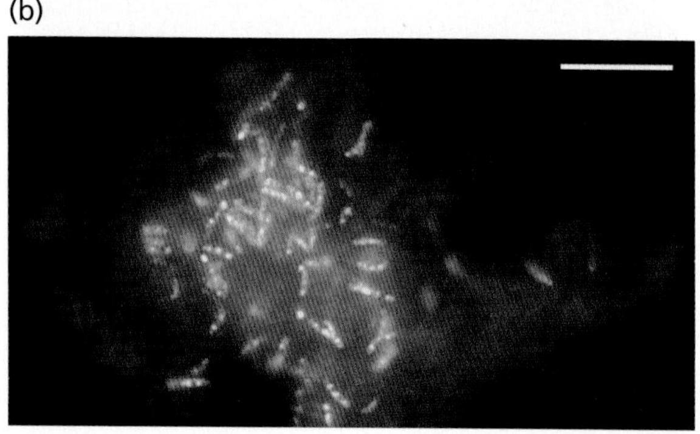

图9-27 （a）倒置显微镜显示从种植体周炎位点获得的龈下生物膜。（b）相同视野下的荧光图像，互养菌属A2特异性原位杂交荧光染色（FISH）。标尺：10μm。（来源：G.N. Belimpasakis and Helga Lüthi-Schaller, University of Zürich, Switzerland）

及种植体健康和病变有关的细菌谱不同（Dabdoub et al. 2013）。以上研究提示，简单的物理位置的邻近可能不足决定不同位点的细菌定植。种植体周和天然牙周的菌群可能代表了两种不同的微生态系统。

Zhuang等（2016）评估了22名牙列缺损的中国受试者，受试者具有牙周/种植体周健康位点和牙周炎/种植体周炎位点。用q-PCR来量化以下6种细菌：牙龈卟啉单胞菌、齿垢密螺旋体、伴放线聚集杆菌、具核梭杆菌、中间普雷沃氏菌和金黄色葡萄球菌。在相同的受试者中，无论牙周或种植体周是否健康，这6种细菌都能被检出。牙龈卟啉单胞菌和具核梭杆菌的流行情况及水平与牙周炎紧密相关，但与种植体周炎无明显联系。伴放线聚集杆菌只与牙周炎和种植体周炎有关（Zhuang et al. 2016）。

Yu等（2019）描述了单位点龈下及黏膜下微生物群，样本取自接受种植治疗的10名牙列缺损的中国受试者。每一名受试者提供的样本来自牙周健康位点、牙周炎位点、健康种植体周位点和种植体周炎位点。使用Illumina MiSeq测序技术分析其中微生物，发现26个细菌门类和5726个OTU。牙周和种植体周微生物群的菌种（OTU）构成在不同受试者中变化巨大。厚壁菌门、变形菌门、梭杆菌门、拟杆菌门、放线菌门、互养菌门、TM7及螺旋体占据了全部检测出的细菌的99.6%。菌群拥有高水平的分类学相似度。公认的“牙周致病菌”，如普雷沃氏菌属、卟啉菌属、坦纳菌属、拟杆菌属（G-5）及密螺旋体属，与牙周炎及种植体周炎位点有关。但是，受试者之间龈下/黏膜下微生物群构成的差异大于种植体与牙齿位点之间的差异，或者大于疾病与健康种植体周/牙周位点（Yu et al. 2019）。

在一项横断面研究中，种植体周炎微生物群的多样性同样被体现，此研究评估了45份种植体周炎位点的黏膜下样本，其中以探诊深度为标准将炎症划分为不同严重程度（Kroger et al. 2018）。16S rRNA测序分析检出了黏膜下337中微生物。其中12种与疾病严重程度增加显著相关，提示深种植体周袋中菌群失调更加严重（Kroger et al. 2018）。

种植体周感染的高危人群

新证据显示，有牙周炎治疗史的患者，其种植体周感染的风险更高（Hardt et al. 2002; Karoussis et al. 2003, 2004; Heitz-Mayfield 2008; Ong et al. 2008; Roccuzzo et al. 2010; Schwarz et al. 2018a, b）。考虑到两种疾病拥有共同的危险因素，这并不出乎意料：对牙周炎易感者，当牙周致病菌定植在种植体周时，这些菌斑生物膜同样容易导致种植体周感染。

这种观点得到了如下研究结果的支持。对于重度牙周炎患者，拔除其全部牙齿并植入种植体后，仍然可以观察到牙周致病菌的存在（Quirynen & Van Assche 2011）。10名重度牙周炎患者拔除全口牙齿后6个月植入种植体，随后3～6个月，完成基台连接。牙拔除前直到基台连接的1年后，从舌背、唾液、龈下/黏膜下（牙/种植体），通过培养、定量PCR、杂交技术来分析样本。可以观察到需氧和厌氧菌落形成单位总数的下降及唾液中和舌背上牙龈卟啉单胞菌、福赛坦氏菌检出率的下降。但是，种植体周黏膜下区域被这些关键致病菌快速定植，没有检测到伴放线聚集杆菌的变化。所以，尽管剩余的牙周炎患牙的拔除使牙周炎和种植体周炎有关细菌的量明显减少，但是它们并没有被清除。因此，这些致病菌随后在种植体周区域定植，同时其检出率也保持在较高水平（Quirynen & Van Assche 2011）。当牙周致病菌在易感宿主中的种植体周生物膜中定植后，可能需要多年时间才发生种植体周感染。

此外，在剩余牙存在≥6mm的探诊深度时，种植体周炎（骨丧失和种植体周探诊深度≥5mm且伴探诊出血）的发生率比没有残余牙周袋的牙周病患者或牙周健康者要高（Cho-Yan Lee et al. 2012）。另外，一个对参与维护治疗的患者平均随访8年的研究报告显示，相比没有发生种植体周炎的患者，牙周炎易感者发生种植体周炎时，即使接受了积极的牙周治疗，也存在明显较多的剩余深袋（≥5mm）（Pjetursson et al. 2012）。这项研究强调了保持牙周健康是减少种植体周感染风险的关键因素。临床医生应该告知有牙周病病史的患者其患种植体周炎的风险更高，还要告知其保持最佳口腔卫生和规律的牙周/种植体周支持治疗的重要性。

关于是否存在与种植体周炎发生发展的相关的特定菌属，目前的研究还很少。一项研究发现，如检出伴放线聚集杆菌、牙龈卟啉单胞菌、中间普雷沃氏菌或齿垢密螺旋体的DNA，将会增加轻探（0.25N）出血对预测种植体周病变进展的诊断效力（Luterbacher et al. 2000）。

致谢

作者感谢已故的Ricardo Teles教授在本书上版同章节中的突出贡献。

第4部分：宿主–微生物相互作用

Host-Parasite Interactions

第10章

牙龈炎和牙周炎的发病机制

Pathogenesis of Gingivitis and Periodontitis

Gregory J. Seymour[1], Tord Berglundh[2], Leonardo Trombelli[3,4]

[1] School of Dentistry, The University of Queensland, Brisbane, Australia
[2] Department of Periodontology, Institute of Odontology, The Sahlgrenska Academy at University of Gothenburg, Gothenburg, Sweden
[3] Research Centre for the Study of Periodontal and Peri-implant Diseases, University of Ferrara, Ferrara, Italy
[4] Operative Unit of Dentistry, Azienda Unita Sanitaria Locale (AUSL), Ferrara, Italy

前言

20世纪60年代的实验性龈炎研究（Löe et al. 1965）简要地说明了菌斑发展与牙龈炎发展之间存在一一对应的关系（图10–1和图10–2）。这些研究以及最近的研究（Trombelli et al. 2004, 2008）也表明，这种反应存在个体差异，不同个体的疾病表现或轻或重，并且处于疾病的不同阶段。因此，多年来尽管人们已经知道菌斑是病因，但仍然没有完全了解影响患者易感性的因素。尽管所有牙周炎患者都会在某个阶段患有牙龈炎，但并非所有牙龈炎患者和牙龈炎病损，都一定会发展为牙周炎。难点在于确定哪些牙龈炎病损会发展为牙周炎。

与其他疾病一样，牙周病的治疗计划应基于对疾病病因和发病机制的了解。虽然菌斑中的细菌是牙龈炎和牙周炎的明确病因，然而，宿主对这些细菌的反应方式（而非细菌本身）决定了疾病的发生和进展（Seymour 1991; Socransky & Haffajee 2005）。

在过去的30年中，已经明确牙周炎是由宿主的防御机制与包括伴放线聚集杆菌、牙龈卟啉单胞菌、福赛坦氏菌和齿垢密螺旋体在内的多菌种生物膜相互作用引起的（Socransky et al.

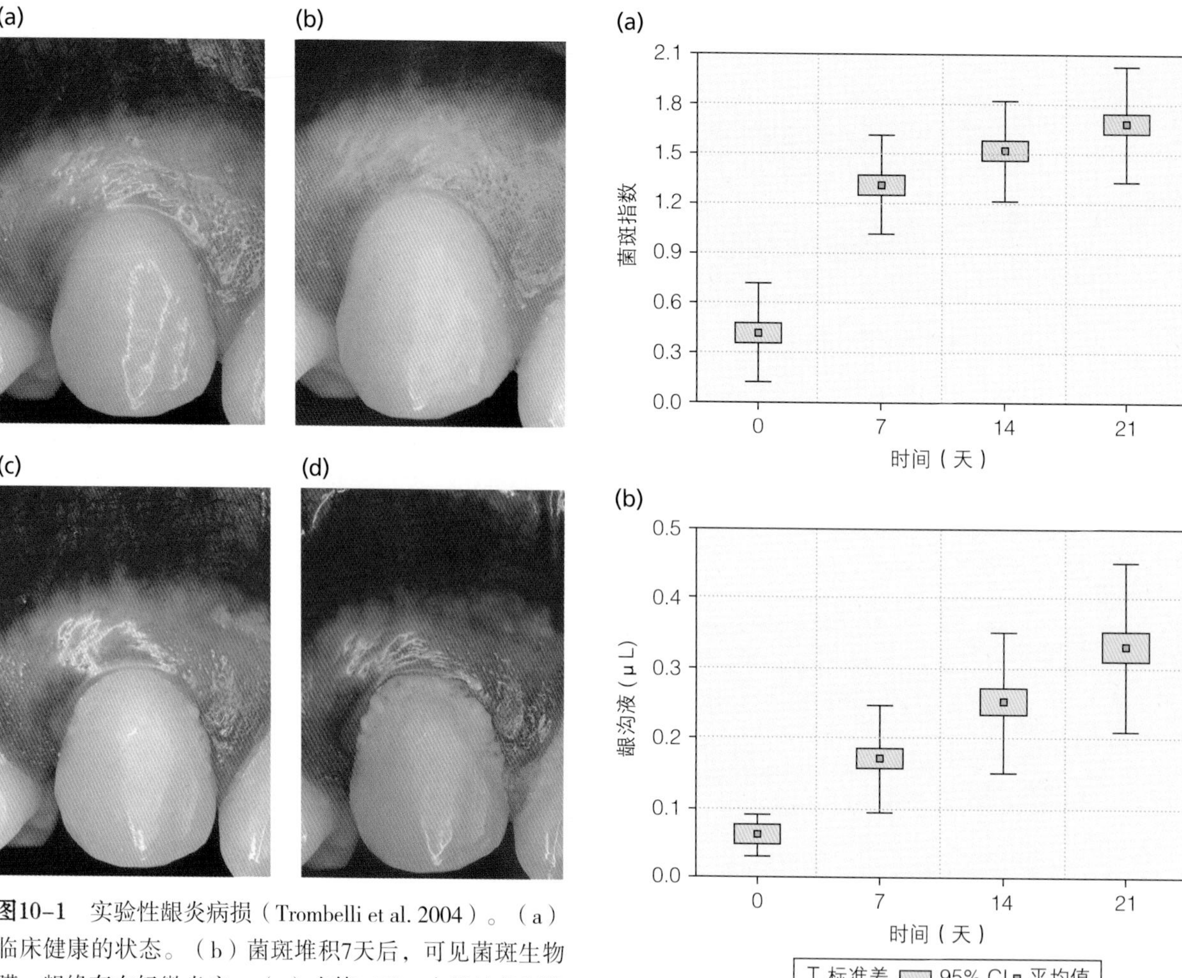

图10-1 实验性龈炎病损（Trombelli et al. 2004）。（a）临床健康的状态。（b）菌斑堆积7天后，可见菌斑生物膜，龈缘存在轻微炎症。（c）在第14天，大量的菌斑堆积伴随着更加明显的牙龈炎症。（d）在第21天，龈缘的菌斑大量堆积（颊侧和邻间），同时伴严重的牙龈肿胀和充血。（来源：Trombelli et al. 2004。经John Wiley & Sons许可转载）

图10-2 整个实验性龈炎期间的描述性统计（箱线图）（试验开始后0、7、14、21天的菌斑堆积情况）。（a）菌斑指数。（b）龈沟液体积。（来源：改编自Trombelli et al. 2004。经John Wiley & Sons许可转载）

1998）。尽管如此，人们还发现这些微生物同时也存在于大部分正常人群中（Cullinan et al. 2003），而且随着时间的推移，这些微生物的存在/不存在具有高度的波动性，因此它们的分布可能比以往认识到的更为广泛。此外，一些携带这些微生物的个体并未表现出疾病进展（Cullinan et al. 2003）。大多数人大部分时间都与他们携带的这些生物膜保持平衡，只有当这种平衡受到干扰时才会导致疾病。环境因素可能会影响到这种平衡，导致细菌数量增加，或抑制了宿主的防御机制，或在两方面同时产生了作用。事实上，已经有人提出，牙龈组织本身的炎症发展可以改变龈沟的局部生态，从而引起菌斑微生物群的变化，随之而来的是生态失调或细菌与宿主反应之间的失衡，进而导致疾病恶化（Bartold & Van Dyke 2019）。

不是所有的牙龈炎都会发展为牙周炎，也并非所有的牙周炎都会发展至牙齿脱落。这种疾病发展的差异是个体易感性的反映，是由于患者特定的病原微生物群、宿主免疫系统和自身先天易感性的相互作用，以及环境和全身因素的影响（图10-3）（Cullinan et al. 2001; Seymour & Taylor 2004）。疾病表现的个体化差异意味着治疗的个性化需求，这是“牙周精准治疗”的基础，这也反映在了2017年牙周炎的新分类中。

44年前，Page和Schroeder将牙龈炎和牙周炎的发展阶段大致分为“初期”“早期”“确立期”“晚期”4个阶段（Page & Schroeder

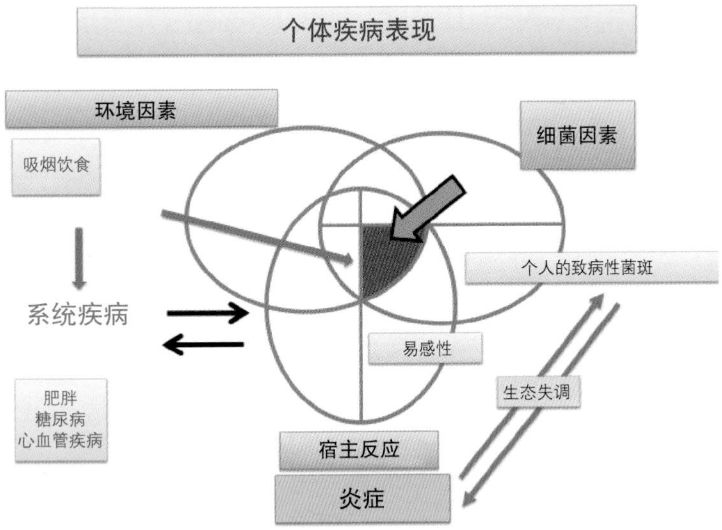

个体疾病表现
环境因素
吸烟饮食
细菌因素
个人的致病性菌斑
系统疾病
易感性
肥胖
糖尿病
心血管疾病
生态失调
宿主反应
炎症

图10-3　疾病表现的个体化差异是由于患者特定的病原微生物群、免疫系统和先天易感性的相互作用，以及环境和全身因素的影响。（来源：改编自Seymour & Taylor 2004。经John Wiley & Sons许可转载）

1976）。然而，目前认为疾病发展最初是一种稳定的、平衡的、局限于牙龈的病变（牙龈炎），其中牙龈炎菌斑微生物群与宿主反应是平衡的。随后，由于环境、系统或宿主因素，包括炎症本身的发展，该关系出现一系列失调或失衡，进而导致进行性病变（牙周炎）的发展，其特征是结缔组织的附着丧失、结合上皮的根方迁移和牙槽骨的破坏。

牙龈炎

稳态病损的发展

牙龈炎的发展可以使用实验性龈炎模型进行研究。“初期”病损发生在菌斑堆积后的2～4天。它的特征为：（1）水肿形成，表现为龈沟液（gingival crevicular fluid, GCF）量增加；（2）多形核中性粒细胞（PMN）增加；（3）结缔组织丧失（图10-4）。随着菌斑的发展，链球菌属于第一批定植于获得性膜上的微生物。虽然没有证据表明这些微生物侵入了组织，但它们产生了一系列的酶和代谢终产物，这些酶和代谢终产物会增加龈沟上皮和结合上皮的通透性，允许细菌产物的渗入和GCF的渗出。在这个阶段，GCF基本上与组织液相同，但仍然含有许多血清蛋白，包括激活补体所需的所有成分。

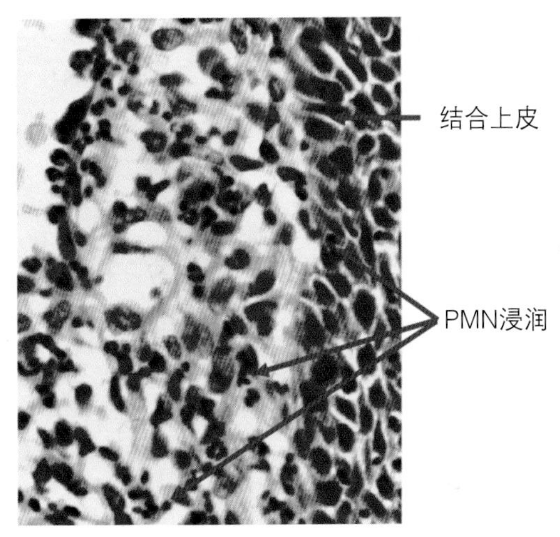

图10-4　初期病损中，多形核中性粒细胞（PMN）浸润伴结缔组织破坏。

脂磷壁酸和肽聚糖作为早期定植菌的细胞壁的组成部分，能够通过“替代途径”激活补体。这种反应发生在龈沟内并且导致“过敏毒素”C3a和C5a的产生，其依次回流入组织内，建立了从龈沟到组织内的浓度梯度。一旦进入到组织内，这些过敏毒素使此处的肥大细胞释放血管活性胺。这些血管活性胺导致血管通透性增加和水肿形成，即炎症的特征性表现。肥大细胞同时也释放预先合成的细胞因子，包括肿瘤坏死因子-α（tumor necrosis factor-alpha, TNF-α），其导致了内皮细胞的黏附分子的表达和随后PMN向牙龈组织的黏附与迁移。尽管替代补体途径的激活对血管反应来说是必要的，但细菌来源的趋化因子和C5a是PMN迁移入龈沟的原因。虽然进入了龈沟，PMN仍然不能吞噬细菌，这些细菌开始形成生物膜并紧紧地黏附在牙面。在这种情况下，PMN释放出溶酶体成分进入龈沟，这个过程被命名为“顿挫吞噬”。这些溶酶体酶能够重新进入组织并造成结缔组织的局部破坏。此外，PMN释放一种被称为中性粒细胞胞外诱捕网（neutrophil extracellular trap, NET）的结构，这种结构能捕获和杀死病原体。这种结构最早由Brinkman等（2004）描述，其由染色体、核组蛋白和许多颗粒状抗菌蛋白组成。NET在病原体诱导的细胞死亡过程中释放，这一过程被称为NE-Tosis，代表了抵抗病原体的第一道防线，但不同于凋亡和坏死（Steinberg & Grinstein 2007）。在体内，死亡的和存活的PMN都能释放NET，这反过来也会导致严重的组织损伤。此外，在龈沟内的多种促炎刺激物，如脂多糖（lipopolysaccharide, LPS）、白细胞介素-8（interleukin-8, IL-8）、TNF和链球菌M蛋白，都能诱导NET的形成（参见Remijsen et al. 2011）。

NET虽然是在牙周炎中被发现，但它们也可能是在牙龈炎的初期病损阶段形成的，并且在牙龈炎和牙周炎的所有阶段持续存在。然而，目前尚缺乏这方面的证据。

其他类型的细胞，如嗜酸性粒细胞和肥大细胞，也能够释放细胞外诱捕网（von Kockritz-Blickwede et al. 2008）。这些肥大细胞胞外诱捕网（mast cell extracellular trap, MCET）似乎是为了响应同样导致PMN释放NET的因子而释放的。MCET也由核组蛋白、抗菌肽LL37以及类胰蛋白酶（一种颗粒状的肥大细胞标志物）组成，它们在组织中的形成限制了细菌和细菌囊泡的进入。同时可能导致局部组织破坏。同样地，尽管在组织中形成NET和MCET的可能性很大，但目前缺乏直接的证据。肥大细胞在牙周病中的作用在很大程度上仍不清楚。

在龈沟内，PMN也产生和释放多种细胞因子，包括IL-1、IL-1受体拮抗剂（IL-1 receptor antagonist, IL-1RA）和高水平的IL-17。IL-17反过来会导致龈沟上皮细胞释放IL-8。IL-8不仅对PMN是一种非常强的化学诱导剂，而且如前所述，它也是NET形成的强刺激物，因此建立了一个正反馈回路，以试图控制正在发展的细菌感染。事实上，IL-17很有可能在牙周病中起保护作用，它保护了龈沟内的PMN屏障。众所周知，由于PMN的缺失（如粒细胞缺乏症或周期性中性粒细胞减少症）或其功能缺陷（趋化或噬菌功能缺陷）导致这种屏障的丧失，可以导致严重和快速的牙周破坏。但是在初期，病损仅波及不超过5%～10%的结缔组织，临床表现仍不明显。

菌斑堆积4～7天后，病损由主要是PMN组成转变为淋巴细胞和巨噬细胞数量增加所致（图10-5）。随着毛细血管网打开、毛细血管后静脉形成、血管通透性增加以及血管周围炎症浸润发展，最终导致流入牙龈病损组织的液体量增加，随后GCF流量增加。此阶段GCF的性质从组织液转变为炎性渗出液，即水肿。由于上皮细胞间的细胞间隙增宽，龈沟和结合上皮的通透性增加，使更多的细菌产物进入牙龈组织并加剧了炎症反应。

这种淋巴细胞/巨噬细胞病变发展为小血管

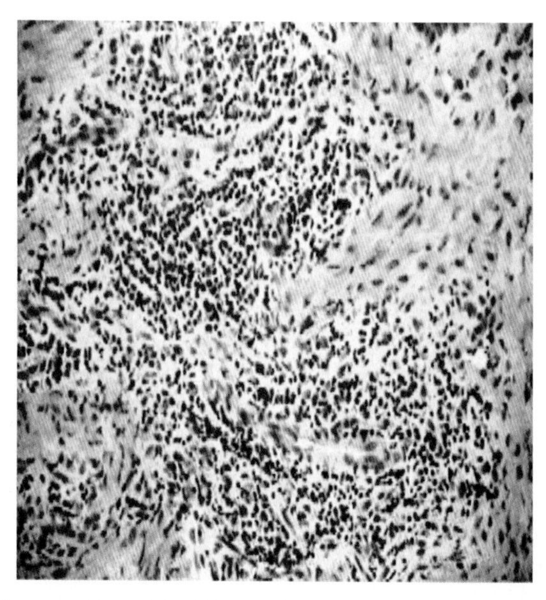

图10-5 第21天实验性龈炎病损示血管周围淋巴细胞/巨噬细胞浸润。（来源：Seymour et al. 2009。经John Wiley & Sons许可转载）

周围浸润，其逐渐扩大并融合，因此在菌斑堆积开始后的12～21天，临床上的病损表现变得明显。到第21天，淋巴细胞占浸润的70%，尽管结合上皮内的PMN数量增加至4倍（Lindhe & Rylander 1975），但PMN和浆细胞仅占总浸润物的10%不到（Seymour et al. 1983）。与初期病变一样，发生NETosis的肥大细胞和PMN释放细胞因子（如TNF-α和IL-17），导致细胞黏附分子增加，如内皮细胞白细胞黏附分子-1（endothelial cell leukocyte adhesion molecule-1, ELAM-1）和细胞间黏附分子-1（intercellular adhesion molecule-1, ICAM-1），它们协同上皮细胞产生的IL-8促进PMN快速通过结合上皮进入龈沟内（Moughal et al. 1992），形成了抵抗菌斑微生物的屏障（Attstrom 1971）。尽管在这一阶段浸润区域仍比较局限，但浸润区内多达60%～70%的胶原蛋白被降解（Page & Schroeder 1976）。

已有研究描述了在牙龈炎发展过程中发生的免疫反应（Seymour et al. 1988）。这些反应与迟发型超敏反应（delayed-type hypersensitivity, DTH）的发展相同，涉及血管周围淋巴细胞/巨噬细胞浸润的形成（图10-5），随着浸润范围的扩大、合并和融合，最终出现明显的临床表现。浸润物主要由T细胞组成（图10-6），CD4：CD8比例约2：1（图10-7），同时伴树突状抗原递呈细胞（antigen presenting cell, APC）和浸润性

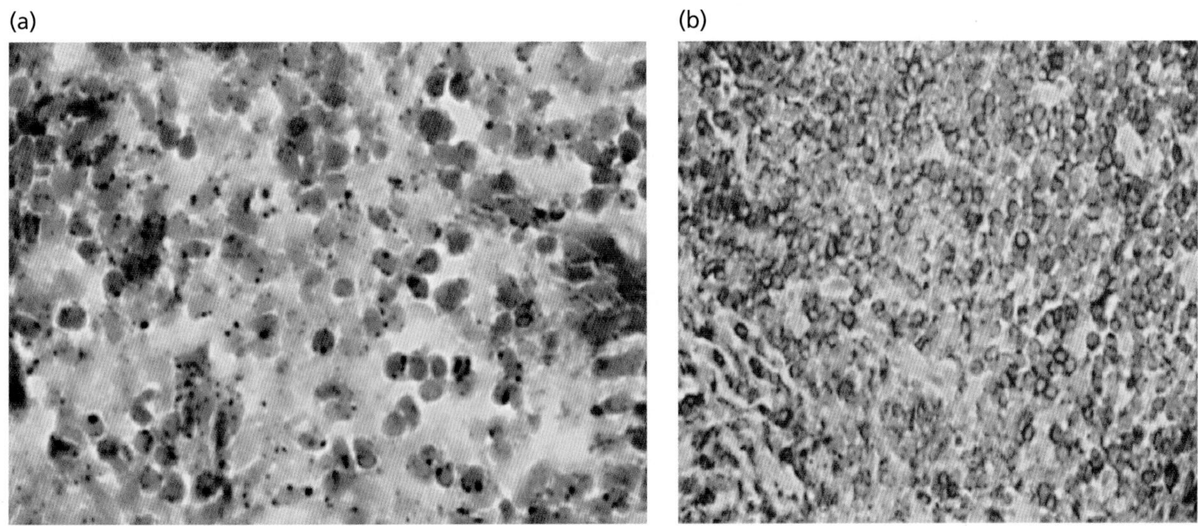

图10-6　第21天实验性龈炎病损显示非特异性酯酶阳性（a）和CD3阳性T细胞占大多数（b）。（来源：Seymour et al. 2009。经John Wiley & Sons许可转载）

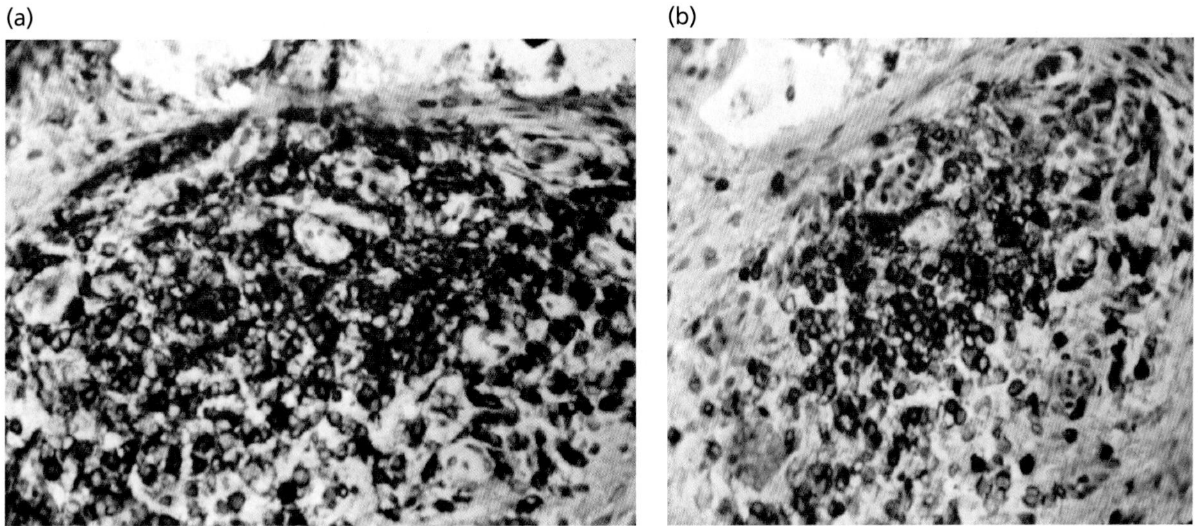

图10-7　第21天实验性龈炎病损显示CD4（a）和CD8（b）比例约2：1。（来源：Seymour et al. 2009。经John Wiley & Sons许可转载）

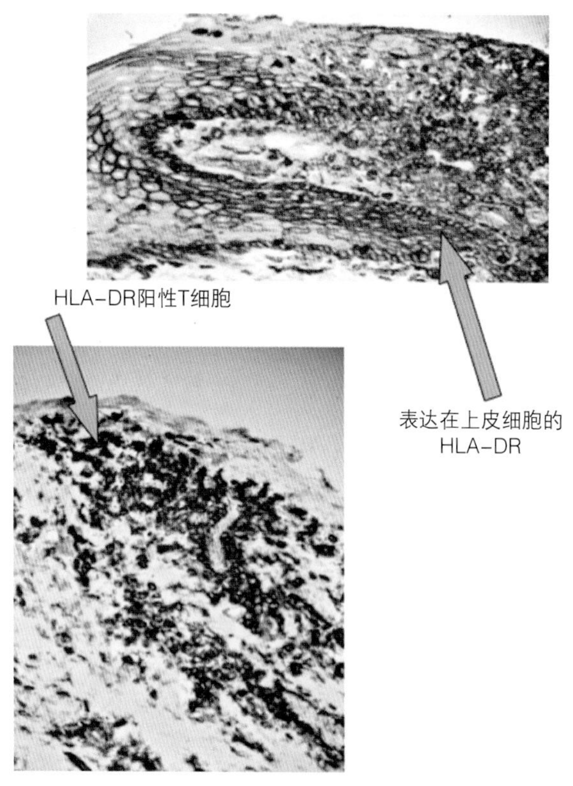

图10-8　第21天实验性龈炎病损显示HLA-DR阳性的活化T细胞和HLA-DR阳性的上皮细胞。（来源：Seymour et al. 2009。经John Wiley & Sons许可转载）

具有吞噬功能的巨噬细胞。这些被激活的T细胞和龈沟上皮细胞一起表达高水平的MHC Ⅱ型抗原（HLA-DR和HLA-DQ）（图10-8）。朗格汉斯细胞的数量在口腔和龈沟上皮中增加（图10-9a）。不到5%的T细胞表达IL-2受体CD25（图10-9b），说明这些细胞在局部没有增殖。当可溶性抗原进入组织时，它被此处的朗格汉斯细胞摄取并转运到抗原特异性T细胞激活的区域淋巴结。在慢性牙龈炎中，可见朗格汉斯细胞迁移出上皮并穿过结缔组织（图10-10）。这些被激活的T细胞随后迁移至最初抗原出现的位点（即牙龈组织）。在这些部位，树突状细胞递呈更多的抗原后，这些T细胞被激活，并且和浸润的巨噬细胞一起，控制着抗原的进入并且和菌斑生物膜达到平衡。虽然在进行性病损中，大多数巨噬细胞是吞噬细胞，但在慢性牙龈炎中，大多数APC是CD14阳性/CD83阳性的树突状细胞（Gemmell et al. 2002c），且与促愈合的M2型巨噬细胞相比，促炎的M1型巨噬细胞

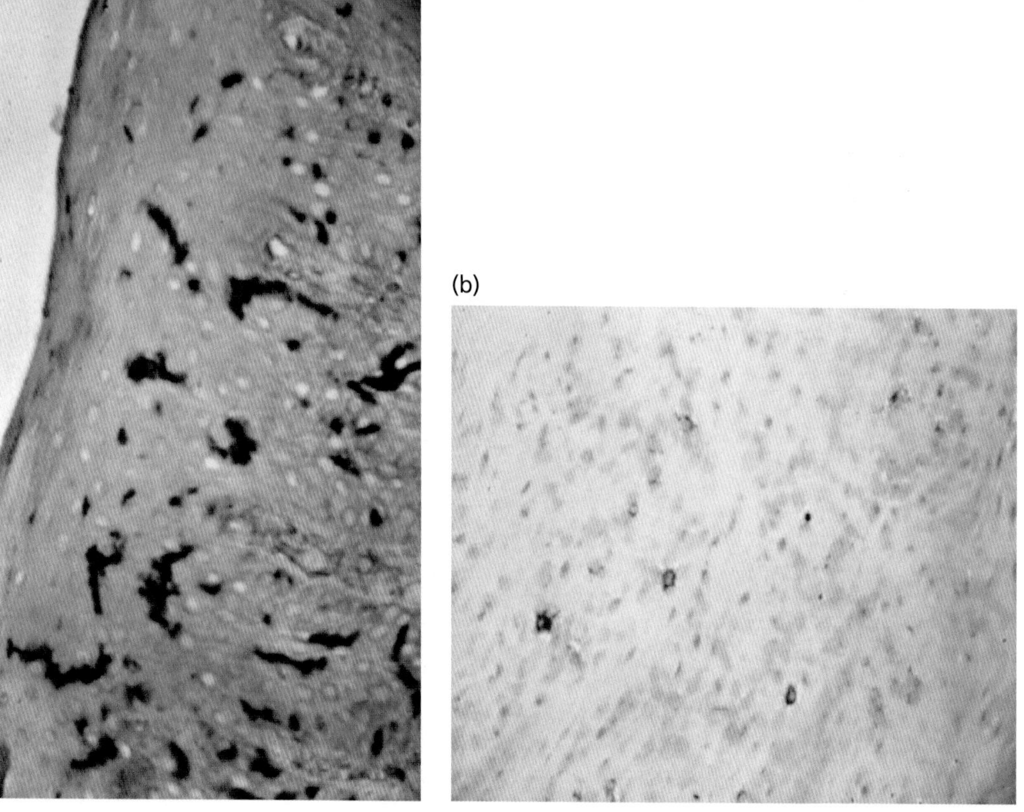

图10-9　第21天实验性龈炎病损显示口腔上皮内的CD1a阳性的朗格汉斯细胞增加（a）和浸润物中的CD25（IL-2受体）阳性T细胞相对较少（b）。（来源：Seymour et al. 2009。经John Wiley & Sons许可转载）

(a)

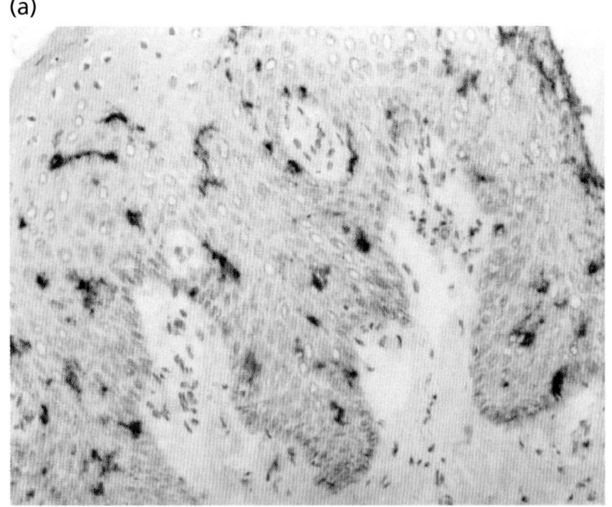

(b)

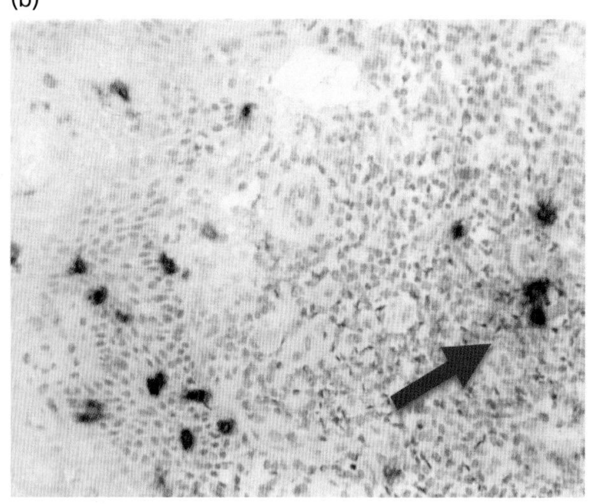

图10-10　慢性牙龈炎病变显示口腔上皮中CD1a阳性朗格汉斯细胞增加（a）和炎症浸润物中的CD1a阳性细胞增加（箭头所示）（b）。（来源：Gemmell et al. 2002c。经John Wiley & Sons许可转载）

较少（Garaicoa-Pazmino et al. 2019）。然而，活化的CD4 T细胞产生的干扰素γ（interferon gamma, IFN-γ）进一步激活了PMN和巨噬细胞。尽管这样不能够清除细菌的损伤，但是可以通过龈沟内产生的NETs和组织内产生的细胞因子控制感染。如前所述，这一过程与DTH发展类似（Poulter et al. 1982）。DTH的发展是一种控制良好的免疫反应，其在12～24小时内进展，在48小时内达到峰值，并在1周内消失。因此，牙龈炎也可以被认为是一种调控良好的免疫反应，但是如前所述，由于菌斑生物膜的持续存在，这种免疫反应持续存在而不消退。随后，这种长期持续的炎症反应导致牙龈炎成为慢性炎症。虽然在大多数人中，免疫反应能够遏制微生物的破坏，但只有通过机械清洁才能清除微生物。胶原蛋白在病损静止期降解，但不会引起任何附着丧失。当菌斑被去除后，牙龈组织开始修复和重建，组织结构并没有发生永久性的损伤和改变。

上皮屏障

牙龈上皮不仅是微生物及其产物进入的物理屏障，也在先天性免疫系统和维持内稳态中发挥着重要作用。模式识别受体（pattern recognition receptor, PRR），如Toll样受体（Toll-like receptor, TLR）的发现，使人们对先天性免疫和适应性免疫的诱导有了更深入的了解。TLR存在于一系列细胞上，包括牙龈上皮细胞，这些细胞表达许多TLR，包括TLR-2、TLR-3、TLR-4、TLR-5、TLR-6和TLR-9（Mahanonda & Pichyangkul 2007）。这些TLR识别被称为病原体相关分子模式（pathogen-associated molecular pattern, PAMP）的结构，这些结构在多种病原体中具有高度保守性。此类PAMP包括LPS、肽聚糖、细菌DNA、双链RNA和脂蛋白。

通过TLR-2激活牙龈上皮会导致IL-8的产生，如前所述，IL-8是一种非常强大的化学诱导剂和NET形成的刺激物，因此有助于PMN屏障的形成（Attstrom 1971）和维持病损的稳态。PMN数量或功能缺陷会导致快速和严重的牙周破坏。

TLR信号还导致抗菌肽的产生（α和β防御素、LL37和钙卫蛋白），进一步限制龈沟内的细菌，因此对于维持宿主和菌斑微生物群之间的共生关系很重要。α防御素不仅是有效的抗菌剂，它们还激活经典的补体途径，上调IL-8的产量。β防御素hBD1、hBD2和hBD3已被证实存在于口腔和龈沟上皮中（Dale 2002; Dunsche et al. 2002; Dommisch & Jepsen 2015），它们不仅具有抗菌作用，而且可能也调节炎症过程（Ganz 2003）。在最近的一项研究中，Dommisch等（2019）表明，在牙龈炎症发展过程中，许多抗菌肽（包括β防御素、CC–趋化因子20配体CCL20、S100A7/psoriasin和钙颗粒蛋白A/B）相继表达。在实验性龈炎的第3天，hBD2和hBD3 mRNA表达显著增加，在第14天达到峰值，然后在第21天下降。相反地，CCL20 mRNA在第3天达到峰值，但在第14天和第21天下降。S100A7/psoriasin和S100A/B钙颗粒蛋白A和S100A9钙颗粒蛋白B在第3天也达到峰值，但其水平可保持到第14天。即使存在很大程度的个体差异，但大部分mRNA结果已通过GCF里的蛋白含量检测得到进一步证实。这项研究首次在实验性龈炎模型中显示了这些抗菌肽的相继和差异表达，并也再次强调了这些分子在维持牙龈稳态中的重要性。

影响牙龈炎发病机制的因素

诱发因素被定义为维持菌斑或阻碍菌斑去除的因素，因此与牙龈炎症的维持和严重程度有关。而促进因素被定义为改变炎症反应的性质或过程的因子。由于慢性炎症涉及血管反应和细胞反应以及同时存在的破坏与修复，因此任何改变血管反应、细胞反应或组织修复潜能的因子都可以被认为是一种促进因素。

血管反应

性激素

长期以来，生理和病理状态的内分泌变化一直被认为是牙龈炎表现的重要影响因素（Soori-yamoorthy & Gower 1989; Mariotti 1999; Tatakis & Trombelli 2004）。青春期（Mombelli et al. 1989; Bimstein & Matsson 1999）、孕期（Hugoson 1971）和月经期性激素水平的变化（Koreeda et al. 2005）已被证明会改变菌斑–牙龈炎的关系，导致炎症水平升高。牙周组织含有性类固醇激素的受体，它们的生理功能至少部分由血清和唾液的激素水平调控（Soory 2000）。特别是雌激素能刺激胶原蛋白的代谢和血管生成，同时它会导致牙龈上皮角化减少。然而，黄体酮被认为在牙龈组织中具有主要作用，既可以影响促炎介质水平（Lapp et al. 1995; Markou et al. 2011），也可以影响牙龈血管系统。众所周知，孕激素不仅会增加牙龈组织中的血管数量，同时也会增加血管的渗透性，从而导致高度血管水肿性炎症反应（Hugoson 1970; Lundgren et al. 1973）。

妊娠是最早被确定影响牙龈炎表现的因素之一（Ziskin et al. 1946; Löe & Silness 1963; Sil-ness & Löe 1964）。已有研究报道，特别是在孕中期和孕晚期，牙龈炎的发病率和严重程度明显增加（Löe & Silness 1963; Hugoson 1971; Arafat 1974）。主流观点认为过度的炎症反应与孕酮水平升高有关，其会引起牙龈毛细血管扩张和通透性增加，导致血管流量和渗出增加（Hugoson 1970; Lundgren et al. 1973）。这些过程部分受到前列腺素水平升高的影响（Miyagi et al. 1993）。

随着男性和女性青春期的开始（Parfitt 1957; Sutcliffe 1972; Hefti et al. 1981; Mombelli et al. 1989）以及月经周期，特别是排卵期（Koreeda et al. 2005），牙龈炎症的严重程度也有所不同。性激素的波动会改变宿主反应，可能影响血容量、流速和血管通透性，进而可见牙龈炎症临床表现加重（Baser et al. 2009; Becerik et al. 2010）以及牙龈渗出物增加（Hugoson 1971）。然而，证据表明，激素变化不会影响临床上健康的牙龈，但会加剧已有的慢性牙龈炎（Holm–Pedersen & Löe 1967; Kovar et al. 1985; Niemi et al. 1986; Becerik et al. 2010）。

早期临床研究报道，与不服用激素类避孕药的女性相比，服用该类药物的女性牙龈炎发生率高（Lindhe & Bjorn 1967; El–Ashiry et al. 1970; Pankhurst et al. 1981）。然而，目前口服避孕药的配方发生了巨大变化，导致激素浓度大幅降低，且最近的研究表明，新型避孕药对牙龈炎几乎不存在影响（Preshaw et al. 2001）。

糖尿病

糖尿病是一种内分泌疾病，对牙龈炎有显著影响。临床上，无论是胰岛素依赖型还是非胰岛素依赖型糖尿病患者，在菌斑水平相近时，牙龈炎症程度明显高于没有糖尿病的患者（Bernick et al. 1975; Cutler et al. 1999; Salvi et al. 2005, 2010）。

在血管水平上，晚期糖基化终产物（advanced glycation end product, AGE）的累积改变了一些细胞间基质成分的功能，包括血管壁胶原，导致毛细血管基底膜增厚和血管弹性丧失（Ulrich & Cerami 2001）。动物实验组织学研究的结果表明，糖尿病与牙龈血管系统的变化有关，如不同壁厚新血管的形成、充血、局部中/重度血管炎（Tesseromatis et al. 2009）、血管渗透性增加伴随白细胞黏附分子表达增加和白细胞迁移能力增强（Sima et al. 2010）。

吸烟

吸烟对菌斑性龈炎的影响存在争议。多项研究表明，吸烟者的菌斑堆积速率与非吸烟者相同，在实验性龈炎研究中，尽管两者菌斑水平相近，但吸烟者牙龈炎症明显较轻（Bergstrom & Preber 1986; Danielsen et al. 1990; Lie et al. 1998; Müller et al. 2002）。此外，与非吸烟者相比，年轻的吸烟者牙周健康或轻度炎症的位点中GCF检出量显著减少（Persson et al. 1999）。同时，单次吸烟可导致GCF量一过性增加（McLaughlin et al. 1993）。

关于吸烟对牙龈炎临床指标的抑制作用的生物学机制，人们知之甚少。然而，牙龈和牙周微循环系统的结构和/或功能障碍已被提出（Scott & Singer 2004）。一项小样本研究发现，在吸烟者和非吸烟者平均血管密度没有差异的情况下，与非吸烟者相比，吸烟者的牙周血管系统由较少的大血管和较多的小血管组成（Mirbod et al. 2001）。该研究结果和已证实的尼古丁引起外周血管收缩及减少GCF相一致，该影响至少部分是通过调节局部血管反应来介导的。

细胞应答

血液病

通常认为影响牙龈炎细胞应答的最常见的系统疾病是血液病，包括中性粒细胞减少症（Andrews et al. 1965; Rylander et al. 1975; Reichart & Dornow 1978）、白血病（Levin & Kennedy 1973; Bergmann et al. 1992）和人类免疫缺陷病毒/获得性免疫缺陷综合征（acquired immune deficiency syndrome, AIDS）（Glick et al. 1990）。这些疾病的特征可能是功能性PMN数量少（中性粒细胞减少症），或是大量未成熟的功能失调性白细胞（白血病）浸润牙龈组织，或者像艾滋病一样，CD4阳性T细胞计数非常低，无法激活有效的T细胞反应。其他以PMN功能缺陷为特征的疾病，无论是吞噬功能缺陷（Chédiak-Higashi综合征）还是趋化功能缺陷（唐氏综合征），也会表现出严重的牙龈炎症。这些表明细胞数量或功能的异常可以改变菌斑引起的炎症反应，并表现为严重的牙龈炎症。

糖尿病

如前所述，牙龈炎的发展涉及菌斑形成时引发的先天性免疫反应。当存在先天性免疫功能缺陷和龈沟中中性粒细胞相对缺乏时，会出现更严重的炎症反应。除了之前提到的血管反应，高血糖也会导致免疫细胞功能受损（Gugliucci 2000）。控制不佳的糖尿病患者PMN功能下降（Marhoffer et al. 1992）、趋化功能缺陷（Ueta et al. 1993），且其牙龈炎症明显比那些菌斑水平相近但没有糖尿病的个体更严重（Gislen et al. 1980; Cianciola et al. 1982; Rylander et al. 1987; Salvi et al. 2005）。

慢性高血糖导致晚期糖基化终产物的积累，它可结合巨噬细胞和单核细胞（Brownlee 1994），导致炎症介质释放增加（Iacopino 1995），如白细胞介素-1β（interleukin-1β, IL-1β）和基质金属蛋白酶（matrix metalloproteinase-8, MMP-8）等，出现更严重的牙龈炎症（Salvi et al. 2010）。

吸烟

吸烟也对免疫和炎症反应有重要的影响（Barbour et al. 1997; Palmer et al. 2005）。已经证

明吸烟者的PMNs迁移（Eichel & Shahrik 1969）和吞噬能力降低（Kenney et al. 1977），血液循环中T淋巴细胞和B淋巴细胞数量增加（Sopori & Kozak 1998）。然而，这些机制在改变牙龈对口腔生物膜的炎症反应方面的相关性仍需要确定。

使用反依赖型模型的纵向研究，如马尔可夫链，可以纵向分析一系列检查结果，且考虑了序列依赖性，能够分析不同疾病类别之间的进展和消退。使用这种方法，Faddy等（2000）表明吸烟对疾病进展没有影响，但显著降低了疾病消退。Shätzle等（2009）使用类似的方法重新分析了挪威关于牙周炎自然史的26年纵向研究的数据，发现与不吸烟者相比，吸烟导致疾病发病提前3～4年。这些研究随后被Ramseier等证实，他们重新检查了原来在1970年被检查的斯里兰卡茶工，并表明在这一人群中，吸烟与疾病的发生有关，但与疾病的进展无关（图10-11）。虽然吸烟与牙周炎发病的关联机制仍然是推测性的，但很可能涉及上述PMN迁移和功能的下降。

修复潜能

慢性炎症反应的最终特征是组织有自我修复能力，因此任何影响这种能力的因素都会改变牙龈对菌斑的反应，表现为牙龈肿大（过度应答）或结缔组织丧失（损伤应答）以及进展为牙周炎。

过度反应

一些药物（Seymour 1993）包括抗惊厥药物（如苯妥英）（Angelopoulos 1975a, b）、钙通道阻滞剂类降压药物（如硝苯地平）（Nery et al. 1995; O'Valle et al. 1995）和免疫抑制剂（如环孢菌素）（Seymour & Jacobs 1992; O'Valle et al. 1995）会导致严重的牙龈肥大，这种反应与菌斑引起的牙龈炎症有关（Seymour et al. 1996）。虽然这些药物具有不同的药理机制，但它们的共同点似乎是它们对钙代谢的影响，推测该共同点会导致牙龈肥大（Hassell & Hefti 1991）。苯妥英、环孢素或硝苯地平引起的牙龈肥大的临床和

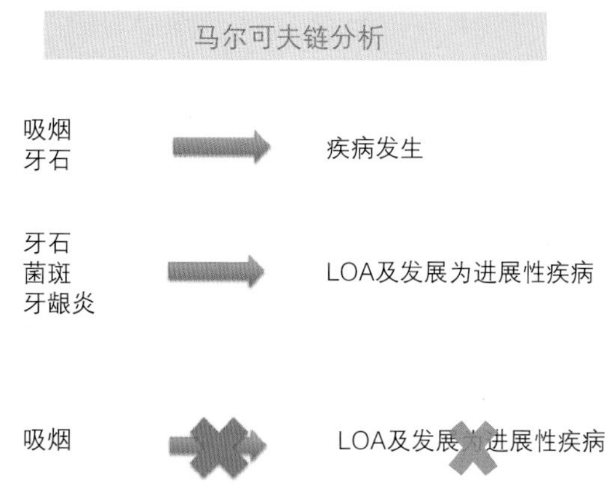

图10-11 吸烟对牙周炎发生和发展影响的马尔可夫链分析表明，吸烟和牙石与牙周炎的发生有关，牙石、菌斑和牙龈炎、附着丧失（loss of attachment, LOA）及发展为重度病变有关，然而，吸烟与牙周炎的进展无关。

组织学特征都相似（Hassell & Hefti 1991; Seymour et al. 1996），这也支持了上述观点。组织学研究表明，牙龈结缔组织内细胞外基质的积累是组织过度生长的主要特征（Rostock et al. 1986; Mariani et al. 1993）。

众所周知，牙龈肥大的严重程度与菌斑控制水平和牙龈炎的存在有关（Steinberg & Steinberg 1982; Addy et al. 1983; Hassell et al. 1984; Tyldesley & Rotter 1984; Daley et al. 1986; McGaw et al. 1987; Modeer & Dahllof 1987; Yahia et al. 1988; Barclay et al. 1992; Lin & Yang 2010），这支持了牙龈肥大反映了炎症反应中修复过程过度响应这一观点。此外，已经得到证实，肥大位点的GCF中有高浓度的组织纤溶酶原激活物（tissue plasminogen activator, t-PA）（Buduneli et al. 2004）和2型纤溶酶原激活物抑制剂（plasminogen activator inhibitor type 2, PAI-2），这表明肥大本身可能作为诱发因素并导致牙龈炎症加重（Kinnby et al. 1996）。然而，与牙龈肥大相关的药物是否以及在多大程度上可以密切调节导致牙龈炎症的复杂宿主-细菌相互作用仍有待确定。

修复反应受损

修复反应受损影响牙龈炎表现的例子可见于维生素C缺乏症，其中胶原代谢受损导致在菌斑存在的情况下牙龈产生高度炎症反应，变得脆

弱。事实上，在人类（Leggott et al. 1986, 1991）和非人类灵长类动物（Alvares et al. 1981）中，与具有相似菌斑水平和相同类型微生物的非维生素C缺乏的对照相比，抗坏血酸的亚临床缺乏会导致牙龈炎加重。

还有一些较为有限的研究数据表明，其他营养因素，包括维生素（ECohen & Meyer 1993; Offenbacher et al. 1990; Asman et al. 1994）、核黄素、钙和纤维摄入频率（Petti et al. 2000）可能会影响菌斑引起的牙龈炎发生率和严重程度，但其机制尚不清楚。

反依赖模型表明，吸烟显著抑制牙周组织的愈合能力。事实上，Faddy等（2000）的研究表明，吸烟者的愈合能力仅为不吸烟者的28%，与年长36岁的不吸烟者相当。换句话说，45岁吸烟者的牙周愈合能力与81岁不吸烟者相当。这种愈合能力的抑制以及发病时间的提前可能是吸烟者牙周炎患病率增加的原因。

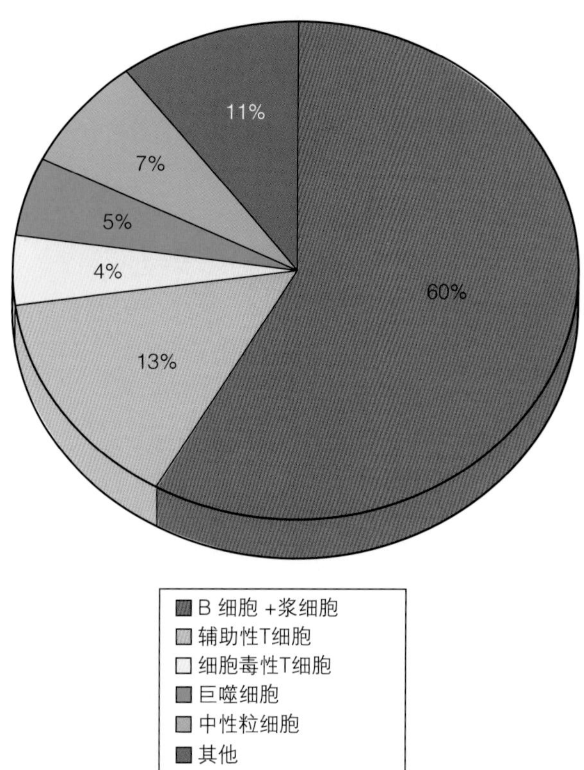

图10-12 牙周炎病损中的细胞分布。（来源：改编自Berglundh et al. 2011。经John Wiley & Sons许可转载）

牙周炎

牙周炎的组织病理学

1965年，Brandtzaeg和Kraus（1965）证明了牙周炎患者的牙龈组织中存在产生免疫球蛋白的浆细胞。这是适应性免疫在牙周炎发病机制中发挥作用的第一个直接证据。然而，直到1970年，Ivanyi和Lehner（1970）使用外周血淋巴细胞转化实验才发现了细胞免疫的作用。牙周炎病变本身主要涉及B细胞和浆细胞现已较为明确（图10-12）（Mackler et al. 1977; Seymour et al. 1978; Seymour & Greenspan 1979; Berglundh et al. 2011）。虽然大多数淋巴细胞是含有免疫球蛋白的B细胞，但高达30%的淋巴细胞可能是T细胞。临床上尚无法确定疾病活动性，因此，不能说在某些临床牙龈炎病变中看到的B细胞和浆细胞比例增加是否代表稳定的牙龈炎病变或是进行性牙周炎病变的开始。在这种情况下，就牙周病（牙龈炎和牙周炎）的发展而言，最好将牙龈炎的这个终末期表现和越来越多的浆细胞视为牙龈炎和牙周炎之间可能的过渡阶段。

虽然牙龈局部的T细胞保持相对稳定，但B细胞/浆细胞发生改变并导致牙周袋的发展。结缔组织破坏引起结缔组织与牙齿间的附着丧失，导致结合上皮向根方迁移，进而形成牙周袋（图10-13）。相应地，牙周袋上皮衬里、上皮钉突向里生长到周围的结缔组织中（图10-14）。多形核中性粒细胞继续通过这种牙周袋衬里上皮迁移到牙周袋中，在组织和菌斑生物膜之间形成屏障。牙周袋上皮的通透性和溃疡增加使微生物产物进一步进入，导致炎症细胞因子的持续产生，如IL-1、TNF-α和前列腺素E_2（prostaglandin E_2, PGE_2）（Gemmell et al. 2007），且炎症过程持续存在，导致结缔组织和骨的破坏（Reynolds & Meikle 1997）。炎症浸润周围是纤维组织带，这是所有慢性炎性病损的常见表现，是病变试图与周围组织隔离开。事实上，在牙周炎中，无论牙周袋的深浅，下方的牙槽骨和牙周膜都不会发生炎症（图10-15）。

随着病变的进展，相同的细胞组成持续存在，附着丧失在临床和组织学上变得明显（图10-16和图10-17）。现在人们普遍认为，组织破坏是通过宿主免疫反应引起的（Birkedal-Hansen 1993），而不是细菌本身的直接后果。巨噬细胞不是重度病损的主要特征，占细胞总数的5%以下。然而，成纤维细胞在受到炎症细胞因子IL-1、IL-6、TNF-α和PGE_2的刺激时，会产生MMP，这个蛋白酶家族主要功能是降解细胞外基质。胶原分子被切割成较小的片段，然后在细胞外基质中变性或被周围的成纤维细胞吞噬。随着病变进展，牙槽骨丧失变得明显。然而，未浸润的牙周纤维带仍毗邻牙槽骨嵴，有效地封闭了进展中的病变，并将其与周围组织隔离开来。应该

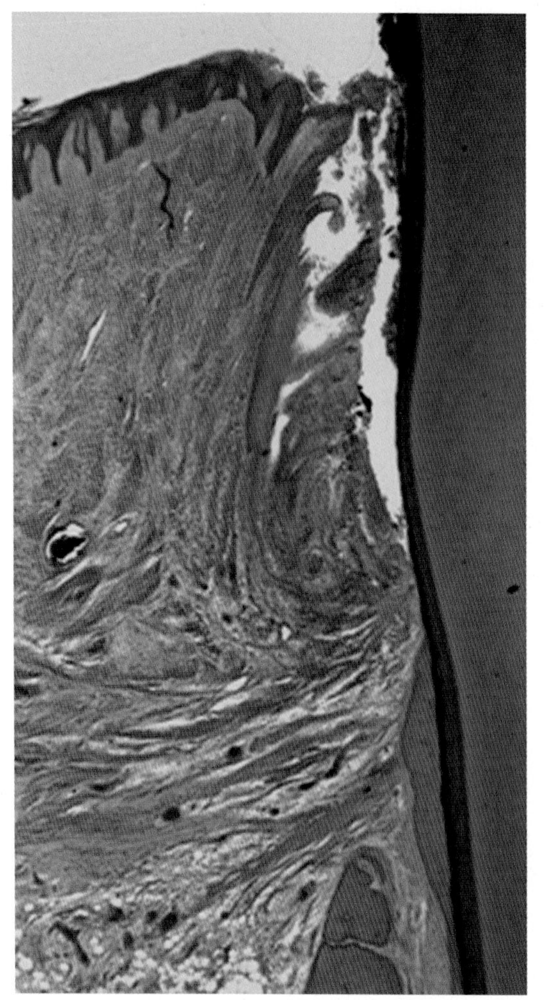

图10-13　人类牙周炎解剖标本，牙周袋内见牙石和生物膜。注意牙周袋上皮侧方和根方浸润的结缔组织。

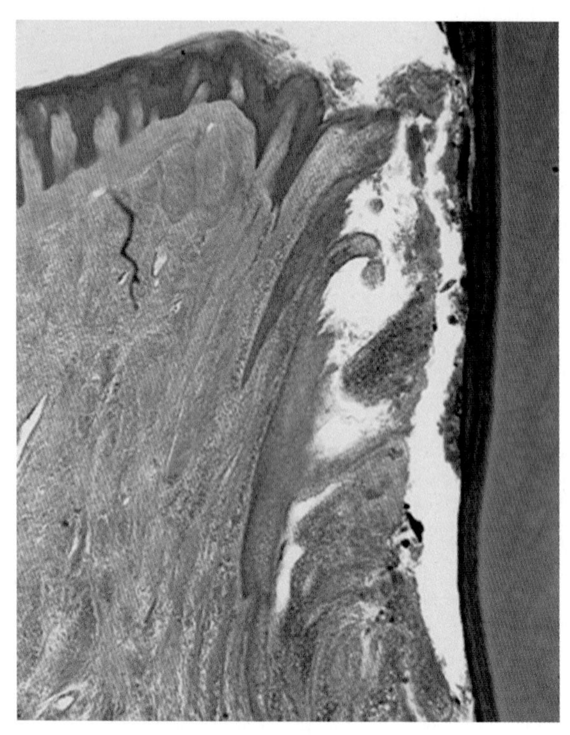

图10-14　图10-13的细节图，注意溃烂的袋内上皮，其上皮钉突伸入结缔组织内。

(a)

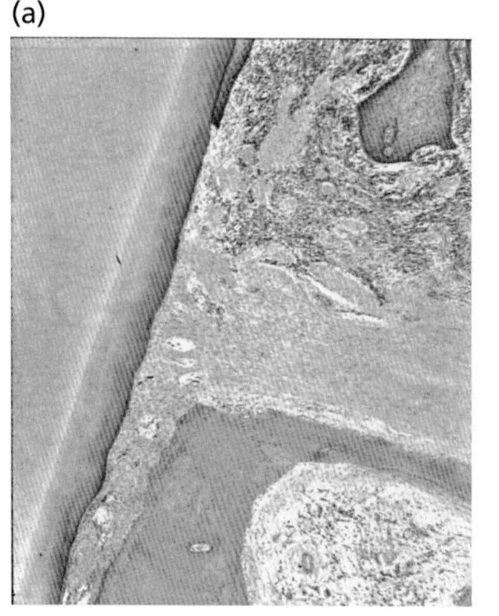

(b)

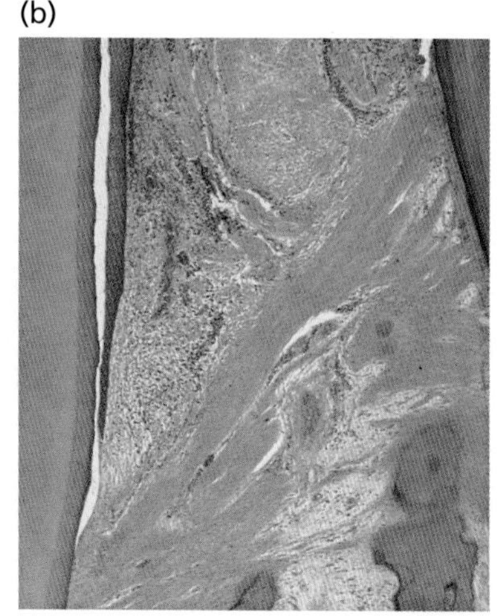

图10-15　在浸润的结缔组织和牙槽骨之间夹有一条未浸润的结缔组织。（a）骨上袋。（b）骨下袋。

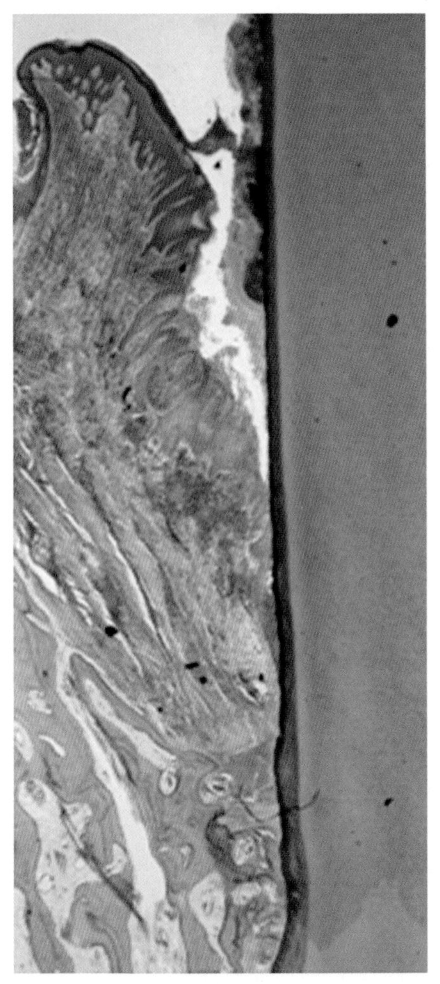

图10-16　人类牙周炎解剖标本显示，明显的附着丧失和牙槽骨的吸收破坏是重度病损的特征。

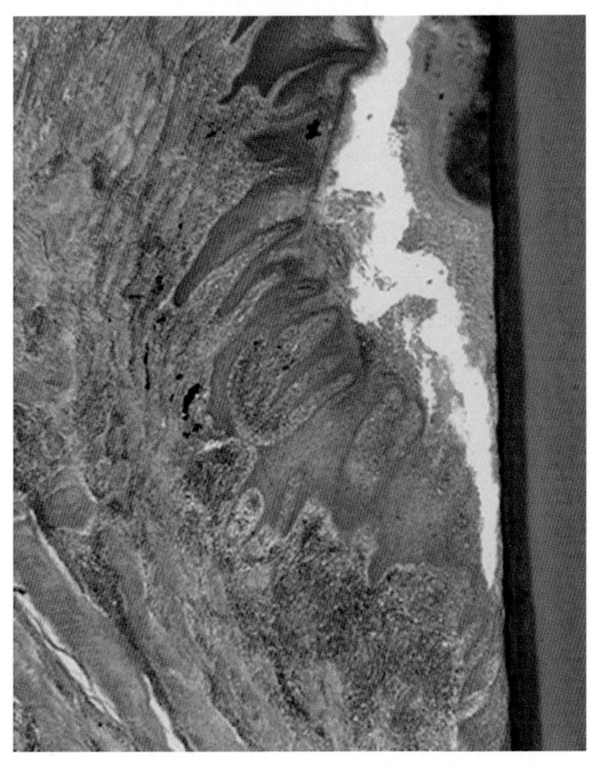

图10-17　图10-16的细节图。牙周袋上皮将袋中的牙石和生物膜隔离开。

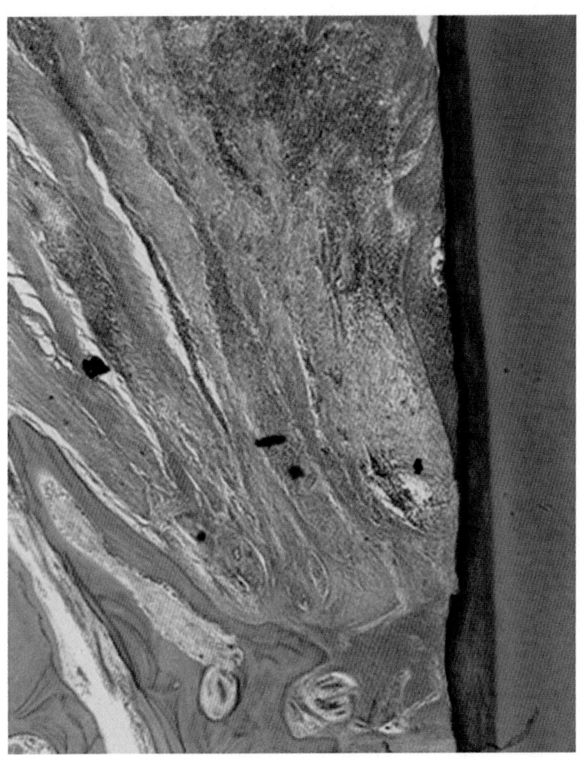

图10-18　图10-16的细节图。注意浸润的结缔组织和牙槽骨之间的非浸润纤维带。

再次注意的是，下方的牙槽骨和牙周膜仍然没有炎症（图10-18）。

牙周炎中的B细胞

如前所述，牙周炎病变的特点是含有大量的B细胞和浆细胞。牙周炎病损中含有免疫球蛋白的B细胞如图10-19所示。B细胞可以被特异性抗原或多克隆激活剂激活。事实上，许多公认的牙周致病菌，包括牙龈卟啉单胞菌、伴放线聚集杆菌和具核梭杆菌已被证明可以产生多克隆激活剂活化B细胞（Bick et al. 1981; Mangan et al. 1983; Carpenter et al. 1984; Ito et al. 1988）。然而，多克隆激活剂不能激活所有B细胞。约30%的B细胞可能受单一的多克隆激活剂的刺激，不同的激活剂作用于不同的B细胞亚群。此外，由这种多克隆激活而产生的抗体可能具有低同源性，且可能不会诱导生成记忆成分（Tew et al. 1989）。同时，还可能产生一定程度的抗原特异性诱导的活化B细胞。牙周组织中产生的主要免疫球蛋白类别是IgG，其次是IgM和一些IgA。

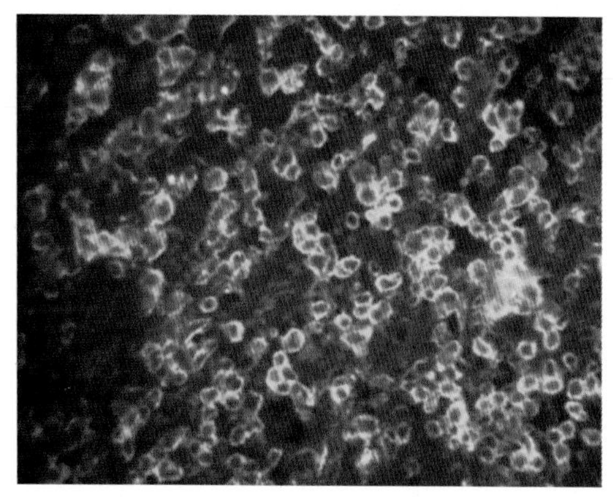

图10-19 牙周炎病损中含免疫球蛋白的B细胞。（来源：Seymour et al. 2009。经John Wiley & Sons许可转载）

我们对特异性抗体在慢性牙周炎发病机制中的作用知之甚少。已证明牙周病患者的血浆和GCF中存在高滴度的牙龈卟啉单胞菌和伴放线聚集杆菌的特异性抗体；然而，这些研究在疾病活动性方面仍然不一致（Baranowska et al. 1989; Nakagawa et al. 1994; Ebersole et al. 1995）。牙龈卟啉单胞菌和伴放线聚集杆菌的免疫显性抗原也显示出不同的免疫反应模式，而具有不同活性的抗牙龈卟啉单胞菌抗体已在各种类型的牙周病中检出（Mooney & Kinane 1994）。有研究者提出高活性抗体可抵御持续性或反复的感染，而非保护性的低活性抗体不能有效介导免疫反应（Lopatin & Blackburn 1992; Kinane et al. 2008）。

虽然强烈的抗体反应通常具有保护作用，它可以促进细菌清除并抑制疾病进展（Offenbacher 1996; Kinane et al. 2008），但其作用机制尚不清楚。由于抗体分子大小不可能穿透菌斑生物膜，因此它们清除龈下感染的能力十分有限。同样地，PMN不会穿透生物膜，这再次限制了它们清除感染的能力。然而，已有研究证明有破坏性牙周病病史的患者，其血清能够使牙龈卟啉单胞菌易受调理素的作用（Wilton et al. 1993）。但这种高水平的调理抗体更可能与过去的菌血症和清除血清中细菌的能力有关，而不是清除龈下感染的能力。另外，在动物模型中反复感染伴放线聚集杆菌已被证明会引发一种抗白细胞毒素抗体，该抗体可保护PMN免受白细胞毒素的杀伤（Underwood et al. 1993）。在这种情况下，细菌产物的特异性抗体可能会影响疾病的表现，而不是清除龈下生物膜中的微生物。另外，牙周致病菌激活的多克隆B细胞以及产生非特异性和/或低亲和力抗体可能无法控制疾病。

除了产生免疫球蛋白/抗体外，持续的B细胞活化会导致高水平的细胞因子产生，包括IL-1和IL-10，它们可能导致后续的组织破坏。然而，虽然牙龈卟啉单胞菌抑制T细胞中的IL-1β基因，但它已被证明可以使牙周炎患者的外周血B细胞比例增加进而产生IL-1β（Gemmell & Seymour 1998）。由于巨噬细胞不是重度病变中的主要细胞（Chapple et al. 1998），并且抑制的细胞免疫与重度牙周炎有关，因此B细胞可能是牙周炎中IL-1的主要来源。

牙周炎中的巨噬细胞（M1和M2）

活化的巨噬细胞被认为具有一定程度的可塑性，且至少鉴定出两种不同的表型。经典激活M1型巨噬细胞产生促炎细胞因子，如IL-6和TNF-α。而替代激活M2型巨噬细胞在炎症消退和促愈合中发挥作用。这类巨噬细胞产生高水平的IL-10和低水平的IL-6（Das et al. 2015）。如前所述，巨噬细胞不是牙周炎病理反应中的主要细胞（Chapple et al. 1998），其在浸润细胞中不到5%（Berglundh et al. 2011）。此外，在最近的一项研究中，Garaicoa-Pazmino等（2019）研究了牙龈炎和牙周炎中M1和M2巨噬细胞的比例。该研究再次证实了牙周炎病变中巨噬细胞数量少，在牙龈炎病损中的巨噬细胞数量较高，但在两个病变中M1和M2巨噬细胞的比例并没有显著差异（图10-20）。这些结果并不令人惊讶，因为牙周炎和牙龈炎都是慢性炎症性病变，而慢性炎症的定义是同时存在破坏与修复。在这两种病变中，破坏和修复反映在破坏性M1与修复性M2巨噬细胞的比例上，牙周炎中看到的组织破坏可能是由于B细胞，而不是巨噬细胞和相关细胞因子的产生。

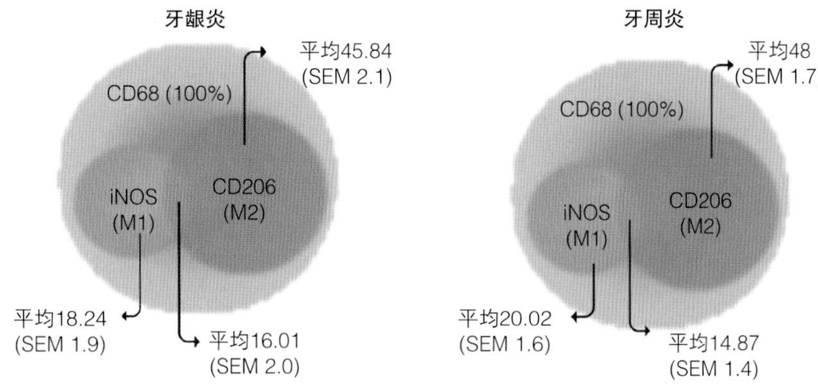

图10-20 牙龈炎和牙周炎中CD68阳性巨噬细胞的分布没有显著差异。诱导型一氧化氮合酶（inducible nitric oxide synthase，iNOS）主要由M1型巨噬细胞表达，而甘露糖受体（CD206）主要由M2型巨噬细胞表达。（来源：Garaicoa-Pazmino et al. 2019。经John Wiley & Sons许可转载）

牙龈炎向牙周炎的转化

为什么有些人会患牙周炎而其他人不会？这仍然是牙周病学的一个重要问题。在一项样本量相对较小的临床研究中，Thorbert-Mros等（2017）表明，年龄在30～45岁的重度牙周炎患者在22～28岁时就表现出在放射学上可检测到的骨吸收。这一发现与Ramseier等（2017）的发现一致，他们在对牙周炎自然史的40年纵向研究中表明，30岁以下的人群平均附着丧失＜1.81mm，预示其60岁时至少有20颗牙齿。相反地，那些平均附着丧失＞1.81mm的人在60岁时只有不到20颗牙齿。这两项研究都强调了治疗那些30岁以下出现早期疾病迹象患者的必要性。但问题仍然存在——为什么这些人会在早年患上疾病？如前所述，龈沟中强大的先天性免疫反应以及上皮屏障和抗菌肽对于维持牙龈稳态至关重要，这些机制的任何缺陷都可能导致牙周炎的发展。

Th1/Th2模式

显然，牙周炎的发展涉及从主要为T细胞/巨噬细胞反应（Brecx et al. 1988; Seymour et al. 1988）转变为大量B细胞和浆细胞的反应（Seymour et al. 1979）。那么问题来了，这个转变的调控机制是什么？牙龈炎的发展与DTH的发展相同，并且进展性慢性牙周炎基本上是B细胞参与，因此牙龈炎和稳定的牙周病变是由Th1细胞介导的，而牙周炎是由Th2细胞介导的（Seymour et al. 1993），牙龈炎向牙周炎的转变涉及从Th1到Th2介导的反应的转变。在这个概念中，有人提出，强烈的先天性免疫反应导致PMN和巨噬细胞产生高水平的IL-12，这反过来又导致Th1反应、细胞免疫、保护性抗体和稳定的牙周病变。相反地，多克隆B细胞激活较弱的先天性免疫反应会导致Th2反应、非保护性抗体和进展性牙周病变。自25年前提出以来，该假设引起了很多关注，许多研究通过显示牙周炎中下降的Th1反应或增加的Th2反应来支持该假设。与此相反，其他研究（主要是动物模型）指出了牙周炎中Th1反应的增加，同时，其他研究则强调了Th0细胞的作用。然而，现在人们普遍认为，人类的牙周炎是由Th1和Th2细胞介导的平衡状态向以Th2细胞反应为主转化的结果（Berglundh & Donati 2005; Kinane & Bartold 2007）。

细胞免疫抑制

Ivanyi和Lehner（1970）首次报道，重度牙周炎患者细胞免疫力可能受到抑制。随后，一些研究显示，牙周致病菌，包括牙龈卟啉单胞菌、伴放线聚集杆菌、齿垢密螺旋体、黄褐二氧化碳噬纤维菌和具核梭杆菌（Shenker et al. 1982; Shenker & Slots 1989; Shenker & Datar 1995）可以在体外引起淋巴细胞的抑制。此外，在牙周炎病损中提取的T细胞不仅在自身混合淋巴细胞反应（autologous mixed Lymphocyte reaction, AMLR）中反应能力降低，而且无法产生IL-2，这表明这种对牙周炎中细胞介导反应的抑制也可能发生在体内（Seymour et al. 1985）。AMLR在牙周治疗后会恢复正常这一现象（Evans et al. 1989）也支持了这一想法，即菌斑中的细菌对细胞介导的免疫（即Th1反应）的抑制作用可能是将稳定病变转化为进行性病变的基础。

T细胞和牙周稳态

T细胞参与体内和体外几乎所有的免疫调节相互作用，免疫稳态需要效应器和调节细胞亚群之间的微妙平衡。Th1细胞不仅介导DTH，而且还增加了巨噬细胞对细胞内和细胞外致病菌的杀伤能力（Romagnani 1992）。此外，有证据表明，T细胞参与感染部位PMN的募集和活化，这表明在牙周炎稳定期时，PMN的活化对于控制感染可能至关重要。事实上，牙龈组织中强烈的先天性免疫反应和IL-12的产生对于Th1反应可能是至关重要的。已证明牙龈组织中有自然杀伤（natural killer, NK）细胞（Wynne et al. 1986），它对增强Th1反应可能也具有重要意义。IFN-γ的产生增强了中性粒细胞和巨噬细胞的吞噬活性，从而抑制了感染。

相比之下，牙周炎进展期病变的B细胞性质表明Th2细胞因子产生增加或Th1细胞因子产生减少，换句话说，它可促使平衡向Th2细胞方向转化。

细胞因子模式

过去10年的研究支持了Th1细胞与稳定期牙周炎有关，以及Th2细胞与疾病进展相关的假设（Gemmell et al. 2007）。然而，其他研究报道，在病变组织中Th1细胞占优势或Th2反应减少（Ebersole & Taubman 1994; Salvi et al. 1998; Takeichi et al. 2000）。近期，有学者提出Th1和Th2细胞都参与人类牙周炎的过程（参见Gemmell et al. 2007）。然而，尽管在牙周炎组织中发现反映这两个亚群的细胞因子模式（Yamamoto et al. 1997），但如前所述，人们普遍认为（Berglundh & Donati 2005; Kinane & Bartold 2007），牙周炎的发展与向Th2反应的转变有关。进一步间接支持这一观点的证据是，牙龈卟啉单胞菌半胱氨酸蛋白酶（牙龈素）水解IL-12，从而具有减少CD4细胞产生IL-12诱导IFN-γ产生的能力，因此有利于转化为Th2反应和随后的疾病进展（Yun et al. 2001）。此外，与牙周健康者相比，牙周炎患者的外周血细胞产生IL-12的水平显著降低（Fokkema et al. 2002），同时，炎症增强时，牙龈中IgG4阳性的B细胞数量增加（相对于IgG2阳性的细胞而言），该结果提示IL-4和Th2反应的影响，同时在牙周炎大面积炎症浸润区也相应出现IFN-γ的减少及Th1反应的减弱。

CD8阳性T细胞

牙龈炎中CD4阳性：CD8阳性T细胞的比例近似为2：1（Seymour et al. 1988; Berglundh et al. 2002a; Zitzmann et al. 2005）。这个比值与外周血、次级淋巴器官和DTH发展中的比值相一致（Poulter et al. 1982）。相反地，早期研究报道，从牙周炎病变中提取的细胞中（Cole et al. 1987; Stoufi et al. 1987）CD4阳性：CD8阳性T细胞的比值约1：1。尽管CD8阳性T细胞在牙周炎中明显增加，但其在牙周炎中的作用尚不清楚。虽然在牙周炎组织中的大多数CD4阳性细胞具有产生高水平IL-4和低水平IFN-γ的Th2表型，但大多数CD8阳性细胞产生等量的IL-4和IFN-γ，即它们具有Th0表型（Wassenaar et al. 1995）。与CD4阳性细胞相似，CD8阳性细胞有两种亚型。其中一种亚型的主要功能是介导细胞杀伤作用，产生高水平的IFN-γ，不产生IL-4或IL-5。这是经典的CD8阳性细胞毒性T细胞。该细胞的次要功能是抑制B细胞。另一种亚型的CD8阳性细胞主要功能是抑制细胞毒性CD8阳性T细胞的增殖反应，并且抑制细胞免疫，产生高水平的IL-4和IL-5。它们是经典的CD8阳性抑制型T细胞。它的次要功能是为B细胞提供保护。研究显示，重度牙周炎高易感患者外周血中的CD8阳性T细胞可以产生高水平的细胞内IL-4。如果这些细胞也出现在这些易感患者的局部牙周组织中，它们可能通过抑制产生IFN-γ的细胞和促进体液免疫反应来参与局部反应（Wassenaar et al. 1995），从而向2型细胞功能转化。然而，Teng（2003）认为CD8阳性T细胞在牙周炎的发展过程中并没有那么重要的作用，他认为CD8阳性T细胞在疾病的进展过程中没有直接参与牙周组织的破坏。尽管CD8阳性T细胞可能没有直接造成组织破坏，但它们确实产生细胞因子，这些细胞因子在先天性和适应性免疫反应中都起作用，并且在细菌感染或细菌破坏的组织和细胞的裂解中起重要作用。总体而言，CD8阳性T细胞在牙周炎发病机制中的作用在很大程度上被忽视了。然而，确定该细胞亚型的功能对于充分了解牙周病的发病机制至关重要。

调节Th1/Th2平衡

Th1/Th2模式为解释牙周病变是进展还是保持稳定提供了一种可能机制，但仍然存在一个重要问题，那就是什么导致一些病变表现出Th1细胞反应的特征，而另一些表现出Th2细胞反应的特征？答案可能在于微生物感染的性质，以及特定的遗传和环境易感因素。重要的是，其中一些因素可能在临床上发现并进行调整。

在疾病的不同阶段可能由不同的T细胞亚群占主导地位，并且无法在临床上确定疾病活动性，这也是所有研究的一个限制。然而，可以明确的是，炎症牙周组织中细胞因子的平衡决定了疾病保持稳定、进展还是组织破坏（Seymour & Gemmell 2001）。因此，在这种情况下，Th1和/或Th2表达的调控对于理解慢性牙周炎的免疫调节机制至关重要。调控Th1和Th2表达的因素包括：

- 遗传。
- 先天性免疫反应。
- 抗原性质。
- 抗原递呈细胞的性质。
- 下丘脑-垂体-肾上腺轴和交感神经系统。
- Treg / Th17轴。

遗传

对分开抚养的同卵双胞胎的研究表明，牙周病的38% ~ 80%的差异是由于遗传因素导致的（Michalowicz 1994）。小鼠对牙龈卟啉单胞菌感染的易感性也是由基因决定的（Gemmell et al. 2002b），尽管基因与人类牙周病的相关性仍有待确定。然而，牙周炎敏感小鼠对牙龈卟啉单胞菌的Th1反应较低，而牙周炎耐受小鼠对牙龈卟啉单胞菌的Th1反应达到中/高程度。

先天性免疫反应

通常认为存在两种不同的免疫反应：一种是非特异性的先天固有免疫反应，另一种是特异性的获得性免疫反应。然而，近几年来这两种免疫反应之间的区别却变得越来越模糊。因为，在许多方面，先天性免疫反应决定了随后的适应性反应的性质，同时，适应性免疫反应在很多方面也控制着先天性固有免疫反应的有效性。

IL-12

如前所述，PMN是牙龈炎和牙周炎中牙周病变的共同特征，PMN功能缺陷与严重且快速进展的牙周炎有关。强烈的先天性免疫反应会导致高水平的IL-12，因此与Th1反应相关，而较弱的先天性免疫反应和相对低水平的IL-12促进了Th2反应。一项研究支持了牙龈炎中Th1反应的观点，该研究显示，同时患有牙龈炎和牙周炎患者的牙龈炎部位的GCF中IL-12水平显著高于该患者牙周炎位点的IL-12水平（Orozco et al. 2006）。

Toll样受体

如前所述，TLR存在于许多细胞上，包括树突细胞、PMN和巨噬细胞等，并且能够识别PAMP，如LPS、肽聚糖、细菌DNA、双链RNA和脂蛋白。

鉴于TLR在先天性免疫中的作用，TLR很可能在决定宿主对菌斑的反应性中起重要的作用。TLR-2和TLR-4在刺激后可能会诱导明显不同的免疫反应，这取决于所产生的细胞因子模式。当受到刺激后，TLR-4可以促进IL-12和IFN-γ诱导蛋白（INF-γ-inducible protein-10, IP-10）的产生，这即是Th1反应。相反地，TLR-2可以促进抑制性IL-12p40，这是Th2反应的特征（Re & Strominger 2001）。这些差异反映在大肠埃希菌来源的LPS和牙龈卟啉单胞菌来源的LPS引起不同细胞因子表达。大肠埃希菌来源的LPS激活TLR-4，诱导强烈的Th1反应，而牙龈卟啉单胞菌来源的LPS激活TLR-2（Hirschfeld et al. 2001），诱导强烈的Th2反应（Pulendran et al. 2001）。这些发现可能揭示牙周炎的易感性存在更深的机制。

抗原性质

含有多种细菌的生物膜（包括牙龈卟啉单胞菌、福赛坦氏菌和齿垢密螺旋体）与牙周炎有关，因此单一抗原或单一生物体不太可能导致牙周炎。此外，不同个体可能具有个体特异性的致病性复合物，因此同一种复合物可能不会对所有人都具有致病性。事实上，人们对牙周病中涉及的生物膜特异性抗原以及它们产生的免疫反应知之甚少。研究发现，仅用牙龈卟啉单胞菌免疫的小鼠的T细胞克隆具有Th1模式，然而，用具核梭杆菌疫苗免疫后再用牙龈卟啉单胞菌免疫的小鼠的T细胞克隆表现出Th2模式（Choi et al. 2000）。这可能是由于具核梭杆菌是一种多克隆B细胞激活剂，因此B细胞随后可以递呈牙龈卟啉单胞菌抗原。此外，用具核梭杆菌免疫的小鼠随后不能产生针对牙龈卟啉单胞菌的抗体（Gemmell et al. 2002a, 2004）。如果细菌以相反的顺序注射，情况则非如此。这些发现虽然是初步的，但表明多种微生物的共感染有可能调节免疫反应。然而，这种调节与人类牙周病的程度和相关性仍有待进一步阐明，但它可能涉及Th1/Th2平衡。

抗原递呈细胞的性质

有研究提出Th1和Th2细胞实际上代表了一系列细胞，且根据不同条件，它们可以产生Th1或Th2细胞因子（Kelso 1995）。在这种情况下，Th0细胞可能代表这系列细胞中的中间细胞，以及初始的或者未定向分化细胞。

牙龈炎组织中的APC主要是CD14阳性和CD83阳性的树突状细胞（Gemmell et al. 2002c）。在牙周炎组织中，APC主要是CD19阳性和CD83阳性B细胞，尽管也存在大量CD83阳性内皮细胞（图10-21），提示这些细胞也可能参与抗原表达。内皮细胞递呈细菌抗原会使Th1细胞迁移能力变弱（Kanwai et al. 2000），这也可能促进向Th2谱的转变。

牙龈卟啉单胞菌特异性CD4阳性T细胞系的细胞因子谱可以通过改变APC进行调节。当用自体外周血单核细胞为APC时，细胞系主要产生IFN-γ，具有Th1谱；但如果使用EB病毒转化的自体B细胞，则相同的细胞系主要生成IL-4，即具有Th2谱（Gemmell & Seymour 1998）。这些发现表明，可以通过改变APC的性质来调节Th1/Th2谱。牙龈炎中的APC主要是树突状细胞，而牙周炎中的APC主要是B细胞。

下丘脑-垂体-肾上腺轴和交感神经系统

目前认为在压力过大或不能应对压力的情

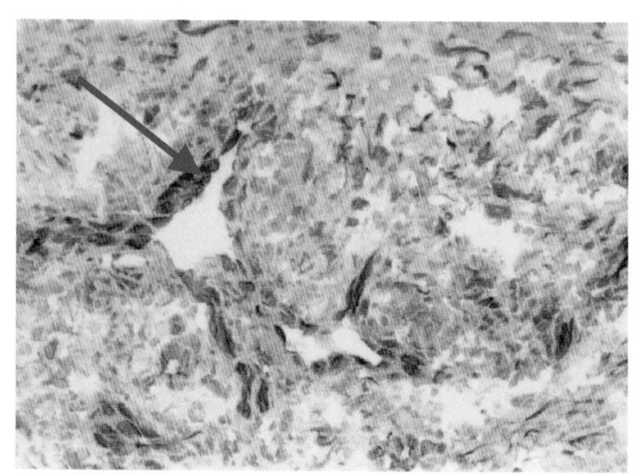

图10-21 牙周炎中的CD83阳性内皮细胞（箭头所示）。（来源：Gemmell et al. 2002c。经John Wiley & Sons许可转载）

况下，会导致牙周炎的快速进展。交感神经系统（sympathetic nervous system, SNS）以及下丘脑-垂体-肾上腺轴（hypothalamic-pituitary-adrenal, HPA）激活后，导致Th1反应选择性抑制而转为Th2反应占主导地位，以及牙周炎症加剧（Breivik et al. 2000; Elenkov 2002）。

Treg/Th17轴

调节性T细胞

调节性T细胞（regulatory T cell, Treg）是一种特殊的T细胞亚群，其特征是叉头/翼状螺旋转录因子Foxp3。它们主要控制加剧的免疫反应以及自身免疫的发展，并通过接触依赖型和非接触依赖型机制实现。它们抑制效应T细胞（Th1/Th2和可能的Th17），其数量在牙周炎病损中增加，且与牙龈炎组织相比，牙周炎病损中B细胞的比例增加（Nakajima et al. 2005; Parachuru et al. 2014）。事实上，在B细胞和浆细胞占主导的病变中，Foxp3阳性细胞的数量与B细胞和浆细胞/T细胞比例显著相关（Parachuru et al. 2014）。免疫荧光双标显示，CD4而非CD8细胞为Foxp3阳性（图10-22），并且与T细胞为主的牙龈炎病变相比，B细胞和浆细胞为主的牙周炎病变中的Treg相关基因、信号传导和转录激活因子（STAT5A）以及TGF-β1和IL-10基因显著上调（Parachuru et al. 2018）。对相同样本的蛋白表达分析证实了基因表达数据，且显示与T细胞主导的病变相比，B细胞和浆细胞主导病变中的TGF-β1和IL-10水平更高（Parachuru et al. 2018）。虽然这些细胞在人类牙周病中的作用仍然是推测性的，但它们可能抑制了Th1介导的反应，同时通过产生IL-10促进B细胞的增殖。相比之下，da Motta等（2019）发现，Ⅲ期B级牙周炎病变中的Foxp3阳性细胞略多于Ⅳ期C级病变。

(a)

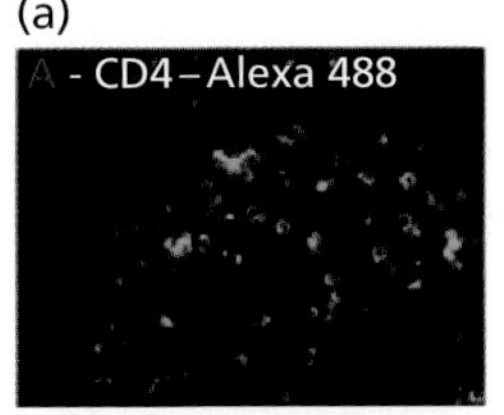

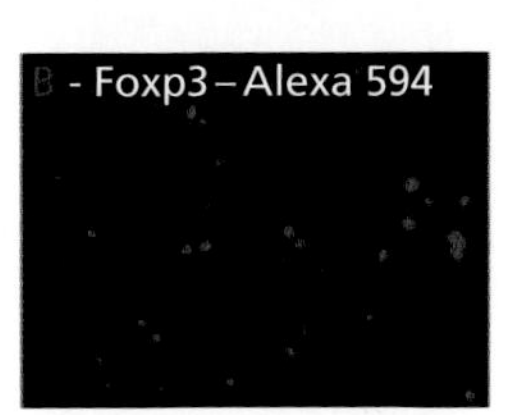

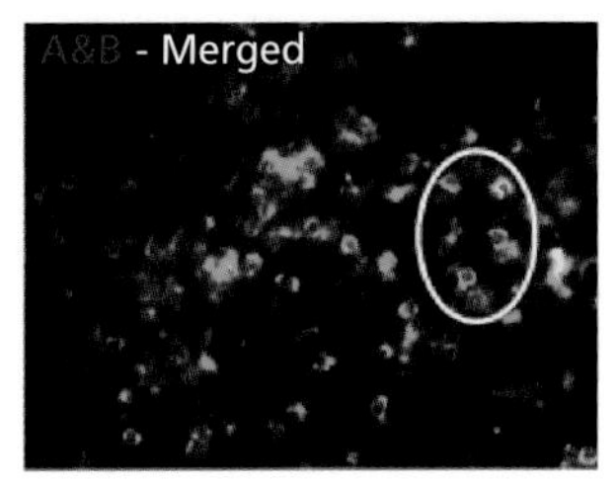

(b)

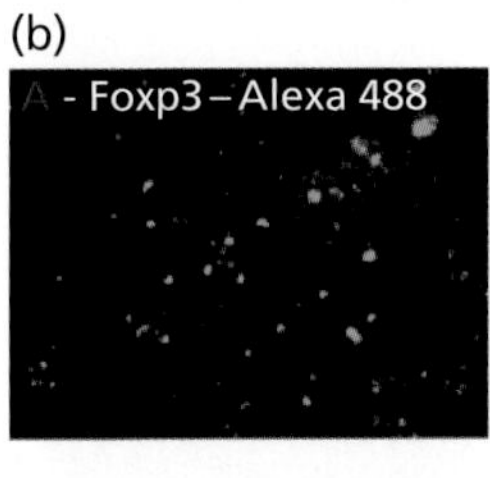

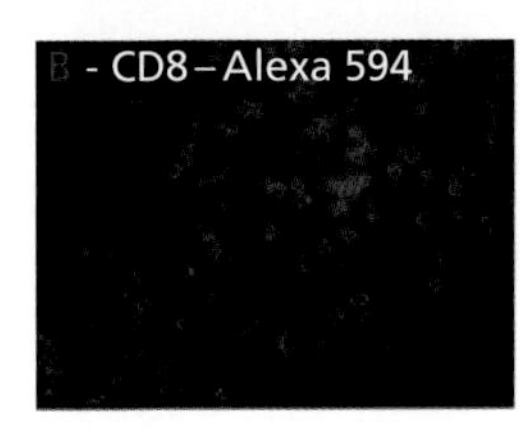

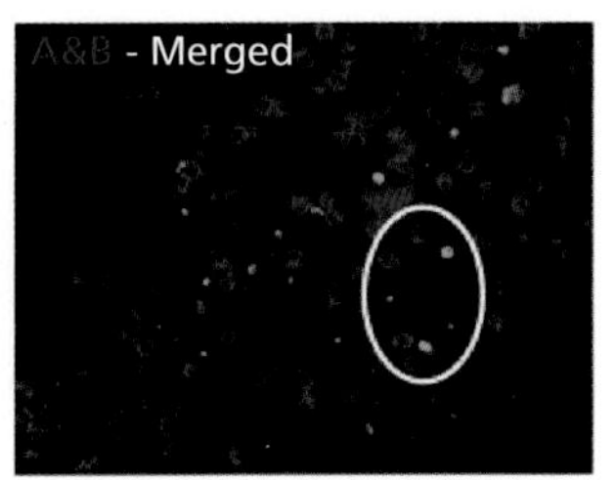

图10-22 （a）CD4/Foxp3和（b）CD8 / Foxp3的免疫荧光双标显示所有Foxp3阳性细胞均为CD4阳性而不是CD8阳性。（来源：Parachuru et al. 2018。经John Wiley & Sons许可转载）

Th17细胞

在过去20年的研究中，大部分注意力都集中在Th1、Th2细胞；近年来，T细胞的第三个细胞谱系被发现，即所谓的Th17细胞，它选择性地产生IL-17。IL-17诱导IL-6、IL-8和PGE_2的分泌；因此，这些细胞被认为在调节炎症中起着至关重要的作用。IL-17也可影响破骨细胞活性，从而调节骨吸收。

在小鼠中，初始T细胞与转化生长因子-β（transforming growth factor beta, TGF-β）和IL-2一起培养时，可上调转录因子Foxp3并发展成为Treg，Treg细胞在抑制自身免疫反应方面具有重要作用。相反地，当在TGF-β和IL-6条件下培养时，CD4阳性T细胞表达转录因子RORγt并转变为Th17细胞。虽然这些细胞被认为对细菌感染具有保护作用，但是它们也可能导致自身免疫性疾病。然而，小鼠和人类的Th17细胞之间存在一些重要差异。例如，在人类中，TGF-β对于Th17分化不是必需的，并且IL-23的作用存在一些疑问，一些研究表明IL-23是Th17细胞和其他细胞的有效诱导剂，表明IL-23单独使用是相对无效的。通过TLR-2激活单核细胞对Th17分化是一种有效的刺激，虽然IL-2最初抑制Th17分化，但其最终导致Th17扩增（Laurence & O'Shea 2007）。

牙龈卟啉单胞菌导致小鼠IL-17受体（IL-17 receptor, IL-17r）基因的下调（Gemmell et al. 2006）。IL-17r基因缺陷小鼠感染位点的中性粒细胞募集存在缺陷或显著延迟，导致其对感染的易感性增加（Kelly et al. 2005）。这可能部分解释了PMN进入牙龈卟啉单胞菌诱导的小鼠病损处受到抑制的现象（Gemmell et al. 1997）。这些研究似乎表明，IL-17及其增强PMN活性的能力在牙周病中具有保护作用。与这项小鼠研究相比，IL-17在人牙周炎组织中的表达存在争议。牙周炎患者牙龈中51%的T细胞表达IL-17，而外周血中只有11%的T细胞表达IL-17（Ito et al. 2005）。此外，牙龈卟啉单胞菌抗原刺激外周血单核细胞不仅增强了IL-17基因的转录，而且增强了IL-17基因的翻译（Oda et al. 2003）。Thorbert-Mros等（2019）在牙龈炎和牙周炎病变中观察了CD3阳性、CD161阳性和CD3阴性、CD161阳性细胞，并发现CD161阳性T细胞的增加是破坏性病损的标志。另外，免疫组织化学和基因表达研究表明，患者疾病组织中IL-17水平低，且IL-17通路基因水平低（Okui et al. 2012）。这些结果得到了Parachuru等（2014, 2018）的证实，他们发现人类B细胞/浆细胞主导的牙周炎病损中的IL-17阳性细胞很少（<1%）。他们进一步地发现IL-17阳性细胞具有卵形/浆细胞样形态，并且比周围的炎症细胞大（图10-23）。免疫荧光双标进一步表明，这些IL-17阳性细胞不是CD4或CD8阳性，因此不是T细胞（图10-24和图10-25）。然而，类胰蛋白酶进行双标表明它们实际上是肥大细胞（图10-26）（Parachuru et al. 2018）。事实上，该结果并不令人惊讶，因为它证实了早期的发现（Culshaw et al. 2011），并且与肥大细胞似乎是许多病变中IL-17的主要来源这一事实一致，包括：类风湿关节炎中的滑膜（Hueber et al. al. 2010; Moran et al. 2011）、牛皮癣（Lin et al. 2011; Truchet et al. 2013）、同种异体肾脏移植排异（Velden et al. 2012）、

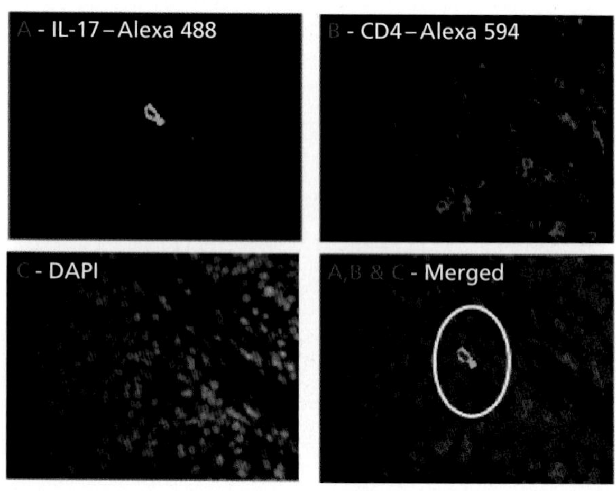

图10-24　CD4/IL-17免疫荧光双标显示IL-17阳性细胞不是CD4阳性。（来源：Parachuru et al. 2018。经John Wiley & Sons许可转载）

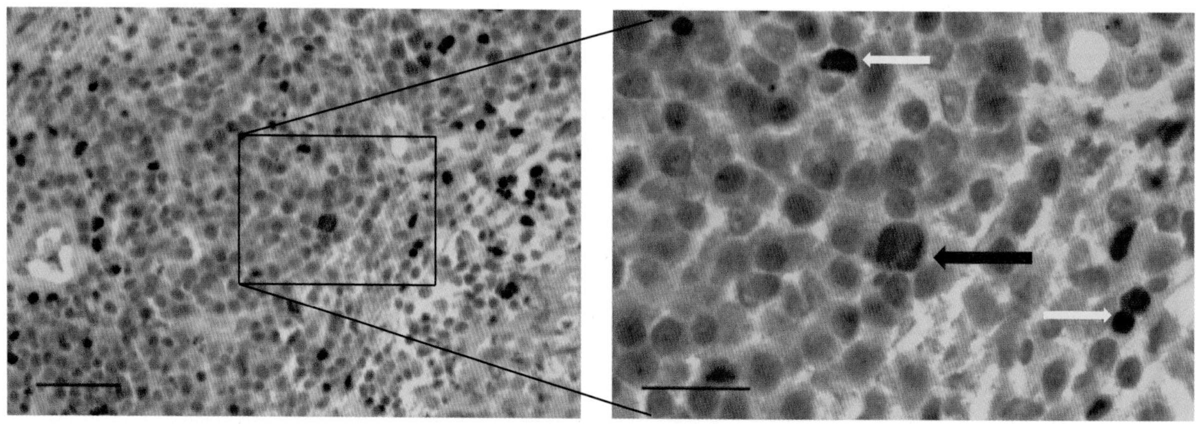

图10-23　在B细胞/浆细胞为主的牙龈组织的炎症浸润中对Foxp3阳性（DAB-棕色，黄色箭头所示）和IL-17阳性（AP-红色，蓝色箭头所示）的免疫组化双标。（来源：Parachuru et al. 2014。经John Wiley & Sons许可转载）

动脉粥样硬化（De Boer et al. 2010）和一些肿瘤（Wang et al. 2013; Liu et al. 2014）。

T细胞具有高度的可塑性，虽然Th17细胞是外周血和培养体系中IL-17的主要产生者，但在组织中，APC的性质与细胞微环境一起决定了T细胞表型。在这种情况下，进入牙周组织的Th17细胞可能在IL-4的影响下变成Th2细胞，而在IL-12和树突状APC的影响下的Th2细胞可能变成Th1细胞（图10-27）。因此，T细胞细胞因子谱有可能在疾病过程中发生变化。更进一步，Foxp3细胞可以在自身免疫性关节炎中变成Th17细胞（Komatsu et al. 2014），与此一致，牙周病组织中发现了少量Foxp3/IL-17双阳性细胞（Okui et al. 2012）。尽管IL-17在人类牙周病中的作用仍有待确定，但似乎Th17细胞要么不存在于组织中，要么仅少量存在，且低水平IL-17的来源实际上可能是肥大细胞。

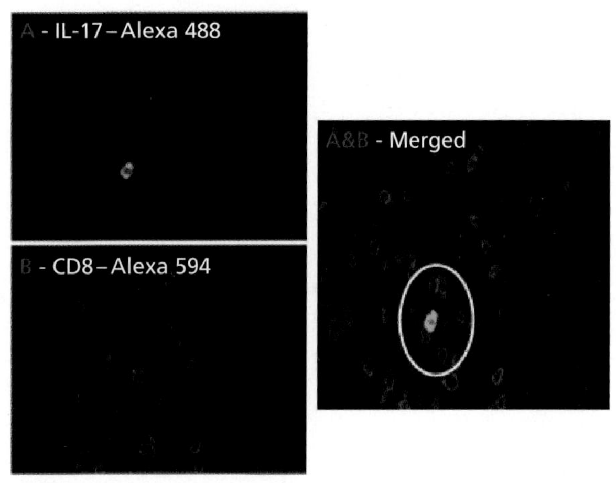

图10-25　CD8/ IL-17的免疫荧光双标显示IL-17阳性细胞不是CD8阳性。（来源：Parachuru et al. 2018。经John Wiley & Sons许可转载）

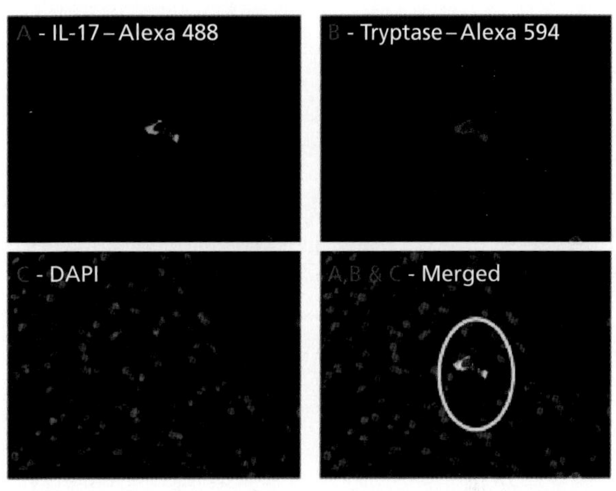

图10-26　IL-17/胰蛋白酶免疫荧光双标显示IL-17阳性细胞是类胰蛋白酶阳性肥大细胞。（来源：Parachuru et al. 2018。经John Wiley & Sons许可转载）

自身免疫

自然杀伤T细胞

自身免疫被认为是牙周病的特点之一。在牙周病中观察到人类热休克蛋白（heat shock protein, HSP）60和牙龈卟啉单胞菌GroEL（一种细菌同源物）的交叉反应（Tabeta et al. 2000; Ford et al. 2005）。HSP60特异性以及牙龈卟啉单胞菌交叉反应性T细胞也被证明在牙周炎病损中积累（Tabeta et al. 2000; Ford et al. 2005）。综上所述，这些数据表明，体液和细胞介导的HSP60特异性免疫反应在疾病过程中可能都很重要。此外，牙周炎患者的牙龈组织中存在Ⅰ型和Ⅲ型的抗胶原抗体（Hirsch et al. 1988），并且在其炎症组织中存在Ⅰ型胶原特异性T细胞（Wassenaar et al. 1995）。

表达NK表面受体的T细胞亚群被认为在自身免疫调节中起重要作用。一项免疫组织学研究发现，与牙龈炎组织或外周血相比，牙周炎病损中有更多的NK T细胞。这些NK T细胞似乎也与CD1d阳性细胞相关，这表明它们在牙周病中起

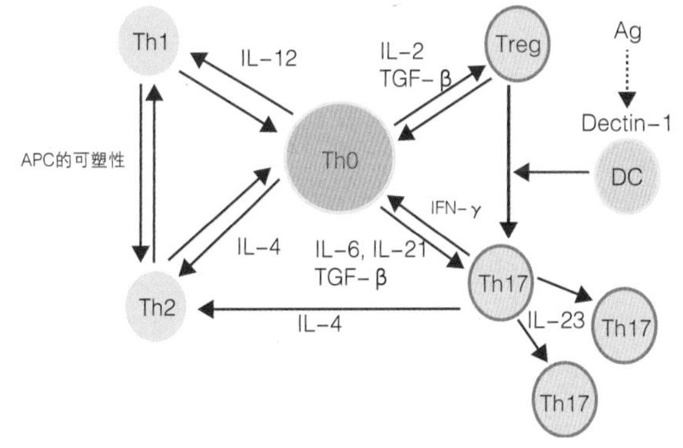

图10-27　T细胞可塑性，其中细胞微环境以及不同细胞因子和APC的存在决定了T细胞表型。受IL-4影响的组织中的Th17细胞可以变成Th2细胞。Dectin-1，树突状细胞相关性C型植物凝集素-1。

调节作用（Yamazaki et al. 2001）。

自身免疫在慢性炎症中的作用尚不清楚。自身免疫可能是所有慢性炎症过程的特点之一。在这种情况下，多年来已知牙龈成纤维细胞能够吞噬胶原，因此抗胶原蛋白抗体可以促进这种吞噬作用，从而去除分解的胶原。同时，抗HSP反应可能会增强死亡和垂死细胞的清除，因此这些自身免疫反应可能是慢性炎症的一部分。因此，控制这些反应至关重要。这一观点进一步说明，T细胞在牙周病中的作用可能是影响着免疫稳态。然而，需要进一步的研究来检验这一假设，并确定调节性T细胞在牙周炎症中的作用。

B细胞亚型

B细胞主要有两种亚型：B-1细胞和B-2细胞。B-2细胞被认为是传统的B细胞，代表了积极参与宿主适应性免疫反应的传统B细胞群。它们与T细胞相互作用并发育成记忆细胞和长寿命浆细胞，从而产生具有高亲和力的抗体。

另外，B-1细胞可以不依赖于T细胞，并且负责低亲和力的早期抗体反应，或者与T细胞相互作用完成经典转化并产生具有高亲和力的IgG自身抗体。B-1细胞的一种特殊亚型是B-1a细胞，它表达表面标志物CD5。B-1a细胞可产生自身抗体，在自身免疫性疾病和牙周炎的患者中可发现较高比例的B-1a细胞（Afar et al. 1992; Berglundh et al. 2002b）。据报道，牙周炎患者外周血中B-1a细胞的比例是对照组5~6倍，牙周炎中有高达40%~50%的循环B淋巴细胞是CD5阳性的B-1a细胞（Berglundh et al. 2002b）。牙周炎患者的牙龈病损中也有较高比例的B-1a细胞出现，因此在牙周炎病变中大量的浆细胞可能是B-2细胞和B-1a细胞增殖分化的结果（Donati et al. 2009a）。牙周炎患者的实验性龈炎研究也证明了B-1a细胞参与宿主对微生物感染的反应（Donati et al. 2009b）。

牙周炎中大部分B-1a细胞也与IL-10水平升高有关。B细胞是IL-10的来源之一，尽管以前认为IL-10主要具有抗炎作用，但它也表现出多种促炎功能，包括激活B细胞，并作为B-1a细胞的自分泌生长因子。

结缔组织基质破坏

结缔组织改建受细胞-细胞和细胞-外基质的相互作用调节，包括酶、激活剂和抑制剂、细胞因子和生长因子的产生（Reynolds & Meikle 1997）。蛋白酶，如基质金属蛋白酶，是组织降解的关键酶。它们由常驻细胞产生，包括成纤维细胞、巨噬细胞和上皮细胞，并受金属蛋白酶组织抑制剂（tissue inhibitors of metalloproteinase, TIMP）的调节。

研究认为疾病组织中组织破坏可能由于MMP相对于组织抑制剂的失衡。与对照组相比，牙周炎患者GCF的胶原酶活性更高，这主要来自PMN（Villela et al. 1987）。由PMN产生的MMP-9不仅在GCF中显著增多，在牙周炎患者的牙龈组织样本中也显著富集。牙周炎患者的牙龈组织中表达MMP-2和MMP-9，但仅在临床病损相关的组织中检测到其活性形式（Korostoff et al. 2000; Seguier et al. 2001）。MMP-1、MMP-2、MMP-3、MMP-9的量的增加以及MMP-9的活性形式实际上与CD22阳性B细胞的数量相关。这再次提示一个可能的机制：B细胞促进牙周炎组织破坏。

正常牙龈中高达97%~99%的胶原蛋白由Ⅰ型和Ⅲ型胶原蛋白组成。Ⅲ型胶原蛋白仅占一小部分（约10%）。所有其他类型（Ⅳ、Ⅴ、Ⅵ和Ⅶ）与基底膜有关，加起来不超过1%~3%。牙周炎患者活检组织的透射电子显微镜显示，白细胞浸润区域的Ⅰ型和Ⅲ型胶原几乎完全被破坏，而基底膜相关的Ⅴ型和Ⅵ型胶原似乎仍然存在，并且与炎症组织中的血管增加和上皮增殖有关。

骨吸收

牙周炎中的骨吸收由成骨细胞和破骨细胞之间的相互作用调节。破骨细胞与巨噬/单核细胞系属同源细胞，能对该细胞系产生反应并分泌调节该细胞系的细胞因子。成骨细胞来源于间充质起源的骨髓基质干细胞，并且还具有产生影响细胞系发育的因子的能力。经刺激后，成骨细胞会产生一种被称为核因子-κB（nuclear factor-kappa B, NF-κB）配体受体激活剂（RANKL）的分子，也被称为骨保护素（osteoprotegerin, OPG）-L，它通过其受体（RANK）调节破骨细胞的分化和功能。这些活化的破骨细胞随后产生许多酸和酸性水解酶，它们使骨骼中的矿物质脱矿并分解有机基质。破骨细胞进一步吞噬分解的有机基质，从而吸收骨骼。各种细胞产生OPG，其释放时与RANKL结合以防止RANK的激活，从而防止破骨细胞的激活（Simonet et al. 1997）。

这些因子不仅对破骨细胞的发育有很大的影响，对免疫细胞功能也有调节作用（Lorenzo 2000），其对于T细胞成熟和细胞因子的产生至关重要，如IFN-γ、IL-2和IL-4（Kong et al. 1999）。

有研究报道，牙周炎患者的GCF和组织中RANKL浓度增加，OPG浓度降低（Mogi et al. 2004; Vernal et al. 2004）。然而，这一观察结果与牙周炎进展之间的关系是推测得来的。然而，研究显示，细菌LPS刺激的人牙龈成纤维细胞表达OPG和OPG mRNA而不是RANKL。LPS刺激后的成纤维细胞培养上清会使抗酒石酸酸性磷酸酶（tartrate-resistant acid phosphatase, TRAP）阳性的破骨细胞的数量减少，这些破骨细胞是由与RANKL和巨噬细胞集落刺激因子（macrophage colony-stimulating factor, M-CSF）共培养的单核细胞产生的，该结果提示通过OPG途径抑制了单核细胞来源的破骨细胞（Nagasawa et al. 2002）。RANKL和RANKL mRNA由炎症淋巴细胞、巨噬细胞以及炎症细胞附近增生的上皮细胞表达。因此，在牙周炎患者的GCF中观察到的高水平RANKL可能反映了炎症程度，而不是骨质流失和疾病进展。虽然可溶性和膜结合的RANKL都可以由活化的T细胞（Kong et al. 1999）和B细胞（Taubman et al. 2005; Horowitz et al. 2010）产生，但是成骨细胞产生的RANKL与破骨细胞表达的RANK的偶联导致了牙周炎的骨吸收。

如前所述，IL-1在牙周病的骨吸收中具有重要作用，并且据报道IL-1和TNF-α调节RANKL和OPG的平衡（Hofbauer et al. 1999）。因此，牙周炎时B细胞分泌IL-1β增加，可能提供了人类牙周炎时B细胞数量增加与牙槽骨破坏之间的联系。

结论

虽然菌斑是牙周病的明确病因，但牙周炎的表现是细菌、宿主、环境和全身因素相互作用的结果。这种相互作用导致疾病表现的个性化，进而导致治疗的个性化。

尽管对牙周病的免疫学研究进行了50多年，但许多细胞类型的确切机制和作用仍然是一个谜。从多项人体研究中获得的数据清楚地表明，牙周病中免疫反应的作用是在存在菌斑生物膜的情况下维持体内平衡。在这种情况下，牙龈炎中T细胞反应的发展代表了宿主与菌斑生物膜间平衡的稳态反应。当这种平衡受到干扰，导致生物膜和宿主之间的生态失调时，疾病才会发生进展。这种牙周炎病损以B细胞和浆细胞为主，B细胞细胞因子（包括IL-1和TNF-α）不受控制的产生最终导致结缔组织破坏、牙槽骨吸收和结合上皮的根方迁移。Coat等已经清楚地阐明了这种进行性病变中B细胞的性质（2015），他们表明，在用抗B细胞单克隆抗体利妥昔单抗治疗6个月后，牙周袋深度和附着丧失显著降低，并且无论观察到的临床参数如何，利妥昔单抗治疗长达48个月的受试者的牙周状态都有所改善。

M1和M2型巨噬细胞比例相当表明组织破坏和修复同时存在，这是慢性炎症的特征。然而，对这种T细胞向B细胞/浆细胞转变的调控可能涉及Th1和Th2细胞之间的平衡。一些机制之间存在相互作用，包括牙龈组织中炎症的存在及其对生物膜生态学的影响以及龈沟中的PMN反应，它们在维持体内平衡方面是不可或缺的，且控制Th1/Th2的平衡涉及遗传、先天性免疫反应和抗原递呈细胞的性质。龈沟中的PMN反应至关重要，该反应中的任何缺陷，无论是质量还是数量都会导致疾病进展。上皮屏障、IL-17和龈沟内NET的形成是基础。龈沟中IL-17的主要来源可能是PMN，而在组织中肥大细胞（而不是Th17细胞）是低水平IL-17的主要来源。

自身免疫在慢性炎症中的作用也很重要。根据本文可以推测自身免疫是慢性炎症的关键组成部分，因为它促进了破坏或坏死细胞的清除，且通过增强成纤维细胞对蛋白酶消化后的胶原蛋白片段的吞噬作用促进了胶原蛋白的清除。随后，调节性T细胞（regulatory T cell, Treg/NK T）对这一过程的控制变得至关重要，而且，如果这种稳态机制受到干扰，可能会加重组织破坏。

第11章

全身和环境促进因素

Systemic and Environmental Modifying Factors

Evanthia Lalla, Panos N. Papapanou
Division of Periodontics, Section of Oral, Diagnostic, and Rehabilitation Sciences,
Columbia University College of Dental Medicine, New York, NY, USA

前言

本章讨论影响牙周炎易感性和临床表现的全身及环境因素，这些因素影响牙周炎的范围、严重程度、进程和对治疗的反应。重点是两个主要促进因素：糖尿病和吸烟。这些因素对牙周炎的影响在流行病学方面的证据在第6章已进行了回顾；因此，本章重点关注其潜在机制，患病个体的临床表现和治疗方面的考虑。影响牙周健康的潜在危险因素如表11-1所示。在这些因素中，只影响牙龈状况的因素，如青春期、月经、妊娠、药物，将在第15章进行讨论，人类免疫缺陷病毒/艾滋病对牙周组织的影响将在第19章进行介绍。

糖尿病

糖尿病是一种严重影响健康的常见慢性疾病。它以胰岛素分泌缺陷、胰岛素活性降低或两者兼而有之为特点，包含一系列代谢紊乱最终导致葡萄糖代谢异常。1型和2型糖尿病引起的高血糖与一系列的急慢性并发症密切相关，最终可以影响机体的所有器官，包括牙周组织。事实上，糖尿病被认为是牙周炎的主要危险因素。

糖尿病对牙周炎的影响机制

早期研究发现，糖尿病促进牙周破坏的发生和增加其严重程度，在探索其机制的过程中发现牙周炎患牙存在不同的龈下菌群（Zambon et al. 1988）。后续研究发现伴糖尿病的牙周炎患者的细菌，与没有糖尿病的牙周炎患者的细菌没有显著不同（Feitosa et al. 1992; Thorstensson et al. 1995; Novaes et al. 1997; Sbordone et al. 1998）。然而，这些研究的样本量较小，且只对少量的菌种进行了评估，并且最重要的是比较伴糖尿病的牙周炎患者与不伴糖尿病牙周健康者之间的差异。考虑到这些局限性，一项纳入1型糖尿病患者以及年龄和性别相匹配的患有相似程度牙周炎的非糖尿病患者的队列研究重新评估了龈下菌群（Lalla et al. 2006b）。结果发现，在两组间，12种细菌和同源的血清抗体反应存在可比性。尽管如此，目前大多数关于糖尿病患者牙周菌群变化的研究都是采用传统微生物学方法的横断面研究，并且仅局限于对已知微生物种类的研究。随着微生物组学的发展，有一些研究报道了糖尿

表11-1 影响牙周健康的潜在危险因素

- 糖尿病
- 吸烟
- 肥胖和营养状况
- 骨质疏松
- 社会心理压力
- 月经周期
- 怀孕
- 药物
  - 口服避孕药
  - 抗癫痫药
  - 免疫抑制剂
  - 钙通道阻滞剂
- 人类免疫缺陷病毒感染和获得性免疫缺陷综合征（HIV/AIDS）
- 影响牙周支持组织的其他系统疾病、发育和获得性疾病（Jepsen et al. 2018）

病患者口腔菌群组成的变化（Casarin et al. 2013; Zhou et al. 2013; Matsha et al. 2020）。目前可能需要更大样本量来对牙周菌群进行整体分析以阐明这一问题。宿主对细菌感染反应的改变可能是引起糖尿病患者对牙周炎易感性增强的主要原因。

早期提出，中性粒细胞功能障碍可促进细菌滞留和增加牙周破坏（Manouchehr-Pour et al. 1981a, b; McMullen et al. 1981）。随后的研究发现，中度和控制不佳的糖尿病患者体内蛋白激酶水平和活性增加，可以导致中性粒细胞功能破坏（Karima et al. 2005）。还有一些研究显示，糖尿病患者体内存在导致过度炎症反应的单核细胞表型，它们可以导致龈沟液中促炎介质的增加，或者在脂多糖（lipopolysaccharide, LPS）存在时提高其促炎作用（Yalda et al. 1994; Salvi et al. 1997, 1998; Duarte et al. 2014）。

实验性龈炎的研究中（即停止口腔卫生措施3周导致牙龈炎，接着进行2周良好的菌斑控制，牙龈炎症得以消除），糖尿病患者与对照组非糖尿病患者相比，尽管菌斑堆积程度类似但糖尿病患者的病情进展更快并且牙龈炎症更明显（Salvi et al. 2005）。也有研究报道糖尿病影响其他相关的细胞类型，如减少牙龈和牙周膜成纤维细胞产生的胶原蛋白并且增加胶原溶解活性（Ramamurthy & Golub 1983; Sasaki et al. 1992; Yu et al. 2012），使口腔上皮细胞处于高度炎症反应状态（Amir et al. 2011）。

与临床研究一致，一些动物研究也证明，糖尿病会增加机体对细菌的炎症反应。将牙龈卟啉单胞菌注入糖尿病小鼠的颅顶骨后，发现与非糖尿病小鼠相比，其可刺激过量的细胞因子表达和炎症细胞浸润（Naguib et al. 2004; Graves et al. 2005; Nishihara et al. 2009）。在这些研究中通过特异性地抑制肿瘤坏死因子-α（necrosis factor-alpha, TNF-α）减轻了炎症反应和病损范围，表明糖尿病改变宿主对抗细菌免疫反应的机制是通过细胞因子的异常调节（Naguib et al. 2004; Takano et al. 2010）。

其他一些研究，包括临床研究在内，关注了破骨细胞生成的相关因素，并探讨了核因子-κB配体受体激活剂（receptor activator of nuclear factor-kappa B ligand, RANKL）和骨保护素（osteoprotegerin, OPG）在糖尿病相关牙周感染中的作用（Mahamed et al. 2005; Duarte et al. 2007; Lappin et al. 2009; Santos et al. 2010; Wu et al. 2015）。研究表明，糖尿病患者的高血糖可能调节牙周组织中RANKL和OPG比例，从而导致牙槽骨的破坏。基于此，在结扎诱导牙槽骨丧失的大鼠模型中研究了骨质破坏和后续成骨的周期（Liu et al. 2006b）。糖尿病中，骨修复明显受限并且骨衬里细胞凋亡水平升高。小鼠颅顶模型中，经牙龈卟啉单胞菌感染的糖尿病小鼠纤维母细胞凋亡增加，密度减少（Liu et al. 2004）。通过细胞凋亡蛋白酶抑制剂阻断细胞凋亡（Al-Mashat et al. 2006）或抗TNF-α治疗（Liu et al. 2006a）会显著促进愈合。这些研究结果在糖尿病小鼠的口内创口模型中也得到证实（Desta et al. 2010; Siqueira et al. 2010）。通过结扎诱导糖尿病大鼠发生牙周炎，并抑制该大鼠体内的TNF-α可以减少成骨细胞增殖、分化和凋亡相关生长因子的表达。这些生长因子可以改变骨修复过程，同时增强成骨能力（Pacios et al. 2012）。

首次尝试性研究发现，糖尿病引起更多上游的变化，或可解释糖尿病患者受到感染时过度的炎症反应，其重点是糖基化终产物受体（receptor for advanced glycation end products, RAGE）的作用。RAGE是一种多重偶联受体，也是细胞膜分子免疫球蛋白超家族细胞的成员。RAGE在糖尿病中的表达增高，在糖尿病的其他并发症的发展进程中通过与配体反应而激活，发挥重要的作用（Yan et al. 2009）。首先，已证明伴糖尿病牙周炎患者的牙龈组织中表达糖基化终产物（advanced glycation end product, AGE）的配体和氧化应激的标志物（Schmidt et al. 1996）。随后，已证明血清AGE水平与成年人2型糖尿病患者牙周炎的严重程度显著相关（Takeda et al. 2006），同时在伴糖尿病的牙周炎患者的牙龈组织及唾液中AGE和RAGE表达增加（Yoon et al. 2004; Katz et al. 2005; Abbass et al. 2012; Chang et al. 2012a; Yu et al. 2012; Zizzi et al. 2013）。最近的研究表明，伴2型糖尿病的牙周炎患者的中性粒细胞通过AGE-RAGE相互作用发生延迟凋亡（Manosudprasit et al. 2017）。

伴糖尿病的口腔感染小鼠模型中，牙龈卟啉单胞菌诱导的牙槽骨丧失比非糖尿病小鼠更为严重，同时牙龈组织中RAGE、炎性AGE和基质金属蛋白酶（matrix metalloproteinase, MMP）的表达增加（Lalla et al. 1998）。接着，对糖尿病动物使用可溶性RAGE（soluble RAGE, sRAGE）进行治疗，发现sRAGE能够下调牙龈组织中TNF-α、IL-6和MMP的水平，抑制牙槽骨的破坏，且治疗效果呈剂量依赖性（Lalla et al. 2000）。sRAGE可以与RAGE细胞外结合域结合以拮抗RAGE与其配体结合。另一个重要发现是，通过拮抗RAGE达到的疗效通常伴牙龈组织中受体与配体的表达抑制，这个现象与血糖水平无关。这些发现表明，AGE-RAGE相互作用会导致细菌引起的炎症反应加剧，使伴糖尿病牙周炎患者的牙周组织出现破坏。研究也表明在多种细胞中，AGE的增加与RAGE的相互作用可通过提高RANKL的表达，同时下调OPG的表达，促进破骨细胞生成（Ding et al. 2006; Yoshida et al. 2009）。

此外，糖尿病小鼠皮肤创口模型（Goova et al. 2001）和糖尿病大鼠拔牙创模型（Chang et al. 2012b）的研究显示，RAGE可能阻碍损伤后创面的修复。成骨细胞培养和无感染的颅骨缺损小鼠研究中，RAGE与AGE配体——羧甲赖氨酸（carboxymethyl-lysine, CML）相互作用在延迟骨愈合中起重要作用（Santana et al. 2003）。使用相同的实验方法表明，通过RAGE可调节CML胶原在成骨细胞的凋亡中发挥作用（Alikhani et al. 2007）。

糖尿病相关牙周炎发病机制的潜在作用机制总结如图11-1所示：高血糖是糖尿病的特征表现，它可促使AGE的形成和导致它们的主要受体RAGE的表达与激活增加。AGE可通过受体非依赖途径直接影响细胞表型，但重要的是，AGE-RAGE交互反应会抑制细胞表型和功能，导致炎症增加，产生活性氧或氧化应激，不利于组织修复。高血糖也会直接促进氧化应激，而炎症和氧化应激可以进一步导致AGE的形成。在糖尿病患者的牙周组织中这些机制加上牙周致病菌的影响会增加炎症应激和修复受损。图11-1能显示各种元素之间的多种联系，但是并不能完全概括全部机制。例如，炎症和氧化应激可相互增强并促进龈下生物膜的变化。所有这些复杂通路的最终结果是糖尿病患者牙周组织破坏加速。

伴糖尿病的牙周病患者的临床表现

目前的共识是，糖尿病患者的牙周炎没有区别于非糖尿病患者牙周炎的独特表型特征，所以糖尿病相关牙周炎不是一种独立的疾病（Jepsen et al. 2018）。然而，根据2018年新分类（Papapanou et al. 2018），糖尿病是牙周炎的一个重要促进因素，在评估牙周炎分级时应考虑血糖控制水平。

伴糖尿病的牙周炎患者往往会有明显的临床和影像学表现，包括牙龈炎症、牙周袋变深、附着丧失增加、骨质破坏和牙齿丧失（图11-2～图11-5）。受糖尿病的影响，血糖控制不佳的患者出现重度牙周炎的风险更高（Garcia et al. 2015; Genco & Borgnakke 2020）。此外，尤其在血糖控制不佳的时期，牙周炎具有明显的进展期的临床

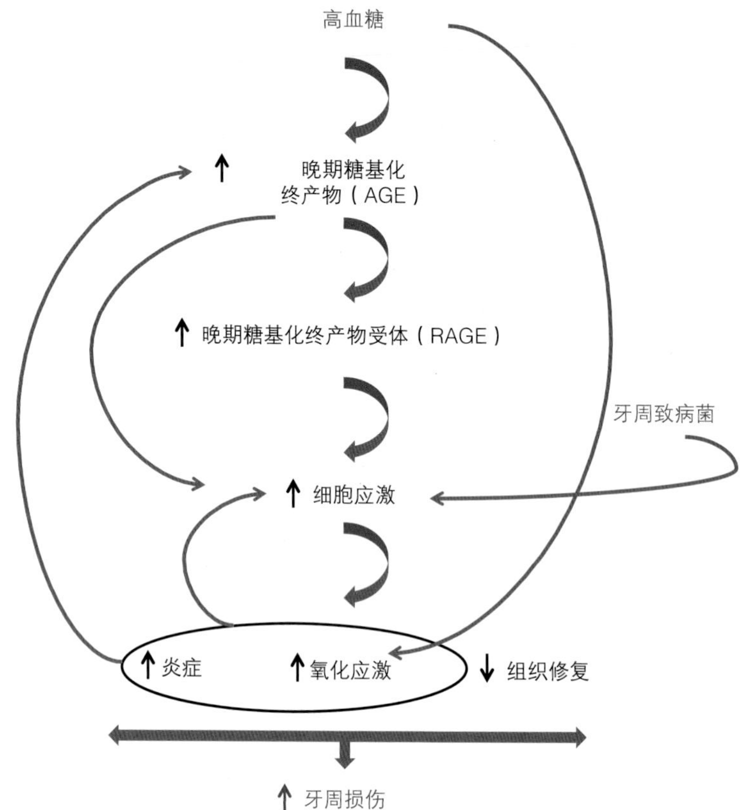

图11-1 糖尿病相关牙周炎发病机制的潜在作用机制（详见正文）。

和影像学表现（图11-6和图11-7）（Westfelt et al. 1996; Demmer et al. 2012; Costa et al. 2013b）。血糖控制不佳或未发现/未经治疗的糖尿病患者除了出现更重的牙龈炎症和骨质丧失或附着丧失等典型临床表现外，还可能会经历反复的牙周脓肿（Harrison et al. 1983; Ueta et al. 1993; Herrera et al. 2014）。前述章节已经讨论过高血糖导致的很多损害是不可逆转的，并且有持久的影响，因此，当前血糖控制良好的患者中也会出现不良的牙周状况，因为这些患者在过去的一段时间内并没有控制好血糖水平。

重要的是，即使是儿童和青少年糖尿病患者也可能出现严重的牙周组织改变（Cianciola et al. 1982）。一系列关于6～18岁糖尿病儿童的病例报道证明，附着丧失增加发生时间比传统认为得更早，并且与血糖控制不佳有关（Lalla et al. 2006a, 2007a, b）。这些发现得到了后续研究的进一步证实，并建议所有年龄范围的糖尿病患者都需要进行全面的牙周检查，以便进行早期干预（Jensen et al. 2020）。

对于牙周治疗的效果，血糖控制良好的糖尿病患者治疗效果较好，可减少探诊深度和获得新附着（Christgau et al. 1998; Hsu et al. 2019）。对于这类患者，在治疗（手术与非手术）和适当的维护后，牙周状况可以随时间保持稳定（Westfelt et al. 1996）。然而，对血糖控制不佳的患者，长期糖尿病患者和伴其他糖尿病并发症患者，因组织修复和创口愈合速度减慢，对牙周治疗的反应常常难以预测（Tervonen & Karjalainen 1997）。迄今为止几乎没有文献报道关于糖尿病患者对不同类型的牙周手术治疗的具体反应。临床医生可以通过观察早期非手术治疗后的反应，特别是相对“容易预测”的位点（如浅/中度的牙周袋、治疗入路佳、单根牙等）对治疗的反应，以早期识别可能对牙周治疗反应不佳的患者，给予这类患者适当的建议并制订进一步治疗方案。

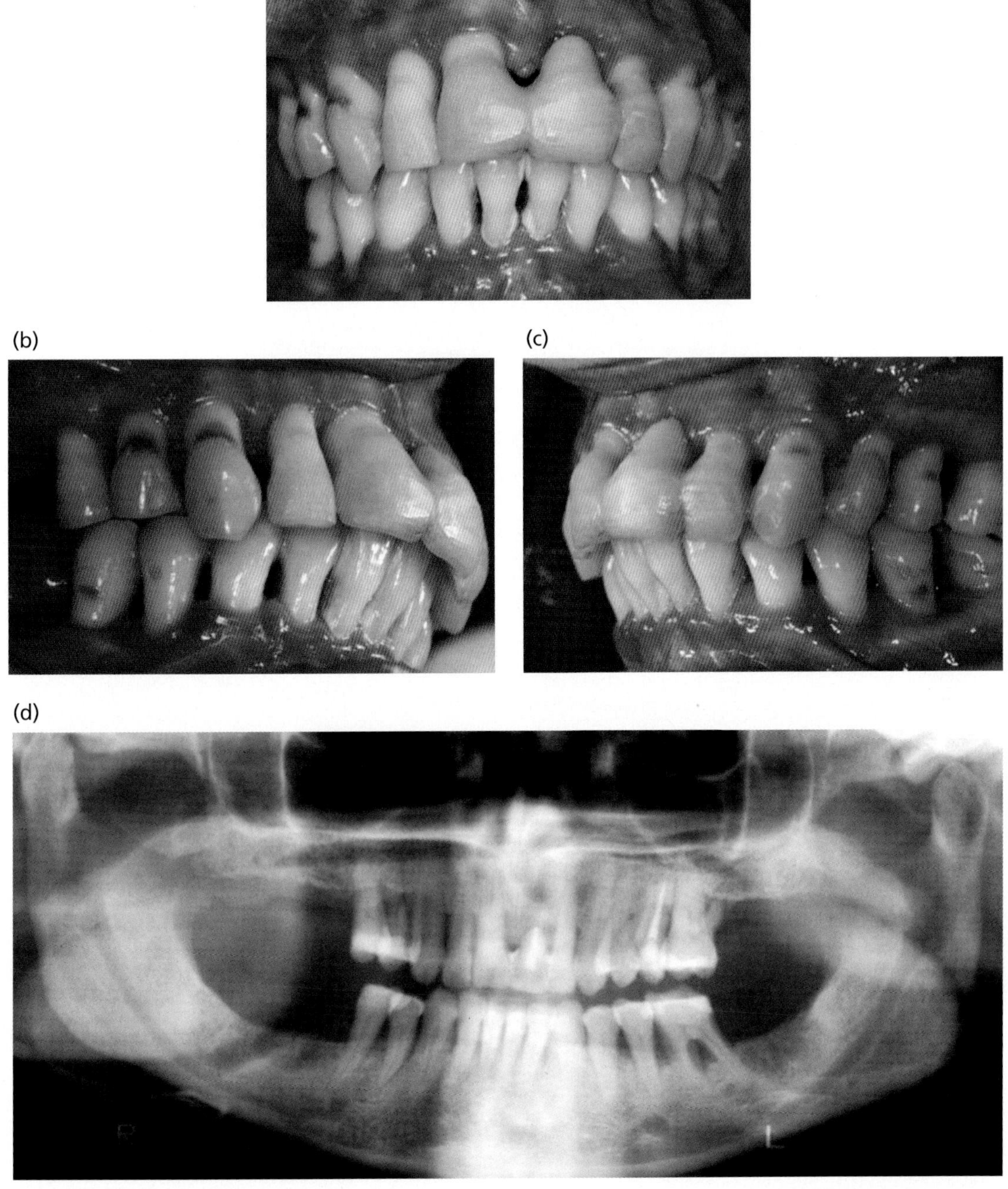

图11-2 一名38岁伴1型糖尿病的广泛性Ⅳ期、C级牙周炎女性患者的临床表现（a～c）和影像学表现（d）。患者在10岁时被诊断为糖尿病，一直以来血糖控制不佳并且有吸烟史。（来源：Dr. Tellervo Tervonen）

伴糖尿病的牙周病患者的治疗管理

研究表明，糖尿病患者的口腔疾病保健意识很低（Moore et al. 2000; Tomar & Lester 2000; Sandberg et al. 2001; Jansson et al. 2006; Allen et al. 2008; Al Habashneh et al. 2010; Poudel et al. 2018; Siddiqi et al. 2019; Parakh et al. 2020）。因此，牙科专业人士需要教育各个年龄段的糖尿病患者，强调糖尿病和牙周炎之间的相互促进关系。

通过良好的药物治疗和血糖控制，治疗伴糖尿病的牙周炎患者并不困难。然而，如前所述，对血糖控制差并伴其他并发症和并存其他疾病患者的牙周治疗是一项挑战。因此，必须考虑一些特殊的注意事项，以确保进行安全的口腔维护，同时产生预期疗效。这些因素包括：（1）全面了解病史，重点了解患者的代谢状况；（2）建

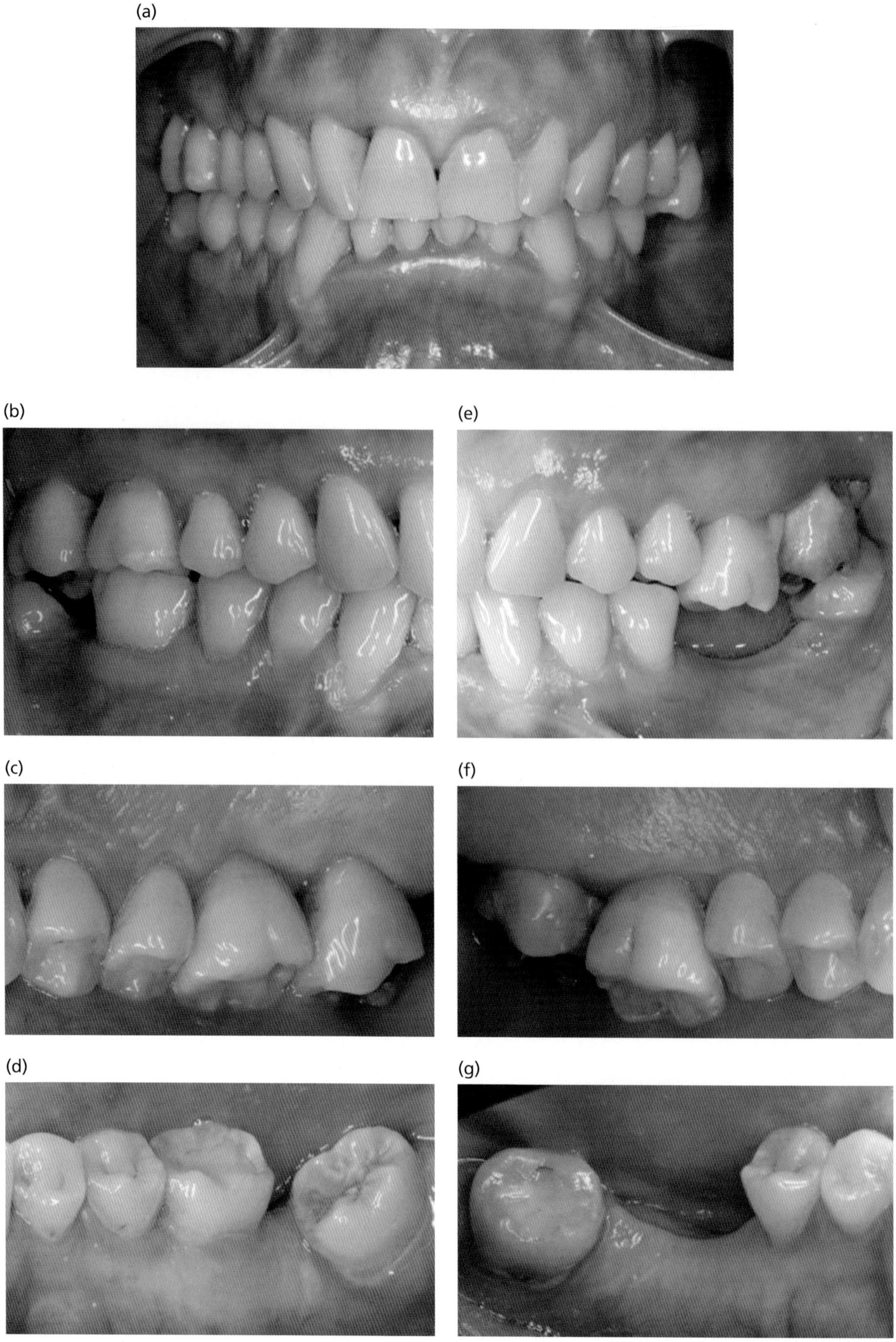

(a)

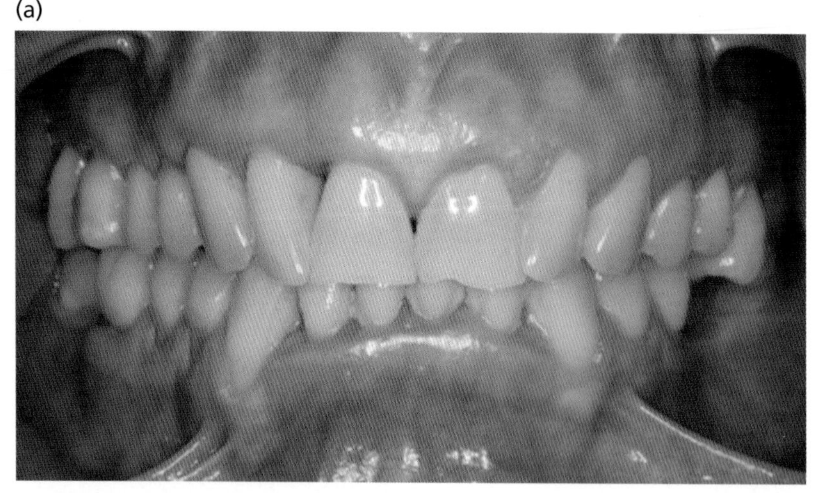

(b)

(e)

(c)

(f)

(d)

(g)

图11-3　一名50岁的2型糖尿病男性患者的临床表现。（a）正面观。（b~d）右侧后牙区。（e~g）左侧后牙区。患者8年前被诊断为糖尿病，血糖控制不佳，曾经吸烟。牙周检查发现探诊深度达到10mm，并伴多个位点的牙龈退缩。（来源：Dr. Thomas Spinell）

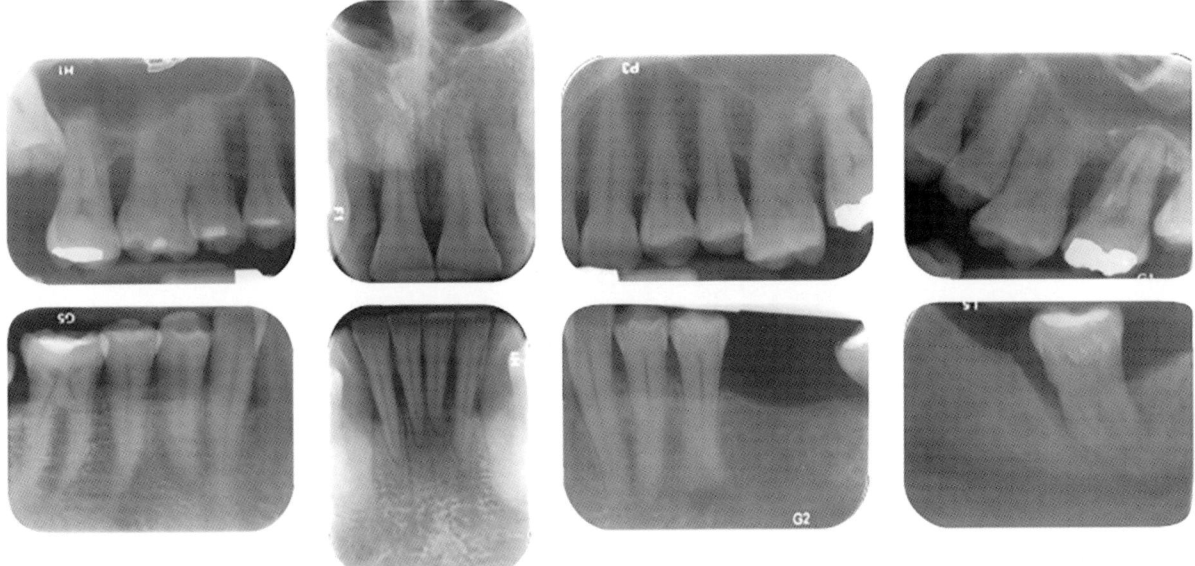

图11-4 图11-3中患者的根尖片显示多位点发生骨丧失。（来源：Dr. Thomas Spinell）

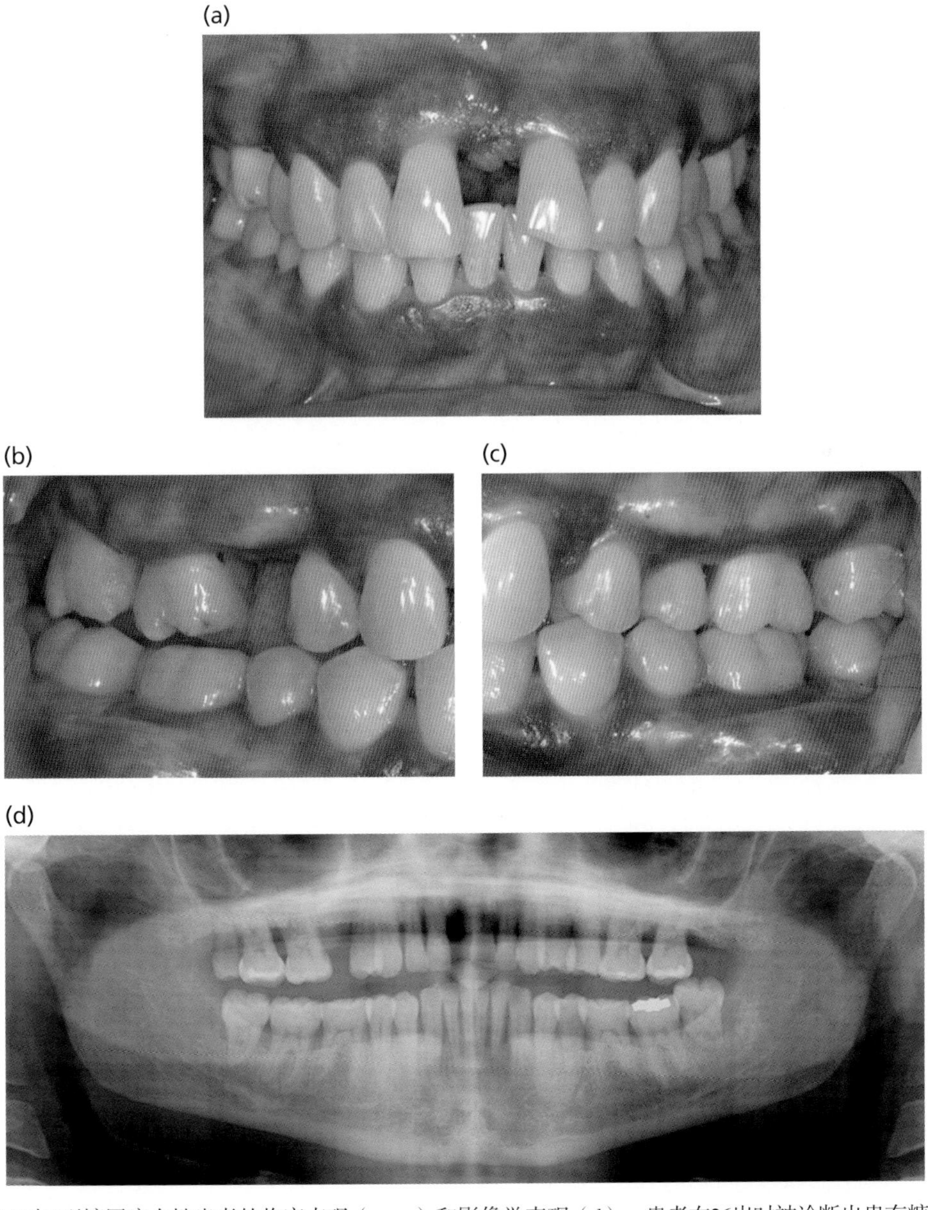

(a)

(b)

(c)

(d)

图11-5 一名41岁1型糖尿病女性患者的临床表现（a～c）和影像学表现（d）。患者在26岁时被诊断出患有糖尿病，血糖控制不佳，曾经吸烟。牙周检查诊断为广泛型Ⅲ期、C级牙周炎，大多数牙齿探诊深度为5～9mm。（来源：Dr. Shota Tsuji）

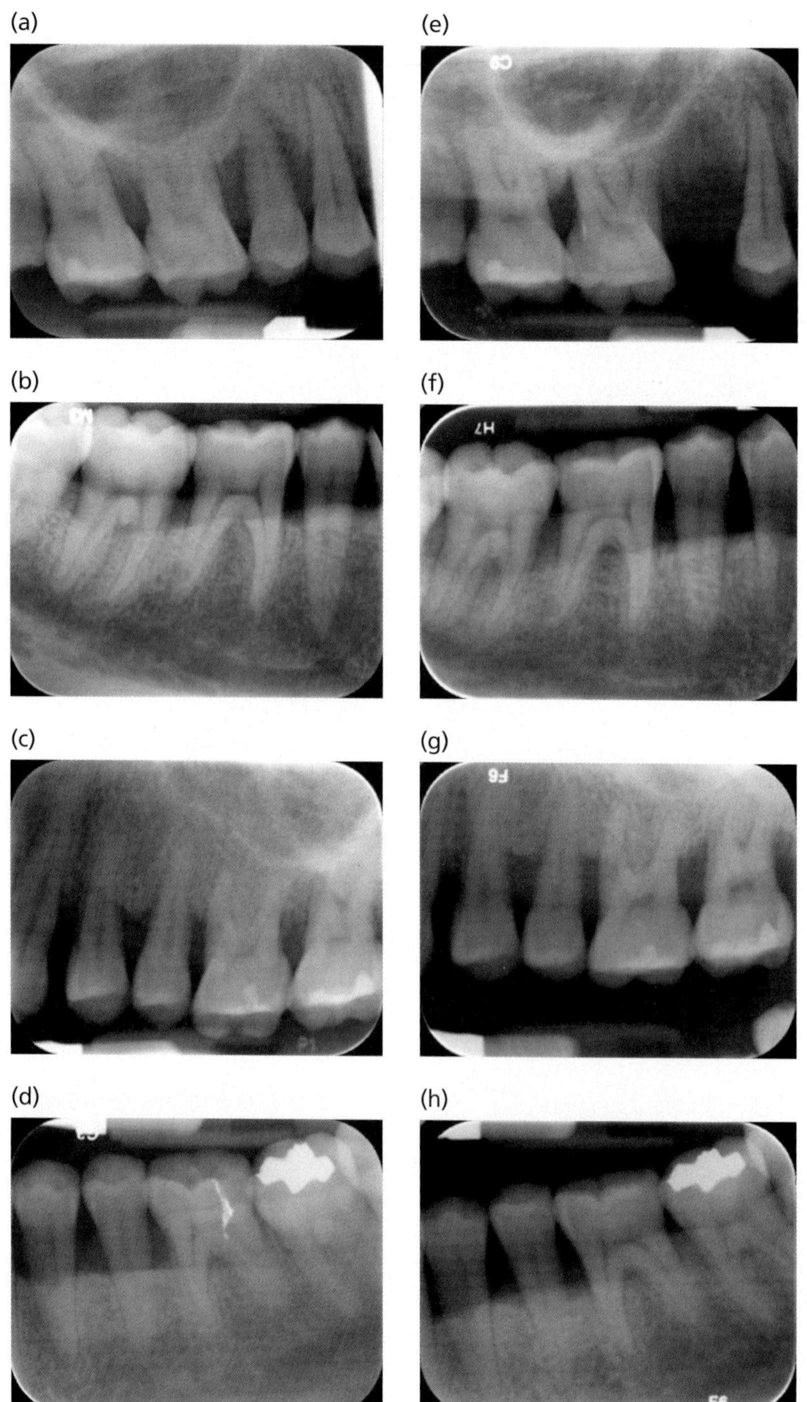

图11-6 图11-5同一患者的后牙根尖片（e～h），以及17个月前相应的根尖片（a～d）。对比表明在短时间内发生进行性骨丧失和15丧失，在此期间血糖控制较差（糖化血红蛋白为9%～10%）。（来源：Dr. Shota Tsuji）

立患者与医生之间的信任并进行良好的沟通；（3）仔细的口内评估和全面的牙周检查；（4）处理其他危险因素，如吸烟或超重/肥胖；（5）考虑患者的共存疾病和其他并发症，如高血压、心血管或肾脏疾病。

早期治疗的重点应该放在控制急性感染上，因为如果这些感染存在，可能直接对患者血糖控制产生不利影响。必须推荐良好的口腔卫生习惯和健康生活方式。建议开展适当的家庭护理，这是非常重要和简单易行的。同时提供循序渐进的牙周治疗计划。制订合理的临床治疗计划以便决定维护期治疗的频率，维护期治疗可以改善口腔卫生，防止、控制和治疗口腔疾病复发。同时，需要将患者转诊给牙周专科医生，并按需进行临

(a)

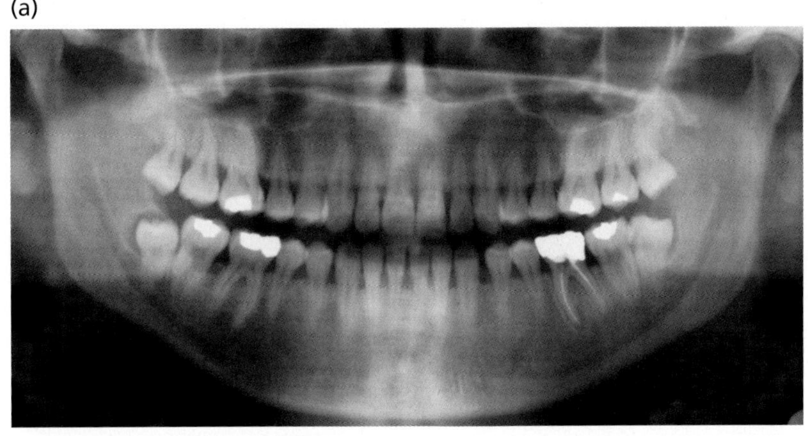

(b)

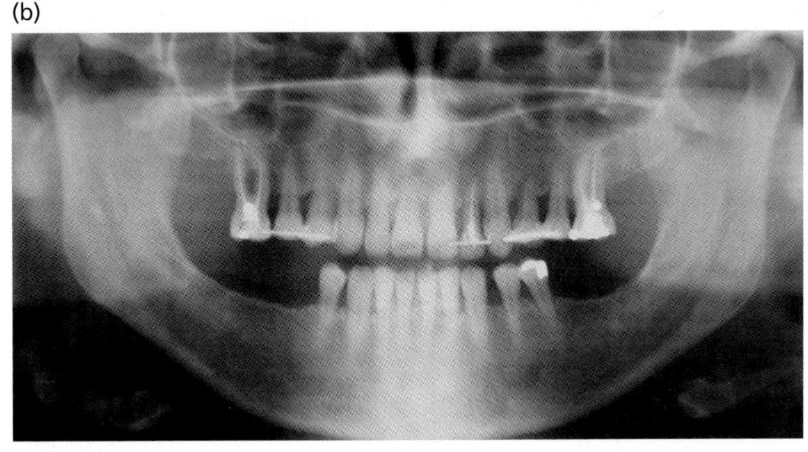

图11-7　一名1型糖尿病女性患者的全景片。（a）29岁时拍摄。（b）12年后拍摄。患者12岁被诊断患有糖尿病，血糖控制不佳，吸烟。她发展为糖尿病肾病并进行腹膜透析。尽管经过了系统全面的牙周治疗，她的牙周状况仍然令人担忧。这名患者41岁时死于心肌梗死。（来源：Dr. Tellervo Tervonen）

床咨询、转诊和随访。跨学科的治疗和与本专业以外的专家协作也是必不可少的。

此外，在口腔治疗中出现极端血糖值是一个相对常见的紧急状况。预防、早期识别和适当的控制潜在的低血糖与高血糖发生是非常重要的。口腔医生需要谨记，所有的1型和一些严重的2型糖尿病患者，低血糖发作是非常普遍的，它可由多种因素引发，包括不用餐或延迟用餐，过度的体育活动、压力或饮酒。急性高血糖发作不常见，但非常严重。它可以由疼痛或压力引起，拮抗胰岛素的作用，或由于口腔复诊之前服用的糖尿病药物剂量不足。因此，必须为糖尿病患者的治疗选择合适的时间段和持续时间。由于早晨患者的内源性糖皮质激素较高，可以更好地承受压力，所以早晨是较好的时间段。同样地，手术操作时间应尽量简短，尽可能防止损伤和尽可能的无痛。因此要求深度麻醉和完善的术后镇痛。由于牙周治疗会影响患者进食，因此在咨询相关的内科医生后，根据内科医生的专业指导改变糖尿病患者的饮食结构也是必要的。

使用血糖仪测定患者的术前血糖水平非常有助于预防和/或早期识别极端的血糖变化。早期低血糖（血糖水平 < 70mg/dL）的迹象包括颤抖、虚弱、饥饿、寒冷和皮肤湿冷以及恶心。后期症状包括越来越多的奇怪行为：精神错乱、低血压、意识丧失。如果患者存在意识，口服15 ~ 20g的碳水化合物（如葡萄糖片或凝胶、120mL果汁、1汤匙白砂糖）。患者会在15分钟左右有所好转，然后给患者食用含复合碳水化合物和蛋白质的点心。如果患者没有好转迹象，可以重复服用。如果患者意识丧失，可用胰高血糖素（一种工具包，包括1mg注射液、稀释剂和注

射器）注入患者上臂和大腿肌肉，同时呼叫医疗急救。当患者对注入的胰高血糖素有反应并能够吞咽，可以遵循上面的步骤口服碳水化合物，直到患者状态稳定。患者突然出现急性高血糖（血糖水平＞250～300mg/dL），其症状可以有晕厥、口渴、疲劳或恶心、快且深的呼吸、皮肤干热和呼气有烂苹果味，并发展为低血压丧失意识。这时，患者需要转移到急诊室/医院同时立即给予医疗干预。因此，血糖仪是非常有用的，当患者出现症状时通过血糖水平来确定是因为高血糖还是低血糖，在低血糖的情况下需要重新评估最初的治疗计划。如果没有血糖仪，口腔医生无法区分患者的症状是由高血糖还是低血糖引起的，也无法进行对应的治疗。应该告诉糖尿病患者的经治医生会发生在口腔的极端血糖突发事件，并提供所有相关信息。

此外，仍存在大量的未确诊的糖尿病人群，甚至更多的人处于患糖尿病的风险中而不自知。因为大量的糖尿病患者在病程早期就会出现口腔问题，同时很多患者每年都会在口腔科就诊，经常会有多次非急诊就诊，因此口腔保健单位是对未确诊糖尿病患者进行早期诊断的理想医疗单位。口腔专业人员需能够评估危险因素，参照检查结果，或者进行正式的检查，并对结果进行随访。基于全美数据的一些早期研究探索了根据临床牙周指数来识别未确诊的糖尿病患者的可能性，结果表明这种方法具有一定的应用前景（Borrell et al. 2007; Strauss et al. 2010）。第一项研究是前瞻性临床研究，以一个简单而有效的方法辨别未被诊断的前驱糖尿病或糖尿病患者，结果显示两个牙科参数（缺失牙的数量和伴深牙周袋患牙的百分比）能有效地正确识别大部分未诊断的糖代谢异常（Lalla et al. 2011, 2013）。已发现增加实时糖化血红蛋白检测能显著提高调查人群的糖尿病筛查结果。在口腔医疗机构中的其他筛查方法近年来也报告了一系列类似的结果（Genco et al. 2014; Herman et al. 2015; Lalla et al. 2015; Holm et al. 2016; Acharya et al. 2018; Estrich et al. 2019）。这些研究结果表明，将评估未诊断糖尿病纳入风险患者的牙周评估是有价值的，因为它可以提高患者的意识，有助于早期诊断和治疗受血糖影响的患者，同时强调了口腔专科医生的一系列新责任。

吸烟

吸烟是一种常见的行为，会对健康产生严重影响。尽管曾经把吸烟归为一种习惯，现在认为吸烟是对尼古丁上瘾，是一种慢性复发性的疾病。吸烟对口腔有多种影响，从简单的牙齿色素沉积到口腔癌。

如第6章所述，吸烟被认为是牙周炎的重要危险因素，大量的流行病学和临床研究已经证实，吸烟不仅会加重牙周炎的患病率和严重程度，而且对其发病率和进展均有不利影响（Zeng et al. 2014; Nociti et al. 2015; Leite et al. 2018）。已经证明这些影响有剂量依赖性，在年轻人中尤为明显（Kibayashi et al. 2007; Stabholz et al. 2010; Costa et al. 2013a; Zeng et al. 2014）。也有证据表明被动吸烟，也被称为环境或二手烟与牙周病之间存在联系（Arbes et al. 2001; Nishida et al. 2008; Akinkugbe et al. 2016; Sutton et al. 2017）。烟草中含有数千种不同的物质（Talhout et al. 2011），除了在口腔中吸收外，其主要危害是通过肺吸收后产生全身影响（Palmer et al. 1999）。

电子尼古丁输送系统（电子烟）是替代传统烟的不可燃烟草产品，产生可吸入的气溶胶。电子烟的使用，吸引了当前吸烟者、已戒烟者和从未吸烟的年轻人；而青少年使用电子烟的情况非常普遍，并且使用电子烟与次年吸烟量增加至2～4倍有关（Asher et al. 2019; Cullen et al. 2019）。目前，关于电子烟对口腔影响的证据还较为有限（Yang et al. 2020）。电子烟虽然已被作为帮助戒烟的工具进行销售，但目前的证据不足以证明它们可以增加戒烟率（Lindson-Hawley et al. 2016; El Dib et al. 2017; Dunbar et al. 2019）。重要的是，必须考虑电子烟特有而传统香烟中不存在的成分可能造成的健康风险。同样重要的是，存在着电子烟不断变化的特性、电子烟的使用环境以及迄今为止对长期健康影响的相关研究数量有限等问题（Clapp & Jaspers 2017; Gotts et al. 2019）。

吸烟对牙周炎的影响机制

尽管目前对吸烟通过何种途径影响牙周状况并不完全了解。然而，各种潜在的机制已在文献中有所讨论，包括对口腔微生物群、牙龈组织、炎症和免疫反应、牙周组织愈合能力等多方面的影响。

早期研究表明，吸烟者的菌斑数量高于非吸烟者（Preber et al. 1980），但控制多种混杂因素后的结果显示，吸烟似乎并不影响菌斑的量。事实上，实验性龈炎中吸烟者和非吸烟者之间的菌斑形成量类似（Bergstrom 1981; Preber & Bergstrom 1986, Lie et al. 1998）。此外，某些研究关注于吸烟与龈下菌斑组成上的相关性。Zambon等（1996）发现，与从不吸烟者相比，吸烟者和有吸烟史者伴放线聚集杆菌、福赛坦氏菌和牙龈卟啉单胞菌的检出率更高。同样地，Haffajee和Socransky（2001b）发现，与非吸烟者和已戒烟者相比，在吸烟者中有8种细菌的检出率更高。采用传统培养或靶向分子的研究方法并不总是得出一致的结果（Kubota et al. 2011; Heikkinen et al. 2012; Lanza et al. 2016; Joaquim et al. 2018），但使用16S测序的方法检测通常发现吸烟会引起龈下菌群的变化（Jiang et al. 2020）。事实上，吸烟会影响细菌的识别和聚集，并且促进牙周关键致病菌的定植（Shchipkova et al. 2010; Bagaitkar et al. 2011; Brook 2011; Kubota et al. 2011; Kumar et al. 2011;Bizzarro et al. 2013）。

基于这些研究发现，尽管吸烟者和非吸烟者之间存在微生物差异，但学者们主要关注的是菌斑的组成而不是龈下菌斑的数量。然而，目前还不能就吸烟引起的微生物多样性变化如何导致牙周炎得出统一的结论。

在牙周炎中，目前已认为吸烟可以从几个方面影响先天性免疫反应，打破平衡，从而向增加组织破坏和减弱机体修复能力的方向发展（Lee et al. 2012）。据报道，吸烟对牙周组织中中性粒细胞的迁移和趋化会产生负面影响（Pabst et al. 1995; Persson et al. 2001; Soder et al. 2002）。然而，中性粒细胞可针对许多烟草成分表达功能性受体，如吸烟者尼古丁受体的数量增加而戒烟后受体数量减少（Ackermann et al. 1989; Lebargy et al. 1996）。关于吸烟对中性粒细胞的作用，目前存在一些争议，但是，总体而言，吸烟可以改变中性粒细胞的平衡，使其向更具破坏性的方向发展（White et al. 2018）。吸烟对T细胞和B细胞数量、功能的影响更加复杂，无论是关于免疫抑制本身，还是关于抑制过程，不同研究之间差别很大（Palmer et al. 1999;Loos et al. 2004）。另外也有证据（大多是体外实验）表明，吸烟可能对牙龈和牙周膜的成纤维细胞的募集与黏附有不利影响，并且使胶原的形成减少，同时使胶原的溶解增加（Tipton & Dabbous 1995; James et al. 1999; Gamal & Bayomy 2002; Poggi et al. 2002; Karatas et al. 2020）。最后，关于报道的吸烟可以抑制牙龈炎症，其依据是临床检查发现与不吸烟者相比，吸烟者的牙龈出血及探诊出血相对更轻（Preber & Bergstrom 1985, 1986; Bergstrom et al. 1988; Bergstrom & Bostrom 2001），然而，现在看来，这些表现似乎与牙龈血管减少有关（Rezavandi et al. 2002; Palmer et al. 2005），而不是原先推测的血管收缩作用。上述吸烟对炎症反应、血管和成纤维细胞功能的影响也可以解释其在牙周非手术治疗与牙周手术治疗后所产生的不利影响（Kinane & Chestnutt 2000）。

目前对被动吸烟对牙周组织影响的潜在机制了解相对较少。然而，有证据表明增加唾液中可替宁（一种尼古丁代谢产物）的水平，会产生更高水平的炎症介质，同时吸二手烟个体牙龈病损部位吞噬细胞的比例增加，这表明吸烟可能会改变细菌感染时的宿主反应（Walter et al. 2012）。

吸烟的牙周病患者的临床表现

目前的共识是，吸烟的牙周病患者的牙周

炎没有特殊的临床表现，因此，吸烟相关的牙周炎不是一种独立的诊断（Jepsen et al. 2018）。然而，由于吸烟是牙周炎的一个重要促进因素，根据2018年的分类（Papapanou et al. 2018），在评估牙周炎等级时应考虑当前的吸烟程度。

较早年龄开始吸烟和经常吸烟的患者，吸烟对口腔的影响较为明显，临床和放射学的表现包括骨丧失、附着丧失、牙缺失数量增加（图11-8和图11-9）。更深的牙周袋和更多的附着丧失常发生在下颌前牙与上颌牙齿腭侧（Haffajee & Socransky 2001a; Adler et al. 2008）。同时，吸烟掩盖了牙龈炎和牙周炎一些其他的重要临床表现，导致我们采用常规方法识别牙周炎和牙龈炎变得更加复杂。事实上，吸烟者往往表现为牙龈纤维增生和有限的牙龈红肿不是特别明显，与其菌斑量和骨丧失的严重程度明显不相称（Scott & Singer 2004）。在菌斑水平相同的情况下，与非吸烟者相比，吸烟者的探诊出血减少，并且减少程度与吸烟数量相关（Bergstrom & Bostrom 2001; Dietrich et al. 2004），即使进行了更好的菌斑控制，在患者戒烟后的几个星期之内会再次出现探诊出血（Nair et al. 2003）。

此外，如第6章中详细介绍的，多项有关吸烟的研究表明，吸烟会对牙周治疗效果产生不利影响，吸烟者与非吸烟者和已戒烟者相比，不易减少探诊深度和/或获得新附着（Heasman et al. 2006）。关于吸烟对牙周治疗结果影响的Meta分析进一步证实了这些结论（Garcia 2005; Labriola et al. 2005; Patel et al. 2012; Kotsakis et al. 2015），研究发现吸烟者治疗后的临床表现可能达不到预期效果。

吸烟的牙周病患者的治疗管理

上述研究证据直接影响患者管理。需要告知吸烟患者，吸烟者治疗效果不佳或延迟愈合的风险更大，这也将为进一步劝导患者戒烟提供契机。

口腔医生是医疗服务提供者，因此，他们有责任劝导患者戒烟。戒烟过程中，可以有助于改善患者的口腔健康，提升整体健康和生活质量。一项综述对总计超过10500名参与者的14项研究进行了回顾分析（Carr & Ebbert 2012），报告称口腔从业人员在牙科诊所或其他社区机构中进行的行为干预可以显著提高吸烟者和无烟烟草使用者的戒烟率。纵向研究已证明戒烟有利于改善牙周状态（Bolin et al. 1993; Krall et al. 1997; Bergstrom et al. 2000; Rosa et al. 2014; Leite et al. 2018; Ramseier et al. 2020），并且单独戒烟或结合牙周非手术治疗可引起龈下环境改变，包括健康相关菌群增加而致病菌减少（Fullmer et al. 2009; Delima et al. 2010）。

在对一名新患者进行牙周评估后和在牙周治疗的长期维护阶段中，口腔医生有很多机会与患者互动并可以使用不同方法对吸烟进行干预。医生要询问每名患者的吸烟状况、记录吸烟情况和戒烟动机，并建议患者戒烟，这是医生应尽的义务。提供药物治疗、戒烟咨询和支持随访等更全面的干预是比较理想的方法。复杂的患者如那些患有精神疾病或内科疾病的患者应该求助戒烟专家或戒烟诊所给他们提供综合治疗。询问电子烟的使用情况及其原因也是必要的，并指出电子烟并非没有风险，建议减少使用或戒掉电子烟。

可以考虑在牙科治疗中采用一些不同的戒烟方法，下面将进行简要讨论。一般来说，迄今为止的证据表明，口腔医生常常询问患者吸烟情况，但不总是提供关于戒烟的帮助，并且已报道口腔医生进行戒烟干预存在一些障碍（Albert et al. 2005; Kunzel et al. 2006; Patel et al. 2011; Rosseel et al. 2011; Jannat-Khah et al. 2014; Chaffee et al. 2020）。口腔医生由于缺乏时间或戒烟经验/信心这些因素成为帮助患者戒烟的障碍，“简单干预”的方法可能是一个有用的方法。口腔团队可以给患者提供教育手册让他们带回家，还可以提供一些有关吸烟对全身和口腔健康的危害，给他们提供鼓励和支持。这种方法通常是有效的，因为医疗服务提供者的建议是值得信赖和有价值的。

如果口腔医生愿意更积极地参与，同时患者

(a)

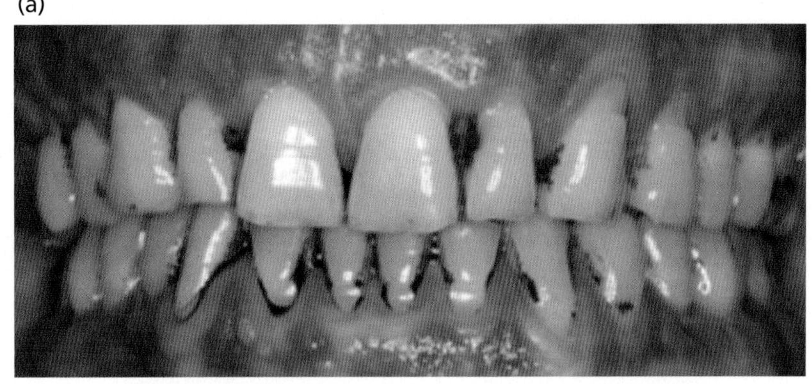

(b)

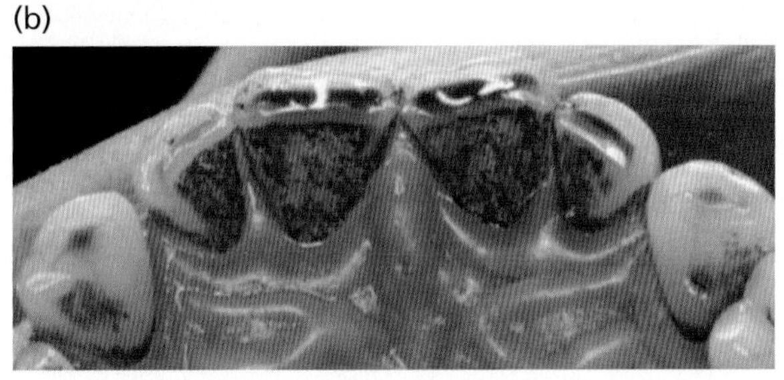

(c)

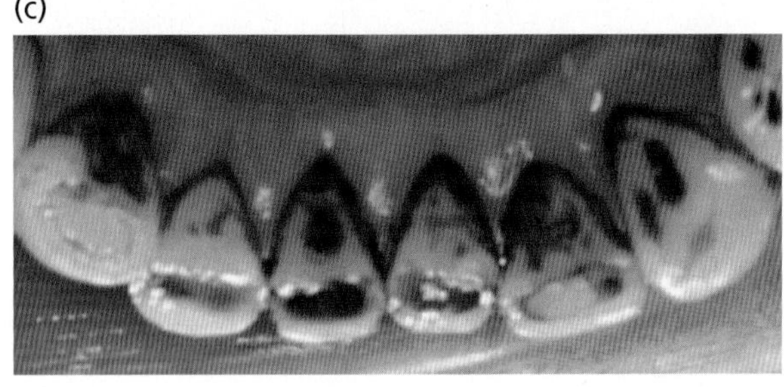

图11-8　一名53岁男性患者的临床表现，他有35年吸烟史，1包/天。（a）正面观。（b）上颌前牙腭侧观。（c）下颌前牙舌侧观。可见牙面色素沉着严重。牙周检查发现9mm深牙周袋，牙龈退缩，所有磨牙都有根分叉病变。（来源：Dr. Matthew Hickin）

有戒烟的动机，那么可以引入行为项目。美国卫生与公众服务部的“5A”流程被视为提供戒烟干预的“金标准”：

询问（Ask）：直接询问吸烟状况并进行记录（现在吸烟状况、既往吸烟状况，或者是否从未吸烟，每天吸烟时间和香烟的数量）。用纸质或电子图表记录烟草使用状况指标可以使吸烟筛查更容易。

建议（Advise）：建议患者戒烟。此建议应该清楚、强烈并且个性化。牙周检查完成后，对患者检查结果、病因、危险因素及预后进行讨论后给出戒烟建议。可用几个健康组织和网站提供的有价值的信息为患者提供建议。

评估（Assess）：评估患者的意愿和戒烟动机。如果患者愿意尝试戒烟，可提供如下所述的帮助。如果患者此时显然不愿意尝试戒烟，给患者提供戒烟的书面资料，预约再评估。即使患者没有立即考虑戒烟，提高患者戒烟的兴趣和意愿水平也是一个成功的干预。

帮助（Assist）：通过帮助提供一个结构化的戒烟计划，使患者愿意做出戒烟的尝试。确定戒烟日期，并鼓励患者寻求家人和朋友的支持。有几种戒烟药物已被证明有效，下面将简要描述。预计可能使患者戒烟失败的状况并提前决定当这些状况出现时应采取的行动计划。

安排（Arrange）：安排随访，包括戒烟行为支持和电话联系/咨询。戒烟的第1周尤其重要。

也可以考虑多种其他方法进行戒烟行为干

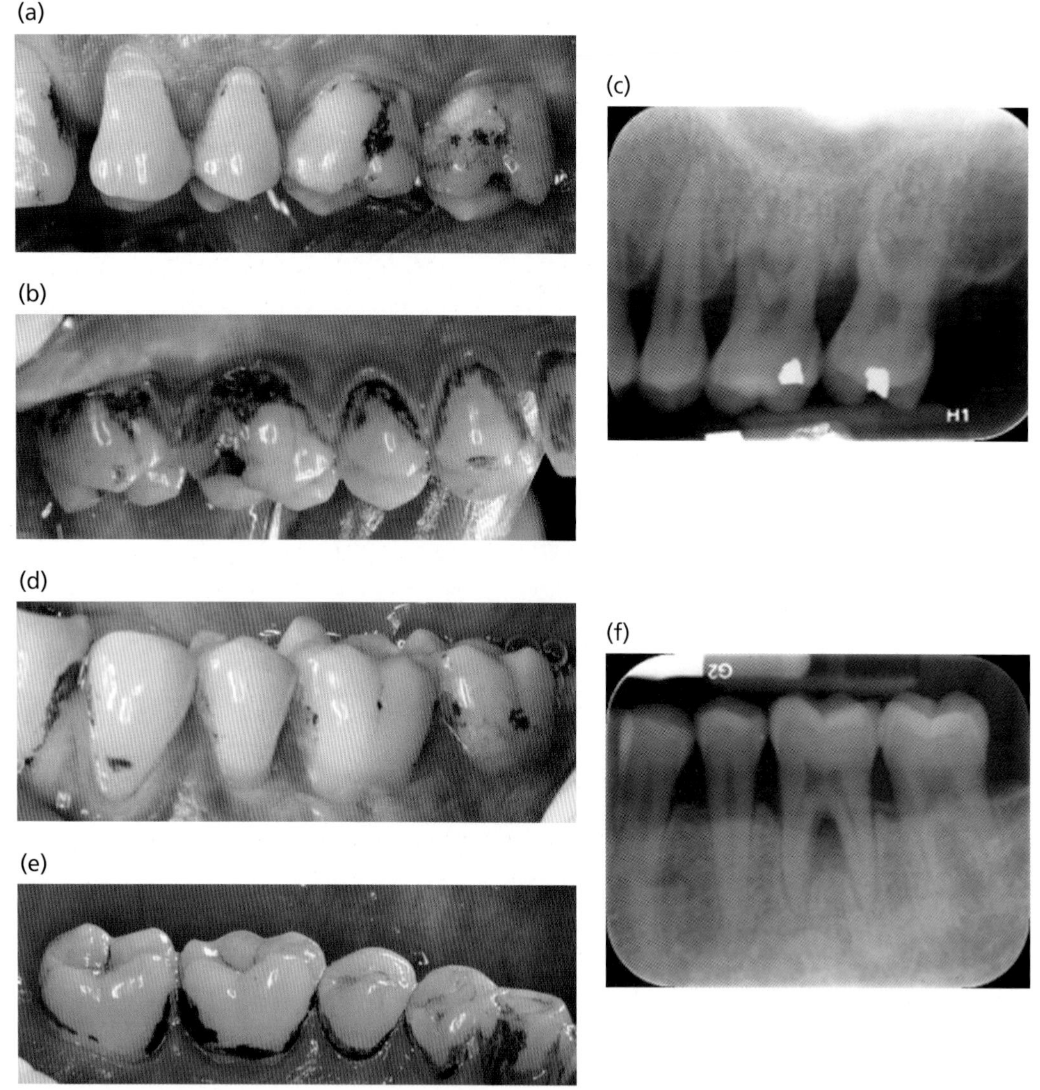

图11-9　与图11-8同一患者。（a，b）上颌左侧颊腭面观。（c）上颌X线片。（d，e）左下颌颊舌面观。（f）下颌X线片。可见牙面严重的色素沉着和严重的骨丧失。（来源：Dr. Matthew Hickin）

预：戒烟热线、网络干预、智能手机应用程序等。医疗工作者需注意，随着技术的发展以及人们与技术互动和使用技术方式的演变，使某种特定干预方法成功戒烟的有效因素可能发生变化。基于可以采取短期戒烟干预措施的有力证据，美国预防服务工作组（Siu 2015）建议临床医生向所有成年吸烟者提供此类干预措施。即使是医生的简短建议（＜3分钟）也能显著提高戒烟率，而且成本效益率很高（Stead et al. 2013）。

戒烟的药物治疗方案包括尼古丁替代疗法，持续释放安非他酮和伐伦克林（Aubin et al. 2011）。尼古丁替代疗法包括使用含有低剂量尼古丁的药物，该药物不含烟中的毒素。治疗的目的是减轻患者对尼古丁的渴望和缓解戒断症状。有不同形式的尼古丁替代物：皮肤药贴、口香糖、润喉片、喷鼻剂和吸入剂。不同形式的替代疗法可以单独或组合使用，并且如果正确地使用，所有的方法都是有效的。方法的选择取决于患者的吸烟习惯和喜好，并且初始治疗需要持续2～3个月。副作用包括在前几天会头痛、恶心、失眠，可能会出现斑疹。持续释放的安非他酮可抑制神经细胞吸收去甲肾上腺素和多巴胺。因此它可以控制尼古丁戒断症状，还可以帮助患者减轻相关的焦虑和抑郁。安非他酮治疗应该在戒烟开始前1～2周进行，1周后必须达到稳定的血药浓度，治疗通常持续2～3个月，但它可以安全地继续使用长达6个月。安非他酮使用的禁忌证有：癫痫病史、饮食失调以及服用某些抗抑郁药物的患者。安非他酮的常见副作用包括失眠和口干，应密切监测患者异常的行为变化，如躁动、抑郁和自杀倾向（Hays & Ebbert 2010）。伐伦克林是最新的戒烟药物。它的结构类似于尼古丁，因此它可以拮抗尼古丁与它的受体结合。像安非他酮一样，伐伦克林治疗开始于戒烟前1周并持续3个月，如果需要维持治疗可使用长达6个月。常见的副作用包括恶心、失眠和多梦（Garrison & Dugan 2009; Hays & Ebbert 2010）。应密切监测患者服用伐伦克林后任何情绪和行为的变化。

但是，尼古丁依赖是一个慢性和强烈的症状，因此复发的可能性很高。吸烟者通常需要尝试许多戒烟方法才能维持完全无烟草生活。如果他们自己有强烈的意愿戒烟当然更容易成功。口腔医生在每次复诊时提供鼓励和口腔卫生宣教是帮助患者保持戒烟状态的关键。

肥胖和营养状况

肥胖是以过多脂肪堆积为特点，定义是成年人的体重指数（body mass index, BMI）≥30kg/m^{2}的人，而体重指数在25kg/m^2～29.9kg/m^{2}之间意味着超重（WHO 2020）。在过去的几十年里，许多国家包括工业化国家和发展中国家都出现了肥胖发生率的大幅增加（Fox et al. 2019），这是肥胖相关疾病发病率和死亡率升高的主要原因（Lenz et al. 2009）。随着肥胖的出现，胰岛素抵抗、血脂异常和高血压构成了代谢综合征，成为2型糖尿病和心血管疾病的前驱状态（Kumari et al. 2019）。

正如第6章中所述，多项研究已经表明肥胖或代谢综合征与牙周炎之间存在正相关。实际上，最近的3篇系统评价都证明了肥胖与牙周炎之间的正相关性，无论是青少年还是青壮年（Khan et al. 2018），以及整个年龄段（Martinez-Herrera et al. 2017; Arboleda et al. 2019）。虽然目前为数不多高质量的纵向研究，并不能确定两者之间的确切关系，但从生物学的角度分析，肥胖有可能导致更高的罹患牙周炎的风险。然而，目前尚不清楚肥胖是否会对牙周非手术治疗的疗效产生负面影响；几乎同时发表的3篇系统评价都未能得出肥胖和非肥胖牙周炎患者对治疗反应存在差异的结论（Akram et al. 2016; Gerber et al. 2016; Nascimento et al. 2016）。

脂肪组织是一个内分泌器官（Scheja & Heeren 2019），它在肥胖和牙周炎之间的联系中起核心作用。脂肪细胞分泌各种代谢和免疫活性分子，被称为脂肪因子，其中以瘦素、脂联素、抵抗素的研究最多。瘦素的主要功能是对食欲和体重进行负性调节（Charchour et al. 2020），但它也与包括胰岛素在内的其他激素相互作用（Margetic et al. 2002; Ghadge & Khaire 2019）。然而，在牙周炎患者中龈沟液和血清瘦素水平之间存在着负相关，并且已报道它们之间的关联性随附着丧失的增加而变强（Karthikeyan & Pradeep 2007a, b）。相反地，血清脂联素水平在肥胖、胰岛素抵抗、糖尿病和心血管疾病中下降（Matsuzawa et al. 2004; Maeda et al. 2020）。脂联素在体外实验中已被认为是强有力的破骨细胞形成的负向调节因子，能够对抗伴放线聚集杆菌产生的脂多糖（Yamaguchi et al. 2007）。最近的报道显示，脂联素在牙周炎患者的龈沟液中的水平显著升高（Preshaw et al. 2020），但其血清水平和牙周状况之间没有明确联系（Furugen et al. 2008; Saito et al. 2008; Goncalves et al. 2015）。相比之下，已发现牙周炎患者血清抵抗素水平高于牙周健康的个体，并与探诊出血的程度有关（Furugen et al. 2008; Saito et al. 2008）。因此，脂肪因子的激活和氧化应激反应被认为与肥胖、牙周炎的病理学改变有关（Bullon et al. 2009; Suvan et al. 2018; Jepsen et al. 2020）。有研究表明，牙周炎患者与牙周健康对照组相比有更高水平的血清氧化应激标志物，同时抗氧化能力降低（Chapple et al. 2007; Ling et al. 2016）。

营养状况在牙周炎病因和治疗管理中的作用尚未得到充分研究，但最近得到了越来越多的关注。早在埃伯斯纸草文稿（约公元前1550年）、希波克拉底（公元前460年—公元前370年）和18

世纪的著作中就记录了一些观察性结果，以及关于长时间无法食用新鲜水果和蔬菜的水手牙龈出血与牙齿脱落的报道，后来被证实是一种与坏血病相关的病理过程（Van der Velden 2020）。抗坏血酸（维生素C）是一种强大的氧自由基清除剂（Da Costa et al. 2012），分布于多种细胞类型，包括多形核中性粒细胞、血小板和内皮细胞（Evans et al. 1982），已证明其具有促进破骨细胞和牙周膜成纤维细胞活性的效应（Mimori et al. 2007）。维生素C缺乏对牙龈组织的影响在早期关于控制性消耗和补充的研究（Leggott et al. 1986, 1991）以及流行病学研究（Nishida et al. 2000）中得到证实。同样地，维生素D和钙在骨骼形成和维持骨量上的作用已广为人知，维生素D已被用作感染性疾病中先天性免疫反应的重要调节剂（Adams & Hewison 2008），对牙周状况有积极影响（Miley et al. 2009; Garcia et al. 2011）。目前发现一些微量元素，如维生素E、类胡萝卜素、多酚、谷胱甘肽等抗氧化剂和维生素B、ω-3多不饱和脂肪酸等非抗氧化分子，与牙周状况有关。总的来说，流行病学研究结果显示，牙周病与血清/血浆微量营养元素含量低有关（Van der Velden et al. 2011; Lee et al. 2020; O'Connor et al. 2020）。针对微量营养元素缺乏的早期干预性研究结果证明，增加营养补给可以改善牙周治疗的临床效果（Campan et al. 1997; Staudte et al. 2005; Jenzsch et al. 2009; Chapple et al. 2012; Woelber et al. 2016, 2019; Díaz Sánchez et al. 2017）。微量元素对牙周的具体影响还需要进一步的随机对照试验。这些研究也将促进在牙周病预防和控制中增加循证营养的建议（Dommisch et al. 2018）。

骨质疏松

骨质疏松是以骨密度（BMD）降低为特征，并引起骨脆性增加和骨折概率增大的一种疾病（Eastell 1998; Compston et al. 2019）。女性、老年、有骨质疏松家族史、种族（高加索人或者亚洲人）、有低密度骨折史、骨架小、过早绝经都是不可干预的危险因素。酗酒、吸烟、低BMI、维生素D缺乏、缺乏运动则是重要的可干预的危险因素。股骨和脊柱是最易受累的部位，这些部位的骨密度可以通过双能X线吸收测量法（dual-energy X-ray absorptiometry, DXA）扫描进行量化，以确定诊断性T值（NIH Consensus Development Panel on Osteoporosis Prevention & Therapy 2001）。T值是将所测患者的骨密度与同性别正常人群的平均骨密度相比较得到的标准差。T值≥-1表示正常，T值≤-2.5表示骨质疏松，在这两个值之间表示骨量减少。骨量减少是介于骨质疏松和健康的中间状态。

许多临床研究着眼于骨质疏松和牙周病之间的联系，两者都存在骨质丧失，可能拥有相同的危险因素和病理机制（Otomo-Corgel 2012）。然而，正如第6章中文献回顾中提到的，迄今为止的临床研究都限于未设立对照的横断面研究，且样本量小，研究对象局限于绝经后女性（von Wowern et al. 1994; Mohammad et al. 1996, 1997; Tezal et al. 2000; Renvert et al. 2011; Manjunath et al. 2019）。更大样本的研究，如基于韩国国民健康调查（Kim et al. 2014）的一项研究和最近两项泰国流行病学研究（Mongkornkarn et al. 2019; Niramitchainon et al. 2020）表明骨密度（BMD）与牙周炎严重程度之间存在负相关，但纵向研究的数据并没有定论（LaMonte et al. 2013; Pereira et al. 2015; Kaye et al. 2017）。尽管如此，最近的系统评价（Wang & McCauley 2016; Goyal et al. 2017）得出结论，骨质疏松与牙周炎之间存在显著的正相关。

Wactawski等提出骨质疏松引起牙槽骨骨密度（BMD）降低，并通过加速牙槽骨吸收促进牙周病的发展（Wactawski-Wende 2001）。此外，影响全身骨改建的因素［如遗传、共同危险因素如吸烟、激素影响（雌激素缺乏、甲状旁腺激素影响）、钙和维生素D缺乏、炎症介质的作用、RANKL-OPG轴的失调］似乎扰乱了龈牙结合部的局部稳态，加重了牙周组织的破坏（Wang &

McCauley 2016）。

通常，骨质疏松患者骨骼中骨质流失是缓慢且无痛的。患者在骨折出现之前往往没有明显症状。因此对出现骨折的患者或者处于骨质疏松危险因素中的人群，早期鉴别诊断尤为重要。口腔专家可以在就诊患者中辨别骨质疏松的临床危险因素，观察影像学改变，如通过全景片或CBCT观察到下颌骨下缘变薄和多孔隙的结构（Horner et al. 2010; Koh & Kim 2011; Nagi et al. 2014; de Castro et al. 2020）。对这些观察到的现象进行讨论，以及同时将具有骨质疏松风险的患者转诊以进行进一步检查治疗，都有助于预防骨质疏松性骨折。

最后，值得口腔医务人员谨记的是，随着寿命的延长，男性和女性骨质疏松发病率将持续上升。可能会有口腔科患者因受到骨质疏松的影响而终身服用骨吸收抑制药物。口腔医生需要询问用药史，包括用药方式（口服还是静脉注射）、时间和剂量，并就牙周治疗问题咨询患者的内科医生。对于正在服用双膦酸盐药物的患者，制订仔细的治疗计划，并与患者的内科医生认真沟通至关重要。特别是，当牙周治疗方案包含拔牙或其他大范围牙周手术以及用药时间已经超过2～3年的患者。在治疗之前应告知这些患者牙周治疗的风险和双膦酸盐对治疗的潜在影响。急性病损应即刻处理，必须进行彻底完善的口腔卫生宣教，同时严密监测牙周状况。可考虑全身性使用抗生素和局部抗菌药物含漱。颌骨坏死（osteonecrosis of the jaw, ONJ）是需要预防的潜在并发症，是指曾服用双膦酸盐＞8周（或正在服用），且无放射治疗史的患者中出现的上下颌骨坏死（Khosla et al. 2007）。最近，有报道指出服用其他药物，如治疗中使用血管内皮生长因子抑制剂、酪氨酸激酶抑制剂或影响破骨细胞作用的人源性抗体，也会引发ONJ（Kanwar et al. 2020）。ONJ临床表现为自发出现牙槽骨暴露，或在导致骨创伤的牙科手术后出现。常伴疼痛、软组织肿胀、溃疡、牙齿松动和引流后出现硬结。牙齿未脱落的情况下，影像学表现为牙槽骨硬骨板硬化、牙槽骨硬骨板丧失，牙周膜间隙增宽。根据疾病的严重程度，治疗方法包括抗菌药物含漱，对症治疗如服用抗生素和止痛药，龈上洁治术，严重者可行手术清创/切除。治疗的同时应始终与临床医生保持沟通和联系。通过预防性口腔护理和了解危险因素对缓解ONJ至关重要（Wan et al. 2020）。

社会心理压力

压力是机体与周围环境之间相互作用的结果。可定义为因各种因素改变既有平衡后，身心紧张的一种状态，或是当意识到个人需求超过所能支配的自身或社会资源时的状态和感受。导致个人压力的刺激因素被称为压力源，从持续时间上来说可能是急性的（短期的，通常是由于时间有限的事件）或慢性的（持续时间更长，并不总是归因于某一事件）（Herbert & Cohen 1993），从产生原因可以被归类为：（1）灾害或危机（完全不受个人控制的不可预测事件，如自然灾害、流行病、战争）；（2）重大负面生活事件（如亲人去世、离婚、新的疾病诊断或严重受伤、被解雇）；（3）微压力源（日常小负面事件），随着时间的积累，微压力源也可能会产生与重大压力源相同的影响，但影响对每个人来说通常是不同的。没有任何单一的评估能够准确测量压力或压力反应。自我感知压力通常使用结构化访谈/调查和其他自我评价工具进行测量。临床上，术语“压力负荷”用于描述压力源的累积暴露，是多种参数或介质（神经内分泌、代谢、免疫、呼吸、心血管和人体测量）的集合，其中许多参数或介质在生物学上是相互关联的（McEwen 1998）。

许多身心疾病如抑郁、焦虑、高血压、心血管和脑血管疾病、肥胖、免疫系统紊乱，都与压力相关，这些疾病会增加患者对感染、病毒性疾病（从普通的感冒和疱疹到艾滋病）、部分癌症以及自身免疫性疾病（如多发性硬化症）的易感性（Spiegel & Giese-Davis 2003; Ziemssen & Kern

2007; Chida et al. 2008; Chida & Mao 2009; Falagas et al. 2010; Puder & Munsch 2010; Artemiadis et al. 2011; Bender & Alloy 2011; Blashill et al. 2011; Proietti et al. 2011; Wardle et al. 2011; Rosenthal & Alter 2012）。压力同时也会直接影响皮肤和胃肠道，并引起睡眠障碍（Kim & Dimsdale 2007; Basavaraj et al. 2011; O'Malley et al. 2011）。

同样地，社会心理压力对牙周组织也有负面影响。几十年来，许多研究报道，压力是坏死性龈炎和牙周炎的重要危险因素。压力通过直接方式或间接方式影响牙周组织。间接方式是通过改变生活方式进而加速牙周组织破坏，包括口腔卫生维护差、不愿就诊进行牙周预防/维护治疗、糖尿病血糖控制不佳、吸烟量增加、酗酒、违禁药物使用及饮食习惯不佳。直接方式则可能是通过改变患者龈下菌斑的成分和/或放大宿主炎症反应。

1999年，Genco等首次对压力与牙周状况之间的联系进行了大规模研究，共纳入了美国的1426名成年人（Genco et al. 1999）。排除年龄、性别、吸烟因素后，在两组研究对象对个人经济改变能力均较差的情况下，经济压力大者牙槽骨吸收、附着丧失水平比经济压力小者严重。其他一些研究对学术压力、工作或家庭压力、不良应对方式等不同社会心理压力进行分析，也得出相似结果（Moss et al. 1996; Croucher et al. 1997; Deinzer et al. 1998, 1999; Mengel et al. 2002; Giannopoulou et al. 2003; Kamma et al. 2004; Ishisaka et al. 2007, 2008; Johannsen et al. 2007, 2010; Furugen et al. 2008; Islam et al. 2019; Wellappulli & Ekanayake 2019; Coelho et al. 2020）。然而，充分的应对措施，如基于问题的应对处理方式，可能有助于减少压力相关风险。

牙周炎与压力关系的研究中，因为心理压力自我评价或临床测量的差异性和不同牙周指标的使用，加大了各个研究结果对比分析和结果解释的难度，降低了研究结果的普适性。然而，目前为止，研究结果明确支持社会心理压力与不健康的牙周状态呈正相关。

为了应对压力事件，下丘脑-垂体-肾上腺轴受到刺激，最终导致皮质醇的分泌增加，皮质醇是一种能够异常调节免疫系统的激素，并进一步刺激自主神经系统，引起儿茶酚胺和P物质的分泌，这两种物质会影响免疫/炎症反应，从而影响细菌的定植和生长。事实上，已有一些研究报道在牙周炎患者的血液、唾液和龈沟液存在压力相关标志物，这些标志物水平与牙周炎严重程度呈正相关，并且似乎介导了压力对牙周组织的有害影响（Axtelius et al. 1998; Hilgert et al. 2006; Johannsen et al. 2006; Ishisaka et al. 2007, 2008; Rai et al. 2011; Bakri et al. 2013; Mesa et al. 2014; Cakmak et al. 2016）。2020年的1篇系统评价（Decker et al. 2020）得出结论，压力相关标志物与临床可测量的牙周指标之间存在正相关，但牙周病的严重程度是压力刺激的伴随效应还是由压力水平引起的尚不清楚。使用动物模型和细胞培养的实验性研究为压力与牙周炎症/破坏严重程度之间的联系提供了进一步证据，发现至少部分通过促炎分子介导（Gomes et al. 2013; Lu et al. 2016）。压力对细菌的生长和毒力具有潜在影响从生物学上看似乎合理，但尚缺乏相关研究。一些研究报告称，压力激素会显著增加牙周致病菌的生长（Roberts et al. 2002; Jentsch et al. 2013）。最近，体外研究表明，皮质醇直接增加了某些微生物的转录活性，更重要的是，它会诱导口腔微生物组的基因表达谱发生改变，进一步导致一系列可在牙周炎个体内观察到的相似反应（Duran-Pinedo et al. 2018）。微生物似乎可以利用人类激素作为信号来感知环境中的挑战，并修改其特征以更好地适应新的环境，但这种窜扰发生的确切机制仍不清楚。

毫无疑问，压力存在于生活的各个方面，表现程度不同。尽管压力对不同人群产生不同影响，但其对牙周病表现的潜在影响以及采取治疗措施后的结果都不容忽视。口腔医生应注意识别认识潜在的压力源，牙周病预防、严密监测和完善的口腔卫生维护对处于压力状态下的牙周病患者的管理非常重要，尤其是当他们面临慢性压力或是抗压能力不足时。

第12章

牙周病的遗传易感性：新视角和挑战

Genetic Susceptibility to Periodontal Disease: New Insights and Challenges

Arne S. Schaefer[1], Ubele van der Velden[2], Marja L. Laine[2], Bruno G. Loos[2]

[1] Department of Periodontology, Oral Medicine and Oral Surgery, Institute for Dental and Craniofacial Sciences, Charité – Universitätsmedizin, Berlin, Germany

[2] Department of Periodontology, Academic Center for Dentistry Amsterdam (ACTA), University of Amsterdam and Vrije Universiteit Amsterdam, Amsterdam, The Netherlands

前言

牙周病是发生于牙周支持组织的慢性炎症性疾病。在牙周炎易感患者中，宿主免疫系统和口腔微生物之间的平衡被打破。特定的微生物病原体可在这些患者口内增殖，导致牙周组织的炎症反应，从而引起牙周组织缓慢破坏。如果不采取及时适当的治疗措施，牙齿失去牙周组织的支持，继而会引起牙槽骨吸收、牙松动，最终导致牙齿脱落。

口腔是人体中最复杂的生态系统之一，含有成百上千的细菌种类。这些细菌与人体组织共同进化，并适应宿主环境。在具有生物活性的环境中，生态环境的进化受到强烈的选择压力，最大限度上对生物和环境双方都产生有利影响。正常的口腔微生物环境可以保护宿主免受外来病原菌的侵害，免疫系统则调控细菌增殖以保持体内平衡。口腔内病原体、免疫系统、生活习惯等环境因素之间的复杂关系很大程度上由基因来调节。基因编码免疫受体和小分子，影响受体对细菌的特异性和敏感性。具体是通过编码和调整炎症信号通路的上下游分子，调节和影响炎症反应的严重程度，同时让机体对内外刺激有一定程度的灵活反应。

微生物群、免疫系统、生活习惯（吸烟、压力、饮食等）之间的相互作用不断变化，对此宿主生理也必须不断调整、适应以维持健康。微生物群落在数量、比例上出现变化，还有特性的改变如横向基因转移或突变。宿主免疫系统会随着时间而改变，在生活方式、其他疾病或者年龄的影响下会出现正性或者负性变化。此外，宿主的基因组成也会在生活中不断改变，如表观遗传效应或体细胞突变。因此，牙周病是一种复杂的疾病。

遗传学研究让我们不断了解介导免疫反应的因子，同时也可解释拥有相同生活环境和相似生活习惯的个体之间会出现不同免疫反应的原因。遗传学研究的一个重要目的是筛出疾病相关基因，并评估这些位点的潜在危险变异可能造成的遗传学效应。遗传变异常影响基因调节区，引起表达上细微的变化。更为重要的是能够确定这些遗传因子，并了解其作用方式，了解目的基因在组织中如何调控表达。这些遗传学认识都是理解牙周炎分子病因学不可或缺的。

遗传学研究证实了牙周病的遗传学基础，并分析了牙周病生理功能中涉及的基因变异。然而，近年来，随着遗传研究的方法日新月异，一些普遍、复杂的疾病在相关遗传学因素方面取得了快速发展。本章中，我们将介绍一些基本概念和理解牙周炎遗传学基础所需的一些方法学原理。我们将评估现有研究的进展和局限，评估可以研究牙周炎中所有遗传危险因素的不同方法，以及如何将最新的知识用于提高牙周病的诊断和新兴的个性化医疗服务。我们也将阐述牙周炎中遗传学研究的现状，对已证实的牙周病危险基因进行概述。此外，我们将探讨未来几年牙周病遗传学研究的可能方向，评价现有基因检测对单基因疾病和复杂疾病的预测能力，并展望未来个人基因检测的可能性。

遗传因素影响牙周炎的循证证据

直到20世纪中叶，长期口腔卫生维护较差者一直被认为是罹患牙周炎的潜在易感人群，这主要是因为所有类型的牙周炎都在很大程度上与特定病原菌有关。许多研究结果也证实了口腔内存在针对这些病原菌的免疫应答。此外，牙周炎患者的牙周致病菌检出率和比例高于健康对照人群（Griffen et al. 1998; Van Winkelhoff et al. 2002）。然而，牙周病是否仅仅由一种或者数种特定的牙周致病菌引起，这一问题一直处于开放性探讨中。假如是，那么牙周病就会发生于大部分感染者身上。但是健康人群中牙周致病菌的检出率与牙龈炎、轻度牙周炎患者一样高。例如，Lamell等对0～18岁的来自美国俄亥俄州的222名健康儿童的牙周致病菌进行检测，发现伴放线聚集杆菌、牙龈卟啉单胞菌的检出率分别为48%和36%，并且这两种细菌均可在婴幼儿，甚至出生20天的婴儿口腔中检出（Lamell et al. 2000）。对大样本的牙龈炎和轻度牙周炎患者（平均年龄52岁）的研究中，伴放线聚集杆菌和牙龈卟啉单胞菌的检出率同样很高，分别为38%和32%（Wolff et al. 1993）。近年来，流行性病学研究和纵向临床研究提出，致病菌的存在并不总会引起牙周附着丧失，宿主因素也是牙周病发生所必需的。因此，提出了高危人群的概念，用于牙周炎发病机制的研究，也用于探索研究牙周炎的遗传背景。

1966年，Trott和Cross首先提出设想，部分人群患牙周病的风险高于其他人（Trott & Cross 1966）。他们调查了超过1800名受试者牙齿丧失的主要原因。研究发现在每个年龄段，仅少数患者出现了牙周炎导致的多数牙缺失。另一项针对美洲人群的长达28年的纵向研究也证实了这种现象。在这一观察时期，14.4%的人牙齿全部脱落，这些脱落牙齿占总脱落牙齿数的64%。另有一部分人牙齿部分脱落，其中13.8%的人牙齿脱落数量占了本组总脱落牙齿数的60.2%（Burt et al. 1990）。Hirschfeld和McFall分别在评价牙周治疗效果的纵向研究中也观察到同样现象，两项随访时间均超过15年（Hirschfeld & Wasserman 1978; McFall 1982）。这些研究均显示20%的人群失牙数占到总失牙数的75%。

调查牙周病自然发展史的纵向研究证实了牙周病高危人群的概念。Löe等（1986）观察斯里兰卡一群缺少牙科保健和口腔卫生维护的人群，根据牙周破坏的程度将其分为3个组：无进展组（11%）、中速进展组（81%）、牙周破坏快速进展组（8%）。在一个较新的研究中，Van der Velden等在缺乏定期口腔护理的位于西爪哇的偏远乡村的人群中研究牙周病的发生和发展，发现20%的人出现严重牙周破坏，而剩下的人群仅出现轻到中度牙周损害，说明并不是每个人对牙周病具有相同易感性（Van der Velden et al. 2006）。这些研究结果形成了一个假设，即宿主易感性可能还有遗传因素：宿主的抗菌反应部分由基因决定，在不同的人群中存在差异。编码宿主抗菌反应通路的基因出现变异，以及针对宿主免疫系统细菌的基因出现变异，会让免疫系统、环境、生活习惯之间的相互作用向不利方向发展。在一些病例中，甚至可以导致疾病发展。图12-1阐述了这个假设，指出持续性细菌暴露如何引发或不引发疾病症状。同时指出在出现临床表现之前，给予干预措施是行之有效的。Kinane等指出个体免疫反应决定牙周破坏的程度，同时受到其他内外因素，如系统疾病（如糖尿病）、吸烟、压力、营养状况、年龄（Kinane et al. 2006; Jauhiainen et al. 2020）的影响，并由个体基因构成决定。口腔微生物、影响免疫系统的内外因素、宿主基因组成之间的相互作用形成了牙周炎的个体易感性。

遗传力

遗传力指遗传变异与表型变异之间的比例。如一个家庭的成员间的体重会有很大的差异，可表现为体重指数（body mass index, BMI）不同。这个差异是由于各家庭成员的饮食习惯不同所致。然而，除饮食习惯外，遗传因素也可以影响BMI，并共同影响相关家庭成员（Schousboe et al. 2003）。遗传力指群体内个体之间由于遗传因素引起的变异在表型变异中所占的比重。遗传力在特定环境中对于特定人群常存在特异性。如饮食习惯一致的家庭，其遗传力高于饮食习惯差异较大的家庭。同样地，口腔卫生习惯一致的家庭，

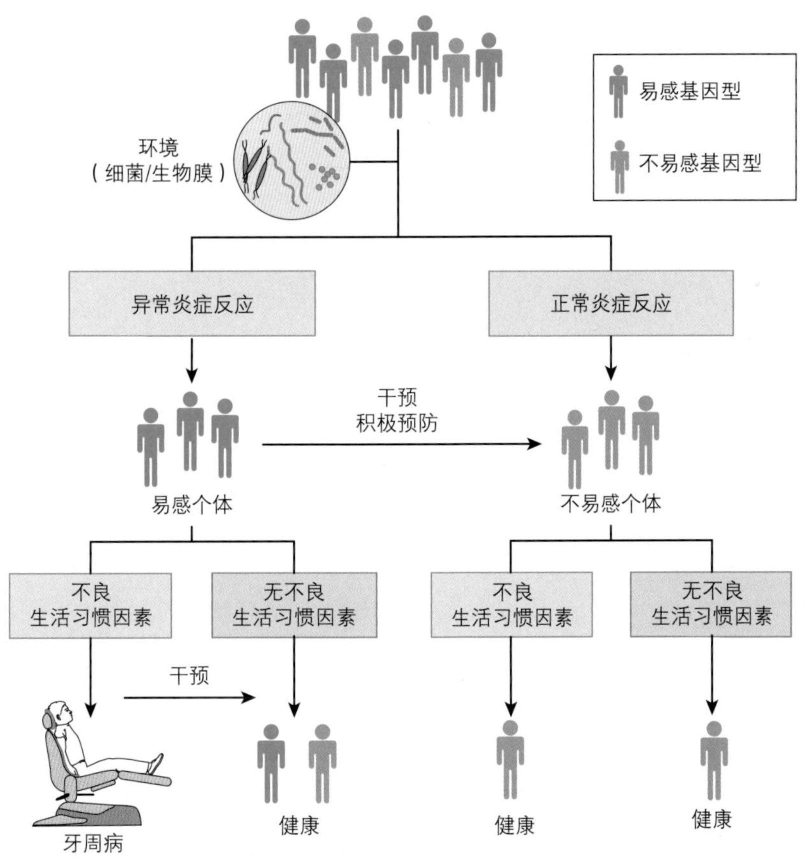

图12-1 宿主抗菌反应的差异是牙周炎发病机制的重要特征。在这个模型中，牙周病易感人群和非易感人群均暴露于口腔常见菌。非易感人群采取正常有效的抗菌措施并未出现牙周病，然而，易感人群在关键环境因素存在的条件下处于牙周病高危环境中。免疫系统的改变可以让个体成为牙周病易感者，在此理念的基础上也可以设想，给予干预措施让个体对于环境刺激的敏感性下降，从而降低疾病发生率（主动预防），或减轻疾病症状、治愈疾病。这个模型也提示，了解更多能影响宿主-微生物生态平衡的因素是至关重要的。然而，长期暴露于不良生活习惯因素加之异常的免疫系统和高龄，是可能导致牙周炎在独立于遗传危险因素的情况下发生的。（来源：改编自Foxm an & Iwasaki 2011。经Macmillan许可转载）

其遗传力高于口腔卫生习惯差异较大的家庭。

青少年牙周炎患者的遗传力

青少年牙周炎患者（8～21岁）的兄弟姐妹也常常患有牙周炎。这个结论来源于家系研究和单个病例报告。在最大的家系研究中，含有227名年轻人群牙周炎先证者（Marazita et al. 1994）。在这227名先证者中，104人都至少有1名一级亲属接受过临床检查。采用分离分析方法对100个家庭进行研究，共纳入527名患者与健康者。分离分析是遗传学中鉴定表型是否遗传的正式方法，检测人类家庭中在不同代之间基因传递方式是否与预期一致的实验方案源自孟德尔第一分离定律。当确认基因对一个表型起显性或者隐性作用时，这个方法还可以确定这个基因的遗传模式。研究者总结得出，这些被检家庭最可能的遗传方式是常染色体显性遗传（注12-1），致病遗传因素的外显率约70%。

病例的家族性分离说明基因是牙周炎易感性的重要原因，但这个分离分析的实验结果需要详细阐述，因为这些人群同样受到口腔卫生习惯、饮食、吸烟等生活方式因素的影响。某些致病因子可能会在家系中聚集。此外，人类家族的分离研究受到多种方法学的限制，如家族样本量较小、家系太小或不完整、家系之间异质性高而引起的统计学强度不足。

同卵双胞胎研究是探索基因在家系分离中作用的优先选择方案。双胞胎分为两种。两个不同的卵子与两个不同的精子同时受精是异卵双胞胎，相对较为常见，他们之间的基因关系类似于同胞兄弟姐妹。一颗卵子与一个精子受精后，再分为两个，则形成同卵双胞胎，相对少见，他们之间有着相同的基因。严重的、早发性牙周炎被认为是基因因素决定易感性的疾病，在普通人群中的发病率相对较低，也很难纳入足够数量、满足统计学强度的同卵双胞胎牙周病患者用于研究遗传表型的一致性。尽管这样，通过对比相同的疾病表型在一对双胞胎中是否同时出现，可以得出关于遗传是否为致病因素的结论。同卵双胞胎和异卵双胞胎患病一致率的差异即可说明遗传的作用。举例说明，双胞胎共同拥有或没有一个遗传表型则为双胞胎一致性。

Corey等采用配对患病一致率和先证者患病一致率评价同卵双胞胎和异卵双胞胎早发性牙周炎的一致性程度（Corey et al. 1993）。共获得4908对双胞胎的牙周病资料。患者被诊断为牙周炎的平均年龄是31岁。一对双胞胎中至少一人存在牙周病病史共349对，其中116对同卵双胞胎和233对异卵双胞胎；70对存在患病一致性。表12-1是同卵双胞胎和异卵双胞胎牙周病病史的一致率。实验结果采用先证者患病一致率表示，显示基因相同的同卵双胞胎患早发性牙周炎的风险是异卵双胞胎的2倍多。文章还提出，在引起疾病发生方面，患者（后天）因素可能比遗传因素更加重要。诊断为具有相同表型的同卵双胞胎组，平均年龄差为1岁，而异卵双胞胎组平均年龄差为5.4岁（在70对存在患病一致性的双胞胎中，34对提供了年龄信息）。同卵双胞胎首次诊断时平均年龄差相对较小，也说明遗传因素对牙周病的作用。

成年人牙周炎患者的遗传力

一些对成年双胞胎牙周病状态遗传力的研究中指出，慢性牙周炎具有遗传因素（Michalowicz et al. 1991, 2000; Corey et al. 1993; Michalowicz 1994）。其中一个研究纳入110对成年双胞胎（平均年龄40.3岁），其中63对同卵双胞胎和33对异卵双胞胎共同生活，14对同卵双胞胎分开生活。检测他们的牙周探诊深度、临床附着丧失、牙龈指数、菌斑指数，这些测量结果中38%～82%的差异是由遗传因素引起的（Michalowicz et al. 1991）。另一个以人群为基础的双胞胎研究（共117对双胞胎），评估了慢性牙周炎和慢性牙龈炎患者基因变异与环境变异的遗传力（Michalowicz et al. 2000）。相比于异卵双胞胎（53对），同卵双胞胎（64对）之间的牙周附着丧失程度、探诊深度指数更相似，说明遗传变异对同卵双胞胎牙周病的严重程度和范围影响更

注12-1　人类基因、遗传变异及相关定义

基因在酶和信使分子的辅助下直接指导蛋白质合成。人类基因位于23对染色体中；22对常染色体和1对性染色体（XX代表女性，XY代表男性）。每一对染色体，一个来自父亲，另一个来自母亲。全套染色体被称为基因组。每个染色体包含一个长的双链脱氧核糖核酸（DNA）。DNA由糖-磷酸骨架连接的核苷酸序列组成。含氮碱基组成核苷酸，进一步形成DNA。4种核苷酸分别为：腺嘌呤（adenine, A）、鸟嘌呤（guanine, G）、胞嘧啶（cytosine, C）、胸腺嘧啶（thymine, T）。

染色体中，DNA由双螺旋组成：两个多核苷酸链通过含氮碱基上的氢键连接。两个核苷酸链的碱基是互补的：G仅连接C，A仅连接T；被称为碱基对（base pair, bp）。4个核苷酸的顺序决定了DNA分子编码信息的意义，就像字母的顺序决定单词的意思一样。事实上，体内的每个细胞都含有一份完整的DNA信息，由30亿个碱基对组成的基因组（美国国家人类基因组研究院，NHGRI；美国国立卫生研究院，NIH；www.genome.gov）。遗传密码以3个核苷酸一组来阅读，每3个核苷酸序列又叫密码子，编码特异的氨基酸。

基因通常由不同的部分组成。启动子区是位于编码区上游的一段核苷酸序列，启动和调节编码区的转录。内含子外显子周围的非蛋白编码核苷酸序列。外显子编码蛋白质的氨基酸序列（图12-2）。基因组中，所有已知外显子的集合叫外显子组。

基因可以以另一种方式转录，人类基因组中约每20000个蛋白质编码基因转录成4个蛋白质变体（ENCORE-Project-Contortium 2012）。蛋白质组成人体结构，如器官和组织，在细胞之间传递信号，或形成调控生化反应的酶。当细胞的DNA出现突变，可能产生异常蛋白质或异常蛋白质数量，破坏机体正常的生理功能，引起疾病。

为了将DNA信息转化为细胞功能，DNA首先转录为相应的核糖核酸（RNA）。存在多种RNA转录方式。从外显子转录，携带信息编码氨基酸序列的蛋白质的RNA叫信使RNA（messenger RNA, mRNA）。非蛋白质编码RNA如microRNA或者长链非编码RNA（ncRNA），主要调节基因表达。一个细胞中的所有转录集合被称为转录组。

测序技术可以测定单链DNA的准确核苷酸序列。国际人类基因组计划在2006年发表了人类所有染色体的高质量版本的序列后，千人基因组计划/1000基因组工程（1000 Genomes Project）开始对人类常见的遗传变异进行全面描述。通过对26个人类群体的2504人的基因组进行测序，共发现了超过8800万个变异［包括8470万个单核苷酸多态性（SNP），360万个短插入/缺失（indels）以及60000个结构变异］（1000 Genomes Project et al. 2015）（图12-3）。这些变异大多较为罕见，只有约800万个变异的频率＞5%。然而，在单个基因组中观察到的大多数变异都是常见的：在一个典型的基因组中，只有4万～20万个变异（1%～4%）的频率＜0.5%。研究发现，一个典型的基因组有＞100个蛋白修剪变异位点、＞10000个肽序列改变变异位点，全基因组关联性研究（GWAS）发现，每个基因组包含约2000个与复杂疾病表现相关的变异，并且每个基因组包含＞20个与罕见疾病有关的变异。

DNA的同源染色体相同位置上控制相对性状的一对基因叫等位基因。个体染色体上等位基因组合的总称叫基因型。一个基因座可以出现两个或两个以上等位基因，并以不同的频率出现。最小等位基因频率（minor allele frequency, MAF）是既定人群中最不常见等位基因的频率，其范围0～50%。MAF＞5%的变异为常见变异。MAF介于1%～5%被称为罕见变异。基因变异频率＜1%叫突变。

突变或变异可无影响，也可能产生中度至重度影响。例如，一个基因编码区的突变，可以造成氨基酸改变从而引起蛋白质结构的变化，从而影响蛋白质功能（非同义SNP）。或者一个基因调节区（启动子或增强子）的突变，可能影响基因表达水平。因此，个体基因型的变化引起的表型变异，叫遗传变异。遗传变异对疾病易感性影响的程度叫基因型相对风险（genotype relative risk, GRR），即携带某一基因型的个体患病风险与不携带这一基因型的个体患病风险的比值。GRR为1.1相当于增加10%的患病风险，经常以比值比（odds ratio, OR）表示。然而，携带遗传变异或突变不一定诱发疾病，只有一部分携带变异或突变者发病。这部分的比例被称为外显率。具有变异风险且发病的个体，其疾病的严重程度成为基因变异的表现度。

尽管存在许多遗传变异，只有一小部分的基因型变异引起表型改变。这些致病变异在染色体中的位置和作用机制目前尚不清楚。检测一个人染色体上所有常见或罕见SNPs非常昂贵。毗邻的变异可以一起遗传；如染色体特定位点上A替代G，可以引起染色体区上A周围的其他SNPs产生同样的变异。不同基因座上等位基因之间的非随机关联被称为连锁不平衡（linkage disequilibrium, LD），同一染色体上共同遗传的多个基因座上等位基因的组合叫单倍型（www.hapmap.ncbi.nlm.nih. gov）。决定单倍型上常见SNP特性的叫标签SNP（tagSNP），tagSNP决定同一单倍型上所有相关联变异。确定了个体的tagSNP（该过程也被称为基因分型）即可确定染色体的单倍型。相同疾病患者倾向于拥有同一种单倍型，引起疾病的遗传变异可能就存在于这个单倍型的周围。携带基因组大量遗传变异信息的tagSNP的数量在30万～60万，远远少于常见SNP的数量（约1000万），检测费用因此大幅降低。HapMap中的信息有助于探寻疾病相关变异。

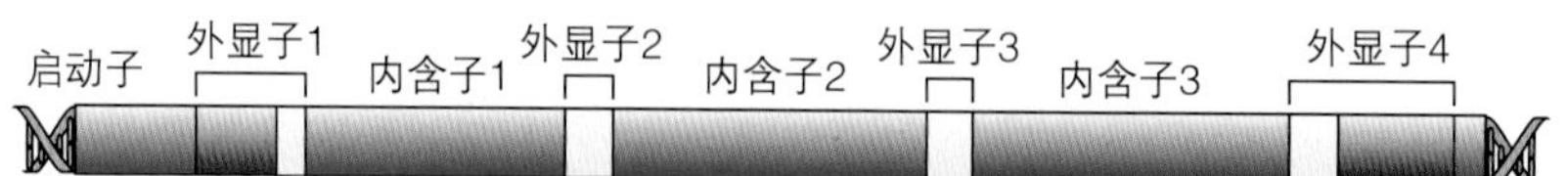

图12-2 基因的示意性结构图。这个基因有4个外显子（黄带），事实上基因有很多外显子。第一个外显子之前有一个非转录区，5′-UTR（左侧的红带），最后的启动子后面也有一个非转录区，3′-UTR（右侧的红带）。

```
CCTCGGCCTCCCAAAGTGCTGGGATTACAGGTGTGAGACACCAC    A/GCCCGGCGGATAGAGAGAATTT
TGACAGGTGAGGAGGTATTCCAATGCAAAAGAATAATAGGAGCAAAAGCACAGTGGTGAGAAATTGGA
GGGGAACTGTGAAAATTGCCACATAGATTAGAGGCAGGAAAATAAAGGAC    A/GGCT
```

图12-3 SIGLEC5基因转录区随机一段序列中的单核苷酸多态性（single nucleotide polymorphisms, SNP）。这段序列中两个对应的核苷酸（等位基因）标出红色。第一个等位基因较常见，第二个相对罕见。

大。排除吸烟、口腔卫生习惯、年龄、性别等协变量的影响，遗传力大概为50%（表12-2）。值得注意的是，本研究并没有证据说明牙龈炎的遗传力，因此将牙龈炎的表型主要归因于疾病相关行为如口腔卫生习惯和吸烟。

最近的一项研究系统地回顾了通过纳入来自超过50000名人类受试者的信息来完善牙龈炎和牙周炎的遗传力的文献（Nibali et al. 2019）。牙周炎的遗传率在双胞胎研究中约0.38，在其他家族研究中约0.15，并随着牙周炎严重程度和吸烟习惯而增加。临床测量的牙龈炎没有发现有遗传性。该系统评价证实，人群中牙周炎表型变异有相当大的一部分是由遗传易感性所致，且遗传因素对严重早发性牙周炎和年轻个体的疾病风险贡献更大。

表12-1　双胞胎中早发性牙周炎的患病一致率

	n	患病一致率
同卵双胞胎	116	0.38
异卵双胞胎	233	0.16

当一对双胞胎被认为具有患病一致性时，获知其中一个或两个人患病则提示两人同时患病

来源：数据来自Corey et al. 1993。经John Wiley & Sons许可转载

表12-2　慢性牙周炎遗传力估计值

	年龄和性别校正值	总校正值[c]
附着丧失[a]（%）	52	50
加深的探诊深度[b]（%）	50	50
牙龈指数（%）	52	0

[a] 附着丧失≥3mm牙位的平均百分比

[b] 探诊深度≥4mm牙位的平均百分比

[c] 年龄、性别和口腔卫生的校正值

来源：改编自Michalowicz et al. 2000。经John Wiley & Sons许可转载

注12-2　遗传相关性研究

一些对影响疾病易感性的局部染色体区（基因座）进行定位的研究分析了疾病人群中变异的等位基因频率，并与未患病人群（对照组）对比，检测等位基因变异与疾病共同出现的概率。这些遗传相关性研究（或关联分析）的目的是为了确定携带一个或两个高危变异是否会增加一个人的患病风险。图12-4是常见病例对照相关性研究的原理。这个研究采用一个有效的方法来检测一些疾病基因型的等位基因。牙周炎中遗传危险因素的鉴定也常用这个方法。

病例对照研究的一个重要前提条件是患者和对照人群的遗传背景具有匹配性，这样，研究中所有的遗传差异都与疾病相关，而不是因为抽样偏倚。因此，病例和对照需要有相似的种族血统。还有一个前提条件——病例选择原则，目的是丰富特异性疾病暴露的等位基因。还要严格规范化诊断标准，将表型异质性最小化，同时应该注意特殊病例，如发病年龄很早，或者病情很严重，或者两者都有的情况。

大部分情况下，特别是当总样本量受到经费、可操作性的限制，选择伴最严重表型的患者，加强病例筛选，通过提高危险基因的频率以提高统计学强度（McCarthy et al. 2008）。鉴于此，确定一个真正的遗传危险因素所必需的是病例对照分析纳入的人群，其样本量必须足够大以提供足够的统计学效力。统计学效力随着样本量的增大而提高，并与等位基因频率和各自基因变异的作用相关（Kathiresan et al. 2004）。这就是为什么GWAS更易检测到常见变异或OR值更大的变异，而不是罕见或影响较小的变异（图12-5）。然而，大部分疾病相关突变相对较小地提高了遗传易感性，为了确定一个基因效应较小的常见突变，通常需要超过1000名确诊病例和至少同样数量的对照才能达到有效统计学强度。

病例对照试验很少具有统计关联性，因为两个独立样本的等位基因频率不同；重要的是，不应将它们视为因果关系。预先设定统计学水平为0.05，20个中就有1个可能因为预先设定的$P<0.05$而遗漏。两个独立样本人群之间的等位基因频率同时也会出现随机波动（在没有选择压力的情况下，等位基因会在人群之间随机漂变）。因为这些原因，原始研究的重复实验是遗传相关研究的“金标准”。值得注意的是，重复试验需要在具有相同表型（诊断标准）、相同种群背景的独立随机、对照样本中进行。不同种群、不同诊断标准或者病例互相独立但对照相同，都不能被称为重复实验，不能合适地检验最初的结果。对于不同亚表型、不同种群的遗传相关性研究只有重复实验确认后才能证明原始实验结论的有效性。

基因通常是不同单倍型的拼接，表现为轻到中度连锁不平衡（linkage disequilibrium, LD）。这个基因中一个单倍型提供的关联信息较少，更不能对单倍型之间关系研究提供帮助（Slatkin 2008）。因此关联性研究需要在描述

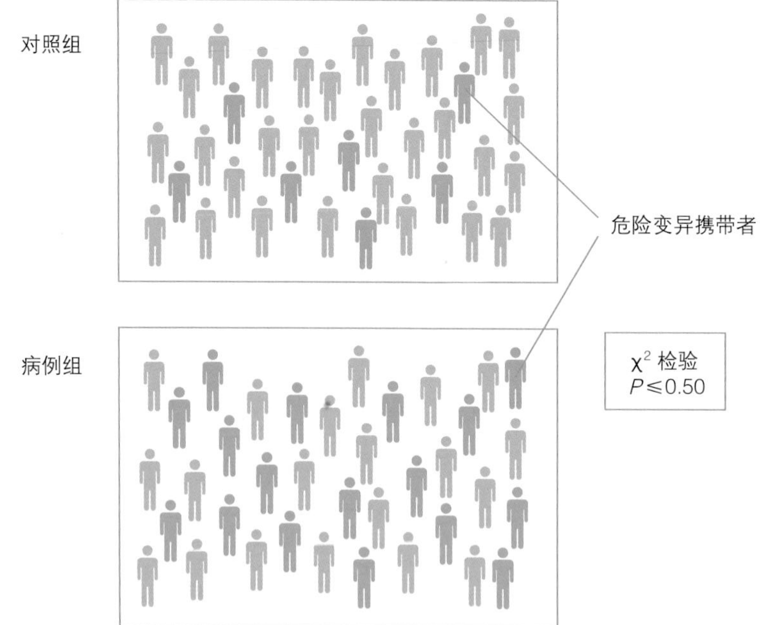

图12-4 病例对照研究对比两组确诊且无相关性群体的单核苷酸多态性（single nucleotide polymorphism, SNP）等位基因频率：对照组，已确认未患病且从人群中随机选取；病例组，已确诊患病。患者中SNP等位基因或基因型频率高于对照组，提示SNP等位基因的存在可能增加疾病风险。说明两者之间的潜在相关性仅仅是统计学上的，因此还需要独立样本的重复试验。可使用不同的统计学方法评估统计学意义，χ^2检验最常用于列联表分析，对病例组和对照组SNP等位基因频率偏离进行评估（*P*值）。也可用相关性研究评估SNP等位基因的致病风险，由比值比（OR值）表示。OR值是病例组中等位基因携带者与非携带者人数的比值除以对照组中等位基因携带者与非携带者人数的比值，表明相对于非携带者，携带者的疾病风险增加了多少倍。（来源：数据来自Lewis 2002。经John Wiley & Sons许可转载）

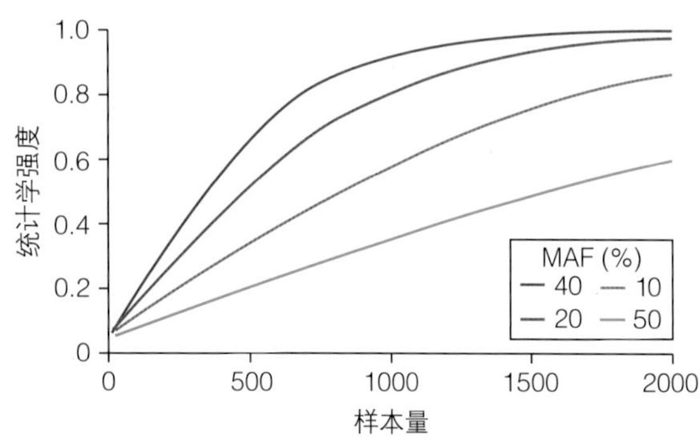

图12-5 统计学强度与样本量、等位基因频率及OR值有关。如人群中一个遗传危险变异的次要等位基因频率为20%，为了鉴别这个变异，约需要1000个病例和2000个对照才能达到统计学强度0.8［采用Dupont & Plummer（1998）的方法计算统计学强度，OR值平均1.3，对照组人数为病例组人数的2倍。统计学强度0.8被视为具有统计学意义］。（来源：数据来自Dupont & Plummer 1998。经John Wiley & Sons许可转载）

一个基因突变的阳性或者阴性的关联结果这一明确的结论之前，先获取单倍型基因的完整信息（Slatkin 2008）。

候选基因相关性研究

21世纪初，基于文献回顾和病理生理学途径的选择性候选基因的研究，是确定疾病危险基因的最重要方式。候选基因研究的一个重大缺陷就是，需要对疾病危险基因和特定基因中功能性变异的存在进行预先假设（Wilkening et al. 2009）。本质上，根据提出的问题，存在两个候选基因选择原则。但问题是，调节信号通路中的特异位点是否增加牙周炎的遗传易感性，或其他疾病研究中发现某基因的功能证据，就可以根据问题选择来自信号通路中的基因或特定变异。这种方法可以确定所选择的基因中是否携带可增加疾病风险的遗传变异。

另一个关于分子遗传学经典目标的问题更难回答：哪个特定基因和通路影响疾病风险？候选基因的选择完全取决于当前对疾病分析生物学机制了解的多少。数百个能影响疾病的基因位点或基因可能不被选择，是由于它们的功能还不清楚或它们在通路中的作用还没在疾病中表现出来。由于我们对这些基因知之甚少，候选基因的选择必然是随意的，因此这些研究中所观察到的疾病与基因的关联性大多无法得到成功的复证。很显然，如果我们预先选择了一个正确的候选基因，就会得到一个正确的阳性结果，但是迄今为止还没通过这种方法确定一个未知的基因与疾病相关。

全基因组关联性研究

在最近的10～15年来，GWAS提供了一个无偏倚和非假设（译者注：即源于客观事实）的方法。分布于全基因组上的大量SNPs（目前有约50万到＞100万个标记）代表了连锁不平衡的多种其他SNP。然而，多态性的基因组检测还存在问题。如果仅靠机会，每检测的20个标记中，有1个就可能$P<0.05$，检测单个SNP相关性的数量越多，统计错误越多，这是1型错误（假阳性结果）。如果50万或更多个标记独立检测，从χ^2检验中得到的结果则需要多重检测校正。这个问题可以通过校正测试的数量，设定一个基因组的有统计学显著性水平值来解决（Balding 2006）。目前规定基因组中统计学显著性水平是合并P值（包含原始结果、GWAS和重复实验）$<5\times10^{-8}$（Manolio 2010）。但是，非常见疾病要达到统计学显著性水平所需要的样本量是不现实的。因此，相较于常见变异，罕见变异数量更多且相互之间缺乏关联，对于罕见变异的关联性研究，该阈值尚不足以达到统计学显著性。由于携带这些变异等位基因的个体极少，罕见变异的关联性常需增强的多重检验且统计学效力下降。然而，达到统计学显著性阈值所需的样本量对于非常见病研究而言可能是不切实际的。结果缺乏统计学效力是导致1型错误和2型错误的主要原因（错误肯定和错误否定），即无法检测正确的相关性。

基因突变在人类疾病中的主要作用及其与牙周炎的关系

复杂疾病如牙周炎，是遗传因素和非遗传因素综合作用的结果。相反地，单基因疾病如亨廷顿病（Huntington病）和囊性纤维化是完全的遗传性疾病。在特异性单一基因上存在致病等位基因的人，如果不接受治疗，不可避免地会患病。掌趾角化综合征（Papillon–Lefèvre syndrome, PLS）在单基因疾病中相对独特，因为严重的、快速进展的牙周炎是其表型的重要组成部分，也是其决定性的临床特征（Toomes et al. 1999）。乳牙列和恒牙列均可受累，最终导致青春前期牙周炎和年轻恒牙缺失。此外，掌跖角化的皮肤可从中度牛皮癣样鳞状皮肤到明显过角化，尤其在3岁前更为明显。角化部位同时累及肘部和膝盖。大部分PLS患者同时具有牙周病和过角化，部分患者仅有一种。中度牙周炎或迟发型牙周炎在PLS患者中很少见。

PLS的致病突变位于11号染色体组织蛋白酶C（cathepsin C, CTSC）基因上，目前识别出该基因的超过50个突变位点。这个基因编码的蛋白是组织蛋白酶C——一种溶酶体半胱氨酸蛋白酶，在活化不同丝氨酸蛋白酶的过程中起主要的协调作用。在多形核中性粒细胞、牙槽骨巨噬细胞和它们的前体细胞中呈高表达（Rao et al. 1997）。曾有人指出即使很低的组织蛋白酶C活性（0～13%），都是减轻PLS临床症状所必需的，但组织蛋白酶C参与PLS相关青春期前牙周炎的发病机制还需进一步研究（Hewitt et al. 2004）。Dalgic等推测组织蛋白酶C在激活免疫炎症细胞中的部分丝氨酸蛋白酶时是不可或缺的，这些丝氨酸蛋白酶包括组织蛋白酶G、中性粒细胞丝氨酸蛋白酶、蛋白酶3、弹性蛋白酶（Dalgic et al. 2011）。中性粒细胞丝氨酸蛋白酶的非活化形式可引起宿主免疫反应的失调。中性粒细胞受损和T细胞、B细胞功能缺陷可增加宿主感染的易感性（Ryu et al. 2005）。炎性牙周组织中中性粒细胞反应受损导致牙周炎，很大程度上是因为对革兰阴性牙周致病菌的非正常吞噬和消化作用所致。同样地，CTSC基因突变也导致中性粒细胞在厌氧环境中不能够杀灭伴放线聚集杆菌（de Haar et al. 2006）。

牙周炎遗传危险因素的确定

为着重强调牙周炎病理生理的重要方面，我们在此总结，与如PLS这类单基因遗传病不同，牙周炎是一种由遗传、环境和生活习惯因素共同作用所致的复杂疾病。因此，遗传因素仅代表与复杂的疾病表型相关的部分风险。遗传易感性（genetic predisposition）指个体对某一特定疾病的发生有易感性，但并不意味着有这种遗传倾向一定会导致疾病发生。相反地，疾病的发生与个人的生活环境与生活习惯关系更为密切。然而，有些患者在年龄较小时便发生牙周炎。在这些病例中，环境因素和生活习惯因素只在短期内发挥作用，且相同因素在其他个体并不导致牙周炎的发生，因此，疾病早发往往意味着一种遗传倾向性。这并不意味着携带单个基因的变异会带来很大的影响；相反地，早期发病的患者常携带特定组合的多种风险等位基因。在这方面，牙周炎的不同表型可以被认为是大范围相似病征中的不同部分，而这可以归因于形成遗传构成的遗传风险位点的不同组合的影响。此外，不同的疾病表现并不代表它们是独立的疾病存在，而是它们具有相同的疾病风险等位基因和其他协变量。阐明一个复杂疾病遗传易感因素的核心问题在于，基因组中存在着成千上万的变异，其中大部分都是无效应的，每个效应等位基因的微小影响只有极小部分会导致疾病风险。然而，正是这些微小影响增加个体特异组合、构成了风险基因型。在多数情况下，遗传变异并不会改变蛋白质的氨基酸，故无法建立能够直接筛选出效应等位基因的假说，因此为确定变异在疾病易感性中所发挥的作用，人类基因组中的所有变异都需要检测。

约10年前，技术进步让我们可以同时检测一名患者基因组中数百万个单核苷酸多态性（single nucleotide polymorphism, SNP），而不需要预先进行假设。这类研究被称为全基因组关联性研究（genome-wide association study, GWAS；见注12-2）。此类研究中，可以确定与对照组相比，哪些等位基因在患有疾病或可疑性状（trait of interest）患者中更常见。特定等位基因出现频率的增加可以指出一个在某一性状或疾病中发挥作用的变异所在的位点。2007年，威康信托基金会病例对照研究协会（Wellcome Trust Case Control Consortium）里程碑式地出版论文开启了遗传研究的这一崭新时代。由于风险等位基因作用微小，所以大样本病例对照研究是必需的（注12-2）（Visscher et al. 2017）。因此，对于复杂疾病而言，需要数以千计的确诊病例和更多的对照者来检测仅能引起不明显临床改变的基因改变。这种认识最终使更为广泛的国际合作得以形成，以招募更多合适的病例与对照组人数，甚至达到成千上万的数量。

近年来，如2型糖尿病、冠状动脉疾病和类风湿关节炎等复杂疾病的所有常见遗传危险因素都已被揭示。表12-3简要展示了近年研究发现的主要的复杂炎症疾病中（其中一些为牙周炎的并发症）已确定的风险基因位点的数量，以及这些研究中最大的病例组和对照组人数。其中大部分已识别的基因之前并未被作为候选基因来筛查。

对于牙周炎，尽管已经进行了超过100个候选基因的关联性研究，但基于统计学的可靠关联的证据很少。与其他复杂的疾病相比，难以生成具有相同种族背景的大量病例样本是牙周炎遗传风险位点发现进展缓慢的主要原因。因此，目前只有少数基因可以被认为是牙周炎真正的遗传易感因素。

对已提出的与牙周炎相关的遗传变异感兴趣的读者，可在Schaefer等在2013年及da Silva等在2017年发表的文章中找到总结。许多变异被认为

表12-3　一些炎症疾病中已确认的危险基因数量。表中给出了目前所有探索性研究和重复试验中最大的总样本量，重复试验证明先前研究的结果并报道新的遗传易感位点

疾病	关联总数（$P<5.5\times10^{-5}$）	样本量（病例组与对照组）
动脉粥样硬化	928	304591 (Klarin等, 2017)
2型糖尿病	2244	659316 (Xue等, 2018)
类风湿关节炎	1391	105000 (Laufer等, 2019)
系统性红斑狼疮	834	35844 (Morris等, 2016)
克罗恩病	893	77064 (Jostins等, 2012)

来源：数据来自NHGRI-EBI Catalog of published genome-wide association studies，03/2020。经John Wiley & Sons许可转载

是潜在危险因素，其中有极少数被明确确定。样本含量过小、多亚组对比、发表偏倚等因素削弱了这些文章的有效性。发表偏倚指阳性结果比阴性结果更容易发表，是研究的短期进展中一个关键分层因素。这会造成大量文章中出现假阳性结果，忽略了真实的阴性结果。从而导致来自这些文章的Meta分析出现假阳性结果，但使用无偏倚数据的Meta分析，如GWAS Meta分析，则不会出现假阳性结果。

在接下来的内容中，我们将不再赘述那些结果模糊的研究，而聚焦于那些在GWAS分析中确定的至少满足以下标准之一的位点：

- 全基因组关联性研究和验证队列研究均发现关联具有显著性，$P\leq5.5\times10^{-8}$，这是GWAS具有统计学意义的“金标准”。
- 相同疾病表型样本的独立验证具有充分的统计学效力。
- 独立验证具有足够统计学强度的不同疾病表现间的关联性；例如快速进展的牙周炎表型多见于青少年而中速进展的牙周炎多见于中年人和老年人。
- 通过不同的系统方法独立确定。

读者可参阅注12-3了解未来关于发现遗传易感因子遗传力缺失的观点。

唾液酸结合IG样凝集素5（SIGLEC5）和其他潜在突变

一项对来自德国、荷兰及土耳其的共1116名具有快速进展型的牙周炎患者和7654名对照

注12-3　未来前景

10年前GWAS刚开始时，普遍认为复杂疾病是由相当数量的常见变异引起的，其中的一个变异即可解释人群中的数个危险因素（Pritchard & Cox 2002）。然而，GWAS发现了大量可增加疾病风险的常见变异（表12-3）。这意味着每个人都会携带一些增加和减少疾病风险的等位基因。这些等位基因组有许多可能的组合，且每个人都可能是独特的。在检测个体相关位点的GWAS中，每个等位基因的效应大小是在平均的背景下测量的。因此，一般会发现单个变异的效应很小（Visscher et al. 2017）。然而，尽管大多数疾病的关联基因变异数量增加至上百个（表12-3），但它们只能解释疾病遗传性的一小部分。对于其他的遗传变异怎么造成的，目前尚有争议。一种模型认为，非常多的基因对疾病有间接作用，且效应相对较小，这些基因被归类为外围基因，并被认为有大量的多效性。在该模型中，还存在着影响相对较大的其他基因变异，并在一种疾病中发挥更直接的作用。蕴含那些不常

见的疾病特异性变异的基因被归为“核心”基因（Boyle et al. 2017）。然而，只有少数“核心”基因具有较大影响，它们是否能作为一个诊断和治疗的标志也仍存在较大争议（Wray et al. 2018）。首先，即便是常见病在人群中实际上也是不常见的，因为大多数人是健康的。这表明生物系统有一种内在稳定性，这就是为什么要假定存在许多核心基因。这意味着外围和核心基因间的不可分割性。因此，大型外显子组和基因组测序研究表明，在已知的疾病风险位点上的罕见编码区变异在易感性中的作用可以忽略不计（Hunt et al. 2013; Genovese et al. 2016），或者他们未能发现可以解释常见疾病的遗传性缺失的罕见变异（Fuchsberger et al. 2016; Genovese et al. 2016）。其次，一种只影响一小部分人口的疾病，其遗传结构是许多效应大小相似的风险位点，可以用疾病概率和风险等位基因之间的高度非线性关系来解释。这意味着多基因疾病在疾病程度上不是累加的，而是由遗传变异的相互作用引起的。

然而，不同的疾病可能有不同的遗传结构（风险位点的效应大小和等位基因频率的联合分布）并在不同程度上对不同的疾病起作用。未来几年，关于遗传变异对疾病作用的讨论将集中在不同变异如何相互作用上。一个直接的假设是，共同变异影响分子途径中基因的表达和活性，建立起对疾病的背景易感性，然后被其他变异体进一步改变（图12-6）。假设疾病通常是一种阈值依赖的反应，它是连续生理特征叠加的结果，图12-6就阐明了在此假设下基因与基因之间的相互作用。

如果只有一部分有遗传因素和/或病菌暴露个体患病，那么慢性炎症疾病（如牙周炎）个体易感性的简单基因解释将不再存在。未来研究面临的挑战是，除了尽可能寻找更多的真正的易感因素，还需要探寻研究数据之间的相互关系，也就是说SNP-SNP相互作用模式（Renz et al. 2011）。

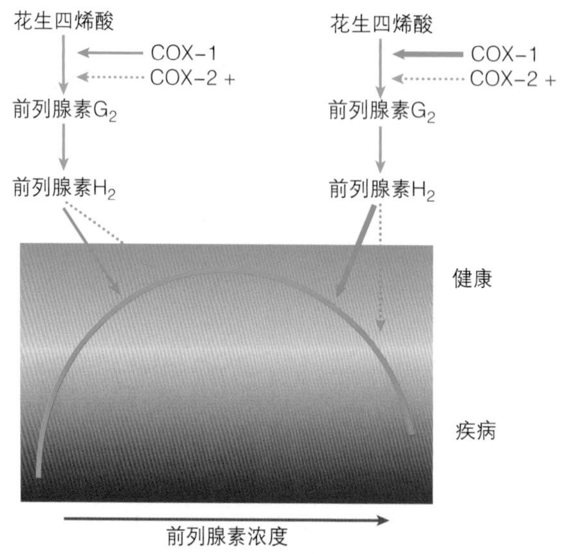

图12-6 假设：常见变异通过建立疾病易感环境来影响基因的表达和活性，并进一步影响不太常见的变异。前列腺素是花生四烯酸在环氧酶COX-1、COX-2及终末前列腺素合成酶的连续氧化作用下，经过生化级联反应的产物。在牙周炎症中，COX-1决定了前列腺素的基线水平，COX-2通过特异性刺激生成前列腺素。半圆代表一个特定人群牙周病损中前列腺素的浓度范围。个体遗传构成、个体生理和周围环境状态之间的相互作用影响前列腺素浓度。曲线末端前列腺素水平很高和很低都表明与疾病相关，中等浓度水平代表生理上健康状态或相对健康状态。在这个假设图中，前列腺素合成路径中的遗传变异可引起一些个体（左侧，COX-1活性正常；绿色水平箭头表示）前列腺素水平低于其他人（右侧，COX-1中遗传变异建立的疾病易感环境；绿色加粗箭头表示）。出现变异的个体具有环境易感性，前列腺素浓度水平还在健康范围之内。另一个遗传变异可在炎症刺激下增加COX-2合成（“+”和蓝色虚线表示），引起前列腺素水平升高，遗传学上由环境易感性决定（曲线右侧），超过牙周病前列腺素水平阈值，直至发展成为牙周炎（右侧红色的危险区域），然而，左侧低浓度的前列腺素水平可调节遗传变异并保持在绿色的健康区域。（来源：改编自Gibson 2012。经John Wiley & Sons许可转载）

的GWAS分析确认了牙周炎与位于19号染色体上的SIGLEC5基因间的关联；该关联在一项包含2211例具有较少快速进展的牙周炎患者和1817例对照的队列研究中也得到证实（Munz et al. 2017）。一项GWAS Meta分析纳入了17353例中速进展的牙周炎患者和28210例对照者，同样证实了SIGLEC5变异与牙周炎的关联（Shungin et al. 2019）。SIGLEC5是人CD33相关唾液酸结合Ig样凝集素家族的一员，广泛表达于多种固有免疫系统的髓系细胞和B细胞。它是一种抑制性受体，可使白细胞在适当受体触发、激活前维持静默状态。因此，SIGLEC5似乎可调节髓系细胞的激活，以防止针对自身组织的过度免疫反应，这在组织愈合过程中起重要作用。区分外来病原体和宿主自身细胞并做出适当反应对于避免自身细胞的附带损伤同样十分重要。

另一项关于牙周炎的大型GWAS分析是使用来自西班牙裔社区健康研究/拉美裔研究的基因型进行的，包括10935名参与者（Sanders et al. 2016）。其中最重要的发现是1号染色体上TSNAX-DISC1基因的罕见变异（SNP rs149133391，最小等位基因频率[C]=0.01%）超过了全基因组显著性阈值（$P=5\times10^{-8}$），$P=7.9\times10^{-9}$。然而，由于携带这些变异等位基因的个体稀少，且罕见变异不同于常见变异，往往数量众多、相互间又缺乏关联，罕见变异的关联性研究需经增强的多重检验且统计学效力下降。因此，在罕见变异的关联性研究中，$P=5\times10^{-8}$的阈值不足以表示其具有统计学意义（Auer & Lettre 2015）。故此类关联应谨慎看待。

在其他GWAS研究（包括疾病进展速度缓慢或中等的患者）中，没有直接发现满足常见或罕见等位基因的全基因组显著性阈值的进一步关联。一方面，这些不太值得关注的结果反映了牙周炎潜在的临床特征的异质性；另一方面，这些研究缺乏发现，更大可能是由于大多数关于牙周炎的GWAS分析所采用的样本量过小所致。对于发生在成年人的、具有中等进展速度的复杂疾病，非遗传因素的叠加效应往往有很大的影响，以牙周炎为例，吸烟、口腔卫生状况、营养状况、压力以及随年龄增加而全身免疫功能的下降等，对疾病进展都有影响，而单纯基因变异的效应则较弱。因此，研究发生于成年人的中度进展的复杂疾病的GWAS分析必须具有较大的样本量。

防御素α-1（DEFA1）和防御素α-3（DEFA3）

在2017年防御素GWAS分析中，除了发现SIGLEC5是牙周炎的风险基因外，还发现了牙周炎与DEFA1A3基因在全基因组上的关联（Munz et al. 2017）。该基因位于抗菌肽DEFA1和DEFA4的基因间区域。这些基因属于聚集在8号染色体上的α防御素家族，在吞噬细胞介导的抗细菌、真菌和病毒的宿主防御反应中发挥作用。DEFA1和DEFA3的基因具有高度的拷贝可变性，区别仅在于编码序列中存在一个碱基的替换。它们似乎是一个长19kb的可变拷贝重复单位的可互换序列，DEFA1和DEFA3的基因数均存在一定变化（Khan et al. 2013）。鉴于此，Aldred等建议采用DEFA1A3来组合命名（Aldred et al. 2005）。

CDKN2B反义RNA 1（CDKN2B-AS1）

CDKN2B-AS1（也被称为ANRIL）被GWAS分析确定为心肌梗死的第一个遗传危险因素（Wellcome Trust Case Control Consortium, WTC-CC 2007）。来自多个随机临床试验的有力证据表明，冠状动脉疾病（coronary artery disease, CAD）和牙周炎之间存在关联，且该关联与两者的共同危险因素——吸烟无关（Lockhart et al. 2012）。在这种情况下，CDKN2B-AS1被选为牙周炎的候选基因，以调查冠状动脉疾病和牙周炎可能的共同遗传基础。选择早发性（首诊时年龄<35岁）是因为其遗传性较高，并确保牙周炎和CAD的共同协变量，如吸烟、2型糖尿病和年龄对疾病的发展作用较小。CDKN2B-AS1是首个报告的早发性牙周炎的遗传危险因素（Schaefer et al. 2011），且该发现得到了独立验证（Ernst et al. 2010; Munz et al. 2018）。CDKN2B-AS1与

非常严重的早发性牙周炎有关，但与中度的迟发型则无关。因此，它还没有达到全基因组显著性，因为分析的样本太小，达不到非常严格的$P<5\times10^{-8}$的全基因组显著性阈值。然而，由于同一变异的关联得到了反复验证，它被确认为重度早发性牙周炎的遗传危险因素。

牙周炎相关基因的联合遗传

目前最大的Meta分析结合了来自多个GWAS分析的基因型数据（Divaris et al. 2013; Teumer et al. 2013; Munz et al. 2017），共纳入了具有西北欧血统的5095个牙周炎病例和9908名对照者。该研究新发现了SNP rs729876与牙周炎的关联具有全基因组显著性（$P=2.1\times10^{-8}$）。该变异位于长链非编码RNA（lincRNA）LOC107984137的内含子区，其功能不明。目前，尚不清楚该SNP是否影响了这个lincRNA和/或其他基因的功能。有实验表明，它与RUNX-1（Runt相关转录因子1）的功能有关（Huang et al. 2004）。RUNX-1在造血和骨形成中发挥作用（Ono et al. 2007）。

表观遗传学

之前探索牙周病遗传因素的方法是检测DNA的核苷酸序列改变。然而，要全面了解环境和生活习惯因素与基因之间的关联，则需要进行表观遗传机制的研究。表观遗传学定义为，染色体区域上的结构可通过有丝分裂或者减数分裂进行遗传，或染色体区域的可逆性适应以便起始、发起信号和保持已发生变化的基因活性状态（Bird 2007）。表观遗传指的是基因表达的改变，不涉及DNA核苷酸序列的变化，但包含一系列DNA和染色质的分子修饰（Li 2002; Klose & Bird 2006）。修饰包括染色质CpG二核苷酸上胞嘧啶甲基化、染色质的变化和翻译后组蛋白修饰完成DNA包装、可控制细胞核中染色质的高级组装的机制，对基因表达产生一系列作用。在这种情况下，即使是同卵双胞胎，其疾病易感性也不是完全相同，会随着年龄的增长出现后天差异（Wong et al. 2005）。因此，据报道双胞胎年轻时其DNA甲基化数量相近，而年长后表观遗传修饰的数量和形式都会出现大幅度变化（Fraga et al. 2005）。表观遗传修饰数量、形式的变化是否会引起一些同卵双胞胎出现不同的疾病倾向，这是一个值得研究的问题。然而，对于双胞胎或无关联的人之间，这方面可靠的、清楚的研究资料还很少，概括和阐述其中的机制也需谨慎。模式生物的数据显示表观遗传修饰的变化能够长期甚至隔代影响基因表达（Morgan et al. 1999; Rakyan et al. 2003; Anway et al. 2005）。两项针对颊黏膜细胞（buccal cell）和牙龈组织（solid gingival tissue）的表观基因组关联性研究（epigenome-wide association study, EWAS）给出了吸烟对牙龈表观基因组修饰的潜在机制，从而将环境和生活方式对基因构成的影响联系起来（Teschendorff et al. 2015; Richter et al. 2019）。这些研究表明，CYP1B1（cytochrome P450 family 1 subfamily B member 1, CYP1B1，细胞色素P450家族1亚家族B成员1）和AHRR（aryl-hydrocarbon receptor repressor, AHRR，芳烃受体抑制剂）在吸烟导致的口腔黏膜异生物质代谢中具有重要作用。于牙周炎而言，迄今为止尚无使用牙龈组织的EWAS分析。Kurushima等对自述有牙龈出血和牙齿松动的个体的全血进行了EWAS分析（2019）。发现对于牙齿松动，两个最相关的CpG位点位于IQCE（IQ Motif Containing E）基因和XKR6（XK Related 6）基因的基因体（gene body）中。IQCE与多种不同个体特征有关，如饮酒、食物过敏及低体重。XKR6同样与多种不同个体特征有关，如饮酒、吸烟、BMI指数及健康状况，但也与糖尿病、系统性红斑狼疮等牙周炎的共患病有关。这些基因在血液中的不同甲基化程度可能与牙周炎没有直接关系，而是与牙周炎相关危险因素的暴露有关。这一认识强调了使用口腔黏膜组织来识别由口腔炎症或可能影响口腔的环境因素所致的差异性甲基化的必要性。

从基因易感性到改善口腔保健措施

尽管遗传学研究近年来在大量炎症疾病上取得很大进展，但到目前为止还未能直接提高临床治疗效果。这主要是因为之前提到的大多数遗传疾病的复杂性。大部分已筛选出的常见危险因素仅有中度致病作用，大部分情况下，在分子生物学水平上介导致病作用的基因突变和潜在机制还需进一步研究阐明。因此，了解目前基因健康检测的潜力是很有意义的。随着时间的推移，从检测少量基因变异预测一个疾病，发展到检测大型基因组同时预测多个疾病（Janssens & van Duijn 2010）。基因检测的预测能力非常不准确，由于疾病基因复杂程度不同，检测准确性在单基因疾病和多基因疾病中差异很大（图12-7）。单基因疾病如囊性纤维化、亨廷顿病是完全遗传的，单个基因变异足以致病。检测单基因变异的存在与否可以准确评估未来疾病的发展。当疾病具有高遗传力、低基因复杂性，如单基因疾病，基因检测预测结果将非常准确。相反地，基因检测对复杂疾病的预测能力是由遗传因素、环境因素、生活习惯因素等综合因素决定的（Janssens & van Duijn 2010）。假设所有遗传变异经筛选确定后，也只有当疾病具有高度遗传力时，基因检测预测才能最大限度地准确区分各种疾病。当疾病拥有非常高的遗传力和非常低的遗传复杂性时，理论上基因检测才可能具有良好的预测能力。这些疾病通常较为严重，在人群中发病年龄早、发病率低（<1%）。因此，当所有遗传易感因素确定后，对于早发性和相对快速进展型牙周炎的基因检测结果才可能稳定可信。相反地，往往在中年或老年个体被诊断的迟发型牙周炎，在人群中发病风险高、具有中度破坏且疾病表型多样，常具有数量众多的潜在低风险遗传变异，而这些变异相互之间以及与其他非遗传危险因素间又可通过不计其数的方式相互影响。因此，由于多种基因、生活习惯因素、微生物因素以及已知或未知的并发症在多维度的复杂相互作用，当前基于基因检测的牙周炎风险模型仍不十分可靠。

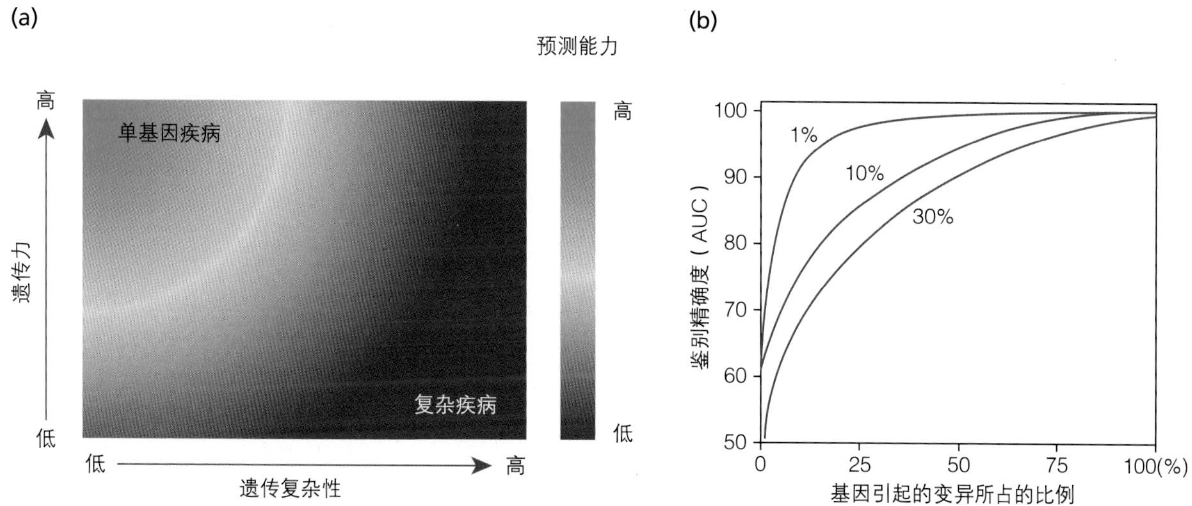

图12-7 个人基因组检测中遗传力、遗传复杂性及预测能力之间的关系（a，b）。当遗传力高，遗传复杂性低时，预测能力最高。ROC曲线下面积（AUC）为鉴别精确度，鉴别精确度是预测人群中个人可能患某种疾病（如牙周炎）或不患某种疾病的能力。AUC是基因组检测中准确将患者从一群患者和非患者中鉴别出来的概率，范围从50%（完全不能鉴别）至100%（完全鉴别）。曲线中百分比代表人群中患某种疾病的风险。潜在的前提是假设总遗传力是可以阐述清楚的，是否可信取决于遗传病因的复杂性。通常而言，慢性牙周炎的鉴别精确度较低，而侵袭性牙周炎的鉴别精确度可能较高。（来源：数据来自Janssens et al. 2006。经John Wiley & Sons许可转载）

第5部分：𬌗创伤

Trauma from Occlusion

第13章

牙周和种植体周组织的负荷

Effect of Load on Periodontal and Peri-Implant Tissues

Jan Lindhe[1], Niklaus P. Lang[2], Tord Berglundh[1]

[1] Department of Periodontology, Institute of Odontology, The Sahlgrenska Academy at University of Gothenburg, Gothenburg, Sweden

[2] Department of Periodontology, School of Dental Medicine, University of Bern, Bern, Switzerland

前言

本书已于第1章、第4章和第5章介绍了牙与种植体周的组织。牙周膜对牙冠部分的咬合力做出反应，在牙行使功能过程中起着重要作用。种植体周的相应组织由与金属表面直接接触形成的骨组织组成。虽然牙周膜含有大量能够对咬合变化做出反应的细胞，但骨结合区的骨组织所包含的细胞群在功能期间显然不能对改变的负荷条件做出反应（见第5章）。这也是将负荷加载对种植体和天然牙的影响分为两部分讨论的原因（第Ⅰ部分和第Ⅱ部分）。

第Ⅰ部分：牙周组织

定义和术语

殆创伤是用来形容牙周组织由于咀嚼肌力过大而导致的一种病理或适应性改变。它只是用于形容牙周组织改变的众多术语之一。其他常用的术语还有：创伤性殆、咬合创伤、创伤来源殆、牙周创伤和过大殆力。除了损伤牙周组织，过度的咬合力可能还会对其他组织，如颞下颌关节、咀嚼肌、牙髓组织等造成创伤。本章仅阐述殆创伤对牙周组织的影响。

1978年，世界卫生组织将殆创伤定义为：“由对颌牙直接或间接作用于牙齿上的压力而导致的牙周组织创伤。”殆创伤是由于过大的咬合力造成的对支持组织的伤害。在2017年牙周病和种植体周病新分类国际研讨会中提出了一个新术语（Jepsen et al. 2018），即创伤性咬合力被定义为导致牙齿和/或牙周附着组织损伤的任何咬合力，而咬合创伤则描述了牙周附着组织的损伤。

在早接触中，创伤可能作用于单颗或多颗牙齿。殆创伤可能与其他疾病如咬合过紧和磨牙症同时发生，也可能与前磨牙或前牙的缺失或移动导致的上颌前牙缓慢移动等伴随发生。

在文献中，常将与殆创伤有关的组织创伤分为原发性殆创伤和继发性殆创伤两类。原发性殆创伤是指牙周组织正常的牙发生的组织反应（创伤），而继发性殆创伤是指咬合力对高度下降的牙周组织造成创伤的情况。对原发性和继发性殆创伤所引起的损伤进行分类没有特别的意义，因为殆创伤的后果，即牙周膜的改变是相似的，且与目标组织即牙周组织的高度无关。然而，殆创伤的症状只出现在以下情况：在咬合力很大时，受力牙周围的牙周组织为了承担或分散咬合力而必须改变其位置和受力牙的稳定性时，理解以上观点非常重要。这说明，在牙周组织高度严重降低时，即使相对较小的力也可能导致创伤性损伤或牙周组织的适应性改变。

殆创伤与菌斑相关性牙周病

自从Karolyi（1901）提出“殆创伤”和“牙槽脓肿”之间关系的假说以来，出现了各种验证该假说正确性的观点。在20世纪30年代，Box（1935）和Stones（1938）分别在山羊和猴子身上做了动物实验，结果表明“在与一颗或多颗牙相关的垂直骨袋形成的牙周病中，殆创伤可能是其病理因素（Stones 1938）”。然而，Box和Stones的实验受到了质疑，因为他们缺乏合适的对照，并且他们的实验设计并不能得出对应的结论。

在1955—1970年间关于殆创伤与菌斑相关性疾病关系之间的讨论常见于“病例报告”或“个人观点”等形式。尽管这些“轶闻”般的数据在口腔临床医学中也许具有一定的价值，但显然学术研究需要更加明确的结论。以研究为基础的结论并不总是无可争议的，它们需要读者的判别，而“轶闻”则不然。因此，在本章中的介绍仅限于涉及临床和临床前研究的结果。

临床试验

除了形成角形骨缺损和骨下袋，牙齿动度的增加也常被认为是殆创伤的重要特征之一。关于松动牙的牙周状况的数据常常说法不一。在Rosling等（1976）开展的临床研究中，具有多个角形骨缺损和松动牙的重度牙周炎患者接受翻瓣后行龈下刮治治疗，并进行细致的牙周支持治疗。通过探诊附着水平和影像学检查来判断其治愈情况。学者们认为：“松动患牙和不松动患牙的骨下袋愈合程度相同。”而在另一项研究中，Fleszar等（1980）报告了包括抗菌疗法和调殆的牙周治疗对牙齿动度的影响。他们的结论是：与那些具有同样严重症状的不松动的患牙相比，包括清创术在内的牙周治疗对松动患牙牙周袋的治疗效果并不理想。

Pilhstrom等（1986）通过对上颌第一磨牙进行一系列临床和影像学检查，研究了殆创伤与牙周炎的关系，研究的指标包括：探诊深度、探诊附着水平、牙齿动度、磨耗平面、菌斑和牙石、牙槽骨高度以及增宽的牙周膜间隙。研究者们从试验中得出结论，与没有症状的牙相比，松动度增加和牙周膜间隙增宽的患牙具有更深的牙周袋、更多的附着丧失和更少的骨支持。

在另一临床试验中，Burgett等（1992）研究了调殆在牙周炎治疗中的作用。50名牙周炎患者做了根面平整术或翻瓣术联合根面平整术，其中22名还接受了全面的调殆治疗。2年后的复查结果显示接受根面平整术和调殆联合治疗的患者相比没有接受调殆的患者，平均探诊附着水平增加了0.5mm。

Nunn和Harrel（2001）及Harrel和Nunn（2001）在两个研究中检测了殆异常与牙周炎的关系。他们的样本包括90名接受过牙周治疗且至少有2份包括殆分析（分别≥1年）的完整牙周记录。检查这些患者的探诊深度、牙齿动度以及根分叉情况（多根牙）。此外还检查了殆接触关系，如：（1）正中关系和正中殆位的差异；（2）工作侧和非工作侧的下颌骨前伸运动（侧方和前方）的早接触。随后给每名患者制订了包含牙周和咬合的治疗计划。约1/3的患者放弃治疗，约20名患者仅接受牙周非手术治疗（non-surgical approach to periodontal therapy, SRP），约50%患者接受了全面的治疗，包括牙周袋消除术（牙周清创术；SRP+手术）以及必要时的调𬌗治疗。SRP组的部分患牙给予调𬌗治疗，而另一些有𬌗异常的患牙不予调𬌗治疗。他们发现有𬌗异常的患牙与没有𬌗“创伤”的患牙相比，牙周袋更深、牙齿动度更大，同时接受了SRP和调𬌗治疗的患牙的预后较仍存在𬌗异常的患牙要好（牙周袋变浅）。

牙齿动度和探诊深度

上述的一些研究结果一定程度上支持了𬌗创伤（和增加的牙齿动度）可能对牙周组织有害。然而，Neiderud等（1992）在一项实验犬的研究中发现，牙龈健康（组织附着高度正常）的松动牙的组织变化可能会降低牙周组织对探诊的阻力。换句话说，在记录其他方面相似的两颗患牙（一颗不松动而另一颗松动）的探诊深度时，探针尖在松动患牙中会多刺入0.5mm深。在解读上述临床数据时，必须考虑这一发现。

动物实验

正畸类型创伤

在早期实验中，只有一种方法被用来研究牙周组织对作用力的反应，即在不同的时期收集包括牙和牙周组织在内的尸体解剖样本做组织学检查。切片分析（Häupl & Psansky 1938; Reitan 1951; Mühlemann & Herzog 1961; Ewen & Stahl 1962; Waerhaug & Hansen 1966; Karring et al. 1982）发现当牙齿承受了超过它可以承受和分散范围的一定大小、频率和持续时间的侧方力时，一些已知的反应将在牙周膜中发展，最终导致牙周组织结构为了功能改变的需要而发生了适应性的改变。如果牙冠被这种水平向的力所影响，牙齿将向力的方向发生倾斜（图13-1）。这种力将导致在牙周组织的边缘和根尖部分产生压力区和张力区。在压力区的组织反应具有轻微炎症的特点（血管数量和血管通透性增加，血栓形成以及细胞和胶原纤维束的降解）。假如力的大小在一定范围内，牙周膜细胞的活力得以维持，破骨细胞将很快出现在压力区的骨表面，启动直接骨吸收过程。

如果是非常大的力，那么压力区的牙周组织可能会发生坏死或透明化。“直接骨吸收”将不会发生。相反地，应力集中较低的时候，破骨细胞将在相邻骨组织的骨髓腔中出现，被称为“间接骨吸收”的破坏过程启动了。通过这一反应，周围的骨组织开始吸收，直到压力区中的透明组织发生了穿透。这将导致这一区域的压力减小，邻近区域牙周组织或周围骨组织的细胞将长入压力区以取代之前的透明组织，从而完成了重建“直接骨吸收”的首要条件。不管骨吸收是直接型还是间接型，牙齿将在力的方向上移动或倾斜。

伴随着压力区的组织学改变，为维持牙周组织的正常宽度，在张力区内，骨组织发生重建。由于压力区和张力区的组织反应，牙齿动度将增加。当牙移动（或倾斜）至力作用无效的区域时，牙周组织将在压力区和张力区发生愈合，而牙齿在它的新位置上稳定下来。在正畸移动（倾斜）过程中，无论是牙龈炎症还是附着丧失都不会在牙周健康的牙齿上发生。

这些组织反应与发生在正畸治疗中的牙整体

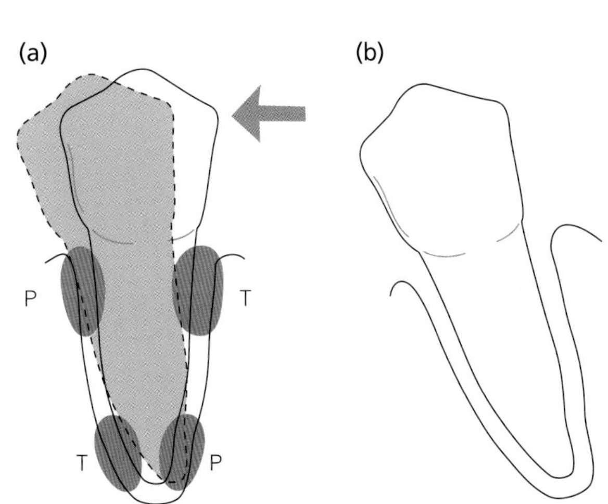

图13-1　（a）如果牙冠受到过多的水平向力（箭头所示），压力（P）区和张力（T）区会在牙周膜的边缘和根尖区域延伸。牙槽骨上结缔组织仍然不受作用力的影响。在压力区和张力区，会发生组织改变，甚至牙齿将沿着力的方向倾斜。（b）当咬合创伤消失，牙周组织将完全再生。龈牙上皮不会发生根向迁移。

移动的反应没有根本性不同（Reitan 1951）。主要的差异在于压力区和张力区，由于力方向的不同，压力区和张力区主要沿着根面在冠根方向延伸，而非点移动（图13-2）。无论是结合了倾斜移动还是牙整体移动，牙槽骨上结缔组织都不会受影响。单方向作用于牙冠的力，不会引起牙龈炎症反应或结缔组织附着的丧失。

然而，也有研究表明，导致整体（或倾斜）移动的正畸力可能会造成牙龈退缩和附着丧失（Steiner et al. 1981; Wennström et al. 1987）。在有牙龈炎症的部位，牙周附着会分解，特别是当牙齿在通过牙槽突表面移动时。在这样的部位，如果覆盖的软组织较薄，可能会发生骨裂（在牙移动的方向）和牙龈退缩（附着丧失）。

一些仅有单侧殆创伤作用于牙的研究提出了不同的看法（Wentz et al. 1958）。与上述动物实验不同，在人体中，作用于一侧的殆力会更换至另一侧。这样的力被称为摇晃力。

摇晃力创伤

具有正常高度的健康牙周组织

研究表明，无论颊/舌向还是近/远中向的创伤力都是作用于牙冠的，而牙齿并不会向远离作用力的方向移动（Wentz et al. 1958; Glickman & Smulow 1968; Svanberg & Lindhe 1973; Meitner 1975; Ericsson & Lindhe 1982）。结合“摇晃型创伤”，压力区和张力区并没有清晰的定义，而在摇晃牙齿的两侧同时存在压力和张力（图13-3）。

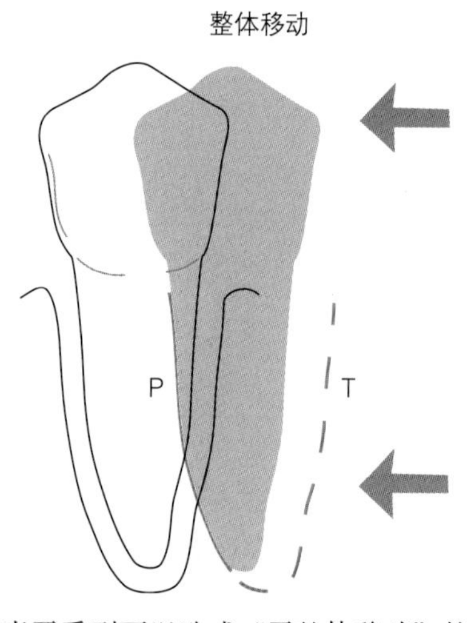

图13-2 当牙受到可以造成“牙整体移动”的力时，如在正畸治疗中，根据力的方向产生的压力（pressure, P）和张力（tension, T），会扩展至整个牙体表面。牙槽骨上方结缔组织不受牙齿倾斜或牙体整体移动的影响。因此，这种力不会引起牙龈的炎症反应，而且龈牙上皮也不会发生根向迁移。

摇晃力引起的牙周膜组织反应与正畸移动牙的压力区中发生的反应极其相似，但也有一个重要的差异。摇晃牙齿的牙周膜宽度在牙齿的两侧都逐渐增加。在牙周膜的宽度逐渐增加时：（1）在牙周膜组织中发生了炎性改变；（2）发生了活动性骨吸收；（3）牙齿表现出逐渐增加（进展性）的动度。当作用力的效果被增加的牙周膜宽度所补偿时，牙周膜并没有表现出血管增多或血管通透性增加。牙齿动度增加，但动度并没有表现出进展性的特点。应区分牙松动是“单纯的牙松动（increased tooth mobility）”还是“进行性松动（progressive tooth mobility）”。

在牙周健康的动物身上所做的摇晃型创伤实验中，牙槽骨上的结缔组织并没有受到殆力的影响，这意味着在实验开始时健康的牙龈最后仍然是健康的。实验还观察到明显的牙龈炎症并没有被摇晃力所加重。

高度降低的健康牙周组织

进行性牙周病的特点是牙龈炎症和逐渐发展的附着丧失与牙槽骨吸收。牙周病的治疗，也就是菌斑和牙石的去除以及病理性深牙周袋的消除，将恢复牙周组织的健康，但无法恢复降低的高度。问题在于，高度降低的健康牙周组织是否和正常牙周组织一样对创伤性的殆力（继发性殆创伤）具有适应性。

此问题已在动物实验中进行研究（Ericsson & Lindhe 1977）。通过在犬的前磨牙周围促进菌斑和牙石堆积建立进行性破坏性牙周炎模型。当约50%的牙周支持组织丧失时，对患牙实施清创术和牙周袋消除手术。愈合后，患牙的牙周组织恢复健康，但高度降低（图13-4a）。在随后几

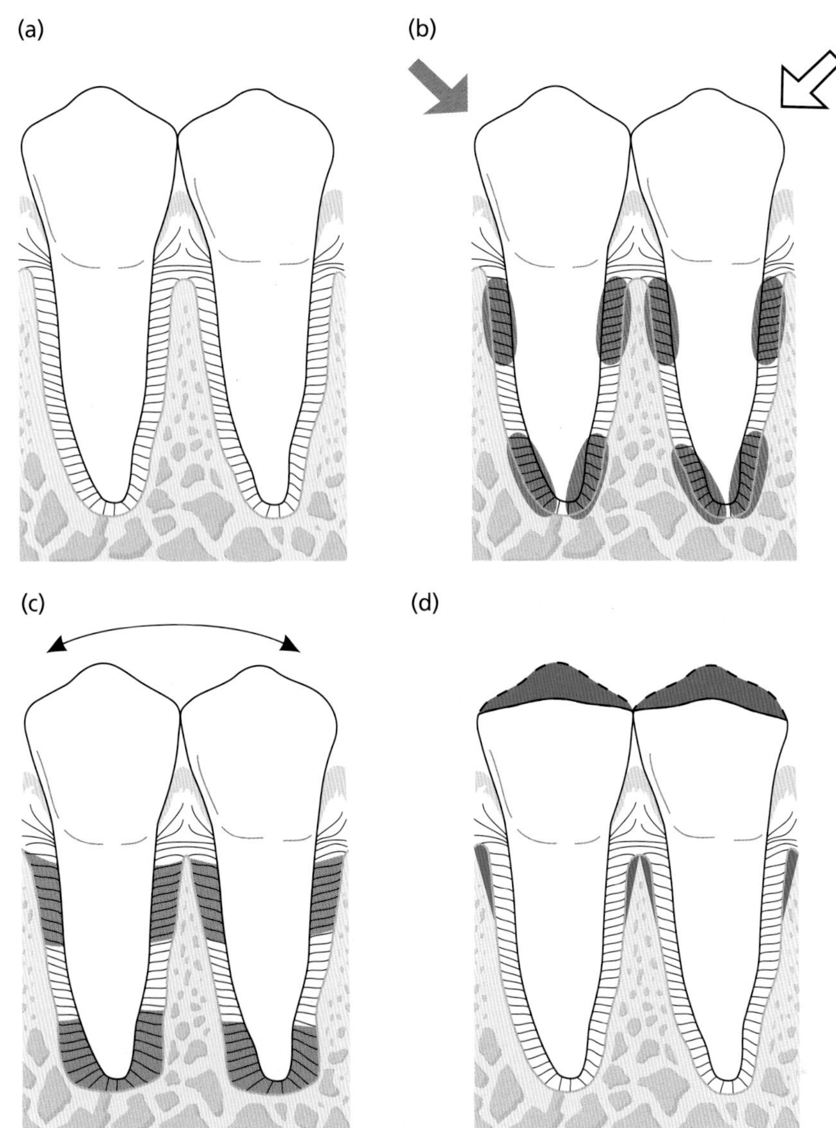

图13-3　如图中箭头所示，两颗牙周组织健康的下颌前磨牙（a）受到了摇晃力（b）。压力张力联合区（圆圈中的区域）出现了急性炎症的特点，包括胶原降解、骨吸收和牙骨质吸收。由于骨吸收的作用，牙周膜间隙在牙齿两侧和根尖区逐渐增大。（c）当牙周膜间隙宽度增加，导致作用力的效果下降时，牙周组织的炎症反应消失。骨上结缔组织不受摇晃力的影响，龈牙上皮不会发生根向迁移。（d）调𬌗后，牙周组织恢复正常，牙齿恢复稳定。

个月的持续菌斑控制期间，其中一部分前磨牙被施加了创伤性摇晃力（图13-4b）。在压力张力联合区的牙周组织对力的反应是炎症和骨吸收。在初始期，为适应改变的功能需要，受到创伤的牙齿表现出松动度和牙周膜宽度的持续性增加。在几周的摇晃力之后，牙齿动度不再增加（图13-4c）。活动性的骨吸收终止，增宽的牙周膜组织恢复正常。在此时期，牙齿是活动的，但它被已适应了变化的功能性需求的牙周膜所包绕。

在整个实验过程中，牙槽骨上方的结缔组织并未受到摇晃力的影响。附着丧失没有增加，龈牙上皮也没有向下生长。本研究的结果清楚地显示，在一定范围内，高度降低的健康牙周组织具有与正常牙周组织相似的对变化的功能性需求的适应能力。在这种情况下去除摇晃力（“调𬌗”）可使牙周膜宽度恢复正常（图13-4d）。

菌斑相关性牙周炎

人体和动物实验表明殆创伤在牙槽骨上的结缔组织中不引起病理改变，也就是说在正常牙龈中不会引起炎症或附着丧失。而殆力是否影响菌斑相关病变，是否加快牙周病中组织破坏速度的问题仍然存在。针对该问题已开展了许多相关的动物实验（Lindhe & Svanberg 1974; Meitner 1975; Nyman et al. 1978; Ericsson & Lindhe 1982; Polson & Zander 1983），实验在犬或猴子中首先通过菌斑和牙石堆积来构建牙周炎模型，处于进展性牙周病过程中（患牙周病）的一些前磨牙同时也存在殆创伤。

"创伤性"摇晃力（Lindhe & Svanberg 1974）作用于患牙周病的前磨牙，并发现在压力/张力联合区引起了一定的组织学反应。在摇晃力刚开始的几天内，在这些区域的牙周组织出现了炎症的特征。在邻近的骨表面，出现了大量的破骨细胞。由于正畸的牙齿无法避免摇晃力，牙齿两侧的牙周膜逐渐增宽，牙齿动度增加（进展性的牙齿动度），同时影像学检查可见角形骨缺损。随着牙周膜的不断增宽，力的

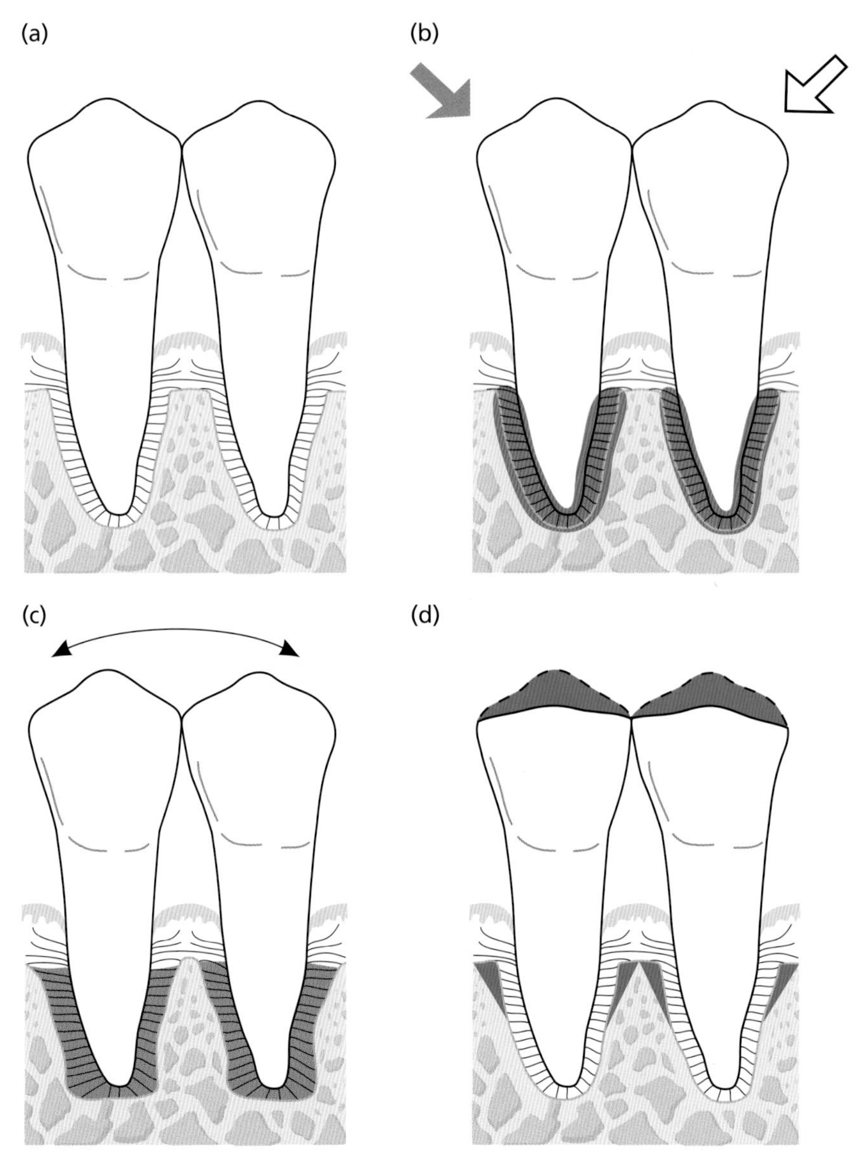

图13-4 （a）两颗下颌前磨牙被高度降低的健康牙周组织包围。（b）如果这样的前磨牙遭受了摇晃型的创伤力，牙周组织将发生一系列改变。（c）这种改变将导致牙周膜间隙增宽及牙齿动度增加，但不会导致更进一步的附着丧失。（d）在调殆之后，牙周膜间隙恢复正常，牙齿恢复稳定。

效果逐渐消失。

如果作用力的大小在牙周组织可适应的范围内，那么牙齿动度的进展性增加将在几周内停止。活动性的骨吸收会停止，但角形骨吸收和增加的牙齿动度会持续存在。牙周膜会增宽，但组织结构正常。包含牙周炎患牙的解剖标本显示在这个适应过程中并未伴随更多的附着丧失（图13-5）（Meitner 1975）。这说明导致牙周组织压力/张力区发生适应性改变的𬌗力不会促进菌斑相关牙周病（图13-6）。

在研究中发现，如果摇晃力的大小和方向超过了压力/张力区组织的适应能力，协同破坏区的损伤持续时间会更久。压力/张力区的牙周组织的炎症和破骨细胞吸收将持续几个月。这导致了牙周膜的持续增宽（图13-7）。因此，角形骨吸收和牙齿动度也会持续下去。在“激惹区”的菌斑相关病损和“协同破坏区”的炎症会融合。在这个实验犬模型的研究中，发生的结缔组织附着丧失更多，牙周组织破坏变得更加严重（图13-8和图13-9）（Lindhe & Svanberg 1974）。

另外，一些使用猴子作为动物模型的短期实验的发现（Polson & Zander 1983）并不支持Lindhe和Svanberg（1974）及Ericsson和Lindhe（1982）的研究。Polson和Zander（1983）发现当具有角形骨吸收的牙周病损又受到𬌗创伤时，将导致牙槽骨的吸收增加，但不会导致更多的结缔组织附着丧失。

(a)

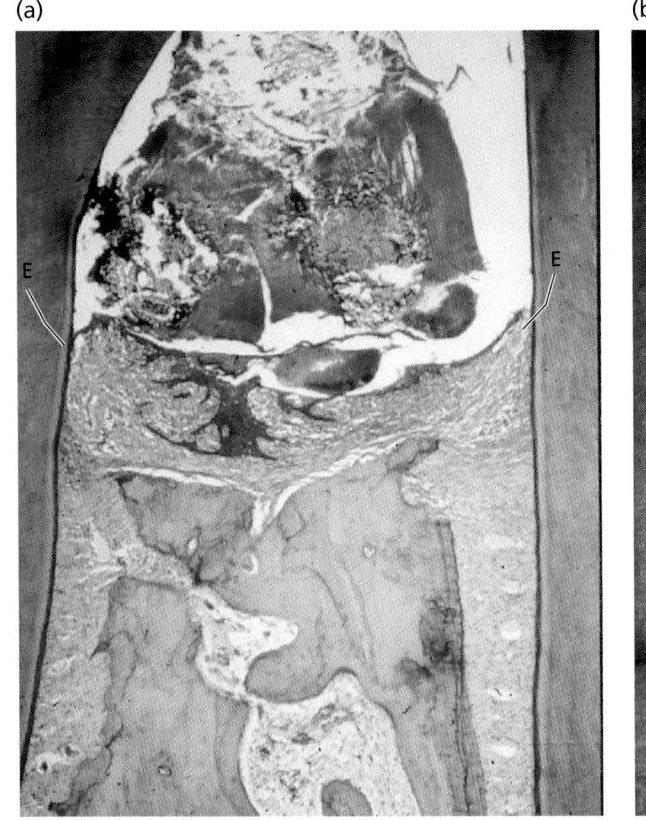

(b)

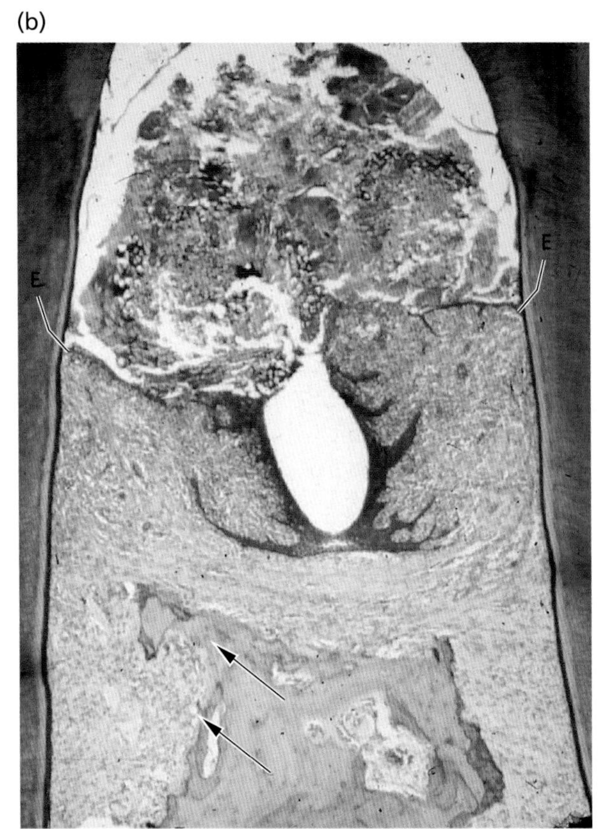

图13-5　（a）两对牙齿的牙间隙显微图像。图中牙齿患有实验性结扎引起的牙周炎，并且受到了重复性的机械创伤（b）。在图b中，出现了严重的牙槽骨吸收和牙周膜间隙增宽（箭头所示）。然而，在图a和图b两个区域中，龈牙上皮的根方迁移是相似的。E，龈牙上皮的根方边界。（来源：图片来自S.W. Meitner）

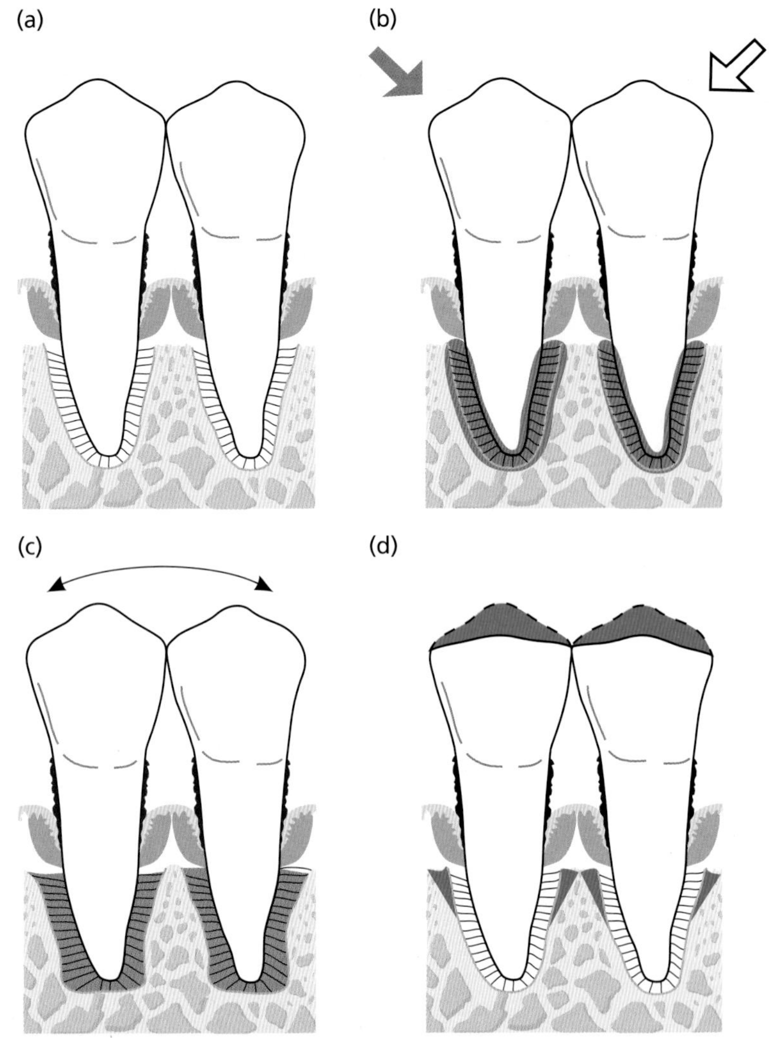

图13-6　（a）两颗存在龈上和龈下菌斑、重度牙槽骨吸收和骨上袋的下颌前磨牙。注意结缔组织炎症浸润区（阴影区）及牙槽骨与浸润区根方之间的非炎症结缔组织。（b）如果这些牙受到了摇晃型的创伤力，在牙周膜间隙内会出现病理性和适应性变化。（c）这些组织变化，包括牙槽骨吸收、牙周膜间隙增宽和牙齿动度增加，但不包括附着丧失进一步增加。（d）调𬌗后导致牙周膜间隙变窄，牙齿动度减少。

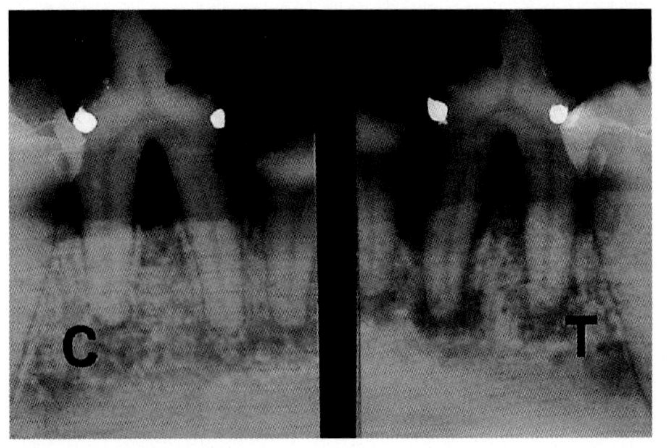

图13-7　对照组（control, C）和试验组（test, T）在实验结束时的影像学表现。试验组采用结扎法和菌斑堆积造成牙周炎，并制造摇晃型的创伤力。需要注意的是在T组下颌前磨牙的牙周组织中出现了角形吸收，而C组下颌前磨牙则没有。（来源：Lindhe & Svanberg 1974。经John Wiley & Sons许可转载）

结论

临床和动物实验都提供了可靠的证据证明，无论是侧向力还是摇晃力作用于牙周健康的牙齿时，将导致牙周袋形成或附着丧失。𬌗创伤不会导致牙周组织破坏。然而，𬌗创伤的确会导致牙槽骨吸收，并导致牙齿动度暂时性或永久性的增加。这种导致牙齿动度增加的骨吸收应当被视为牙周组织和周围的牙槽骨对创伤力的适应，也就是对功能性需要的适应。

对具有进展性的菌斑相关牙周病的患牙，在一些情况下，𬌗创伤会促进疾病的进展，也就是说在这个破坏性过程中作为协同因素。对于这种

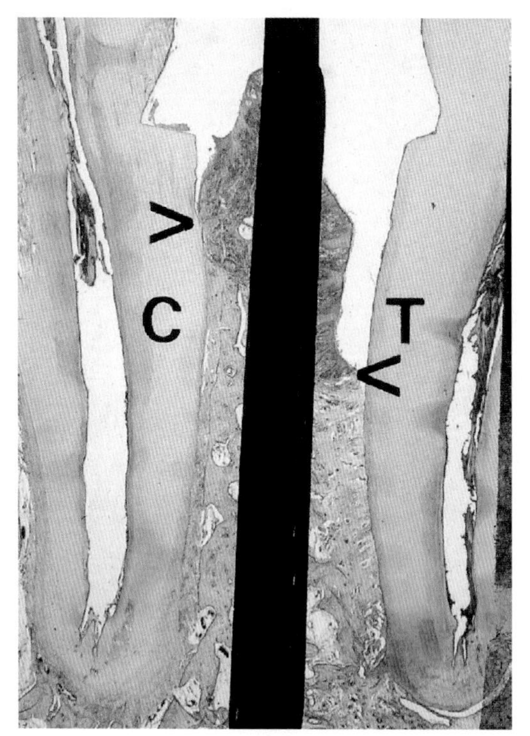

图13-8 对照组（control, C）和试验组（test, T）的显微图像。试验组经过了240天的实验性牙周组织破坏和180天的摇晃型殆创伤（T）。箭头所示为龈牙上皮的根方界线。T组的附着丧失比C组要显著。（来源：Lindhe & Svanberg 1974。经John Wiley & Sons许可转载）

情况，我们应认识到，仅仅直接改变创伤本身也就是调殆或使用夹板，可能会降低受创伤的患牙的活动度并使骨再生，但对菌斑相关病损没有显著影响。

第Ⅱ部分：种植体周组织

当现有牙列无法提供有效支抗时，建议使用骨内骨结合的口腔种植体作为正畸支抗。临床（Turley et al. 1988; Ödman et al. 1988; Haanaes et al. 1991; Ödman 1994）和动物实验性研究（Wehrbein & Diedrich 1993; Wehrbein et al. 1996）已证实在正畸治疗期间，口腔骨内种植体能够为牙齿的移动提供足够牢固的支撑，从而消除了遵守牛顿第三定律的需要，即物体间的作用力可以被分解为大小相等、方向相反的作用力和反作用力。

然而，在包含多种二阶段埋入型种植系统的长期临床试验中，认为种植体脱落的原因是由于额外的或过大的殆力。在无牙颌和牙列缺损患者中（Jemt et al. 1989; Quirynen et al. 1992），大多数的种植体脱落是由于过大殆力。口腔种植体的早期殆力已被证实可能会影响骨结合的成功（Sagara et al. 1993），但成功的骨结合后过多的功能性殆力的影响至今未证实。但是在Isidor（1996, 1997）的研究中发现通过使咬合过高造成的种植体负载，将导致过多的——很可能非生理性的——侧向的直接殆力，导致了高风险的骨结合失败。不过，在4只实验动物中有1只观察到即使这样过多的殆力也没有改变牙槽骨与种植体表面的界面愈合。

上述研究中使用的殆力非常大，并且持续时间短。然而，它们无法被量化。在功能性负载和牙槽骨周围的组织反应中，没有研究对压力的变化和作用于口腔种植体上的应变的直接关系进行分析。在评估由于过载导致的种植体丧失的病因学和发病机制中，这些信息非常重要。

正畸加载与牙槽骨

为了能评估种植体周组织对于已知的力所造成负荷的组织反应，以及这种组织反应和作用于牙槽骨小梁表面的张力之间的关系，开展了一项应用有限元分析来研究细胞反应的动物实验（Melsen & Lang 2001）。实验中拔除了6只成年猴子的下颌第一和第二前磨牙及第二磨牙。6个月后，2颗特制的螺纹种植体被植入下颌第一和二前磨牙及第二磨牙区。又过了3个月后，一个有3个不同深度槽的方形杆被装入种植体上部并拧紧。这个方形杆被作为测量种植体移位的参照物。一个平圆盘被放置在种植体与杆之间。在这个平圆盘的颊舌侧各焊接了一个弯曲的弹簧，弹簧的位置尽可能地放在抗力的中心水平（图13-10）。在颊舌侧的弹簧放置之前，种植体的殆平面安装上了方形杆扩展器。对每个构造进行取模，使用以电阻为原理的测量仪器对装置进行了两种测量。为了测量装置的支抗，将固定夹板放入牙列和种植螺丝的前段。一种测量是在靠近种

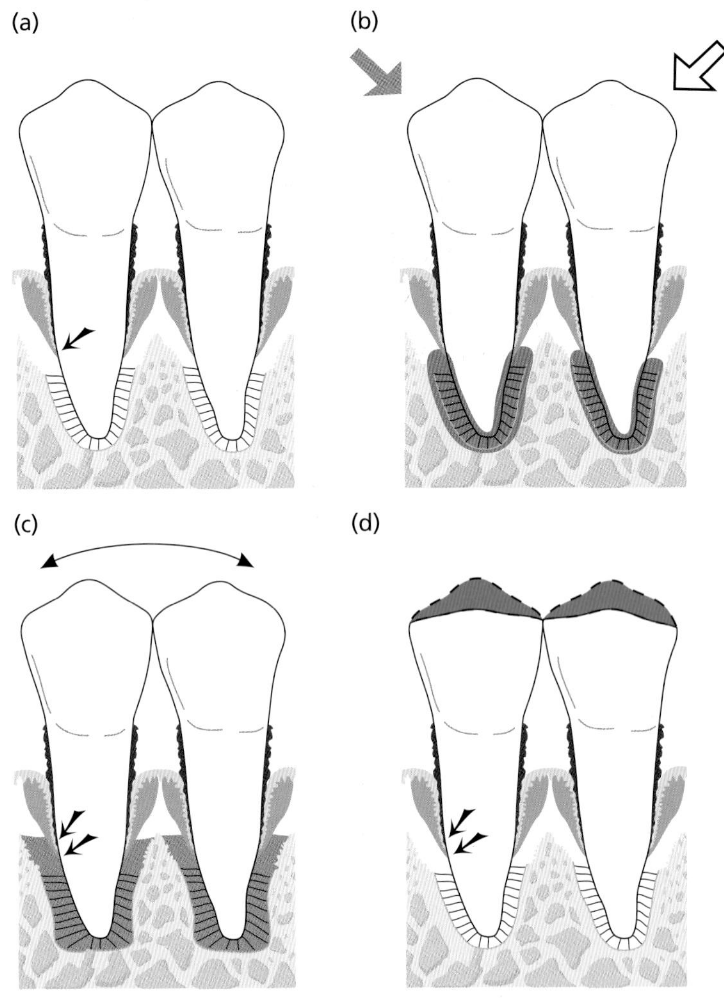

图13-9　（a）一颗存在龈下菌斑的牙齿，菌斑已导致软组织（阴影区）的炎症浸润和骨下袋的形成。（b）当摇晃型𬌗创伤已经影响了牙冠时（箭头所示），在炎症细胞浸润（阴影区）的牙周组织中发生了病理性改变。在这种情况下，增加的牙齿动度可能与结缔组织附着的进一步丧失和龈牙上皮的继续根方迁移有关。比较（c）和（d）中的箭头。调𬌗将导致牙周膜变窄和牙齿动度减少，但不会改善附着水平（d）。（来源：Lindhe & Ericsson 1982。经American Academy of Periodontology许可转载）

植连接体的凹槽之间获得，另一种测量是在靠近方形杆扩展器顶部的凹槽之间获得。在11周后，也就是在正畸加载期的终点，进行了重复测量。由此，我们可以在矢状面上测量由于负荷造成的种植体位移的方向和幅度。

在基线记录之后，从前到后的种植体上的弹簧被连接到颊舌侧的力臂上（图13-10）。在每颗种植体上应用的总𬌗力在100～300cN之间。其中一只猴子作为对照，这只动物的种植体不承受任何𬌗力。

实验完成后将猴子处死，从种植体的冠部到根方进行了水平向切片并进行固绿染色。一种由3个同心圆曲线组成的栅格投射在切片上。4条从栅格中心开始的等距离放射状线分割了这些同心圆曲线，栅格中心与种植体的中轴重合。4条放射状线将圆分为8个区域，2个在作用力的

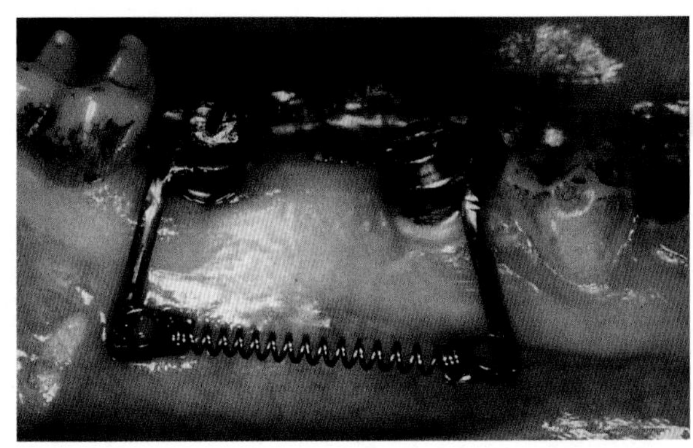

图13-10　通过阻力中心提供持续加力的镍钛线圈弹簧的临床图像。

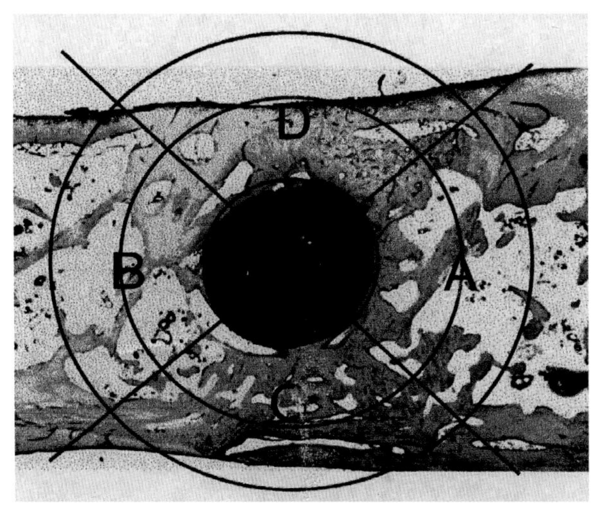

图13–11　种植体横断面，投射的栅格用于评估种植体周不同的组织形态。分区A是压力区，分区B是张力区，分区C和D是剪切力区。

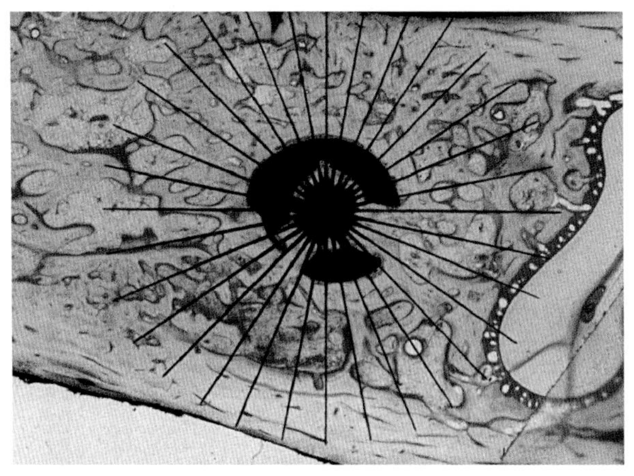

图13–12　设计了32条放射状栅格的种植体横断面。对骨结合的评价是通过骨–种植体直接接触的比例（160×）。

方向（A，压力区）、2个在相反的方向（B，张力区），以及4个在种植体侧面（C和D，剪切力区）（图13–11）。

在放大倍数是160倍的情况下，研究者测量了吸收孔隙的范围和骨小梁表面被骨质覆盖范围的比例。同时利用形态测量学对每个1/4象限的骨密度进行了测量。他们还测量了骨结合的量，骨–种植体直接接触的比例通过一种包括32条在横截面上从种植体中心发出的放射状栅格计算得出（图13–12）。

在正畸加载的11周后，种植体的骨结合并未丧失，但负荷显著影响了邻近种植体的牙槽骨的骨改建。当计算出来的张力范围为3400～6600微应力之间时，经常发生骨沉积。另外，当张力 > 6700微应力时，骨的改建将导致骨的广泛吸收。

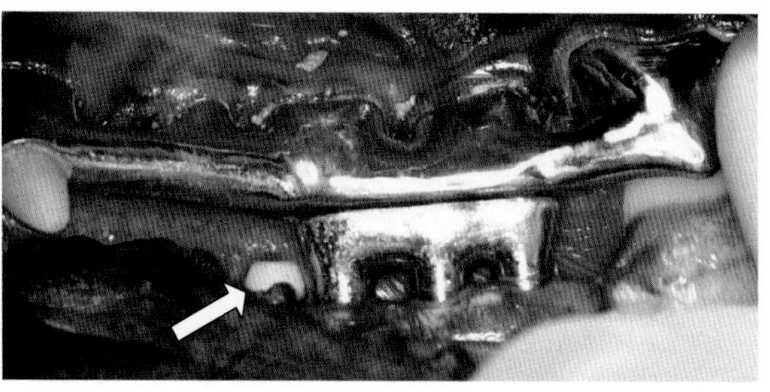

图13–13　上颌尖牙和前磨牙支持的固定修复体（fixed dental prosthesis, FDP）的临床图像。该FDP被安装在下颌种植体上方，以提供咀嚼功能。无负载对照种植体在该FDP的近中（箭头所示）。（来源：Berglundh et al. 2005。经John Wiley & Sons许可转载）

这项研究与之前的理论相符，该理论认为在口腔种植体周的骨组织改建是对一定阈值下的机械应力的生物学反应，而少量的骨吸收可能是由于超过了该阈值的机械力的结果。因此只有大幅度超过生理范围的咬合力，才能破坏种植体的组织完整性。

其他一些研究也证实了正畸力可能会导致种植体周的骨密度不变化或增加，而不是骨吸收（Roberts et al. 1984; Wehrbein & Diedric 1993; Asikainen et al. 1997; Akin–Nergiz et al. 1998）。

功能性负载下的骨反应

一项研究对长期功能性负载和无负载的种植体周骨组织的反应进行了对照研究（Berglundh et al. 2005）。在拔除所有下颌前磨牙之后，4颗AstraTech®种植体被放置在下颌骨的一侧，4颗种植体被放置在另一侧。在基台安装3个月后，固定修复体（fixed dental prosthesis, FDP）被戴在上颌尖牙和前磨牙上（图13–13）。FDP同样被安装在双侧下颌的4颗种植体中的3颗上，还有一颗种植体不进行负载作为对照（图13–14）。在种植体安装、基台连接和FDP粘接后分别进行了每一侧的影像学检查。在功能性负载10个月后复查

(a)

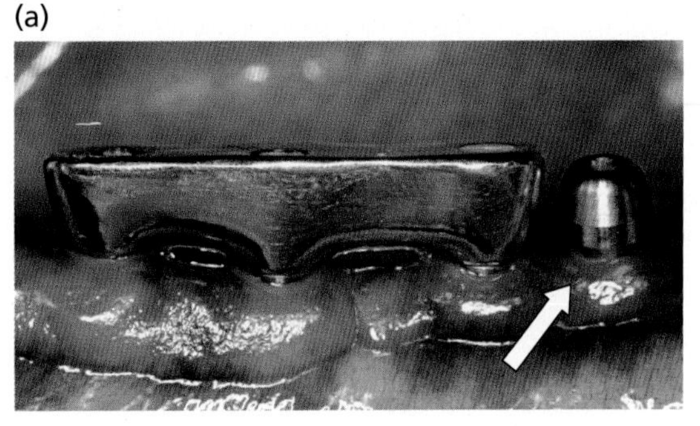

(b)

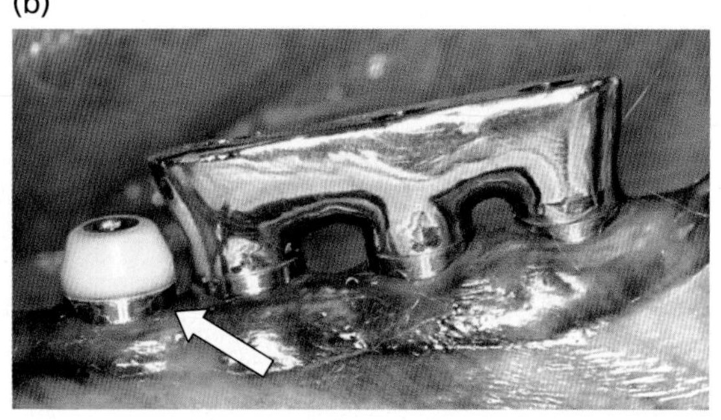

图13-14 安装在种植体上的金铸造固定修复体用于提供功能加载。无负载种植体作为对照（箭头所示）。（a）下颌右侧。（b）下颌左侧。（来源：Berglundh et al. 2005。经John Wiley & Sons许可转载）

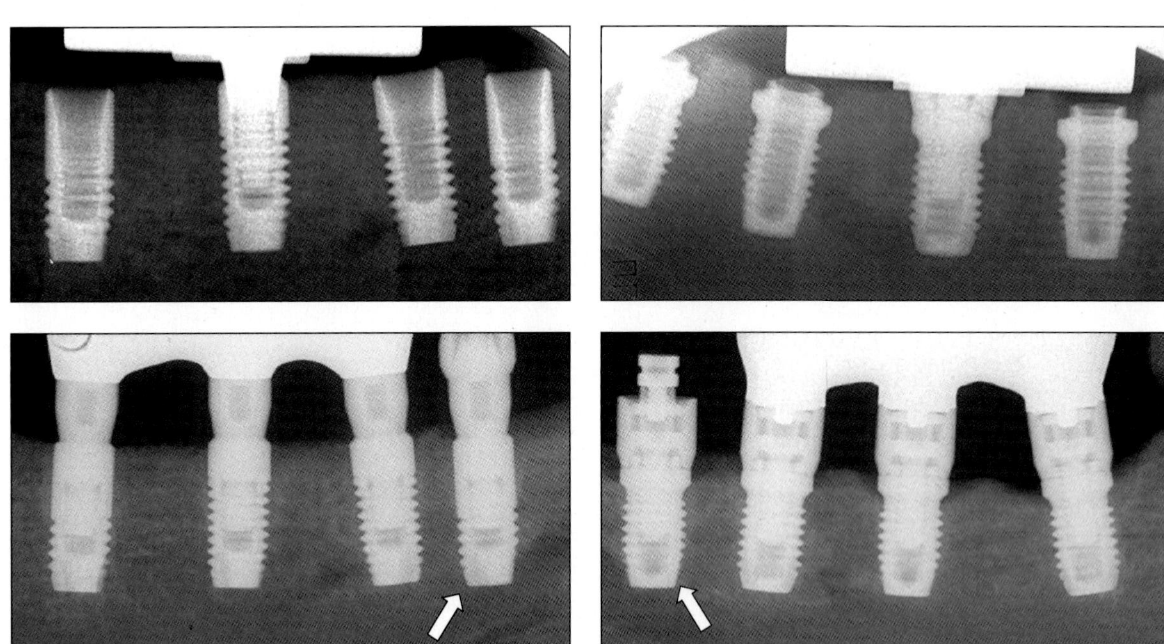

图13-15 在种植后即刻（上排）和功能加载10个月后（下排）拍摄的左侧与右侧种植体的X线片。无负载对照种植体如箭头所示。

所有X线片，并收集活组织行组织学分析。

影像学分析发现在种植体植入和基台连接后发生的骨吸收量最大。然而，对于功能性负载而言，骨吸收量较小，并与无负载对照位点没有显著差异（图13-15）。

组织学检查显示，在功能性负载10个月后，骨-种植体直接接触率比无负载的对照组更高。在两种种植系统都观察到了这个变化（图13-16）。

基于影像学和组织学实验结果，这项研究表明种植体的功能性负载可能不会导致少量的骨吸收反而会增强骨结合（骨-种植体直接接触），因此，不应将任何骨吸收归因于种植体负载。当功能性种植体周发现少量骨吸收时，最可能的病因是细菌（见第20章）。

过大殆力对种植体的影响

一项实验性研究对有健康黏膜组织的钛种植体放置后的过大殆力进行了评价（Heitz-Mayfield et al. 2004）。在6只实验犬中，2颗等离子钛喷涂（titanium plasma spayed, TPS）种植体和2颗大颗粒喷砂酸蚀（sandblasted large-grit acid-etched, SLA）种植体被植入在下颌骨的两侧（图13-17a）。实验中共使用了45颗种植体。在6个月的恢复期之后（图13-17b），在下颌骨试验侧的种

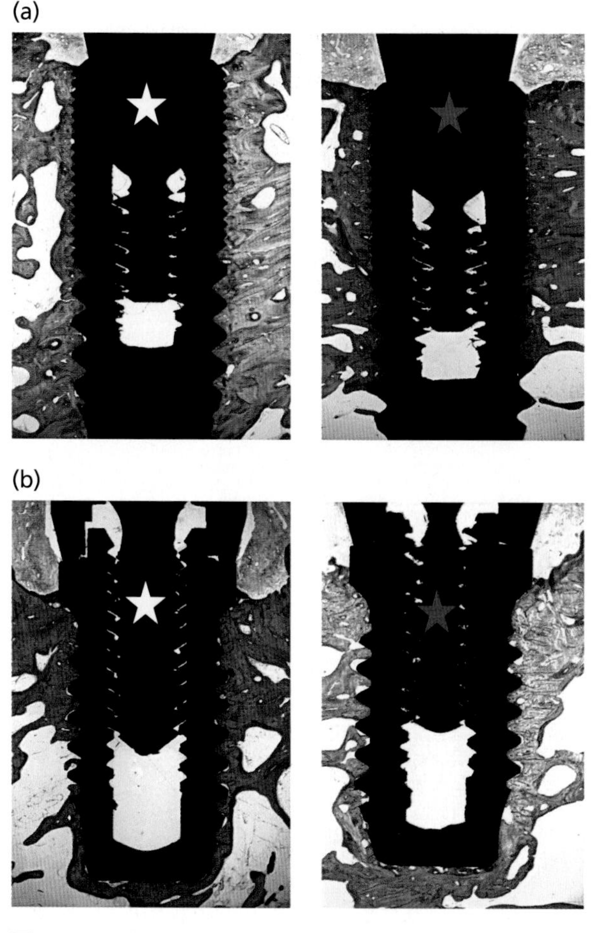

图13-16 （a）在10个月后的无负载对照AstraTech® 种植体（白色星）和功能加载AstraTech® 种植体（红色星）。（b）在10个月后的无负载对照Brånemark® 种植体（白色星）和功能加载Brånemark® 种植体（红色星）。（来源：Berglundh et al. 2005。经John Wiley & Sons许可转载）

植体上放置了金属冠。将这些金属冠制作成与对颌牙咬合过高，以制造过大𬌗力（图13-17c）。而对照组则没有过大𬌗力。在整个实验全程中进行了菌斑控制。在基线及制造𬌗力后第1个月、第3个月和第8个月分别进行了临床检查与标准化影像学检查（图13-17d）。在第8个月，所有的种植体发生了骨结合，实验犬被处死，并进行了组织学检查。𬌗力组和无𬌗力组的平均探诊深度分别为（2.5 ± 0.3）mm和（2.6 ± 0.3）mm。影像学测量得出从种植体肩台到边缘骨水平的平均距离在对照组和试验组分别为（3.6 ± 0.4）mm和（3.7 ± 0.2）mm。从基线到第8个月，在𬌗力组种植体和无𬌗力组种植体中，各项指标均没有显著差异。

组织学检查（图13-18）显示，在对照组种植体中，平均矿化的骨-种植体接触率为73%，而试验组种植体中为74%，在试验组和对照组中没有显著的统计学差异。

表13-1显示了8个月后过大𬌗力组和无𬌗力组中，与种植体总长度相关的骨结合水平。在试验组和对照组所有位点与表面，普遍略低于牙槽骨高度（表13-2）。改变比例介于1.1%～3.7%，没有统计学差异。

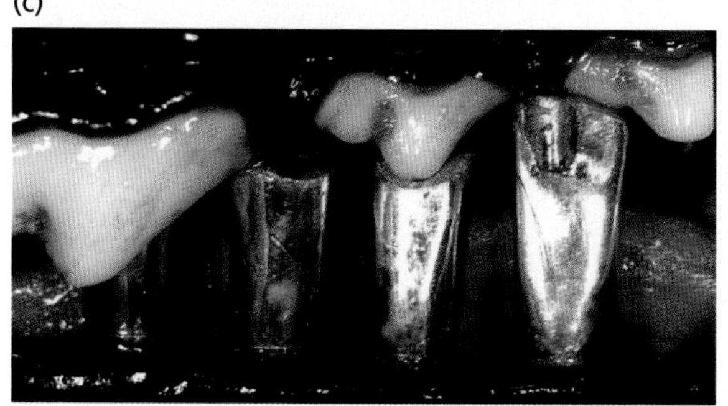

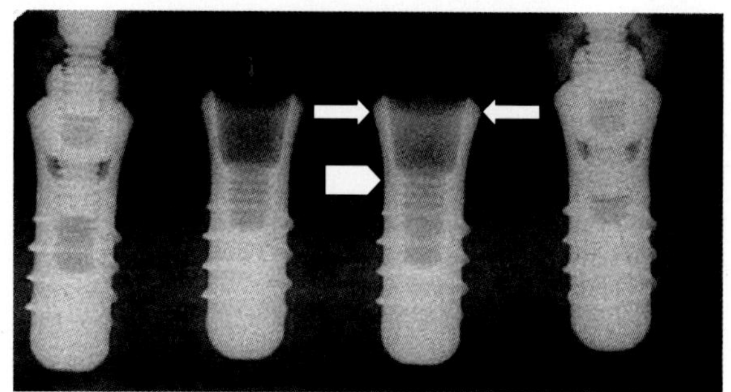

图13-17 （a）在一侧下颌骨植入4颗种植体后的临床图像。（b）种植体经过 6 个月的非埋入式愈合后的临床图像。（c）一只犬的实验侧下颌骨的临床图像。注意4颗金单冠与对颌牙的过高咬合接触。（d）显示种植体基台水平（细箭头所示）及影像学可见的骨-种植体接触区边缘（粗箭头所示）的X线片。

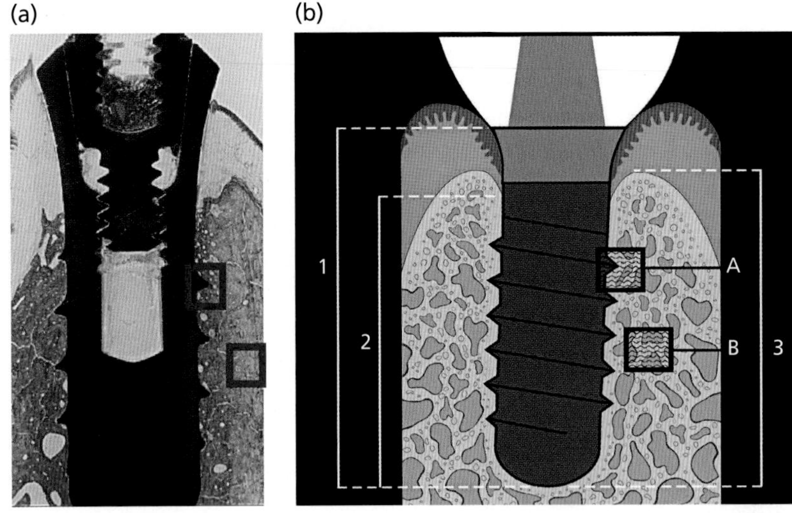

图13-18 （a）组织和（b）组织形态测量的示意图。（1）种植体长度=从种植体底部到种植体肩台的距离；（2）从种植体底部到骨-种植体接触的最冠方的距离；（3）从种植体底部到牙槽嵴顶的距离。A，种植体表面邻近的矿化骨密度的百分比。B，距种植体表面1mm的距离。在组织学显微图像中的红色边框中与示意图中的A区域和B区域相对应。

表13-1 8个月后，在颊舌两侧，两种不同表面处理的种植体的骨结合水平（骨-种植体接触）与种植体总长度的百分比。对照组为TPS表面，试验组为SLA表面

	颊侧骨结合		舌侧骨结合	
	TPS	SLA	TPS	SLA
数量	12	11	12	11
对照（%）	57.9	60.4	67.5	66.7
数量	10	12	10	12
对照（%）	62.1	59.2	68	68

表13-2 8个月后，两种不同表面处理的种植体的牙槽骨高度与种植体总长度的百分比。对照组为TPS表面，试验组为SLA表面

	颊侧骨结合		舌侧骨结合	
	TPS	SLA	TPS	SLA
数量	12	11	12	11
对照（%）	61.1	63.8	69.5	68.7
数量	10	12	10	12
对照（%）	64.7	60.3	71.4	70.2

同样地，在8个月后，过大殆力组和无殆力组中，无论在种植体-骨组织界面还是种植体表面1mm下，种植体周骨密度都没有统计学差异（图13-18）。

由于在过大殆力组和无殆力组中，无论是临床、影像学或组织学指标都没有统计学差异。该研究表明如果种植体周黏膜健康，作用于钛种植体8个月的过大殆力与无殆力相比，均不会导致骨结合的破坏或边缘骨的吸收。

近年来，在另一项研究中，对采用各种悬臂重建修复或过负载＞6个月的种植体（包括SLA和SLActive表面）的稳定性进行了共振频率分析（resonance frequency analysis, RFA）（Lima et al. 2019）。拔除5只实验犬双侧所有下颌前磨牙，在3个月软组织愈合后，在左右半口随机植入6颗种植体（3颗SLA和3颗SLActive）。4周后，在双侧下颌按照如下方法进行种植体修复：一个稳定咬合接触（stable occlusal contact, SC）的单冠；一个单冠和一个咬合接触过高（over occlusal contact, OL）的13.5mm长的单端悬臂种植体；以

(a)

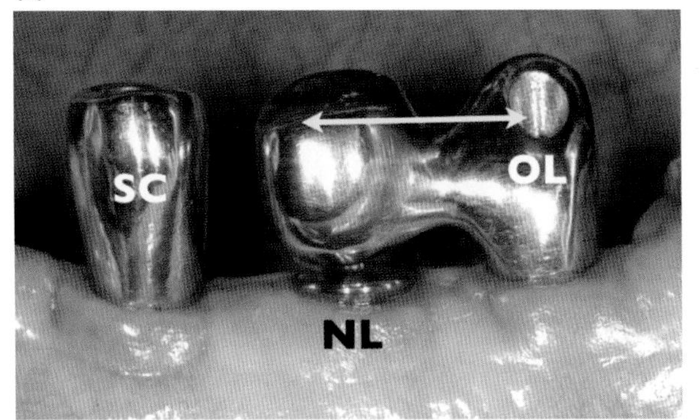

(b)

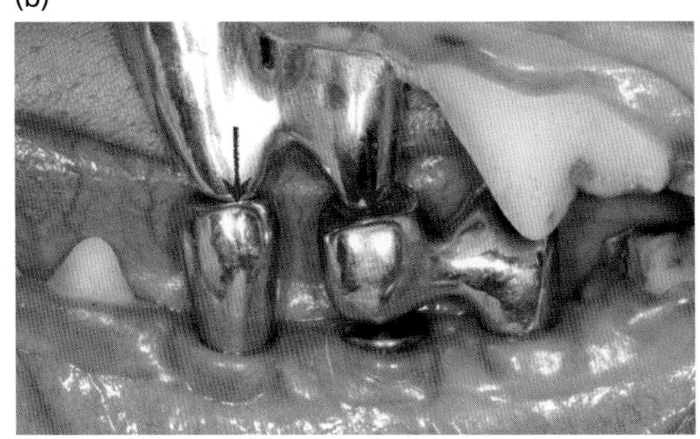

图13-19　无咬合接触的骨结合种植体（a）与有咬合接触的骨结合种植体（b）：一个具有正常的稳定咬合接触（stable occlusion contact, SC）的单冠（蓝色箭头所示）；一个由13.5mm长的悬臂保护的非负载（non-loaded, NL）种植体（黄色箭头所示）；一个通过悬臂造成咬合接触过高（overloaded abutment contact, OL）的过载基台（红色箭头所示）。

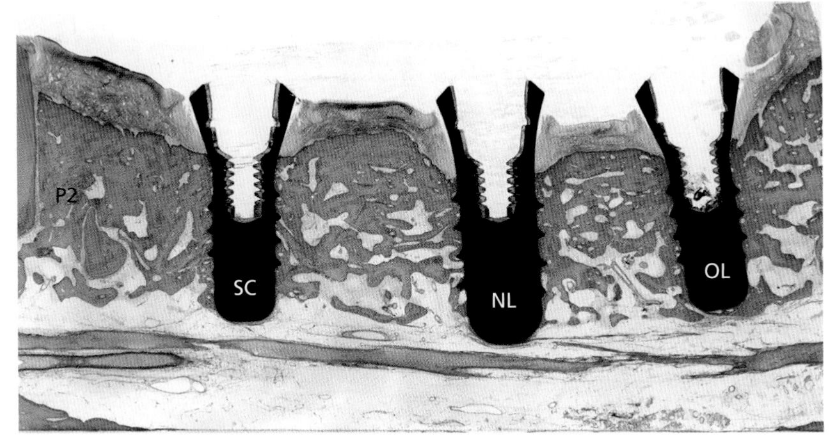

图13-20　SC（单冠，稳定咬合接触）、NL（非负载）和OL（咬合接触过高）种植体在功能负载6个月后的组织学显微图像。P2，下颌第二前磨牙。无论加载条件如何，所有种植体都实现了完全的骨结合。尽管结合上皮具有正常长度并局限于种植体的光滑表面部分，但与种植体接触的冠状面最远的骨位于种植体表面的粗糙部分。切片厚度：80μm。（来源：Lima et al. 2019。经Wiley许可转载）

及一个非负载（non-loaded, NL）的单端悬臂种植体（图13-19）。垂直高度增加了3mm。在第0天和术后2～10周的每一周，及加力后第12周和第24周进行了RFA检测。

在植入后即刻，SLA种植体的平均种植体稳定系数（mean implant stability quotient, ISQ）值（用RFA法）范围是58～67，4周后上部冠修复时增加至74～78。加力后6个月，ISQ值在74～80之间变化，NL、SC和OL点之间没有显著差异。随后对从3个不同部位制备的组织切片进行组织学分析也证实了这一点（图13-20）（Lima et al. 2019）。因此，这项研究证实了咬合过大不会影响骨结合。

种植体的静态加载和动态加载

Berglundh等的研究（2005）发现通过将𬌗平面和生理力作用于种植体的边缘骨水平，可能造成功能负载对种植体边缘骨水平的影响。许多学者对超过生理功能条件的加载力和对种植体的非轴向力的影响进行了研究（Barbier & Schepers 1997; Gotfredsen et al. 2001a~c, 2002; Heitz-Mayfield et al. 2004）。

通过在实验犬下颌应用传统的三单位FDP，对轴向加载的骨组织反应进行研究。实验中通过安装两颗种植体间的远端悬臂制造非轴向加载，并将轴向加载与非轴向加载进行比较（Barbier &

Scheppers 1977）。在安装传统FDP的种植位点发生的骨重建最轻微，而悬臂FDP引起的非轴向加载造成更强的骨反应，如在种植体周的破骨细胞活性更高。然而，牙槽骨并未受到影响。这可以通过非轴向加载造成了种植体周骨组织的适应性反应来解释。

有3项研究在实验犬上观察了形成骨结合的种植体周骨组织对静态加载的反应（Gotfredse et al. 2001a ~ c, 2002）。在第一个研究中（Gotfredsen et al. 2001a），使用正畸扩弓螺钉对每只犬的8颗带粗糙表面（TPS）的种植体静态加载侧向力。在24周的加载期后，每4周将螺钉逐渐由0.0mm扩展为0.2mm、0.4mm至0.6mm，组织学和组织定量学分析发现在加载和非加载种植位点均未发现边缘骨吸收。在加载种植位点，种植体周骨密度和矿化的骨-种植体接触都比非加载种植位点要高。同样地，这也可以通过种植体周骨组织对侧向静态加载产生了适应性反应来解释。

在第二个研究中（Gotfredsen et al. 2001b），在每只犬中使用正畸扩弓螺钉来对2个TPS和2个转动的“光滑”表面种植体施加24周的加载。以每4周0.6mm的速度逐渐拧紧种植体。组织学和组织定量学分析显示在TPS种植体的边缘骨水平比改良的种植体更高。因此，可以得出结论：表面粗糙度会影响骨组织对于加载的反应。这说明在骨-种植体界面，表面粗糙度可能是加载引起重建过程中的决定因素。

第三个研究（Gotfredsen et al. 2001c）分析了对3只实验犬的种植体施加不同持续时间的静态加载的动力学。在24周时，右下颌骨的静态加载被激发至最大，到处死动物时，共施加静态加载时间总计46周。在60周时，左侧上颌的种植体处静态加载被激发至最大，到处死动物时，共施加静态加载时间总计10周。

在第62、64、66、68周时，分别进行了荧光标记。在第70周时处死实验动物。在分别施加静态侧向加载10周和46周时，骨标志物、骨密度和骨-种植体接触的分布是相似的。不过在静态加载第10周时的荧光强度比第46周强，说明第10周时有更好的适应能力。尽管如此，在这两个观察周期里结构的改变是相似的。

在这3个研究中，与非加载组相比，施加了侧向静态加载的种植体，骨-种植体接触都更多。并且，侧向静态加载并没有引起或加重种植体周骨吸收。因此，在种植体周黏膜炎或种植体周炎中，侧向静态加载可能并非决定因素（Gotfredsen et al. 2001a~c）。

Hoshaw等（1994）开展的实验犬研究得出的结果与以上有所不同。在这个研究中，将额外的循环轴向力［持续5天的高速循环（500个循环/天）轴向力（10 ~ 300N）］施加于置于10只动物胫骨的种植体上。1年后在种植体颈部发现了骨吸收。相似的结果也出现在一项兔子实验中（Duyck et al. 2001）。在该实验中，种植体上的动态加载导致了边缘的凹坑状缺损，但在种植体的其他部分未发现对骨结合有影响。

加载与骨结合丧失

曾有研究报道（Isidor 1996, 1997）过度的咬合负载在一定的情况下可能会影响种植体的骨结合，并导致种植体松动。研究中，4只实验猴子拔除了下颌第一磨牙（n=7）、前磨牙（n=8）和切牙（n=3）后，共植入了18颗自攻螺钉。其中的8颗种植体，在对应的上颌使用夹板造成咬合过度接触，造成主要是非轴向的额外的咬合负载。此外，为了增加菌斑滞留，在另外10颗种植体周进行了丝线结扎，导致了早期的黏膜炎和晚期的种植体周炎（Lindhe et al. 1992; Lang et al. 1993）。在18个月的过度咬合负载之后，8颗种植体中的2颗发生了脱落。由于菌斑堆积引起的种植体周炎，放置了丝线的10颗种植体中的2颗发生了骨结合的部分丧失（图13-21a）。在存留的承受过度咬合负载的6颗种植体中，2颗发生了骨结合的完全丧失和种植体周的结缔组织萎缩（图13-21b）。影像学上发现骨结合完全丧失和临床动度增加的2颗种植体在过度咬合负载18个

(a)

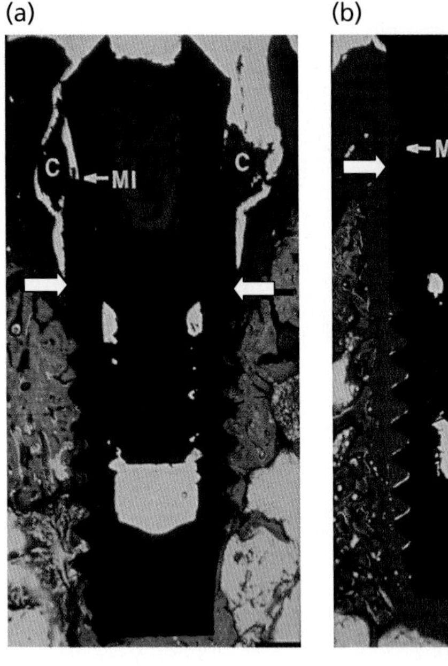

(b)

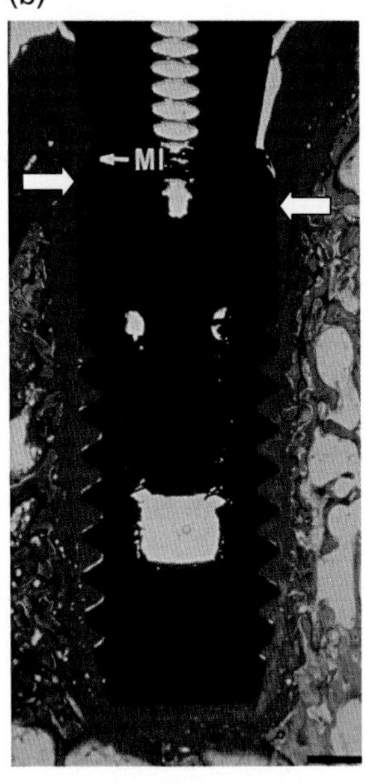

图13-21 （a）有菌斑堆积的骨结合种植体。骨边缘位于种植边缘的根方。（b）过度负载的骨结合完全丧失的种植体。骨边缘位于种植体边缘附近。在种植体与骨之间存在狭窄的纤维组织区。箭头所示为上皮最根方。MI，种植体边缘；C，丝线。（来源：Isidor 1997。经John Wiley & Sons许可转载）

月后显示种植体周影像密度减低。然而，边缘骨高度未发生明显变化。

另外两颗过度负载种植体（有1只实验猴子）则显示没有任何骨结合丧失。相反地，这些种植体与其他种植体相比，骨密度增加，骨-种植体接触面积的比例也最大。这只实验猴子并没有发展为结扎导致的种植体周炎（有3颗种植体）。承受过度咬合负载的2颗种植体的骨-种植体接触减低。

上述研究表明，对比结扎造成种植体周炎发生的边缘骨吸收，过度咬合负载可能的确会导致骨结合的丧失，表现为种植体周纤维结缔组织的萎缩。但是，必须注意的是，由于额外的咬合负载，种植体周的骨小梁结构所丧失的骨结合（图13-21b）要比发生了实验性种植体周炎的种植体（图13-21a）低很多。因此，该研究并不支持咬合过负载会导致种植体脱落的理论。相反地，它得出的结论是种植体周骨吸收与种植体周炎有关。

咀嚼压力对种植体的影响

一维（Lundgren et al. 1987, 1989; Falk et al. 1989, 1990）或三维（Mericske-Stern et al. 1996, 2000; Mericske-Stern 1997, 1998）的压电式力传感器被用于研究闭口和咬合的功能性力分布。

在上颌全口义齿双侧安装8个张力传感器，与下颌的种植体支持式固定悬臂修复体进行咬合（图13-22a）（Lundgren et al. 1989）。该研究发现，当与全口义齿进行咬合时，闭合力和咀嚼力沿悬臂的远中侧增加。并且，无论是在主要咀嚼侧还是在非主要咀嚼侧，在悬臂部位所测得的闭合力和咀嚼力都比种植体支持区域要大（图13-22b）。同样地，在第二悬臂部位仅仅减少

(a)

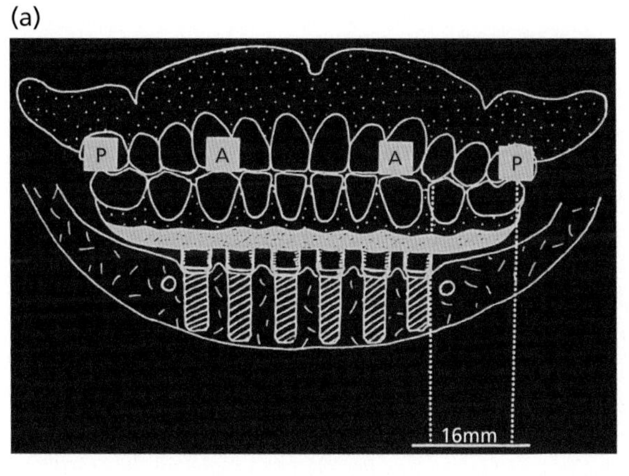

(b)

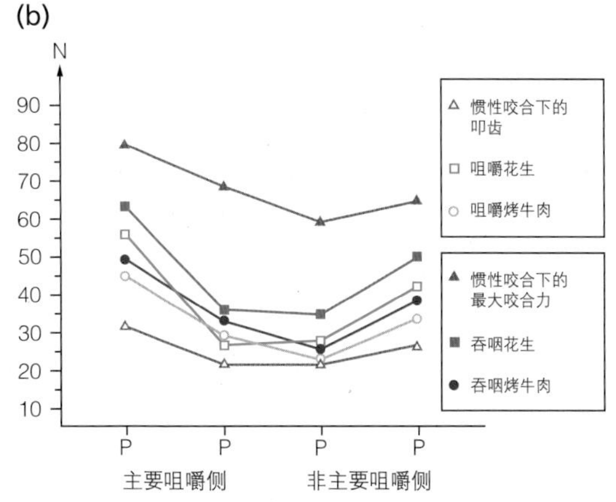

图13-22 （a）安装在一个上颌全口可摘义齿上的8个张力传感器，与悬臂长16mm的种植体支持式固定的下颌修复体进行咬合（来源：Lundgren et al. 1989。经Quintessence许可转载）。（b）在主要咀嚼侧（右侧）的最大咬合力为80N，而非主要咀嚼侧（左侧）的最大咬合力为64N。当咀嚼时，悬臂上受到了比下颌FDP的种植体支持部分更大的力。A，前牙；P，后牙。（来源：数据来自Lundgren et al. 1989）

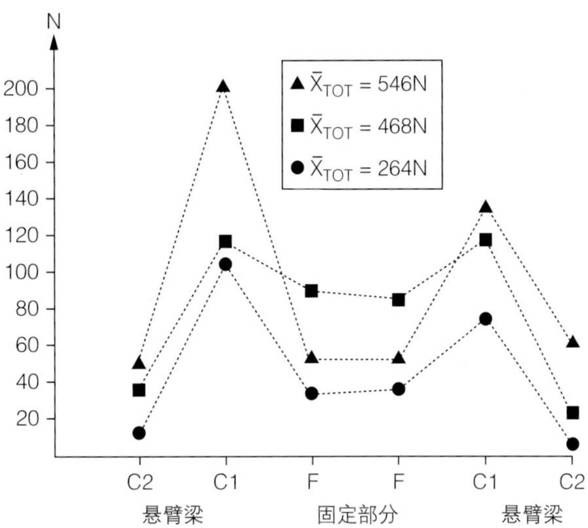

图13-23 牙支持式与悬臂种植体支持式固定修复体中的咬合力类型。（来源：Lundgren et al. 1987。经Elsevier许可转载）

100μm的咬合，远中增强的力分布类型可能会转变为远中减弱型。当对颌的咀嚼装置是全口可摘义齿时，即使后牙轻微的咬合接触减少也应当慎重考虑。但是，当牙支持式FDP用于咬合时，悬臂梁远中的最大咬合和咀嚼力会减少（图13-23）（Lundgren et al. 1987）。

从这一系列的临床试验可以得出如下结论：传感器方法很难对直接作用于种植体的力进行评估。然而，最大闭合力总是远远大于咀嚼力。此外，在这些试验中，相对于非主要咀嚼侧来说，每个试验对象均发展出咀嚼力更大的主要咀嚼侧（Lundgren et al. 1987, 1989; Falk et al. 1989, 1990）。

人们使用三维压电式力传感器研究了下颌覆盖义齿的咬合力分布模式。下颌覆盖义齿安装在尖牙区域的两颗被设计为可支持球状或杆状连接的全口可摘义齿的种植体上。刚性杆为2颗下颌种植体在垂直向上提供了最佳的力分布（Mericske-Stern et al. 1996; Mericske-Stern 1998）。此外，短的远中杆延长件不会对受力模式造成负面影响（Mericske-Stern 1997）。

当球形连接支抗被用于下颌覆盖义齿时，种植体上测得的力会更小，特别是在垂直向（Mericske-Stern 1998）。垂直力大小范围为60～140N，而水平力更小（15～60N）。

天然牙和种植体混合支持式义齿

在咀嚼功能不良的义齿修复患者中，口腔种植体经常被用于增加患者的咀嚼舒适度（见第44章），并在无牙颌后牙区提供额外的咀嚼位点。有时，咀嚼侧的义齿修复可能被设计为既有牙的支持又有种植体的支持（图13-24）。通过这种方法，可以解决如果颏神经位于计划种植的区域或缺乏足够骨量的问题。

天然牙-种植体混合支持式义齿可能会伴发一些临床问题，包括作为非刚性连接的潜在临床危害——牙根移动。因此，可以认为天然牙不推荐与种植体连接，共同进行固定式修复。

(a)

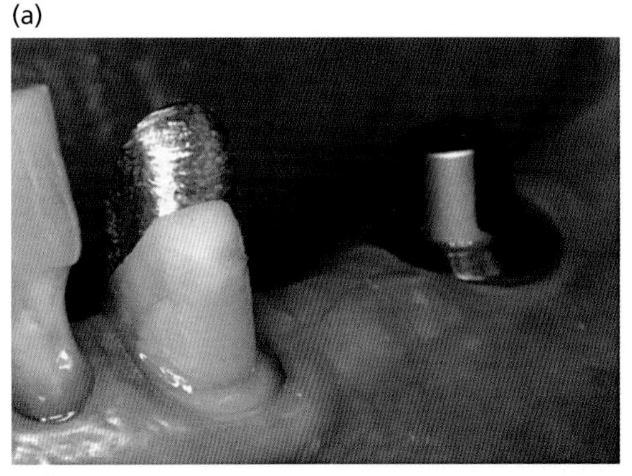

(b)

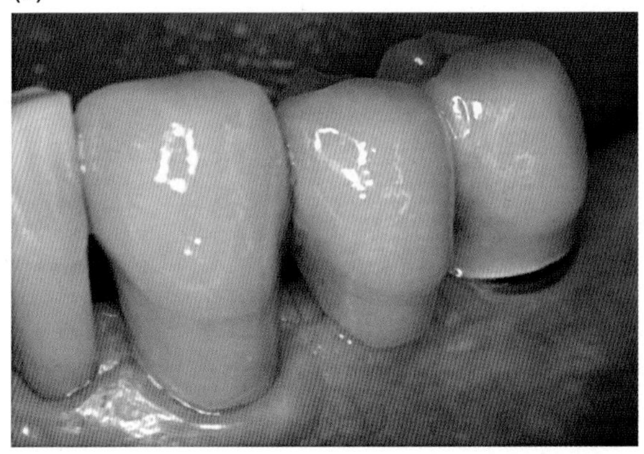

图13-24 使用固定修复体（fixed dental prosthesis, FDP）在下颌左侧进行咬合重建。（a）在安装三单位修复体之前，33基牙预备已完成（通过铸造桩核将基牙恢复到合适的高度）。（b）牙-种植体支持式三单位FDP完成戴牙10年后。

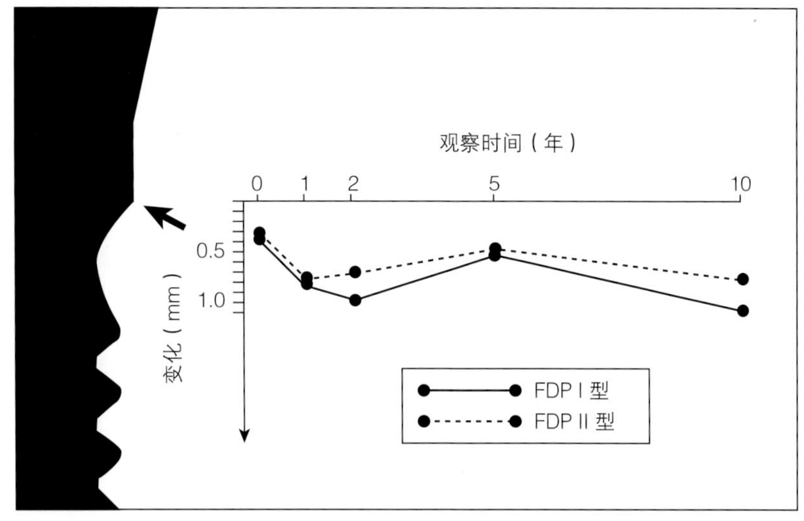

图13-25　三单位FDP的10年随机对照临床试验，试验包括了种植体-种植体支持式（Ⅰ型）和天然牙-种植体支持式（Ⅱ型）两组。在功能上，1、2、5、10年后，骨嵴水平均无明显差异。（来源：Lundgren et al. 1987。经Elsevier许可转载）

不过，实验性研究已证明，尽管牙周膜介导的是与种植体的刚性支抗相反的生物力学条件，但基牙的牙周组织并没有受损（Biancu et al. 1995）。

5名患者下颌后牙区的10个三单位修复体，在体内对其在咀嚼时的垂直力和弯曲力矩进行了测量。每名患者有2个修复体，其中一个由2颗种植体支持，另一颗由一颗种植体和一颗天然牙支持。结果表明，在不同的支持类型之间，功能加载的大小没有明显差异。显然，牙齿和种植体之间的功能加载是共同承担的（Rangert et al. 1991, 1995; Gunne et al. 1997）。

使用FEA更进一步的研究显示，在种植体的颈部，应力集中的风险没有增加（Gross & Laufer 1997; Laufer & Gross 1998）。

有临床研究报道，在种植体和天然牙联合修复体中，采用存留率进行统计分析并未发现将天然牙和种植体连接的不良反应。如果种植体与天然牙连接紧密，牙移动的风险并不会增加（Fugazzotto et al. 1999; Lindh et al. 2001; Naert et al. 2001a, b）。

在一项纳入843名患者的研究中，总计使用了1206个天然牙-种植体支持的修复体（Fugazzotto et al. 1999），这些修复体中使用了3096个螺丝固定的部件。在3～14年的使用后，仅有9个发生了倾斜问题。所有的倾斜都与螺丝的断裂或脱落有关。

最具临床意义的是一项10年的随机对照前瞻性临床试验，研究共纳入23名具有下颌余留前牙的患者（Gunne et al. 1999）。每名患者采用自身对照，一侧的三单位FDP（fixed dental prosthesis）由两颗种植体支持，另一侧则是由一颗种植体和一颗天然牙支持。两种FDP在两侧下颌的分布随机分组决定。实验性研究了种植成功率、边缘骨吸收和力学并发症。与种植体-种植体支持式FDP相比，天然牙-种植体混合支持式修复体对10年整体成功率没有任何不良影响（图13-25）。因此，天然牙和种植体混合支持式修复体可以作为下颌后牙区预后较好并可靠的一种治疗选择（Gunne et al. 1999）。

根据目前的证据可以得出，FDP中种植体和天然牙的联合支持修复是可接受的（Belser et al. 2004）。

在一篇系统评价中提到，天然牙-种植体式义齿修复的5年存留率为94.1%（Lang et al. 2004），可媲美于种植体-种植体式义齿修复的95.0%存留率（Pjetursson et al. 2004）。但天然牙-种植体式义齿修复的10年存留率为77.8%，与种植体-种植体式义齿修复的86.7%相比显著降低。不过，由于前者10年的存留率是仅仅基于60个（I-T）FDP统计得出，而后者仅基于219个（I-I）FDP统计得出，因此这样存留率对比存有一定的争议。

从生物力学角度对种植体-牙支持式FDPs进行了研究（Lundgren & Laurell 1994）。由于种植体被牢固地固定在牙槽窝内，而牙齿是由有轻微移动度的牙周组织围绕的，所以提倡刚性的FDP设计。

当安装跨度更长的FDP（如24mm长的杆或两颗前磨牙或磨牙桥体）时，天然基牙的动度会影响FDP的负载承受能力。在施加咬合负载之前，FDP是作为悬臂存在的。而施加负载后，种植体-冠装置发生了约50μm的角度偏斜。与长跨度杆的弯曲一致，牙齿根尖也有约50μm的偏斜，因而导致了FDP的双边（牙齿和种植体）支持。

然而，如果天然牙和种植体只支持跨度短的FDP（如12mm长的杆或一颗前磨牙或磨牙桥体）时，种植体-冠装置发生的约50μm的角度偏斜和短跨度杆的弯曲对于桥的双边支持是无效的。牙齿不会发生根向偏斜，而种植体将会承受作用于FDP的所有咬合负载。如前所述，骨结合无疑将解决这样的功能加载。

第6部分：牙周病理学

Periodontal Pathology

第14章

非菌斑性牙龈病

Non-Plaque-Induced Gingival Diseases

Palle Holmstrup[1], Mats Jontell[2]

[1] Department of Periodontology, School of Dentistry, University of Copenhagen, Copenhagen, Denmark
[2] Oral Medicine and Pathology, Institute of Odontology, The Sahlgrenska Academy at University of Gothenburg, Gothenburg, Sweden

前言

牙龈的炎症反应，临床上表现为牙龈炎，并非全是由牙齿表面的菌斑堆积造成的，非菌斑性因素引起的牙龈炎症反应常常伴特征性的临床表现（Holmstrup 1999; Holmstrup et al. 2018）。牙龈炎可由多种原因引起，如特异性细菌、病毒或真菌感染。非菌斑性牙龈病损常常是系统疾病的一种临床表现，但也可能是局限于牙龈的病理改变。遗传性的牙龈病损有遗传性牙龈纤维瘤病，部分皮肤黏膜病损也可表现为牙龈炎症。这类疾病的典型例子有扁平苔藓、类天疱疮、寻常型天疱疮和多形性红斑。过敏性病损和创伤性病损是非菌斑性牙龈炎症的其他表现。口腔医生，尤其是牙周病学专科医生是诊断和治疗这些病患的主要医疗保健人员。

本章重点关注非菌斑性牙龈组织炎症性病损，不仅因为这些病损常见且常伴发严重后果，还因为它们是认识牙周组织中各种组织反应的重要例子。如果需要更多的信息，读者可参阅口腔医学教科书和最新的综述。

虽然非菌斑性牙龈病比菌斑性牙龈病少见，但其常是患者的主要临床表现。由美国牙周病学会和欧洲牙周病学联盟发起的2017年牙周病和种植体周病新分类国际研讨会上（Chapple et al. 2018），提出了一种基于病因学（注14-1）的疾病分类。

遗传/发育异常

遗传性牙龈纤维瘤病

牙龈增生［gingival hyperplasia，同义词牙龈

注14-1 非菌斑性牙龈疾病和状态的分类

遗传/发育异常
- **遗传性牙龈纤维瘤病**

特异性感染
- **细菌来源**
  - 淋病奈瑟菌
  - 梅毒螺旋体
  - 结核分枝杆菌（结核病）
  - 链球菌性龈炎（链球菌株）
- **病毒来源**
  - 柯萨奇病毒（手足口病）
  - 疱疹病毒1型和2型（原发或复发）
  - 水痘带状疱疹病毒（累及V神经的水痘或带状疱疹）
  - 接触传染性软疣病毒
  - 人乳头瘤病毒
    - 鳞状细胞乳头状瘤
    - 尖锐湿疣
    - 寻常疣
    - 局灶性上皮增生
- **真菌来源**
  - 念珠菌病
  - 其他真菌病（如组织胞浆菌病、曲霉菌病）

炎症和免疫状态
- **过敏反应**
  - 接触过敏
  - 浆细胞龈炎
  - 多形性红斑
- **皮肤和黏膜的自身免疫性疾病**
  - 寻常型天疱疮
  - 类天疱疮
  - 扁平苔藓
  - 红斑狼疮
- **肉芽肿性炎性病变（口腔颌面部肉芽肿）**
  - 克罗恩病
  - 结节病

反应性病变
- **牙龈瘤**
  - 纤维性龈瘤（伴或不伴钙化）
  - 钙化纤维母细胞肉芽肿
  - 化脓性肉芽肿（血管性龈瘤）
  - 外周巨细胞肉芽肿（或中心性）

肿瘤
- **癌前病变（潜在的恶性肿瘤）**
  - 白斑
  - 红斑
- **恶性肿瘤**
  - 鳞状细胞癌
  - 白血病
  - 淋巴瘤

内分泌、营养和代谢性疾病
- **维生素缺乏症**
  - 维生素C缺乏症（坏血病）

创伤性病损
- **物理性/机械性创伤**
  - 摩擦角化病
  - 机械创伤引起的牙龈溃疡
  - 人为损伤（自伤）
- **化学性（毒性）损伤**
  - 酸蚀
  - 氯己定
  - 阿司匹林
  - 可卡因
  - 过氧化氢
  - 牙膏清洁剂
  - 多聚甲醛或氢氧化钙
- **高热性损伤**
  - 牙龈黏膜烧伤

牙龈色素沉着
- 黑斑
- 吸烟者黑变病
- 药物性色素沉着（抗疟药、米诺环素）
- 汞线

过度生长（gingival overgrowth），牙龈纤维瘤病（gingival fibromatosis）］可能作为一种全身药物治疗的副作用的表现，这些药物包括苯妥英钠、环孢素和硝苯地平。这种病损在一定程度上依赖于菌斑，讨论见第15章。牙龈增生也可能来源于遗传因素。部分病损被称为遗传性牙龈纤维瘤病

（hereditary gingival fibromatosis, HGF）（Coletta & Graner 2006; Alminana-Pastor et al. 2017），它是一种以弥漫性牙龈肥大为特征的罕见病，有时病损会覆盖大部分或全部的牙齿表面。这种病损的发展不因有效的菌斑清除而改变。

HGF可能是一种独立的病种，或者是一种综合征的局部表现（Gorlin et al. 1990），常伴随其他临床症状发生，如多毛症（Horning et al. 1985; Cuestas-Carneiro & Bornancini 1988）、智力障碍（Araiche & Brode 1959）、癫痫（Gorlin et al. 1990）、听觉丧失（Hartsfield et al. 1985）、生长迟缓（Bhowmick et al. 2001）和四肢畸形（Nevin et al. 1971; Skrinjaric & Basic 1989）。大多数病例与常染色体显性遗传有关，但却带有常染色体隐性遗传背景（Emerson 1965; Jorgensen & Cocker 1974; Singer et al. 1993）。最常见的HGF综合征包括多毛症、癫痫和智力障碍，但是后两种特征并不出现在所有病例中（Gorlin et al. 1990）。

典型的HGF表现为大量牢固的、致密的、有弹性的、不敏感的纤维组织覆盖在牙槽嵴上（Coletta & Graner 2006），并延续到牙齿，形成广泛的假性牙周袋。其颜色可能是正常的，如果伴炎症则可能表现为红斑状（图14-1和图14-2）。根据牙龈肥大的程度，患者的主诉可能会有功能和美观相关的问题。牙龈肥大可能导致嘴唇突出，患者可能用覆盖在牙齿上的大量增生的组织进行咀嚼。HGF很少在出生时就发病，但可能出现在儿童早期。如果牙龈肥大在牙齿萌出前就出现，致密的纤维组织有可能干扰或阻碍牙齿萌出（Shafer et al. 1983）。

研究指出牙龈纤维瘤病重要的致病机制之一可能是转化生长因子-β1（transforming growth factor-beta1, TGF-β1）的产生增多，因为TGF-β1在减弱HGF成纤维细胞的蛋白水解活性的同时又促进细胞外基质的累积（Coletta et al. 1999; Han et al. 2019）。常染色体显性遗传HGF基因位于2号染色体上（Hart et al. 1998; Xiao et al. 2000），尽管至少有两个不同的遗传位点可能造成这个类型的HGF（Hart et al. 2000），然而，在一个母系遗传的人类牙龈纤维瘤病中，发现了人染色体11p15上的新的致病位点（Zhu et al. 2007）。此外，"Son of Sevenless"基因突变（SOS1和SOS2）也可能导致HGF（Hart et al. 2002）。

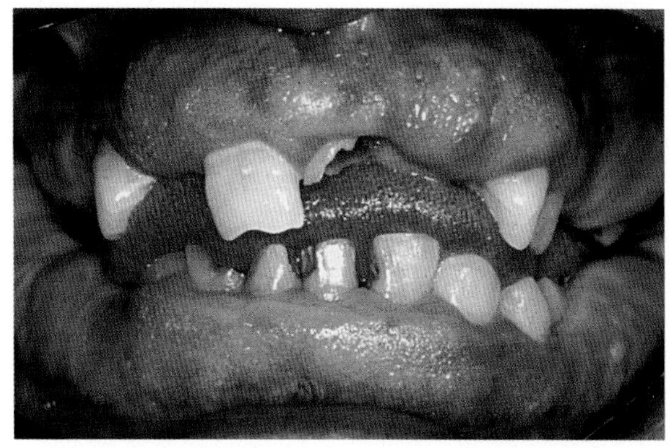

图14-1 遗传性牙龈纤维瘤病，唇侧牙龈覆盖部分牙面。

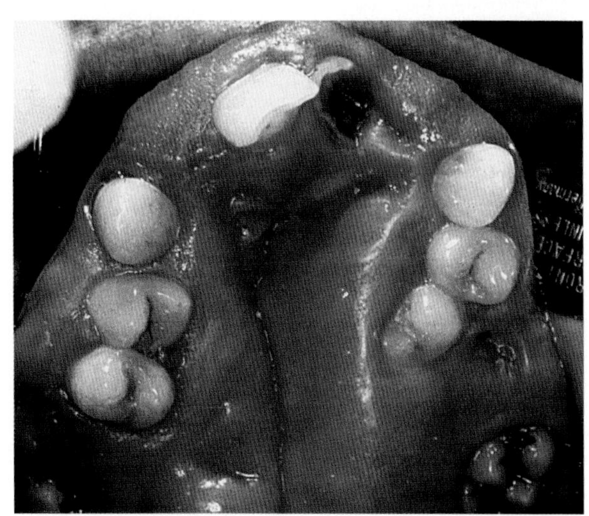

图14-2 与图14-1同一患者，上颌表现为严重的牙龈纤维瘤病，并已造成严重的牙弓畸形。

HGF的组织学特点包括轻微的过角化上皮中度增生并伴钉突伸长。上皮下方的基质几乎完全由致密的胶原纤维束和很少的成纤维细胞构成。另外，可能有局部的炎症细胞浸润（Shafer et al. 1983）。组织学检查有助于与其他遗传性牙龈肥大疾病进行鉴别诊断，如Fabry's病，其是一种以毛细血管扩张为特征的疾病。

HGF的治疗方案为手术切除，常需要一系列的牙龈切除术，较少复发。如果增生范围广泛，复位瓣可以避免龈切除术带来的结缔组织暴露，以更好地消除假性牙周袋。近年来，有一种原创方法用来筛选具有抗纤维化功能的最佳miRNA，结果表明miR-335-3p可作为HGF的一种新型潜在的治疗靶点（Gao et al. 2019）。

特异性感染

细菌来源

感染性的龈炎和口炎可能在罕见的情况下发生，包括免疫缺陷和非免疫缺陷的患者，即宿主的先天性免疫与非菌斑相关性病原体不能维持动态平衡的时候（Rivera-Hidalgo & Stanford 1999）。这类病损可能是由于细菌导致的，且口腔病损可能是炎症的首发表现。这种病损的典型例子是淋病奈瑟菌（Scully 1995; Siegel 1996）、苍白密螺旋体（Scully 1995; Ramirez-Amador et al. 1996; Siegel 1996; Rivera-Hidalgo & Stanford 1999）、链球菌、龟分枝杆菌（Pedersen & Reibel 1989）、结核分枝杆菌（Bansal et al. 2015）或其他微生物感染（Blake & Trott 1959; Littner et al. 1982）。尽管梅毒和淋病的口腔表现很可能是在二期观察到，但需要注意的是这些疾病的所有阶段都可能出现口腔病损。其牙龈病损可表现为鲜红色水肿伴疼痛的溃疡，无症状性硬下疳或黏膜斑块，或者非典型非溃疡性的重度炎症的牙龈炎。活检加上微生物检查可以揭示这些病损的病因。

病毒来源

许多病毒感染会表现在口腔黏膜包括牙龈（Clarkson et al. 2017）。

柯萨奇病毒（手足口病）

手足口病（hand, foot, and mouth disease, HFMD）是一种最常见由柯萨奇病毒A16（coxsackievirus A16, CVA16）和肠道病毒71（enterovirus 71, EV71）引起的病毒性疾病（Kimmis et al. 2018）。它是一种温和的病毒感染，主要发生于夏季和秋季。感染通常累及10岁以下的儿童，并在托儿中心和公立小学快速传播。成年人在接触患儿后也可能被感染。该病的主要临床特征是口腔黏膜上的水疱，主要分布在舌、颊黏膜以及咽喉。也可能出现轻微发热。患者的皮肤上也会有很深的水疱，主要在手掌、手指和脚趾周围。感染初期表现为红点，进而发展成水疱，并快速破裂成溃疡（图14-3）。

疱疹病毒1型和2型

众所周知，许多病毒感染会引起牙龈炎（Scully et al. 1998b）。其中最重要的是疱疹病毒：单纯疱疹病毒1型（herpes simplex viruses type 1, HSV-1）和2型（herpes simplex viruses type 2, HSV-2）以及水痘带状疱疹病毒。这些病毒通常在儿童期进入人体，经历潜伏期后，引起口腔黏膜疾病，有时还会再次激活。HSV-1通常引起口腔症状，而HSV-2主要引起肛门生殖器感染，仅偶尔发生口腔感染（Scully 1989; Petti & Lodi 2019）。

(a)

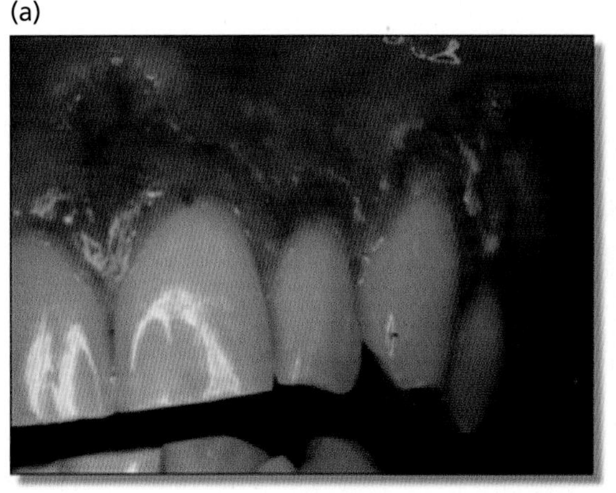

(b)

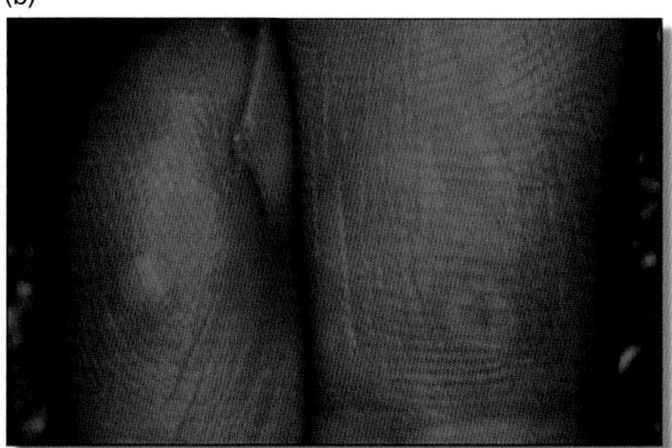

图14-3 手足口病。牙龈病损罕见（a），但手和足的病损常见（b）。

原发性疱疹性龈口炎

HSV感染是最常见的病毒感染。HSV是一种低感染性的DNA病毒，它一旦进入口腔黏膜上皮，可穿透神经末梢，并经光滑内质网逆行（200～300mm/d）游走到三叉神经节潜伏多年。它也可以在神经以外的部位被分离出来，如牙龈（Amit et al. 1992）。有时HSV还会引起多形性红斑复发。这种病毒在其他口腔疾病中的作用目前尚不明确，但HSV已经在牙龈炎（Ehrlich et al. 1983）、急性坏死性龈炎（Contreras et al. 1997）和牙周炎（Parra & Slots 1996）中发现。

当一个新生儿发生疱疹病毒感染，有时是来源于父母的复发性唇疱疹，他/她常常被误诊为“长牙”。随着工业化的发展，口腔卫生水平提高，越来越多的原发性感染发病变迟，也可发生在青少年和成年人。据估计，美国每年约有50万原发性感染病例（Overall 1982）。原发性疱疹病毒感染在儿童早期也许没有临床症状，但可能会引起重度龈口炎，这种情况多发生于青少年之前（图14-4）。其临床表现包括伴红肿疼痛的重度牙龈炎，伴纤维素性渗出物的溃疡以及口炎伴发的水肿（图14-5和图14-6）。潜伏期为1周。一个特征性的表现是水疱形成，继而破裂、融合，留下假膜覆盖的溃疡（Scully et al. 1991; Miller & Redding 1992）。其他的典型特征有发热和淋巴结肿大。10～14天内自愈且不留瘢痕（图14-6）。在这段时间疼痛可能会引起进食困难。

潜伏在神经节细胞处的残留病毒，可能将它的DNA结合到细胞染色体DNA里（Overall 1982）。在原发性感染患者中有20%～40%会复发病毒感染（Greenberg 1996），复发通常表现

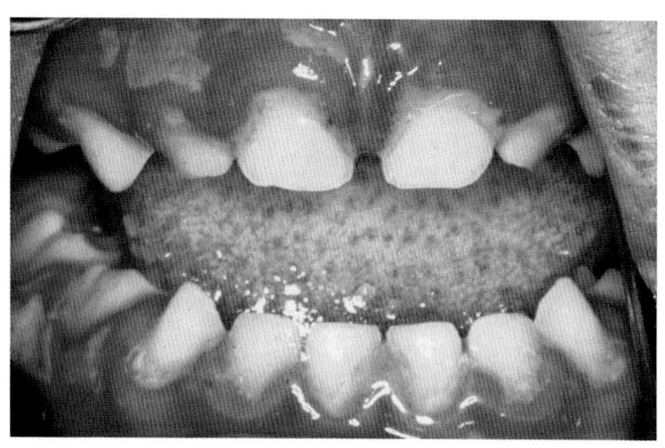

图14-4 一名3岁儿童的疱疹性龈口炎。附着龈可见红斑肿胀，伴浆液纤维素性渗出物覆盖在龈缘。

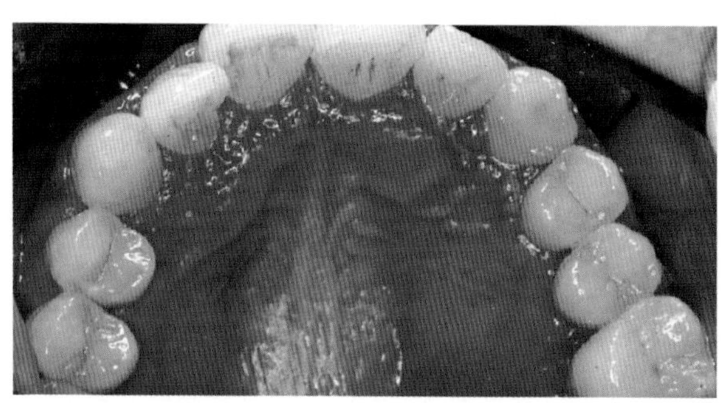

图14-5 疱疹性龈口炎累及腭侧牙龈，可见许多水疱和小溃疡。

(a)

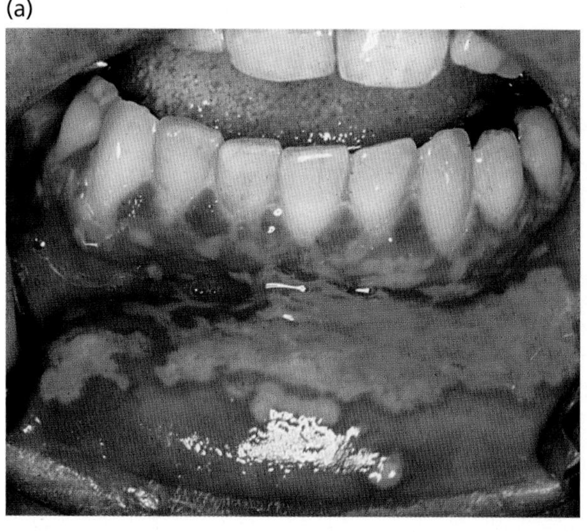

(b)

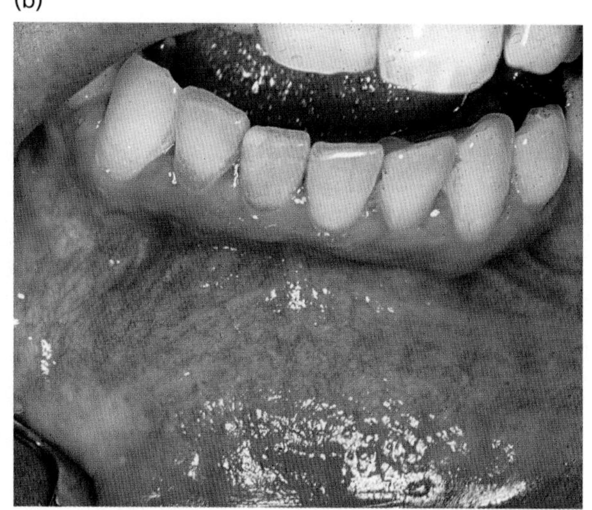

图14-6 一名38岁女性的疱疹性龈口炎。（a）下唇黏膜和牙龈广泛性溃疡。（b）4周后组织愈合，没有组织缺损或瘢痕形成。

为唇疱疹，但也可能再出现口腔内的病毒感染。唇疱疹一般每年至少出现一次，疱疹常常发生在唇红缘的同一部位或其周围皮肤，这些部位的神经末梢成簇分布。多种因素会激活潜伏的病毒，如创伤、紫外线暴露、发热、月经等（Scully et al. 1998b）。

如果复发出现在唇红缘便容易诊断，但出现在口腔内复发的疱疹，常因为没有考虑到阿弗他溃疡并不侵犯角化黏膜，而被误诊为阿弗他溃疡（Lennette & Magoffin 1973; Sciubba 2003）。复发性的口腔内疱疹与原发性感染相比缺乏典型表现。一个特征性的表现是附着龈和硬腭出现成簇的伴发疼痛的小溃疡（Yura et al. 1986）（图14-7）。根据患者病史和从病损分离出的HSV可以做出诊断。聚合酶链反应（polymerase chain reaction, PCR）很大程度上可以取代其他大多数方法，是一种能诊断病毒亚型的快速而可靠的诊断工具。实验室诊断还可以通过血液样本以检测出升高的抗HSV抗体滴度。但是，这仅对原发感染的病例来说具有意义，因为在患者的余生中都会保持较高水平的抗体滴度。牙龈病损细胞涂片的组织病理学表现并无特殊，但肥大细胞及核内包涵体的存在可以提示病毒在细胞内存活（Burns 1980）。

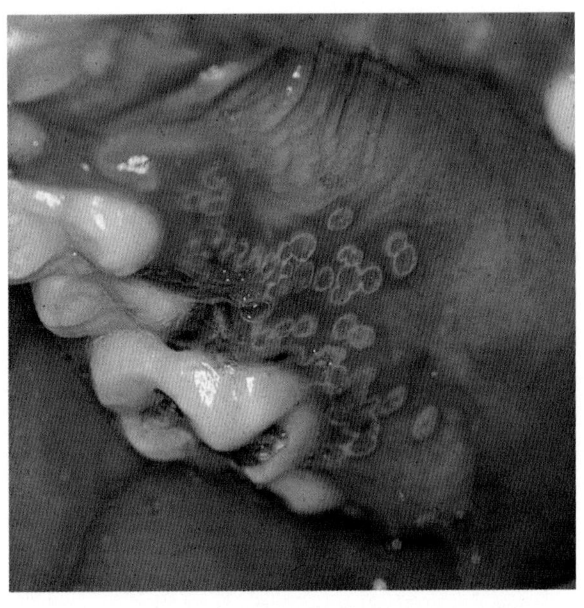

图14-7　口内复发性的疱疹感染。腭部右侧牙龈和黏膜水疱破裂。

免疫缺陷患者，如人类免疫缺陷病毒（human immunodeficiency virus, HIV）感染的患者，获得感染的风险增加（Holmstrup & Westergaard 1998）。免疫缺陷患者如果疱疹感染复发，无论是在牙龈或其他部位，病情可能会很严重，甚至有危及生命的风险。

疱疹性龈口炎的治疗包括仔细清除菌斑，防止溃疡表面细菌感染，因为感染会导致溃疡愈合延迟。在严重的病例中，包括免疫缺陷患者，推荐全身应用抗病毒药物如阿昔洛韦、伐昔洛韦或泛昔洛韦（O'Brien & Campoli-Richards 1989; Mindel 1991; Arduino & Porter 2006）。仅有微弱的证据支持用阿昔洛韦治疗儿童病例。但是，可以考虑在症状出现72小时内使用，前提是患者存在龈口炎且有严重的疼痛或脱水（Goldman 2016）。阿昔洛韦会产生耐药性，尤其是长期药物治疗的免疫缺陷患者（Westheim et al. 1987），这就解释了为何其他抗病毒药物也受到波及。推荐患者在接受牙科治疗前预防性抗病毒治疗以避免复发，同样也能最大限度减少疾病传播（Miller et al. 2004）。

水痘带状疱疹病毒

水痘带状疱疹病毒引起水痘（varicella，同义词chicken pox），水痘是一种原发自限性感染。它主要发生在儿童，成年后病毒复发引起带状疱疹（herpes zoster，同义词shingles）。两者都可累及牙龈（Straus et al. 1988; Scully 1995）。水痘会伴随着发热、不适和皮疹。口腔内病变表现为小溃疡，常常发生在舌、腭部和牙龈（Miller 1996; Scully et al. 1998b）。病毒残余潜伏在神经节背根部，在原发感染数年后可再次复发（Rentier et al. 1996）。复发后表现为带状疱疹，单侧病变沿感染的神经分布（Miller 1996）。老年或免疫缺陷患者复发一般累及胸神经节。三叉神经来源的病毒复发占报道病例的20%（Hudson & Vickers 1971）。如果三叉神经的第二或第三分支受累，口腔内病变可能会伴发皮肤病变，或口腔内病变单独出现（Eisenberg

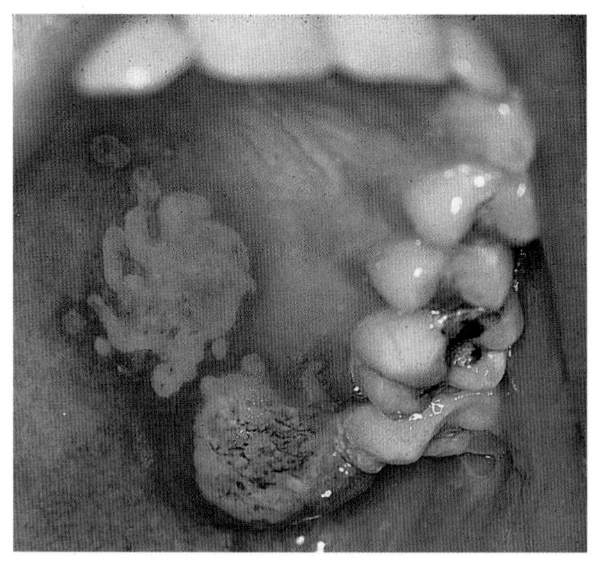

图14-8 左侧腭部侧牙龈和黏膜的带状疱疹。有不规则假膜覆盖的溃疡并伴剧烈疼痛。

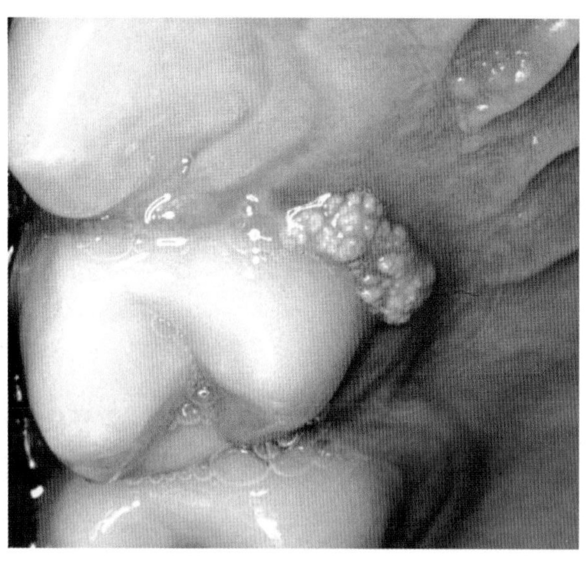

图14-9 腭部牙龈的鳞状细胞乳头状瘤。

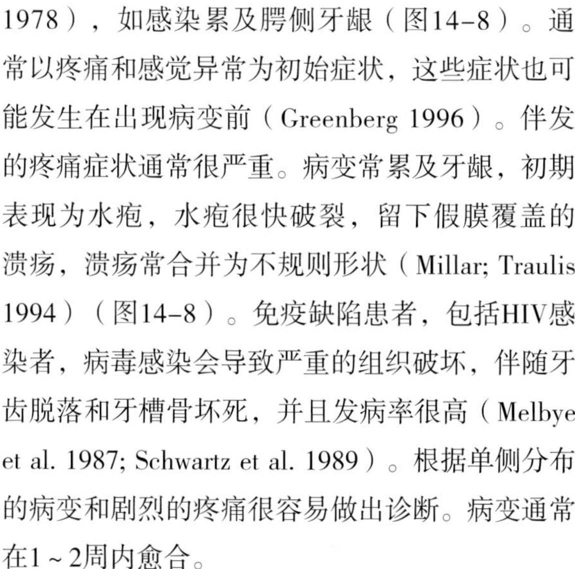

1978），如感染累及腭侧牙龈（图14-8）。通常以疼痛和感觉异常为初始症状，这些症状也可能发生在出现病变前（Greenberg 1996）。伴发的疼痛症状通常很严重。病变常累及牙龈，初期表现为水疱，水疱很快破裂，留下假膜覆盖的溃疡，溃疡常合并为不规则形状（Millar; Traulis 1994）（图14-8）。免疫缺陷患者，包括HIV感染者，病毒感染会导致严重的组织破坏，伴随牙齿脱落和牙槽骨坏死，并且发病率很高（Melbye et al. 1987; Schwartz et al. 1989）。根据单侧分布的病变和剧烈的疼痛很容易做出诊断。病变通常在1~2周内愈合。

治疗建议还包括软食或流质饮食、休息、轻柔地去除菌斑以及使用稀释的氯己定漱口，这些作为抗病毒药物治疗的补充。神经痛是严重的带状疱疹后遗症，可以持续数月至数年，可能导致明显的神经衰弱和生活质量下降。针对60岁及以上人群进行疫苗接种具有一定的经济效益（Carpenter et al. 2019）。

接触传染性软疣病毒

传染性软疣是一种具有传染性的自限性病毒感染，通常影响皮肤，罕见于黏膜病损。该病可发生于任何年龄，但在婴儿（2~5岁）、性生活活跃的成年人以及免疫功能低下的人群中的患病率较高（de Carvalho et al. 2012）。该病由一种DNA痘病毒引起，潜伏期为2~7周。疾病以单个/多个、圆形/半圆形、粉红色蜡状丘疹为特征，直径大小范围为1~5mm，分布在面部、眼睑、颈部、腋窝和大腿（Fornatora et al. 2001）。牙龈感染有见报道但极其罕见。该病的组织病理学具有特征性，并且身体存在软疣便可诊断。

人乳头瘤病毒

有将近200种人乳头瘤病毒（human papillomavirus, HPV）基因型或毒株已被鉴定。病毒选择性地感染黏膜或皮肤的鳞状上皮。然而，仅有少数基因型与口腔黏膜感染有关（Syrjänen 2018）。与疱疹病毒感染不同的是，HPV感染更多是慢性的，很少引起任何症状。西方世界高达80%人群在特定时间感染。口腔性行为和张口接吻可能是口腔HPV感染的主要原因，但仍不清楚是否存在其他感染途径（Jiang & Dong 2017）。HPV病毒感染与几种肿瘤有关，包括良性和恶性肿瘤。有15种HPV亚型与恶变的高风险相关。其中，HPV 16型和HPV 18型是HPV相关肿瘤最常见的原因。由于龈袋是口腔黏膜存在基底层细胞的唯一部位，已知HPV在其他黏膜的靶点通常暴露于环境中，因此猜想龈袋是HPV感染口腔黏膜的潜伏位置。乳头状瘤/尖锐湿疣、疣和局灶性上皮增生有不同的治疗策略，如冷冻疗法、电刀切除、手术切除、激光治疗和三氯乙酸疗法。随着HPV疫苗使用增加，对HPV阳性鳞状细胞癌的认识也逐渐提高，一些流行病学证据表明，HPV疫苗可能提供一种预防口腔HPV感染的解决方案。生物学和流行病学数据提示口腔性行为和HPV相关肿瘤之间存在联系，但缺乏确切的证据。

鳞状细胞乳头状瘤和寻常疣

鳞状细胞乳头状瘤和寻常疣是口内HPV感染最常见的临床类型。乳头状瘤可能是由HPV 6型和11型导致，而寻常疣与HPV 2型、HPV 4型和HPV 57型相关。临床上，这两种改变之间没有明显区别。感染后可以表现为细小的白色冰柱状突起（图14-9），但有时病损也可能更像菜花状外观，此时，病损的颜色通常与周围黏膜相同。病损大小很少超过10mm。患者可能意识到存在感染，但他们很少有症状。

尖锐湿疣

已知尖锐湿疣（图14-10）可累及牙龈、颊、唇和硬腭黏膜。这种HPV感染以前被认为是一种完全独立的疾病，但由于尖锐湿疣与引起乳头状瘤的亚型相同，现在对两种临床类型是否应该分开仍存在疑问。两者在临床特征上也并没有明显的区别。

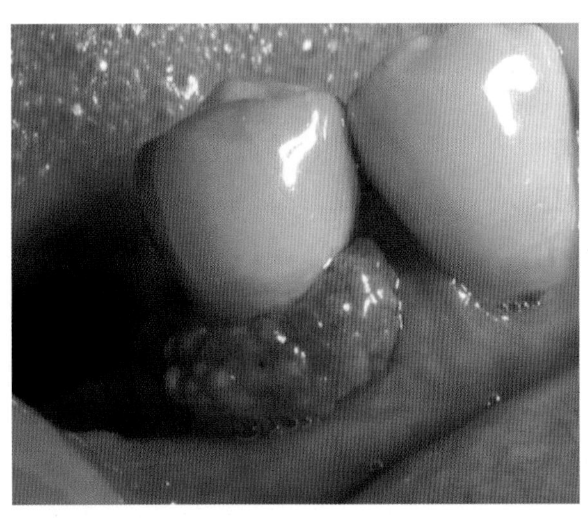

图14-10　牙龈尖锐湿疣。

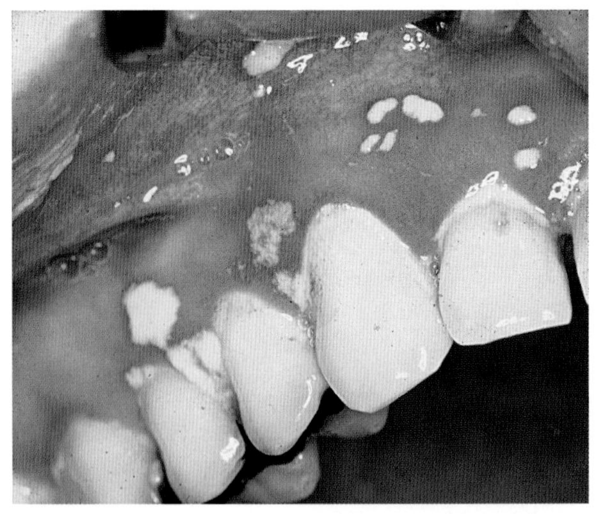

图14-11　一名HIV血清反应阳性患者上颌牙龈和黏膜的假膜念珠菌病。假膜可被擦去，留下一个轻微出血的创面。

局灶性上皮增生

局灶性上皮增生（focal epithelial hyperplasia, FEH）是一种与13亚型和32亚型显著相关的口内HPV感染。这种感染是一种常染色体隐性遗传的良性家族性疾病。FEH广泛流行于美洲原住民和墨西哥印第安人、南美洲原住民和因纽特人。临床上，这种病毒感染与其他感染不同，表现为黏膜的多个疣状圆形增生。增生的大小可能不一，但很少超过5mm。FEH与健康口腔黏膜的颜色相同。有时病变会融合成更大的病损。

真菌来源

口腔黏膜真菌感染包括一系列疾病，如曲霉菌病、酵母菌病、念珠菌病、球孢子菌病、隐球菌病、组织胞浆菌病、毛霉菌病及副球孢子菌感染（Scully et al. 1998b），但其中一些感染非常罕见，且并非所有感染都表现为牙龈炎。这个章节重点关注念珠菌病和组织胞浆菌病，两者都可能引起牙龈感染。

念珠菌病

从人类口腔中可以获得多种念珠菌种属，包括白色念珠菌、光滑念珠菌、克柔念珠菌、热带念珠菌、近平滑念珠菌和高里念珠菌（Cannon et al. 1995）。最常见的口腔黏膜真菌感染主要是由白色念珠菌引起的念珠菌病（Scully et al.

(a)

(b)

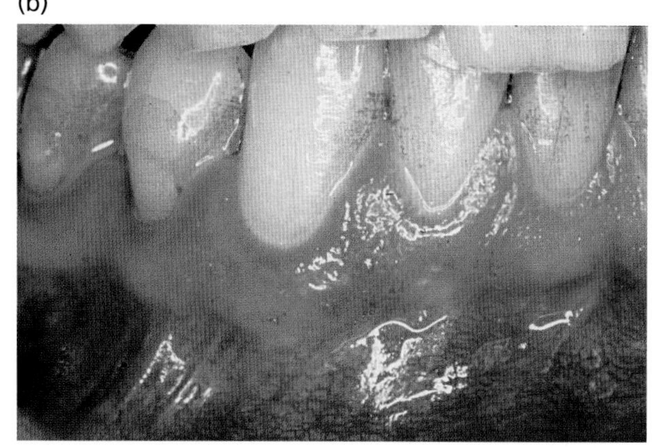

图14-12 一名HIV血清反应阳性患者的下颌附着龈红斑型念珠菌病。膜龈联合界限不清（a）。与图a同一患者，局部抗真菌治疗后（b），膜龈联合清晰可见。

1998b）。白色念珠菌是口腔的正常共生菌，但也是机会致病菌（Lewis & Williams 2017）。白色念珠菌在健康成年人中经口传播的患病率范围为3%～48%（Scully et al. 1995），之所以有这么大的变化幅度是由调查的人群和检查的手段不同造成。白色念珠菌在口腔全部酵母菌群中的比例可达50%～80%（Wright et al. 1985）。白色念珠菌蛋白酶-阳性菌株与疾病相关（Negi et al. 1984; Odds 1985），可侵犯角化上皮如牙龈。入侵和脱皮增加是由于透明质酸酶的生成。白色念珠菌感染通常是宿主免疫低下的结果（Holmstrup & Johnson 1997），包括免疫缺陷（Holmstrup & Samaranayake 1990）（图14-11～图14-13）、唾液分泌减少、吸烟和激素治疗，但也可能是因为大量的诱发因素。口腔念珠菌病的发生可作为接受抗病毒药物治疗的HIV感染患者免疫和治疗失败的指征（Miziara & Weber 2006）。口腔微生物菌群失调，如应用广谱抗生素治疗后，也可能导致口腔念珠菌病。然而，诱发因素常常难以鉴定。根据病变部位，感染可分为局部性或全身性感染。口腔黏膜的念珠菌感染通常是局部性感染，但对于全身状况不佳的患者来说，全身性感染也并不少见。

对于全身健康个体，口腔念珠菌病很少在牙龈有临床表现，尽管白色念珠菌经常能从重度牙周炎患者的龈下菌斑中分离出来（Slots et al. 1988）。牙龈念珠菌感染最常见的临床特征

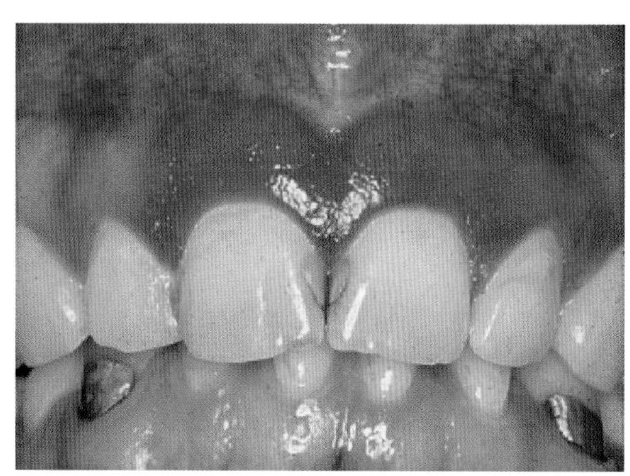

图14-13 上颌切牙区附着龈的慢性红斑型念珠菌病。

是附着龈发红，常伴随着颗粒状的表面（图14-12）。

口腔黏膜的多种临床表现有假膜型念珠菌病（或称鹅口疮）、红斑型念珠菌病、斑块状念珠菌病和结节型念珠菌病（Holmstrup & Axéll 1990）。假膜型念珠菌病表现为白色斑块（图14-11），可以用器械或纱布从黏膜表面擦掉，留下一个轻微出血的创面。假膜型一般没有主要的临床症状。红斑型病变可以发生在口腔黏膜的任何地方（图14-13）。明显的红色病变通常伴疼痛，有时非常严重。斑块状口腔念珠菌病常常发生在吸烟者中，可见一个白色斑块且不能被擦去。这种病变通常没有症状，在临床上与口腔白斑不能辨别。结节型念珠菌病很少发生在牙龈。一般表现为稍微高起的白色或微红色结节（Holmstrup & Axéll 1990）。

念珠菌感染的诊断可以通过真菌培养、涂片或活检来完成。念珠菌的最终鉴定可以通过多种辅助检查，通常包括对分离出来的菌株的形态学和生理学特征进行评估。许多念珠菌菌种特异性PCR的分子检测方法也被应用（Williams & Lewis 2000）。在牙科诊所室温条件下用尼克森培养基做真菌培养很容易操作。另外一种诊断方法是取可疑病损区的涂片做显微镜检查，可以用相差显微镜直接检查，或者用过碘酸雪夫式染色/革兰染色进行光学显微镜检查。在大量脱落细胞中可见菌丝或假菌丝形成的菌丝形成细胞和芽生孢子。由于在健康个体白色念珠菌经口传播很常见，阳性的真菌培养和涂片不一定能反映念珠菌感染（Rindum et al. 1994）。一个可靠的诊断方法需要真菌的定量分析和上述病损类型的临床表现变化，或者也可以通过病损活检辨别真菌丝或假菌丝。

局部治疗包括抗真菌药的应用，如制霉菌素、两性霉素B或咪康唑。制霉菌素可作为一种口腔混悬剂来使用。由于它不会再吸收，所以可用于妊娠期或哺乳期妇女。咪康唑是一种口腔用凝胶，妊娠期不能使用，它与抗凝药和苯妥英钠有交叉反应。重度或广泛性病损的治疗还需全身应用抗真菌药如氟康唑。需要注意的是，氟康唑具有几种药代动力学的药物相互作用（Niwa et al. 2014）。

有证据表明，一些牙龈炎症病例具有念珠菌感染的临床背景，有的表明是牙龈线性红斑（图14-14）（Winkler et al. 1988; Robinson et al. 1994）。但研究发现，微生物菌群不仅含有白色念珠菌，还含有许多普通牙周炎可检测到的牙周致病菌，包括牙龈卟啉单胞菌、中间普雷沃氏菌、伴放线聚集杆菌、具核梭杆菌和直肠弯曲菌（Murray et al. 1988, 1989, 1991）。

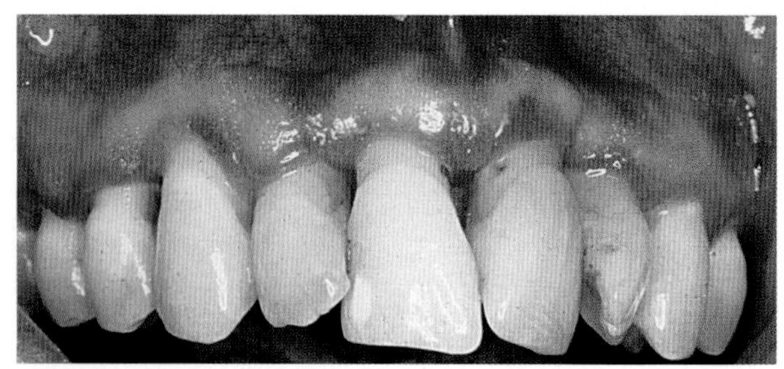

图14-14 上颌牙龈的线形红斑。牙龈线形红斑沿着龈缘分布，对常规治疗反应不佳。

组织胞浆菌病

组织胞浆菌病是一种肉芽肿性疾病，是由一种主要存在于鸟类和猫科类动物排泄物的土壤腐生菌——荚膜组织胞浆菌引起的疾病。这种感染发生在美国东北部、东南部、环大西洋中部和中部各州，也可见于中南美洲、印度、东亚和澳洲。在美国组织胞浆菌病是最常见的系统性真菌病。生物体的菌丝形成孢子经空气传播介导疾病的发生（Rajah & Essa 1993）。在正常的宿主中，感染呈现亚临床状态（Anaissie et al. 1986）。临床表现包括急性和慢性肺组织胞浆菌病，播散型主要发生于免疫缺陷患者（Cobb et al. 1989）。口腔病损可发生在30%的肺组织胞浆菌病患者和66%的播散型患者（Weed & Parkhill 1948; Loh et al. 1989）。这种口腔病损可能累及口腔黏膜的任何区域（Chinn et al. 1995），包括牙龈（牙龈是最常累及的区域之一）（Hernandez et al. 2004）。病损初始表现为结节状或乳头状，随后可能变成带有牙龈组织缺损和疼痛的溃疡（图14-15和图14-16）。有时候，病损表现为肉芽肿，其临床外观类似于恶性肿瘤（Boutros et al. 1995）。根据临床表现、组织病理学表现和/或真菌培养做出疾病诊断，治疗包括全身抗真菌治疗。

炎症和免疫状态

过敏反应

接触过敏

口腔黏膜的过敏反应并不常见。过敏是一种过度的免疫反应，有几种机制可能参与了该过程。口腔黏膜反应可能是Ⅰ型反应（速发型），由IgE介导，更多的时候是由T细胞介导的Ⅳ型反应（迟发型）。过敏很少在口腔发生，可能是

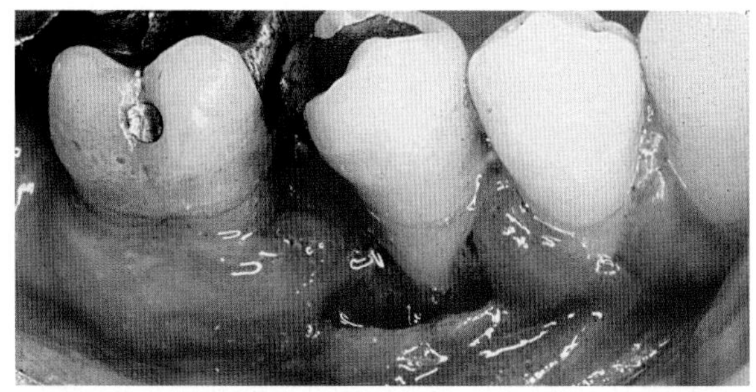

图14-15　牙龈组织胞浆菌病伴发第二前磨牙的牙周组织丧失。

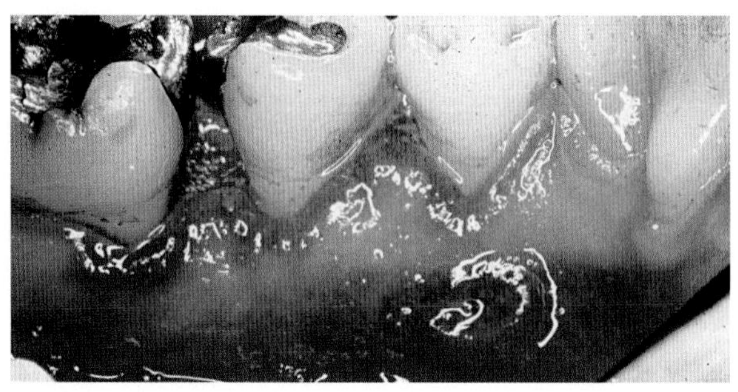

图14-16　与图14-15同一患者，舌侧火山口样的病损深层存在溃疡。

由于口腔黏膜比皮肤或其他表面发生过敏反应需要更高浓度的过敏原（Amlot et al. 1985; Lüders 1987; Holmstrup 1999）。这部分内容包含了对牙科修复材料、牙膏、漱口水、口香糖和食物的过敏症。

Ⅳ型过敏反应（接触过敏）的临床症状发生在接触过敏原之后的12～48小时。接触损伤和接触过敏原之前引起口腔黏膜的敏化作用是这些反应发生的前提（Holmstrup 1991）。引发口腔黏膜反应的修复材料包括汞、镍、金、锌、铬、钯和丙烯酸树脂（Ovrutsky & Ulyanow 1976; Zaun 1977; Bergman et al. 1980; Council on Dental Materials Instruments and Equipment Workshop. Biocompatibility of metals in dentistry–Recommendations for Clinical Implementation 1984; Fisher 1987）。这类病损很少发生在牙龈，却与口腔扁平苔藓在牙龈的表现相似，因此它们被称为口腔苔藓样病损（参见本章后文）或者口腔白斑（图14-17）。它们或泛红，或泛白，有时呈现溃疡病损，但诊断的重要依据之一是在去除病损所接触的材料之后病损可以愈合（Feller et al. 2017）。外加过敏试验鉴定确切的过敏原可

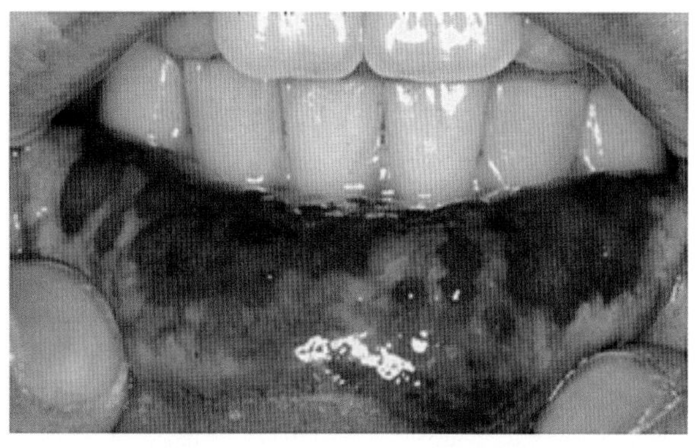

图14-17　药物性口炎有时发生于牙龈。图中为硫唑嘌呤引起的黏膜病损，其作为抗代谢药用于免疫抑制。

以提供辅助信息（Larsen et al. 2017），但是对于牙科银汞合金，上皮过敏试验的结果与去除充填物后的临床表现没有显著的相关性（Skoglund 1994）。过敏反应的临床表现局限于与修复材料接触的部位，更换过敏材料后的黏膜病损愈合的表现可以明确诊断（Bolewska et al. 1990）。

在使用牙膏（Sainio & Kanerva 1995; Skaare et al. 1997）和漱口水之后（Sainio & Kanerva 1995; Larsen et al. 2017）极少发生接触过敏。可能产生过敏反应的成分或许是香料添加剂，如香芹酮、肉桂（Drake & Maibach 1976）或防腐剂（Duffin & Cowan 1985）。这些香料添加剂也可能用在口香糖里，因此产生类似龈口炎的反应（Kerr et al. 1971）。这种过敏反应的临床表现包括弥漫的、红肿的牙龈炎，有时伴溃疡或发白（图14-18）。唇、颊和舌黏膜可有相似的反应，也可能表现为唇炎。这些特征性的临床表现构成了诊断的依据，在停止使用含过敏原的制剂后病损愈合也能支持诊断。

胃肠道是机体最大的免疫器官，每天被大量的膳食蛋白不断地“轰炸”。尽管容纳如此多的蛋白质，但由于患者对这些过敏原有足够的口服耐受性而很少产生食物过敏（Chehade; Mayer 2005）。食物过敏可表现为Ⅰ型和Ⅳ型过敏反应。当摄入食物成分如花生和南瓜子之后产生的严重肿胀被称为Ⅰ型过敏反应。桦树花粉过敏与几种口腔黏膜过敏有关，口腔过敏的患者中＞20%可能对猕猴桃、桃子、苹果、栗子和意大利香肠有高敏感性（Yamamoto et al. 1995;

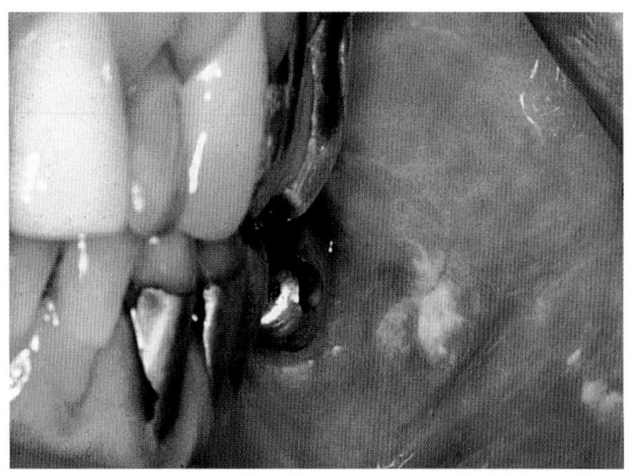

图14-18 左颊黏膜的接触性苔藓样病损是对银汞的Ⅳ型超敏反应。该病损局限于与银汞充填物接触的区域。这些病损常常在用复合材料或其他无过敏刺激性成分的材料替换含汞充填物后恢复正常。

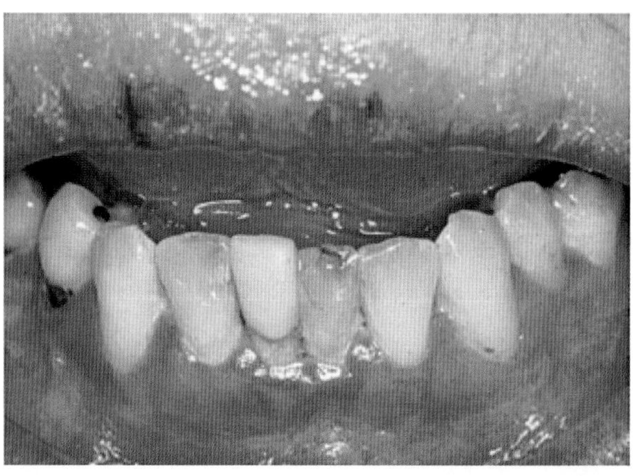

图14-19 牙膏中的口味添加剂引起接触过敏所致的弥漫性龈炎和唇炎。

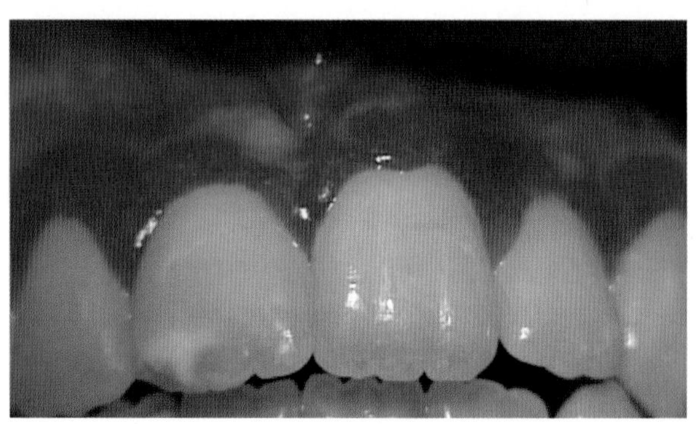

图14-20 浆细胞龈炎。

Antico 1996; Asero et al. 1996; Liccardi et al. 1996; Rossi et al. 1996; Helbling 1997; Wutrich 1997）。另外一种可致龈炎和龈口炎的食物过敏原是红辣椒（Serio et al. 1991; Hedin et al. 1994）。除非可以证实在去除过敏原后病损能够消失，否则很难做出食物过敏的诊断。

浆细胞龈炎

浆细胞龈炎（plasma cell gingivitis, PCG）是一种不常见的病因不明的良性炎症状态（Jadwat et al. 2008），尽管它被认为是一种对过敏原的过敏反应。PCG最常见于年轻人群（Hedin et al. 1994）。多数表现在前牙区的牙龈，也常扩展到膜龈联合。病损通常是无症状的，其特征为斑点状病变，呈鲜红色、天鹅绒状、边界清晰、平坦至略微隆起（图14-19）。PCG的病理学特征是固有层密集的浆细胞浸润带。诊断尚不能明确定义，在不同牙龈状态下，只要病理成分以浆细胞为主的便归类为PCG。通过清创，牙龈通常会自愈，但有时需要数年才能完全愈合。

多形性红斑

多形性红斑（erythema multiforme, EM）是一种反应急剧、时而复发、累及黏膜和皮肤的囊泡性疾病。病损出现之前通常引起全身不适。这个疾病的表现轻重不一，轻度表现为具有自限性的、温和的皮肤出疹，并极少累及口腔，重度则表现为侵袭性的、暴发性的、广泛的黏膜皮肤上皮坏死。后面这种重型的症状被称为斯约综合征，呈现广泛性的黏膜病损，包括口腔、眼睛和生殖器，除此之外还有皮肤病损（Lozada-Nur et al. 1989; Assier et al. 1995; Bystryn 1996; Ayangco & Rogers 2003）。多发型需要与其他疾病如赖特尔综合征和白塞氏病相鉴别，它们也可累及眼睛和口腔黏膜，也常波及生殖器。EM的发病机制尚不清楚，但它表现为针对角质细胞的细胞毒性免疫反应（Ayangco & Rogers 2003），可由许多因素引起，包括HSV（Lozada & Silverman 1978; Nesbit & Gobetti 1986; Ruokonen et al. 1988; Miura et al. 1992; Aurelian et al. 1998）、支原体肺炎（McKellar & Reade 1986; Stutman 1987）及多种药物（Bottiger et al. 1975; Gebel & Hornstein 1984; Kauppinen & Stubb 1984; Celentano et al. 2015）（图14-20）。

EM可发生于任何年龄，但最常见于年轻人。它可发生或不发生在口腔黏膜，但口腔病损发病率占到25%～60%（Huff et al. 1983）；有时口腔是唯一的发病部位。口腔病损的特征包含唇部肿胀，唇红缘广泛硬皮形成（图14–21）。但是，基本的病损是大疱破裂，留下广泛溃疡，常常覆盖着厚重的淡黄色纤维蛋白渗出物，有时描述为假膜（图14–22）。这类病损也可能累及颊黏膜和牙龈（Huff et al. 1983; Lozada–Nur et al. 1989; Scully et al. 1991; Barrett et al. 1993）。皮肤病损的特征表现在于虹膜状外观，并且红斑区域内有一个中心大疱，周围包绕着一圈白色光晕（图14–23）。口腔内病损也可产生类似的表现，但不常见。这个疾病通常有自限性，但常常复发。病损愈合可能需要数周（Fabbri; Panconesi 1993）。

EM的组织病理学表现为上皮组织自上皮内或上皮下与结缔组织分离，结缔组织伴血管周围炎症（Reed 1985）。免疫组化检查结果没有特殊性，在大多数情况下，诊断依靠的是临床表现。虽然牙周病损并不是最频发的口腔表现，但有时会造成鉴别诊断困难。典型的唇红缘硬皮的溃疡，及厚重的纤维蛋白渗出物覆盖着的口腔病损提示EM的发生，因此有时会诊断为渗出性多形性红斑。黏膜溃疡需要数周才能愈合，且溃疡伴疼痛（Lozada–Nur et al. 1989）。

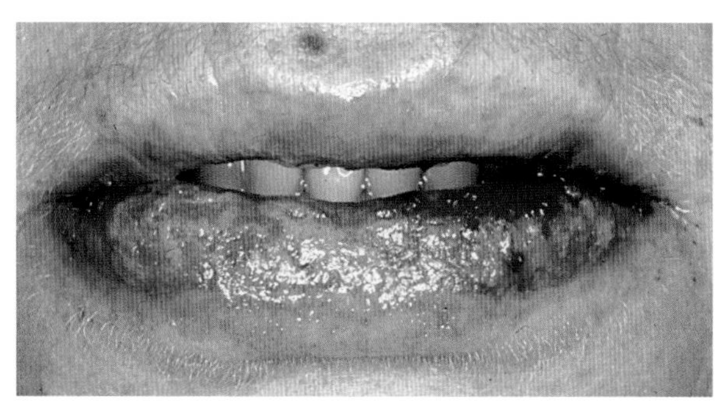

图14–21　下唇多形性红斑伴唇红缘硬皮形成。

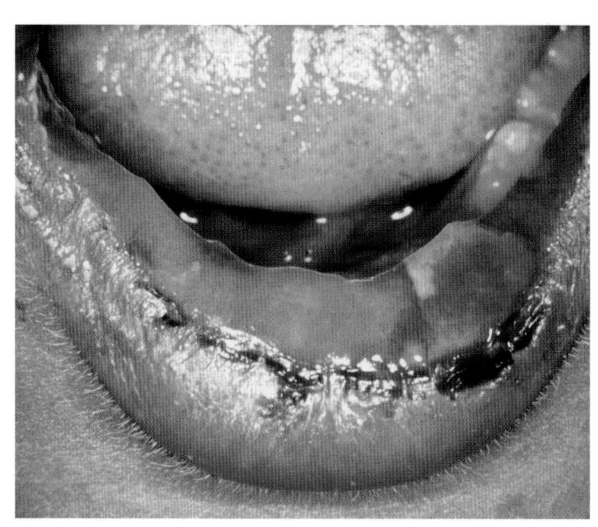

图14–22　多形性红斑伴厚重的纤维蛋白渗出物覆盖的溃疡。

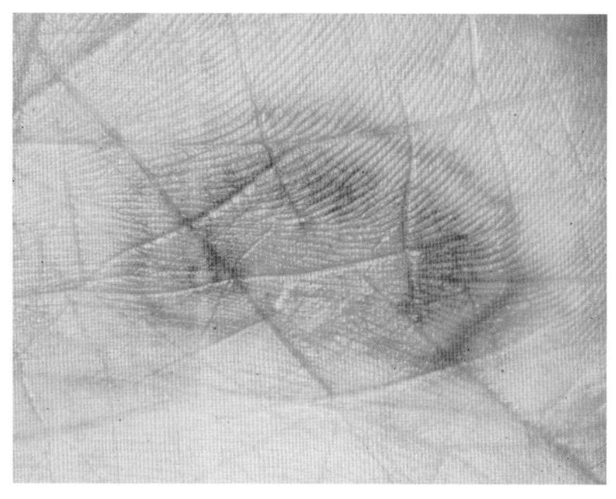

图14–23　多形性红斑。皮肤病损带有特征性的虹膜状外观。可见红斑区域内有一个中心大疱，周围包绕着一圈白色光晕。

对于任何的口腔内病损，都必须进行轻柔的菌斑控制和专业清洁。治疗通常包括全身应用糖皮质激素，但对于病损范围较小的病例，局部治疗也许就有效果。由疱疹病毒感染引起的复发性EM病例，可能需要预防性使用阿昔洛韦400mg，每天2次。

皮肤和黏膜的自身免疫性疾病

许多皮肤黏膜病有牙龈病损的临床表现，牙龈有时表现为剥脱状或溃疡。在这类疾病中最重要的是扁平苔藓、类天疱疮、寻常型天疱疮、多形性红斑以及红斑狼疮。

寻常型天疱疮

天疱疮是一组以皮肤和黏膜的上皮内疱为特征的自身免疫性疾病。这组疾病包含了许多类型，寻常型天疱疮（pemphigus vulgaris, PV）是其中最常见和最严重的类型（Barth & Venning

1987）。

犹太人或地中海地区的人比其他地方的人群更容易患上PV。这提示该病有很强的基因背景（Pisanti et al. 1974）。此病可发生于任何年龄，但通常见于中年或老年人。它表现为广泛性的大疱形成，常常涵盖皮肤的大部分区域，如果不及时治疗可致生命危险。口腔内发病形成大疱很常见，并且包括牙龈在内的口腔黏膜病损也很频发。早期病损类似于阿弗他溃疡（图14-24），但晚期常是广泛破坏（图14-25）。疾病累及牙龈表现为带有疼痛的剥脱性病损、糜烂、溃疡，这些是大疱破裂后的遗留表现。这类病损可能无法与良性黏膜类天疱疮（benign muous membrane pemphigoid，BMMP）相辨别（Zegarelli & Zegarelli 1977; Sciubba 1996）（图14-26）。由于形成的大疱位于棘细胞层，见到完整大疱的机会比BMMP少得多。该病波及其他黏膜组织也常见（Laskaris et al. 1982）。溃疡愈合缓慢，通常不会形成瘢痕，并且该病是个慢性过程，会反复形成大疱（Zegarelli & Zegarelli 1977）。

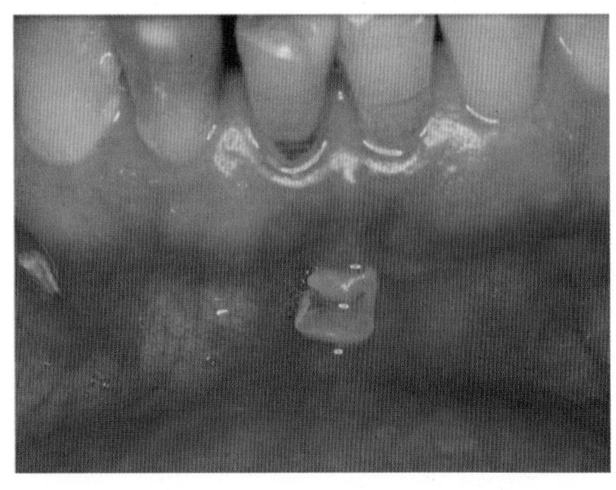

图14-24　寻常型天疱疮。原发病损类似于复发性阿弗他溃疡。

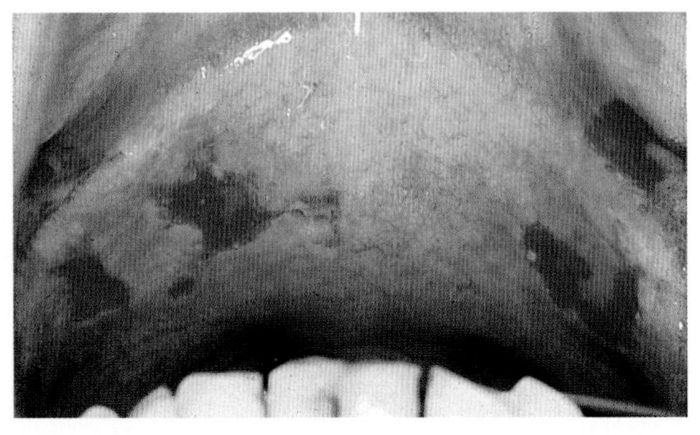

图14-25　寻常型天疱疮。可见软腭黏膜糜烂，糜烂病损是由于上皮表层的部分丧失造成的，遗留的结缔组织仅覆盖基底细胞层。

根据细胞桥粒破坏导致棘层松解，形成上皮内疱的组织学特征可诊断PV。大疱包含了非黏附的游离上皮细胞，这指的是已经丧失细胞间桥的Tzank细胞（Coscia-Porrazzi et al. 1985; Nishikawa et al. 1996）。炎症反应主要由单核细胞和中性粒细胞介导。免疫组化提示上皮层的细胞周围有IgG和C3沉积。大部分患者的血清样本可检测到抗上皮间黏附分子的自身循环抗体，但在口腔内病损的初期阶段，这个抗体可能检测不到（Melbye et al. 1987; Manton & Scully 1988; Lamey et al. 1992; Lever & Schaumburg-Lever 1997）。PV形成大疱的背景是由于抗钙黏蛋白型上皮细胞黏附分子（桥粒芯蛋白1和桥粒芯蛋白3）的自身抗体导致细胞间黏附破坏（Nousari & Anhalt 1995; Nishikawa et al. 1996; Lanza et al. 2006）。这些黏附分子引发自身抗体形成的机制目前尚未明确。

将PV患者及时转诊给皮肤科医生或内科医生非常重要，因为如果诊断不及时（Daltaban et al. 2020），PV可危及生命，尽管目前全身应用糖皮质激素能够治疗大多数病例。局部辅助治疗包括轻柔的菌斑控制和专业清洁，就如前所述的慢性炎症性口腔黏膜疾病所使用的局部治疗。有时也需要额外的局部激素治疗来控制口内疾病的进展。

类天疱疮

类天疱疮是一组由基底膜成分-自身抗体间的免疫反应导致的上皮与结缔组织分离的疾病。大疱性类天疱疮主要发生在皮肤，但也可能累及口腔黏膜（Brooke 1973; Hodge et al. 1981）。如果仅是黏膜受累，常用“良性黏膜类天疱疮（benign muous membrane pemphigoid，BMMP）”一词来形容。“瘢痕性类天疱疮”一词也用来描述上皮下大疱性疾病，常发生在口或眼，而不常见于其他黏膜区域。这个名称使用在口腔病损中存在疑义，因为通常口腔病损不会产生瘢痕，瘢痕常常是和眼部病损有关（Scully et al. 1998b）。目前已证实，BMMP是一组以针对多种基底膜区抗原的自身抗体的免疫反应为特点的疾病（Scully & Laskaris 1998）。这些抗原鉴定为半桥粒或透明板成分（Leonard et al. 1982, 1984; Manton & Scully 1988; Domloge-Hultsch et al. 1992, 1994），同时从口腔病损患者采集的血清可以分离出整合素α6亚基（Rashid et al. 2006）。此外，补体介导的细胞破坏过程也可能参与该病的发病机制（Eversole 1994）。然而，上述这些反应引发疾病的启动机制尚未明确。

大多数感染的患者为女性，平均年龄50岁或更大（Shklar & McCarthy 1971）。口腔是BMMP必不可少的发病部位，而且通常口腔是疾病的首发病灶（Silverman et al. 1986; Gallagher & Shklar 1987）。口腔黏膜的任何部位都有可能发生BMMP，但主要表现是剥脱性牙龈病损，表现为明显的附着龈红斑（Laskaris et al. 1982; Silverman et al. 1986; Gallagher & Shklar 1987）（图14-26）。炎症的表现，如果不是由菌斑引起的，可能会蔓延所有牙龈，甚至超过膜龈联合。摩擦牙龈可能加速大疱形成（Dahl & Cook 1979）。这个表现提示尼氏征阳性，是由于上皮组织与结缔组织黏附破坏引起的。完整的大疱常常呈现清澈的淡黄色，或者是呈现血色（图14-27和图14-28）。这仍然是由于上皮与结缔组织在结合处分离，导致大疱里的血管暴露。一般情况下，大疱迅速破裂，留下纤维蛋白覆盖的溃疡。有时候大疱破裂会导致松弛的上皮条带。有些患者可能会出现其他黏膜表面的病损。眼部病损尤为需要引起重视，因为瘢痕形成可能会引起失明（Williams et al. 1984）（图14-29）。

上皮在基底膜处与结缔组织分离是诊断BMMP的主要依据。第二个组织学依据是非特异性的炎症反应。此外，免疫组化检查能帮助鉴别BMMP与其他大疱类疾病，尤其是有生命威胁的天疱疮。绝大多数病例的基底膜区有C3、IgG沉积，时而有其他免疫球蛋白和纤维蛋白沉淀（Laskaris & Nicolis 1980; Daniels & Quadra White 1981; Manton & Scully 1988）。很重要的一点是，活检时要包括病灶周围组织，因为在病损组织内可能缺乏特征性表现（Ullman 1988）。间接免疫荧光检查BMMP不常发现循环免疫球蛋白（Laskaris & Angelopoulos 1981）。但是，一项研究显示，在有口腔类天疱疮表型且不带瘢痕的20名患者中，75%在循环系统中发现了抗BP180分子的自身免疫抗体，表明了这个蛋白在仅有口腔病损的类天疱疮中作为目标抗原起了重要作用（Calabresi et al. 2007）。

治疗包括专业的轻柔的菌斑清除和个性化

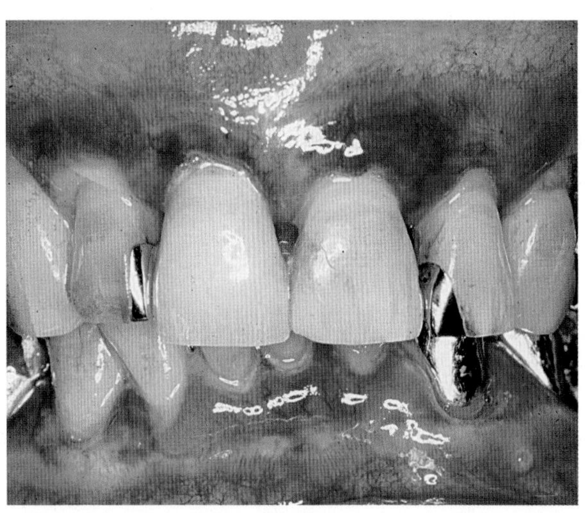

图14-26　良性黏膜类天疱疮累及上下颌附着龈。病损呈现红斑状，类似于红斑型扁平苔藓病损。该病损会导致进食和口腔卫生清洁等过程产生疼痛。

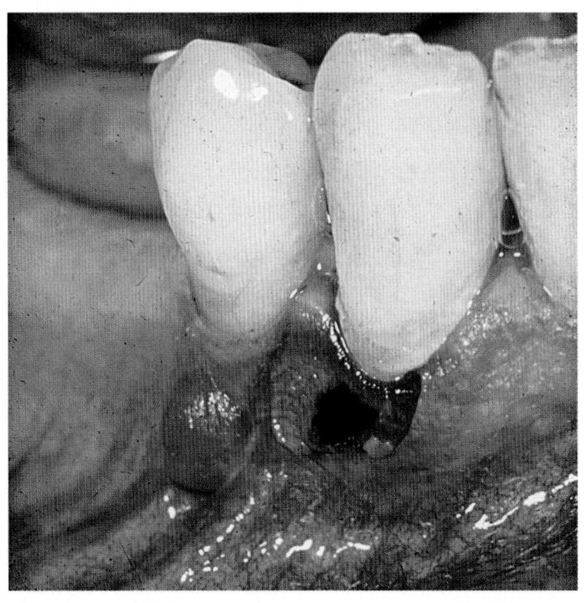

图14-27　带有完整的和破裂的牙龈大疱的良性黏膜类天疱疮。

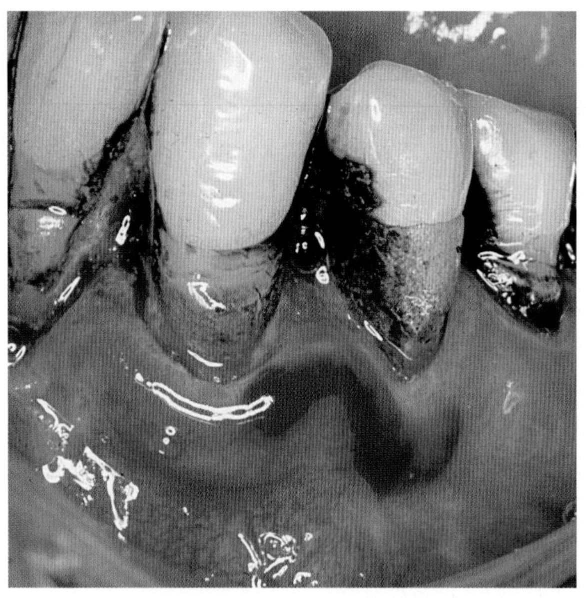

图14-28 伴出血的牙龈大疱的良性黏膜类天疱疮。患者日常使用氯己定以减少菌斑。

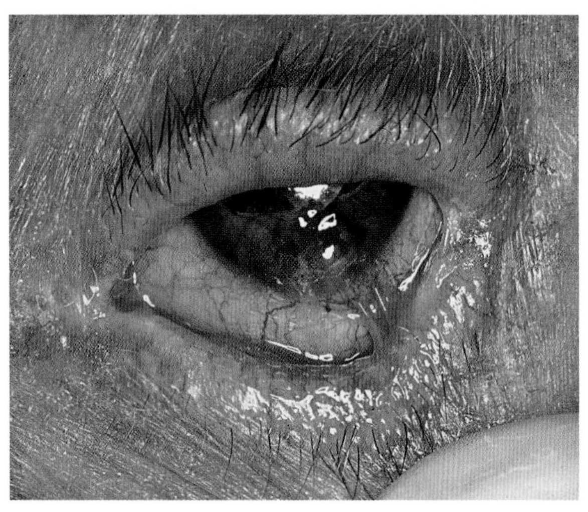

图14-29 良性黏膜类天疱疮。眼部病损瘢痕形成是由眼睑与结膜粘连引起的。

指导，尤其要注意日常菌斑控制，辅以每天使用氯己定，需要时增加局部激素应用。对于所有口腔黏膜慢性炎症疾病，口腔卫生清洁措施非常重要，控制菌斑微生物感染可以明显降低疾病活动性和症状。对于难以维持口腔卫生的患者，防止牙周炎引起的附着丧失增加也很重要（Tricamo et al. 2006）。然而，由于疾病本质上是慢性的，大多数患者不可避免会有新的大疱形成。局部应用激素（尤其更推荐晚上使用糊剂）可以减轻炎症反应。一篇系统评价初步提示，患有口腔PV或BMMP似乎会更易感牙周炎，反之可能诱发大疱性病损。显然，这些患者应被皮肤科医生建议

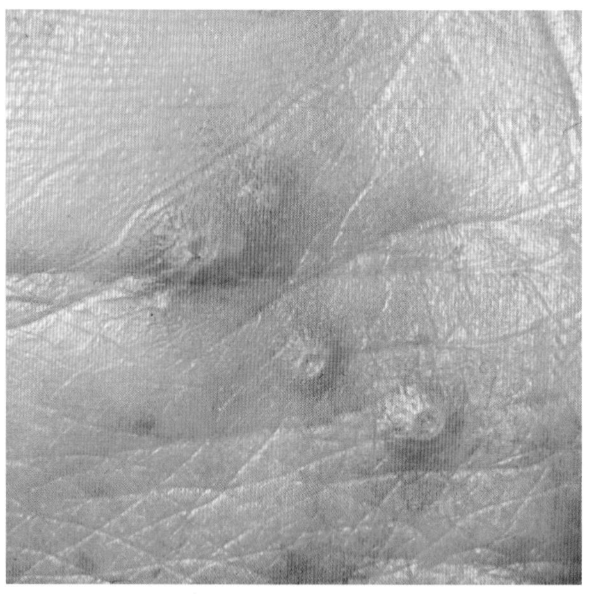

图14-30 扁平苔藓的皮肤病损。丘疹带有清晰的白色网纹。

同时接受口腔医生的专业牙周随访（Jascholt et al. 2017）。

扁平苔藓

扁平苔藓是最常见的牙龈上的皮肤黏膜病损疾病。在一些患者中，疾病会累及皮肤和口腔，以及其他黏膜，而其他患者仅表现为单独的皮肤或口腔黏膜症状。病损仅累及口腔很常见，5%～44%的病例伴随皮肤病损（Andreasen 1968; Axéll; Rundquist 1987）。这个疾病可能伴明显的不适，并且它被证实具有癌前病变的可能（Holmstrup 1992），因此，对患者的诊断和治疗，以及例行口腔检查随访显得尤为重要（Holmstrup et al. 1988; Mattson et al. 2002; Mignogna et al. 2007）。

在各类人群中口腔扁平苔藓（oral lichen planus, OLP）的患病率达0.1%～4%（Scully et al. 1998a）。这个疾病可能发生在任一年龄，但它很少见于儿童（Scully et al. 1994）。

皮肤病损的特征表现为带有白色网纹（Wickham纹）的丘疹（图14-30）。一个常见的症状是痒，最频繁发生的部位是手臂的屈侧、大腿和颈部。在绝大多数病例中，皮肤病损在数月后会自动消失，与此明显相反的是，口腔病损

通常持续数年（Thorn et al. 1988）。

OLP具有许多典型的临床表现，包括：

- 丘疹（图14-31）。
- 网状（图14-32、图14-33和图14-40）。
- 斑块状（图14-34）。
- 红斑（萎缩性）（图14-35～图14-39）。
- 溃疡（图14-36和图14-41）。
- 大疱（图14-43）。

同时出现一种以上的病损类型很常见（Thorn et al. 1988）。这个疾病最具有特征性的临床表现以及临床诊断的基本依据是白色丘疹（图14-31）和白色网纹（图14-32、图14-33和图14-40），这两种病损常常形成网状结构（Thorn et al. 1988），而且通常是双侧发病（Ingafou et al. 2006）。有时红斑和溃疡病损被称为侵蚀性的（Rees 1989）。丘疹、网状和斑块状病损一般没有明显的症状，而红斑和溃疡病损会伴中重度的疼痛，尤其在进行口腔卫生清洁和吃饭时。口腔黏膜的任何部位都有可能发生OLP，但病损常变换不同的临床类型，且迁延数年。病损类型改变可能提示斑块状病损的发展进程，在临床上这个病损很难与口腔白斑区别开来。如果其他更具OLP特征的病损消失，则诊断会更加困难（Thorn et al. 1988）。

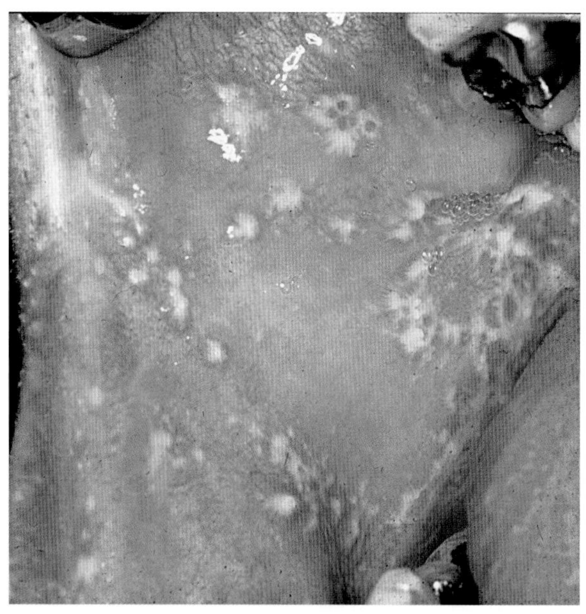

图14-31 口腔扁平苔藓。右颊黏膜的丘疹病损。

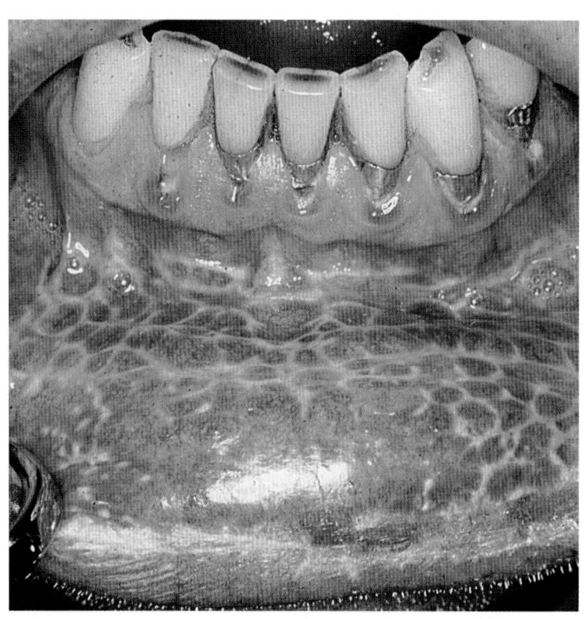

图14-32 口腔扁平苔藓。可见下唇黏膜的网状病损。白色网纹为Wickham纹。

OLP的一个特征性组织学特点是上皮下淋巴细胞和巨噬细胞带状聚集，这也是Ⅳ型过敏反应的特点（Eversole et al. 1994）。上皮过度角化或不全角化，基底层细胞破坏，淋巴细胞迁移至基底和旁基底层细胞层（Eversole 1995）。浸润的淋巴细胞鉴定为CD4和CD8阳性的细胞（Buechner 1984; Walsh et al. 1990; Eversole et al. 1994）。其他的特征性表现有胶样小体，这是角化不良的基底层细胞。OLP病损的免疫组化常常发现基底膜区有纤维蛋白，及IgM、C3、C4和C5复合物。但这些发现都不是OLP所特有的（Schiodt et al. 1981; Kilpi et al. 1988; Eversole et al. 1994）。

OLP病损的上皮下炎症反应，可能是由来自上皮和结缔组织之间的结合区的一种不明确的抗原，或者是基底上皮细胞复合物导致的（Holmstrup & Dabelsteen 1979; Walsh et al. 1990; Sugerman et al. 1994）。皮肤病损的棘细胞层有一种扁平苔藓特异性抗原（Camisa et al. 1986），但这个抗原在口腔病损没有起到重要作用，因为它很少在口腔检测到。OLP到底是一种具有常见的临床和组织病理学特点的多病因疾病，还是一种对抗基底膜区抗原的Ⅳ型过敏反应疾病，目前仍不清楚。其临床诊断可以依据丘疹或网状病损的表现。组织病理学表现为过角化，基底层细胞的退

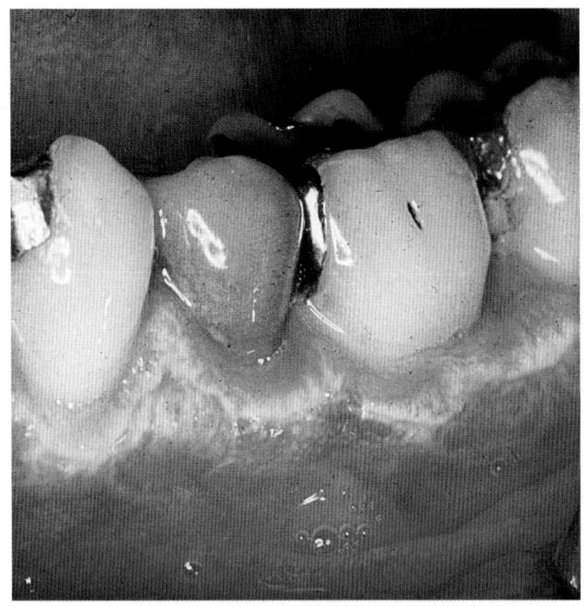

图14-33　口腔扁平苔藓。可见前磨牙和磨牙区牙龈的网状病损。

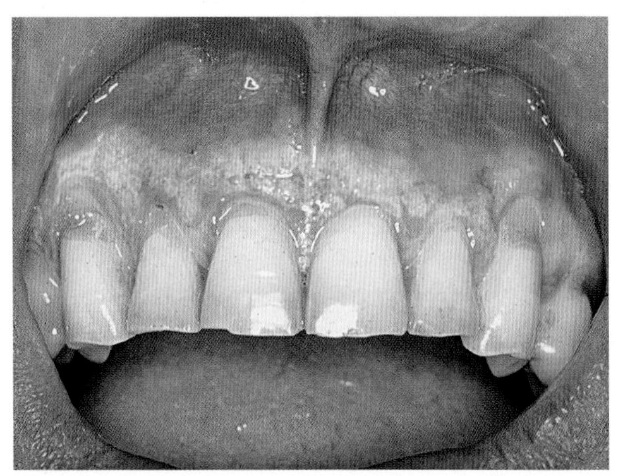

图14-34　口腔扁平苔藓。可见上颌牙龈的斑块状病损。

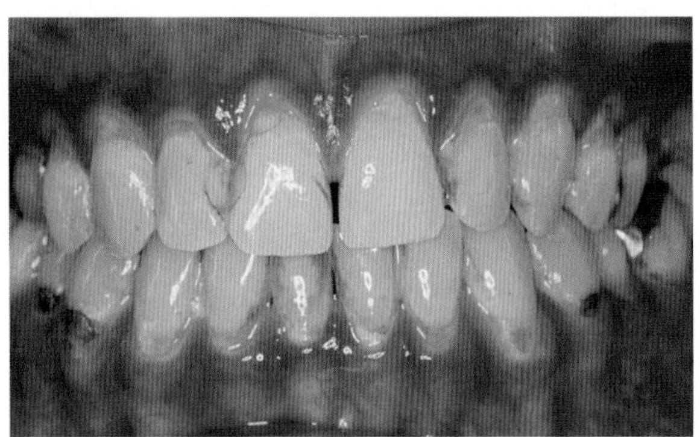

图14-35　口腔扁平苔藓。可见上下颌唇侧牙龈的红斑病损。这类病损以前被称为剥脱性龈炎。值得注意的是，上颌切牙的牙龈边缘呈现正常的颜色，以此可与菌斑性龈炎鉴别。

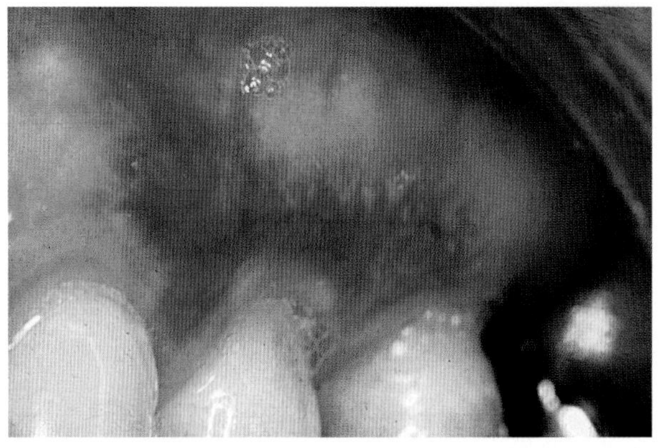

图14-36　口腔扁平苔藓。可见上颌牙龈的红斑和溃疡。

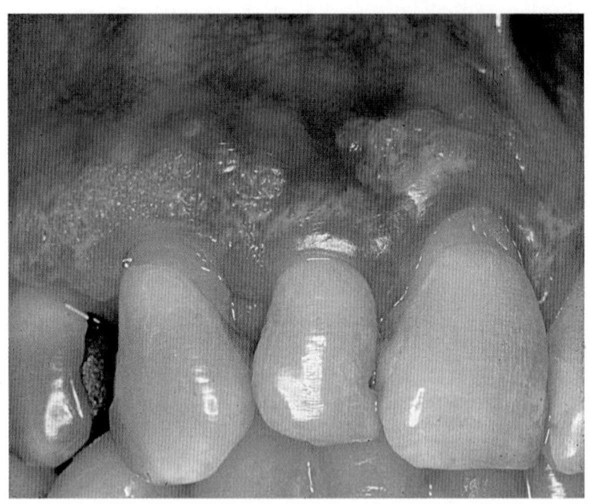

图14-37　口腔扁平苔藓。可见上颌牙龈的红斑和网状病损。几种类型的病损常同时出现。

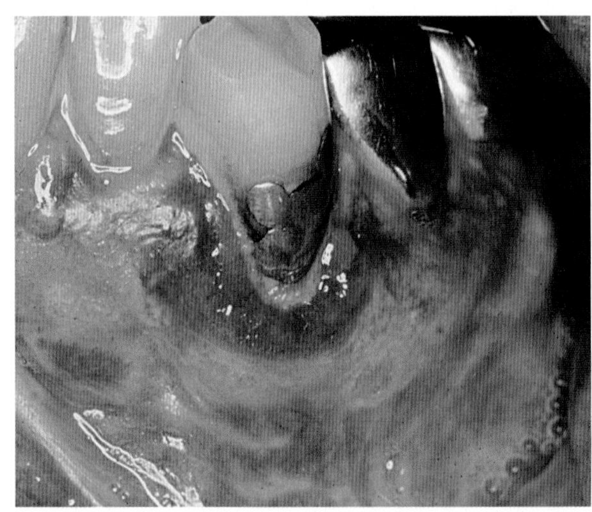

图14-38　口腔扁平苔藓。可见33区的红斑和网状病损。菌斑堆积可导致口腔扁平苔藓恶化，反之，口腔卫生改善会减少红斑病损。这提示口腔医生能够帮助终止上述的恶性循环。

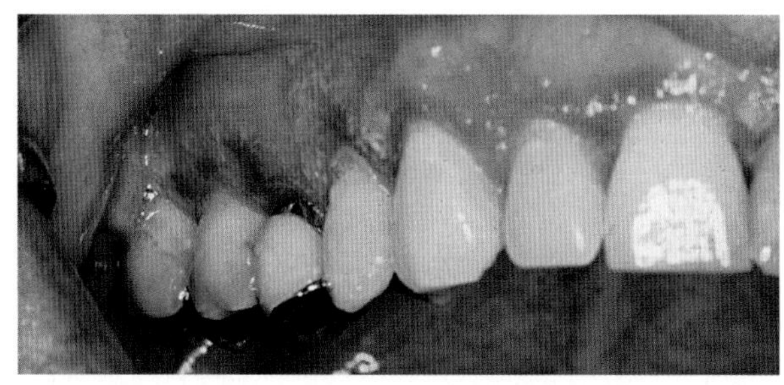

图14-39 口腔扁平苔藓。一名患者使用电动牙刷造成龈缘创伤，出现右上颌牙龈的红斑和网状病损。物理性创伤会导致病损加剧，出现特征性红斑和疼痛。

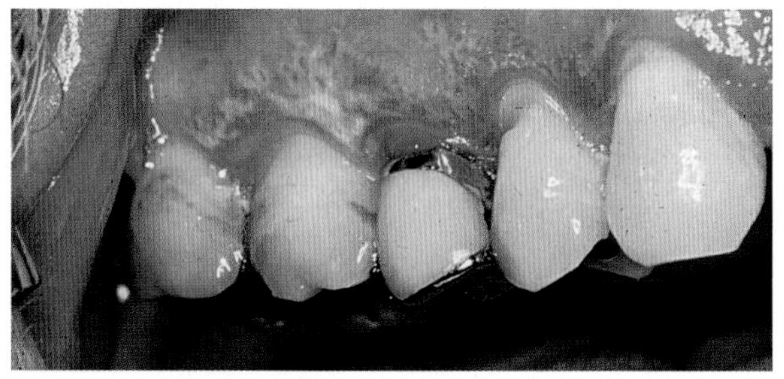

图14-40 与图14-39同一患者，改变刷牙方式后，对龈缘不再造成创伤，也不再产生疼痛。

行性改变，以及以淋巴细胞和巨噬细胞为主的上皮下炎症反应，也可以支持OLP的诊断（Holmstrup 1999）。

由于OLP的病因不明确，常会出现一些呈条带状的所谓口腔苔藓样病变（oral lichenoid lesion, OLL）的病例，这些病例很难做出明确诊断（Thornhill et al. 2006）。最常见的OLL可能就是与牙科修复体相接触的病损（Holmstrup 1991）（详见本章后文）。其他类型的OLL与多种药物有关，包括抗疟药、奎宁、奎尼丁、非甾体抗炎药、噻嗪类药、利尿药、金盐、青霉胺以及β受体阻断剂（Scully et al. 1998a）。移植物抗宿主反应也可能以苔藓样表现为特点（Fujii et al. 1988），一系列OLL与系统疾病有关，包括肝脏疾病（Fortune & Buchanan 1993; Bagan et al. 1994; Carrozzo et al. 1996）。这在欧洲南部和日本地区也得到验证，这些地区的OLL病例中有20%～60%检出丙型肝炎（Bagan et al. 1994; Gandolfo et al. 1994; Nagao et al. 1995）。

一些随访研究表明，OLP与逐渐增加的口腔肿瘤发病有关，肿瘤的发病率达到0.5%～2%（Holmstrup 1988; Mattson et al. 2002; Rodstrom et al. 2004; Ingafou et al. 2006; Mignogna et al. 2007）。

如果病变累及牙龈，治疗方案的重点是要无创、仔细地去除菌斑，这对于许多患者都有明显的治疗效果（Holmstrup et al. 1990）（图14-39～图14-42）。对于有临床症状的患者，均需要进行口腔卫生宣教，目的是为了在不损伤牙龈组织的情况下能有效清除菌斑。在有持续疼痛症状的病例中，通常是萎缩型和溃疡型病损，如果病损检出酵母菌，可能需要抗真菌治疗，在OLP病例中有37%出现这种情况（Krogh et al.

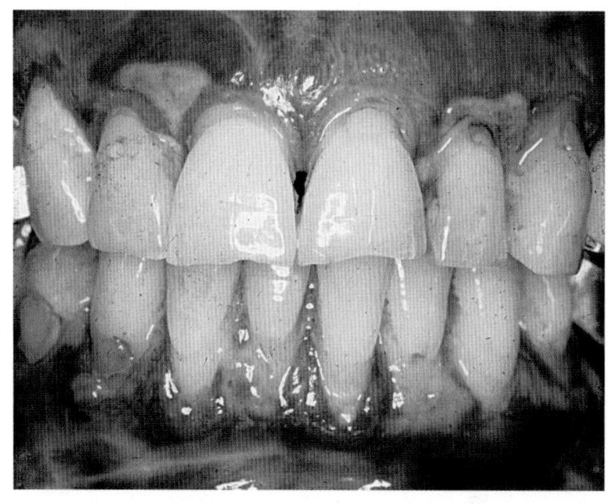

图14-41 口腔扁平苔藓。可见上下颌切牙区的红斑和溃疡/网状病损。这名48岁的妇女在吃饭、喝水和刷牙时感到明显不适。

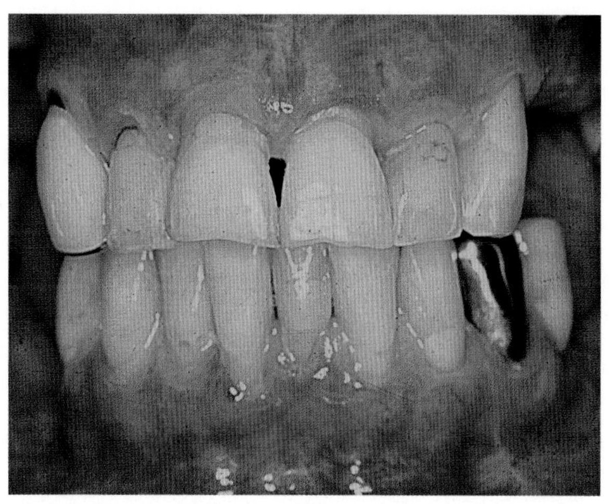

图14-42 与图14-41同一患者，经过牙周治疗和拔除深牙周袋的患牙后的临床表现。在待诊的3个月内，该患者实施个性化的口腔卫生措施，保证轻柔、细致地清除菌斑。目前红斑/溃疡病损已经愈合，并且没有其他症状。

1987）。如果有些疼痛的病例对上述治疗没有反应，可以考虑使用药物，一些药物已经得到应用，包括皮质类固醇、类维生素A、环孢素和光动力治疗，可作为其他治疗方式的补充。一项纳入临床试验的系统评价（Al-Hashimi 2007）表明，局部使用激素常常是有效的，糊剂或软膏更好，可以3次/天，连续使用数周。然而，对于这些病例，复发非常常见，因此在相当长的一段时间内需要间歇治疗。芦荟显示出了较好的疗效，尤其跟各种类固醇激素相比没有不良反应（Ali & Wahbi 2017）。局部使用他克莫司是氯倍他索的有效替代品，可考虑作为OLP疼痛病例治疗的一线药物（Chamani et al. 2015）。

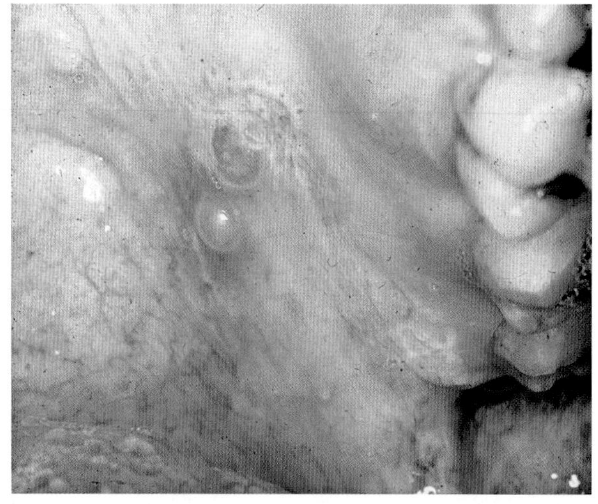

图14-43 口腔扁平苔藓。可见左腭黏膜的大疱/网状病损。

红斑狼疮

红斑狼疮（lupus erythematosus, LE）是一组由于结缔组织自身免疫异常，产生抗多种细胞成分（包括核酸和胞质膜）自身抗体的疾病。该病在全身各处都有可能受累，且女性患者多于男性。LE的病因尚不明确，但这种疾病的特征似乎是抗原抗体复合物的沉积对组织损伤产生了重要作用（Schrieber & Maini 1984）。据估计LE的患病率达0.05%（Condemi 1987）。

LE有两种主要的经典形式：盘状LE（discoid LE, DLE）和系统性LE（systemic LE, SLE），SLE可累及多个系统，包括肾脏、心脏、中枢神经系统、血管系统以及骨髓。两种新发的形式，急性和亚急性皮肤LE最近被纳入分类中，代表了疾病活动性的不同程度和SLE发展风险增加（Wouters et al. 2004）。

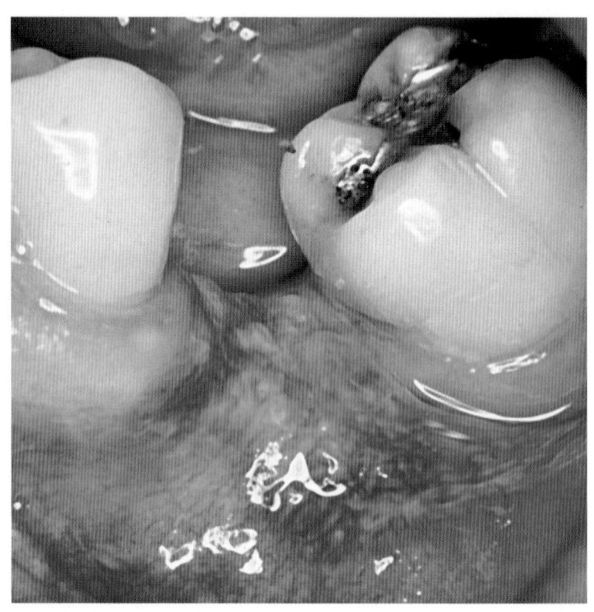

图14-44 牙龈盘状红斑狼疮病损。带有小白点的中央红斑区域周围包绕着清晰的白色条纹。

DLE是一种轻度慢性的病损，可累及皮肤和黏膜，有时还包括牙龈以及口腔黏膜的其他部位（Schiodt 1984; Schiodt & Pindborg 1984）。经典的病损表现为中央萎缩区域带有小白点，外周围绕着放射状白色条纹伴边缘毛细血管扩张（图14-44）。病损可呈溃疡状，或在临床上与白斑或红斑型OLP难以鉴别（图14-45）（Schiodt 1984）。有时一些患者会表现出褐色的牙龈病损，这是由于治疗所使用的抗疟疾药物的副作用

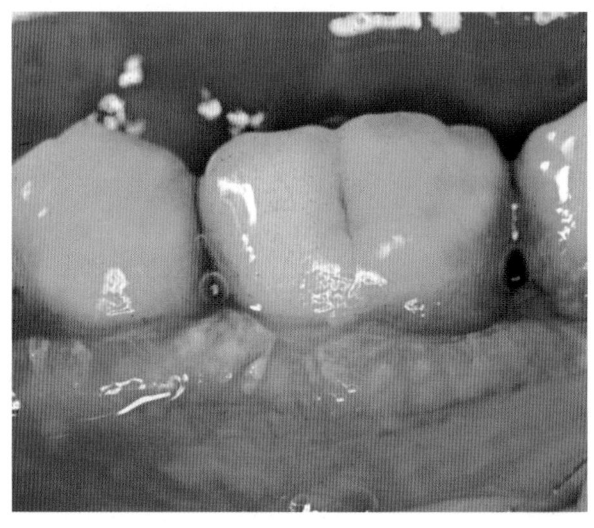

图14-45 牙龈斑块型盘状红斑狼疮病损，与摩擦角化病和白斑类似。

造成的（图14-46）。8%DLE患者发展成SLE，溃疡可能是SLE的一个征兆（Rodsaward et al. 2017），因为在SLE口腔病损中有25%～40%表现为溃疡（Schiodt Pindborg 1984; Pisetsky 1986; Jönsson et al. 1988）。位于鼻梁和脸颊的特征性葡萄酒色“蝴蝶”样皮肤病损为光敏的、鳞状和红斑状（Standefer & Mattox 1986）。SLE由于肾脏和血液系统并发症而具有致命性，它也在脸上呈现皮肤病损，且易于扩散到全身。

LE的诊断依据是临床和组织病理学的检查结果。口腔LE病损的特征，是上皮过度角化，角质栓塞和上皮厚度改变，以及基底层细胞液化变性，基底膜增宽。上皮下结缔组织炎症聚集，有时类似于OLP，但常缺少一条带状形态（Schiodt & Pindborg 1984）。免疫组化检查发现有多种免疫球蛋白、C3和纤维蛋白沉积在基底膜（Reibel & Schiodt 1986）。

SLE需要全身糖皮质激素治疗和其他抗感染治疗。对于有症状的口腔病损有时需要额外的局部治疗。

肉芽肿性炎性病变（口腔颌面部肉芽肿）

克罗恩病

克罗恩病（Crohn's disease, CD）是以最后一段回肠壁慢性肉芽肿浸润为特征的疾病，但消化道的任一部位都有可能累及。由于口腔是消化道的一部分，因此自直肠到唇部的任何部位发生克罗恩病的表现也就不足为奇。当口腔黏膜作为CD的一个发病部位，口腔病损归类为口腔克罗恩病。口腔颌面部肉芽肿（orofacial granulomatosis, OFG）是一种罕见的慢性炎症性疾病，局限于唇、牙龈、颊黏膜和口底。OFG和口腔克罗恩病之间的确切关系仍然未知，但目前这两种疾病被认为是两种独立的疾病（Sanderson et al. 2005; Zbar et al. 2012; Gale et al. 2016）。

报道累及牙周组织病损的文献数量相对有限（van Steenberghe et al. 1976），这可能是由于传统上许多临床医生把口腔黏膜的任何溃疡性疾病都以“口疮”一词称之。这些口腔病损，即不规则的迁延不愈的溃疡，边缘隆起，呈鹅卵石样，它们与直肠镜下检查到的肠道病损有惊人的相似性。通常情况下，牙周病损出现在已根据肠道病损做出疾病诊断之后，但有时口腔病损是最先发现的症状从而得到诊断。克罗恩病特征性的临床表现是颊侧或唇侧前庭沟的黏膜折叠（图14-47），在牙龈可能会观察到红斑鹅卵石样或肉芽肿样病变（图14-48和图14-49）。口腔病损与肠道病损同时出现会加重症状。有研究指出，牙周破坏的风险增加与中性粒细胞功能缺陷有关（Lamster et al. 1982）。

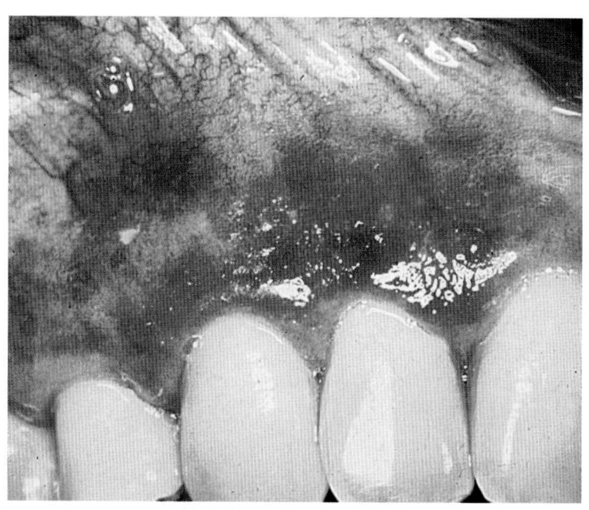

图14-46 抗疟药可能导致牙龈褐色改变。图中为一名患者因治疗需要服用抗疟药和氯喹而呈现的盘状红斑狼疮。

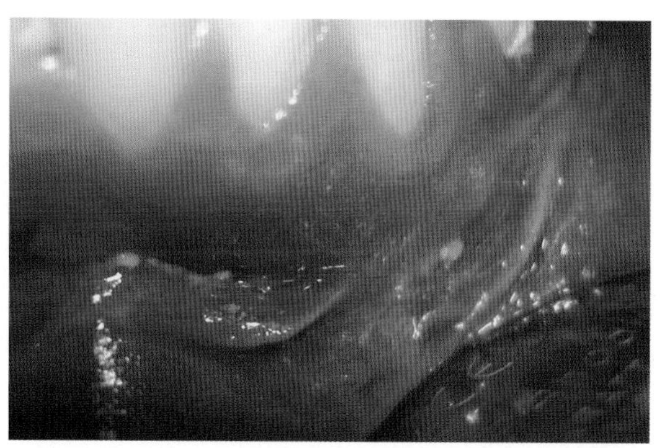

图14-47 克罗恩病患者的一个常见口腔表现是黏膜发生折叠，通常位于颊侧或唇侧前庭沟。这些病损有时是诊断克罗恩病的首发临床表现。这些折叠病损活检的病理检查显示类上皮细胞肉芽肿。它们也是其他类型口颌面部肉芽肿的特征性表现。

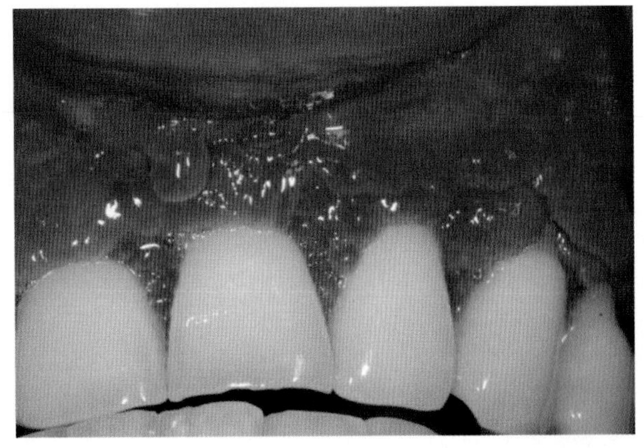

图14-48 克罗恩病患者的牙龈病损。牙龈可呈鹅卵石样。此类病损的组织病理学检查常见是肉芽肿。因此，如发现此类病损，应对该部位进行活检。

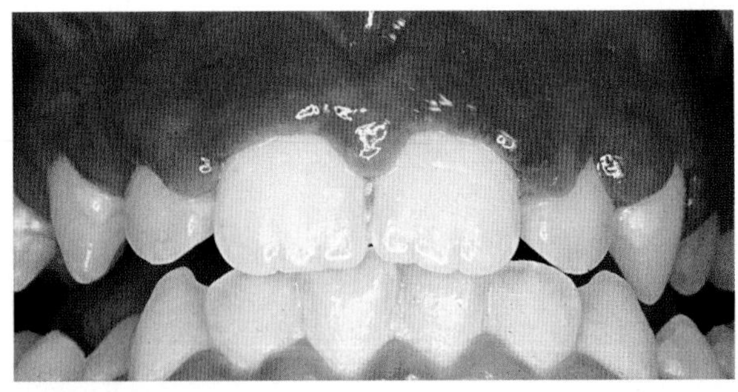

图14-50 肉芽肿性牙龈增生可能是由结节病导致的，它是口颌面部肉芽肿病之一，其他还包括克罗恩病和梅罗综合征。

结节病

肉芽肿性炎性病变已用作CD、OFG和结节病的统称，因为这些疾病表现出相同的组织病理学特征：受累组织呈非干酪样坏死、类上皮细胞肉芽肿。这3个疾病很少同时出现牙龈病损，表现为以肿胀（Pindborg 1992; Mignogna et al. 2001）和结节为特征，有时呈现鲜红颗粒状的牙龈增生（图14-50）。45例结节病中，13%出现牙龈病损（Blinder et al. 1997）。一项针对35名口面部肉芽肿病患者的研究表明，回肠和结肠畸形占54%，64%患者肠道活检检出肉芽肿。如果发病年龄<30岁，则出现肠道畸形的可能性明显增加（Sanderson et al. 2005）。

口腔肉芽肿性炎性病变可表现唇部肿胀，其局部治疗包括病灶内类固醇注射（El-Hakim & Chauvin 2004; Mignogna et al. 2004）或在疼痛发作期使用糊剂每天一次或两次，以及进行完善的口腔卫生控制以减少额外的口腔炎症。口腔内的任何炎症的治疗，包括牙周炎、根尖周炎，甚至对牙科修复材料过敏的黏膜病损，对于病损的愈合很重要（Guttman-Yassky et al. 2003）。一个重要的鉴别诊断是可能与口呼吸有关的牙龈病损。这类病损，外观与口面部肉芽肿类似，仅限于上颌尖牙间的区域。其红斑表面干燥而有光泽，病损主要见于唇闭合不全的患者。前牙颊面的菌斑堆积和口呼吸诱导的牙龈增生，对这类牙龈病损的发展起重要作用，它们也可见于上唇黏膜侧发生苔藓样病损时（Bäckman & Jontell 2007）。

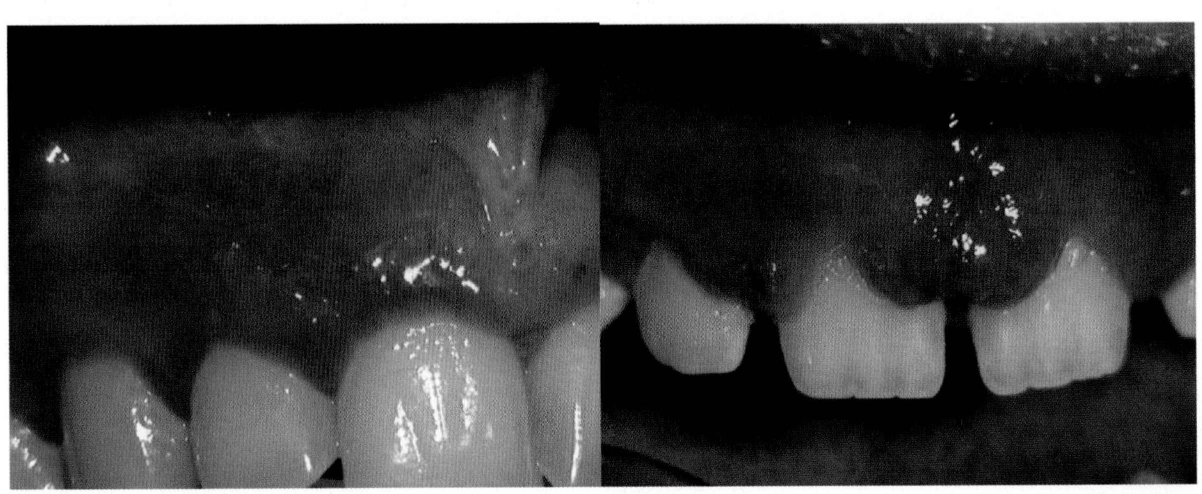

图14-49 克罗恩病的牙龈病损。病损呈现为红斑和肿胀，表面呈颗粒状。

反应性病变

牙龈瘤

牙龈瘤是牙龈的局部肿物。多数这些牙龈病损是对外源性物质的炎症反应过程，如创伤、牙石等。它与牙龈肿瘤不同，后者是真正的肿瘤，其特征是增殖调控的先天缺乏。牙龈最常见的炎症反应过程包括：

- 纤维性龈瘤（图14-51）。
- 钙化纤维母细胞肉芽肿（图14-52）。
- 化脓性肉芽肿（血管性龈瘤）（图14-53和图14-54）。
- 外周巨细胞肉芽肿（或中心性）（图14-55）。

纤维性龈瘤

纤维性龈瘤（局灶性纤维增生，纤维上皮性增生）是一个炎症反应过程，常被覆正常上皮且通常与周围的口腔黏膜颜色相当。上皮下结缔组织的增生是由慢性创伤或其他局部因素所引起的。定义上，牙龈瘤局限于牙龈，但同类型的病损常见于有牙间隙的颊侧黏膜。牙龈瘤应与纤维瘤鉴别，后者是真正的肿瘤（Babu & Hallikeri 2017）。

钙化纤维母细胞肉芽肿

钙化纤维母细胞肉芽肿（calcifying fibroblastic granuloma, CFG）是真正的牙龈瘤，因为它只累及牙龈（图14-52）。临床上很难区分CFG和纤维性牙龈瘤，诊断需通过组织病理学确定，其中钙化组织被视为结缔组织的一部分（Andersen et al. 1973）。CFG来源于牙周膜未分化的间充质细胞并且是由局部刺激物引起。

化脓性肉芽肿

化脓性肉芽肿（pyogenic granuloma, PG）可发生在口腔黏膜的任何部位。作为牙龈瘤的一种，常需与纤维性牙龈瘤和CFG鉴别。因结缔组织中存在大量的血管，使PG呈现复杂的颜色，同时带有红色和淡黄色溃疡面。病损的大小可能

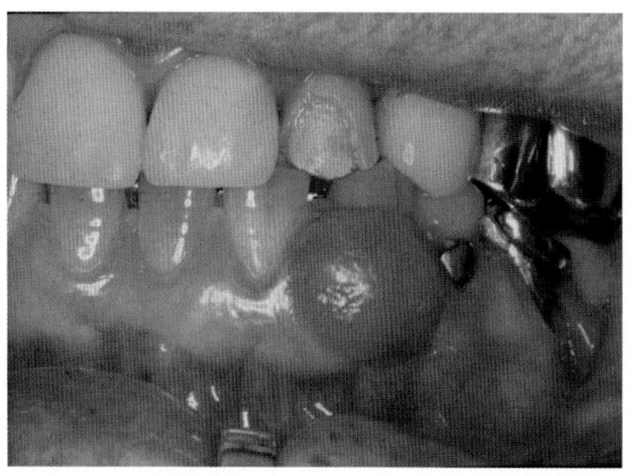

图14-51　纤维性龈瘤。

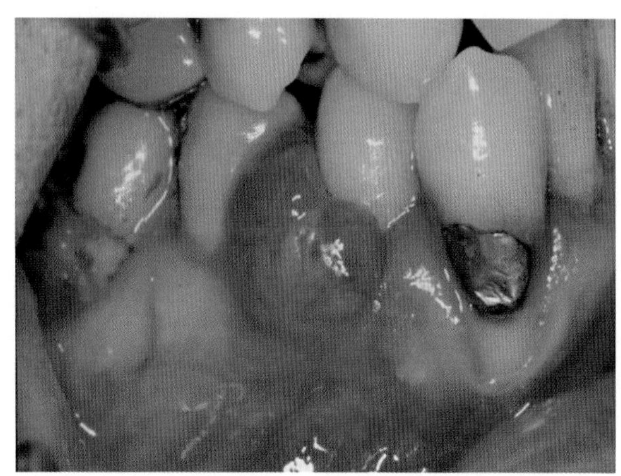

图14-52　右下前磨牙区的钙化纤维母细胞肉芽肿。

很大，这也是一个鉴别要点（图14-53和图14-54）。促使PG形成的主要因素是菌斑和牙石。在怀孕期间可以观察到血清雌激素、孕酮激素和PG之间有明确的相关性（Daley et al. 1991）。

外周巨细胞肉芽肿

外周巨细胞肉芽肿（peripheral giant cell granuloma, PGCG）的特征是有大量多核巨细胞和纤维细胞基质。巨细胞的起源未知，但很可能与破骨细胞和内皮细胞有关。作为真正的牙龈瘤，PGCG常可见于牙间乳头、无牙颌牙槽嵴或龈缘，组织来源于牙周膜和骨膜。PGCG的颜色常从深红色到紫色或蓝色（图14-55）。由于单纯的手术切除显示出相当大的复发率，切除后应进行包括刮治术或外周骨切除术的补充治疗（Chrcanovic et al. 2018）。

(a)

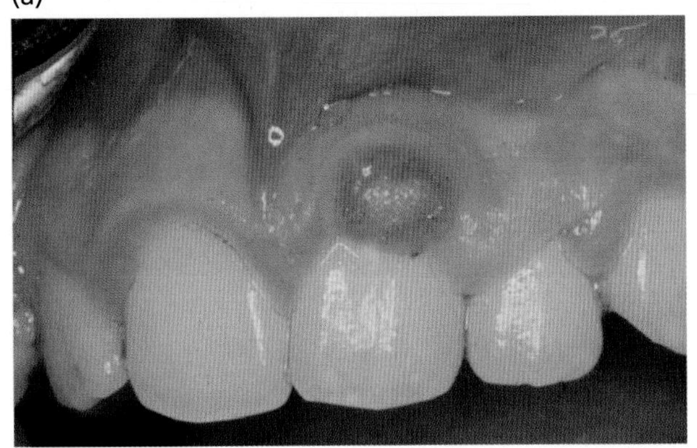

(b)

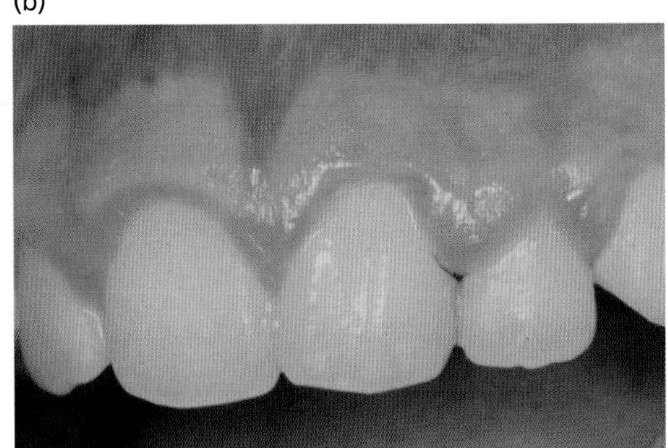

图14-53 上颌前牙区的化脓性肉芽肿（a），治疗后的情况（b）。

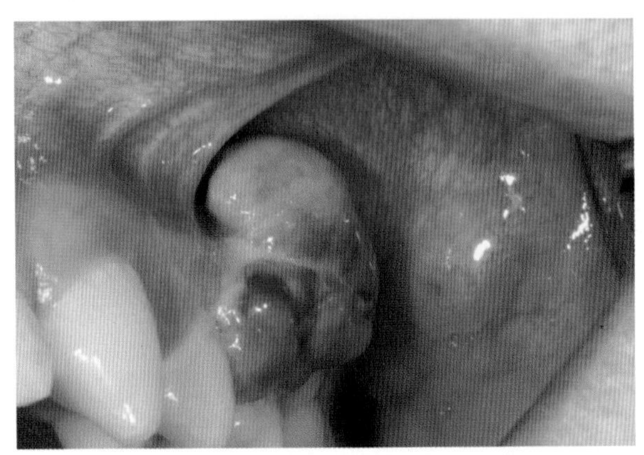

图14-54 上颌前磨牙/磨牙区的巨大化脓性肉芽肿。

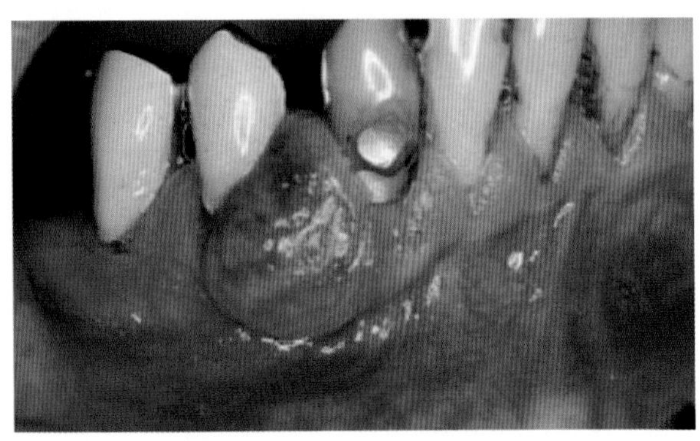

图14-55 下颌尖牙/前磨牙区的外周巨细胞肉芽肿。

肿瘤

癌前病变（潜在的恶性肿瘤）

白斑

白斑，是发生于口腔黏膜上不能诊断为任何其他病变的白色病损，目前仍是一个具有挑战性的疾病（Villa & Sonis 2018）。在瑞典，白斑的患病率约4%（Axell 1976），因生活方式不同而存在一定差异。白斑通常是无症状的，最常发生在下颌牙龈、颊黏膜、舌和口底。均质性白斑的特点是带有或多或少波纹表面的白色斑块（图14-56），而非均质性白斑的特征为带红-白相间交替的颜色（图14-57a）。疣状白斑以白色乳头状病变为特征，病损呈外生性，侵犯周围组织的被称为增殖型疣状白斑（图14-58），是非均质性白斑的高危亚型（van der Waal & Reichart 2008）。白斑是癌前病变，每年恶变率为2%～3%（van der Waal 2014）。经过活检，病变可能存在一定程度的上皮发育不良或明显的癌变，并且有几种口腔癌曾长期存在一个白斑区域。虽然已有研究表明白斑的预后取决于同质或非同质外观和大小，但上皮发育不良作为预后标志物的重要性仍受到质疑（Holmstrup et al. 2006; Brouns et al. 2014），病变活检的可靠性也受到质疑（Holmstrup et al. 2007）。

处理口腔癌前病变的基本观念是为了防止恶变，但普遍认可的标准治疗方案尚未提出（Holmstrup & Dabelsteen 2016），并且手术切除似乎并没有减少长期随访研究中的恶性发展（Holmstrup et al. 2006; Balasundaram et al. 2014）。这就是为什么对患者进行随访非常重要，无论病变是否经过手术切除。

红斑

红斑是一种不常见的病变，它是白斑相对的红色病变，特征是鲜红色的，在周围黏膜略下方

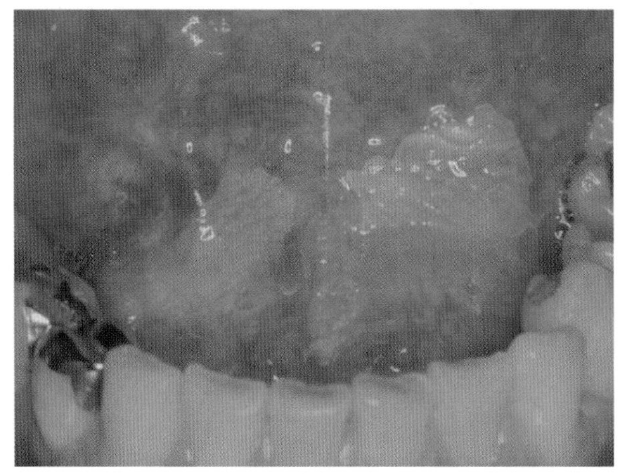

图14-56　舌下区的均质性白斑。

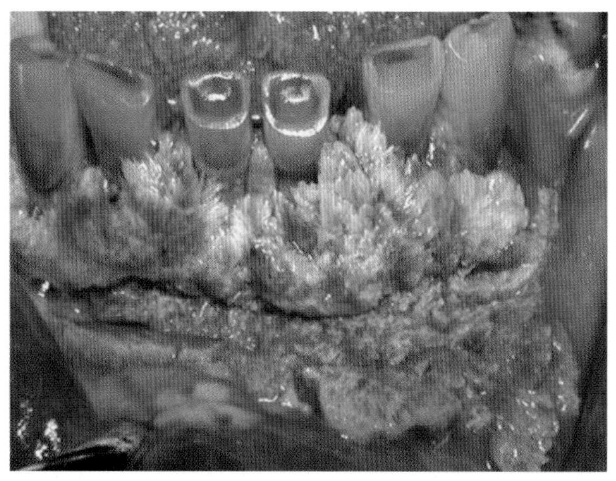

图14-58　增殖型疣状白斑呈外生性生长并侵犯周围组织。

(a)

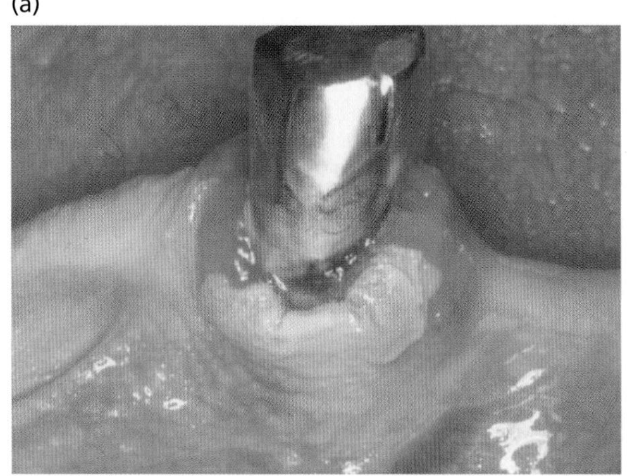

(b)

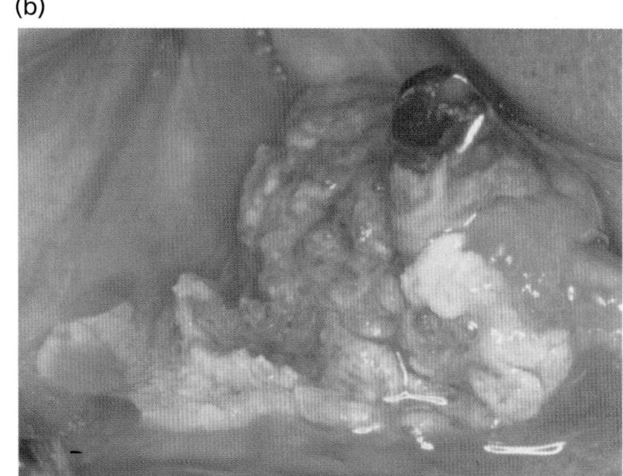

图14-57　（a）右下磨牙区牙龈红-白相间的病损是非均质性白斑的特征。（b）2年随访后该病损发展为肿瘤。（来源：Dr. Henrik Nielsen）

界限清晰的红色区域（Holmstrup 2018），并且不能诊断为其他任何疾病。它有别于其他红色病变，后者通常界限不清。红斑似乎具有比白斑更高的恶变潜能（Dionne et al. 2015）。病变可能不常累及牙龈（图14-59）。

恶性肿瘤

鳞状细胞癌

WHO估计每年全世界有657000例口腔癌和口咽癌，其中超过330000例死亡。如果早期发现并进行治疗，口腔癌可有80%～90%生存率。而在稍严重的阶段得到诊断和治疗，死亡率可降至40%左右。这些数据强调了定期口腔黏膜检查很重要，但是，在日常生活中常规检查很少受到关注。口腔鳞状细胞癌（oral squamous cell carcinoma, OSCC）是目前为止最常见的口腔癌，在所有口腔癌类型中占比超过了90%（Johnson et al. 2011）。大量证据表明，生活方式包括烟草、酒精和槟榔是绝大部分OSCC的诱因（Johnson et al. 2011; Mortazavi et al. 2017）。

早期诊断OSCC的5年生存率可＞90%，但3期和4期患者仅有20%。然而，在大多数病例，晚期癌症被诊断出来时伴淋巴结转移。一种原因是OSCC常没有任何明显的症状，耽误患者寻求医疗救治。

由于早期检查对于疗效非常关键，因此能够在早期阶段识别OSCC的临床表现非常重要。尽管OSCC常被描述为无法治愈的溃疡（图14-

60），实际上初期阶段并不总是溃疡，常以上皮增生为特点，临床表现为小结节（图14-61）。肿瘤表面的结节状外观是OSCC的一个特征（图14-62）。OSCC可以在数月内发展，从临床上一个相对不严重的病损（图14-61）发展到一个伴溃疡和组织坏死的严重肿瘤（图14-57b）。因此，这也是为何需要立即诊断和治疗以改善预后。一种罕见的变异是疣状癌瘤，有时会波及牙龈。这个肿瘤的特点是表面有轻微的外生性生长（图14-63）。

白血病

白血病是一种恶性的血液系统紊乱病，表现为血液和骨髓中的白细胞及其前体细胞异常增殖与发展。该病可影响白细胞、多形核细胞、淋巴细胞或单核细胞的任何亚族。大多数白血病病例，其造血功能受到抑制，循环血液里出现幼稚白细胞。白血病细胞的增殖是以牺牲正常造血细胞系为代价，导致骨髓造血异常，血细胞减少。由于无法产生足够的功能性白细胞和血小板，因此分别由中性粒细胞减少症和血小板减少症引起的感染或出血可致死亡。

白血病根据类型、急慢性以及细胞来源进行分类。其基本形式为：急性淋巴细胞白血病（acute lymphocytic leukemia, ALL）、急性粒细胞白血病（acute myelogenous leukemia, AML）、慢性淋巴细胞白血病（chronic lymphocytic leukemia, CLL）和慢性粒细胞白血病（chronic myelogenous leukemia, CML）。急性白血病有一种进展型，如果没有在6个月内予以治疗可致死亡。这个类型非常罕见，且患者常常要么<20岁，要么>60岁。在慢性白血病中，淋巴细胞白血病是最常见的，它对骨髓造血功能影响较小，而且是相对惰性，通常能生存好几年。它们发生于成年期，一般在

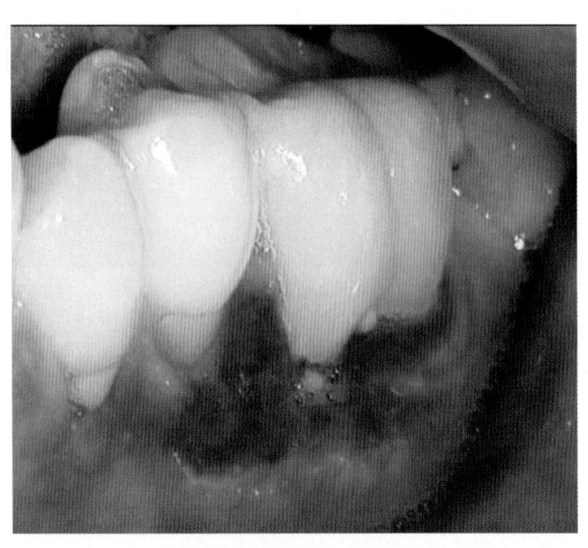

图14-59 左下前磨牙/磨牙区的牙龈红斑。

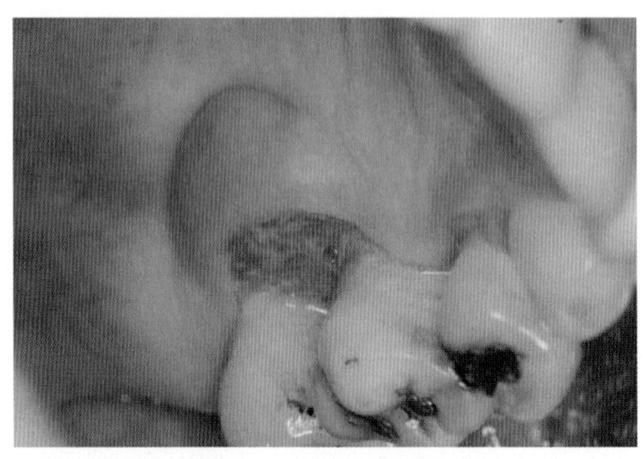

图14-60 牙龈癌的特点是经久不愈的溃疡。

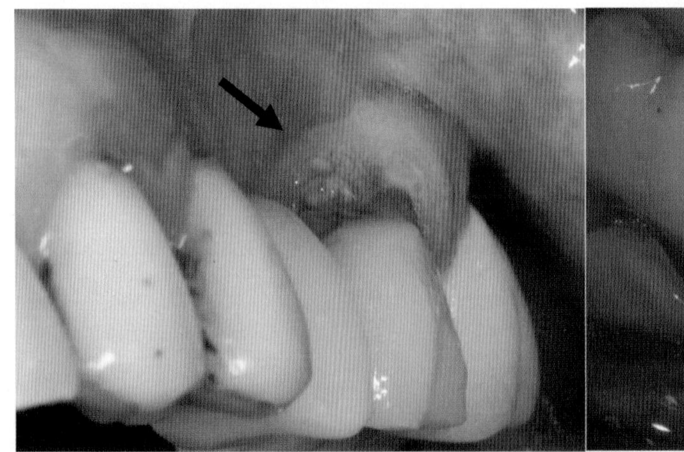

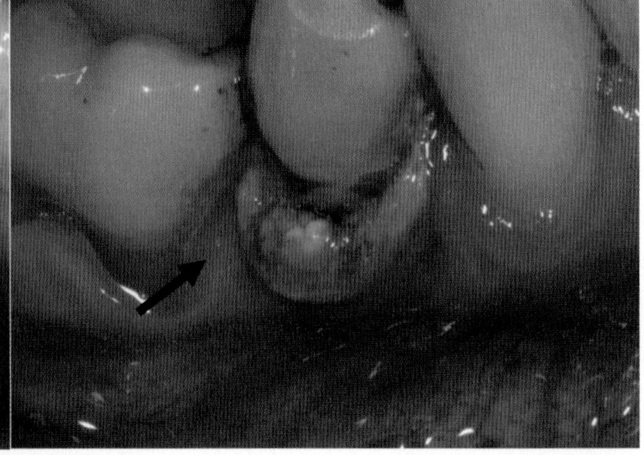

图14-61 早期鳞状细胞癌的临床表现为小结节（箭头所示）。

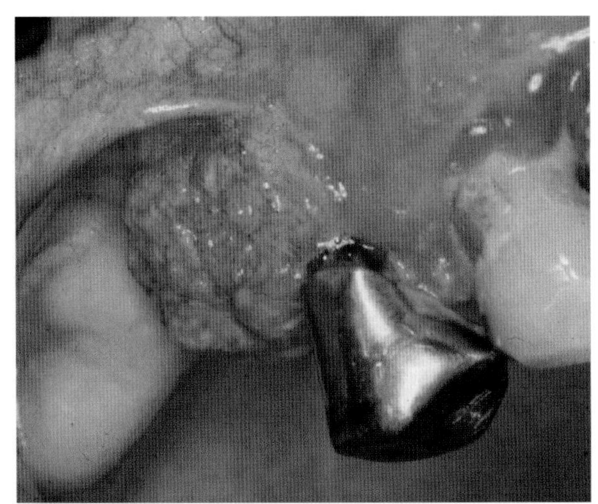

图14-62 牙龈癌以表面小结节增生为特征。

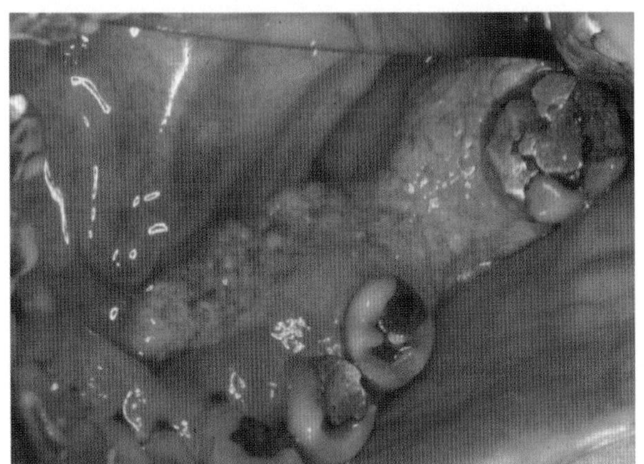

图14-63 下颌舌侧牙龈的疣状癌瘤。

40岁之后。然而，慢性白血病的外周粒细胞数量会显著增加，急性白血病的外周粒细胞数量则可能增加，可能减少或者正常（McKenna 2000）。

白血病的牙龈表现，包括广泛性肿大（图14-64）、溃疡（图14-65）、瘀斑（图14-66）和红斑，急性型比慢性型的牙龈症状更常见。有时，牙龈表现能推断出白血病的诊断；69%急性白血病患者检出有白血病的口腔征兆，33%患者出现牙龈肿大（Pindborg 1992）。在另外一项研究中，21%AML患者观察到牙龈肿大，ALL患者却无此表现（Meyer et al. 2000）。而ALL患者中有36%同时出现了牙龈红斑和溃疡。在白血病儿童患者，仅10%～17%出现牙龈肿大（Curtis 1971; Michaud et al. 1977）。白血病患者呈现明显的牙龈肿大主要是由于菌斑引起的炎症所致，因为严格的菌斑控制能够缓解牙龈肿大（Barrett 1984）；另外也可能是由于白细胞浸润导致，尽管报道表示这不是白血病患者的常见特征（Barrett 1984）。由继发性血小板减少症引起的牙龈出血是白血病患者的一个常见症状。据报道，急性白血病患者中有17.7%以牙龈出血为首发症状，慢性白血病患者中这一比例为4.4%（Lynch & Ship 1967）。

总之，对白血病患者进行牙周治疗是很重要的；其目的在于减少引发菌血症的菌斑和减

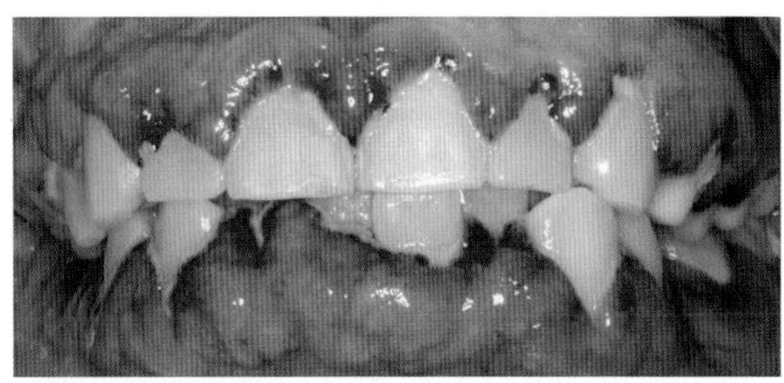

图14-64 急性粒细胞白血病伴发广泛的牙龈肿胀。

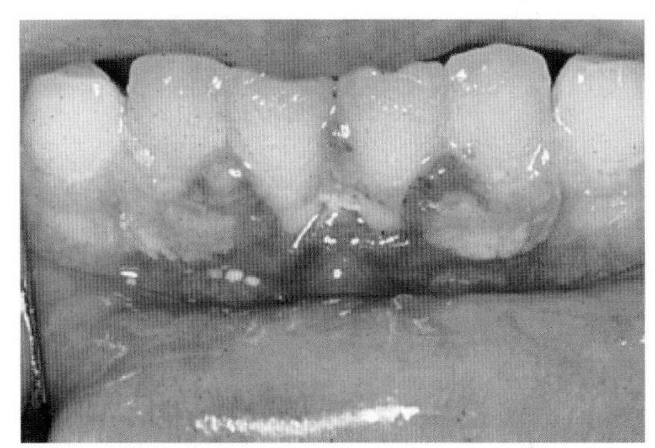

图14-65 儿童急性淋巴细胞白血病伴发牙龈溃疡。

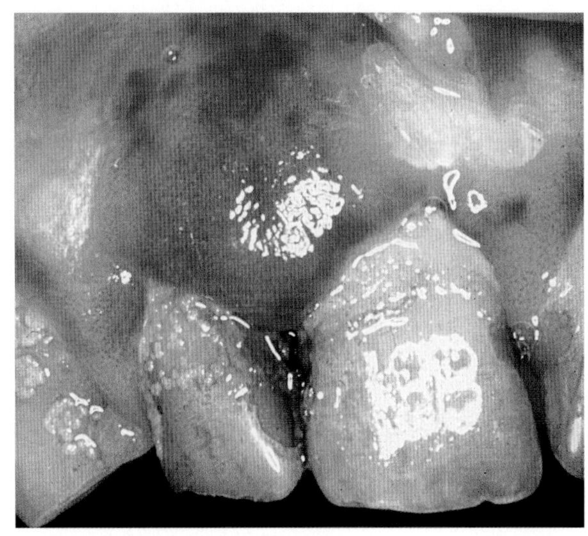

图14-66 急性粒细胞性白血病的牙龈呈现瘀斑和肿大。这名患者出现数次牙龈自发性出血，因为牙龈肿大妨碍了口腔卫生清洁的实施。

轻牙周组织破坏，在整个病程和化疗期间都要遵循。因为在这段时间内，菌斑中可能会出现致病菌，同时也发生粒细胞减少症（Peterson et al. 1990）。牙周组织炎症的减轻还能防止牙龈出血。同许多其他患者一样，化学性菌斑控制联合机械刮治是最有效的，对于白血病患者这是牙周治疗的首选方法（Holmstrup & Glick 2002）。但是，许多易出血的白血病患者可能还需要改变刷牙方法。一项对AML患者在进行专业的菌斑清除之前使用0.1%氯己定漱口的研究表明，这种额外的初期清除菌斑和牙石对于减轻牙龈炎症的作用比单纯使用氯己定漱口更有效（Bergman et al. 1992）。建议在机械刮治前1天及刮治后联合应用哌拉西林和奈替米星进行抗菌治疗。牙周治疗通常需要内科或专科医生的密切合作，共同为患者的治疗负责。

淋巴瘤

口腔淋巴瘤是第三常见的口腔恶性肿瘤。淋巴瘤是一种淋巴系统肿瘤的总称，代表了最常见的恶性血液病。淋巴瘤可能起源于B淋巴细胞和T淋巴细胞系。淋巴瘤有两种主要类型：霍奇金淋巴瘤和非霍奇金淋巴瘤，前者的发生率是非霍奇金淋巴瘤的1/6。与非霍奇金淋巴瘤相比，霍奇金淋巴瘤的口腔表现极为罕见（Fornatora et al. 2004; Gowda et al. 2013; Valera et al. 2015）。它可能会呈现牙源性脓肿类似的临床表现，因此当牙髓治疗或牙周治疗达不到预期疗效时，淋巴瘤可能是一个可选的诊断（图14-67）。临床上可见包括牙龈在内的黏膜的不连续肿胀，患者通常要在肿瘤发展到后期才意识到。

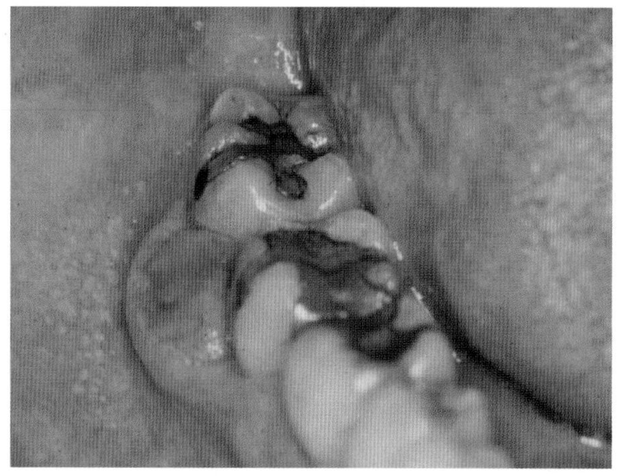

图14-67　下颌磨牙区牙龈非霍奇金淋巴瘤。

内分泌、营养和代谢性疾病

维生素缺乏症

维生素C缺乏症（坏血病）

抗坏血酸（维生素C）是结缔组织以及儿茶酚胺形成中各种代谢过程所必需的。作为抗活性氧的抗氧化剂，抗坏血酸对维持牙周组织稳态至关重要（Chapple & Matthews 2007）。抗坏血酸缺乏症（“坏血病”）给人类带来了沉重负担，尤其在19世纪曾在中欧盛行。坏血病特征性临床表现是牙龈出血和牙龈疼痛以及免疫反应抑制。然而，在健康牙龈，龈沟液中抗坏血酸的浓度高于血浆中（Meyle & Kapitza 1990），血浆抗坏血酸浓度与牙周炎的严重程度之间似乎存在反比关系（Pussinen et al. 2003; Kuzmanova et al. 2012）。

创伤性病损

牙龈的创伤性病损很常见，可由多种物理性、化学性或高热性损伤引起。口腔组织的创伤性病损可能的原因有自伤性、医源性和外伤性（Armitage 1999）。

物理性/机械性创伤

摩擦角化病

口腔卫生用品（包括牙刷）和不恰当的行为可损伤牙龈组织。如果物理性创伤是局限的，可使牙龈过度角化，导致白斑样病损、摩擦角化病（Almazyad et al. 2020）（图14-68）。

机械创伤引起的牙龈溃疡

如果是比较暴力的创伤，损伤程度可从浅表的牙龈撕裂到大量的组织丧失导致的牙龈退缩（Axéll & Koch 1982; Smukler & Landsberg

1984）。牙膏的磨损、猛烈的刷牙力度和牙刷的水平向移动可引起牙龈损伤，甚至是年轻患者也会出现。这些患者的特点是损伤位点有很好的口腔卫生，牙齿颈部磨损但牙间乳头顶端位置正常（图14-69～图14-72）。这些被称为创伤性溃疡性牙龈病损（Axéll & Koch 1982）。牙线也可引起牙龈溃疡和炎症，主要影响的是牙间乳头的顶端（图14-73）。这类病损的患病率目前未知（Gillette & Van House 1980）。诊断物理性损伤依据的是临床检查。一个重要的鉴别诊断是坏死性龈炎（Blasberg et al. 1981）（见第19章）。后者一般表现为龈缘和牙间乳头坏死，而刷牙创伤引起的只是龈缘几毫米的溃疡。

人为损伤（自伤）

自伤性物理损伤可发生于牙龈组织，有时这些病损被称为人工龈炎。病损常表现为龈缘溃疡，牙龈退缩常与此相关。这类病损最常见于儿童和青年，其中2/3发生于女性患者。病损可致出血，通常是由于用手指或指甲抠或划伤引起的（图14-74）。有时是被器械损伤所致（Pattison 1983）。凭借临床检查很难得出正确的诊断，并且可能很难鉴定病因。

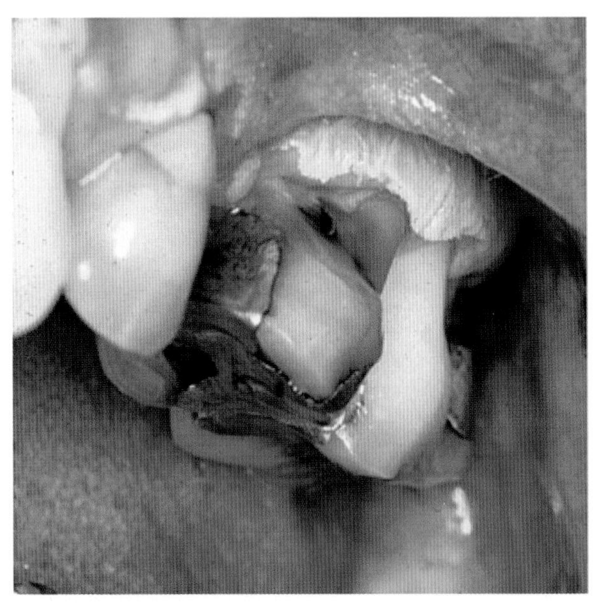

图14-68　暴力的刷牙方式导致的摩擦角化病。其附近可见牙齿的颈部磨损。

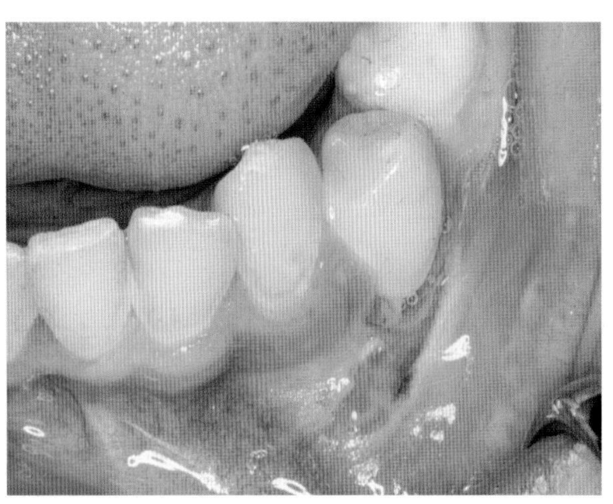

图14-69　刷牙不当导致的牙龈损伤。可见病损呈特征性的水平向扩展。累及牙弓最突出的部位。

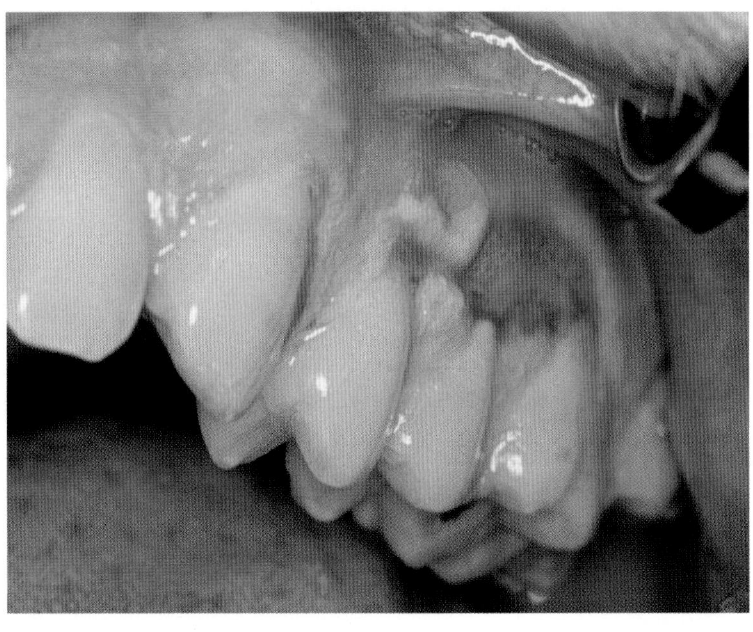

图14-70　刷牙不当导致的牙龈损伤。可见病损呈特征性的水平向扩展，牙间乳头没有炎症，不受影响。

化学性（毒性）损伤

多种带有毒性的化学产品造成的表面腐蚀可能会导致包括牙龈在内的黏膜反应。这些病变通常是可逆的，停止毒性刺激后可使病损恢复。在大多数情况下，结合临床表现和患者病史，诊断是显而易见的。氯己定引起的黏膜剥脱（Flotra et al. 1971; Almquist & Luthman 1988）（图14-

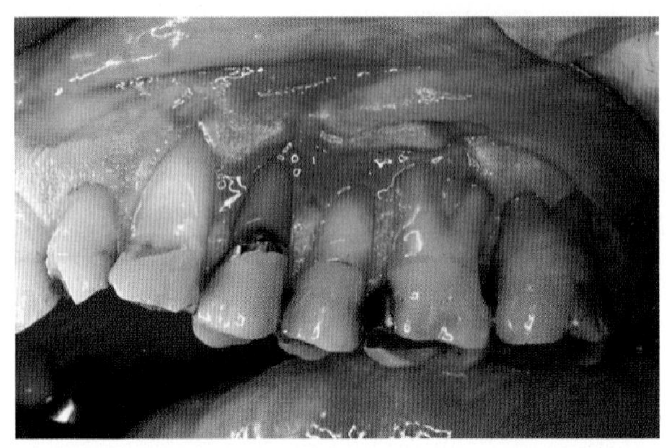

图14-71　刷牙不当引起重度牙龈退缩和损伤。可见牙间乳头不受累及。

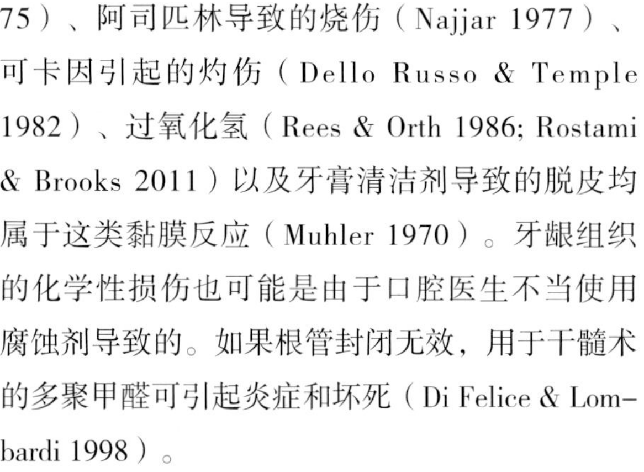

75）、阿司匹林导致的烧伤（Najjar 1977）、可卡因引起的灼伤（Dello Russo & Temple 1982）、过氧化氢（Rees & Orth 1986; Rostami & Brooks 2011）以及牙膏清洁剂导致的脱皮均属于这类黏膜反应（Muhler 1970）。牙龈组织的化学性损伤也可能是由于口腔医生不当使用腐蚀剂导致的。如果根管封闭无效，用于干髓术的多聚甲醛可引起炎症和坏死（Di Felice & Lombardi 1998）。

高热性损伤

口腔黏膜广泛性的热灼伤非常罕见，但是小范围的灼伤，尤其是由热饮引起的灼伤，倒是偶尔发生。热灼伤的好发部位是腭侧和唇侧黏膜，然而，口腔黏膜的任何部位都有可能被累及，当然也包括牙龈（Colby et al. 1961）。病损部位产生疼痛和红斑，且可能脱皮导致创口凝固。病损

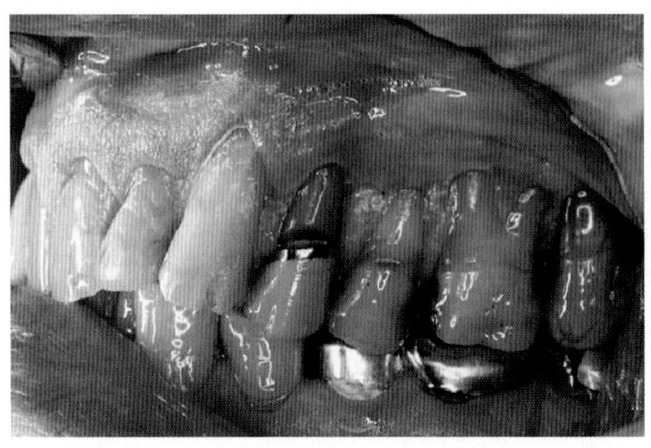

图14-72　图14-71病损愈合后。这种损伤对牙周组织的影响非常严重，留下广泛的牙龈退缩。

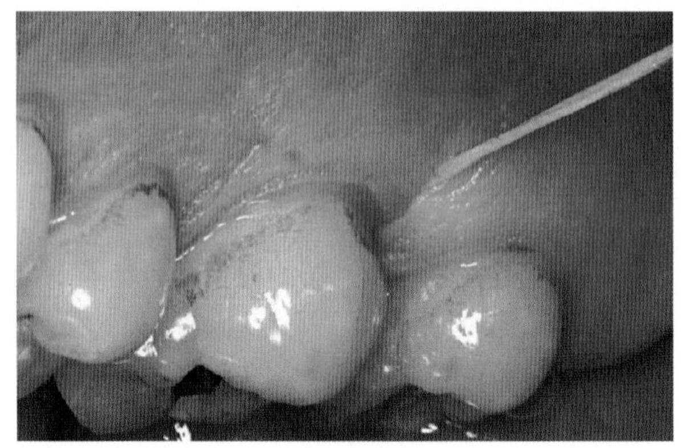

图14-73　牙线引起的病损很常见，有时导致牙龈组织永久开裂。

(a)

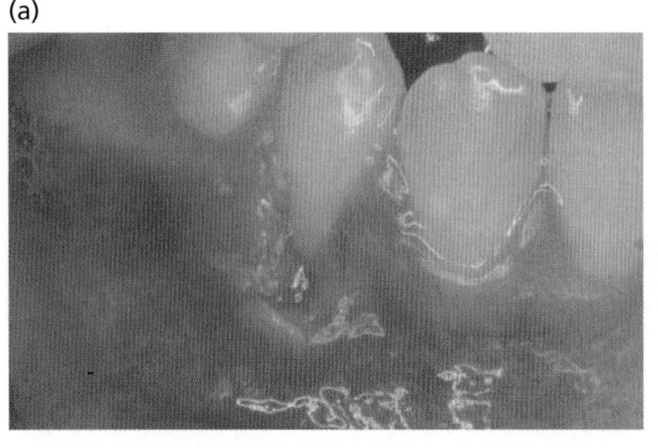

(b)

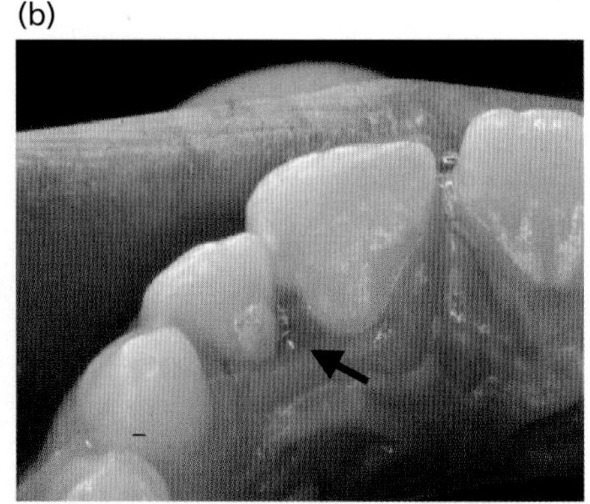

图14-74　（a）一名7岁男孩用他的指甲划伤牙龈导致的自伤性牙龈退缩伴龈缘溃疡。（b）与图a同一男孩的11腭侧牙龈的自伤性溃疡（箭头所示）。这个病损同样是由指甲划伤所致。

也可能形成水疱（Laskaris 1994），有时还可表现为溃疡、瘀斑或糜烂（图14–76）。显然，病史采集对于获得正确的诊断很重要。常见的病因有热咖啡、披萨和融化的奶酪，而口腔治疗，包括热的印模材料、烫化的蜡或烧灼器械的不当使用也会导致热损伤（Colby et al. 1961）。

牙龈色素沉着

黑斑

黑斑形式的口腔色素沉着可能与多种前面所述的外源性和内源性环境有关（Holmstrup et al. 2018）。这些因素包括遗传、内分泌紊乱（Addison病）、综合征（Albright综合征, Peutz–Jegher综合征）（图14–77）以及炎症后反应（Hassona et al. 2016）。生理性色素沉着通常对称地发生在牙龈、颊黏膜、硬腭、唇及舌（Hedin & Larsson 1978）。

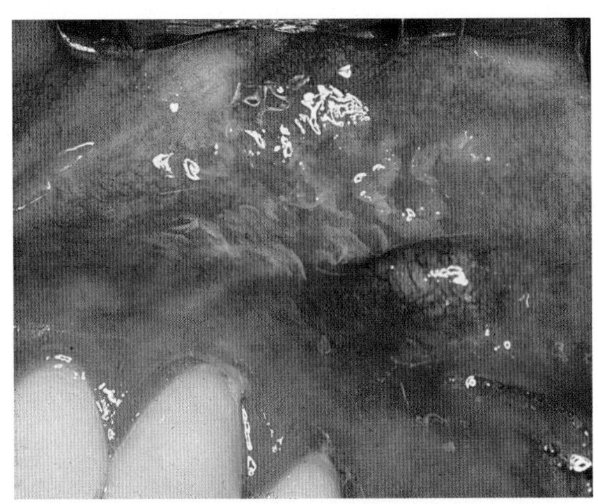

图14–75 氯己定引起的黏膜剥脱。这是一种可逆的病损，停止使用氯己定后病损可完全恢复正常。

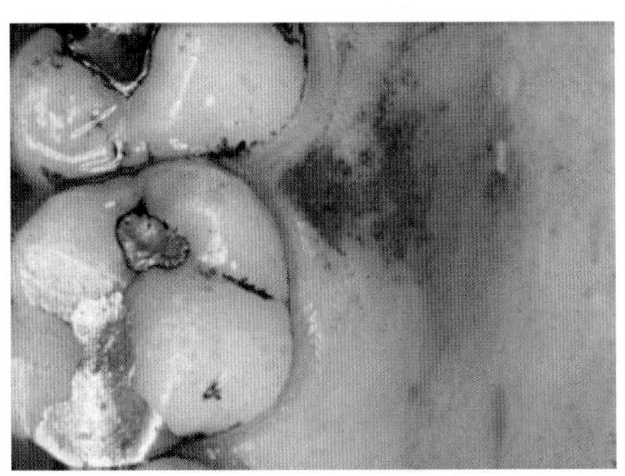

图14–76 饮用热咖啡导致腭侧牙龈热灼伤伴轻微糜烂和瘀斑。

吸烟者黑变病

口腔黏膜黑色素沉着的一个常见原因便是吸烟。吸烟者黑变病最常见于下颌前牙唇侧牙龈（Hedin 1977; Sarswathi et al. 2003; Nwhator et al. 2007）（图14–78）。戒烟后色素沉着可能会逐渐改善或完全消退。

药物性色素沉着

药物性色素沉着（drug–induced pigmentation, DIP）可能是在一种药物的影响下，黑色素累积、药物或其代谢物的沉积、色素的合成，或铁沉积导致血管受损所引起的。

奎宁衍生物如喹诺酮（图14–46）、羟基喹诺酮和阿莫地喹是抗疟药可导致黏膜蓝灰色

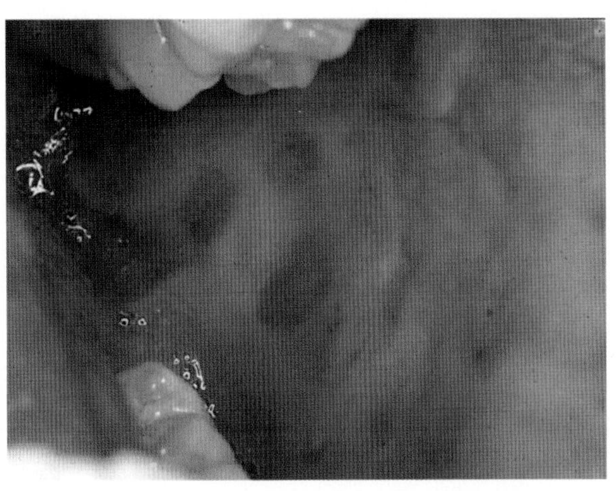

图14–77 Peutz–Jegher综合征患者的左颊黏膜黑斑。

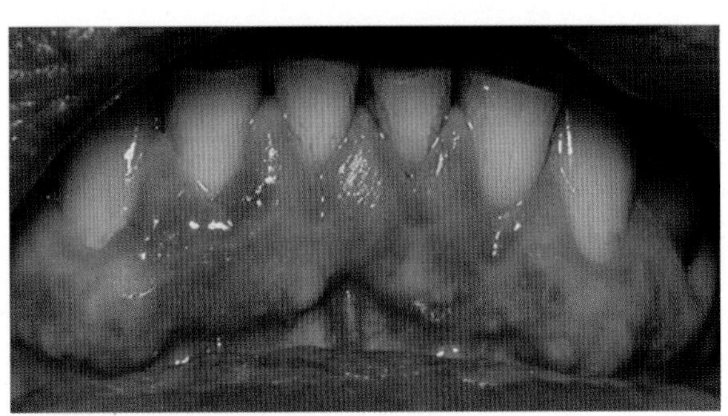

图14–78 吸烟者下颌前牙牙龈的黑变病。

或黑色素沉着，最常见于硬腭，包括腭侧牙龈（Kleinegger et al. 2000; de Andrade et al. 2013）。

长期使用米诺环素可能与牙槽骨和牙齿的色素沉着相关。当通过薄的被覆黏膜观察到骨的这种变化时，牙龈可能会显示为灰色。这主要见于上颌前牙区。米诺环素引起的软组织色素沉着不太常见，主要发生在舌、唇、颊黏膜和牙龈（Treister et al. 2004; LaPorta et al. 2005）。

汞线

另外一种类型的组织反应是由于上皮溃疡后异物进入牙龈结缔组织导致的。它们可因磨损或切割而发生（Gordon & Daley 1997b），一种最典型的组织损伤是汞线（Buchner & Hansen 1980）（图14-79）。与异物有关的牙龈炎症被称为异物性牙龈炎。一项临床研究指出，这类反应常常表现为红色或红白相间的疼痛的慢性病损，常被误诊为扁平苔藓（Gordon & Daley 1997a）。一项异物性牙龈炎的X线显微分析表明，大多数鉴定出来的异物是牙科材料，通常是研磨剂（Gordon & Daley 1997b）。另外一种外来杂质进入组织的途径是自伤性损伤，如咀嚼树枝或文身（Gazi 1986）。目前尚不清楚这些病例的炎症反应是毒性反应还是过敏反应。

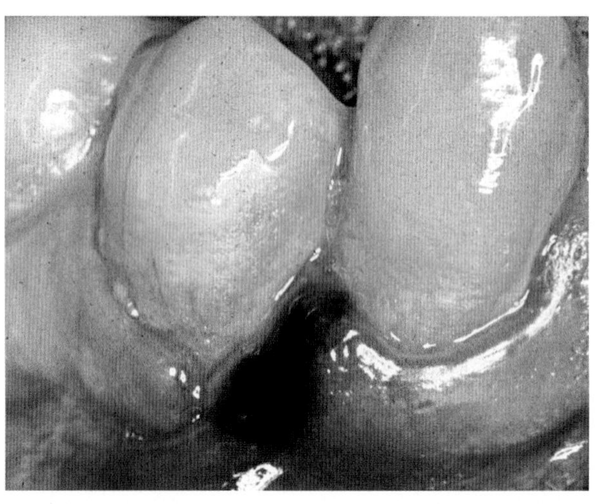

图14-79 附着龈处的汞线。

第15章

菌斑性龈炎

Plaque-Induced Gingivitis

Leonardo Trombelli[1,2], Roberto Farina[1,2], Dimitris N. Tatakis[3]

[1] Research Centre for the Study of Periodontal and Peri-implant Diseases, University of Ferrara, Ferrara, Italy
[2] Operative Unit of Dentistry, Azienda Unità Sanitaria Locale (AUSL), Ferrara, Italy
[3] Division of Periodontology, Ohio State University, College of Dentistry, Columbus, OH, USA

菌斑性龈炎的临床特征

菌斑性龈炎是一种由菌斑生物膜和宿主免疫炎症反应相互作用引起的炎症病变，这种炎症病变局限在牙龈内，不侵及其他牙周组织（牙骨质、牙周膜和牙槽骨）。此外，这种炎症不会延伸到膜龈联合以外，通过减少龈缘处的菌斑堆积可以逆转牙龈炎症（Chapple et al. 2018）。

菌斑性龈炎始于龈缘，并可扩散到牙龈的其余部位（表15-1）。牙龈炎病变的特征包括牙龈局部炎症的临床体征、菌斑引发和/或加剧病变的严重程度，以及消除病因后疾病的可逆性。牙龈炎发生时牙周组织可能完整（表现为没有牙周附着或牙槽骨丧失），也可能部分丧失。菌斑性龈炎的临床表现在牙周组织完整与否的情况下基本一致，除非先前存在着牙周附着/骨丧失（Trombelli et al. 2018）。

菌斑性龈炎的临床表现（Chapple et al. 2018）（图15-1）：

- 肿胀，表现为龈缘刃状样外观消失和龈乳头变圆钝。
- 探诊出血。
- 发红。
- 探诊不适。

患者主诉症状可能有：

- 牙龈出血（金属味/口腔气味改变）。
- 疼痛（酸痛）。
- 口腔异味。
- 进食困难。
- 外观（牙龈红肿）。

即使菌斑堆积的质和量没有明显差异，牙龈炎的临床体征和症状也存在个体差异（Abbas et al. 1986; Trombelli et al. 2004a; Nascimento et al. 2019）。在一项纳入全身健康的年轻人的临床研究中，进行为期3周的实验性龈炎试验，发现了两个亚群个体对菌斑表现出不同程度的牙龈

表15-1　健康牙龈到牙龈炎的常见临床改变

参数	正常牙龈	牙龈炎
颜色	珊瑚粉色（与皮肤黏膜色素沉着有关）	鲜红或暗红
形态	扇贝形包绕牙齿，龈乳头充满牙间隙，龈缘如刀刃样菲薄，紧贴牙面	组织水肿，龈缘变钝，刀刃样外观消失；球状龈乳头组织，扇贝形外观逐渐缺如
质地	坚韧、有弹性	组织松软，出现凹陷性水肿
探诊出血	无	有
龈沟液	少量	显著增加
龈沟温度	34℃	轻度升高

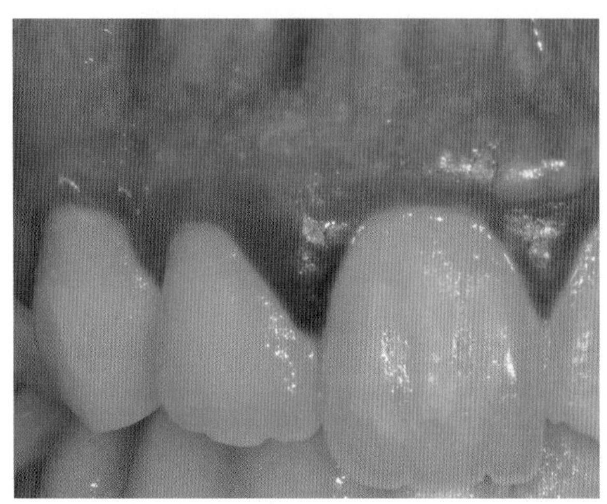

图15-1　无牙周组织破坏的菌斑性龈炎，牙龈颜色和形状的特征性表现。

炎症反应。这些个体尽管菌斑暴露程度相似，但牙龈炎症严重程度显著不同（Trombelli et al. 2004a）（图15-2）。证据还表明，在新的菌斑堆积后，个体龈炎发生的速度不同（Nascimento et al. 2019）。上述研究数据支持了Trombelli等（2004a）观察到的个体差异是菌斑性龈炎易感性的早期指标。第一，即使个体重新建立了自我龈上菌斑控制，仍然可以观察到差异（Trombelli et al. 2004b）。第二，在一部分被重复测试的参与者中观察到，新的菌斑堆积始终产生与该个体之前相同水平的炎症反应（Watts 1978; van der Weijden et al. 1994; Trombelli et al. 2008）（图15-3）。潜在的与抵抗牙龈炎发展或促进牙龈炎消

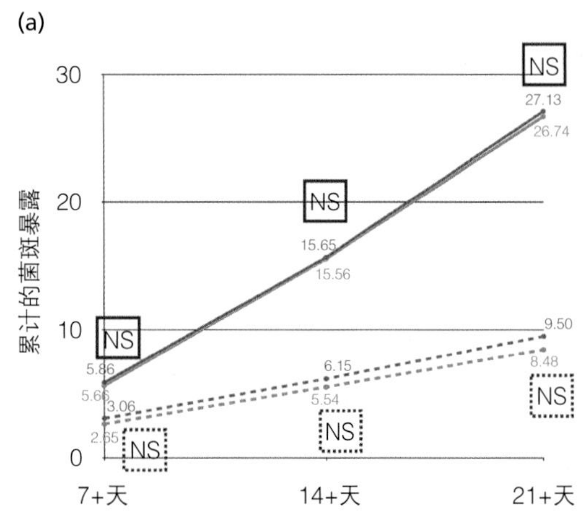

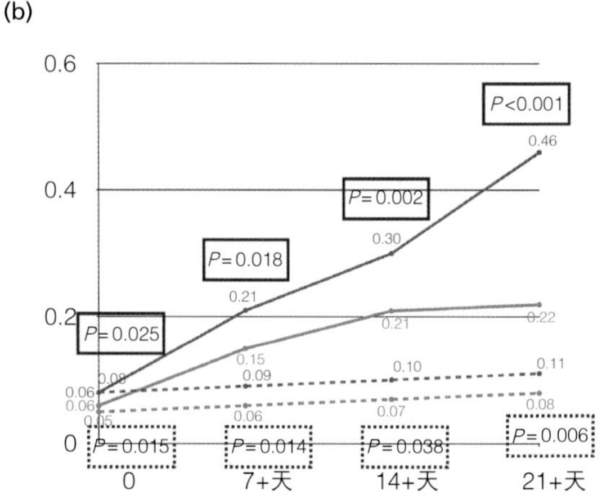

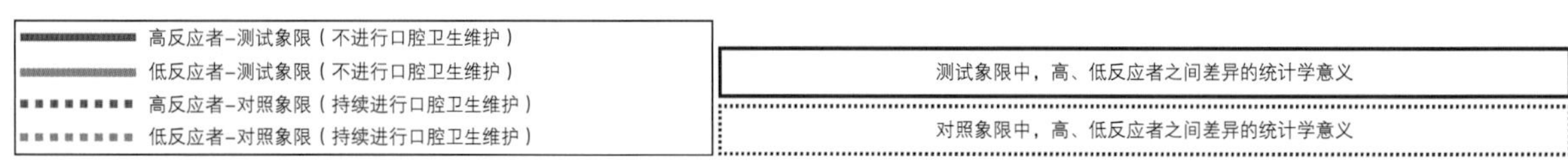

图15-2　两个亚群的个体对菌斑暴露表现出明显不同的牙龈炎症反应。（a）累计的菌斑暴露。（b）龈沟液。NS，不显著。（来源：基于Trombelli et al. 2004a。）

译者注：根据参考文献 Trombelli et al. 2004a，（a）中的最下方的绿色虚线应为低反应者－对照象限（持续进行口腔卫生维护）

退相关的微生物学和免疫学生物标志物仍有待被阐明（Watts 1978; van der Weijden et al. 1994; Trombelli et al. 2008）。然而，研究证明牙龈炎的易感性与牙周炎的易感性相关（Dietrich et al. 2006; Trombelli et al. 2006a）（图15-4），因此这可能代表了部分人群从牙龈炎向牙周炎转变的关键因素之一（Trombelli 2004）。患者相关的可能影响牙龈对菌斑产生炎症反应的关键因子已被广泛研究（Trombelli et al. 2004c; Scapoli et al. 2005; Trombelli et al. 2005, 2006a, b; Scapoli et al. 2007; Trombelli et al. 2008, 2010; Farina et al. 2012; Tatakis & Trombelli 2004; Trombelli & Farina 2013），上述内容以及牙龈炎的局部关键因子将在本章后面进行详细讨论。

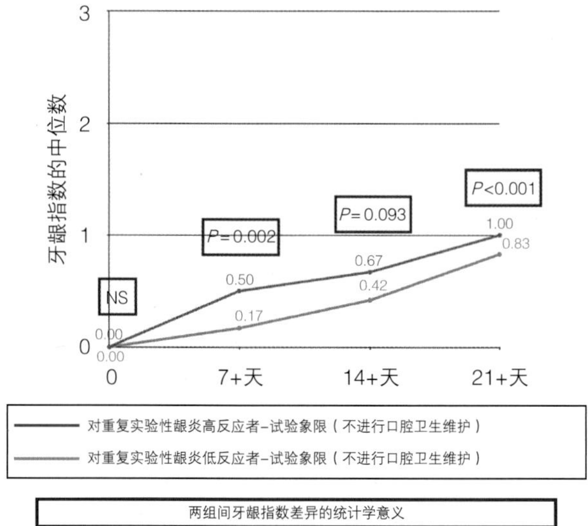

图15-3　在重复的菌斑试验中，牙龈对相同菌斑的持续刺激所表现出的低反应性和高反应性。（来源：基于Trombelli et al. 2008。）

牙龈病损的诊断标准

在位点水平评估菌斑性龈炎是否存在和其严重程度的临床方法是基于评估龈缘组织在健康-炎症转变过程中发生的肉眼可见的变化（Lang & Bartold 2018）（表15-2）。在临床试验中，龈沟液定量已被广泛用于评估牙龈炎症的严重程度。然而，临床上对牙龈炎症最常用的测量方法主要包括定性或半定量指标，这些指标是基于对牙龈病变（水肿/肿胀、红肿等）的视觉评估和/或评估牙周探针施加的机械刺激下牙龈边缘的出血倾向。在45年前这些方法首次被描述，后续未发生太大变化（Trombelli et al. 2018）。

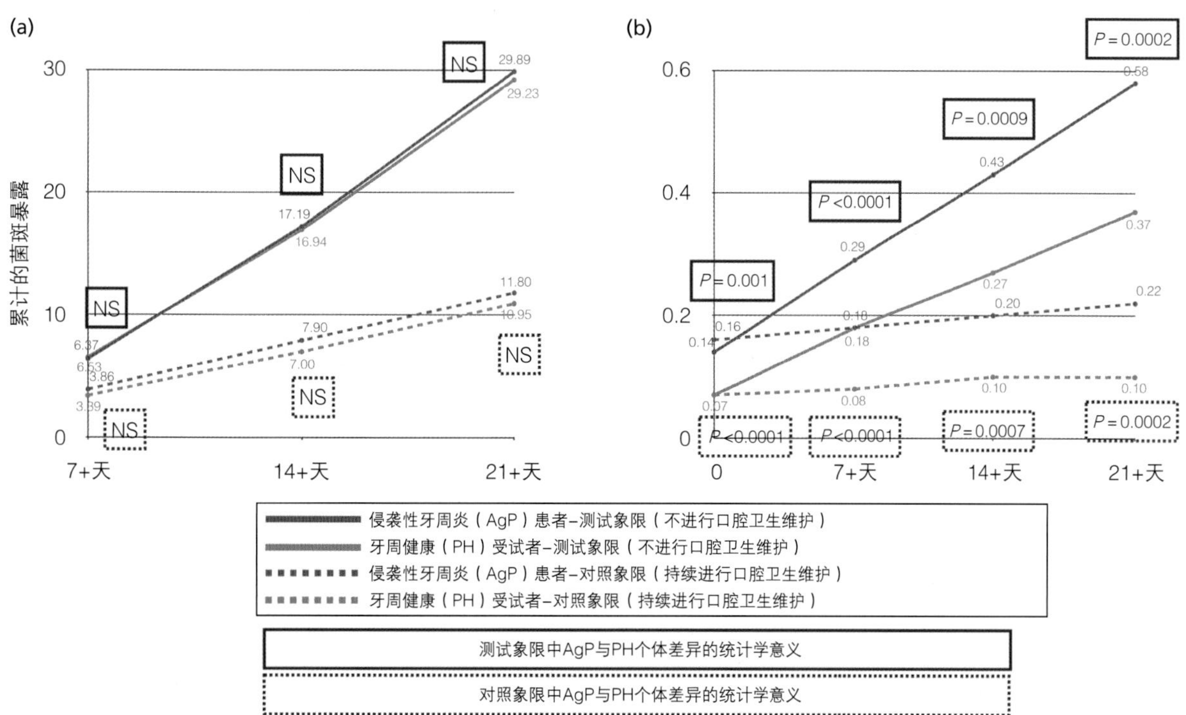

图15-4　牙周健康者和侵袭性牙周炎患者的牙龈对菌斑的炎症反应。（a）累计的菌斑暴露。（b）龈沟液。NS，不显著。（来源：基于Trombelli et al. 2006）

表15-2 牙龈指数（来源：Trombelli et al. 2018）

索引名称	仪器	评估位点	延迟时间	不同反应的分级
PMA指数 (Schour & Massler 1947)	视觉评估	评估每个牙龈单位，只检查唇面	未阐明	P（龈乳头） 0=正常，无炎症 1=龈乳头轻度充血，轻微肿大 2=龈乳头明显肿大，在压力下出血 3=龈乳头明显肿大伴自发性出血 4=龈乳头坏死 5=龈乳头萎缩和丧失（炎症导致） M（龈缘） 0=正常，无明显炎症 1=充血，轻微肿大，无出血 2=明显充血，在压力下出血 3=颈部龈缘红肿，自发性出血，开始波及附着龈 4=坏死性龈炎 5=CEJ以下游离龈缘因炎症改变退缩 A（附着） 0=正常，淡粉色，点彩存在 1=轻微肿胀，点彩消失，颜色可有或无改变 2=附着龈明显肿胀伴发红，牙周袋形成 3=晚期牙周炎，明显深牙周袋
牙龈指数 (Löe & Silness 1963)	探诊	对龈缘和邻面组织（每颗牙4个位点）进行评分。通过沿着龈沟软组织壁轻探来评估出血情况	未阐明	0=正常牙龈 1=轻度炎症：颜色轻微改变，轻度水肿，但探诊时无出血 2=中度炎症：发红，水肿和光亮，探诊出血 3=重度炎症：明显红肿，溃疡，有自发出血倾向
龈沟出血指数 (Mühlemann & Son 1971)	探诊	对每颗牙的4个位点进行探诊和系统评分：唇侧和舌侧龈边缘（M）以及近中和远中龈乳头（P）	未阐明	0=肉眼可见的健康龈乳头及龈缘、探诊无出血 1=肉眼可见的健康牙龈，探诊出血 2=探诊出血，颜色改变，无水肿 3=探诊出血，颜色改变，轻度水肿 4=探诊出血，颜色改变，水肿明显 5=自发性出血，颜色改变，水肿明显
牙龈出血指数 (Carter & Barnes 1974)	无蜡牙线	口腔被分为6个区段，按以下顺序使用牙线：右上、前上、左上、左下、前下和右下	未阐明；允许30秒后进行复测	记录有或无出血
牙龈出血指数 (Ainamo & Bay 1975)	探诊	轻探龈沟处	10	如果10秒内出血则记录为阳性
龈乳头出血指数 (Mühlemann 1977)	探诊	将牙周探针插入龈沟，放置在近中面龈乳头基部，然后向冠方龈乳头顶端移动。在远中面龈乳头处重复这一动作	未阐明	0=无出血 1=单个点状出血 2=出现多个孤立的出血点或线状出血 3=探诊后不久邻面三角区充满血液 4=探诊后大量出血，血液快速溢入龈沟
龈乳头出血评分 (Papillary Bleeding Score，PBS) (Loesche 1979)	木质齿间清洁器	使用Stim-U-dent®插入邻面。在第二磨牙前的所有龈乳头评估	未阐明	0=健康牙龈，邻面插入Stim-U-dent®后无出血 1=水肿，牙龈红肿，邻面插入Stim-U-dent®后无出血 2=邻面插入Stim-U-dent®后出血，血液不流动 3=邻面插入Stim-U-dent®后沿龈缘出血，有流动 4=邻面插入Stim-U-dent®后大量出血 5=重度炎症，明显红肿，有自发性出血倾向

（续表）

索引名称	仪器	评估位点	延迟时间	不同反应的分级
改良龈乳头出血指数(Papillary Bleeding Index，PBI) Barnett等 (1980)	探诊	改良PBI指数（Mühlemann 1977），规定牙周探针应轻轻置于待检查牙面近中轴角的龈沟内，并小心向前滑入近中龈乳头。评估从第二磨牙到侧切牙的所有近中龈乳头	0～30秒	0=探诊后30秒内无出血 1=探诊后3～30秒内出血 2=探诊后2秒内出血 3=放置探针后立即出血
出血时间指数 Nowicki等 (1981)	探诊	在龈沟中插入Michigan“0”探针，直到感到轻微的阻力，然后在约2mm的区域内来回探查牙龈	0～15秒	0=第二次探诊后15秒内无出血（即总时间为30秒） 1=第二次探诊后6～15秒内出血 2=第一次探诊后11～15秒内出血或第二次探诊后5秒内出血 3=第一次探诊后10秒内出血 4=自发性出血
Eastman牙间出血指数 Garg & Kapoor (1985)	木质齿间清洁器	从唇侧将木质齿间清洁器插入牙之间，压入龈下1～2mm。重复4次	0～15秒	记录15秒内有无出血
定量牙龈出血指数 Garg & Kapoor (1985)	牙刷	在刷牙及挤压牙龈组织的过程中评估血渍覆盖牙刷刷毛的范围	未阐明	0=刷牙时无出血，刷毛无血渍 1=刷牙时有轻微出血，刷毛顶部有血渍 2=刷牙时有中度出血，刷毛从尖端向下达到约一半的位置都有血渍 3=刷牙时严重出血，刷毛的全长，包括刷头都被血渍覆盖
改良牙龈指数 Lobene等 (1986)	无仪器（目测）	与牙龈指数相同	不适用	0=无炎症 1=轻度炎症或颜色和质地轻微改变，但并非所有龈缘或龈乳头部位均有 2=轻度炎症：如上述标准，所有龈缘或龈乳头部位均有 3=中度炎症：龈缘或龈乳头光亮、发红、水肿和/或肥大 4=重度炎症：发红、水肿和/或龈缘肥大或自发性出血、乳头状增生、充血或溃疡
改良牙龈指数 Trombelli等 (2004a)	无仪器（目测）	与牙龈指数相同，但不考虑探诊出血	不适用	0=正常牙龈 1=轻度炎症：轻微颜色变化和轻度水肿 2=中度炎症：发红、水肿和光亮 3=重度炎症：明显的红肿、溃疡并有自发性出血倾向
牙间隙刷刷牙出血指数 Hofer等 (2011)	牙间隙刷	从牙的颊侧、邻接点的下方插入一个轻便的牙间隙刷，使用轻微振颤的方式在牙齿的邻面不加力地移动。对每个牙间隙进行出血评分	30秒	分为出血和不出血

牙龈病损的定义和分级

在位点层面对牙龈炎症情况进行定义和分级（即“牙龈炎病损”）（Murakami et al. 2018）不同于对牙龈炎病例（gingivitis case, GC）（即牙龈炎患者）进行定义和分级，因为一个“牙龈炎位点”并不一定等同于一个GC。事实上，当从描述“牙龈炎位点”转换到鉴别GC时，由于缺乏明确的标准来区分具有一定程度/严重性的牙龈炎症的患者和牙周健康患者，分类过程变得复杂。在这方面，虽然临床上牙龈炎是一种明确的部位特异性疾病，多种测量系统已经被提出并进行验证，但GC的概念是旨在从患者层面定义疾病。这样的一种定义，即为GC选择适当的、不同的和有效的标准，对于先前存在附着丧失并成功治疗的患者，就变得更具挑战性。一个通用的病例定义标准对于监测人群健康、制订临床治疗目标以及评估预防和/或治疗方案的有效性至关重要。

根据已知的方法来评估牙龈炎（表15-2），通过标准化的探针（统一的尺寸和形状），以可控的力量（约0.25N）在每颗牙齿的6个位点（近颊、颊、远颊、近舌、舌、远舌）的龈沟底/袋底进行探诊（Ainamo & Bay 1975），使用探诊出血（是/否二选一的评价）的百分比（BoP%）来评估出血位点的比例，可以对GC进行简单、客观、准确的定义和分级。BoP可被用于：（1）区分健康人和牙龈炎患者（Lang & Bartold 2018）；（2）对GC进行分类（局限型、广泛型）（Murakami et al. 2018）。使用BoP诊断GC有以下优点：（1）是一种可以有效评估和记录的、客观的、被普遍接受的、可靠的和准确的临床体征（Lenox & Kopczyk 1973; Carter & Barnes 1974; Greenstein et al. 1981; Caton et al. 1988; Farina et al. 2011, 2013, 2017），能够作为全面牙周检查探诊评估的一部分；（2）广泛的牙龈出血常常是患者自我感觉到的临床体征，低水平的BoP%常与自我感觉到的牙龈健康状况相一致（Baser et al. 2014）；（3）BoP的记录操作简便、经济、对技术要求低甚至无要求。通过适当的培训，普通口腔医生在评估出血时可以达到并保持高度的一致性（Eaton et al. 1997）；（4）出血评分可有效用于告知和激励患者（Mühlemann 1977; Saxer et al. 1977; Engelberger et al. 1983; Greenstein 1984），并监测用于控制牙周病的预防和治疗策略的效果（Lang et al. 1986; Schwarz 1989; Lang et al. 1990）。

探诊到龈沟/牙周袋底部可以诊断是否存在牙龈炎症，同时也可评估其他相关的临床参数（附着水平，探诊深度）。由于牙龈炎位点（患者）不应该出现附着丧失，所以一次探诊操作可以收集到必要的信息，以检测牙龈炎症和附着丧失的情况。

对于牙周组织完整或牙周组织减少但无牙周炎病史的患者，GC被定义为出血位点≥10%（Trombelli et al. 2018），且探诊深度≤3mm。局限型牙龈炎被定义为10%～30%的出血位点；广泛型牙龈炎被定义为出血位点＞30%（表15-3）。GC的直接含义为：BoP评分＜10%且无附着/骨丧失（牙周组织完整）或牙周组织减少但无牙周炎病史，这些患者被认为是“临床牙周健康”（表15-3）。图15-5～图15-7分别显示了具有代表性的完整牙周组织GC、无牙周炎病史伴牙周组织减少的GC和临床牙周健康。

表15-3 临床中健康牙龈或菌斑性龈炎（发生在非牙周炎患者）的鉴别诊断表（来源：Chapple et al. 2018）

完整的牙周组织	健康牙龈	牙龈炎
探诊附着丧失	否	否
牙周袋探诊深度（假设没有假性牙周袋）*	≤3mm	≤3mm
探诊出血*	＜10%	是（≥10%）
影像学上观察到骨丧失	否	否
存在牙周组织减少的非牙周炎患者		
探诊附着丧失	是	是
牙周袋探诊深度（假设没有假性牙周袋）*	≤3mm	≤3mm
探诊出血*	＜10%	是（≥10%）
影像学上观察到骨丧失	可能有	可能有

*假设探诊压力为0.2～0.25N

(a)

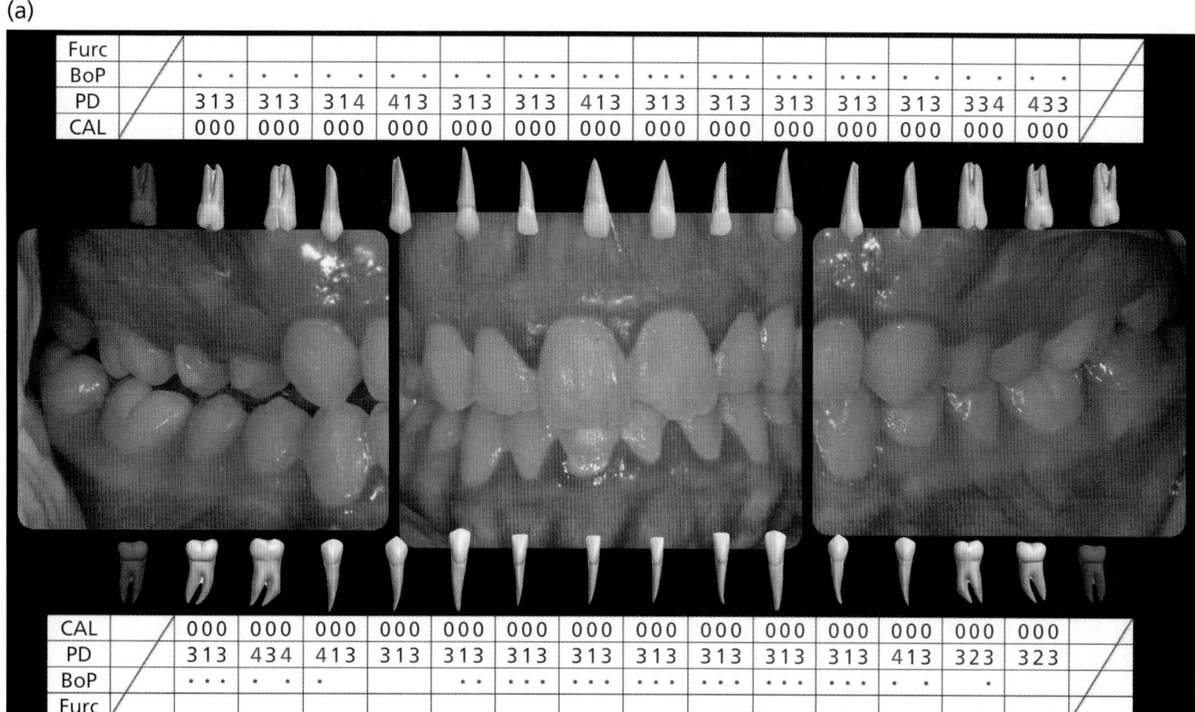

(b)

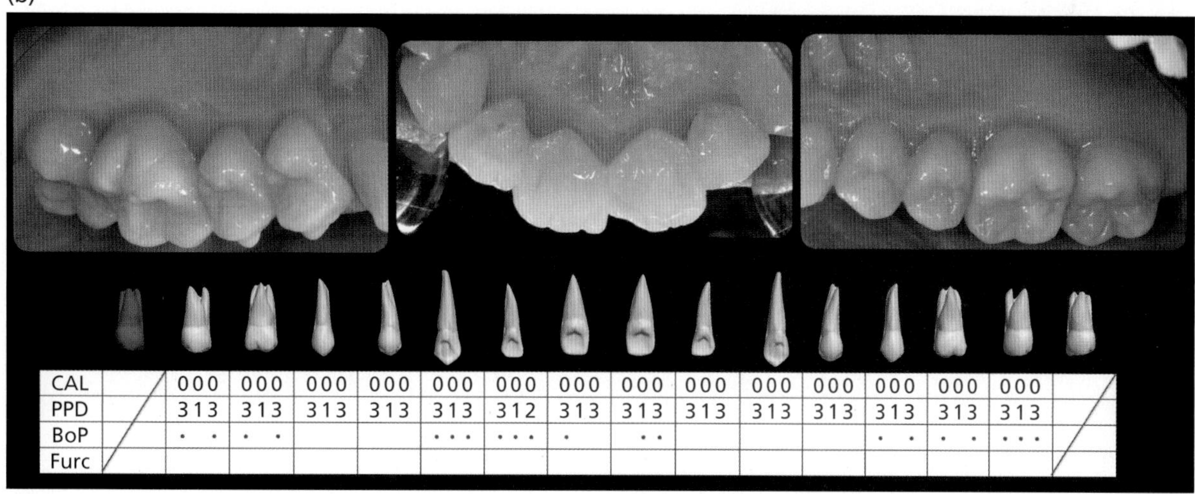

(c)

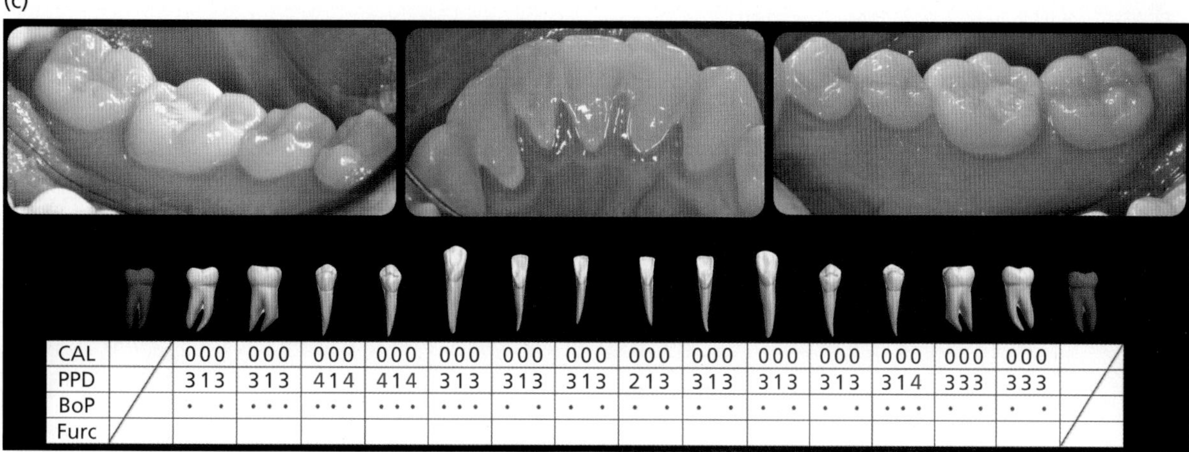

图15-5　伴完整牙周组织的菌斑性龈炎。临床附着水平（CAL，单位：mm）、探诊深度（PD，单位：mm）、探诊出血（BoP）以及根分叉（Furc）病变分别从颊侧（a）、腭侧（b）和舌侧（c）牙面进行评估。

(d)

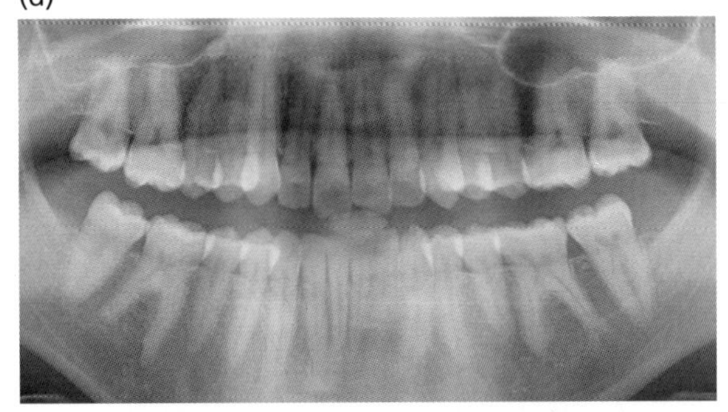

(e)

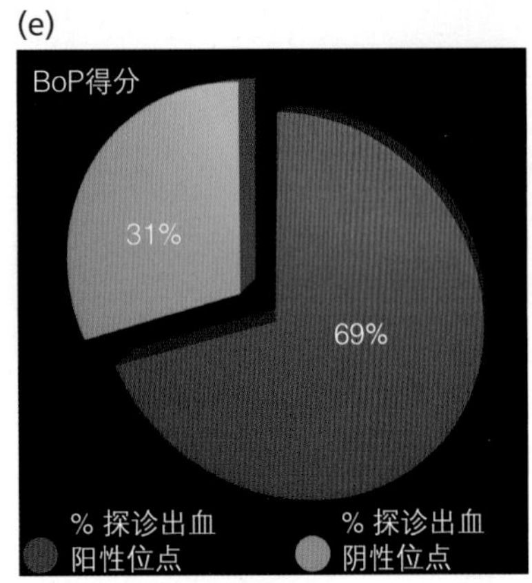

图15-5（续）　（d）曲面断层片。（e）BoP得分。（来源：基于Trombelli et al. 2004a）

牙龈炎的流行病学

尽管流行病学研究一致表明牙龈炎是一种非常普遍的疾病，但报道中提到牙龈炎的患病率存在异质性（表15-4）。尽管这种异质性的一部分可以根据研究人群中疾病发生的真实差异来解释，但很明显，队列之间的差异很可能与用于在患者层面上定义疾病诊断标准的差异有关，即所采用的GC的定义。

流行病学研究基于流行病学指标对牙龈炎患者进行定义，如：社区牙周治疗需求指数（community periodontal index of treatment need / community periodontal index, CPITN/CPI）；牙龈炎症的平均严重程度（使用牙龈指数或出血评分进行评估）；牙龈炎症的平均范围（以特定牙龈指数或出血评分部位的数量进行评估）；结合牙龈炎严重程度和测量范围。大多数调查牙周病（包括牙龈炎）患病率的流行病学研究都是基于CPITN（Ainamo et al. 1982; WHO 1997）。然而，CPITN是被设计用来筛查牙周炎的，并且这些临床参数（如出血，龈上/龈下牙石，牙周袋）都不是牙龈炎所独有的。当使用更具特异性的指标来评估牙龈炎时，根据不同的临界值记录的牙龈炎患病率存在很大的差异。一般来说，所考虑的疾病表现越广泛和越严重，牙龈炎就越不常见。

这些观察结果进一步说明了基于表15-3所列的标准对GC进行识别和分级的必要性。这种新的GC的定义已在最近针对不同人群的研究中被成功应用，包括与牙龈炎相关的不同的流行病学（Botelho et al. 2019; Erchick et al. 2019; Machado et al. 2019）（表15-4）、治疗（Al Asmari et al. 2020）和生物学（Wang et al. 2020）等问题。

牙龈炎对患者生活质量的影响

很少有研究评估牙龈炎对口腔健康相关生活质量的影响（Tsakos et al. 2006; Krisdapong et al. 2012; Tomazoni et al. 2014）。Tsakos等（2006）对纳入1034名泰国儿童的队列研究表明，尽管需要进行牙周治疗（CPI＞0）的个体为97%，能够感知到特定病症（condition-specific, CS）影响的受试者仅占27.1%。牙周健康受试者中无CS影响个体的特异性为0.83。同样地，在1100名12岁和871名15岁的泰国儿童的群体中，尽管牙龈炎和/或牙石的检出率很高（80%），但只有不到30%的受试者与牙龈炎和/或牙石有关的生活质量受到了CS的影响。牙龈炎对儿童OHRQoL的影响范围和程度均较低。然而，广泛型牙龈炎与中等或较高程度的CS影响显著相关（Krisdapong et al. 2012）。在1134名12岁巴西学龄儿童的随机样本中，牙龈炎范围对OHRQoL有影响，BoP阳性位点≥15%的儿童的平均生活质量评分比BoP阳性位点＜15%的儿童高1.15倍（Tomazoni et al. 2014）。牙龈出血范围（＞15% BoP）与精神健康、口腔症状、功能障碍和社会幸福感等显著相关（Tomazoni et al. 2014）。有证据表明，菌斑引起的牙龈炎与牙龈和牙周膜的敏感性（对

(a)

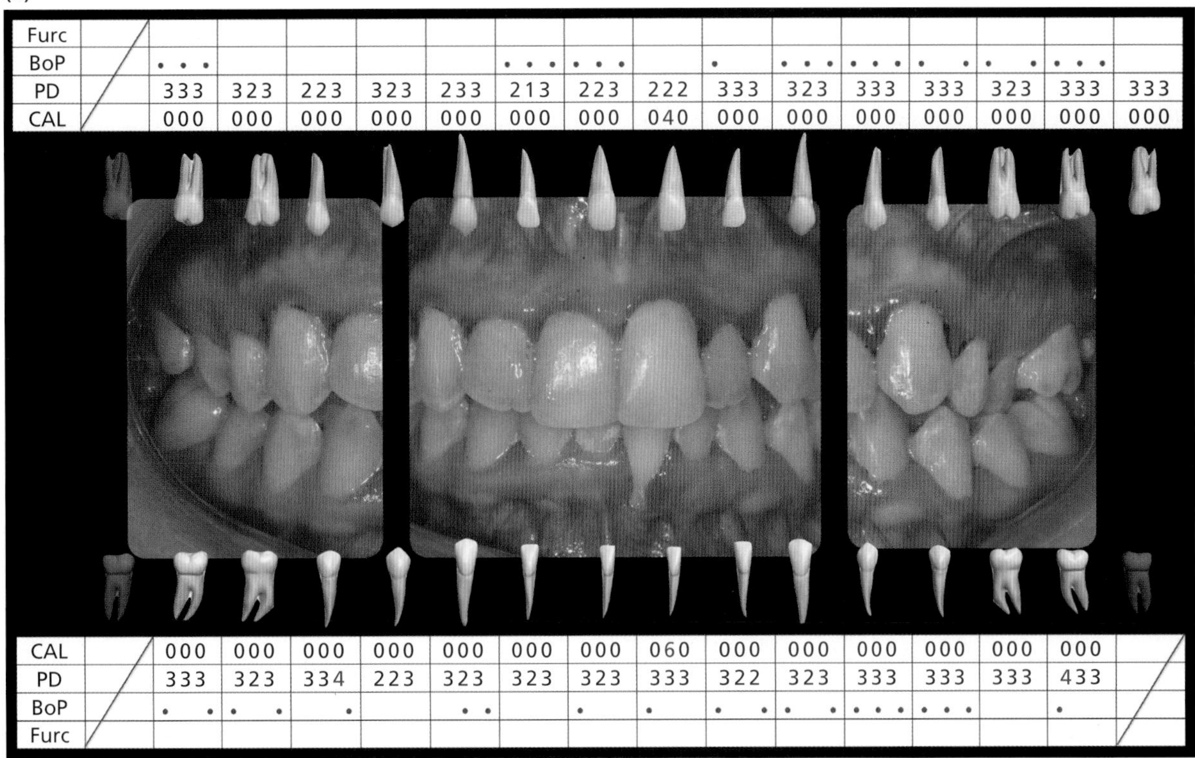

Furc															
BoP	• • •					• • •	• • •		•	• • •	• • •	• •	• •	• • •	
PD	333	323	223	323	233	213	223	222	333	323	333	333	323	333	333
CAL	000	000	000	000	000	000	000	040	000	000	000	000	000	000	000

CAL	000	000	000	000	000	000	000	060	000	000	000	000	000	000	
PD	333	323	334	223	323	323	323	333	322	323	333	333	333	433	
BoP	• •	• •	•		• •		•	•	• •	• •	• • •	• • •		•	
Furc															

(b)

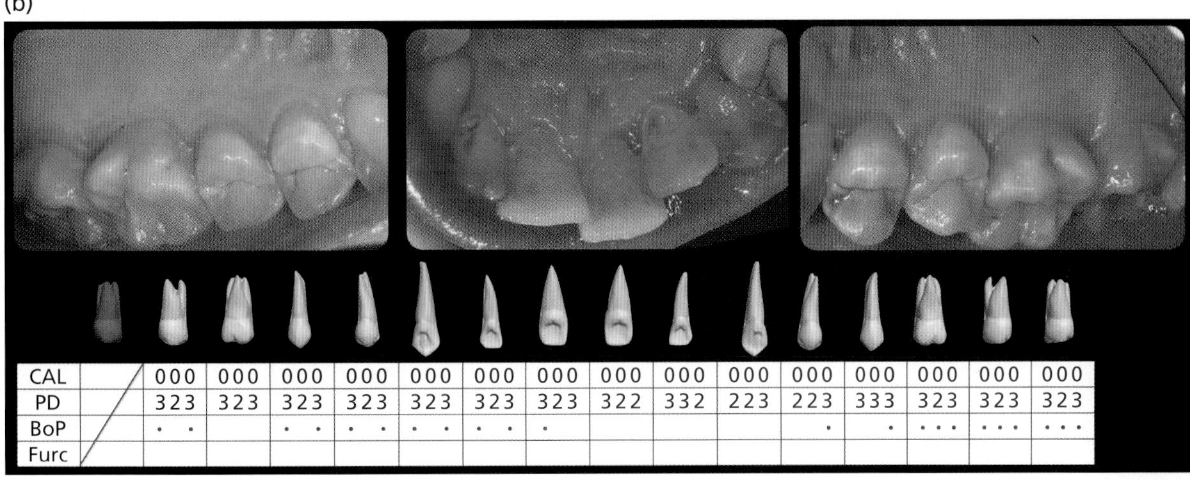

CAL	000	000	000	000	000	000	000	000	000	000	000	000	000	000	000
PD	323	323	323	323	323	323	323	322	332	223	223	333	323	323	323
BoP	• •		• •	• •	• •	• •	•				•	•	• • •	• • •	• • •
Furc															

(c)

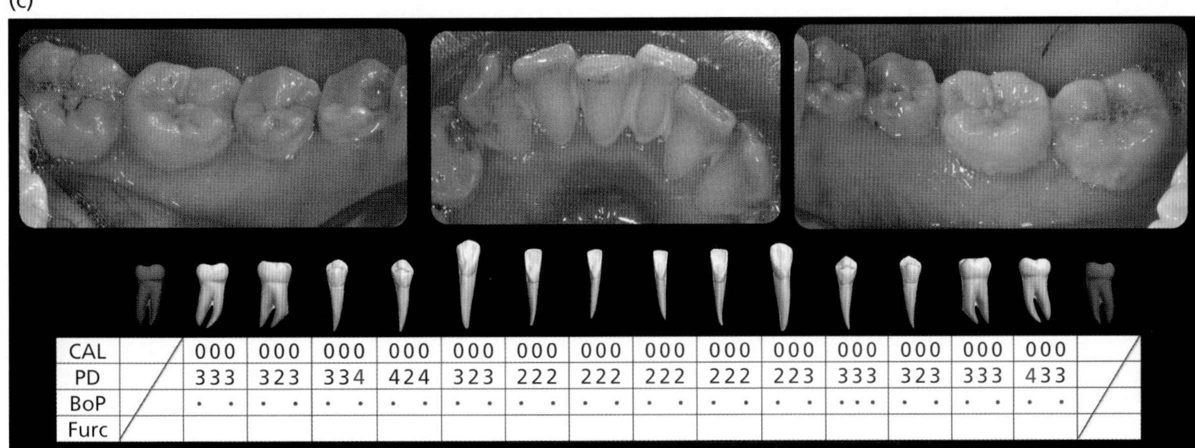

CAL	000	000	000	000	000	000	000	000	000	000	000	000	000	000	
PD	333	323	334	424	323	222	222	222	222	223	333	323	333	433	
BoP	• •	• •	• •	• •	• •	• •	• •	• •	• •	• •	• • •	• •	• •	• •	
Furc															

图15-6　无牙周炎病史的患者牙周组织萎缩后的菌斑性龈炎。临床附着水平（CAL，单位：mm）、探诊深度（PD，单位：mm）、探诊出血（BoP）和根分叉病变（Furc）分别从颊侧（a）、腭侧（b）和舌侧（c）牙面进行评估。

(d)

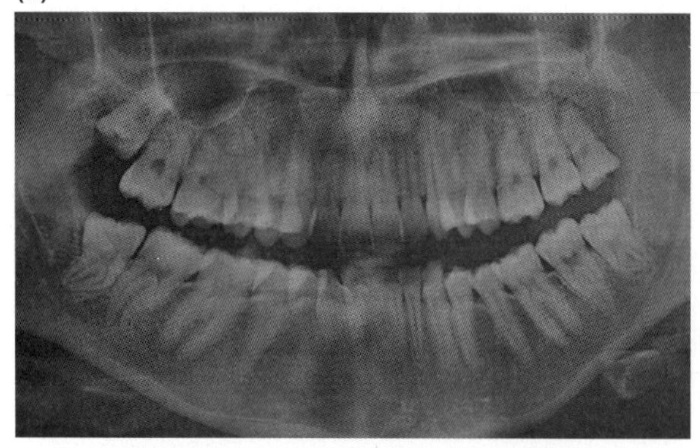

(e)

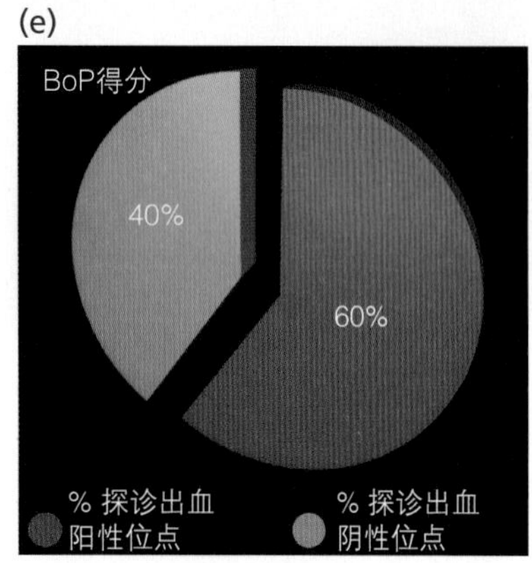

图15-6（续） （d）曲面断层片。（e）BoP得分。（来源：Ainamo & Bay 1975）

机械和热刺激的反应）的显著变化相关（Wang et al. 2020a），至少提供了部分可能的机制解释OHRQoL感知的改变。

总的来说，这些研究的数据表明，尽管牙龈炎非常普遍，但对OHRQoL的影响有限。然而，牙龈炎的范围在BoP评分方面可能会增加对CS和一般OHRQoL的负面影响。然而，牙龈炎［社区牙周指数（CPI）=1对比CPI=2］对患者生活质量的影响与牙周规范治疗需求之间的一致性正在增加（Tsakos et al. 2006）。

牙龈炎对全身炎症的影响

至于其他慢性炎症性疾病，学者们已经评估了牙周病（包括牙龈炎）和全身炎症标志物水平之间的关系（见第16章）。支持这种相关性的生物学机制依赖于致病菌从牙周病变部位的生物膜进入血液，以及局部宿主来源的“过量”炎症介质进入血液循环。

在已经研究的生物标志物中，C反应蛋白（C-reactive protein, CRP）受到了特别的关注，它是多种形式的创伤或疾病的反应产物，作为先天性免疫反应的一部分，有助于宿主防御。评估牙龈炎和血清CRP水平之间的关系的研究普遍认为，牙龈炎是一种以血清CRP水平为特征的疾病，其CRP水平介于牙周健康和牙周炎之间，尽管在所有研究中观察到的牙龈炎和其他牙周病之间血清CRP水平的差异并未全部具有显著的统计学差异（Pradeep et al. 2010; Bansal et al. 2014; Podzimek et al. 2015）。在牙龈炎受试者中，学者们评估了牙龈炎的严重程度、范围与血清中CRP水平的关系。在一些研究中，发现CRP水平与龈乳头出血指数或牙龈炎症（PraDeep et al. 2010）显著正相关（Podzimek et al. 2015），其他学者未能发现CRP和牙龈炎症（Bansal et al. 2014）、BoP（Wohlfeil et al. 2009; Bansal et al. 2014），或至少有一个BoP阳性位点的象限的数量（Pitchika et al. 2017）之间的联系。

总体而言，通过评估CRP水平，上述发现似乎证明了龈缘组织的炎症能够引起全身炎症的增加。然而，其他研究未能证明牙龈炎发展过程中与全身炎症潜在的相关性（Kinane et al. 2015）。因此，牙龈炎患者全身炎症与牙龈炎症之间的严重程度关系尚不清楚。

牙龈炎的预后评估

与牙周炎相比，菌斑性龈炎病变的一个特点是，一旦去除菌斑，组织的改变是完全可逆的。尽管牙龈炎引起的组织变化具有可逆性，但是因为它被认为是牙周炎的早期，因此关注牙龈炎的发生发展具有临床意义。支持牙龈炎和牙周炎病变之间关系的证据来自纵向研究，其中附着丧失水平的进展与牙龈炎症基线水平有显著相关性（Löe et al. 1986; Ismail et al. 1990; Clerehugh et al. 1995; Albandar et al. 1998; Schätzle et al. 2003;

(a)

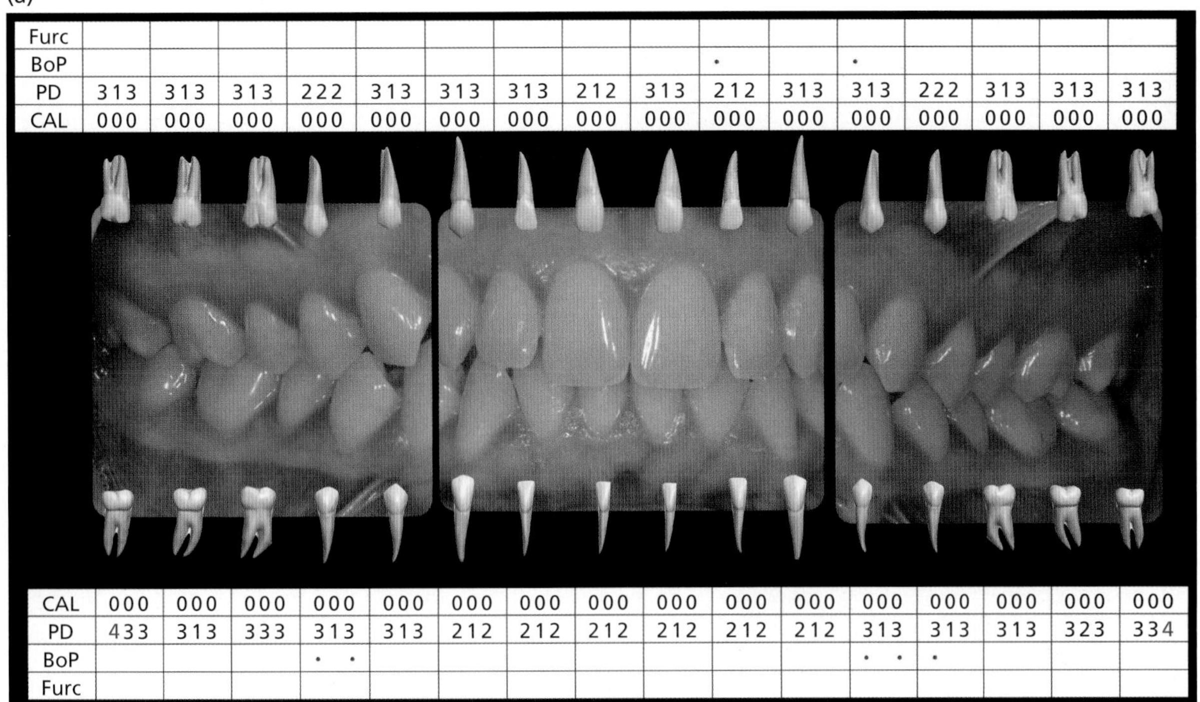

Furc																
BoP									•		•					
PD	313	313	313	222	313	313	313	212	313	212	313	313	222	313	313	313
CAL	000	000	000	000	000	000	000	000	000	000	000	000	000	000	000	000

CAL	000	000	000	000	000	000	000	000	000	000	000	000	000	000	000	000
PD	433	313	333	313	313	212	212	212	212	212	212	313	313	313	323	334
BoP				• •								• •	•			
Furc																

(b)

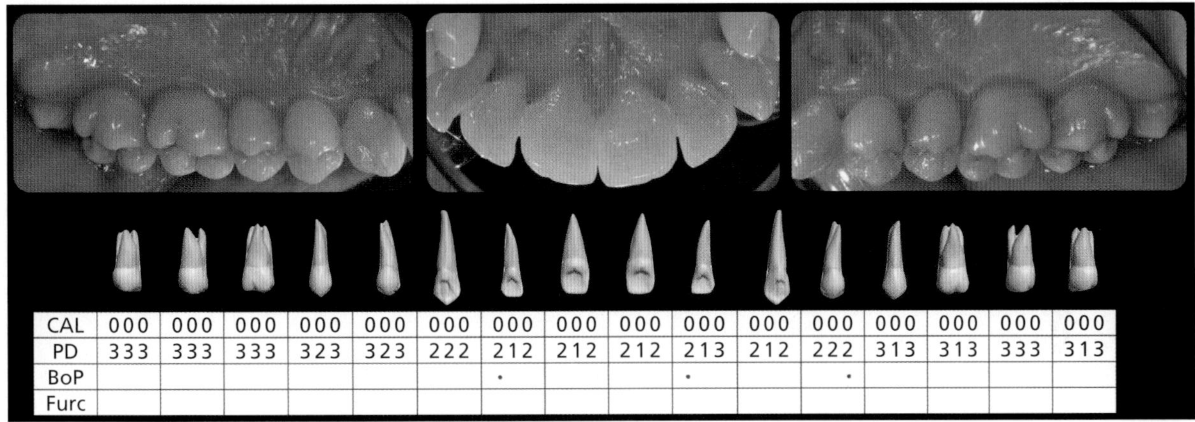

CAL	000	000	000	000	000	000	000	000	000	000	000	000	000	000	000	000
PD	333	333	333	323	323	222	212	212	212	213	212	222	313	313	333	313
BoP							•			•		•				
Furc																

(c)

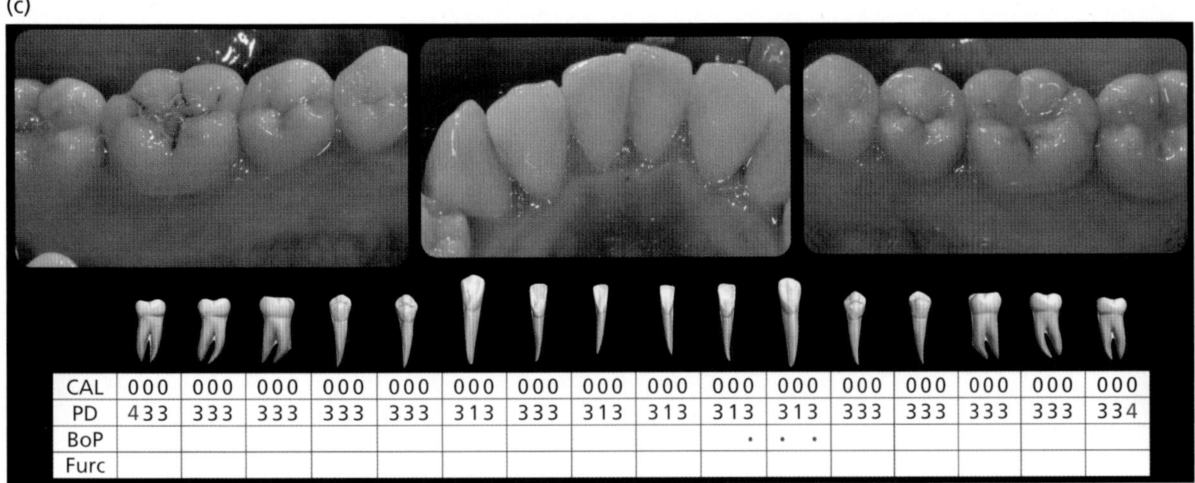

CAL	000	000	000	000	000	000	000	000	000	000	000	000	000	000	000	000
PD	433	333	333	333	333	313	333	313	313	313	313	333	333	333	333	334
BoP										•	• •					
Furc																

图15-7　牙周健康的完整牙周组织。临床附着水平（CAL，单位：mm）、探诊深度（PD，单位：mm）、探诊出血（BoP）以及根分叉病变（Furc）分别从颊侧（a）、腭侧（b）和舌侧（c）牙面进行评估。

(d)

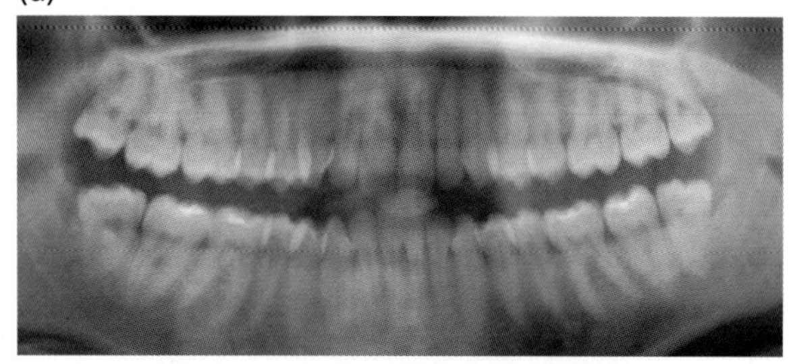

(e)

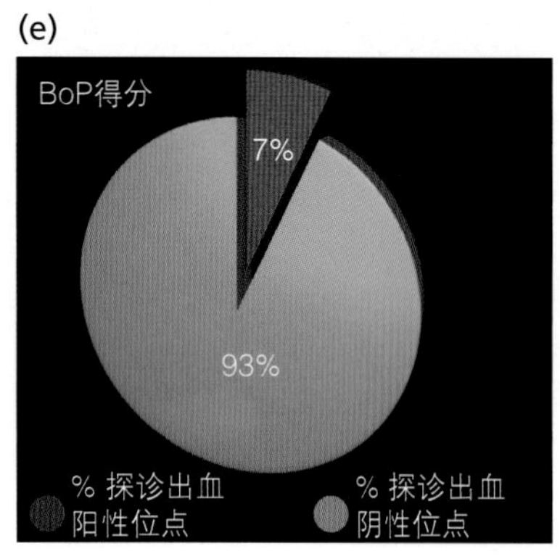

图15-7（续） （d）曲面断层片。（e）BoP得分。（来源：Ainamo & Bay 1975）

Ramseier et al. 2017）。相比之下，附着丧失无进展或进展极慢的部位，随时间的推移会因牙龈炎症的消退而恢复（Page & Sturdivant 2002; Walters & Chang 2003; Schätzle et al. 2003; Axelsson et al. 2004; Repeke et al. 2012; Kina et al. 2016）。如果在多个观察时间间隔内持续发生牙龈炎，则牙龈炎在局部水平上与牙周状况的恶化有相关性。已经证明，与非出血部位相比，BoP阳性部位具有更高的附着丧失概率，并且具有更高的进行性附着丧失的概率（Schätzle et al. 2003）。

总之，这些研究结果表明，确保长期有效地控制牙龈炎可以防止牙周进行性的附着丧失（Schätzle et al. 2003）。

菌斑性龈炎的潜在影响因素

如前所述，即使在全身健康和菌斑堆积方面没有明显差异的情况下，个体在菌斑性龈炎的临床表现上也可能存在差异。这种对相似菌斑水平的差异被归因于可能的但尚未确定的基因差异（Trombelli et al. 2004a, b）。然而，在系统和局部层面（Tatakis & Trombelli 2004; Trombelli & Farina 2013），有几个明确的宿主因素可以影响牙龈对菌斑牙石的反应、组织对探针机械刺激的反应和/或在没有菌斑的情况下牙龈炎症的潜在水平，从而改变菌斑性龈炎的发展。

在菌斑性龈炎明确的全身危险因素中，最常见或最重要的因素是吸烟、性激素变化、营养不良、特定的系统疾病和状态以及全身用药，后文将进行简要介绍。

吸烟

吸烟是已知的牙周炎的危险因素之一（Tomar & Asma 2000），其一直被认为可以抑制牙龈炎发展过程中的牙龈出血反应（Preber & Bergström 1985; Lie et al. 1998; Bergström & Boström 2001; Nair et al. 2003; Peruzzo et al. 2016）。吸烟引起的伴菌斑堆积的牙龈出血减少，在不同的牙列中都很明显（Holde et al. 2020），即使在其他已知可增加牙龈出血反应的全身因素存在的情况下吸烟也会抑制出血（Tarnowski et al. 2018）。吸烟改变牙龈炎症对菌斑堆积反应的潜在机制包括累积生物膜的质变（Shiloah et al. 2000; Kumar et al. 2011; Matthews et al. 2013），稳态的改变（Wang et al. 2020b）和菌斑引起的牙龈组织的免疫反应（Kumar et al. 2011），以及对牙龈血管系统的生理反应的影响（Morozumi et al. 2004; Buduneli & Scott 2018）。

性激素变化

性类固醇激素的变化，如发生在青春期（Mombelli et al. 1989）和孕期（Raber-Durlacher et al. 1994; Gürsoy et al. 2008）的变化，即使是在菌斑水平极低的情况下（Mombelli et al. 1989; Raber-Durlacher et al. 1994; Gürsoy et al. 2008; Murakami 2018），也能够影响并加剧牙龈的炎症反应。性类固醇激素的变化会引起牙龈组织免疫学的复杂变化（Raber-Durlacher et al. 1993; Carrillo-de-Albornoz et al. 2012; Yarkac et al. 2018），并且似乎有助于相关菌斑组成的改变

表15-4 牙龈炎的流行病学，来自全国大规模的流行病学研究或综述（来源：改编自Trombelli et al. 2018）

国家	研究	研究对象	样本量	评价牙龈炎的临床指标	用于确定牙龈炎病例的标准	牙龈炎的患病率
美国	Albandar和Kingman (1999)	年龄在30～90岁，代表约1.058亿非机构化的美国平民	9689	BoP	根据以下标准将有6颗或以上患牙的个体进行分类： （1）广泛型牙龈炎：5颗或以上牙齿（或被检查的50%或以上的牙齿）有牙龈出血 （2）局限型牙龈炎：2～4颗牙齿（或被检查的25%～50%的牙齿）有牙龈出血 不符合这些标准的个体被认为没有明显的牙龈炎症	32.3% （局限型：21.8%；广泛型：10.5%）
美国	Li等 (2010)	通过在当地出版物上刊登广告招募受试者	1000	GI	全口GI的平均值	GI<0.5%：6.1%受试者 GI>0.5：93.9%受试者 GI≥1：55.7%受试者
英国	Murray等 (2015)	5～15岁的个体	69318	未在综述中报道（仅在综述中包含的调查中报道）	未在综述中报道（仅在综述中包含的调查中报道）	约50%受试者患有牙龈炎症
希腊	Mamai-Homata等 (2010)	35～44岁的个体	1182	CPI	CPI最高评分=1（牙龈出血）	16.2%
罗马尼亚	Funieru等 (2016)	10～17岁的个体	1595	GI	牙龈炎患病率：任何GI平均分>0的比例 牙龈炎范围：部位患病率-受牙龈炎影响的牙龈面的比例 牙龈出血的患病率：至少一个表面有牙龈出血（GI评分为2和3）的比例	牙龈炎患病率：91%
瑞典	Norderyd等 (2015)	随机选取3、5、10、15、20、30、40、50、60、70、80岁年龄组的个体	1010	GI	GI=2或3	牙龈炎部位的平均百分比为1.8%～19.5%，取决于年龄组

（续表）

国家	研究	研究对象	样本量	评价牙龈炎的临床指标	用于确定牙龈炎病例的标准	牙龈炎的患病率
匈牙利	Hermann等 (2009)	有牙齿或部分无牙的成年人	4153	CPI	最高CPI评分=1（牙龈出血）	8%
中国	Zhang等 (2010)	成年人牙齿≥20颗	1143	GI	平均GI	GI≥1：82.2%
印度	Kundu等 (2011)	≥15岁的个体	22366	CPI	最高CPI评分=1（牙龈出血）	4.3%
澳大利亚	Australian Research Center for Population Oral Health (2009)	≥15岁的个体	4967	GI	平均GI≥2	19.7%
阿根廷	de Muniz (1985)	7～8岁和12～13岁的个体	2279	CPI	CPI=1	2.7%～27.2%（视年龄组而定）
阿尔及利亚、贝宁、布基纳法索、佛得角、吉布提、埃及、埃塞俄比亚、加纳、肯尼亚、莱索托、利比亚、马拉维、毛里求斯、摩洛哥、纳米比亚、尼日尔、尼日利亚、塞舌尔、塞拉利昂、索马里、南非、苏丹、坦桑尼亚、扎伊尔、津巴布韦	Baelum & Scheutz (2002)	15～44岁的个体	在每一个被纳入该综述的研究中分别被报道	CPI	最高CPI评分=1（牙龈出血）	0～52%（取决于国家/研究）
采用新的牙龈炎病例定义的研究						
葡萄牙	Botelho等 (2019)	18～95岁以上的个体	1064	BoP	2018年牙龈炎定义	8%（18～30岁组为27.4%，其他年龄组为3.6%～9.3%）
葡萄牙	Machado等 (2019) (Subsample of the Botelho等2019 study)	18岁以上的个体（成年人和老年人）	571	BoP	2018年牙龈炎定义	11.7%
尼泊尔	Erchick等 (2019)	15～41岁的孕妇	1452	BoP	2018年牙龈炎定义	40.1%（80.4%的牙龈炎病例为局限型，19.6%的牙龈炎病例为广泛型）

BoP，探诊出血；CPI，社区牙周指数；GI，牙龈指数

（Kornman & Loesche 1980; Raber-Durlacher et al. 1994; Balan et al. 2018）。虽然性类固醇激素水平的变化也发生在月经期和口服避孕药期间，但相关的牙龈改变程度很小，可能是因为相关的激素变化也是相对较小的（Preshaw et al. 2001; Baser et al. 2009; Becerik et al. 2010; Preshaw 2013）。

营养不良

营养不良和特定营养物质缺乏已被证明会改变牙龈组织对菌斑的反应。坏血病是一种维生素C（抗坏血酸）严重缺乏的疾病，其特征是牙龈出血和其他表现（Lind 1953），原因为抗坏血酸对胶原合成具有重要影响，以及后者对机械创伤后血管结构的维护和血管壁更新的重要性。尽管在食物供应充足的今天，坏血病相当罕见，但独特和持续的饮食习惯可能会加速这种疾病的发生（Ellis et al. 1984）。与菌斑水平相近、菌群类型相同的非营养不良的对照组相比，人类抗坏血酸缺乏的结果是牙龈炎的增加（Leggott et al. 1986, 1991）。相反地，在没有任何明显微生物变化的情况下，进行饮食干预，包括补充维生素C和其他具有抗炎特性的营养物质，可显著减少牙龈出血（Amaliya et al. 2018; Woelber et al. 2019）。

特定的系统疾病和状态

已知会影响菌斑性龈炎的特定系统疾病包括21三体综合征（唐氏综合征）、高血糖、糖尿病以及恶性血液病（如白血病）。与年龄和性别相匹配的基因健康的对照组相比，尽管菌斑堆积水平相似，但唐氏综合征患者会更早出现更广泛和更严重的牙龈炎症（Reuland-Bosma et al. 1986, 1988）。虽然具体的潜在机制尚不清楚，但这一改变因素背后的遗传基础影响是毋庸置疑的。无论是糖尿病还是其他疾病引起的高血糖都与牙龈出血密切相关（Hujoel & Stott-Miller 2011）。当将糖尿病患者与非糖尿病患者进行对比时，无论糖尿病的潜在病因如何，在菌斑水平相似的情况下，糖尿病患者的牙龈炎症明显更严重（de Pommereau et al. 1992; Cutler et al. 1999; Salvi et al. 2005）。代谢控制水平（如HbA1c水平）与牙龈出血的发生率也密切相关（Ervasti et al. 1985; Hujoel & Stott-Miller 2011）。慢性高血糖的出血可归因于其伴发的微血管损伤。代谢控制也影响龈下菌斑的组成（Ganesan et al. 2017）。此外，高血糖会引起免疫和结缔组织细胞的改变，从而导致促炎症反应状态（Verhulst et al. 2019）。在适当的系统治疗后提高代谢控制水平可能会减少牙龈炎的部分临床症状（Sastrowijoto et al. 1990）。

白血病在儿童和成年人中都可能导致血小板减少和/或凝血因子缺乏，并可能在牙龈表现为出血过多和其他炎症表现（发红、肿胀、增生），这与观察到的菌斑堆积水平不相一致（Levin & Kennedy 1973; Dreizen et al. 1984; Bergmann et al. 1992; Guan & Firth 2015）。同样地，在患有中性粒细胞减少的患者中，牙龈炎症的加剧也很明显（Andrews et al. 1965; Reichart & Dornow 1978; Donadieu et al. 2011）。

全身用药

除了上述影响菌斑性龈炎的全身因素和疾病外，全身用药也是影响牙龈对菌斑堆积反应的一个明确因素。这类药物可能包括因抗凝剂作用而加剧牙龈出血反应的药物，如阿司匹林（Schrodi et al. 2002; Royzman et al. 2004; Kim et al. 2007; Sundram et al. 2012）。其他包括内分泌激素制剂（参见之前关于性激素的信息）和具有强抗炎活性的药物，这些药物可能会减少典型的牙龈炎症。类固醇（Sutton & Smales 1983; Vogel et al. 1984; Markitziu et al. 1990）和非甾体抗炎药物（Vogel et al. 1984; Heasman et al. 1993）都可以产生这样的效果。同样地，局部应用抗炎药物也可以减少牙龈对菌斑堆积的炎症反应（Vogel et al. 1984; Jones et al. 1999）。几种药物已被证实可以用一种更特殊的方式加剧菌斑诱导的牙龈炎症反应，从而导致严重的牙龈肥大（Seymour et al. 1996; Seymour 2006）。引起牙龈肥大的药物包括抗高血压钙通道阻滞剂，如硝苯地平（Nery et al.

1995; O'Valle et al. 1995）、抗惊厥药物如苯妥英钠（Angelopoulos 1975）和免疫抑制剂如环孢素（Seymour & Jacobs 1992; O'Valle et al. 1995）。虽然这些药物导致牙龈肥大的确切机制尚未完全阐明，但很明显，它们在这些反应中直接和间接作用于牙龈结缔组织细胞，特别是成纤维细胞（Fu et al. 1998; Mariotti et al. 1998; Seymour 2006; Gulati 2012）。

除了改变牙龈对菌斑堆积应答的药物外，增强或抑制菌斑堆积的药物也可以影响牙龈炎的发展。例如，全身使用抗生素可以限制生物膜的发展，从而防止或减缓牙龈炎的形成（Listgarten et al. 1979; Heijl & Lindhe 1980）。一些可能导致唾液分泌减少的药物，如镇静剂、抗抑郁药、抗组胺药和抗高血压药，可以导致菌斑堆积增加，使龋齿和其他口腔并发症包括口腔黏膜和牙龈炎症增加（Mizutani et al. 2015; Turner 2016）。唾液分泌不足也可能由系统疾病导致，如Sjögren综合征、糖尿病以及头颈部放疗（López-Pintor et al. 2016; Turner 2016）。

局部因素

局部因素通常与菌斑堆积增加和随后的牙龈炎症有关，即存在不良或突出的龈下修复体边缘。不良龈下修复体边缘可以通过额外的粗糙面直接促进菌斑堆积，也可以通过影响口腔卫生清洁间接促进菌斑的发展。可能改变牙龈对菌斑反应的局部因素也已被确定，其中一个潜在的因素是牙龈生物型。尽管已有证据表明薄龈型更容易受到机械创伤的影响（Claffey & Shanley 1986; Olsson & Lindhe 1991），但关于牙龈质量/厚度（即牙周表型）对牙龈出血反应的影响仍不完全明确（Muller & Heinecke 2002; Trombelli et al. 2004c）。最近的研究表明牙龈解剖变异可能影响两类患者对菌斑堆积的反应。第一种是牙冠延长术的患者，他们的牙龈对相似水平的新生菌斑堆积的反应比对照组严重得多，在重新进行口腔卫生措施后恢复得更慢（Aghazada et al. 2019）。第二种是接受了皮下结缔组织移植治疗的牙龈缺损患者。与对侧对照部位相比，自体移植物处理的部位发生的炎症明显减少，菌斑堆积减少（Graziano et al. 2014）。对于移植部位，可以推测移植物诱导的牙龈厚度增加可能是导致牙龈炎发展易感性降低的部分原因。然而，在牙冠延长术患者中，牙龈炎发展易感性增加的机制尚不清楚。

菌斑性龈炎的预防和治疗

菌斑性龈炎的组织改变可以通过适当去除菌斑生物膜来防止或完全逆转，以确保牙周健康状况的维持或恢复（表15-3）。后者能够被患者感知（Baser et al. 2014），与牙龈炎相比，后者与更好的生活质量相关（Tomazoni et al. 2014）。这对从牙龈炎到牙周健康状态的逆转具有特殊的临床意义，因为纵向研究证明牙龈炎和牙周炎之间有明确的关系（Löe et al. 1986; Ismail et al. 1990; Clerehugh et al. 1995; Albandar et al. 1998; Schätzle et al. 2003; Ramseier et al. 2017）。牙龈炎的治疗也是预防长期进行性附着丧失的关键措施（Chapple et al. 2015; Ramseier et al. 2017）。

通过自我口腔清洁措施对菌斑生物膜进行机械破坏是预防和治疗牙龈炎的主要手段（Chapple et al. 2015）。充分的患者告知、激励和个性化指导（Newton & Asimakopoulou 2015）、使用电动设备实施口腔卫生维护（Van der Weijden & Slot 2015）、适当的牙间隙清洁工具（Sälzer et al. 2015; Worthington et al. 2019）以及具有抗菌斑和/或抗炎特性的化学制剂（Van Strydonck et al. 2012; Trombelli & Farina 2013; Biesbrock et al. 2019; Figuero et al. 2019）能够提高牙龈炎治疗的疗效。益生菌的辅助使用（Akram et al. 2020）和膳食补充剂或微量营养素（Montero et al. 2017; Amaliya et al. 2018）也可能有一定的作用。当自我实施的口腔卫生措施不能或只能部分有效地重建牙周健康状况时（如由于受试者能力下降或存在菌斑滞留因素），就需要以机械去除菌斑和消除局部菌斑滞留因素为主的专业牙周治疗。研究表明，在这方面专业去除龈上和龈下菌斑并结合口腔卫生指导比不治疗更能够改善牙龈出血。从长远来看，专业牙周治疗的频率应根据菌斑和牙龈出血的预期治疗效果来决定（Needleman et al. 2015）。如果由于全身因素改变了牙龈对菌斑生物膜的反应，那么建议由合适的医疗专业人员对牙龈炎进行多学科联合治疗。

第16章

目前的牙周炎分类

Current Classification of Periodontitis

Panos N. Papapanou[1], Mariano Sanz[2], Kenneth Kornman[3]

[1] Division of Periodontics, Section of Oral, Diagnostic, and Rehabilitation Sciences, Columbia University College of Dental Medicine, New York, NY, USA

[2] Faculty of Odontology, ETEP (Etiology and Therapy of Periodontal and Peri-Implant Diseases) Research Group, Complutense University of Madrid, Madrid, Spain and Department of Periodontology, Faculty of Dentistry, Institute of Clinical Dentistry, University of Oslo, Oslo, Norway

[3] Department of Periodontics and Oral Medicine, University of Michigan School of Dentistry, Ann Arbor, MI, USA

前言

经过2017年11月于芝加哥召开的牙周病和种植体周病国际研讨会上形成审议与共识报告后（Papapanou et al. 2018a），专家们于2018年提出了关于牙周病的新分类（Caton et al. 2018; Tonetti et al. 2018b）。新分类系统取代了过去使用了20余年的分类系统，既往的分类系统将牙周炎定义为慢性和侵袭性两种主要形式（Armitage 1999）。在本章中，我们将首先简要概述最近文献中用于牙周炎主要分类的术语，以及它们多年来的演变情况。其次，我们将详细解释需要制订新分类的主要原因，并将深入描述新分类的原理。最后，我们将通过临床案例回顾，针对可能难以分类的临床情况，来举例说明临床实践中应用新分类的过程。

简短的历史性回顾：最近使用的牙周炎分类系统

自文献中首次描述牙周病理学以来，定义不同牙周病相关表型的具体特征形成了分类系统的基础。这些系统不断发展，反映了不同时代对该疾病的科学认识（自19世纪末以来的牙周炎分类系统的系统评价可参阅Armitage 2002）。在此，我们将简要介绍过去50年来牙周炎的主要分类系统。

早期的流行病学研究发现，人群中牙周炎的严重程度与年龄和口腔卫生有关（Scherp 1964）。同样地，大量观察性研究显示，年龄较大的人群和口腔卫生较差的个体会不可避免地出现一定程度的临床附着丧失和骨吸收，这也影响到了牙周炎主要分类的定义。在介绍新系统之前，对既往最新的牙周炎分类方案进行“全面”观察，可以发现这些系统在很大程度上试图将牙周组织破坏程度与其年龄和局部病因水平相匹配的患者，与表现较严重但和局部病因不太匹配的患者区分开来（表16–1）。除了其特征归因于潜在的系统疾病或坏死性牙周炎的形式（这两种形式直到今天仍然被认为是独立的存在）之外，研究人员对成年人牙周炎和儿童或青少年牙周炎进行了区分。例如，1989年临床牙周病学世界研讨会认可的两个主要类别（共识报告，讨论第一节，1989）为成年人牙周炎及早发性牙周炎，两者区别的主要年龄阈值为30岁。早发性牙周炎又被进一步细分为3个亚类：青春期前（Page et al. 1983）、青少年（Tsai et al. 1981）和快速进展型牙周炎（Page et al. 1983）。第一个亚类包括累及儿童乳牙牙周支持组织丧失的病变。第二个亚类包括累及青少年的切牙和第一磨牙的特征性的骨吸收及其牙周袋内伴放线聚集杆菌的定植。需要注意的是，这种特殊的表型早先被归因于退行性过程，包括"牙骨质病"和"牙槽骨弥漫性萎缩（Gottlieb 1928）"，后来被称为"牙周病（Hirschfeld 1948）"。第三个亚类包括二十几岁的有广泛且快速进展的牙周炎进程的青年人。然而，1989年的分类还包括一个独立于早发性牙周炎和成年人牙周炎的分类，被称为顽固性牙周炎，包括各种牙周治疗方法对其无效的患者。

因为大量患者的牙周炎发病年龄难以被准确评估，并且人们认识到顽固性牙周炎的分类是非常多样化的，1999年举行的一场新的国际研讨会废除了这些术语，并定义了两种主要形式的牙周炎，即慢性牙周炎和侵袭性牙周炎（Armitage 1999）。慢性牙周炎现在包括较常见的牙周病形式，其范围和组织丧失的严重程度很大程度上取决于与其相称的局部病因。相比之下，侵袭性牙周炎的特点是牙周支持组织的破坏更快，并表现为局限型或广泛型。值得注意的是，1999年新分类规定的主要和次要特征并不精确，并且年龄不再被认为是主要的分类标准（允许个体被归类为慢性或侵袭性牙周炎，而与年龄无关），使该分类在日常临床应用中相当困难。

表16–1　近50年来牙周病分类系统的演变

1977年	1986年	1989年	1999年	2018年
			牙龈病 A. 菌斑引起 B. 非菌斑引起	牙龈疾病和状态
青少年牙周炎	青少年牙周炎 A. 青春期前 B. 局限型青少年牙周炎 C. 广泛型青少年牙周炎	早发性牙周炎 A. 青春期前 1. 局限型 2. 广泛型 B. 青少年牙周炎 1. 局限型 2. 广泛型 C. 快速进展型牙周炎	侵袭性牙周炎 A. 局限型 B. 广泛型	根据2个维度的评估系统（分期和分级）分类的牙周炎
慢性牙周炎	成年人牙周炎	成年人牙周炎	慢性牙周炎	
	坏死溃疡性牙龈–牙周炎	坏死溃疡性牙周炎	坏死性牙周病 A. 坏死溃疡性牙龈炎 B. 坏死溃疡性牙周炎	坏死性牙周病
	顽固性牙周炎	顽固性牙周炎		
		与系统疾病相关的牙周炎	反映系统疾病的牙周炎	反映系统疾病的牙周炎
			牙周脓肿	
			牙周–牙髓联合病变	影响牙周组织的其他状况
			发育性或获得性异常	

新分类的必要性

已经证实菌斑微生物在牙龈炎发病过程的病因学中具有关键作用（Löe et al. 1965），经典的动物实验性研究将细菌的作用扩大到了牙周炎发病机制中（Lindhe et al. 1973）。在20世纪70年代早期到80年代之间进行的纵向研究中提出了成功预防和治疗牙周炎的核心原则（Knowles et al. 1972; Axelsson & Lindhe 1981a, b; Ramfjord et al. 1982）。然而，在随后的几年里，临床医生和研究人员开始报告一些例外情况，这些例外情况不同于简单地认为牙周炎的易感性和严重程度仅仅是细菌暴露强度与持续时间的作用，即如果能有效地控制菌斑则可以实现很好的预防和治疗效果（Scherp 1964; Lindhe & Nyman 1975; Nyman et al. 1977; Hirschfeld & Wasserman 1978; McFall 1982; Lindhe et al. 1984; Löe et al. 1986; Westfelt et al. 1998）。相反地，流行病学和治疗研究发现，包括环境暴露和遗传易感性在内的多种危险因素可能改变个体对细菌和/或牙周治疗的反应（Papapanou 1996；见第6章）。尽管机械性破坏菌斑生物膜辅助菌斑控制对大多数牙周炎患者是有效的，也有相对较小比例的患者对规范化牙周治疗的反应不佳。此外，尽管世界各地不同年龄人群的附着丧失的平均水平通常是一致的，但每个年龄组中都有患者表现出与其大多数同龄人所表现出的严重程度不相称的病变（Billings et al. 2018）。

这些临床观察到的牙周炎表现异常的情况表明，需要获得比目前更多的信息来更具体地描述患者的牙周炎类型。出现并挑战旧分类的重要问题如下：（1）临床观察到的不同的疾病表型是否真的是不同疾病，或者其实是某一种疾病的不同表现；（2）这些表型是否确实是特定细菌导致的不同感染，还是早先被认为是致病因素的细菌复合体感染的结果；（3）包括遗传易感性在内的多种危险因素的确切作用。重要的是，根据临床可识别的特征区分慢性牙周炎和侵袭性牙周炎是公认的难题（Armitage et al. 2010），并且用于区分这两种疾病的主要诊断标准并不精确（Armitage 1999），这两种疾病的常见微生物、免疫和组织病理学特征进一步证实了这一点（Armitage 2010; Ford et al. 2010; Smith et al. 2010）。例如，认为不同牙周病亚型之间血清抗体反应强度存在差异的观点已被证明是错误的（Picolos et al. 2005; Hwang et al. 2014），并且关于慢性和侵袭性牙周炎引起的牙龈病变的转录组学结果在很大程度上存在重叠（Kebschull et al. 2013）。这些观察结果得到了在2017年牙周病和种植体周病国际分类研讨会上的立场文件的证实，该文件回顾了与侵袭性牙周炎相关的文献（Fine et al. 2018），以及最近发表的关于牙周炎症和微生物失衡之间关系的综述（Van Dyke et al. 2020）。

牙周炎新分类的关键内容和基本规则

新的牙周炎分类系统与1999年的分类系统有着本质的区别，因为除了特定的形式（坏死性牙周病和反映系统疾病的牙周炎）（Albandar et al. 2018; Herrera et al. 2018），牙周炎被认为是一种单独的疾病类别，可以使用两个维度将其进一步分类（即分期和分级）（Tonetti et al. 2018a）。分期反映了疾病的严重程度（通过附着丧失和骨吸收程度），也包括牙周炎导致的失牙（表16-2）。此外，它反映了需要根除/降低目前的微生物和炎症水平并恢复患者咀嚼功能的治疗预期的复杂程度。分级描述了疾病的其他生物学情况，包括观察到的或推断的进展速度，因暴露于某些环境而进一步恶化的风险（如吸烟）和系统疾病背景（如糖尿病），以及疾病或其治疗可能对特定患者的全身健康状况产生不利影响的风险（表16-3）。我们将在以下几节中概述在实施新分类方案的过程中需要遵循的关键步骤。

分期

在开始评估分期之前，临床医生首先需要确定患者是否确实患有牙周炎。理想情况下，这种

表16–2 通过严重程度、复杂程度、范围和分布定义牙周炎的分期（根据临床邻面附着丧失、影像学骨吸收和失牙情况）

牙周炎分期		Ⅰ期	Ⅱ期	Ⅲ期	Ⅳ期
严重程度	牙邻面最严重位点的CAL	1～2mm	3～4mm	≥5mm	≥5mm
	影像学骨吸收	冠方1/3 （＜15%）	冠方1/3 （15%～33%）	超过根长1/2～2/3	超过根长1/2～2/3
	失牙数	无因牙周炎导致的失牙		因牙周炎失牙数≤4颗	因牙周炎失牙数≥5颗
复杂程度	局部因素	最大探诊深度≤4mm 大部分为水平型骨吸收	最大探诊深度≤5mm 大部分为水平型骨吸收	在Ⅱ期的基础上， 探诊深度≥6mm 垂直型骨吸收≥3mm 根分叉病变Ⅱ度或Ⅲ度 中度牙槽嵴缺损	在Ⅲ期的基础上，伴有需要复杂综合治疗的症状： 咀嚼功能异常 继发性咬合创伤 （牙齿动度≥Ⅱ度） 重度牙槽嵴缺损 咬合紊乱、移位、散在间隙 余留牙＜20颗 （10组对颌牙）
范围和分布	追加描述分期	对于每一期，波及≤30%牙位为局限型；>30%牙位为广泛型；只累及磨牙和切牙的为磨牙/切牙型			

评估是在全口临床附着丧失（clinical attachment loss, CAL）测量的基础上进行的，并且不是一个基于附着丧失界定值的机械性过程，其测量涉及临床判断。如果至少两颗不同的、非相邻的牙邻面存在附着丧失，且观察到的附着丧失不能归因于创伤性因素或非牙周炎相关病因（如根折、牙髓感染和手术创伤），则认为患者患有牙周炎。在没有牙邻面附着丧失的情况下，如果在颊或舌面出现不能归因于非牙周炎相关原因的附着丧失，并且需要在≥2颗牙齿上同时出现CAL≥3mm和PD≥3mm才能诊断为牙周炎。临床医生经常通过在根尖片或殆翼片上评估牙槽骨吸收来确认牙邻面附着丧失的存在。然而，必须记住的是，需要产生相当大量的颊舌侧的组织丧失，才能通过常规的X线片显示。因此，没有明显可见的骨吸收并不能排除早期的重度牙周炎。这就是为什么牙周炎的诊断是基于附着丧失而不是公认的能更普遍地被评估的骨吸收的原因；使用骨吸收作为主要标准将导致对早期牙周炎的诊断明显不足和“假阴性”的增加。

在确定患者患有牙周炎后，临床医生应进行分期评估。根据我们目前的知识，新分类的一个关键因素是，就宿主反应和/或对细菌感染的反应而言，Ⅰ期和Ⅱ期成年患者可能与Ⅲ期和Ⅳ期患者非常不同。Ⅰ期和Ⅱ期患者表现为早期或中等严重程度的牙周炎，未因牙周炎失去任何牙齿，并可能对持续控制菌斑含量的标准治疗程序有可预测的较好的反应。相反地，在Ⅲ期和Ⅳ期牙周炎患者中，最可能的情况是一种或几种内在或环境危险因素对宿主应对细菌感染和控制组织损伤的能力产生了不利影响；因此，这些患者似乎将与同年龄段的牙周炎Ⅰ期或Ⅱ期患者经历不同的“疾病轨迹”。此外，Ⅲ期和Ⅳ期代表着更为复杂的病例（由于角形骨吸收、根分叉受累及、牙松动、大量缺牙和功能丧失），这些病例的诊治需要更详尽的理论知识、更广泛的技能培训和更深入的临床经验，来长期成功地控制患者的病情。

基于上述情况，病例的初始分期应包括对患者病史、影像学检查和探诊检查的有重点的、高水平的评估，以将Ⅰ期或Ⅱ期牙周炎与Ⅲ期或Ⅳ期牙周炎区分开来，使用以下两个关键的区分变量可以将以上两组区分开来：（1）组织破坏的严重程度；（2）存在牙周炎相关的失牙。值

表16-3 根据反映疾病生物学特征的分级（包括快速进展的证据或风险、预期的治疗反应和对全身健康的影响）对牙周炎进行分类

牙周炎分级			A级 慢速进展	B级 中速进展	C级 快速进展
首要标准	进展的直接证据	纵向数据（PA影像学资料或CAL丧失）	证据显示5年内无骨丧失	5年内骨丧失 < 2mm	5年内骨丧失≥2mm
	进展的间接证据	骨吸收（%）/年龄	< 0.25	0.25 ~ 1.0	> 1.0
		疾病表型	大量的菌斑沉积对应较轻的牙周破坏	菌斑沉积与牙周破坏程度相符	牙周破坏程度超过菌斑量，表现为特殊的临床模式，可能为快速进展或早发型的牙周炎表型（如切牙/磨牙型，对常规菌斑控制治疗的反应性不如预期）
修饰因素	危险因素	吸烟	不吸烟	吸烟≤10支/天	吸烟 > 10支/天
		糖尿病	正常血糖或未诊断为糖尿病	糖尿病患者，HbA1c < 7.0%	糖尿病患者，HbA1c≥7.0%
牙周炎的系统疾病危险因素	炎症状态	超敏CRP	< 1mg/L	1 ~ 3mg/L	> 3mg/L
生物标志物	CAL/骨丧失的指标因子	唾液、GCF和血清	?	?	?

CAL，临床附着丧失；CRP，C反应蛋白；HbA1c，糖化血红蛋白；GCF，龈沟液

得注意的是，与之前的分类相比，第二点是新分类的一个重要的创新点，因为它纳入了在当前的时间点不可避免的、无法测量的牙周炎过去的诊断情况。例如，当大多数患牙周炎的牙齿已经脱落，而患者现存的牙齿仍然完好，或受影响程度低得多时。根据这些“健康留存”的牙齿来评估患者的整体易感性状态无疑是不足的。

这一高水平的评估方式使用一系列确切的参数对牙周炎病例是处于Ⅰ期或Ⅱ期还是Ⅲ期或Ⅳ期进行初步区分，如图16–1中垂直的红线所示，这为更详细的评估提供了起点。区分Ⅰ期牙周炎和Ⅱ期牙周炎的主要方法是评估牙列中表现出最严重破坏区域的骨吸收的量是否在牙根冠方1/3的1/2范围内（即达到根长的15%还是根长的15%～33%）。显然，这里的重点不是要仔细观察精确到单个位点的骨吸收水平，而是要将牙周炎几乎没有牙槽骨吸收的早期阶段与更严重的达到牙根冠方1/3范围内的骨吸收区分开来。在牙根冠方1/3的范围内容易被辨认出的牙间骨吸收，大多数情况下，是Ⅱ期牙周炎而不是Ⅰ期牙周炎。相比之下，Ⅰ期牙周炎的特征通常是早期牙周支持骨组织破坏的影像学证据（如骨硬板完整性的破坏）而不是釉牙骨质界（cementoenamel junction, CEJ）–牙槽嵴顶距离的明显增加。

如果评估显示患者更有可能患有Ⅲ期或Ⅳ期牙周炎，临床医生将需要评估图16–1中红色竖线右侧列出的更复杂参数。在这一步中，临床医生需要详细研究现有的全口牙周检查表和全口系列的影像学检查资料。这两个分期之间的区别是基于牙周炎导致的失牙数量（1～4颗牙齿与5颗或更多失牙），或基于图16–1中所列的各种复杂因素的存在，这些因素需要被详细了解。我们必须认识到，Ⅲ期或Ⅳ期可能反映了严重或非常严重的牙周炎。然而，两者之间的主要区别需要有经验的临床医生思考以下两个核心问题，这两个问题本质上代表了病例治疗的精髓：（1）患者牙周炎的严重程度是否对个别牙齿的留存构成威胁，或者更确切地说，对整个牙列的保存构成威胁？（2）针对该患者牙周炎并发症的总体治疗是否包括广泛的、多学科的口腔修复？如果评估的结果是当前牙周炎的水平威胁到整个牙列，并且，治疗需要多位专家合作进行广泛的口腔修复（除了需要将个别牙齿拔除和小范围的修复重建），那么患者的合适分期是Ⅳ期而不

牙周炎患者的分期		轻度牙周炎	中度牙周炎	有失牙风险的重度牙周炎	有牙列缺失风险的重度牙周炎
牙周炎分期		Ⅰ期	Ⅱ期	Ⅲ期	Ⅳ期
严重程度	牙邻面 最严重位点的 CAL	1～2mm	3～4mm	≥5mm	≥5mm
	影像学骨吸收	牙根冠方1/3 (<15%)	牙根冠方1/3 (15%～33%)	延伸至根中1/3 或根尖1/3	延伸至根中1/3 或根尖1/3
	因牙周炎失牙数	无		≤4颗	≥5颗
复杂程度	局部因素	最大探诊深度 ≤4mm 大部分为水平型 骨吸收	最大探诊深度 ≤5mm 大部分为水平型 骨吸收	在Ⅱ期的基础上， 探诊深度≥6mm 垂直型骨吸收 ≥3mm 根分叉病变 Ⅱ度或Ⅲ度 中度牙槽骨吸收	在Ⅲ期的基础上，伴有需要复杂 综合治疗的症状 咀嚼功能异常 继发性殆创伤 （牙齿动度≥Ⅱ度） 重度牙槽骨吸收 咬合紊乱、移位、散在间隙 余留牙≤20颗 （10组对颌牙）
范围和 分布	作为分期的 描述因子	对于每一期，波及≤30%牙位为局限型；>30%牙位为广泛型； 只累及磨牙和切牙的为磨牙/切牙型			

图16–1　根据支持组织丧失的严重程度和牙周炎相关失牙情况初步评估分期，将Ⅰ期或Ⅱ期与Ⅲ期或Ⅳ期牙周炎（在红线两侧）进行区分。

是Ⅲ期。重要的是，这种分期涉及对潜在复杂性因素的总体评估，而不仅仅是对孤立特征的简单叠加。

需要强调的是，分期是基于患者本身的情况，而不是基于对牙的评估；因此，在特定的时间内，患者会有特定的分期。在确定分期之后，将范围作为分期的描述因子，来反映在特定分期的严重程度下，牙列中受附着丧失或骨吸收影响的牙位百分比（Sanz et al. 2020）。例如，在一个被诊断为Ⅲ期牙周炎的特定临床病例中，如果存在骨吸收超过牙根冠方1/3的牙位百分比＜30%，则该范围将被认为是"局限型"。相反地，如果更高比例的牙齿受到骨吸收的影响，该范围将被认为是"广泛型"。需要注意的是，由于局限型Ⅲ期牙周炎患者可能常常包含部分轻到中度的附着丧失/骨吸收，所以范围描述的是牙周炎患者符合Ⅲ期特征牙齿的分布（Sanz et al. 2020），而不是所有严重程度的牙周炎所影响到的牙齿所占的比例。因此，无论何时与患者或彼此交流，临床医生都需要注意这一重要的区别，并在病例描述部分记录存在受影响较轻但仍需治疗的牙齿。

另一个经常被提出的问题是患者的分期是否会随着时间的推移而改变。如果在某时间点已经确定分期的患者在治疗后出现明显的疾病进展或疾病复发，导致病情加重和/或需要进行更复杂的治疗，则在后续检查时须适当向上调整分期。然而，尽管在再生治疗成功的情况下，附着丧失和/或骨吸收的严重程度可能大大降低，但建议保留患者治疗前最初确定的分期。

分级

过去几十年积累的研究数据表明，只要给予规范的治疗，严格的菌斑控制和按适当的时间间隔进行维护，大多数牙周炎患者的预后良好。然而，20%～25%的患者转归不同，这些患者对标准治疗的反应达不到预期效果（Giannobile et al. 2013）。因此，分级的主要目标是确定特定患者可能遵循的疾病发展轨迹，并在这些信息的指导下选择最适当的干预策略，以实现成功的治疗。

分级基于以下3项基本原则：

- 并非所有人都同样容易患牙周炎（Baelum et al. 1986; Löe et al. 1986; Billings et al. 2018）。
- 牙周炎的进展和严重程度是多种影响因素相互作用的结果，它们会改变患者对微生物刺激的反应，并影响其临床表型（Struch et al. 2008; Giannobile et al. 2013; Morelli et al. 2017）。
- 对于某些患者，需要更全面的方案才能成功地治疗他们患有的牙周炎并阻止其发展（McGuire 1991）。

因此，分级主要有3个目的：

- 根据牙周炎的发展轨迹将患者分为两组：一组包括病情恶化可能性较小，且对基于破坏菌斑生物膜和定期菌斑控制的标准防治方法有可预测的较好临床反应的患者；另一组包括疾病进展可能性增加和临床反应不佳的患者。
- 协助为对当前标准治疗方案反应不佳的牙周炎患者制订新的临床和行为管理的方案。
- 协助确定牙周炎治疗的其他方法，这些方法也可能对全身健康产生有利影响。

因此，分为以下3级：中速进展牙周炎（B级）被认为是默认的分级，除非当前的临床指征、口腔整体情况和全身健康史提供证据表明牙周炎进展速度更快，或存在加速牙周炎进展可能性的危险因素（C级），或证据提示牙周炎进展速度比目前的病因和患者年龄所预期的要慢（A级）。因此，判断患者分级需要评估的因素包括观察到的或推断出的牙周炎进展速率以及危险因素的存在和控制。此外，牙周炎对全身炎症状态的影响，以及代表牙周炎存在和进展的可靠的生物标志物，也将在不久的将来被纳入分级。

牙周炎的进展情况或稳定性目前最准确的评估方式是通过影像学监测随时间变化的骨吸收或CAL。然而，由于通常无法获得纵向数据，可以通过观察牙列中受影响最严重部分的骨吸收与患者年龄的关系来推断个体的疾病进展速率，即最大骨吸收百分比与年龄的比值。骨吸收占根长百分比的评估本质上是一种粗略的估计，它基于临床医生对牙槽骨最冠方的位置、CEJ位置和根尖位置的影像学图像的最佳解读。对于一名50岁的患者而言，在受影响最严重的部位，骨吸收延伸到根长度的60%，表示骨吸收（%）/年龄比＞1.0，根据进展速度将该患者划分为C级。对于一名90岁的患者，同样严重程度的骨吸收，其比值为0.66，即为B级。考虑到计算影像学显示的最大骨吸收率的精度有限，如果用于分级的比值非常接近1.0，医生应当根据临床情况判断其分级。

除了对牙周炎进展的直接或间接评估外，分级也考虑了患者的危险因素，以及牙周炎对全身健康的潜在影响。

危险因素的影响

牙周炎是一种多病因引起的慢性疾病；个人史以附加或协同的方式影响个体对疾病的易感性和对治疗的反应性。分级列表中包含了牙周炎的两个最明确的危险因素，即吸烟（Bergström 1989; Haber et al. 1993; Johnson & Guthmiller 2007）和糖尿病（Hugoson et al. 1989; Taylor et al. 1998; Lalla & Papapanou 2011），并规定了当前吸烟或糖尿病代谢控制的界限，试图“量化”这些暴露因素带来的风险。然而，我们鼓励临床医生在分级时仔细考虑可能影响牙周炎进展及其对治疗反应的其他危险因素。这些因素包括肥胖、其他慢性炎症性疾病（如类风湿关节炎、慢性抑郁症），以及现病史中包含的其他因素（Monteiro da Silva et al. 1996; Genco et al. 1999; Mercado et al. 2000; Suvan et al. 2014; Morelli et al. 2017）。临床医生的目标是确定哪些患者可能需要更频繁的复诊、干预和不同科室医生间的合作，以帮助患者控制可能使其重度牙周炎的慢性炎症过程的宿主调节变得复杂化的全身因素。

轻度牙周炎（Ⅰ期）或中度牙周炎（Ⅱ期）患者一般没有足够的符合C级的牙周炎进展证据，除非他们非常年轻，并且骨吸收（%）/年龄＞1。然而，一些Ⅰ期或Ⅱ期牙周炎患者可能是重度吸烟者或有控制不良的2型糖尿病，因此根据他们的危险因素可能诊断为C级。C级相关危险因素应该得到行为矫正（如戒烟）或患者与临床医生通过增加诊疗次数来加强合作（如更好地控制血糖的代谢水平），因为对这部分患者进行牙周病常规治疗可能存在较大的风险，并且治疗结果难以预测。

在Ⅲ期和Ⅳ期牙周炎患者中，一般通过明显快速的骨吸收（%）/患者年龄来间接定义分级；然而，分级的修饰因素除了能够提供进一步进展的风险和治疗成功的可能性之外，还是主要的干预靶点。

全身健康的考量

证据表明，某些慢性炎症性疾病存在时可能会伴发第二种慢性疾病（Dregan et al. 2014, 2019; Dregan 2018）。尽管有大量证据表明牙周炎与心血管疾病、2型糖尿病和不良妊娠结局等其他疾病有关，但治疗牙周炎会对这些系统疾病产生可预期收益的证据相当有限（Beck et al. 2019）。大量文献证实，用高敏感性C反应蛋白（high sensitivity C-reactive protein, hsCRP）来衡量牙周炎相关的全身炎症负担是可行的（Amabile et al. 2008; Demmer et al. 2013; Artese et al. 2015）。鉴于hsCRP升高在心血管疾病和其他慢性疾病中的作用已被证实，牙周炎的有效治疗对hsCRP水平的影响可能是监测某些Ⅲ期或Ⅳ期牙周炎患者病情的一个重要指标。

生物标志物的作用

目前的证据表明，某些特定的唾液生物标志物可能会有助于评估牙周治疗后的稳定性（Kinney et al. 2011; Salminen et al. 2014）。预计更多的临床应用证据和生物标志物领域的新进展将更好地指导与完善对分级的客观评估。同样地，随着新的研究数据的积累，在未来，目前所定义的吸烟和代谢控制的界限可能被修订，并可能根据目前未包括在分级表中的其他慢性疾病或新的危险因素的严重程度进行分级。

一个常见的问题是分级是否会随着时间而变

化。如果骨吸收（%）/年龄大幅增加，或患者的风险状况恶化，则可能上调分级。相反地，如果最初分级的决定因素不再普遍存在，则下调分级也是可能的。然而，我们提倡临床医生在充分考虑所有的危险因素，以及改变后的分级对患者的整体治疗计划的影响后，审慎地进行此类修改。

新分类解读：以具体患者为例

为了帮助医生在临床实践中应用这一牙周炎的新分类，已经发布了详细的分类表，用来在临床决策过程中指导医生定义牙周炎病例，并进一步帮助分期和分级（Tonetti & Sanz 2019）。然而，重要的是要强调需要对做出正确诊断所涉及的变量进行全面的理解，而不是不加批判地遵循所提出的特定数值。如前所述，CAL是检测患者患有牙周炎的主要诊断工具。因此，临床医生应能检测CAL水平，并鉴别出其他与CAL相关但非牙周炎的临床症状。从具有诊断价值的影像学检查中观察到的牙槽骨吸收也可以用来间接测量CAL。

诊断过程的第一步是确定患者是牙周健康，还是患有牙龈炎或牙周炎。如果有高质量的可用来诊断的全口影像学检查资料，临床医生应仔细查看它们来评估是否存在骨吸收。如果未观察到骨吸收，临床医生应探诊牙列中的所有牙齿，以检测是否存在牙邻面CAL。如果未检测到邻面CAL，则全口的探诊出血（bleeding on probing, BoP）位点将被用来区分牙周健康（BoP < 10%）和牙龈炎（BoP≥10%）。如果发现牙周炎引起的CAL或骨吸收，临床医生应进行全面检查，以确定牙周炎的分期、分级和范围。

以下临床案例总结了不同组合的分期/分级/范围的临床决策过程。

案例1（图16-2）

患者是一名24岁的高加索人男性，在过去10年中接受过零星的牙科治疗。该患者最近去看了医生，做了体检和血常规检查，结果都正常。否认吸烟史。临床检查显示，全口BoP位点为55%，探诊深度范围为1～5mm。虽然在现有的影像学检查中没有发现牙邻面的骨吸收，但牙邻面CAL在1～2mm的比例＞30%。没有牙松动或根分叉病变。考虑到牙邻面附着丧失处于早期程度，并且缺乏可作为等级修正的危险因素，该患者被诊断为牙周炎Ⅰ期、A级、广泛型。

案例2（图16-3）

患者是一名29岁的西班牙裔女性，接受过零星的牙科治疗；最近一次牙科就诊是在4年前。患者因8年前确诊1型糖尿病正在用药，2个月前最新的HbA1c评估为7.8%。患者有8年吸烟史，6年前已戒烟。现有的影像学资料显示部分牙齿有明显的骨吸收，延伸到根长的冠方1/3。全口BoP为89%，探诊深度范围为1～6mm，10颗牙的牙邻面附着丧失范围为3～4mm。Ⅰ度根分叉病变累及右上磨牙和左上第一磨牙颊侧，以及左下第一磨牙舌侧。上颌侧切牙存在Ⅰ度松动。考虑到最严重的骨吸收在根长的冠方1/3内，超过1/3的牙齿存在3～4mm的牙邻面附着丧失，以及该患者糖尿病的代谢控制不佳，将其诊断为牙周炎Ⅱ期、C级、广泛型。

案例3（图16-4）

患者是一名19岁的非裔美国男性，目前为大学一年级学生，在过去的几年里，他每年都去看他的口腔全科医生。在最近的一次检查中，口腔全科医生发现他的“下颌后牙区骨吸收”，因此将他转诊到了牙周专科医生处。该患者从不吸烟，最近曾由一名学生保健服务医生进行体检并进行常规血液检查，体检结果无异常。患者说，他的母亲曾因“牙龈疾病”失去了几颗牙齿。现有的全口根尖片显示，除双侧下颌第一磨牙近中面可见角形骨吸收超过根长的冠方1/3外，所有其他区域的牙邻面骨水平正常。右下第一磨牙和左下第一磨牙的近中探诊深度分别为9mm和10mm，相应的CAL分别为7mm和8mm。其余牙齿的探诊深度均不超过3mm，牙邻面CAL＜1mm。

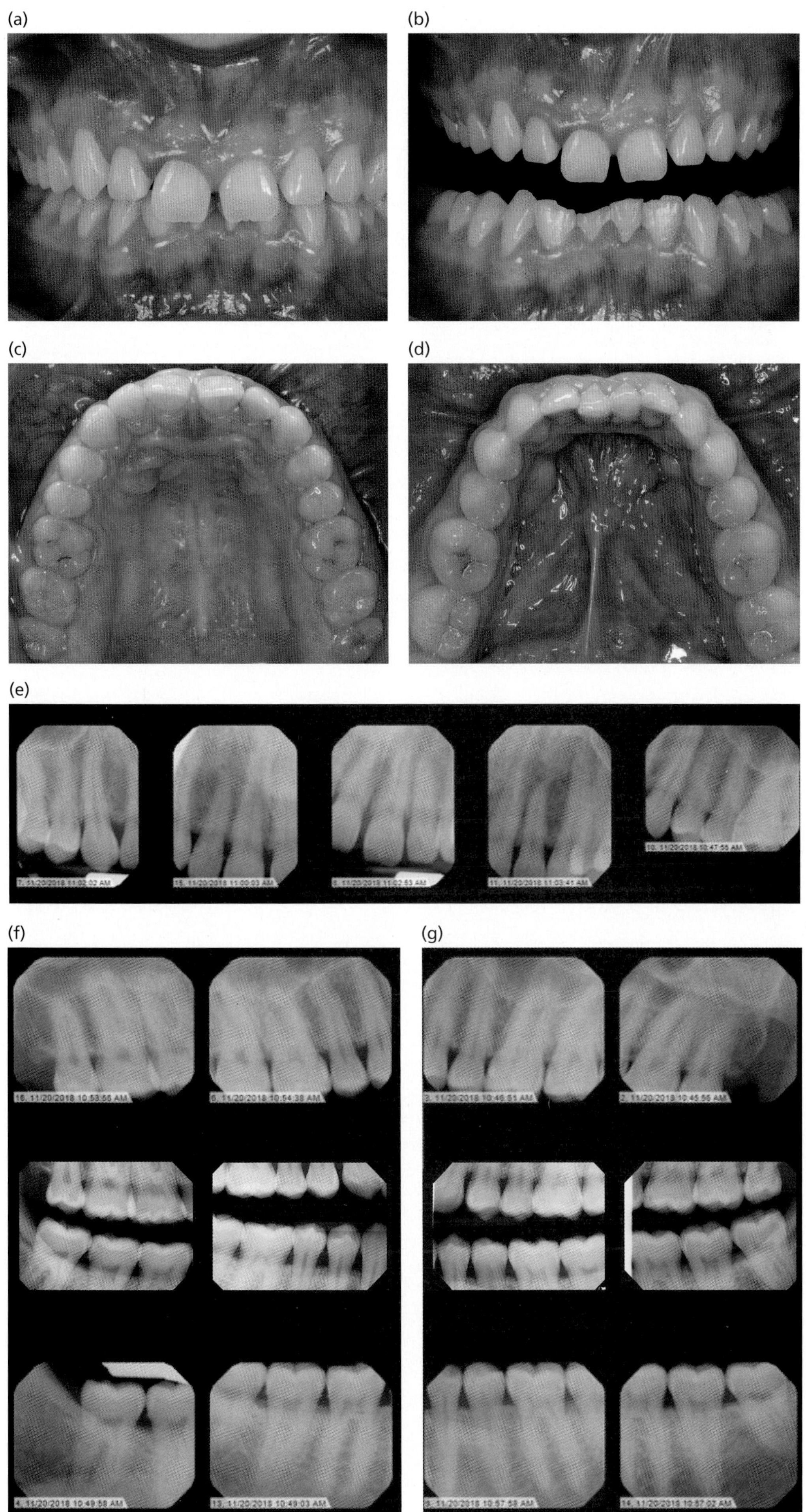

图16-2 案例1。诊断为牙周炎Ⅰ期、A级、广泛型的临床（a～d）和影像学表现（e～g）。（来源：Dr. Gustavo Avila-Ortiz, University of Iowa, USA）

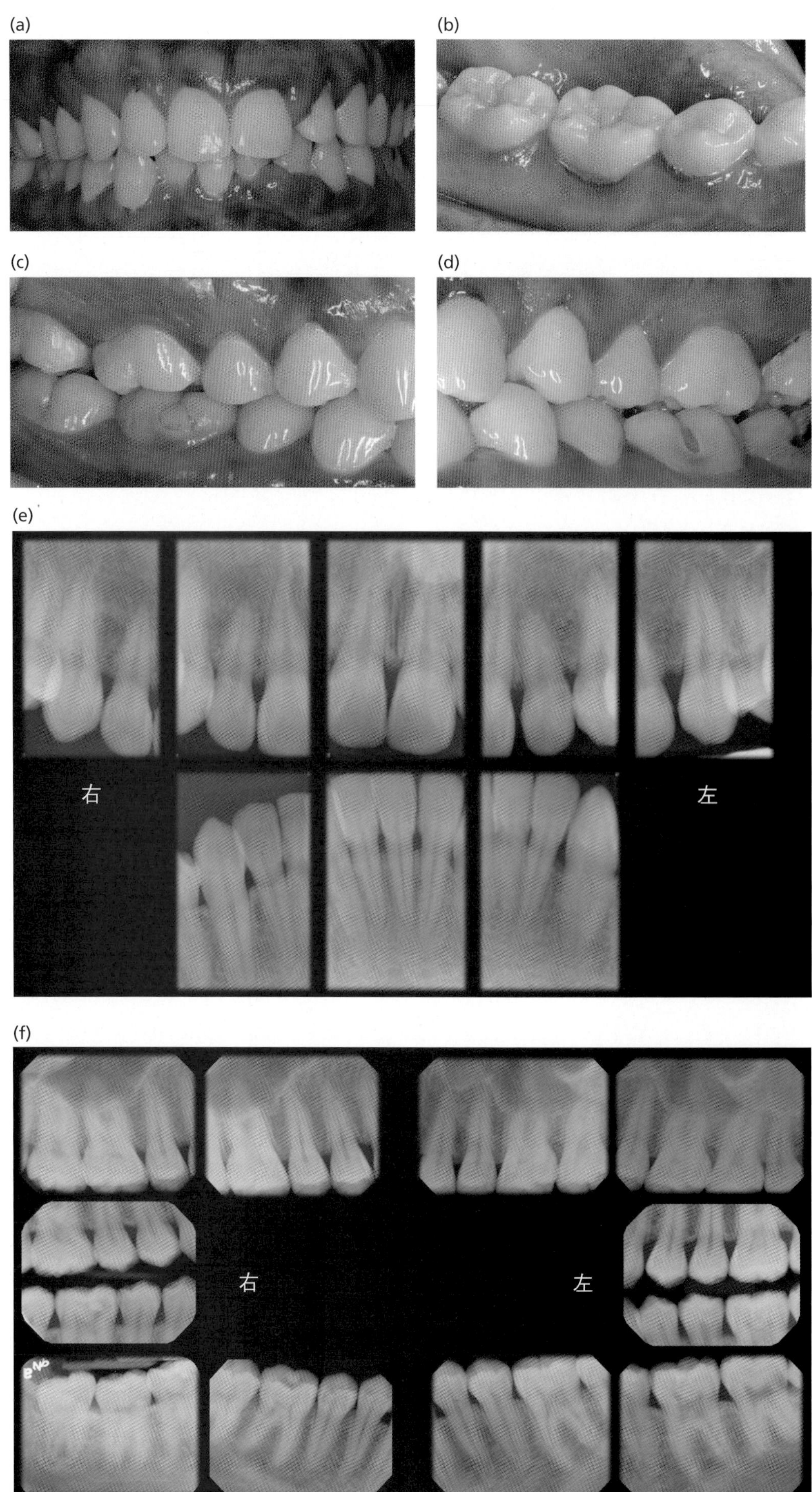

图16-3 案例2。诊断为牙周炎Ⅱ期、C级、广泛型的临床（a～d）和影像学表现（e，f）。（来源：Dr. Gustavo Avila-Ortiz, University of Iowa, USA）

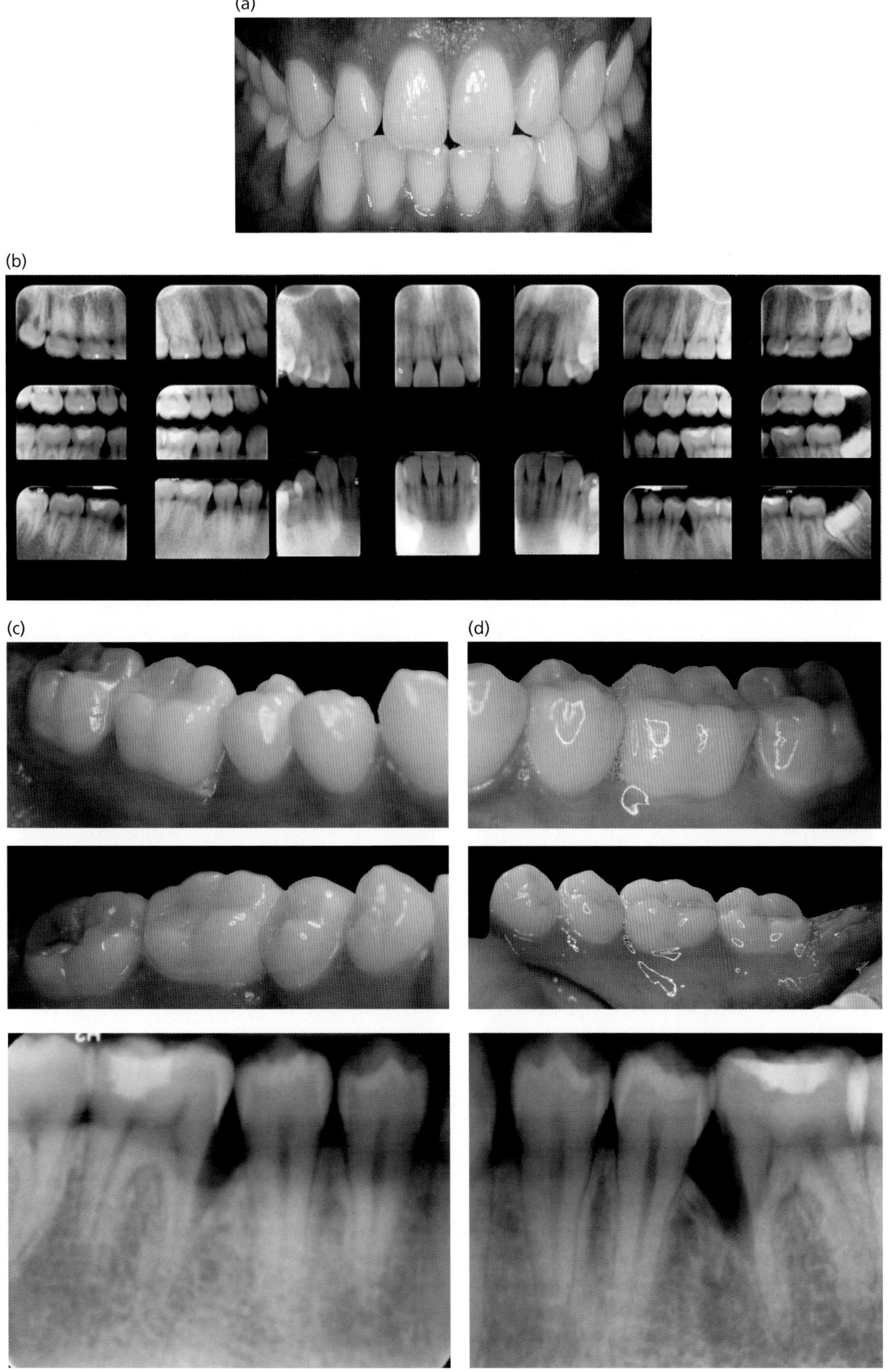

图16-4　案例3。（a~d）诊断为牙周炎Ⅲ期、C级、局限型的临床和影像学表现。（来源：Drs. Flora Momen-Heravi and Philip Kang，Columbia University，USA）

考虑到最严重位点的骨吸收超过根长的冠方1/3，伴7～8mm的牙邻面附着丧失，仅影响牙列中的两颗牙齿，且患者年龄较轻，骨吸收（%）/年龄>1，将其诊断为牙周炎Ⅲ期、C级、局限型（磨牙型）。

案例4（图16–5）

患者是一名60岁高加索人女性，全身健康状况良好，目前正在服用治疗高胆固醇血症的药物。该患者不吸烟，并在过去几年里每6个月交替于她的口腔医生和牙科保健师处就诊。她意识到自己的“牙龈有问题”。现有的全口根尖片显示出广泛的骨吸收，最严重处超过右下中切牙的根尖1/3。探诊表显示在多颗牙处有6～8mm的深袋。有几颗牙齿为Ⅱ度松动，右下第一磨牙舌侧根分叉病变。重要的是，3年前的根尖片显示，部分牙齿的骨吸收进展>2mm，特别是在左上中切牙的远中面和上颌第一磨牙的远中面。考虑到附着丧失和骨吸收的严重程度，以及牙周炎的进展情况，该患者被诊断为牙周炎Ⅲ期、C级、广泛型。

案例5（图16–6）

患者是一名58岁高加索人男性，“从他记事起”每天吸1包烟，正在服用治疗高血压和慢性阻塞性肺疾病的药物。他说这些年来他偶尔会去看口腔医生，主要是为了“拔除某些摇摇欲坠的牙齿”。他现在想“拥有更多的牙齿，以便填补缺隙和更好地咀嚼”。患者菌斑控制差，多颗牙齿探诊深度为6～9mm，Ⅱ度松动。现有的X线片显示存在延伸到根尖1/3的广泛型骨吸收。根据患者自己的回忆，并且与其剩余牙齿的现状相

(a)

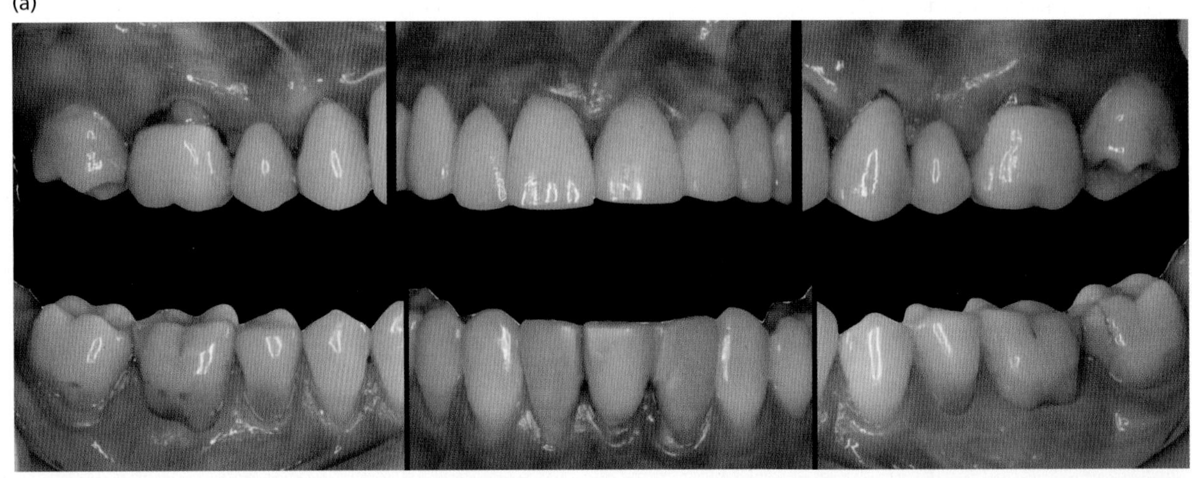

(b)

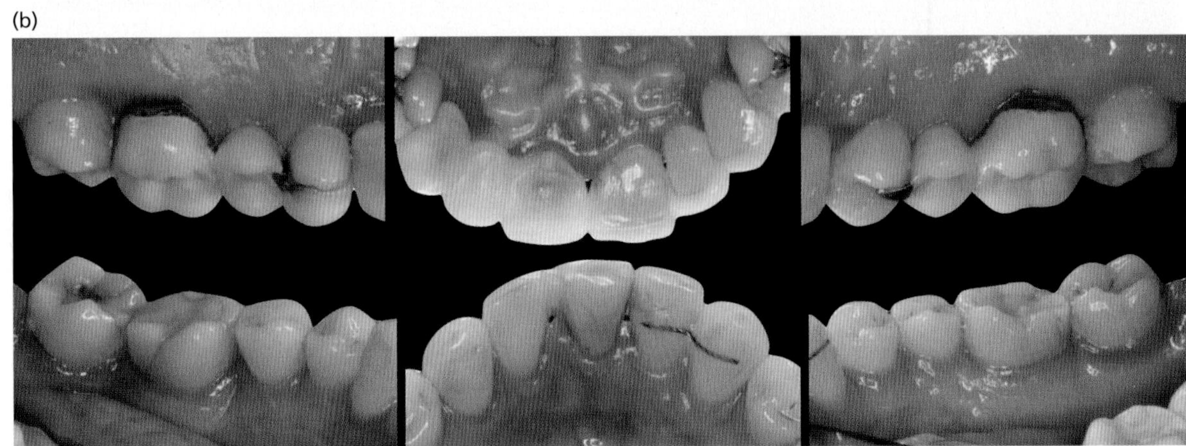

图16–5 案例4。诊断为牙周炎Ⅲ期、C级、广泛型的临床（a，b）和影像学表现（c，d）。注意位于下面的根尖片（d），包括3年前获得的图像，显示骨吸收的显著进展。（来源：the Postgraduate Periodontics Clinic，University Complutense of Madrid，Spain）

(c)

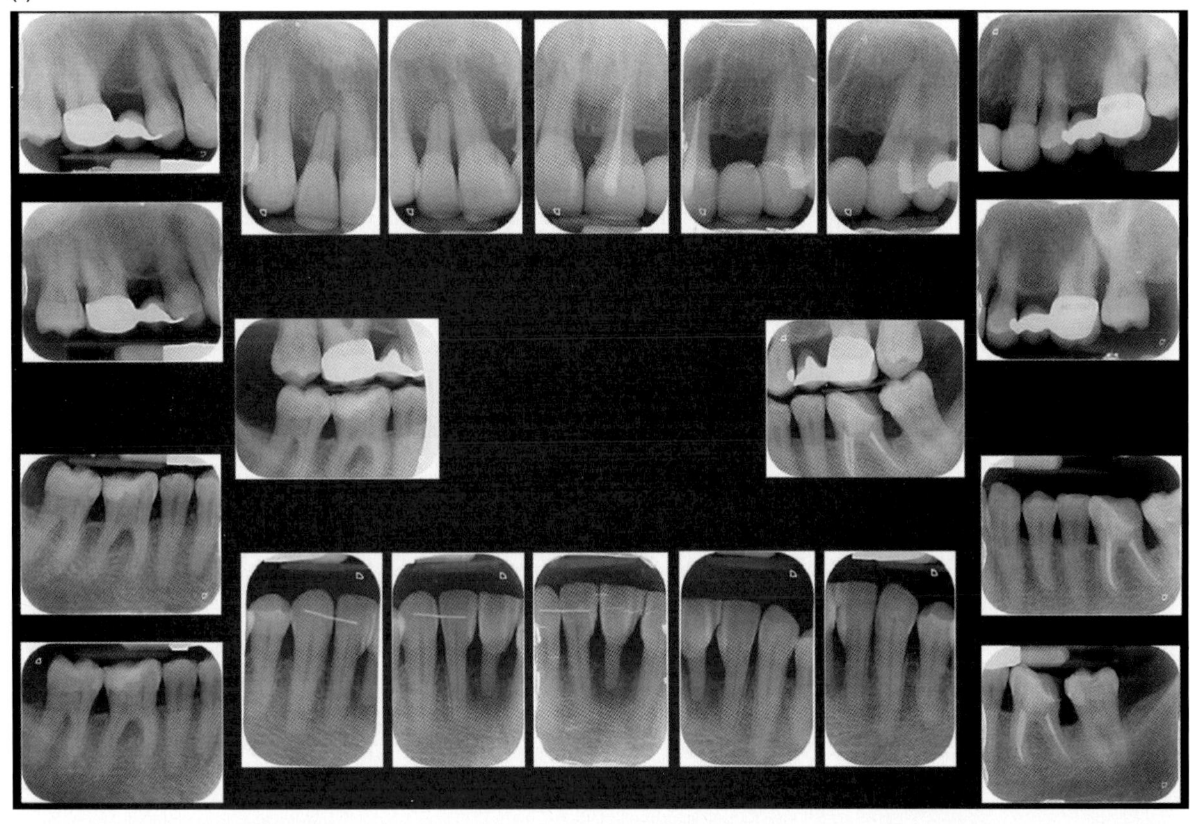

(d)

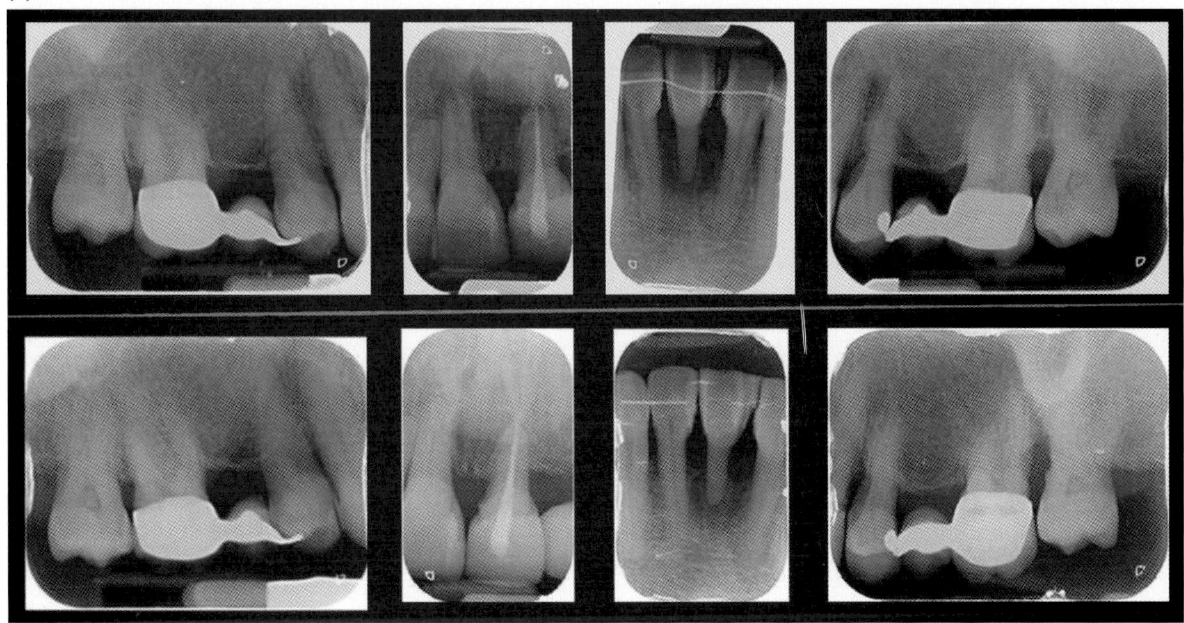

图16-5（续）

一致，患者很可能是由于牙周炎失去了4颗以上的牙齿。此外，他需要通过全口修复来恢复美观和功能，并存在促进牙周炎恶化的持续危险因素（大量吸烟）。因此，该患者被诊断为牙周炎Ⅳ期、C级（注意，定义牙周炎Ⅳ期的范围没有意义）。

案例6（图16-7）

患者是一名48岁的高加索人男性，无其他疾病史。在过去的21年里，他每天吸1包烟。该患者在过去的7年里没有看过口腔医生，在最近一次看口腔医生之前，只接受过零星的牙科治疗。患者注意到他的牙齿最近变得越来越松动，他说

(a)

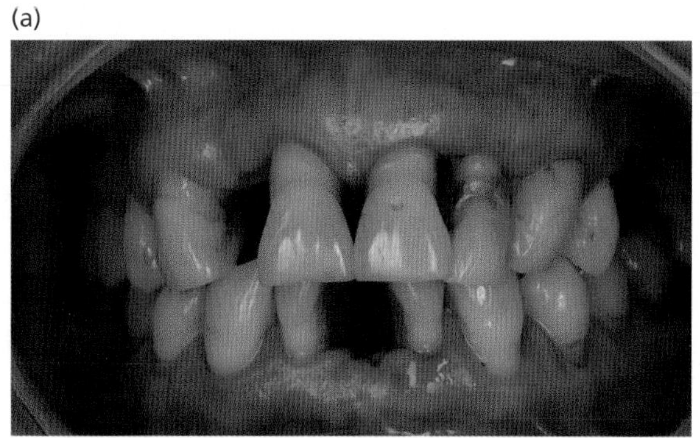

(b)

(c)

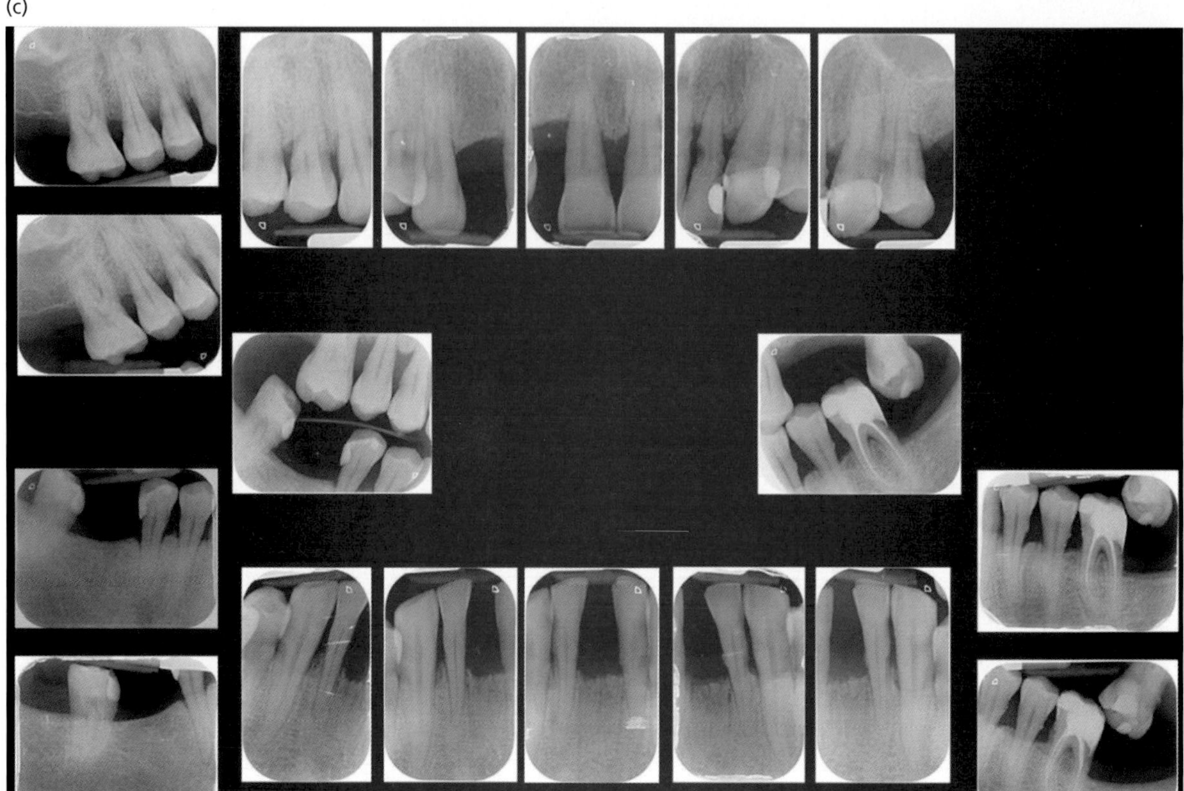

图16-6 案例5。诊断为牙周炎Ⅳ期、C级的临床（a，b）和影像学表现（c）。（来源：the Postgraduate Periodontics Clinic，University Complutense of Madrid，Spain）

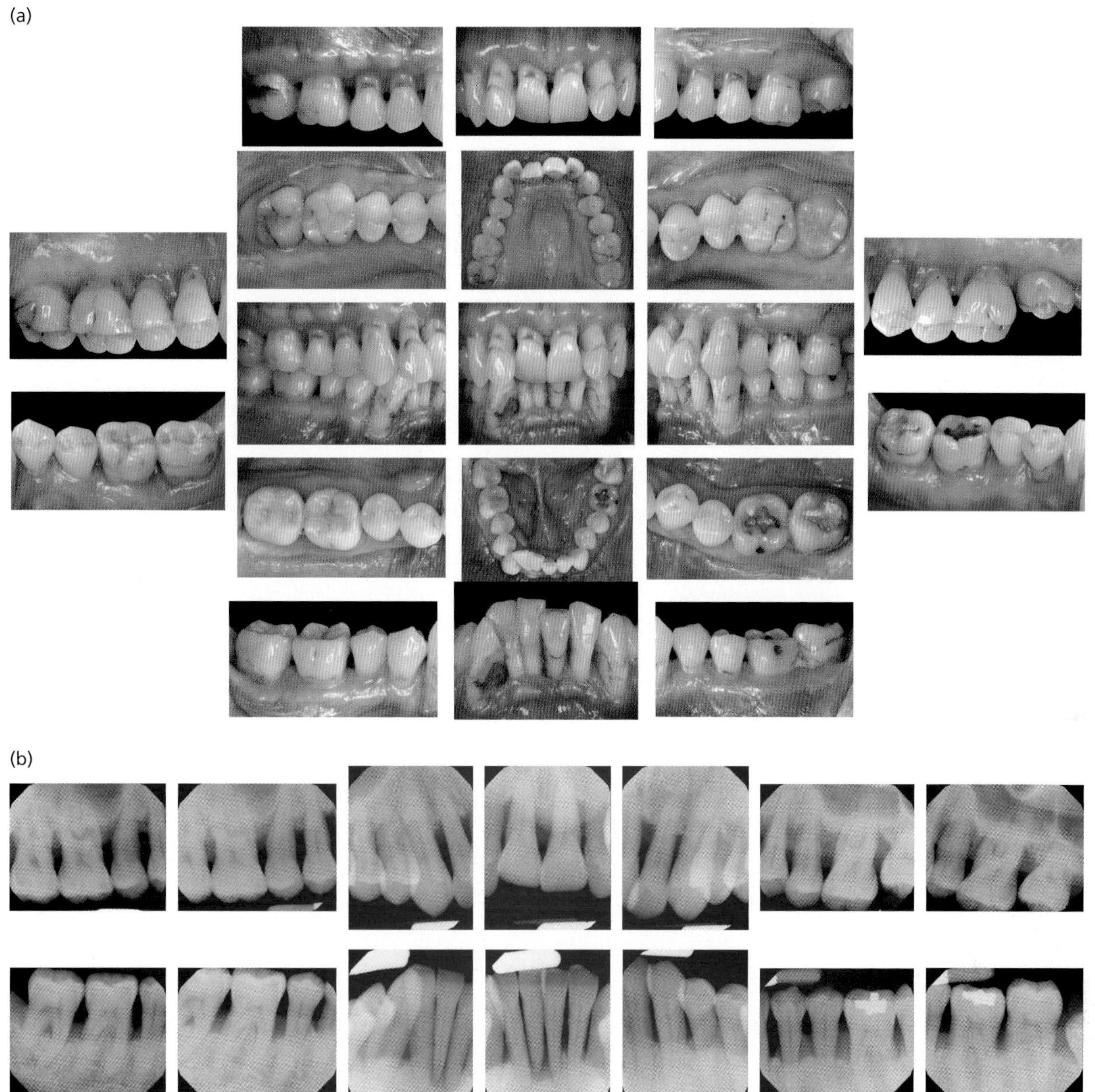

图16-7　案例6。诊断为牙周炎Ⅳ期、C级的临床（a）和影像学表现（b）。（来源：Dr. Gustavo Avila-Ortiz，University of Iowa，USA）

他现在咀嚼时感到不舒服。在几乎所有的牙位都能检测到伴BoP阳性的深袋，根尖片显示在多个区域存在严重的骨吸收。尽管该患者尚未经历过牙周炎引起的牙齿脱落，但由于严重的支持丧失，有5颗以上的牙齿被认为是无法保留的。对于这名患者来说，牙周炎显然不仅仅威胁到个别牙齿，而是威胁到整个牙列。因此，综合考虑目前牙周炎的范围和严重程度、重度吸烟，以及需要复杂的治疗来控制牙周炎和恢复功能，最终将其诊断为牙周炎Ⅳ期、C级。

新分类解读面临的挑战和“灰色地带”

在这个基于医疗保健和对比性研究的时代，一些临床医生希望通过一种简单的方法自动将患者的临床症状转换为准确的分期和分级。然而，在整个生命健康科学领域越来越明显的是，虽然新信息呈指数级增长，循证决策的机会也越来越多，然而，新的分类技术以及增多的研究证据导致了“灰色地带”的扩大，使简单的决策指南不再适用（Chandra et al. 2015）。我们必须意识到，所有的分类都依赖于医学知识和临床判断。下面，我们叙述了诊断中“灰色地带”的常见案例，并提供了如何解决这些问题的建议。

1. 一名65岁老年男性患者，无牙齿缺失，X线检查未见明显异常，没有超过3mm的牙周袋，大部分龈缘位于釉牙骨质界（CEJ）冠方，小部分非邻面牙面的龈缘位于釉牙骨质界，这小部分牙面的附着丧失为2mm。试问：这名患者是否患有牙周炎？

   实际上，这是一个边缘案例。根据以上描述，探针尖端仅在少数位点穿过结合上皮到达釉牙骨质界，探诊深度较浅，没有明显牙龈退缩，并且影像学上没有明显的牙槽骨吸收，所以这名中年患者牙周组织完好，因而诊断为牙周炎是不合理的。然而，必须强调的是，在一名更年轻的患者身上，同样的症状可能意味着“真正的”早期牙周炎。所以需要重新提及的是，在评估了患者的全部资料后，临床判断对于准确诊断将至关重要。

2. 一名50岁患者，其牙周炎严重程度根据影像学检查结果显示，牙槽骨丧失最严重的部位已经达到了牙周炎Ⅱ期（如牙槽骨吸收在根长1/3以内）。是否出现一处或几处6mm的牙周袋就要将诊断上调为牙周炎Ⅲ期呢？

   并不一定。如果牙槽骨吸收的严重程度没有超过根长的冠1/3，即使有两三处6mm的牙周袋也不需要更复杂的治疗。由于“复杂因素”导致分期上调需要有经验的临床医生对这些因素进行有意义的、综合的评估。分期系统的正确应用，不是将它变成基于复选框或者某个单独特征出现与否的自动计算方法。

3. 根据最新分类方法，牙周炎的诊断至少需要的条件是“最少2颗牙”出现牙邻面附着丧失。这是否意味着只有1颗牙齿出现附着丧失或牙槽骨吸收的患者就不能诊断为牙周炎？

   实际上，将“最少2颗患牙”纳入分类标准是为了减少假阳性率，也就是说，是为了防止因为偶然的附着丧失而导致牙周炎患病率暴涨。这一限制条件的引入是因为我们认识到“真正的”牙周炎很少只影响牙列中的单颗牙。然而，如果根据临床医生的判断，在一个完整牙列中观察到单颗牙齿附着丧失或牙槽骨吸收不能归因于牙周炎以外的原因（如根折、牙髓病变等），那么临床医生应该绕过规则，进行牙周炎的诊断和分期，此外需要将其描述为“局限型”。

2018年牙周炎分类的价值

较高质量的纵向对照研究证明，牙周炎的标准治疗原则在长期控制牙周炎方面取得了优异的效果，但这些效果并不包括所有患者。这些年来，那些在部分牙周炎患者中表达不一样的表型已经吸引了制订牙周炎分类规则的人们的关注。2018年牙周炎分类的方法使用分期和分级系统（Papapanou et al. 2018b; Tonetti et al. 2018a）。如前所述，该系统可以：（1）使临床医生评估牙周炎目前的严重程度和需要的治疗；（2）同时判断特定牙周炎患者对牙周炎标准治疗方案的反应是可预测的还是不可预测的。重要的是，新分类引导临床医生识别某些提示患者的疾病轨迹可能更为复杂的因素，因而需要对这些因素进行相应的处理。最后，新分类的构建中允许基于证据进行定期修改，以便纳入新的研究数据。也就是说，人们将通过对新发现的定期审查，调整分级和分期系统中的阈值与定义，但并不会从根本上改变该分类的基本原则。与原有分类相比，2018年牙周炎分类的这项特征有望使临床医生和研究人员在更长的时间里使用该分类。

致谢

本章部分内容改编自Kornman和Papapanou（2020）。

第17章

牙周病对全身健康的影响：牙周医学

Effect of Periodontal Diseases on General Health: Periodontal Medicine

Francesco D'Aiuto[1], Filippo Graziani[2], Panos N. Papapanou[3], James Beck[4]

[1] Periodontology Unit, UCL Eastman Dental Institute, London, UK

[2] Department of Surgical, Medical and Molecular Pathology and Critical Care Medicine, University of Pisa, Pisa, Italy

[3] Division of Periodontics, Section of Oral, Diagnostic, and Rehabilitation Sciences, Columbia University College of Dental Medicine, New York, NY, USA

[4] Division of Comprehensive Oral Health/Periodontology, Adams School of Dentistry, University of North Carolina, Chapel Hill, NC, USA

前言

自古以来，人们就认为口腔健康和全身健康相关。“坚固的牙齿”常常反映健康的体魄，口腔健康状况不佳则被认为是导致系统疾病的重要因素（O'Reilly & Claffey 2000）。19世纪末20世纪初，口腔和医学界对“口腔脓毒症”和“病灶感染”的概念产生兴趣（图17-1）。美国口腔医生W.D. Miller于1891年发表题为《人类口腔感染的中心》的论文，文中“口腔脓毒症”这一术语首次被描述为“慢性消化不良、肠道疾病、健康状况不佳、贫血和神经性疾病”的可能病因（Miller 1891）。一名颇有影响力的伦敦医生William Hunter（Hunter 1900, 1910）证明了这个理论，并将研究发表于当时最著名的医学杂志上。之后，口腔-全身理论演变为“病灶感染”（Billings 1912）。Billings称口咽局部的感染不仅影响牙齿和牙龈组织，也是病原体传播的源头，并导致邻近和非邻近器官的感染。这些观念导致了拔除所有患牙的临床建议，这是极端的治疗决策。去除感染病灶被认为是治疗甚至预防多种疾病的必要步骤。通常情况下，经验证据逐渐表明这些激进的做法并不可取（Cecil & Angevine 1938），这种假设的关联逐渐被驳倒，更保守的口腔疾病治疗方法最终获胜。

20世纪末，逐渐积累的新证据表明，炎症在许多传统观念认为的非炎症性的慢性疾病中的潜在作用，这促使了牙周病学学者探索口腔

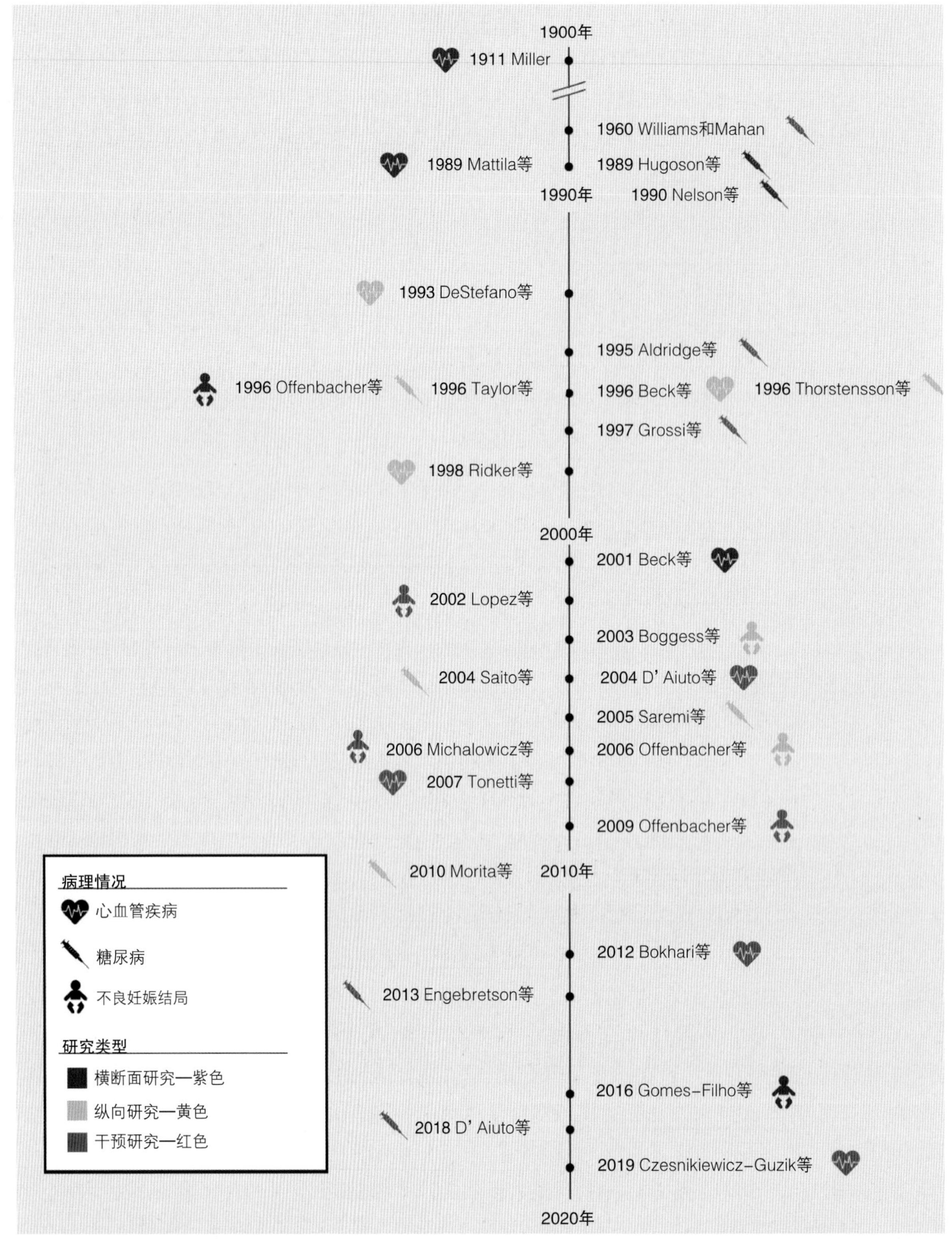

图17-1　过去120年中发表的牙周医学“里程碑式研究”的概述，特别关注牙周炎对3种病理状况的影响：心血管疾病、糖尿病和不良妊娠结局。突出的研究要么是同类研究中的“首创”，因为它们提供了新颖的观察结果，或者有助于改变范式。该图是从Beck等（2019）提供的图片修改而来的，并使用符号来表示研究结果（心血管疾病、糖尿病和不良妊娠结局），而符号的颜色代表研究类型（横断面、纵向和干预）。

感染/炎症的长期作用对其他非传染性疾病的不利影响。这些疾病占全球死亡人数的70%以上，包括心血管疾病、癌症，特别是糖尿病（WHO 2013）。大多数非感染性疾病具有一系列相同的危险因素（如吸烟、饮酒、饮食、压力、缺乏身体锻炼、社会不平等），这些都不可避免地导致口腔健康不佳，尤其是牙周炎。在解释牙周炎和其他并发症的联系时，这是一个需要考虑的重要因素，因为它会严重影响相关性的本质和强度。

一系列被认为是“牙周医学”的实验性研究描述了牙周感染/炎症是如何影响口腔以外的健康状态。在过去20年，大量非感染性疾病和状态与牙周炎的联系以指数级方式上升。一项最新的Meta分析发现关于口腔健康不佳与几种系统疾病关联的临床试验的系统评价有1219篇（Seitz et al. 2019）。这些研究证明，两种最常见的口腔疾病（牙周炎和龋病）主要与所研究的50多种系统疾病中的2型糖尿病和心血管疾病有关。

本章首先将简要叙述常见的生物学机制，然后回顾牙周炎与（1）动脉粥样硬化性血管疾病、（2）糖尿病和（3）不良妊娠结局相关的观察性和介入性流行病学证据，简要回顾牙周炎与（4）慢性肾病、（5）认知减退/痴呆和（6）癌症之间的相关性。

两种类型的研究回顾了流行病学证据：（1）着眼于主要疾病的替代指标（如疾病的生物标志物）或临床结果［如心肌梗死（myocardial infarction, MI）、卒中等临床事件］相关性研究（横断面研究、病例对照研究或纵向队列研究）；（2）检验牙周治疗对疾病相关结局（替代标志物或事件）的干预性研究。干预性研究的数据对于公众健康很重要，因为它揭示了靶向暴露因素（如牙周炎）的预防或治疗性手段是否能实质上有益于减少疾病/系统性结果，或其并发症发生率（常通过随机安慰剂对照临床试验来评估）。

在解释流行病学研究的数据时，我们必须注意每项研究中的暴露因素，这里指牙周炎，作为系统性结果潜在的危险因素，可通过多种反映牙周状况不佳的临床指标（分类参数或连续参数）定义。有些研究使用传统的临床或影像学指标，如平均牙周袋探诊深度、超过特定探诊深度或附着水平的牙周袋数量、牙龈炎症（出血）等，然而，在其他流行病学研究中，学者可能会使用自我报告牙周健康，或甚至替代指标，如牙齿丧失或缺失。后两者尽管与牙周状况不佳有关，但显然与牙周炎没有紧密联系，因为其他口腔疾病也可以造成牙齿丧失或缺失（如龋病、牙折）。使问题更加复杂的是，有些流行病学研究可能使用了暴露于牙周炎的系统性标志物或菌斑生物膜作为指标，包括龈下微生物谱或全身血清中抗牙周细菌的抗体水平。作为暴露变量，这些指标可以反映牙周炎的感染本质或免疫反应，而非其临床表型。对于牙周炎的定义和新分类近期才在口腔界发布和实施（Tonetti et al. 2018），目前，在实验设计中采用新分类的已发表研究不多。

最后需要强调的一点是，决定一项流行病学研究的关键是所研究的暴露因素（如牙周炎）和结局（如心血管疾病）之间的相关性是否经过已知影响系统疾病的其他暴露因素（如高脂血症、高血压或心血管疾病背景下的体能运动）的校正，还有潜在的混杂因素。换句话说，就是与牙周炎和系统疾病都有关的常见危险因素（如糖尿病或吸烟）。最后一个方法学的观点，将牙周炎定义为其他非传染性疾病危险因素时，在回顾已发表证据中的暴露变量选择差异很大，可以解释有时一些研究结果的不确定性。

常见生物学机制的证据

正如第16章所简要讨论的，牙周病是发生在牙周组织的与龈上菌群和富含革兰阴性菌的龈下菌群紊乱有关的慢性炎症性疾病（Haffajee & Socransky 1994）。进行性牙龈炎症导致牙周袋加深和菌斑生物膜成分改变，导致单个病理性牙周袋中细菌数量可高达10^9个或10^{10}个。广泛型牙周炎中牙周袋上皮衬里溃疡可能造成大面积的炎症表面（Hujoel et al. 2001），并跟龈下菌斑生物膜持续接触。因此牙周袋溃疡面提供了一个使细菌毒素/组分，如内毒素、细菌外膜囊泡、菌毛和其他抗原结构等侵入免疫系统的入口，引发局部及全身炎症反应（Ebersole & Taubman 1994）。这部分将简要回顾联系牙周炎和系统疾病的两种主要机制，分别是：（1）口腔微生物；（2）全身炎症（图17-2）。

口腔微生物

口腔细菌，特别是那些存在于龈下菌斑生物膜的细菌，可以通过菌血症或吸入（和/或摄入）定植于其他远隔位点。

几个牙周感染相关的病原微生物表现出组织侵袭特性（Meyer et al. 1991; Sandros et al. 1994; Lamont et al. 1995）。进而，日常活动如刷牙或咀嚼导致一过性菌血症频繁发生（Silve et al. 1977; Kinane et al. 2005; Forner et al. 2006; Crasta et al. 2009），同时侵入性的治疗手段可能造成大量的细菌侵入循环系统（Heimdahl et al. 1990; Lockhart et al. 2008）。类似地，促炎因子包括几种白细胞介素由炎症牙龈组织在局部产生（Salvi et al. 1998），也可以通过血液循环扩散进入系统。大量的临床前研究，有时是临床试验已经检测了牙周炎发生发展过程中关键致病微生物的直接和间接作用，本章将简要讨论它们在与牙周炎相关的非传染性疾病发生发展中的作用。

全身炎症

我们知道牙周炎引起慢性低度的全身炎症，这可能与大量非传染性疾病的发生发展有关。

与牙周健康者相比，牙周炎患者血液中存在较高的白细胞计数、高敏感性C反应蛋白（high sensitivity C-reactive protein, hsCRP）和纤维蛋白原水平（Kweider et al. 1993; Ebersole et al. 1997; Loos et al. 2000），这些生物标记通常作为全身炎症的特征（对于所有病理刺激的机体反应）。报道牙周状况（重度牙周炎病例）或使用牙周暴露的替代测量方法（如血清高水平抗*P. gingivalis* IgG抗体）的一系列大型研究证明，牙周状况不佳与增加的CRP和纤维蛋白原水平有关（Slade et al. 2003; Slade et al. 2000; Schwahn et al. 2004; Dye et al. 2005）。这些相关性独立于年龄、性别、糖尿病、吸烟、医疗状况和使用抗炎药物。

一项关于牙周治疗对于hsCRP水平影响的Meta分析（Paraskevas et al. 2008），表明与没有牙周炎的对照相比，牙周炎患者存在持续较高水平的hsCRP（平均组间差异为1.56mg/L）。该研究同时报告了关于牙周炎和全身炎症直接因果关系的进一步证据，中度证据显示牙周治疗后6个月hsCRP平均减少0.50mg/L（95% CI

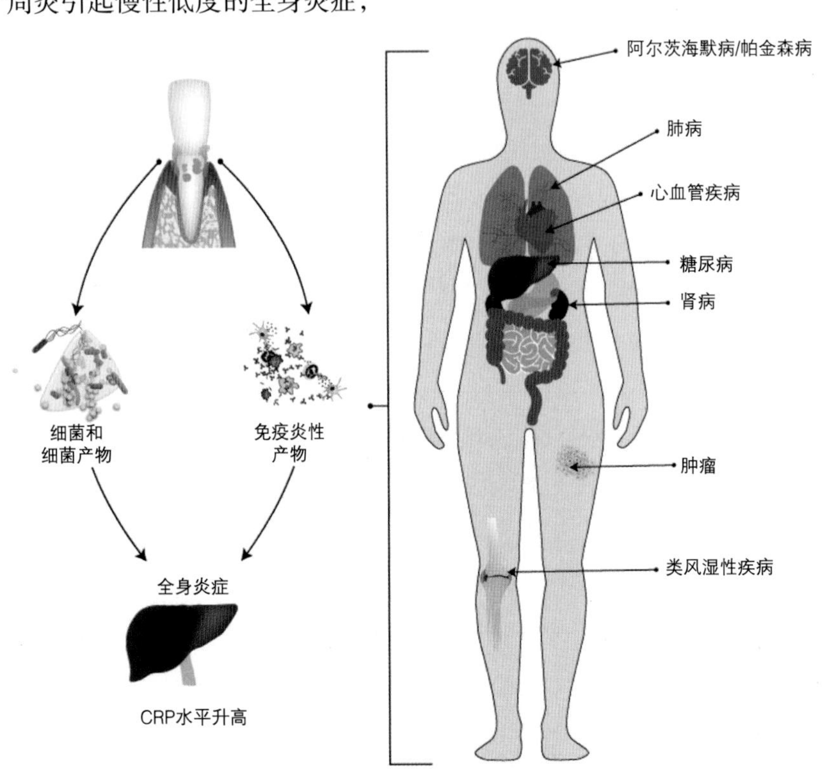

图17-2 口腔-全身炎症联系。图片描述了与牙周炎相关的几种系统疾病以及导致这些关联的可能共同途径，重点是全身炎症的作用。

0.08～0.93）。众所周知，牙周治疗在全身炎症生物标记水平改变方面可以引起不同的反应。Behle等（2009）利用复合评分（"炎症评分总和"）来代表19种独立生物指标整体的术后反应，发现约1/3接受治疗的牙周炎患者表现出炎症显著减轻，差不多相同数量的参与者表现出全身炎症加重，而其余的似乎保持不变。之所以牙周治疗后全身炎症缓解存在显著差异，即并非所有个体对牙周炎产生相同程度的全身炎症反应。人们普遍认为牙周治疗形式（即全口治疗而非逐象限依次治疗）会导致短暂的急性炎症反应（D'Aiuto et al. 2005），在一篇牙周团体共识文章中也提到了这一观点，并进行了解释（Sanz et al. 2020）。

动脉粥样硬化性血管疾病

生物学机制

动脉粥样硬化性血管疾病（atherosclerotic vascular disease, AVD）代表了一组非传染性疾病，主要影响心脏和血管，包括冠心病和卒中，以及外周动脉疾病。AVD是全球范围内造成死亡的最常见原因，对社会和保健系统造成了巨大的不良影响。开创性的流行病学工作，如Framingham研究，明确了AVD的经典危险因素包括：男性、家族史、吸烟、糖尿病、肥胖、高血压、高血脂，以及缺乏运动的生活习惯（O'Donnell & Elosua 2008）。之后，不断有相关研究证明了炎症在动脉粥样硬化斑块形成及其破裂所引发的如MI和卒中等临床事件中起关键作用（Ross 1999; Libby 2002）。常见炎症因子的体循环水平，如CRP或白细胞介素-6（interleukin-6, IL-6），具有作为AVD预警生物指标的作用（Ridker 2003; Hackam & Anand 2003; Hansson 2005; Libby et al. 2019）。来自大型AVD干预临床试验的进一步可靠证据强调，控制上游全身炎症可以预防MI和卒中等事件，尤其是对于存在高残余炎症风险的患者来说。慢性全身炎症的程度与未来AVD风险增加有关，且由hsCRP的血清水平定义：浓度在1～2mg/L之间与AVD中度风险相关，＞3mg/L与AVD高度风险相关（Ridker 2003）。尽管通过药物治疗可以减轻炎症，但目前的研究更关注于识别和控制全身炎症来减少人群AVD水平（Libby et al. 2018）。正如本章前部分所述，牙周炎及其随后的炎症反应可能代表了一个被忽视的AVD新危险因素。

一些研究为牙周感染与AVD相关提供了进一步证据。许多研究发现动脉粥样硬化斑块中有口腔细菌的存在（Chiu 1999; Haraszthy et al. 2000; Stelzel et al. 2002; Fiehn et al. 2005）。Kozarov等（2005）则进一步证明了从人类动脉粥样硬化斑块中可以培养出伴放线聚集杆菌（*Aggregatibacter actinomycetemcomitans*）和牙龈卟啉单胞菌（*Porphyromonas gingivalis, P. gingivalis*）。这些发现被动物研究进一步证实，发现在动脉粥样硬化易感小鼠（载脂蛋白E缺乏）或胆固醇正常动物上利用*P. gingivalis*诱导口腔感染，可以加速动脉粥样硬化，且大动脉组织中可以检出*P. gingivalis*的DNA（Lalla et al. 2003; Jain et al. 2003; Gibson et al. 2004; Brodala et al. 2005）。关于牙周炎引起动脉粥样硬化潜在机制的全面综述可参见本书第18章以及Schenkein等（2020）的综述。

流行病学证据

观察性研究

与AVD替代指标的相关性研究

在提出牙周炎和AVD之间相关性的早期研究中，Mattila等（1989）记录了口腔健康不佳（利用口腔和牙周病综合指数）和冠心病之间的联系，该联系独立于年龄、总胆固醇、高密度脂蛋白（high-density lipoprotein, HDL）、甘油三酯、C肽、高血压、糖尿病和吸烟。一系列观察性研究尝试证明牙周炎和传统或新型心血管疾病危险指标之间的相关性。尤其是动脉粥样硬化斑块的发生发展，牙周炎与炎症生物指标之间的密切联系与高度相关。值得一提的是，那些关注牙周炎和AVD血管替代物之间潜在联系的研究。

内皮紊乱是在动脉粥样硬化斑块形成和AVD进展之前最早期的血管改变（Verma et al. 2003），定义为周围血管扩张能力减弱，可通过测量阻塞血流引发反应性充血前后周围动脉直径来评估（Celermajer et al. 1992）。当评估冠状动脉时，这个AVD的早期指标与后期的临床事件有关（Matsuzawa et al. 2015）。一篇Meta分析纳入了14项前瞻性研究，报告了利用肱动脉血流介导的血管舒张功能（flow-mediated dilatation of the brachial artery, FMD）评估内皮功能，发现内皮功能每增加1%，未来心血管疾病降低13%（Inaba et al. 2010）。

中等强度的证据表明与牙周健康对照相比，牙周炎患者更易发生内皮功能紊乱（Amar et al. 2003; Mercanoglu et al. 2004）。最近的一篇系统评价证实，与无牙周炎的对照组相比，牙周炎患者肱动脉较硬（血管舒张的平均差异是5.1%；95% CI 2.08~8.11）（Orlandi et al. 2014）。

另一组研究探索了牙周炎与亚临床动脉粥样硬化之间的关系，通过颈动脉内膜中层厚度（intima-media thickness, IMT）进行评估。IMT增加与MI和卒中风险升高直接相关（O'Leary et al. 1999）。Beck等（2001）提供了牙周炎可能与亚临床动脉粥样硬化相关的早期证据，这些学者研究了社区动脉粥样硬化风险（atherosclerosis risk in communities, ARIC）。研究分析了6017名参与者的横断面数据，证明了重度牙周炎增加了颈动脉IMT增厚的风险［比值比（odds ratio, OR）2.09；95% CI IMT≥1mm的区间为1.73~2.53］。同年一项被称为布鲁内科研究的前瞻性人口调查发现，慢性炎症（包括牙周炎）增加颈动脉发生动脉粥样硬化的风险。这种相关性主要在基线期没有颈动脉粥样硬化的受试者（年龄/性别校正OR 4.08；95% CI慢性感染与无感染相比的区间为2.42~6.85）中发现，适用于所有类型的慢性（细菌）感染（Kiechl et al. 2001）。几年后，一项前瞻性队列研究——口腔感染和血管病流行病学研究（INVEST），随机选取了1056名年龄≥55岁的受试者，受试者无吸烟史、MI史或慢性炎症，研究了牙丧失和牙周炎情况下颈动脉斑块和IMT的关系。第一个INVEST（Desvarieux et al. 2003）报道包含了771名受试者数据，丧失10~19颗牙齿与动脉粥样硬化斑块患病率增加有关（OR 1.9；CI 1.2~3.0）。因为在这项队列研究中，牙丧失数量增加和剩余牙的牙周病严重程度相当，所以假定牙丧失部分反映当前或累积的牙周病情况。在随后的研究中，第二个INVEST（Engebretson et al. 2005）报道了从有全景片的INVEST队列中二次抽样所得的203名受试者。骨吸收与颈动脉粥样硬化斑块存在剂量依赖相关性。第三个INVEST（Desvarieux et al. 2005）报道包含了657名有上述口腔和医学变量的受试者，也包括10种细菌的检出率和水平的数据。数据显示IMT和白细胞数随牙周"病原菌"负荷（定义为由伴放线聚集杆菌、牙龈卟啉单胞菌、福赛坦氏菌和齿垢密螺旋体聚集而成的菌群）增加而增大。

然而，一项基于ARIC的包含4585名受试者的研究表明，血清中某些致病菌的IgG抗体水平［特别是直肠弯曲菌（Campylobacter rectus）和微小小单胞菌的集合滴度］与IMT≥1mm也有相关性（Beck et al. 2005b）。Pussinen等（2005）报告了有关IMT的相似发现，该项研究基于Kuopio缺血性心脏病危险因素研究中1023名年龄在46~64岁间男性的子样本。原本无心血管病史的受试者在10年后发生IMT增厚的情况随着抗伴放线聚集杆菌和牙龈卟啉单胞菌的IgA滴度水平（三分位数）的增加而显著增加。Desvaieux等（2013）通过分析INVEST研究中受试者的IMT进展率，以及随访430名患牙周炎的受试者，发现颈动脉IMT 3年内发生了约0.1mm的改变，这一发现的临床相关性应该在现有证据的范围内解释，即0.03mm/年的IMT增加量与心血管事件风险增加至2.3倍有关（Hodis et al. 1998）。2篇近期的系统评价和Meta分析表明，牙周炎诊断与IMT平均增加0.08mm（95% CI 0.07~0.09）（Orlandi et al. 2014）和颈动脉粥样硬化（OR 1.27；95% CI 1.14~1.41）（Zeng et al. 2016）有关。

最近的证据表明牙周炎和高血压之间存在中等但一致的联系，此处高血压的定义为收缩压（systolic blood pressure, SBP）≥140mmHg，和/或舒张压（diastolic blood pressure, DBP）≥90mmHg。正如近期的一篇系统评价总结的，中-重度牙周炎（OR 1.22；95% CI 1.10～1.35）和重度牙周炎（OR 1.49；95% CI 1.09～2.05）与高血压有关。关于前瞻性研究的Meta分析证明了牙周炎会增加高血压发生的可能性至少50%（OR 1.68；95% CI 0.85～3.35），与无牙周炎对照组相比，牙周炎患者表现出更高的SBP平均值［加权平均差异（weighted mean difference, WMD）］（4.49mmHg；95% CI 2.88～6.11）和DBP平均值（2.03mmHg；95% CI 1.25～2.81）（Munoz Aguilera et al. 2020）。一项大型观察性研究纳入了来自两项大范围基因组关联性研究（英国基因库和ICBP-GWAS）的近750000名受试者，利用遗传变异作为自然实验来研究牙周炎和高血压之间的因果关系（即孟德尔随机化），研究发现与牙周炎和高血压均相关的常见遗传变异之间的强联系（Czesnikiewicz-Guzik et al. 2019）。

如主动脉树等中央大动脉系统的僵硬度是AVD的另一个替代指标，与收缩期高血压（Chae et al. 1999）、冠心病和卒中（Sutton-Tyrrell et al. 2005）有关。作为评估动脉僵硬度的“金标准”，推荐用脉搏波速度（pulse wave velocity, PWV）评估动脉系统损伤、血管适应性和治疗效果（Mancia et al. 2014）。一项纳入10个观察性研究的Meta分析得出结论，牙周炎与PWV平均差异为0.85m/s（95% CI 0.53～1.16）的动脉僵硬度有关（Schmitt et al. 2015）。

与临床不良事件的相关性研究

纵向研究已经解释了心血管事件的发生率与牙周炎有关，以及受影响最大的个体类型。第一个该类型研究由DeStefano等（1993）报道，包括了9760名美国成年人的国家样本，他们发现与仅有极轻微牙周炎的受试者相比，患牙周炎的受试者患冠心病的风险增加25%。

这些研究利用了多种牙周炎病例定义。对大多数牙周炎和AVD事件相关观察性研究的批判性评估严重受到研究结果之间的巨大异质性的影响，许多研究——但显然不是全部——报告了经过共同变量和潜在混杂因素适当校正后的显著相关性。

对所选流行病学研究的数据进行了总结，该研究样本量超过1000，受试者暴露因素为牙周状况，且报告了AVD结局（表17-1）。专注于任何血管事件（心脏冠状动脉、冠状静脉，或心血管疾病）研究中临床AVD结局的OR、风险比（hazard ratio, HR），或相对风险（relative risk, RR）分布于1.0～2.7之间，对MI或急性冠状动脉综合征（acute coronary syndrome, ACS）的研究为1.1～3.8（表17-2），对卒中研究为1.1～2.2（表17-3）。有关这些研究的批判性评述指出不同研究的研究设计和结论存在巨大差异性，许多研究——但显然不是全部——报告了经过共同变量和潜在混杂因素适当校正后令人满意的显著相关性。尽管有多项研究报告了牙周炎和心血管的关联性，但这些研究使用了多种牙周炎病例的定义，从患者自述到档案记录或临床确诊。

过去20年中至少有7项Meta分析总结了牙周炎和AVD临床预后的相关性（Danesh 1999; Janket et al. 2003; Bahekar et al. 2007; Mustapha et al. 2007; Humphrey et al. 2008; Blaizot et al. 2009; Sfyroeras et al. 2012），一致得出以下结论：现有证据表明牙周炎和AVD之间存在中等但一致的正相关（RR 1.1～1.8）（图17-3）。

然而，牙周炎对AVD事件的影响随年龄而改变，且对脑血管影响更大。在报告牙周炎和AVD事件之间关联的第一项纵向研究中强调了这一发现。De Stefano等（1993）报告了基线年龄＜50岁的男性中，牙周炎是未来冠心病结局的强危险因素。进而，根据标准老龄化研究（Normative Aging Study, NAS）的2篇发表刊物，与老年人（＞60岁）相比，年轻人牙周炎与冠心病（Dietrich et al. 2008）和卒中（Jimenez et al. 2009）易感性更相关。Sen等（2013）前瞻性研究了106名因卒

表17-1 牙周病与冠心病（coronary heart disease, CHD）、冠状动脉疾病（coronary artery disease, CAD）或者心血管疾病（cardiovascular disease, CVD）相关性的流行病学研究（样本量＞1000）

研究	*n*	国家	年龄（岁）[a]	设计	暴露因素[b]	结果	校正[c]	相关性评估
de Oliveira等(2010)	11869	英国，苏格兰	50	横断面研究	刷牙＜1次/天	CVD	1～9	刷牙＜1次/天者与刷牙＞2次/天者相比的HR：1.7（1.3～2.3）
Beck等(2005a)	5002	美国（ARIC研究的子集）	45～64	横断面研究	牙周炎（临床） 血清抗17种牙周菌种IgG	CHD	1～9	与临床牙周状况无相关性 曾吸烟者高IgG水平和低IgG水平相比的OR： Td 1.7（1.2～2.3） Pi 1.5（1.1～2.0） Co 1.5（1.1～2.1） Vp 1.7（1.2～2.3） 非吸烟者高IgG水平和低IgG水平相比的OR： Pn 1.7（1.1～2.6） Aa 1.7（1.2～2.7） Co 2.0（1.3～3.0）
Elter等(2004)	8363	美国(ARIC)	52～75	横断面研究	牙周炎（临床） 牙丧失	CHD	5～9 12	严重的附着丧失和牙丧失联合的OR： 1.5（1.1～2.0） 无牙症的OR： 1.8（1.4～2.4）
Park等(2019)	247696	韩国	46～60	队列研究（回顾研究）	ICD-10编码(K052-K056) 牙丧失	CHD和CVD死亡率	1～9	牙周炎ICD诊断没有相关性 牙丧失的HR： 1.44（1.24～1.67） （22～28颗牙 vs 0颗）
Beukers 等(2017)	60174	荷兰	＞35	队列研究（回顾研究）	牙周炎（保险编码）	CVD	1～6	OR 1.59 (1.39～1.81)
Hansen等(2016)	100694	丹麦	≥18	队列研究（回顾研究）	牙周炎（保险编码）	CVD	1、3、6	心血管死亡的IRR： 2.02（1.87～2.18） 全因死亡率的IRR： 2.70（2.60～2.81）
Holmlund等(2010)	7674	瑞士	20～89	队列研究	牙丧失 牙周炎（临床）	CHD和CVD病死率	1、3、5	CVD的病死率＜10颗的牙齿数量和＞25颗的牙齿数量相比的HR： 4.41（2.47～7.85） 重度牙周病和健康者相比的HR： 1.62（0.59～4.46） CHD的病死率＜10颗的牙齿数量和＞25颗的牙齿数量相比的HR： 7.33（4.11～13.07） 重度牙周病和健康者相比的HR： 0.78（0.27～2.21）
Dietrich等(2008)	1203	美国（规范年龄研究）	21～84	队列研究	牙周炎（临床/影像学）	CHD	1～10	年龄＜60岁的HR： 临床：1.94（1.23～3.05） 影像学：2.12（1.26～3.60） 年龄≥60岁的HR： 临床：0.73（0.45～1.19） 影像学：1.81（NR）
Heitmann和Gamborg(2008)	2932	丹麦(MONICA)	30～60	队列研究	牙丧失	致死性/非致死性CVD、CHD	1、2、4～6、8～10	CVD的HR（第五个五分相和第一个五分相相比）： 1.50（1.02～2.19） CHD的HR： 1.31（0.74～2.31）

（续表）

研究	*n*	国家	年龄（岁）[a]	设计	暴露因素[b]	结果	校正[c]	相关性评估
Tu等 (2007)	12223	苏格兰	≤39	队列研究	牙丧失	CVD病死率	1、3~5、8、9	失牙数>9的HR：1.35（1.03~1.77）
Pussinen等 (2005)	1023男性	芬兰（库里皮奥缺血性心脏病研究）	46~64	队列研究	血清抗伴放线聚集杆菌和牙龈卟啉单胞菌的IgA和IgG	CHD	1、4~8、13	抗伴放线聚集杆菌IgA高水平的RR：2.0（1.2~3.3） 抗牙龈卟啉单胞菌IgA高水平的RR：2.1（1.3~3.4）
Tuominen等 (2003)	6527	芬兰	30~69	队列研究	牙周炎（临床） 牙丧失	CVD病死率	1、4~8	牙丧失的RR： 男性0.9（0.5~1.6） 女性0.3（0.1~1.0） 牙周炎的RR： 男性1.0（0.6~1.6） 女性1.5（0.6~3.8）
Abnet等 (2001)	29584	中国	40~69	队列研究	牙丧失	CVD病死率	1、3、5	RR：1.28（1.17~1.40）
Howell等 (2001)	22071	美国（内科健康调查）	40~84	队列研究	自我报告的牙周炎	CVD病死率	1、5、6、8~11、14	RR：1.00（0.79~1.26）
Hujoel等 (2000)	8032	美国（NHANES I后续研究）	25~74	队列研究	牙周炎（临床）	CHD事件（病死率、住院治疗、血管再生过程）	1~12	牙龈炎的HR： 1.05（0.88~1.26） 牙周炎的HR： 1.14（0.96~1.36）
Morrison等 (1999)	10368	加拿大	35~84	队列研究	牙周炎（临床）	CHD病死率	1、3、5~8	重度牙龈炎的RR： 2.15（1.25~3.2） 牙周炎的RR： 1.37（0.80~2.35） 无牙症的RR： 1.90（1.17~3.10）
Beck等 (1996)	1147男性	美国	21~80	队列研究	牙周炎（临床/影像学）	偶发CH	1、7~9	“重度”骨吸收的发病率OR： 1.5（1.04~2.14） 所有牙牙周袋>3mm的发病率OR： 3.1（1.30~7.30）
DeStefano等 (1993)	9760	美国（NHANES I后续研究）	25~74	队列研究	牙周炎（临床）	偶发致死性和非致死性CHD	1~11	牙龈炎的RR： 1.05（0.88~1.26） 牙周炎的RR： 1.25（1.06~1.48） 无牙症的RR： 1.23（1.05~1.44）

[a]队列研究，该年龄范围是基线检查时的

[b]描述如何评估牙周炎/口腔健康状况（临床、影像学、自我报告、特定牙周细菌滴度的血清学鉴定，或者口腔微生物群的鉴定）

[c]校正：用数字描述以下变量：1. 年龄；2. 种族；3. 性别；4. 社会情况（收入和/或教育）；5. 吸烟习惯；6. 糖尿病（存在或持续时间/HbA1c）；7. 高血脂（LDL和/或HDL和/或甘油三酯）；8. 高血压（收缩压和/或舒张压）；9. 体重指数或腰臀比或肥胖；10. 饮酒；11. 体育活动；12. 目前看口腔医生的途径；13. 纤维蛋白原；14. CVD病史；15. C反应蛋白；16. 维生素E摄入量

HR，风险比；OR，比值比；RR，相对风险；ARIC，社区动脉粥样硬化风险；MONICA，心血管疾病趋势检测和决策；NHANES I，全国健康和营养检查调查中心 I；Aa，伴放线聚集杆菌；Co，黄褐二氧化碳噬纤维菌；Pi，中间普雷沃氏菌；Pn，变黑普雷沃氏菌；Td，齿垢密螺旋体；Vp，小韦荣氏球菌

表17-2 牙周状态与心肌梗死（myocardial infarction, MI）或急性冠状动脉综合征（acute coronary syndrome, ACS）相关性的研究（样本量 > 1000）

研究	n	国家	年龄（岁）[a]	设计	暴露因素[b]	结果	校正[c]	相关性评估
Senba等 (2008)	29904	日本	未报道	横断面研究	牙周炎	MI	1～9	男性OR：2.34（1.05～5.23） 女性OR：1.76（0.64～4.88）
Holmlund等 (2006)	4254	瑞士	20～70	横断面研究	牙周炎（临床影像学）	自述医院治疗过MI	1、3、5	年龄在40～60岁骨吸收的OR：2.69（1.12～6.46）
Buhlin等 (2002)	1577	瑞士	41～84	横断面研究	自述口腔状况	自述有MI	未校正	牙龈出血的OR：0.55（0.22～1.36） 牙丧失的OR：0.98（0.32～3.04） 深牙周袋的OR：1.32（0.51～3.38） 义齿的OR：1.04（0.47～2.30）
Arbes等 (1999)	5564	美国（NHANES Ⅲ）	40～90	横断面研究	牙周炎（临床）	自述遭遇过心脏病发作	1～9	附着丧失的最大程度和最小程度的OR：3.77（1.46～9.74）
Ryden等 (2016)	1610	瑞典	62.5±8	病例对照研究	牙周炎（临床）	MI	1～11	OR：1.28（1.03～1.60）
Andriankaja等 (2011)	1060	美国	35～69	病例对照研究	6种牙周致病菌存在（Pg、Tf、Pi、Cr、Fn、Es）	MI	1、3～8	Tf的OR：1.62（1.18～1.22） Pi的OR：1.4（1.02～1.92）
Lund Haheim等 (2008)	1173男性	挪威	48～77	病例对照研究	血清抗Pg、Aa、Td和Tf的IgG	自述MI病史	5～9、15	4种细菌滴度中任一种血清阳性：1.30（1.01～1.68）
Andriankaja等 (2007)	1461	美国	35～69	病例对照研究	牙周炎（临床）	非致命性MI	1、3、5～8	平均附着丧失的OR：1.46（1.26～1.69）
Lee等 (2015)	723024	中国台湾	≥22	回顾性队列研究	ICD-9-CM编码523.0-523.5	MI	1～9	IR：1.23（1.13～1.35）
Yu等 (2015)	39863女性	美国	49～60	队列研究	牙周炎（临床）	MI	1～11	RR：1.39（1.17～1.64）
Howell等 (2001)	22071	美国（内科健康研究）	40～84	队列研究	自述牙周炎病史	非致命性MI	1、5、6、8～10	RR：1.01（0.82～1.24）11，14
Joshipura等 (1996)	44119男性	美国	40～75	队列研究	自述牙周炎病史	MI	1、3、5～8	RR：1.04（0.86～1.25）

[a, b, c]参照表17-1用数字描述变量

OR，比值比；RR，相对风险；NHANES Ⅲ，全国健康和营养检查调查中心Ⅲ；Aa，伴放线聚集杆菌；Cr，直肠弯曲杆菌；Es，砂优杆菌；Fn，具核梭杆菌；Pi，中间普雷沃氏菌；Pg，牙龈卟啉单胞菌；Td，点齿垢密螺旋体；Tf，福赛坦氏菌

中或短暂性脑缺血发作住院的患者，研究受试者根据牙周附着丧失程度（CAL阈值最高与最低三分位数等于1.3%）分组，如卒中、急性MI和死亡等血管事件后随访中位数为24个月。与患有轻度牙周炎的受试者相比，患有重度牙周炎的受试者经历了CVD复发事件总量的60%（总数量27次包括MI、卒中和血管死亡等事件中的16次）。最后，Chen等（2016）通过回顾性研究超过750000名受试者的大样本，分析了牙周炎对心房颤动发生的影响，心房颤动是导致心源性栓塞卒中的最常见原因。与对照相比，随访11年间牙周炎患者出现心房纤维颤动的风险升高（HR 1.31；95%

表17-3 牙周状态与卒中相关性的流行病学研究（样本量＞1000）

研究	*n*	国家	年龄（岁）[a]	设计	暴露因素[b]	结果	校正[c]	相关性评估
Lee等(2006)	5123	美国	60～76+	横断面研究	牙周健康状况（PHS：牙周炎和牙丧失的复合指数）	自述卒中史	1、5、6、8、10、15	PHS 5级和1级比较的OR：1.56（0.95～2.57）
Elter等(2003)	10906	美国	未报道	横断面研究	牙周炎（临床） 无牙症	缺血性卒中或短暂性缺血发作	1～9、12	附着丧失最高四分位的OR：1.3（1.02～1.7） 无牙症的OR：1.4（1.5～2.0）
Buhlin等(2002)	1577	瑞士	41～84	横断面研究	自述口腔状况	缺血性和出血性卒中	未校正	牙龈出血的OR：1.83（0.78～4.31） 牙丧失的OR：1.83（0.66～5.12） 深牙周袋的OR：0.68（0.22～2.05） 义齿的OR：1.81（0.74～4.42）
Lee等(2013)	723024	中国台湾	≥20	回顾性研究	ICD-9-CM编码523.0-523.5	卒中	1～10	卒中总的IR：1.15（1.07～1.24） 卒中总的IR（20～44岁）：2.17（1.64～2.87） 卒中总的IR（45～64岁）：1.19（1.05～1.35） 卒中总的IR（≥65岁）：1.13（1.03～1.25）
Holmlund等(2010)	7674	瑞士	20～89	队列研究	牙丧失 牙周炎（临床）	卒中病死率	1、3、5	牙齿数量＜10颗与＞25颗相比HR：0.91（0.24～3.49） 重度牙周病和健康者相比HR：1.39（0.18～10.45）
Choe等(2009)	867256	韩国	30～95	队列研究	牙丧失	缺血性或出血性卒中	1、5～11	失牙数≥7颗的男性HR：1.3（1.2～1.4） 失牙数≥7颗的女性HR：1.2（1.0～1.3）
You等(2009)	2862	美国	45～85+	队列研究	自述牙丧失史	自述卒中史	1～8、14、15	失牙数≥17颗的参与者OR：1.27（1.09～1.49）
Tu等(2007)	12223	苏格兰	≤39	队列研究	牙丧失	缺血性和出血性卒中	1、3～5、8、9	失牙数＞9颗的参与者HR：1.64（0.96～2.80）
Abnet等(2005)	29584	中国	40～69	队列研究	牙丧失	致死性卒中	1、3、5、8、9	牙齿数量少于年龄特定数量的参与者RR：1.11（1.01～1.23）
Joshipura等(2003)	41380男性	美国	40～75	队列研究	自述牙周炎/牙丧失史	缺血性卒中	1、4～11、16	牙齿数量≤24颗的男性HR：1.57（1.24～1.98） 患有牙周炎的男性HR：1.33（1.03～1.70）
Wu等(2000)	9962	美国（NHANES I后续研究）	25～74	队列研究	牙龈炎 牙周炎（临床） 无牙症	缺血性卒中	1～10	牙龈炎的RR：1.24（0.74～2.08） 牙周炎的RR：2.11（1.30～3.42） 无牙症的RR：1.41（0.96～2.06）

（续表）

研究	n	国家	年龄（岁）[a]	设计	暴露因素[b]	结果	校正[c]	相关性评估
Howell等(2001)	22071	美国（内科健康研究）	40～84	队列研究	自述牙周炎史	非致死性卒中	1、5、6、8～11、14	RR：1.10（0.88～1.37）
Morrison等(1999)	10368	加拿大	35～84	队列研究	牙龈炎 牙周炎（临床）	卒中病死率	1、3、5～8	重度牙龈炎的RR：1.81（0.77～4.25） 牙周炎的RR：1.63（0.72～3.67） 无牙症的RR：1.63（0.77～3.42）

[a, b, c]参照表17-1用数字描述变量

OR，比值比；RR，相对风险；HR，风险比；NHANES Ⅰ，全国健康和营养检查调查中心Ⅰ

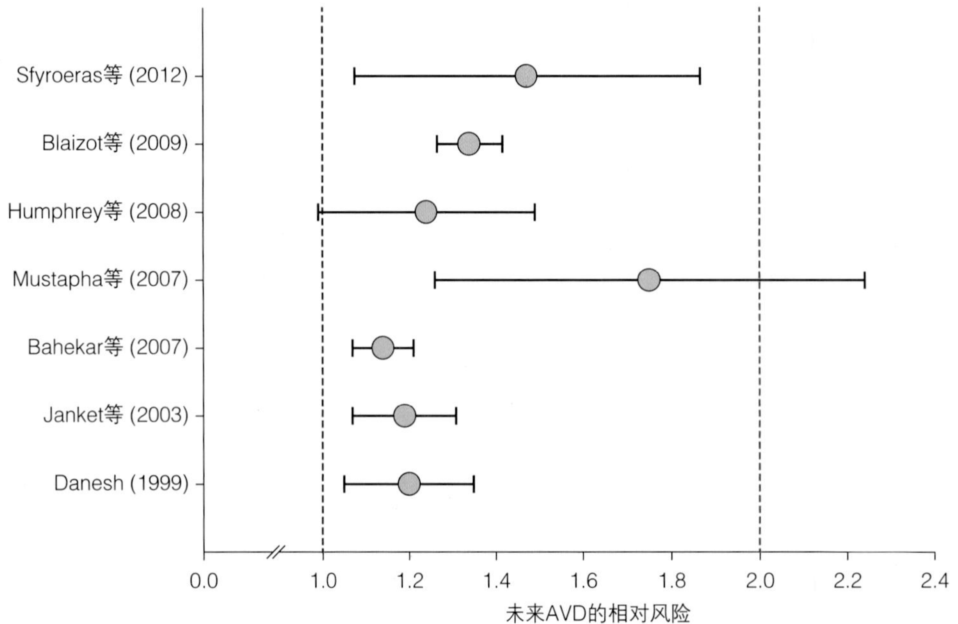

图17-3 牙周炎与动脉粥样硬化性血管疾病（atherosclerotic vascular disease，AVD）之间关联的校正相对风险的散点图，汇总了迄今为止的观察性研究系统评价和Meta分析，水平线为误差。

CI 1.25～1.36）。近期两项关于队列研究的Meta分析发现牙周炎会导致卒中风险升高至1.6～2.9倍（Lafon et al. 2014; Leira et al. 2017）。

另一个激烈讨论的问题是牙周炎和AVD事件（或与其他非传染性疾病）之间的相关性是否归因于吸烟的混杂因素（Hujoel et al. 2002; Spiekerman et al. 2003），或可能完全不相关（Hujoel et al. 2006）。一系列较早的研究没有展示从不吸烟的患者的数据，及采用次优统计方法以解释与烟草或环境吸烟暴露相关的可能残留的混杂效应。然而，近期的研究报告了非吸烟者中牙周炎和AVD之间的正相关性。两项病例对照研究报告了非吸烟者中，牙周炎患者易感卒中的概率是未患牙周炎者的3倍，特别是男性（Pussinen et al. 2007; Sim et al. 2008）。美国的一项行为危险因素监督研究中，包含来自22个州的41891名参与者，研究表明非吸烟者中缺失牙数量在1～5颗或者6～31颗的患者CHD的OR值分别是1.39（95% CI 1.05～1.85）和1.76（95% CI 1.26～2.45）（Okoro et al. 2005）。

实验证据

替代指标的干预性研究

当设计执行一项减少AVD事件的干预性研究时，需要面对大量挑战：首先是因为AVD发展时间长（研究随访至少3年），然后由于AVD相关临床事件的发病率相对较低（如已经发生一次AVD事件的高风险人群每年发生率为1%～3%）。大样本量（超过4000名受试者）、更长的随访时间（超过3年），且在不同中心/国家之间开展有效牙周治疗的挑战，都影响这些实验开展的可行性，且强调对未经治疗牙周炎患者长时间随访的伦理考虑。因此，迄今为止，干预性研究在很大程度上仅限于牙周治疗对AVD替代指标或病理学机制的研究。

第一项该领域内的干预性研究（Ide et al. 2004）展示了慢性牙周炎患者接受龈下刮治后，全身炎症状态发生改变（通过TNF-α和IL-6等早期炎症生物标记评估）。同年，一项随机研究报告了令人满意的结果，重度广泛型牙周炎患者中，接受非手术治疗和局部抗生素治疗的患者与延迟治疗的患者相比，治疗后6个月血清IL-6（中位数下降0.2ng/L，95% CI 0.1～0.4ng/L）和CRP明显下降（中位数下降0.5ng/L，95% CI 0.4～0.7ng/L）（D'Aiuto et al. 2004）。一项有关AVD替代指标干预性研究的更新综述确认了有限的中等证据，证明牙周治疗与全身炎症减轻（CRP和IL-6血清水平下降）、血压下降（收缩压下降）、更好的内皮功能（FMD改善）以及亚临床动脉粥样硬化（IMT减少）有关（表17-4）（Orlandi et al. 2020）。

牙周治疗对AVD血管替代指标作用的证据来自小样本干预性研究。一项随机对照研究纳入了120名重度牙周炎患者，其中61名接受了一次性全口龈下刮治联合所有深牙周袋内辅助使用抗生素（Tonetti et al. 2007）。研究发现，6个月随访检查时，与治疗对照组（一次性全口龈上洁治和抛光）相比，治疗组FMD显著改善。一项规模更大、时间更长的干预性研究以患牙周炎和2型糖尿病的患者为研究对象，治疗后6个月和12个月随访发现与对照治疗（全口龈上洁治和抛光）相比，经过标准的非手术和手术治疗程序后获得了类似的FMD改善（D'Aiuto et al. 2018）。相似的改善作用在随后的研究中也得到报道，该研究比较了69名患有冠状动脉疾病伴重度牙周炎的患者接受牙周非手术治疗和延迟治疗的情况（Saffi et al. 2018）。

牙周炎治疗还表现出对动脉血压的有利作用。特别是，Zhou等（2017）随机对107名高血压前期的中重度牙周炎患者实施局部麻醉下全口龈下刮治和根面平整术，或标准龈上洁治和抛光治疗，研究者们发现治疗后6个月收缩期BP和舒张期BP分别下降10.3mmHg和7.2mmHg。进一步支持这些结论的证据来自第一个采用动态血压作为高血压控制不佳患者主要终点的随机研究（Czesnikiewicz-Guzik et al. 2019）。101名血压超过140/90mmHg的患者尽管抗高血压方案稳定（使用至少一种药物＞6个月），且伴中重度牙周炎，在接受了彻底或对照牙周治疗后2个月血压显著下降（11.1mmHg；95% CI 6.5～15.8），同时FMD、炎症细胞和生物标志物改善（Czesnikiewicz-Guzik et al. 2019）。

相反地，有关牙周炎治疗对PWV影响的证据不具有说服力。Vidal等（2013）报告了对高血压患者进行牙周治疗后6个月，PWV显著改善［13.7（2.4）～12.5（1.9）］，但是另外两项临床研究并没有观察到这一发现（Kapellas et al. 2014; Houcken et al. 2016）。Ren等（2016）随机对108名中重度牙周炎患者进行了龈上洁治和龈下刮治（试验组），或龈上洁治和抛光（对照组），治疗结束后1个月，试验组PWM显著降低，平均值为-0.58m/s（95% CI 0.06～1.11）。

同样地，一项纳入了35名中重度牙周炎患者的单臂研究，报告了牙周非手术治疗后6个月和12个月IMT厚度减少（Piconi et al. 2009）。在随后的一项随机试验中，168名患有牙周炎的澳大利亚原住民在接受一次牙周治疗后12个月出现IMT风险下降（平均差异为-0.026mm；95% CI -0.048～0.003）（Kapellas et al. 2014）。

表17-4 牙周治疗对心血管疾病替代指标影响的证据总结

牙周治疗的作用（牙周治疗对下列指标的影响）	结果	最近Meta分析共识后RCT的数量	是否有效	相关性评估
脂质组分	脂质（多种）	6 RCT Caula等 (2014)；Kapellas等 (2014)；Hada等 (2015)；Fu等 (2016)；Deepti等 (2017)；D'Aiuto等 (2018)	否	中等
血压	收缩压，舒张压	4 RCT Hada等 (2015)；Zhou等 (2017)；D'Aiuto等 (2018)；Czesnikiewicz-Guzik等 (2019)	是	中等
全身炎症	IL-6	3 RCT Kapellas等 (2014)；Fu等 (2016)；Zhou等 (2017)	是	中等
全身炎症	CRP	5 SR Ioannidou等 (2006)；Paraskevas等 (2008)；Freitas等 (2012)；Demmer等 (2013)；Teeuw等 (2014) 7 RCT Bokhari等 (2012)；Caula等 (2014)；Kapellas等 (2014)；Hada等 (2015)；Deepti等 (2017)；Zhou等 (2017)；D'Aiuto等 (2018)；Kaushal等 (2019)	是	中等
内皮功能	内皮功能（多次测量）	2 RCT D'Aiuto等 (2018)；Saffi等 (2018) 1 SR Orlandi等 (2014)	是	中等
动脉硬化	动脉波速度	1 RCT Kapellas等 (2014)	否	有限
亚临床动脉粥样硬化	普通颈动脉内膜-介质厚度	1 RCT Kapellas等 (2014)	是	有限

RCT，随机对照临床研究；SR，系统评价（来源：改编自Orlandi et al. 2020）

临床事件的干预性研究

至今用以评价牙周治疗影响心脏事件的证据依然不足。然而，持续可观察的证据说明少数牙周健康干预，包括自我实施口腔卫生习惯（刷牙）（de Oliveira et al. 2010; Park et al. 2019）、口腔预防（Lee et al. 2015）、增加的口腔访视自我报告（Sen et al. 2018）以及牙周治疗（Lee et al. 2015; Park et al. 2019; Holmlund et al. 2017）等会伴随着AVD事件减少。

1995—2003年的苏格兰健康调查的横断面数据包含11869名男性和女性（平均年龄50岁），与住院和死亡数据库相关联，随访至2007年12月（信息服务部门，爱丁堡）（de Oliveira et al. 2010）。与每天刷牙两次的受试者相比，每天刷牙少于1次的受试者出现AVD事件的发生率最高（HR 1.7；95% CI 1.3 ~ 2.3）。一项中国台湾范围内基于人群的回顾性研究包含了511630名牙周炎患者和208713名对照受试者，评估了2000—2015年AVD事件的发生率（Lee et al. 2015）。与接受了牙周治疗（包括牙龈切除术、洁治和根面平整，和/或牙周翻瓣术，和/或牙拔除术）（HR 1.09；95% CI 1.03 ~ 1.15）的受试者相比，接受了口腔预防的牙周炎患者表现出急性MI风险降低（HR 0.90；95% CI 0.86～0.95）。在口腔预防组（HR 0.78；95% CI 0.75～20.91）和积极牙周治疗组（HR 0.95；95% CI 0.91～0.99）均能观察到卒中发生率的持续降低（Lee et al. 2015）。在近期的一项有8999名牙周炎患者组成的队列研究中，患者接受了一次完整的牙周治疗（非手术治疗为主，按需进行手术治疗）并随访超过30年，与治疗反应好者相比，治疗反应不佳者AVD事件发生率升高（IR 1.28；95% CI 1.07～1.53）。ARIC子研究随访15年，与偶尔接受口腔护理的受试者相比，6736名自我报告接受定期口腔护理的受试者也获得相似的益处，表现为缺血性卒中风险降低（HR 0.77；95% CI 0.63～0.94）（Sen et al. 2018）。最后，最大的基于人口的回顾性研究包含了247696名无血管疾病的韩国人，随访14年，研究证明每天多刷一次牙齿可以减少AVD事件的发生率（HR 0.91；95% CI 0.89～0.93），定期专业洁治可以进一步降低其风险（HR 0.86；95% CI 0.82～0.90）（Park et al. 2019）。

至今，只有一项多中心试点研究检验了牙周治疗对心脏事件的影响。牙周炎与血管事件（periodontitis and vascular event，PAVE）研究（Beck et al. 2008; Offenbacher et al. 2009b）将有一次严重AVD病史的牙周炎患者随机分配到社区护理或由口腔卫生指导和专业机械牙周治疗组成的研究治疗方案，随访＞25个月，两组心血管不良事件发生率相似，社区对照组和牙周治疗组间变异度极高（RR 0.72；95% CI 0.23～2.22）。

糖尿病

生物学机制

作为牙周炎的危险因素，糖尿病的作用将在第18章中详细回顾。不过，较新的证据表明牙周炎可能是糖尿病发生发展的一个危险因素和/或影响因素，这对于2型糖尿病最为明显，而联系牙周炎和1型糖尿病的证据主要基于病史观察和在牙周医学早期阶段的干预性研究。

胰岛素抵抗在患有或未患糖尿病患者发生心肾并发症起始和发展过程中发挥作用，而炎症是其中一个已知的驱动因子（Hotamisligil et al. 1993）。

既往报道说明生活习惯干预（Schellenberg et al. 2013）或药物治疗（如IL-1对抗药）（Goldfine et al. 2011）可减少糖尿病患者体内炎症，改善胰岛素β细胞分泌功能，降低血糖。

临床前证据强调动物模型的实验性牙周炎（如结扎诱导牙周炎）与获得性免疫反应相伴随，特别是指向抗病原体和糖代谢紊乱包括胰岛素抵抗（Pontes Andersen et al. 2007; Blasco-Baque et al. 2017）。如前所述，牙周感染导致血清促炎因子和血栓前介质上升（Loos 2005; Orlandi et al. 2020），转而导致胰岛素抵抗，反过来影响代谢调节，长此以往可以造成或促进糖尿病并发症形成。这一理论得到一项纳入630名1型和2型糖尿病患者的横断面调查的证实，重度牙龈炎症与较高水平的细菌内毒素和全身炎症有关（Masi et al. 2014）。几项研究已经证实牙周治疗可以减少全身炎症，特别是在合并有糖尿病等疾病的患者中，近期的一篇系统评价确认了这一证据。一篇随机临床对照研究的Meta分析证明了对合并有糖尿病和牙周炎患者进行牙周治疗，可以减少炎症指标（Artese et al. 2015）。糖尿病患者炎症负担减少可以在代谢控制中起重要作用，可能部分解释了2型糖尿病患者牙周炎和并发症风险增加有关的机制。

流行病学证据

观察性研究

在牙周炎增高糖尿病并发症风险的一项早期研究中，Thorstensson等（1996）以年龄、性别和糖尿病持续时间作为配对因素，追踪了39对患有1型糖尿病的患者，他们每一对中都有一人患有重度牙周炎，另一个牙周健康或仅患有轻度牙周病。追踪随访时间中位数6年之后，患有重度牙周炎的患者蛋白尿和心血管并发症，包括心绞痛、间歇性跛行、一过性局部缺血发作、MI和卒中的发生率显著增高。在亚利桑那州的Gilao River社区的皮玛族印第安人中进行的3项前瞻性研究的结果进一步证实了这些发现，该人群中2型糖尿病有较高的发病率。在第一份报告中，Taylor等（1996）随访2年后证实，基线期的重度牙周炎增加了血糖控制不良的风险（糖化血红蛋白A1c [glycated hemoglobin A1c, HbA1c] >9%）。随后，在同一人群中随访中位数>11年，与牙周健康、轻度或者中度牙周炎的糖尿病患者相比，重度牙周炎增加心肾死亡率风险（RR 3.2；95% CI 1.1~9.3）（Saremi et al. 2005），以及肾脏并发症（微量蛋白尿和末期肾病）发生风险（Shultis et al. 2007）。

研究进一步给出了有关牙周炎和代谢异常之间相关性的证据，证明了确诊牙周炎和血糖水平（胰岛素抵抗的简单标志物）升高之间有一致的联系，特别是一群代谢综合征的心脏代谢指标。这种情况的特征是合并存在高血糖症和血压升高、肥胖和血脂异常（Alberti et al. 2006）。一篇系统评价回顾了32项横断面研究、8项病例对照研究和3项队列研究得出结论，确诊牙周炎始终与代谢综合征概率增加50%有关（OR 1.46；95% CI 1.31~1.61）（Gobin et al. 2020）。

至少有5项队列研究探讨了无糖尿病个体牙周炎与2型糖尿病之间随时间发展的关系。第一项使用来自NHANES I的9296名参与者的数据，其流行病学随访研究证实，与受牙周炎影响最小的人相比，基线时严重牙齿脱落的受试者发生糖尿病的校正OR为1.71（95% CI 1.19~2.45）（Demmer et al. 2008）。相比之下，在日本对5848名无糖尿病受试者进行的为期7年的前瞻性研究中，基线牙周炎与糖尿病事件之间没有关联（HR 1.28; 95% CI 0.89~1.86）（Ide et al. 2011）。Miyawaki等（2016）分析了一个由2469名年龄在36~55岁且没有糖尿病的男性组成的队列研究，随访>5年，自我报告的牙周炎与糖尿病事件之间存在微弱联系（RR 1.73, 95% CI牙齿松动为1.14~2.64；RR 1.32, 95% CI牙龈出血为0.95~1.85）。此外，还有另外两项研究展示了进一步的报告。在北爱尔兰，1331名有牙的无糖尿病男性接受了详细的牙周检查，并随访中位数为8年的时间。与无/轻度牙周炎受试者相比，中/重度牙周炎男性2型糖尿病调整后风险比（hazard radio, HR）为1.69（95% CI 1.06~2.69）（Winning & Linden 2017）。最后，Joshipura等（2018）分析了1206名无糖尿病受试者的队列研究，这些受试者因葡萄糖不耐受和/或糖尿病事件接受了3年随访，牙周附着丧失随时间增加与前期糖尿病/糖尿病风险增加有关（RR 1.25，95% CI 1.09~1.42），牙周袋深度增加与空腹血糖增加>20%相关（RR 1.43；95% CI 1.14~1.79）。总的来说，迄今为止发表的证据支持以下观点，即牙周炎及其进展可能会使以后诊断为2型糖尿病的概率增加30%~70%。

实验证据

一些干预性研究观察了牙周治疗对于糖尿病结果的影响，包括HbA1c水平的改变，HbA1c是糖尿病中代谢控制的重要指标。

Williams和Mahan（1960）首次报告，9名同时患有糖尿病和牙周炎的患者根据个人需求接受了牙周非手术治疗与手术治疗，其中7名患者用于维持可接受的葡萄糖水平所需的胰岛素量显著减少。相比之下，一项五臂随机对照试验招募了113名患有2型糖尿病和牙周炎的美洲原住民，受试者接受了龈下刮治和根面平整术，辅助全身使用多西环素，研究发现，与基线相比，治疗组受试者HbA1c水平在3个月后降低了约10%（Grossi et al. 1997）（图17-1）。

约在第一项干预性研究20年后，发表了一项大型多中心临床研究，研究对象为514名伴2型糖尿病的重度牙周炎患者，HbA1c基线水平为7%~9%。所有受试者随机被安排接受龈下刮治和根面平整术或择期牙周治疗（Engebertson et al. 2013）。治疗后6个月，试验组平均HbA1c水平上升0.17%，对照组平均HbA1c水平上升0.11%，两者没有显著差异。这些不确定的发现（不同治疗6个月后HbA1c水平没有差异）随后被另一项随机研究证实，该研究纳入264名伴2型糖尿病的中重度牙周炎患者（D'Aiuto et al. 2018）。在该研究中，患者被随机分配到（1）牙周非手术治疗，且根据需要进行牙周手术治疗，然后定期维护或（2）在可比较的时间点行龈上洁治术。基线后12个月以及根据基线HbA1c、年龄、性别、种族、吸烟状况、糖尿病持续时间和BMI调整后，与对照组相比，试验组的受试者HbA1c的降低幅度有统计学差异（平均为0.6%；95% CI 0.3～0.9）。在同一项研究中，D'Aiuto等（2018）报告了试验组受试者在内皮功能（6个月和12个月时FMD改善）、肾功能（更好的肾小球滤过率）和患者报告结局（与糖尿病相关的生活质量测量）均发生具有统计学意义的显著改善。

自首篇关于牙周炎和糖尿病患者干预试验证据的系统评价后（Janket et al. 2005），另有13篇Meta分析综述发表（Darre et al. 2008; Teeuw et al. 2010; Corbella et al. 2013; Engebretson & Kocher 2013; Liew et al. 2013; Sgolastra et al. 2013; Sun et al. 2014; Wang et al. 2014; Simpson et al. 2015; Li et al. 2015; Teshome & Yitayeh 2016; Cao et al. 2019; Baeza et al. 2020）。总的来说，大多数报告，包括最近的Cochrane系统评价得出结论，牙周治疗可以使HbA1c水平降低0.40%～0.50%且具有统计学意义，但关于这种影响持续时间的证据有限（图17-4）。

重要的是，这种效应在糖尿病管理的背景下具有一定的临床意义：英国前瞻性糖尿病研究（Stratton et al. 2000）产生的数据表明，HbA1c每降低一个百分点，微血管并发症的风险就会降低35%。此外，HbA1c平均减少0.20%与一般人群死亡率降低10%有关（Khaw et al. 2001）。HbA1c降低0.5%与通过添加第二种降糖药物来管理糖尿病患者所实现的效果相当，因此具有临床意义。牙周病学和糖尿病专家协会联合批准的一份共识报告建议，将口腔/牙周评估作为糖尿病管理的一个组成部分（Sanz et al. 2018）。

不良妊娠结局

生物学机制

早产儿是在妊娠37周前出生，早产（preterm birth, PTB）率为11%～13%。尽管产科医学取得了重大进展，产前护理普及率也有所提高，但这一比例在几个发达国家似乎仍在上升（Goldenberg & Rouse 1998; Shapiro-Mendoza & Lackritz 2012）。令人感兴趣的是在孕32周之前出生的极早产儿，因肺部发育和功能受损等主要原因造成的围生期死亡率增加，大多数需要新生儿重症监护。PTB极大地增加了婴儿死亡率和几种急慢性疾病的发病率，包括呼吸窘迫综合征、脑瘫、病理性心脏病、癫痫、失明和严重的学习障碍（McCormick 1985; Veen et al. 1991）。

早产儿出生时体重通常较轻，低出生体重（low birth weight, LBW）（即＜2500g）在难以评估确切胎龄的情况下被用作早产的替代指标。

PTB的既定危险因素包括产妇年龄过小（Scholl et al. 1988）、多胎妊娠（Lee et al. 2006）、怀孕期间体重增幅小（Honest et al. 2005）、宫颈功能不全（Althuisius & Dekker 2005）、吸烟、酗酒、吸毒（Myles et al. 1998）、黑人种族（David & Collins 1997）和一些母体感染（子宫感染、细菌性阴道病、绒毛膜羊膜炎）（Goldenberg et al. 2000; Romero et al. 2001）。然而，对已确定的危险因素（包括PTB的产科病史，作为未来PTB的有力标志物）（Mutale et al. 1991）进行综合分析显示，PTB发病率中约有50%的变异仍无法解释（Holbrook et al. 1989）。

1980年后期首次提出牙周感染可能影响妊娠结局（McGregor et al. 1988）。Hill（1998）的后续报告证实，对患阴道疾病妇女的羊水进行培养，阴道常见细菌很少，但常携带口腔来源的梭杆菌。在妊娠动物模型中使用常见牙周致病菌的一系列实验性研究表明，牙周致病菌的感染导致宫内生长迟缓，胎儿变小和羊水中炎症增加（Collins 1994; Boggess et al. 2005）。初步临床

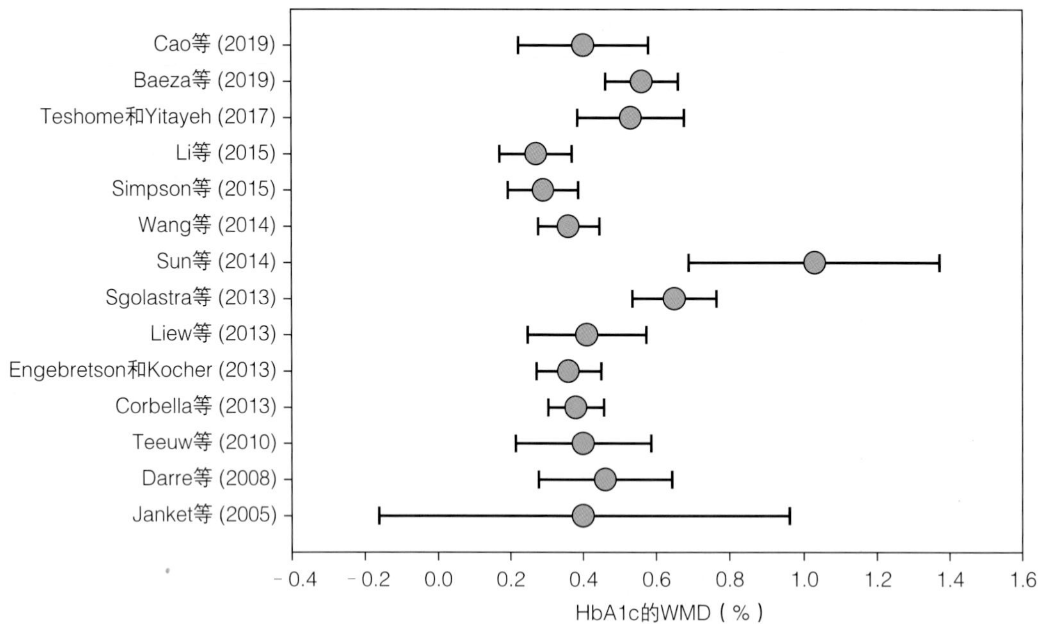

图17-4　牙周治疗后HbA1c的校正加权平均差异（weighted mean difference, WMD）散点图，汇总了之前关于牙周治疗与2型糖尿病结局之间关联的系统评价和Meta分析，水平线为误差。请注意，WMD最初是在经过6个月的治疗后报告的。

证据显示，可以在胎盘中检测出口腔微生物。然而，尚不确定病原体将如何改变妊娠的自然时间表（通过毒力菌株易位或通过增加局部相对致病性负荷以及刺激中性粒细胞驱动的母体炎症反应）（有关该主题的系统综述，请参阅Bobertsis et al. 2020; Figuero et al. 2020）。

流行病学证据

观察性研究

第一项报告PTB与牙周炎之间关联的研究是对124名母亲的病例对照研究（Offenbacher et al. 1996），其中93名母亲生下了出生体重＜2500g或妊娠37周前出生的婴儿，46名母亲在足月时生下了正常出生体重的婴儿。牙周炎定义为≥60%的位点附着丧失≥3mm，PTB和低体重婴儿的校正OR为7.9。20年后，一项病例对照研究（Gomes-Filho et al. 2016）证实，患有牙周炎（n=372）的母亲分娩LBW的可能性增加至6倍。关于牙周炎与不良妊娠结局之间关联的病例对照研究最早的一篇系统评价和Meta分析（Corbella et al. 2012），包括了17项研究，共计10148名女性。学者报告了牙周炎和PTB（OR 1.78, 95% CI 1.58～2.01）和LBW（OR 1.82; 95% CI 1.51～2.20）之间的OR具有统计学差异，但作者强调，未控制或未充分报告的混杂因素可能影响了结论中汇总数据所证明的相关性。

已有其他证据报告了牙周炎与其他妊娠结局之间相关性。纵向研究表明，母亲牙周炎与先兆子痫风险增加有关。在1115名健康孕妇的队列中，发现怀孕期间牙周炎进展和分娩时重度牙周炎与先兆子痫相关（Boggess et al. 2003）。对1020名孕妇进行研究发现，牙周炎进展导致早产、自发性早产或极PTBs的风险增加，且与传统危险因素无关（Offenbacher et al. 2006）。

最近一篇系统评价的概述包含了23篇系统评价（其中9项进行了Meta分析），总共纳入120项临床研究，对已发表证据的有效性及结论进行了批判性的评估。7项Meta分析显示了PTB与牙周炎之间的关系具有统计学意义（OR和RR范围为1.6～3.9）。有9篇系统评价报告了牙周炎与先兆子痫之间的关联，5篇Meta分析中的4篇结果显示有统计学意义的关联性，OR/RR范围为

2.2～2.8。16篇系统评价报告了牙周炎与LBW之间的关联，其中6篇评价进行了Meta分析，OR/RR的范围为1.3～4.0。一篇系统评价调查了牙周炎与小胎龄之间的关联，提示存在正相关的证据有限。最后，17篇系统评价调查了牙周炎与早产儿LBW（早产儿和/或出生体重＜2500g）之间的关系，17篇Meta分析中有7篇报告了牙周炎和早产低出生体重儿之间存在显著正相关，OR/RR为2.1～5.3。对这些结果的整体解释指出，牙周炎在妊娠期间对PTB、LBW和先兆子痫的总体风险有显著影响，尽管不同系统评价中包含的研究之间有很高比例（约11%）重叠（Daalderop et al. 2018）。

实验证据

干预性研究调查了妊娠期牙周炎治疗的潜在益处，旨在降低妊娠并发症的发生率，研究结果好坏参半。

第一项发表的干预性研究（MitchellLewis et al. 2001）检查了213名年轻的美国女性，主要是非洲裔，她们表现出特别高的PTB/LBW发病率（16.5%）。与未接受干预的妇女相比（不良妊娠结局发生率18.9%），接受治疗的参与者为13.5%，降低了30%。随后的一项研究表明，母亲接受牙周治疗可以降低早产低出生体重的风险（Lopez et al. 2002），为进行许多研究组计划和进行更大规模的多中心试验提供了合理依据。然而，几年后，两项主要的随机临床试验否定了牙周治疗减轻PTB风险的这一既往研究结果（Michalowicz et al. 2006, Offenbacher et al. 2009a）。

这些干预性研究的设计各不相同，主要是因为选择了不同的牙周治疗手段和对照。例如，Gazolla等（2007）包含一组“中途退出治疗”的女性作为对照，而Jeffcoat等（2003）有多个积极治疗组（包括有或没有全身给予甲硝唑的牙周机械治疗）。7项研究中有5项被认为具有较高的方法学质量（Jeffcoat 2003; Michalowicz et al. 2006; Newnham et al. 2009; Offenbacher et al. 2009a; Macones et al. 2010），未发现牙周治疗对妊娠结局存在任何积极影响，包括＜37或＜35孕周的PTB，或＜2500g或＜1500g的LBW。鉴于孕产妇牙周感染与不良妊娠结局之间联系具有很强的生物学合理性，以及早期关联性研究的正向数据，已有至少9项含有Meta分析的系统评价，有足够的证据表明妊娠期牙周治疗确实会改善一些妊娠结局（Polyzos et al. 2010; Uppal et al. 2010; Chambrone et al. 2011; Fogacci et al. 2011; George et al. 2011; Kim et al. 2012; Schwendicke et al. 2015; Iheozor-Ejiofor et al. 2017; Bi et al. 2019）。PTB报告的相对风险降低范围为0.6～0.9，PBW为0.5～1.1，报道存在很大的差异，可能是由于纳入研究的方法学缺陷（图17-5）。此外，一些初步证据表明，怀孕期间的牙周治疗显著降低了围生期死亡的风险（RR 0.53; 95% CI 0.30～0.93）（Bi et al. 2019）。

综合解释干预试验的最新证据，可以合理地认为在怀孕期间进行牙周治疗是安全的，并且与不良妊娠结局（早产和低出生体重）发生率降低相关。

慢性肾病

生物学机制

肾功能通常通过肾小球滤过率（glomerular filtration rate, eGFR）来测量，该速率根据患者血清肌酐浓度、年龄、性别和种族组成的方程式估算（Levey et al. 2006）。在健康的成年人中，eGFR的范围为100～120mL/min/1.73m^2，低于这一估计值表明处于慢性肾脏病（chronic kidney disease, CKD）的不同阶段。CKD的常见病因包括糖尿病、肾小球肾炎和慢性高血压。虽然CKD的患病率随着年龄增长而增加，但年龄本身并不被视为该疾病的真正危险因素（Hill et al. 2016），因为尽管随着年龄增长肾功能总体下降，但并非每个人都会患上CKD（Lindeman et al. 1985）。

牙周炎和CKD之间的联系有多种可能的原因。首先，由于T淋巴细胞、B淋巴细胞，以及

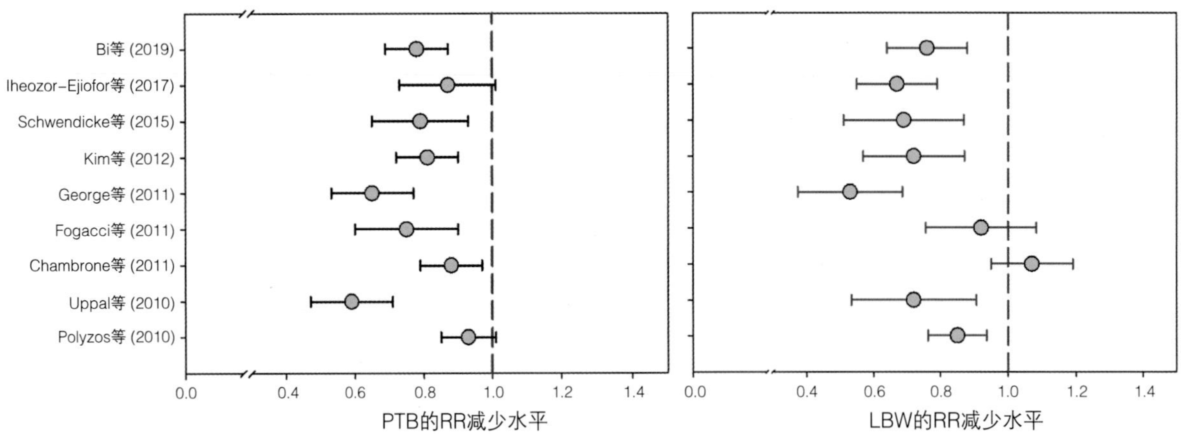

图17-5 牙周治疗后报告不良妊娠结局［早产（PTB）和低出生体重（LBW）］校正相对风险下降的散点图，汇总了既往关于牙周治疗与不良妊娠结局之间关联的系统评价和Meta分析，水平线为误差。

单核细胞和巨噬细胞功能受损，患有严重CKD的患者免疫系统可能发生改变（Chatenoud et al. 1990; Girndt 2016）。这可能导致宿主抵抗任何微生物挑战的免疫反应受损。此外，一些研究表明，由于沉重的负担和耗时的治疗过程，接受透析的患者保持良好口腔卫生措施的动力较小（Borawski et al. 2006; Buhlin et al. 2007）。糖尿病和高血压等混杂疾病都是CKD的主要危险因素，也可能进一步加重牙周炎。因此，糖尿病与牙周炎之间的强烈关联可以辅助解释为什么在CKD患者中观察到牙周炎症和骨质流失的迹象。其他混杂变量包括年龄、获得医疗保健或口腔护理的机会，以及肾衰竭并发症（Chen et al. 2011a, b）。

本章前面已经回顾了支持牙周炎引发慢性炎症反应的证据。据报道，牙周炎和CKD患者的全身炎症和氧化应激负荷增加有关（Ioannidou et al. 2011），与未来CVD事件的发生率上升直接相关（Arici & Wall 2001; Mathew et al. 2008）。

关于牙龈卟啉单胞菌等特定牙周致病菌作用的其他证据证实，它们存在于上皮细胞、肾系膜细胞平滑肌，以及嗜中性粒细胞和巨噬细胞中（Kozarov 2012）。在研究牙周炎与CKD之间的关联时，证明体循环中细菌负荷增加会加重肾组织中现有的炎症负荷（Castillo et al. 2007; de Souza et al. 2007; Stenvinkel 2002; Takeuchi et al. 2007）。

流行病学证据

观察性研究

2000年后出现了一系列横断面研究，表明牙周炎与CKD之间存在密切联系。第一项研究报告了对ARIC研究中5537名参与者的数据分析，证实与没有牙周炎或仅牙龈炎的患者相比，中重度牙周炎患者的eGFR＜60mL/min/1.73m^{2}的概率更高（Kshirsagar et al. 2005）。在对2001—2004年NHANES研究中的6199名参与者进行分析后，也发现了类似的结论，牙周炎患者的CKD概率高出至2倍以上（Grubbs et al. 2011）。在ARIC（Kshirsagar et al. 2007）和NHANES Ⅲ数据集（Fisher et al. 2008）中都发现了牙周感染暴露（通过特定牙周致病菌的IgG抗体水平评估）与肾功能受损之间关联的证据。关于透析期间牙周炎与肾功能之间关联的证据不太确定，一些研究表明牙周炎与低白蛋白血症（Kshirsagar et al. 2007）和心血管疾病相关死亡率增加（Chen et al. 2011a）有关，而其他人则报告没有关联（Castillo et al. 2007; Gavaldá et al. 2008; Garcez et al. 2009; Vesterinen et al. 2011）。

第一项关于牙周炎与CKD之间关联的系统评价得出结论，与没有牙周炎的参与者相比，牙周炎患者患CKD的概率高至1.7倍（95% CI 1.4～2.0）（Chambrone et al. 2013）。继这些结果之后，两项独立的队列研究Meta分析报告称，牙周炎与CKD发病风险显著增加（RR 1.73, 95% CI 1.17～2.56）（Deschamps-Lenhardt et al. 2019）和诊断牙周炎时全因死亡（RR 1.25; 95% CI 1.05～1.50）（Zhang et al. 2017）有关。

一项横断面调查的总结分析发现了牙周炎与CKD概率增加（范围从1.60到1.88）之间的关联，表明这些估计值随着牙周炎的严重程度增加而增加，并加速了CKD的进展（或重度牙周炎与CKD之间的关联为2.26；95% CI 1.69～3.01）（Kapellas et al. 2019）。Chang等（2017）证实了这一发现，他们在10年内对2831名患者进行了随访，并报告牙周探诊深度＞4.5mm与CKD的快速进展有关（HR 3.1；95% CI 2.0～4.6）。

实验证据

关于牙周治疗对CKD治疗及其并发症的影响的证据有限。一项非随机试验证实，在21名透析前患者和19名没有肾脏疾病临床证据的患者中，牙周治疗改善了口腔健康结局，但对肾功能改善并不显著（Artese et al. 2010）。对透析患者进行的进一步研究发现，牙周治疗与全身炎症生物标志物（包括hsCRP、IL-6和血清前铁调素水平）的显著降低有关（Vilela et al. 2011）。这些结果被另外3项随机试验进一步证实，表明牙周治疗不仅可能对全身炎症的标志物有益，而且对肾脏特异性标志物如胱抑素C、白蛋白和肌酐也有有益的影响（Graziani et al. 2010; Almeida et al. 2017; Grubbs et al. 2020）。在最近对患有牙周炎和2型糖尿病的患者进行的随机试验中，与在12个月内仅接受洁治和抛光的患者相比，牙周非手术和手术治疗与eGFR评估的肾功能改善有关（D'Aiuto et al. 2018）。肾功能的改善也与代谢控制改善、血管功能和全身炎症负担减少相关。

认知减退/痴呆

生物学机制

阿尔茨海默病是痴呆症的主要原因，也是21世纪最大的健康挑战之一。这种疾病仍被定义为淀粉样蛋白和Tau蛋白的联合存在，但研究人员正在逐渐摆脱最初的淀粉样蛋白假说中提出的线性因果关系的简单假设。该疾病具有3个临床阶段特征：无症状但病理明显的临床前期，以认知下降和疾病特异性病变为特征的前驱期以及最后的痴呆阶段。阿尔茨海默病的特定病变包括神经炎性斑块（β-淀粉样蛋白细丝）、神经原纤维缠结（Tau蛋白束）、炎症和神经元变性。Tau是神经元细胞骨架的重要组成部分，其过度磷酸化会导致微管解体和神经元功能障碍，并伴进行性脑萎缩（Livingston et al. 2020）。

阿尔茨海默病发展的假设机制包括：（1）淀粉样蛋白积累（Selkoe & Schenk 2003）；（2）影响神经元成分的不受控制的炎症过程（McGeer & McGeer 2002）；（3）感染假说（Miklossy 2011）。

实验性牙周炎模型，包括牙龈卟啉单胞菌感染，与内毒素血症增加、脑炎、淀粉样蛋白β42和β40的皮质表达，以及认知功能障碍有关。这一概念已被几项临床前和临床研究证实，这些研究表明生物失调（包括口腔生态失调）与阿尔茨海默病发病机制有关（Kamer et al. 2009, 2015; Noble et al. 2014; Naorungroj et al. 2015）。牙周致病菌在阿尔茨海默病中可能起作用的证据证实，用药物抑制剂阻断牙龈卟啉单胞菌的毒性蛋白酶可以改变实验动物模型中的大脑定植和神经变性（Dominy et al. 2019）。

流行病学证据

观察性研究

目前的证据一致表明，慢性炎症性疾病会增加阿尔茨海默病的风险（Kamer 2010）。超过25项观察性研究密切评估了牙周炎与认知/衰退和阿尔茨海默病之间的关系。6项病例对照研究中的4项和7项横断面研究中的5项都报告了牙周炎与阿尔茨海默病之间的关联（Nadim et al. 2020）。14项队列研究（7项为前瞻性，7项为回顾性），涉及428575名受试者，随访中位数9年，结论是牙周炎或口腔健康状况不佳的替代指标与更大的阿尔茨海默病风险比相关，范围从1.06（95% CI 1.01～1.11）至2.54（95% CI 1.30～3.35）（Kamer et al. 2020）。在调查牙周炎与认知能力下降之间关联的队列研究中也报告了类似的结论（Ide et al. 2016; Sung et al. 2019; Demmer et al. 2020）。在一篇系统评价和Meta分析中，Leira等（2017）进一步报告说，牙周炎与阿尔茨海默病之间的关联可能是剂量依赖性的，相对风险从中度牙周炎的1.86（95% CI 0.89～3.91）至重度牙周炎的2.98（95% CI 1.58～5.62）。

实验证据

关于治疗牙周炎对阿尔茨海默病的发病和进展的潜在影响，仍然没有足够的证据。由于该疾病的缓慢进展性，假设在阿尔茨海默病的临床前和前驱阶段进行干预试验，促进牙周健康的任何潜在益处都是合适的。研究这一领域的研究人员面临着许多设计和可行性方面的挑战，但这些挑战与本章前面回顾的那些研究并无不同（考虑到在更大的和更长期的研究中不治疗牙周炎的伦理因素）。来自Yamamoto等（2012）的初步证据表明，与定期牙科护理的参与者（HR 1.44; 95% CI 1.04～2.01）相比，没有定期去看口腔医生的受试者（n=220，≥65岁）的阿尔茨海默病风险比更高，为1.76（95% CI 0.96～3.20）。另一项小型但不受控制的临床试验涉及29名接受牙周治疗的轻中度阿尔茨海默病患者，发现自我报告的功能性认知能力下降有一定程度的改善（Rolim Tde et al. 2014）。

癌症

生物学机制

癌症仍然是非传染性疾病中的主要杀手之一。尽管人类在了解各种癌症的发病机制方面付出了巨大努力，但关于导致癌症发生发展的遗传、环境和获得性因素之间确切相互作用的证据仍然有限。最近的证据表明，调节对特定形式癌症的炎症和免疫反应将彻底改变该疾病的管理与生存率。据报道，人们对慢性感染性/炎症性疾病（如牙周炎）与癌症之间的联系越来越感兴趣，感染因子和失调的炎症反应的结合被认为是牙周炎和癌症联系的生物学机制。

例如，全身炎症会增加癌前病变和恶性病变发生的风险（Siemes et al. 2006; Trichopoulos et al. 2006; Gunter et al. 2011）和癌症发展（Federico et al. 2007）。重度牙周炎会促进单核细胞因子系统中表型变化的发展，导致暴露于细菌脂多糖的炎症反应增加（Hernichel-Gorbach et al. 1994）。糖尿病作为牙周炎的伴随疾病也可能增加癌症发展的风险，基于炎症反应增加和晚期糖基化终产物受体配体的存在，可以通过刺激癌细胞和调节肿瘤微环境中的细胞生长来直接促进癌变（Logsdon et al. 2007）。此外，有报道饮食限制，特别是假设由牙周炎引起的牙齿脱落和咀嚼困难引起的促炎营养素，会增加癌症发展的风险（Mazul et al. 2018; Namazi et al. 2018）

在比较口腔癌部位与未受影响的区域时，已经观察到细菌定植的变化，这表明细菌微生物群落可能与癌症发展的风险有关（Basith et al. 2012; Pushalkar et al. 2012）。龈下菌群的产物如内毒素、代谢副产物和酶等，可以改变原癌基因和肿瘤抑制基因的应答，并可能干扰细胞增殖和存活等正常的细胞周期（Nwizu et al. 2020）。

流行病学证据

观察性研究

尽管缺乏大量标准化和可比较的研究来推测牙周炎与癌症之间关系，但初步证据表明这两种疾病之间可能存在一定的联系。在最近的一篇系统评价和Meta分析中，回顾了10项旨在调查牙周炎与总癌症风险之间关联的研究（Corbella et al. 2018）。考虑到风险比（HR），发现牙周炎诊断与所有研究癌症的相关性具有统计学意义（HR 1.14；95% CI 1.04～1.24），以及个别癌症如消化道癌（HR 1.34；95% CI 1.05～1.72）、胰腺癌（HR 1.74；95% CI 1.21～2.52）、前列腺癌（HR 1.25；95% CI 1.04～1.51）、乳腺癌（HR

1.11；95% CI 1.00～1.23）、子宫体癌（HR 2.20；95% CI 1.16～4.18）、肺癌（HR 1.24；95% CI 1.06～1.45）、血液系统癌症（HR 1.30；95% CI 1.11～1.53）、食道/口咽癌（HR 2.25；95% CI 1.30～3.90）和非霍奇金淋巴瘤（HR 1.30；95% CI 1.11～1.52）。另一篇系统评价证实，口腔癌患者的临床附着丧失、菌斑指数、探诊出血和影像学骨丧失等增加（Colonia-Garcia et al. 2020）。此外，有限证据证明牙周炎与其他形式的癌症（即肝脏、前列腺、血液学和泌尿生殖系统）之间可能存在关联。

实验证据

关于改善牙周健康对癌症发生发展的潜在益处的证据有限。Lee等（2014）发现，接受过牙科预防治疗的男性食管癌风险降低，然而，缺乏治疗后牙周状况的有关信息，以及潜在危险因素对结果的可能影响。另一项研究证实，牙周治疗可以降低口腔癌的风险（Moergel et al. 2013）。虽然牙周炎似乎可能与癌症发展有关，特别是在上消化道的癌症，但因为存在多种方法学和混杂因素，牙周炎与所有癌症风险之间的因果关系需要进一步研究。此外，多种因素影响了使用不同研究直接比较有关牙周受累患者癌症发生情况，包括关于不同牙周炎严重程度的定义和指标，患者的吸烟状况，以及相对较少的实验性研究数量。然而，口腔和全身炎症的作用对于更好地了解牙周炎与癌症风险之间潜在关联的致病机制似乎至关重要。

结论

有一个观点认为，现代科学倾向于“回收”过去的思想。这个概念当然在某种程度上适用于牙周炎与全身健康结果之间的关系。自“病灶感染”学说盛行以来，我们的观点已经发生了变化，我们对待口腔感染可能对全身健康构成潜在威胁更加谨慎，并且更加倾向于预防和抗感染/抗炎方法，而不是进行不加选择的拔牙治疗。如本章所讨论的，所提出的相关性不仅在生物学上是合理的，而且牙周病对全身健康的生物学影响的程度正在逐步完善。越来越明确的是，牙周治疗导致全身炎症水平降低，至少在已经患有其他并发症（如糖尿病）的患者中也是如此。这种对宿主的影响，可能很好地代表了牙周炎影响几种慢性疾病发生发展的主要机制。

关于牙周炎是否引起其他非传染性疾病的任何确切结论都受到关于减少新发临床事件或并发症长期获益的有限数据的影响。这种情况尤其适用于慢性疾病，如牙周炎，这些疾病需要长期管理，但主要受患者的依从性/行为，以及有效的口腔和牙周护理之间的良好相互作用驱动。最终将需要更大规模和更长时间的临床试验来证明牙周炎是否是全身健康状况不佳的危险因素。正在进行的研究有望在不久的将来解释这些问题。然而，值得注意的是，我们回顾的将牙周炎与其他非传染性疾病（即炎症性疾病、关节炎疾病、肺部感染等）联系起来的研究还不足够多。因此，我们提醒读者不仅要意识到这些关联，而且要以开放的态度接纳和批评现有的证据。

关于牙周炎与全身健康结果之间关联的共识研讨会专家建议已经发表，目的是更容易地解释口腔卫生专业人员已发表的证据。这些临床建议中有一些常见的主题，如：（1）告知并与患者沟通牙周炎与其他并发症密切相关，特别是它确实具有导致大多数这些非传染性疾病的几个常见危险因素；（2）提供口腔健康教育和个性化口腔卫生宣教作为口腔检查的一部分，包括全面的牙周评估（全口探查和出血评分）；（3）如果没有诊断出牙周炎，应将患者置于定期监测的预防性计划中（至少每年一次），而如果诊断出牙周炎，则应在其全身健康状况允许的情况下尽快进行管理。应提供规范的牙周非手术治疗以及牙齿修复，以恢复咀嚼功能，获得适当的营养。口腔卫生专业人员也应该留意诊断/处理其他常见的口腔疾病，特别是在高危患者（即糖尿病或免疫抑制障碍）中，包括口干、灼口、念珠菌感染和龋齿。

如果牙周炎患者已确诊心血管疾病，应告知患者未来遭受其他心血管并发症的潜在风险，并应积极管理其心血管危险因素（如糖尿病、肥胖、吸烟、高血压、高脂血症和高血糖）。最后，应该在心血管状况允许的情况下尽快诊治牙周炎，并且应该与负责患者护理的相关普通或专科医生讨论（Sanz et al. 2020）。还应该告知患者，如果他们患有牙周炎，可能血糖控制的难度会增加，并且患其他并发症的风险更高，如眼睛、肾脏和心血管疾病。应尽快进行初次牙周基础治疗，因为这可能有助于控制血糖（Sanz et al. 2018）。

如果接诊的为孕妇，一旦确认怀孕，上述所有措施都将适用。应让患者意识到牙周炎与不良妊娠结局之间的潜在关联。重要的是要强调，所有预防、诊断和治疗性口腔手术在整个怀孕期间都是安全的，这些措施在改善和维持口腔健康方面是有效的。特别是，牙周非手术治疗（龈上洁治、龈下刮治和根面平整术）和拔牙是安全的，特别是在妊娠中期（Figuero & Sanz 2020）。

迄今为止的所有证据都强调，口腔是人体不可分割的一部分，“健康”必须包括口腔健康和牙周健康。牙周医学为口腔健康专业人员和研究人员提供了一个独特的机会，扩大研究领域，与医学同行进行富有成效的互动，并获得更多知识。

无论这些研究工作的最终结论如何，它们带来的其他非主要结论可能与阐明研究任务本身同样重要。

第18章

牙周炎和系统疾病（心血管疾病和糖尿病）：口腔/牙周（对全身）影响的生物学观点

Periodontitis and Systemic Diseases (Cardiovascular Disease and Diabetes): Biological Perspectives for Oral/Periodontal Implications

Alpdogan Kantarci, Hatice Hasturk

Forsyth Institute, Cambridge, MA, USA

前言

自古以来，“口腔”被认为是人体中的感染部位。在现代医学中，这一现象被定义为“病灶感染（focal infection）”（Miller 1891a）。19世纪初，牙科学成为一门独立的学科。当时全球的牙科院校屈指可数，而病灶感染学说是当时革命性的想法。它强调口腔产生细菌，并播散至身体其他部位。以此理论为基础，口腔和人体联系在一起，并关系着全身健康。口腔疾病被视为全身炎症的根本原因，因此认为消除口腔炎症是预防/治疗系统疾病的前提。然而，这导致了一系列以拔牙作为“治愈牙龈疾病”、消除身体感染“源头”的方式（Miller 1891b; Hale 1931），口腔疾病预防和口腔健康维护却没有引起重视，造成了大量且非必要的拔牙。牙缺失、义齿修复和“第三副牙齿”等情况变得猖獗。最终病灶感染的概念被摒弃，口腔和身体的其他部位再次被认为互不相干。

两次世界大战和全球混乱结束后，口腔和全身健康之间的关联再次被提出。Leonard（1946）描述了牙周病患者可能存在系统性问题。Karshan等（1946）将血液生化检查中的异常指标与牙周病联系起来，并指出这种关联可能是双向的，这是一个里程碑式的发现。1949年的一场专题研讨会聚焦了牙周病和全身健康，其中妊娠、糖尿病和白血病被认为是可能与牙周病相关的系统疾病。第一篇关于心血管疾病和牙周病间关联的参考文献来自1970年（Brasher & Rees 1970）。而至今，已经有超过5000篇英文刊物报告了口腔和全身健康相关性的证据。

早期大多数工作主要关注于饮食对牙周健

康的影响，而之后的动物实验的组织学研究表明口腔和系统疾病间的关系异常复杂（Shklar 1974）。50多种系统疾病和异常情况与多种类型的牙周病相关，这些关联来自共同的炎症通路、微生物作用或感染–炎症的多种机制。口腔免疫异常是牙周病的发病机制，这也是19世纪80年代新兴的研究领域。理解牙周病发病机制的复杂性、认识疾病的炎症通路为理解牙周–系统疾病的关系奠定了基础。这种种复杂的关系中，一些系统状况会增加牙周病的发病率、严重程度和进展速度。反过来，牙周病也可能对全身健康有负面影响。因此，系统疾病和牙周病存在双向关系。这个现象首次发现于糖尿病–牙周病相互关系（Taylor 2001）中，现在逐渐延伸至其他系统疾病。

我们在此聚焦两种系统疾病：糖尿病和心血管疾病，并说明其与牙周病间关联的生物学机制。糖尿病和心血管疾病不仅影响着全身健康，其与牙周组织稳态破坏的关系也比较明确。因此，相关知识可延伸至对牙周病和系统性病理机制的理解。本章将涉及动脉粥样硬化类型的冠心病（心绞痛、心肌梗死）、缺血性脑卒中和外周动脉疾病，这些疾病的发病机制都与炎症相关。

牙周病作为远隔器官疾病危险因素的可能机制

最初对牙周病和系统疾病间关系的机制假说有以下3种：感染转移、细菌毒素传播和免疫损伤（Thoden van Velzen et al. 1984）。微生物（及其产物）或炎症介质的转移播散，或两者兼有，伴随的免疫损伤可能是介导局部牙周组织破坏影响远隔器官的因素。但这种呈线性似然性的方法过于简单化。那些同时涉及感染和炎症的疾病通常包括一系列复杂的微生物与免疫机制。尽管循环系统可以将微生物运输到不同器官，“非来源部位”的微生物定植和微生物感染的病理学结局往往是更复杂的过程。此外，牙周感染引起的系统性菌血症确实比较罕见。至今，某些特定的牙周菌属可在其他器官中检出。这些牙周菌属能在一些特定的非口腔部位定植，而其他菌属不能定植的原因至今未明。随着现代分子微生物学技术的进步，如宏基因组学，我们也可以认识到细菌间交互的复杂性，并理解微生物群落极精细的空间结构和定植部位特异性。因此，虽然一个菌属从身体某个部位自由而随机地迁移到另一个部位是有可能的，但是依然不能充分地解释口腔细菌在非口腔部位定植和栖息的规律。

炎症转移的概念更为复杂。理论上，局部牙周组织产生的炎症介质能够进入系统循环到达身体其他部位。疾病的细胞及分子机制可能与这些介质的水平有关。然而，此观点忽视了复杂的组织结构和器官特异性。炎症是动态的过程，需要通过受体–配体相互作用而发展和消退，以避免宿主损伤。其中有各种来源和多种类型的细胞产生大量细胞因子、趋化因子、脂质介质和其他可溶性因子。越来越多的证据显示许多类型的细胞（包括非免疫细胞）都能产生炎症介质，这使炎症反应在线性维度上愈加复杂。炎症过程不是简单线性或零星的，而是以机体存活为目的发生的持续、多阶段的反应，且各个阶段彼此重叠。因此，细胞或可溶性介质扩散与身体其他部位炎症发生产生关联依赖于一系列的复合机制。

随着近10年的科技发展，在组学技术的帮助下，当下对牙周病发病机制及其与系统疾病关联的认识需要应用全面整体的策略。我们目前认识到了疾病共性通路的重要性，现在被称为共患病。所有类型的牙周病都涉及特异性微生物群和宿主反应间的密切交互。因此，在口腔–系统性关联中理解感染–炎症对牙周组织免疫细胞和非免疫细胞的刺激作用，使我们对这种关系谱的认知产生转变（Hasturk & Kantarci 2015）。

如果将人体看成一个整体，那么局部的稳态破坏就不能仅被视为孤立现象。炎症反应中的细胞和介质不太可能只局限在发生病变的器官。作为人体微生物最丰富的栖居地的口腔从来都不是无菌状态。口腔菌斑中的共栖菌属往往有致病的可能。宿主和菌斑间不断演变的交互作用导致了牙周组织中极具特异性的宿主反应，因为牙周组织中的上皮和血管系统与身体其他部位存在很大的解剖差异。作为复杂交互的功能之一，免疫细胞通过循环到达远处组织。免疫细胞会受到牙周细菌的刺激，并将炎症反应带到其他器官（Hayashi et al. 2010）。树突状细胞通常被视为抗原呈递细胞，它也可以作为细菌及其毒力因子的传递者（Miles et al. 2014）。“游离口腔微生物组（mobile oral microbiome）”的概念涉及宿主免疫系统将口腔常驻微生物群迁移和定植到远隔器官的过程（Han & Wang 2013）。

口腔细菌系统性传播的合理性

牙周病与复杂的微生物组相关。口腔中的每个生态位的微生物组都是独特的。龈上和龈下微生物组与牙周病直接相关。其他黏膜表面（如舌背）可能作为微生物群落的龛，这些微生物群落可以在口腔不同的生境中播散。口腔细菌能够通过刷牙、使用牙线和包括刮治、拔牙、牙周探诊在内的医疗行为进入血液循环。尽管罕见，但牙龈感染和牙周病可能增加了菌血症的发生风险（Tomas et al. 2012; Balejo et al. 2017）。因此，细菌可能会系统性传播，进而支持牙周病相关微生物能远处转移，引起远隔器官病变。

原则上，所有微生物体及其产物都可以通过血液循环到达全身。菌血症是指血液中存在细菌成分，可导致败血症。出血是牙周炎症时的常见表现和症状，每次牙周袋内出血，微生物群落或单一菌种都有可能进入血液循环。循环的微生物及产物可能是由于疾病进展也可能源于牙周治疗（如探诊、刮治）导致的机械性损伤。疾病活动期出血、探诊后或机械治疗后，在循环中存在多少细菌，对这个问题的研究结果有所矛盾（Lockhart et al. 2004; Lockhart et al. 2008; Hirschfeld & Kawai 2015）。结果不一致的原因可能是检测方法的灵敏度不同，以及菌血症发生的时间不同（Bahrani-Mougeot et al. 2008）。虽然菌血症的现象被广泛接受，但牙周感染或机械治疗是否会导致败血症仍未可知。

尽管如此，某些牙周菌属已经能在远隔器官中检出，并与病理过程密切相关。如具核梭杆菌（*Fusobacterium nucleatum*）通常与各种类型的癌症有关（如胰腺癌或结肠癌）；在羊膜和胎盘中发现的具核梭杆菌与不良妊娠结局有关。其他牙周致病菌和毒力产物（如蛋白酶）也从其他器官如动脉（Deshpande et al. 1998; Yumoto et al. 2005; Takahashi et al. 2006）、大脑（Miklossy 2011; Poole et al. 2015; Laugisch et al. 2018）等分离出来。心血管病灶也可检出牙龈卟啉单胞菌及其毒力产物（Cairo et al. 2004; Marcelino et al. 2010; Nichols et al. 2011; Figuero et al. 2014; Range et al. 2014; Velsko et al. 2014; Ziver et al. 2014; Szulc et al. 2015; Velsko et al. 2015; Kannosh et al. 2018; Joshi et al. 2019）。近期，在阿尔茨海默病患者的大脑中检测到了牙龈卟啉单胞菌的牙龈蛋白酶（Dominy et al. 2019）。随着微生物检测技术的发展，我们发现能在身体非口腔部位定植的牙周菌属也越来越多。动物研究也支持临床所观察到的这一现象。除了细菌，其产物如脂多糖也可能由牙周细菌产生而后进入循环，这可能是牙周细菌与系统疾病相关的一种潜在机制。然而，这种细菌播散如何发生、是否与牙周炎严重程度有关尚不明确。此外，牙周细菌如何在特定的远隔器官定植尚不清楚。进入局部循环进而到达系统循环的菌量是一个重要问题。有多少细菌进入了循环，需要多少细菌才足以导致身体其他部位的疾病？有哪些器官对口腔细菌更易感，原因是什么？不管细菌的数量如何，健康的免疫系统可以非常有效地清除入侵。然而，免疫应答功能障碍是否是细菌迁移致病的前提？在远隔器官中检测到口腔/牙周细菌是否与免疫清除失败相关的微生物种类的非脓毒性传播有关？这些问题依然需要解决。

从菌血症发生到细菌被完全清除的持续时间也很关键。结核和病毒感染（如艾滋病毒）等传染病存在感染潜伏期，对疾病预后很重要。在感染发生和启动相应的宿主反应之前，可能需要几天到几周的时间。但是，口腔细菌如何传播到身体其他部位，目前我们对其认识比较有限。根据Koch法则，如果在接种和感染之间有足够的时间间隔，单种病原体可能会导致系统疾病。这一概念已通过在动物模型中接种牙周细菌得到说明（Gradmann 2014; Kantarci et al. 2015）。然而，对于人类，由于伦理问题无法进行牙周致病菌的直接接种和实验性转移。即使配偶之间可以进行个体间转移（Dowsett et al. 2002; Van Winkelhoff & Boutaga 2005），也没有明确的证据表明牙周感染或全身性感染可归因于引入的牙周微生物群。考虑到这些限制，Socransky和Haffajee（1992）提出了修正的Koch假设。

另一个关键问题是口腔微生物在体外非牙面和非口腔组织表面定植的能力：模型表明在实验室受控环境条件下，人体的所有细胞类型和结构都可以为单个或多个口腔微生物种属的定植提供有利的环境。然而，人和动物的体内研究提示定植存在位点特异性。在心血管组织中发现了牙周微生物种属或其遗传物质（Deshpande et al. 1998），这表明血管壁可能是牙周微生物如牙龈卟啉单胞菌的潜在生长位点。同样地，在羊水中也发现了如具核梭杆菌之类的桥接菌种（Han et al. 2004）。这一研究领域需要进一步探索，特别是为修复不同器官而形成的人造牙周微生物菌属如何在表面定植等问题。

炎症过程是牙周病和系统疾病的联系机制

由于炎症性疾病之间的临床因果关系和进展因果关系无法在人类身上验证，因此需要体内临床前研究、体外系统研究，以及模型和干预性研究。根据设计严谨的流行病学研究结果，牙周病患者出现全身炎症的风险更高，这可能归因于炎症易感性（Holtfreter et al. 2013; Boylan et al. 2014）。牙周病是慢性炎症性疾病，与其他全身炎症疾病有共同的机制通路。牙周炎、糖尿病和心血管疾病之间存在共病相关性（Sanz et al. 2013; Tonetti et al. 2013; Chapple & Wilson 2014; Payne et al. 2015）。

牙周炎症表现为细胞及非细胞成分、免疫和非免疫过程等维持牙周稳态的分子通路高度交互。健康的牙周组织对微生物入侵具有抵抗力。沟内上皮对牙周共生微生物构成了多层屏障。即使牙周健康状态下，牙周组织仍存在炎症反应以抵抗细菌。在组织稳态前提下的炎症过程中，上皮细胞、内皮细胞、补体蛋白、中性粒细胞和组织驻留巨噬细胞是关键成分。在“健康”条件下，沟内上皮衬里可阻止或最大限度地减少细菌入侵；脉管系统使中性粒细胞平衡外渗，通过精确的吞噬和杀伤机制清除微生物及其产物。中性粒细胞寿命短暂，它们凋亡后被中性粒细胞和组织驻留巨噬细胞清除，该过程由细胞因子、脂质介质以及炎症的激活和消退调节，以确保炎症反应平衡，防止组织损伤。在正常情况下，炎症的消退是一个主动过程，需要免疫反应的精确调控（Kantarci et al. 2006; Hasturk 2012b）。

牙周组织从健康向疾病的发展是炎症未消退而转为慢性过程的结果。在这种情况下，抗原呈递细胞和淋巴细胞开启吞噬功能、内皮细胞和成纤维细胞获得促炎特征，同时中性粒细胞和单核细胞持续浸润到牙周组织。牙周袋的上皮衬里是微生物从龈下进入体内的通道。受到牙周细菌刺激的上皮细胞会募集极大量的中性粒细胞，这一过程由白细胞介素-8（interleukin-8, IL-8）等趋化因子调节。中性粒细胞激活导致非特异性免疫细胞的预激活；在额外的刺激（如脂多糖和各种微生物因子）下，激活的中性粒细胞会产生应答亢进。中性粒细胞激活已在各种类型的牙周病中得到证明（Fredriksson et al. 2003; Kantarci et al. 2003; Matthews et al. 2007; Wright et al. 2008）。中性粒细胞激活可能由遗传、微生物刺激、高血糖、吸烟和各种其他因素引发。反过来，已激活的中性粒细胞将对次级刺激做出反应，从而产生更高水平的活性氧自由基和酶。这些物质常用于清除细菌、病毒和凋亡的细胞，并在炎症消退时恢复到基线水平。中性粒细胞过度激活会导致中性粒细胞介导的宿主组织损伤。中性粒细胞影响远隔器官炎症过程基本机制之一是将未清除的细菌及其产物传播到远处，使其逃避宿主的免疫监视。这种机制被称为“特洛伊木马”效应（Laskay et al. 2003; Eruslanov et al. 2005; Fexby et al. 2007; Thwaites & Gant 2011; Gutierrez-Jimenez et al. 2019; McDonald et al. 2020），这也可以解释为何能从人体的其他部位检出口腔细菌。

慢性炎症也会导致上皮“渗漏”。上皮屏障的病理改变是肠道微生物群传播到身体其他部位（包括大脑）的关键因素。牙周袋上皮是否发生了同样的改变，以及牙周组织是否存在组织固有的特定改变尚不完全清楚。然而，感染-炎症通路为局部组织和系统疾病之间的联系提供了一种可能的机制。

单核细胞浸润到发生病变的牙周组织会产生重要影响。与中性粒细胞类似，在单核细胞中也观察到了预激活/启动。单核细胞分化而成的组织驻留巨噬细胞有广泛的功能和更长的寿命。巨噬细胞介导的组织损伤是牙周病理学的重要组成。参与激活组织炎症的M1型巨噬细胞数量增加，分泌细胞因子、组织降解酶，并导致淋巴细胞浸润增加。M1型巨噬细胞通过激活破骨细胞骨吸收、成纤维细胞产生基质金属蛋白酶以及激活内皮细胞等导致组织损伤，这一系列病理过程也为细菌入侵创造了有利环境。单核细胞介导的组织炎症也是糖尿病高血糖和心血管疾病动脉粥样硬化的特征，由此其作为牙周病和系统疾病关联的物质基础也有高度的合理性。

吞噬细胞活化增加的最终结果导致T细胞介导的组织损伤的免疫反应扩大。辅助性T细胞17（T-helper 17, Th17）对于免疫驱动的组织破坏至关重要。这个过程被称为骨免疫学，包括免疫反应导致的骨丧失（Alvarez et al. 2019）。除了T细胞，B细胞也可促进炎症，从而参与牙周病对远隔器官的影响（Shin et al. 2009; Jagannathan et al. 2010）。

牙周病和心血管疾病之间联系的可能机制

血管性疾病及其缺血性并发症（如心肌梗死、外周血管疾病和卒中）会导致心血管组织疾病发病和死亡。动脉粥样硬化的特征是血管炎症和内膜下脂质堆积。动脉粥样硬化斑块可能在生命早期出现并发展为严重的、有症状的“易损”斑块。富含脂质的炎性冠状动脉斑块破裂会引发血栓形成，可能导致急性冠状动脉综合征和缺血性猝死。感染和其他炎症性疾病（包括HIV和2型糖尿病）会增加动脉粥样硬化性改变和斑块破裂的风险。作为一种非传染性疾病，牙周炎会增加发生动脉粥样硬化的风险。牙周病和心血管疾病之间的联系可能涉及微生物远处播散、炎症介质介导，以及内皮功能障碍等多种原因（Tonetti et al. 2013; Sanz et al. 2019）。低度的慢性全身炎症是心血管疾病和牙周病相关联的一种可能机制（Carrizales-Sepulveda 2018）。这种关联是双向的，其中涉及两者有相同的易感因素。反过来，牙周炎作为感染和炎症介质的重要来源，会导致心血管并发症的加重。牙周病和动脉粥样硬化性心血管疾病之间存在明显的流行病学关联（Dietrich et al. 2013）。慢性牙周炎患者患动脉粥样硬化性血管疾病的风险增加，并独立于其他已知的心血管危险因素。韩国一项临床纵向研究评估了未经治疗的口腔疾病（包括牙周病和龋齿）带来的疾病风险暴露，包括心血管事件、心源性死亡、心肌梗死、卒中和心力衰竭在内的疾病风险显著升高，研究结果支持了牙周健康对有心血管疾病患病风险者具有重要作用（Park et al. 2019）。图18-1显示了牙周病和心血管疾病之间联系的可能机制。

微生物因素

内皮细胞及其在血管整体中的功能对心血管健康至关重要。内皮功能破坏是心血管疾病的早期指标（Vita & Loscalzo 2002; Pober et al. 2009; Kolattukudy & Niu 2012）。未控制的炎症会损伤

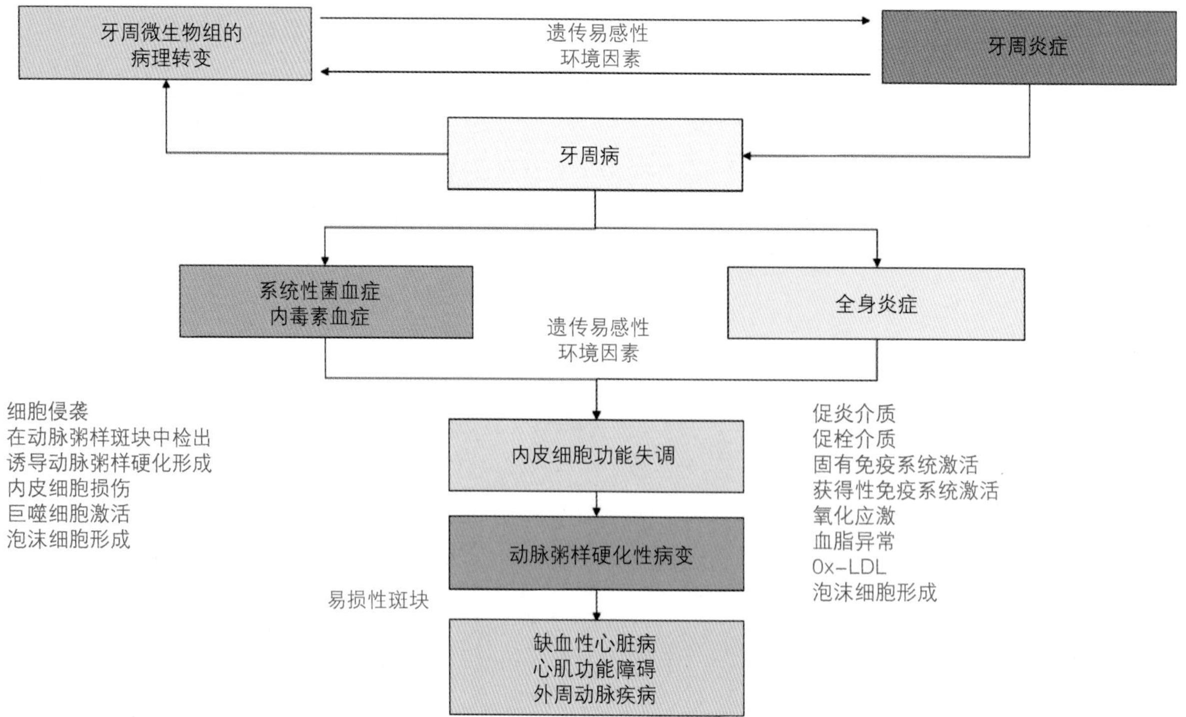

图18-1　牙周病和心血管疾病关联的生物学合理性。Ox-LDL，氧化低密度脂蛋白。

内皮功能；感染也会导致内皮功能障碍（Vita & Loscalzo 2002; Vaudo et al. 2008）。具核梭杆菌激活内皮细胞并促进炎症表型，通过缺氧介导的机制破坏细胞血管形成能力（Mendes et al. 2016; Mendes et al. 2018）。粥样斑块检出细菌，以及感染是心血管疾病发展的潜在合并因素。病原体还可以引起固有免疫系统的激活并加速动脉粥样硬化（Richardson et al. 1997a, b）。因此，病原体（如肺炎衣原体）可能是心血管疾病的间接病因，并提供必要的炎症刺激（Kuo et al. 1993）。

有报道显示衣原体感染是心血管疾病中冠状动脉疾病的危险因素，牙周感染与动脉粥样硬化的发展高度相关（Mattila 1993）。来自口腔的病原体可以侵入牙龈上皮和血管内皮，通过血流进入动脉粥样硬化斑块，促进血管壁的炎症反应；或一些口腔病原体产生具有促动脉粥样硬化作用或自身免疫反应的毒素。

在斑块中可以检出牙周细菌，并能进行培养（Kozarov et al. 2005; Dolgilevich et al. 2011）。除了致病性菌种本身，在动脉粥样硬化病变中还分离出了细菌毒力因子和核酸。在牙周炎患者中，牙周微生物侵袭血管病变也与心血管病变有很大关系（Armingohar et al. 2014; Mahendra et al. 2013）。不仅牙周微生物群（如牙龈卟啉单胞菌和伴放线聚集杆菌）可能向动脉粥样硬化血栓病变迁移，牙周微生物群也可能在斑块中定植。16S rRNA的454焦磷酸测序结果显示，口腔和肠道中的细菌与动脉粥样硬化的疾病标志物相关，特别是动脉粥样硬化斑块和血浆胆固醇（Koren et al. 2011）。链球菌与高密度脂蛋白（high-density lipoprotein, HDL）胆固醇和ApoAI（HDL的重要组成部分）呈强正相关，而奈瑟氏球菌与这些标志物呈强负相关。梭杆菌丰度与低密度脂蛋白（low-density lipoprotein, LDL）胆固醇和总胆固醇呈正相关。同样地，肠道中丹毒科和毛螺菌科的成员也与LDL胆固醇和总胆固醇呈正相关。

在心肌梗死患者的冠状动脉干预期间，对抽吸收集的血栓进行分析，结果显示，伴放线聚集杆菌占比19.7%，牙龈卟啉单胞菌占比3.4%，齿垢密螺旋体占比2.3%。4种主要牙周致病菌（牙龈卟啉单胞菌、伴放线聚集杆菌、福赛坦氏菌和齿垢密螺旋体）的抗体水平与心肌梗死的相对风险增加有关。临床研究表明，牙周病的严重程度与左心室肥大存在直接关系。伴放线聚集杆菌和嗜热聚合杆菌与1%～3%的感染性心内膜炎有关。还有其他研究强调了口腔链球菌在心肌梗死发展中的关键作用。血链球菌是一种在牙周炎中大量存在的共生细菌，也是感染性心内膜炎的起因。它的菌毛和黏附素有助于其在牙齿上初步附着。随后，葡聚糖和eDNA的产生促进了血链球菌生物膜的成熟。进入心脏后，血链球菌必须黏附在心内膜上。考虑到生物膜形成对菌斑在口腔内黏附作用的影响，可以想象生物膜形成可能对血链球菌黏附在心内膜表面也很重要。心内膜炎经常被认为是生物膜介导的疾病。然而，有研究表明血链球菌心内膜炎的病因并不依赖于生物膜的形成。因此，与在口腔中的情况相反，没有证据表明生物膜形成对于血链球菌引起的感染性心内膜炎有重要作用（Hashizume-Takizawa et al. 2019）。

控制牙周炎导致的慢性炎症可能对心肌肥大的治疗产生积极影响，并降低急性心肌梗死的风险。一项队列研究的Meta分析显示了卒中的风险因牙周炎存在而显著增加。牙周病与心源性栓塞和血栓性卒中显著相关。定期口腔维护被认为与卒中风险降低相关。Pussinen等已经证明牙龈卟啉单胞菌可能与卒中有特别的相关性（Pussinen et al. 2007）。

动物研究也支持上述临床研究结果。例如人病原体（牙龈卟啉单胞菌）在实验性牙周炎小鼠、兔和猪模型中会导致动脉粥样斑块形成（Schenkein & Loos 2013; Hasturk et al. 2015）。牙龈卟啉单胞菌可以通过激活内皮细胞产生特定的黏附分子来加剧动脉粥样硬化，这些黏附分子使巨噬细胞渗出并转化为泡沫细胞、促进动脉粥样硬化。牙龈卟啉单胞菌会加快动脉炎症斑块堆积的进程，这一过程伴随着炎症介质和胆固醇酯的堆积。小鼠心肌梗死后牙龈卟啉单胞菌感染增强了心肌高迁移率族蛋白-1（high mobility group box-1, HMGB-1）的表达。HMGB-1是一种从坏死细胞释放的核蛋白，能够诱导炎症反应。牙周病与梗死后心肌炎症之间可能通过HMGB-1关联。心肌梗死期间牙龈卟啉单胞菌能穿透并侵入心肌，对梗死心肌的恢复产生不利影响，从而促进程序性细胞死亡和心肌的基质金属蛋白酶-9（matrix metalloproteinase-9, MMP-9）发挥作用，持续导致心脏组织破坏。大鼠实验性牙周炎与牙龈组织内皮功能受损有关，表明牙周病可能会破坏口腔微循环中的血管功能。其他牙周菌种（牙龈密螺旋体，福赛坦氏菌和具核梭杆菌）也可引起动脉粥样硬化（Velsko et al. 2014, 2015）。虽然这些研究不一定支持细菌直接导致动脉粥样硬化形成，但它们提示人牙周致病菌在心血管疾病病理进程中发挥着关键作用。

动物研究提供的另一个信息是个体的遗传易感性。人类病原体诱发的牙周病需要载脂蛋白E（apoli-poprotein E, ApoE）和Toll样受体（Toll-like receptor, TLR）信号传导才能发生动脉粥样硬化。牙周细菌及其毒力成分激活以上途径，导致主动脉内皮细胞产生氧化应激，从而促进动脉粥样血栓发展、黏附。

菌株差异也可能影响毒力及其致动脉粥样硬化的能力（Progulske-Fox et al. 1999）。体外研究表明牙龈卟啉单胞菌381诱导人冠状动脉内皮细胞中的基因表达，此过程依赖菌毛并通过TLR介导（Chou et al. 2005; Yumoto et al. 2005）。牙龈卟啉单胞菌W83不表达纤毛而表达荚膜，在人冠状动脉内皮细胞中诱导的炎症反应更低（Rodrigues et al. 2012）。另一种荚膜阳性菌株——牙龈卟啉单胞菌A7436也表达Ⅳ型纤毛，在人冠状动脉内皮细胞中诱导中度炎症反应。体内研究表明，W83和A7436都加速了ApoE缺乏小鼠的动脉粥样硬化（Li et al. 2002; Maekawa et al. 2011）。在兔的促动脉粥样硬化模型中已经证明，牙龈卟啉单胞菌A7436菌株诱导的牙周病会引发动脉粥样硬化样改变，并导致更严重的动脉粥样硬化病变（Hasturk et al. 2015）。总的来说，这些研究表明，虽然内皮功能障碍是动脉粥样硬化的关键，但人口腔细菌会导致额外的损伤效应，且此效应不依赖于细菌的表面特征和毒力。

牙周细菌可使炎性牙周组织的局部血管产生C反应蛋白（C-reactive protein, CRP），这可能导致巨噬细胞系统性传播细菌。这些巨噬细胞最终可能成为泡沫细胞并参与动脉粥样硬化斑块形成，正因如此，我们可以在动脉粥样硬化斑块中检测到牙周细菌。TLR（特别是TLR-2、TLR-4和TLR-9）参与牙周细菌及其产物（如脂多糖、脂磷壁酸）的模式识别，并参与内皮细胞和巨噬细胞的活化。该理论也支持以下现象：即使在最重的细菌负荷下也不会导致持续的菌血症或败血症。然而，在动脉粥样硬化斑块中检测到牙周细菌与体循环中牙周细菌的抗体水平相当。牙龈卟啉单胞菌的IgG水平与颈动脉内膜/中膜增厚密切相关（Beck et al. 2005; Champagne et al. 2009）。在芬兰一项关于伴放线聚集杆菌（*A. actinomycetemcomitans*）的研究中发现了类似的现象（Pussinen et al. 2005）。一项Meta分析也证明了这种关联的影响（Mustapha et al. 2007）。有学者提出了一种动脉粥样硬化斑块形成的微生物病因学模型（Kebschull et al. 2010; Pollreisz et al. 2010）。由此提出，血管内皮细胞可以被有纤毛的病原体入侵，如牙龈卟啉单胞菌（Khlgatian et al. 2002; Chou et al. 2005; Takahashi et al. 2006）。同时，牙龈卟啉单胞菌等牙周致病菌可诱导内膜和新形成内膜中的内皮细胞凋亡以及平滑肌细胞增殖。病原体介导内皮细胞、巨噬细胞、T细胞和浆细胞降解细胞外基质，这一进程可促进斑块破裂，导致血栓前斑块成分暴露和随后的血管堵塞。

宿主因素

局部炎症会导致系统性血管炎症（Libby & Hansson 2015），此过程可能涉及激活宿主反应，这两者都会影响先天性和后天性免疫。牙周炎是心血管疾病的危险因素，也是常见的疾病易感性决定因素。虽然牙龈卟啉单胞菌可以诱发牙周炎症，并同时增加胆固醇喂养兔中存在的动脉粥样硬化，但在动脉粥样硬化组织中无法检测到牙龈卟啉单胞菌（Jain et al. 2003）。牙周病加速动脉粥样硬化形成，动脉层、内膜和中层的变化引起平滑肌细胞增殖，导致中层纤维化、巨噬细胞浸润和坏死中心形成、内膜厚度增加和纤维帽形成（Hasturk et al. 2015）。这些观察结果表明，局部炎症性疾病（此处指牙周病）可以促进远隔器官中另一种疾病的发生和发展。

研究认为一些炎症以及宿主对微生物反应的相关分子在牙周病和心血管疾病之间的联系中发挥重要作用（Van Dyke & van Winkelhoff 2013）。研究最多的分子是细胞和细胞因子介导的炎症标志物，如CRP、纤维蛋白原、炎症细胞因子和脂质介质。这些分子既参与了牙周病的发病机制，也参与了“低炎症水平”下的动脉血栓形成（Danesh et al. 2000a, b; Danesh & Pepys 2000）。动物研究为这一联系提供了机制层面的认识，其中实验性牙周炎已被证明是动脉粥样硬化斑块发生发展的一个促进因素（Jain et al. 2003; Gibson et al. 2004; Hasturk et al. 2015）。动脉瘤斑块也成为炎症进展的活跃源头，包括激活的免疫细胞及其产生的炎症细胞因子（干扰素、白细胞介素-1、白细胞介素-6和肿瘤坏死因子-α）。脂肪组织也产生相同的细胞因子，这进一步促进了动脉粥样硬化和代谢综合征（Hansson 2005）。由粥样斑块产生的促炎细胞因子会增加CRP、血清淀粉样蛋白A和纤维蛋白原，从而加剧全身炎症。循环中的CRP水平因存在牙周炎而明显升高（Hasturk et al. 2015）。图18-2显示了在兔模型中实验性牙周炎的影响，以及牙周炎如何导致动脉粥样斑块的发生和发展。值得注意的是，控制炎症可以预防牙周病和动脉粥样斑块破裂，进一步强调了炎症在牙周-心血管疾病之间的作用。

CRP是一种由肝脏产生的炎症介质。细胞因子（如IL-6）可刺激机体产生CRP。反过来，CRP对细菌有调理作用，细菌被呈递给表达CRP受体的细胞并被细胞清除。中性粒细胞和巨噬细胞通过配体-受体的激活对CRP做出反应。在这个过程中，补体级联反应参与了吞噬细胞介导

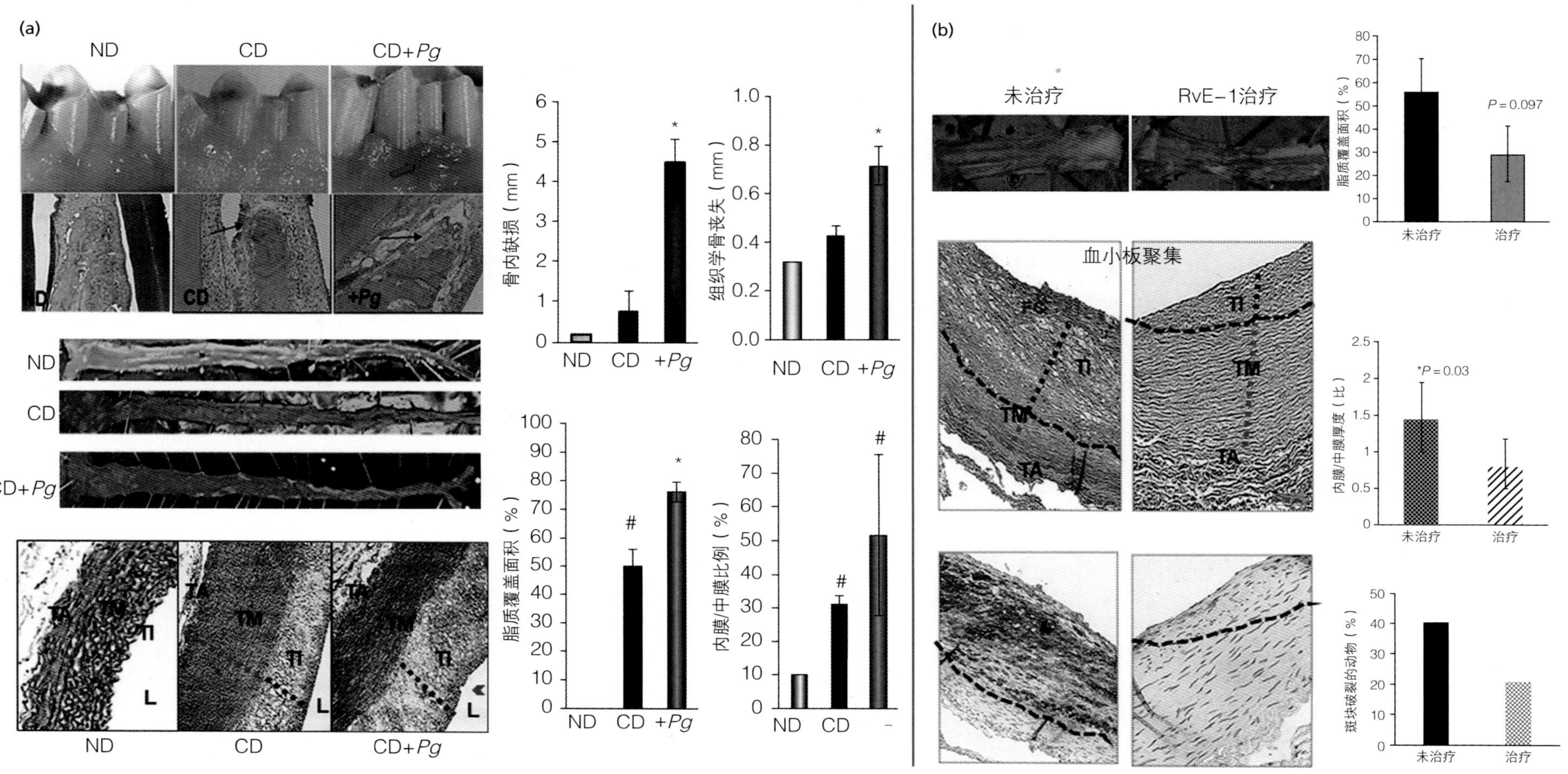

图18-2　（a）实验性牙周炎对兔模型的影响以及其导致动脉粥样斑块发生发展的方式。（b）炎症消退可预防牙周病和动脉粥样斑块破裂（Hasturk et al. 2015）。CD，胆固醇饮食；L，腔；ND，正常饮食；Pg，接种牙龈卟啉单胞菌的实验性牙周炎；TA，外膜（tunica adventitia）；TI，内膜（tunica intima）；TM，中膜（tunica media）；RvE-1，消退素E1。

和CRP诱导的细菌清除。动脉粥样斑块的形成与CRP水平的升高、泡沫细胞的形成、巨噬细胞的激活以及血管壁上影响内皮细胞的炎症过程密切相关。如前所述，内皮细胞对牙周病和心血管疾病之间的关系至关重要。内皮细胞局部产生的CRP促进局部炎症，并促进肝脏产生CRP。这一观察结果很有意义，证明了任何局部炎症过程都可以导致CRP的产生，这使牙周病可以促成系统性CRP水平升高的观点更为可信。

牙周治疗可减少心血管疾病患者的炎症标志物，并恢复紊乱的内皮功能（D'Aiuto et al. 2007; Tonetti et al. 2007; Teeuw et al. 2014）。这进一步表明，全身炎症反应是一种重要且合理的致病机制。通过这种机制，牙周病可以影响心血管疾病。研究观察到一个现象，除了巨噬细胞外，中性粒细胞也可能参与调节内皮细胞功能。被激发/预激活的中性粒细胞可能在牙周病和心血管疾病之间发挥了关键作用。虽然这个问题在侵袭性和慢性牙周炎中已经得到很好的特征归纳，但目前还没有研究表明这种过度激活有任何机制上的影响。这种机制突出了吞噬细胞活化在破坏内皮细胞功能和破坏内皮完整性方面的作用，类似牙周袋上皮，并导致血管壁“渗漏”。另一个现象是心血管疾病患者的并发症（如糖尿病）也受到牙周治疗的积极影响，这进一步强调了牙周病变的炎症消退对全身的影响。

另一个比较合理的新机制是血小板的激活和聚集（Laky et al. 2018）。血小板发挥着重要的免疫调节作用，其通过与白细胞（特别是与中性粒细胞）的相互作用直接参与炎症的激活和消退。特定的整合素会参与调节血小板-白细胞的交互作用。例如血小板上的CD62L（P-selectin，P-选择素）及白细胞上的相应配体（糖蛋白配体-1；P选择糖蛋白配体-1，PSGL-1）对血小板功能至关重要。类似地，血小板-中性粒细胞通过脂氧酶的作用，产生脂毒素促进炎症消退。动脉粥样硬化过程中，血小板的另一种调节功能是通过GPⅡb/Ⅲa介导的纤维蛋白原激活并与血小板之间结合而实现。CD40L是血小板产生活性氧自由基和动脉粥样硬化的调控分子。牙周治疗能够恢复血小板功能，这进一步强调了牙周炎症对动脉粥样硬化过程、血管功能和全身炎症的影响。

小结

图18-3总结了牙周致病菌和牙周炎症调节动脉粥样硬化、动脉粥样硬化血栓形成和心血管事件的各个阶段。炎症引发动脉粥样硬化，破坏血管内膜的粥样斑块的稳定性，导致斑块破裂。血栓形成会导致梗死和重大心血管疾病的发生。粥样斑块的易损性与炎症负荷有关。粥样斑块周围炎症的激活会导致纤维帽和斑块破裂。这一过程与微生物因素相关，涉及TLR-2的激活、促炎介质的释放和细胞黏附分子的上调。趋化因子通过浓度梯度招募单核细胞（如单核细胞螯合蛋白1）；单核细胞受到趋化迁移到内皮下，转变为巨噬细胞，在摄取氧化的LDL（oxidized LDL, ox-LDL）后转变为泡沫细胞。富含低密度脂蛋白的巨噬细胞的凋亡导致脂质在内皮下堆积。细胞外基质积聚导致覆盖斑块的纤维帽形成。在内皮细胞凋亡后，纤维帽及其促血栓成分剥落。

牙周病和糖尿病之间联系的可能机制

糖尿病是一组以长期高血糖为特征的代谢性疾病。作为一种全球流行病，糖尿病影响着全世界超过4.5亿人。糖尿病并发症显著影响发达国家和发展中国家的民众生活质量、寿命和医疗保健费用。糖尿病（尤其在控制不佳的情况下），会增加牙周病的患病风险并使病情加重，最终导致牙齿脱落。糖尿病通过高血糖和炎症途径促进细菌介导的炎症，这一过程对牙周组织的影响已得到详细描述。牙周病被认为是糖尿病的并发症之一（Loe 1993）。虽然最初的观察结果直接将牙周病与糖尿病相关联，只是因为血糖控制不佳的糖尿病患者伴牙周病和牙周组织破坏。这一观察结果进一步支持了慢性高血糖对全身包括牙周组织在内的影响。糖尿病和牙周病的相关性机制

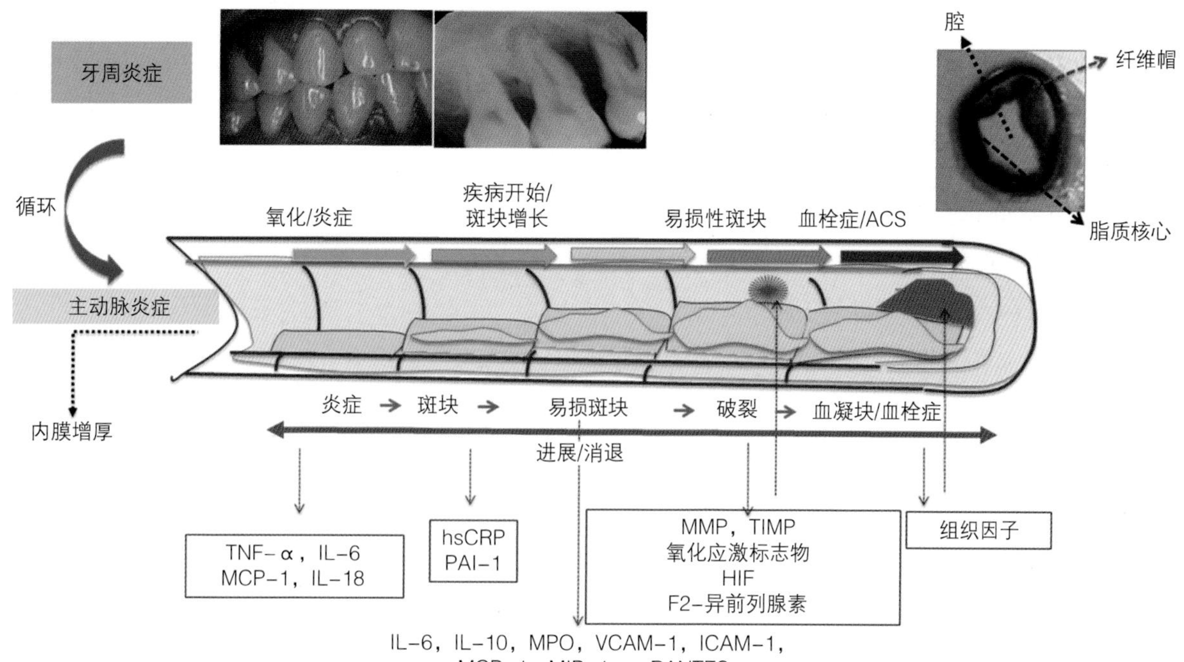

图18-3　牙周致病菌和牙周炎症对动脉粥样硬化、动脉粥样硬化血栓形成和心血管事件发生的阶段的可能调节机制。ACS，急性冠状动脉综合征；HIF，乏氧诱导因子；hsCRP，超敏C反应蛋白；ICAM-1，细胞间黏附蛋白-1；IL-6，白细胞介素-6；IL-18，白细胞介素-18；IL-10，白细胞介素-10；MCP-1，单核细胞趋化蛋白-1；MIP-1α，巨噬细胞炎症蛋白-1α；MMP，基质金属蛋白酶；MPO，髓过氧化物酶；PAI-1，纤溶酶原激活物抑制剂-1；RANTES，激活后调节、可能由正常T细胞表达、分泌；TIMP，金属蛋白酶组织抑制剂；TNF-α，肿瘤坏死因子-α；VCAM-1，血管细胞黏附蛋白-1。

与其他器官相似，包括微血管病变、胶原代谢改变和宿主炎症反应的改变。

尽管牙周病和糖尿病是影响不同器官的不同疾病，有着各自独特的病因，但它们有一个共同的影响因素，即长期持续的炎症。鉴于此，慢性炎症为一系列炎症活动的负面效应提供了最有力的合理解释，也将牙周病与糖尿病联系起来。因此，在糖尿病与牙周病的相关性中，炎症比微生物因素可能更为重要。牙周微生物也与炎症加重有关，因此被认为是与糖尿病有关的促进因素（Chapple et al. 2013）。糖尿病和牙周病之间也存在双向作用关系。在糖尿病患者中，牙周炎会对血糖控制产生不利影响，并增加心血管疾病、视网膜病变和肾脏疾病等并发症的风险。图18-4总结了牙周病与糖尿病之间的合理关系，以及糖尿病影响牙周病的途径。

宿主因素

高血糖症具有急性和慢性效应。急性期蛋白质和活性氧自由基是导致全身炎症加重的原因。长期高血糖会导致代谢失调，并引起一些病理状态，如代谢综合征、肥胖和糖尿病。过高的葡萄糖代谢控制失调与慢性高血糖的预后密切相关。作为人类古老的疾病之一，糖尿病是由胰岛素分泌缺陷或胰岛素产生不足，或两者同时发生而引起的。反过来，不受调节的胰岛素代谢会导致高血糖症以及蛋白质和脂质代谢失调。1型糖尿病是由于胰岛细胞产生胰岛素的功能缺陷造成的，占糖尿病患者5%。2型糖尿病是一种慢性疾病，胰岛素分泌量低，不足以代谢葡萄糖，与代谢综合征和肥胖密切相关。2型糖尿病占糖尿病患者90%～95%。1型和2型糖尿病都表现为高血糖，代谢控制不佳，以及影响全身的大血管和微血管缺陷。

关于糖尿病如何影响牙周健康的大部分证据来自2型糖尿病患者。1型糖尿病与牙周病相关联的数据虽然有限但也提供了很有力的证据。在这两种类型中，长期未控制的高血糖都会导致胶

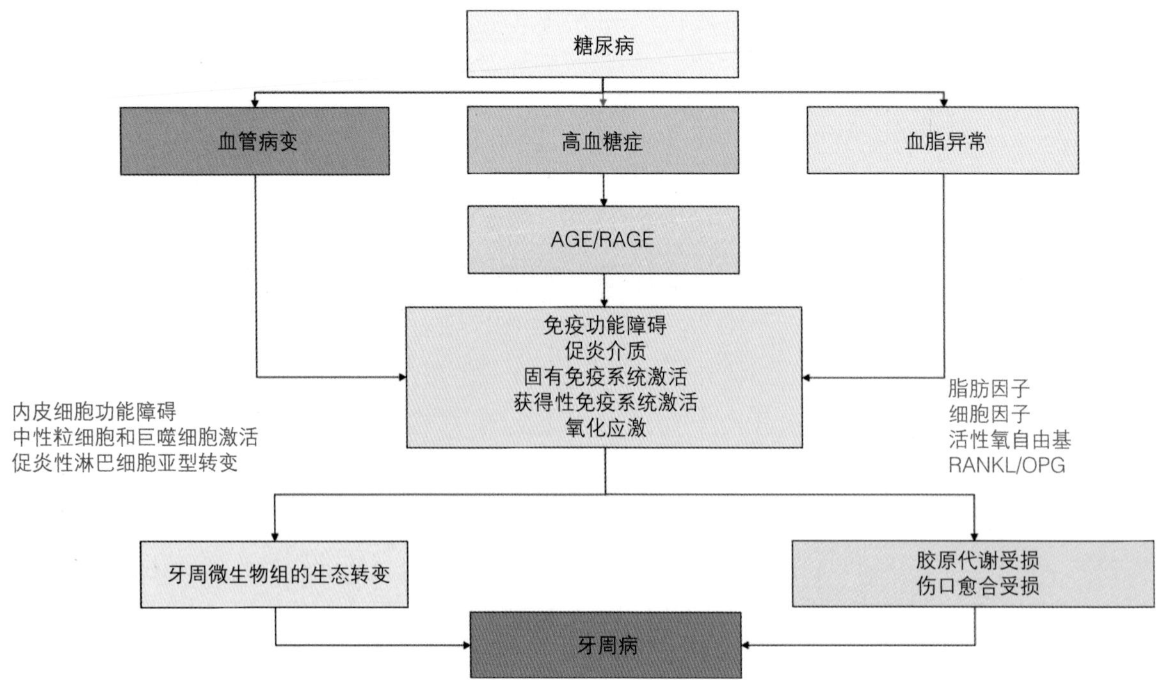

图18-4 糖尿病影响牙周健康的可能生物学机制。AGE，晚期糖基化终产物；OPG，骨保护素；RAGE，AGE受体；RANKL，核因子-κB配体受体激活剂。

原代谢、血管反应、脂质代谢和晚期糖基化终产物（advanced glycation end product, AGE）的形成发生改变。AGE受体（receptor for AGE, RAGE）无处不在，几乎在所有细胞类型中都有表达，包括基质细胞和免疫细胞。牙周病会破坏正常的代谢，加重糖尿病并发症。在此过程中，牙周炎症会促进内皮细胞和免疫细胞的活化。中性粒细胞被高血糖水平和AGE激活，在巨噬细胞中也有类似的过程（Yalda et al. 1994; Salvi et al. 1997a, b）。高血糖导致牙龈和牙周膜成纤维细胞胶原生成减少、胶原溶解活性增加（Ramamurthy & Golub 1983; Sasaki et al. 1992; Yu et al. 2012）。与中性粒细胞和巨噬细胞类似，口腔上皮细胞的过度炎症表型也与糖尿病有关（Amir et al. 2011）。B细胞在糖尿病患者中变得具有促炎特征。

在糖尿病产生了很高水平的细胞因子（如TNF-α）。破坏的牙周袋上皮衬里为致病性牙周微生物群提供了通道，而微生物产物进一步加重了炎症。具体来说，TNF-α与脂质代谢缺陷、胰岛素缺乏和失活有关。因此，AGE对于牙周病和糖尿病之间可能存在的相关性至关重要。AGE的产生是长期血糖水平升高的结果，由蛋白质和脂质不可逆转的非酶糖基化作用产生。RAGE属于免疫球蛋白超家族，作为多配体信号受体发挥作用（Schmidt et al. 1992）。高血糖会导致RAGE表达增加，而RAGE能够调节糖尿病的炎症并发症。

研究证明牙周组织表达RAGE，其在骨丧失过程中发挥的作用已被阐述：即用可溶性RAGE的方法，通过竞争性结合阻止AGE发挥作用以达到治疗目的（Lalla et al. 1998, 2000a, b）。在糖尿病患者的唾液样本中可以检测到AGE蛋白。血清AGE水平与2型糖尿病患者的牙周炎程度有关，且与糖化血红蛋白（HbA1c）水平相同步（Karima et al. 2005）。其他动物模型和人体组织的相关研究进一步证实了RAGE的作用。RAGE和AGE之间受体配体的相互作用导致糖尿病状态下的慢性炎症、创口愈合延迟、骨愈合受损和牙周组织破坏（Santana et al. 2003; Taylor et al. 2013）。当AGE与RAGE结合时，细胞表型和功能受到严重影响，并且进一步激活各种信号通路。例如在成骨细胞中p38-JNK轴参与下，AGE-RAGE信号激活caspase 3和caspase 8介导的细胞凋亡（Alikhani et al. 2007）。RAGE的激活也引起了其他受体之间的交互作用，这些受体在免疫细胞应答中发挥了重要作用。据报道，在糖尿病患者的牙周组织中TLR-2、TLR-4和TLR-9的表达增加。这些受体对于识别牙周致病菌及其毒力因子（如LPS）至关重要。TLR-4在促进髓系细胞产生促炎细胞因子方面有重要作用（Bagchi et al. 2007）。因此，RAGE-TLR交互刺激（主要是TLR-4）可以产生细胞因子（如IL-1b、IL-6和TNF-α），并通过激活多种类型的细胞促进炎症反应。由于TLR也在几乎所有细胞类型上表达，RAGE-TLR交互刺激导致非经典免疫细胞在糖尿病中表现为促炎表型。例如，人TLR-4阳性B淋巴细胞能够再循环并促进糖尿病患者的全身炎症，由此提出了一个可能的机制，即牙周病和牙周致病菌的抗体反应能够加剧糖尿病并发症的程度（Wright et al. 2008; Shin et al. 2009; Jagannathan et al. 2010）。

AGE诱导的氧化应激是AGE介导牙周炎症和组织损伤的重要机制。AGE-RAGE相互作用会加重炎症以及其他病理后果（如氧化应激），以致AGE进一步产生和长期扩散，形成恶性循环。在炎症过程中几种类型的细胞有助于牙周组织中的氧化应激和活性氧自由基的形成，包括免疫系统的中性粒细胞和巨噬细胞以及组织内的成纤维细胞与内皮细胞（Chapple et al. 1996; Karima et al. 2005; Ding et al. 2007; Graves & Kayal 2008; Allen et al. 2011）。在糖尿病患者中，牙周病的严重程度与中性粒细胞氧化反应（氧化应激）相关（Karima et al. 2005）。高血糖会导致中性粒细胞过度激活，而中性粒细胞是活性氧的主要来源。氧化爆发（应激）和活性氧会导致糖尿病和牙周病患者的促炎通路激活、脂质过氧化和胰岛素抵抗（Allen et al. 2011; Bastos et al. 2012）。高血糖可能通过多种途径导致氧化应激，随后影响炎症反应（Graves & Kayal 2008）。在糖尿病状态下，活性氧应激所引发的应答会产生大量促炎因子，该机制主要涉及MAP激酶、NF-κB和NALP3炎症小体相关的信号通路（Graves & Kayal 2008）。由于Wnt信号和FoxO转录因子参与调节成骨细胞的活动，这一机制对于理解糖尿病患者的牙槽骨丧失也具有重要意义。糖尿病和高血糖症的另一个效应是瘦素水平升高，这也会促进氧化应激。

牙周病患者全身循环中的CRP、TNF-α和IL-6水平升高（Bretz et al. 2005; Engebretson et al. 2007; Paraskevas et al. 2008），也是与糖尿病相关的一个可能机制。伴糖尿病的牙周炎患者表现出了循环中炎症因子的失衡（IL-10、IL-4和脂联素减少，CRP增加）（Genco et al. 2020）。另一方面的证据表明，在牙周炎患者中糖化血红蛋白（HbA1c）和CRP之间存在相关性（Demmer et al. 2010）。因此，外周细胞因子网的长期失调是糖尿病发病的核心机制，也与牙周病发生相关（Kolb & Mandrup-Poulsen 2010），突出了慢性炎性发挥的重要作用及其对易感个体构成的风险。牙周治疗可降低糖尿病患者的HbA1c，以及循环中的细胞因子（TNF-α）和CRP水平（Artese et al. 2015; Genco et al. 2020）。

人和动物研究还报告了糖尿病和牙周病患者的IFN-γ、巨噬细胞抑制蛋白（MIP-1、MIP-2）和单核细胞趋化蛋白-1（MCP-1）水平升高。由于糖尿病与创口愈合延迟和受损有关，因此可能与牙周炎的严重程度存在相关性，其中可能的机制是加重慢性牙周炎症。事实上，糖尿病增加了RANKL介导的破骨细胞活性并参与MMP介导的结缔组织降解，以及降低了胶原蛋白和细胞外基质蛋白的水平，所有这些都将促进组织降解、破坏或延迟创口愈合。

糖尿病还可激活骨免疫机制，导致牙周破坏（Jiao et al. 2015; Graves et al. 2020; Huang et al. 2020）。破骨细胞介导的骨吸收受Th17细胞调节，Th17细胞也产生RANKL和IL-17。在伴糖尿病的牙周炎患者的龈沟液（gingival crevicular fluid, GCF）样本中，显示了血糖控制水平与IL-4和IL-17水平相关。糖尿病控制不佳的患者牙周组织中Th17和Treg细胞增加，也揭示糖尿病导致牙周组织丧失的一种可能机制。与这些发现一致的是，在糖尿病患者的牙周组织和GCF样本中发现RANKL水平升高。这种机制受AGE-RAGE轴的调节。最近一项应用单细胞分析的研究揭示了2型糖尿病患者牙周组织和非糖尿病患者牙周组织中免疫细胞功能的根本差异，这可能是2型糖尿病患者牙周病风险和严重程度增加的原因（Belkina et al. 2020）。

微生物因素

牙周病作为感染性疾病可以对糖尿病及其控制效果产生不利影响。图18-5总结了这一机制。鉴于牙周病导致口腔细菌传播到循环系统中，牙周微生物群直接影响糖尿病状态或血糖控制情况，这一观点也被广泛接受。既往关于口腔微生物群作用的研究表明，糖尿病患者的口腔微生物丰度增加。关于糖尿病对口腔微生物群的组成或数量的影响，以及糖尿病患者牙周微生物群与其他类型的牙周炎有何不同的研究，目前数量比较有限（Chapple et al. 2013; Taylor et al. 2013）。虽然高血糖可能会改变牙周微生物的生存环境，并导致它们的组成和毒力发生变化，但仍需要进一步的研究来确定糖尿病、代谢综合征和牙周微生物组的相关性。牙周微生物群对糖尿病或血糖控制的影响研究虽然有限，但也有所发现。有研究证明了牙龈卟啉单胞菌对糖尿病患者的血糖控制有调节作用（Makiura et al. 2008）。

基于传统方法（如棋盘式DNA-DNA杂交和聚合酶链式反应PCR）的研究显示，与非糖尿病患者相比，在糖尿病患者中对少数特定微生物群的检测有限。表18-1总结了一些最近的研究，这些研究报告了2型糖尿病患者的牙周微生物组的多样性。虽然数量不多，但这些研究利用较新的高通量和基因组技术，揭示了有关糖尿病和牙周病之间复杂关系的新信息。16S rRNA测序或16S rDNA焦磷酸测序总体显示，与健康对照组或患有牙周炎的非糖尿病患者相比，伴2型糖尿病的牙周炎患者龈下微生物组的多样性降低。利用宏基因组鸟枪法测序的研究揭示了微生物群的功能分析，结论为2型糖尿病患者更容易受到龈下微生物失调的影响，这可能是由于宿主代谢和免疫调节功能受损。基于口腔微生物群的特点可能用于预测2型糖尿病是否存在牙周炎（Casarin et al. 2013; Zhou et al. 2013; Ganesan et al. 2017; Long et al. 2017; Longo et al. 2018; Farina et al. 2019; Saeb et al. 2019; Shi et al. 2020）。尽管进行了强有力的分析，但这些研究的结论需要从更大样本量的纵向研究中获得进一步证实。

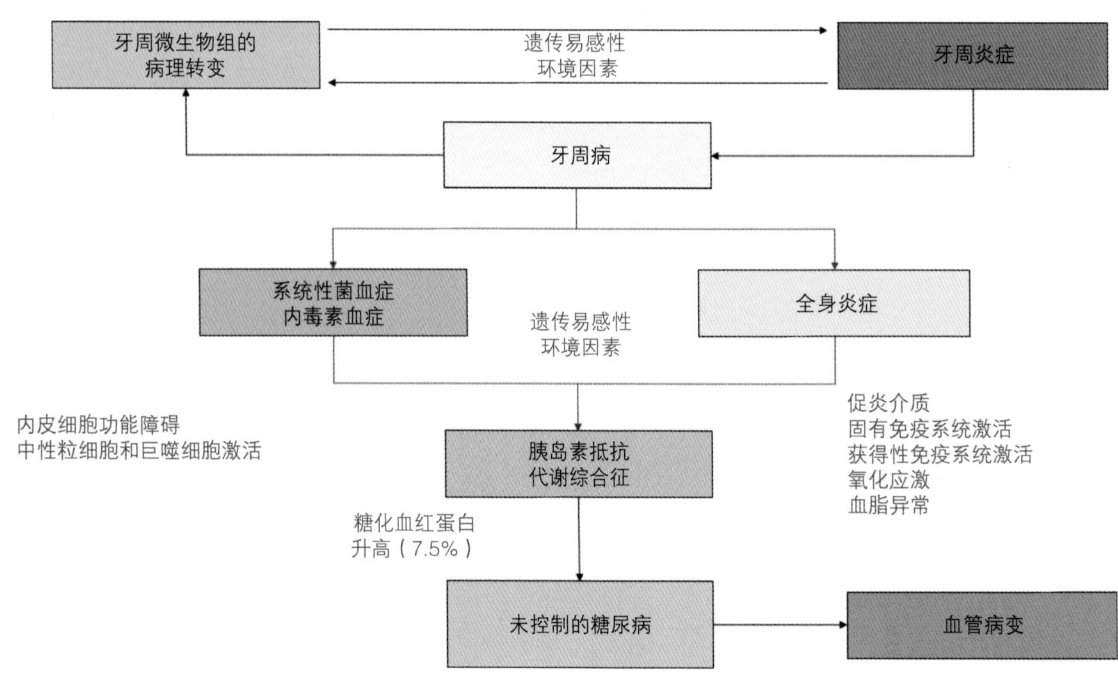

图18-5 牙周病和糖尿病之间的可能生物学机制。

表18-1　2型糖尿病背景下牙周微生物组多样性减少的研究

学者	年份	研究题目	研究设计	分析方法	主要发现
Casarin等	2013	未控制的伴2型糖尿病的慢性牙周炎患者的龈下微生物多样性	重度广泛型牙周炎患者，其中12名未控制血糖（HbA1c＞8%）的2型糖尿病患者，另外11名未患有糖尿病	16S rRNA治疗	总述：未控制血糖的慢性牙周炎患者与无糖尿病组的龈下微生物多样性存在明显差异 与无糖尿病组相比，糖尿病患者样本中的TM7、杆菌属（*Aggregatibacter*）、奈瑟氏球菌属（*Neisseria*）、孪生菌属（*Gemella*）、艾肯菌属（*Eikenella*）、月形单胞菌属（*Selenomonas*）、放线菌属（*Actinomyces*）、二氧化碳噬纤维菌属（*Capnocytophaga*）、梭菌属（*Fusobacterium*）、韦荣氏球菌属（*Veillonella*）、链球菌属（*Streptococcus*）的总克隆数比例更高；而卟啉单胞菌属（*Porphyromonas*）、产线菌属（*Filifactor*）、真杆菌属（*Eubacterium*）、互养菌门（*Synergistetes*）、坦纳菌属（*Tannerella*）、密螺旋体属（*Treponema*）比例降低（$P<0.05$） 具核梭杆菌（*Fusobacterium nucleatum*）、小韦荣氏球菌（*Veillonella parvula*）、殊异韦荣氏球菌（*V. dispar*）和啮蚀艾肯菌（*Eikenella corrodens*）在糖尿病患者中检出的频率明显高于非糖尿病受试者
Zhou等	2013	通过16S rDNA 454焦磷酸测序研究2型糖尿病对龈下菌斑微生物组的影响	非糖尿病和2型糖尿病受试者、伴或不伴牙周炎 总样本量=31	16S rDNA 454焦磷酸测序（V1～V3区）	总述：2型糖尿病可能会改变龈下菌斑的组成 通过对比牙周健康和牙周炎样本，发现了20个健康相关的操作分类单元（operational taxonomic unit，OTU），以及15个牙周炎相关的OTU。在健康样本中，普雷沃氏菌属（*Prevotella*）、假单胞菌（*Pseudomonas*）、坦纳菌属（*Tannerella*）和9个OTU的丰度在有无糖尿病样本中差别较大。在牙周炎样本中，有3种门［放线菌门（*Actinobacteria*）、变形菌门（*Proteobacteria*）和拟杆菌门（*Bacteriodetes*）］、2个属［放线菌属（*Actinomyces*）、聚集杆菌属（*Aggregatibacter*）］和6个OTU的丰度在无糖尿病组别中有显著差异
Ganesan等	2017	两种风险：吸烟、糖尿病和龈下微生物组	不吸烟的血糖正常和血糖高的受试者、吸烟的血糖正常和血糖高的受试者，伴重度广泛型牙周炎（n=25/组），以及75名牙周健康受试者	16S rDNA 454焦磷酸测序（V1～V3区）	总述：吸烟和高血糖通过不同的途径影响龈下微生物；如果彼此交互影响，则协同效应大于各自单独的影响 吸烟但不患有糖尿病的牙周健康受试者与无糖尿病但患牙周炎受试者的龈下微生物组相似。基于HbA1c水平，糖尿病患者的龈下微生物主要有梭菌属、微单胞菌属（*Parvimonas*）、消化链球菌属（*Peptostreptococcus*）、孪生菌属（*Gemella*）、链球菌属（*Streptococcus*）、纤毛菌属（*Leptotrichia*）、产线菌属（*Filifactor*）、韦荣氏球菌属（*Veillonella*）、TM7和嗜血杆菌（*Terrahemophilus*） 吸烟的牙周炎患者证明了以厌氧菌为主的核心微生物组。糖尿病患者和吸烟的糖尿病患者在微生物组成上具有异质性，并富含兼性物种
Long等	2017	口腔微生物组和2型糖尿病风险的关系	98名2型糖尿病患者，99名无糖尿病的肥胖患者，和97名无糖尿病的正常体重受试者	16S rRNA测序	总述：口腔微生物组可能在糖尿病病因学中起重要作用 与对照组相比，2型糖尿病患者的放线菌数量明显减少。放线菌和奇异菌属分别与糖尿病风险降低66%和72%有关 与无糖尿病的正常体重个体相比，无糖尿病的肥胖患者的动弯杆菌属（*Mobiluncus*）、棒状杆菌（*Corynebacterium*）和双歧杆菌（*Bifidobacterium*）含量较低

（续表）

学者	年份	研究题目	研究设计	分析方法	主要发现
Longo等	2018	血糖状态影响糖尿病患者的龈下微生物组	21名患有慢性牙周炎的2型糖尿病患者分为两组：HbA1c≥8%和HbA1c<7.8%	16S rRNA测序（V5～V6区）	总述：血糖水平调节龈下微生物组成 得到控制的2型糖尿病患者比未控制的2型糖尿病患者具有更高的龈下微生物多样性 未控制的2型糖尿病对与产丙酸盐/琥珀酸盐的发酵物种有利，对产丁酸盐/丙酮酸盐的物种不利 在未控制的2型糖尿病样本中发现了更高丰度的咽峡炎链球菌（*Anginosus*）和无乳链球菌（*Streptococcus agalactiae*） 未控制的2型糖尿病表现为龈下微生物改变且具有侵袭性
Farina等	2019	不同牙周状况的糖尿病和非糖尿病人群龈下微生物的宏基因组鸟枪法测序	4个试验组的12名受试者，伴/不伴控制不佳的2型糖尿病和中重度牙周炎	高分辨率全基因组鸟枪法测序	总述：宏基因组鸟枪法测序在检测低丰度OTU方面非常有效 2型糖尿病伴或不伴牙周炎与龈下微生物丰富度和多样性降低趋势相关 在患或不患牙周炎的受试者中，2型糖尿病的存在与单个或多个物种的相对丰度差异无关 在2型糖尿病患者中，牙周炎的存在与厌氧绳菌（*Anaerolineaceae bacterium*）口腔分类群439相对丰度增加有关
Saeb等	2019	糖尿病和糖尿病前期患者口腔微生物群的生物多样性和系统发育多样性相对减少	15名2型糖尿病患者、10名糖耐量受损受试者和19名对照受试者	16S rRNA测序	总述：与血糖正常受试者的口腔微生物群相比，糖尿病和前驱糖尿病受试者口腔微生物群的生物学多样性与系统发育多样性明显降低 糖尿病组表现出物种和多样性减少，但均匀度值最高，微生物群致病菌含量最高
Shi等	2020	与2型糖尿病牙周炎相关的龈下微生物组	对比2型糖尿病患者（n=15）与无糖尿病受试者（n=16）	宏基因组鸟枪法测序	总述：2型糖尿病患者对龈下微生物生态失调的转变更易感，这可能是由于宿主代谢和免疫调节受损 在牙周炎状态下，相比于无糖尿病的受试者，2型糖尿病患者龈下微生物与健康状态相比没有显著的转变 相对丰度的致病物种存在与牙周炎状态相关，但也与2型糖尿病背景下的牙周健康状态相关 一组微生物标志基因与临床情况相关

小结

糖尿病可能与一种被称为“糖尿病性牙周炎”的炎症过程改变有关，尽管对这一定义没有达成共识，也没有共识说明糖尿病患者呈现独特的牙周病表型。然而，很明显牙周炎的严重程度会增加糖尿病患者的炎症负担。一个糖尿病患者血糖控制困难时，在口腔中会发生牙周病的并发症，如面临咀嚼问题、脓肿、牙齿松动、口腔异味、美观问题；还会面临肥胖、全身炎症、心血管疾病、肾脏疾病和眼部并发症等风险升高的情况（图18-6）。随着牙周炎严重程度的增加，糖尿病控制会变得更糟（Karima et al. 2005），这会增加全身炎症标志物（如CRP）的表达，同时降低抗炎细胞因子水平（如IL-10）。临床病例显示了糖尿病为牙周炎的治疗带来了更大的挑战（图18-7～图18-9）。

此外还存在一些比较关键的影响因素，如糖尿病病程（暴露于高血糖状态）、AGE、慢性微血管和大血管缺陷、发病年龄、血脂和糖尿病类型。获得对糖尿病的有效控制可以减少或消除牙周病变。同样地，牙周治疗有助于控制糖尿病，支持糖尿病和牙周病之间的双向相关性（D'Aiuto et al. 2018）。因此，糖尿病患者的牙周炎呈现出不同的生物机制是可以理解的（Taylor et al. 2001）。这一观点也得到了流行病学证据的支持（Borgnakke et al. 2013）。

牙周病对糖尿病患者意味着什么?

- 血糖控制困难
- 面临牙周病的口腔并发症，如咀嚼问题、脓肿、牙齿松动、口腔异味、美观问题
- 肥胖、全身炎症、心血管疾病、肾脏疾病和眼部并发症风险增加

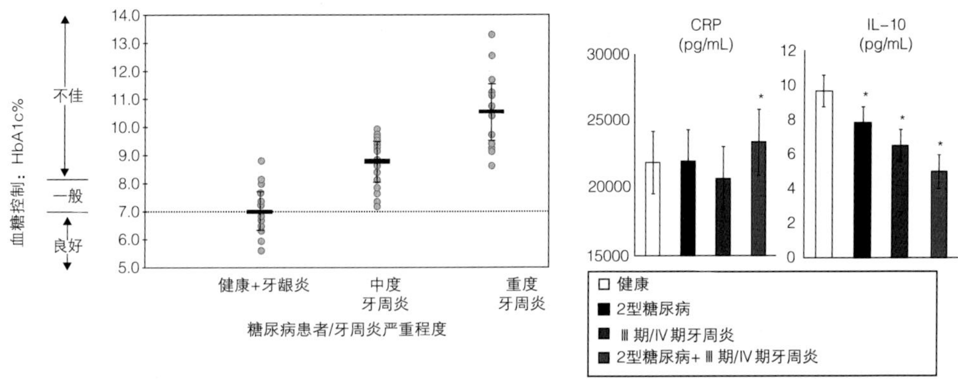

图18-6　糖尿病控制情况和牙周炎严重程度。CRP，C反应蛋白；IL-10，白细胞介素-10。

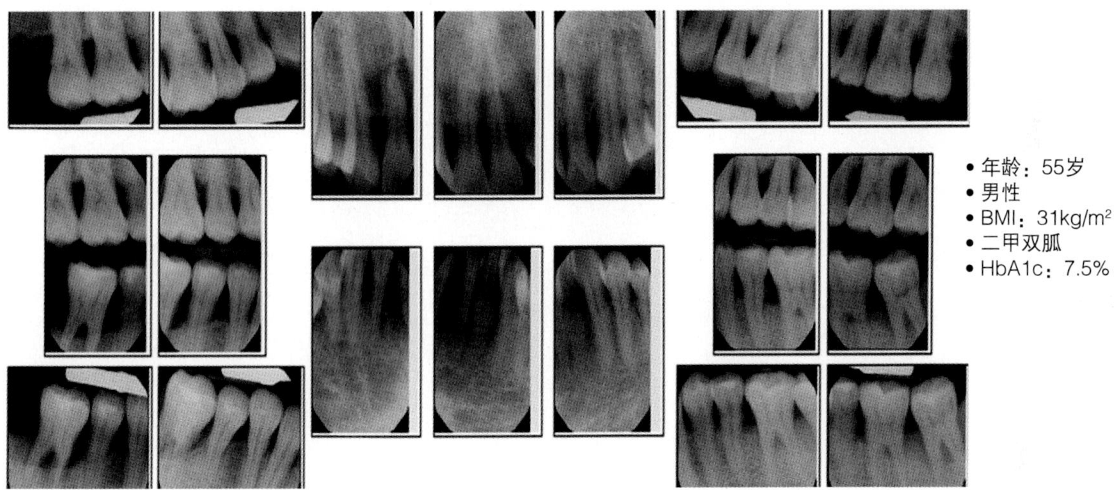

图18-7　2型糖尿病患者的Ⅲ期、广泛型牙周炎。BMI，体重指数；HbA1c，糖化血红蛋白。

结论

牙周病与系统疾病之间的生物学联系存在全身和环境方面的影响因素，包括生活方式、遗传和家族倾向、吸烟、性别以及年龄。如果是活动性炎症疾病，则它们具有共同的诊断和可能的预后：靶向组织发生异常且不受控制的炎症，以及难以治愈且逐渐进展加重的结局。炎症病理状况对生命影响的严重程度取决于受影响的组织或器官系统。在重要的组织，如心脏、肺、肾脏或肝脏，炎症的进展可能是毁灭性的。然而，在外周组织中，炎症过程可以遵循缓慢进展的过程。因此，虽然调节因素可能相似，但炎症存在组织特异性。将炎症理解为一个独立概念的另一个主要问题是远隔器官之间的相互作用。虽然一个器官的炎症过程可能直接导致另一个器官或组织的病变是可能的，但炎症途径的合并疾病，以及通过细胞或可溶性介质介导的共同信号机制对于口腔-系统疾病之间的相关性至关重要（Hasturk et al. 2012a）。

图18-10总结了牙周病和系统疾病之间联系的可能机制。健康向疾病的转变是影响身体稳态的多个因素共同作用结果。衰老、表观遗传和感染促进了疾病相关的病理变化。炎症反应是由

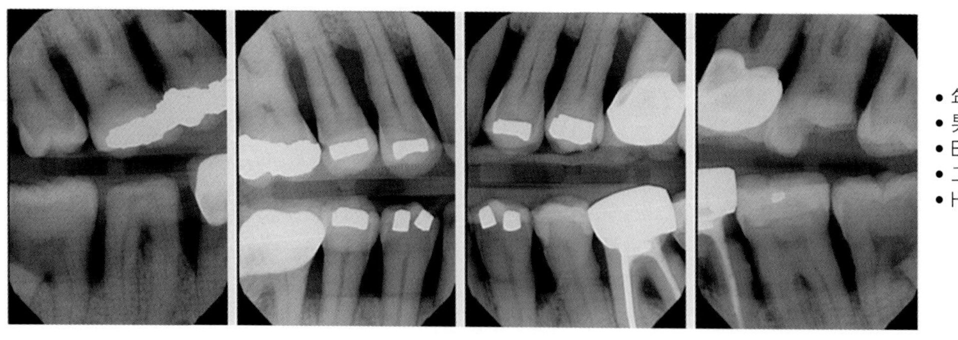

图18-8 2型糖尿病患者的Ⅳ期、广泛型牙周炎。BMI，体重指数；HbA1c，糖化血红蛋白。

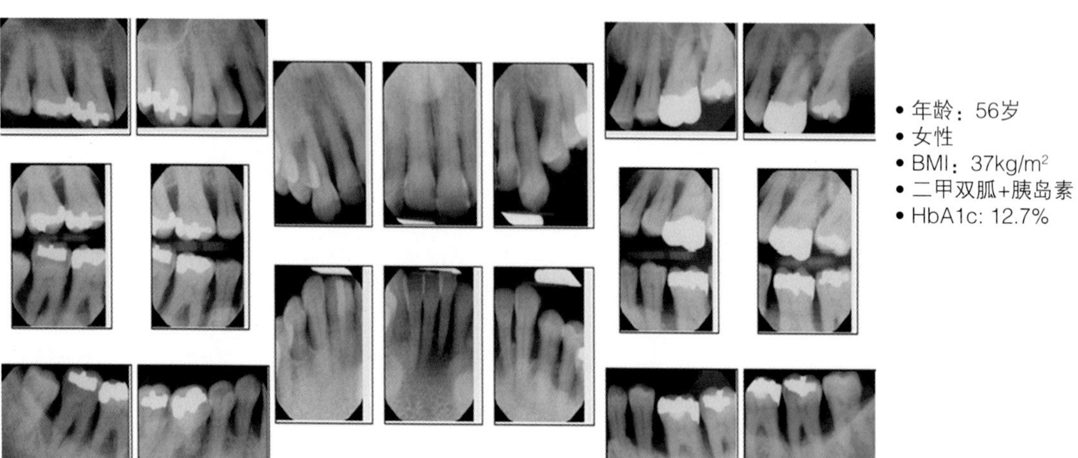

图18-9 2型糖尿病患者的Ⅳ期、广泛型牙周炎。BMI，体重指数；HbA1c，糖化血红蛋白。

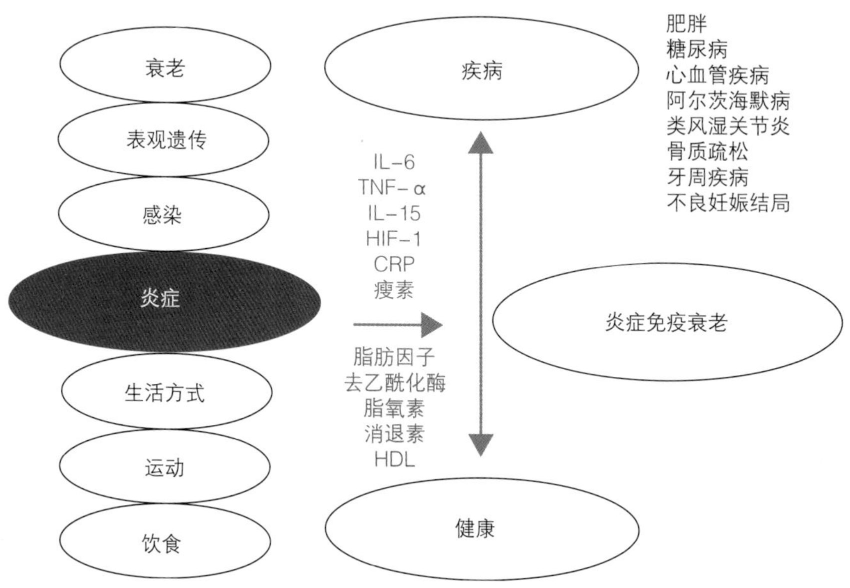

图18-10 牙周病和系统疾病的相关性。CRP，C反应蛋白；HDL，高密度脂蛋白；HIF-1，缺氧诱导因子-1；IL-6，白细胞介素-6；IL-15，白细胞介素-15；TNF-α，肿瘤坏死因子-α。

分子途径和细胞功能介导的，可以作为病理转变的标志物进行评估。改善这样的情况以恢复健康需要消除炎症。非传染性炎症疾病（如肥胖、糖尿病、心血管疾病、阿尔茨海默病、类风湿关节炎、骨质疏松、牙周病和不良妊娠结局）有着类似的发病机制，在局部组织和全身水平影响机体，因此相互关联。尽管有很多标志物与健康有关，也有一些其他标志物与疾病的发生和严重程度有关，但这些区别变得比较模糊，因为炎症是同时包括启动和消退的动态过程。

第19章

牙周脓肿、坏死性牙周病及牙周–牙髓联合病变

Abscesses, Necrotizing Lesions of the Periodontium, and Endo-Periodontal Lesions

David Herrera[1], Magda Feres[2]

[1]ETEP (Etiology and Therapy of Periodontal and Peri-Implant Diseases) Research Group, Complutense University of Madrid, Madrid, Spain

[2]Department of Periodontology, Dental Research Division, Guarulhos University, Guarulhos, São Paulo, Brazil and The Forsyth Institute, Cambridge, MA, USA

前言

急性牙周病定义为“在牙周组织或相关结构快速起病及发展的临床病症，可能表现为疼痛或不适，以及组织破坏和感染”（AAP, 2000）。该类别中考虑了不同的疾病和/或状况，包括牙龈脓肿、牙周脓肿、坏死性牙周病、疱疹性龈口炎、冠周脓肿、冠周炎和牙周–牙髓联合病变。

影响牙周组织的急性病变通常需要进行应急处理，患者往往会因为急性疼痛来就诊，然而，这种情况在牙周病中并不常见。此外，和大多数慢性牙周病相比，急性牙周病的发生、进展非常迅速，并可能很快导致牙周组织的破坏。因此对于此类疾病，及时、迅速地诊断和治疗是至关重要的（Papapanou et al. 2018）。此类疾病中的两种情况，可以被视为独立的牙周病：牙周脓肿和坏死性牙周病。牙周脓肿是最常见的口腔急症之一，通常需要立即处理。主要表现为牙周组织快速破坏，可能会对感染牙齿的预后产生不良影响，并且可能导致严重的系统疾病（Herrera et al. 2000b, 2014）。另外，坏死性牙周病是与菌斑生物膜相关的最严重的一类疾病，表现为进展

迅速的牙周组织破坏（Herrera et al. 2014）。

牙周-牙髓联合病变是患牙同时存在牙髓炎症和牙周组织破坏的病理状况。此类病变可能会有急性进展，并发展为牙周脓肿，但大多数情况下表现为慢性病程。其感染可来源于牙周组织或/和牙髓组织内的微生物，也可能来源于外伤、医源性事件或者牙根吸收。牙周-牙髓联合病变在临床中并不常见（Rhee et al. 2014），但它们对口腔临床医生来说却是最具挑战性的难题之一，因为它们相对难以治疗，并且对患牙的预后可能产生严重影响（Herrera et al. 2018）。

牙周组织内的脓肿

脓肿是口腔临床上患者来诊的主要原因之一，它们表现为一组异质性的病变，其特征是波及牙周组织的局限性化脓性炎症。脓肿的病因可能来源于：牙髓坏死、牙周感染、冠周炎、外伤或牙周外科手术（Gill & Scully 1990）。这一专业术语特指与牙髓坏死（牙髓、根尖周或牙槽脓肿）、牙周感染（Papapanou et al. 2018）或冠周炎（冠周脓肿）相关的脓肿，这些脓肿统被称为牙源性脓肿或口腔脓肿（van Winkelhoff et al. 1985）。

牙周脓肿

牙周脓肿定义为在短期内发生的牙周组织破坏，常伴明显的临床症状，包括了牙周袋内壁的局限性脓液积聚（Herrera et al. 2000b）。最近，在2017年牙周病和种植体周病新分类国际研讨会上，将牙周脓肿定义为“以牙周袋/龈沟壁内的脓液局限性积聚为特征，同时伴迅速的组织破坏，并与全身系统性危险因素相关的一类急性病变”。

分类

通常意义上的牙周脓肿已经被明确定义，这种急性牙周病还可以根据病程（慢性或急性）、病变数量（单个或多个）或位置（牙龈，局限于龈缘或牙周组织，甚至扩散至整个牙周支持组织）来进行分类。中国学者孟焕新等在1999年提出的一种分类方法包括：牙龈脓肿（在之前的健康位点发生，由异物嵌塞引起）、牙周脓肿（不管急性还是慢性，都与牙周袋相关）以及冠周脓肿（与局部阻生牙相关）。在1999年由美国牙周病学会举办的关于牙周病分类的国际研讨会上，这个分类被修改后列入牙周病分类系统，这也是牙周病分类第一次把牙周脓肿作为一个独立的体系。在2017年牙周病和种植体周病新分类国际研讨会上，根据病因学因素进行的牙周脓肿新分类被采用（Herrera et al. 2018; Papapanou et al. 2018）。牙周脓肿的发展过程可能发生在现有的牙周袋内，但是也可能在没有牙周袋的位点发生，因此，牙周脓肿可以被分为两种主要类型：（1）已经存在牙周袋的位点发生的脓肿，因此这一类脓肿仅见于牙周炎患者；（2）不需要存在牙周袋就可以发生的脓肿，在牙周炎和非牙周炎患者身上都可发生（Herrera et al. 2018）（表19-1）。

牙周炎患者的牙周脓肿

牙周炎患者的牙周脓肿可能与两种不同的临床情况有关，一种是疾病进展期（急性加重），另一种是治疗过程相关（治疗后）。

急性加重

脓肿的形成通常归咎于不规则深牙周袋的存在，伴随根分叉病变（Darbar et al. 1993）或者是垂直向骨缺损（Fasciano & Fazio 1981; Kareha et al. 1981; Darbar et al. 1993）。脓肿急性加重可能发生于未经治疗的牙周炎患者（Dello Russo 1985）、“难治性”牙周炎患者（Fine 1994）或牙周支持治疗期间的患者（Kaldahl et al. 1996; McLeod et al. 1997; Silva et al. 2008）。

治疗后

治疗后牙周脓肿可能发生于以下情况：

表19-1　依据2017年牙周病和种植体周病新分类国际研讨会上的内容，在病因学基础上建立的牙周脓肿分类（来源：Herrera et al. 2018；Papapanou et al. 2018）

牙周炎患者的牙周脓肿（脓肿在之前已存在的牙周袋内）						非牙周炎患者的牙周脓肿（不依赖于之前是否存在牙周袋）				
急性加重			治疗后							
未经治疗的牙周炎患者	难治性牙周炎患者	牙周支持治疗期的患者	洁治后	术后	用药后（1）	异物嵌塞（2）	不良习惯（3）	正畸因素（4）	牙龈增生	根面形态改变（5）

（1）全身性抗生素使用，其他药物（硝苯地平）
（2）牙线、正畸皮筋，牙签、橡皮障碎片或者是爆米花壳
（3）咬金属丝、咬指甲或紧咬牙
（4）正畸加力或者反殆
（5a）严重的解剖学因素改变：牙内陷、牙外突，或组织内陷，或牙体发育不良
（5b）轻微的解剖学因素变化：牙骨质撕裂，釉珠或发育沟
（5c）医源性因素：根管治疗时侧穿
（5d）重度牙根破坏：牙根垂直向折裂或牙根裂综合征
（5e）牙根外吸收

- 龈上洁治、龈下刮治和根面平整术后，或者专业的机械性菌斑清创术后，导致残余的牙石碎片进入牙周组织内（Dello Russo 1985），或者不彻底的洁治导致牙周袋内残留牙石，而牙周袋冠方的闭合阻碍了牙周袋的正常引流（Kaldahl et al. 1996）。
- 牙周手术治疗后发生脓肿，通常是由于外源性异物，如再生膜材料、缝线或者牙周敷料的存在而导致（Garrett et al. 1997）。
- 在没有进行龈下机械清创的情况下，直接使用全身性抗生素药物，常见于晚期牙周炎患者发生的牙周脓肿（Helovuo & Paunio 1989; Topoll et al. 1990; Helovuo et al. 1993）。Helovuo等（1993）随访了未经治疗的牙周炎患者，他们由于口腔以外疾病被给予广谱抗生素（青霉素，红霉素），其中42%患者在抗生素治疗的4周内发生了边缘性脓肿，研究者给出了一个可能的解释是细菌（厌氧菌）的机会性过度增殖导致了感染（Helovuo et al. 1993）。
- 使用了其他全身性药物，如硝苯地平（Koller-Benz et al. 1992）。

非牙周炎患者的牙周脓肿

这类脓肿可能发生在牙周健康位点或者深牙周袋中，因此与上一节描述的脓肿相比，牙周袋的存在并不是脓肿发生发展的必要条件。以下列出了这类脓肿的5种病因：

- 异物嵌塞，包括牙线、正畸皮筋、牙签、橡皮障碎片、指甲碎片或者是爆米花壳。
- 不良习惯，包括咬金属丝、咬指甲或紧咬牙都可能促进脓肿的发展，或者是因为异物嵌塞至龈下后导致牙周袋或龈沟在冠方的闭合。
- 正畸因素，包括不恰当的正畸加力或者反𬌗。
- 牙龈增生（Holtzclaw & Toscano 2008）。
- 根面形态的改变，包括严重的解剖学改变（牙内陷、牙外突，或组织内陷，或牙体发育不良）、轻微的解剖学因素变化（牙骨质撕裂，釉珠或发育沟）、医源性因素（穿孔）、重度牙根破坏（牙根垂直向折裂或牙根裂综合征）或牙根外吸收。

病因学、发病机制和组织病理学

牙周脓肿的发生与牙周袋/龈沟无法正常引流有关。这可能是由于牙周袋口在冠方部分或完全的闭合，或者由于龈下微生物组成的变化、细菌毒性增加导致细菌代谢产物增多，或宿主防御能力下降。牙周袋/龈沟引流不畅可能导致感染扩展到周围的牙周组织（Newman & Sims 1979; Kareha et al. 1981; DeWitt et al. 1985），细菌侵袭牙周袋口周围组织，通过释放趋化因子介导炎症发生发展的进程，吸引多形核中性粒细胞（PMN）和其他细胞聚集。这将触发炎症因子的

密集释放，导致结缔组织的破坏，细菌被吞噬并最终导致脓液的产生。一旦脓肿形成，脓肿内的组织破坏程度取决于病灶内的细菌生长情况及其毒性，以及局部位置的pH（酸性环境有利于粒细胞释放溶酶体酶并促进其活性）（DeWitt et al. 1985）。

牙周脓肿中含有细菌、细菌产物、炎症细胞、组织破坏后产物和血清。脓肿的组织病理学显示中央区域充满中性粒细胞、细菌和软组织破坏后的组织碎片。在脓肿晚期，由巨噬细胞和中性粒细胞组成的化脓性膜将这个核心区域包围机化。DeWitt等（1985）从12个脓肿中获得了组织样本进行研究，这些样本范围包括了脓肿中心及其向根方延展的组织。结果显示，除了正常的口腔上皮和固有层，同时还存在炎症细胞从侧面向牙周袋内壁上皮浸润。在炎症浸润区域，有中性粒细胞和淋巴细胞聚集，同时伴组织破坏和大量的颗粒状、酸性坏死组织碎片（图19-1）。其中一些组织样本通过电子显微镜进行观察，显示存在革兰阴性菌侵入牙周袋上皮并浸润结缔组织。牙周脓肿从外到内的病理学改变为：外层为正常的口腔上皮和固有层，随后出现一个急性炎症浸润层，再向内为炎症更明显的区域，坏死的结缔组织区域中存在大量中性粒细胞和淋巴细胞；最内侧为溃烂的牙周袋内壁上皮（DeWitt et al. 1985）。

微生物学

在文献综述中，通常认同这样一个观点：化脓性口腔感染大多数是多种微生物引起的，其主要病因是内源性细菌感染（Tabaqhali 1988）。尽管这方面的研究非常少，然而，还是揭示了引起牙周脓肿的特异性微生物群的存在。Newman和Sims（1979）研究了9例牙周脓肿，发现63.1%的微生物是由专性厌氧菌构成的。Topoll等（1990）分析了在研究前已使用抗生素的10名患者所发生的20例牙周脓肿，结果显示引起感染的微生物群59.5%是专性厌氧菌。Herrera等（2000a）的研究结果显示脓肿内厌氧菌比例为45.1%。

以上研究显示引起牙周脓肿的微生物群与引起慢性牙周炎损伤的微生物群并没有什么不同（表19-2）。这个微生物群包含多种微生物，并且非能动性、革兰阴性、专性厌氧的棒状菌属占主要地位。在这些细菌中，牙龈卟啉单胞菌很可能是毒性最强的并与脓肿相关的微生物。细菌培养研究中发现牙龈卟啉单胞菌在牙周脓肿中存在的比例可从50%达到100%（Newman & Sims 1979; van Winkelhoff et al. 1985; Topoll et al. 1990; Hafstrom et al. 1994; Herrera et al. 2000a; Jaramillo

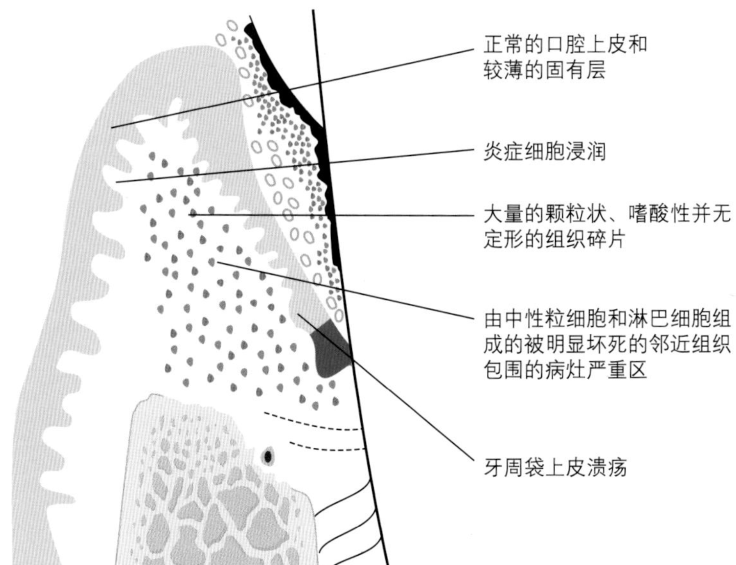

图19-1　牙周脓肿的病理学特征。

表19-2 牙周脓肿的微生物学特征：目标种属的检出率

研究	组别	*n*	*Aa*	*Pg*	*Pi*	*Tf*	*Pm*	*Cr*	*Fn*	*Pmel*	*Ec*	*Td*	*Pen*	*Cap*	*Sel*	*Vibrio*	*Eu*	*Dn*	肠道内
Newman和Sims (1979)	对照组	4		25%	0				0	25%				75%	0	50%			
Newman和Sims (1979)	渗出物	7		71%	14%				71%	14%				100%	14%	29%			
Newman和Sims (1979)	根尖	9		78%	56%				44%	22%				78%	0	67%			
van Winkelhoff等 (1985)	脓液	3		100%	100%														
Topoll等 (1990)	之前使用抗生素	20		95%	25%				65%										
Hafstrom等 (1994)	基线	20	25%	55%	65%			80%	55%					30%					
Herrera等 (2000a)	基线	24	0	50%	63%	47%	71%	4%	71%	17%									
Jaramillo等 (2005)	基线	60	30%	52%	60%	15%	3%	12%	75%		23%						8%	7%	22%
Eguchi等 (2008)	试验组	46	11%	72%		70%						70%							
Eguchi等 (2008)	对照组	45	2%	58%		60%						60%							

Aa，伴放线聚集杆菌；Pg，牙龈卟啉单胞菌；Pi，中间普雷沃氏菌；Tf，福赛坦氏菌；Pm，微小小单胞菌；Cr，直肠弯曲菌属；Fn，具核梭杆菌；Pmel，产黑普雷沃氏菌；Ec，啮蚀艾肯菌；Td，齿垢密螺旋体；Pen，牙髓卟啉单胞菌；Cap，二氧化碳噬纤维菌属；Sel，月形单胞菌属；Eu，真杆菌属；Dn，肺炎球菌属

et al. 2005）。Eguchi等（2008）使用了一种商品化的分子学检测方法（IAI-PadoTest 4.5; IAI Inc., IAI Institute, Zuchwil, Switzerland），也报告了牙龈卟啉单胞菌、福赛坦氏菌和齿垢密螺旋体的高检出率。其他通常可被检出的厌氧菌种属还包括中间普雷沃氏菌、产黑普雷沃氏菌和具核梭杆菌。在大多数病例中都可以检出螺旋菌（密螺旋体属）。大多数的革兰阴性菌是非发酵性的，并且表现出中到强的蛋白水解活性。专性厌氧、革兰阳性菌属经常出现在牙周脓肿中，包括微小小单胞菌、放线菌属和双歧杆菌属。可以从牙周脓肿中分离出来的兼性厌氧革兰阴性菌属包括弯曲菌属、二氧化碳噬纤维菌属和伴放线聚集杆菌（Hafstrom et al. 1994）。革兰阴性肠道杆菌也曾被检出（Jaramillo et al. 2005）。

诊断

牙周脓肿的诊断应该基于口腔检查时对疾病症状、体征及影像学检查的全面评估和判定（Corbet 2004）。

牙周脓肿的临床定义，根据2017年牙周病和种植体周病新分类国际研讨会（Papapanou et al. 2018）的讨论结果，基于可检查到的症状/体征，按照以下两个主要标准建立：牙根外侧部分对应牙龈呈卵圆形隆起，探诊时出血；其他次要症状/体征还包括疼痛、探诊溢脓、深牙周袋和牙齿动度增加。本临床定义是根据研讨会上提交的综述文件的结果而提出（Herrera et al. 2018），该文件是将大量的病例及其综合描述进行集中研究后获得的（Smith & Davies 1986; Hafstrom et al. 1994; Herrera et al. 2000a; Jaramillo et al. 2005; Chan & Tien 2010）。

牙周脓肿最常出现的指征是根侧牙周组织的卵圆形膨隆（图19-2）。位于牙周组织深部的脓肿可能更难被诊断，因为它们可能表现为弥漫性的肿胀或者仅仅是一片区域发红（图19-3），而不出现明显的组织肿胀。另一个常见的特征是通过瘘管或开放的牙周袋口来排脓（图19-4），后者更常见。这种排脓可能是自发性的，或者在对脓肿表面施加压力时发生。一些研究发现磨牙更易发生脓肿（Smith & Davies 1986; Herrera et al. 2000a），而其他人发现各牙位发生脓肿的概率无明显区别（Chan & Tien 2010）或前牙更

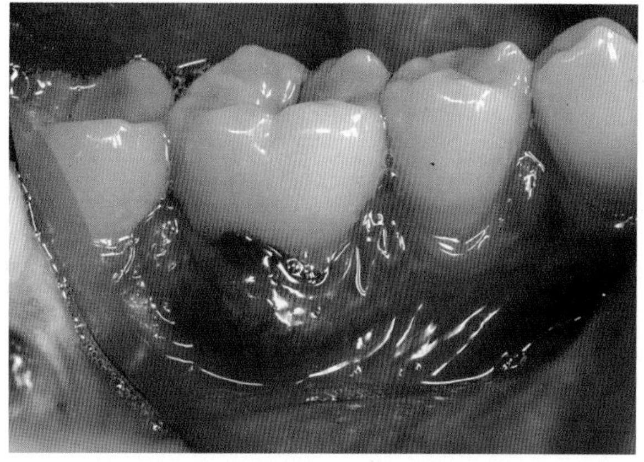

图19-2　累及46的牙周脓肿。注意此磨牙脓肿形成和根分叉病变之间的关系。

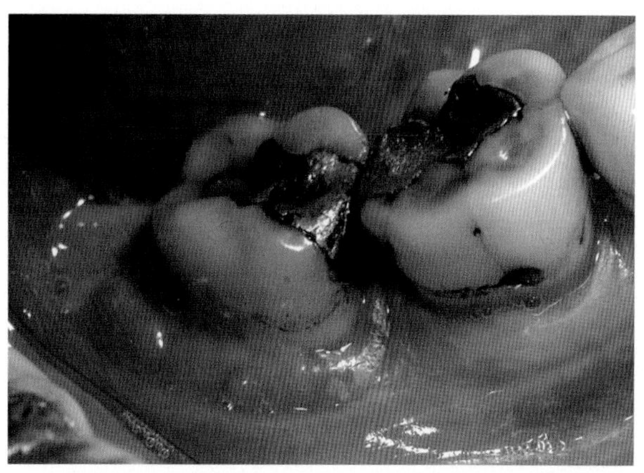

图19-3　累及47的牙周脓肿。注意弥漫性肿胀累及磨牙的整个颊面。

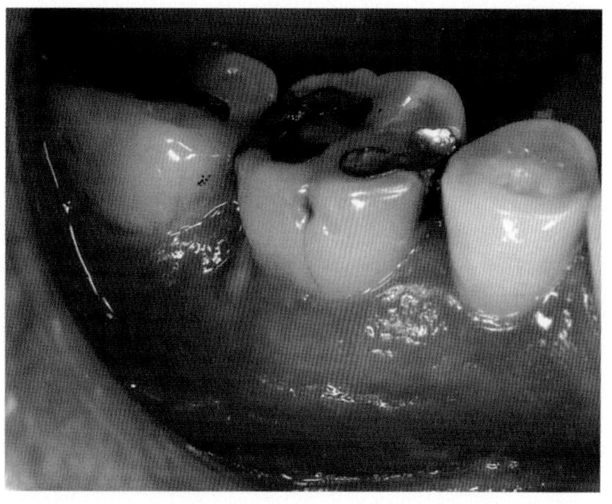

图19-4　累及46的牙周脓肿。注意在龈缘处有自发性溢脓。

易发生（Jaramillo et al. 2005）。一项研究报告显示，大量脓肿发生在牙间隙区（Smith & Davies 1986），而其他研究者观察到在颊侧更易形成脓肿（Herrera et al. 2000a; Chan & Tien 2010）。牙周脓肿的临床症状通常包括：疼痛（从轻微不适到严重疼痛）、牙龈质地松软、肿胀以及牙齿叩诊不适。其他相关症状还包括患牙浮出感以及牙齿动度增加（图19-5）。

在进行牙周检查时，脓肿通常是在深牙周袋所在位点发现的。经常伴发与牙周炎相关的临床表现，如探诊出血、牙周袋溢脓以及有时牙齿动度增加。影像学检查可能显示牙间骨正常，也可显示明显的牙槽骨吸收，骨吸收影像学可仅仅表现为牙周膜间隙增宽，严重者可表现为所累及患牙的牙根骨吸收（图19-6）。

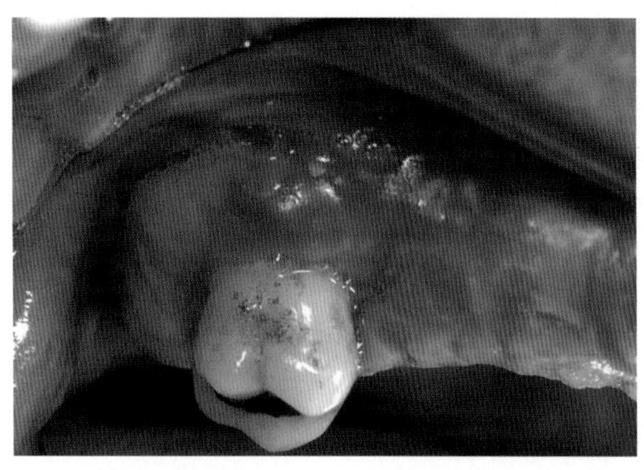

图19-5 累及18的牙周脓肿。注意病损是怎样影响了牙齿浮出程度和松动度。

在一些患者身上，牙周脓肿的发生可能伴随着明显的体温升高、全身乏力以及局部淋巴结肿大（Smith & Davies 1986; Herrera et al. 2000a）。Herrera等（2000a）对牙周脓肿患者的血液和尿液样本进行了即刻研究，结果发现有30%的患者血液中粒细胞数量明显升高，在20%～40%的患者中，中性粒细胞和淋巴细胞的绝对值也升高了。

患者病史也能够为牙周脓肿的诊断提供信息，尤其是与先前接受相关治疗的病例［龈上洁治、龈下刮治和根面平整术、牙周手术、全身性使用抗生素或其他药物（如硝苯地平）和牙髓治疗］，或与异物嵌塞有关。大多数脓肿会对牙周病患者产生显著影响，包括未经治疗的、接受牙周支持治疗的或正在接受积极治疗的牙周病患者在内。

鉴别诊断

牙周脓肿的鉴别诊断应该考虑其他可能发生在口腔内的脓肿（Ahl et al. 1986）。急性感染，如根尖周脓肿、根侧囊肿、牙根纵折及牙周-牙髓联合病变等，可能有类似的表现和症状。它们的病因学并不相同，因此它们的治疗方法取决于

(a)

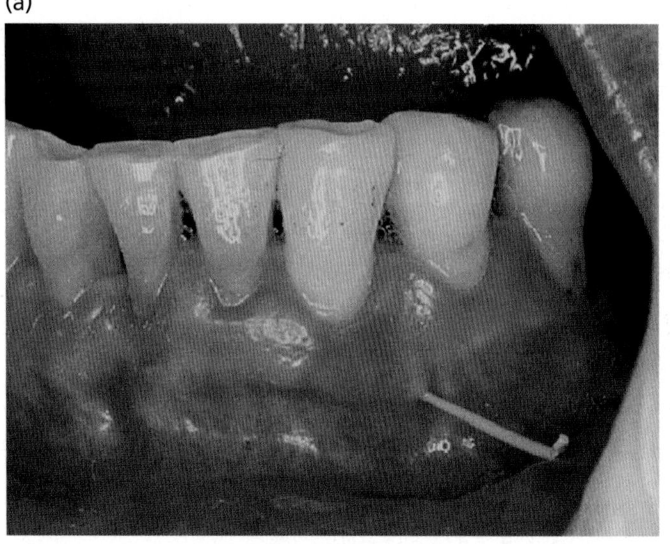

(b)

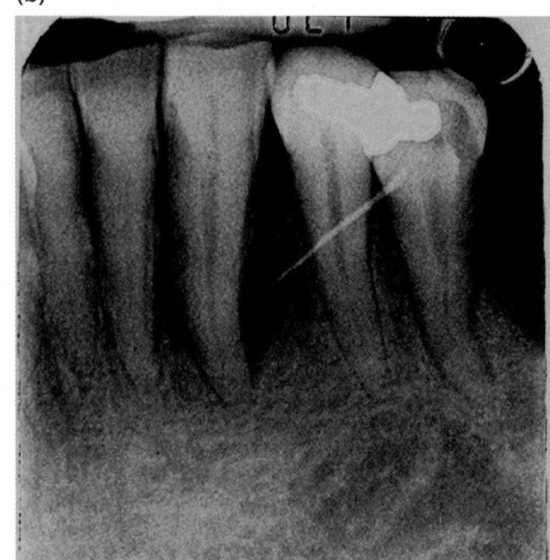

图19-6 （a）累及33牙周脓肿。注意牙胶尖证明了存在开放性瘘管。（b）图a中下颌尖牙的影像学图像。牙周脓肿的诊断依据是牙齿活力正常、尖牙无龋坏并且未经过修复治疗，以及牙齿舌侧存在深牙周袋。

准确的鉴别诊断。牙周来源脓肿的临床指征和症状包括：有牙周病病史或牙周治疗史，存在深牙周袋并伴探诊溢脓，以及正常的牙髓活力。影像学检查显示，这些牙齿周围有明显的骨吸收，经常出现角形吸收及根分叉病损。根尖周来源（根管内）的脓肿包括以下临床指征和症状：龋病病史或存在进展性龋损，接受过修复或根管治疗，对牙髓活力测试反应可疑或不敏感，以及存在引流窦道。影像学检查通常显示，龋坏、修复过或者经过根管治疗的牙齿在根尖周通常出现X线低密度透射区。根管治疗的效果以及根管内遗留根管锉或根管治疗时侧穿都可以通过影像学检查来评估。

脓肿的鉴别诊断还应考虑口腔内可能出现的其他病变，包括虽然罕见但是与牙周脓肿外观相似的其他病变（表19-3）。如果常规治疗对脓肿始终无效，建议活检（组织病理学检查）。

- 肿瘤病变，包括转移性病变、牙源性黏液瘤、非霍奇金淋巴瘤、鳞状细胞癌、转移性癌。
- 其他口腔病变：化脓性肉芽肿、骨髓炎、牙源性角化囊肿、嗜酸性肉芽肿。
- 自行造成的牙龈损伤。
- 镰状细胞性贫血。
- 术后脓肿。

牙周脓肿的意义

流行病学

在所有需要紧急治疗的口腔病例中，牙周脓肿占比在7.7%～14%，在需要紧急处理的感染中排名第三，仅次于牙槽脓肿和冠周炎（Ahl et

表19-3　不同病例报告中展示的牙周脓肿鉴别诊断

研究	国家	随访周期	患者（*n*）	年龄（岁）	病变（*n*）	初诊诊断	最终诊断
Torabinejad和Rick (1980)	美国	16个月	1	49	1	牙周脓肿	鳞状细胞癌
Goose (1981)	英国	5年	1	56	1	牙周脓肿	隐裂牙综合征
Kirkham等 (1985)	美国	1年	1	37	1	牙源性脓肿	鳞状细胞癌
Parrish等 (1989)	美国	可变	3	25～45	3	牙周脓肿	骨髓炎
Girdler (1991)	英国	无	1	27	1	慢性外侧牙周脓肿	嗜酸性肉芽肿
Gunhan等 (1991)	土耳其	4年	1	27	1	牙周脓肿	牙源性黏液瘤
Rodd (1995)	英国	5年	1	7	多种类	牙周病	自行造成的牙龈损伤
Park (1998)	美国	不清楚	1	52	1	牙槽脓肿	非霍奇金淋巴瘤
Selden等 (1998)	美国	4周	1	49	1	急性/牙槽脓肿	转移性癌
Hokett等 (2000)	美国	5年	1	64	1	脓肿	非霍奇金淋巴瘤
Elkhoury等 (2004)	美国	2～3个月	1	44	多种类	多发性牙周脓肿	转移性肿瘤病变
Preston和Narayana (2005)	美国	无	1	83	1	牙周脓肿	牙源性角化囊肿
Mozaffari等 (2007)	美国	无	1	82	1	牙周脓肿	角化囊肿
Martinelli-Klay等 (2009)	巴西	3年	1	46	1	牙槽脓肿	非霍奇金淋巴瘤
Kim等 (2012)	韩国	2年	1	61	1	牙周脓肿	鳞状细胞癌
Panseriya和Hungund (2011)	印度	3个月	1	30	1	牙周脓肿	化脓性肉芽肿
Poulias等 (2011)	美国	2年	1	55	1	牙周脓肿	转移性乳腺癌
Farag和Treister (2013)	美国	无	1	33	1	急性牙周脓肿	鳞状细胞癌

al. 1986）。监测军队中的牙周病患者，结果发现牙周脓肿有高达27.5%的患病率。在这个人群中，13.5%的接受过积极牙周治疗的患者曾经历过脓肿形成，然而，在未经治疗的患者中这一比率高达59.7%（Gray et al. 1994）。在5～29年的随访周期内，114名接受牙周支持治疗的患者中发现42名患者（27.5%）曾经患过急性牙周脓肿（McLeod et al. 1997）。一项针对接受7年以上牙周支持治疗的患者的长期前瞻性研究显示，共发现了27例牙周脓肿，其中23例发生在只进行了龈上洁治的患牙上（Kaldahl et al. 1996）。在这27个脓肿中，有16个位点在初诊时可探到＞6mm的牙周袋深度，另有8个位点探诊深度为5～6mm。

牙缺失

牙周脓肿对患牙牙周组织造成的迅速破坏可能会对患牙预后产生负面影响，被认为是牙周支持治疗期间导致拔牙的最主要原因（Smith & Davies 1986; Chace & Low 1993; McLeod et al. 1997; Silva et al. 2008）。类似地，反复发生脓肿的患牙被认为“预后无望”（Becker et al. 1984），有45%曾有牙周脓肿的患牙在牙周支持治疗期间被拔除（McLeod et al. 1997）。另一项长达8.8年的回顾性研究显示，导致预后不确定的患牙丧失的主要原因是牙周脓肿的形成（Chace & Low 1993）。Smith和Davies（1986）评估了62颗牙周脓肿的患牙：14颗患牙在治疗初期被拔除（22.6%），9颗患牙在急性期后被拔除（14.5%）；在22颗经过治疗和定期检查的患牙中，有14颗在随后的3年内被迫拔除。对牙周支持治疗期患者而言，对牙周脓肿的早期诊断和充分治疗可能非常重要，因为只有这样患牙才有可能避免感染，获得较好预后（Silva et al. 2008）。

全身性感染扩散

牙周脓肿可能导致最初的局部性感染向全身扩散。一系列的病例报告/回顾（表19-4）描述了疑似牙周脓肿来源的全身性感染的发生，治疗期间或者未经治疗的脓肿都可发生感染扩散（通过菌血症或者直接扩散到邻近组织）。

坏死性牙周病

什么是坏死性牙周病

坏死性牙周病（necrotizing periodontal disease, NPD）是一组具有典型临床表现（龈乳头坏死、出血和疼痛）的牙周病，与不同程度的宿主免疫应答功能损伤相关（Papapanou et al. 2018）。

分类

在1999年美国牙周病学会（AAA）牙周病分类国际研讨会上，坏死性溃疡性牙龈炎（necrotizing ulcerative gingivitis, NUG）和坏死性溃疡性牙周炎（nulcerative periodontiti, NUP）被纳入NPD（Lang et al. 1999）。有研究表明，它们可能代表了同一疾病的不同发展阶段，因为它们具有相似的病因、临床特征和治疗措施，甚至可能发展为更严重的形式，如坏死性口炎（necrotizing stomatitis, NS）和坏疽性口炎（Novak 1999; Rowland 1999）。由于溃疡被认为是继发于坏死的表现（Feller & Lemmer 2005），因此术语“溃疡性（ulcerative）”被删除。坏死性牙周病患者往往被认为在未来会复发（Johnson & Engel 1986; MacCarthy & Claffey 1991），并且由于破坏速度较慢（Pindborg 1951），坏死性牙周病也可能成为一种“慢性病”。在发生严重全身性感染扩散的情况下，可能会导致坏死性牙周病向其他口腔病变发展（Williams et al. 1990; Felix et al. 1991）。

几个世纪以来，NUG已经有许多命名，包括文森龈炎、战壕口、坏死性龈口炎、梭杆菌螺旋体性龈炎、溃疡性假膜性龈炎、急性溃疡性龈炎、坏死性溃疡性龈炎或急性坏死性溃疡性龈炎（Johnson & Engel 1986; Rowland 1999; Holmstrup & Westergaard 2008）。1989年世界研讨会（Caton 1989）和1993年欧洲研讨会（Attström & van der Velden 1993）上都对NUP进行了定义。

表19–4　牙周脓肿的全身性并发症

研究	国家	研究类型	随访周期	患者（n）	年龄（岁）	病变名称	主要后果
Gallagher等 (1981)	美国	病例报告	2个月	1	54	牙周脓肿	脑脓肿
Suzuki和Delisle (1984)	美国	病例报告	18个月	1	62	多发性牙周脓肿	肺放线菌病
Rada等 (1987)	美国	病例系列	可变	2	17、25	牙周脓肿	镰状细胞危象
Pearle和Wendel (1993)	美国	病例报告	＞9天	1	42	牙周脓肿	急性坏死性海绵体炎
Chan和McGurk (1997)	英国	病例报告	1年	1	40	牙周脓肿	颈部坏死性筋膜炎
Haraden和Zwemer (1997)	美国	病例报告	20天	1	23	牙槽脓肿	降主动脉坏死性纵隔炎
Manian (1997)	美国	病例系列	7～8个月	2	65、51	牙槽脓肿	乳腺癌治疗后手臂和胸部蜂窝织炎
Waldman等 (1997)	美国	回顾性报告	＞6个月	3490/74	未报道	牙周脓肿	膝关节置换术后感染
Sancho等 (1999)	巴西	病例系列	可变	7	9～71	牙源性/牙槽脓肿	降主动脉坏死性纵隔炎
Corson等 (2001)	英国	病例报告	5个月	1	56	脓肿	脑脓肿
Sawalha和Ahmad (2001)	约旦	病例报告	6周	1	14	牙周脓肿	降主动脉坏死性纵隔炎和脓胸
Roy和Ellenbogen (2005)	美国	病例报告	不确定	1	56	牙周脓肿	脑脓肿
Ren和Malmstrom (2007)	美国	回顾性报告	1周	40	未报道	急性牙周脓肿	C反应蛋白水平升高
Schulze等 (2007)	德国	病例报告	40天	1	70	牙周脓肿	葡萄糖耐受不良
Weaver等 (2010)	美国	病例报告	可变	2	37、60	牙源性脓肿	降主动脉坏死性纵隔炎
Duke等 (2014)	美国	病例报告	3分钟	1	17	牙周脓肿	呼吸窘迫综合征

在2017年牙周病和种植体周病新分类国际研讨会上（Herrera et al. 2018; Papapanou et al. 2018），一种新的坏死性牙周病分类方法被提出并接受，因为之前关于此疾病的概念没有考虑到具有不同易感因素的坏死性牙周病患者在患病率、疾病进展风险和患病程度/严重程度方面存在的巨大差异。在发展中国家，同时伴获得性免疫缺陷/艾滋病或者营养不良儿童的坏死性牙周病患者，可能面临着非常严重甚至威胁生命的情况发生（后一种情况）。与其相反的是，在发达国家，坏死性牙周病患者常表现为与吸烟/精神压力具有一定相关性，但通常表现为无威胁性的疾病。因此，免疫系统功能持续严重受损的患者（参见前面的例子）患坏死性牙周病的风险更高，并且会出现疾病进展更快、更严重（从坏死性龈炎到坏死性牙周炎，甚至到坏死性口炎和坏疽性口炎）的情况。相反的是，免疫系统功能受损的患者在短期内（如处在较大精神压力状态下的学生和士兵），尽管病损影响到牙龈炎或牙周炎患者表现会有所不同，NG可能并不会进展（表19–5）。

病因学、发病机制和组织病理学

坏死性牙周病是一种传染性疾病，然而，包括宿主免疫应答功能受损等在内的易感因素在此疾病的发病机制中也发挥了重要作用。坏死性

表19-5 基于易感因素的坏死性牙周病分类（2017年牙周病和种植体周病新分类国际研讨会）（来源：Herrera et al. 2018；Papapanou et al. 2018）

	坏死性牙周病									
类型	持续性的和严重的免疫缺陷患者					中度或短期免疫功能低下者				
患者	成年人		儿童			牙龈炎患者				牙周炎患者
易感因素	CD4计数＜200的HIV+/AIDS和病毒负载	其他严重系统疾病（免疫抑制）	严重的营养不良[1]	极端的生存条件[2]	严重的（病毒）感染[3]	不可控因素：心理压力、营养、吸烟、习惯	之前患有的坏死性牙周病：残留的凹坑样病变	局部因素：牙根邻近、牙齿错位	坏死性牙周病的常见易感因素（详见正文）	
临床病变	坏死性龈炎、坏死性牙周炎、坏死性口炎、坏疽性口炎发生可能性					通常可能由坏死性龈炎发展为坏死性牙周炎		可能由局限型坏死性龈炎发展为坏死性牙周炎	很少发展为坏死性龈炎	很少发展为坏死性龈炎

[1] 视黄醇、总抗坏血酸、锌和白蛋白的平均血浆/血清浓度显著降低（血浆视黄醇，锌和抗坏血酸钠显著减少），唾液中的白蛋白和皮质醇水平以及血浆皮质醇浓度显著升高

[2] 住在不符合标准的住所，童年长期处于致病的生活条件中，生活在牲畜聚集地附近，口腔卫生差，饮用水供应有限，人类和动物粪便处理不符合规范

[3] 麻疹、疱疹病毒（巨细胞病毒、EB病毒-1、单纯疱疹病毒）、水痘、发热性疾病

牙周病的细菌病因学研究提示了螺旋体和梭形杆菌的存在，分别由Plaut在1894年和Vincent在1896年得到了证实。此外，此类疾病在机械清创和抗菌治疗后即可见临床症状改善，进一步证实了这些疾病的细菌病因学理论（Socransky & Haffajee 1994）。早期使用电子显微镜进行的观察表明，螺旋体会入侵组织（Listgarten 1965; Courtois et al. 1983）。使用细菌培养法进行的研究，分离出了中间普雷沃氏菌，也包括了密螺旋体、月形单胞菌属和梭杆菌属，它们被认为是导致坏死性牙周病病损的致病菌（Loesche et al. 1982）。目前已经通过免疫分析（Riviere et al. 1991a, b）和以16s rRNA为靶点的聚合酶链反应（polymerase chain reaction, PCR）（Dewhirst et al. 2000）证实了螺旋体在此疾病中的作用。最近，系统发育分析也证实了中间普雷沃氏菌和消化链球菌属在坏死性牙周病病因学中发挥了作用。HIV患者中与坏死性牙周病相关的微生物群与非HIV患者的牙周炎相关微生物群相似，具有一些特殊特征，如有白色念珠菌、疱疹病毒的存在或感染，或存在不同菌属叠加感染的情况。

用光学显微镜观察坏死性龈炎造成的病损（Listgarten 1965），显示出复层鳞状上皮和牙龈结缔组织浅层内存在溃疡性病变，周围存在非特异性急性炎症反应。病损区可以分为4层：（1）表层细菌区；（2）中性粒细胞浸润区；（3）坏死区；（4）螺旋体浸润区。此外，在深层还发现了浆细胞浸润以及上皮细胞之间的IgG和C3蛋白表达（Hooper & Seymour 1979）。这些观察结果都已通过电子显微镜得到证实，并且补充了向慢性炎症阶段过渡的病损区域（Courtois et al. 1983）。

易感因素

与坏死性牙周病直接相关的易感因素是那些改变宿主免疫应答功能的因素，并且通常导致疾病发生的因素不止一个（Dufty 2014）。

人类免疫缺陷病毒感染和获得性免疫缺陷综合征（HIV/AIDS）

HIV患者的坏死性牙周病可能会复发频率更高，疾病进展更快，发展为更严重病变（NP和NS）的风险增加，疾病复发的趋势增加，并且对于治疗的反应不佳。

其他全身性条件

不同的报告发现，坏死性牙周病病损与不同的全身条件或不同的全身状况有关；或与坏死性牙周病相似的是，其中的病损表现只是全身病理表现的一部分（表19–6）。

营养不良

营养不良也可能是坏死性牙周病的一个重要易感因素（Buchanan et al. 2006），特别是在发展中国家更为常见（Jimenez & Baer 1975; Osuji 1990; Enwonwu et al. 2006）。据报道，此类患者发挥抗氧化作用的关键营养素显著减少，对抗感染的急性期应答反应发生变化（“蛋白质能量营养不良”）（Enwonwu 1972; Melnick et al. 1988a）。其他后果包括辅助性/抑制性T淋巴细胞比率逆转、组胺血症、血液和唾液中游离皮质醇增加以及黏膜完整性受损（Enwonwu 1972; Enwonwu et al. 1999）。

心理压力和睡眠不足

某些情况下的急性心理压力或面对压力时个人的抗压能力不足，可能会导致个体发生坏死性牙周病。在承受压力的期间，免疫应答反应会发生变化，受试者的行为也会发生改变。这一假设的生物学合理性是建立在一系列指征的基础上，包括了牙龈微循环和唾液流量的减少；血清和尿液中17–羟基皮质类固醇（17–hydroxycorticosteroid, 17–OHCS）水平增加（Maupin & Bell 1975）；PMN和淋巴细胞功能变化，以及牙周致病菌水平的增加（中间普雷沃氏菌）（Loesche et al. 1982）。

口腔卫生差，存在牙龈炎和坏死性牙周病病史

菌斑滞留被认为是坏死性牙周病的一个重要易感因素，由于出现疼痛，无法正常刷牙也可能加剧坏死性牙周病的症状（Johnson & Engel 1986; Taiwo 1993; Horning & Cohen 1995）。坏死性牙周病通常继发于先前已经存在的牙周病，包括慢性牙龈炎（Pindborg 1951; Wilton et al. 1971），以及之前曾有坏死性牙周病病史（Horning & Cohen 1995）。

吸烟和饮酒

大多数成年坏死性牙周病患者是吸烟者（Pindborg 1951; Giddon et al. 1964; Shields 1977; Stevens et al. 1984; Robinson et al. 1998; Lopez & Baelum 2009）。饮酒行为，也被认为与有利于坏死性牙周病发生的生理和心理因素密切相关（Horning & Cohen 1995; Magan-Fernandez et al. 2015）。

年轻人和人种

发达国家的年轻人（15～34岁）患坏死性牙周病的风险较高，通常也伴其他易感因素（Skach et al. 1970; Stevens et al. 1984; Falkler et al. 1987; Horning & Cohen 1995）。发展中国家的年轻人患病风险较高，这通常与营养不良和其他感染有关（Malberger 1967; Jimenez & Baer 1975）。一些研究表明高加索人种患坏死性牙周病的频率显著高于其他种族（Barnes et al. 1973; Stevens et al. 1984; Horning & Cohen 1995）。然而，这一发现还需要更多证据来证实。

季节性变化

不同的研究，尝试分析了季节变化对坏死性牙周病流行率产生的影响：在非洲中部，坏死性牙周病在雨季达到发病高峰期；在军人、学生或普通人群中观察到的季节性影响效果则不太明显，尽管冬季通常是发病高峰期，南非除外。

其他因素

局部因素，包括修复治疗（Flaitz & Agostini 2002）或正畸治疗（Sangani et al. 2013）可能促进了坏死性龈炎的发生。对于人体工程学（Clark & Giddon 1971）、体温调节异常（Giddon et al. 1969）、补体因子和备解素因子B（properdin factor B, BF）的等位基因变异型（Melnick et al. 1988b）或红细胞过氧化氢酶活性（Nicol et al. 1971）等致病理论，也有学者进行了研究，但目前未得出相关结论。

诊断

对坏死性牙周病的诊断应主要基于临床表现（Rowland 1999; Corbet 2004）。对于临床表现不典型或治疗反应不佳者，应结合微生物学检测或组织活检进行评估。

坏死性龈炎

根据2017年牙周病和种植体周病新分类国际研讨会（Papapanou et al. 2018）的讨论结果，坏死性龈炎患者的主要症状是存在龈乳头的坏死/溃疡、牙龈出血和疼痛。次要症状/体征包括了口腔异味、假膜形成、局部淋巴结炎症、发热和唾液腺炎（发生于儿童）。本疾病的临床定义是基于研讨会上提交的综述文献所得出的结论（Herrera et al. 2018），该文献汇集了相当数量的（35例或更多）病例研究（Barnes et al. 1973; Stevens et al. 1984; Falkler et al. 1987; Horning & Cohen 1995）。在这些研究中，最常见的临床表现：龈乳头的坏死/溃疡（94%～100%）、牙龈出血（95%～100%）、疼痛（86%～100%）和假膜形成（73%～88%）和口腔异味（84%～97%）（图19-7）。口外症状包括腺体疾病（44%～61%）或发热（20%～39%）。在儿童当中（Jimenez & Baer 1975），疼痛和口腔异味的发生率较低，而发热、腺体疾病和流涎的发生率较高。

坏死性牙周炎

根据2017年牙周病和种植体周病新分类国

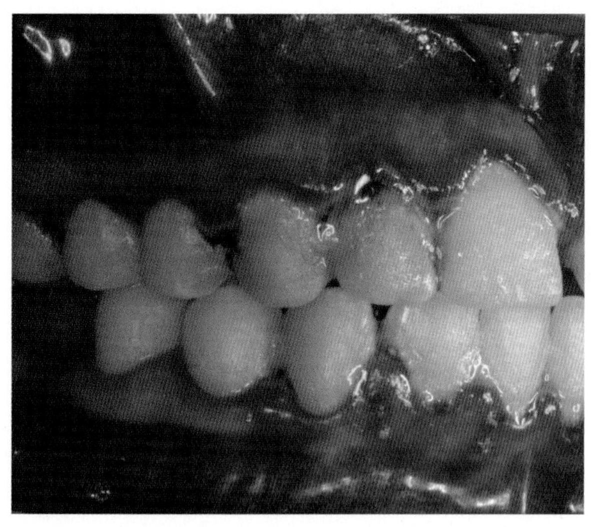

图19–7 22岁女性的坏死性龈炎：可见出血、坏死和假膜覆盖。（来源：Dr. Belén Retamal Valdes）

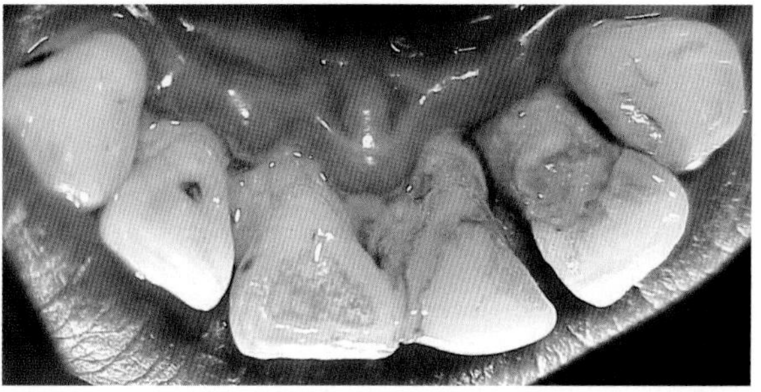

图19–8 坏死性牙周炎：牙间乳头坏死/溃疡。（来源：Dr. Mauro Santamaria）

际研讨会（Papapanou et al. 2018）的讨论结果，坏死性牙周炎患者的主要症状是龈乳头的坏死/溃疡、牙龈出血、口腔异味、疼痛和快速骨丧失（图19–8）。次要症状/体征包括假膜形成、淋巴结炎症和发热。本疾病的临床定义是基于研讨会上提交的综述文献所得出的结论（Herrera et al. 2018），其中除了在坏死性龈炎中观察到的体征/症状外，还考虑了牙周附着丧失和骨破坏等相关因素，以及更加频繁发生的口外症状（Cobb et al. 2003）。在严重免疫应答功能受损的患者中，可能会出现死骨形成（Umeizudecke et al. 2011）。坏死性牙周炎可能是坏死性龈炎一次或多次发生之后疾病进展的结果（并不总是与牙周袋形成有关），也可能是之前受牙周炎影响的部位发生坏死性龈炎的结果（可能会发现牙周袋）（Barr & Robbins 1996; Novak 1999）。

坏死性口炎

根据2017年牙周病和种植体周病新分类国际研讨会（Papapanou et al. 2018）的讨论结果，坏死性口炎患者的主要症状包括：存在牙龈范围以外的软组织坏死，可能在牙槽嵴出现骨开窗，并伴较大面积的骨炎和死骨形成。它通常发生于严重的免疫功能受损患者（HIV/AIDS患者、严重营养不良）。此外，还报告了非典型病例，提示坏死性口炎可能在未出现坏死性龈炎/坏死性牙周炎病损的情况下发生（Jones et al. 2000; Barasch et al. 2003; Salama et al. 2004; Feller et al. 2005）。

这一疾病，必须与水疱性–大疱性疾病、原发性或复发性疱疹性龈口炎（Guggenheimer & Fletcher 1974; Lerman & Grodin 1977）、类似于坏死性牙周病病损的口腔表现和刷牙造成的黏膜损伤进行鉴别诊断（Page et al. 1980）（表19–6）。

坏死性牙周病的意义

流行病学

已报告的针对特定人群个体和全部人口的坏死性牙周病患病率/发病率：

- 在口腔诊所就诊的普通人群中，坏死性龈炎的患病率为0.51%～3.30%（Skach et al. 1970; Stevens et al. 1984; Falkler et al. 1987; Arendorf et al. 2001）。
- 军人中（Schluger 1949; Pindborg 1951; Grupe 1956; Shannon et al. 1969; Barnes et al. 1973; Horning et al. 1990; Minneman et al. 1995），第二次世界大战结束时患病率/发病率曾一度接近（3.96%～20.6%），高于近期的研究（0.19%～6.19%）。
- 在非洲人口中（Sheiham 1966; Malberger 1967; Enwonwu 1972; Osuji 1990; Taiwo 1993; Enwonwu et al. 1999; Kaimenyi 1999），根据报告显示结果变化很大。
- 在学生人群中（Giddon et al. 1963, 1964; Lo-

表19-6 病例报告中关于坏死性牙周病的鉴别诊断

研究	国家	类型	患者（n）	年龄（岁）	性别	牙周病	其他疾病	主要后果
Aker等 (1978)	美国	病例报告	1	17	男性	最初为“战壕口”的NUG	急性淋巴细胞白血病	疾病（白血病）可能具有NUG的一些临床特征
Page等 (1980)	美国	病例报告	1	35	男性	ARG	未知的病因，刷牙损伤	ARG具有自限性和复发性
Groot等 (1990)	荷兰	病例系列	3	44、35、42	男性	伴ANUG的艾滋病患者早期的广泛型牙周炎	原发性口腔恶性非霍奇金淋巴瘤	与ANUG有惊人相似性
Musa等 (2002)	美国	病例报告	1	9	女性	NUG	口腔瘢痕性类天疱疮	患有瘢痕性类天疱疮的儿童，临床表现为NUG
Mucke等 (2010)	德国	病例报告	1	76	男性	NG	牙龈血管肉瘤	与NG相像的牙龈血管肉瘤
Genuis和Pewarchuk (2014)	加拿大	病例报告	1	32	女性	严重的NG	伴多血管炎的肉芽肿（韦格纳肉芽肿）	伴多血管炎的肉芽肿由于其表现形式多样，给诊断带来了较大挑战

ARG，急性复发性牙龈炎；ANUG，急性坏死溃疡性龈炎；NUG，坏死性溃疡性龈炎

pez et al. 2002; Lopez & Baelum 2004; Lopez & Baelum 2009），患病率为0.9%～6.7%。

- HIV/AIDS患者的数据差异很大：儿童患病率/发病率为2.2%～5%、HIV成年患者坏死性龈炎为0～27.7%，坏死性牙周炎为0.3%～9%，以及HIV/AIDS患者坏死性龈炎为10.1%～11.1%，坏死性牙周炎为0.3%～9%。（Laskaris et al. 1992; Riley et al. 1992; Glick et al. 1994a,b; Robinson et al. 1998; Flaitz et al. 2001; Tappuni & Fleming 2001; Reichart et al. 2003; Sharma et al. 2006; Tirwomwe et al. 2007; Sontakke et al. 2011）。

严重的组织破坏、后遗症和复发风险

目前认为坏死性牙周病是与口腔菌斑生物膜密切相关的最严重的炎症性疾病之一（Holmstrup & Westergaard 2008），因为它们进展迅速，并导致严重的组织破坏。因此，最重要的是控制此疾病的易感因素，一旦疾病发生，应当迅速采取措施以控制其进展，防止其恶化。因此及时处理这些症状十分必要，并且有证据表明，坏死性牙周病可以通过充分的牙周治疗（图19-9），结合有效的口腔卫生措施和控制易感因素来得到有效控制（Johnson & Engel 1986）（见第31章）。

然而，坏死性龈炎患者往往容易复发，其主要原因是易感因素难以控制，以及难以实现龈上菌斑生物膜的有效控制。部分原因是因为这些疾病后遗症主要是牙龈凹坑的存在所导致（MacCarthy & Claffey 1991）。坏死性龈炎可以被治愈并且无临床后遗症（Bermejo-Fenoll & Sanchez-Perez 2004），但坏死性病变通常从龈乳头侧向延伸至牙龈边缘，感染颊侧和舌侧位点，并扩散到口腔中的其他部位，疾病也从局限型发展成广泛型。它也可能向根方延伸，发展为坏死性牙周炎。如前所述，坏死性牙周炎可能是一次或多次坏死性龈炎的结果，又或者是坏死性牙周病影响了原有牙周炎的结果（Novak 1999）。坏死性牙周病也可能成为慢性疾病，疾病的症状进

展比较缓慢，尽管进展速度较慢，但组织破坏仍然是渐进性的（Pindborg 1951; Holmstrup & Westergaard 2008）。

危及生命的情况

在严重的全身性感染的情况下，如艾滋病或严重营养不良，坏死性龈炎和坏死性牙周炎可随着口腔黏膜受累迅速进展。这些病变的严重程度通常与全身状况的严重程度和宿主免疫应答功能受损有关，可以导致广泛的骨破坏，并出现较大范围的骨组织炎性病损和口腔瘘（Williams et al. 1990），这些特征和口腔癌或坏疽性口炎比较类似。一些研究人员认为，坏疽性口炎是坏死性牙周炎影响皮肤的进展途径，而另一些研究人员则认为坏死性口炎和坏疽性口炎是两种不同的临床疾病。坏疽性口炎是影响面部软组织的一种严重的破坏性疾病，其发生与高死亡率和发病率密切相关（Enwonwu 1985; Baratti-Mayer et al. 2003; Enwonw et al. 2006），并且几乎只在发展中国家观察到，特别是在患有系统疾病（包括严重营养不良）的儿童中。坏疽性口炎发生之前通常会出现麻疹、疟疾、严重腹泻和坏死性龈炎，这突出了对该疾病早预防、早检测和早治疗的重要性（Rowland 1999）。

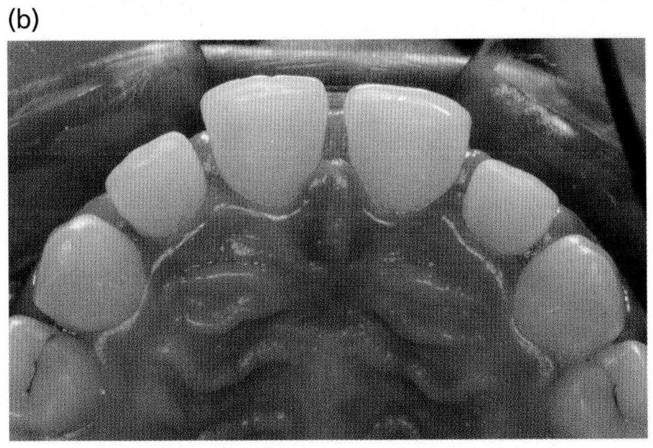

图19-9　上颌前牙区坏死性龈炎病损的愈合过程。（a）活动性病损伴牙间乳头坏死。（b）60天后获得完全性愈合。（来源：Dr. Courtesy Nidia Castro dos Santos和Dr. Mauro Santamaria）

牙周-牙髓联合病变

在正常生理状态下，牙周支持组织和牙髓/根管复合体处于一个平衡状态。如果牙髓或牙周组织受到损伤，感染其中一种结构的微生物和炎症产物也可能会感染到另一种结构。大多数情况下，在有效的牙周治疗或根管治疗之后这种相互感染会得到有效控制。例如，如果根管发生感染，即使在一定程度上与牙周组织发生了交叉感染，在大多数情况下这种感染会在完善的根管治疗之后消失。然而，在同一颗牙齿的牙髓/根管复合体和牙周组织中都发生了严重的组织破坏，伴深牙周袋形成和牙齿敏感度测试结果改变，此时我们称之为牙周-牙髓联合病变（endo-periodontal lesion, EPL）。

分类

牙周-牙髓联合病变曾被称为逆行性牙周炎、牙髓-牙周病变或牙周-牙髓病变（Simring & Goldberg 1964; Simon et al. 1972; Al-Fouzan 2014）。1972年，Simon等公布了第一个牙周-牙髓联合病变分类系统，该系统被广泛使用了几十年，其中包括五大类：（1）原发性牙髓病变；（2）原发性牙髓病变伴继发性牙周病变；（3）原发性牙周病变；（4）原发性牙周病变伴继发性牙髓病变；（5）“真正的”联合病变。这一分类系统以及最近提出的修改版（Al-Fouzan 2014），是建立在假设牙周来源病变的预后比牙髓来源病变的预后差这一基础上。显而易见的是，只用“病史”作为诊断的主要标准是不可行的，因为一旦病损发生，就很难确定病损主要是牙髓来源、牙周来源或牙周–牙髓共同来源的（Herrera et al. 2018）。此外，确定病变的主要感染来源可能与牙周–牙髓联合病变的治疗无关，因为根管治疗和牙周治疗都是必不可少的（Chapple & Lumley 1999; Meng 1999b）。1999年美国牙周病学会首次将牙周–牙髓联合病变纳入其疾病分类系统中，命名为“牙周–牙髓联合病变”（Armitage 1999; Meng 1999b）。然而，对此类病变没有提出任何具体分类，降低了此命名系统的实用性。理想情况下，分类命名系统应建立在评估症状和体征的基础上，并应能够分类指导各类病情的预后和治疗。2017年在牙周病和种植体周病新分类国际研讨会上（Caton et al. 2018; Herrera et al. 2018; Papapanou et al. 2018），根据患牙的预后以及以下症状和体征，提出了一种新的牙周–牙髓联合病变分类方法：（1）是否存在牙根损伤；（2）是否存在牙周炎；（3）牙周组织的破坏程度。这一分类方法如表19-7所示。对于受牙周–牙髓联合病变影响的患牙，给出了3种主要的预后结果：预后无望、预后较差和预后较好。预后无望的患牙通常与牙根损伤（如根折或穿孔）导致的牙周–牙髓联合病变有关。而伴牙髓和牙周感染的牙周–牙髓联合病变患牙的预后，可能在预后较好和预后无望之间转变，这取决于感染患牙周围的牙周组织破坏程度，以及口腔中是否存在牙周炎及其严重程度（Herrera et al. 2018）。

病因学

牙周–牙髓联合病变与牙髓和牙周微生物的感染程度密切相关。尽管如此，导致这些病损的原发病因可能是：外伤和/或医源性因素（非感染性来源），或牙髓感染和/或牙周组织感染（感染性来源）（Herrera et al. 2018）。

与创伤或医源性因素有关的牙周–牙髓联合病变

以下是非感染性来源引起的牙周–牙髓联合病变。它们通常预后无望或预后较差，一般是由影响牙髓和牙周组织的外伤或医源性事件引起的。这类病变中最常见的是：（1）牙根/髓室/根分叉穿孔（如接受根管治疗的患牙或即将进行后期固定修复的患牙）（Karabucak & Setzer 2009; Asgary & Fazlyab 2014; Tobón–Arroyave et al. 2004）；（2）根折或牙根开裂（如外伤后患牙或即将进行后期固定修复的患牙）（Nicopoulou–Karayianni et al. 1997; Karabucak & Setzer 2009; Floratos & Kratchman 2012）；（3）牙根外吸收（外伤导致）（White & Bryant 2002）；（4）经由牙周组织引流的牙髓坏死患牙（外伤导致）（Tobón–Arroyave et al. 2004）。最后一种病变类型的患牙在这几类病变中预后一般最好，因为它与牙根损伤没有直接关联。

表19-7 牙周–牙髓联合病变分类（来源：Herrera et al. 2018）

伴牙根损伤的牙周–牙髓联合病变	根折或根裂	
	根管或髓腔穿孔	
	根外吸收	
不伴牙根损伤的牙周–牙髓联合病变	牙周炎患者的牙周–牙髓联合病变	1级，1个牙面上存在窄而深的牙周袋
		2级，1个牙面上存在宽而深的牙周袋
		3级，＞1个牙面存在深牙周袋
	非牙周炎患者的牙周–牙髓联合病变	1级，1个牙面上存在窄而深的牙周袋
		2级，1个牙面上存在宽而深的牙周袋
		3级，＞1个牙面存在深牙周袋

与牙髓感染和牙周感染有关的牙周-牙髓联合病变

以下是感染性来源引起的病变：（1）龋病加重感染牙髓组织，继发性感染牙周组织；（2）牙周组织破坏加重，继发性感染牙髓；或（3）两种情况同时发生。最后一种病变出现的概率较低，通常被称为"真正的联合病变"（Simon et al. 1972; Solomon et al. 1995; Singh 2011; Didilescu et al. 2012）。它们的预后各不相同，从预后较好到极差都有可能，取决于病变的范围以及患者口腔中是否存在牙周炎。

牙周-牙髓联合病变可能发生在牙周健康或有牙周病的患者中，牙周状况是牙周-牙髓联合病变新分类方案的主要特征之一（表19-7～表19-9）。患者的牙周状况对这些病变的预后产生了极其重要的影响，因为牙周炎患者的口腔生态环境可能会发生显著的变化（Socransky et al. 1998; Ximenez-Fyvie et al. 2000a,b; Mager et al. 2003; Socransky & Haffajee 2005; Faveri et al. 2006; Haffajee et al. 2008）。将患者口腔生态恢复到健康状态是一项极具挑战的任务（Teles et al. 2006; Soares et al. 2014; Feres et al. 2015; Tamashiro et al. 2016），特别是对于晚期牙周炎患者和存在深牙周袋的患牙，对牙周-牙髓联合病变患者也是如此。因此，在牙周-牙髓联合病变患者的治疗计划中，完成详细的牙周检查是实现精确的诊断、预后和治疗非常重要的一步。

微生物学

不同的研究者使用不同的诊断试验方法（表19-10）评估了牙周-牙髓联合病变的微生物群，如微生物培养技术（Kipioti et al. 1984; Kobayashi et al. 1990; Pereira et al. 2011）、PCR（Rupf et al. 2000; Pereira et al. 2011; Didilescu et al. 2012; Xia & Qi 2013; Li et al. 2014）、棋盘式DNA-DNA杂交技术（Didilescu et al. 2012）、下一代测序技术（NGS）（Gomes et al. 2015）和变性梯度凝胶电泳技术（DGGE）/克隆和测序技术（Xia & Qi 2013; Li et al. 2014）。综上所述，这些研究结果表明，感染根管和牙周袋内的微生物群落之间存在显著的相似性。在这两种微环境中发现的大多数微生物种属，都被认为来自我们称之为红色和橙色复合体的牙周致病菌群（Socransky et al. 1998），如牙龈卟啉单胞菌、福赛坦氏菌、微小小单胞菌，以及梭杆菌属、普雷沃氏菌属和密螺旋体（Rupf et al. 2000; Pereira et al. 2011; Didilescu et al. 2012）。通过使用分子生物学技术（Xia & Qi 2013; Aksel & Serper 2014; Gomes et al. 2015），研究者在牙周和牙髓样本中都观察到了高度多样性的微生物群，并鉴定出了较不常见的微生物群，如龈沟产线菌（*Filicator alocis*）、粪肠球菌以及脱硫菌属、小杆菌属和依赖杆菌属。巧合的是，这些菌种/属中的绝大多数也与牙周炎病因密切相关（Griffen et al. 2012; Abusleme et al. 2013; Galimanas et al. 2014; Perez-Chaparro et al. 2014; Camelo-Castillo et al. 2015; Chen et al. 2015a; Kirst et al. 2015; Park et al. 2015; Dabdoub et al. 2016; Oliveira et al. 2016; Perez-Chaparro et al. 2018; Shi et al. 2018; Schulz et al. 2019; Feres et al. 2020; Ikeda et al. 2020）。

应该强调的是，除此项研究（Xia & Qi 2013）外，其他所有的研究都评估了有牙周炎、牙周组织严重破坏的患牙，以及未修复患牙或龋病的牙周-牙髓联合病变患牙样本，分析了其中的微生物群，结果表明感染的主要来源是牙周微生物群。因此，有人可能会认为，原发性牙髓源性牙周-牙髓联合病变的病例可能含有不同的微生物群。尽管如此，评估与不同类型牙髓病变（如牙髓坏死、髓腔暴露或未暴露于口腔的牙髓感染、急性或慢性根尖周炎以及有明显症状的不可逆性牙髓炎）相关的微生物群的研究，也证明了这些微生物通常可在牙周微生物群中找到（Sassone et al. 2007; Siqueira & Rocas 2009; Siqueira et al. 2011; Santos et al. 2011; Sassone et al. 2012; Rocas et al. 2016）。

综上所述，以上研究数据表明，在牙髓病变和牙周病变中发现的微生物，或与牙周-牙髓联合病变相关的微生物群，它们之间都没有显著差

表19-8 牙周-牙髓联合病变的主要特征，根据牙周病和研究内容而分类设计（来源：Herrera et al. 2018）

牙周病变	研究类型	文献	涉及牙齿数量	研究报道中不同症状和体征的百分比 (%)								
				深牙周袋 (≥5 mm)	牙髓活力反应变化	脓性渗出物	根尖骨吸收	瘘管	牙齿动度	牙龈颜色改变	牙冠颜色改变	疼痛
牙周炎患者	CR	Blanchard等 (2010)；Aksel和Serper (2014)	5	100	100	50	100	50	50	0	0	100
	CS	Kipioti等 (1984)；Kobayashi等 (1990)；Rupf等 (2000)；Pereira等 (2011)；Didilescu等 (2012)；Fatemi等 (2012)；Li等 (2014)；Gomes等 (2015)	190	100	100	0	75	0	12.5	0	0	25
	RCT	Cortellini等 (2011)；Gupta等 (2015)	62	100	100	0	0	0	0	0	0	0
	合计		**257**	**100**	**100**	**8.3**	**83.3**	**8.3**	**16.6**	**0**	**0**	**33.3**
非牙周炎患者	CR	Haueisen和Heidemann (2002)；White和Bryant (2002)；Kerezoudis等 (2003)；Koyess和Fares (2006)；Ballal等 (2007)；Karabucak和Setzer (2009)；Oh等 (2009)；Singh (2009)；Attam等 (2010)；Gandhi等 (2011)；Mali等 (2011)；Pickel (2011)；Floratos和Kratchman (2012)；Oh (2012)；Coraini等 (2013)；Asgary和Fazlya (2014)；Fujii等 (2014)；Goyal (2014)；Jivoinovici等 (2014)；Kambale等 (2014)；Keceli等 (2014)；Kishan等 (2014)；Castelo-Baz等 (2015)；Miao等 (2015)；Nagaveni等 (2015)；Sharma等 (2015)；Sooratgar等 (2016)	39	100	100	33.3	70.3	33.3	29.6	3.7	7.4	55.5
	CS	Xia和Qi (2013)	13	100	100	0	100	0	0	0	0	0
	合计		**52**	**100**	**100**	**32.1**	**71.4**	**32.1**	**28.5**	**3.5**	**7.1**	**53.5**
病因不明	CR	Solomon等 (1995)；Tseng等 (1996)；Tobón-Arroyave等 (2004)；Narang等 (2011)；Karunakar等 (2014)；Varughese等 (2015)	8	100	100	83.3	100	33.3	66.6	0	0	50
	CrS	Rhee等 (2014)	168	100	100	0	100	0	0	0	0	0
	CS	Li等 (2014)；Nicopoulou-Karayianni等 (1997)；Pereira等 (2011)	69	100	100	0	100	0	0	0	0	0
	合计		**245**	**100**	**100**	**50**	**100**	**20**	**40**	**0**	**0**	**30**
最终合计		**研究数量：50**	**554**	**100**	**100**	**30**	**80**	**24**	**28**	**5**	**4**	**44**

CR，病例报告；CrS，横断面研究；CS，临床研究；RCT，随机对照临床试验

表19-9 根据牙周–牙髓联合病变临床研究中涉及的危险因素而设计的研究分类（来源：Herrera et al. 2018）

研究类型	研究数量	文献	涉及牙齿数量	研究内容中所报告的不同危险因素所占百分比（%）						
				凹陷	外伤	累及根分叉	烤瓷熔附金属冠	牙体预备后	龋病	牙周炎
临床研究	7	Kipioti等（1984）；Kobayashi等（1990）；Rupf等（2000）；Pereira等（2011）；Didilescu等（2012）；Li等（2014）；Gomes等（2015）	170	0.0	0.0	0.0	0.0	0.0	0.0	100
病例报告	20	White和Bryant（2002）；Kerezoudis 等（2003）；Tobón–Arroyave等（2004）；Ballal等（2007）；Karabucak和Setzer（2009）；Oh等（2009）；Attam等（2010）；Blanchard等（2010）；Gandhi等（2011）；Mali等（2011）；Pickel（2011）；Floratos和Kratchman（2012）；Coraini等（2013）；Asgary和Fazlyab（2014）；Goyal（2014）；Kambale等（2014）；Kishan等（2014）；Castelo–Baz 等（2015）；Miao等（2015）；Sharma等（2015）	30	50.0	20.0	20.0	20.0	10.0	10.0	0.0
最终合计		研究数量：27	200	37.0	14.8	14.8	14.8	7.4	7.4	25.9

异。这个结果并不让人意外，因为所有发生感染的部位（根管内和牙周袋），都暴露于含有类似营养物质的厌氧环境。

发病机制和组织病理学

牙髓和牙周组织之间存在不同的交通途径，如根尖孔、副（或侧支）根管和牙本质小管（Seltzer et al. 1963）。已有研究证实，副根管的发生率和所在位置可能会影响牙周–牙髓联合病变的发展进程。一项对已拔除患牙的研究结果显示，副根管的发生率很高，并且主要位于牙根近根尖1/3的位置。尽管如此，在牙根的其他位置也可以发现较高数量的副根管，如多根牙的根分叉区域（Seltzer et al. 1963; Rubach & Mitchell 1965）。正常情况下，牙髓/根管复合体和牙周组织之间的这些交通途径是无菌的，其中充满了毛细血管、细胞、液体和纤维（Seltzer et al. 1963; Rubach & Mitchell 1965）。Simring和Goldberg于1964年首次描述了这些结构之间存在的病理性通路，其可能导致微生物或其代谢产物和/或炎症介质从根管内迁移到牙周组织，反之亦然，最终导致牙周–牙髓联合病变的发生（Lang & McConnell 1920; Seltzer et al. 1963; Mazur & Massler 1964; Rubach & Mitchell 1965; Simon et al. 1972; Langeland et al. 1974; Zuza et al. 2012）。

牙髓病对牙周组织的影响是全方位的，并且得到了研究者的公认，但与其相反的感染途径一直是一个存在争议的话题。感染/坏死的牙髓可在根尖周或牙根的其他部位形成肉芽肿性病变或脓肿。有研究表明，根尖周病变的发生进展可能导致局部的牙周附着丧失、牙槽骨破坏，并可能通过龈沟/牙周袋引流（Seltzer et al. 1963; Rubach & Mitchell 1965; Hirsch & Clarke 1993）。有几项组织学研究报告了牙周病对牙髓组织的影响，这些研究分析了因为牙周组织破坏被拔除但是无龋病和/或大面积修复的患牙。这些研究的结果一致表明，牙髓组织发生了不同程度的变化，如营养供应改变、坏死、萎缩和退行性改变（如牙髓中细胞数量减少/增加），以及钙化、纤维变性和形成修复性牙本质（Lang 1920; Seltzer et al. 1963; Rubach & Mitchell 1965; Langeland et al. 1974; Zuza et al. 2012）。尽管大多数研究结果表明牙周组织破坏的严重程度与牙髓状态的变化之间存在直接相关性，但也有一些组织学研究结果（Mazur & Massler 1964; Bergenholtz & Lindhe 1978; Czarnecki & Schilder 1979）和动物研究（Hattler et al. 1977; Bergenholtz & Lindhe 1978）未能显示出两者之间存在任何相关性。

危险因素

导致牙周-牙髓联合病变发生的主要危险因素是晚期牙周炎、外伤和医源性因素。其他报告的危险因素包括存在根面凹陷、病变累及根分叉、烤瓷熔附金属冠和活动性龋病（Herrera et al. 2018）（表19-9）。其中有几项研究明确指出，部分受牙周-牙髓联合病变影响的患牙有烤瓷熔附金属冠，因此这类冠修复体应该被列为此疾病的危险因素之一。尽管如此，任何类型的修复体从理论上说都可以因为不同的作用机制被视为牙周-牙髓联合病变的危险因素：因为它们可能侵犯牙周生物学宽度，导致局部菌斑堆积，从而导致牙冠微渗漏和根管内充填物的再感染。

病变累及根分叉、患牙周围严重的骨质破坏和解剖因素的存在（如根面凹陷）可能会导致牙周-牙髓联合病变的预后变差。事实上，文献中报道的大多数非牙周炎患者的单颗患牙的牙周-牙髓联合病变都与畸形腭侧沟的发生有关（Kerezoudis et al. 2003; Ballal et al. 2007; Attam et al. 2010; Gandhi et al. 2011; Coraini et al. 2013; Kishan et al. 2014; Castelo-Baz et al. 2015; Chen et al. 2015b; Sharma et al. 2015; Sooratgar et al. 2016）。

临床表现和诊断

根据2017年牙周病和种植体周病新分类国际研讨会（Caton et al. 2018; Herrera et al. 2018; Papapanou et al. 2018）的讨论结果，牙周-牙髓联合病变是牙髓和牙周组织之间的病理性交互影响，可能以急性（有症状）或慢性（无症状）等形式出现。研讨会上发布的支持牙周-牙髓联合病变新分类的综述文件提示，与牙周-牙髓联合病变最直接相关的临床表现，是深度达到或接近根尖的牙周袋，以及牙髓敏感度测试的反应为无反应或改变（Herrera et al. 2018）。通常，牙周-牙髓联合病变没有明显的症状，但如果它们与最近发生的外伤或医源性事件（如根折或穿孔）相关联时，最常出现伴自发性疼痛的脓肿，或触诊和/或叩诊疼痛。文件描述的其他体征和症状包括：根尖或根分叉区的骨吸收、溢脓、牙齿松动、窦道形成、存在冠修复体和牙龈色泽改变（表19-8）（Herrera et al. 2018）。

牙周-牙髓联合病变的诊断主要包括病史和临床检查，也包括影像学检查（Meng 1999b; Herrera et al. 2018）。患者病史对于确定外伤史、牙髓治疗史/牙周机械治疗史或桩道预备史都很重要。如果存在一个或多个此类情况，应进行详细的临床和影像学检查，以评估是否存在穿孔、根折、开裂或牙根外吸收等。在这一阶段，通过影像学和临床检查对患牙牙根的解剖学情况进行分析具有重要意义，可以通过此方法来评估牙根的完整性并最终帮助诊断。如影像学观察到的牙根向内凹陷，可能意味着存在垂直向根折（Attam et al. 2010）。

如果不确定患牙是否有穿孔和根折，诊断应进入下一阶段，包括全口牙周状况检查评估，如探诊深度、是否存在脓腔、牙周附着水平、探

表19-10　牙周-牙髓联合病变中的微生物学相关研究（来源：Herrera et al. 2018）

研究	研究类型	研究牙齿数量	技术	牙周病患者	主要发现
Kipioti等 (1984)	临床研究	16	培养	是	从牙周袋和根管内分离到的大多数是单胞菌拟杆菌属（通常是牙龈卟啉单胞菌）和中间黑色素拟杆菌属（通常是中间普雷沃氏菌）
Kobayashi等 (1990)	临床研究	15	培养	是	牙周袋和根管中的主要细菌种类来源于链球菌属、消化链球菌属、真杆菌属、拟杆菌属、梭杆菌属、放线菌属和链球菌属
Pereira等 (2011)	临床研究	27	培养/PCR	是	牙周袋和根管中最常见的细菌是牙龈卟啉单胞菌、中间普雷沃氏菌和变黑普雷沃氏菌
Didilescu等 (2012)	临床研究	46	PCR/棋盘式DNA-DNA杂交技术	是	牙周袋和牙根管中的主要细菌种类为具核梭杆菌、直肠弯曲菌、缠结优杆菌、啮蚀艾肯菌、微小小单胞菌和生痰二氧化碳噬纤维菌
Xia和Qi (2013)	临床研究	13	PCR/DGGE，克隆和测序技术	否	菌斑和坏死牙髓中细菌种属的相似性为13.1%～62.5%。菌斑中发现的主要菌属为弯曲杆菌属、梭杆菌属、奈瑟氏球菌属、消化链球菌属、维约菌属、聚集杆菌属、肠杆菌属和嗜血杆菌属；坏死牙髓中主要为霉菌属、棒状杆菌属、奈瑟氏球菌属和放线菌属
Li等 (2014)	临床研究	20	PCR/DGGE，克隆和测序技术	是	牙周袋和根管中的主要细菌种属为龈沟产线菌、微小小单胞菌、牙龈小卟啉单胞菌和福赛坦氏菌
Rupf等 (2000)	临床研究	31	实时PCR	是	牙周袋和根管中最常见的细菌种属是伴放线聚集杆菌，福赛坦氏菌、啮蚀艾肯菌、具核梭杆菌、中间普雷沃氏菌、牙龈卟啉单胞菌和齿密螺旋体
Gomes等 (2015)	临床研究	15	下一代测序技术	是	肠道球菌、微小小单胞菌和龈沟产线菌是在根管和牙周袋内都最常检出的菌属。其他优势菌属也存在于根管中（假莫氏杆菌、苛求依赖杆菌属）或牙周袋中（星座链球菌、短真杆菌、福赛坦氏菌）

DGGE，变性梯度凝胶电泳技术；PCR，聚合酶链反应

诊出血、溢脓和松动度，以及牙髓活力和叩诊检查。牙齿敏感度测试是诊断的关键步骤，因为需要通过敏感度改变或阴性结果来确定是否发生了牙周-牙髓联合病变（Gupta et al. 2011）。即使在影像学上观察到根管和牙周组织通过根尖孔存在交通途径，健康的牙髓仍然能使宿主的防御系统有效地发挥作用，以此保护牙髓组织免受微生物的侵袭（Yu & Abbott 2007; Zuza et al. 2012）。图19-10展示了在临床实践中正确诊断牙周-牙髓联合病变的主要步骤。

一些牙周-牙髓联合病变存在窦道，并且窦道的方向并不总是与感染牙根/牙齿的位置一致。在这些情况下，临床医生可以使用牙胶尖示踪法来帮助定位感染牙根/牙齿的位置。它的方法主要是将锥形牙胶尖推入窦道内，并使用X线追踪其路径。也可以通过将牙胶尖插入牙周袋底，通过类似的方法来追踪感染牙根/牙齿。

结论

牙周脓肿应根据其发展进程中所涉及的病因学因素进行分类，因为它们可能存在不同的致病因素，通常与深牙周袋引流不畅有关。其与牙周脓肿的相关性建立在牙周组织迅速破坏的

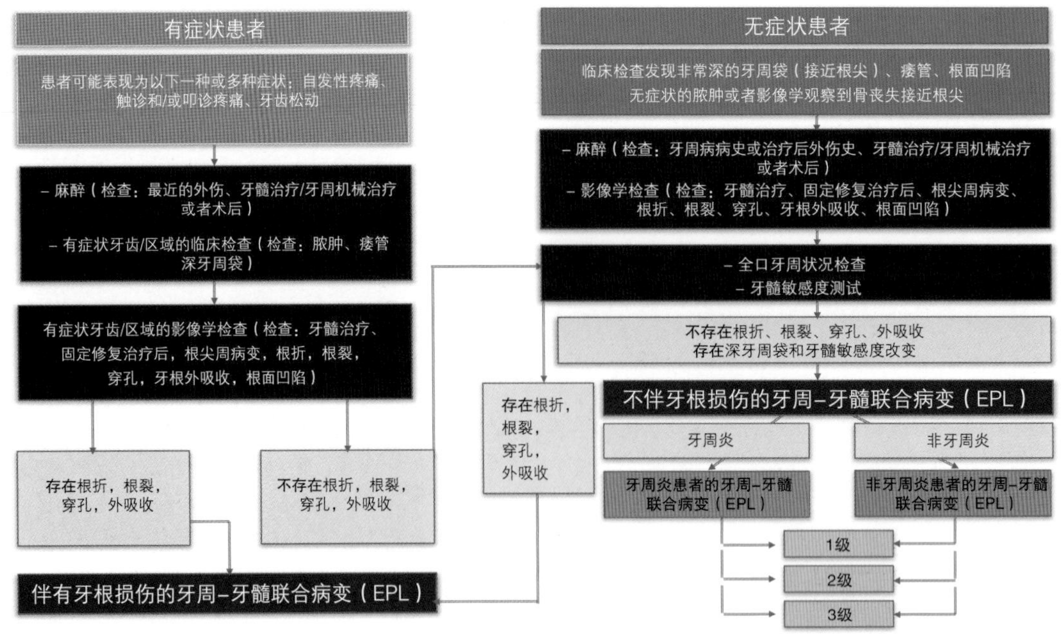

图19–10 牙周–牙髓联合病变（EPL）诊断树。

基础上，这可能会影响患牙的预后，成为患牙在牙周支持治疗阶段被拔除的主要原因。此外，虽然少见，但是牙周脓肿仍与全身性危险因素密切相关。

坏死性牙周病通常有3种主要的临床表现，即龈乳头坏死、出血和疼痛，它们被认为是与菌斑生物膜相关的最严重的牙周病变。宿主的免疫应答机制功能会对坏死性牙周病的发病、严重程度、病变范围和进展情况产生重要影响。因此，这类疾病需要根据免疫系统功能的受损程度来进行分类。

对于牙周–牙髓联合病变而言，牙髓组织和牙周组织之间存在病理性通路，病变可以表现为急性或慢性病程。一般建议，根据可能对疾病预后和治疗产生直接影响的症状与体征来进行疾病分类，包括是否存在根折和穿孔、全口其他牙齿是否存在牙周炎以及患牙牙周组织的破坏程度。

临床牙周病学和口腔种植学

Lindhe's Clinical Periodontology and Implant Dentistry

第7版

临床牙周病学和口腔种植学
Lindhe's Clinical Periodontology and Implant Dentistry

第7版

中卷

主编　（瑞典）托德·伯格伦德（Tord Berglundh）
（美）威廉·詹诺比尔（William V. Giannobile）
（瑞士）尼克劳斯·朗（Niklaus P. Lang）
（西班牙）马里亚诺·桑兹（Mariano Sanz）

主译　闫福华　葛少华　陈　斌　李艳芬
邱　宇　张杨珩　于　洋

北方联合出版传媒（集团）股份有限公司
辽宁科学技术出版社
沈 阳

译者名单

Translators

中卷主译

闫福华 南京大学医学院附属口腔医院（南京市口腔医院）

李艳芬 南京大学医学院附属口腔医院（南京市口腔医院）

邱 宇 福建医科大学附属第一医院

译者（按姓名首字笔画为序）

于 洋 山东大学口腔医院（山东省口腔医院）

万 鹏 华景齿科

王 兵 山东大学口腔医院（山东省口腔医院）

王 敏 南京大学医学院附属口腔医院（南京市口腔医院）

王南南 南京大学医学院附属口腔医院（南京市口腔医院）

卞添颖 复旦大学附属口腔医院

吕晶露 南京大学医学院附属口腔医院（南京市口腔医院）

乔 丹 青海大学附属医院

刘 娟 南京大学医学院附属口腔医院（南京市口腔医院）

刘佳盈 南京大学医学院附属口腔医院（南京市口腔医院）

闫福华 南京大学医学院附属口腔医院（南京市口腔医院）

杜 密 山东大学口腔医院（山东省口腔医院）

李 月 南京大学医学院附属口腔医院（南京市口腔医院）

李丽丽 南京大学医学院附属口腔医院（南京市口腔医院）

李艳芬 南京大学医学院附属口腔医院（南京市口腔医院）

李凌俊 南京大学医学院附属口腔医院（南京市口腔医院）

邱 宇 福建医科大学附属第一医院

何莎莎 南京大学医学院附属口腔医院（南京市口腔医院）

宋诗源 南京大学医学院附属口腔医院（南京市口腔医院）

张 爽 南京大学医学院附属口腔医院（南京市口腔医院）

张 婷 南京大学医学院附属口腔医院（南京市口腔医院）

张杨珩 南京大学医学院附属口腔医院（南京市口腔医院）

张 倩 南京大学医学院附属口腔医院（南京市口腔医院）

陈日新 南京大学医学院附属口腔医院（南京市口腔医院）

陈畅行 南京大学医学院附属口腔医院（南京市口腔医院）
陈金东 南京大学医学院附属口腔医院（南京市口腔医院）
陈 斌 南京大学医学院附属口腔医院（南京市口腔医院）
邵金龙 山东大学口腔医院（山东省口腔医院）
罗 宁 南京大学医学院附属口腔医院（南京市口腔医院）
罗彬艳 南京大学医学院附属口腔医院（南京市口腔医院）
周 昉 南京大学医学院附属口腔医院（南京市口腔医院）
周 倩 南京大学医学院附属口腔医院（南京市口腔医院）
周 靓 浙江大学医学院附属口腔医院
周祉延 山东大学口腔医院（山东省口腔医院）
赵泉泉 南京大学医学院附属口腔医院（南京市口腔医院）
柯晓菁 南京大学医学院附属口腔医院（南京市口腔医院）
柳 庆 南京大学医学院附属口腔医院（南京市口腔医院）
柳慧芬 南京大学医学院附属口腔医院（南京市口腔医院）
保 珺 南京大学医学院附属口腔医院（南京市口腔医院）
聂 华 南京大学医学院附属口腔医院（南京市口腔医院）
钱 俊 南京大学医学院附属口腔医院（南京市口腔医院）
倪 璨 南京大学医学院附属口腔医院（南京市口腔医院）
黄悦臻 同济大学附属口腔医院
崔 迪 南京大学医学院附属口腔医院（南京市口腔医院）
康文燕 山东大学口腔医院（山东省口腔医院）
商玲玲 山东大学口腔医院（山东省口腔医院）
葛少华 山东大学口腔医院（山东省口腔医院）
葛叡扬 遵义医科大学附属口腔医院
董潇潇 北京和睦家康复医院
程书瑜 南京大学医学院附属口腔医院（南京市口腔医院）
鲍东昱 南京大学医学院附属鼓楼医院
廖文正 南京大学医学院附属口腔医院（南京市口腔医院）
魏挺力 南京大学医学院附属口腔医院（南京市口腔医院）

编者名单

Contributors

Maurício Araújo
Department of Dentistry
State University of Maringá
Maringá
Paraná
Brazil

Gustavo Avila-Ortiz
Department of Periodontics
College of Dentistry
University of Iowa
Iowa City
IA
USA

Hans-Rudolf Baur
Department of Cardiology
Medical School
University of Bern
Bern
Switzerland

James Beck
Division of Comprehensive Oral Health/Periodontology
Adams School of Dentistry
University of North Carolina
Chapel Hill
NC
USA

Tord Berglundh
Department of Periodontology
Institute of Odontology
The Sahlgrenska Academy at University of Gothenburg
Gothenburg
Sweden

Michael M. Bornstein
Oral and Maxillofacial Radiology
Applied Oral Sciences & Community Dental Care
Faculty of Dentistry
The University of Hong Kong
Hong Kong SAR
China, and
Department of Oral Health & Medicine
University Center for Dental Medicine Basel UZB
University of Basel
Basel
Switzerland

Dieter D. Bosshardt
Department of Periodontology
School of Dental Medicine
University of Bern
Bern
Switzerland

Rino Burkhardt
Faculty of Dentistry
The University of Hong Kong
Hong Kong SAR
China, and
Clinic of Reconstructive Dentistry
University of Zurich
Zurich
Switzerland

Iain Chapple
Periodontal Research Group
School of Dentistry
University of Birmingham
Birmingham
UK

Lyndon F. Cooper
University of Illinois at Chicago
College of Dentistry
Chicago
IL
USA

Pierpaolo Cortellini
European Research Group on Periodontology (ERGOPerio)
Genoa
Italy
and
Private Practice
Florence
Italy

Mike Curtis
Faculty of Dentistry
Oral and Craniofacial Sciences
King's College London
London
UK

Dorothea Dagassan-Berndt
Center for Dental Imaging
University Center for Dental Medicine Basel UZB
University of Basel
Basel
Switzerland

Francesco D'Aiuto
Periodontology Unit
UCL Eastman Dental Institute
London
UK

Ryan T. Demmer
Division of Epidemiology and Community Health
School of Public Health
University of Minnesota
Minneapolis
MN
USA

Jan Derks
Department of Periodontology
Institute of Odontology
The Sahlgrenska Academy at University of Gothenburg
Gothenburg
Sweden

Massimo de Sanctis
Department of Periodontology
Università Vita e Salute San Raffaele
Milan
Italy

Peter Eickholz
Department of Periodontology
Center of Dentistry and Oral Medicine (Carolinum)
Johann Wolfgang Goethe-University Frankfurt am Main
Frankfurt am Main
Germany

Roberto Farina
Research Centre for the Study of Periodontal and
Peri-implant Diseases
University of Ferrara
Ferrara
Italy, and
Operative Unit of Dentistry
Azienda Unità Sanitaria Locale (AUSL)
Ferrara
Italy

Magda Feres
Department of Periodontology
Dental Research Division
Guarulhos University
Guarulhos
São Paulo
Brazil, and
The Forsyth Institute
Cambridge
MA
USA

William V. Giannobile
Harvard School of Dental Medicine
Boston
MA
USA

Filippo Graziani
Department of Surgical, Medical and Molecular Pathology
and Critical Care Medicine
University of Pisa
Pisa
Italy

Christoph H.F. Hämmerle
Clinic of Reconstructive Dentistry
Center of Dental Medicine
University of Zurich
Zurich
Switzerland

Hatice Hasturk
Forsyth Institute
Cambridge
MA
USA

Lisa Heitz-Mayfield
International Research Collaborative – Oral Health and
Equity
School of Anatomy, Physiology and Human Biology
The University of Western Australia
Crawley
WA
Australia

David Herrera
ETEP (Etiology and Therapy of Periodontal and
Peri-Implant Diseases) Research Group
Complutense University of Madrid
Madrid
Spain

Palle Holmstrup
Department of Periodontology
School of Dentistry
University of Copenhagen
Copenhagen
Denmark

Kuofeng Hung
Oral and Maxillofacial Radiology
Applied Oral Sciences & Community Dental Care
Faculty of Dentistry
The University of Hong Kong
Hong Kong SAR
China

Saso Ivanovski
School of Dentistry
The University of Queensland
Australia

Søren Jepsen
Department of Periodontology, Operative, and Preventive Dentistry
Center of Oral, Dental, Maxillofacial Medicine
University of Bonn
Bonn
Germany

Mats Jontell
Oral Medicine and Pathology
Institute of Odontology
The Sahlgrenska Academy at University of Gothenburg
Gothenburg
Sweden

Ronald. E. Jung
Clinic of Reconstructive Dentistry
University of Zurich
Zurich
Switzerland

Darnell Kaigler
Department of Periodontics and Oral Medicine
University of Michigan School of Dentistry
and
Department of Biomedical Engineering
College of Engineering
Ann Arbor
MI
USA

Alpdogan Kantarci
Forsyth Institute
Cambridge
MA
USA

Janet Kinney
Department of Periodontics and Oral Medicine
University of Michigan School of Dentistry
Ann Arbor
MI
USA

Kenneth Kornman
Department of Periodontics and Oral Medicine
University of Michigan School of Dentistry
Ann Arbor
MI
USA

Marja L. Laine
Department of Periodontology
Academic Center for Dentistry Amsterdam (ACTA)
University of Amsterdam and Vrije Universiteit Amsterdam
Amsterdam
The Netherlands

Evanthia Lalla
Division of Periodontics
Section of Oral, Diagnostic, and Rehabilitation Sciences
Columbia University College of Dental Medicine
New York
NY
USA

Niklaus P. Lang
Department of Periodontology
School of Dental Medicine
University of Bern
Bern
Switzerland

Jan Lindhe
Department of Periodontology
Institute of Odontology
The Sahlgrenska Academy at University of Gothenburg
Gothenburg
Sweden

Bruno G. Loos
Department of Periodontology
Academic Center for Dentistry Amsterdam (ACTA)
University of Amsterdam and Vrije Universiteit Amsterdam
Amsterdam
The Netherlands

Philip D. Marsh
Department of Oral Biology
School of Dentistry
University of Leeds
UK

Conchita Martin
Faculty of Odontology
Complutense University of Madrid
Madrid
Spain

Giedrė Matulienė
Private Practice
Zurich
Switzerland

Luigi Nibali
Department of Periodontology
Centre for Host–Microbiome Interactions
King's College London
Guy's Hospital
London
UK

Sture Nyman (deceased)
Department of Periodontology
Institute of Odontology
The Sahlgrenska Academy at University of Gothenburg
Gothenburg
Sweden

Panos N. Papapanou
Division of Periodontics
Section of Oral, Diagnostic, and Rehabilitation Sciences
Columbia University College of Dental Medicine
New York
NY
USA

Bjarni E. Pjetursson
Department of Reconstructive Dentistry
University of Iceland
Reykjavik
Iceland

Christoph A. Ramseier
Department of Periodontology
School of Dental Medicine
University of Bern
Bern
Switzerland

Giulio Rasperini
Department of Biomedical, Surgical, and Dental Sciences
Foundation IRCCS Ca' Granda Polyclinic
University of Milan
Milan
Italy

Giovanni E. Salvi
Department of Periodontology
School of Dental Medicine
University of Bern
Bern
Switzerland

Mariano Sanz
Faculty of Odontology
ETEP (Etiology and Therapy of Periodontal and Peri-Implant Diseases) Research Group
Complutense University of Madrid
Madrid
Spain, and
Department of Periodontology
Faculty of Dentistry
Institute of Clinical Dentistry
University of Oslo
Oslo
Norway

Arne S. Schaefer
Department of Periodontology, Oral Medicine and Oral Surgery
Institute for Dental and Craniofacial Sciences
Charité–Universitätsmedizin
Berlin
Germany

Frank Schwarz
Department of Oral Surgery and Implantology
Centre for Dentistry and Oral Medicine
Frankfurt
Germany

Anton Sculean
Department of Periodontology
School of Dental Medicine
University of Bern
Bern
Switzerland

Jorge Serrano
ETEP (Etiology and Therapy of Periodontal and Peri-Implant Diseases) Research Group
Complutense University of Madrid
Madrid
Spain

Gregory J. Seymour
School of Dentistry
The University of Queensland
Brisbane
Australia

Dagmar Else Slot
Department of Periodontology
Academic Centre for Dentistry Amsterdam (ACTA)
University of Amsterdam and Vrije Universiteit Amsterdam
Amsterdam
The Netherlands

Clark M. Stanford
University of Illinois at Chicago
College of Dentistry
Chicago
IL, USA

Franz J. Strauss
Clinic of Reconstructive Dentistry
University of Zurich
Zurich
Switzerland, and
Department of Conservative Dentistry
Faculty of Dentistry
University of Chile
Santiago
Chile

Jeanie E. Suvan
Unit of Periodontology
UCL Eastman Dental Institute
London
UK

Dimitris N. Tatakis
Division of Periodontology
Ohio State University
College of Dentistry
Columbus
OH
USA

Daniel S. Thoma
Clinic of Reconstructive Dentistry
University of Zurich
Zurich
Switzerland

Cristiano Tomasi
Department of Periodontology
Institute of Odontology
The Sahlgrenska Academy at University of Gothenburg
Gothenburg
Sweden

Maurizio S. Tonetti
Shanghai Jiao Tong University School of Medicine
and
Clinical Research Center of Periodontology and Oral and Maxillo-facial Implants, National Clinical Research Center of Oral Diseases and Medical Clinical Research Center
Shanghai 9th People Hospital
China, and
ERGOPerio (European Research Group on Periodontology)
Genova
Italy

Leonardo Trombelli
Research Centre for the Study of Periodontal and Peri-implant Diseases
University of Ferrara
Ferrara
Italy, and
Operative Unit of Dentistry
Azienda Unità Sanitaria Locale (AUSL)
Ferrara
Italy

Ubele van der Velden
Department of Periodontology
Academic Center for Dentistry Amsterdam (ACTA)
University of Amsterdam and Vrije Universiteit Amsterdam
Amsterdam
The Netherlands

Fridus van der Weijden
Department of Periodontology
Academic Centre for Dentistry Amsterdam (ACTA)
University of Amsterdam and Vrije Universiteit Amsterdam
Amsterdam
The Netherlands

Fabio Vignoletti
Department of Periodontology
Faculty of Odontology
Complutense University of Madrid
Madrid
Spain

Jan L. Wennström
Department of Periodontology
Institute of Odontology
The Sahlgrenska Academy at University of Gothenburg
Gothenburg
Sweden

目录

Contents

中卷

第10部分：治疗计划制订

第11部分：牙周基础治疗（感染控制）

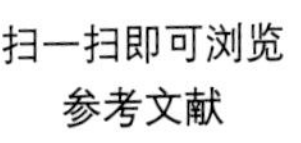
扫一扫即可浏览
参考文献

中卷

主　　编　（瑞典）托德·伯格伦德（Tord Berglundh）
（美）威廉·詹诺比尔（William V. Giannobile）
（瑞士）尼克劳斯·朗（Niklaus P. Lang）
（西班牙）马里亚诺·桑兹（Mariano Sanz）

中卷主译　闫福华　李艳芬　邱　宇

第7部分：种植体周（组织）病理学

Peri-Implant Pathology

第20章

种植体周黏膜炎和种植体周炎

Peri-Implant Mucositis and Peri-Implantitis

Tord Berglundh[1], Jan Lindhe[1], Niklaus P. Lang[2]

[1]Department of Periodontology, Institute of Odontology, The Sahlgrenska Academy at University of Gothenburg, Gothenburg, Sweden

[2]Department of Periodontology, School of Dental Medicine, University of Bern, Bern, Switzerland

前言

种植体周病是描述种植体周组织炎症的一个统称，包括种植体周黏膜炎和种植体周炎。2017年牙周病和种植体周病新分类国际研讨会（Berglundh et al. 2018）上提出了新的种植体周病分类，并对种植体周健康、种植体周黏膜炎和种植体周炎的诊断标准进行了总结。在这种情况下，区分疾病定义和诊断标准很重要。疾病定义是描述性的，并提供有关疾病特征的信息，而诊断标准则作为疾病临床评估（即诊断）的指导。本章将详细介绍种植体周黏膜炎和种植体周炎，同时还将回顾健康种植体周黏膜的主要特征，以突出种植体周组织和牙周组织之间的重要区别（图20-1）。种植体周病的病因和发病机制，包括从健康的种植体周黏膜到种植体周黏膜炎以及从种植体周黏膜炎到种植体周炎的转变，与天然牙的牙周病病程类似。诊断标准是种植体周病诊断的基础，临床探诊出血（bleeding on probing, BoP）检查是区分健康组织和炎症组织的关键方法。而种植体周黏膜炎和种植体周炎的区别在于影像学中观察种植体周是否存在骨丧失。骨丧失表现为两次检查之间牙槽骨水平向根方的移动。需要注意的是，在种植体植入初始骨重建活跃，可能会发生较多的骨水平变化（见第5章）。诊断标准及其在评估种植体周病患病率和危险因素中的作用已于第7章讨论过。

健康的种植体周黏膜

健康的种植体周黏膜的特点是没有明显的炎症表现，如红肿等。健康的种植体周黏膜临床检查中BoP应为阴性，但探诊深度范围尚未明确。

大多数关于健康种植体周黏膜组织学特征的信息来自临床前的体内研究（Araújo & Lindhe 2018; Berglundh et al. 2018）。种植体植入后，在种植体的基台周围形成了一个穿黏膜通道。为了适应新功能的需要，该部位的牙槽嵴黏膜逐渐改建成种植体周黏膜。种植体周黏膜与天然牙牙龈具有许多共同特征（Berglundh et al. 1991）。在健康部位，这两类组织都是角化的口腔上皮，属于朝向牙齿表面或种植体表面的结合上皮或非

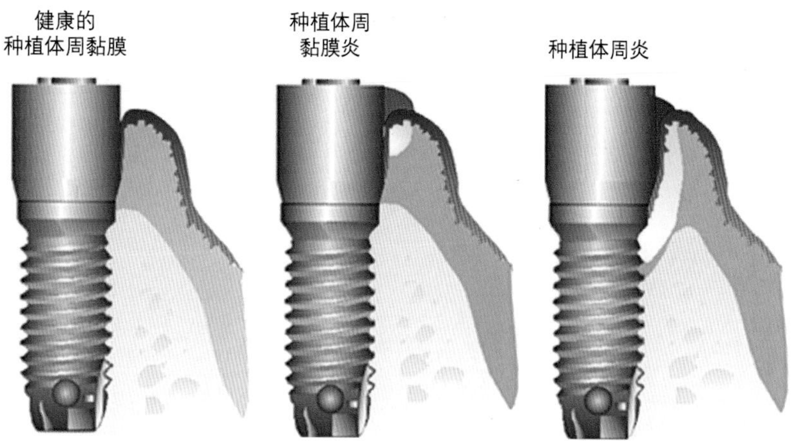

图20-1 健康的种植体周黏膜、种植体周黏膜炎和种植体周炎示意图。

角化黏膜屏障的延续。在这些菲薄的上皮衬里的结缔组织中，常可见少量的炎症细胞（中性粒细胞、巨噬细胞、T细胞和B细胞）浸润（Liljenberg et al. 1997; Tomasi et al. 2014, 2016）。由于炎症细胞代表宿主对细菌产物的抵抗防御，因此它们也属于生物学封闭的一个重要组成部分，可以将种植体周组织或牙周附着组织与口腔隔绝（见第4章和第10章）。

与牙周组织相比，种植体周组织不存在牙骨质和牙周膜。在种植体周黏膜的骨嵴顶与结合上皮之间的结缔组织区，种植体中没有插入胶原纤维，血管密度低于牙周组织的相应部位（Araújo & Lindhe 2018; Berglundh et al. 2018）。种植体周不存在牙骨质和牙周膜，可能会导致抵抗种植体周病发展的能力受损。

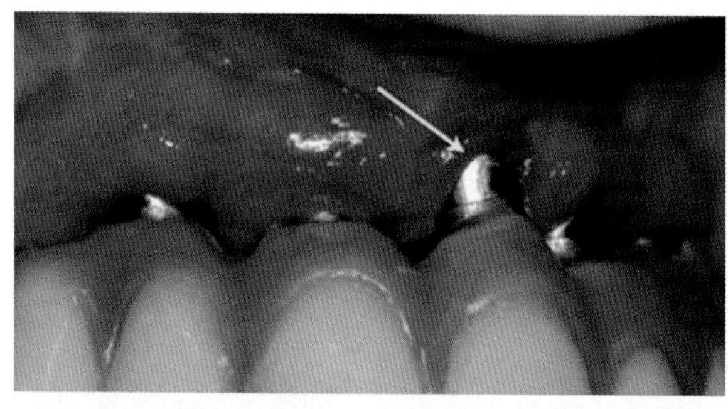

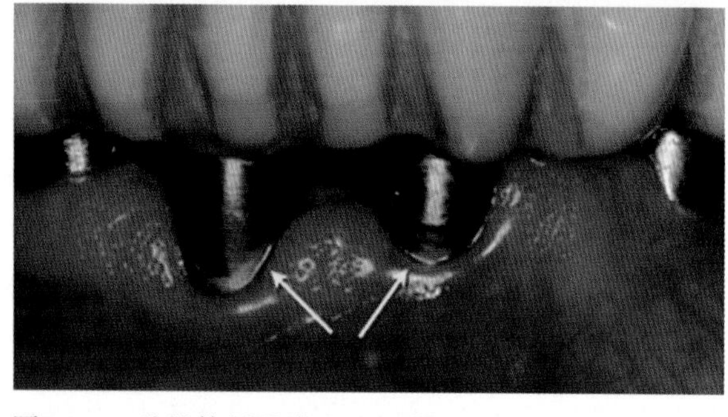

图20-2 种植体周黏膜炎的临床表现，包括程度不一的红肿。黏膜边缘探诊出血（箭头所示）。

种植体周黏膜炎

临床特征和诊断

种植体周黏膜炎是骨内种植体周软组织在未发生支持性骨丧失的情况下，局部出现的炎症性病变（Berglundh et al. 2018; Heitz-Mayfield & Salvi 2018）。种植体周黏膜炎在许多方面与牙龈炎相似，具有典型的炎症表现，如红肿。但值得注意的是，种植体周黏膜炎的临床表现与牙龈炎可能会有所不同，并可能会被金属的种植体或冠修复体所掩盖。因此，对种植体周黏膜炎的评估应始终包括探诊后是否出血（图20-2）。BoP阳性是发生种植体周黏膜炎的主要临床特征，而由于肿胀或探诊阻力降低也可能导致探诊深度增加。因此，种植体周黏膜炎的诊断应基于对BoP的检查和是否发生骨丧失（图20-3）。第7章讨论了种植体周黏膜炎的诊断标准。

临床研究

临床和动物实验性研究分别观察了在早期菌斑和长期菌斑的刺激下，牙龈及种植体周黏膜不同的应答反应。Pontoriero等（1994）在“人实验性龈炎”（Löe et al. 1965）的临床研究中，选取

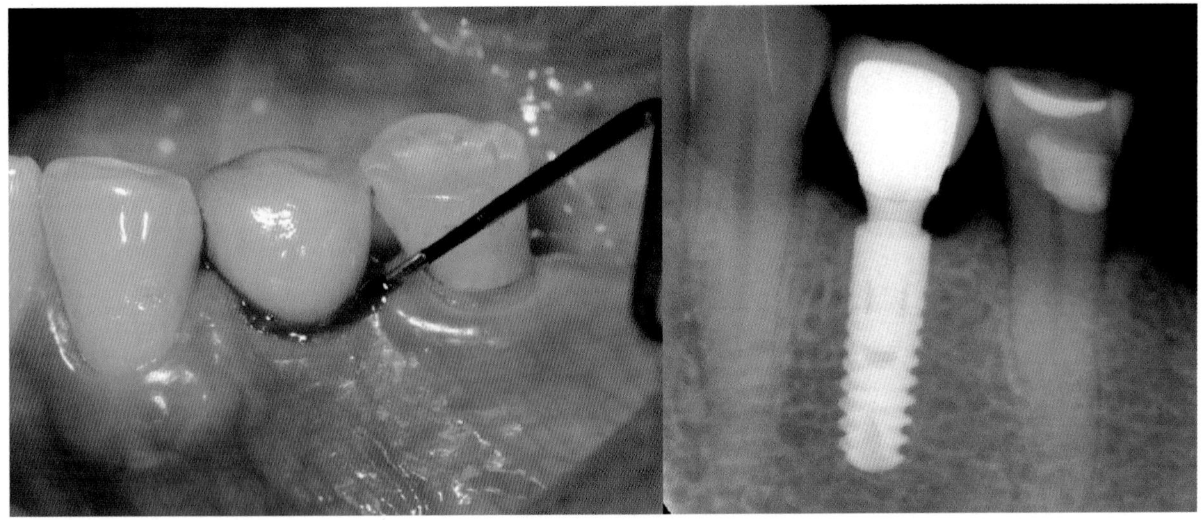

图20-3 通过临床检查发现探诊出血和影像学无骨丧失可以诊断种植体周黏膜炎。

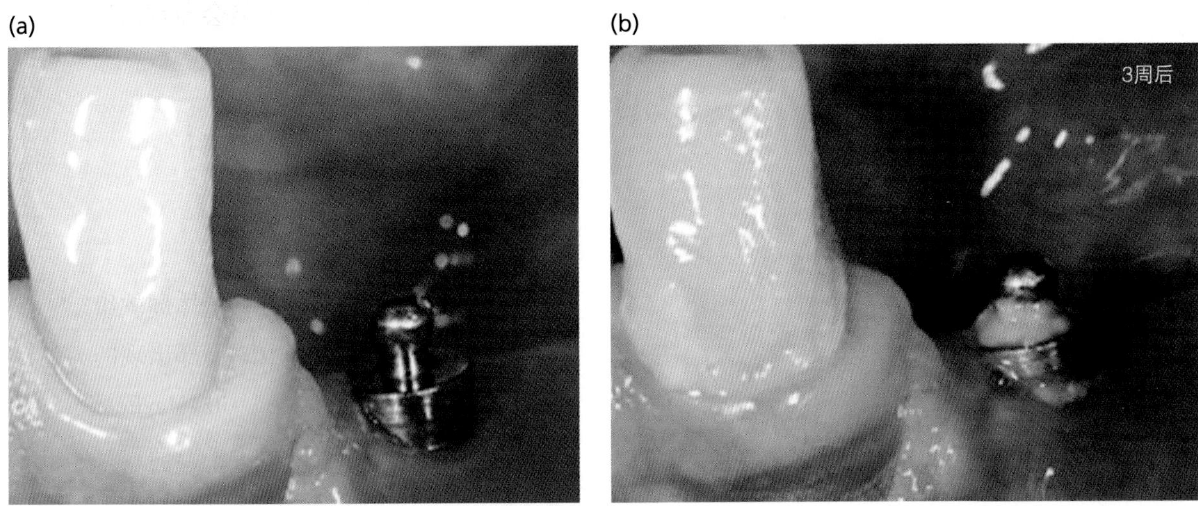

图20-4 （a）健康的牙龈和健康的种植体周黏膜的临床图像。（b）菌斑形成3周后同一位点的图片。

了20名牙列缺损患者作为研究对象。所有的患者均先治疗重度牙周炎，随后进行了一个或几个牙列区段的种植修复。在修复后6个月的随访中，对进行维护（包括定期支持治疗）的患者进行基础检查，包括菌斑评估、软组织炎症情况、牙周袋探诊深度（probing pocket depth, PPD）、软组织退缩以及菌斑结构。受试者在3周内没有采取任何口腔卫生措施。研究发现此期间天然牙和植牙区段的菌斑结构（数量和构成）以及软组织对微生物入侵的反应（如炎症和牙周袋探诊深度改变）是相似的。

Zitzmann等（2001）研究了种植体周和天然牙周的软组织对菌斑形成的反应。12名牙周和种植体周健康的受试者，停止口腔清洁3周（图20-4）。在菌斑形成前后，进行相关的临床检查并行软组织活检。研究表明菌斑形成与软组织炎症的临床表现相关，也与软组织中炎症细胞浸润范围增加有关。

Salvi等（2012）在一项纳入15名行局部种植义齿患者的临床研究中，发现实验诱导的牙龈炎和种植体周黏膜炎具有可逆性。从菌斑形成初期到炎症形成这段时间，如果患者重新开始口腔卫生清洁，牙龈和种植体周黏膜的炎症能逐渐好转。

未经治疗的种植体周黏膜炎可能会发展为种植体周炎。Costa等（2012）报道，对于基线检查时患有种植体周黏膜炎且未接受定期种植体周支持治疗的患者，其5年内的种植体周炎发生率为44%。在另一组定期接受常规支持治疗的种植体周黏膜炎患者中，5年内种植体周炎的发生率为18%。这一观察结果强调了检查和治疗种植体周黏膜炎对防止进展为种植体周炎的重要性。

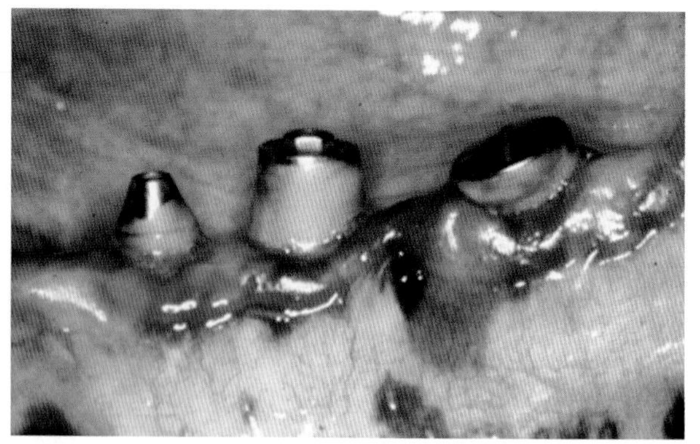

图20-5 在比格犬动物模型中，未经菌斑控制5个月后，在3种系统种植体表面菌斑形成情况。

临床前研究

在一项以犬为实验对象的研究中（Berglundh et al. 1992），分别对菌斑形成3周后牙龈和种植体周黏膜的反应进行了研究。具体方法为拔除一侧下颌前磨牙，将对侧牙作为对照。在牙槽窝愈合3个月后，在无牙区植入种植体。随后对其进行菌斑控制以保证种植体周黏膜达到理想愈合，同时预防余留天然牙发生牙龈炎。创口愈合后，检查并收集了牙及种植体表面的生物膜样本。随后停止菌斑控制措施，给动物喂以软食促进菌斑形成。3周后再次检查，内容包括临床评估、牙面及种植体表面的菌斑样本收集和病理检查。研究发现在种植体及对照天然牙牙面上不仅菌斑形成数量相似，组成结构也相似。因此，可以认为钛种植体表面细菌的早期定植与牙面细菌的定植具有相同模式（Leonhardt et al. 1992）。牙龈及种植体周黏膜对菌斑形成都产生明显的炎症反应，即结缔组织中的白细胞浸润。对照牙牙龈和种植体周病损在大小及部位上相似。通常都位于软组织边缘，即口腔角化上皮与结合上皮之间。

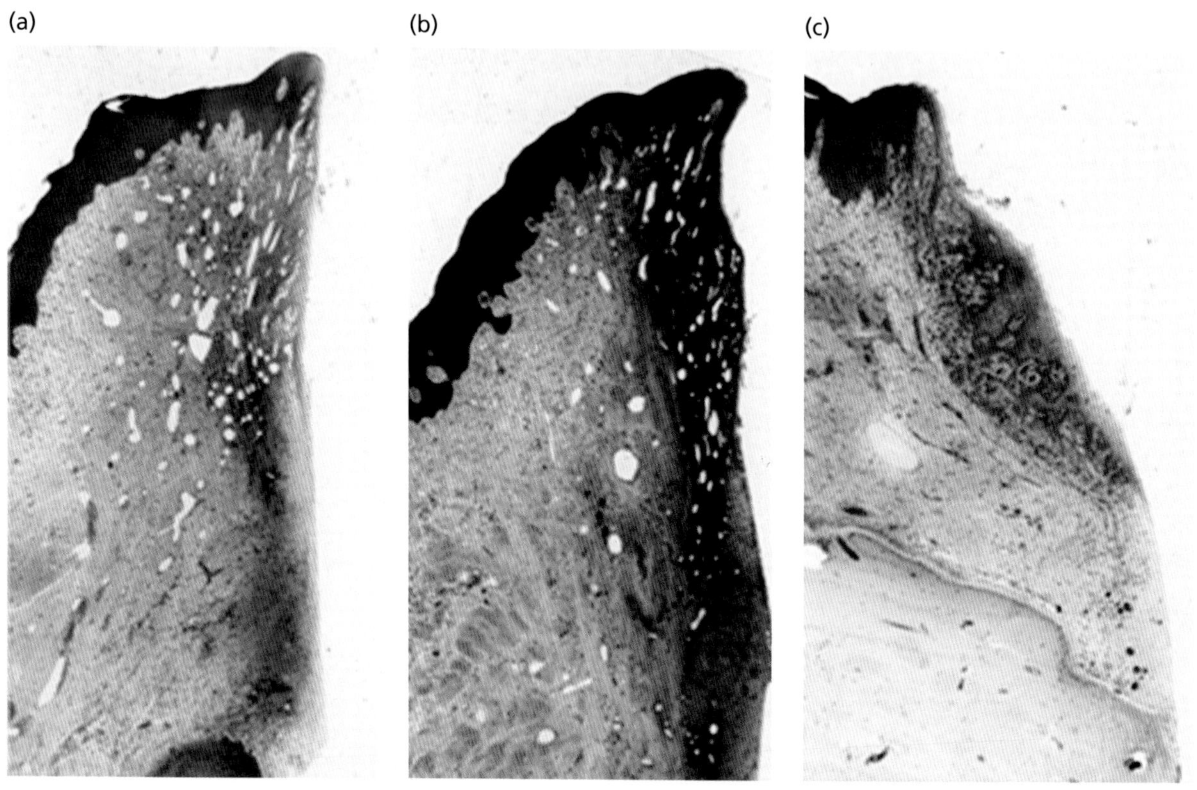

图20-6 （a～c）在图20-5中所示的3种系统种植体周黏膜中炎症细胞浸润（inflammatory cell infiltrates, ICT）的显微图像。ICT向根方扩展的程度与3种系统种植体的上皮屏障大小相协调。

在上述模型中，研究发现随着菌斑形成时间的增加（3个月），种植体周黏膜的病变似乎不断向根方扩展，而对照牙的牙龈病变则保持不变（Ericsson et al. 1992）。而且研究还发现种植体周黏膜病损中成纤维细胞的数量较对照牙牙龈更少。目前已知在任何长期存在的炎症病损中，破坏与修复是交替进行的，因此在停止菌斑控制的3个月内，对照牙牙龈病变或在随后的修复期中或多或少进行了组织重建修复，但在种植体周黏膜病损中，组织破坏并没有在修复过程中得到完全修复，从而导致组织形成的不足，这也许是种植体周黏膜病损扩展和传播的一个原因。

在另一个类似的以犬为实验对象的研究中，Abrahamsson等（1998）研究了3种不同系统的种植体，观察其在菌斑形成5个月后的软组织病损（图20-5）。他们观察到，种植体周黏膜对长期的菌斑刺激的反应与种植系统无关，炎症病损向根方延伸的范围无一例外都与3种种植系统上皮屏障的大小有关（图20-6）。

结论：种植体周黏膜炎和牙龈炎具有许多相同的特征。牙和种植体表面菌斑堆积会引起宿主的免疫应答，包括炎症的变化和黏膜/牙龈结缔组织炎症病损的形成。正如牙龈炎是牙周炎的前驱症状，种植体周黏膜炎是种植体周炎的一个前期阶段，因此，种植体周黏膜炎的完善治疗是预防种植体周炎的一个重要措施（Lang & Berglundh 2011; Jepsen et al. 2015）。

种植体周炎

临床特征和诊断

种植体周炎是一种发生在种植体周组织中与菌斑相关的病理状况，其特点是种植体周黏膜炎症和随后的种植体周骨组织逐渐丧失（Berglundh et al. 2018; Schwarz et al. 2018）。因此，种植体周炎的诊断包括探诊出血（BoP）和影像学上的骨丧失（图20-7）。种植体周炎最初影响种植体周组织的边缘部分，在这期间种植体仍保持稳定并能行使功能。因此，不能将种植体松动作为种植体周炎的必不可少的症状，但种植体在疾病进展的最后阶段发生的松动则表明种植体周骨结合的完全丧失。

与前文提到的种植体周黏膜炎的临床表现类似，各种因素如种植体周黏膜形态和种植体的位置，会影响种植体周炎的临床表现。因此，在种植体周组织的检查中，探诊是首要检查，包括对BoP和PPD的评估。溢脓是种植体周炎的一个普遍临床表现（Fransson et al. 2008）。

因此，种植体周炎的临床表现多样，并不总是与典型的病理表现一样。如图20-8和图20-9中展示的两个不同病例。在图20-8中展示的病例中可见菌斑和牙石以及相关的炎症临床表现，但在图20-9中展示的病例中则没有这些症状。然而，如图20-9中所示的位点探诊时，发现PPD为10mm、BoP阳性和袋内溢脓。

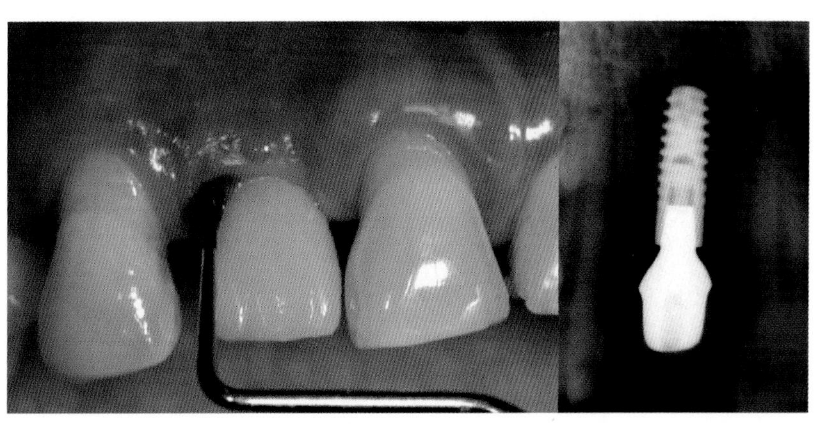

图20-7　种植体周炎的诊断依据包括探诊出血和影像学上的骨丧失。

在种植体周炎位点的X线片中（图20-10）可见种植体周对称性的骨吸收，其骨吸收量在种植体近中、远中、唇/颊侧几乎相等。但是实际骨缺损的形态可能因牙槽嵴的颊舌/腭侧宽度大小而异。因此，当牙槽嵴宽度超过种植体周炎病损区宽度时，颊舌侧骨质可能会保留下来，这样即形成一个凹坑状骨质缺损。反之，如果在窄的牙槽嵴位点，种植体周颊舌侧骨质在局部炎症的进展过程中，会逐渐被吸收甚至丧失。

种植体周炎的进展呈非线性和逐渐加速模式（Fransson et al. 2010; Derks et al. 2016），并且似乎比牙周炎中观察到的进展更快（Berglundh et al. 2018）。由于种植体周炎可能在随访早期发生，因此应定期进行临床检查，包括评估种植体周的PPD和BoP，并以此决定是否需要额外的影像学检查评估骨吸收情况。种植体周炎的诊断需要检查BoP和骨吸收情况，这是基于可获得既往的检查数据。然而，在没有既往检查数据的情况下，种植体周炎的诊断是基于BoP、PPD≥6mm和骨水平与种植体骨内部分最冠方的距离≥3mm（Berglundh et al. 2018）。第7章详细讨论了日常临床实践和流行病学研究中种植体周炎的诊断标准。

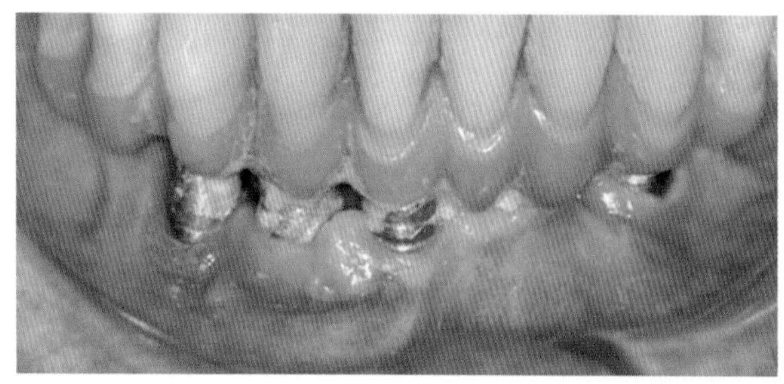

图20-8 种植体周炎的临床表现。注意大量的菌斑和牙石以及明显的种植体周黏膜炎的炎症表现。

结论：种植体周炎的临床表现与病损区的炎症和感染有关。因此，除了骨吸收的影像学证据外，还应有黏膜炎症的类似表现，包括肿胀、黏膜发红以及轻探出血。“袋”内溢脓也是一个常见表现。种植体周炎的进展以非线性和加速模式发生，并且似乎比在牙周炎中观察到的进展更快。需注意即使种植体仅存在微量的“骨结合”时，其仍然可能保持稳定。

(a)

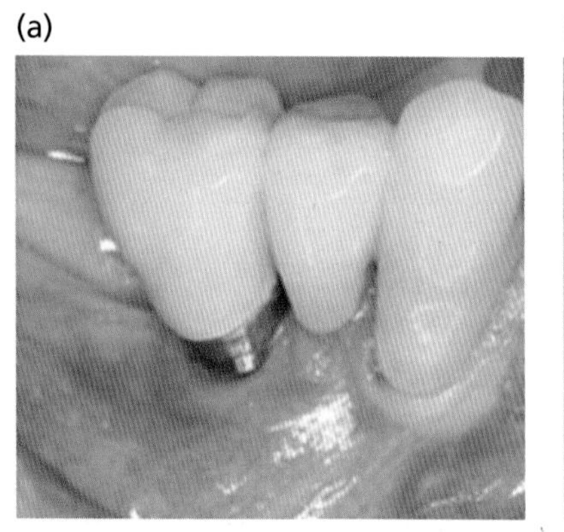

(b)

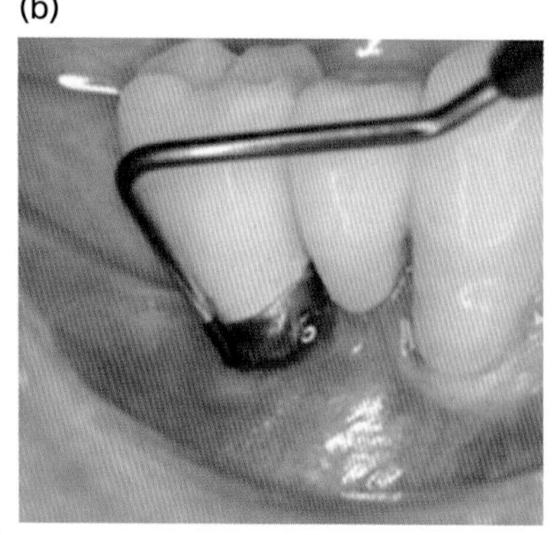

图20-9 左下前磨牙处种植体支持式义齿的临床图像。（a）周围黏膜无炎症或轻度炎症。（b）前磨牙种植体处探诊出血和溢脓。

(a)

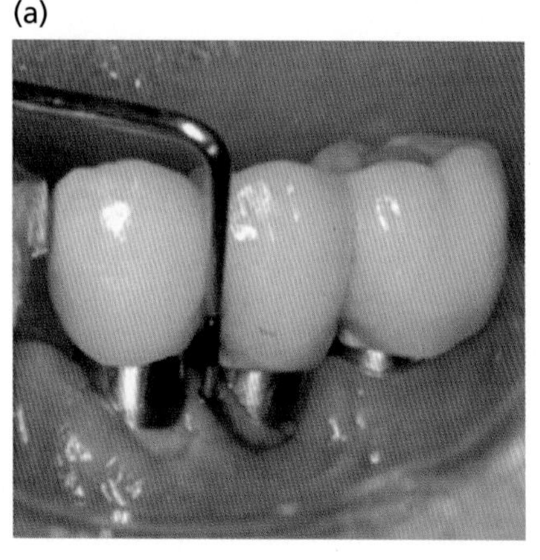

(b)

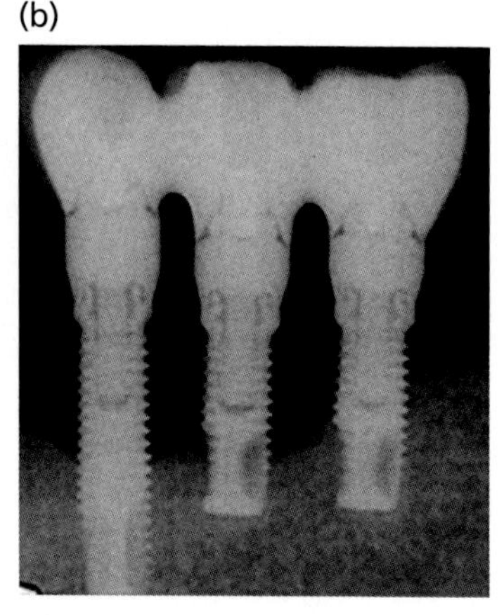

图20-10 下颌左侧3个位点种植体周炎的临床（a）和影像学（b）表现。注意到种植体周黏膜的肿胀及溢脓（a）和在影像学上种植体周明显的骨吸收（b）。

人类活检资料

虽然通过对人牙周炎的组织病理研究可以得到精确信息，并且人种植体周炎病损的研究也在逐渐增加，但到目前为止，相关研究仍然较少（Berglundh et al. 2011; Schwarz et al. 2018）。目前有研究表明种植体周位点的黏膜中有大量炎症细胞浸润。Sanz等（1991）对6名种植体周炎患者的软组织进行活检分析，发现结缔组织中65%为炎症细胞。Piattelli等（1998）描述了来源于230个回收的种植体的组织病理学特征：在这些因种植体周炎而拔除的种植体周结缔组织的炎症性浸润中含有巨噬细胞、淋巴细胞和浆细胞。在一项纳入了12名种植体周炎患者的研究中，Berglundh等（2004）发现，凡是黏膜中存在较大病损的病例，黏膜中总是伴随着大量的浆细胞、淋巴细胞和巨噬细胞浸润（图20-11）。同时，进一步的研究还发现炎症细胞向根方浸润，扩展到根尖区的袋内上皮，根尖部分的软组织病损常常累及骨组织。Berglundh等（2004）也报道了在病损中含有大量的中性粒细胞（多形核白细胞）。这些细胞不仅出现于袋内上皮和病损相关区域，也出现在远离种植体表面浸润中心的血管周围。在病损的根方，炎症结缔组织直接与种植体表面的生物膜相接触。Gualini和Berglundh（2003）利用免疫组织化学技术分析了6种种植体周炎的成分，发现炎症浸润中心含有大量的中性粒细胞。此发现与Hultin等（2002）的发现一致，Hultin等对从17名种植体周炎患者种植位点处收集的分泌液进行了分析，也发现了大量的中性粒细胞。对于种植体周炎与牙周炎的区别，也有学者采用免疫组织化学技术进行研究。Bullon等（2004）观察到两类病损中都包含T淋巴细胞、B淋巴细胞、浆细胞和巨噬细胞，而Konttinen等（2006）报道，与牙周炎损相比，种植体周炎病损中的白细胞介素-1α（interleukin-1 alpha, IL-1α）和白细胞介素-6（interleukin-6, IL-6）阳性细胞数量更多，而肿瘤坏死因子-α（tumor necrosis factor-alpha, TNF-α）阳性细胞数量更少。Carcuac和Berglundh（2014）对人种植体周炎和牙周炎病变进行了更全面的评估。从40名晚期种植体周炎患者和40名重度牙周炎患者的病变部位

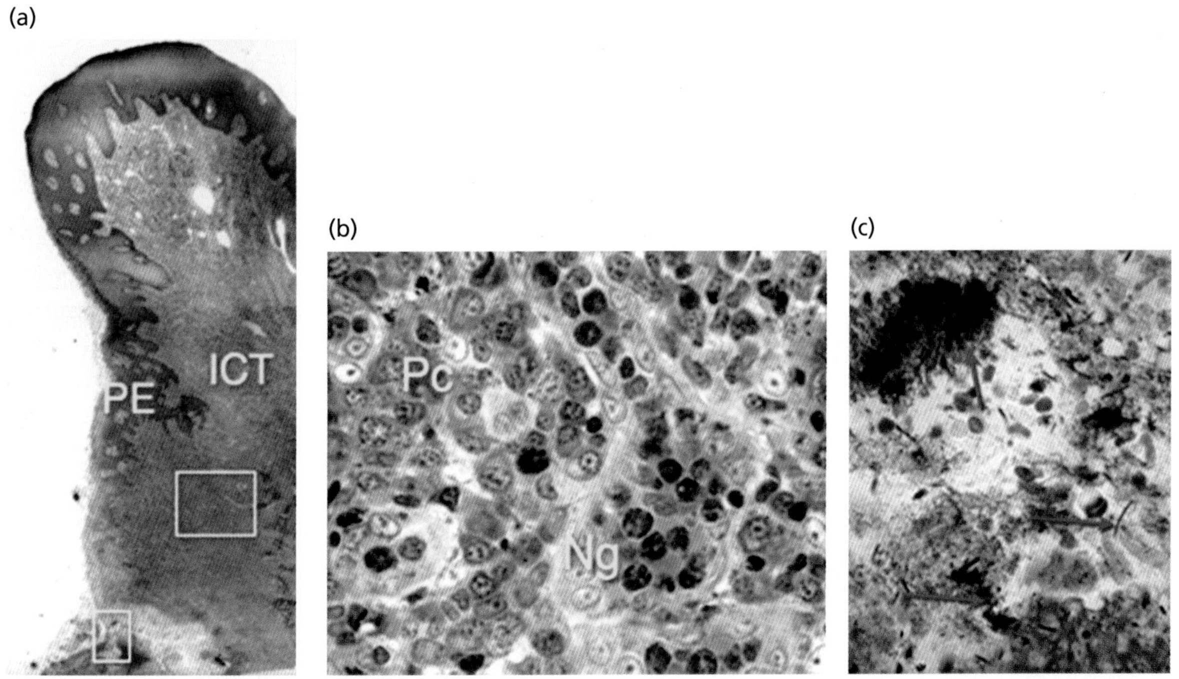

图20-11　（a）种植体周炎病损的病理切片。袋内上皮（pocket epithelium, PE）的一侧有大量的炎症细胞浸润（inflammatory cell infiltrate, ICT）。种植体放置于左侧。（b）为图a中ICT深部框内区域的更高倍数放大图像，可见大量的浆细胞（plasma cells, Pc）和中性粒细胞（neutrophil granulocytes, Ng）浸润。（c）为图a中朝向袋内的ICT根方部分的框内区域的更高倍数放大图像。箭头所示为微生物聚集。

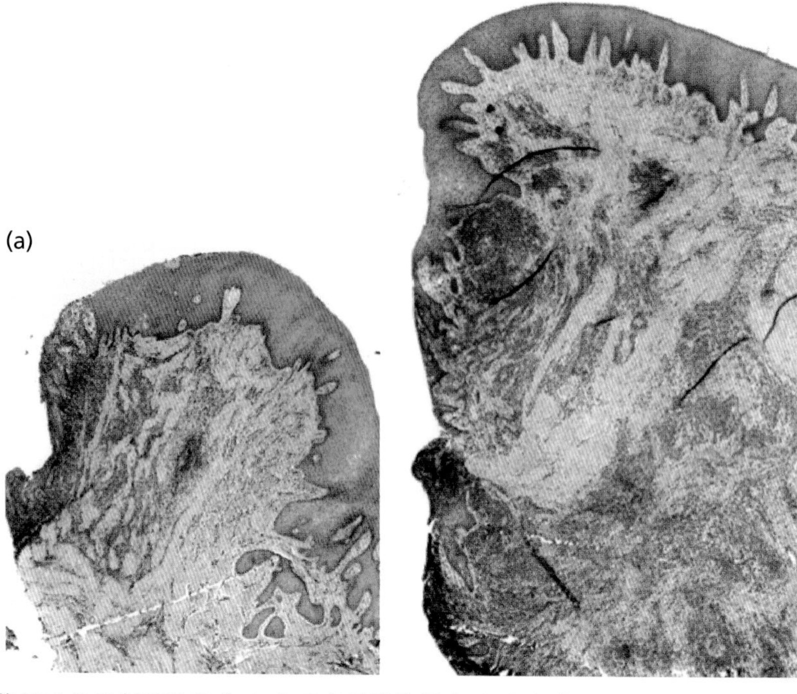

图20-12 显微图像显示从重度牙周炎（a）和重度种植体周炎（b）部位获得的组织样本（Carcuac & Berglundh 2014）。注意牙周炎（a）和种植体周炎（b）在袋状上皮（左图）外侧浸润的炎症细胞大小的差异。

（PPD≥7mm、BoP阳性和明显的骨吸收）收集软组织样本。组织学检查显示种植体周炎病变炎症细胞浸润的大小是牙周炎病变的2倍多（图20-12）。此外，种植体周炎中的炎症细胞浸润延伸至袋状上皮的根方，并且在根方和侧方比牙周炎病变的浸润范围更广。免疫组化分析显示，种植体周炎的浆细胞、中性粒细胞和巨噬细胞的密度明显大于牙周炎病变。

临床前研究

为了研究种植体周黏膜对菌斑长期刺激的反应，有研究分别建立了犬（Lindhe et al. 1992）和猴子（Lang et al. 1993; Schou et al. 1993）的实验性牙周炎/种植体周炎模型。虽然实验设计有所不同，但获得的结果基本一致，因此，在后文中仅介绍以犬为实验对象的研究结果。

在以犬为实验对象的研究（Lindhe et al. 1992）中，拔除一侧下颌前磨牙，植入种植体，3个月后连接基台。在此过程中严格控制菌斑，所监测的所有牙及种植位点处均保持健康。随后同时终止菌斑控制，在前磨牙及种植体的牙颈部进行丝线结扎，结扎线应置于软组织边缘的根方，建立牙周炎和种植体周炎模型。这样在牙/牙龈、种植体/黏膜间人工形成一个“牙周袋”，龈下生物膜快速形成，炎症病变很快波及邻近组织。实验6周后进行影像学检查，结果显示，在牙及种植位点有大量骨丧失。除去结扎线4周后，对动物进行再次检查，内容包括影像学检查、菌斑样本收集、牙及种植位点处的组织病理学检查。结果发现，在牙及种植位点的深“袋”中已经形成相似的菌斑，主要是革兰阴性菌和厌氧菌（Leonhardt et al. 1992）。这与人类的检测结果相一致，即牙和种植体周的微生物具有许多相同的特点，但不论是天然牙还是种植体，其周围组织在健康与炎症状态下比较，两者微生物构成差异都很大。健康软组织包绕的牙和种植体相关生物膜含有少量革兰阳性球菌和杆菌。而在广泛的牙周炎及种植体周炎位点的生物膜则含有大量革兰阴性厌氧菌（见第9章）。

在以犬为实验对象的研究中（Lindhe et al. 1992），组织病理学检查发现天然牙和种植体周的炎症病损在大小及部位上具有显著不同。对于前者，牙周病损与牙槽骨间通常有1mm无炎症的结缔组织间隔，而大部分种植体周炎症病损则直接延伸至牙槽骨。因此，上述研究认为两者周围组织炎症的扩散方式不同，与天然牙牙周组织相比，种植体周组织缺乏抵抗炎症进展的能力。在后续的研究中（Marinello et al. 1995; Ericsson et al. 1996; Persson et al. 1996; Gotfredsen et al. 2002）使用了相似的模型，但分别研究了组织破坏的不同阶段，进一步验证了上述结论。

上述实验通过结扎线破坏种植体周的软组织关闭，形成龈下生物膜，从而诱导种植体周炎。随着时间的推移，局部黏膜炎症病变等宿主应答所造成的病变逐渐扩大。病损区的细胞激活了系统反应，加速了结缔组织和骨的破坏。更靠近根方的结扎线使局部组织破坏持续进展，破坏的速度和范围是由结扎线的粗细、类型（如棉、丝）、在袋中冠根向的位置以及结扎线替换的次数等多因素共同作用的结果（Berglundh et al. 2011）。

Zitzmann等（2004）在一项涉及犬的21个牙位点的实验中，研究了种植体周炎。其在实验位点病损形成后，除去结扎线，观察12个月。结果16个位点的病损继续发展，并形成了进行性骨吸收。而其余的5个位点，病损进展停止，未导致种植体周骨破坏。

随后，Berglundh等（2007）也采用了类似的“自发性进展模型”（Zitzmann et al. 2004），专门研究了光滑的抛光表面和粗糙的大颗粒喷砂酸蚀（sandblasted, large grit, acid etched, SLA）表面种植体周的组织反应，研究发现在结扎线诱导的组织破坏前期，两种种植体周吸收骨量相同。在结扎线移除后的5个月内，两者均发生了进行性骨吸收。但与光滑表面种植体相比，粗糙表面种植体周的菌斑面积更大，结缔组织中的炎症范围更大。因此，如果粗糙表面的种植体周炎不及时进行治疗，则其种植体周炎的进展更为显著。

在Berglundh等（2007）对不同表面的种植体进行研究的同期，Albouy等（2008, 2009）也研究了SLA、TiOblast、TiUnite和单纯切削表面4种不同商业化种植体在种植体周炎发展中的区别。在去除丝线后的6个月内，上述种植体均发生自发性炎症。组织病理学检查显示，所有样本均有明显炎症，深达袋内上皮根方。袋内充满脓液、生物膜和牙石，在朝向生物膜的无覆盖的根尖部分可见炎症细胞浸润。牙槽嵴顶部骨组织内可见大量破骨细胞，在远离牙槽嵴的软组织缺损处则可见肥大细胞。

Albouy等（2012）使用两种结构相似但表面不同的种植体（单纯切削表面和表面处理的）在犬上再次进行了种植体周炎实验。研究发现在丝线去除6个月后，与切削表面种植体相比，表面处理的种植体周发生了更多的骨吸收。此外，表面处理的种植体周炎症、袋内上皮和生物膜的范围都更大。

也有研究者通过自发性进展模型来研究种植体周炎和牙周炎之间的区别。Carcuac等（2013）通过犬动物模型对两种种植体进行了研究。通过局部结扎线导致实验性种植体周炎和实验性牙周炎。10周后去除结扎线，在随后的6个

(a)

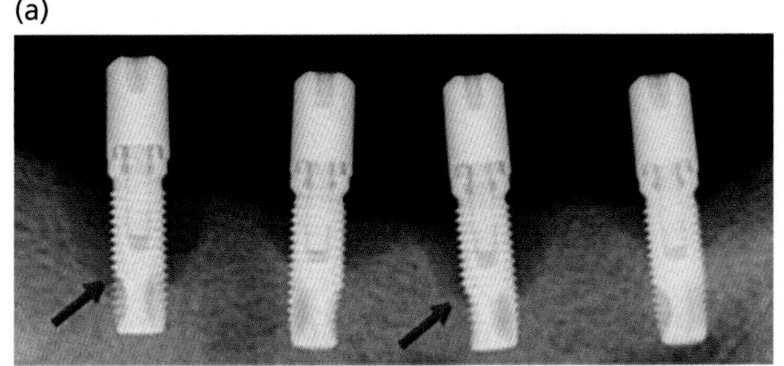

(b)

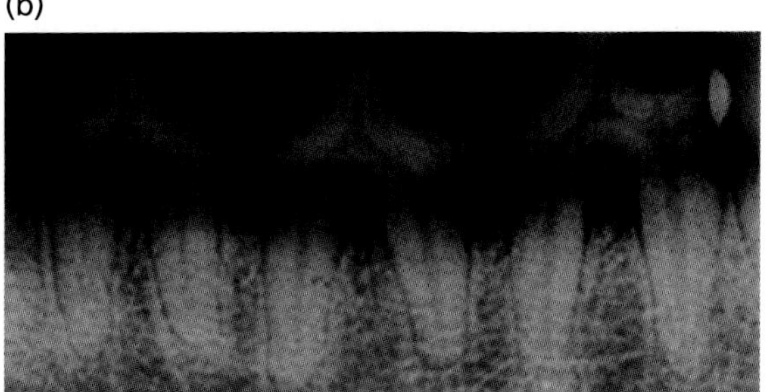

图20-13　拉布拉多犬的实验性种植体周炎（a）和牙周炎（b）的X线片。与单纯切削表面的种植体相比较，表面处理的种植体周的骨吸收更多（箭头所示）。

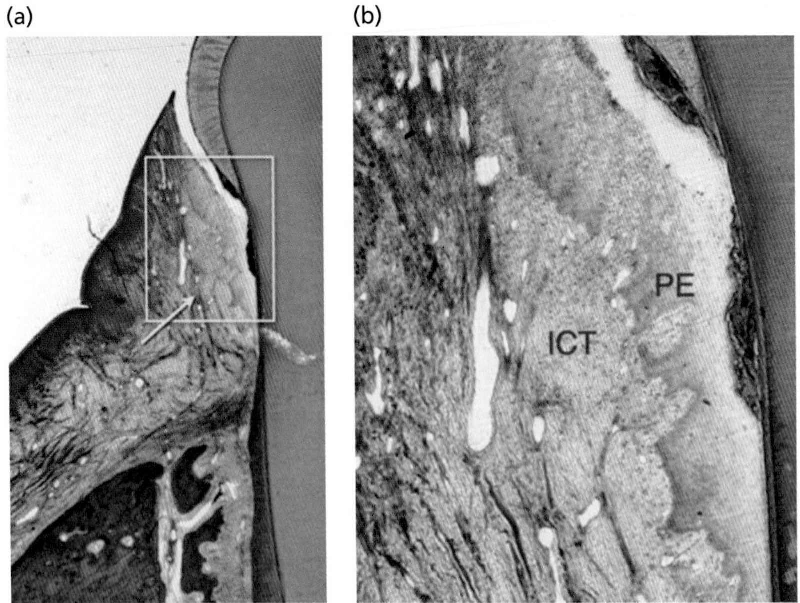

图20-14　（a）牙周炎病损的颊舌向组织切片。箭头所示为炎症向根方进展，可见在牙槽嵴和炎症浸润间仍存在着正常结缔组织。（b）为图a框内区域的更高倍数放大图像，可见牙石、袋内上皮（PE）和炎症浸润带（ICT）。

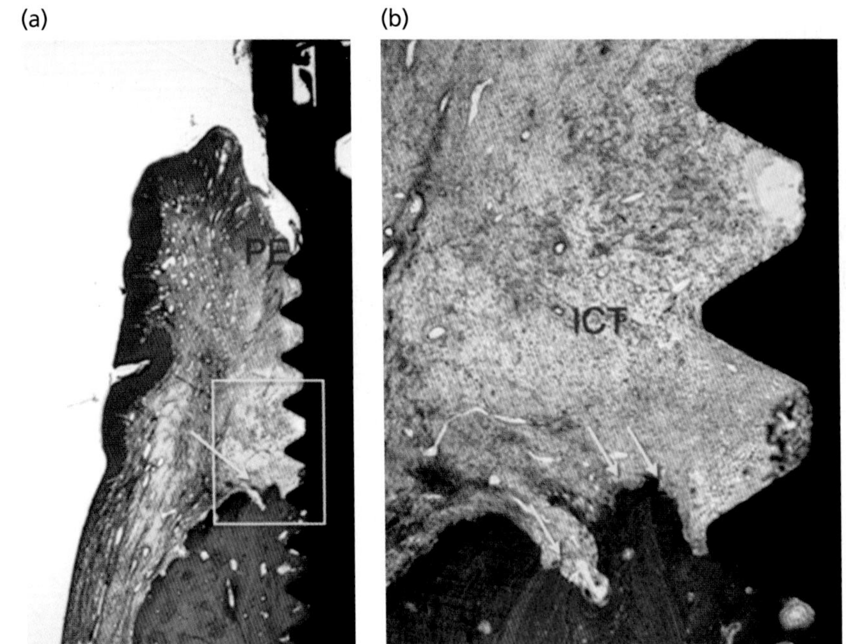

图20-15　（a）种植体周炎病损的颊舌向组织切片。炎症向根方扩展至骨组织。（b）为图a框内区域的更高倍数放大图像，显示袋内上皮（PE）根方的炎症浸润带（ICT）与种植体表面生物膜直接接触。箭头所示为骨表面的破骨细胞。

月内通过影像学评估骨水平的变化。结果表明，表面处理的种植体周骨吸收量大于单纯切削表面种植体及天然牙（图20-13）。组织病理学检查结果也证实了前述结果（Lindhe et al. 1992），研究结果还显示与牙周炎相比，种植体周炎的炎症病损更大，更接近于牙槽嵴顶（图20-14和图20-15）。Carcuac等（2013）的研究还发现相对于牙周炎而言，种植体周炎的病损包含更多的中性粒细胞和破骨细胞。

Carcuac等（2020）在一项实验性种植体周炎的研究中构建了一种新的自发性进展模型。在对照组的植入位点采用标准种植窝洞预备程序，而在试验组采用了改良的种植窝洞预备程序，即在种植体植入后在种植体颈部形成一圈宽1mm、深5mm的环形间隙。间隙内用骨替代物充填，并覆盖可吸收胶原膜。经过几个月的愈合期后，放置结扎线，促进菌斑堆积，建立实验性种植体周炎。与之前使用的自发性进展模型不同的是，该方法在4周后就移除了结扎线。因此，在没有发生结扎引起明显骨丧失的情况下，实验性种植体周炎已经发生。Carcuac等（2020）的研究结果显示，在去除结扎后的自发性进展期间，试验组和对照组间的骨丧失量差异很小，并且仅切削的、没有经过表面处理的种植体表面比经过表面处理的种植体表现出更少的骨丧失。这些结果表明，结扎线与堆积的菌斑在短期内促进了种植体周软组织屏障的破坏，引发宿主反应，在黏膜中形成炎症病变。随着时间的推移，病变向根方和侧方逐渐发展。因此，在短期结扎后的6个月中，种植体周结缔组织中存在持续的炎症以及牙槽骨骨丧失。

上述临床前研究中获得的数据（Berglundh et al. 2007; Albouy et al. 2008, 2009, 2012; Carcuac et al. 2020）表明，种植体表面特性影响实验性种植体周炎的自发进展的程度。然而，在这些研究中，评估的种植体类型有限。因此，不能明确哪种类型的种植系统或种植体表面会增加种植体周炎的风险。另外，实验性研究表明，在移除结扎线但已经形成种植体周炎病变的部位将会有持续的菌斑堆积，这可能会导致种植体周软硬组织的破坏，并且其进展速度受种植体表面特性的影响。

结论：种植体周封闭性差，炎症常扩展到骨组织的边缘，破坏进一步发展可能会导致种植体脱落。研究发现种植体周炎病损中有大量的中性粒细胞，病损与生物膜之间缺乏上皮衬里，这些都表明种植体周炎病损不同于牙周炎病损。较光滑表面种植体而言，粗糙表面种植体周炎的进展更快。

结论

人类研究和动物实验表明，在种植体表面形成生物膜会引发宿主反应，包括在种植体周黏膜中形成炎症病变（种植体周黏膜炎）。这种病变最初位于紧邻屏障上皮外侧的结缔组织中，并且在许多方面类似于在邻牙表面菌斑堆积引起的牙龈炎症。在种植体龈下生物膜持续存在的情况下，种植体周黏膜的病变可能会从边缘扩散到“根尖”方向，并波及硬组织从而影响骨结合，导致不同程度的边缘骨吸收（种植体周炎）。如果没有得到及时、有效的治疗可能会导致种植体脱落。

第8部分：组织再生

Tissue Regeneration

第21章

牙周创伤愈合和牙周再生

Periodontal Wound Healing and Regeneration

Darnell Kaigler[1], Giulio Rasperini[2], Saso Ivanovski[3], William V. Giannobile[4]

[1] Department of Periodontics and Oral Medicine, University of Michigan School of Dentistry and Department of Biomedical Engineering, College of Engineering, Ann Arbor, MI, USA
[2] Department of Biomedical, Surgical, and Dental Sciences, Foundation IRCCS Ca' Granda Polyclinic, University of Milan, Milan, Italy
[3] School of Dentistry, The University of Queensland, Australia
[4] Harvard School of Dental Medicine, Boston, MA, USA

前言

对于维护牙周组织的完整与健康以及临床医生治疗局部病变、促进牙周组织再生而言，牙周创伤愈合所涉及的顺序至关重要。牙周组织的结构和功能依赖于4种主要结构［牙周膜（periodontal ligament, PDL）、牙骨质、牙槽骨和牙龈］在界面和结构之间的动态相互作用。它们组成一个天然生物屏障以应对咬合及口腔微生物等复杂环境造成的多重挑战。这种复杂的细菌生态系统（即牙周致病菌）所引起的慢性炎症是导致牙周组织完整性破坏的最主要原因。但牙周组织具有可塑性，可对外界机械刺激和生化信号做出快速反应，以维持组织稳定（Burger et al. 1995; Duncan & Turner 1995; Marotti 2000; Marotti & Palumbo 2007; Bonewald & Johnson 2008）。在受损组织的重建和愈合过程中，一系列重要的生物活性蛋白［血小板衍生生长因子（platelet-derived growth factor, PDGF）、血管内皮生长因子（vascular endothelial growth factor, VEGF）、表皮生长因子（epidermal growth factor, EGF）、成纤维细胞生长因子（fibroblast growth factor, FGF）、骨形成蛋白（bone morphogenetic proteins, BMP）、胰岛素样生长因子-1（insulin-like growth factor 1, IGF-1）、转化生长因子-β1（transforming growth factor beta 1, TGF-β1）等］对维持牙周组织的结构与功能起了决定性的作用（reviewed in Larsson et al. 2016）。这些生物活性分子在维持这4种组织结构完整的同时，也使其适应潜能增加（图21-1）。

临床上，牙周组织受损后，牙槽骨、牙龈、PDL和牙骨质的功能与结构完整性会被破坏。恢复这些组织的结构、特性和功能是牙周再生治疗的主要目标。然而，局部改变和延迟愈合通常会破坏牙周组织正常的恢复过程，因此，组织的最终愈合状态通常是包含不同程度的创伤结果，而并不能完全恢复组织受损前的形态和功能。

创伤愈合：结果和定义

在研究创伤愈合的细胞和分子机制前，了解已经公认的牙周组织的愈合模式是很重要的（表21-1）。

从基本的组织学分析来看，在牙周组织中观察到了以下类型的愈合结果：修复、再附着、新附着、再生、吸收和牙固连（表21-2）。

(a)

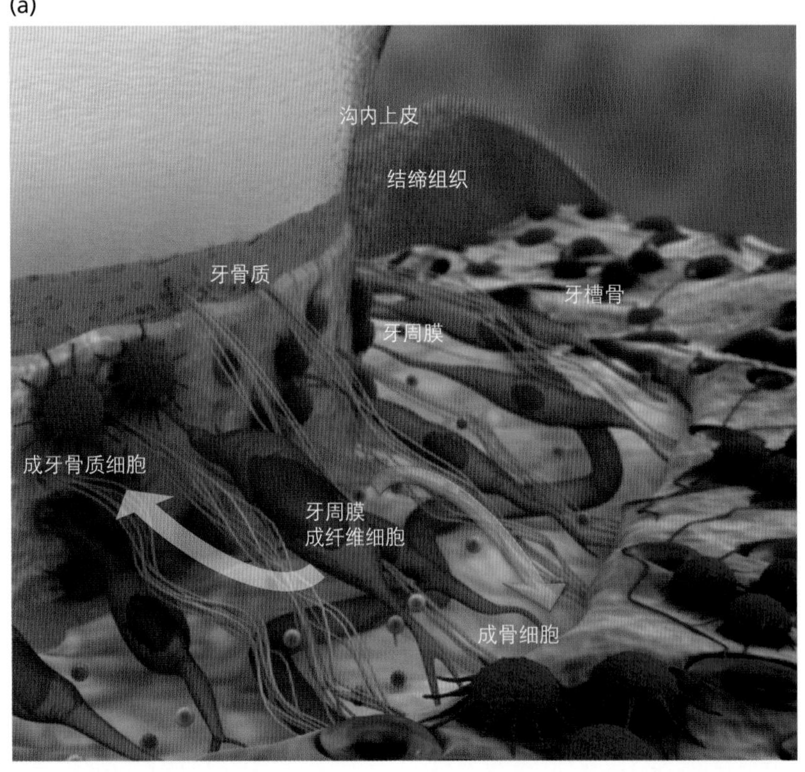

(b)　(c)

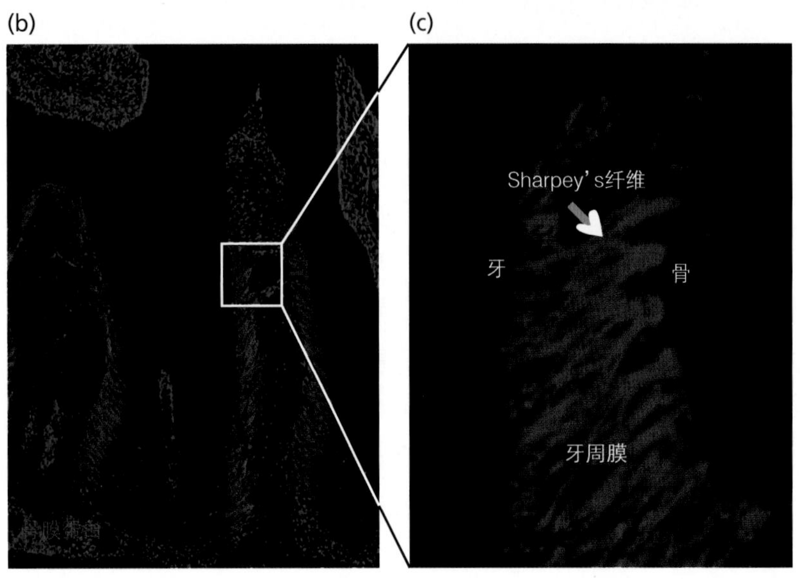

图21-1　（a）牙齿支持结构（即牙周组织）包括牙槽骨、牙周膜（PDL）、牙骨质和牙龈。它们共同构成了具有承担机械应力、发挥生物功能的动态复合体，共同决定组织的适应性潜能和应对微生物及机械刺激的能力。（b，c）功能化的牙周组织以典型的纤维状结构为特征，这种纤维被称为Sharpey's纤维，连接牙槽骨和牙齿表面的牙骨质（骨膜素的红色免疫荧光染色）。

表21-1　牙周组织的愈合模式

一期愈合	使用缝线拉拢缝合，一期愈合的创面组织损失最少，主要是再生而不是纤维化
二期愈合	见于外科创口未发生对位愈合处。肉芽组织自下而上充满创伤。上皮覆盖肉芽组织顶部。瘢痕的形成说明发生了明显的纤维化
三期愈合	创面大部分组织损失，创缘收缩、创面肉芽组织形成。在某些情况下，可能会存在异物或感染，此时应暴露创面数日直到潜在的并发症得到处理。在解决了这些潜在并发症后，创缘会合（大致地），创伤开始愈合
半厚瓣愈合	半厚瓣愈合常见于创面的上皮化愈合。该种愈合涉及真皮的表面部分（固有层）。胶原堆积最少，不发生创面收缩

表21-2　牙周创伤愈合的结果

修复	未完全恢复组织原有结构或功能的一种创伤组织愈合。对牙周创伤而言，其愈合是在原有病理性牙周袋的底部重建正常龈沟，这种修复通常是以长结合上皮的形式修复
再附着	牙龈再附着于被机械性分离的区域
新附着	新生成的纤维嵌入因疾病而暴露的牙根牙骨质处
再生	通过重建缺失或缺损组织，完全恢复其结构和功能，该过程是依赖于前体细胞的生长-分化以替代缺损组织
吸收	牙根部分钝化或丧失，有时为继发性的，伴随正畸牙移动，发生炎症、外伤、内分泌紊乱和肿瘤
牙固连	牙与牙槽骨发生融合

表21-3　牙周组织工程中细胞治疗的应用

细胞类型	移植类型	缺损类型	相关研究
骨髓基质细胞	自体	Ⅲ度缺损	Kawaguchi等 (2004), Hasegawa等 (2006)
	自体	骨开窗	Li等 (2009)
	自体	骨切开术	Yamada等 (2004a-c)
	自体	龈乳头	Yamada等 (2015)
脂肪基质细胞		腭侧牙周缺损	Tobita等 (2008)
牙周膜细胞	自体	Ⅱ度缺损	Dogan等 (2003)
	自体	骨开窗	Akizuki等 (2005)
	同种异体/异种异体	骨开窗	Lekic等 (2001)
牙周膜干细胞	同种异体	异位再生	Seo等 (2004)
	同种异体	骨开窗	Dogan等 (2003), Chang等 (2007)
	自体	牙周缺损	Liu等 (2008)
	自体	牙周缺损	Chen等 (2016)
成牙骨质细胞	同种异体	异位再生	Jin等 (2003)
	同种异体	骨开窗	Zhao等 (2004)
牙囊细胞	同种异体	异位再生	Jin等 (2003), Zhao等 (2004)
	同种异体	骨开窗	Zhao等 (2004)
牙髓干细胞	同种异体	牙周缺损	Hernández-Monjaraz等 (2018)
成纤维细胞	自体	牙龈退缩缺损	Milinkovic等 (2015)

来源：Rios等（2011），经美国牙周病学会许可转载

创伤愈合生物学

创伤愈合过程是人体恢复损伤组织完整性的主要机制。如果创伤未愈合，保护屏障逐渐被破坏，这就可能导致严重的生理、免疫、代谢异常。创伤愈合是一个包括几种细胞类型和生物介质共同参与的动态过程。在复杂的牙周创面微环境中，不仅其细胞群体发生迁移、分化、增殖；上皮和结缔组织相互影响，而且大量的细胞因子和细胞外基质（extracellular matrix, ECM）分子也协同发挥作用（reviewed in Sculean et al. 2015）。

创伤愈合的阶段

一般创伤愈合的基本原则以及所能观察到的细胞与分子的改变，也同样适用于牙周手术后的创伤愈合。创伤导致毛细血管损伤和出血，形成血凝块。血凝块的形成是对创伤的即刻反应。其有两个功能：暂时保护裸露组织和充当细胞迁移的临时基质。血凝块中包括血液中的所有细胞组件（红细胞、白细胞和血小板），以纤维蛋白、血浆纤连蛋白、玻连蛋白、凝血酶素组成的基质的形式存在。创伤愈合的过程被划分为3个阶段：

1. 炎症期。
2. 肉芽期。
3. 基质形成和重建（成熟）期。

创口愈合的每一阶段都必不可少，但最初的愈合阶段通常会决定愈合的最终效果（Susin et al. 2015）。

炎症期

血凝块中的生长因子募集炎症细胞，并调控随后的肉芽期。在损伤后的数小时内，炎症细胞（主要是中性粒细胞和单核细胞）首先浸润到血凝块中。这些细胞通过吞噬作用，清除创面处的细菌和坏死组织，并释放酶以及有毒的含氧物质。在3天内，炎症反应进入晚期阶段。此阶段巨噬细胞迁移到创面区，通过吞噬作用清除已发挥作用的多形核中性粒细胞和红细胞，并且释放大量生物活性分子如炎性因子和组织生长因子，进一步募集炎症细胞、成纤维细胞和内皮细胞，由此可见巨噬细胞在创伤从炎症期过渡到肉芽组织形成期的过程中扮演着重要角色（Garlet et al. 2018）。

肉芽期

随后几天中，中性粒细胞被巨噬细胞取代，随即巨噬细胞开始发挥清理创面的重要作用，其在肉芽组织的形成中也起了重要作用。第4天左右，肉芽组织开始形成。巨噬细胞持续释放促进愈合的生长因子和细胞因子。这些因子共同参与了成纤维细胞、内皮细胞和平滑肌细胞向创面区域增殖与迁移的过程。细胞在创面周围增殖，形成细胞-细胞和细胞-基质连接。巨噬细胞和成纤维细胞持续以外分泌与自分泌的方式表达生长因子，调节愈合过程。研究表明，生长因子可加速创伤位点的肉芽组织形成（Sporn et al. 1983）。创伤开始愈合的7天后，创面的主要成分为肉芽组织，此时胶原纤维也开始形成，最后形成细胞-细胞和细胞-基质连接，两者协同产生拉力导致组织收缩。随着肉芽组织的形成，组织愈合逐步发展到最后阶段，富含更多细胞的新生组织开始成熟，改建以满足功能需要。

成熟期

在成熟期，暂时替代细胞外基质（ECM）的成纤维细胞，分泌一种新的富含胶原蛋白的基质。创伤后1周，部分成纤维细胞在胶原蛋白基质合成后，开始转化为肌成纤维细胞和α-平滑肌肌动蛋白。这种转化促成创面的持续收缩。负责血管生成的内皮细胞开始迁移到临时的创面基质中，形成血液循环。随着临时基质的成熟，内皮细胞开始发生程序化的细胞死亡（凋亡），血管数开始减少。由此可见，肉芽组织是否能使受损组织得以再生或修复（瘢痕形成）取决于两个关键因素：是否具有必需的细胞类型和是否存在能够募集及刺激这些细胞的信号。

影响愈合的因素

我们必须认识到与身体其他部位一样，牙周组织的创伤愈合潜能也受到局部因素和全身因素的影响。

局部因素

多种局部因素会延迟和影响牙龈与牙周手术后的愈合。这些因素包括：

- 菌斑微生物。
- 治疗过程中过多的组织剥离。
- 组织创伤。
- 异物。
- 愈合过程中的反复操作破坏有序的细胞活动。
- 局部血液循环障碍。

因此，适度清创（清除变性与坏死组织）、局部制动和创面加压可以促进愈合。在创伤愈合过程中，细胞活动虽然会增加耗氧量，但人为地供应超出正常需求的氧气并不会加速创伤组织的愈合（Glickman et al. 1950）。

全身因素

相关研究报道，创口的愈合能力随着年龄增长而下降（Holm-Pedersen & Löe 1971）。食物摄入量不足，影响营养吸收的系统疾病，以及必需的维生素（Barr 1965）、蛋白（Stahl 1962）或其他营养素的缺乏也不利于愈合。

激素也会影响创伤的愈合。糖皮质激素（如可的松）的全身运用，会抑制炎症反应或抑制成纤维细胞的生长、胶原蛋白的产生和内皮细胞的形成，这都会使修复过程受到阻碍。其他因素如精神压力，甲状腺切除术，睾酮、促肾上腺皮质激素以及大剂量的雌激素也会抑制肉芽组织的形成，并最终影响愈合（Butcher & Klingsberg 1963）。

孕激素会加速不成熟肉芽组织的血管化（Lindhe & Brånemark 1968），同时似乎也增加了边缘血管扩张的牙龈组织对机械损伤的易感性（Hugoson 1970）。

牙周创伤的愈合

牙周组织在时间、空间上有序的自然形成和发育有利于功能性牙周组织的再生（Chen et al. 2011）。虽然在这一过程中确切的细胞和分子机制仍不清楚，但目前明确的一点就是，细胞必须首先迁移和附着到裸露的牙根表面。通过人造骨开窗大鼠模型，学者们已经观察到一个有利于间叶前体细胞向牙周膜或骨组织缺损区增殖、迁移和成熟的微环境（Lekic et al. 1996a, b）。以上过程由可溶性因子和其他细胞及细胞外基质共同介导和调节。在愈合的早期阶段，创面遵循创伤愈合的保守程序，由血凝块启动，中性粒细胞和单核细胞向创面迁移，对创面进行清创并引起骨吸收。骨形成通常开始于病损边缘骨质（Rajshankar et al. 1998）。在术后的几天内，与牙骨质较薄的冠部相比，牙骨质较厚的根尖区更易观察到伴结缔组织附着的薄层牙骨质生成（King et al. 1997）。矿化组织形成后，适当的机械负载引导PDL纤维向一定的方向伸展，嵌入到牙槽骨和牙骨质中（Mine et al. 2005; Rios et al. 2011）。因此，如何根据以上过程的时间轴，选择合适的时间点，以某种牙周组织工程方法或生物活性分子介入治疗，是非常重要的（图21-2）。

牙周创伤愈合比表皮创口愈合更加复杂。正常的牙周组织包括牙骨质、功能性排列的PDL、牙槽骨和牙龈。在创伤的愈合过程中，这些组织间的界面和牙齿穿龈部位处于一个持续污染以及明显"细菌负荷"的开放环境中，因此在这样的环境中恢复原有组织的完整性，创建一个牙周到牙根表面（非血管化、无活力的硬组织）的新连接是一个持续的挑战。所以各种牙龈和牙周治疗后，愈合各不相同。

清洁的根面、无生物膜或其他污物附着是牙周治疗获得成功的最基本要求。根据清除感染组织的工具的不同，治疗方式分为手术和非手术治

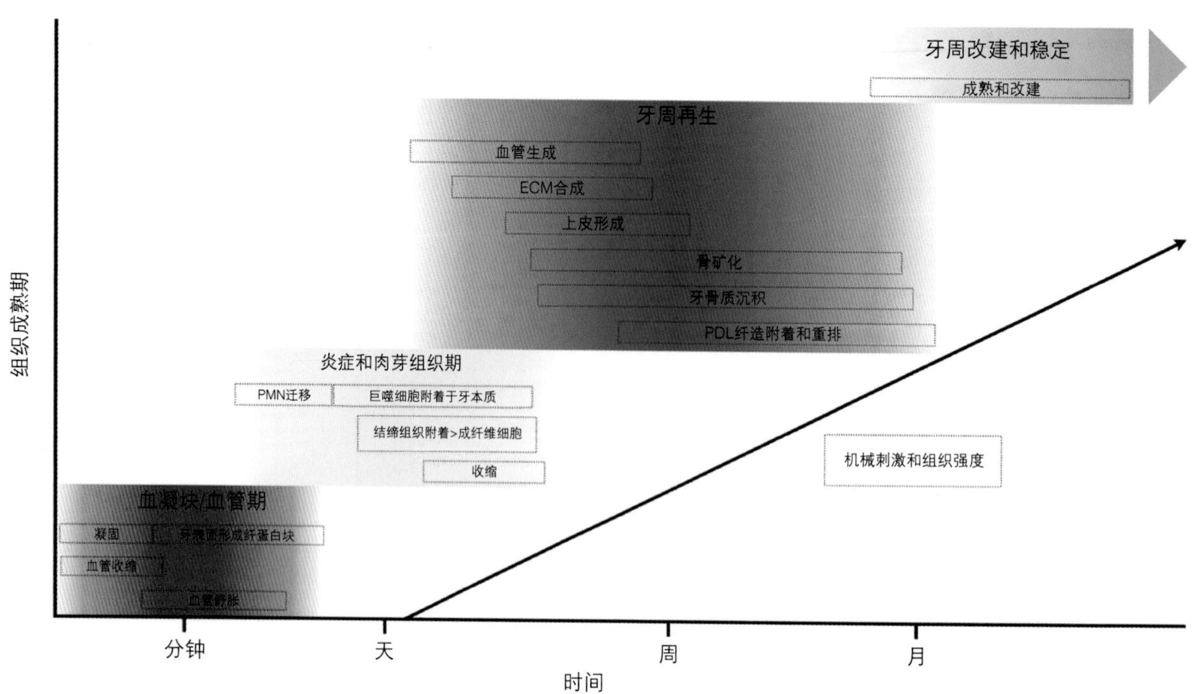

图21-2 牙周创伤愈合分期。理想的牙周组织愈合需要遵循一定的时序性。在最初的血凝块形成、炎症反应、肉芽组织形成后，参与多样组织再生的祖细胞被招募到创面部位，调控重要生长因子的生物利用度。在愈合的过程中，机械刺激增加，同时促进了细胞外基质（ECM）的有序合成以及牙骨质、骨的形成和成熟。一旦这些结构形成，牙周膜（PDL）纤维即开始有序排列。随着组织逐渐成熟，机械强度也逐渐增加。在新生的牙周组织中，这种改建过程会持续进行，这就是牙周组织能够适应局部和全身刺激因素的重要机制。（来源：Padial-Molina et al. 2012）

疗，这些操作都是有创的。疗效取决于身体愈合能力和愈合过程中的作用机制。因此必须认识到创伤愈合的顺序依赖于该区域复杂的生物因子相互作用。

既往关于牙周创伤愈合的研究，有助于初步了解促进牙周组织再生的机制。学者们在细胞和分子水平上许多有价值的发现，随后均运用于牙周医学中的组织再生工程。

牙周创面中包括了牙龈上皮，牙龈结缔组织，PDL，牙槽骨、牙根表面的牙本质与牙骨质等硬组织。这种特殊的结构影响着每个部分以及整个牙周组织的愈合过程。牙龈上皮及其下方的结缔组织数周内即可愈合，而PDL、根面牙骨质和牙槽骨的再生则通常要历经数周或数月。创伤愈合是以创面关闭为目标，即在牙齿周围形成结合上皮（Caton et al. 1980）。而牙龈结缔组织愈合导致其体积显著减小，从而引起牙龈退缩和临床牙周袋深度变浅。一项研究表明，源自PDL肉芽组织中的成牙骨质细胞生成新的牙骨质，而新的PDL会再生于新的牙骨质中（Karring et al. 1985）。此外，局部表达的BMP也会刺激牙龈结缔组织中的间叶细胞分化为骨母细胞，从而形成牙槽骨（Krebsbach et al. 2000; Sykaras & Opperman 2003）。

一系列经典动物实验表明在来源于牙龈结缔组织或牙槽骨的组织中，缺乏可以在牙周膜和新生牙骨质间形成新附着的细胞（Karring et al. 1980; Nyman et al. 1980）。此外，来源于牙龈结缔组织或牙槽骨的肉芽组织接触牙根表面后还常会导致牙根吸收或牙固连。因此，可以推测，牙周再生手术后这些并发症更容易发生，特别是在手术过程中使用了骨移植材料来刺激骨形成时。然而，目前关于根吸收的原因尚不明确，可能是由于术后龈牙上皮沿着牙根表面向根方迁移，在牙根表面形成了保护屏障（Bjorn 1965; Karring et al. 1984）。动物实验性研究还表明，牙周膜组织包含了具有形成新结缔组织附着潜能的细胞（Karring et al. 1985）。

通常，上皮沿着牙根表面向下生长到PDL水平，随后PDL与形成新的牙骨质层和新嵌入的结缔组织纤维共同再生。因此，为了维持和促进牙骨质和PDL的重建，必须预防牙龈上皮沿着牙根表面向下在PDL水平形成长结合上皮。

通过理解牙周创伤愈合的原则，我们对术后创面发生的一系列愈合过程有了基本了解。为了实现新的结缔组织附着，应该为PDL细胞来源的肉芽组织提供时间与空间，以利于新的牙骨质和PDL的形成和成熟。

牙周手术后的愈合

牙龈和牙周手术后的愈合情况则更加复杂，特别是在已经过机械处理、缺少牙周附着的牙根表面。在这种情况下，创面边缘不是两个相对的血管化的牙龈边缘，而是一面是非血管化的高度矿化的牙根表面，另一面是结缔组织和龈瓣上皮（图21-3）。通过在犬的无牙区牙槽嵴处的龈瓣下植入牙本质块，可以观察到龈牙结合部的初期愈合过程（Wikesjo et al. 1991）。

当手术结束关闭创面时，牙根表面的血液成分在牙-龈瓣界面处开始形成血凝块。此时的血凝块代表了牙-龈瓣界面的初期愈合过程（即血浆蛋白吸收和黏附于牙根表面）（Wikesjo et al. 1991）。在数分钟内，形成的纤维蛋白凝块即刻黏附于牙根表面。在数小时后，我们也许就能观察到炎症的早期过程，炎症细胞（主要是中性

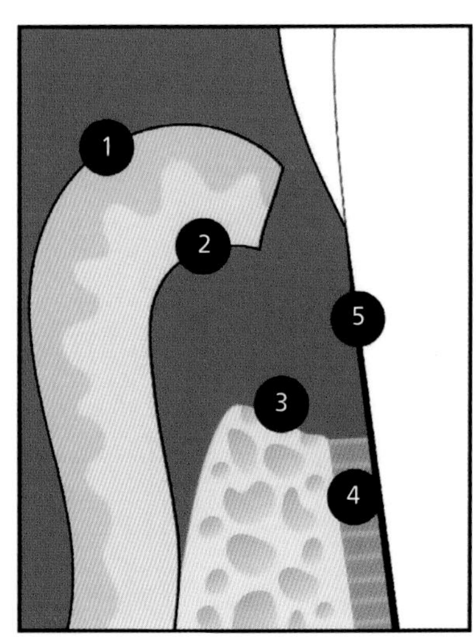

图21-3 翻瓣手术后的牙周创面：（1）牙龈上皮；（2）牙龈结缔组织；（3）牙槽骨；（4）牙周膜；（5）牙根表面的牙骨质或牙本质。

粒细胞和单核细胞）开始聚集于牙根表面，几天后，炎症的后期反应占据主导地位，巨噬细胞在肉芽组织形成后，迁移到创面。7天后，随着胶原成分在邻近牙本质表面定向排列，牙根表面可能形成结缔组织附着。在此期间，牙本质表面出现了较为明显的吸收性重建。

14天后，新形成的胶原纤维有序地连到牙本质上（Selvig et al. 1988）。Ramfjord等（1966）报道了胶原组织中的胶原在3~5周后会成熟并分布于结缔组织中以行使功能。然后在第10~21天新骨开始沉积（Wilderman 1964）。最后，直到创面关闭后的3周，牙骨质才会开始形成（Hiatt et al. 1968）。

目前仅有少数研究对成熟过程中牙周创面功能的完整性进行了评估。Hiatt等（1968）研究了犬上颌尖牙较小的骨裂缺损重建术后的创面，检测了此创面中龈牙结合部的抗拉强度。发现抗拉强度从术后第3天的200g增加到术后第5~7天的340g，在术后2周则>1700g。换句话说，他们发现一个相对局限的牙周创面，其功能的完整性可能要到术后2周以后才能恢复。以上数据表明，在初期愈合过程中，创面完整性的恢复主要依赖于龈瓣在缝合后的初期稳定性。

组织学研究表明，不同的牙周术式会导致不同的愈合模式。一般而言，牙周愈合通常以牙龈结缔组织成熟、牙槽骨与牙骨质的部分再生、牙根表面的上皮化为特征，其中以牙根表面的上皮化最为重要（Listgarten & Rosenberg 1979）。在传统的牙周手术后常在牙根表面发现长结合上皮，其作用是防止细菌侵入和牙固连。然而，此上皮也影响PDL细胞向冠方迁移，从而影响了结缔组织附着的形成（图21-4）。

早期，在再生过程中，软组织的处理上通常遵循去上皮化的原则，包括在愈合过程中通过反复刮治来防止根面上皮化。而近年来，医生则在创伤愈合早期采用屏障膜，防止牙龈上皮与根面的接触，这也是促进再生的一种方法。其他人体及动物实验表明，在牙周手术中使用屏障膜有利于牙周膜及牙槽骨中的细胞迁移和增殖，可以促

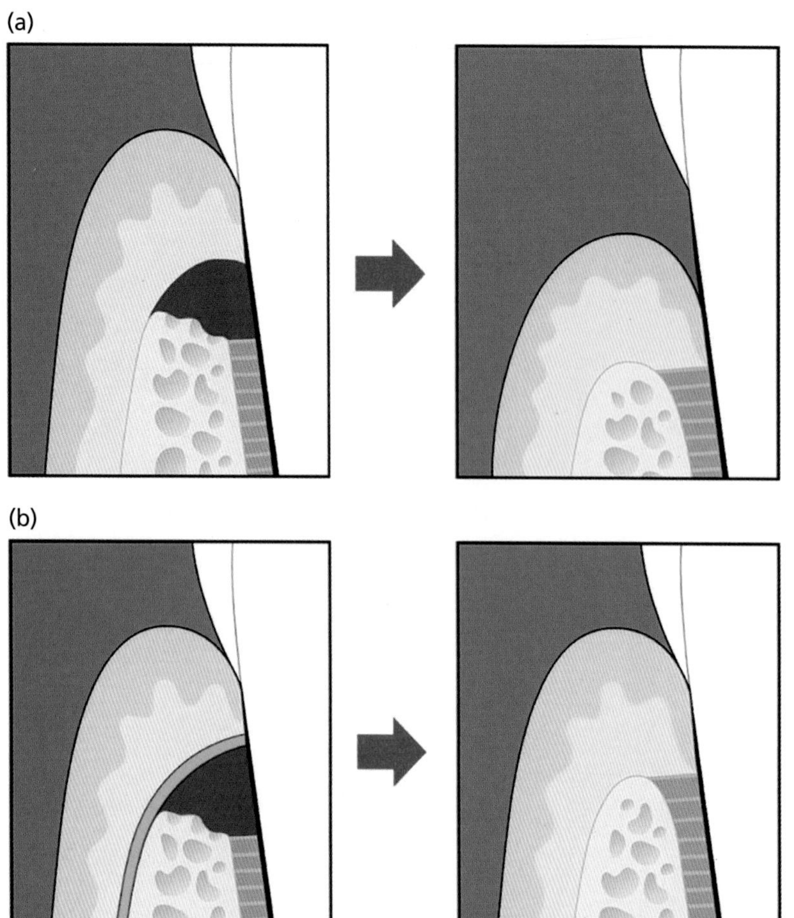

图21-4 （a）附着水平显著下降后牙周组织瓣适应性收缩的常规愈合过程。（b）为了使愈合的方式为牙骨质和牙周膜的重建，必须防止牙龈上皮沿着牙根表面向下生长至原来牙周膜附着的位置从而形成长结合上皮（如放置可吸收生物膜）。

进再生（Nyman et al. 1982; Gottlow et al. 1984）。

愈合的基本概念已经被应用于牙周组织环境中。还有学者已经进行了一系列研究，以期进一步了解引导再生的过程以及决定最终愈合模式的确切机制。

牙周组织重建的高阶再生方法

牙周再生的评估方法包括：探诊、影像学分析、直接测量新生骨和组织学检查（Reddy & Jeffcoat 1999）。很多临床上被认为很成功的病例，包括那些有显著牙槽骨再生的病例，可能从组织学上来说，其在牙根表面形成的仍然是上皮，而不是牙周膜和牙骨质（Listgarten & Rosenberg 1979）。一般而言，牙周再生术的临床疗效取决于：（1）患者相关因素，如菌斑控制、吸烟、剩余牙周感染或引导性组织再生术（guided tissue regeneration, GTR）过程中膜的暴露；（2）间歇性传递的轴向和横向咬合力的影响；（3）与术者临床技能相关的因素，如手术创口关闭不严（McCulloch 1993）。尽管随着龈瓣的改良设计和显微手术方法的运用，软硬组织的再生效果均较以前明显进步，但总体而言，牙周再生的临床成功率仍然有限。而且由于再生治疗术对医生技能有一定要求，可能很多临床医生都无法完成。因此一系列临床和临床前研究仍在评估更先进的再生方法（Ramseier et al. 2012），这些方法包括新型屏障膜技术（Tsai et al. 2020）、细胞生长激发蛋白（reviewed in Larsson et al. 2016）或基因转染技术（reviewed in Goker et al. 2019）等，希望通过简化再生程序，提高牙周组织的再生效果（图21-5）。

再生性手术

牙周再生治疗包括一系列专门的技术，这些技术能够修复损伤的牙齿支持结构，包括牙

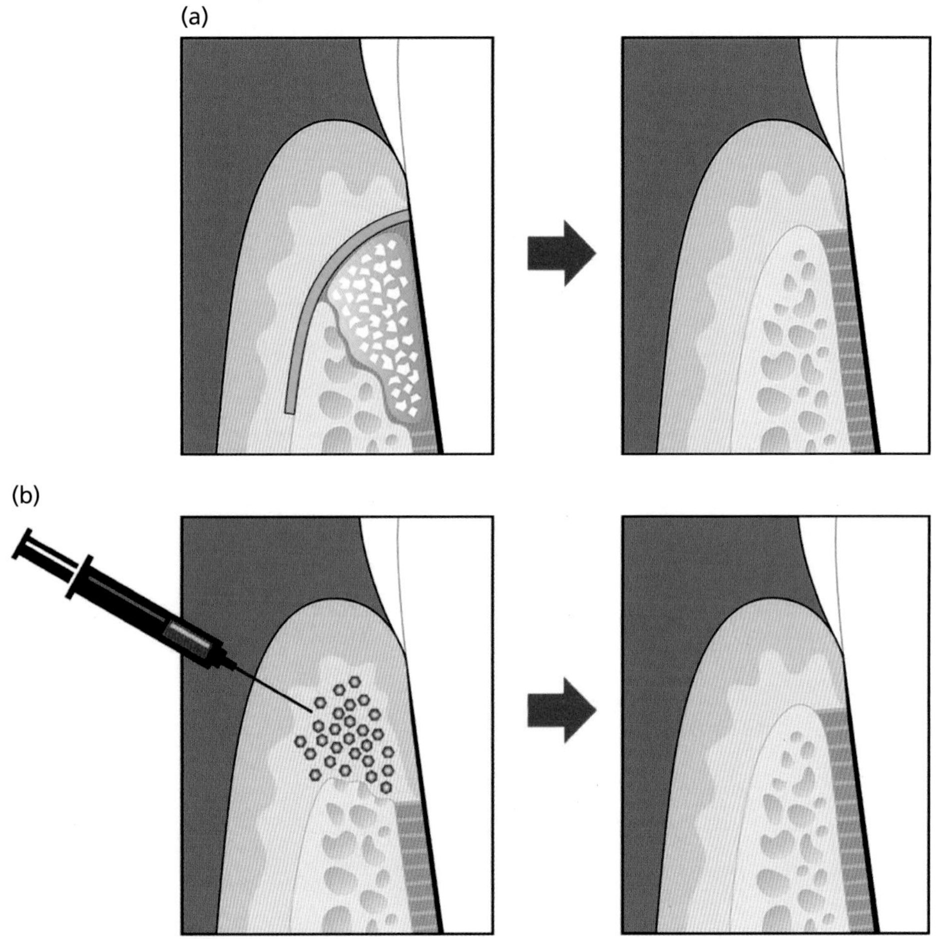

图21-5　用于牙齿支持结构再生的先进方法。（a）将移植材料（如骨陶瓷）和生长因子应用于骨下袋内，并用可吸收膜覆盖。（b）应用基因载体转导生长因子于靶细胞。

骨质、牙周膜（PDL）和牙槽骨。传统上，这些治疗最常见的适应证包括：深的骨下袋，上颌前磨牙、磨牙的根分叉病变以及局部牙龈退缩。牙周病新分类将牙间临床附着水平（clinical attachment level, CAL）作为判定牙周病的牙周状态和严重程度（阶段）的关键（Tonetti 2018）。因此，可以通过牙间临床附着的再生来改善牙周病的预后（和阶段）。牙间附着由嵴顶上附着组成，可以通过从釉牙骨质界（cemento-enamel junction, CEJ）到邻间牙周袋底的距离来测量。邻间牙槽骨可发生水平型和/垂直型骨吸收。这种邻间牙槽骨的吸收和附着丧失不仅影响美观，而且对牙齿的预后也存在重大影响。目前已经采取了一些方法来尝试治疗这类疾病，并开发新的技术与材料以推荐用于促进丧失的邻间附着的再生（McGuire & Scheyer 2007; Zucchelli & De Sanctis 2008; Rasperini et al. 2013, 2020; Carnio 2014; Aslan et al. 2017; Trombelli et al. 2017; Zucchelli et al. 2017; Ausenda et al. 2019）。牙周再生的临床成果可能会改变牙齿的长期预后（Sculean et al. 2008; Nickles et al. 2009; Silvestri et al. 2011; Cortellini et al. 2017）。因此新型的组织工程方法仍然是牙周再生治疗领域临床和临床前研究的热点，这些方法包括优化支架制备技术（Pilipchuk et al. 2015）、新型屏障膜技术（Tsai et al. 2020）、细胞生长激发蛋白（Dereka et al. 2006; Kaigler et al. 2006），以及细胞治疗与基因治疗的应用（Ramseier et al. 2006）（图21-6）。

引导性组织再生术

牙周再生研究中的组织学发现和Melcher所提出的“再生空间”概念均表明，在组织修复的过程中，如果来自牙周膜（PDL）的细胞定

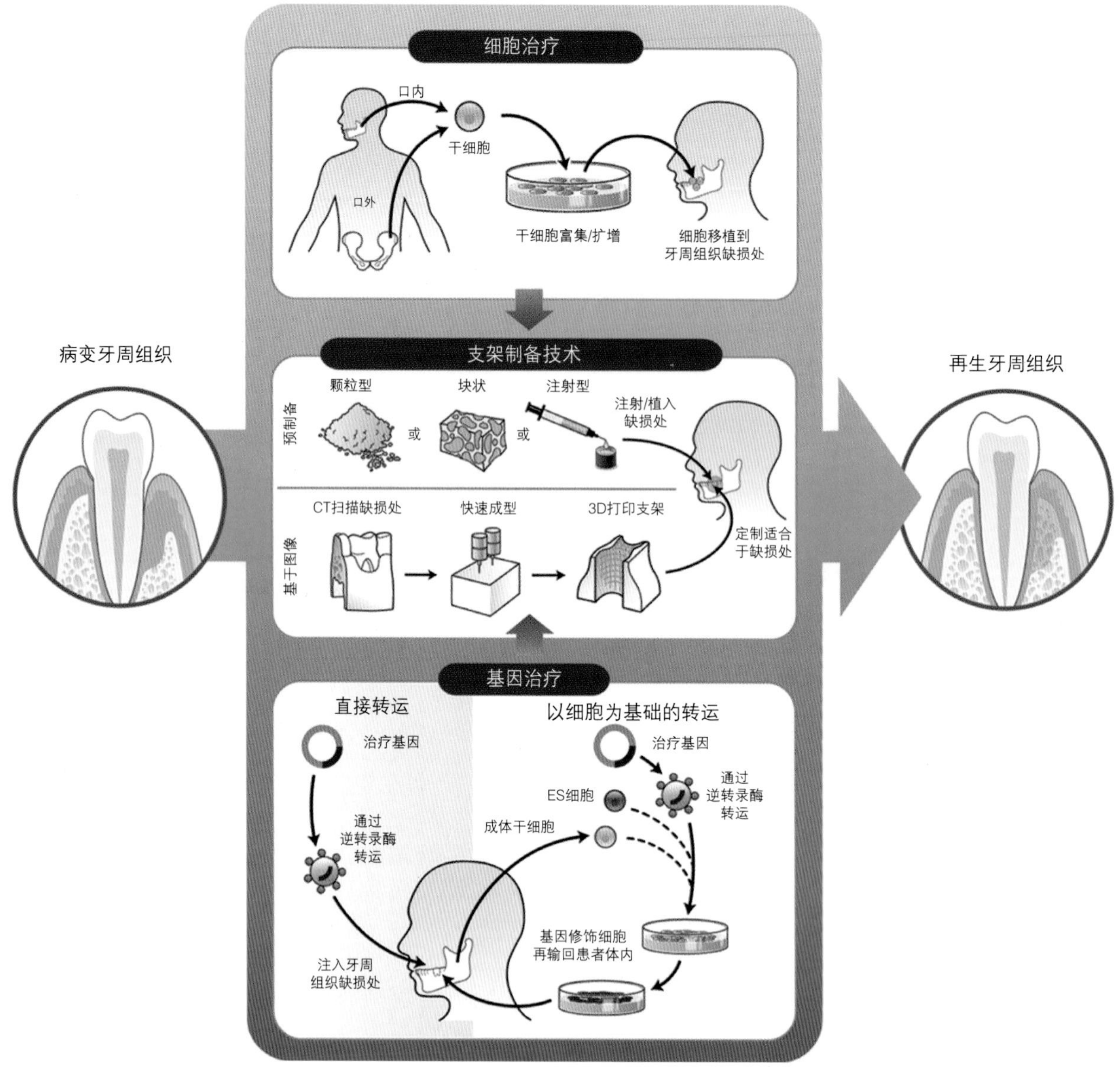

图21-6 牙周组织工程中使用支架材料的细胞/基因治疗技术。口内和口外的干细胞是一种可行且易于获得的、可供选择的细胞来源，它能获得并扩增为多潜能细胞群。在体外受控环境下，这些细胞可以获得合适的细胞密度并易于再植到牙周缺损位点。直接导入目的基因或导入含有目的基因的细胞，可以提高再生潜能，并能增强重要因子的有效性。目的基因可以直接通过逆转录病毒注入牙周缺损处，也可以选择整合于干细胞中，随后扩增干细胞并将其输送到目标位点。通过计算机辅助设计的预成支架成为再生医学中至关重要的组成部分。一个结构良好的支架可以引导合适的细胞和蛋白在一定区域聚集，建立一个良好的机械微环境。目前，牙周再生的支架可以是颗粒型、块状和注射型。目前正在研制适合牙周缺损的支架，这种支架包括外部和内部的架构，可利于组织有序排列和再生。本示意图聚焦于整合现有的组织工程方法以提高牙周再生治疗的效果。ES细胞，胚胎干细胞。（来源：Rios et al. 2011）

植于牙根表面，就可以形成新的结缔组织附着（Melcher 1976）。牙周病治疗中通过放置GTR物理屏障膜防止软组织细胞的迁移，以使来自牙周膜、牙龈真皮固有层、牙骨质及牙槽骨的细胞重新定植到先前感染牙周炎的牙根表面，从而促进骨细胞和牙周膜细胞迁移到缺损处。因此GTR膜的放置是标准临床程序中的关键步骤。近年来，通过GTR与各种（促进再生的）细胞因子的联合应用，再生效果增强。

细胞因子在牙周再生中的临床应用

目前许多研究聚焦于通过对被牙周炎累及的牙根表面的改性，从而促进新的结缔组织附着的形成。然而，尽管组织学证据显示，柠檬酸用于牙根面生物改性有利于组织再生，但在一项临床研究中，与未用酸处理的对照组相比，两者效果却无明显差异（reviewed in Mariotti 2003）。近年来，通过在牙周手术过程中使用釉基质蛋白对牙根表面进行生物改性，并随后用乙二胺四乙酸（ethylene-diaminetetra-acetic acid, EDTA）进行脱矿，发现该方法可以促进牙周再生。究其原因，可能是因为釉基质蛋白（釉原蛋白）在牙周组织生长过程中引发了相关事件（Gestrelius et al. 2000），因此它被认为是牙周再生治疗的启动子。釉基质衍生物，是一种从猪身上提取的含有釉基质蛋白衍生物（enamel matrix derivate, EMD）的纯化酸，可以促进牙周再生（Nibali et al. 2020）。迄今为止，单独使用EMD或与移植物相联合使用均已显示出其有效治疗骨内缺损的潜能，并且长期的临床效果也很稳定（Trombelli & Farina 2008）。

血小板衍生生长因子（PDGF）是多功能多肽家族的成员之一，它在细胞增殖、迁移、细胞外基质合成和抗凋亡中发挥生物学作用（reviewed in Larsson et al. 2016 & Giannobile 1996）。PDGF的临床应用已经证明其可促进牙槽骨的修复和附着水平的增加。初期临床试验报道用富含rhPDGF-BB的同种异体脱钙冻干骨（demineralized freeze-dried bone allograft, DFDBA）可以成功修复Ⅱ度根分叉病变（Nevins et al. 2003）。随后在一个大型多中心随机对照试验中，研究者通过对骨充填影像的测量，发现rhPDGF-BB与合成β-磷酸三钙（beta-tricalcium phosphate, β-TCP）基质的混合物可以促进深骨下袋的修复（Nevins et al. 2005, 2013）。以上两个研究均显示在牙周骨缺损的治疗中，rhPDGF-BB的使用是安全、有效的。在最近一项关于PDGF临床应用的系统评价中，有证据表明这种生长因子系统可用于促进拔牙窝的愈合、上颌鼻窦底提升术、口腔内软组织移植和牙槽嵴增高术（Tavelli et al. 2020）。

骨形成蛋白（BMP）属于多功能多肽，它具有强大的骨再生能力。Fiorellini等（2005）报道在人牙槽骨颊侧壁缺损的模型中，与单独使用胶原海绵相比，在缺损处联合使用可吸收胶原海绵负载的合成人骨形成蛋白-2（rhBMP-2）的成骨作用更加显著。此外，骨形成蛋白-7（BMP-7），也被称为成骨蛋白-1（osteogenic protein 1, OP-1），不仅可诱导牙齿和骨内种植体周骨再生，也可促进上颌窦底提升术中的骨再生（reviewed in Lin et al. 2016 & Avila-Ortiz et al. 2016）。

总之，在牙周创伤处局部使用生长因子已显示出良好的前景，但是目前还未达到牙周组织工程预期的目标（Kaigler et al. 2006）。生长因子蛋白一旦被传递到靶点，往往会变得不稳定，并很快被稀释，这可能是与蛋白水解分解、受体介导的胞吞作用和载体的溶解性有关。由于它们的半衰期显著缩短，暴露的时间可能不足以作用于成骨细胞、成牙骨质细胞或牙周膜细胞。近期，一临床试验评估了特立帕肽（teriparatide）——一种重组甲状旁腺激素（parathyroid hormone, PTH），全身给药后的再生效果。研究表明，其能通过对牙周合成代谢的影响促进牙周组织再生。在牙周手术后全身应用特立帕肽6周，与安慰剂对照组相比，发现通过这样的给药方式，这种重组分子能提高临床效果，能更好地修复牙槽骨缺损并加速骨损伤的愈合（Bashutski et al. 2010）。最近，研究发现一种用于治疗骨质疏松的类似骨合成代谢分子，即骨硬化蛋白单克隆抗体（见第2章）能够增加牙槽骨的骨量，这显现出其修复牙周缺损的巨大潜力（Taut et al. 2013; Yao et al. 2020）。

用于牙周再生的细胞治疗

细胞治疗是另一种新兴的处理软硬组织缺损的技术（表21-3）。早期研究已显示，通过培养的成纤维细胞进行细胞治疗可以成功治疗牙间乳头缺损（McGuire & Scheyer 2007）。对于更大的软组织缺损，与单独使用尸源性真皮载体相比（Alloderm®），将自体角化细胞（autogenous keratinocytes, EVPOME）复合于Alloderm®组成人口腔黏膜替代物，联合使用较前者显现出更好的创口愈合效果（Izumi et al. 2003）。EVPOME还成功用于治疗舌鳞状细胞癌，舌、牙龈和颊黏膜白斑或牙槽嵴发育不全的患者（Hotta et al. 2007）。在其他软组织缺损的修复应用中，同种异体真皮复合成纤维细胞已证实能够促进牙龈黏膜缺损处角化组织形成（McGuire & Num 2005）。有学者对由新生儿角化细胞和成纤维细胞构建的组织工程化活体细胞复合物进行了研究，评估其是否具有增加牙周角化龈的能力，结果发现，其疗效与传统的自体游离龈移植术相似（McGuire et al. 2011）。在创口愈合的早期阶段，这种独特的细胞构成具有很强的刺激血管生长因子表达的潜能，因此，它是一种很有前景的牙龈移植替代材料（Morelli et al. 2011）。

一些临床前研究和临床研究已经证实了体细胞在颅面部软硬组织再生方面的优点。然而，这类细胞缺少自我更新能力且只有单一表型，这也限制了它们在更复杂的颅面部缺损治疗中的应用。相比之下，干细胞具备自我增殖（自我更新）并分化成各种专门的细胞类型的能力（分化潜能），因此干细胞在牙周再生方面可能更有潜力。骨髓基质干细胞（bone marrow stromal cells, BMSC）是一种多能干细胞，移植后能分化为成骨细胞、成软骨细胞、脂肪细胞、肌细胞和成纤维细胞（Prockop 1997）。间充质干细胞（MSC）来源途径广泛，一项研究发现，与自体骨移植相比，来源于髂嵴骨髓的自体MSC用于修复严重萎缩的上颌和下颌牙槽嵴的效果预后更好，且性价比更高（Soltan et al. 2007）。骨修复细胞（ixmyelocel-T®；Aastrom Biosciences）由体外扩增的自体骨髓来源的CD90+MSC组成，最近被证实在局部和大型牙槽骨缺损中可加速成骨再生并优质成骨（Kaigler et al. 2013, 2015; Bajestan et al. 2017）。这些细胞包含了MSC，因此，它们不仅可以为损伤愈合位点提供干细胞和祖细胞，而且能够通过分泌生长因子促进血管新生，以支持和维持组织再生。

用于牙周组织修复的基因疗法

尽管各种将重组组织生长因子应用于牙周组织再生的临床研究已经取得了可喜结果，但是现有的蛋白载体具有局限性，如生物活性短暂、蛋白酶失活和生物利用率低。因此有学者研究更新的方法优化生长因子，以最大限度地提高牙周再生治疗的效果。目前牙周组织工程的基因治疗已取得初步进展，已成功将生长因子基因（如PDGF或BMP）转移至牙周病损处（Taba et al. 2005; Kaigler et al. 2006）。这种基因转移方法能够避免蛋白向软组织损伤处转运过程中的许多局限性（Giannobile 2002; Baum et al. 2003）。研究表明，与单独应用蛋白相比，通过转基因的方法可以使生长因子（Jin et al. 2004; Plonka et al. 2017）或可溶性细胞因子受体（Cirelli et al. 2009）所产生的作用更持久。因此，对于牙周创面而言，采用基因治疗，可能可以更好地提高生长因子的生物利用率，以发挥更好的再生潜能。

用于牙周再生的3D打印支架

因空间维持和创口稳定是牙周再生组织工程方法中的关键因素，所以支架是其中的一个重要组成部分。理想的支架需具备各种功能，包括维持细胞定植、迁移、生长和分化。支架的设计需要考虑支架随时间推移的生物力学稳定性、复杂的三维形态和降解动力学（Vaquette et al. 2018; Yu et al. 2019）。多相三维支架为牙周膜、牙骨质和骨形成提供了所需的空间，有可能在牙周创面愈合过程中通过调控复杂的时空相互作用来增强牙周再生效果（Ivanovski et al. 2014）。3D打印是一种增材制造技术，以数字模型文件为基础，通过逐层打印的方式创建3D对象（图21-7a），为制造用于牙周再生的多相支架提供了重要的技术方法。正是因为增材制造能够对多相支架的微观结构和孔隙率进行精细调控，所以这类支架可适用于牙周组织不同成分（如骨和PDL）的再生需要（图21-7b），同时还能够引导牙周纤维垂直附着到牙根表面（图21-7c，d）（Obregon et al. 2015; Staples et al. 2020）。在最近一项病例报告中，3D打印技术还展示了定制支架的优势，通过这种技术，可以制作精密贴合的个性化牙周缺损支架，这具有里程碑意义（Ras-

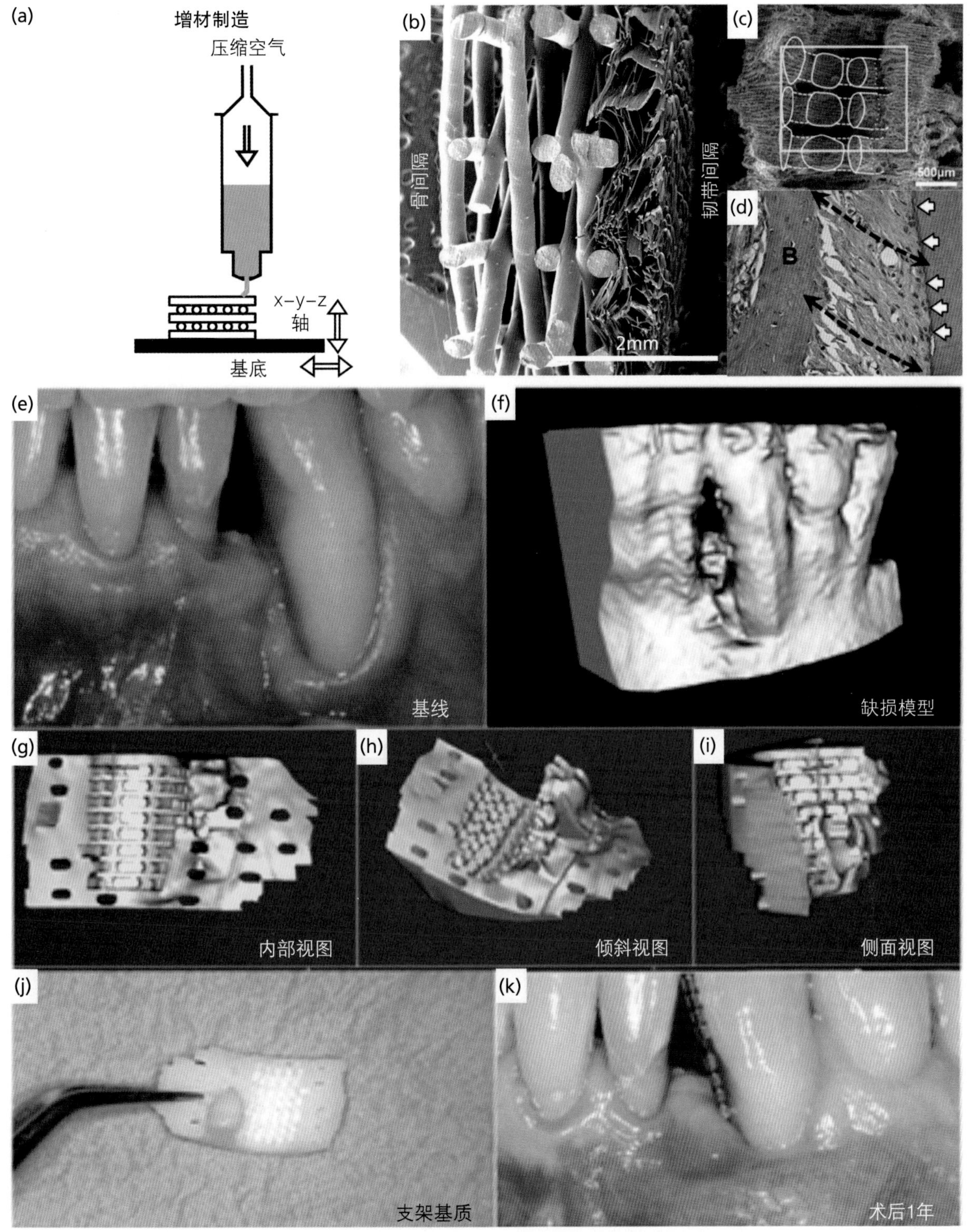

图21-7　（a）以逐层打印的方式对3D支架进行增材制造（3D打印）的概念。（b）具有骨和牙周膜间隔的多相支架。（c）支架的导纤维微结构（微通道）。（d）体内纤维引导的组织学证据。（e～k）体内3D打印支架的临床示例。（来源：Vaquette et al. 2018 & Rasperini et al. 2015。经 John Wiley & Sons 许可转载）

perini et al. 2015）。在这项研究中，将患者缺损病变的计算机断层扫描数据用于设计和打印由可生物降解聚合物［聚己酸内酯（polycaprolactone，PCL）］制成的定制支架（图21-7e～j）。该支架即刻就能很好地匹配患者组织（图21-7k），这显示了3D打印支架治疗牙周缺损的“概念验证”的潜力。

结论

牙周愈合过程是一个复杂的、多因素调控的过程。在这个过程中，很多局部与系统、微观与宏观的环境变量相互作用而决定了最终的结果。只有深刻理解影响牙龈及牙周手术中的生物与临床变量，临床医生才能有效地处理各种危险因素、改善临床效果、提高牙周再生的可预测性（图21-8～图21-10）。本章简要介绍了牙周手术治疗后牙周组织的愈合机制，通过对牙周干预过程中及之后所激活的细胞及分子活动的复杂性的研究，得出了一些重要的结论：

- 作为临床医生，为了将任何不利于愈合的风险最小化，必须遵循严格的手术步骤，尽量减少偏差。推广牙周创伤修复至关重要的PASS原则：初期（Primary）创口稳定性，血管生成（Angiogenesis）促进创口良好愈合，通过干细胞及与再生相关的细胞为创口部位的重建创造空间（Space），创口长期稳定性（Stability）。这些原则会带来良好的临床效果（Wang & Boyapati 2006）。
- 作为科研人员，我们应该能够将临床体征和症状"翻译"成生理学和组织学语言，并且理解它们的本质，这样可以根据（临床）实际情况调整干预措施。

致谢

感谢Hector Rios医生在本书上版同章节中的贡献。

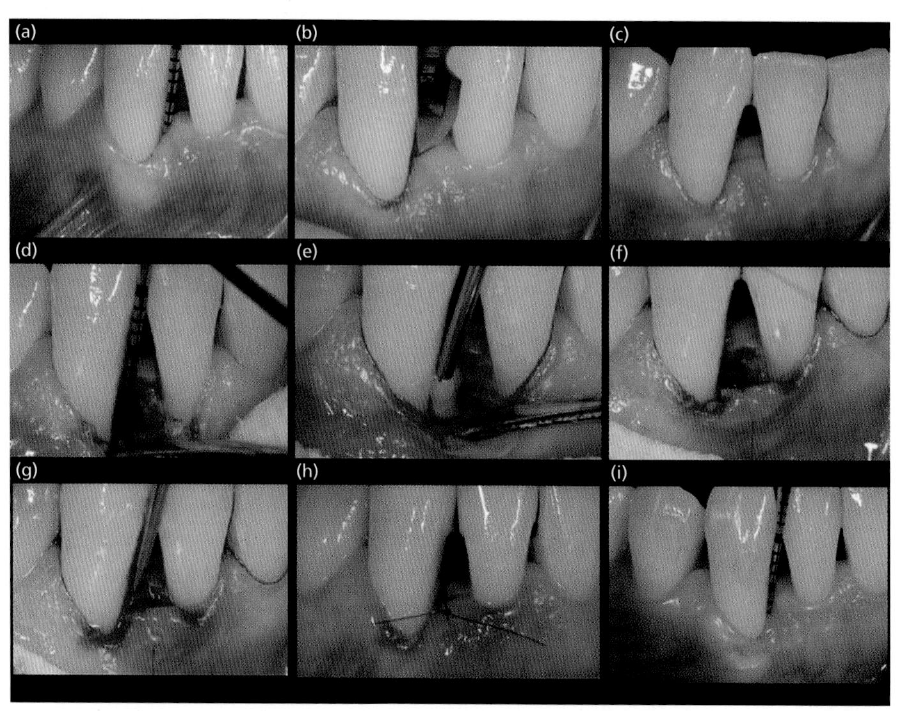

图21-8 （a）牙周非手术治疗后再评估43近中，牙周袋探诊深度（PPD）深达7mm。（b，c）龈乳头颊侧切开，以翻开颊侧瓣。（d）本病例中，结合"单侧瓣法"（Trombelli et al. 2009）和改良的MIST（Cortellini & Tonetti 2009），可以翻开最少量的颊侧组织以显示缺损，而无须翻开牙间乳头。（e）清理牙根及缺损区清创后，将EDTA涂抹在牙根表面2分钟以去除玷污层。（f）预备一个简单的单股线间断缝合，暂不打结。（g）生理盐水溶液冲洗牙根后，将EMD（Emdogain®, Straumann, Basel, Switzerland）置于清洁的牙根表面。（h）用外科结打结缝合。（i）1年后，该位点探诊深度2mm，与术前相比获益5mm。（来源：病例报告来自Giulio Rasperini）

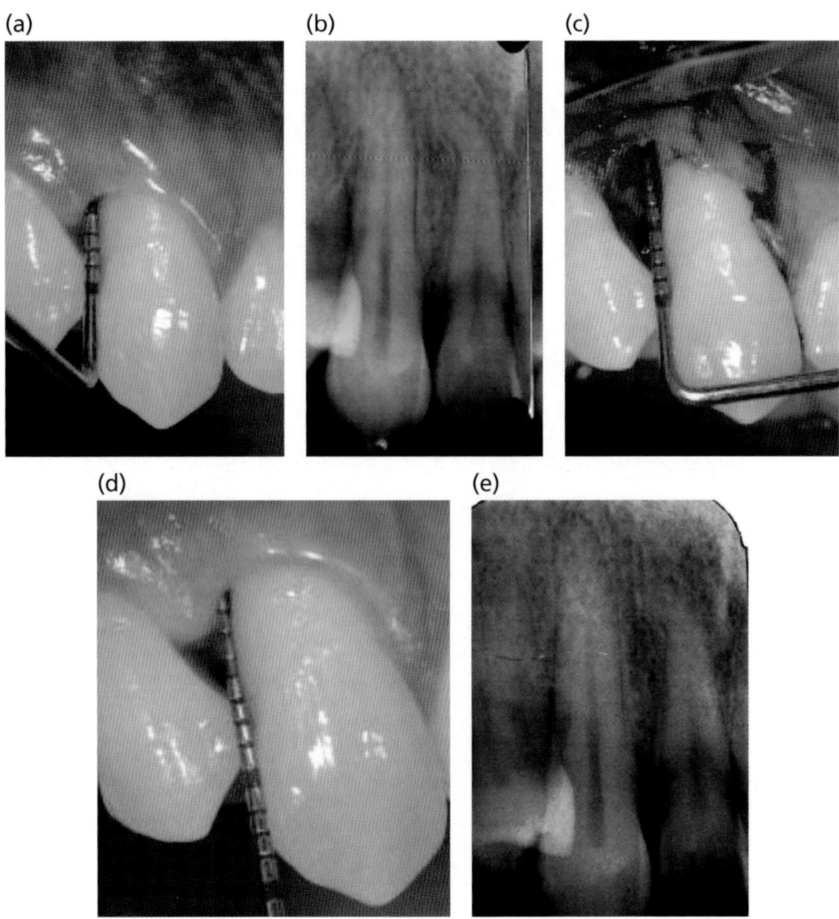

图21-9　（a）32岁男性患者，重度牙周炎。13远中颊侧牙周袋探诊深度（probing pocket depth, PPD）深达10mm，临床附着水平（clinical attachment level, CAL）达14mm。（b）根尖片示13远中见骨下袋。（c）在龈乳头颊侧切开，保留牙间组织使其附着在腭侧瓣上。清除肉芽组织和根面平整后，对骨下袋进行分类和测量：缺损主要部分是一个7mm深的三壁骨袋。手术治疗1年后复查，13远中PPD为2mm（较初诊测量值减少8mm），CAL为7mm（与初诊测量值相比获益7mm）（d），X线片显示缺损处被充填（e）。

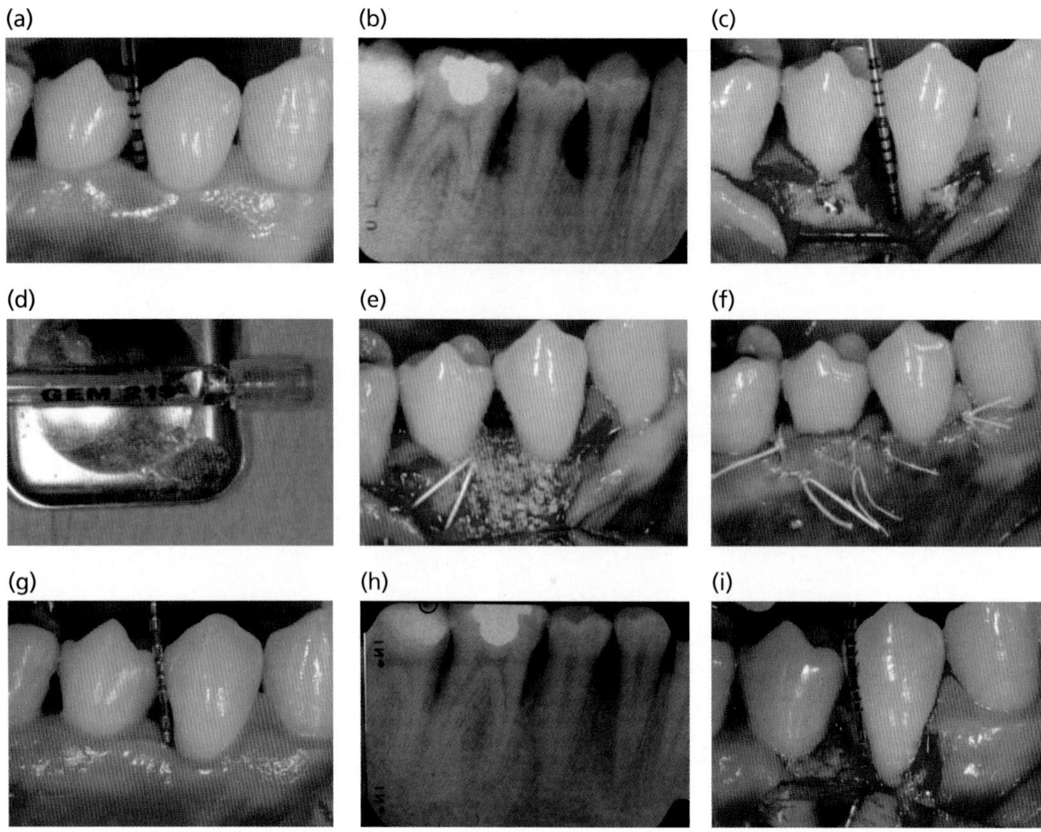

图21-10　（a）27岁患者在牙周基础治疗后再评估时发现3个位点牙周袋探诊深度（PPD）<6mm，44远中PPD为7mm，且未见牙龈退缩。（b）根尖片示44远中一壁骨袋，且45和46间可见病损。（c）一壁骨袋清创后测量示骨下部分为6mm。（d）通过Rhodes器械在术区收集少量自体骨碎片，将GEM 21S®移植材料与自体骨碎片和GEM 21S®的液体成分［血小板衍生生长因子（PDGF）］相混合。（e）液态PDGF和移植材料一起置于缺损处来重建丧失的骨质。（f）采用交叉的内褥式缝合将瓣拉向冠方并维持稳定。用7-0 Gor Tex®进行第二个内褥式缝合，以使瓣边缘对位良好且不受上皮影响。这两个内褥式缝合缓慢收紧，直到创口处达到完全的无张力缝合状态时再打结。再使用7-0缝线进行两个附加的间断缝合，来保证瓣边缘结缔组织之间的稳定接触。在近中和远中龈乳头处额外行间断缝合以维持龈乳头的稳定。术后9个月复查，PPD为2mm（g），根尖片示一壁骨袋获得良好充填（h），再入路手术示新骨形成（i）。

第9部分：（临床）检查程序

Examination Protocols

第22章

患者检查

Examination of Patients

Giovanni E. Salvi[1], Tord Berglundh[2], Niklaus P. Lang[1]

[1]Department of Periodontology, School of Dental Medicine, University of Bern, Bern, Switzerland
[2]Department of Periodontology, Institute of Odontology, The Sahlgrenska Academy at University of Gothenburg, Gothenburg, Sweden

患者的病史

患者的病史作为制订详细治疗计划和了解患者的需求、社会经济状况以及基本医疗状况的基础，是一份至关重要的资料。在初次检查之前可以通过让患者填一份健康问卷调查以加快病史采集的速度。设计的问卷应该要让医生能够马上判断出影响治疗计划的危险因素，以便在患者初次就诊时就能与其充分说明。对患者病史的评估包含以下6个方面：（1）主诉和期望；（2）社会史和家族史；（3）牙病史；（4）口腔卫生习惯；（5）吸烟史；（6）全身系统病史和用药史。

主诉和期望

了解清楚患者的需求和治疗期望是非常必要的。如果患者被转诊行专科治疗，转诊口腔医生需要明确所需治疗的程度与范围，并将治疗的目的告知被转诊医生。而自行转诊的患者通常对治疗效果拥有更为明确的目的和期望。这些可能与专业人员根据临床情况做出的客观评估不一致。只有当患者的需求与对疾病的客观评估及预期的治疗结果相平衡时，才能获得令人满意的个体最佳治疗效果。因此，必须认真考虑患者的期望，并与临床情况同时纳入评价。

社会史和家族史

在详细评估临床状况前，首先要了解患者所处的社会环境，判断他/她生活中的价值取向，包括对待牙周治疗和种植治疗的潜在疗效的态度。同样地，家族史也很重要，特别是在与快速进展型牙周炎相关时。

牙病史

这一部分包括对既往口腔治疗和维护期的评估，如果之前转诊的口腔医生没有记录这些情况，应注意了解患者能注意到的、相关的牙周炎的症状与临床表现，如牙齿的移位和动度增加、牙龈出血、食物嵌塞、咀嚼无力等。这些因素决定了患者的咀嚼舒适度以及是否需要进行可摘或固定义齿修复。

口腔卫生习惯

除了要了解患者的日常口腔维护措施（其中包括评估日常刷牙的频率和持续时间），还要评估患者对于牙间清洁工具、其他化学制品和定期使用氟化物的知识的了解程度。患者的手动灵活性和他/她使用手动或电动牙刷的清洁方式也应进行评估。

吸烟史

在牙周病病因和发病机制中，吸烟已经被认为是除菌斑控制不良外的第二大危险因素（Kinane et al. 2006; Bassetti et al. 2017），因此不能低估询问吸烟史的重要性。此外，基于与非吸烟者相比，吸烟者的种植体周病和种植体脱落的风险增加的事实（Strietzel et al. 2007; Heitz-Mayfield & Huynh-Ba 2009; Meyle et al. 2019），对患者吸烟史的评估，是最初评价患者是否适合进行种植治疗的重要环节。

因此，对吸烟史的评估应该收集包括暴露（吸烟）时间和数量等详细信息。关于戒烟的有关内容将在第27章进行介绍。

全身系统病史和用药史

通过健康问卷了解患者的全身健康状况，获知常规牙周和/或种植治疗的相关危险因素。可以通过检查患者的病史来预防出现以下4种情况相关的并发症：（1）心血管和循环系统疾病；（2）出血异常；（3）感染性疾病；（4）过敏性反应。详细内容在第24章中进行介绍。

随着老年群体使用越来越多的药物，必须准确评估患者的处方用药及其潜在的相互作用以及对即将进行的治疗过程的影响，并收集这些信息。在计划进行口腔种植治疗前，应当与患者的内科医生联系，了解患者全身危险因素的详细信息（Bornstein et al. 2009; Chappuis et al. 2018）。

牙周和种植治疗前的基因检测

细胞因子基因多态性可调控机体对细菌入侵的应答，影响机体对牙周及种植体周病的易感性。但是，基于目前的证据，这项技术还未成熟，不推荐为牙周病和计划进行种植治疗的患者做全面的基因检测（Huynh-Ba et al. 2007, 2008）。

牙周病的症状、体征及其评估

牙周病的特点是牙龈颜色及质地的改变，如发红和肿胀，探查龈沟/牙周袋时出血（bleeding on probing, BoP）倾向增加（图22-1）。此外，牙周组织还可能对探诊的抵抗力降低，表现为探诊深度增加和/或组织退缩。牙周炎晚期时可能伴随着牙齿动度增加以及牙齿的漂浮感或移位（图22-2）。

在X线片上，牙周炎的主要表现是牙槽骨中重度丧失（图22-3）。骨丧失一般表现为“水平型”或“角形”。如果牙列中各处骨吸收的速率相似，那么剩余牙槽嵴顶的轮廓在X线片上将是平坦的，被定义为“水平型”骨吸收。相反地，如果牙齿周围/牙面的骨吸收的速率不同，那么形成的角形骨缺损被定义为“垂直型”或“角形”骨吸收。

在牙周炎病损的组织切片中，可以发现邻近牙齿龈下菌斑生物膜处的牙龈结缔组织有1～2mm宽的炎症细胞浸润带（图22-4）。在炎症浸润的区域胶原纤维大量丧失。在更严重的牙周炎中，非常重要的特点是根面结缔组织附着明显丧失，牙龈上皮向根方迁移。

实验和临床研究的结果显示牙周炎具有以下特点：

- 个体易感性不同，发展速度不同（Löe et al. 1986; Ramseier et al. 2017）。

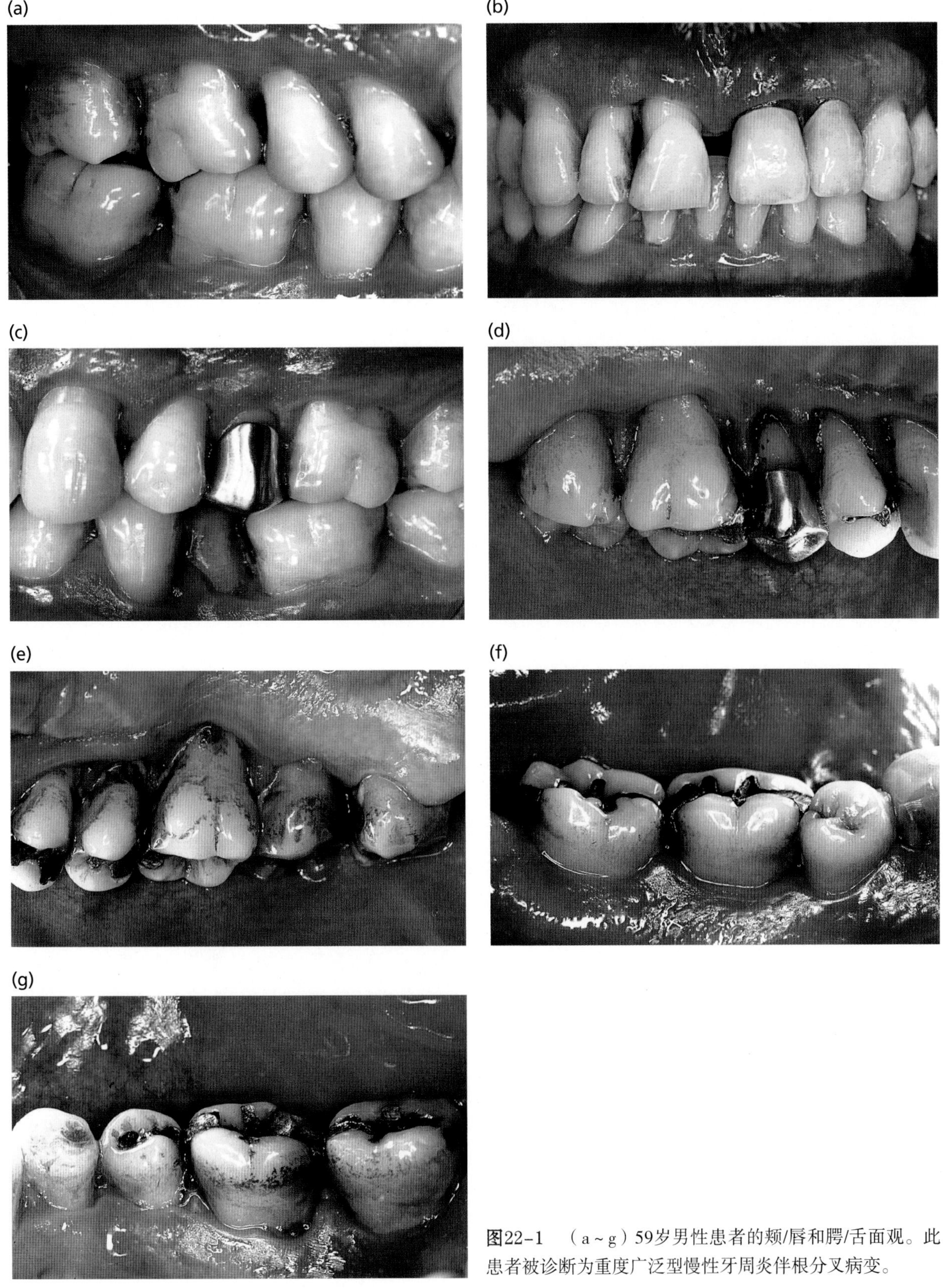

图22-1　（a~g）59岁男性患者的颊/唇和腭/舌面观。此患者被诊断为重度广泛型慢性牙周炎伴根分叉病变。

- 影响牙列的不同部位，程度不同（Papapanou et al. 1988）。
- 在给定区域内具有位点特异性（Socransky et al. 1984）。
- 有时进展速度较快，如果未行治疗，可导致牙齿缺失（Löe et al. 1986; Ramseier et al. 2017）。
- 可得到成功的治疗结果，并能长期维持

（Hirschfeld & Wasserman 1978; Rosling et al. 2001; Axelsson et al. 2004）。

为了制订有效的治疗计划，必须了解牙列中所有部位牙周病损的位置、形态和严重程度。因此，必须检查所有牙齿的所有位点是否存在牙周病损。也就是说，单根牙至少检查4个位点（如近中、颊侧、远中、舌侧），多根牙至少检查6个位点（如近颊、颊侧、远颊、远舌、舌侧、近舌），并仔细观察根分叉区域。

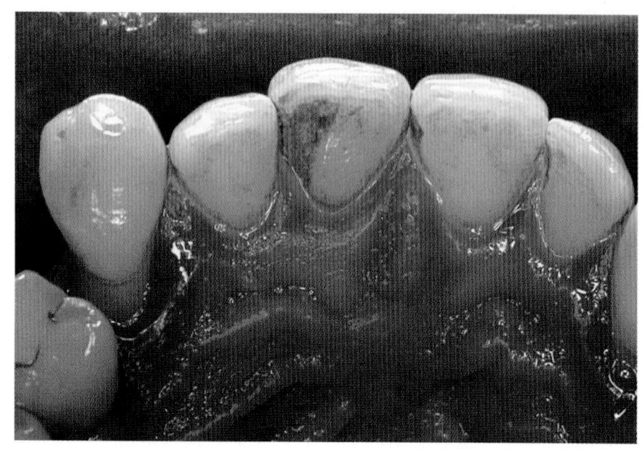

图22-2 13的颊向移位是重度牙周炎的体征。

牙周炎包括牙龈的炎症性改变以及牙周附着、牙槽骨的进行性丧失，因此在全面的检查中也应该包括对这些病理性改变的评估。

图22-1显示了一名诊断为重度牙周炎的59岁患者的口内临床状况。我们将通过这个病例来说明评估牙周病的位置与程度的检查程序。

牙龈

牙龈炎的临床表现为边缘牙龈组织颜色与质地的改变，以及探诊出血（BoP）。

在流行病学和临床研究中，有许多的指数系统用来描述牙龈炎（见第6章）。尽管炎症浸润成分只能通过组织切片确定，但牙龈组织的炎症也能根据探诊出血的倾向来准确诊断。探诊

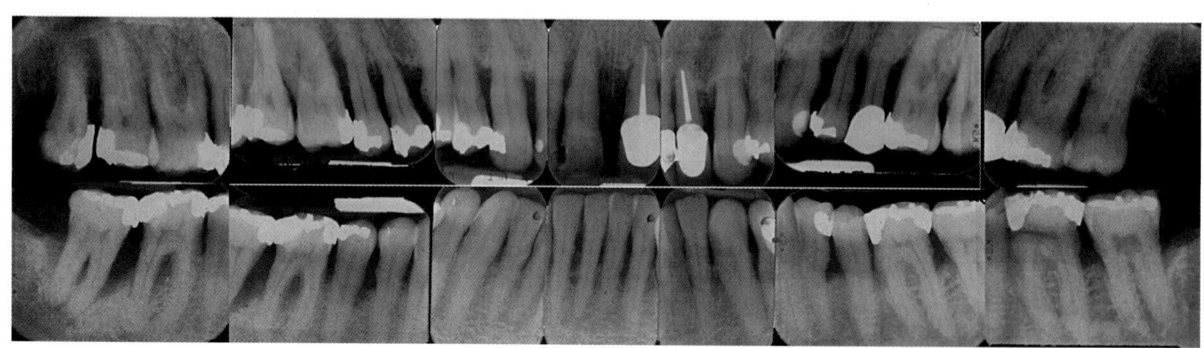

图22-3 图22-1中患者的根尖周X线片。

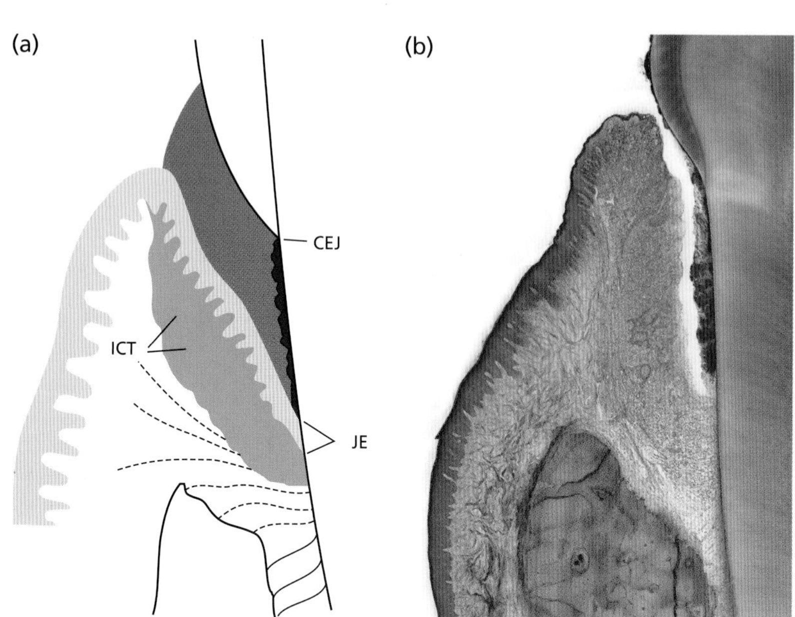

图22-4 （a）示意图和（b）组织切片显示牙周病的特征。请注意结缔组织浸润带（infiltrated connective tissue, ICT）与结合上皮（junctional epithelium, JE）毗邻。CEJ，釉牙骨质界；JE，结合上皮。（来源：图b来自Prof. D. Bosshardt，University of Bern，Switzerland）

龈沟/牙周袋底时出血（BoP）的症状与炎症细胞浸润相关。虽然这个单一指标的预测率仍然很低（30%），但是BoP阳性，特别是在多次检查中重复出现，预示着疾病的进展（Lang et al. 1986）。另外，BoP阴性的预测率很高（98.5%），是牙周稳定的重要指标之一（Lang et al. 1990; Joss et al. 1994）。在利用探诊评估与炎症有关的血管通透性改变时，要避免探诊所带来的机械性损伤，因此评估探诊出血（BoP）应保持大小为0.25N的探诊压力（Lang et al. 1991; Karayiannis et al. 1992）。要想明确牙龈病损的根方边界，必须联合牙周袋探诊深度（pocket probing depth, PPD）的方法。存在“浅”牙周袋的位点，炎症病损位于游离龈的表面，可以通过探查牙龈表面来分辨病损。而当炎症进一步浸润到达附着丧失部位时，炎症病损位于牙周袋底的根方，此时就必须通过探查深牙周袋底来明确病变。

探诊出血

将牙周探针轻轻插入龈袋/牙周袋的“底部”，沿着牙面（根面）轻柔地移动（图22-5），然后取出探针，如果牙龈出血，则此位点被认为是BoP阳性，即存在炎症。

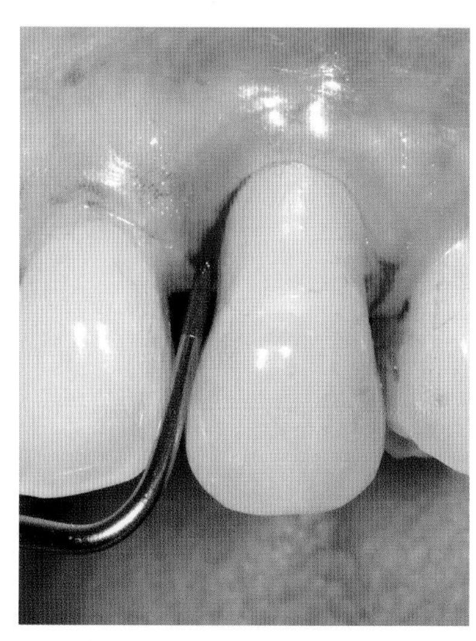

图22-5　牙周袋探诊深度，伴探诊出血。一个带刻度的牙周探针被插入龈袋/牙周袋的“底部”，施加轻微的力量，并沿着牙面（根面）轻柔地移动。

图22-6是一张在初次检查中通过二分法记录BoP阳性位点的表格。表格中所有的牙的每个牙面都用三角形表示。内面代表腭/舌侧牙龈，外面则是颊/唇侧牙龈，剩下的两个部分则代表邻面的牙龈。牙龈有炎症的位点，表格中相应的位置用红色标记。平均BoP值（即牙龈炎症）用百分比表示。在图22-6所示的病例中，所有116个牙龈位点中有104个探诊出血，BoP比例总计为89%。这种表格的方法不仅能够记录牙列中健康的和病变的位点，在治疗过程中或维护期也能跟踪随访哪些位点恢复健康，哪些仍存在炎症。此外，从这表格中也能看出在不同的观察时间，哪些位点持续性或反复探诊出血。

在种植位点，BoP的评估方式与天然牙的评估方式类似。然而，需要认识到的是，BoP阳性的种植体周黏膜位点代表了种植体周黏膜的一种炎症状态。至于发生种植体周黏膜炎位点，类似牙龈炎位点，只需通过系统地去除生物膜就可以恢复健康（Salvi et al. 2012; Meyer et al. 2017）。在大多数情况下，种植体周黏膜炎是种植体周炎发展的前期阶段。

种植位点的角化黏膜

为了维持口腔种植体周组织的健康和稳定性，假设角化黏膜的宽度必须大于一个最小值。在文献中，角化黏膜宽度＜2mm是否可能影响菌斑控制继而加重种植体周炎症，一直存在争议（Bouri et al. 2008; Schrott et al. 2009; Crespi et al. 2010）。一篇系统评价结果显示，种植体周必须

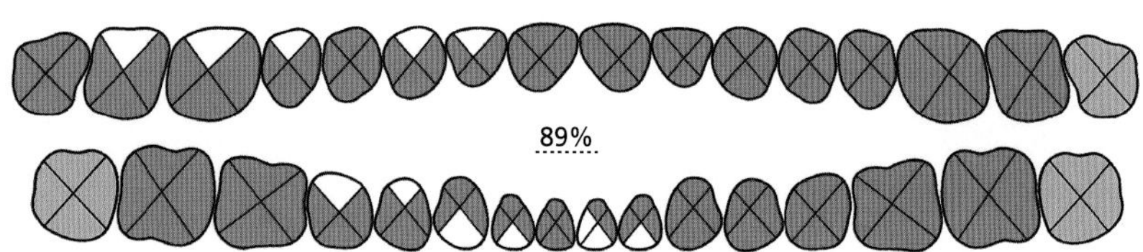

图22-6　初期治疗和维护期治疗中通过二分法记录BoP阳性位点的表格。

存在角化黏膜以维持其健康和稳定的证据是有限的（Wennström & Derks 2012）。但是，对拟进行种植治疗的患者，评估缺牙区角化黏膜的三维形态却是有必要的（Roccuzzo et al. 2016）。

牙周膜和牙骨质

为了评估牙周炎时组织丧失的量以及炎症性病变向根方扩展的范围，必须记录如下参数：

- 牙周袋探诊深度（pocket probing depth, PPD）。
- 探诊附着水平（probing attachment level, PAL）。
- 根分叉病变（furcation involvement, FI）。
- 牙齿动度（tooth mobility, TM）。

牙周袋探诊深度的评价

探诊深度（即龈缘到龈沟/牙周袋底的距离）的测量是使用一个标准尖端直径为0.4～0.5mm的牙周刻度探针，记录距离龈缘最近的刻度的数值（图22-7）。

在牙周检查中，每颗牙以及种植体的每个面都必须测量牙周袋深度。在牙周检查表（图22-8）中，PPD＜4mm用黑色数字表示，而深牙周袋（即≥4mm）用红色数字表示。这样就可以从范围和严重程度的角度迅速对疾病位点（即红色数字）进行评估。此表也可用于病例汇报或与患者的交流。为方便起见，治疗人员可以免费下载瑞士伯尔尼大学牙周病学系使用的牙周图表模板（www.periodontalchart-online.com）。

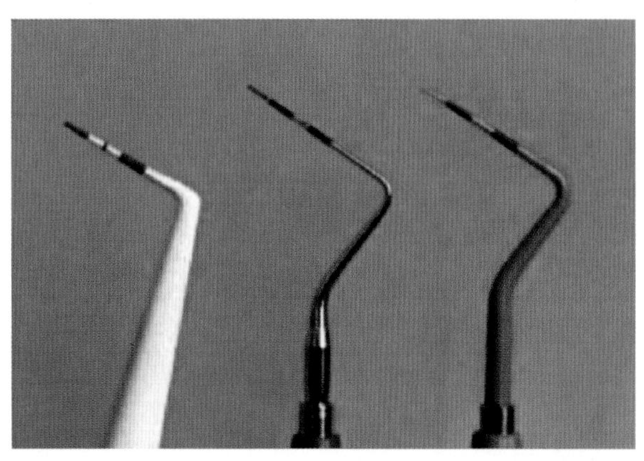

图22-7 图示标准尖端直径为0.4～0.5mm的牙周刻度探针。

种植位点的临床探查是监测种植体周病的一种有效的诊断方法。临床探查可引起种植体周组织短期的损伤，这将在5～7天后由结合上皮完全修复（Etter et al. 2002）。因此，临床医生在探查时不必担心破坏种植体周软组织的附着装置。

PPD测量结果很少能真实反映附着丧失的程度［只有当龈缘与釉牙骨质界（cemento-enamel junction, CEJ）相一致时］。例如，炎症性水肿可引起游离龈肿胀，导致龈边缘冠向移位，但龈牙结合上皮并没有移动至CEJ根方。在这种情况下，这个大于3～4mm的深袋其实只是“假性牙周袋”。在其他情况下，可能存在明显的牙周附着丧失，而并不伴随PPD的增加。这种情况如图22-9中所示，可见牙龈退缩明显。因此，评估牙周状况时，应评价PPD和CEJ间的关系（即PAL）。

探诊附着水平的评价

PAL是指牙周刻度探针测量从CEJ到龈袋/牙周袋底的距离，一般精确到毫米。在临床评估中，需要测量每个牙面游离龈缘（free gingival margin, FGM）到CEJ的距离。记录数据后，PAL可以从牙周检查表中计算得出（即PPD减去CEJ-FGM的距离）。在牙龈退缩的病例中，CEJ-FGM的距离为负值，因此，PAL的值为PPD加上这个距离。

牙周探诊的固有误差

使用牙周探针来进行牙周检查并记录数据，这被认为是一种相对精确的测量PPD或PAL的方法。也就是说，牙周探针尖端的位置被认为是龈牙（结合）上皮的最根方。但研究结果显示，大多数情况下并非如此（Saglie et al. 1975; Listgarten et al. 1976; Armitage et al. 1977; Spray et al. 1978; Robinson & Vitek 1979; van der Velden 1979; Magnusson & Listgarten 1980; Polson et al. 1980）。很多因素影响牙周探针探诊结果的准确性，包括：（1）使用的探针的粗细；（2）解剖条件（如牙面外形）限制了探诊角度或放置位置；（3）牙周探针的分级刻度；（4）探诊时施加的压力；（5）软组织炎症细胞浸润的程度以及伴发的胶原纤维丧失的程度。因此，组织学上和临床上的PPD不同，前者代表实际解剖缺损深度，后者代表探诊记录的深度（Listgarten 1980）。

测量误差取决于探针粗细、牙面外形、不正确的角度、探针刻度分级等因素，通过选择标准器械和详细的操作流程管理的方式可以使之减小，甚至避免。然而，更难以避免的是探诊时施加的力度和牙周组织的炎症程度。一般来说，探诊施加的压力越大，探针穿入组织越深。关于这一点，在一项探讨不同临床医生之间探诊压力的研究中，发现压力大小在0.03～1.3N（Gabathuler & Hassell 1971; Hassell et al. 1973）范围内波动，即使是同一名医生，不同次检查中力的大小也可以相差2倍之多。因此为了排除与探测压力变化影响相关的测量误差，压力敏感探针应运而生。这种探针能够使检查者始终以一个预设的压力进行探诊（van der Velden & de Vries 1978; Vitek et al. 1979; Polson et al. 1980）。但其仍然可能高估或低估了“真实的”PPD和PAL（Armitage et al.

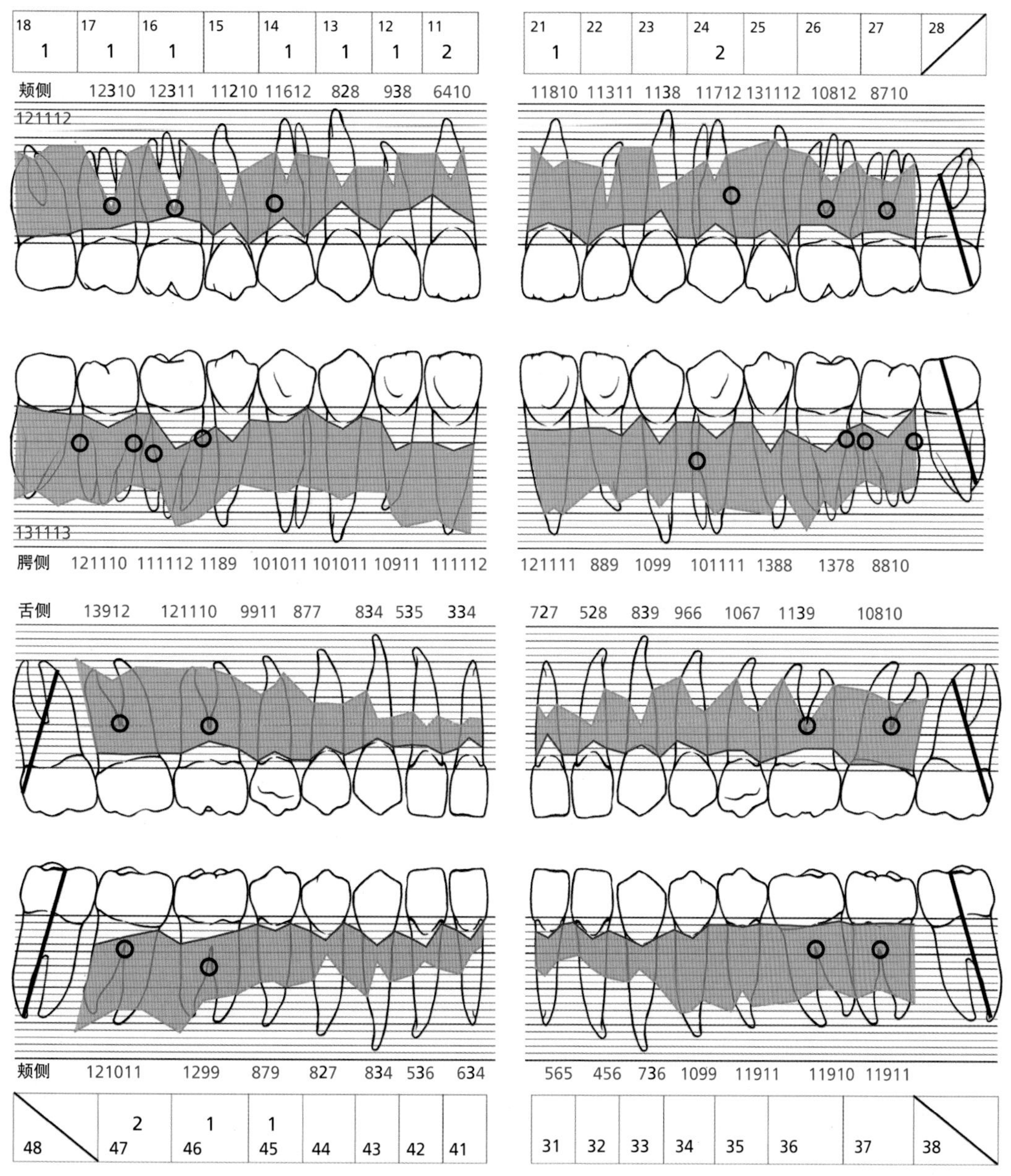

图22-8　牙周检查表，PPD＜4mm的用黑色数字表示，而≥4mm的深牙周袋用红色数字表示。该表可以从范围和严重程度的角度迅速对疾病位点（红色数字）进行评估。

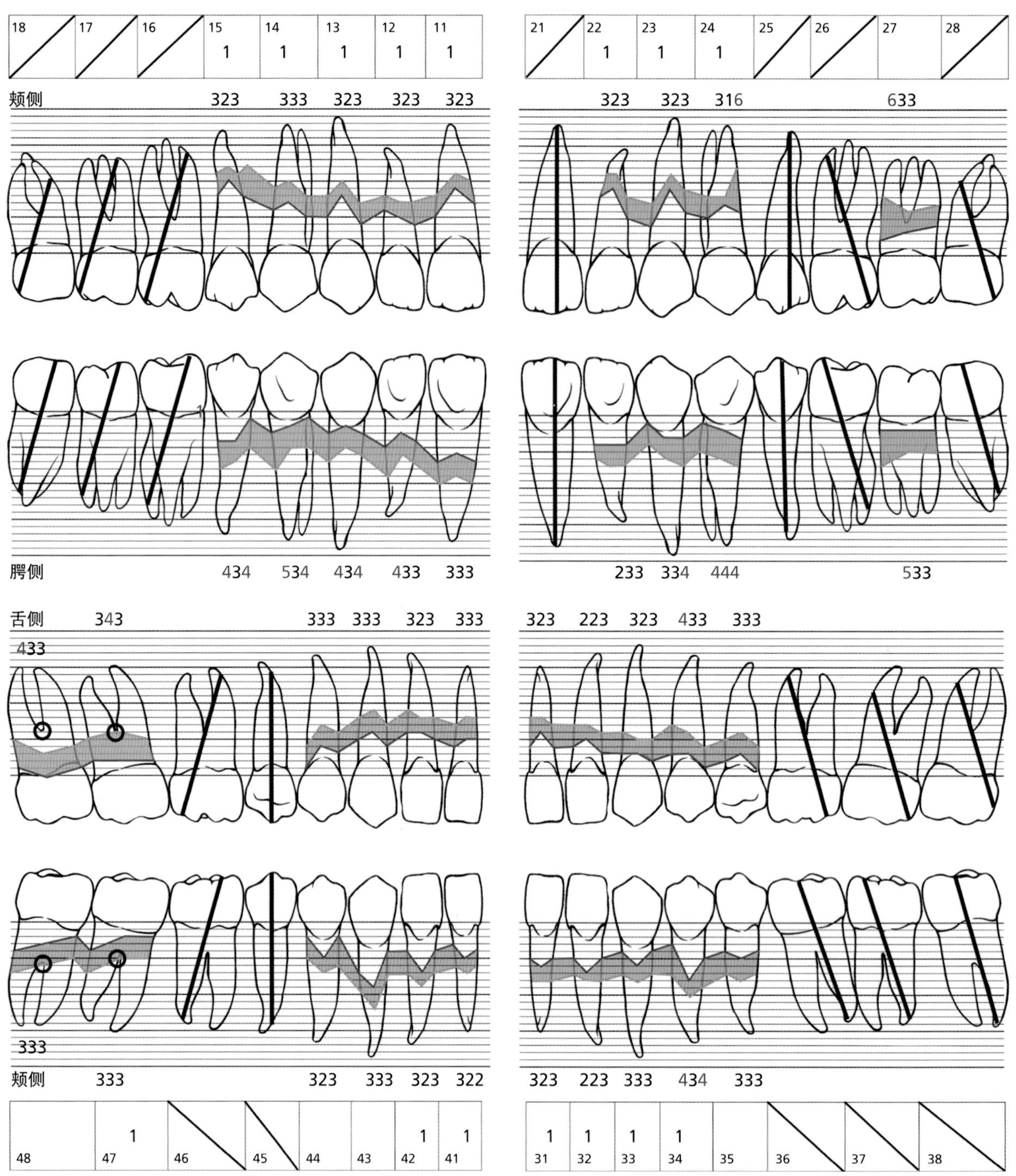

图22-9　牙周检查表显示，虽然存在附着丧失，但牙周袋探诊深度并没有增加。唇/颊侧和舌/腭侧可见多处牙龈退缩。

1977; Robinson & Vitek 1979; Polson et al. 1980）。如当邻近牙周袋底上皮的结缔组织被炎症细胞浸润时（图22-10），牙周探针在到达牙周袋底后，仍会穿透龈牙上皮到达其根方，这时所测得的牙周袋深大于“真实的”袋深。相反地，经过成功的牙周治疗后，炎症浸润区域减小，并伴局部新生胶原纤维，龈牙结合部组织对探诊的抵抗力增加。因此就算使用与之前一样的探诊压力，探针可能无法到达龈牙上皮根方。在这种情况下，测得的数值小于“真实的”PPD或PAL。探诊测量的数据与组织学上“真实的”袋深之间存在的差异（图22-10）可能＜1mm，也可能有数毫米（Listgarten 1980）。

从上文中，我们可以知道，在牙周治疗后，通过牙周探诊得出的PPD降低和/或PAL获得的结果，并不一定意味着治疗区域的底部形成了新的

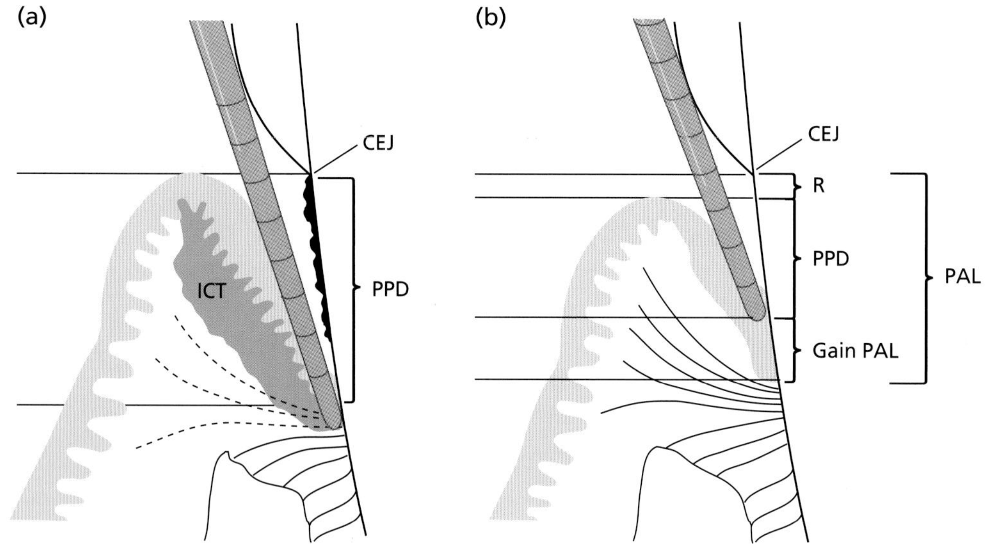

图22-10 （a）当牙龈结缔组织有炎症细胞浸润（inflammatory cell infiltrate, ICT）时，牙周探针会穿透组织学意义上的牙周袋底到达其根方。（b）经过成功的牙周治疗后，组织肿胀减轻，结缔组织细胞浸润被胶原纤维替代。牙周探针无法到达龈牙上皮根方。CEJ，釉牙骨质界；Gain PAL，记录的假的附着获得（“临床附着”）；PAL，探诊附着水平；PPD，牙周袋探诊深度；R，退缩。

结缔组织附着。更确切地说，这种变化可能只表示炎症反应的缓解，在组织学上可能并不伴任何附着获得（图22-10）。据此，目前“牙周袋探诊深度”（PPD）和“探诊附着水平”（PAL）这两个术语已经替代了先前使用的“袋深”和“附着丧失或获得”。同样地，“PAL”这个术语包含了“获得”和“丧失”两层含义，表明PAL指的是临床探诊得出局部的变化情况。

虽然现有的关于牙周病变及其愈合的组织病理学知识，使我们对临床上牙周探诊的准确性产生了质疑，很难解释测量PPD和PAL的意义，但这种方法仍然能让临床医生对病变受累程度有一个大概的估计，特别是当测量的结果与其他检查结果相一致，如BoP、牙槽骨高度的改变。

近年来，牙周探诊过程已经开始标准化，使用自动探诊系统，如Florida探针（Florida Probe™），能够记录PPD、PAL、BoP、FI和TM，并绘制成表格（Gibbs et al. 1988）。

尽管文中讨论了所有误差的来源，但牙周探诊仍是一种评估牙周病变范围和严重程度非常灵敏的方法。这种敏感性是因为牙周探查只有假阴性情况。

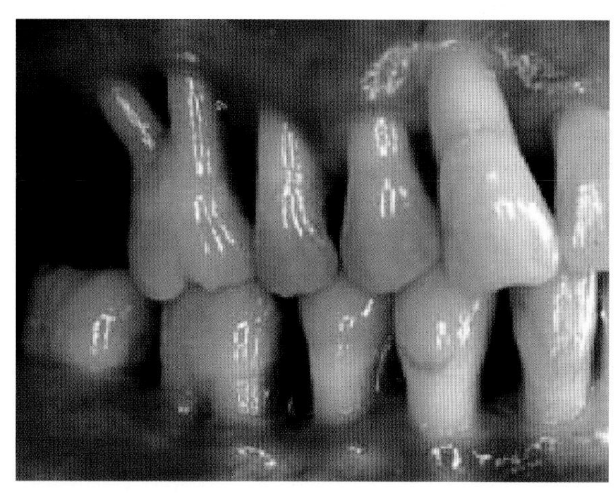

图22-11 颊侧根分叉区的表浅（46）和深在（16）牙周组织破坏。

根分叉病变的评价

多根牙牙周炎病变进展到一定阶段后，可能会破坏根分叉区的支持组织（图22-11）。为了制订这类病变的治疗计划，必须对根分叉区牙周组织破坏的程度进行仔细和全面的检查，才能得出正确的判断。

根分叉病变（FI）的检查要包括多根牙所有可能的有病变的根分叉入口，即下颌磨牙的颊和/或舌侧根分叉入口，上颌磨牙和前磨牙的颊侧、远中腭侧与近中腭侧入口。考虑到上颌第一

(a)

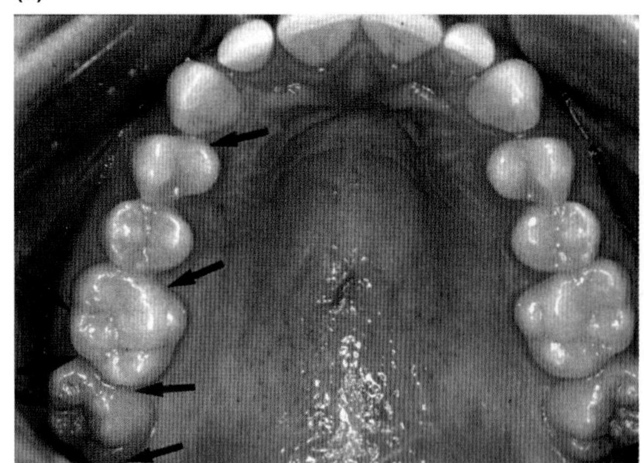

(b)

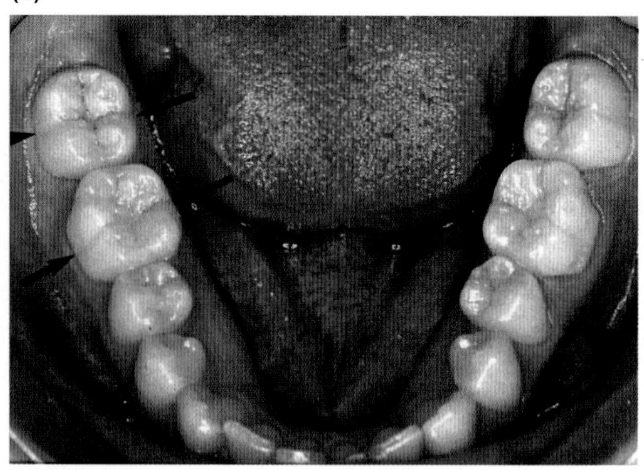

图22-12　（a，b）箭头所示为探查上颌和下颌根分叉病变的解剖学位置。

磨牙在牙槽突中的位置所在，近颊根与腭根之间的根分叉最好从腭侧探查（图22-12）。

根分叉病变（FI）的探查通常使用一个弯曲的、带有3mm和5mm刻度分级的牙周探针（Nabers根分叉探针；图22-13a）。按照探针穿通根分叉病变的深度，分为“浅”或“深”：

- Ⅰ度：从一个或两个入口探入，水平探诊深度≤3mm（图22-13b）。
- Ⅱ度：最多一个入口，水平探诊深度＞3mm和/或联合Ⅰ度根分叉病变（图22-13c）。
- Ⅲ度：两个或两个以上入口，水平探诊深度＞3mm，这通常意味着根分叉区支持组织的“贯通性”破坏（图22-13d）。

根分叉病变的分度也被记录在牙周检查表中（图22-14），同时还需描述根分叉病变累及哪个牙面。有文献已系统性评估了各种治疗方法对于多根牙根分叉病变的疗效（Huynh-Ba et al. 2009; Salvi et al. 2014）。第33章将详述如何治疗伴根分叉病变的患牙。

牙齿动度的评价

支持组织的不断丧失会导致牙齿动度（TM）的增加。另外，𬌗创伤也会导致牙齿动度的增加。因此，牙周膜增宽或支持组织高度降低以及两因素联合作用都会导致TM的增加。Miller（1950）将牙齿动度（TM）分为以下几度：

- 0度：牙冠有“生理性”动度，牙在水平向有0.1～0.2mm的动度。
- Ⅰ度：牙冠松动度增加，水平向松动度≤1mm。
- Ⅱ度：牙冠松动度增加肉眼可见，水平向松动度＞1mm。
- Ⅲ度：牙冠在水平向和垂直向均有明显松动度，牙齿功能受损。

必须要明白，菌斑相关性牙周病不是导致牙齿动度增加的唯一原因。例如，𬌗创伤能引起牙齿过度松动；在根尖周疾病和牙周手术后短期内都能观察到牙齿动度增加。因此，从治疗疾病的观点来看，不仅要检查牙齿动度的程度，而且要寻找松动度增加的原因（见第13章）。

所有检查的数据，PPD、PAL以及根分叉病变的评估与牙齿动度，都被记录在牙周检查表中（图22-8）。该表按照世界牙科联盟（World Dental Federation, FDI）的二位记录法记录牙位（1970）。

牙槽骨

影像学分析

在X线片中可以观察到邻间牙槽骨的高度和外形（图22-3）。但由于牙根的重叠，常使难以看清颊侧和舌侧牙槽嵴顶的外形。因此，为了

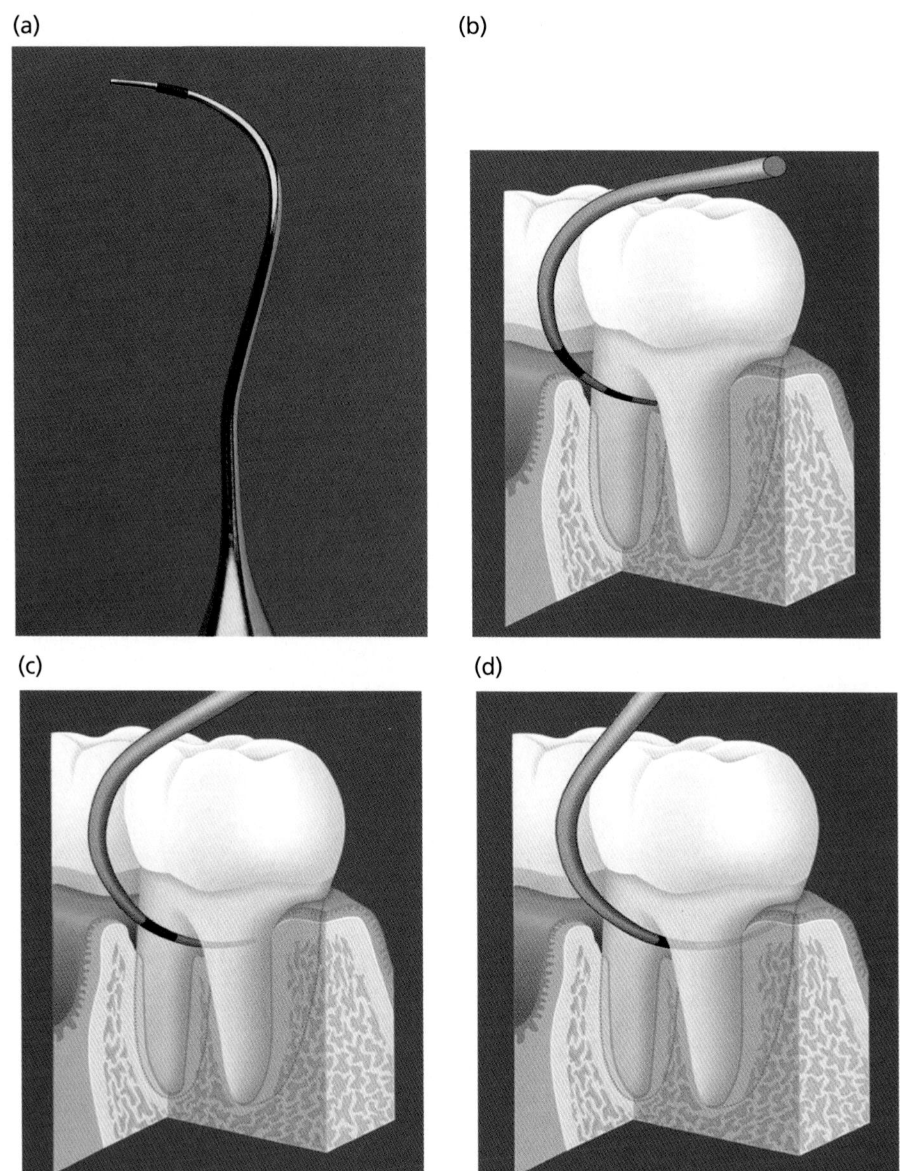

图22-13　（a）使用弯曲的、带有3mm与5mm刻度分级的牙周探针进行根分叉病变的探查（Nabers根分叉探针）。（b）Ⅰ度：从一个或两个入口探入，水平探诊深度≤3mm。（c）Ⅱ度：最多一个入口，水平探诊深度＞3mm和/或联合Ⅰ度根分叉病变。（d）Ⅲ度：两个或两个以上入口，水平探诊深度＞3mm，这通常意味着根分叉区支持组织的"贯通性"破坏。

能够正确评估"水平型"和"角形"骨缺损，必须把X线影像和牙周检查表的详细评估结果相结合。

牙周检查表是一种灵敏的病变诊断及评估方法，与之不同的是，X线影像是一种特异性的诊断性检测，很少有假阳性的结果，因此能够验证牙周检查表的结果（Lang & Hill 1977）。

为了确保对比分析有意义，必须使用一种可重复再现的影像学技术：推荐使用长遮线筒平行投照技术（Updegrave 1951）（图22-15）。

种植体受区的影像分析

全景片作为一种可靠的诊断工具可以用来评估种植体受区垂直骨高度，也可以用于术前确定下颌骨前磨牙和磨牙区的种植体长度（Vazquez et al. 2013）。但要想准确地估计拟种植位点的骨量与形态，则需使用锥形束计算机断层扫描（cone beam computed tomography, CBCT），在某些特定的病例中，如种植体植入伴上颌窦提升术时，CBCT可以提供有价值的信息（Harris et al. 2012）。

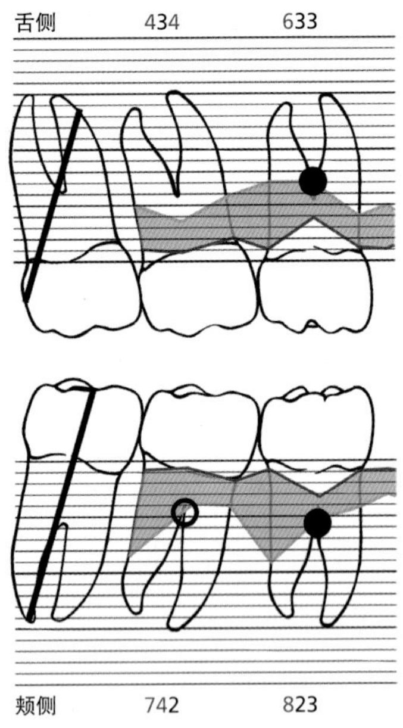

图22-14 牙周检查表显示根分叉病变（FI）。空心圆圈代表表浅的根分叉病变（FI）（即水平探诊深度≤3mm），而黑色实心圆圈代表深的根分叉病变（FI）（即水平探针深度＞3mm）。

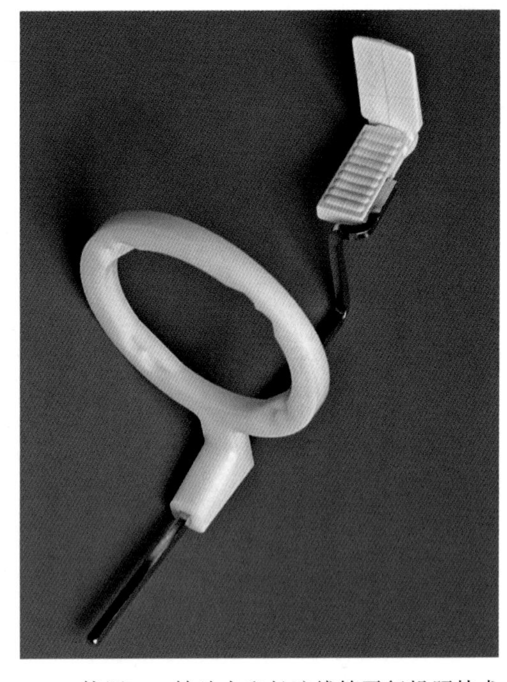

图22-15 使用Rinn持片夹和长遮线筒平行投照技术，能够得到可重复再现的X线影像。

牙周病的诊断和分类

通过以上全面检查，我们了解了各种牙周结构（牙龈、牙周膜、牙槽骨）的情况，就可以根据他/她的牙周状况，为患者及其牙周状况做出相应的诊断。4种不同的基于牙齿的诊断可用于确定牙周炎的分期和分级。

牙龈炎

对于BoP阳性的牙位，我们诊断为牙龈炎。大多数情况下，龈沟的深度仍保持在1～3mm，临床附着水平不变。有时会出现“假性牙周袋”，其特征是：探诊深度略微增加且不伴附着丧失、牙槽骨丧失、BoP（+）或BoP（-）。当诊断为牙龈炎时，意味着病变一般都局限于牙龈边缘。

牙周炎

正如2017年牙周病和种植体周病新分类国际研讨会（Tonetti et al. 2018）提出的那样，牙周炎现在分为Ⅰ期～Ⅳ期，其进展形式由分级确定（A级、B级和C级）。牙周炎的范围、严重程度和复杂程度将决定影响患者的牙周炎分期（表22-1）。

Ⅰ期牙周炎（轻中度牙周炎）

牙龈炎伴附着丧失时，被称为“牙周炎”。Ⅰ期牙周炎，PPD≤4mm，以水平型骨吸收为主。最严重位点的邻面PAL＜2mm。

Ⅱ期牙周炎

在Ⅰ期和Ⅱ期牙周炎中，没有因牙周炎而脱落的牙齿。Ⅱ期牙周炎，最大PPD为5mm，以水平型骨吸收为主。最严重位点的邻面PAL为3～4mm。

Ⅲ期牙周炎（进展性牙周炎）

在Ⅲ期牙周炎中，多达4颗牙齿因牙周炎而脱落。最严重位点的邻面PAL≥5mm。除Ⅱ期牙周炎的表征外，还注意到的复杂因素有：PPD≥6mm，垂直型骨吸收≥3mm，可能存在Ⅱ度或Ⅲ度根分叉病变，可见中度牙槽嵴缺损。

Ⅳ期牙周炎

在Ⅳ期牙周炎中，多颗牙齿（≥5颗）因牙

周炎而脱落，进而危及牙列功能。最严重位点的邻面PAL≥5mm。除了Ⅲ期牙周炎表征之外，还注意到的复杂因素有：由于咀嚼功能异常需要进行复杂的修复治疗、继发性咬合创伤（伴牙齿动度至少为Ⅲ度）、重度牙槽嵴缺损、咬合紊乱、移位、散在间隙、余留牙<20颗（10对对颌牙）。

牙周炎进展形式的分级

分级作为牙周炎进展速度的指标，有A级、B级和C级。主要标准是进展的直接或间接证据（表22-2）。

A级

该级牙周炎进展缓慢。5年内无PAL丧失证据。影像学骨丧失或PAL除以患者年龄的值<0.25%。患者无吸烟史，血糖正常。C反应蛋白（CRP）<1mg/L。

B级

该级牙周炎进展速度中等。5年内PAL丧失<2mm。骨丧失/患者年龄为0.25~1.0%。如果患者有吸烟史，通常每天吸烟<10支。糖尿病患者，HbA1c<7.0%。C反应蛋白为1~3mg/L。

C级

该级牙周炎进展速度快速。5年内PAL丧失≥2mm。骨丧失/患者年龄>1.0%。牙周破坏程度和生物膜量不成比例。有特殊的临床破坏模式提示疾病快速进展和/或早发疾病。

危险因素包括吸烟史，每天吸烟≥10支；糖尿病患者，HbA1c≥7.0%；C反应蛋白>3mg/L。

临床医生最初应先假定默认为B级，并寻求具体证据以转向A级或C级。

此外，依据病理生理学，还发现了另外两种牙周炎：

1. 坏死性牙周炎。
2. 伴系统疾病的牙周炎。

口腔卫生状况

在检查患者的牙周组织的同时，医生还要检查患者的口腔卫生状况。用二分记录法记录患者牙列中每个牙面的菌斑生物膜存在情况（O'Leary et al. 1972）。用菌斑显示剂对细菌沉积物进行染色以利于观察。在菌斑记录表中将有菌斑存在的牙面做特殊标记（图22-16）。与BoP的计算方法类似，牙列中的平均菌斑分数也用百分比表示（图22-6）。

表22-1　牙周炎Ⅰ~Ⅳ分期（来源：Tonetti et al. 2018）

牙周炎分期		Ⅰ期	Ⅱ期	Ⅲ期	Ⅳ期
严重程度	牙邻面最严重位点的CAL	1~2mm	3~4mm	≥5mm	≥5mm
	影像学骨吸收	冠方1/3（<15%）	冠方1/3（15%~33%）	超过根长1/2~2/3	超过根长1/2~2/3
	失牙数	无因牙周炎导致的失牙		因牙周炎失牙数≤4颗	因牙周炎失牙数≥5颗
复杂程度	局部因素	最大探诊深度≤4mm 大部分为水平型骨吸收	最大探诊深度≤5mm 大部分为水平型骨吸收	在Ⅱ期的基础上， 探诊深度≥6mm 垂直型骨吸收≥3mm 根分叉病变Ⅱ度或Ⅲ度 中度牙槽嵴缺损	在Ⅲ期的基础上，伴有需要复杂综合治疗的症状： 咀嚼功能异常 继发性咬合创伤（牙齿动度≥Ⅱ度） 重度牙槽嵴缺损 咬合紊乱、移位、散在间隙 余留牙<20颗（10组对颌牙）
范围和分布	追加描述分期	对于每一期，波及≤30%牙位为局限型；>30%牙位为广泛型；只累及磨牙和切牙的为磨牙/切牙型			

CAL，临床附着丧失（来源：Tonetti et al. 2018。经John Wiley & Sons许可转载）

表22-2 牙周炎A～C分级（Tonetti et al. 2018）

牙周炎分级			A：慢速进展	B：中速进展	C：快速进展
首要标准	直接证据	纵向数据（影像学骨吸收或CAL）	5年内无丧失	5年内丧失＜2mm	5年内丧失≥2mm
	间接证据	骨吸收（%）/年龄	＜0.25	0.25～1.0	＞1.0
		疾病表型	大量的菌斑沉积对应较轻的牙周破坏	菌斑数量与牙周破坏程度相符	牙周破坏程度超过菌斑数量，表现为特殊的临床模式，可能为快速进展型或早发型的牙周炎表型（如切牙/磨牙模式，对常规菌斑控制的反应性不如预期）
修饰因素	危险因素	吸烟	不吸烟	吸烟＜10支/天	吸烟≥10支/天
		糖尿病	正常血糖或未诊断为糖尿病	糖尿病患者，HbA1c＜7.0%	糖尿病患者，HbA1c ≥7.0%
全身系统疾病因素[a]	炎症状态	超敏CRP（hsCRP）	＜1mg/L	1～3mg/L	＞3mg/L
生物标志物	CAL/骨丧失的指标因子	唾液、龈沟液和血清	?	?	?

[a]指具有炎性并发症的特殊患者会增加牙周炎风险。CAL，临床附着丧失；HbA1c，糖化血红蛋白（来源：Tonetti et al. 2018。经 John Wiley & Sons许可转载）

在整个治疗期间，多次检查BoP（图22-6）和菌斑生物膜（图22-16）并制成图表，可以动态监测菌斑和牙龈炎症的变化。在牙周治疗的初始阶段（感染控制），通常只反复查看菌斑记录表（图22-16），主要用来促进自我菌斑控制。另外，在牙周支持治疗（supportive periodontal therapy，SPT）阶段则推荐重复查看BoP记录表（图22-6）。

辅助牙科检查

除了检查菌斑生物膜，还需要观察是否存在菌斑滞留因素，如龈上、龈下牙石，修复体边缘缺陷等。此外，为了制订全面的治疗计划，还要检查牙齿的敏感性。叩诊敏感性的变化可能提示牙髓活力的急性变化，在系统性牙周治疗前应先进行紧急处理。当然，对患者的全面检查还包括从临床检查和殆翼片上寻找是否存在龋坏。

还可以通过一个简短（1～2分钟）的测试来检查患者是否存在功能障碍（Shore 1963）。在这个测试中，在张口、闭口、侧方运动中同时触诊颞下颌关节，检查下颌功能运动是否协调。检查最大张口度，最后触诊翼外肌下头，检查是否有压痛。牙列的形态特点、咬合和关节接触也可以进一步检查。

结论

本章详述了对牙周炎患者及拟接受种植治疗的患者的相关检查方法，以全面分析牙列中疾病的存在、程度和严重性。患者所患牙周病的分类及每颗牙的正确诊断都非常重要，是判断预后和制订患者个性化治疗计划的基础（见第25章）。

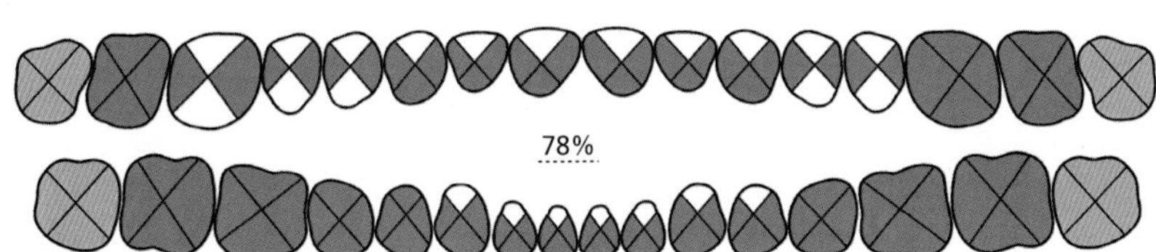

图22-16 在菌斑记录表中，在有菌斑存在的牙面上做特殊标记。

第23章

牙周和种植患者的影像诊断学

Diagnostic Imaging of the Periodontal and Implant Patient

Michael M. Bornstein[1,2], Kuofeng Hung[1], Dorothea Dagassan-Berndt[3]

[1] Oral and Maxillofacial Radiology, Applied Oral Sciences & Community Dental Care, Faculty of Dentistry, The University of Hong Kong, Hong Kong SAR, China

[2] Department of Oral Health & Medicine, University Center for Dental Medicine Basel UZB, University of Basel, Basel, Switzerland

[3] Center for Dental Imaging, University Center for Dental Medicine Basel UZB, University of Basel, Basel, Switzerland

前言

影像诊断是牙科的一个重要组成部分，不仅可以补充临床检查的结果，利于非手术和手术治疗方案的制订，还有助于监测治疗结果。在进行或转诊患者进行影像学检查之前，口腔医生应该熟悉牙科成像方式的优点和缺点。应基于每名患者的病情选择合适的成像方式，考虑对患者的潜在效益，包括由于拍摄X线片所增加的辐射造成的生物效应风险。本章描述了牙科影像诊断的基本原则，特别强调了牙周健康/疾病评估、种植治疗计划及随访的成像方式。

牙科影像诊断的基本原则

成像方式

图像形成的物理原理在不同的影像诊断学成像方式中有所不同。根据成像方式是否与电离辐射有关，一般可分为两大类（即电离成像和非电离成像）。牙科影像诊断主要用于评估包括牙齿和颌骨在内的硬组织健康与疾病状态。因此，基于X线（如电离）的成像方式在临床实践中占主导地位。这些基于X线的成像方式包括根尖片、殆翼片、殆片、全景片、头影测量片、锥形束计算机断层扫描（cone beam computed tomography, CBCT）、多探测器计算机体层摄影（multidetector computed tomography, MDCT）。超声成像和磁共振成像（magnetic resonance imaging, MRI）是基于非电离技术，在临床医学中经常用于观察软组织的生理/病理变化，但在牙科中其应用相对少见。这些成像方式的非电离特性和良好的软组织造影，促使科学家与临床医生推广、改进超声成像及MRI用于评估牙槽的病理状态，特别是牙周/种植体周病。以下章节简要概述了目前在牙科中使用的电离和非电离成像方式的基本原理。

电离成像方式

在牙科医学中使用的影像诊断学成像方式大多与各自使用的X线机产生的电离辐射有关。从这些机器发出的X线是电磁波中的高能光子。当X线穿透人体时，它能从扫描区域的原子或分子中电离电子，使其曝光在摄影胶片或数字化探测器上产生图像（Rout & Brown 2012）。根据X线片或数字化探测器与患者口腔之间的位置关系，将牙科中使用的成像方式分为口内和口外拍摄技术。

口内拍摄技术

根尖片

根尖片是使用小尺寸（22mm × 35mm ~ 30.5mm × 40.5mm）的X线胶片或数字化探测器拍摄，用以捕获反映2 ~ 3颗相邻牙齿和周围骨组织的有限视野（field of view, FOV）的二维（two-dimensional, 2D）图像。胶片与数字化探测器的理想位置在舌侧前庭和腭穹隆的深处，平行于牙体长轴或靠近牙齿的舌侧面，并通过持片夹来固定。X线的中心线直接通过持片夹的外部定位环。理想情况下，可以在一张X线片中捕获到被观察牙的全长和根尖周区域。由于高空间分辨率和低辐射剂量，根尖片被认为是检测早期牙槽病变（如龋齿、根尖周病变和边缘牙槽骨吸收）的首选影像诊断学成像方式（Mupparapu & Nadeau 2016）。此外，根尖片通常用于观察牙根形态、牙髓腔、阻生牙，确定根管治疗长度、牙齿周围的骨水平，或评估种植体骨结合与种植体周骨吸收情况（图23-1）。

殆翼片

殆翼片是使用X线片或数字化探测器拍摄的，其大小与根尖片相似。该胶片或探测器位于舌侧前庭，靠近上颌和下颌后牙的舌侧面。探测器咬合板由患者的牙齿轻轻固定，X线中心线对准下颌前磨牙邻接点或持片夹的外部定位环。殆翼片能捕获一侧上颌和下颌后牙冠方的二维图像，包括牙间牙槽嵴高度和骨密度。对于需要完整的牙槽骨图像，正常大小的根尖片可能比狭长的殆翼片更为有效。因此，殆翼片主要用于龋齿和牙周病变的早期诊断，如检查邻面龋、继发龋和牙周炎（图23-2）。

殆片

殆片使用放置在上、下牙之间的大尺寸（58mm × 77mm）X线胶片或数字化探测器拍摄，以反映上颌/下颌牙齿、牙弓以及腭部/口底的二维图像。殆片较少使用，但可有效定位颌骨、腭部和口底的多生牙、未萌牙、阻生牙、透射/阻射病变（如囊肿或涎石），并评估上下颌前牙区的潜在骨折（图23-3）。小尺寸的X线

(a)

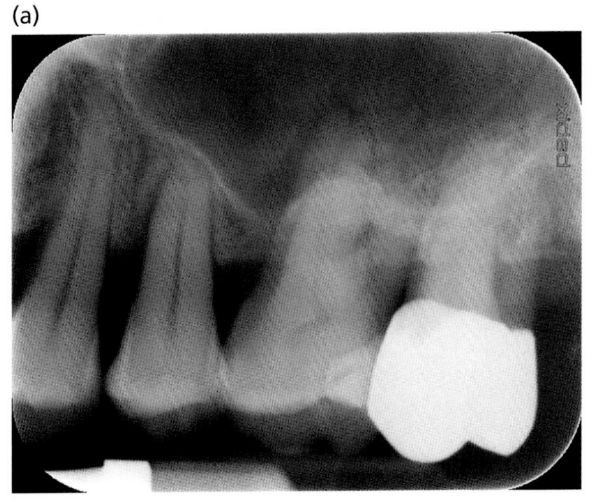

(b)

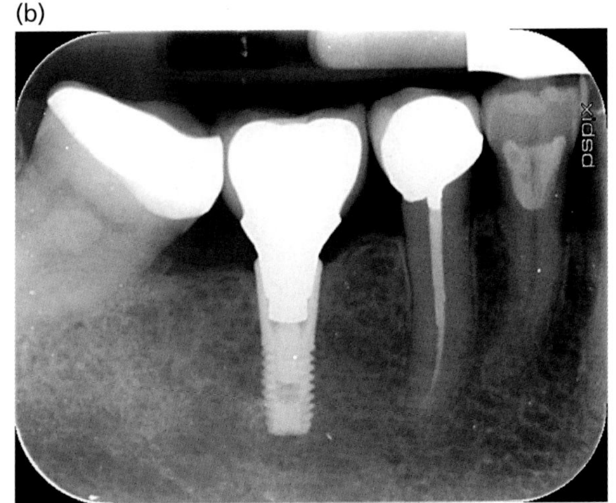

图23-1　具有代表性的上下颌骨的根尖片。（a）左上后牙根尖片显示前磨牙多为水平型骨吸收，但也怀疑磨牙存在根分叉病变。（b）右下后牙根尖片显示46骨结合种植体以及根管治疗后的第二前磨牙。

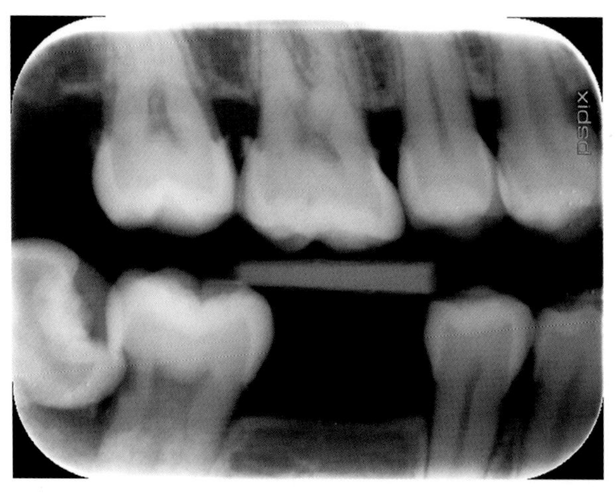

图23-2　殆翼片显示47远中有阻生第三磨牙及骨吸收（破坏性牙根吸收），46缺失。此外，上颌后牙的近中和远中面可以观察到一些牙石沉积。

胶片或数字化探测器可用于检查儿童乳牙，以更好地了解上颌前牙区。殆片可以测量下颌骨的宽度，这在以前被认为有利于种植治疗计划的制订。但是，由于二维图像的特性，其只能显示下颌骨基部的宽度，而不能显示牙槽嵴的宽度。因此，随着CBCT（Mallya & Lam 2019）等三维（three-dimensional，3D）成像技术的广泛应用，现在很少向种植患者推荐殆片。

口外拍摄技术

与口内拍摄技术的区别在于，所使用的胶片和探测器位于患者的口腔/身体外。口外拍摄技术能够用一个大的FOV捕获图像，反映整个颌骨或部分颅骨，这有助于评估患者的全口牙齿状态，有利于整个治疗计划的制订以及邻近重要或特殊的解剖结构成像。

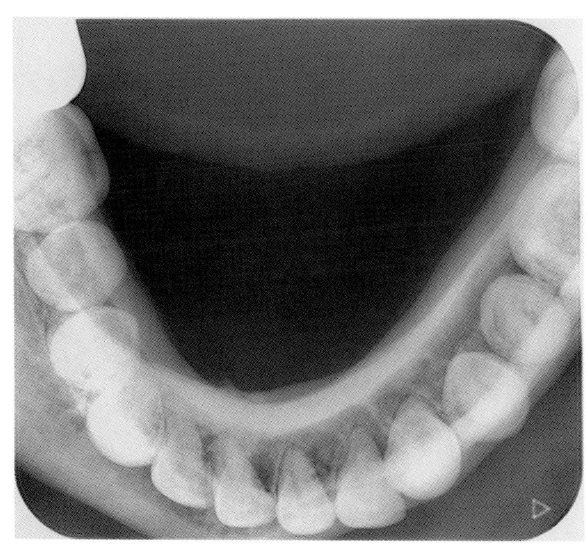

图23-3　在殆片上可以评估下颌骨基部的宽度，但不能区分牙槽突（垂直向）。

全景片

全景片是牙科中最常用的口外成像技术之一。全景片是通过旋转患者头部周围的X线源和图像探测器拍摄的，生成的曲面图像层反映了牙齿、上颌骨、下颌骨和颞下颌关节（temporo-mandibular joint, TMJ）。其可在一张图像上提供牙槽结构整体的二维视图，用于进行诊断和治疗。全景片被广泛用作常规和初步检查，以评估乳牙或恒牙列、阻生牙的位置（特别是下颌第三磨牙与下颌神经管的关系）、骨水平、骨内病变（如囊肿和肿瘤）和颞下颌关节（图23-4）。对于由于口腔不适或张口困难而无法进行口内X线检查的患者，全景片是获得有用诊断图像的一种替代方法。全景片的局限性包括空间分辨率低、图像放大和失真，以及结构的重叠，如颈椎、软组织和气道（图23-5）。这些最终限制了全景片的诊断准确性。全景片的新技术提供了不同的“清晰层”，并能够产生有益视图的图像，减少有关特殊区域的影像重叠。

头影测量片

头影测量片主要用于正畸和正颌外科领域。该技术能够捕获一个大的反映患者颅面区域FOV的图像。可以使用侧位或正位头影测量片来识别牙齿、骨骼和软组织的解剖标志，用于正畸治疗和正颌手术（图23-6）。头影测量片在牙周病学和口腔种植学领域相对少见。

多探测器计算机体层摄影（MDCT）

MDCT是医学上最常见的三维成像技术之一。MDCT设备使用扇形X线光束采集图像时，通过在感兴趣区域从上到下进行不断扫描来捕获多个断层影像。一系列捕获的断层影像可以重

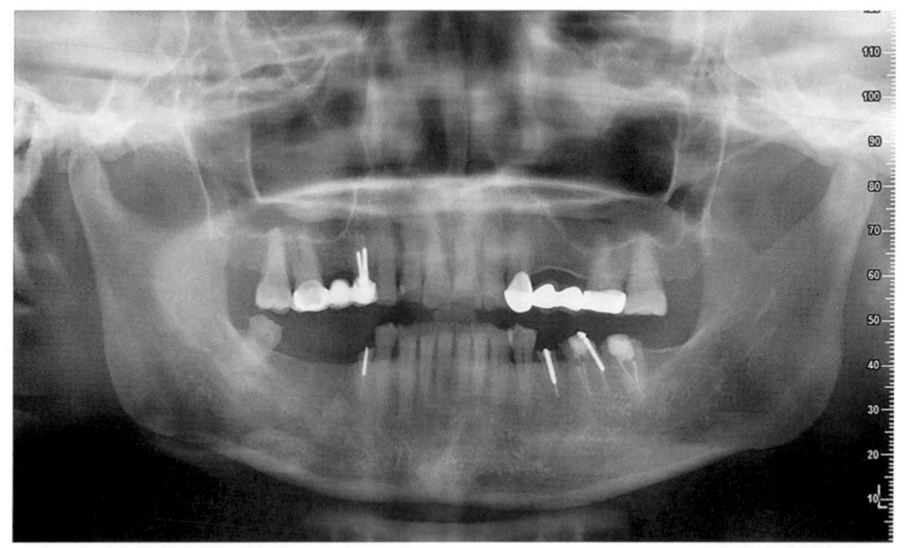

图23-4 全景片显示口腔颌面部的基本情况，包括上下颌骨的剩余牙齿，缺牙部位的骨水平，上颌窦（包括眶下侧）和颞下颌关节。

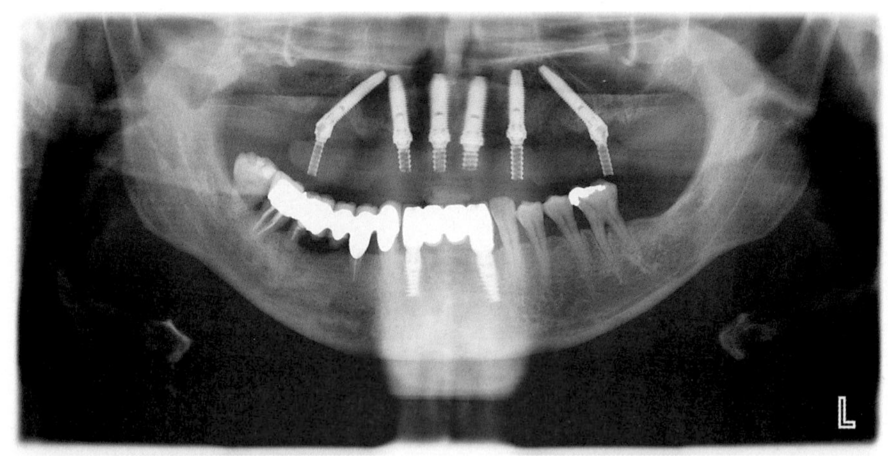

图23-5 全景片显示了图像扭曲和颈椎、气道的叠加伪影，这限制了评估上颌骨和下颌骨前牙区种植体状况诊断的有效性。

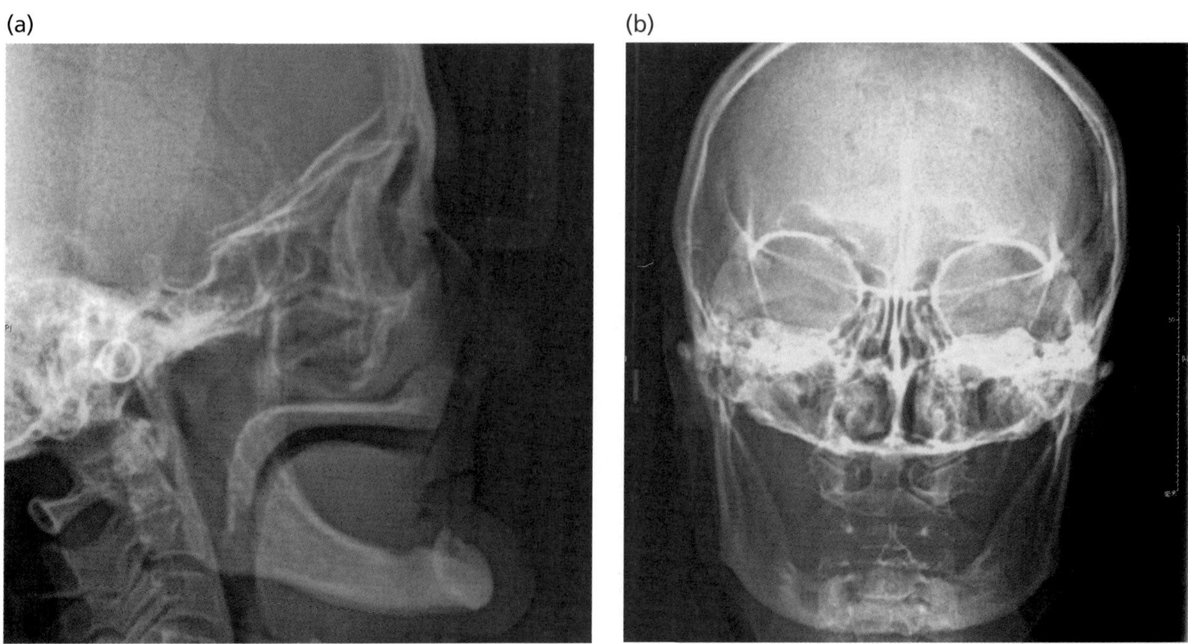

图23-6 （a）侧位和（b）正位头影测量可以显示颌骨尺寸、上颌骨与下颌骨的相对位置，以及面部轮廓。对于全口无牙颌的患者，这些信息有助于患者治疗计划的制订，如全牙列种植修复。

建成三维图像，实现可视化，并在不同平面上分析解剖结构（图23-7）。然而，MDCT成像并不是牙科中常用的三维影像成像方式，主要因为其辐射剂量、成本较高，而且在私人诊所较难使用及获得。不过，与CBCT相比，MDCT成像具有相对较高的软组织对比分辨率，可以显示特定类型的软组织之间的密度差异，这可能有助于评估口腔颌面区域不同的软组织肿块（Mallya & Lam 2019）。

锥形束计算机断层扫描（CBCT）

自1998年在牙科领域首次描述CBCT以来，其已成为一种成熟的三维影像成像技术，并持续在牙科中流行起来（De Vos et al. 2009; MacDonald 2017）。由于CBCT成像使用锥形光束而不是扇形光束来围绕患者头部一次旋转捕获图像，因此一次CBCT扫描的辐射剂量通常低于MDCT扫描（Pauwels et al. 2015）。CBCT图像的高空间分辨率有利于准确定位解剖结构，识别口腔颌面部区域的病理变化（图23-8）。虽然CBCT图像的空间分辨率仍低于二维图像，但据报道，CBCT图像的空间分辨率是MDCT的2～8倍（Mallya & Lam 2019）。因此，CBCT成像方式与MDCT相比，在牙科中更常用。然而，一次CBCT扫描的辐射剂量仍然远高于传统的二维成像方式。当临床检查和常规二维图像不能提供足够的诊断信息时，才推荐患者进行CBCT检查（ICRP 2007; Carter et al. 2008; Horner et al. 2012）。CBCT的临床应用包括牙科所有领域，但主要用于评估牙齿和颌骨等硬组织。然而，CBCT成像在金属伪影和低对比度分辨率（Koong 2015）以及运动伪影（Spin-Neto et al. 2018）方面有其局限性。低对比度分辨率限制了软组织和低密度骨性结构在CBCT图像上的可见性。另外，来自口腔修复体的金属伪影可能会影响相邻的解剖结构的可见性（图23-9）。

非电离成像方式

在牙科中使用的成像技术大多是基于X线，导致患者暴露于电离辐射。尽管源于口腔X线设备的电离辐射的生物效应被认为几乎可以忽略，但反复辐射暴露可能与唾液腺肿瘤（Preston-Martin & White 1990）、甲状腺癌（Memon et al. 2010）和脑膜瘤（Longstreth et al. 2004）的风险增加有关。因此，人们对不采用电离辐射的成像方式的应用越来越感兴趣，以防止患者不必要的辐射暴露，并为口腔颌面部区域的诊断提供替代成像方式（Boeddinghaus & Whyte 2018）。

(a)

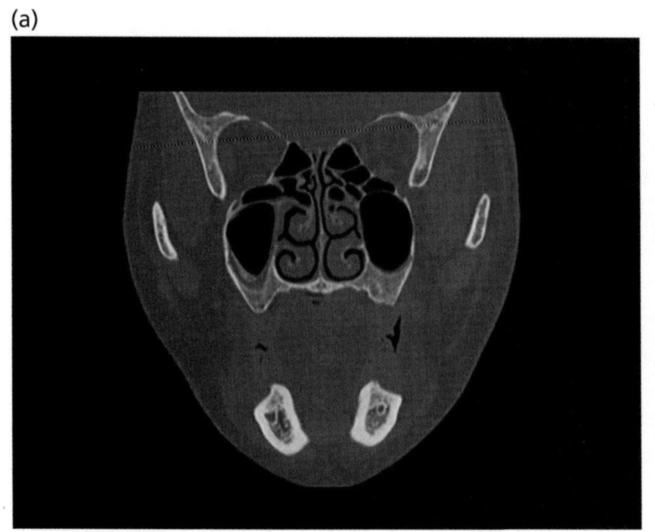

(b)

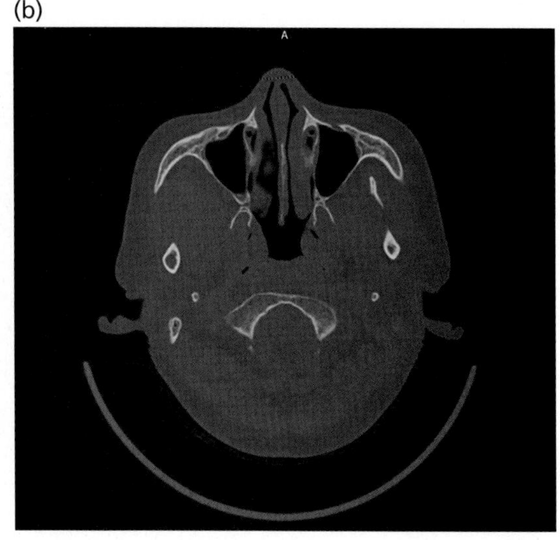

图23-7　MDCT扫描具有优越的软组织对比分辨率，可识别和区分面部肌肉与周围软组织。（a）冠状断层影像。（b）轴向断层影像。

(a)

(b)

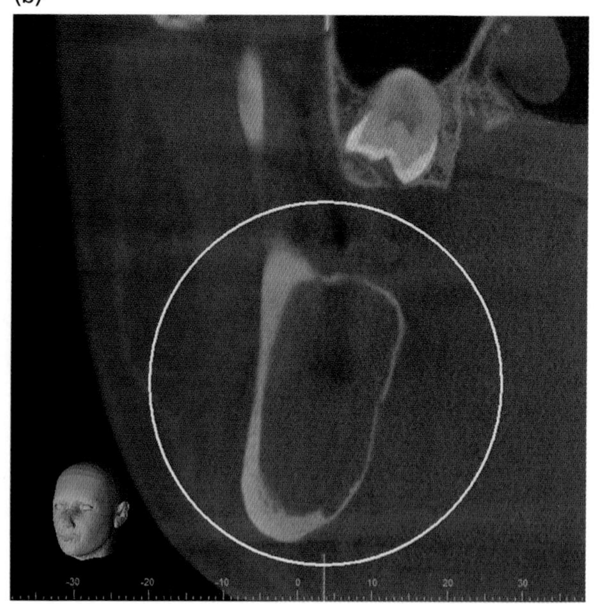

(c)

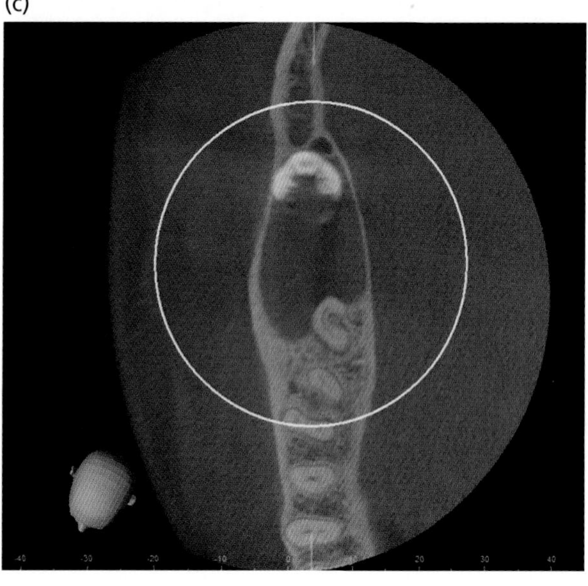

图23-8　CBCT代表性断层影像在（a）矢状、（b）冠状和（c）轴向断层影像中显示了右下第三磨牙相关的一个含牙囊肿（黄色圆圈）。

超声

超声成像是一种基于超声应用的非电离的诊断方式，常用于临床医学。换能器发出振动频率在1～20MHz的声波，这些声波穿过不同声阻抗的组织或与之相互作用。随后，换能器检测反射声波，最终显示实时断层二维影像（Shriki 2014）。虽然超声成像已被广泛用于临床医学疾病诊断和影像引导手术，但由于超声换能器的尺寸限制，超声在牙科的应用主要限于检查大唾液腺、浅表肿块病变、颈部淋巴结、咀嚼肌群、颈部肌群、颌面部骨折、TMJ（Mupparapu & Nadeau 2016）。随着更小的口内换能器的推广，超声成像可能是一种很有前景的成像方式，实现牙龈和牙槽骨的表面轮廓可视化（图23-10）（Caglayan & Bayrakdar 2018）。此外，超声图像不受金属伪影的影响，这可能对评估种植体周的骨吸收很有帮助。

磁共振成像（MRI）

MRI是一项革命性的成像技术，自20世纪80年代以来一直应用于医学领域。它不使用电离辐射。这项技术将患者置于磁共振设备产生的静态磁场中，将射频脉冲导向患者，使患者体内原子的氢原子核吸收共振能量。当射频脉冲被关闭时，储存在氢原子核中的能量被释放。MRI设备的扫描仪检测释放的能量，并将能量转换为电信号，用于图像重建（Mallya & Lam 2019）。在口腔颌面部区域，MRI可用于评估TMJ的形态和功能，特别是用于诊断包括移位或关节积液在内的关节盘病变（Koong 2015; Mupparapu & Nadeau 2016）。MRI的其他潜在应用包括评估口腔底、唾液腺、舌和鼻旁窦（图23-11）。虽然MRI没有已知的生物效应，并特别有益于评估软组织，但它很少用于一般的牙科诊疗。这是因为MRI设备相对昂贵，口腔医生较少使用。体内有心脏起搏器、胰岛素泵和患有幽闭恐怖症的患者不适合接受MRI检查。此外，MRI生成的图像受到金属伪影的严重影响（图23-12），这限制了其在牙槽病理学评估中的应用（Gunzinger et al. 2014）。在牙科中，人们试图使用特殊线圈进行MRI成像，以求在更合理的采集时间内获取各种口腔适应证的高分辨率图像（Flugge et al. 2016）。

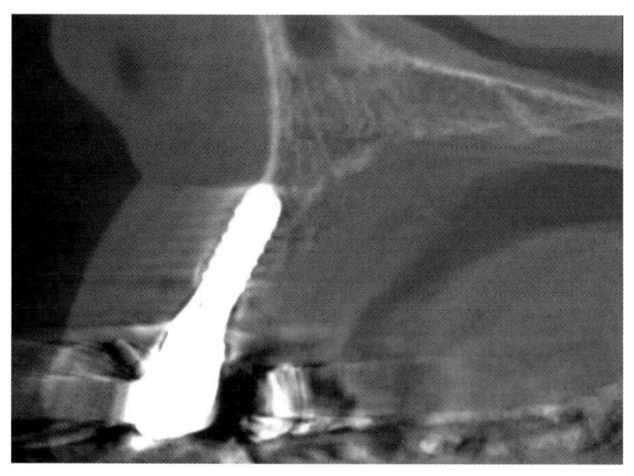

图23-9　钛种植体和相应的修复体的金属伪影可能会影响CBCT扫描中颊侧与舌侧骨的可见性。因此，评估CBCT中种植体周骨状况的诊断有效性可能受到限制。

放射危害和放射剂量保护

牙科影像诊断学方式主要基于X线。X线的电离辐射可能在一定水平上引起生物损伤。对染色体结构的损伤尤其重要，因为不可修复的染色体损伤可能导致辐射诱导的细胞死亡、遗传突变和癌变（Omar et al. 2015）。因此，口腔医生应该对放射危害的原理和放射剂量防护措施有一个清晰的认识。

放射生物风险

放射生物风险包括确定性效应和随机性效应（Firetto et al. 2019）。确定性效应是指只有当患者暴露于剂量超过特定阈值的电离辐射时才会发生的不良反应。低于这个阈值剂量，就不会发生确定性效应。然而，如果超过了这个阈值，确定性效应的严重程度就会随着放射剂量的增加而增加。相关的确定性效应（用灰度值表示相应的阈值）包括胎儿异常（0.1~0.5Gy）、不孕症（2~3Gy）、皮肤红斑（2~5Gy）、脱发

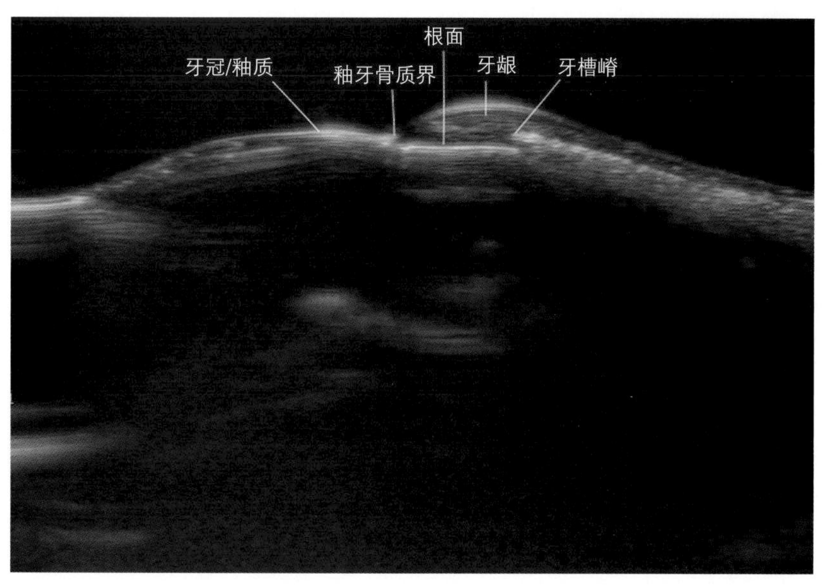

图23-10　具有代表性的超声图像显示了13颊侧的浅表解剖标志，包括牙龈的形态和牙槽嵴的水平。

(a)　(b)

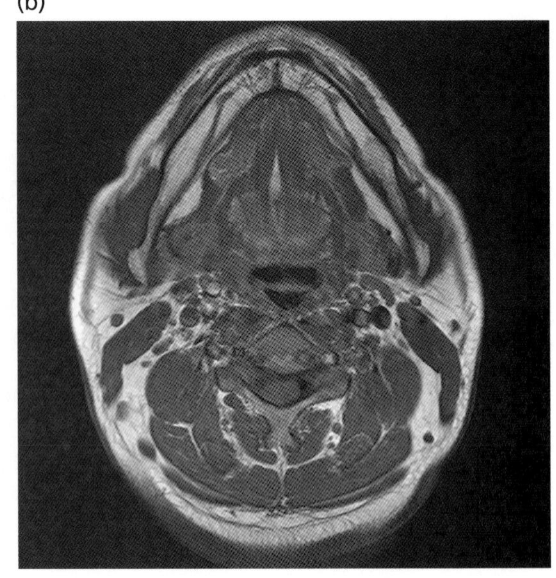

图23-11　有代表性的磁共振图像显示面部软组织，更具体地说，是舌肌和咬肌纤维。（a）冠状断层图像。（b）轴向断层图像。

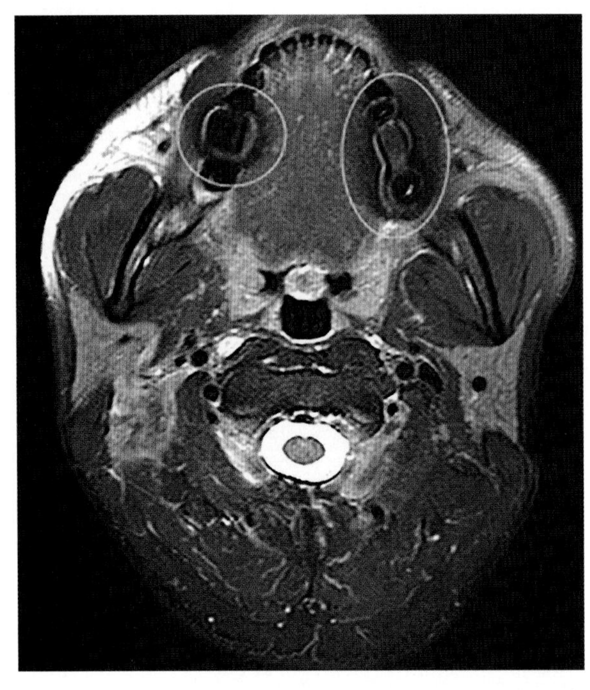

图23-12　轴向磁共振图像显示，由于口腔修复体周围的金属伪影，在无信号区（黄色圆圈）中有多个高信号环，这影响了相邻解剖结构的可见性。

（2～5Gy）和不可逆的皮肤损伤（20～40Gy）（Dendy & Heaton 1999）。理论上，阈值明显高于医疗和牙科检查中使用的诊断放射剂量。

另外，当X线电离电子撞击染色体结构时，可能会导致亚致死性DNA损伤。受损的DNA随后可能导致DNA突变，然后发展为特定癌症，如白血病、甲状腺癌、唾液腺肿瘤、乳腺癌以及脑或神经系统肿瘤。放射诱发癌症的发生被视为随机性效应。它们通常会在辐射暴露几年后发生。与确定性效应相比，随机性效应的发生与特定剂量阈值无关，因为DNA突变可能由最小放射剂量的单个X线照射引起。此外，普遍认为随机性效应风险与放射剂量之间存在正相关（Ludlow et al. 2008; Mallya & Lam 2019）。放射剂量越高，发生随机性效应的风险就越高。因此，在影像诊断中，随机性效应与放射照射量更相关。

放射剂量保护原则

在一般人群中，辐射暴露主要归因于天然本底辐射和人工辐射源，包括医疗照射和日用品。据报道，医疗暴露是最大的人工辐射源，约占个人电离辐射年剂量当量的14%（Bornstein et al. 2019）。MDCT占美国年度医疗放射总照射量的47%（ICRP 2007）。在牙科中，CBCT成像比MDCT更常用。研究表明，尽管仍高于传统的二维口腔影像学检查，CBCT成像的放射剂量比MDCT低15倍（ICRP 2007; Ludlow & Ivanovic 2008; Loubele 2009）。流行病学研究表明，口腔手术（二维或三维）的辐射暴露可能与唾液腺肿瘤（Preston-Martin & White 1990）、甲状腺癌（Memon et al. 2010）和脑膜瘤（Longstreth et al. 2004）的风险增加有关。因此，应通过采用放射剂量保护原则，包括辐射实践正当化、辐射防护最优化以及个人剂量限制，将辐射风险降至最低。

正当化

保护患者免受不必要的电离辐射的最有效方法是避免不必要的照射。正当化的原则是只有当患者的收益超过辐射暴露风险时才应进行影像学检查（1976年第9号联邦指导报告；ICRP 2007）。这意味着临床医生应首先获得患者的病史和临床检查结果，然后再转诊患者进行影像学检查。只有当临床检查不能提供足够的诊断信息时，才应考虑进行影像学检查。同样重要的是，临床医生和负责影像学检查的操作者之间应当就影像学检查的任何特殊要求进行有效沟通，以避免二次暴露。通常，应根据转诊原因、位置、大小、解剖结构/病变部位的特征以及对患者的放射剂量来确定影像诊断学成像方式。对于牙周评估，常规口内X线片是评估所述牙齿边缘骨吸收的首选方案。由于CBCT的辐射剂量较高，建议仅在特定的病例中拍摄，如根分叉病变。尽管全景片可让口腔医生全面了解剩余牙齿及其牙槽骨的状况，但相对较低的空间分辨率和潜在的图像叠加限制了其在牙周病诊断中的应用。CBCT作为一种辅助甚至主要成像方式，其在种植治疗计划中的使用率和普及率有所提高（Horner et al. 2012; Al-Ekrish 2018）。CBCT的三维信息补偿了该技术的低空间分辨率的缺陷。口内片或全景片被认为是评估和监测种植体植入后及随访期间骨结合更合适的成像方式。

最优化

一旦证明转诊进行影像学检查是合理的，下一步是确保根据最优化原则有效地进行检查，最优化原则也被称为“辐射防护最优化（As Low As Reasonably Achievable, ALARA）”或“诊断所需最小化（As Low As Diagnostically Acceptable, ALADA）”原则（ICRP 2007; Jaju & Jaju 2015）。ALARA原则创建于1977年，旨在寻找X线剂量的最优化，以最小化辐射剂量暴露。近10年前，引入了ALADA原则，强调使用尽可能低的剂量来获得辅助诊断的图像，而不仅仅是“美丽”的图像（Schulze 2012; Jaju & Jaju 2015）。在牙科实践中实施ALADA原则包括确定符合患者具体需求的合适影像诊断学成像方式，使用具有最大灵敏度的放射探测器，选择合适的照射量参数，使用屏蔽装置，以及选择放射敏感器官接收最小剂量的放射投影方式。由于MDCT/CBCT成像的辐射剂量高于传统的二维成像，因此，减少MDCT/CBCT的辐射暴露正受到越来越多的关注。减少FOV大小可以减少患者身体的暴露面积，这是减少放射剂量最直接的措施（Davies et al. 2012）。此外，减小FOV大小还可以通过减少图像噪声和伪影来改善图像质量。因此，应仔细选择FOV大小，理想情况下仅覆盖感兴趣区域。例如，在骨体积足够的部位，患者因缺失一颗牙需要行种植修复治疗时不应进行覆盖全颅面区域扫描的CBCT检查。此外，新型低剂量扫描方案也被视为用于诊断和治疗计划的一种选择，其可减少辐射暴露，而不会造成不可接受的图像质量损失（Yeung et al. 2019a）。这一概念已经在各种牙科学科中得到认可，特别是在儿童口腔科（如评估唇腭裂和阻生牙）、正畸学（如头影测量分析）、牙体牙髓病学（如检测根尖周骨质丢失）、口腔种植学（如种植治疗计划）以及口腔与颌面外科（如评估下颌第三磨牙和颞下颌关节）。一些CBCT模式中提供了低剂量扫描方案，该方案提供了预设的剂量减少选项，以减少辐射暴露。此外，手动调整成像参数，包括减少管电流（mA）、曝光时间（s）、分辨率（即增加体素大小）、投影数量和/或采用部分旋转模式（如180°而不是360°旋转），也可用于降低剂量。

剂量限制

放射剂量限制是放射学中一个持续的安全问题，特别是对职业受照人员。与可从医疗暴露中直接受益于诊断和治疗计划的患者不同，负责操作影像学成像设备的临床人员面临过度暴露于电离辐射的高风险。为了保护在牙科环境中的任何临床工作人员或个人免受不必要的职业和公众接触，应严格遵守剂量限制原则。根据国际放射防护委员会的声明，职业受照人员的年剂量当量不应超过全身辐射暴露的20mSv（ICRP 2007）。应严格实施人员保护，包括减少初级X线光束和散射辐射的潜在暴露机会，以及监测职业受照人员的累积暴露水平。配备X线成像设备的牙科诊所应符合当地国家法规的辐射屏蔽要求。医疗照射的剂量限制不适用于被转诊进行影像学检查的患者，因为这些暴露是出于诊断和治疗目的有意进行的。然而，使用屏蔽装置，如防护铅围裙和铅围脖，可以有效地保护甲状腺和患者身体躯干免受初级与散射辐射的影响。

此外，包括国家辐射防护和测量委员会（National Council on Radiation Protection and Measurement, NCRP）和欧洲原子能共同体（European Atomic Energy Community, EURATOM）在内的多个机构建议使用所谓的剂量诊断参考水平（dose reference level, DRL）来标准化医疗和口腔影像诊断学的剂量值。DRL是剂量暴露值可接受的上限，对于患者使用标准尺寸/体模确定的标准影像诊断学程序时，不应超过该上限（Schafer et al. 2014）。通常，DRL是基于在大量机构中进行的现场测量的第三四分位数（75%百分位）设置的。例如，NCRP建议根尖片和殆翼片的国家DRL为1.6mGy入射皮肤剂量（Mallya & Lam 2019）。DRL的使用为负责成像检查的操作员提供了一个关于特定适应证的剂量暴露的良好框架，并且由于CBCT在牙科中的可用性越来越高，未来这很可能会成为一个备受关注的领域。根据瑞士联邦公共卫生局（Federal Office of Public Health, FOPH/BAG）发起的一项全国性调查，针对口腔科和耳鼻喉科实践中最常见的适应证，提出了5种用于CBCT的DRL（Deleu et al. 2020）。

牙周病学的影像诊断

牙周病的诊断应基于临床和影像学检查中收集的数据。有牙周病临床症状和/或体征的患者应接受影像学检查，以评估病变牙齿的骨支持组织结构。影像诊断主要用于识别骨破坏的存在，并评估骨缺损形态。仅限于软组织的病理变化，包括菌斑性牙龈炎和非菌斑性牙龈病变或急性炎症病变（如急性牙周脓肿），通常无法在X线的诊断图像上看到骨破坏。本章介绍了用于评估牙周缺损的各种影像诊断学成像方式的一般性建议。

一般性建议

二维（2D）成像方式

口内二维图像目前被视为补充评估牙周临床结果的标准成像方式（Tonetti & Sanz 2019）。殆翼片和根尖片是用于评估骨支持组织状况的两种主要二维成像方式。由于殆翼片的X线投影更垂直于牙齿的长轴，引起较少的图像失真和重叠，通常能更准确地评估牙周骨丧失。然而，由于视野有限，殆翼片只能反应牙槽骨的最冠方的部分（图23-13）。因此，殆翼片最好应采用正常尺寸的根尖片大小拍摄，而不是狭长尺寸。这种格式的优点是会显示更多的牙槽骨和更垂直的投影。然而，这限制了在骨缺损超过根长1/3的中重度牙周炎患者中使用殆翼片。相比之下，根尖片具有描绘牙齿全长的优势，更适合于评估牙周骨破坏的程度。对具有全口牙周炎临床症状和/或体征的患者或牙周炎易感患者，建议进

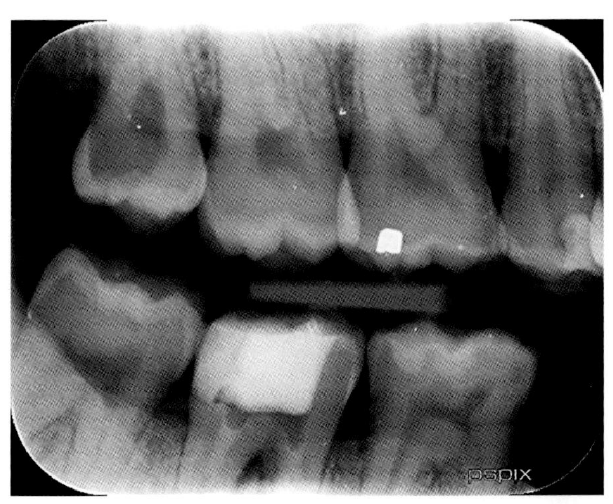

图23-13 殆翼片显示47根分叉区域的透射影。但由于X线片的视野有限，这一发现并不完全可见。

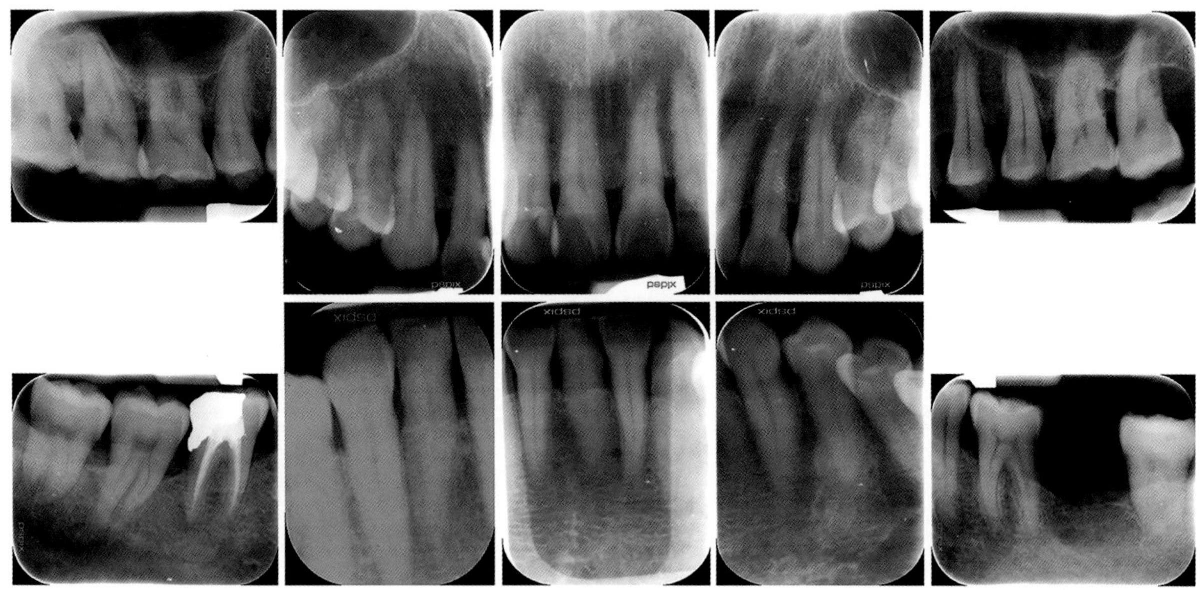

图23-14　用于牙周诊断的全口口内X线检查示例，包括10张根尖片，在本病例中显示了所有牙齿及其骨支持组织结构。牙齿重叠、难以正确放置胶片或探测器可能会限制某些区域的根间骨的可见性。偶然发现，在46远中根处可见根尖病变。

行全口口内X线检查（图23-14）（Tonetti & Sanz 2019）。全景片还可以在一张图像中提供牙齿和骨支持组织的概览。较低的空间分辨率、牙齿的垂直放大率和图像的叠加可能导致对牙周骨破坏的错误估计。全景片涵盖了新技术，并提供不同的“清晰层”，以便选择或自动聚焦最佳图像。针对ALARA原则，应使用现有的全景片。因此，额外的根尖片应用取决于临床检查和全景片上所有区域是否可视化。

菌斑诱导的炎性牙周骨丧失起源于牙槽嵴。在初始阶段，可在二维图像中观察到根间牙槽嵴皮质骨密度降低和牙槽嵴的侵蚀，并伴弥散边界。随着牙周炎的进展，伴/不伴牙周膜间隙加宽的骨丧失可能发生并加剧。可根据根间牙槽嵴水平与釉牙骨质界（cementoenamel junction, CEJ）间的距离来确定是否存在骨丧失。在健康受试者中，根间牙槽嵴的水平应位于邻近牙齿CEJ水平的0.5～2.0mm处，而在患牙周炎的患者中，两个水平之间的距离＞2.0mm。影像学上，牙周炎的发展可根据骨丧失程度分为4个阶段（Mallya & Lam 2019）（图23-15）：

- Ⅰ期：骨丧失量小于根长的15%。
- Ⅱ期：骨丧失量为根长的15%～33%。
- Ⅲ期：骨丧失量超过根长的1/3。
- Ⅳ期：骨丧失量超过根长的2/3。

骨缺损可分为水平型或垂直型骨吸收。水平型骨吸收通常涉及多颗相邻牙齿，表现为根间牙槽嵴水平与受累牙齿CEJ水平的假想线平行（图23-16）。垂直型骨吸收通常集中在一颗牙齿上，而不是相邻牙齿，呈现不均匀和倾斜的骨破坏形态。在某些情况下，CEJ水平与根间牙槽嵴之间的距离增加可能不是牙周骨吸收引起的。例如，过萌牙或被动萌出牙齿两者间的距离大于健康牙齿，这是由牙齿冠向移位而不是由骨组织的吸收引起的。

二维成像检查可能能够识别骨缺损。根据骨缺损周围颊侧和舌侧皮质骨的情况，这些骨缺损可分为三壁、二壁和一壁骨缺损。三壁骨缺损被定义为由颊侧和舌侧皮质骨以及根间牙槽骨包围的骨缺损。二壁骨缺损定义为被颊侧或舌侧皮质骨和根间牙槽骨包围的骨缺损，一壁骨缺损的特征是颊侧和舌侧皮质骨均缺失。对于三壁和二壁骨缺损，在二维图像上可以在牙根表面观察到牙槽骨密度降低，有/无牙槽嵴水平轻微降低（图23-17）。骨破坏的确切轮廓可能无法在二

(a)

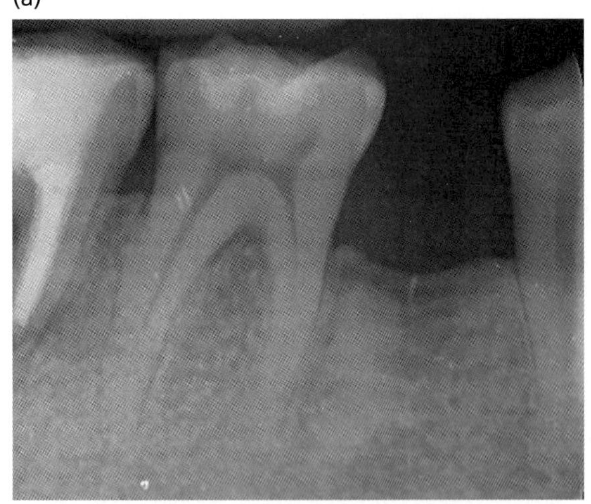

(b)

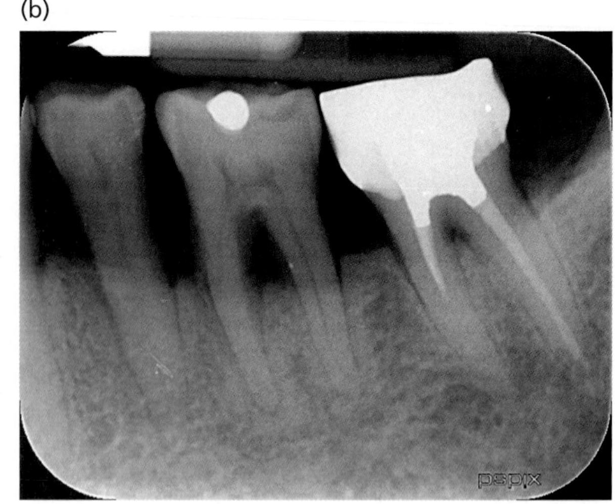

(c)

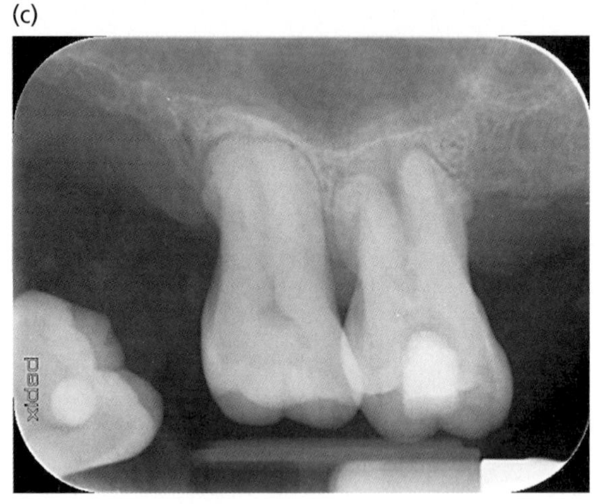

图23-15　典型的根尖片显示不同阶段的牙周骨丧失。（a）根尖片显示，46的Ⅰ期～Ⅱ期骨丧失。（b）根尖片显示，36和37的Ⅲ期骨丧失。（c）根尖片显示，16和17周围的Ⅳ期骨丧失。

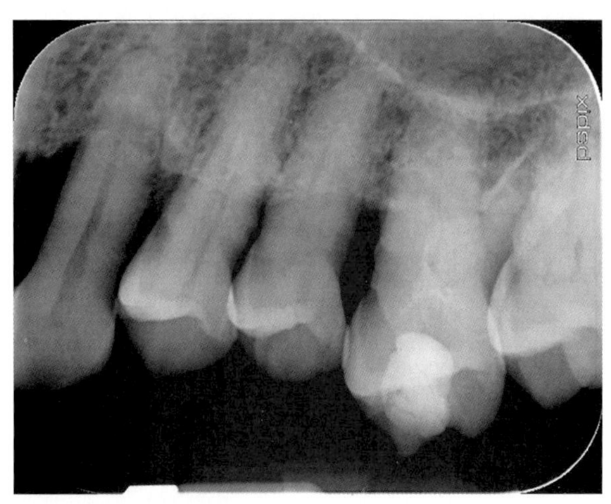

图23-16　根尖片显示牙根间牙槽嵴水平降低，左上后牙的多颗相邻牙齿受累，包括尖牙、前磨牙和第一磨牙（如水平型骨吸收）。

维图像上清晰显示，是骨内缺损被颊侧或舌侧皮质骨叠加造成的。因此，三维影像诊断被认为是评估三壁和二壁骨缺损更合适的选择。然而，由于颊侧和舌侧骨皮质的丧失，在二维图像上可以清晰地观察到一壁骨缺损（图23-17）。或者，在拍X线片之前，通过将牙胶尖插入牙周袋内，可以在二维图像上识别三壁或二壁骨缺损。置入牙胶尖的图像可以指出骨破坏的底部。两牙间凹坑状骨缺损是相邻牙齿之间的一种特殊的二壁骨缺损。两牙间凹坑状骨缺损的形态为坑状凹陷，由颊侧和舌侧皮质骨以及相邻牙齿的牙根表面包围。二维图像上两牙间凹坑状骨缺损的成像特征表现为牙槽骨在牙槽嵴顶部的密度降低，同时在凹坑状骨缺损底部的牙槽嵴密度增加。这可能无法在二维图像上清晰显示，因为骨缺损是颊侧和舌侧皮质骨叠加造成的，因此需要进行三维影像学检查来诊断两牙间凹坑状骨缺损（Vandenberghe et al. 2008）。

根分叉骨缺损是发生在多根牙中的一种相对复杂的牙周病。由于多根牙的解剖特征，根分叉区容易积聚牙周病原菌，同时该特征使其难以获

(a)

(b)

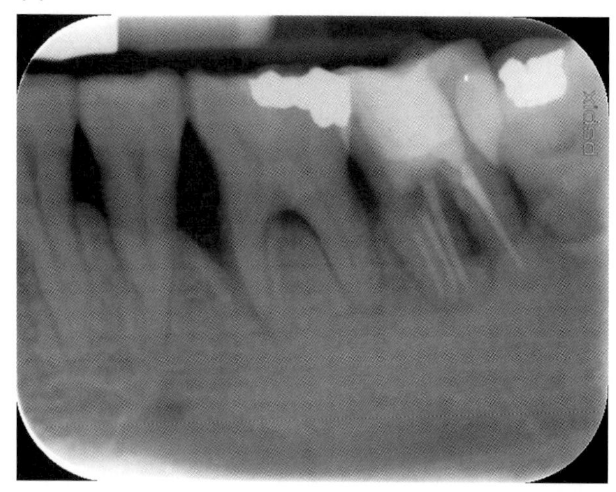

图23-17　口内X线片所示为牙周骨缺损的典型示例。（a）根尖片显示，由15近中面、牙根间牙槽骨和舌侧皮质骨包绕的二壁骨缺损。（b）根尖片显示，由36近中面和牙根间牙槽骨包绕的一壁骨缺损。

得治疗。这导致根分叉骨缺损被认为是磨牙缺失的最常见原因（Nibali et al. 2016）。因此，根分叉骨缺损的早期诊断对于治疗效果以及牙齿的最终保留至关重要。当牙周病原菌侵入多根牙的根分叉时，在二维图像上可以观察到根分叉区域的牙周膜间隙轻微加宽。随着牙周炎的发展破坏了更多的牙周骨组织，可以检测到根分叉区域的低密度影增加（图23-18）。在上颌磨牙中，牙周膜间隙和根分叉区的骨破坏的增宽可能被腭根叠加。在这种情况下，建议使用分角线投照技术拍摄根尖片，以揭示此类"隐藏"根分叉骨缺损。此外，出现倒"J"形透射影是相邻上颌多根牙间根分叉骨缺损的典型成像特征。"J"形透射钩是由延伸到上颌多根牙根分叉区的骨质破坏引起的（图23-19）。然而，在二维图像上，相对清晰的根分叉骨缺损通常仅在颊侧和舌侧皮质骨都被破坏时才可见。如果一侧皮质骨完整，根分叉骨缺损可能仅表现为该区域骨密度降低。因此，CBCT被认为是评估根分叉骨缺损程度和形态的更精确的影像学检查（Walter et al. 2016）。

对于牙周-牙髓联合病变，二维图像可以显示从牙槽嵴延伸到根尖区的透射影，这反映了牙周和根尖周炎症病变的连续性（图23-20）。虽然认为较大的低密度影区域更可能是牙周-牙髓联合病变的来源，但不能单独通过影像学检查进行评估。因此，应根据缺陷的形态和临床表征来评估牙周-牙髓联合病变的来源（Shenoy & Shenoy 2010）。

总之，由于高空间分辨率和低辐射剂量，口内二维成像检查是牙周病评估的首选。此外，二维图像通常用作牙周状况（包括牙槽嵴水平、牙周膜间隙宽度和牙槽骨密度）的基线记录，以便与随访图像进行比较。然而，二维成像方式有几个限制。二维图像上无法清楚显示患牙颊侧和舌侧的骨缺损。此外，致密的颊侧和/或舌侧皮质骨可能会影响邻面骨缺损的评估。这可能导致骨支持组织状况的误诊，从而导致牙周骨缺损的检出率较低（Vandenberghe et al. 2008）。此外，由于X线投影角度的偏差，非标准化随访的放射成像可能会拍摄为骨愈合或骨丧失。这可能会导致对骨组织状况的错误评估。

三维（3D）成像方式

MDCT和CBCT作为三维成像方式，可以显示所有类型的骨缺损结构。这提高了评估牙周骨质破坏的存在、严重程度和形态的准确性（Misch et al. 2006; Mol & Balasundaram 2008; Choi et al. 2018）。清楚了解牙周骨质破坏的三维形态和受累牙根对于治疗计划非常重要，也将影响治疗效果。因此，建议使用三维成像方式评估复杂的骨

(a)

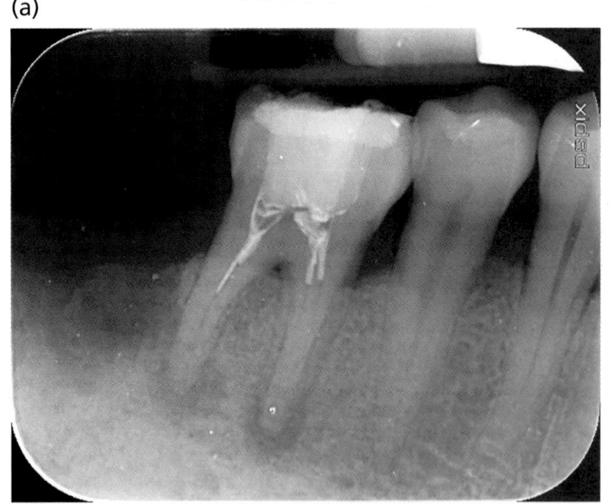

(b)

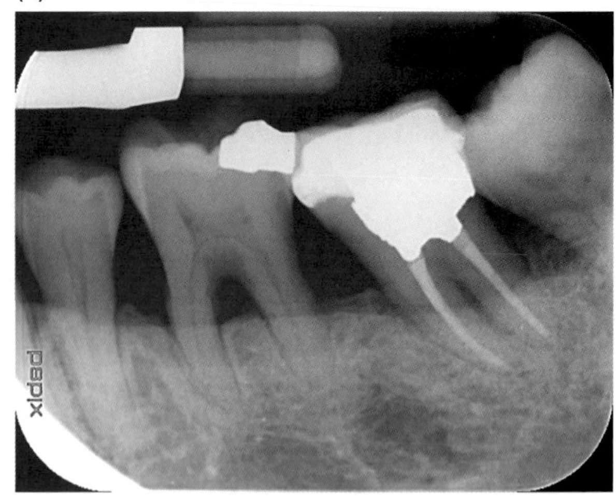

(c)

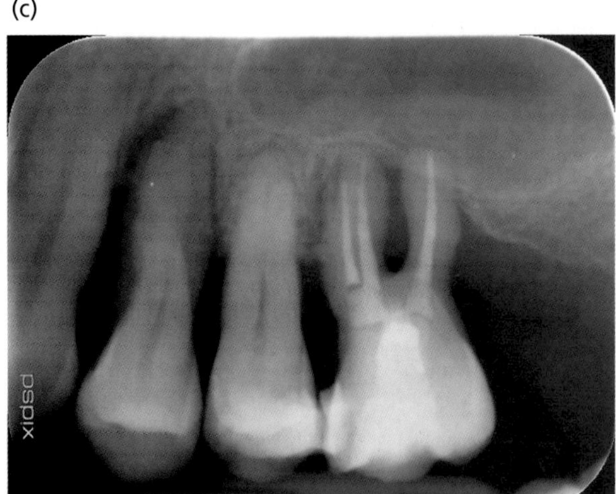

图23-18　根尖片显示了根分叉受累的不同阶段。（a）影像显示，46根分叉的最冠方有轻微透射影。（b）根尖片显示，36根分叉透射影达根中1/3。颊舌侧不同的牙槽嵴骨水平可能显示为37根分叉没有透射影。（c）X线片显示，26根分叉低密度影达根尖。

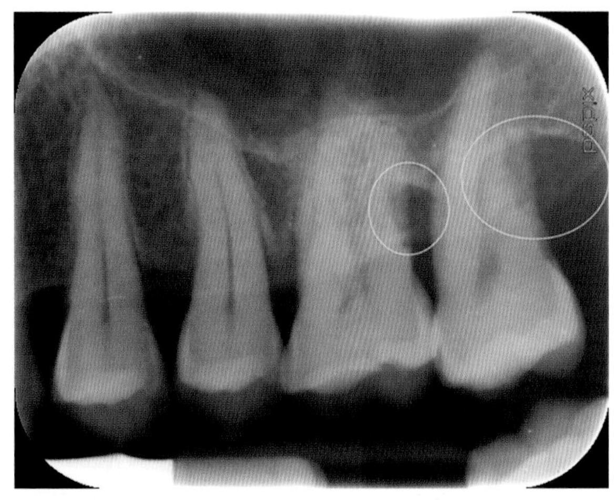

图23-19　根尖片显示了叠加在26的远中根上的三角形透射影，并显示了27远中根上的"J"形透射钩，这两个图像都表明骨破坏延伸到各个区域的根分叉中（黄色圆圈）。

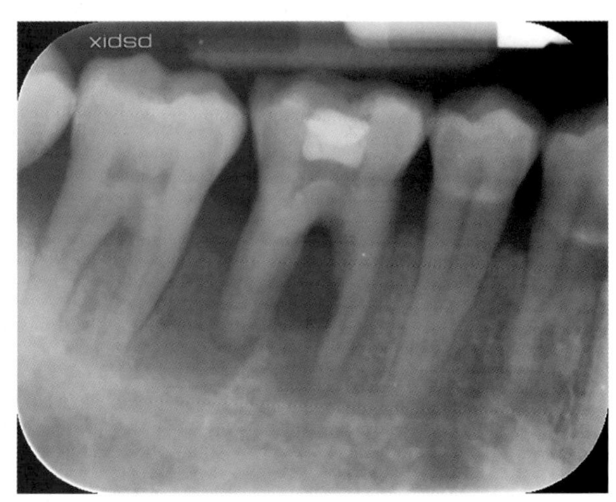

图23-20　根尖片显示了从46牙槽嵴到根尖区的透射影。这表明存在牙周和根尖周炎症病变（牙周-牙髓联合病变）。

缺损，尤其是上颌磨牙的骨内缺损和根分叉骨缺损（Walter et al. 2009, 2010）（图23-21）。然而，根据辐射剂量保护原则，不建议将MDCT和CBCT用于牙周病的常规术前影像学检查（ICRP 2007）。出现牙周病临床症状和体征的患者应首先进行二维成像。仅当二维成像不能在牙周骨缺损评估过程中提供足够的诊断信息时，才建议使用MDCT/CBCT。尽管据报道，使用低剂量方案的MDCT的辐射剂量可能在CBCT成像的剂量范围内（Almashraqi et al. 2017），但CBCT仍然是目前牙科尤其牙周评估中使用最广泛的三维成像方式。CBCT检查的扫描方案和FOV应根据个体病例的临床体征和以往（二维）成像结果确定。尽管CBCT成像在评估牙周骨缺损方面有一些优势，但它不能用于评估牙龈的状况。此外，不建议在牙周病患者的随访和监测中进行CBCT检查。一般而言，应使用二维成像进行随访检查，以减少辐射暴露的累积剂量。值得注意的是，在二维和三维成像中检测到的牙周骨丧失仅显示骨破坏，不能表明疾病活动性（Koong 2015）。骨丧失可能是由以前的疾病（牙周病病史）引起的，这些疾病已通过适当的治疗得到控制。因此，任何成像方式的决定都必须基于当前的临床体征。

(a)

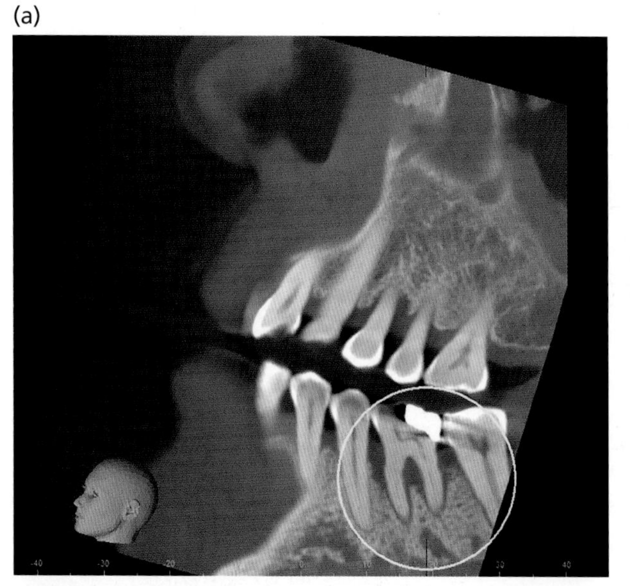

(b)

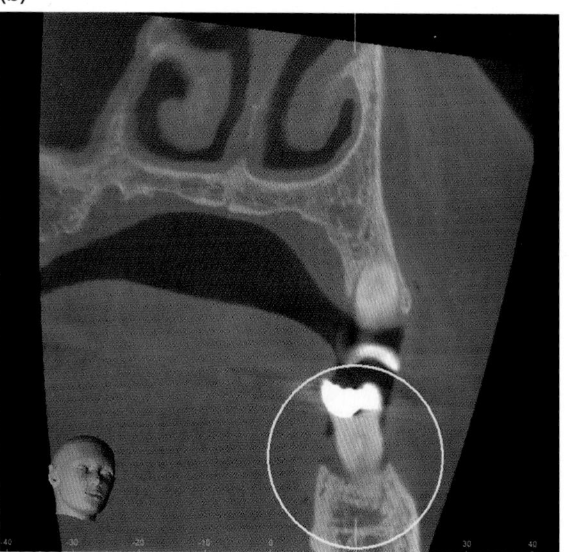

(c)

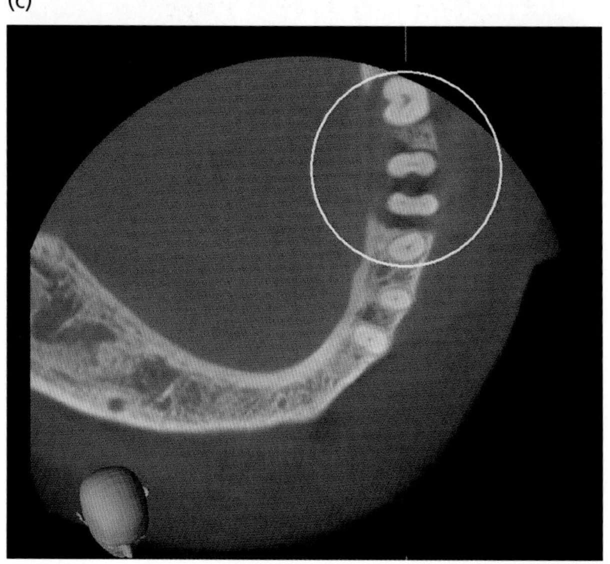

图23-21　CBCT摄影在不同横截面视图中显示了36（黄色圆圈）的骨内缺损和根分叉骨缺损的范围。（a）矢状。（b）冠状。（c）轴向。

未来趋势和发展

超声

牙周病高危患者或经历过牙周治疗的患者在随访期间可能需要定期影像学检查。这将不可避免地增加患者的累积放射剂量。超声成像是一种很有前景的不采用电离辐射的成像方式，具有对牙周病患者进行实时诊断检查和随访评估的潜力。在口内超声探头出现之前，超声成像仅适用于评估头颈部的主要唾液腺和浅表肿块，而不适用于牙周病。目前，专门为牙周评估设计的小面积和高频（40–MHz）探头正在开发中，可实现牙周软组织、牙槽骨表面和颊侧或舌侧骨缺损的非电离、实时及椅旁成像（Chifor et al. 2015, 2019）。超声可以显示牙龈厚度、龈沟深度、牙槽嵴水平、CEJ水平、游离龈相关标志。这些对评估牙周状况，尤其是筛选和检测早期牙周炎具有诊断价值。此外，超声波不受通常用于口腔修复或正畸目的的金属材料的影响。这可以提高在金属修复体附近或正畸骨钉周围的最冠方评估颊侧和舌侧骨丧失的诊断准确性。在维护阶段，超声成像也有助于评估牙周软组织和骨组织的稳定性。

然而，超声成像也有一些局限性。首先，超声只能显示牙龈的形态和骨支持组织的表面轮廓以及未被骨覆盖的牙齿部分。由于超声波无法穿过骨组织，因此无法反映颊侧或舌侧骨板覆盖的牙周骨缺损，如三壁骨缺损和根分叉骨缺损。此外，超声图像的标注是主观的，口腔医生可能会发现标注困难。超声图像应由经过适当培训的临床人员进行标注。这些限制可能阻碍超声成像在牙周病学中的临床应用。

磁共振成像（MRI）

在牙周评估期间，因为传统的基于X线的成像方式无法充分反映软组织，因此通常通过临床检查评估牙龈的健康或疾病。与超声成像相比，MRI可以对牙周软组织进行三维观测（图23–22）。此外，使用MRI研究的软组织中的信号强度变化反映了含水量的增加，这有助于区分炎症组织和健康组织，并有助于评估炎症程度（Mallya & Lam 2019）。通过不同的MRI序列，还可以区分软组织和骨组织中的感染性及肿瘤性炎症（Schara et al. 2009）。尽管目前在牙周病评估中应用MRI的证据有限（Gaudino et al. 2011; Ruetters et al. 2019），但研究表明，MRI可以提供足够的空间分辨率和对比度来体现炎性牙龈和牙周膜，以早期诊断牙龈炎，其他牙科中使用的成像方式无法与其程度相匹配（Mallya & Lam 2019）。此外，MRI可能有助于评估牙周治疗后牙龈和牙周膜的愈合过程（如炎症程度）。然而，使用MRI评估牙周时存在一些限制（Mendes et al. 2020）。首先，有心脏起搏器、胰岛素泵和幽闭恐惧症的患者不适合进行MRI扫描。其次，用于口腔修复或正畸治疗的几种金属材料可能会导致金属伪影，影响牙周病变的可见性和可检测性。此外，MRI设备相对昂贵，与传统的二维和三维X线成像设备相比，口腔医生不易获得。并且，MRI设备的操作要复杂得多，因此只能由合格的操作员进行扫描。尽管有这些限制，MRI由于其非电离性质和优越的软组织对比度，可被视

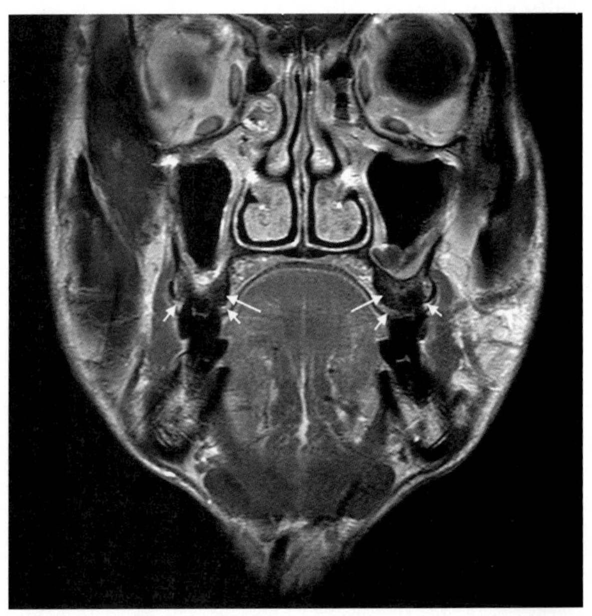

图23–22　MRI图像的冠状断层影像显示，牙槽嵴的轮廓（长箭头所示）。基于此，可以估计牙龈组织的厚度（短箭头所示）。

为一种有前景的成像方式。设计用于牙科特定用户的友好型MRI装置可能成为一种有用的影像诊断学工具，用于显示牙龈和骨支持组织的可视化病理。

牙周病学的影像诊断和人工智能

医学中生成的数字编码图像包含着诊断相关的重要患者信息，很容易转换为计算机语言，因此被认为是弥补医学和人工智能（artificial intelligence, AI）之间差距的理想选择（Hung et al. 2020a; Leite et al. 2020）。根据感兴趣区域的确定、病变的识别和分类过程，可以使用AI诊断算法和建模自动诊断图像上的病理变化。在牙周病学中，骨密度的变化和骨支持组织表面轮廓的连续性都有助于开发用于评估牙周骨缺损的AI模型。目前，一些研究小组提出了自动或半自动化识别和/或测量牙周骨破坏程度的测试模型（Lin et al. 2015, 2017）。此外，据报道，AI模型能够预测牙周治疗的效果（即将牙周炎受累牙齿分为预后有望或无望的牙齿）（Lee et al. 2018）。然而，大多数提出的AI模型是基于二维口内图像（主要是根尖片）计算的。由于缺乏整个骨支持组织的三维信息，这些模型只能识别具有明显骨吸收的牙间骨缺损。用于牙周诊断和治疗计划的AI模型的未来趋势应该是利用CBCT、MDCT和MRI的三维图像来实现牙周骨缺损的自动分类、骨丧失量的计算或提出治疗建议。

口腔种植学的影像诊断

在口腔种植学中，影像诊断广泛用于治疗计划、修复评估和随访检查。以下部分描述了在术前、术中和术后阶段使用的各种影像诊断学成像方式的一般性建议，以及包括影像引导下种植体植入术、骨移植手术和颧骨种植体的特殊考虑。

种植治疗计划的一般性建议

由于一些诊断信息不能通过临床检查进行评估，因此种植科医生希望通过术前影像学检查获得的关于未来植入部位的骨状况的诊断信息。为每个病例选择合适的影像诊断学成像方式对于获得最佳治疗结果和最小化术中/术后并发症至关重要。应使用术前成像评估拟植入部位是否存在牙槽病变。建议存在相邻牙齿根尖周病变、囊性病变或骨坏死的患者在种植体植入前接受相应的治疗。如果患者适合进行种植治疗，外科医生可以继续评估无牙颌部位的可用骨量，并评估相邻的关键解剖结构，以确定适当的手术技术，包括计划种植体的位置和尺寸。

二维（2D）成像方式

在三维成像方式引入牙科并在牙科中使用之前，建议将各种二维诊断影像（包括根尖片、㸆片和全景片）结合起来，以评估牙槽嵴的垂直、颊舌侧和近远中尺寸，用于种植治疗。这些成像技术还用于显示邻近的重要解剖标志，如下颌神经管或上颌窦。然而，㸆片随后被认为不适合评估种植区的颊舌侧牙槽骨尺寸，因为它们只能反映下颌骨的颊舌侧宽度，而不能显示与口腔种植体植入更为相关的牙槽嵴尺寸。目前，根尖片和全景片仍被视为种植治疗计划的主要二维成像方式（Al-Ekrish 2018）。

根尖片

由于FOV受限，根尖片主要用于在种植治疗前评估单颗或两颗相邻无牙位置的牙槽骨状况，但很少用于多颗牙缺失的患者。根尖片可以用于初步评估拔牙窝的愈合、牙根的残留、残留病变以及相邻牙齿根尖周病变的情况（图23-23）。由于其高空间分辨率，根尖片是评估骨结构的一个极好的工具，可清晰显示无牙颌部位的骨小梁。此外，当评估上颌前牙的预后时，根尖片可以提供一个有用的初始视图来评估外伤后前牙的状况（图23-24）。然而，根尖片无法提供横截面视图，以显示计划植入部位颊舌侧牙槽嵴尺寸。此外，根尖片的失真和放大限制了相邻牙齿之间的精确线性测量以及牙槽嵴和关键解剖结构的边界（如鼻腔与上颌窦的底部、下颌骨舌侧倒

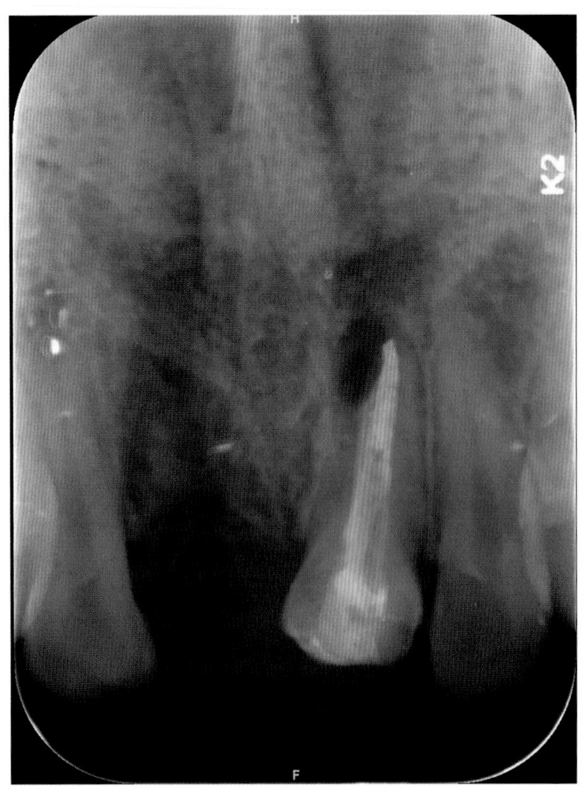

图23-23 根尖片显示11无牙部位的骨水平降低，21已行根管充填，根尖区低密度影。

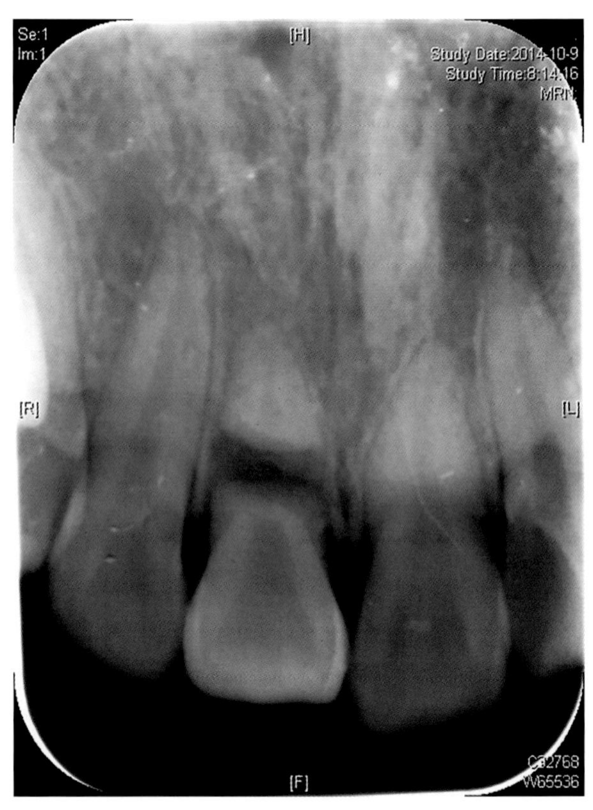

图23-24 根尖片显示11牙根上较宽的折裂线。

凹或下颌神经管的上界）。因此，应谨慎解读根尖片，并始终结合临床表现，尤其是对于无牙颌部位骨体积有限的病例。

全景片

对于缺失多颗牙或上颌骨/下颌骨无牙的患者，全景片被视为提供剩余牙齿状况和/或骨体积评估信息的首选成像方式（Mallya & Lam 2019）。此外，由于广阔FOV的全景片能够显示鼻腔以及上颌窦、下颌神经管和颏孔的整个底部，这有助于评估所有无牙颌部位的垂直骨高度（图23-25）。这对在单个图像中计划植入多颗种植体的过程而言是有价值的信息。与根尖片类似，全景片无法提供精确的线性测量、颊舌侧牙槽嵴尺寸信息以及关键解剖结构的三维评估和特殊可视化。在全景片拍摄过程中使用标准化金属球（如直径为5mm）可以帮助临床医生通过计算全景片的放大系数来评估骨骼尺寸。此外，全景图像中脊柱重叠伪影的存在会影响上颌骨和下颌骨前牙区无牙颌位置的评估。

三维（3D）成像方式

包括MDCT和CBCT在内的三维影像诊断学成像方式可精确显示颌面部的解剖结构或病变情况，因此，当根尖片和全景片都无法为种植治疗计划提供足够的诊断信息时，建议使用MDCT和CBCT。考虑到MDCT和CBCT之间的相似测量精度以及它们的成本效益、放射剂量和可得性，CBCT更常用于口腔种植（Bornstein et al. 2017）。

在上颌前牙区剩余骨高度（residual bone height, RBH）被视为牙槽嵴与鼻腔底部之间的垂直距离，通常在CBCT矢状或冠状断层影像上测量（图23-26）。患者上颌前牙区的RBH通常足以植入常规口腔种植体。上颌前牙区RBH不足主要见于重度牙周炎、上颌骨发育不全、经历过外伤或手术的患者。上颌前牙区的剩余骨宽度（residual bone width, RBW）是指牙槽嵴的颊舌

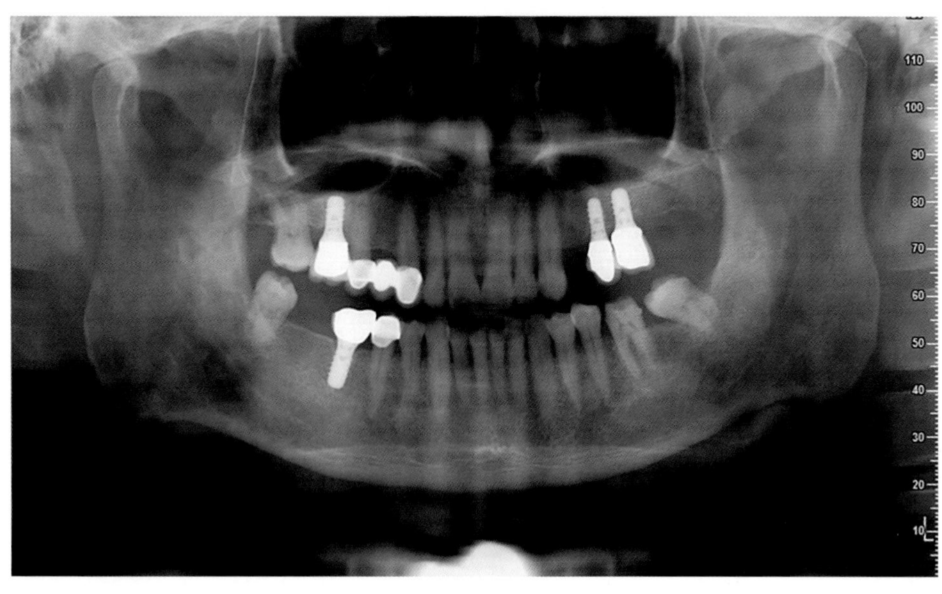

图23-25　全景片显示了所有的无牙颌区域，包括对可用的垂直骨高度的初步评估。此外，还可以评估已经植入的种植体周的骨状况和重要的解剖结构，包括下颌神经管或上颌窦。

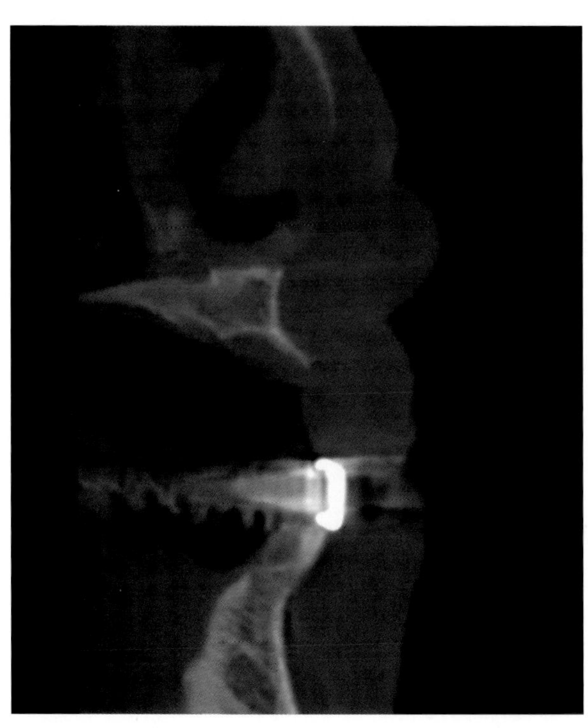

图23-26　CBCT矢状断层影像显示上颌无牙颌患者上颌前牙区剩余骨高度。可见严重吸收的牙槽嵴具有所谓的刀刃状形态。

侧宽度，通常也在CBCT矢状断层影像上测量。与RBH相比，由于颊侧牙槽嵴倒凹或拔牙后颊侧牙槽骨吸收，上颌前牙区的RBW在没有任何同期或分期骨增量手术的情况下，通常不足以进行种植体植入。刀刃状牙槽嵴在上颌前牙区并不少见，呈现为狭窄的牙槽嵴，同时具有相对较宽的牙槽基部（图23-26）。为了在上颌前牙区种植体周获得理想的美学牙龈轮廓，在术前CBCT检查期间，应仔细评估无牙颌部位的牙槽嵴水平与计划种植体肩台水平以及相邻牙齿水平的关系。此外，鼻腭管也是上颌中切牙附近的关键解剖结构（图23-27）。鼻腭管的形态和尺寸差异很大，但通常男性大于女性。大型鼻腭管可能会在上颌中切牙位置占据计划种植体所需的空间，需要复杂的骨移植手术（Urban et al. 2015）。

在上颌后牙区，上颌窦是可能影响种植治疗计划的主要解剖结构。上颌后牙区的RBH是指牙槽嵴与上颌窦底部之间的距离，通常在CBCT冠状断层影像上测量（图23-28）。上颌后牙区的RBW是指牙槽嵴的颊舌侧宽度，也是在CBCT冠状断层影像上测量的。由于后牙区牙齿缺失后牙槽嵴的吸收，上颌后牙区RBH通常不足以放置具有常规长度（如8～10mm）的口腔种植体。对于这些情况，建议在植入种植体之前或同时进行窦底提升术（sinus floor elevation, SFE），包括侧壁开窗和经牙槽嵴切开入路（Danesh-Sani et al. 2016）。在进行SFE手术之前，需要评估上颌窦的状况。此外，应在CBCT图像上评估和诊断无牙颌部位的RBH、上颌窦底的形态（如平坦的底

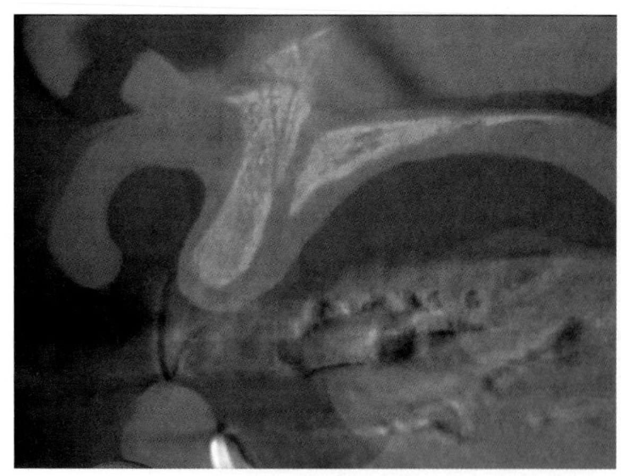

图23-27 CBCT矢状断层影像显示11与21之间的鼻腭管及其与牙槽嵴的关系。

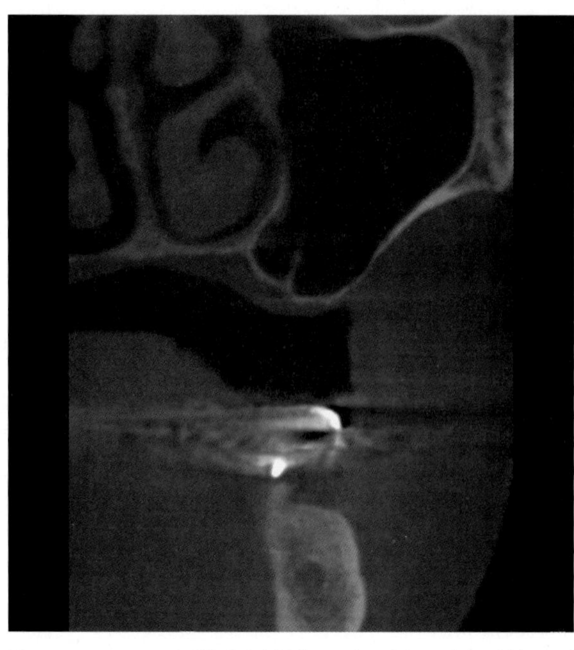

图23-28 CBCT冠状断层影像显示上颌后牙区牙槽骨严重萎缩，上颌窦充气良好，鼻间隔位于鼻窦底部。此外，在下颌骨上可以清楚地看到下颌管的轮廓。

面或存在上颌窦中隔），以及是否存在上颌窦病变（Vogiatzi et al. 2014; Bornstein et al. 2016）。鼻窦病变，如黏膜增厚、黏液潴留囊肿、上颌窦副口和上颌窦原发性窦口阻塞，可在CBCT图像上清晰检测到（图23-29）。据报道，这些鼻窦病变与上颌窦炎相关，最终可能导致术后感染和SFE手术后早期种植体丧失（Yeung et al. 2019b; Hung et al. 2020b）。上颌窦外侧壁的厚度和上牙槽动脉的存在（包括位置）应在任何侧壁开窗入路手术之前进行专门评估。上牙槽动脉可穿过上颌窦壁的外/内表面，或存在于骨内部（图23-30）。动脉的走向可能使骨窗的准备复杂化，甚至导致严重的术中或术后出血（Danesh-Sani et al. 2017）。据报道，划破直径>2mm的上牙槽动脉极有可能导致严重出血（Guncu et al. 2011）。因此，在SFE术前，应在CBCT扫描上彻底评估上牙槽动脉相对于上颌窦侧壁的存在和确切位置。上颌后牙区的术前FOV应包括所有潜在植入部位的牙槽骨、相邻牙槽骨和上颌窦的下1/3，而不必强制包括原发性窦口。

由于关键的解剖结构较少，下颌前牙区被认为是植入种植体的相对安全区域。然而，用手术钻穿透下颌前牙区牙槽嵴的舌侧皮质骨可能会损伤舌下动脉和颏下动脉。这种损伤可能导致立即或延迟的危及生命的出血，因为舌头将被推向喉咙，有窒息的风险（Tomljenovic et al. 2016）。因此，应在CBCT图像上仔细评估患者牙槽嵴和下颌骨基底的形态，以防止钻孔过程中舌侧皮质骨的穿透（图23-31）。下颌骨前牙区的术前FOV应至少包括两个颏孔的区域，包括下颌骨的整个垂直骨高度。

在下颌后牙区，下颌管和颏孔是影响植入种植体的主要解剖标志。下颌后牙区的RBH为牙槽嵴与下颌管上边界之间的距离，通常在CBCT冠状断层影像上测量（图23-28）。在CBCT图像上可以清楚地观察到下颌管和颏孔的形态。下颌骨严重萎缩的患者颏孔位置通常位于牙槽嵴附近（图23-32）。在这些情况下，牙槽嵴上的切口或翻瓣可能会损伤感觉神经，导致术后感觉异常。此外，还应仔细评估舌下窝的位置，以防止钻孔过程中穿透舌侧皮质骨，这将导致与在下颌前牙区观察到的结果类似（图23-33）。

尽管MDCT成像目前不常用于种植治疗计划，但它被认为可用于评估计划种植体部位的牙槽骨密度。亨氏单位（Hounsfield Unit, HU）是一个标准化指数，其值与身体组织的X线衰减程度成比例。HU通常用于MDCT，以评估骨钙化程度或组织密度（Razi et al. 2019）。CBCT则使用

(a)

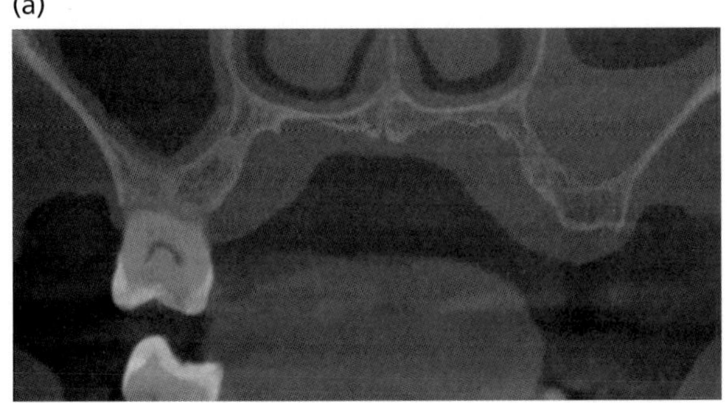

(b)

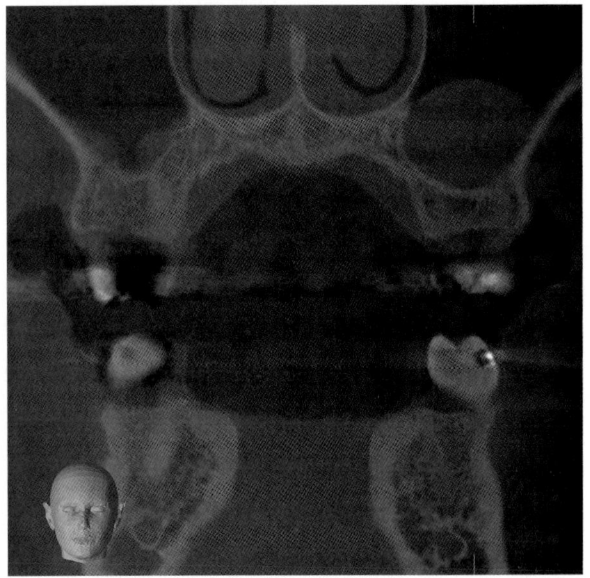

图23-29　（a）右上颌窦黏膜轻微增厚，左上颌窦黏膜严重增厚。（b）在左上颌窦底部可见一个圆顶状的黏膜结构，这是典型的黏液潴留囊肿。在右上颌窦，黏膜增厚似乎局限于底部。

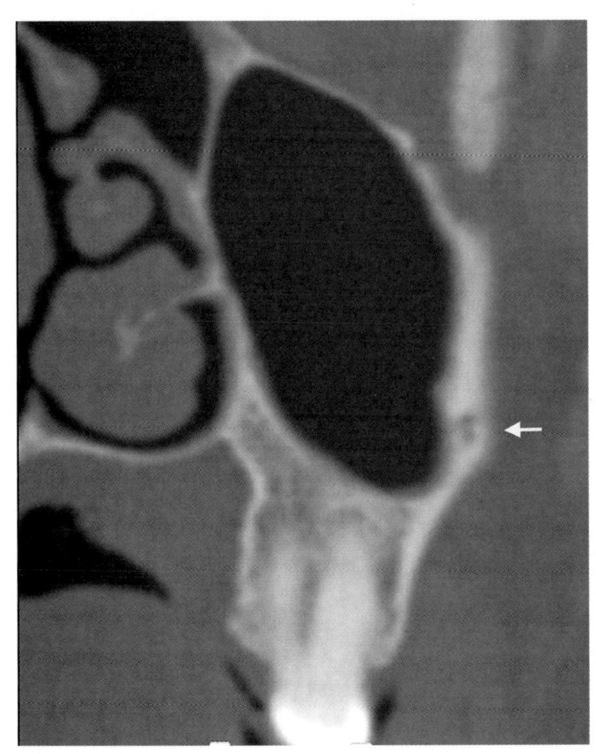

图23-30　上颌窦外侧壁可见上牙槽动脉的骨管（箭头所示）。

灰度值而不是HU，它对应于传感器在特定曝光期间该位置的X线强度。然而，由于在CBCT中使用锥形束产生的过度散射辐射、伪影和噪声，阻碍了CBCT中灰度级在骨密度评估中的适用性（Pauwels et al. 2015）。因此，不建议对CBCT图像上的骨密度进行定量评估，尤其是比较不同CBCT装置中灰度值的差异（Corpas Ldos et al. 2011; Razi et al. 2019）。如果需要评估骨密度，建议使用MDCT成像。

下颌后牙区的术前FOV应包含潜在植入部位的区域，包括相邻牙齿或骨组织以及下颌骨的整个垂直骨高度。如果需要或讨论种植治疗计划，自体骨移植的供体部位也应显示出来。

对于合并口内扫描的种植治疗计划，应观察相邻牙齿完整的牙冠，因为各自的牙尖经常作为匹配CBCT/MDCT和口内扫描的标志。有关引导性种植体植入术影像诊断的更多细节与建议，请参见“引导性种植体植入术”部分。

种植体植入术中及术后随访的建议

种植体植入术中拍摄的影像诊断学图像主要用于评估钻孔位置或处理术中并发症。术后影像学检查通常用于修复（如检查基台/冠适合性），并在随访和维护期间评估种植体的状态（如评估种植体周骨状况）。术后X线片应与随访一起拍摄，多为二维X线片。

(a)

(b)

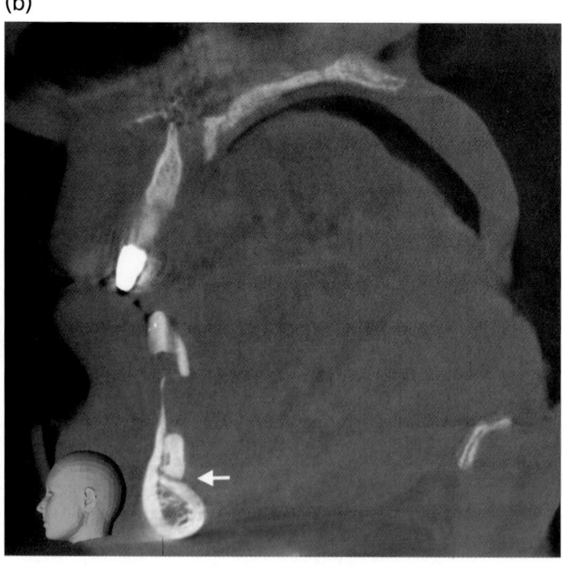

图23-31 锥形束计算机断层扫描（CBCT）显示下颌牙槽嵴的不同形态和解剖标志。（a）CBCT矢状断层影像显示狭窄的牙槽嵴和较宽的牙槽基部（锥形）。（b）CBCT显示在下颌骨联合区有一个薄的、锋利的剩余牙槽嵴和一个舌管（箭头所示）。

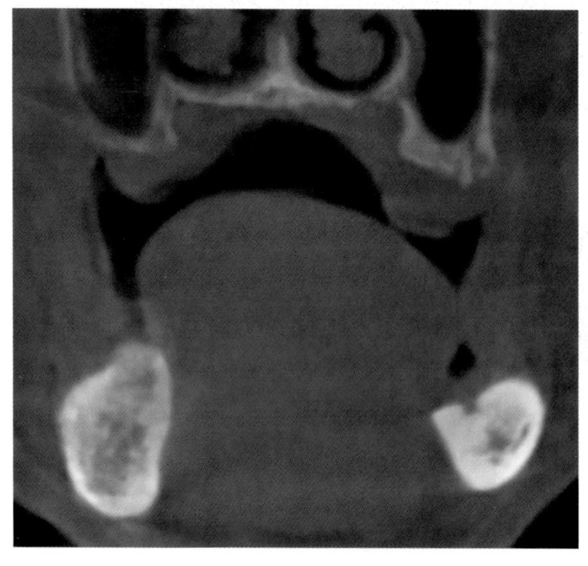

图23-32 锥形束计算机断层扫描（冠状面）显示严重萎缩的下颌骨后牙区，特别是在左侧，导致颏孔位于剩余牙槽嵴的颅侧。

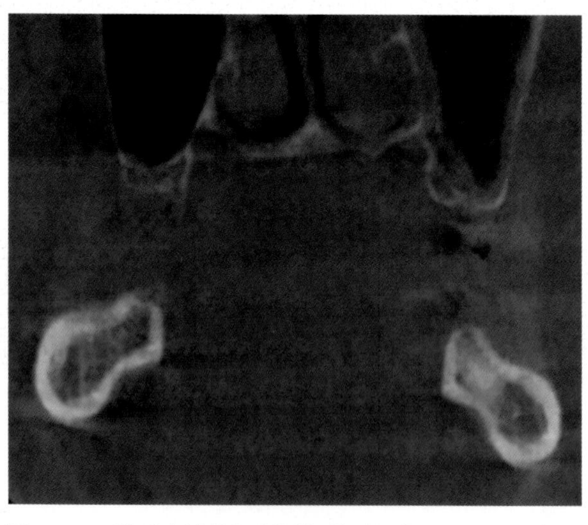

图23-33 锥形束计算机断层扫描（冠状面）显示两侧下颌骨基底舌侧有大范围的舌下窝。下颌骨的这种形态可能是修复引导的种植体植入的一个限制因素。

二维（2D）成像方式

通常，作为种植体植入的基线记录，术后诊断影像应在术后立即拍摄。然而，必须提到的是，如果没有任何潜在并发症的体征或症状，没有证据表明植入后进行常规二维或三维成像对患者有任何益处。由于空间分辨率高，建议将根尖片作为记录种植体周牙槽嵴水平以及种植体与骨组织之间界面的最佳成像方式。全景片也常用于记录，特别是对植入多颗种植体的患者。如果要拍摄5张以上的口内影像，为了放射防护目的，应考虑选择全景片（Dula et al. 2001）。然而，由于较低的空间分辨率以及失真、放大和重叠现象，在全景片中可能无法准确评估牙槽嵴的水平和骨密度。

对于年轻的种植医生来说，术中根尖片和分段的全景片可能有助于评估先导钻的正确位置（图23-34）。这些图像允许外科医生在后续的骨切开术之前纠正不适当的钻孔位置。有时，患

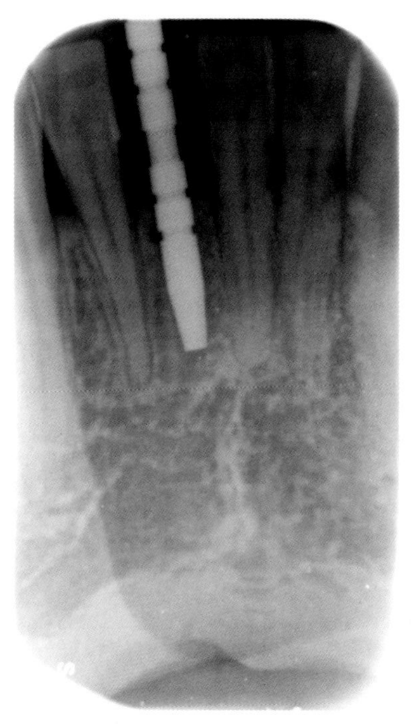

图23-34 根尖片显示借助平行引导杆确定拟行种植体植入的深度和位置。

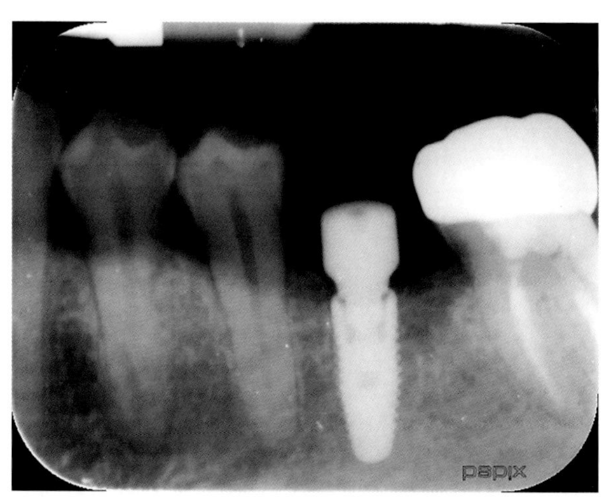

图23-35 根尖片突出了种植体上愈合基台的未完全就位，表现为种植体与基台之间的透射间隙。

者可能会意外吞咽或吸入种植手术中使用的微小器械（如螺丝刀或盖基台）。如果出现这种情况，应转诊患者进行胸片检查，以确定器械是否被吸入肺部。

在修复阶段，定期使用根尖片和殆翼片来评估种植体的骨结合情况以及修复基台、框架或修复体的位置（图23-35～图23-38）。放置修复体后，建议使用根尖片作为记录，以便与随访影像进行比较。

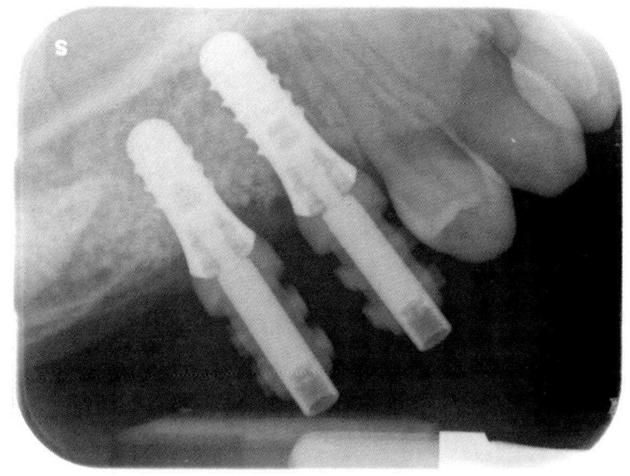

图23-36 根尖片显示了种植体上的印模杆位置，表现为种植体与印模杆之间的边缘紧密接触。

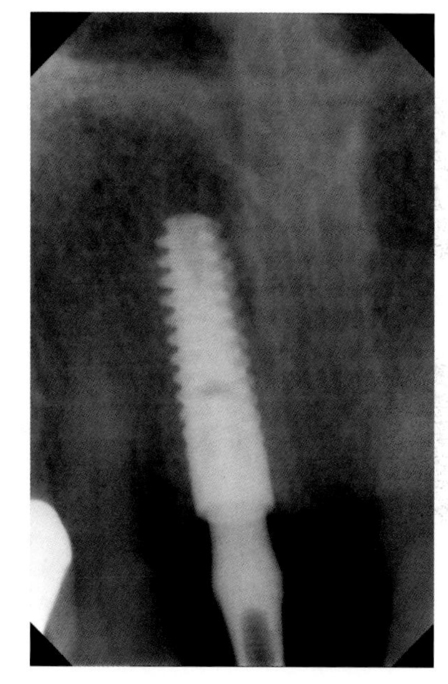

图23-37 根尖片显示了种植体上最终基台完全固定，表现为种植体与基台之间的边缘紧密接触。

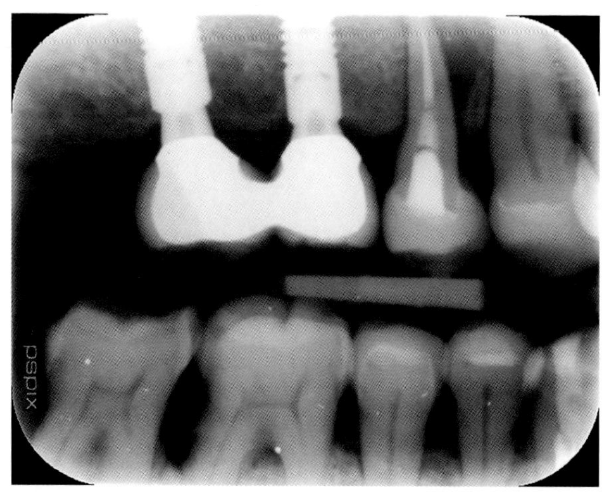

图23-38 殆翼片显示修复体（联冠）完全放置在种植体上，表现为种植体与修复体之间的边缘紧密接触。

在维护阶段，建议每年对种植体患者进行边缘骨吸收的影像学检查。这项建议对存在吸烟、口腔卫生清洁效率低下或牙周炎病史等危险因素的患者尤为重要。根尖片被认为是随访的最佳成像方式。随访的正当性必须基于临床参数，如探诊深度和炎症评分。

三维（3D）成像方式

由于高辐射剂量、成本以及种植体相关伪影，常规随访检查不建议使用MDCT/CBCT成像。随着两颗种植体之间距离的减小，种植体相关伪影更加严重，因此难以评估相邻种植体之间的骨区域。在种植手术期间和之后进行MDCT/CBCT检查的原因通常是发生术中/术后并发症，如种植体移位（如进入上颌窦或下颌管损伤）、种植体折裂、种植体病变/失败以及种植体周炎的特殊情况（图23-39）。对于可能适用于三维成像的病例，通常建议进行CBCT扫描。

种植体周病

种植体周病包括种植体周黏膜炎和种植体周炎。种植体周黏膜炎是指种植体周黏膜存在炎症，但没有骨支持组织的丧失。种植体周炎是指种植体周黏膜炎后的阶段，其特征是种植体周黏膜发炎，随后骨支持组织逐渐丧失。一旦确定存在种植体周炎，外科医生可考虑进行切除性和再生性种植体周治疗，或移除和替换种植体。根尖片和CBCT是评估种植体周骨缺损最常见的影像诊断学成像方式。据报道，根尖片和CBCT成像在评估种植体周骨缺损方面具有类似的诊断准确性。这两种成像方式均具有临床可接受的诊断准确性，其敏感性和特异性为59%～67%（Bohner et al. 2017）。种植体周骨缺损的大小和类型被视为与诊断准确性相关的影响因素。由于根尖片具有更高的空间分辨率，因此被认为更适用于检测小型骨缺陷（Dave et al. 2013），但它可能仅适用于检测种植体近中和/或远中的骨缺损。相反地，CBCT成像由于其三维特性，可以评估所有类型的种植体周骨缺损（图23-40）。虽然减小CBCT图像的体素大小可以提高图像质量，这可能有助于检测小型骨缺损，但也会增加患者暴露的辐射剂量。然而，在CBCT图像上会看到的金属伪影，表现为从金属修复体和种植体放射出的明亮条纹，以及某些区域的变暗，这可能会妨碍对种植体周骨结合与骨缺损状态的评估。因此，人们普遍认为，理想情况下应使用根尖片评估种植体周骨状况（图23-41）。在病变/失败的种植体周可以清晰地观察到均匀的透射线（图23-

(a)

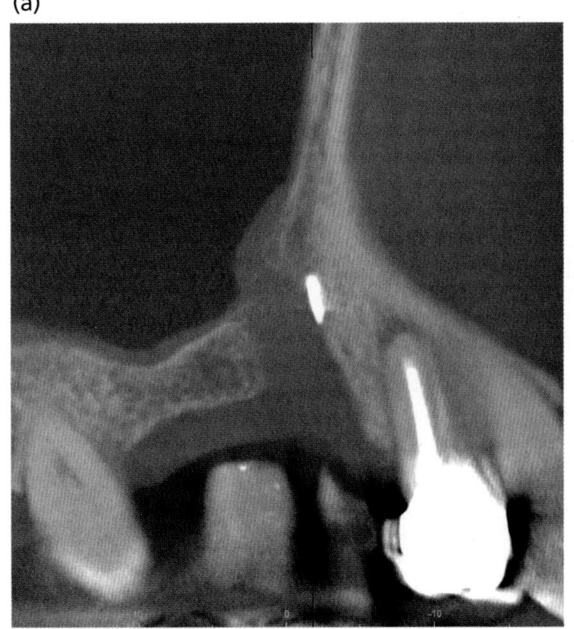

(b)

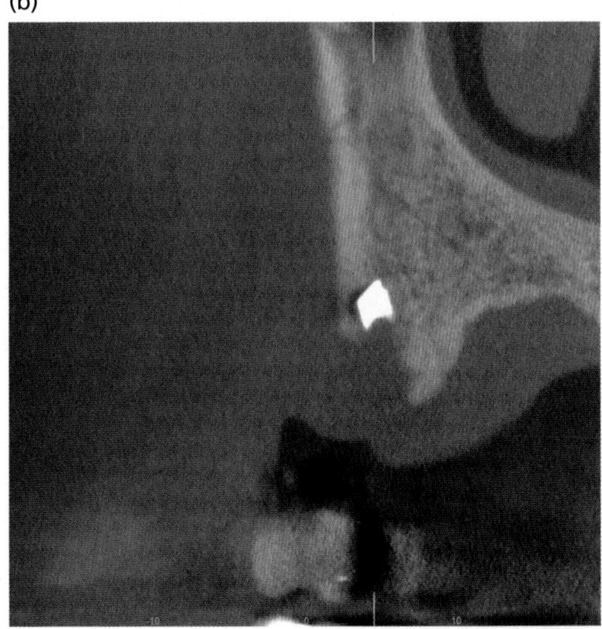

图23-39 CBCT图像显示在不同的横截面图中残留在拔牙窝内的种植体碎片。（a）矢状。（b）冠状。

(a)

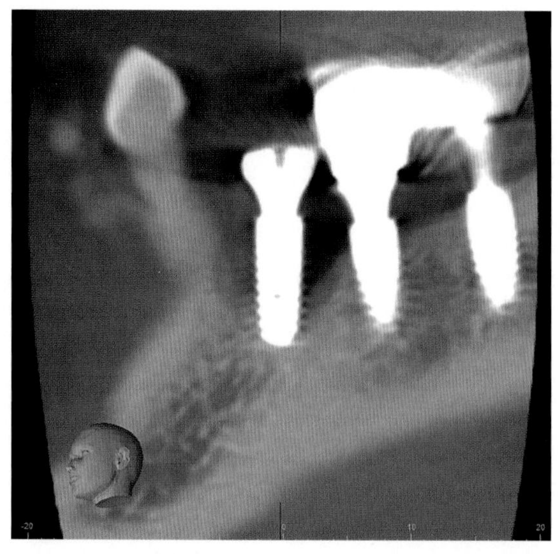

(b)

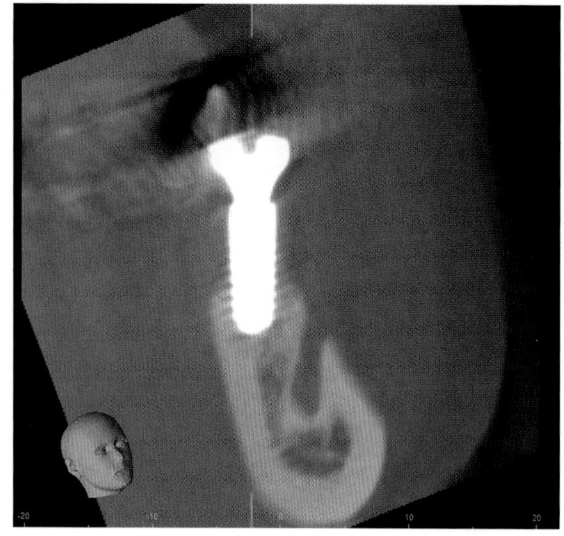

(c)

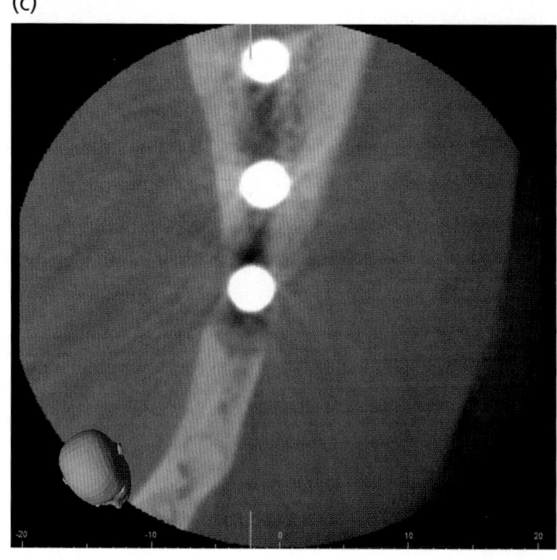

图23-40　CBCT断层影像显示在35位置的种植体周骨丧失超过了种植体的中部。（a）矢状。（b）冠状。（c）轴向。

42）。当患者出现种植体周病的临床体征和症状，并且附加的二维影像学信息可能对治疗计划有影响时，建议进行CBCT检查。因此，应根据ALARA/ALADA原则仔细评定是否使用CBCT扫描评估种植体周病，以保护患者免受不必要的电离辐射暴露。

特殊适应证和技术建议

引导性种植体植入术

术前种植计划对于实现最佳治疗效果至关重要。种植体能否在计划位置准确植入是外科医生最关心的问题之一。在过去几年中，传统的基于石膏的手术导板经常用于指导外科种植体的植入。然而，基于石膏的手术导板主要用于标记计划种植体的进入点，并控制其角度。最新的数字化工作流程、计算机辅助设计和制造（computer-aided design and manufacturing, CAD/CAM）技术以及实时手术导航技术发展极大地提高了引导性种植体植入术的使用率和接受度，其被认为是能够将种植体尽可能按照计划位置植入的一种可靠和准确的方法（Nickenig et al. 2010; Wang et al. 2018; Zhou et al. 2018; Pellegrino et al. 2019）。诊断图像是现代引导性种植体植入术的基础，可提供重要的图像信息。引导性种植体植入术可分为静态和动态技术。静态引导性种植体植入术是使用CAD/CAM手术导板来指导种植体的植入。CAD/CAM手术导板首先在相应的种植体规划软件中使用三维图像数据库（包括术前CBCT图

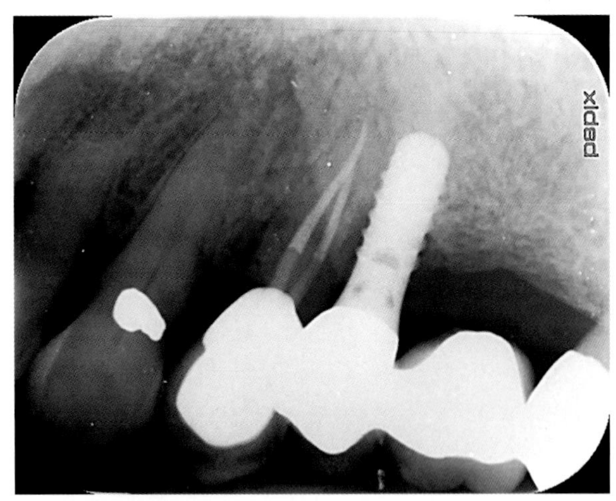

图23-41　根尖片显示种植体近中和远中面存在骨吸收。

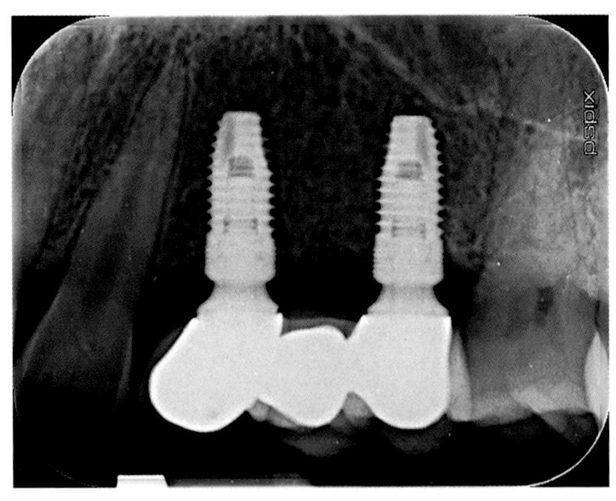

图23-42　根尖片显示两颗种植体周都有均匀的透射线。同样值得注意的是，种植体上的桥体未完全就位。

像、口内扫描图像和/或患者石膏模型的图像）进行虚拟设计。在种植体规划软件中融合这些图像可以提供有关软组织和骨组织的信息，以规划未来的精确植入位置。此外，操作员可以在软件中手动设置缺失的牙齿或牙列。该信息使种植外科医生能够在考虑骨和软组织状况以及修复体位置的情况下，虚拟设计计划种植体的位置，从而完全符合以修复为导向的种植计划的概念。对于无牙颌患者，通常使用特定的两次CBCT扫描技术来获取足够的信息。这项技术需要对患者进行一次扫描，患者佩戴的全口义齿内嵌多个阻设标志物，然后再对全口义齿进行另一次扫描。将两个CBCT图像合并，可以对义齿的位置、骨组织结构和中间的软组织轮廓进行三维评估。

为了确保CAD/CAM手术模板的最大精度，大多数商用种植体规划软件要求图像的层厚应＜1mm。有些软件程序不允许加载层厚过大的三维图像数据库。CBCT图像的层厚一般为0.1～0.4mm，满足所有可用软件的要求。另外，MDCT的层厚范围为0.625～2.5mm。降低MDCT的层厚将显著增加放射剂量。因此，建议将CBCT作为制作CAD/CAM手术导板的主要成像方式。

动态引导性种植体植入术是一种新颖的新兴技术，通过实时分析手术钻的位置与CT/CBCT图像上显示的计划轨道的关系，实现植入轨道的完整三维可视化（Hung et al. 2016, 2017a）。这项技术的应用只需要对在颌面区佩戴有创/无创标记的患者进行一次术前CT/CBCT扫描。随后，CT/CBCT扫描用于规划种植体植入轨道。手术期间，导航系统的红外摄像头通过参考阵列中反射的标记，持续跟踪患者和手术器械的位置。参考阵列用于将患者和手术器械标记到CT/CBCT数据中，通过在CT/CBCT图像上显示轨道、手术器械和相邻解剖结构，实现实时引导钻孔程序（图23-43）（Mandelaris et al. 2018; Wu et al. 2019）。

骨移植手术

自体骨块移植手术被视为是重建颊舌向和垂直向严重缺损牙槽嵴的一种“金标准”手术（Sakkas et al. 2017）。口内最常见的供体部位包括上颌结节、下颌联合、磨牙后区和下颌支。术前，应仔细评估缺损的大小，这有助于从供体部位获得大小相似的骨块。此外，还应仔细评估供体和受体部位附近的关键解剖结构，以避免术中和术后并发症的发生，如严重出血或感觉异常。此类病例的供体和受体部位的潜在三维诊断成像方式包括MDCT和CBCT。通常建议在骨块移植手术后6个月左右进行第二次MDCT/CBCT扫描，在种植体植入前评估移植骨块的融合情况。

穿颧种植体

穿颧种植体是上颌骨严重萎缩的无牙颌患

(a)

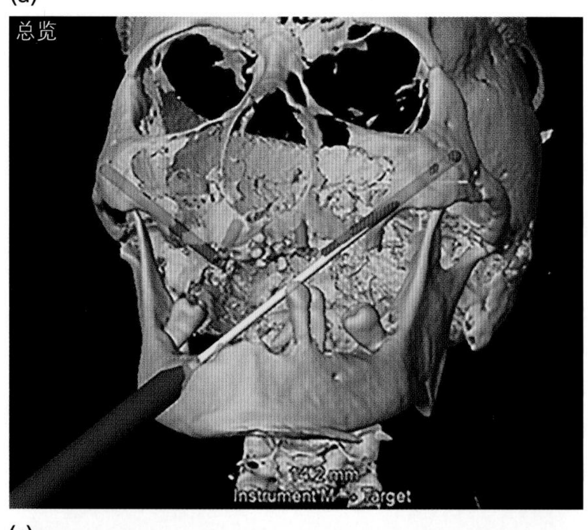

(b)

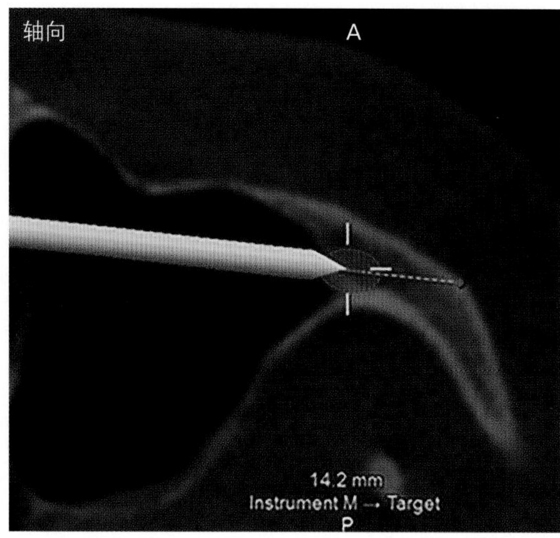

(c)

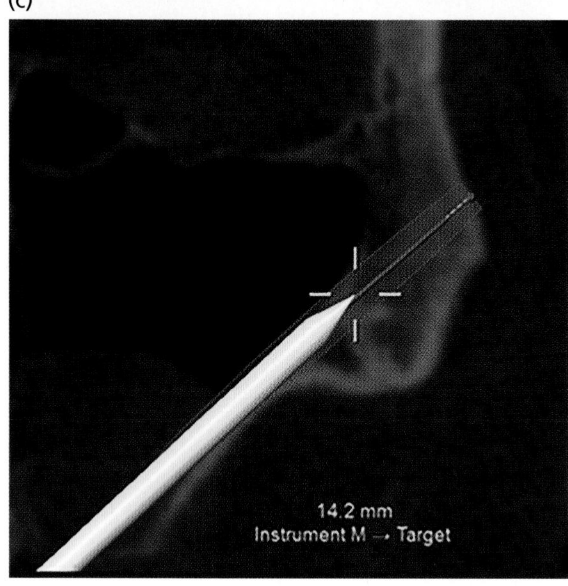

图23-43　植入穿颧种植体手术导航技术的典型案例。（a）可以实时显示手术钻的位置（黄色圆柱体）和计划种植体放置轨道（红色圆柱体）。（b，c）在锥形束计算机断层扫描断层影像中，可视化了按照计划轨道进行的钻孔过程，以及钻头尖端与轨道末端之间的距离（14.2mm）。

者的替代选择，这种情况下，传统的种植体在没有大量额外的骨增量手术时是不适合或无法植入的。应使用种植体规划软件和MDCT/CBCT影像数据库进行穿颧种植体轨道的规划定位。种植体轨道通常穿过牙槽嵴、上颌窦和颧骨。仅对MDCT/CBCT扫描的冠状、矢状和轴向断层进行影像学评估无法清楚显示复杂的轨道，这可能增加术中并发症的风险（如穿透颞下窝或眶侧壁）。因此，通过使用种植体规划软件，可以沿规划的种植体轴线进行360° 观察。这也可以显示种植体穿入颧骨的部分，以优化骨-种植体接触区和整体稳定性，这可能与种植体的存活有关（Hung et al. 2017b）。此外，术前还应在MDCT/CBCT图像上观察颧骨内颧神经的存在，以避免术后感觉异常。对于牙槽嵴宽度严重缩小的患者，穿颧种植体的冠状部分很可能缺乏颊侧骨壁覆盖。在这种情况下，应考虑平整牙槽嵴、进行额外的水平骨增量手术或在更偏腭侧位置放置种植体。种植体中部与上颌窦外侧壁的关系可分为窦内、穿窦或窦外状态（图23-44）。对于窦内和穿窦状态，术前必须评估上颌窦的健康或病理。

未来趋势和发展

超声成像

随着用于超声的口内探头的出现，牙科各

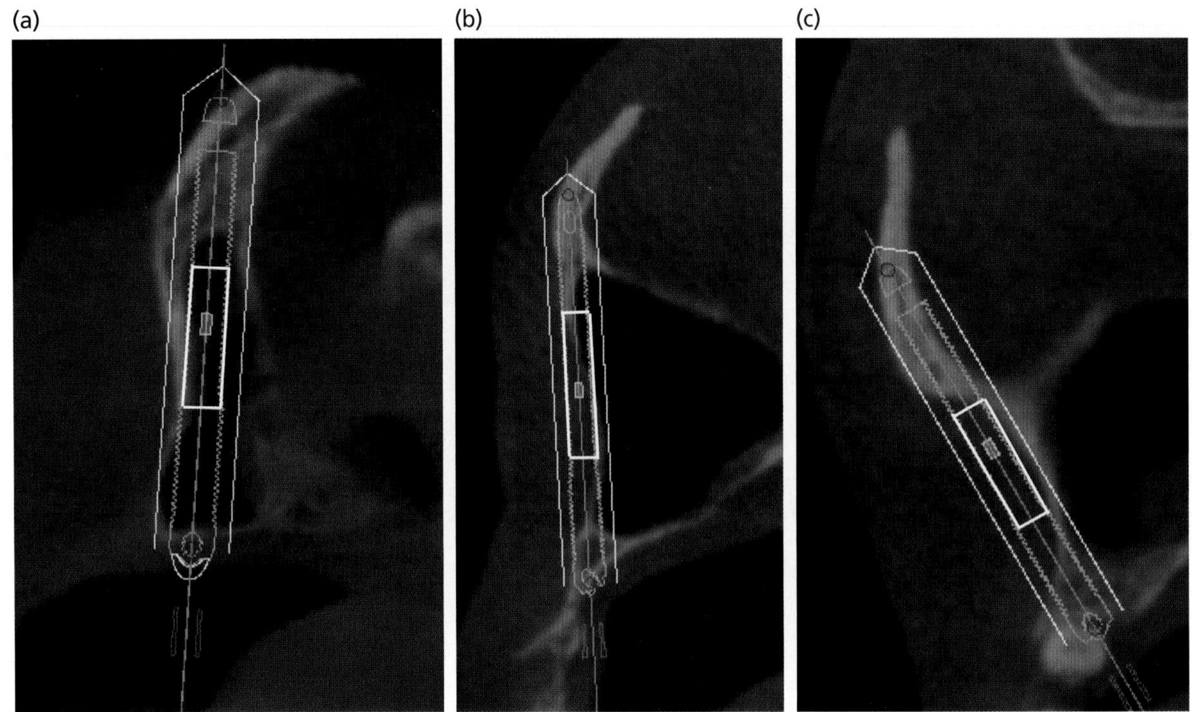

图23-44 CBCT断层影像显示了颧骨种植体的中间部分（白色矩形）与上颌窦侧壁的关系。（a）窦内、（b）穿窦和（c）窦外的情况。

个领域的研究和潜在应用得到了提升（Bhaskar et al. 2018）。在口腔种植的术前阶段，超声成像正在成为评估软组织（如牙龈）的表型的首选工具。此外，超声成像已被建议作为一种椅旁筛查设备，用于初步评估无牙区牙槽嵴的表面形态和颊舌侧尺寸。在术中阶段，超声成像可用于识别位于颌骨表面关键结构的位置和形态，如腭大孔、下颌严重萎缩的无牙颌患者的颏孔或舌侧孔。在维护期间，超声成像可能有助于监测边缘骨吸收，以便在早期识别潜在的种植体周炎，而无须使用常规X线。所有这些都是超声成像在口腔种植学中的临床应用前景，但显然仍需要更多的研究和设备改进，以在不久的将来经受住日常实践的检验。

磁共振成像

在过去10年中，MRI在种植治疗中的应用主要用于检测和评估邻近骨小梁的下颌管与神经血管束，而在全景片、MDCT或CBCT扫描中无法清晰识别这些结构（Gray et al. 2003）。然而，MRI成像时间长达30分钟，2～4mm层厚导致空间分辨率不足，设备的占地面积大，运行、维护MRI设备所需的技术专业知识与高昂的成本，以及由于口腔修复体造成的严重金属伪影，限制了其在牙科中的应用，更具体地说，限制了其在种植治疗的应用。最近，已经提出了用于种植治疗计划的新的MRI方案。这些方案已被证明能够将成像时间缩短到<10分钟，并且还能够提高空间分辨率。这些改进使MRI成为一种潜在重要的替代成像方式，以评估无牙颌位置的骨和软组织的质量和数量，包括相邻牙齿的解剖标志（如CEJ）（Flugge et al. 2016; Ludwig et al. 2006）。此外，据报道，MRI数据库有望用于制作CAD/CAM手术导板，其精度与基于CBCT的模型相当（Mercado et al. 2019）。有研究表明MRI在评估种植体周骨缺损方面的诊断准确性与CBCT相当（Hilgenfeld et al. 2018）。基于MRI的非电离性质，MRI在种植治疗领域非常有前景，确实值得进一步研究。

口腔种植学的影像诊断和人工智能

目前，AI技术在种植治疗领域的潜在应用仍处于早期发展阶段。用于自动识别骨密度变化的AI模型可能具有在种植体植入前诊断颌骨病变的潜力，或者在即刻负载治疗时有帮助。用口腔X线自动进行牙齿检测和编号的AI模型可能有助于识别未来潜在种植体植入的无牙位置（Tuzoff et al. 2019）。此外，AI可以辅助或自动测量无牙区的剩余牙槽嵴尺寸，并且还可以在三维图像上放置虚拟种植体。这可以简化手动程序，如在传统数字化治疗计划工作流程中标记关键解剖结构和在相应图像上植入种植体。导入患者三维图像的数据库（包括口内扫描和三维影像学扫描）后，如从CBCT到AI计划程序，可以自动生成多个计划选项，然后种植医生可以选择最佳方案，调整计划种植体的位置，以在生成CAD/CAM手术导板之前确认最终计划。

另外，在维护阶段，自动识别种植体周的骨破坏可能有助于（早期）诊断种植体周炎。深度学习技术可能能够分析存储在二维或三维图像的每个像素中的信息，以帮助检测人眼看不到的病变。

结论和未来展望

与拔牙和龋病治疗等其他口腔治疗不同，牙周病治疗和种植治疗需要相对较长时间的治疗和随访期。在此期间，诊断、治疗计划、术后评估和随访评估可能需要多次影像学检查。对于牙周病易感的患者，可能需要终身随访，包括运用相应的影像学检查来评估牙周/种植体周骨状况。因此，口腔医生应该始终遵循低ALARA/ALADA原则来减少各类影像学检查的放射剂量暴露，从而最大限度地减少患者的累积剂量。尽管MDCT和CBCT可通过高诊断准确度与精确度在三维中可视化、评估解剖结构或病理变化，但二维成像检查仍被视为基线和维护的标准。因此，只有在常规成像技术不能为个别病例的诊断和治疗计划提供足够信息的情况下，才应选择三维成像方式。非电离成像方式的应用，包括超声和MRI，最终可以消除患者因牙周和种植体相关目的而受到的放射剂量。然而，目前由于成本、可用性和证据缺乏，此类技术的开展仍然受到限制。

第24章

种植治疗的患者危险因素评估

Patient-Specific Risk Assessment for Implant Therapy

Giovanni E. Salvi, Niklaus P. Lang
Department of Periodontology, School of Dental Medicine, University of Bern, Bern, Switzerland

前言

对患者而言，成功的种植治疗应能满足美观、舒适、价格低廉以及可行使功能等需求。而对临床医生而言，种植治疗的成功与否经常与种植体边缘骨水平、探诊深度和黏膜炎症有关。尽管这两种标准并不矛盾，但它们强调的重点不同。在治疗前的咨询中，临床医生应该进行以患者为中心的预后讨论，让患者了解种植体植入后的预期效果。

临床医生应该为患者提供一个最终的综合性治疗计划，包括所有建议的牙科治疗项目和可供患者选择的治疗方案。医生也应让患者知晓所涉及临床操作的顺序、风险、费用，以及预计的治疗时间。医生和患者之间的这一讨论，对于降低治疗过程中的总体风险至关重要。患者知道将要做什么、为什么要这样做，便会倾向于配合医生建议的治疗。

全身因素

患者相关的危险因素评估包括收集患者的全身病史和口腔病史，以及种植治疗前的完整检查（见第22章）。全面的病史应该包括既往和现在的用药情况，以及正在使用或滥用的任何药物。由患者填写标准病史表格并签名确认是收集基本信息的有效方法（图24-1）。然后应进行医患面谈，以便更加详细地分析患者种植治疗的潜在危险因素。如果面谈后医生仍对患者的健康状况存疑，则应请其内科医生会诊并获取书面的会诊意见。

全身健康状况

骨质疏松

骨质疏松是以骨量降低和骨组织微结构退化为特征的一组复杂的全身性骨骼疾病。骨质疏松患者的骨骼比较脆弱，其骨折的发生率增加。原发性骨质疏松较常见，通常当其他导致骨质疏松的疾病不存在时，便可诊断为原发性骨质疏松。而继发性骨质疏松则指由于某些其他因素或疾病诱发的骨质疏松。这些因素可能包括营养状况（如饥饿、钙质缺乏）、先天因素（如低磷酸酯酶症、成骨不全症）、药物因素（如酗酒、糖皮质激素）、内分泌失调（如库欣综合征）和某些系统疾病（如糖尿病、类风湿关节炎）。骨质疏松的严重程度由骨密度测定法来评估，这种方法可以确定患者的骨量和骨密度（bone mineral density, BMD）。BMD是指每平方厘米骨骼横截面中所含的骨矿物克数，其单位为g/cm^2。

科学研究表明，尚无可信的证据表明骨质疏松是种植治疗的禁忌证（Otomo-Corgel 2012）。植入骨质疏松患者体内的种植体能够成功地实现骨结合并存留数年（von Wowern & Gotfredsen 2001）。然而，继发性骨质疏松患者常伴增加种植失败风险的疾病或状况（如控制不佳的糖尿病、使用皮质类固醇药物）。因此，在对特定患者进行风险评估时，临床医生因意识到骨质疏松提示可能存在与其相关的因素，而这些因素可以增加种植治疗失败的风险。

u^b

b UNIVERSITÄT BERN
Medical Faculty
School of Dental Medicine
Department of Periodontology

健康史/个人信息
请用大写字母填写

❐ 先生　❐ 女士
姓：________　名：________
街道：________　邮政编码：________
生日：________　邮箱地址：________
家庭电话：________　公司：________　手机：________
国家：________　访问者签证类型：❐ B　❐ C　❐ Ci　❐ G　❐ L　❐ N　❐ F　❐ S
职业：________　雇主：________
❐ 私人保险　❐ 事故保险　❐ 额外保险　❐ 社会保险
未成年人的父母或法定监护人的姓名：
________　生日：________
推荐人：________
医生：________

请回答下列问题。所有答案将严格保密。

1. 您最近进行过医学治疗或住过院吗？　❐ 是　❐ 否
   如果是，请写明原因：________
2. 您最近服用过药物吗？　❐ 是　❐ 否
   如果是，请写出药物名称：________
3. 您是否有以下疾病？
   ❐ 心脏或心血管疾病　❐ 高血压　❐ 卒中
   ❐ 呼吸系统疾病　❐ 青光眼　❐ 肾病
   ❐ 风湿病　❐ 糖尿病　❐ 癫病
   ❐ 骨质疏松症　❐ 其他：________
4. 您曾经有以下严重的感染吗？　❐ 是　❐ 否
   ❐ 肝炎　❐ 肺结核　❐ 艾滋病
5. 您有过敏现象吗？　❐ 是　❐ 否
   如果有，是哪种：________
6. 您经历过在拔牙或划伤后长时间出血不止吗？　❐ 是　❐ 否
7. 您服用过血液稀释剂吗？　❐ 是　❐ 否
8. 您有医疗报警卡吗？　❐ 是　❐ 否
9. 您做过关节置换手术吗？　❐ 是　❐ 否
10. 您曾经遭受或者正在遭受上述未列出的疾病吗？　❐ 是　❐ 否
    如果有，是哪种：________
11. 您是否曾在牙科治疗期间发生过医疗紧急情况？　❐ 是　❐ 否

zmk bern
Zahnmedizinische Kliniken der Universität Bern
swissuniversity.ch
Prof. Dr. med. dent. Anton Sculean
Chairman
Freiburgstrasse 7
Phone: +41 (0)31 632 25 89
Fax: +41 (0)31 632 49 15
www.zmk.unibe.ch

图24-1　收集患者健康史数据的标准表格。

健康问卷/个人信息 page 2

12. 您至今吸烟超过200支吗？ □ 是 □ 否
（如果没有，请至问题20）
13. 您从几岁开始吸烟？ ________
14. 您现阶段仍在吸烟吗？ □ 是 □ 否
（如果是，请至问题16）
15. 您哪一年开始戒烟？ ________
16. 您大概每天吸几支烟？ ________
17. 您有或曾经有用别的烟草产品的习惯吗？
□ 雪茄 □ 烟斗
□ 咀嚼烟草 □ 其他 ________
18. 您曾经尝试过戒烟吗？ □ 是 □ 否
19. 您有考虑过辞职吗？ □ 是 □ 否
20. 您有饮酒的习惯吗？ □ 是 □ 否
21. 您有使用过其他物质吗？ □ 是 □ 否
22. 女性患者：您正在怀孕吗？ □ 是 □ 否
妇科医生的姓名及地址 ________

如果您的医疗状况有任何变化，请通知您的口腔医生。

23. 我同意牙周科将我的医疗信息用于医学研究。 □ 是 □ 否
24. 我自愿参加牙周科的临床医学研究。 □ 是 □ 否

我允许（在要求时）向保险公司、收集机构或法律机构以及国家当局提交用于计费目的的必要信息。

我已知：根据瑞士及各州法律规定，每次咨询、二次意见、诊断评估、检查和治疗都将开具发票。这同样适用于提供工作场所、耗材、X线片、牙科技术等的任何费用。

如果在治疗或外理器械的过程中，诊所员工被我的血液污染（穿刺、割伤或飞溅），我明白我有义务进行抽血并检查是否患有传染病（肝炎、艾滋病等）。

我的医生有权查看我的医疗记录。

日期：________ 患者签名：________ 医生签名：________

由门诊人员填写：

17-14	13-23	24-27
47-44	43-33	34-37

□ 学生就诊 □ 研究生就诊 □ 私人诊所 □ 内部部门 ________

40381632

图24-1（续）

糖尿病

尽管与非糖尿病患者相比，糖尿病患者种植失败的风险有轻微增加的趋势，但对于代谢控制良好的患者而言增加的风险并不大（Shernoff et al. 1994; Kapur et al. 1998; Balshi & Wolfinger 1999; Fiorellini et al. 2000; Morris et al. 2000; Olson et al. 2000）。

代谢控制不佳的糖尿病患者的创口经常难以愈合，并且容易感染，这与免疫功能异常而导致的多种问题有关。然而，尚缺乏有效的临床证据证明血糖控制与种植体失败之间存在相关性（Oates et al. 2013）。在糖尿病患者的风险评估中，明确血糖控制水平非常重要。通过检测血液中的糖化血红蛋白（HbA1c），即被葡萄糖结合的血红蛋白百分比，可判断过去90天的血糖控制水平。健康人或代谢控制良好的糖尿病患者，HbA1c＜6%～6.5%，空腹血糖＜6.1mmol/L（110mg/dL）。糖尿病患者HbA1c＞8%为控制不佳，此时如果植入种植体，将增加创口愈合不良和感染的风险。

免疫抑制

获得性免疫缺陷综合征（acquired immune deficiency syndrome, AIDS）流行早期不宜行种植治疗，因为患者可能发生致命的口腔感染。随着高效抗逆转录病毒疗法（highly active antiretroviral therapy, HAART）的出现，大多数人类免疫缺陷病毒（HIV）阳性患者在药物控制下可存活多年而不会发生严重的机会性感染。目前尚无关于HIV阳性个体种植体植入失败风险的对照研究。然而，数个病例报告提示，对HIV阳性患者行种植体植入与种植失败率升高无关（Rajnay & Hochstetter 1998; Baron et al. 2004; Shetty & Achong 2005; Achong et al. 2006; Oliveira et al. 2011）。并且，辅助T细胞（CD4）计数低（如＜200/μL）似乎不能导致口内创口感染的易感性增加或种植体的失败率升高（Achong et al. 2006）。尽管需要进行更多的研究，但如果患者的HIV疾病得到医疗控制，植入种植体似乎是安全的。

颌骨放射治疗史

作为恶性肿瘤治疗的一部分，接受过头颈部放射治疗（即吸收剂量≥60Gy）的患者发生放射性骨坏死（osteoradionecrosis, ORN）的风险增加。癌症治疗的这一并发症，大部分是由拔牙或其他口腔手术引发的，也包含种植体植入。有报道称，有放射治疗史的患者的种植失败率高达40%（Granström et al. 1993, 1999; Beumer et al. 1995; Lindquist et al. 1988）。曾经人们认为，ORN是由放射治疗的组织损伤效应导致血管紊乱和骨细胞缺氧引起的（Teng & Futran 2005）。基于这一假设，人们建议对有ORN风险的患者进行口腔手术时，应联合高压氧（hyperbaric oxygen, HBO）疗法。实际上，Granström等（1999）报道使用HBO疗法提高了种植体存留率。然而，HBO治疗对于控制ORN的效果受到质疑，这在一定程度上是因为一项以安慰剂对照的随机临床试验（Annane et al. 2004）以及其他一些显示HBO干预无优势的研究（Maier et al. 2000; Gal et al. 2003）。另外，Coulthard等（2008）的系统评价提示，没有高质量的证据表明HBO治疗能够提高有放射治疗史患者的种植成功率。

现在人们认为ORN的发病机制更加复杂，并不仅仅是组织经放疗继发血供不足而缺氧的相关现象。现有证据支持如下观点：ORN是一个纤维萎缩的过程（Teng & Futran 2005）。从种植体植入的风险评估方面看，有颌骨放射治疗史的患者应视为种植失败的高风险个体，HBO疗法可能并不会降低这一风险。

血液和淋巴网状组织疾病

多种血液和淋巴网状组织疾病可导致牙周炎和其他感染的易感性增加（Kinane 1999），其中包括粒细胞缺乏症、获得性中性粒细胞减少症、周期性中性粒细胞减少症、白细胞黏附缺陷症和再生障碍性贫血（如Fanconi综合征）。由于患有这些疾病的患者常常早年失牙，需要植入种植体进行多牙位的义齿修复。在种植体植入前的风险评估过程中，需要考虑的主要问题是在任何可能植入种植体的周围，可能发生的感染的易感性是否增加。尚无严格的对照研究报道这些疾病患者进行种植手术的成功率。但当患者疾病控制良好或处于缓解期时可以进行种植手术，并且常规支持治疗必须作为整体治疗计划必不可少的部分。

用药史

双膦酸盐类药物

双膦酸盐类药物是一类用于治疗骨质疏松和降低某些恶性肿瘤（如多发性骨髓瘤、转移性乳腺癌）骨溶解效应的常用药物（Woo et al. 2006）。焦膦酸盐药物是破骨细胞活性的强效抑制剂，也能通过抑制血管内皮生长因子（vascular endothelial growth factor, VEGF）的产生发挥抗血管生成效应。这些药物与羟基磷灰石有高亲和力，能够迅速地结合骨骼的所有部分，并有很长的半衰期（数十年）。这类药物的相对药效取决于其剂型。使用双膦酸盐类药物的并发症之一是颌骨坏死［即双膦酸盐类药物相关性颌骨坏死（bisphopsphonate-related osteonecrosis of the jaws,

BRONJ）］的风险升高（Ruggiero et al. 2004; Marx et al. 2005; Braun & Iacono 2006）。大部分BRONJ都发生于接受过高效胺基双膦酸盐类药物（如唑来膦酸、帕米膦酸钠）静脉注射治疗的患者，用于降低多发性骨髓瘤或骨转移的恶性肿瘤（如乳腺癌）患者的溶骨效应。

对于口服双膦酸盐类药物治疗骨质疏松的患者，种植治疗时主要考虑的是种植体植入后可能发生BRONJ的风险。已有研究报道口服双膦酸盐类药物与种植失败（Starck & Epker 1995; Chappuis et al. 2018）和BRONJ（Ruggiero et al. 2004; Marx et al. 2005; Kwon et al. 2012）有关。由于双膦酸盐类药物紧密结合于羟基磷灰石，且半衰期长，因此患者口服双膦酸盐的时间长短很可能是决定风险水平的重要因素。由于双膦酸盐类药物随着时间慢慢在骨中积累，因此口服此类药物1年的骨质疏松患者发生BRONJ或种植失败的风险要低于已经服药多年的患者。需要注意的是，长期口服双膦酸盐类药物治疗骨质疏松的患者，其骨重建过程受到抑制。总之，用药持续时间、给药方式（即口服或静脉给药）、双膦酸盐类药物的种类与剂量在BRONJ的发展中均发挥重要作用（Bornstein et al. 2009; Madrid & Sanz 2009a; Otomo-Corgel 2012）。

抗凝药

凝血障碍或服用高剂量抗凝药的患者在种植术后出血的风险升高。一些凝血障碍患者的种植失败风险可能升高（van Steenberghe et al. 2003），而其他一些长期服用抗凝药的患者却能够安全地接受种植治疗（Weischer et al. 2005）。对于为了降低血栓栓塞事件发生风险而持续口服抗凝药（如香豆素衍生物、利伐沙班）的患者，当需要植入种植体以获得最佳的修复治疗时，要针对每名患者进行个性化评估。这些患者中的大多数在进行常规的种植手术时，可以继续安全地进行抗凝治疗（Madrid & Sanz 2009b）。这些患者种植术后的局部出血通常可以通过常规止血方法得到很好的控制。种植体植入后发生危及生命的出血或局部措施无法控制出血的风险非常低，因此并不需要停止口服抗凝药（Beirne 2005）。另外，种植术前停用抗凝药，将导致发生血栓栓塞事件的可能性增加，这一风险必须加以考虑（Madrid & Sanz 2009b）。

抗凝药的治疗效果通过国际标准化比率（international normalized ratio, INR）测定，其计算方式为患者的凝血酶原时间（prothrombin time, PT）除以本实验室的平均正常PT［即凝血酶原时间比值（prothrombin time ratio, PTR）］。然后通过所用的试剂将PTR校正为与其他研究有可比性的标准INR值。较高的INR值反映较高水平的抗凝作用，同时出血风险升高（Herman et al. 1997）。尽管没有充足的证据可得出任何循证医学的结论，但有研究表明，当INR值为2.0~2.4时，植入单颗种植体是安全的（Herman et al. 1997）。

癌症化疗

口腔癌患者常常需要种植治疗，因为修复颌骨缺损的赝复体需要借助种植体固位。由于癌症化疗的抗有丝分裂药物可能影响创口愈合并抑制免疫系统的某些功能，因此了解这类药物是否影响种植体的骨结合进而影响种植成功率十分重要。在一项回顾性研究中，学者比较了16名未经化疗的口腔癌患者和20名接受了术后辅助化疗（顺铂/卡铂和5-氟尿嘧啶）的患者的种植成功率（Kovács 2001）。研究发现，这类药物对植入下颌的种植体的存留率及成功率没有任何不利影响。但是，也有研究显示，某些接受过细胞毒性抗癌药物治疗的癌症患者，种植体周存在感染（Karr et al. 1992）。因此，许多抗癌药物能抑制或杀死参与正常先天性免疫和获得性免疫的细胞。正在接受癌症化疗的患者需要进行彻底的牙周治疗和支持治疗，以减少生物学并发症的发生。

免疫抑制剂

理论上，任何干扰创口愈合或抑制先天性

免疫和获得性免疫组分的药物（如糖皮质激素）都能增加种植失败的风险。这类药物是有效的抗炎药物，广泛应用于多种疾病，如肝移植术后（Gu & Yu 2011）。它们通过阻断修复过程中所需的关键性炎症反应而妨碍创口愈合，也可能通过对淋巴细胞的免疫抑制效应使术后感染率升高。总之，这类药物的不良影响在长时间、大剂量服用的患者中表现最为明显。

其他药物

最近，一篇系统评价的结果（Chappuis et al. 2018）表明，质子泵抑制剂和血清素再摄取抑制剂的使用与种植体脱落显著相关。因此，临床医生应该考虑到这些药物的使用与种植体脱落风险的增加是相关的。

年龄

对于成年患者，通常不将年龄视为导致种植体脱落的重要危险因素。实际上，大多数关于种植体存留率的纵向研究都包含75岁以上的受试者（Dao et al. 1993; Hutton et al. 1995; Nevins & Langer 1995; Davarpanah et al. 2002; Becktor et al. 2004; Fugazzotto et al. 2004; Karoussis et al. 2004; Fransson et al. 2005; Herrmann et al. 2005; Quirynen et al. 2005; Mundt et al. 2006; Wagenberg & Froum 2006）。这样的研究通常不将年龄上限设为排除标准。多项研究也表明，患者的年龄与种植失败之间无显著统计学关系（Dao et al. 1993; Hutton et al. 1995; Bryant & Zarb 1998; Fransson et al. 2005; Herrmann et al. 2005; Mundt et al. 2006; Wagenberg & Froum 2006）。当然，一方面我们不能排除这些研究中可能存在一些选择偏倚，因为年长患者可能因全身健康缘故已经被排除了。另一方面，这些研究中纳入的较年长患者可能不典型，因为这些患者健康状况较好，足以满足种植手术的需要。

一项纵向回顾性研究的结果显示，与35～55岁的患者相比，65岁及以上的患者种植体早期脱落率同样都较低，而80岁及以上的患者只表现出种植体早期脱落率轻微提高的趋势，这表明年龄增加似乎并没有从根本上影响种植体初期愈合（Bertl et al. 2019）。

发育状况

对处于生长期的儿童和青少年进行种植手术的潜在问题是可能干扰颌骨的生长（Op Heij et al. 2003）。在生长的颌骨中，骨结合种植体就像骨粘连的牙，不能萌出，而周围的牙槽骨也不会发育完全。虽然种植牙对于外伤导致的牙齿缺失或先天恒牙缺失的年轻患者有很大帮助，然而，由于种植牙对生长发育过程中的颌骨有潜在不利影响，因此强烈建议在颅面部发育停止或接近完成时再行种植治疗（Thilander et al. 2001）。根据经验，不应对20岁以下的年轻患者行种植体植入。

未经治疗的牙周炎和口腔卫生习惯

已有研究显示，患者自我口腔卫生维护的水平和发生种植体周炎的可能性呈负相关（Ferreira et al. 2006）。口腔卫生状况差的牙列缺损患者发生种植体周黏膜炎和种植体周炎的风险显著高于菌斑控制良好的患者（Ferreira et al. 2006）。有研究表明，停止口腔卫生维护3周引起的实验性菌斑积累，与种植体周黏膜炎的发展之间有直接的因果关系（Pontoriero et al. 1994; Zitzmann et al. 2001; Salvi et al. 2012）。在实验性菌斑积累期之后恢复口腔卫生维护3周（Salvi et al. 2012），尽管已经恢复了高水平的菌斑控制，但3周并不足以使种植体周黏膜恢复到实验之前的健康水平（Salvi et al. 2012）。另有研究显示，种植体植入前菌斑指数高的牙列缺损患者，其种植体脱落的风险高于菌斑指数较低的患者（van Steenberghe et al. 1993）。

基于这些证据，我们可以假设，如果不予治疗，种植体周黏膜炎可能导致种植体周边缘骨的进一步破坏（即种植体周炎），并最终导致种植体脱落。

此外，很高比例的种植体周炎与医源性因素（如粘接剂残留）（Wilson 2009; Linkevicius et al. 2013; Kordbacheh Changi et al. 2019）和患者自我菌斑控制不佳（Serino & Ström 2009）有关。这些结果表明，除了不良的口腔卫生习惯，那些存在促进菌斑滞留的因素也与种植体周炎有关。

综上所述，任何基于患者的个性化风险评估，都应包括评估患者维持高水平自我菌斑控制的能力（Salvi & Lang 2004）。

牙周治疗史

与无牙周炎的患者相比，经过牙周治疗的牙周炎易感患者可能更容易发生生物学并发症和种植体脱落（Hardt et al. 2002; Karoussis et al. 2003; Ong et al. 2008; De Boever et al. 2009; Matarasso et al. 2010; Aglietta et al. 2011; Kordbacheh Changi et al. 2019）。这一观察结果对Ⅲ期～Ⅳ期牙周炎并进行种植修复的患者有特别的治疗指导意义（De Boever et al. 2009; Swierkot et al. 2012; Sgolastra et al. 2015）。这些发现提示，因牙周炎而失牙的患者可能更容易发生种植体周感染。

一项针对牙周治疗效果的长期临床研究发现，在进行了平均11年牙周支持治疗的情况下，患者的残留牙周袋探诊深度（periodontal probing depth, PPD）≥6mm、全口探诊出血（bleeding on probing, BoP+）位点≥30%和重度吸烟（即≥20支/天）是导致牙周炎进展和牙齿缺失的危险因素（Matuliene et al. 2008）。此外，另两项临床研究的结果表明，完成牙周治疗后，残留牙周袋PPD≥5mm和BoP+是影响牙周炎患者种植体存留率和成功率的危险因素（Lee et al. 2012; Pjetursson et al. 2012）。在一项平均随访8.2年的回顾性病例对照研究中，研究者根据患者存在的残留牙周袋PPD≥6mm的位点数量进行分级，评估了牙周炎患者牙周状况对种植治疗预后的影响（Lee et al. 2012）。存在一个或多个位点残留PPD≥6mm的患者，其种植体周平均PPD和X线片的骨吸收显著高于牙周健康者和无残留牙周袋的牙周病患者（Lee et al. 2012）。另外，存在一个或多个位点残留PPD≥6mm的患者，其种植体PPD≥5mm、BoP+以及X线片可见的骨吸收也显著多于其他两组患者（Lee et al. 2012）。平均7.9年的随访结果显示，积极的牙周治疗结束时，残留PPD≥5mm是发生种植体周炎和种植体脱落的高危因素（Pjetursson et al. 2012）。另外，与牙周状况稳定的患者相比，进行定期牙周支持治疗（supportive periodontal therapy, SPT）却发生牙周再感染的患者发生种植体周炎和种植体脱落的风险更高（Pjetursson et al. 2012）。

从微生物的角度看，在探诊深度相似的天然牙和种植体周袋中发现了相似的龈下微生物群的组成（Papaioannou et al. 1996; Sbordone et al. 1999; Hultin et al. 2000; Agerbaek et al. 2006）。另有证据表明，牙周袋可能成为致病菌的储存库（Apse et al. 1989; Quirynen & Listgarten 1990; Mombelli et al. 1995; Papaioannou et al. 1996; Fürst et al. 2007; Salvi et al. 2008），致病菌可能从天然牙扩散至种植体（Quirynen et al. 1996; Sumida et al. 2002）。因此，对有牙周治疗史的患者进行风险评估时，应该强调其发生种植体周炎的风险更高，并强调成功的牙周治疗和定期维护治疗的重要性。

牙周支持治疗的依从性

由于种植体生物学并发症的发病因素与牙周病相似（Heitz-Mayfield & Lang 2010），我们可以假设，采用与天然牙支持治疗（supportive therapy, ST）相同的原则，可以实现种植体的长期存留率和成功率。长期临床研究的结果表明，患者对ST的依从性是预防疾病复发（如龋病和牙周炎）和牙齿丧失必不可少的部分（Lindhe & Nyman 1984; Ramfjord 1987; Kaldahl et al. 1996; Rosling et al. 2001; Axelsson et al. 2004）。接受Ⅲ期～Ⅳ期牙周炎治疗并随后进行定期ST的患者，10年观察期内牙齿脱落的平均发生率为2%～5%（Lindhe & Nyman 1984; Yi et al. 1995; Rosling et al. 2001; König et al. 2002; Karoussis et al. 2004）。另外，缺乏ST依从性与疾病进展和牙齿脱落率增加有关（Axelsson et al. 2004; Ng et al. 2011; Costa et al. 2012a）。大多数ST依从性好的患者很少发生牙周病进展和牙齿脱落的情况（Ng et al. 2011）。但有研究报道，依从性差的患者发生因牙周炎失牙的可能性比依从性好的患者增加7倍（Ng et al. 2011）。尽管ST有明显的好处，但仅有一小部分患者能够按照推荐的时间复诊（Mendoza et al. 1991; Checchi et al. 1994; Demetriou et al. 1995）。

未进行定期ST（包括抗感染的预防措施）的牙周炎患者经常发生种植体周黏膜炎（Roos-Jansåker et al. 2006）。在采用种植修复牙列缺损的患者中，缺乏依从性的患者发生种植体周炎和种植体脱落的风险比接受定期ST的患者更高（Costa et al. 2012b; Roccuzzo et al. 2010, 2012; Monje et al. 2017）。对原来就存在种植体周黏膜炎且对ST缺乏依从性的牙列缺损患者，经过5年的随访发现其种植体周炎的发病率更高（Costa et al. 2012b）。这一研究（Costa et al. 2012b）的结果显示，ST组的种植体周炎5年发生率为18.0%，而未接受ST组的5年发生率为43.9%。Logistic回归分析显示，在所有患者样本中缺乏ST与种植体周炎的发生显著相关，比值比（OR）为5.92。此外，在所有患者样本中，牙周炎的确诊与种植体周炎的发生显著相关（OR 9.20），尤其是在没有ST的患者中（OR 11.43）（Costa et al. 2012b）。经过10年随访发现，有Ⅲ期牙周炎病史且ST依从性不佳的患者种植体脱落和种植体周骨吸收≥3mm的发生率明显高于依从性好的患者（Roccuzzo et al. 2010, 2012）。另外，牙周病得到规范治疗并接受定期ST的患者，其种植体周骨吸收的发生率低，种植体的存留率高（Wennström et al. 2004; Rodrigo et al. 2012）。对植入种植体5年且每年进行2～3次ST的患者进行随访，结果显示种植体存留率高达97.3%，最后的4年中，骨量改变速度很低（0.02mm/年），骨吸收≥2mm的种植体的百分比也很低（11%）（Wennström et al. 2004）。

一项为期5年的前瞻性队列研究结果显示，经过牙周治疗并进入ST的患者植入种植体后，种植体周黏膜炎的发生率为20%（Rodrigo et al. 2012）。在这项研究中，诊断为种植体周黏膜炎或种植体周炎的所有种植体（只有一例例外）都通过渐进干预式抗感染方案得到成功的治疗（Lang et al. 1997）。另外，有数据显示，与只接受牙周手术而未行牙种植术的患者相比，接受种植牙作为其口腔修复体的牙周炎易感患者对定期ST依从性更好（Cardaropoli & Gaveglio 2012）。因此，为了获得较高的种植体长期存留率和成功率，应进行定期ST，包括抗感染预防措施（Salvi & Zitzmann 2014）。种植体周黏膜炎的治疗应被视为预防种植体周炎的一项措施。

吸烟史

普遍认为，吸烟是导致牙周炎（Johnson & Hill 2004）和种植体周炎（Javed　et al. 2019）发生与发展的重要危险因素。吸烟者对牙周炎和种植体周炎易感性更高的原因很复杂，但通常与先天性免疫反应和获得性免疫反应的损伤（Kinane & Chestnutt 2000; Johnson & Hill 2004）以及创口愈合的干扰（Johnson & Hill 2004; Labriola et al. 2005）有关。基于几项有关种植体存留率的纵向队列研究的数据，吸烟已被视为种植失败的显著危险因素（Bain & Moy 1993; Strietzel et al.　2007）。此外，吸烟与种植体周边缘骨吸收的风险增加有关（Lindquist et al. 1997; Galindo-Moreno et al. 2005; Nitzan et al. 2005; Aglietta et al. 2011），也与上颌窦底提升术和上置法植骨术的术后并发症有关（Levin et al. 2004）。吸烟是种植失败的重要危险因素，戒烟方案可被作为种植患者治疗计划的一部分（Bain 1996; Johnson & Hill 2004）。

尽管吸烟并不是种植体植入的绝对禁忌证，但应该告知吸烟的患者，吸烟可能增加种植体脱落和种植体周炎的风险，其OR值为3.6～4.6

（Heitz–Mayfield & Huynh–Ba 2009）。

遗传易感性特征

基因多态性是DNA中碱基的小变异，在一般人群中出现的频率为1%～2%（Kornman & Newman 2000）。基因中这些小变异在生物学上是正常的，不会引起重大疾病。然而，基因多态性以微妙的方式影响不同个体对环境刺激的反应。在种植治疗的风险评估中，基因多态性影响患者对微生物刺激的反应及其创伤愈合的效率。

染色体2q13的白细胞介素–1（IL–1）基因簇的多态性与微生物刺激引起的一种超敏感炎症反应有关。IL–1A和IL–1B基因多态性的特定基因型组合由IL–1A–889（或相应的+4845）和IL–1B +3954的等位基因组成，与不吸烟者重度牙周炎的风险升高有关（Kornman et al. 1997）。已有数位学者尝试判断这一复合IL–1基因型能否作为生物学并发症的危险信号，如边缘骨吸收，甚至种植体脱落（Wilson & Nunn 1999; Rogers et al. 2002; Feloutzis et al. 2003; Gruica et al. 2004; Jansson et al. 2005）。所有这些报道都显示，复合IL–1基因型阳性与边缘骨吸收或其他种植体相关问题无关。因此，基于现有的证据，尚不能建议需要种植治疗的患者进行系统性基因筛查（Huynh–Ba et al. 2008; Dereka et al. 2012）。

结论

患者的风险评估就是期望种植体脱落并发症的危险因素和指标的过程。种植患者的风险评估在治疗计划的准备中至关重要，如果操作得当能够最大限度地减少种植相关并发症的发生和影响。在许多情况下，早期发现这些因素和指征，并且避免或消除它们，从而增加种植体长期存活和种植成功的机会。与种植体并发症相关的全身危险因素多为可增加患者感染易感性或干扰创口愈合的因素。影响种植体周创口愈合的重要危险因素是长期服用双膦酸盐类药物、颌骨放射治疗史和代谢控制不佳的糖尿病。异常功能习惯（如磨牙症）和颌关系（如垂直距离和矢状距离）等其他因素也应该包括在患者的综合风险评估中。

鉴于未经治疗的口腔感染可能导致种植体并发症的事实，强烈建议在种植体植入前治疗所有牙体牙髓、牙周以及其他来源的口腔感染。

第10部分：治疗计划制订

Treatment Planning Protocols

第25章

牙周病患者的治疗计划

Treatment Planning of Patients with Periodontal Diseases

Giovanni E. Salvi[1], Niklaus P. Lang[1], Pierpaolo Cortellini[2,3]

[1] Department of Periodontology, School of Dental Medicine, University of Bern, Bern, Switzerland
[2] European Research Group on Periodontology (ERGOPerio), Genoa, Italy
[3] Private Practice, Florence, Italy

前言

龋病、牙周病和种植体周病是与牙和种植体表面生物膜相关的机会性感染。细菌特异性与致病性、个体对疾病的易感性（如局部和全身抵抗力）等因素会影响疾病的发生、发展（速度）以及菌斑相关性口腔疾病的临床表现。然而，动物实验和人类的纵向研究结果表明，去除或控制感染生物膜、口腔卫生宣教，在大部分情况下能保持牙齿、牙周以及种植体周健康。即使不能一直维持健康状态，也必须把治疗后控制疾病的进展作为现代口腔保健的目标。

龋病、牙周病和种植体周病患者，其症状根据病理情况包括如牙髓炎、根尖周炎、边缘脓肿、牙齿移位等，其治疗可以分成4个阶段：

1. 系统治疗阶段，包括戒烟劝导。
2. 基础（清洁）治疗阶段，也称对因治疗。
3. 纠正治疗阶段，即通过牙周手术和/或牙髓治疗、种植手术、充填治疗、正畸治疗和/或修复治疗来纠正不良因素，促进牙周健康。
4. 维护阶段（护理），也称牙周支持治疗（supportive periodontal therapy, SPT）。

治疗目标

对每名诊断为牙周炎的患者，都必须制定并执行消除机会性感染的治疗策略。这种策略必须明确治疗后临床指标应达到何种水平。这些临床指标包括：

- 减缓或治愈牙龈炎［探诊出血指数（bleeding on probing, BoP）］：须达到全口平均BoP≤20%。
- 降低牙周探诊深度（periodontal probing depth, PPD）：无＞5mm的残余牙周袋探诊深度。
- 消除多根牙的根分叉暴露：根分叉病变在水平向探诊不应＞3mm。
- 无痛。
- 达到个体化美学和功能的要求。

需要强调的是，还必须要处理好牙周炎和种植体周病的可控危险因素。牙周炎和种植体周病的3个主要危险因素是菌斑控制不良、吸烟，及未控制的糖尿病（Kinane et al. 2006; Monje et al. 2017）。

系统治疗阶段（包括戒烟劝导）

此阶段的目标是消除或减少全身因素对治疗结果的影响，同时保护患者和口腔医护人员免受传染病的危害。

必要时应与患者的内科医生或专科医生交流，将有助于采取合适的预防措施。必须尽量劝导患者戒烟。其他（详细）内容将会在第27章详述。

基础治疗阶段（清洁阶段，感染控制）

此阶段是对因治疗阶段。所以，此阶段目的是通过彻底去除口腔软硬沉积物并消除菌斑滞留因素来实现清洁的、无感染的口腔状况。本阶段应致力于激励患者进行最佳的菌斑控制。此外，牙周基础治疗阶段还包括去龋和临时根管药物处理。牙周治疗的基础治疗阶段结束后，应进行再评估并制订其他治疗和支持治疗的计划。

纠正治疗阶段（其他治疗措施）

该阶段强调了机会性感染的并发症，其治疗方法包括以下几点：如牙周和种植手术、根管充填、充填和/或修复治疗。只有在正确评估对因治疗的临床疗效后，才能决定所需的纠正不利因素以及充填和修复治疗的方法。纠正治疗的内容取决于患者在整个治疗过程中的意愿和配合程度。如果患者配合欠佳，基础治疗难以奏效，将无法最终改善口腔健康、功能以及美观。在牙周病治疗中，关于评估不同类型手术方法相对作用的研究结果，可以证明此说法的合理性。而且，大量的临床试验（Lindhe & Nyman 1975; Nyman et al. 1975, 1977; Rosling et al. 1976a, b; Nyman & Lindhe 1979）已经证实，在菌斑控制良好的基础上行牙龈切除术和翻瓣术能促进牙槽骨与临床附着水平的恢复，然而，在菌斑感染牙列上进行手术可能会导致牙周组织的进一步损伤。

维护阶段（牙周支持治疗和种植体周治疗）

此阶段治疗的目的是预防再感染和疾病的复发。每名患者的回访系统在设计上必须包括以下几个方面：（1）探诊出血加深位点的评估；（2）这些位点的处理；（3）防龋氟化物的应用（见第48章）。此外，在此阶段还包括纠正不利因素阶段对修复体的定期检查。由于牙髓活力丧失是常见的并发症，因此需要对基牙进行牙髓活力测试（Bergenholtz & Nyman 1984; Lang et al. 2004; Lulic et al. 2007）。基于个体的龋病易感性，必须在SPT阶段定期拍摄殆翼片。

牙周病的筛查

寻求口腔治疗的患者通常都经过多种临床和X线方法筛查了龋损的存在。类似地，通过被称为基本牙周检查（basic periodontal examination, BPE），也称牙周筛选记录（periodontal screening record, PSR）的程序来筛查患者是否患有牙周炎的存在也是很有必要的。

基本牙周检查

BPE的目标是筛选牙周新患者，同时完善治疗计划。医生可以通过BPE得分来确诊患者是否：

- 牙周状况健康或者有边缘性炎症（如牙龈炎），但仍需要长期的预防性措施。
- 患有牙周炎并且需要牙周治疗。

在BPE中，要评估筛查每颗牙和种植体。为此，推荐使用细而带刻度的牙周探针。每颗牙/种植体至少选择两个位点（即近颊和远颊），用轻力进行牙周探诊（即0.2N）。全牙列分为6个区，一个区域得分最高的位点，即记为该区域的BPE得分。

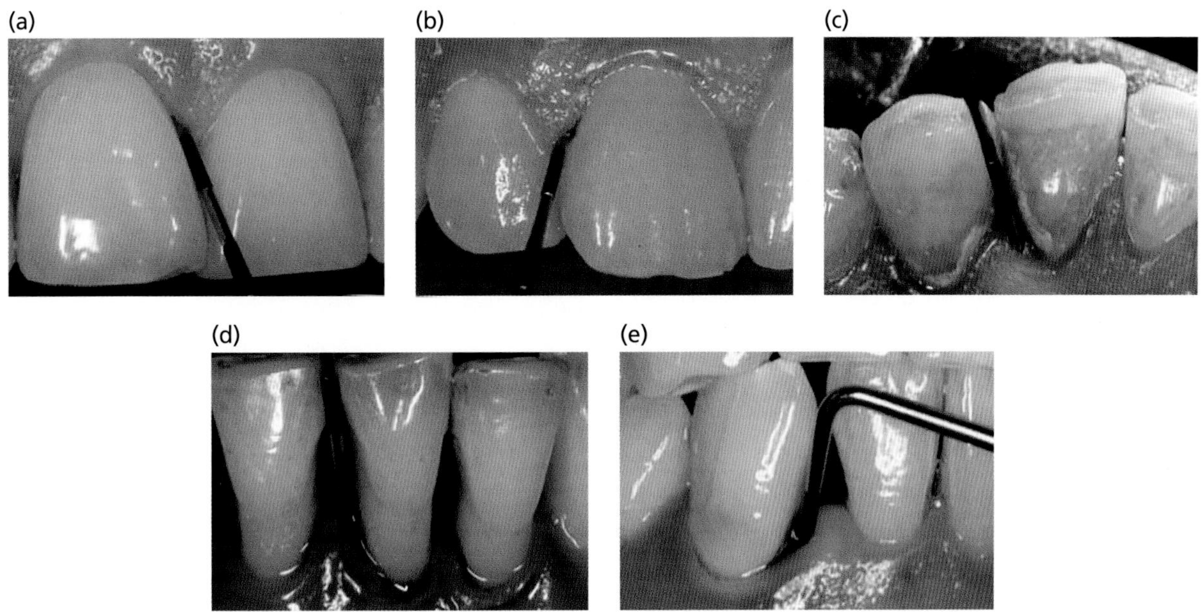

图25-1　基本牙周检查评分的临床图解（详见正文）。（a）0级。（b）1级。（c）2级。（d）3级。（e）4级。

BPE评分系统

- 0级：PPD≤3mm，BoP（-），无牙石或充填物悬突（图25-1a）。
- 1级：PPD≤3mm，BoP（+），无牙石或充填物悬突（图25-1b）。
- 2级：PPD≤3mm，BoP（+），有龈上和/或龈下牙石和/或充填物悬突（图25-1c）。
- 3级：PPD＞3mm但≤5mm，BoP（+）（图25-1d）。
- 4级：PPD＞5mm（图25-1e）。

如果某个检查者在某一个象限内确定了一个位点的PPD＞5mm，那么这一象限就是4级，此特殊象限也不需要进一步的评估了。各个象限都是0级、1级或2级的患者，其牙周状况相对健康。某个象限是3级或4级的患者则需要进行一个更全面的牙周检查（见第22章）。

经过全面的牙周诊断程序，确定为BPE评分3级和4级的患者，其治疗计划及总体目标，将在后文详述。

诊断

本章所述的治疗计划是基于对患者检查中收集到的临床数据而制订的（见第22章）。举例来说，一名27岁的女性患者（S.B.），无系统疾病且不吸烟，检查其牙周状况：记录BoP阳性位点、测量PPD、计算牙周附着水平、评估根分叉病变及牙齿动度，并且进行X线检查来确定牙槽骨嵴的高度和形态。

图25-2显示了该患者牙列的临床特征，图25-3和图25-4中分别显示了牙周检查表和X线片。基于这些检查结果，对牙列中的每颗牙齿都做出了诊断（牙龈炎或牙周炎）以及治疗前预后评估（图25-5）。除了牙周状况的检查外，还要在所有牙齿表面对原发龋和继发龋进行详细评估。同时，还要评估患者的牙髓和咬合状况以及颞下颌关节功能障碍。

治疗计划

基础治疗计划

假设患者的检查已经完成（见第22章）并且对所有病理状况做出了诊断，就可以制订基础

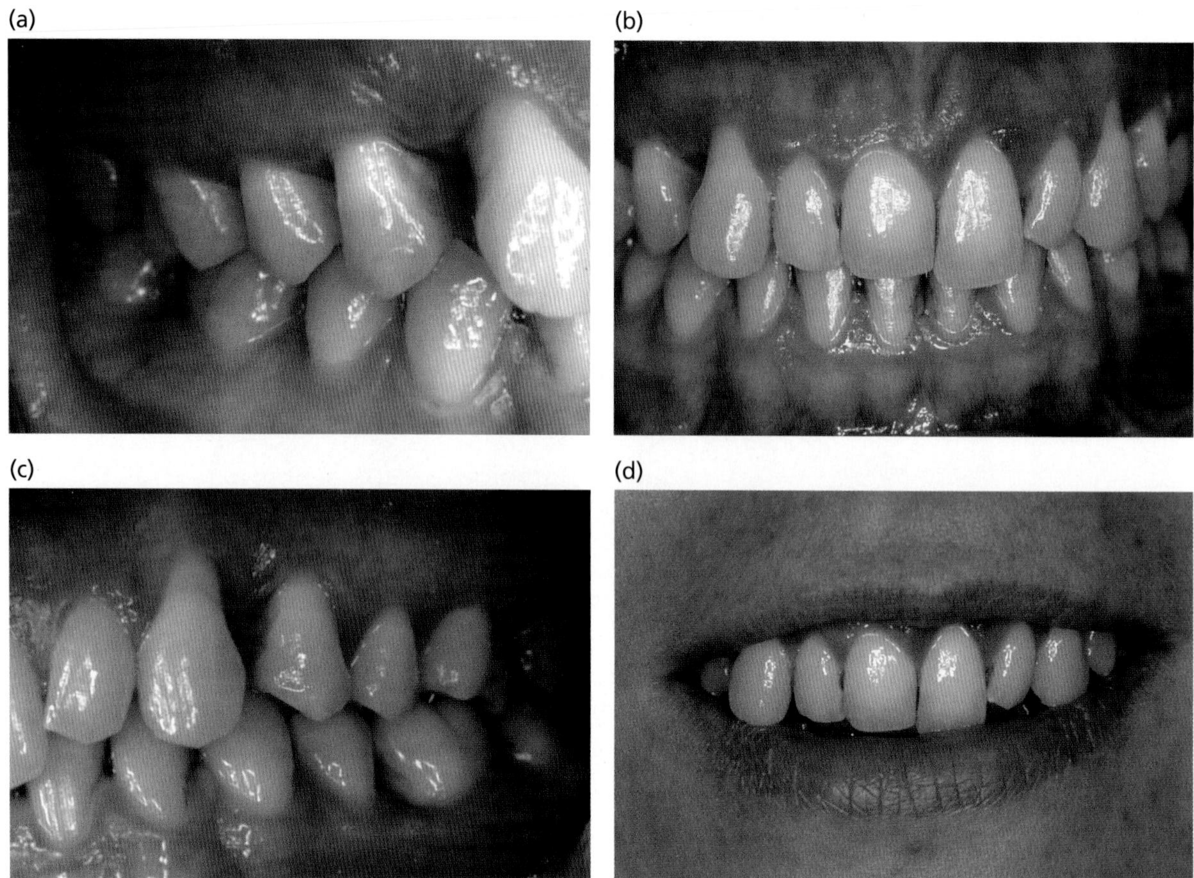

图25-2　（a~d）诊断为Ⅲ期C级牙周炎并伴根分叉病变的27岁女性患者（S.B.）的临床口内和口外照。

治疗计划。在患者管理的早期阶段，大多数情况下无法对序列治疗的每一方面给出确切的决策，因为：

1. 基础治疗的疗效是未知的。选择何种类型的其他治疗措施应以基础治疗/对因治疗后的再评估为基础。疾病的预后依赖于龈下刮治的效果，但同时也取决于患者是否有能力并且愿意实施良好的（自我）菌斑控制措施，并养成良好的饮食习惯。
2. 患者对其他（牙周和/或修复）治疗的“主观”需求是未知的。当口腔医生完成了对患者的检查并且建立了有关牙周病和/或种植体周病、龋病、牙髓病和颞下颌关节功能障碍的治疗计划，检查结果将被呈现给患者（即“病例展示”）。在病例展示环节，了解患者对口腔治疗的主观需求是否与口腔医生的专业意见相一致非常重要，专业意见主要包括所需治疗的种类和程度。口腔医生要明白，除了消除疼痛之外，口腔治疗还应恢复患者咀嚼功能（舒适）并满足其美观需求，这些需求因人而异。
3. 某些治疗步骤的结果不能被预测。在严重的龋病和牙周病/种植体周病患者中，医生往往无法在初期检查中预测留存的所有牙齿是否都能被治愈，或预测某些治疗的结果。也就是说，必须先治疗关键以及困难的部分，并对其结果进行评估后，再预测和描述决定性治疗的全部结果。

治疗前单颗牙预后（判断）（图25-5）

基于综合检查的结果，包括牙周炎、种植体周炎、龋病、牙齿敏感度的评估，以及诊断结果，并考虑患者对美学和功能的需求，就能对每颗牙齿（牙根）做出治疗前预后判断。

要解决以下3个主要问题：

1. 哪颗牙齿/牙根预后是“良好（佳）”？
2. 哪颗牙齿/牙根预后是“无法治疗”？
3. 哪颗牙齿/牙根预后是“可疑（不佳）”？

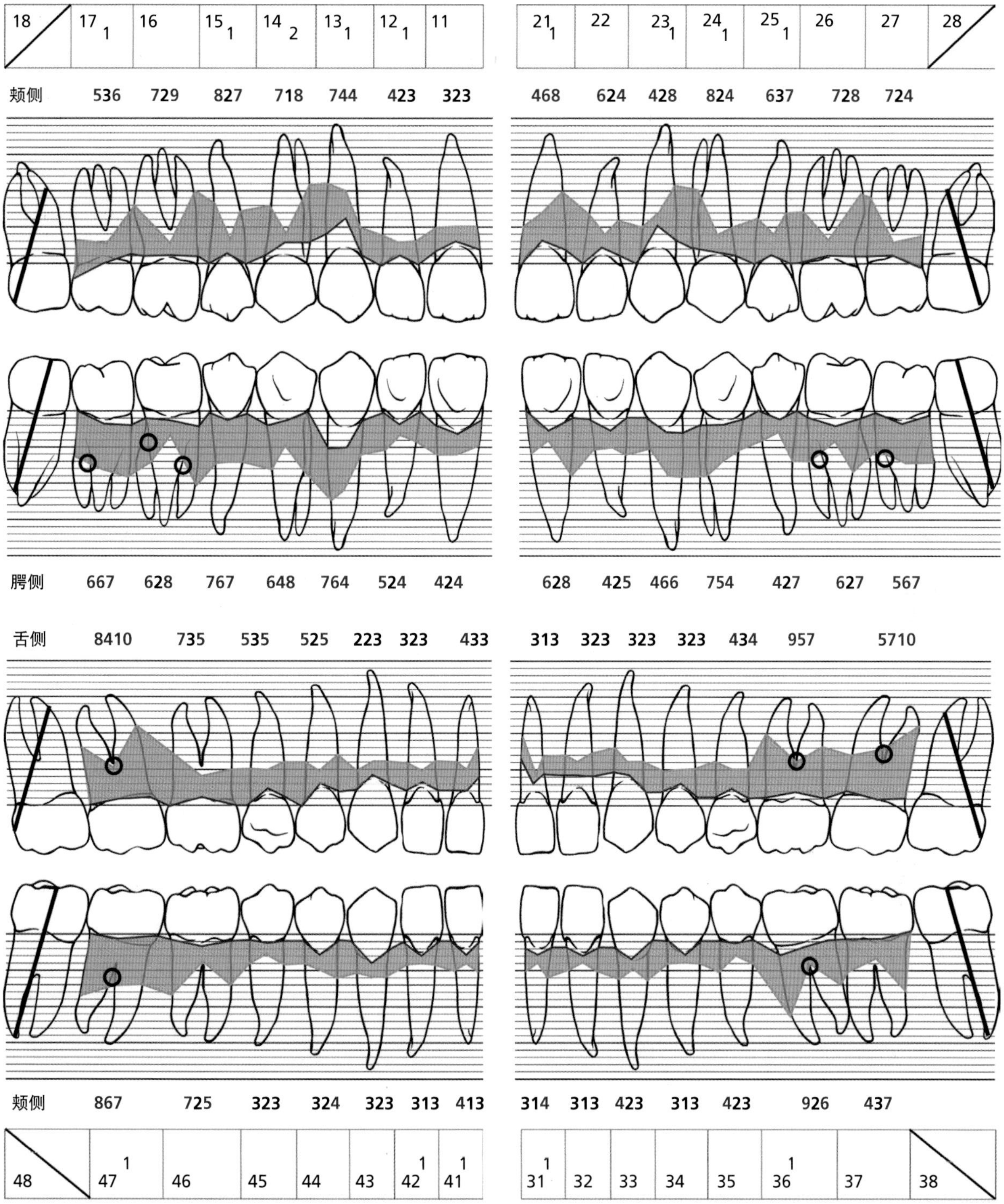

牙位	18	17	16	15	14	13	12	11	21	22	23	24	25	26	27	28
		1		1	2	1	1		1		1	1	1			
颊侧		536	729	827	718	744	423	323	468	624	428	824	637	728	724	
腭侧		667	628	767	648	764	524	424	628	425	466	754	427	627	567	

牙位	48	47	46	45	44	43	42	41	31	32	33	34	35	36	37	38
舌侧		8410	735	535	525	223	323	433	313	323	323	323	434	957	5710	
颊侧		867	725	323	324	323	313	413	314	313	423	313	423	926	437	
		1					1	1	1					1		

图25-3　图25-2患者的牙周检查表。

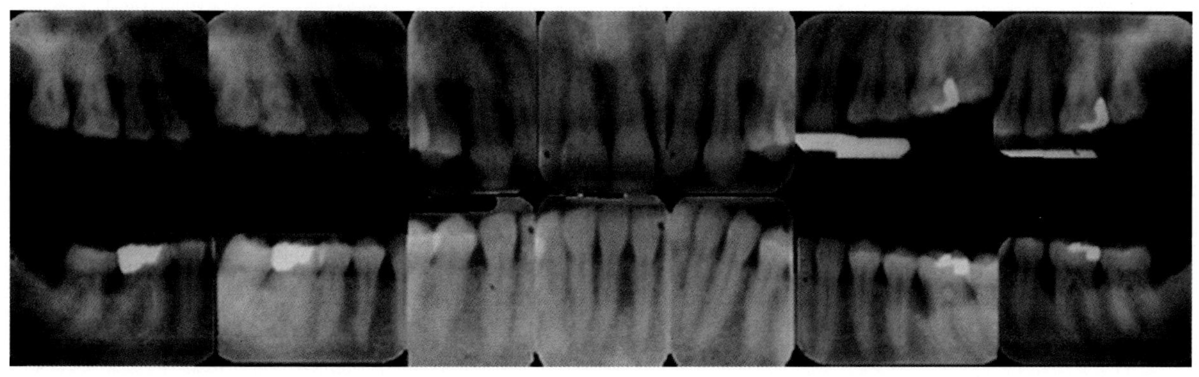

图25-4　图25-2患者的X线片。

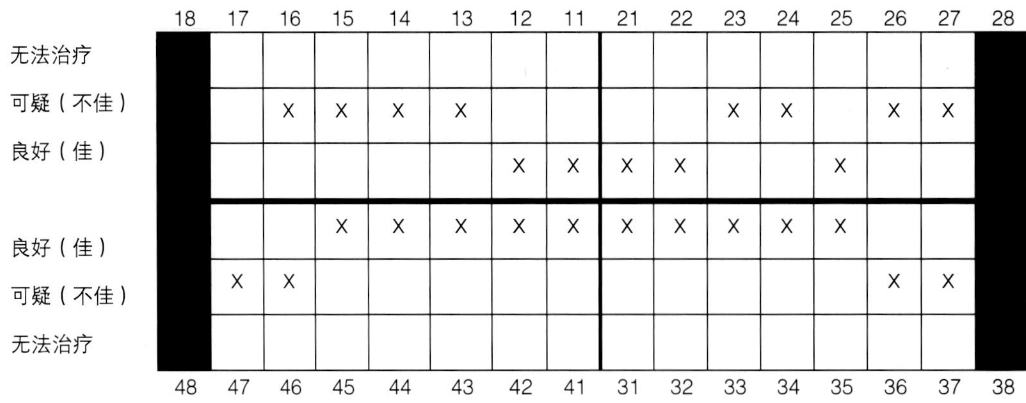

图25-5　图25-2患者的单颗牙治疗前预后评估。

预后良好的牙齿只需要相对简单的治疗，而且被认为可以安全地行使基牙功能。

被认为“无法治疗”的牙齿应该在基础治疗和对因治疗阶段拔除。通过以下标准来确定此类牙齿：

- 牙周：
  - 反复发作的牙周脓肿
  - 牙周–牙髓联合病变
  - 附着丧失至根尖
- 牙髓：
  - 根下1/2的根管穿孔
  - 广泛的根尖病损（直径＞6mm）
- 牙体：
  - 牙根纵裂（细小断裂）
  - 根中1/3斜折
  - 累及根管腔的根面龋
- 功能：
  - 无对颌牙以及有牙周炎/龋病的第三磨牙

预后“可疑（不佳）”的牙齿通常需要全面的治疗，而且必须通过各种辅助治疗以期其预后“良好（佳）”。通过以下标准来确定此类牙齿：

- 牙周：
  - 根分叉病变（Ⅱ度或Ⅲ度）
  - 角形（即垂直型）骨缺损
  - “水平型”骨吸收超过根长2/3
- 牙髓：
  - 不完善的根管治疗
  - 根尖周病变
  - 存在较大的桩/螺钉
- 牙体：
  - 大面积根面龋

病例展示

病例展示1

“病例展示”是基础治疗计划的关键部分，必须包括对于患者不同治疗目标的描述，以及通过何种治疗方法实现这些目标。在S.B.患者的病例展示中，描述了以下的治疗计划：

- 牙列中的12–22和45–35对口腔医生来说可能没有较大的治疗难度。然而，针对牙列中余留的牙齿，治疗计划必须包含数种其他措施。

对于特定的治疗计划，应该向患者解释清楚预期的优点和明显的不足之处，并进行讨论。口腔医生必须根据他/她对可选方案的态度来设计整个治疗计划。

基于治疗前对单颗牙齿的预后判断（图25–5），应告知患者后续治疗计划。

系统治疗阶段

基于患者不吸烟且全身健康的事实，无须体格检查，也无须行戒烟劝导。

(a)

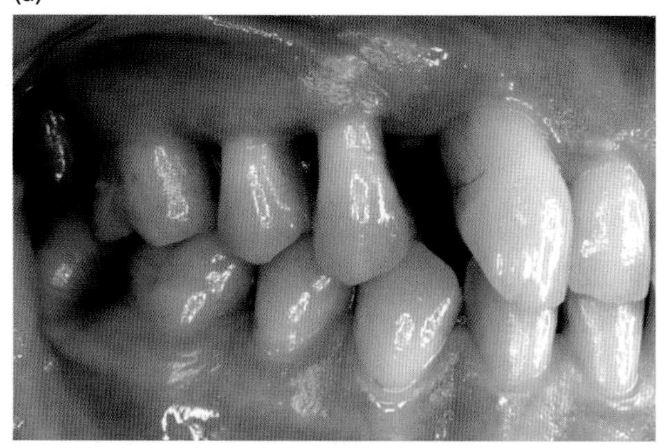

(b)

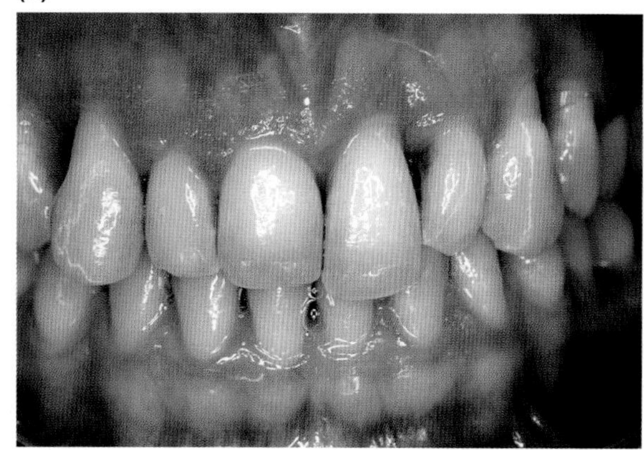

(c)

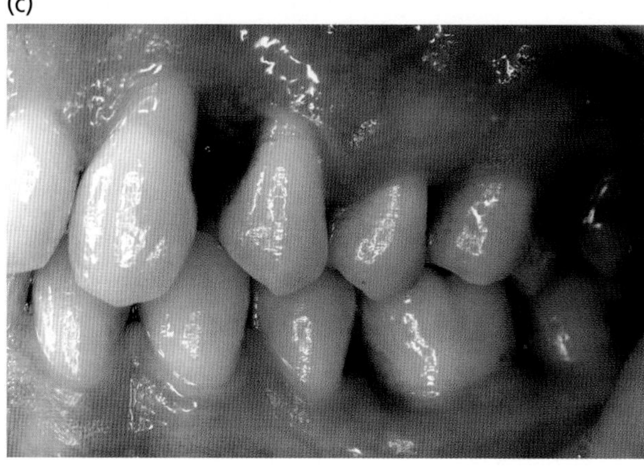

图25-6　（a～c）图25-2患者牙周基础非手术治疗后再评估的口内照。

基础治疗阶段（对因治疗，感染控制）

基础治疗包括以下消除和/或控制细菌感染的措施：

1. 鼓励患者，行口腔卫生宣教，并嘱其复查，必要时再行口腔卫生宣教。
2. 局部麻醉下行刮治和根面平整术，并消除菌斑滞留因素，此外需拔除无法保留的患牙。
3. 去除16和26的龋损组织并充填。
4. 46的牙髓治疗。

基础治疗后再评估

彻底评估口腔感染的消除和控制的效果后，基础治疗才告完成。这意味着必须对患者牙周和龋齿的治疗情况进行再评估。如果必要的话，这个再评估的结果（图25-6和图25-7），构成了在决定性阶段（即纠正不利因素阶段）选择其他纠正措施的基础。为了给组织提供愈合的时间，应该在最后一次龈下器械治疗结束后至少6周进行再评估。

纠正治疗阶段的计划（其他牙周治疗）

如果基础治疗阶段结束后6～12周进行的再评估的结果表明牙周病和龋病已经得到控制，或者已经完全达到或者大部分接近治疗目标（见前述），就可以进行其他治疗了。此阶段的主要目标是纠正由口腔感染（即牙周病、种植体周病和龋病）导致的并发症。可能需进行以下过程：

- 伴/不伴桩核增强的辅助牙髓治疗。
- 牙周手术：手术治疗的类型（即翻瓣刮治术，再生性或切除性手术）和范围应该基于再评估阶段的PPD测量值、根分叉病变程度和“BoP”指数。牙周手术一般只限于牙列中单独使用根面平整器械无法清除炎症病变的区域以及角形骨缺损或多根牙根分叉病变的区域。
- 种植修复：在基牙缺失的牙列区域，出于美学和功能的原因可以考虑种植治疗。但必须明确种植治疗须在所有口腔感染都得到控制后，也就是牙周治疗成功的前提下才能开始。
- 最后的充填和修复治疗，包括固定和可摘义齿。

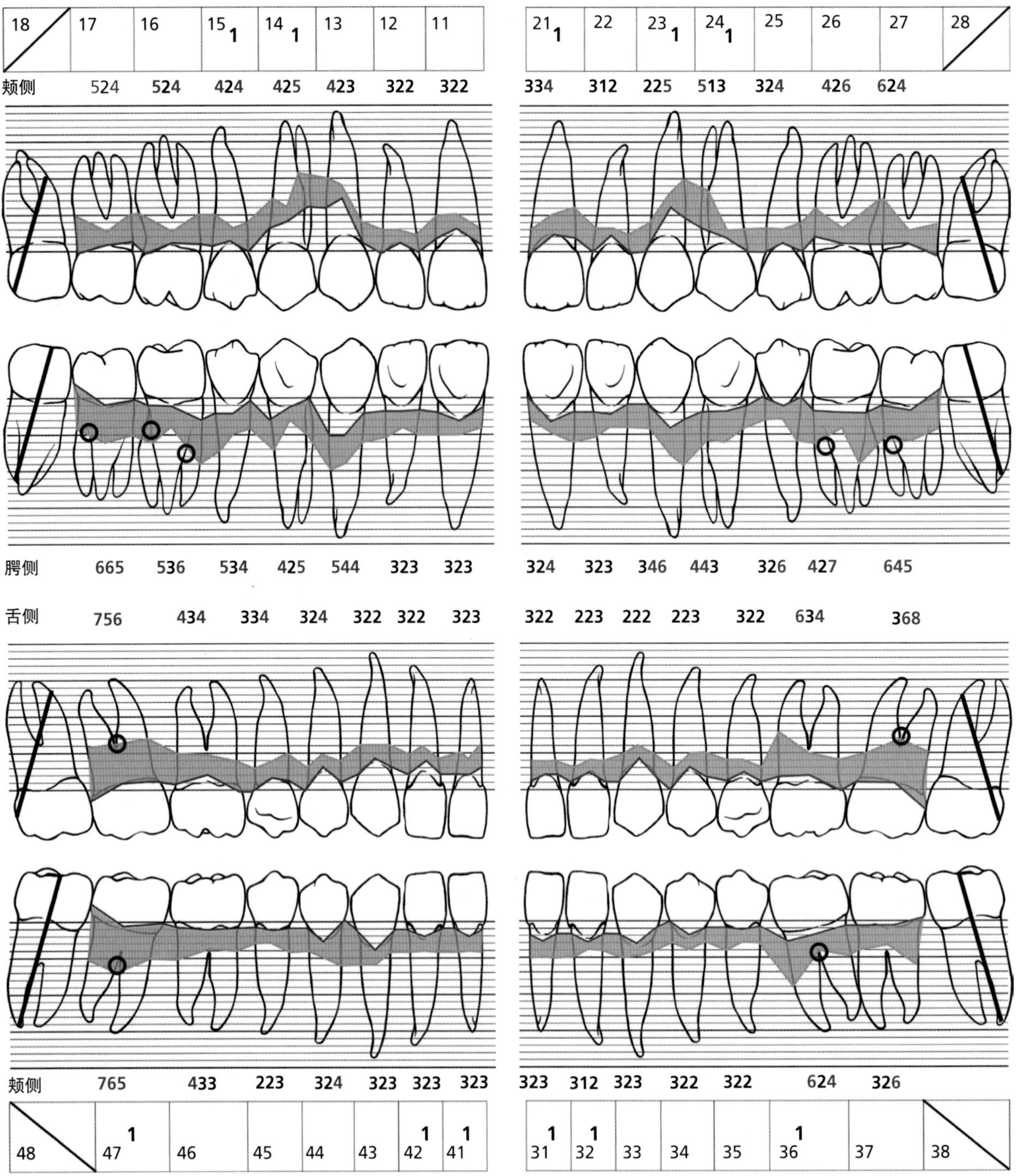

图25-7　图25-2患者牙周基础非手术治疗结束后的再评估牙周检查记录表。

纠正（局部）不利因素阶段（辅助治疗）

基础治疗后，患者S.B.的菌斑指数和牙龈指数降低（5%～10%），且没有活动性龋损。因此纠正阶段包括以下内容：

1. 在上颌左右侧象限和下颌磨牙区行牙周手术（即翻瓣刮治术）（图25-8）。
2. 对36行引导性组织再生术（guided tissue regeneration, GTR）（Cortellini et al. 1995, 1999）。
3. 牙周手术后的再评估（图25-9和图25-10）。
4. 上颌前牙区域正畸治疗（图25-11）。
5. 为改善美观，在上颌前牙区域行充填修复治疗（图25-12）。

纠正治疗后的再评估

纠正治疗结束后，对有关消除牙周组织破坏并发症的结果进行全面评估（图25-13～图25-15）。也就是说必须对患者的牙周和种植体周的状况进行再评估。再评估的结果构成了剩余

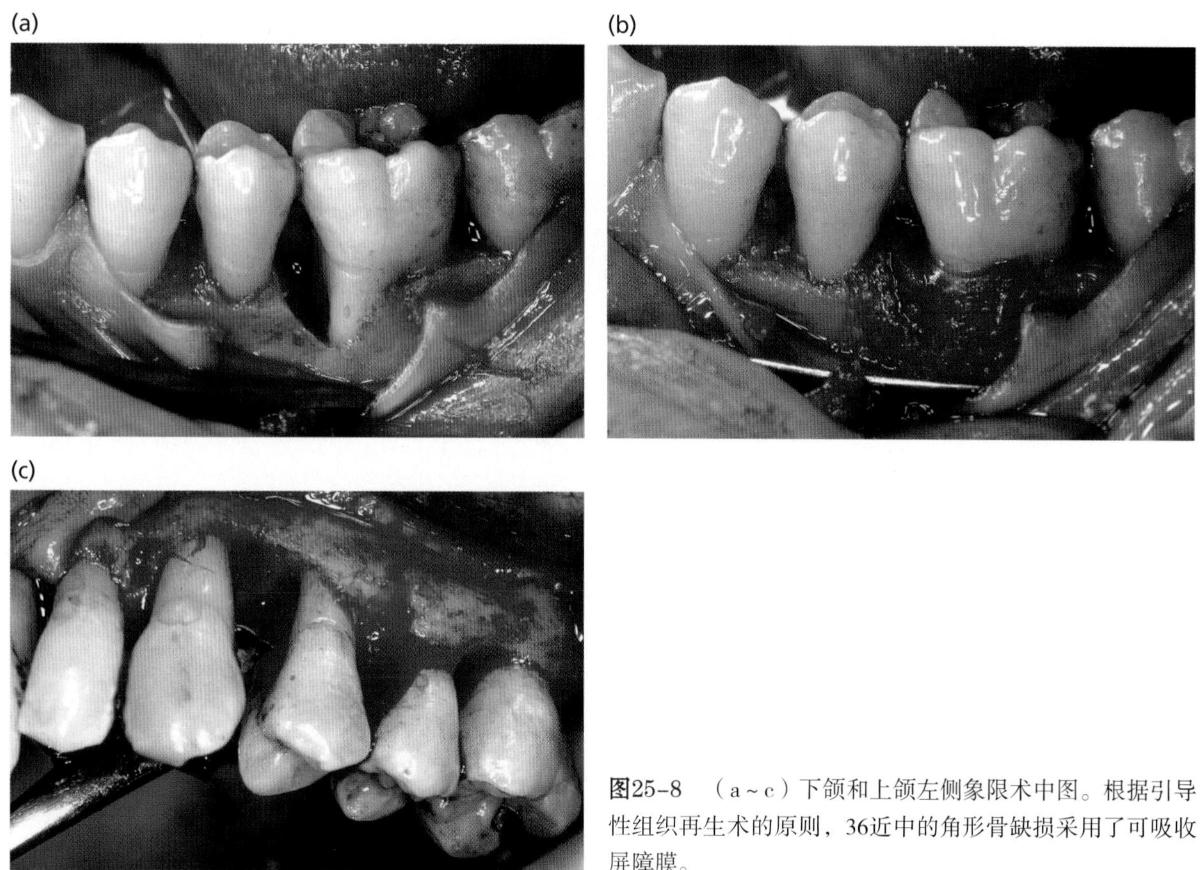

图25-8 （a～c）下颌和上颌左侧象限术中图。根据引导性组织再生术的原则，36近中的角形骨缺损采用了可吸收屏障膜。

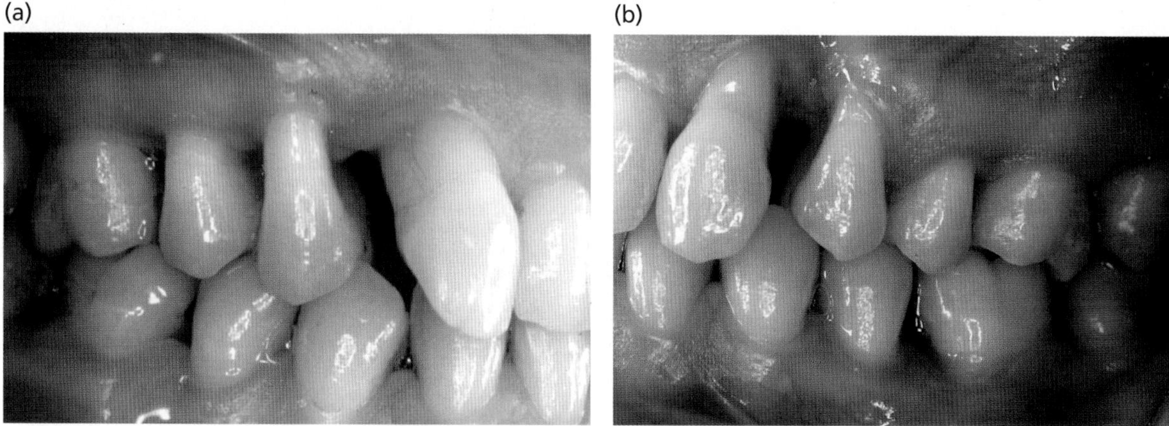

图25-9 （a，b）图25-2患者牙周手术后再评估的口内侧面观。

牙周组织风险评估的基础。牙周风险评估的结果（periodontal risk assessment, PRA）（Lang & Tonetti 2003）反过来将决定维护阶段患者的复诊频率。

维护阶段（牙周支持治疗和种植体周治疗）

对因治疗完成后，患者必须定期复诊，以防止口腔感染的复发（牙周炎、龋病和种植体周炎）。牙周支持治疗（SPT）应该安排在基础治疗后的再评估阶段，而且应独立于其他辅助治疗。复诊时间间隔应基于纠正阶段之后再评估时建立的PRA（见第48章）。30余年的研究表明，良好的自我菌斑控制，再加上积极牙周治疗后定期复查并行维护治疗，是公认的控制牙龈炎和牙周炎以及减少牙齿动度的有效方法（Axelsson et al. 2004）。然而，需要强调的是，复查必须与患者的个体化需求相适应。根据积极治疗完成后的PRA结果，有些患者应该每3月复查一次，然

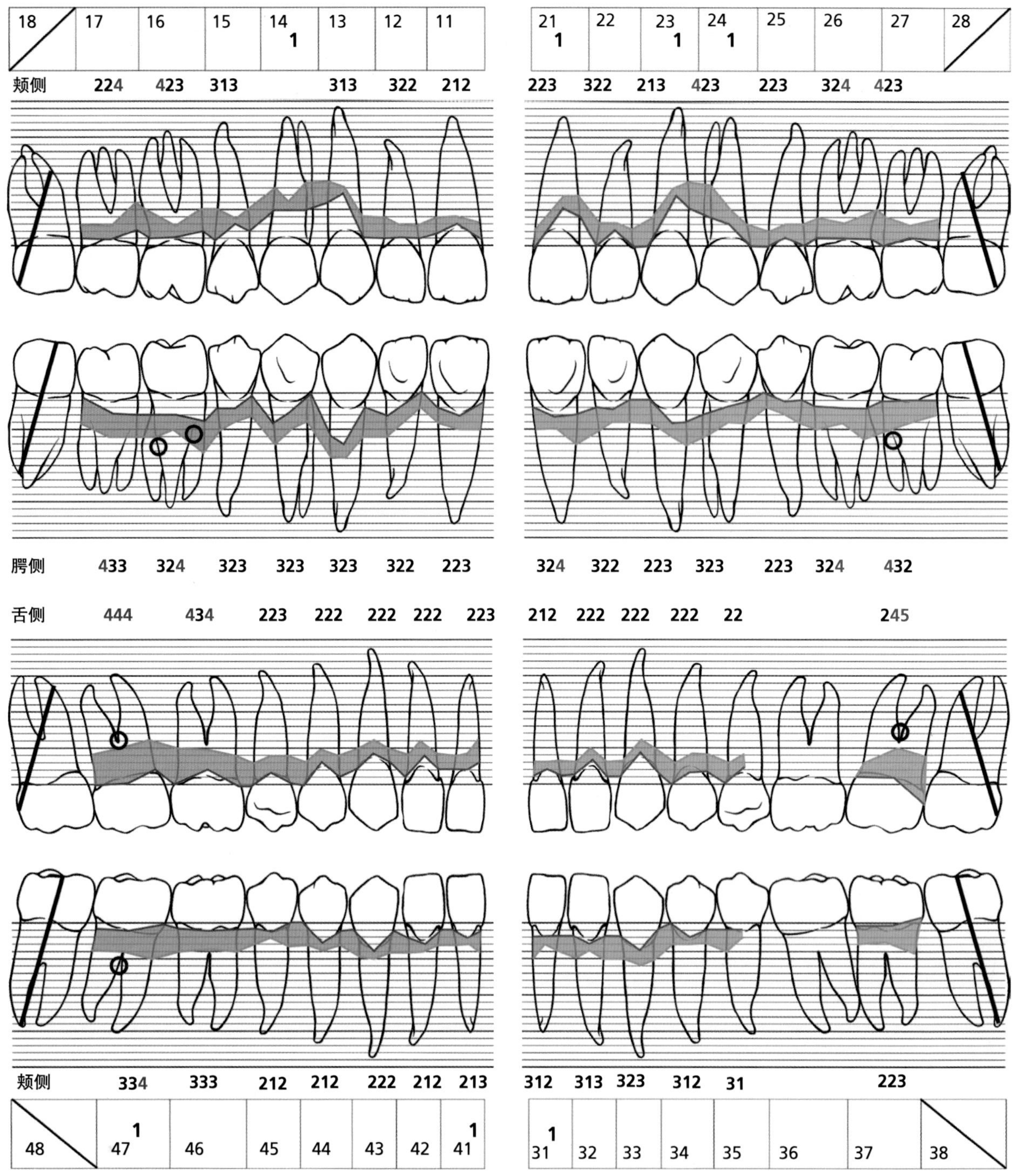

图25-10 图25-2患者牙周手术后再评估阶段的牙周检查表。因为引导性组织再生术后需要6个月的恢复期，所以未对36进行牙周检查。

而，其他患者也许只需要每年检查一次（Lang & Tonetti 2003）。

复查时应完成的内容包括：

1. 及时更新患者的病史和吸烟史。
2. 进行软组织检查以筛查癌症。
3. 记录全口PPD≥5mm，且BoP（+）的位点。
4. 对PPD≥5mm且BoP（+）位点再进行器械治疗。
5. 抛光牙齿，并使用氟制剂以预防龋齿。

以患者S.B.为例，说明治疗计划的指导原则，其在积极治疗后的第一个6个月内，复诊了2次（即每3个月一次），随后基于个体化PRA的结果每6个月复诊一次。

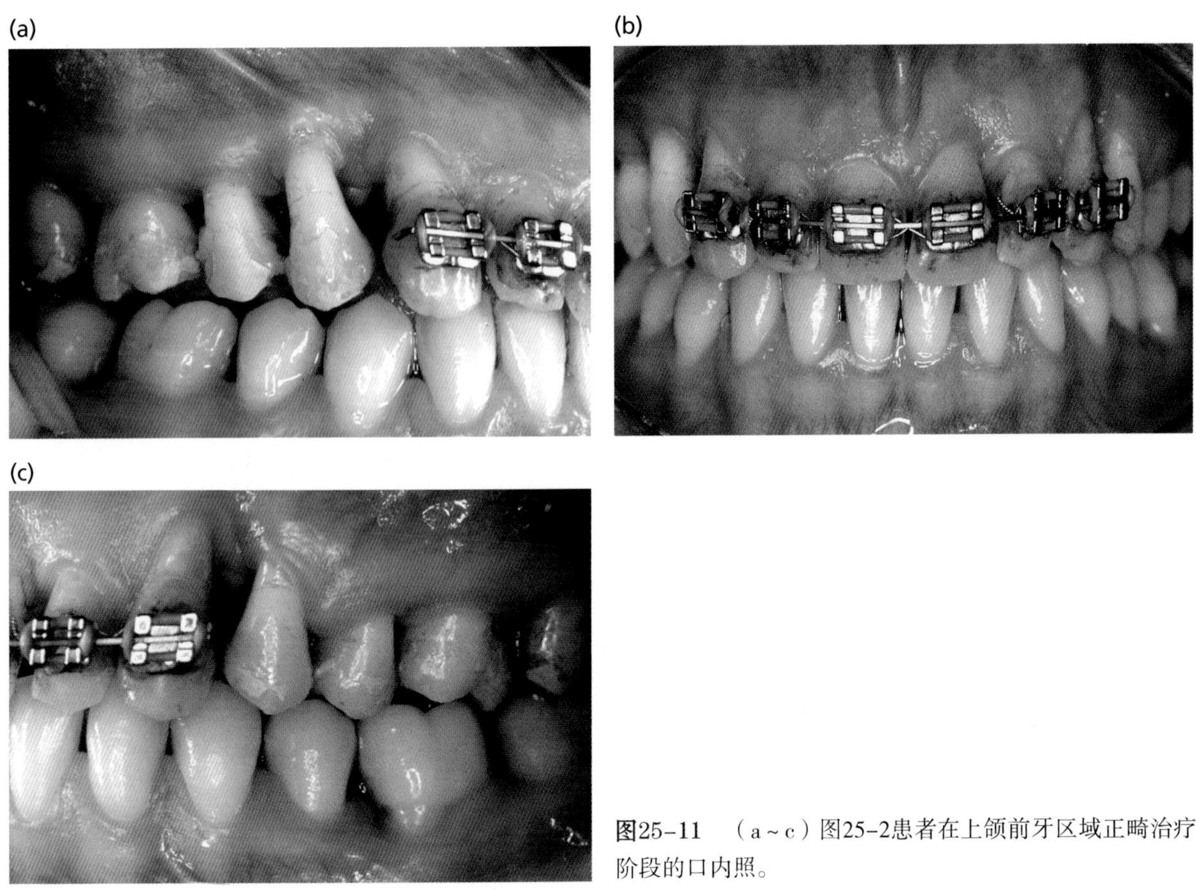

图25-11　（a～c）图25-2患者在上颌前牙区域正畸治疗阶段的口内照。

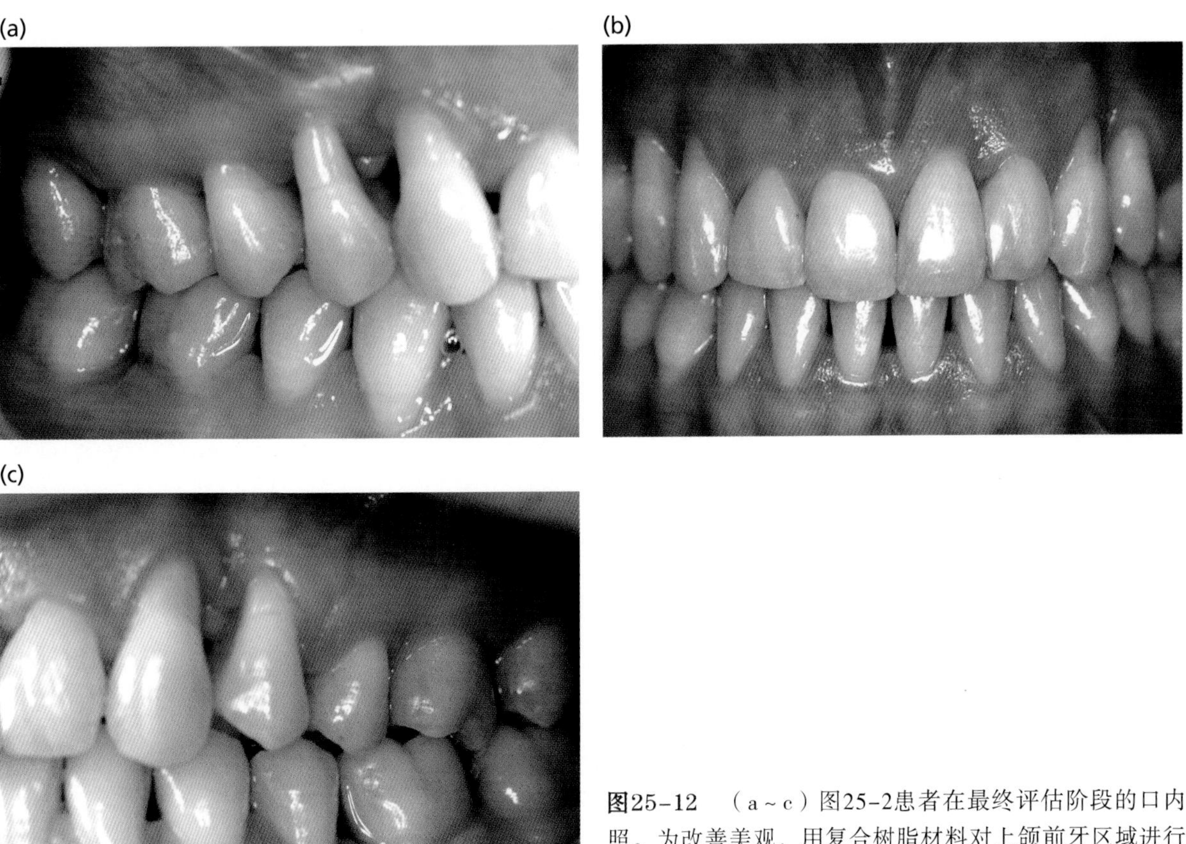

图25-12　（a～c）图25-2患者在最终评估阶段的口内照。为改善美观，用复合树脂材料对上颌前牙区域进行了充填修复。

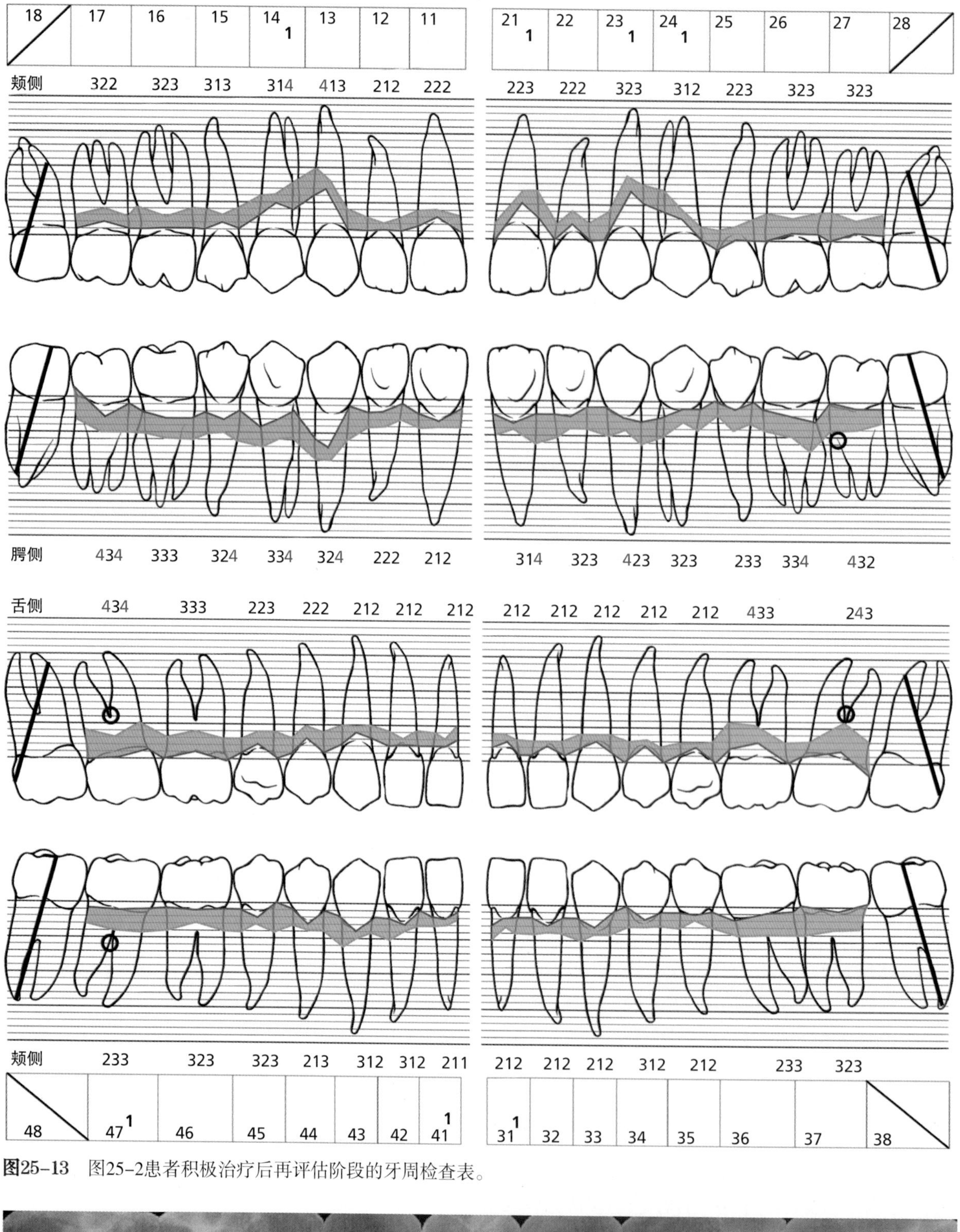

牙位	18	17	16	15	14	13	12	11	21	22	23	24	25	26	27	28
松动度					1				1		1	1				
颊侧		322	323	313	314	413	212	222	223	222	323	312	223	323	323	
腭侧		434	333	324	334	324	222	212	314	323	423	323	233	334	432	

牙位	48	47	46	45	44	43	42	41	31	32	33	34	35	36	37	38
舌侧		434	333	223	222	212	212	212	212	212	212	212	212	433	243	
颊侧		233	323	323	213	312	312	211	212	212	212	312	212	233	323	
松动度		1						1	1							

图25-13 图25-2患者积极治疗后再评估阶段的牙周检查表。

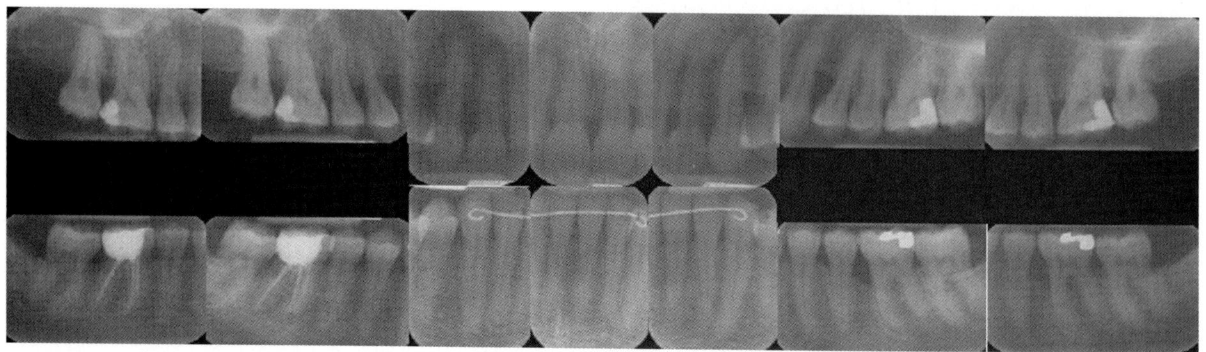

图25-14 图25-2患者积极治疗后再评估阶段的根尖片。

(a) (b)

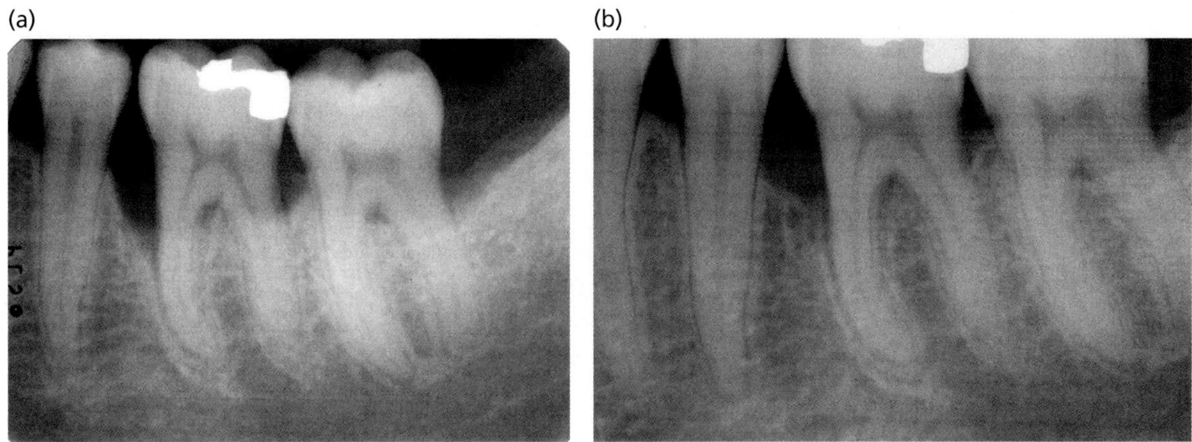

图25-15　（a，b）依据引导性组织再生术的原则对图25-2患者的36进行牙周再生治疗前后的根尖片。

(a) (b)

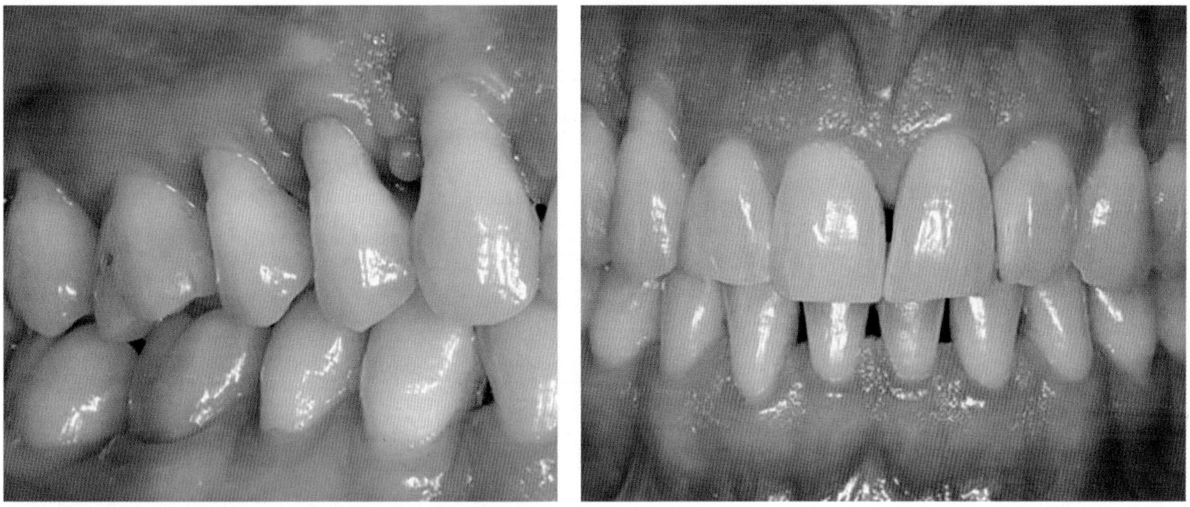

(c)

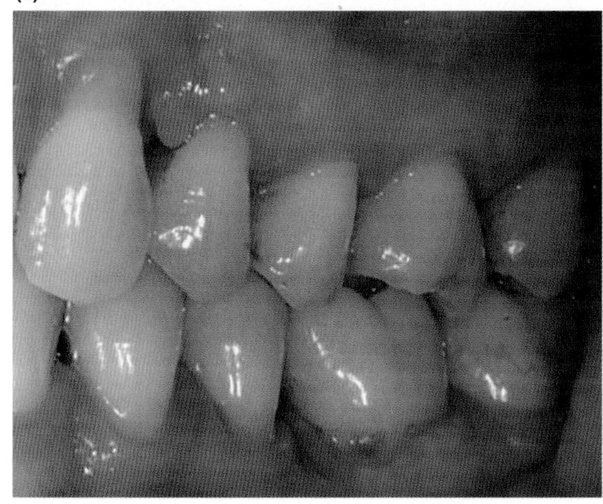

图25-16　（a～c）患者S.B.进行完善积极治疗20年后的口内照。

积极牙周治疗20年后的再评估

针对这个最初具有挑战性的病例，基于个体PRA结果的牙周支持治疗使牙列至少成功地维持了20年（图25-16～图25-18）。

病例展示2

下面将展示一名48岁男性患者（M.A.）的治疗计划和过程。患者M.A.在17自发性脱落后由他的家庭口腔医生转诊。

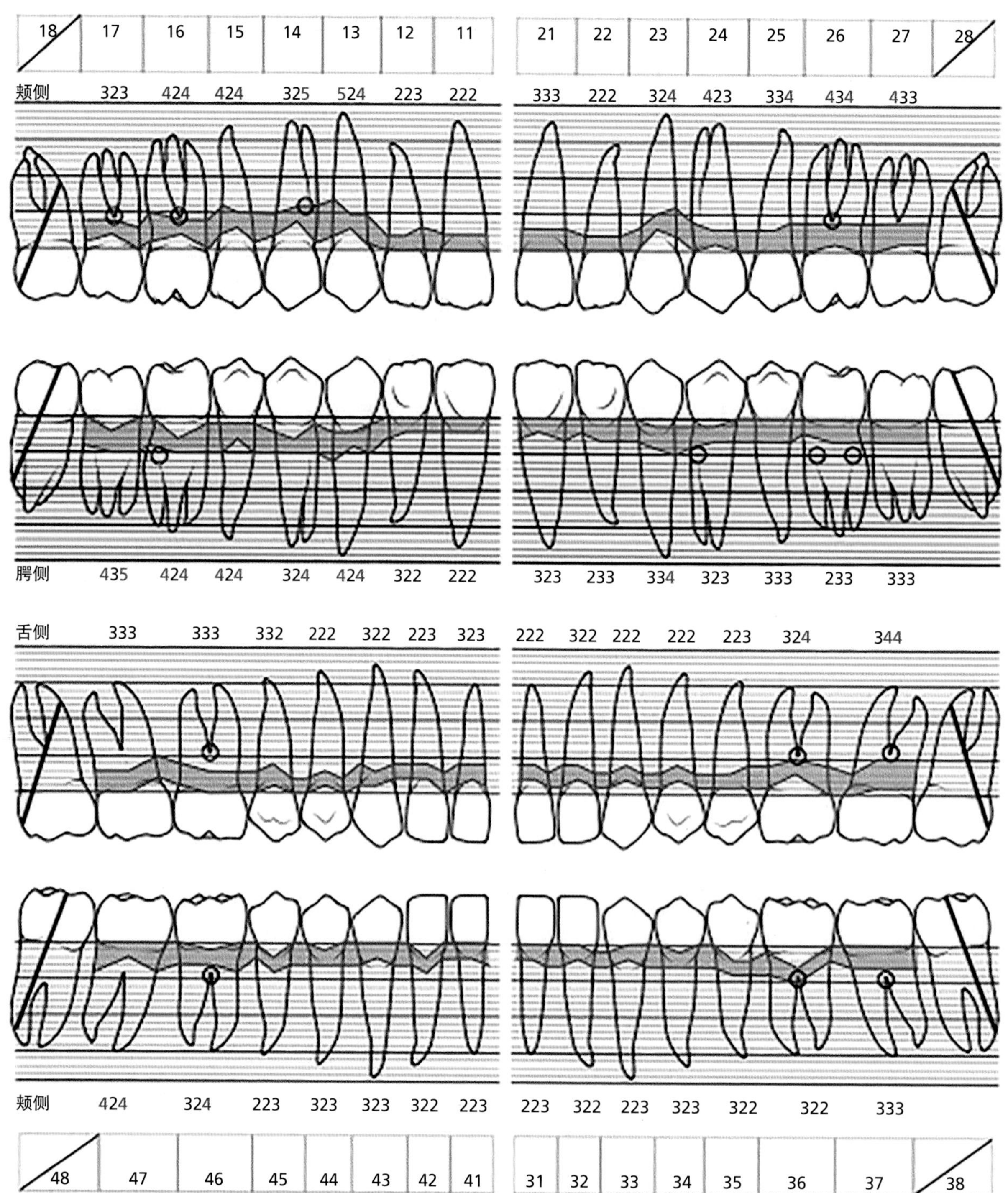

图25-17　患者S.B.进行完善积极治疗20年后的牙周检查表。

口腔病史

患者自述存在口腔脓肿，尤其是后牙区，更常见于左上磨牙区域。此外，还抱怨刷牙出血，甚至自发性出血，呼气和口腔异味，牙齿动度增加以及左侧咀嚼受损。患者在2年前接受了口腔检查以及专业的口腔卫生治疗。日常口腔护理主要是每天晚上用手动牙刷刷牙一次，而不使用任何齿间清洁装置。患者对17的自发性脱落表示担忧，并说他的父亲以同样的方式失去了许多牙齿。他还感到口腔状况对日常生活质量的负面影响越来越大，特别是在咀嚼舒适度和社交关系方面。患者的主要需求是尽可能多地保存牙齿并恢复口腔健康和咀嚼舒适度。

全身病史

病例纳入时，患者M.A.全身健康，体重正常

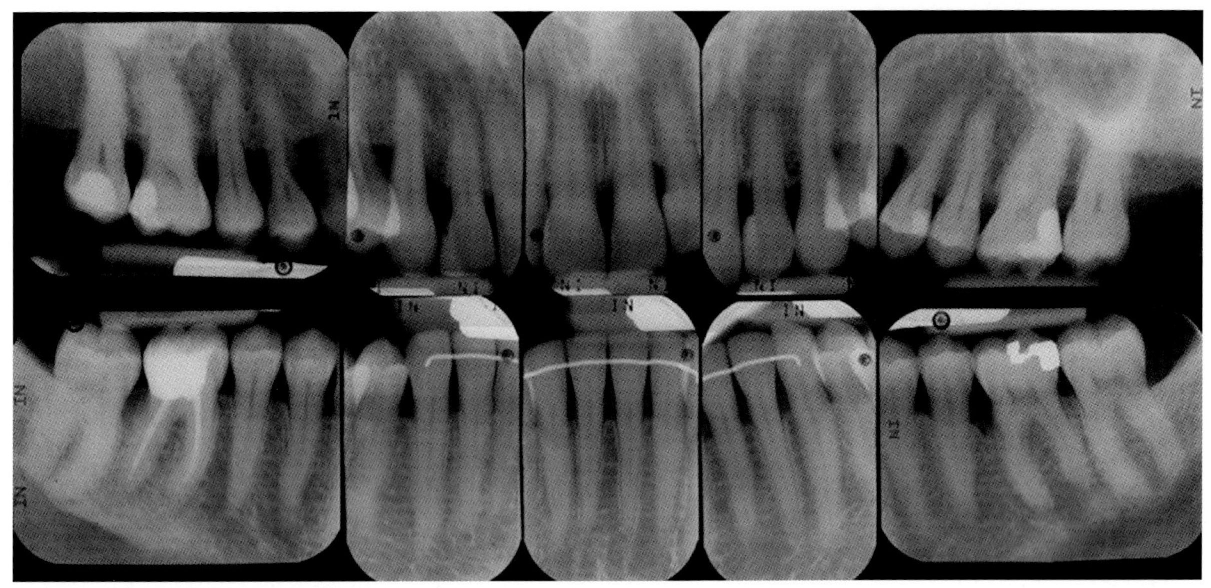

图25-18　患者S.B.进行完善积极治疗20年后的根尖片。

且无压力。不吸烟，身体状况良好，经常参加体育锻炼。他是意大利国家铁路公司的全职员工，已婚并育有两个孩子。

口内外检查

口外检查，包括颞下颌关节的功能分析，均在正常范围内。

口内检查显示每个六分区牙列中均存在大量菌斑生物膜和牙石，伴随着严重的牙龈炎症。在一些部位，牙龈在气枪吹气检查时出血。17缺失。牙列左上方区域明显肿胀，并且在轻微的手指压力下就可以观察到脓肿。左上磨牙松动严重，其他几颗牙齿也有牙齿动度增加。检查还发现多颗龋齿。所有六分区牙列BPE评分均为4分，表明存在严重的牙周炎，因此需要更全面的口腔和牙周检查。

诊断

预约进行更全面的口腔检查，在此期间拍摄口内照和完整的根尖片，并记录牙周检查表（图25-19）。检查发现16牙髓活力正常，而27牙髓活力可疑，28牙髓无活力。诊断发现14、15、16、24、26、27、28、46、45、35和36存在原发性和继发性龋。

牙周检查表（图25-19）显示78%的全口菌斑指数（full-mouth plaque score, FMPS），85%的全口出血指数（full-mouth bleeding score, FMBS），大多数牙齿存在深的PPD并伴严重的附着丧失，16和26存在严重的根分叉病变，且牙齿动度（tooth mobility, TM）增加，特别是左上磨牙区域。

基于这些发现，患者被诊断为全广泛型牙周炎Ⅲ期B级。除龋齿外，27和28诊断为牙周-牙髓联合病变。

单颗牙治疗前预后判断

单颗牙治疗前预后判断如图25-20所示。28、48和38被认为无治疗意义。考虑到患者希望保留尽可能多的牙齿，将18和27归入“可疑”类别。保留27的理由是观察其与病因相关的治疗后的改善潜力，而18没有提出复杂的治疗方法，无须立即拔牙。

系统治疗阶段

基于患者全身健康且不吸烟的事实，没有提出进行任何医疗或行为干预措施。

对因治疗阶段

非手术治疗包括口腔卫生实践的激励和指导，并在局部麻醉下进行龈上洁治、龈下刮治和

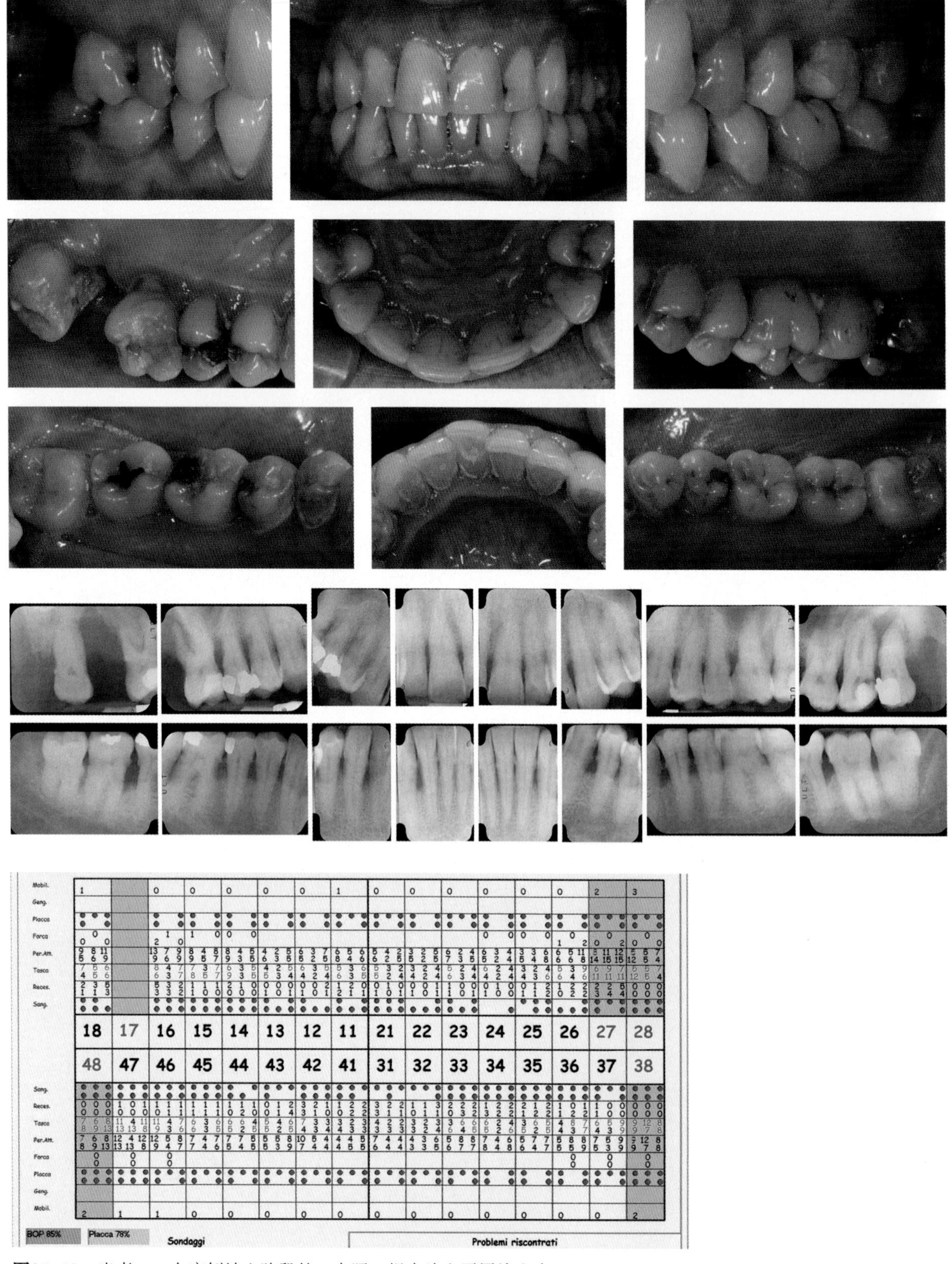

图25-19 患者M.A.在病例纳入阶段的口内照、根尖片和牙周检查表。

根面平整术。需要仔细清除所有菌斑生物膜，龈上和龈下结石沉积物以及它们的滞留因素。在此阶段安排并重新指导患者进行自我口腔卫生控制。此外，拔除了无保留意义的牙齿（即28、38、48）。对46、45、14、25、35、36、21、22、23、24和26进行去龋和复合树脂充填。

对因治疗后再评估

牙周非手术治疗后3个月重新评估牙周状况（图25-21）。牙周检查表显示了患者在菌斑控

	18	17	16	15	14	13	12	11	21	22	23	24	25	26	27	28
无法治疗																X
可疑（不佳）	X		X	X	X									X	X	
良好（佳）						X	X	X	X	X	X	X	X			
良好（佳）				X	X	X	X	X	X	X	X	X	X			
可疑（不佳）		X	X											X	X	
无法治疗	X															X
	48	47	46	45	44	43	42	41	31	32	33	34	35	36	37	38

图25-20　患者M.A.治疗前单颗牙齿预后判断。

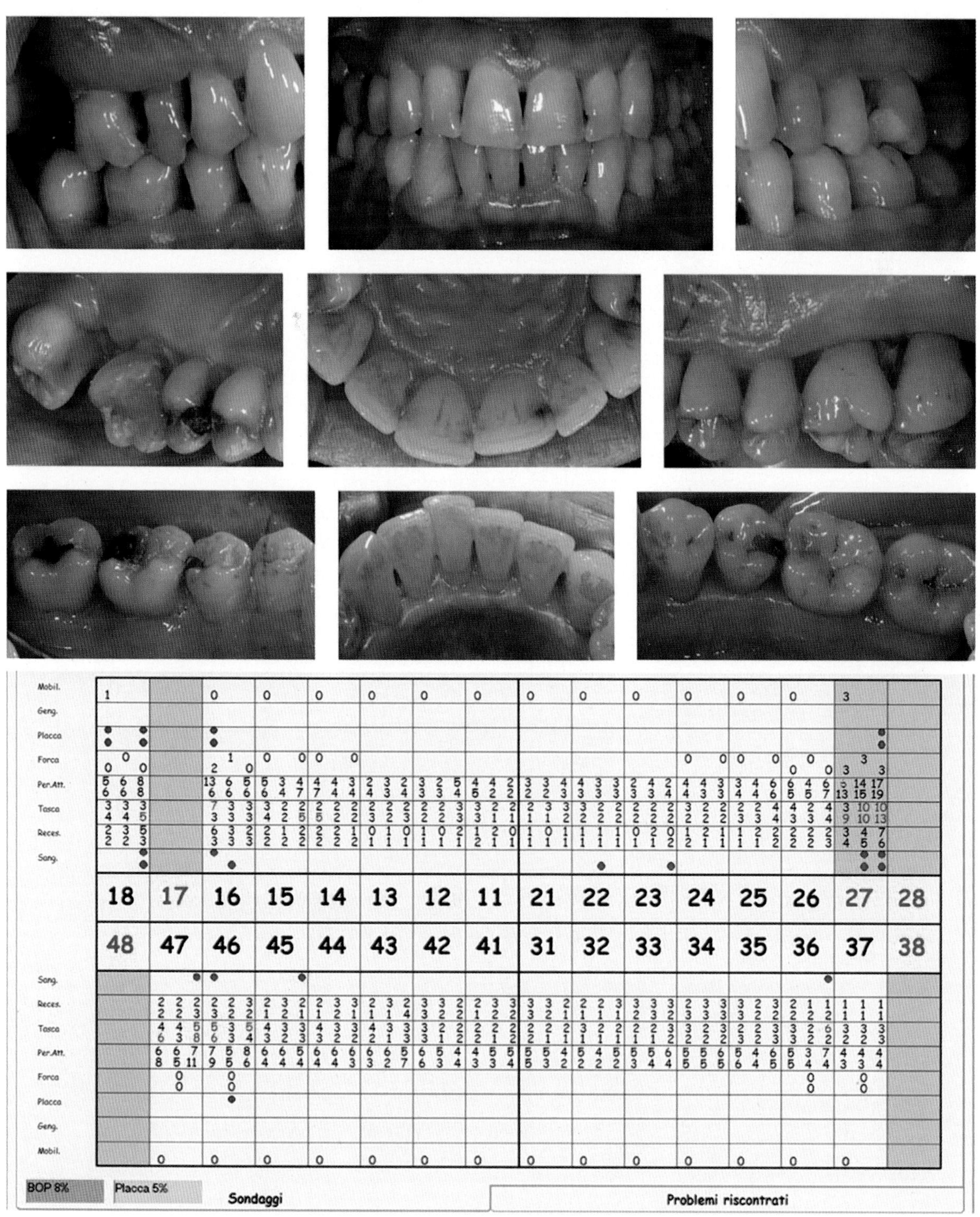

	18	17	16	15	14	13	12	11	21	22	23	24	25	26	27	28
Mobil.	1		0	0	0	0	0	0	0	0	0	0	0	0	3	
Geng.																
Placca	● ● ● ●		● ●												● ●	
Forca	0 0 0		1 2 0	0 0	0 0							0 0	0 0	0 0 0	3 3 3	
Per.Att.	5 6 8 6 6 8		13 6 5 6 6 6	5 3 4 6 4 7	4 4 3 7 4 4	2 3 2 4 3 4	3 2 5 3 3 4	4 4 2 5 2 2	3 3 4 2 2 3	4 3 3 3 3 3	2 4 2 3 3 4	4 4 3 4 3 3	3 4 6 4 4 6	6 4 6 5 5 7	5 14 17 13 15 19	
Tasca	3 3 3 4 4 5		7 3 3 3 3 3	3 2 2 4 2 5	2 2 2 5 2 2	2 2 2 3 2 3	2 2 3 2 2 3	3 2 2 3 1 1	2 3 3 1 1 2	3 2 2 2 2 2	2 2 2 2 2 2	3 2 2 2 2 2	2 2 4 3 3 4	4 2 4 3 3 4	3 10 10 9 10 13	
Reces.	2 3 5 2 2 3		6 3 2 3 3 3	2 1 2 2 2 2	2 2 1 2 2 2	0 1 0 1 1 1	1 0 2 1 1 1	1 2 0 2 1 1	1 0 1 1 1 1	1 1 1 1 1 1	0 2 0 1 1 2	1 2 1 2 1 1	1 2 2 1 1 2	2 2 2 2 2 3	3 4 7 4 5 6	
Sang.	● ●		● ●							●	●				● ● ● ●	

	48	47	46	45	44	43	42	41	31	32	33	34	35	36	37	38
Sang.		●	●	●										●		
Reces.		2 2 2 2 2 3	2 2 3 3 2 2	2 3 2 1 2 1	2 3 3 1 2 1	2 3 2 1 1 4	3 3 2 3 2 2	2 3 3 1 2 2	3 3 2 3 2 1	2 2 3 1 1 1	3 3 3 2 3 2	2 3 3 3 3 3	3 2 3 3 2 2	2 1 1 2 2 2	1 1 1 1 1 1	
Tasca		4 4 5 6 3 8	5 3 5 6 3 4	4 3 3 3 2 3	4 3 3 3 2 2	4 3 3 2 1 3	3 2 2 3 1 2	2 2 2 2 1 2	2 2 2 2 1 1	3 2 2 1 1 1	2 2 3 1 1 2	3 2 3 2 2 2	2 2 3 3 2 3	3 2 6 3 2 2	3 3 3 2 2 3	
Per.Att.		6 6 7 8 5 11	7 5 8 9 5 6	6 6 5 4 4 4	6 6 6 4 4 3	6 6 5 3 2 7	6 5 4 6 3 4	4 5 5 3 3 4	5 5 4 5 3 2	5 4 5 2 2 2	5 5 6 3 4 4	5 5 6 5 5 5	5 4 6 6 4 5	5 3 7 5 4 4	4 4 4 3 3 4	
Forca		0 0	0 0											0 0	0 0	
Placca			●													
Geng.																
Mobil.		0	0	0	0	0	0	0	0	0	0	0	0	0	0	

BOP 8%　Placca 5%　Sondaggi　Problemi riscontrati

图25-21　患者M.A.在完善对症治疗3个月后的口内照和牙周检查表。

制（FMPS：5%）方面表现出色，且残余炎症水平（FMBS：8%）很低。病例纳入时存在的大多数深PPD都得到了解决，牙龈退缩明显增加。在18、16、15和14处仍然存在残余的PPD，且16的远中存在Ⅱ度根分叉病变。此外，在27的远中仍然存在深达13mm的残余PPD和开放性根分叉病变。在36远中检查发现6mm的残余PPD和骨内缺损；而在46和47，发现深达8mm的残余PPD和凹坑状骨缺损。

虽然治疗后牙根部敏感性增加，但通过适当的饮食指导和局部应用氟化物进行治疗，患者在病例纳入时描述的大多数症状都得到了解决。随后每3个月对患者进行随访。

纠正治疗阶段

此时，27被诊断治疗无望而被拔除，同时计划对有残余PPD的区域行牙周手术。

在第一六分区牙列中，计划并对18、16、15和14行牙周切除性手术，包括分根术和拔除16远中根（图25-22a～f）。术前，15行临时复合物充填治疗，16行牙髓治疗和复合物充填。术后4个月，16行单冠修复，15行贴面修复（图25-22g～l）。47和46行牙周切除性手术（图25-23），36行牙周再生手术（图25-24）。

在整个纠正治疗阶段，患者M.A.都维持每3个月的SPT随访频率。

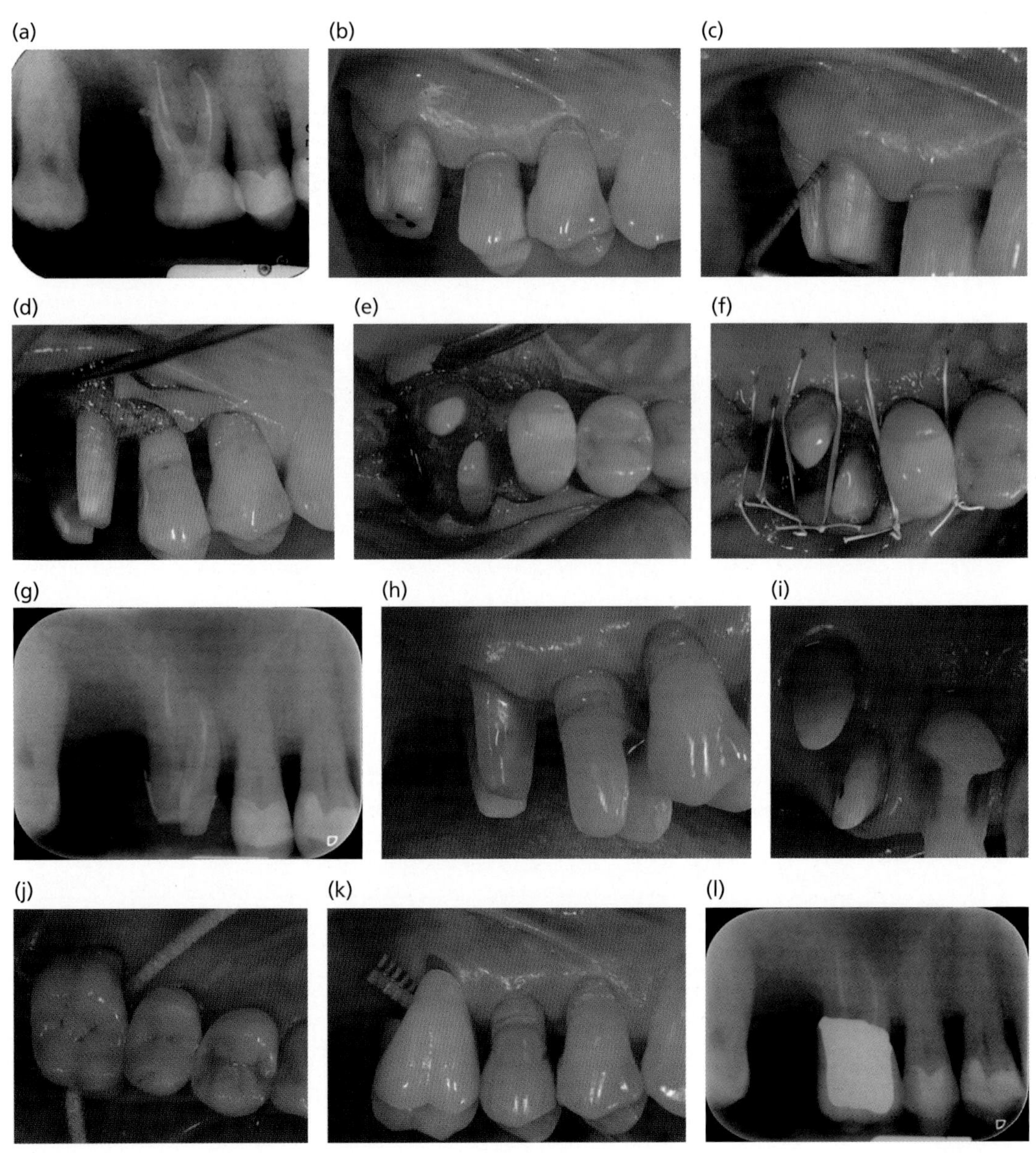

图25-22　（a～l）对患者M.A.的六分区牙列进行了牙周切除性和再生性手术。

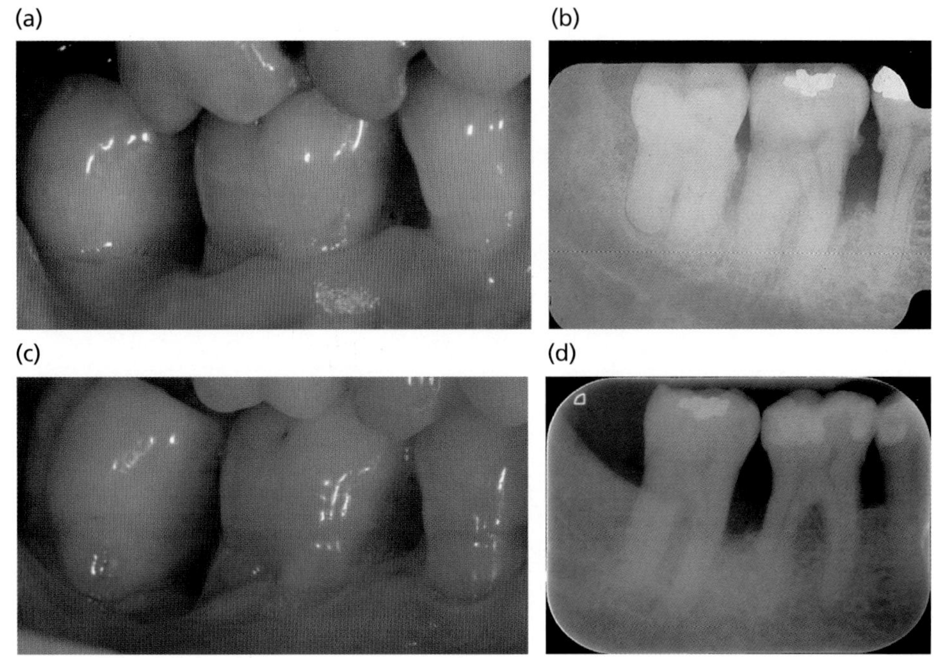

图25-23　患者M.A.的46、47进行切除性手术前（a，b）和术后（c，d）的临床情况及X线片。在对因治疗阶段拔除了48。

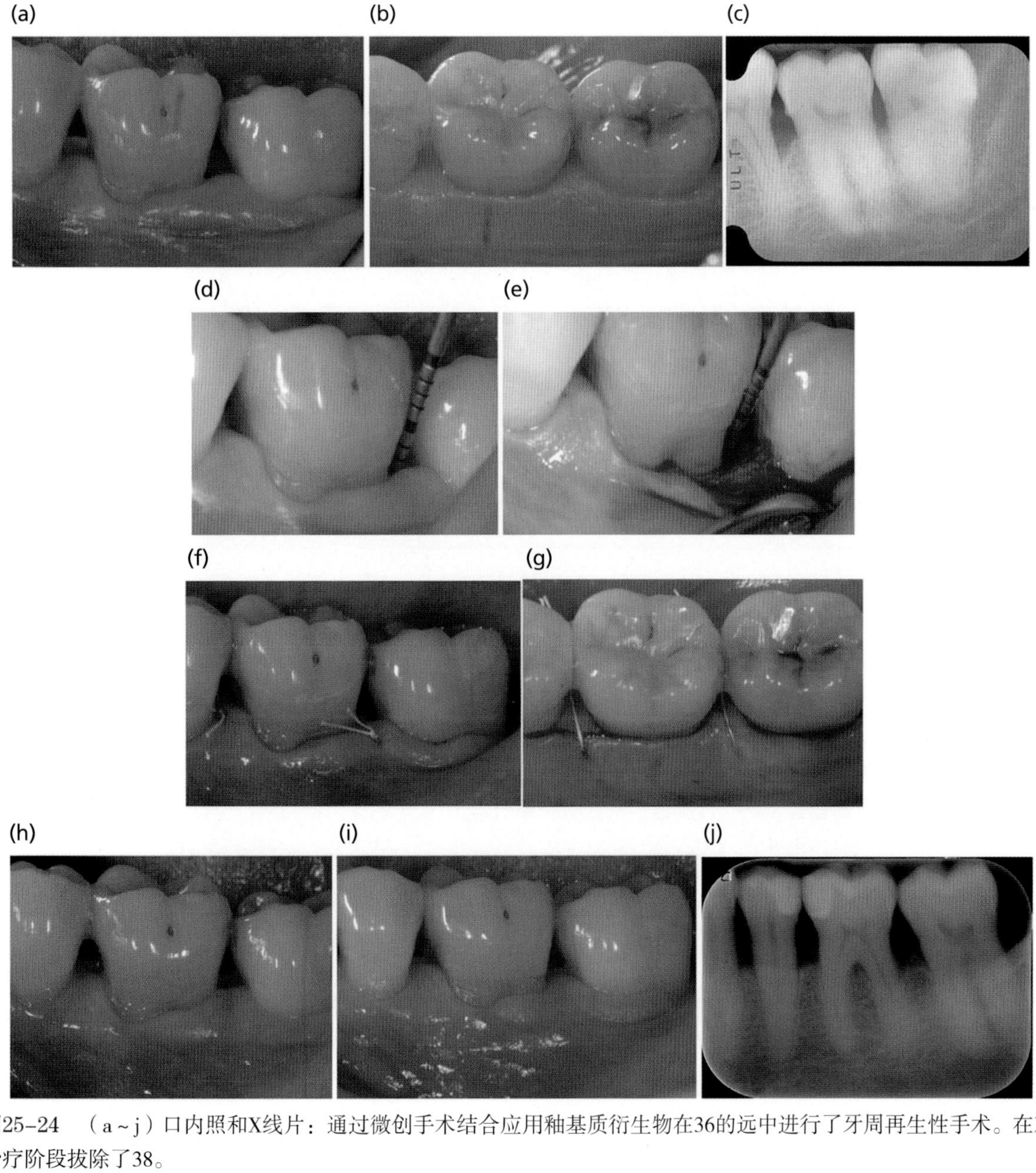

图25-24　（a～j）口内照和X线片：通过微创手术结合应用釉基质衍生物在36的远中进行了牙周再生性手术。在对因治疗阶段拔除了38。

纠正治疗后再评估

完成包括牙周手术和修复治疗在内的纠正治疗阶段后，在纳入患者18个月后进行重新评估。拍摄口内照和根尖片，并同时记录牙周检查表（图25-25）。评估提示14%的FMPS和4%的FMBS，且无＞4mm的残留PPD。检查未发现松动度增加。除了很轻微的牙根敏感外，患者表示全口咀嚼舒适且纳入时描述的不适症状消退。

PRA提示低风险状况（Lang & Tonetti 2003）（图25-26）。尽管风险很低，但在患者同意的情况下，决定根据3个月的随访频率维持严格的SPT。

积极牙周治疗10年后的再评估

图25-27显示了M.A.在完成积极治疗10年后的口内照、根尖片和牙周检查表。评估显示11%的FMPS与14%的FMBS，且无＞4mm的PPD，X线片可见稳定的边缘骨水平，无继发龋，表明患者良好的依从性，并在积极牙周治疗后通过SPT成功维持了长期的口腔健康。

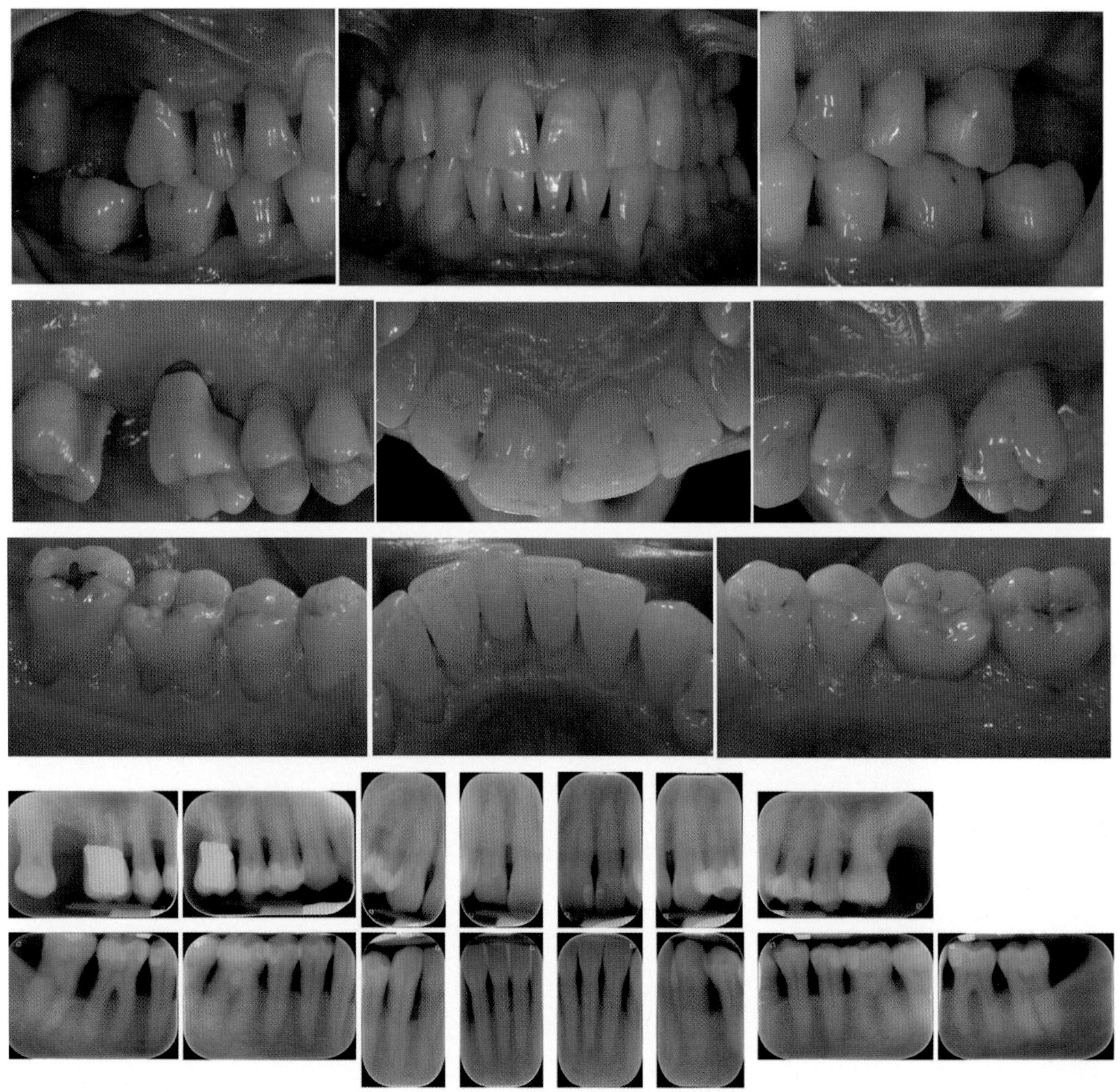

图25-25 患者M.A.在接受完善积极治疗18个月后口内照、根尖片和牙周检查表。

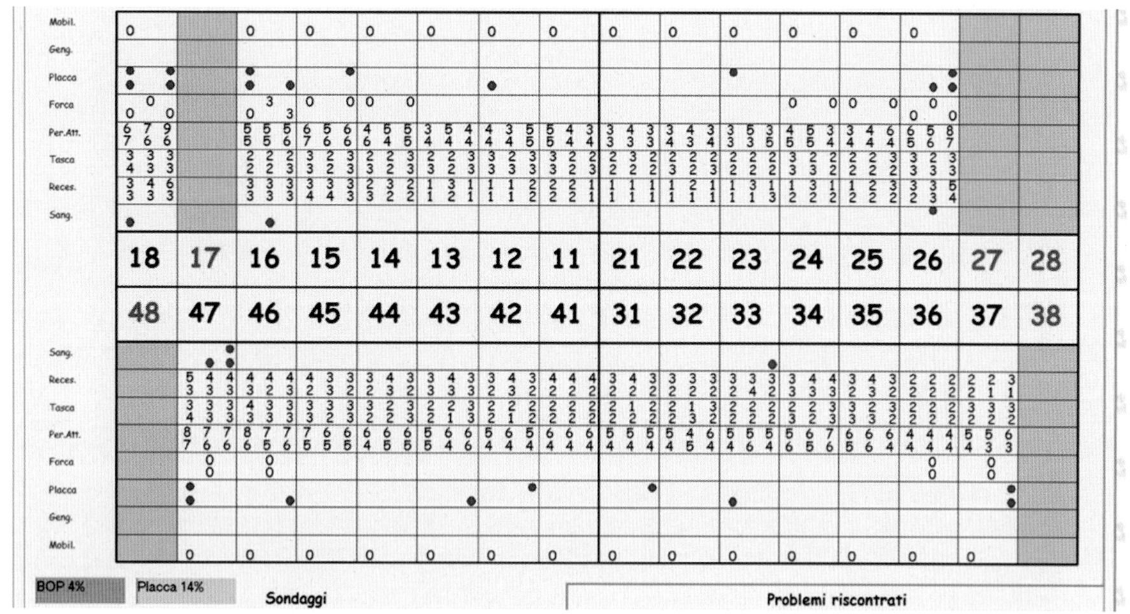

图25-25（续）

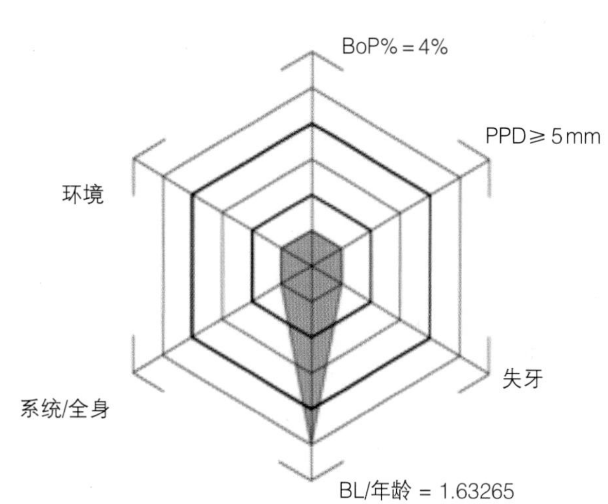

图25-26　患者M.A.在接受完善积极治疗后的风险评估。BL，骨丧失；PPD，探诊深度；BoP，探诊出血。

结论

两个病例展示中的总体治疗计划和一系列不同的治疗程序，说明了以下原则：对于牙周组织表现出广泛进展性破坏的患者，应该做出大量的努力来维持完整的功能性牙列。在这样的牙列中拔除单颗牙后，常出于“修复原因”还需要额外拔除其他的牙齿，但如果制订了恰当的治疗计划，就可能避免此类最终包括义齿修复的治疗方案。

不同患者因为存在不同的治疗问题，在本章讨论的治疗阶段顺序（即系统性治疗、基础对因治疗、纠正治疗和维护治疗）上可能明显存在差异。但只要理解治疗阶段的基本原则，就可以理解这种差异。

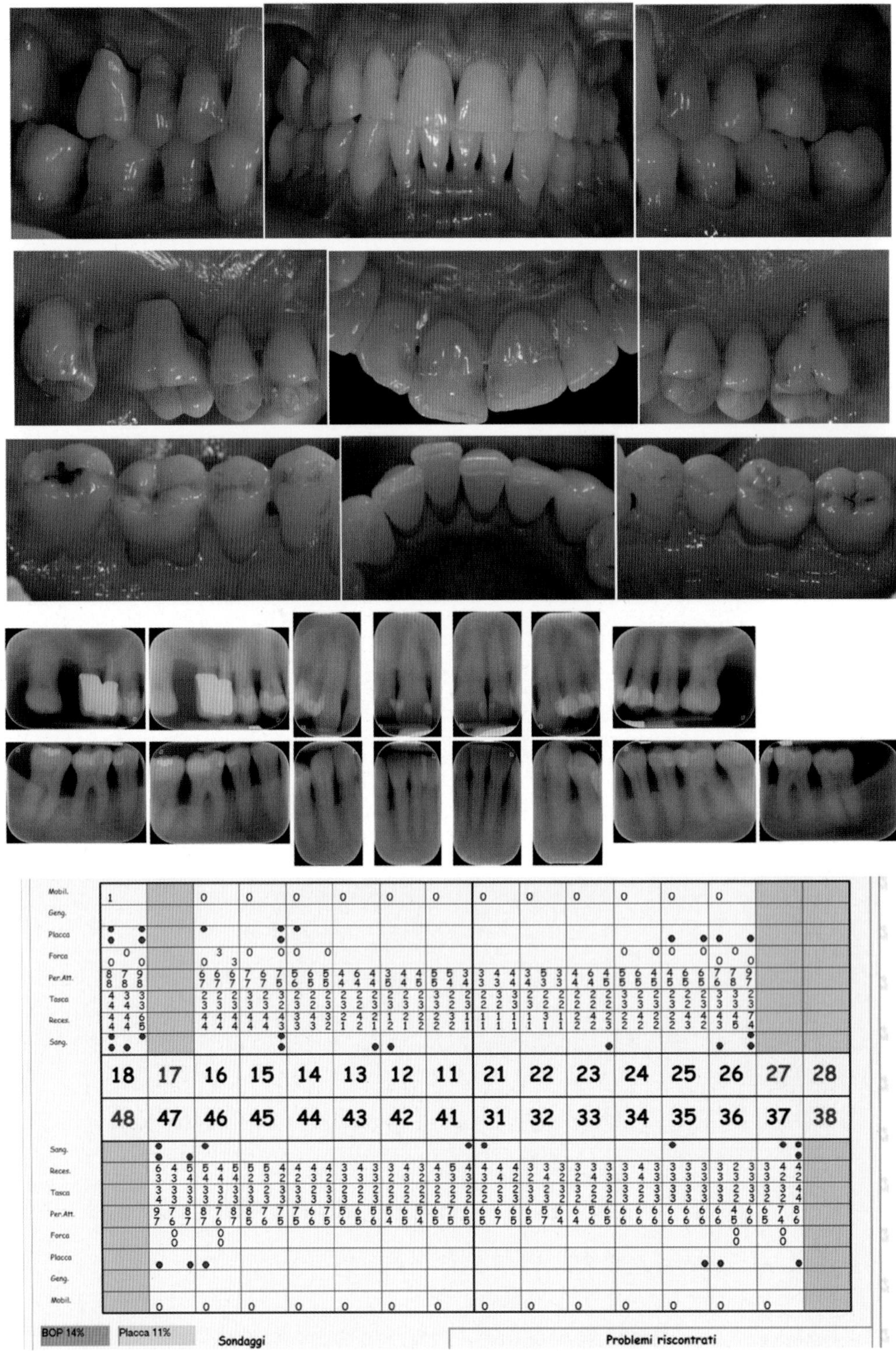

图25-27　患者M.A.在接受完善积极治疗随访10年后口内照、根尖片和牙周检查表。

第26章

系统治疗阶段

Systemic Phase of Therapy

Niklaus P. Lang[1], Iain Chapple[2], Christoph A. Ramseier[1], Hans-Rudolf Baur[3]

[1]Department of Periodontology, School of Dental Medicine, University of Bern, Bern, Switzerland
[2]Periodontal Research Group, School of Dentistry, University of Birmingham, Birmingham, UK
[3]Department of Cardiology, Medical School, University of Bern, Bern, Switzerland

前言

牙周病的系统治疗阶段应考虑牙周病及牙周治疗对全身健康的影响。前者在第11章、第12章和第14章中有所描述，而后者将在本章中进行介绍。

牙周病的系统治疗阶段旨在保护患者免受不可预见的全身反应，预防出现影响患者全身健康的并发症，并在为患者进行治疗时，保护医务人员，避免可能存在的风险（主要是传染性疾病）。

为了充分制订系统的治疗计划，必须评估患者在等待区填写的健康问卷的结果，对其家族和社会史、一般医疗史，特别是吸烟史进行评估。此外，任何与患者全身健康相关的口外及口内情况均要纳入考虑。

牙周的系统治疗阶段包括：

- 注意预防感染性疾病和传染性疾病对口腔医生团队与患者全身健康的影响。
- 防止常规治疗对全身的潜在危害。
- 考虑系统疾病对牙周病进程、预后以及全身系统对治疗反应的影响。
- 控制焦虑和低疼痛耐受力。
- 对牙周和种植体周系统支持治疗的风险评估和考量。
- 戒烟劝导，并制订戒烟计划。

防止感染性疾病威胁口腔医生团队和患者的健康

原则上，当患者处于一种疾病的活动性传染期，应当推迟常规牙周治疗，直到他/她得到充分的治疗。鉴于患者可能不知道自己处于疾病期，或是疾病的临床症状可能已经减弱，但患者仍是传染病病原体的载体，因此如果要进行常规的牙科治疗，就需要针对可经过口腔传播的严重的疾病采取专门的防护措施。这些可经过口腔传播的疾病包括：病毒性肝炎（甲肝、乙肝、丙肝）（Levin et al. 1974）、人类免疫缺陷病毒

（human immunodeficiency virus, HIV）感染以及性病（Chue 1975）。因此，牙科诊所必须能处理传染性最强的病原体——肝炎病毒，并且预防这些传染性疾病的传播。作为最基本的防护措施，建议在对所有患者进行牙科治疗时戴橡胶手套和医用外科口罩（ⅡR型）。此外，在治疗过程中产生气溶胶时，医生和患者都应佩戴防护眼镜，在诊疗SARS-COV-2患者时，可能需要FFPS口罩、防护面屏、防护服及工作帽。

单纯疱疹病毒（Nahmias & Roizman 1973）和结核病是更具传播潜力的传染病。尽管口腔医生团队可能已经接种了肝炎疫苗，但对于近期有病毒性肝炎病史（2～3年）的患者，仍应采取特殊的防护措施。如果病史及口腔检查显示患者可能有明显或潜伏的系统疾病，他/她在进行全面的牙周治疗前需进行体检。

保护患者健康

许多系统疾病，虽然可能与牙周病的发病机制和预后没有直接相关性，但可能会影响治疗计划。由于超过50%的40岁以上的患者可能患有全身系统疾病或服用影响牙周治疗的药物，在进一步治疗之前，必须对这些方面进行仔细的评估。

当患者患有危及生命的全身系统疾病，如冠心病或高血压性心脏病，这就需要咨询其专科医生以制订合适的治疗方案，以及其治疗是否需要在综合性医院或专科门诊进行，而不是在一个私人诊所进行。如果该牙科诊所被认可为适合治疗此类患者，应严格控制治疗时间。治疗需要使用含血管收缩剂的局部麻醉剂以完全控制疼痛。

防止并发症

在牙科诊所中最常见的并发症有：

- 感染性心内膜炎。
- 出血。
- 心血管意外。
- 过敏反应和药物相互作用。
- 特殊用药：双膦酸盐类药物。

如果采用适当的预防措施，这些并发症都可以防止。因此，从病史中获得可能的并发症的信息是制订治疗计划和全面的患者护理的重要一步。

感染性心内膜炎及其预防

感染性心内膜炎（infective endocarditis, IE）是一种罕见的但危及生命的心内膜感染，由先天性或获得性心脏异常患者的菌血症引起。IE的发病率为每年每10万人中有1例（DeSimone 2015）。IE会导致严重症状，有些需要救治性心脏手术（Murdoch et al. 2009），表26-1显示了牙科治疗干预后估计的绝对死亡风险。

侵入性牙科手术传统上被认为是IE最常见的危险因素，因此50多年来，牙科治疗前的预防性使用抗生素（antibiotic prophylaxis, ABP）一直是世界上大多数地区的治疗标准（Wilson et al. 2007; Habib et al. 2015）。

口服青霉素引起的致死性过敏反应的风险估计为1/100000，而在非肠道给药时更高（Kaufman 2003）。因此，在评估在IE预防中使用ABP与在有IE风险的特定群体中不使用ABP的死亡风险之间的平衡时，此类不良事件统计数据在历史上已经造成了一种两难的境地（表26-1）。此外，长期以来，此类研究存在一定的伦理问题，也就一直缺乏随机对照试验（randomized controlled trials, RCT）的证据来证明ABP预防IE的疗效。2008年，英国国家健康与临床卓越研究所（National Institute for Health and Care Excellence, NICE）做出了一个具有里程碑意义的决定，侵入性牙科术前的ABP不具有成本效益，应当停止（NICE 2008）。相比之下，2007年美国心脏协会（American Heart Association, AHA）指南（Wilson et al. 2007）只保留了对高危患者使用ABP的建议，2009年欧洲心脏病学会（European Society of Cardiology, ESC）指南也是如此（Habib et al. 2009）。然而，ESC在2015年

表26-1　进行牙科干预后的绝对风险（来源：Lalani et al. 2013）

状态	死亡率（per procedure）	增加IE的风险
二尖瓣脱垂	1/1100000	↓
先天性心脏病	1/475000	
风湿性心脏病	1/142000	
人工瓣膜	1/114000	
既往IE史	1/95000	

IE，感染性心内膜炎

通过专家共识修订了其指导意见，以提供"明确而简单的建议"（Habib et al. 2015）。后者包括在高危手术前1小时使用单次口服剂量的阿莫西林（2g），以及在青霉素过敏患者进行手术前1小时使用单次口服剂量的克林霉素（600mg）。但上述ESC的指导更新发布后不久，新数据显示克林霉素的致命不良反应的风险高于阿莫西林（Thornhill et al. 2015），这就使临床决策算法更加复杂。

因此，本章旨在讨论过去10～15年围绕在牙科手术中使用或不使用ABP预防IE的背景和争议，并记录当前的共识指南，该指南源自AHA，ESC和NICE建议，本章还对近来在苏格兰牙科临床有效性计划（Scottish Dental Clinical Effectiveness Program, SDCEP 2018）发布的实用性强而全面的操作指南进行了总结。

感染性心内膜炎的发病机制

IE是指凝血系统（血小板和纤维蛋白）、基质分子和血液传播细菌从远处（如牙周或牙槽窝）进入循环系统后发生一系列复杂的相互作用的结果。因此，我们使用术语"感染性"，心内膜炎的临床表现源于宿主的免疫炎症反应。该过程分为4个阶段。

第一阶段：非感染性血栓性心内膜炎

先天性畸形的心脏结构（如瓣膜）的内皮细胞，通常在血液通过的狭窄孔口或血液从高压流向低压系统（如隔膜缺损）处，常因长时间快速流动的血液湍流而受到损伤，从而激活血小板导致纤维蛋白形成，并在心内膜沉积。

第二阶段（一）：短暂性菌血症

在牙周治疗或拔牙治疗期间，细菌通过暴露的创口而引起菌血症，从而感染链球菌种，如绿色球菌、葡萄球菌或肠球菌，其能够附着于受损的心内膜上。例如，来自链球菌的FimA蛋白或来自葡萄球菌的黏附蛋白可以结合纤维蛋白-血小板复合体形成小的赘生物（Burnette-Curley et al. 1995）。

牙周探查、超声刮治和刷牙都会产生菌血症，但仍缺乏足够有力的研究证明牙周炎越严重，菌血症就越严重（Kinane et al. 2005）。

第二阶段（二）：慢性低水平菌血症

除了上一阶段，口腔细菌在正常的日常活动中，如咀嚼、刷牙和牙间清洁时也会进入血液循环系统，相当于每月产生5730分钟的菌血症暴露（Guntheroth et al. 1984）。事实上，有学者提出，每天刷牙两次的菌血症风险是单次拔牙的154000倍，并且1年内的所有常规日常活动累积菌血症暴露量是单次拔牙的560万倍（Roberts 1999）。一项关于口腔日常活动和菌血症影响的系统评价和Meta分析报告称，菌斑积累和牙龈炎症显著增加了刷牙后菌血症的患病率（Tomás et al. 2012）。

第三阶段：细菌黏附

上述各种细菌黏附介质（如FimA或黏附素）促进细菌定植于血小板/纤维蛋白/内皮复合物并形成受感染的赘生物。

第四阶段：由于细菌增殖导致赘生物形成

早期的定植细菌为其他细菌的黏附提供了基

底，密度可以达到每克赘生物$10^8 \sim 10^{11}$个细菌，特别是在心脏的左侧（Wilson et al. 2007）。

IE的体征、症状和临床研究

IE的症状可以在短短几天内以"急性"的方式发展，或者在几周内更隐匿地发展（Thornhill et al. 2016）。早期诊断对于存留率至关重要，应加强对高危患者的宣教工作。IE症状包括：

- 盗汗。
- 活动时呼吸困难（呼吸急促）。
- 发烧到38℃或更高（90%病例）。
- 疲劳。
- 关节疼痛。
- 肌肉疼痛。
- 体重减轻（不明原因）。
- 皮疹（斑点状红点）。
- 脚趾和手指皮肤下的发红且疼痛的病变（Osler结节）。
- 意识模糊。
- 卒中。

IE的诊断具有挑战性。患者的C反应蛋白（C-reactive protein, CRP）水平升高，但这是一个非特异性发现。为了尝试通过聚合酶链反应（polymerase chain reaction, PCR）或传统的选择性培养分离致病微生物，血培养是必不可少的（Habib et al. 2015）。超声心动图和经食管超声心动图是极其重要的检查。此外，磁共振成像（magnetic resonance imaging, MRI）、正电子发射断层扫描（positron emission tomography, PET）或计算机断层扫描（computerized tomography, CT）也有助于诊断。

抗菌预防的有效性证据和风险

值得注意的是，由于缺乏随机对照试验（Durack 1995），没有证据支持ABP在预防IE方面的有效性（Lockhart et al. 2007）。因此，NICE于2008年决定停止在英国推荐ABP，这就提供了一个机会，对大幅降低ABP处方率对英国IE患病率和相关死亡率变化的影响进行研究。Thornhill及其同事（2016）使用"变点分析"对2004年1月至2013年3月期间英国国民医疗服务体系商业服务管理局的ABP处方采集分析，将该数据与英国医院2000年1月至2013年3月期间的IE发病率和相关死亡率进行了分析（Thornhill et al. 2016）。他们采用了中断时间的分段回归分析，分割点设置为2008年，并分析了二级代码以识别IE高风险患者以及致病菌。他们报道，2008年后ABP处方的减少与该时期英国IE发病率的增加密切相关（Dayer et al. 2015），每月多35例。然而，在停用ABP处方前，IE发病率总体上呈递增趋势，高风险和低风险个体均有增加。有一种趋势是相关的"住院死亡率"增加，但这并没有统计学意义。这项研究虽然存在争议，但为在高危人群中使用ABP提供了一些新的证据，因为在大幅度减少ABP处方后，英国的新IE病例之间存在时间相关性。然而，这些结果没有因果关系，尽管这试验在伦理上具有挑战性，但需要进行随机试验来验证。

另一个重要进展是新数据显示ABP预防IE的不良事件发生率低于先前的认知。在美国心脏协会（AHA）的一项关于在IE预防中需要ABP的报告中，没有发现在过去50年里任何与ABP相关的因过敏反应导致死亡的病例（Wilson et al. 2007）。事实上，仅有一例口服2g阿莫西林（近50年来ABP提供的主要药物）的死亡病例报道（Lee & Shanson 2007）。Thornhill及其同事（2016）研究了英国2004年1月至2014年3月间的ABP处方数据，以及英国长期不良事件报道系统常规报道的数据。他们发现，英国建议口服阿莫西林剂量为3g，对于青霉素过敏患者建议于术前1小时单次口服600mg克林霉素。超过300万张阿莫西林处方中没有死亡报道，每100万张处方中有22.6例非死亡病例（Thornhill et al. 2015）。对于克林霉素，每100万张处方中有13例死亡病例和149例非死亡病例。学者得出结论，ABP预防IE时使用阿莫西林是相对安全的，但对克林霉素引起的少数死亡和非死亡反应值得注意。2015

年ESC指南建议青霉素过敏患者口服克林霉素600mg用于ABP，但Thornhill及其同事（2016）对此提出了质疑。然而重要的是，根据指南，克林霉素只用于有青霉素过敏反应史的患者，因此需要仔细解读两种方案之间相对安全性的比较。

IE和高危牙科手术的高危人群

尽管主要基于专家意见，AHA、ESC和NICE指南仍就IE的高危人群达成了实质性共识（表26-2）。此外，AHA和ESC指南特别指出3个危及生命、并发症风险较高的亚组（在表26-2中以斜体表示），需要关注，对于这类病例，口腔医生应咨询心脏病专科医生。

在高危病例中使用ABP预防应限于高风险（侵入性）手术，对于常规治疗不是必需的（表26-3）。

ESC、AHA、NICE和SDCEP指南都强调了获得与保持良好的口腔健康及卫生作为IE的主要预防策略的重要性。该建议包括了口腔穿环周围的卫生，并提出日常生活中口腔细菌的慢性进入比单独侵入性牙科手术的风险要大得多（Tomás et al. 2012）。

表26-2 美国心脏协会、欧洲心脏病学会和国家健康与临床卓越研究所关于感染性心内膜炎（IE）高危人群指南的共识。斜体字的情况需要“特别考虑”

IE高风险	IE中风险
曾发作IE	风湿热病史
结构性先天性心脏病，包括手术矫正或姑息性结构性疾病（非孤立性ASD、完全修复的VSD，或完全修复的DA，以及完全内皮化的闭合装置）	未修复的先天性心脏瓣膜异常
人工心脏瓣膜置换或人工材料修复	不属于高危的先天性瓣膜疾病，如二叶型主动脉瓣、二尖瓣脱垂、主动脉瓣狭窄内钙化
获得性瓣膜性心脏病伴狭窄或反流，或分流性任何类型的发绀型心脏病	

ASD（atrial-septal defect），房间隔缺损；DA（ductus arteriosus），动脉导管；VSD（ventricular-septal defect），室间隔缺损

IE中APB的使用方法共识

在患者要求和合理的情况下，ABP的推荐方案为术前1小时口服阿莫西林2g（英国为3g）和青霉素过敏患者口服克林霉素600mg。肠外给药

表26-3 在高危病例中使用ABP预防应仅限于高危操作（来源：SDCEP指南）

高风险（侵入性）操作	低风险操作
根面清创及龈下刮治	基础牙周检查/社区牙周治疗需求指数（community periodontal index of treatment need，CPITN）筛查
全面牙周检查（炎症组织的牙周袋检查）	龈上洁治
黏骨膜分离的外科手术	龈上预防性操作
牙周整形手术	拆除缝线
脓肿的切开与引流	在非感染组织中给予阻滞或浸润麻醉
种植体植入与暴露（第二阶段手术）	影像学检查
龈下修复包括固定修复体	正畸或活动修复体的放置和调整
黏膜下通路的种植体周炎治疗	龈上正畸带环的放置
拔牙	
根尖止点形成前的根管治疗	
成形片的放置	
龈下橡皮障夹的放置	
预制金属冠的放置	

与较高的不良事件风险相关，理想情况下应仅限于在全身麻醉下进行手术。在这种情况下，患者术前禁食，鼻插管后鼻源性葡萄球菌菌血症是一种特殊的风险。SDCEP指南提倡对不能吞咽克林霉素胶囊的青霉素过敏患者使用阿奇霉素口服混悬液（200mg/5mL），并为静脉给药患者包括儿童/青少年患者提供了推荐的方案。

知情同意——谁做出决定?

“知情同意”是任何医疗的核心和基础原则，基本上涉及患者同意做某事或只有在所有相关事实被告知之后才允许某事发生。患者必须在精神和语言上有能力理解所建议手术的所有重大风险和后果，以及替代方案，并且应该有时间提出问题并得到解释。最终，患者会根据医生提出的风险和益处，做出治疗决定。

总结

欧洲和北美就ABP用于预防牙科手术后的IE达成了共识。最近的新证据为这一争议领域的争论提供了依据，虽然ABP疗效的证据基础很差，但英国最近数据表明，对于接受侵入性（高风险）手术的高危患者，应考虑ABP。最终决定权取决于患者，但临床医生应以患者所理解的方式提供有关风险和益处的说明，以及替代方案，从而使患者能够决定他们首选的治疗方案。

出血

口腔医生应考虑患者抗凝药物或预防性抗凝药物的使用情况。对于前者，与患者的内科医生会诊讨论是必不可少的。特别是在牙周或种植手术之前，应与医生合作进行抗凝药物摄入量的临时调整。这类治疗中，详细的治疗计划和时间安排是必要的。

虽然水杨酸的使用通常不会给常规的牙科治疗和外科手术带来问题，但对于这类患者，仍然建议与患者的内科医生商讨。

对于肝硬化病史的患者或者是酗酒多年但是没有诊断为肝硬化的患者，由于其凝血机制可能已受到影响（Nichols et al. 1974），因此其在牙周和/或种植手术治疗中具有潜在的出血风险。同样建议对此类患者进行牙周治疗前会诊。

当治疗任何一类血液病或血友病的患者时，都应采取额外的出血预防措施。对此类患者，须请患者内科医生会诊并遵守会诊意见，建议分阶段治疗（每次就诊时，仅治疗几颗牙），即使治疗仅包括根面平整时，也建议在治疗区域使用牙周塞治剂。随着系统性的牙周治疗和口腔卫生的改善，即使患者有出血性疾病，口腔出血这一挑战性的症状，通常也可以得到控制。

心血管意外

心脏病患者经常接受抗凝药物治疗；因此，有可能出现出血的问题（如前所述），特别是在处方药物和凝血机制相互作用时，这类风险加大（如阿司匹林、吲哚美辛、磺胺类和四环素）。这类患者通常还服用其他心血管药物（抗高血压药、抗心律失常药和利尿剂），这可能增加在牙科治疗中低血压发作的风险。

对于心血管疾病患者，其在牙科治疗中产生的应激反应，可能导致突发性心绞痛或充血性心力衰竭。因此，在这些患者的治疗中应尽一切可能缩短牙科治疗时间、控制焦虑与疼痛。

过敏反应和药物相互作用

在治疗期间使用任何处方药物之前需充分了解患者的过敏史和药物服用史。在牙科诊所中最常引起过敏反应的是局部麻醉药物（普鲁卡因®）、青霉素、磺胺类药物和消毒剂（如碘）等。如果已知何种药物过敏，必须避免该类药物的使用。建议与患者的内科医生讨论，使用替代药物。

超过90%的60岁以上的患者，因不同的系统疾病而定期服用药物。因此应特别注意药物之间的相互作用，特别是对老年患者。牙周治疗中的处方药或在治疗中使用的药物可能干扰患者已经服用药物的疗效，并可能产生有害的相互作用。因此，在没有明确新开药物是否会与已服用药物产生相互作用前，医生开具新药方时须慎重。在没有与其内科医生讨论并由其出具书面意见之前，口腔医生不应该更改患者已经使用的药物。

许多患者定期服用镇静剂和抗抑郁药物，这与牙周治疗中可能使用的药物具有潜在的叠加和协同作用。此外，这些药物与酒精的相互作用与放大作用须告知患者。

影响牙周病进程和预后的潜在系统疾病或状态

在任何牙周治疗开始之前，应尽可能地减轻系统疾病，如血液性疾病和糖尿病的影响。针对病因的治疗很容易进行，并取得显著疗效，即使在系统疾病的活跃阶段。患者的牙周袋减少和再生手术治疗的治疗效果，取决于患者系统疾病的严重程度；反之，不完善的牙周治疗在很大程度上对患者健康也可能造成威胁。

例如，牙周感染的成功控制有利于糖尿病的控制（Grossi et al. 1997; Genco et al. 2005）。因此，牙周病治疗可能对患者的全身健康产生有益的影响。对于累及根分叉的重度牙周炎和残留的深牙周袋不能降低的这一类患者，不应进行姑息治疗。相反地，必要时，应该拔除反复脓肿和脓肿形成的患牙以彻底地控制感染。

临床经验表明，血糖控制良好的情况下，糖尿病患者牙周组织的愈合反应与健康患者的效果一样好。但是对于青少年糖尿病患者，由于其血管病变导致其对感染的抵抗力降低，因此推荐此类患者在牙周手术和种植术后使用抗生素。患者的血糖控制良好时不建议术前预防性使用抗生素。牙周手术的应激性反应可能加重低血糖反应，因此，此类患者中需采取措施预防低血糖反应的发生。

长时间以治疗剂量使用可的松可能引起相当明显的代谢反应，表现为成纤维细胞活性降低，从而可导致创口在愈合过程中易于感染。尽管如此，这些患者仍可以通过定期的病因治疗得以治愈，创口愈合并没有明显延迟。这些患者不建议使用抗生素，除非患者口腔呈严重感染状态并伴进行性发热或危及气道的肿胀。

特殊用药：双膦酸盐类药物对种植治疗的威胁

10余年前，人们发现含氮双膦酸盐可以抑制一种控制破骨细胞功能的酶。这些酶也抑制了诱导骨愈合的细胞的迁移活动。因此，在种植体植入过程中所暴露的颌骨发生骨坏死最有可能的原因就是骨细胞的迁移受抑制。因此，双膦酸盐类药物相关性颌骨坏死（bisphosphonate-related osteonecrosis of the jaws, BRONJ）即使是在口服双膦酸盐的患者中，其风险也不能被低估。所有口腔医生都必须警惕，因为在服药后，最早1年就可以发生BRONJ（Sedghizadeh et al. 2009）。根据这些结果，研究人员开发了一个新的药代动力学模型以评估1年内药物的累积效应。在该模型中，似乎可以通过骨骼中双膦酸盐的累积浓度来预测颌骨因手术治疗而暴露并导致愈合不良时的毒性水平。这种新的BRONJ机制是由Landsberg等（2008）发现的。在此模型中，研究者发现，其相关的毒性水平并没有像之前所认为的那样，一定会影响破骨细胞，但它影响角质形成细胞、内皮细胞、成纤维细胞、巨噬细胞、成骨细胞、破骨细胞的前体骨髓细胞和T细胞。所有的这些细胞均大量参与手术暴露骨的愈合。因此，最有可能的是含氮双膦酸盐影响了骨创伤愈合，导致BRONJ的发生。不含氮的双膦酸盐并不会引起BRONJ的发生。

抑制角质形成细胞迁移的体外阈值（0.1μmol/L）被认为是抑制手术暴露骨病例中创口愈合的毒性双膦酸盐水平。通过每周使用相当于70mg阿仑膦酸钠®，可以估算出不同的骨量发生中毒的阈值剂量。因此，个体骨骼的尺寸大小可能是发生BRONJ风险的决定因素。因为含氮双膦酸盐在骨骼矿物质中所含的总量影响患者的中毒阈值；很明显，骨骼尺寸较小的患者将比骨骼尺寸较大的患者更快达到中毒水平。一旦骨骼中含氮双膦酸盐量超过了中毒阈值，就将激活破骨性吸收，释放足够的药物以抑制对于裸露骨创面愈合来说不可或缺的细胞的生长。

对于使用双膦酸盐药物的患者，在种植或其他手术治疗前，最重要的是仔细评估患者的药物治疗史及患者的体型与药物之间的关系。强烈建议向患者内科医生进行咨询。

焦虑和疼痛的控制

出于对牙科治疗的焦虑和恐惧，许多患者虽然有意保持牙齿健康，但并没有定期找口腔医生进行维护。澳大利亚的一项最新研究显示，成年人中7.8%～18.8%患有牙科畏惧症，0.9%～5.4%患有牙科恐惧症（Armfield 2010）。现代牙科已提供各种有效的方法来控制疼痛和焦虑。这意味着这些患者不用再畏惧牙科治疗了。在询问病史和口腔检查过程中，应考虑到患者的焦虑和疼痛阈值等相关情况。

对于焦虑的患者，可视情况，在治疗前夜、当日早晨和治疗/术前半小时给予地西泮（苯二氮、安定®，2～5mg）。无痛牙科治疗可通过细致而缓慢的局部麻醉药注射来实现。

术后镇痛治疗，推荐使用如具有解热镇痛功效的非甾体抗炎药（non-steroidal anti-inflammatory drug, NSAID）。扶他林®的活性成分双氯芬酸钾通过与前列腺素合成酶的相互作用从而抑制前列腺素的合成。在任何牙周手术和种植手术术后，建议按50mg/次的剂量，每天给予扶他林®2次，连续使用3天（注：胃溃疡患者不应接受扶他林®快速治疗，哮喘患者应注意不良反应）。此外，根据患者个体的需要和疼痛阈值的不同，可辅助使用另一种止痛药（甲芬那酸：如Ponstan®或Mephadolor®，每6～8小时使用≤500mg）。

患者和医生及整个诊所工作人员之间有益的互动可有助于缓解焦虑；但是这种互动可能需要花费比普通患者更多的时间和关心。

戒烟劝导

吸烟的危害仅次于不良的口腔卫生习惯，成为牙周病病因和发病机制中最重要的可变危险因素（Ramseier 2005; Ramseier et al. 2020）。因此，对患者吸烟史的仔细评估已经成为全面的牙周治疗中不可或缺的一部分。

临床医生对烟草依赖发生原因的正确理解，有助于协助牙周病患者戒烟。烟草依赖指的是吸烟者既有在心理上对烟草依赖，又有身体上对尼古丁的成瘾性依赖。因此，为了更好地帮助吸烟者戒烟，所有帮助戒烟的方法都应该包括解决其心理依赖性的行为支持和治疗其身体戒断症状的药物治疗。

目前，占主流地位的戒烟方法是基于专业的循证方法，其由运用“5A方法”［询问（Ask）、建议（Advise）、评估（Assess）、协助（Assist）和安排（Arrange）］的专业行为劝导联合药物支持治疗组成。戒烟劝导的成功率通常取决于：（1）在戒烟劝导上所花费的时间；（2）处方药。不同劝导时间1～3分钟、4～30分钟、31～90分钟和＞90分钟的成功率分别为14.0%、18.8%、26.5%和28.4%（Fiore et al. 2008）。

实际上，在吸烟患者的每次牙周治疗中，应包括持续3～5分钟，侧重于“AAR方法”［询问（Ask）、建议（Advise）、协助（Refer）］的戒烟劝导（Ramseier et al. 2010, Tonetti et al. 2015）：

1. 询问：众所周知，在询问患者吸烟史中，系统性病史起着关键作用。通过与患者的定期交流，口腔医生和患者之间随后就能够进行比较温和的谈话。
2. 建议：当进一步询问患者是否愿意戒烟时，吸烟者常回答“某个时候”会戒烟，但目前还不是时候。总有一些事情，被他们看作比戒烟更重要，需要先做。即使患者认为他们已经准备好戒烟，但下一步仍然会存在一些不确定因素，并且可能会对完成这一目标缺乏信心，没有足够的戒烟准备。这类患者往往是畏惧失败及社交习惯改变，或者是担忧不必要的体重增加。
3. 协助：当患者进行戒烟尝试时，我们可以通过牙科诊所或者其他医疗机构为患者的戒烟计划提供有用的资源。无论是机构内部（包括经过适当培训的牙科人员）或者是外部（如www.quitline.com）都应提供专业的戒烟劝导服务。

戒烟劝导的简明示例（表26-4）

牙周医生（periodontist, Dr）和患者（patient, P）在牙周治疗开始时的临床案例示例对话中介绍了使用动机性访谈法短暂劝导戒烟（有关动机性访谈法的更多详细信息见第27章）。

表26-4　戒烟劝导的简明示例

Dr	“根据你的吸烟史，你现在正在吸烟。我可以问你几个关于吸烟的问题吗？”	引发主题，寻求允许
P	“好的。”	
Dr	“你能告诉我你对吸烟的看法吗？”	提出开放性的问题（引出患者已经知道的事情）
P	“我知道应该戒烟，也知道这对我的健康不好。但我现在并不想戒烟。”	
Dr	“所以你并不觉得你现在就想戒烟，但你确实担心这会对健康有影响。”	化解阻力
P	“是的。”	
Dr	“那么，告诉我你关心哪方面？”	
P	“主要是我会得肺癌之类的。”	
Dr	“所以你有点担心会因为吸烟得癌症。吸烟还有什么是你不喜欢的吗？”	
P	“如果我戒烟的话，我的衣服就不会有味道了。”	
Dr	“所以烟草的味道是你想要摆脱的吗？”	
P	“是的，但是我吸烟很多年了，我以前试过戒烟一次。”	
Dr	“所以，即使由于健康和其他原因，你想成为一个不吸烟的人，你也没有成功戒烟。”	反映矛盾心理
P	“是的，现在我很喜欢吸烟，所以我没有多少动力去尝试。”	
Dr	“听起来，虽然你有一些重要的理由去戒烟，但你对成功没有信心，你觉得现在还没有准备好接受这个挑战。我想知道下次我们是否可以再次讨论这个问题，看看你下次的想法，我是否能提供帮助？”	总结
P	“好的，听起来不错。”	

结论

牙周系统性治疗的目标是评估牙科团队和患者可能需要防护的各个方面。牙科诊所的感染控制起着核心作用。防止发生可能的并发症，如感染，尤其是细菌性心内膜炎、出血、心血管意外与过敏反应，这就需要深入了解患者的病史和仔细进行口腔检查。

目前，感染性心内膜炎的预防性用药只针对那些有感染性心内膜炎病史、人工瓣膜或心导管外科手术史的患者；患有其他心脏异常疾病的患者无须在牙科治疗之前预防性使用抗生素。对于患有系统疾病的患者，如糖尿病或心血管疾病，通常会服用一些治疗药物，但这些药物可能与牙周治疗中的药物之间相互作用。因此应采取预防措施，并建议在对患者进行系统性的牙周治疗前咨询患者的内科医生。

必须认识到的是，牙周治疗可能也有益于患者的全身健康。适当的牙周治疗可以促进糖尿病患者的血糖控制。

最后，戒烟劝导已成为现代牙周治疗的一部分，因为事实上吸烟已经成为继口腔卫生不良后影响牙周炎的第二重要危险因素。

第11部分：牙周基础治疗（感染控制）

Treatment Planning Protocols

第27章

口腔卫生宣教

Oral Hygiene Motivation

Jeanie E. Suvan[1], Christoph A. Ramseier[2]
[1] Unit of Periodontology, UCL Eastman Dental Institute, London, UK
[2]Department of Periodontology, School of Dental Medicine, University of Bern, Bern, Switzerland

牙周治疗中患者的健康咨询

牙周健康需由一系列恰当的健康行为支持，如定期的自我菌斑控制、戒烟和2型糖尿病患者的血糖控制。换句话说，口腔卫生维护不当、吸烟以及血糖控制不佳对牙周组织有着破坏性的影响。为了成功地预防和控制疾病，参与口腔健康保健的牙科社区应该努力加强对健康行为有益作用的认识。随着越来越多的证据支持健康行为改变的潜在益处，旨在改善个人层面的预防、鼓励有益的生活方式已成为所有口腔保健提供者的专业责任。

流行病学调查显示成年人群中牙周病的患病率达20% ~ 50%（Eke et al. 2012; Ide & Papapanou 2013）。牙龈炎和牙周炎是由口腔致病菌引起的，这些致病菌定植形成菌斑生物膜（被称为多微生物群落），然后进一步受到局部或全身宿主因子的调节（Hajishengallis & Lamont 2014）。根据目前的牙周病发病机制模型，普遍认为，疾病发生是共生微生物群、宿主和环境因素相互作用的结果（Lang & Bartold 2018）。因此，去除菌斑生物膜仍然是获得和维持牙周健康的关键因素之一，是临床医生促进口腔卫生自我维护的主要关注点。

除了与菌斑相关外，牙周病与烟草使用之间的正相关关系也被证实（Bergström 1989; Haber et al. 1993; Tomar & Asma 2000）。全球约有1/3的成年人使用各种形式的烟草，并且每年因烟草相关疾病死亡的人数不断增加，这也加重了全球公众健康的负担。同时，饮食因素也与慢性疾病密切相关，包括肥胖、心血管疾病、2型糖尿病、癌症、骨质疏松和口腔疾病（Petersen 2003; Suvan et al. 2018）。

总之，有足够的证据表明，患者的生活方

式是牙周治疗成功的关键，而对于缺乏恰当的保健行为的患者，其牙周治疗的效果有限。在最近的文献综述中，有研究表明，除了自我菌斑控制外，戒烟和促进健康的生活方式是牙周炎治疗的最重要措施（Carra et al. 2020; Ramseier et al. 2020）。因此，合理的牙周健康维护临床概念是：

1. 结合行为改变方法或工具，以提高患者对口腔卫生自我维护的动机和能力。
2. 对患者行为整体评估。
3. 提供有效的危险因素控制干预措施和行为改变方法（如适用）。

挑战

自20世纪60年代以来，在Löe及其同事确认菌斑是牙龈和牙周炎症的病因后，传统的牙周保健包括恰当的口腔卫生方法指导（Löe et al. 1965）。如在实施过程中，医生会指导患者恰当的刷牙方法、建议刷牙的频率和每次刷牙的时间。早期关于有效的口腔卫生指导的研究都发现，患者很难坚持恰当的日常口腔维护（Johansson et al. 1984; Schüz et al. 2006）。多次就诊可以改进患者的口腔卫生习惯，这在一定程度上是对一次或反复无效的口腔卫生宣教的有益补充。然而，由于患者难以坚持，经常取消其牙周支持治疗的预约，这就导致其缺乏专业的口腔维护，增加了牙周病远期复发可能的风险（Wilson et al. 1984; Demetriou et al. 1995; Schüz et al. 2006）。

但是，许多健康宣教方法在长期的行为改变方面不能达到长期的效果，这使医患双方都感到沮丧。以下是临床医生和患者之间的模拟对话，医生试图通过直接建议的方式改变患者行为，但这样可能就会导致该谈话没有效果，患者改变的可能性微乎其微：

医生：“你经常使用牙间隙刷吗？”

患者：“是的，但并不是每次该使用的时候都用。”

医生：“我强烈建议你每天使用。正如你所知，如果使用次数不足，可能会产生严重的后果。”

患者：“我知道我应该更多地使用，但是……”

医生：“这不是你可以选择的，它非常重要！”

患者：“我知道，但我没有时间！”

由于临床医生没有告诉患者使用工具的原因，患者使用牙间隙清洁工具存在障碍，谈话陷入僵局，这样患者的行为就几乎不可能改变。在某些病例中，有些患者甚至会因为依从性差遭到责备，进一步的口腔健康教育可能就失去意义。

为了在牙周护理中获得可靠而有益的结果，有效的口腔卫生自我维护（和危险因素控制）是至关重要的，因此有必要应用不同的工具或技术，作为对个体行为改变干预的一部分。这对临床医生来说可能显得复杂且困难。然而，关注常见的健康行为改变原则的方法，可以简化临床医生对健康行为改变原则的方法的学习及应用，这些原则常见于众多心理学理论。动机性访谈法是其中的一种方法，包括促进健康生活习惯和行为选择的基本方面，这些方面在行为科学领域均已得到证明。首选的目标是将对口腔疾病的一级和二级预防都有效的方法应用于临床实践，其中包括：

- 基于最有效的证据。
- 可适用于口腔卫生行为、预防吸烟、戒烟以及饮食咨询。
- 适用于牙科治疗团队以成本控制的方式来实现。

医患交流

无论主题是什么，实现有意义的医患沟通的核心点是有效沟通。在日常生活中与他人交流时，我们不知不觉使用了多种交流方式。然而，在与牙周患者交流过程中，根据心理模型的证据，口腔医生应不断特意调整自己的交流方式以适应患者个性化需求及个人兴趣。作为一个交流框架，Rollonick及其同事提出了日常医生与患者交流的3种模式（指导、跟随和引导）（Rollnick et al. 2008）：

- 指导模式：包括给予患者专业的建议和支持。这是传统牙科护理的标准方式。医患关系密切时，采取指导模式是合适的。所给出建议应选择好时机，个性化且用一种与患者约定的方式提出。指导模式可以在患者提出问题或在某一话题上表示兴趣后使用。例如患者说出“我可以做些什么能够使我不需要每次回这里时均需要刮治？”时再使用。
- 跟随模式：需要医生具有倾听的技巧，当情况需要医生对患者感同身受时，就比较合适采用这种模式（如患者伤心或沮丧时）。临床医生采用这种模式并不是为了立刻解决患者的问题，而是对患者提供支持和鼓励。跟随模式是一种加强医患亲密关系的有效方法。例如，当患者说出“我的生活发生如此多的事情，我现在对自己的牙齿感到沮丧”时，就可以采用跟随技巧。
- 引导模式：医生通过与患者的合作，使其明确目标以及如何实现。这种模式最适宜在与患者讨论健康行为改变时使用，特别是针对纠结是否做出改变的患者。这一模式可以在患者说出“我知道吸烟不好，但这是我生活中唯一的乐趣”后使用。引导模式将进一步探索矛盾的两面，让患者自己决定如何化解矛盾。

在健康行为改变对话中，一些患者可能会从指导中获益，尤其是那些表示对进一步信息或建议感兴趣的患者。另一些患者可能表现出迫切的担忧，因此需要跟随模式。对于那些已经知道需要做什么却尚未做的患者，最好使用引导模式（Rollnick et al. 2008）。

在与患者交流时，医生应当注意患者对某一方式的反应，并在适当的情况下更换交流方式。如果医患之间融洽的关系被打破，这可能是一种警告，表明这种交流方式过于直接，对患者来说不够引人入胜。交流的主要目的是沟通中共享协作。

应当记住的是，在与患者的交流中，医生只有在患者能够舒适地回答问题时才可以问诊（如不被医生打断）。如果没有考虑这点，那么患者可能因为感觉到失去控制，而使沟通的成功率下降。最佳的、可以促进行为改变的指导性互动是基于融洽关系和尊重。它侧重于增强患者对自主性、自我控制或自我能力的感知。

为了在与患者沟通过程中保持良好的关系，并且在建立健康习惯方面获得进展，可以考虑4种主要的沟通技巧，并总结为首字母缩略词OARS：开放式问题（Open-ended questions）、肯定患者（Affirm the patient）、反映（Reflect）和总结（Summarize）。

- 使用开放式问题：通过多个封闭式问题（用“是”或“否”或一个词回答的问题）来与患者沟通会让患者感觉被动。相反地，开放式问题能促进患者思考、合作和努力。例如“你觉得你的口腔卫生习惯怎么样？”
- 肯定患者：当一个人的行为被审视时，其出于本能会很自然地表现出消极的态度。认同患者的能力，欣赏患者的坦率，将会减少其抵抗，增加开放的程度，也增加改变的可能性。例如“你清楚地告诉了我你为什么不关心刷牙，我欣赏你的坦率。”
- 反映：反映是最基本的移情表达（明白他人观点的能力）。恰当地反映包括医生对理解患者观点所做的努力。（1）明白患者的潜在意思；（2）简明；（3）作为一种观察或评论讲述出来；（4）表达理解而不是判断，例如“你似乎真的对每天清洁牙缝失去了希望。”
- 总结：总结可以证明对患者的陈述感兴趣，概括本次面谈，必要时将主题拉回原定轨道。它包括了对患者在交流过程中提到的改变习惯及行为的想法的总结。例如“所以，很大程度上你现在还没有准备好改变。你真的很喜欢吸烟，但是你担心其他人发现你吸烟时的反应，对吧？”

口腔卫生宣教的循证依据

一般卫生保健中的循证证据

在过去几年中，关于健康行为改变干预措施的积极影响的证据普遍有所增加。目前，许多国际公认的临床实践指南适用于各种健康行为改变干预措施，如戒烟（Fiore et al. 2008）、糖尿病的控制（WHO 2006; Powers et al. 2017; VA/DoD 2017）、锻炼身体（WHO 2010; Rütten & Pfeifer 2016; Azar 2018）、饮食改变（WHO 2004; FANTA 2016）包括碳水化合物的减少（WHO 2015）及减肥（NIH 1998; Yumuk et al. 2015; Fitzpatrick et al. 2016）。大多数建议的方法主要遵循动机性访谈法（motivational interviewing, MI）的基本原则，包括最初的简短干预，随后是更广泛的劝导。在行为学科学家和临床医生中，一个共同、反复出现的主题是，患者的内在动力与患者的价值观、经验、对风险的理解、自信感和自尊心有关（Deci & Ryan 2012）。

MI最早是用来治疗成瘾行为，特别是酒精成瘾，因此，大量对MI的经验性研究也集中在这一领域。然而，MI在其他行为改变领域的应用也有大量的文献以Meta分析的形式发表（Burke et al. 2003, 2004; Hettema et al. 2005; Rubak et al. 2005; Lundahl et al. 2010; Magill et al. 2018），最近的一项研究包括近100个临床试验和3000多名参与者。大多数Meta分析表示，在治疗成瘾性行为（药物、酒精、吸烟和赌博），健康行为如饮食、锻炼身体、风险行为、约诊和复诊上，MI的临床干预至少与其他积极的治疗有相同的意义，同时优于不进行干预或使用安慰剂。效果如何，平均上来说主要取决于沟通技巧（Hettema et al. 2005; Lundahl et al. 2010; Magill et al. 2018）。我们发现在基于MI的干预中，虽然医生与患者接触时间更少，但与其他可选择的积极的干预措施相比，有着同样的效果，因此在牙科领域，仅仅简要的咨询是可行的。这表明MI在牙科领域可能是一种特别有效的咨询方法（Burke et al. 2004; Lundahl et al. 2010）。Rubak等（2005）报道，研究表明简要交谈15分钟，64%表现出有效。另外，当由医生进行干预时，约80%可观察到效果，这表明对于并不是咨询专家的专业人员来说，在短暂交谈时有效地使用MI法是可行的（Rubak et al. 2005）。

对于口腔健康来说，另一项相关目标行为是饮食习惯。如前所述，Meta分析显示MI法能够显著影响饮食习惯的改变。具体而言，这些研究记录了MI在总体的饮食摄入（Mhurchu et al. 1998）、脂肪的摄入（Mhurchu et al. 1998; Bowen et al. 2002）、碳水化合物的消耗（Mhurchu et al. 1998）、胆固醇的摄入（Mhurchu et al. 1998）、体重指数（body mass index, BMI）（Mhurchu et al. 1998）、体重（Woollard et al. 1995）、盐的摄入（Woollard et al. 1995）、酒精的消耗（Woollard et al. 1995）和蔬菜与水果的消耗（Resnicow et al. 2001; Richards et al. 2006）的变化。特别值得注意的是，在考虑MI在一般卫生保健中促进干预健康行为改变的循证依据时，对不同学科及生活方式的影响具有相似性，这表明这些方法的广泛适用性。

牙周治疗的循证证据

在一项关于MI对口腔保健的影响的早期研究中，鼓励240名母亲对其高患龋风险的孩子进行饮食和非饮食控制，比较MI和传统教育对龋病预防的效果（Weinstein et al. 2004, 2006）。2年后对这些儿童中新的患龋情况检查表明，相比单纯用教育手册和录像来说，如果能结合MI会话和一年内6次的电话随访，预防新发龋齿的效果会更好。这一结果与Meta分析发现MI对饮食习惯改变的有效性相一致（Burke et al. 2003; Hettema et al. 2005; Lundahl et al. 2010）。

在过去10年，无论短期还是长期的研究，均表明口腔卫生宣教方面对口腔卫生的积极影响，评价指标：（1）通过菌斑指数评价口腔卫生；（2）利用牙龈指数评估牙龈炎症。Almomani等（2009）报道了在一项2个月的试验中口腔卫生的积极影响。随后，Jönsson等（2009a）对2名患

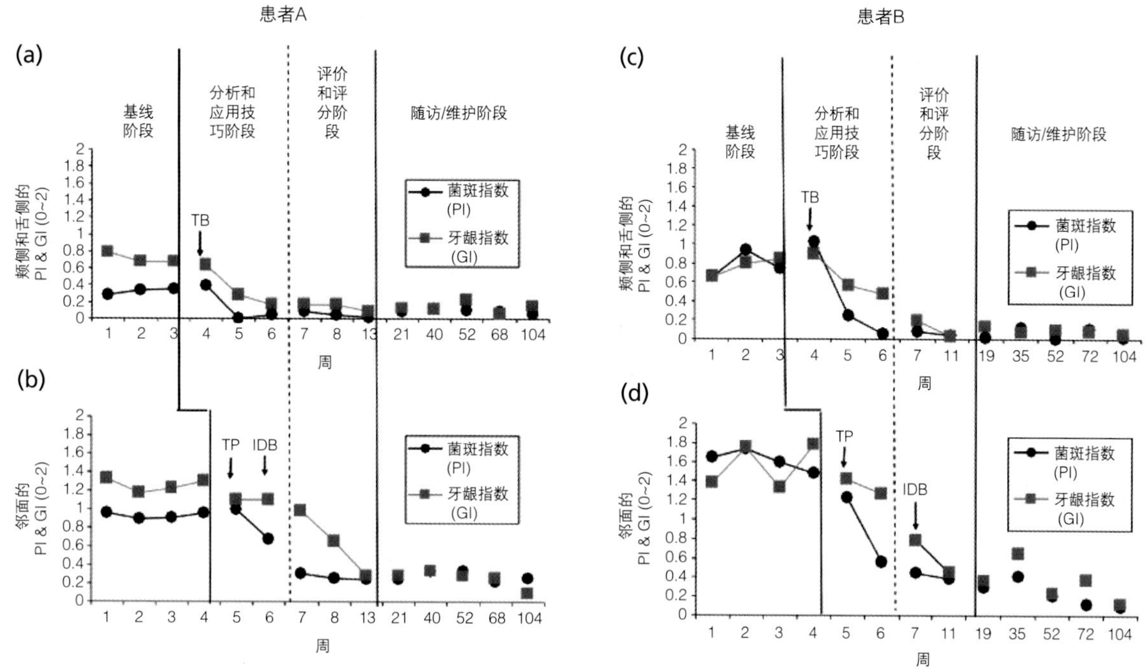

图27-1　在实施了一项改善口腔卫生的个性化治疗方案后，在104周的观察期间，患者A（a，b）和患者B（c，d）的全口与牙间菌斑指数、出血指数均显著下降。IDB（interdental brush），牙间隙刷；TB（toothbrush），牙刷；TP（toothpick），牙签。（来源：Jönsson et al. 2010。经John Wiley & Sons许可转载）

者进行了一项为期2年的系列病例研究，以跟踪个性化定制的口腔卫生计划对前述牙周指数的影响（图27-1）。在采用了本章介绍的方法进行MI会话，以及运用第28章中提到的个性化口腔卫生指导后，在2年观察期内，2名患者都成功地改变了口腔卫生情况和牙龈健康情况（Jönsson et al. 2009b）。随后同一学者进行了一项包含113名患者、为期12个月的大型研究，证实了MI能够起到积极的作用（Jönsson et al. 2009a，2010）。

总的来说，MI作为口腔卫生宣教的有效方法的循证支持正在增加。最近的2篇系统分析表明，MI在牙周保健中实施时的有效性有所提高（Kopp et al. 2017; Carra et al. 2020）。此外，两项临床试验表明，MI在与接受牙周治疗的患者的沟通方面有着积极的影响（Woelber et al. 2015; Kitzmann et al. 2019）。

尽管仅次于菌斑控制，戒烟被发现是治疗牙周炎的第二个最重要措施（Ramseier 2005）。其他证据表明，利用MI进行饮食咨询对牙周治疗后的临床结果具有额外的积极影响（Woelber et al. 2017, 2019）。

动机式访谈法的解读

如前所述，临床医生所提供的健康教育在长期改善患者行为上往往无效。大量的行为研究表明这一问题常源自健康教育方法中的一些错误的推测。尤其当行为改变仅由患者的相关知识和理解力所致，临床医生担任提供相关信息的角色时。相反地，动机式访谈法（MI）是基于人行为改变的不同假说。该假说认为，现有的知识不足以带来行为变化，而当改变与个人利益观相关时，就能产生持续性的行为改变。换句话说，动机只能从患者内部被激发而不是由医生强加于患者。在动机式访谈法中，假定患者能从自身原因出发而发生改变，医生只是引出或加强这些原因。同样地，在协作医生的指导下，患者也是确定可实现的目标和可达到的步骤的最佳人选。

如前所述，MI起源于酒精成瘾的行为领域，随后越来越多地应用于多种其他行为改变领域包括健康行为，如吸烟、饮食和运动（Burke et al. 2004; Hettema et al. 2005）。这种方法在20世纪70年代由William Richard Miller在一项对酒精成瘾的标准治疗方法的对抗性治疗观察中提出。他注意到过去文献中提出积极的治疗结果是和医患之间的密切关系或是“治疗同盟”有关。Miller发明了一种以移情作为中心的治疗方法，该方法将治疗同盟和移情治疗结合在一起，促使患者从内在的诱因上进行改变（Miller 1983）。随后，Miller遇见了Stephen Rollnick（MI治疗方法的共同奠基人，致力于研究矛盾心理以及患者对改变前后利弊的不安情绪）。Miller和Rollnick开始探索在MI治疗期间如何运用语言，重点在于通过激发患者“改变谈话”以促进其行为的改变。1991年，Miller和Rollnick出版了第1版《Motivational Interviewing: Preparing People to Change Addictive Behaviors》，在这本书中，他们详细探讨了该方法。从此以后，MI的研究和应用开始兴起，许多学者认同了该方法在健康行为改变中的适用性（Resnicow et al. 2002）。随后，Ramseier和Suvan（2010）在《Health Behavior Change in the Dental Practice》一书中发表了在牙科治疗中实施MI的各种方法。

MI被定义为“一个以患者为中心的，通过探索和解决矛盾情绪，强化内在动机以促进改变的指导性方法”（Miller & Rollnick 2002）。以患者为中心的要素指的是从患者的角度以及他们对行为改变的看法来理解和工作。例如，临床医生邀请患者描述其对戒烟好处和继续吸烟危害的看法，而不是仅仅告诉患者戒烟的好处（从医生角度）。尽管MI是以患者的观点为中心，但其仍然是指导性的，医生需深思熟虑以协助达成某一特定的行为结果。例如，对于接受牙周治疗的患者，医生在不忽视患者对改变的担忧的情况下，将重点放在患者改变所能带来的优点和可能性的阐述上（如花更多的时间进行口腔卫生自我护理），有选择地加强和鼓励（即“改变谈话”）（Kitzmann et al. 2019）。引出并使患者阐述自己改变的原因，这样促进改变的动机是内在的，而不是外部强加的。这一方法建立在患者对他们的行为总是矛盾的这一假说上（如这类患者几乎总是知道改变所带来的利弊）。因此，在应用行为改变方法时，医生试图通过一种能够有助于发现和解决患者潜在的矛盾心理的手段，尝试着强化改变的内在原因。

基本原则

尽管MI在患者咨询时提供了关于什么该做、什么不该做的充分指导，但Miller和Rollnick（2002）强调了如果想成功地激发行为改变，使患者潜在的观点具体化比单纯应用这些技术更加重要。他们制定了4项基本原则用来阐述该方法的潜在观点：

- 第一，当患者在行为改变出现进退两难的困境时，医生应当表现出对其状况的同情。换句话说，医生应当表现出对于患者期望的认同，提供并表达出对患者感受和顾虑的认可。
- 第二，患者目前的行为和患者理想中所希望的与其目标价值一致的行为之间将产生矛盾。例如，患者希望自己变得更加强大和有责任心，或者成为一名好的配偶或家长，这类目标需求常常与健康相关，这就提示着其增强健康的行为需求。
- 第三，化解阻力。当患者反对改变的时候，有很大可能将会趋向于提供相反的观点。结果，患者耗费了全部精力抗拒改变，这恰恰与期望的相反，患者可能更加抗拒改变。MI医生因此应当避免争论，而使用MI来化解阻力。
- 第四，支持自我效能或者支持患者改变的信心。当患者不知道如何去做或能不能做到时，即使受到鼓励，其改变仍然有可能失败。因此在牙周治疗中，MI医生应当表达出对患者改变能力的信心或指出过去的成功之处以及正确方向的步骤，从而努力增强患者的信心（Woelber et al. 2015）。

给予建议

尽管在本章中强调了以建议导向为主的健康教育与MI的不同，但重要的是应当意识到，有时应适时提供信息以解决患者的问题、误解或对知识的缺乏。MI技巧代码是用来评价医生对MI原则的执行情况，区别在于有或没有在允许的情况下给出建议，前者与MI原则相一致，后者则是被禁止的（Moyers et al. 2003）。本质上，当在患者愿意和有兴趣接受时给出建议，这与MI原则是一致的。医生在遇见患者时，常常会犯过早给出建议的错误，这就导致患者认为医生在按计划“推进”这一进程。相反地，在MI实践过程中，常常会发现在引导患者认知的过程中，患者在关于知识、问题、顾虑和误解等方面存在差异，从而愿意接受更多的信息。医生能够提供更多易于接受且有意义的信息。Rollnick等（1999）归纳了在MI中给出建议的三步法，这种方法是较为有用的沟通框架：

- 第一步：引发患者听取信息的意愿或兴趣。例如，医生可能对患者说“我有一些关于你感兴趣的（话题），你愿意听吗？”
- 第二步：尽可能以中立客观的方式提供信息。例如，医生可能会讲“研究表明……”或者“我的许多患者告诉我……”，这使与口腔健康相关的信息能够以一种支持患者自主权的方式呈现出来。
- 第三步：激发患者对所提供的信息的反应。随访通常有助于整合新信息，从而产生新的期望，增加改变的动力。或者说，随访能够揭示更多在知识和理解上的隔阂。如果患者“拒绝”信息，那么最好不要对此进行争论。总的来说，最好能简单地认可患者的期望，可以说“这些信息与你的经历并不相符”或者“这些信息与你的情况似乎没什么关系”，随后再进行更有意义的对话。

患者可能需要几次牙科复诊才能做出重要且持续的健康行为改变。在一次短暂的就诊之后，只能完成相对较小的改变。口腔医生对每次复诊不抱有过高的期望，最终可能会不太愿意强迫患者。从长远的角度来看（适用于任何行为改变过程），医生可能会更清楚地意识到他们可以在相对短的时间内完成什么，因此对于抗拒或高度矛盾的患者，挫败感不那么强。

日程设定

常常有不止一个健康行为影响着患者的口腔健康。完成一个小小的改变也可以使患者感觉更有自信且更有能力完成其他改变（Bandura 1995）。在这种情况下，从患者感觉最舒适的地方开始是十分重要的，鼓励患者从他/她愿意的部分开始谈起，而不是选择口腔医生感觉最紧迫的话题。有一个临床工具被称为“日程设定表”可以帮助计划的设定（Rollnick et al. 1999）。使用这个工具，医生与患者都能够分别在每次牙科就诊时针对和讨论一个行为改变的目标。此外，患者会选择他/她想先谈论的问题，使患者有更多尊重感和平等控制感。

意愿评估

临床医生常常希望牙周病患者仅仅是为了获得较好的口腔健康而准备好进行口腔卫生的改变（Miller & Rollnick 2002）。评估牙周炎患者的改变意愿包括了解患者的动机和改变的自我效能（Rollnick et al. 1999; Woelber et al. 2015）。通过一系列有关改变准备情况的问题，临床医生能够对患者在短时间内改变的意愿形成相对全面的了解。

当评价患者的动力和自我效能时，临床医生会寻找其特殊的动机及意义，以将这些与预期的行为改变相联系（图27–2）。正如Koerber

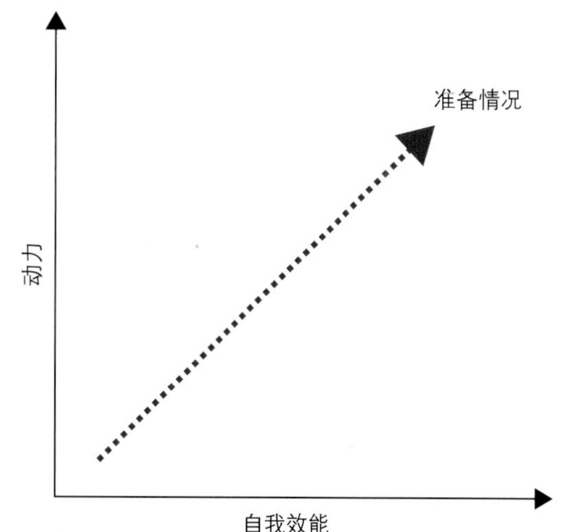

图27–2　改变的准备情况。（来源：Rollnick et al. 1999。经Elsevier许可转载）

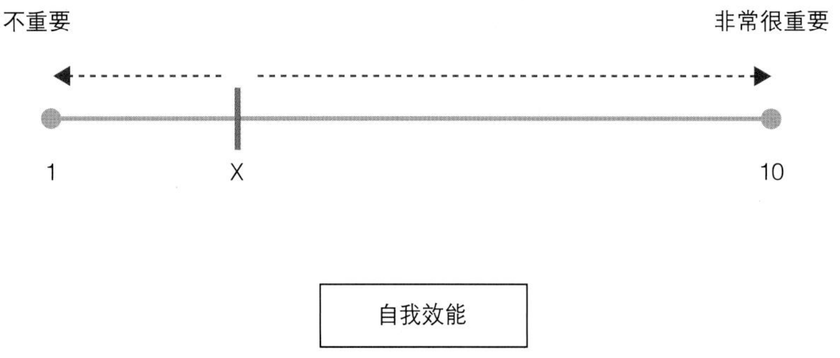

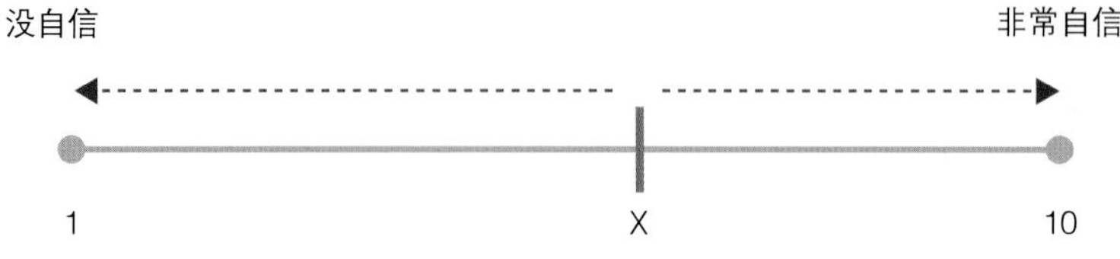

图27-3 动力（重要性）和自我效能（自信心）量表。

（2010）所提出的，尤其是在口腔医生进行短时间干预时，可以进行意愿评估。如Rollnick等（1999）提出的，包括了（1）动力评价和（2）自我效能评价。

首先，动力（重要性）量表（图27-3）包括3个问题。如：

1. “表中从1到10，10表示非常重要，1表示不重要，你对刷牙频率的重要性怎么打分？”
2. “为什么你打X分而不是1分？”
3. “为什么你打X分而不是10分？”

注意到第二个问题揭示了患者的动机，第三个问题揭示了患者的矛盾心理。

其次，自我效能（自信心）量表（图27-3）包括以下问题：

1. “如果你确信规律刷牙是十分重要的，那么你对你能做到这一点从1到10分打几分？1分是指没自信，10分是指非常自信。”
2. “为什么你打X分而不是1分？”
3. “为什么你打X分而不是10分？”

注意到第二个问题揭示了患者做出改变的决心，第三个问题揭示了遇到的障碍。

目标确定、计划和自我监督

为了与上述概念和原则保持一致，并进一步协助临床医生长期进行患者咨询，在2015年第十一届欧洲牙周病学研讨会上首次提出了口腔卫生宣教的具体方法，并用GPS（Goal setting, Planning, Self-monitoring）进行总结，用于目标设定、计划和自我监督（Tonetti et al. 2015）：

- 目标设定：在承认患者的自主权和自决权的同时，可以将要做出的改变设定为（治疗）目标。为便于这一步，可以使用日程设定表来每次解决一个特定问题。另外，这尤其适合吸烟的人，首先养成口腔卫生习惯，然后改变饮食，最后戒烟。
- 计划：这一步包括与患者的密切合作，以决定他/她何时、何处以及如何将进行哪一步（如果不完整）行为改变。
- 自我监督：最后，鼓励患者评估自己完成先前设定的目标相关行为的能力。临床医生通常通过给予积极的反馈或表扬来提高患者的自我效能来实现这一目标。

可帮助改正习惯的技术

最近，消费类设备的技术进步为医患联系以

及患者行为自我监督提供了新的方式，鼓励了自我效能，如使用短信来鼓励患者朝着目标迈进。在最近的一篇系统评价中，研究比较了移动应用程序及短信与标准口腔卫生指导对改善口腔卫生的影响，15项研究中有13项显示了辅助使用移动应用程序来加强口腔卫生信息宣教的好处（Toniazzo et al. 2019）。研究者认为，目前尚不清楚观察到的好处是由于患者自我效能的参与度增加而增强了医患关系，对个人口腔健康的理解增加，还是由于打破了旧习惯。也许原因是这些多方面之间的协同作用。这是一个相对较新的及新兴的行为研究领域，提供了潜在的新方法，以促进实践环境以外的健康行为。

患者配合主动性

将动机式访谈法用于口腔领域需要考虑如何确保该方法的合作性和共情作用（Ramseier & Suvan 2010）。Suvan等（2010）提出一种特殊的患者激励方案。这一模型使用相互交织的概念，试图捕捉牙科诊疗中相互影响的元素（Suvan et al. 2010）。医患交流和信息交换应融合在临床的诊疗过程中（图27-4）。

第一步：建立密切关系

建立密切关系的目的是为了快速使患者融入，同时创建一个氛围，既适合常规牙科治疗，也适合协商健康行为的改变。这一点的实现更多地取决于花费的时间。一个亲切有礼貌的问候对于建立相互信任和尊重的氛围是十分重要的。另外，一些基本的事项，如医患双方如何就座，这一点能够使患者感觉他/她正在作为伙伴，参与谈话（图27-5），而不是感觉正在咨询专家的意见（图27-6）。这些简单的行为能够使患者感觉到自己与医生是平等的，而不是一方显著占优势。以患者的主诉或就诊原因作为开场白是另一

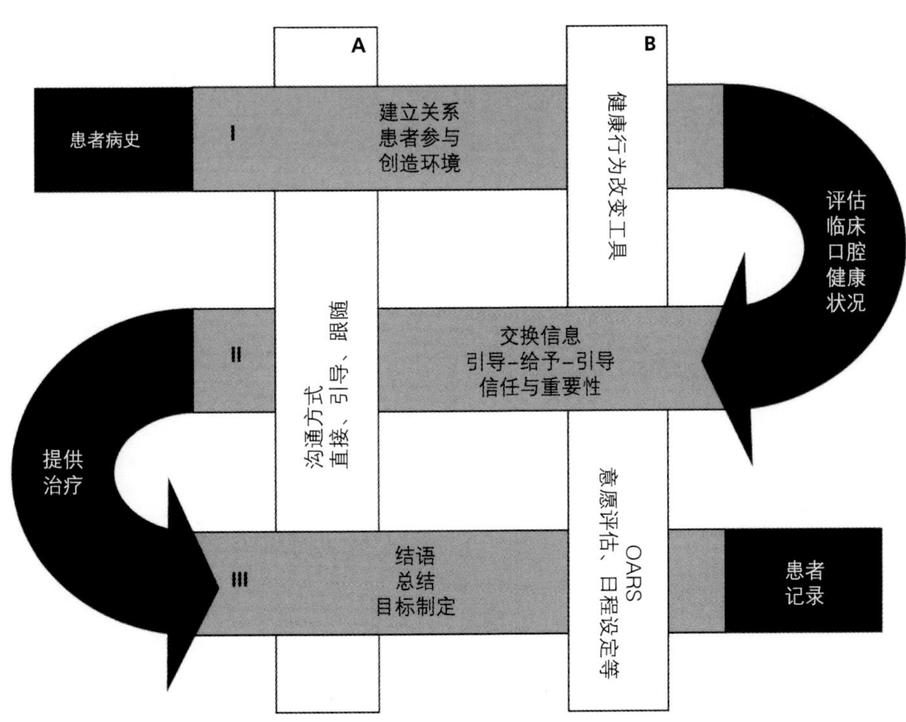

图27-4　来自Suvan等（2010）的牙科就诊时患者激励流程（实施模板）。在就诊开始和结束时分别询问病史和记录，描述从一次就诊到下一次的重要元素。水平条带表示了就诊的3个核心线索。这些被标记为建立密切关系，信息交换和总结陈词的条带，直接过渡到曲线中，表示在就诊过程中，在对话之间进行的临床评估或治疗。这些条带通过垂直条带（A、B）编织在一起，这些垂直条带代表了作为方法特征的交流互动的特定元素，以及交流方式和健康行为的改变工具，同时也是在就诊过程中一致性和灵活性的保证。OARS：开放式问题（Open-ended questions）、肯定患者（Affirm the patient）、反映（Reflect）、总结（Summarize）。（来源：Suvan et al. 2010。经John Wiley & Sons许可转载）

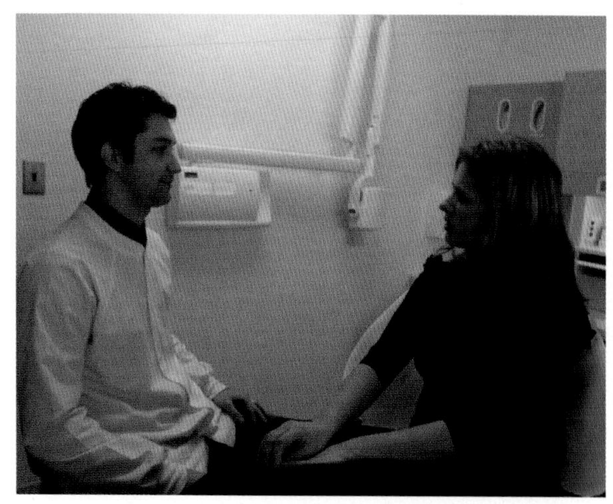

图27-5　合理的交流位置：医生在同一高度面对患者。

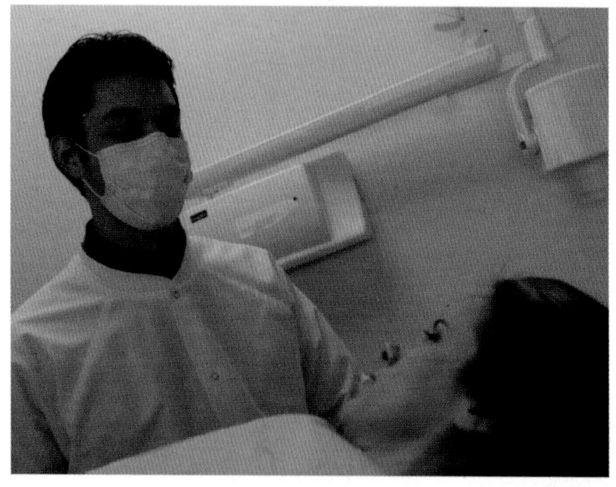

图27-6　不合理的交流位置：医生戴口罩，高于平躺的患者。

个简单、有效的步骤。这样的开场方式就为后续的就诊做好了准备，可以节省宝贵的临床时间。

在临床评估之前，先列出患者治疗过程中涉及的各个要点是十分重要的，接下来问患者是否乐意接受这样的治疗流程。征得患者的许可能够更好地使患者融入，同时也是鼓励患者主动参与的重要方式。向患者解释他/她将会听到的有关信息是有帮助的。这些小的举措能够使患者加入讨论中来，而不会让患者在整个评估过程中都被动、消极地躺在牙椅上。

第二步：信息交换

交流的第二部分通常发生在初步评估了患者口腔健康情况后。这种信息交流使临床医生和患者能够了解对方的观点，并创建更准确的临床问题的图像及有效的处理方法。这种讨论可以采用许多种形式。

一种提供信息的方法是执业医生采用引导-给予-引导的方法，将重点保持在患者的参与度上。从患者已知的点出发（引导）能够鼓励患者思考、反映和认可自己的能力。从一开始在经患者允许的情况下，就可为患者提供个性化的信息（给予）。可能最重要的一步是患者接下来对所提供信息引导的感觉。这个问题可以丰富对话的内容，也提供了讨论改变的机会。

从就诊的中间阶段开始，许多临床工作可以开展，包括诊断和治疗。当患者与医生能够自由交流时，讨论改变才最有价值。当患者还不能够平等参与时，不应当进行这类对话，如当患者不能讲话或在临床治疗后感觉疼痛或不适时。

第三步：总结陈词

第三步见于就诊结束。包括对已经提供的临床治疗的简要回顾和任何有可能发生的副作用与治疗后的不适。另一个同样重要的功能是简要地总结关于行为改变的讨论。这使临床医生有机会回顾在第二步中双方达成的目标和患者所提出的计划。为了保证讨论是双方合作达成的，临床医生应当询问患者是否对计划有所补充，同时与患者讨论以明确最重要的几点是否已经包括在内。如果患者未觉过于疲劳，还可以进一步讨论后续的治疗方案。然而，这并不是讨论重要事实的最佳时机，因为此时患者关心的是随着就诊结束尽快离开牙椅。

要点A：沟通方式

正如本章前面部分所述，我们介绍了沟通的模式，强调了指导和跟随这两种极端相反的方法，而引导作为一种媒介形式，使双方能平等的融入。灵活地运用这3种方式能够很好地开展与患者的交流互动。在这个模型中，沟通方式被认为是一条垂直的纽带，承上启下，交织于整个就诊中。这描绘了在就诊中的特定时间，某一方式可能比其他更具有优势。可通过引导方式的运用来促进患者最大化的参与度并且维持临床医生提供重要信息的责任和能力。开放问题等基本沟通技巧，可以促进双向交流，起到引导的作用。但这并不意味着引导是唯一一种在就诊中使用的交流方式。

要点B：健康行为改变工具

第二个沟通要点就是本章中介绍的各种行为改变工具，这有助于和患者在就诊过程中的交流和互动。正如要点A，在就诊或对话中，临床医生能够在特定时间选择他们认为最有益的工具。选择目的是能提供放松的氛围，最好是能够在自然和个性化的氛围中进行交谈。

病例

口腔卫生宣教（动机式访谈法）I

下面用一个例子来演示口腔卫生宣教中如何使用MI，这段对话是由一名牙周医生（clinician, C）和一名慢性牙周炎的患者（patient, P）在牙周治疗开始时进行的（表27-1）。

表27-1 口腔卫生宣教（动机式访谈法）I

C	"你介意我们谈谈在牙龈治疗中和治疗后改善口腔卫生的方法吗？"	引发主题，寻求允许
P	"不，我不介意。"	
C	"好的。你能告诉我你平时怎么刷牙吗？"	提出开放式问题（针对患者已经做的）
P	"我每天一般刷牙1～2次。"	
C	"所以你刷牙是有规律的。那你用什么清洁牙齿呢？"	
P	"我用牙膏和牙刷。"	
C	"很好。那你能告诉我你怎么使用牙刷吗?"	
P	"我一直以来上下刷所有牙齿的内外侧。"	
C	"那你对这样刷牙有什么感觉呢？"	
P	"我感觉这样很好。但自从知道我有牙龈疾病时，就怀疑我是不是刷牙不充分。"	
C	"所以你一直在努力保持你的牙齿清洁，但是你担心刷牙不充分。 要把引起牙龈疾病的菌斑从牙齿和牙龈全部刷掉是很困难的。我有一些关于防止牙龈疾病的建议，你可能会感兴趣，你想听听吗？"	反映倾听 共情作用 寻求允许
P	"好的。"	
C	"慢性牙龈和牙周病是由长期附着在牙齿上的菌斑引起的。必须每天将菌斑从牙齿表面全部去除才能防止和控制疾病。 你对自己能定期清洁所有的表面有多大信心？"	提供信息 评估信心
P	"并不太多，尽管我觉得已经做得足够多了。"	
C	"实际上，研究表明单纯使用牙刷并不能够清理牙间隙。为了清洁这些区域，需要使用清洁牙齿之间的工具，如牙线、牙签或牙间隙刷。你用过这些工具吗？"	提供信息
P	"是的，我尝试使用过牙线。"	
C	"你觉得使用牙线怎么样？"	提出开放式问题
P	"有些牙缝我没办法清洁，在有些区域牙线会扯断，所以我不再使用了。"	
C	"对于你没办法好好使用牙线我深表遗憾。牙线可能在充填物或牙冠边缘被扯断，随着大量牙石的堆积，有些间隙可能会被牙石阻塞。 你还用其他方法清洁吗？"	共情作用 提出开放式问题
P	"是的，每次塞牙时，我使用牙签。"	
C	"也就是说除了每天使用牙膏刷牙，你还一直用牙签清洁牙齿，对吗？"	反映倾听
P	"是的。"	

（续表）

C	“好的。在牙龈治疗过程中，将会抛光充填体和牙冠粗糙的边缘，并去除牙石，这会让你在牙间使用牙线或牙签变得简单。	提供信息
	假设有一个1～10分的评分表，1代表不重要，10代表非常重要。那么你认为每天使用牙线或牙签清洁牙齿之间的间隙对于你来说有多重要呢？”	使用重要性意愿评价
P	“大概7分。”	
C	“那听起来很重要了。为什么对于你来说这么重要呢？”	
P	“我愿意做任何能够保留我牙齿的事情。然而，我并不十分确定我是否能坚持做下去。”	
C	“所以你现在很有动力，因为你想保护好你的牙齿，但是你很担心长期效果。 如果用同样的1～10分表，你对坚持下去的信心有多少呢？”	使用重要性意愿评价
P	“6分。”	
C	“听起来信心十足，是什么给你这样的自信？”	
P	“保护牙齿和牙龈已经是我日常生活的一部分，这只是一部分附加的工作。但它确实要花时间，所以我需要确认这对我的牙龈非常重要。”	
C	“所以它成为你现有的日常生活习惯会对你有所帮助。我可以通过向你展示经过定期治疗后随访时得到的好处，帮助你长时间地保持积极性。这有助于你持续坚持，你怎样认为呢？”	增强自我效能
P	“是的，我觉得将从你那里得到很多帮助，这对我治疗的成功也有好的影响。”	
C	“太好了！我们总结下讨论的内容。你打算坚持使用牙刷和牙膏做日常的清洁，同时在充填物和牙冠粗糙的边缘被处理后，开始使用清理牙间隙的工具。接下来你的每次随访，我们会看到你在家清洁所取得的进步，同时也看看是否要用其他方法。这你可以接受吗？”	总结
P	“好的，这听起来会起作用。”	

口腔卫生宣教（动机式访谈法）Ⅱ

在第二段对话中，MI被用在牙周支持治疗（supportive periodontal therapy, SPT）的过程中，进行有关口腔卫生的对话（表27-2）。

表27-2 口腔卫生宣教（动机式访谈法）Ⅱ

C	“通过观察你的菌斑指数，我发现与你3个月前那次就诊相比，牙齿周围有更多菌斑的堆积。能够告诉我你是怎么清洁牙间隙的？”	引发主题，寻求允许
P	“哦……我想我并没有经常清洁牙缝，你知道我没空每天这么做。”	
C	“我理解。清洁所有牙间隙是很耗时的，你说得没错。 我能问你一些关于你如今口腔卫生习惯的问题吗？这样我可以对你的情况有更好的了解。”	共情作用 寻求允许
P	“当然可以。”	
C	“那么近来你用什么来清洁牙齿呢？”	提出开放式问题（针对患者已经做的）
P	“用电动牙刷和你之前告诉我的牙间隙刷。”	
C	“你使用频率是多少？”	
P	“我每天使用电动牙刷，有时用牙间隙刷。”	
C	“所以你规律地使用牙刷，但是只是偶尔使用牙间隙刷，那在什么情况下你会用牙间隙刷呢？”	
P	“有时候我对没使用牙间隙刷会感到愧疚，看到牙石时，会提醒我使用牙间隙刷。”	
C	“所以有时你担心自己并没有充分使用清洁工具，并且能看到对自己的牙齿确实没有充分使用清洁工具。”	反映矛盾
P	“是的，我觉得我可以做得更好。”	

（续表）

C	“好吧。我这样问你。用一张1~10分的评分表评价你对每天使用牙间隙刷重要性的看法，1分表示不重要，10分表示非常重要，你给自己多少分？”	使用重要性意愿评价
P	“我觉得牙间隙刷很重要，我给8分。”	
C	“听起来很积极，是什么让你觉得如此重要？”	
P	“我不希望牙齿出太多问题，我讨厌补牙，当然我也不希望将来缺牙。”	
C	“所以避免疼痛不适和保持牙列完整对于你来说是重要的。那你对于每天使用的牙间隙刷的清洁能力有多大信心？还是用刚才那张1~10分的评分表。”	使用重要性意愿评价
P	“正如我所说的，我知道我应该更经常地使用它们，但是我很难找到时间，有时候甚至会忘记使用。我给自己3分。”	
C	“每天使用对你来说似乎非常困难。出于好奇，看起来你还是有一点信心的。我能问问你为什么给了3分而不是1分？”	
P	“我在想如果我能经常使用它，将变成一种日常习惯。我以前在餐桌上也备有牙签，所以只要我看到就会使用。我在想要不要把我的牙间隙刷放在水槽靠近牙刷的位置，以此来提醒我在电动牙刷刷完牙后使用。”	
C	“听起来是很好的计划，你还有其他困难吗？”	增强自我效能
P	“似乎没有了。只要有个提醒，我就能坚持做下去。”	
C	“非常好。我想总结一下，你对每天使用牙间隙刷很有动力，同时你认为如果把牙间隙刷放在水槽靠近电动牙刷的位置就能够帮助你想起来使用。”	总结
P	“对的。”	
C	“这听起来你似乎要做些什么？”	
P	“我今晚就去做。”	

结论

长期不健康的行为不仅影响个人全身及口腔健康，也会增加社区层面上的疾病负担。因此，以改善个人层面的预防为导向、改变不当行为为目标的服务已成为所有口腔保健人员的专业责任。除了口腔卫生指导之外，专门针对自我口腔卫生的健康行为已经成为有效的方法，可以整合到牙周治疗的计划中，以促进常见牙周病风险行为的改善，如口腔卫生不良、吸烟、不健康的饮食习惯和酗酒。

第28章

机械性龈上菌斑控制

Mechanical Supragingival Plaque Control

Fridus van der Weijden, Dagmar Else Slot

Department of Periodontology, Academic Centre for Dentistry Amsterdam (ACTA), University of Amsterdam and Vrije Universiteit Amsterdam, Amsterdam, The Netherlands

去除龈上菌斑的重要性

刷牙有各种各样的理由：获得清新与自信、拥有美丽的笑容、避免口气与疾病。口腔清洁对口腔健康至关重要，因为口腔清洁可以去除菌斑，防止其在牙齿和牙龈上堆积（Löe et al. 1965）。菌斑是一种难以从牙齿表面去除的细菌性生物膜。生物膜包含了一系列定植在牙齿表面和软组织上的复杂的细菌性群体。目前已经发现400～1000种口腔细菌群落在不同的时间定植于口腔生物膜。在这些细菌性群落中，能够观察到一些特定菌群之间相互联系，部分具有协同和拮抗关系，部分能够提供定植的表面或营养供给能力（见第9章）。菌斑生物膜产物启动了一系列连锁反应，既启动宿主防御又造成组织破坏（见第10章）。菌斑可能位于龈上或龈下，也可能附着于或游离于牙齿或组织表面。另外，菌斑的成分在人与人之间有差异，在同一口腔内不同位点也有差异（Thomas 2004）。有效的菌斑控制是任何牙周病预防与控制的基础（Chapple et al. 2015）。事实上，如果没有患者的坚持配合，牙周治疗几乎不可能成功，取得的疗效也不能持久。

龈上菌斑暴露在唾液中，也直接受到口腔内生理性力量的作用。天然的自洁机制包括舌的运动，在该过程中舌体可清洁后牙舌侧，有时较小程度上也能清洁颊侧。颊部覆盖了上颌后牙颊面，有助于防止菌斑在表面的堆积。唾液流可少量清洁邻面和窝沟点隙中的碎屑，但在清除菌斑方面效果较差。咀嚼时的摩擦对咬合面和切缘外展隙有一定的清洁作用。然而，如咀嚼口香糖却对菌斑和牙龈炎指数没有影响（Keukenmeester et al. 2013）。这些防御措施可以被分类为控制或调节菌斑在表面的堆积。事实上并不存在对牙列的自洁作用，必须经常采用积极的方法控制菌斑。因此我们一直鼓励患者保持适当的口腔卫生和更有效地使用机械清洁设备（Cancro & Fischman 1995; Löe 2000）。

因此，必须定期采取自我菌斑清除措施来维护日常口腔健康。刷牙是家庭中最常见的积极去除菌斑的方法。有充足的证据表明，刷牙和其他机械方法确实能够有效地控制菌斑，只要这种清洁足够彻底，且在饮食期间适当的间隔内进行。大型队列研究表明良好的口腔卫生能够确保牙周支持组织稳定（Hujoel et al. 1998; Axelsson et al. 2004）。基于对牙齿状况良好的男性人群中牙周炎发展史的纵向研究（Schätzle et al. 2004），Lang等（2009）认为持续的牙龈炎症是牙周附着丧失和牙齿缺失的危险因素。

仍需要证据来支持清除菌斑和个人口腔卫生在牙周治疗中的积极作用。在一篇综述中，Hujoel等（2005）进行了随机对照试验，系统地研究了关于个人口腔卫生的改善是否与牙周炎发生发展风险的降低有关，但却无法在随机对照试验中找到证据证明个人口腔卫生的改善能够阻止或控制慢性牙周炎的发展。这个发现本身并不意外，因为基于常理，没有口腔卫生指导就进行牙周治疗的医疗行为是不合理的。另外，在不同地区、不同社会群体中近60年的实验及临床研究证实了去除菌斑有利于牙齿和牙周健康（Löe 2000）。良好的口腔卫生将减少菌斑的数量从而减轻这些组织的损害。

虽然口腔卫生维护在疾病的预防方面很有意义，但其在中度和重度牙周炎治疗中的效果却不明显（Loos et al. 1988; Lindhe et al. 1989）。在牙周炎易感人群中，如果口腔卫生控制不佳，一旦形成牙周炎，牙周健康就会恶化，随之发生进一步的附着丧失（Lindhe & Nyman 1984）。

细致地自我菌斑清除可以改变龈下菌斑的数量和组成（Dahlén et al. 1992）。口腔卫生良好表现为非特异性菌斑数量的下降。这种治疗方法的基本原理是，任何菌斑数量的下降都有益于改善邻近细菌沉积物造成的炎症组织这一理论。Socransky（Haffajee et al. 2001）团队认为一种永久性的最理想的龈上菌斑控制方法应该能够影响牙周袋微生物群落，同时降低牙周致病菌的百分比。

目前，无论是牙龈炎的一级预防还是牙周炎的一级、二级预防都是以充分去除菌斑为基础。牙龈炎一级预防的概念源于假设牙龈炎和牙周炎是同一炎症性疾病的连续状态，维持牙龈健康可以预防牙周炎。因此，预防牙龈炎的费用占牙周保健支出的一大部分（Baehni & Takeuchi 2003）。牙周病的初级预防包括对牙周病及相关危险因素的认识，规律性的自我菌斑去除以及专业用的机械法去除菌斑与牙石。最理想的口腔卫生要求患者具备适当的积极性、充足的工具以及专业的口腔卫生指导。

患者实施的自我菌斑控制也被认为是种植体周病管理的护理标准（Salvi & Ramseier 2015）。然而，关于口腔种植体最有效的自我口腔卫生保健方法，尚缺乏证据。现阶段的自我维护也是基于对天然牙自我维护的认识（Louropoulou et al. 2014）。然而，种植体支持的修复设计多种多样，且种植体周牙龈的解剖结构与天然牙不同。例如，在暴露的种植体粗糙表面的情况下，使用牙线甚至可能破坏种植体周组织（Montevecchi et al. 2016; Van Velzen et al. 2016）。因此，学者强烈建议在不久的将来能够有更多设计良好的临床试验，来研究种植体周口腔卫生。

自我菌斑控制

自文明诞生以来，维持口腔健康一直是人类的目标。自我保健被世界卫生组织定义为个体通过自身行动或求诊于健康专业人士，所开展的预防、诊断和治疗个人健康问题的所有活动。个人口腔卫生保健是指患者努力去除龈上菌斑。龈上菌斑去除这一过程已与有记载的历史一样古老。最早使用机械方法清洁牙齿可以追溯到5000年前的古埃及，当时人们通过磨树枝的末端来制作牙刷。人们常咀嚼棍子的一端直到木头纤维形成刷子，再用这刷子来摩擦牙齿清除食物。这些咀嚼的棍子是米斯瓦克（miswak）的前身，至今仍在使用，特别流行于阿拉伯国家。Saladorine是米斯瓦克中的一种生物碱成分，已被证明具有抗菌活性（Sofrata et al. 2008）。最近的一篇系统评价表明，当每天使用3~5次时，它也可以像使用普通的手动牙刷刷牙一样，降低菌斑和牙龈炎指数（Adam et al. 2021）。中国在约公元前1600年发明了第一支牙刷，这种原始的牙刷由天然的猪颈部鬃毛黏附在骨头或竹子上而制成（Carranza & Shklar 2003）。在Hippocrates（公元前460—公元前377）的记载中，他注意到了去除牙齿表面食物残渣的重要性。1683年知名的荷兰科学家Antonie van Leeuwenhoek观察到对自我菌斑清除是牙周健康的基础之一。他写道“早晨我用盐摩擦牙齿之后用水漱口；在吃饭后，我使用牙签清洁后牙，同时用布从前向后用力摩擦牙齿。与我同时代的人几乎都没有我的牙齿干净、洁白，我的牙龈也从没有出血（Carranza & Shklar 2003）。”Antonie van Leeuwenhoek使用早期的显微镜检查了从自己牙齿上刮下的碎屑。他观察到在柔软的基质中有微生物漂浮和旋转。这一数世纪前的发现从今天的标准来看似乎有些原始，但是对菌斑生物膜早期的描述是当代微生物学的基础。

目前多种多样的牙刷是机械性菌斑（菌斑生物膜）清除的重要辅助，牙刷的使用也十分广泛。另外，含氟牙膏也是日常家庭口腔护理的必要成分。在过去的50年里，口腔卫生水平有所改善。在工业化国家中，80%~90%的人每天刷牙1~2次（Saxer & Yankel 1997）。使用邻面清洁工具、漱口水和其他口腔护理工具的无确切统计，但是已有的证据表明只有少部分人规律性地使用这些辅助方法（Bakdash 1995）。使用适宜的家用菌斑控制方法的优势在于有可能在一生中都保持功能性牙列、降低牙周附着丧失的风险，有利于美学，如外观和清新的口气，也降低了复杂、不适和昂贵的口腔保健的风险（Claydon 2008）。在西方国家中，口腔健康已经越来越得到公众的重视。口腔卫生产品的公共支出和消费者相关广告的行业支出的创纪录增加证明了这一事实（Bakdash 1995）。口腔医生必须就口腔护理及他们为患者提供的建议做常规性的指导。由于口腔护理产品的种类繁多，因此很难选择最合适的口腔卫生维护工具。本章将讨论各种机械性控制龈上菌斑的工具。

刷牙

几个世纪以来，不同文明使用不同的清洁工具（牙刷、牙签、咀嚼海绵、树枝、亚麻条、鸟类羽毛、动物骨头、豪猪刺等）。刷牙是目前应用最广泛的口腔清洁方式。恰当地刷牙没有副作用、使用便捷且价格低廉。牙刷与牙膏一同使用可以去除牙齿表面的污垢，同时能使牙膏内的治疗成分发挥作用。根据Lemelson-MIT发明索引（2003），牙刷的排名在美国人日常生活中成为不可或缺的第一位，与牙刷一同参选的还有汽车、个人电脑、手机和微波炉。超过1/3的青少年（34%）和几乎一半的成年人选择了牙刷（42%）。单纯刷牙并不能充分地清洁牙邻间隙，因为牙刷只能刷到唇面、舌面和咬合面。Frandsen在1986年提出刷牙的效果取决于以下几点：（1）牙刷的设计；（2）个人使用牙刷的技巧；（3）刷牙频率；（4）刷牙持续时间。同时，牙列是否整齐和个人对刷牙的看法也起到重要作用，总而言之，没有一种牙刷能够适合所有人群。口腔专业医生必须熟悉多种多样牙刷的形状、尺寸、质地和其他特性，以便为患者提供恰当的建议。目前市场上多种多样的产品中，只有少部分能够适用于所有患者。口腔医生应当了解不同牙刷（或其他辅工具）的优缺点，这样才能在口腔卫生宣教中给予患者恰当的指导。一个特定的患者使用某一特殊的牙刷很可能比随便使用其他牙刷的效果要好。因此应当提供个性化的口腔保健信息。

主观能动性

口腔健康教育是牙龈炎初级预防的基本组成部分。提高患者的口腔卫生水平需要医生和患者密切合作。在这样合作中，患者应主动寻求有效的自我菌斑去除的方法，同时经常进行检查来保证高水平的口腔卫生。患者一定要参与到维持组织健康中来，同时对提出的治疗计划感兴趣，积极参与。患者的依从性表现为其遵循口腔专业人士提供的治疗方案的程度，如果患者不合作，那么不可能取得良好的结果。在这一方面，我们应该认识到患者对治疗建议的依从性是较差的，特别是那些并发症风险非即刻显现或危及生命的慢性疾病，这些患者对口腔卫生建议的依从性普遍较差（Thomas 2004）。

尽管刷牙是很有效的方法，但是只有当患者定期使用该方法时才能体现出效果（Warren & Chater 1996）。患者对治疗的积极态度与牙齿清洁的长期效果成正比。有良好动力的患者，能够听从医生的意见及指导，获得并保持理想的菌斑控制水平。良好的口腔卫生保健是全身健康行为的一部分，这还应当包括日常锻炼、压力控制、饮食与体重控制、戒烟、适度酒精摄入。如果医生能够将口腔健康和全身健康联系起来，患者可能更加愿意采用合适的口腔清洁方法作为他/她生活的一部分。改变患者生活方式是积极性改变最困难的一部分（见第27章）。使用牙刷和牙线的要领很容易学习。但是将它们整合到患者的日常生活中是很困难的。对于那些已经告知患者个人口腔卫生维护措施必要性的医生来说，这种困难可能会使其感到沮丧。

口腔卫生指导

口腔卫生指导不仅包括知识的传授，也包括目前的习惯和个人技巧。患者常采用常规的刷牙技术，他们需要足够的支持来建立起适用于个人需求的方法。Ganss等（2009a）评价了未经指导的成年人的刷牙习惯，发现当严格定义合适的刷牙习惯时（每次刷牙至少120秒，每天至少2次，使用牙刷力量不超过3N，沿圆弧或垂直向刷牙），只有25.2%参与者满足所有的条件。

每天2次使用含氟牙膏刷牙已经成了西方社会大部分人日常清洁的一部分。然而，似乎大部分患者无法在每次的刷牙中取得完全性的菌斑控制（Van der Weijden & Slot 2011）。一篇系统评价首先评估了机械性菌斑控制的效果，随后细化至手动刷牙对菌斑和牙龈炎指数的影响。结果表明在成年牙龈炎患者中，自我机械性菌斑去除并不十分有效且需要进一步改进。基于一项为期6个月或更长时间的研究发现，在仅使用一种口腔卫生指导（如手动刷牙）的基础上，如能再辅以另一专业性指导（如洁治术），在成年牙龈炎患者中就能获得尽管小但显著而积极的治疗效果（Van der Weijden & Hioe 2005）。最近的一项为期5年的研究评估了284名患者在每年的口腔检查中均进行口腔卫生指导的效果（Furusawa et al. 2011）。研究结果显示与未经指导的患者相比，经过反复指导的患者，菌斑控制明显改善。Jönsson等在2009年报道了一项个性化口腔健康教育项目，这个项目基于一套完整的认知/行为模型和动机性访谈等心理性干预方法，该项目所获得的长期口腔卫生行为效果比传统方法更加有效，即菌斑和牙龈炎症的减少，特别是在邻接面（Renz et al. 2007; Jönsson et al. 2009）。

口腔移动医疗

移动应用程序（APP）是运行在智能手机和其他移动设备上的软件程序。有成千上万可用的移动健康应用程序，其中数百个专注于牙科。要知道，大多数应用程序没有接受监管机构的审查。美国食品药品监督管理局（Food and Drug Administration, FDA）不会审查或监控健康应用程序，除非它们连接到或打算用作医疗设备。旨在维持或鼓励健康生活方式（与疾病或状况的诊断、治疗、预防或治疗无关）的应用程序不被视为医疗设备。

英国国家医疗服务体系（National Health

Service, NHS）已经批准了一款牙科应用程序。应用程序Brush DJ播放2分钟的音乐，在此期间可以刷牙。该应用程序有一些简短的视频，介绍如何刷牙以及如何清洁牙缝。这款应用程序已经经过科学评估，88%的人表示，这款应用程序促使他们刷牙时间更长，92%的人会向朋友和家人推荐这款应用程序（Underwood et al. 2019）。此外，短信可以用来激励和鼓励积极的口腔卫生行为。它甚至可以作为一种方法来发送与牙科检查、糖及氟化物等相关话题的信息。通过视频识别和运动传感器，现在可以使用自我性能监控系统来跟踪被刷区域和施加的压力。这种反馈系统可以延长长期的学习效果，从而改善口腔卫生（Graetz et al. 2013）。有证据表明，远程牙科，特别是移动医疗（信息和应用程序）是一种很有前景的预防与促进口腔健康的临床工具，特别是在牙科加速虚拟化的情况下（Fernández et al. 2021）。因此，移动应用程序可能是获取口腔健康知识和改善口腔卫生的一种很有前景的工具（Toniazzo et al. 2019）。由于大多数研究关注儿童和正畸患者，需要进一步详细的评估，以推荐可以日常使用的移动健康应用程序，特别是牙周炎患者可以使用的APP。

刷牙

手动牙刷

西方国家中，清洁牙齿的机械工具的确切起源已经不得而知了。根据一本公元前1600年的中国古籍上记载的最早的牙刷记录，中国被认为是最早使用手持猪鬃毛牙刷的国家。它是用西伯利亚野猪脖子上的毛发制成，被固定在竹制或骨头制的柄上，并由商人带到欧洲。1698年，荷兰医生Cornelis van Solingen出版了一本书，在书中他展示了欧洲最早的牙刷（图28-1）。在过去约350年中，牙刷材料经历了使用骨、木头或金属手柄的过程，刷毛材料也经历了猪或其他动物鬃毛的变化。贵族流行使用银质的牙刷。

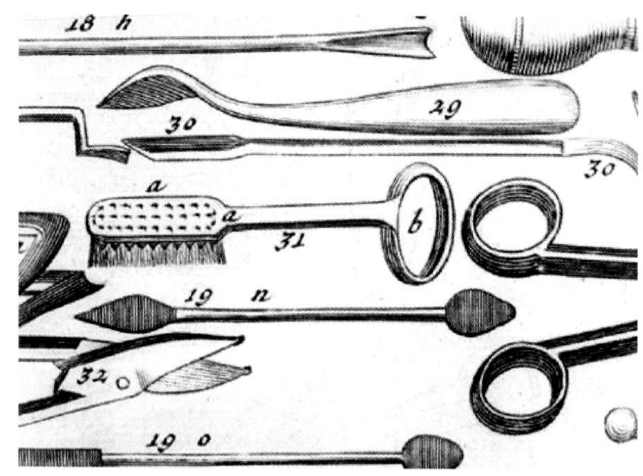

图28-1 来自Cornelis van Solingen书中的牙刷与舌刮的插画。（来源：the University Museum of Dentistry in Utrecht，the Netherlands）

18世纪晚期，西方世界重新发明了牙刷。最早大规模生产的牙刷是由英国Clerkenwald的William Addis约在1780年发明的。他在监狱中产生了鬃骨牙刷的灵感。1770年，他因制造骚乱而入狱。Addis注意到监狱的地板是用扫帚打扫的，认为目前用布清洁牙齿的方法非常无效，可以改进。狱中无聊的生活和出于自身的需求，他从晚餐中留下了一块骨头，并且从守卫那里借来了鬃毛。他把鬃毛捆成一簇簇，穿过动物骨头上的洞，最后，用胶水封住了这些洞。出狱后，他开始了制造牙刷的生意。他的业务逐渐发展成为“Wisdom”公司，至今仍在继续生产牙刷。Addis版本的牙刷有天然的猪鬃毛，虽然在当时是可以接受的，而且在清除菌斑方面非常有效，但是由于鬃毛可以促进口腔中的细菌得以聚集和繁殖，因此这个天然的产品是不卫生的。第一个以牙刷被授予专利的美国人是H.N.Wadsworth（1857），许多美国公司在1885年之后开始生产牙刷。在20世纪初，由于第一次世界大战时期骨和猪鬃毛的短缺，赛璐珞开始替代了骨制手柄。由于第二次世界大战阻止了中国出口野猪鬃毛，1938年由Du Pont de Nemours引入了尼龙丝。目前几乎所有的牙刷都是由合成材料制成。尼龙丝和塑料手柄更加容易制造，价格也更加低廉。工业上的便利使刷牙在社会上普及起来。

在刷牙过程中，主要通过牙刷刷毛与牙、软组织表面的直接接触以去除菌斑。在欧洲机械性菌斑控制研讨会上，理想的手动牙刷被认为应当有以下特点（Egelberg & Claffey 1998）：

- 手柄设计符合使用者的年龄和灵巧程度，这使牙刷能被简单而高效地使用。
- 刷头大小符合患者个体对大小的要求。
- 采用尾端圆钝的尼龙或多聚纤维，直径≤0.23mm（0.009英尺）。
- 符合国际标准化组织（ISO）定义的软纤维结构。
- 在特定空间且沿着龈缘线，纤维结构能够增强菌斑清除能力。

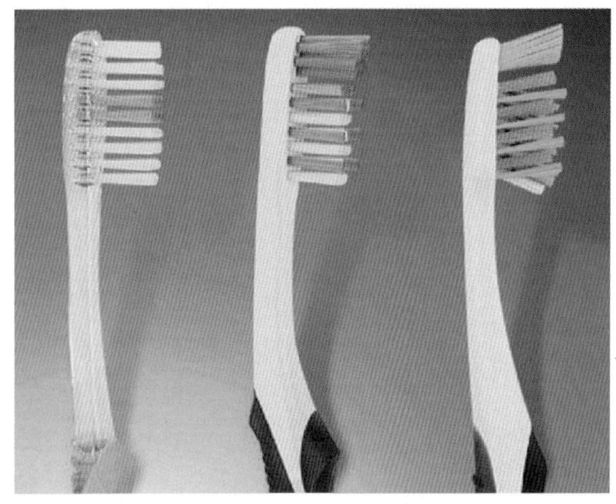

图28-2　平面、多层和带角度的手动牙刷中簇状刷毛的设计。

其他特点可以包括价格便宜、耐用、防水和容易清洗。

现代牙刷的设计越来越复杂，却也便于使用。在牙刷的设计上运用了很多的想象力和创造力，有很多的型号供选择。不同刷毛和簇状排列的组合对消费者很有吸引力，但往往没有经过科学评估。为了改善患者的舒适性，刷头形状、刷毛及刷毛在手柄上的放置方式都随时间一直在改变（Voelker et al. 2013）。现代牙刷刷毛结构的设计有利于清除牙列难以到达部位的菌斑，特别是邻面。传统刷毛平坦牙刷的显著缺点是具有“阻挡效应”，紧密排列的刷毛会妨碍刷毛进入邻面。交错排列、波浪状和锥形的刷毛是最新的设计。这一设计的前提是，大部分人都采用水平刷牙方法。多簇刷毛排列方式，有时被设计成多角度排列（Jepsen 1998）。这种多层次的牙刷能够使长刷毛和短刷毛独立工作，不会受到相邻刷毛的影响。一旦刷毛独立运动时，较长的刷毛就能够进入邻面的更深处。与平头牙刷相比，多层次或有角度的牙刷设计确实改变了牙刷的特性（图28-2）（Cugini & Warren 2006; Slot et al. 2012）。双头或三头的牙刷被认为更容易到达舌侧，特别是在牙齿表面很难与普通牙刷头接触的磨牙区域。尽管研究表明多头牙刷可能提高舌侧菌斑的控制率（Agerholm 1991; Yankell et al. 1996），但是其使用并不广泛。研究发现，在护理人员为不能自理者刷牙时，使用三头手动牙刷有利于清除菌斑（Kalf et al. 2018）。

与过去直而扁平的手柄不同，现在圆而弯曲的手柄更加常见。现代牙刷手柄的大小能够适合其潜在使用者手的大小，同时更多的重点放在人体工程学设计上（Löe 2002）。许多研究表明，不同手柄设计有着不同的菌斑清除效果。在这些研究中，有着长波浪状手柄的牙刷比传统手柄牙刷更能够清除菌斑（Saxer & Yankell 1997）。

显然，没有一种“理想”的牙刷适合于所有人。牙刷的选择往往是个人喜好问题而不是由特定某一种优势而决定。在缺乏明确证据的情况下，患者能够正确使用的牙刷就是最好的（Cancro & Fischman 1995; Jepsen 1998）。

为了提高牙刷生产厂家的质量，美国牙科协会（American Dental Association, ADA）制定了一系列认证资格：

- 所有牙刷组成成分在口内使用是安全的。
- 刷毛末端没有尖锐的或锯齿状的边缘。
- 手柄材料经测试，在日常生活使用中是坚固耐用的。
- 日常使用中刷毛不会脱落。
- 不在成年人监督使用下，牙刷也能够显著减轻轻度牙龈疾病和菌斑。
- 牙刷的大小、形状应该适合、舒适地放入口内，同时使用者能很容易刷到口内各个区域。

根据客观指南，所有公司需要提供科学证据证明其产品是安全有效的，才能获得ADA的认证，该认证表明其经过科学专家的独立评估（ADA科学事务委员会）。

效率

设计新的产品时牙刷厂商尽量从多方面来考虑，以迎接挑战，即通过改善刷牙效率来提高清除菌斑的效率。很少有牙刷厂商尝试过评估刷牙效率。对刷牙的热情并不代表高标准的口腔卫生。成年人尽管有明显的努力，但并不像所预期那样能够有效地清除菌斑。在牙科诊疗中的日常经验是，尽管患者声称已进行了口腔清洁，但是仍然存在菌斑。De la Rosa等（1979）进行周期28天的口腔预防随访，研究了菌斑的聚集和日常刷牙过程中的菌斑清除。平均60%的菌斑在自行刷牙后仍然存留。Morris等（2001）报道了1998年英国成年人口腔健康调查，观察到25～34岁的人群中有菌斑聚集的牙约占30%，65岁及以上人群中该比例为44%。

刷牙方式的研究常用于刷牙评估。此研究模型易于显示牙刷的菌斑清除能力，有助于研究中混杂变量的控制，如患者的依从性。Slot等（2012）开展了一篇系统评价，以评估手动牙刷单次刷牙的效果。在10806名受试者中，共有212次刷牙练习作为单臂实验，来计算菌斑下降指数总体百分比的加权平均数。样本量巨大和不同实验设计中观察指标的不均一性，产生了一些特殊值，这是因为他们通常根据患者日常实践中所采取的日常口腔卫生行为来反映可能的预期结果。基于基线和最终评分，计算前述研究中符合条件的试验组的菌斑下降率。根据这些数据计算的加权平均数与基线相比，菌斑指数分值下降了42%。

在该分析中，刷牙效果的估计值似乎取决于用于评估刷牙效果的菌斑指数分值。与Quigley和Hein菌斑指数相比，使用Navy菌斑指数导致其估计值在刷牙前后差异更大，分别是30%和53%。

Navy菌斑指数（Elliott et al. 1972）与Quigley和Hein菌斑指数（Quigley & Hein 1962）及其修正是最常被用来评价刷牙后菌斑清除效率的两种指数。尽管这些指数采用不同方法评价菌斑，两者之间似乎有很强的相关性（Cugini et al. 2006）。Quigley和Hein菌斑指数强调堆积于牙冠1/3区菌斑的差异，相较于龈缘，它似乎更关注冠的切1/2。Navy菌斑指数则重点关注龈缘区域。两种指数的评分方式都是描述性的，并没有严格的线性比率，旨在严重程度。0分表示没有发现菌斑，大致根据牙面被菌斑覆盖程度的增加，分值成正比上升。由于菌斑是没有颜色的，常在评分前染色使之可视化。从操作角度来说，菌斑是作为一种“可染色的材料”被鉴定出来（Fischman 1986）。由于其缺乏定性特征，这些操作并不能精确地评估菌斑生物膜。

刷牙方法

虽然牙刷是清除菌斑最常用的工具，但它的正确使用是很重要的，并且需要一些技巧。理想的刷牙方式是在不破坏组织的情况下，用最少的时间完全清除菌斑（Hansen & Gjermo 1971）。没有一种单一的口腔清洁方法适用于每名患者。在决定应当推荐哪一种口腔清洁方式时，需考虑牙列的形态特点（牙冠、邻间隙、牙龈类型等）、牙周组织破坏的种类与严重程度以及患者自身手的灵巧程度。值得注意的是，在牙周炎治疗期间，根据牙列形态学情况变化（伸长的牙、扩大的邻间隙、暴露的牙本质），口腔清洁方法可能会有所改变（注28-1）。

Wainwright和Sheiham（2014）评估了牙科协会、牙膏与牙刷公司以及牙科教科书与专家等专业来源推荐的成年人和儿童刷牙方法。关于刷牙技巧、刷牙频率和刷牙时长的建议似乎存在很大差异。最常用的方法是（改良的）Bass刷牙法。随着时间的推移，基于位置和牙刷的运动可以将其分为以下几类。

*水平刷牙法*可能是最常用的刷牙方法。未经口腔卫生指导的患者最常使用该方法。尽管牙科专家指导患者使用其他更有效的刷牙方式，

但很多患者仍因为水平刷牙法简单而采用。刷毛垂直于牙面，然后采用前后刷牙的动作（Löe 2000）。咬合面、舌侧和腭侧刷牙时需要张口。为了减少颊部组织对刷头施加的压力，刷前庭区时常使用闭口操作。

垂直刷牙法［Leonard（1939）法］与水平刷牙法类似，但是采用垂直向运动、上下刷牙的方式。

圆弧刷牙法［Fones（1934）法］需要在闭口时采用，牙刷放在颊部内侧，采用快速画圈运动，轻力从上颌牙龈刷到下颌牙龈。舌侧和腭侧面采用前后来回刷牙的方式。

*摩擦刷牙法*包含了水平、垂直和圆弧刷牙方法的联合运用。

龈沟刷牙法［Bass（1948）刷牙法］（表28-1）强调直接清洁龈缘下的区域。刷头倾斜向根方放置。刷毛约成45°角沿着牙体长轴置于龈沟中。牙刷前后短颤运动，刷毛和龈沟始终接触。在前牙舌侧面，牙刷应垂直向运动。Bass刷牙法被广泛认为可以有效去除龈上及龈下的菌斑。在一些针对罹患牙周病、按治疗计划需要拔牙的患者研究中，以切迹标记龈缘，评价龈下的清洁情况。研究表明，采用这种刷牙方法，可以清除龈下约1mm的菌斑（Waerhaug 1981a）。

颤动刷牙法［Stillman（1932（法）］本用于按摩和刺激牙龈，同时清理牙颈部。刷头向根方倾斜，刷毛一部分在龈缘，一部分在牙齿表面。在刷毛不离开牙面的情况下，手柄采用轻微旋转的方法。

颤动刷牙法［Charters（1948）法］最早用于增强牙邻接面的清洁效果以及刺激局部牙龈。与Stillman的方法相比，牙刷头部的朝向是相反的。牙刷头部倾斜，刷毛朝着咬合面或切端。采用轻力使刷毛稍弯曲，进入邻面外展隙。在刷毛不离开牙面的情况下，采用颤动（轻微旋转）的方法。该方法适用于邻间龈乳头退缩者，因为在牙周病患者中，刷毛能够容易地进入邻间隙，同样也适用于正畸患者（图28-3）。

采用*转动技术*，刷头朝向根方，刷毛一部分置于龈缘，一部分置于牙齿表面。刷毛轻轻压向牙龈。沿着咬合方向，刷头绕着牙龈和牙面画圈。

最后，出现了*改良的Bass/Stillman刷牙法*，因为Bass/Stillman刷牙法的重点都在牙颈部区域的牙及牙龈组织，在此方法的基础上可以增加改良画圈按摩的办法。牙刷摆放位置与Bass/Stillman法类似。在牙刷前后来回刷后，刷头绕着牙龈和牙齿朝咬合方向运动，这使一部分刷毛能够清洁到邻间隙。

20世纪70年代，学者比较了多种刷牙方法。由于实验条件不同，这些研究结果难以比较。目前为止，没有哪种刷牙方法明显优于其他方法。早在1986年，Frandsen就对该问题发表了评论，他认为"研究者已经意识到口腔卫生清洁的改善并不依赖于采用哪一种刷牙方式，而是取决于更好地使用某一种可接受的刷牙方式"。因此，由于没有哪一种刷牙方法明显优于其他方式，也就没有必要向每名牙周炎患者介绍特殊的刷牙法。在大部分情况下，对患者刷牙方法进行较小的改进就足够了。应该始终记住，比起选择特定的刷牙方法，更重要的是患者清洁牙齿的意愿和努力程度。选择上述何种刷牙方法一定要根据患者的需求。例如，由于Bass刷牙法与牙龈退缩相关（O'Leary 1980），因此它就不适合刷牙时力量较大同时为薄龈生物型的患者。Van der Sluijs等（2017, 2018a, b）评估了与刷牙方法相关的各种建议。一般来说，舌面比其他部位有更多的菌斑和出血，因此建议牙刷首先刷这些表面。然而，这一假设并没有得到自身对照研究结果的支持（Van der Sluijs et al. 2018a）。也有学者建议在刷牙前漱口，以使生物膜水化，减少黏附，并通过机械清洁方法使菌斑更容易脱落。但刷牙前用水漱口对刷牙效果没有显著影响（Van der Sluijs et al. 2017）。

刷牙频率

尽管ADA推荐每天使用含氟牙膏刷牙2次，日间使用牙线或其他牙间隙清洁工具，但对最佳

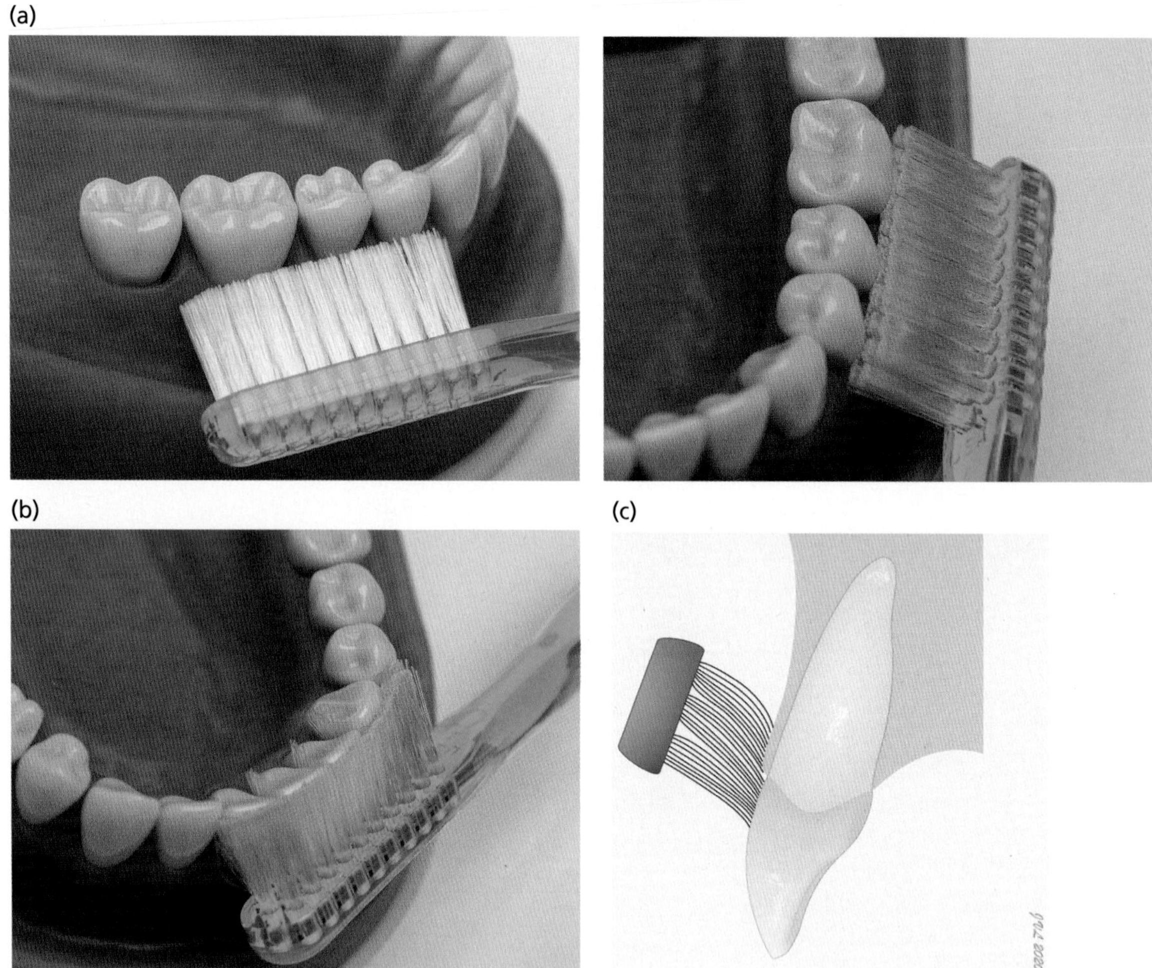

图28-3 Charters刷牙法。（a）注意牙刷的头在下颌左右如何放置。（b）刷毛被推入牙间隙内。（c）注意刷毛与颊面的成角。（来源：Joep Laverman）

刷牙频率仍然没有达成真正的共识。什么频率刷牙以及应当去除多少菌斑才能防止口腔疾病发展，目前仍无从知晓。大部分人，包括牙周病患者在内，都不能够通过每天刷牙完全去除菌斑。况且把菌斑完全去除干净似乎也是没有必要的。理论上讲，适宜的口腔卫生只需菌斑清除达到一定水平，即在该水平能够防止牙龈炎、牙周病和龋坏。牙龈感染的预防十分重要，因为在软组织感染的条件下，菌斑更加容易聚集（Lang et al. 1973; Ramberg et al. 1994; Rowshani et al. 2004）。

横断面研究的结果显示，患者自述的刷牙频率与龋病及牙周病之间的关系是不明确的。一项研究通过问卷调查来评价口腔卫生习惯，结果显示，在自诉刷牙行为可接受组（每天至少刷牙1次）和不可接受组，两者牙周健康情况无显著差异（牙龈炎症、探诊深度、附着丧失）（Lang et al. 1994）。然而，相关系数揭示了刷牙频率与口腔卫生及牙龈健康之间存在着尽管微弱却显著的相关性（Addy et al. 1990）。与清洁频率相比，疾病看起来与清洁的质量更加相关（Bjertness 1991）。Kressin等（2003）进行了一项长达26年的关于口腔卫生习惯影响牙齿存留效果的纵向研究。他们观察到，与那些无法坚持口腔卫生习惯的人群相比，坚持刷牙者（每天至少1次）可以降低49%的缺牙风险。

如果任由菌斑在龈牙区聚集，那么4天之内就会出现牙龈炎的亚临床症状（龈沟液）（Egelberg 1964）。要逆转实验性龈炎，清洁牙齿的最低频率应当为每天1次或隔天1次。Bosman和Powell（1977）在一群学生中诱导了实验性龈炎。对于那些仅每3天或每5天清除菌斑的学生，牙龈炎症持续存在。在每天或每2天清除菌斑的组中，牙龈7～10天内可以恢复健康。

根据观察可以发现，牙龈炎发生似乎与菌斑的成熟和年龄更加相关，而不是与其数量相关。在一项前瞻性研究中，研究者探究了阻止牙龈炎发展的最低刷牙频率。在一项为期4～6周的实验中，牙周健康的口腔学生和年轻口腔教员被分为不同清洁频率的试验组。结果显示，那些每天1次甚至每天2次彻底清除菌斑的学生在6周内并无牙龈炎症的临床表现。其牙齿清洁工具包括使用邻间隙清理工具（牙线和木质牙签）以及牙刷（Lang et al. 1973）。但对牙齿有维护意识患者和一般患者的试验中，推断研究结果时需谨慎。

原则上来说，通过刷牙每24小时进行一次仔细地机械性菌斑清除和牙间隙菌斑清除，足以防止牙龈炎和邻面龋（Axelsson 1994; Kelner et al. 1974）。从实际情况来看，建议患者每天至少刷牙2次，这样不仅能去除菌斑，同时也能通过使用含氟化物的牙膏防龋。这一建议也考虑到了口气清新问题。对于大部分患者，推荐同一时间用同一方法执行所有必要步骤（如刷牙和邻间隙清洁）。但是，对于忙碌的、有生活压力的人，这一工作很难达成（Thomas 2004）。尽管很多人都宣称他们每天刷牙2次，但流行病学调查和临床研究均表明，这类口腔清洁方式，并不能有效地控制龈上菌斑形成，也不能预防牙龈炎和更加严重的牙周病（Sheiham & Netuveli 2002）。

刷牙持续时间

患者通常认为他们实际上在刷牙上花费了很多时间（Saxer et al. 1998）。一项在英国学生中开展的关于最少刷牙时间的研究显示，在13岁年龄组中，学生花了约33秒刷牙（MacGregor & Rugg-Gunn 1985）。约1/3的研究表明平均刷牙时间＜56秒，而2/3研究报道刷牙时间为56～70秒。两个研究报道了平均刷牙时间是±90秒（Ayer et al. 1965; Ganss et al. 2009a）。MacGregor和Rugg-Gunn（1979）报道了在约平均50秒的刷牙时间中，只有10%用于刷舌面。

实际手动刷牙时间的最佳估计是30～60秒（Van der Weijden et al. 1993; Beals et al. 2000）。对于这些评估应当注意到，计算刷牙时间这一行为本身能够影响刷牙习惯（MacGregor & Rugg-Gunn 1986）。

Van der Weijden等（1993）开展的刷牙研究是由一个牙科专家进行的。该研究比较了分别使用手动牙刷和电动牙刷在5种不同的刷牙时间对菌斑清除效率（30秒、60秒、120秒、180秒、360秒）的影响。结果显示使用电动牙刷2分钟与手动牙刷6分钟效果相当。他们进一步观察到在2分钟时，不论是手动牙刷还是电动牙刷，菌斑清除均可以取得最佳效果。最近，在Slot等（2012）的一篇系统评价中，评估了单纯使用手动牙刷与刷牙时间的关系。基于Quigley & Hein菌斑指数，平均菌斑指数在1分钟后下降为27%，在2分钟后为41%（Slot et al. 2012）。

文献中所报道的6项研究谈到了在成年患者中，刷牙的持续时间是否与菌斑清除效率相关。其中3项研究评价了电动牙刷（Van der Weijden et al. 1996a; McCracken et al. 2003, 2005）。一项研究比较了手动牙刷与电动牙刷（Preber et al. 1991），另外两项研究仅评价了手动牙刷（Hawkins et al. 1986; Gallagher et al. 2009）。这些研究均表明刷牙持续时间与菌斑清除量相关。

综上所述，在大部分人群中，刷牙的持续时间似乎是菌斑清除的重要决定因素。因此，在刷牙指导中应当强调这一点。由于菌斑清除与刷牙时间相关，不管采用何种牙刷，建议刷牙长于2分钟。刷牙时间也似乎是日常刷牙中最容易控制的因素。

刷毛

牙刷的清洁效率与刷毛的主要功能特性有关。现代大部分牙刷采用尼龙刷毛。牙刷末端的刷毛能够被切割成钝的或圆的形状（见后文顶端圆润的刷毛）。目前，许多制造商在牙刷头刷毛上有不同长度和直径的设计。刷毛的坚硬程度取决于材料特性，如材料、直径、长度。细刷毛更软，大直径刷毛更坚硬，弯曲度差。相同长度和直径下，弯的刷毛较直的刷毛更容易弯曲，更软。同时，由于每根刷毛都互相起到支撑作用，每簇刷毛也互相起到支撑作用，每簇刷毛的密度影响了其硬度。因此，每簇刷毛的数量也决定了牙刷的硬度。增加硬度会防止在刷牙时刷毛末端向后弯曲，避免了对牙龈的损伤。然而，刷毛必须足够坚硬，这样在刷牙过程中，足够的压力（剪切力）能够满足菌斑清除的要求。

要注意，刷毛最可能与软硬组织的磨损相关。考虑到牙刷的刷毛就相当于小柱状物。在刷牙过程中，施加一定的垂直向上的力量，力量会顺延传导到口腔黏膜，产生相同的效果。刷牙时作用于每根刷毛的力量，与刷毛作用于黏膜的力量相当。如果该力量增加，刷毛对黏膜的力量也相应增加。刷毛可能刺破黏膜，使软组织受损的风险增加。刷毛的弹性反映了其行为上的特殊性。当刷牙力量到达极限、一定的负载超出极限时，刷毛会突然侧向回弹。当刷毛回弹时，能瞬间弹性地让出缓冲空间（不折断），刷毛作用于口腔黏膜上的压力也瞬间减小。因此比这个回弹限度更大的力量不能通过刷毛尖传导至黏膜上。

直到1967年，大部分人都在购买硬的牙刷（Fanning & Henning 1967）。随着牙石被认为是牙周病的主要病因（Mandel 1990），人们在口腔卫生保健中也开始更加倾向于特殊设计的软毛牙刷。随后人们不仅特别关注龈沟区域的菌斑，同时也更加关心刷牙时作用于龈沟内的力量，主要是关心其对牙龈组织的损伤（Niemi et al. 1984），这些因素影响了人们从硬刷毛到软刷毛的选择，软刷毛被广泛推荐用于刷龈沟内，如Bass刷牙法。患者在刷颈部区域时可以不用担心软组织撕裂或不适感。然而，也有许多研究表明，受试者使用中等硬度或硬度牙刷清洁时明显优于软毛牙刷（Robertson & Wade 1972; Versteeg et al. 2008a）。因此，刷毛必须有一定的硬度才能产生足够的摩擦力以去除菌斑。使用太细刷毛的牙刷是没有意义的，这样的刷毛只能够轻轻划过牙齿，结果缺乏力量，也不能够清洁牙齿表面。然而，在放置牙刷时，为了避免损伤牙龈，刷毛不能过硬：刷毛越硬，牙龈受损的可能性越大（Khocht et al. 1993）。人们也更加倾向中等硬度到硬度牙刷，因为他们感觉使用硬的牙刷能够把牙刷得更干净。Versteeg等（2008a）表明当没有使用软毛牙刷的临床指征时，考虑到刷牙效果，专家建议使用中硬度的牙刷。软毛牙刷推荐用于严重牙龈炎患者牙周手术后短期使用或天然牙龈萎缩或敏感牙龈的患者使用。然而，刷毛的硬度不应当由其自身确定，牙膏和牙刷之间的相互作用也应当考虑在内。握持牙刷在牙齿表面抛光或摩擦移动的力量影响了硬组织的磨损情况（见后文关于牙刷磨损的讨论）。

刷毛的圆钝末端

在牙刷制造过程中，刷毛末端越来越圆钝，以减少牙龈磨损（图28-4）。动物和临床研究表明（Breitenmoser et al. 1979），与尖锐边缘或锯齿状相比，光滑的刷毛能减少损伤。Danser等（1998）评价了两种末端圆钝的刷毛，观察了其对磨损发生率的影响。然而，圆钝末端设计对菌斑清除无效。锥形刷毛（图28-5）尖端是旋转椭球体，而不是半球状。这使刷毛末端非常柔软，刷毛稳定性也很好。结果表明有弹性的材料可能会造成更小的伤害，因此弹性材料在刷毛的运用也更加广泛。已经在实验室中研究了锥形刷毛的效率，研究发现它们能够进入牙的邻间隙、龈缘下方以及牙缝隙中（Hoogteijling et al. 2018）。临床研究比较圆钝末端与平坦末端牙刷的效率，结果显示两者差异并不明显（Dörfer et al. 2003; Versteeg et al. 2008b）。

磨损和更换

因为刷毛不能永久保持形态，因此一般认为牙刷应当定期更换。完全磨损的牙刷无法有效清除菌斑。这些结果的出现可能是由于剪切力的丧失，刷毛末端不能完全清除菌斑。确切的更换牙刷的时间尚不能确定。大体上讲，口腔协会、专家和口腔保健组织倡议每3～4个月更换一次牙

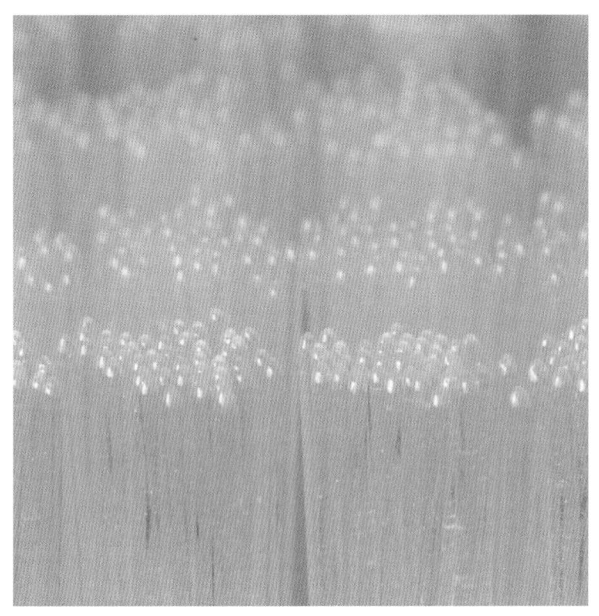

图28-4 圆末端刷毛。

刷。尽管这个建议看起来有道理，目前仍然缺少临床证据证明这一建议是正确的。患者对此建议似乎并不留心，有证据表明牙刷更换的平均时间是2.5～6个月（Bergström 1973）。每个美国人平均每2年买3支牙刷。

常识告诉我们，磨损牙刷的刷毛常常会脱落或磨损，失去了弹性，同时似乎也不能像新牙刷一样有效去除菌斑。由于个体刷牙方法和力量的多样性，牙刷的磨损程度在人与人之间也明显不同。使用不同材料制成的牙刷工作寿命也不同。

由于许多患者使用牙刷的时间长于推荐的3个月，因此了解过度的磨损是否有临床意义就十分重要。目前并没有明确的证据证明牙刷的磨损与菌斑去除有关。牙刷本身使用的时间似乎与菌斑清除效率没有决定性的关系。在一项研究中，实验性磨损的牙刷较新牙刷菌斑清除能力下降（Kreifeldt et al. 1980; Warren et al. 2002）。然而，人工的磨损并不能模拟自然磨损。实验性磨损不可避免地出现一致性，并不能反映实际使用中多种多样的磨损。大部分研究中，与使用新牙刷相比，自然磨损的牙刷刷牙后全口的菌斑指数并没有统计学上显著性的下降（Daly et al. 1996; Sforza et al. 2000; Tan & Daly 2002; Conforti et al. 2003; Van Palenstein Helderman et al. 2006）。每名患者使用牙刷的情况相当一致（Van Leeuwen et al. 2019）。在近年的平行设计研究中，Rosema等（2013）评价了新牙刷和使用过牙刷的菌斑清除效率，发现磨损率似乎是效率下降的决定因素。同样地，Van Leeuwen等（2019）发现，极度磨损的牙刷比没有磨损或轻度磨损的牙刷清洁效果更差。他们认为，与常用牙刷的使用年限相比，刷毛分叉是衡量牙刷更换时间更合适的指标。牙刷底部外的毛簇呈八字形，说明是时候更换牙刷了。

Kreifeldt等（1980）研究发现牙刷磨损导致刷毛变细，报道认为新牙刷比磨损的牙刷清除菌斑能力更强。他们也检查了磨损的牙刷，观察到磨损后，刷毛游离末端逐渐变细，例如，刷毛锥形直径一端为0.28mm，而游离末端为0.020～0.015mm。在所有磨损的因素中，末端变细是影响刷牙效率的最大因素。他们对此给出的解释是末端变细减少了刷毛的直径，刷毛变软，因此菌斑去除能力下降。基于这一变细的现象，一些市面上能够买到的牙刷在使用一段时间后会变颜色。这种磨损指示性刷毛旨在提醒患者可以更换牙刷了。

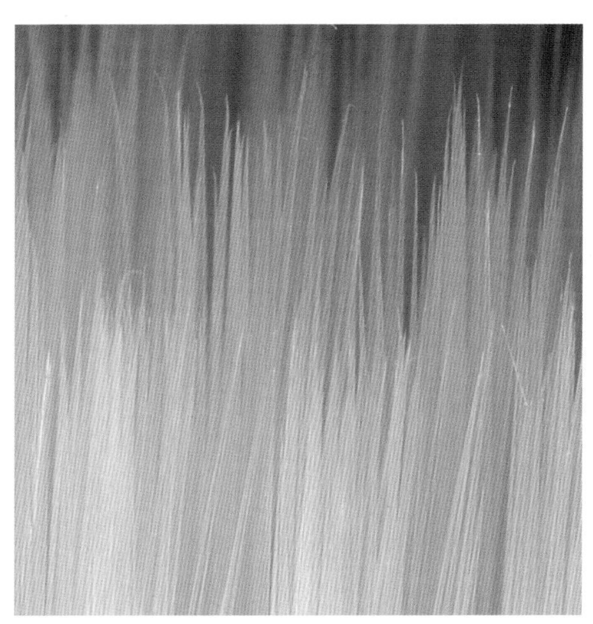

图28-5 锥形刷毛。

电动牙刷

对于有较强烈的意愿和经过正确指导后，愿意投入必要的时间及努力的人来说，使用传统牙刷和辅助手动（牙间）设备等机械手段可有效清除菌斑。然而，维持口腔中接近无菌斑的状态并不简单。牙龈炎的高流行率表明牙刷在实际运用中没有其在被观察的研究中那么有效。相比之下，电动牙刷具有潜在的优势，能够加强菌斑清除和激励患者（注28-2）。电动牙刷最早出现在20世纪40年代，最开始的设备有圆刷头（motodent）和直刷头（toothmaster）。后者的样品可以在马里兰州的巴尔的摩国家牙科博物馆内找到。第一个成功市场化的电动牙刷在50年前便被投入使用。在1954年，瑞士发明家Philippe Guy E.Woog博士发明了装有马达的摆动电动牙刷。这款牙刷被Bemann和Woog进一步开发并于1956年在瑞士面世。在1959年于ADA百年庆典上，它以Broxodent的名字被E.R. Squibb和Sons引进美国。早期的电动牙刷是需要插电的，特点是具有来回摆动的刷毛。1961年，无线、可充电的型号被通用电力（general electric）投入使用，即所谓的自动牙刷，这款牙刷很快在竞争渐渐激烈的市场上获得领先。

最初的电动牙刷基本是手动牙刷的机械化版本，上面的刷毛来回移动，模仿人手动的方式。有关早期电动牙刷的研究表明，与手动牙刷相比，尽管两者对牙龈炎有共同的作用，但在菌斑清除方面没有差别。1966年，在世界牙周病研讨会上，对刷牙的研究报告达成共识："在无定期牙科检查的个体中，在没有高度口腔卫生维护积极性的个体中，或者在那些难以掌握恰当的手刷技术的个体中，使用电动牙刷，其标准的运动可以带来更频繁和更好的牙齿清洁。"

从20世纪80年代开始，电动牙刷的技术取得了巨大的进步。各种电动牙刷被研制出独特的运动方式以提高菌斑清除效率，如增加刷毛运动的速率和牙刷振动频率，以及各种各样的刷毛形状和运动方式。较早期的牙刷使用了水平和垂直的混合运动方式以尽量模仿传统的来回运动方式，但是近来的设计中包含了各种各样的运动方式，如以超声频率振动，或有可以旋转及来回运动的刷头，或排列有以各种方式运动的刷毛。20世纪80年代，一款名叫Rotadent（Zila, Fort Collins, CO, USA）（Boyd et al. 1989）的电动牙刷，成功地走出了传统的刷牙模式，取而代之的是模仿口腔预防工具小范围旋转运动的刷头。这种牙刷有3种不同形状的刷头，可以更方便地进入到口腔的各个部位。但消费者发现这种牙刷很难使用。在20世纪80年代，Interplak被投入使用（Conair, Stamford, CT, USA），以独立的一簇簇刷毛，进行旋转和反旋转运动（Van der Weijden et al. 1993）。尽管很有效，但它仍然因为其复杂的传动系统难以与牙膏的摩擦性相匹配而失去了市场。

Braun（Kronberg, Germany）研发的摆动-旋转的圆形刷头使对牙刷的控制变得更简单。摆动-旋转牙刷设计为来回移动的圆刷头，顺时针或逆时针交替地旋转1/3圈。最初的摆动-旋转牙刷，Braun Oral-B菌斑去除器（D5）以小而圆的刷头为特征，以每分钟2800次摆动的频率做旋转和摆动运动。进一步改进的Braun Oral-B超声菌斑去除器（D9）仍为摆动-旋转运动，但摆动频率提高了（3600次旋转/分钟）。一项关于D9电动牙刷的临床研究表明其具备相同的安全性和更高的菌斑清除率（Van der Weijden et al. 1996b）。摆动-旋转牙刷的新发展是增加了沿刷毛方向的高频振动，这创造了刷牙过程中的三维运动。这项改进加强了对牙齿邻间隙的穿透性和该区域的菌斑清除。研究表明牙刷的三维运动是安全的并且在菌斑清除方面更有效（Danser et al. 1998）。

另一个技术上的进步是超声牙刷的发展，刷毛运动为高频振动，频率约每分钟＞30000次。例如，可充电的Oral-B Sonic Complete®（Oral-B Laboratories, Boston, MA, USA）和Philips Sonicare® Elite（Philips Oral Healthcare, Snoqualmie, WA, USA）都使用摆动的运动方式，其工作频率为260Hz，但是基于不同技术。采用高频运动刷毛

的牙刷可以在口腔内产生湍流。这种流动可以产生平行于表面的流体动力学力量（避免剪应力）。刷毛的振动进一步使能量转换为声压波的形式。体外实验表明流体动力学效应可以减少非接触式的生物膜。但是，临床上在体内这种更多非接触式生物膜的去除还没有显现出额外有益的效应（Schmidt et al. 2013）。

电动牙刷不能完成取代特殊的牙间隙清洁手段，如牙线，但是其在总体口腔卫生改进方面是具有优势的。研究发现，使用电动牙刷可以改善种植体支持固定局部义齿表面的菌斑清除，特别是修复体接触牙槽嵴的区域（Maeda et al. 2019）。

电动牙刷 vs 手动牙刷

在某种程度上，电动牙刷的现代设计特点已经克服了使用者在手灵敏度和刷牙技巧上的局限性（图28-6）。相比标准的手动牙刷，这些现代牙刷可以在更短的时间内清除菌斑。专业人员使用电动牙刷在1分钟内清除的菌斑量相当于手动牙刷6分钟的清除量（Van der Weijden et al. 1993, 1996a）。新一代的电动牙刷有更好的菌斑清除能力并且可以控制牙邻面的牙龈炎症（Egelberg & Claffey 1998）。后者的优势在一项离体牙的实验中得到明确的证据（Rapley & Killoy 1994）。

对单次刷牙练习的系统评价表明，使用电动牙刷去除菌斑使菌斑指数的加权平均值平均降低46%，范围为36%~65%，这取决于菌斑指数的指数量表。电源（可充电或可更换电池）、操作模式、刷牙时长和使用说明类型是影响疗效变化的重要因素（Rosema et al. 2016）。收集的证据还表明，电动牙刷在减轻菌斑和牙龈炎方面比手动牙刷更有效（Sicilia et al. 2002; Yaacob et al. 2014; De Jager et al. 2017; Elkerbout et al. 2020; Wang et al. 2020）。科克伦口腔健康小组（Cochrane Oral Health Group）的一篇综述得出的结论是，与手动牙刷相比，从长期来看，电动牙刷能减少21%的菌斑和11%的牙龈炎（Yaacob et al. 2014）。任何报道的副作用都是局部且短暂的。最近，一篇长达3个月的系统评价总结了摆动-旋转牙刷的影响，发现了大量的证据。这为不同程度的牙龈出血患者使用摆动-旋转电动牙刷提供了支持建议（Grender et al. 2020）。在长达3个月的研究中，关于高频率、高振幅声波动力牙刷的共同证据表明，在日常使用中，它们比手动牙刷更有效地减少了菌斑和牙龈炎症状（De Jager et al. 2017）。

众所周知，现代电动牙刷可以提高长期依从性。在一项涉及长期低依从性的牙周炎患者的研究中，Hellstadius等（1993）发现，将手动牙刷换成电动牙刷后降低了菌斑水平，并且这种降低持续了12~36个月。电动牙刷显著地提高了依从性，并且患者表现出一种对新牙刷积极

(a)

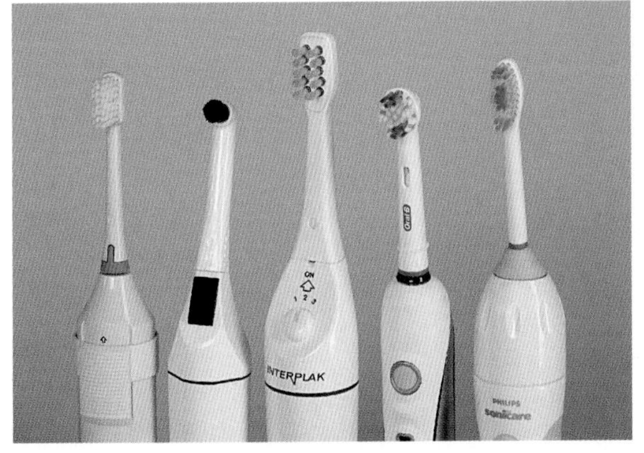

(b)

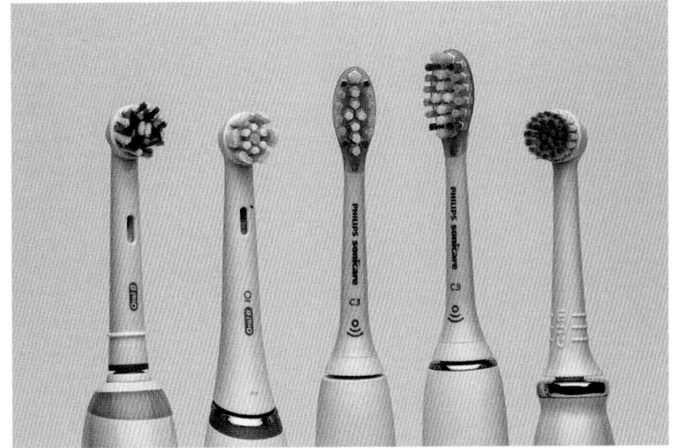

图28-6　（a）电动牙刷发展概述，从模仿手动牙刷到高频振动的刷头。从左到右：Braun D3®（Braun提供）、Rotadent®（Rotadent提供）、Interplak®（Conair提供）、Braun/Oral-B Triumph®（Braun和Oral-B提供）和Sonicare Elite®（Philips提供）。（b）现代电动牙刷的最新版本。

的态度。另一个研究报道了62%的人在购买后的36个月内，每天坚持使用电动牙刷（Stålnacke et al. 1995）。在一项德国实施的调查中，大多数口腔医生表示他们的患者用在刷牙上的时间太短（Warren 1998）。约一半的口腔医生表示他们向患者推荐了电动牙刷，并且绝大多数口腔医生相信换用电动牙刷会改善患者的牙齿和牙龈状况。美国学者进行了一项实践研究，研究中包含了大样本量的患者，这些患者都换用了Braun Oral-B超声菌斑去除器（D9），这项研究得出的结论与德国的研究一致（Warren et al. 2000）。

不同电动牙刷的比较

如今市场充斥了大量的电动牙刷。可以选择从廉价一次性电池驱动的旋转牙刷到复杂可充电的电动牙刷。为了确认电动牙刷对其他形式牙刷的优势，在10年前与科克伦口腔健康小组联合进行的最著名的综述中，评估了电动牙刷的有效性及其对口腔健康影响的相关全部证据（Deacon et al. 2011）。选择标准是随机化的研究，包含了至少4周无监督的刷牙，参加者没有手动刷牙障碍，并且比较了至少两种电动牙刷，牙刷以不同的运动模式运动。在短期内，具有旋转-摆动运动方式的牙刷比来回运动的牙刷能更有效地减少菌斑和减轻牙龈炎。但是，这种差别是微小的，而且其临床意义不明确。由于试验中使用其他类型电动牙刷的数量较少，无法得到明确的证据表明一种牙刷优于其他牙刷。但必须强调的是，证据的缺失并不表示没有证据，进一步的试验也许可以证明某种独特设计的优越性。在专业人士向公众提出关于不同电动牙刷表现情况的循证建议之前，还需要进行更多的研究。最近的一项基于单次刷牙练习的研究评估了使用摆动-旋转动力牙刷和高频声波动力牙刷去除菌斑的效果。结论是，摆动旋转动力牙刷具有非常小但显著的有益效果（Van der Sluijs et al. 2021）。此外，最近对摆动-旋转动力牙刷与其他动力牙刷在功效上的差异进行了系统评价和分析（Clark-Perry & Levin 2020; El-Chami et al. 2021; Van der Sluijs et al. 2021）。综上所述，有一些证据表明，摆动-旋转动力牙刷可能比其他动力牙刷（包括高频、高振幅声动力牙刷）能清除更多的菌斑并减少出血位点的数量。根据至少4周的研究，摆动-旋转动力牙刷与侧转动力牙刷相比，菌斑和牙龈炎指数几乎没有差异（El-Chami et al. 2021）。在卫生保健专业人员向公众提供关于不同电动牙刷的相对性能的建议之前，还需要进一步的研究来收集证据。

安全性

电动牙刷的安全性一直是口腔执业人员所关注的。一种担心是过度和无节制地使用。如狂热的电动牙刷使用者会使用过大的力量并且使其牙龈受损，从而加速牙龈退缩。在最近的一项关于摆动-旋转牙刷和手动牙刷对硬组织与软组织作用的系统评价中，学者尽可能详细地确立了这种电动牙刷设计的安全性（Van der Weijden et al. 2011）。他们使用各种电子数据库，搜索了现存的文献，寻找任何比较了旋转-摆动牙刷和手动牙刷安全性的研究，包含了除最薄弱证据之外的所有证据。从35篇最合适的原始文献中提取出相关数据，将其根据研究设计分组（以安全为首要结果的随机对照试验、安全为第二结果的试验、使用安全性替代指标的试验、实验室试验）。在这些组别里，原始研究的设计通常种类繁多，不可能将这些结果代入同一个统计分析中。尽管如此，原始数据一直没有显示出旋转-摆动牙刷的安全性存在问题。但是，大部分试验把安全性作为第二结果。所以，这些证据通常是无对照的而不是定量的。系统评价作者总结道："这篇系统评价囊括了大量过去20年里发表的文献，都一致认为与手动牙刷相比，摆动-旋转牙刷是安全的，并且在总体上并没有证据显示这些牙刷在临床上对硬组织或软组织造成显著影响。"目前，没有关于其他类型的电动牙刷安全性的系统评价。研究结果与Yaacob等（2014）综述中的观察结果一致。Deacon等（2011）和El-Chami等（2021）只报道了轻微与短暂的副作用。

电离子牙刷

几种类型的牙刷（离子、电子和电活性）已经销售多年，通过这些牙刷的刷头向牙面发出一股微弱的、无法察觉的电流，可能会干扰菌斑附着并且破坏菌斑蛋白与牙面之间的静电附着。因此这种技术能加强牙刷清除菌斑的能力。电子可能是清除了菌斑有机酸来源的氢离子，导致了菌斑的解体（Hoover et al. 1992）。第一个关于充电牙刷的记录是关于“Scott博士的电动牙刷”，在1886年2月的Harper周刊里可以找到。Scott博士的牙刷据称“电磁流充电，运行没有振动，即时作用于牙齿和牙龈的神经与组织……终止龋坏……恢复釉质的天然美白”。

Hotta和Aono（1992）研究了一种电离子手动牙刷，该牙刷在其手柄内装有压电原件。刷牙时会随着握把的弯曲产生电压。在这项研究里，安慰剂组与电活性组之间没有观察到刷牙后残留菌斑量的区别。其他声称对菌斑有“电化学”作用的牙刷，在手柄内装有二氧化钛（TiO_2）的半导体。在有光的情况下，湿润的半导体上饱和的低能量电子转化为高能量的电子。可以测量到一股约10nA的电子流从半导体向牙齿移动（Weiger 1988）。一些关于使用了这种牙刷的短期临床研究表明，这类牙刷在减少菌斑和消除牙龈炎方面能获得有益的效果（Hoover et al. 1992; Galgut 1996; Weiger 1998; Deshmukh et al. 2006），同时其他相关研究没有发现这种效果（Pucher et al. 1999; Moreira et al. 2007）。一项为期6个月的研究发现，与对照组相比，离子牙刷刷牙后，菌斑指数降低并改善牙龈炎，但这些发现在随后的6个月和7个月的研究中没有得到证实（Van der Weijden et al. 1995, 2002b）。

牙间隙清洁

在文献中，对邻近、邻面、牙间、邻间位点的定义存在模糊。常用的指数不适用于评估牙间菌斑（位于接触区正下方），因此不利于对邻面菌斑清除效果进行统一的评估。1998年，欧洲机械性菌斑控制研讨会提出了以下的定义，邻近区域为接触区正下方以外，可见的邻面区域。这些区域在健康人群牙列中很小，但是在发生牙周附着丧失后会增大。名词“邻间（interproximal）”和“牙间（interdental）”可以被交替使用，都指代接触点以下的区域及与其相关的区域。

根据共识，牙间清洁对于保持牙间牙龈健康至关重要，尤其是在二级预防方面（Chapple et al. 2015）。将牙间清洁章节放在一个独立的标题下单独讨论，是因为刷牙被认为最能彻底清洁牙齿的平面，即为颊、舌和咬合面，不包括点隙窝沟。牙刷无法同样有效地到达邻近表面，也无法到达相邻牙齿之间的邻间区域。所以，牙间菌斑控制措施应该作为刷牙控制菌斑的补充（Lang et al. 1977; Hugoson & Koch 1979）。牙间的牙龈充填了牙齿之间的楔状隙并且其尖端朝向牙齿的邻接点。这是一个“被保护的”区域，当牙齿位于它们的正常位置时难以进入该区域。在使用牙刷的人群中，磨牙与前磨牙之间的邻间表面是菌斑的主要残留位点。清除这些表面的菌斑仍然是现实的目标，因为在对牙周病敏感的人群中，牙龈炎、牙周炎通常在这些牙间区域比牙齿口腔面和颊面更为显著（Löe 1979）。与口腔面和颊侧平滑面相比，龋齿也更常发生在牙间区域。预防的一个基本原则是疾病风险越大，效果也越明显。所以，对于牙刷难以达到的牙间区域的菌斑清除，对大多数患者来说是极其重要的。

许多牙间清洁手段已经在实际中运用，从牙线到近来才引进的电动清洁措施。牙线是运用最广泛的手段。但是，不是所有牙间清洁设备都适用于所有患者和所有类型的牙列。除了易于使用外，在推荐牙间清洁方法时，还应考虑患者的能力和依从性等。必须选择最适合患者的专用牙间清洁设备，以使每名患者都能实现安全、高标准的牙间清洁（Amarasena et al. 2019）。

从无数市售设备中挑选出适合的器械主要取决于牙间楔状隙的大小、形态以及牙邻面形态。在牙龈外形和外展隙正常的个体中，牙线或牙线带可以作为首选。在软组织退缩明显的位点，牙线的效果是越来越差的。所以，木签或牙间隙刷等替代手段应该作为首选。此外，应该时刻记住所提供的建议应随着治疗的有效性和通过改善口腔卫生所带来的牙间区域形态的变化而改变。

一篇关于牙间清洁方法的综述（Warren & Chater 1996）得出结论，所有传统的方法都是有效的，但是每种方法适用于特定的患者和口内特定的条件（表28–1）。此外，为了达到最大效果，给予患者的口腔卫生建议应包含足够的信息，使患者能够逐个确认每一个部位，从而选择相应的工具以有效地清洁所有的牙间表面（Claydon 2008）。这要从评估现存的产品开始。一个理想的牙间清洁工具应该是便于掌握的，能有效去除菌斑，并且对软硬组织没有损害。牙间清洁过程中的牙龈出血可能是创伤的结果，如撕裂伤和牙龈糜烂，也可能是炎症的指征。患者必须意识到出血本身并不意味着牙间清洁是不可取的，更有可能是需要治疗的炎症指征（Gillette & Van House 1980）。

表28–1　针对不同口内条件的牙间清洁方法

口内条件	牙间清洁方法
龈乳头完整；牙间隙窄	牙线或小牙签
中度的龈乳头退缩；稍开放的牙间隙	牙线、牙签或小牙间隙刷
龈乳头完全丧失；敞开的牙间隙	牙间隙刷
敞开的牙间隙；牙间隙、拔除后缺牙区、根分叉或最后磨牙远中面、根面凹陷或根面沟	单束/末端刷或纱布条

普通牙线和扁牙线

在所有用来清除牙间菌斑的方法中，牙线是使用最多的，Levi Spear Parmly，美国新奥尔良的口腔医生，被认为是现代牙线的发明者。早在1815年，Parmly就推荐用一段丝线制作的牙线。1882年，Codman & Shurtleft公司（Randolph, Massachusetts, USA）开始大量生产商品化的家用无蜡丝制牙线。1898年，Johnson & Johnson公司（New Brunswick, New Jersey, USA）是第一家对牙线申请专利的公司。Charles C. Bass博士在第二次世界大战期间使用尼龙牙线替代了丝线牙线。他也推动牙线成为口腔卫生重要的组成部分。

普通牙线和扁牙线（注28–3），后者是一种较宽的牙线，在牙间隙被龈乳头完全充满的地方使用时最有效。如果使用合理，邻面菌斑清除的有效率可多达80%。甚至龈下菌斑也能得以清除，因为牙线可以深入到龈乳头尖部下方2～3.5mm（Waerhaug 1981b）。有几种牙线（上蜡、未上蜡）可供选择。研究表明上蜡的牙线和未上蜡的牙线的使用效果没有区别。未上蜡的牙线通常推荐给牙齿接触区正常的患者，因为其可以轻易地从接触区通过。这是可供选择的牙线中最细的一种牙线，尽管使用时它们会散开，但可以比上蜡的牙线覆盖更大面积的牙面。上蜡的牙线适用于邻接紧密的患者。

易用性是影响患者是否每天使用牙线的最重要因素。牙线的使用是一项复杂的技术，许多人难以掌握，从而对依从性产生负面影响（Graziani et al. 2018）。与刷牙不同，很少有人学会如何正确地使用牙线。但是，与其他技术一样，可以指导使用牙线的方法，那些被给予正确指导的患者会增加使用牙线的频率（Stewart & Wolfe 1989）。患者会从一步步的指导中受益（注28–3），时常对患者给予再次指导和说明是有必要的。因为许多人认为使用牙线的目的是清除食物残渣，所以必须指导他们使用牙线的目标是清除黏附于牙面上的菌斑。

为了让牙线使用更简单，可以使用一种特殊的牙线支架。这种支架可以重复使用并且通常是由耐用、轻巧、易于清洁的塑料制成的。研究发现，无论是使用手用牙线还是牙线支架，两者在菌斑清除和减轻牙龈炎方面的作用是相同的。电动牙线设备也已经得到应用，尽管患者更愿意使用带有自动装置的牙线（Gordon et al. 1996），但与手用牙线相比，在清除菌斑和减轻牙龈炎方面没有发现存在差异。

使用牙线同样是耗时的。当患者不愿意使用牙线时，就应该向其推荐替代的牙间隙卫生措施，即使这些措施相对来说是低效的。如果患者发现某种特定方法或设备运用起来更加让人满意，那么长期的依从性就成为一个可以实现的目标。尽管很清楚，正确使用牙线可以有效地清除菌斑，但还没有证据表明邻接良好的成年患者应该常规使用牙线（Burt & Eklund 1999）。

以下是有关牙线使用效果的3篇系统评价和1篇Meta分析。第1篇由Berchier等（2008）所写，评估了有关成年牙龈炎患者菌斑和临床指数的所有证据，来确定在联合运用牙刷的情况下，牙线的使用效果。纳入的大多数研究均表明使用牙线没有带来好处。关于菌斑和牙龈炎指数的Meta分析也表明组间没有显著差异。提倡牙线作为一种牙间清洁方法在很大程度上取决于常识。但是，关于常识的论据是一种最低层次的科学证据。近期Cochrane的一篇综述涵盖了多种牙线相关产品，这篇文章基于综合数据，认为有些证据表明与单独刷牙相比（Sambunjak et al. 2011），刷牙联合使用牙线时可以减轻牙龈炎。Cochrane最近的一篇综述总结了所有牙间清洁工具的证据，包括15项评估牙线加刷牙与单纯刷牙的试验。结论是，确定性的证据表明，除刷牙外，使用牙线可以减少牙龈炎（Worthington et al. 2019）。一项基于现有系统评价证据的Meta分析得出结论，现有的大多数研究并不能证明牙线在清除菌斑方面是有效的（Salzer et al. 2015）。所以，目前仅有微弱且不可靠的证据表明刷牙联合使用牙线与菌斑的少量减少有关。关于牙间口腔卫生辅助治疗的效果在两个贝叶斯网络（Bayesian Network）Meta分析中也得到了证实。它定量地提供了全面的疗效排名，其中，就减少牙龈出血而言，牙线排在最后（Kotsakis et al. 2018; Liang et al. 2020）。

不止一篇综述发现牙线对刷牙没有明显的辅助作用。Hujoel等（2006）的一篇文章认为，专业使用牙线仅在降低邻间龋坏风险时有作用。指导在校一年级学生高质量、专业地使用牙线，降低了40%的龋坏风险。相反地，自己使用牙线没有表现出有益的效果。Berchier等（2008）的系统评价认为，牙线对预防龋坏和减少牙龈炎的效果不尽如人意，极有可能是菌斑没有被有效清除的结果。

普通大众使用牙线没有显示出效果，这并没有妨碍对它的使用。例如，对于只允许一条牙线穿过牙间隙时，牙线就是可用的最佳工具。尽管牙线不推荐作为清洁开放牙间隙的首选，但如果患者不愿意使用其他工具，那么使用牙线仍然属于口腔卫生宣教的一部分。牙线也可以用于牙间部位，因为其他牙间清洁工具无法无创地通过邻间隙（Chapple et al. 2015）。牙科从业人员应该认识到，合理的宣教、对患者足够的鼓励和高水平的使用技巧是必要的，可以确保使用牙线的有效效果。科学证据尚不能支持常规指导使用牙线。

牙签

尽管牙线是得到最广泛支持的牙间清洁工具，剔牙也许是人类最古老的习惯之一，同时牙签也是最古老的工具之一。牙签可以追溯到洞穴人时代，小木棒使用来剔除牙齿间的食物。最近，在西班牙北部的一个挖掘现场发现了一块120万年前的古人类颌骨。颌骨上有一个邻间沟，沟中有不可食用的木材碎片，这表明剔牙可能是人类最早的牙间口腔卫生活动之一（Hardy et al. 2016）。古罗马人使用骨和金属制作的牙签。盎格鲁-撒克逊女性携带有象牙制作的牙签。原始牙签的进化在更追求物质的社会中走上第二种道路，与剃发刀和刮耳匙一起，成为个人护理工具盒的一部分（Mandel 1990）。1872年，Silas Noble和J. P. Cooley对第一台牙签制作机器申请了专利。

起初，木签被口腔从业人员宣传为“牙龈按摩器”，用来按摩牙间区有炎症的牙龈组织，从而减轻炎症并促使牙龈组织的角化（Galgut 1991）。

牙签与木签（木质刺激器/清洁器）之间关键区别在于后者的三角形（楔状）设计。木签不应与牙签相混淆，后者只是简单地用来餐后去除食物残渣（Warren & Chater 1996）。木签被插入牙与牙之间，其三角形设计的基部与牙龈相接触（注28-4）。其尖部应该指向𬌗方或切方，三角形线角处抵住相接触的牙面。与圆形或长方形的木签相比，三角形、楔形的木签在清除菌斑方面具有显著优势，因为它们更适合于牙间区域（Bergenholtz et al. 1980; Mandel 1990）。木签通常由软木制成以防止损伤牙龈。渐缩的外形使患者有可能改变木签在牙间的角度，甚至是清洁舌侧局部的牙间表面。与牙线不同，木签可以用在牙根的凹陷表面。一些木签是手持的，其他的被设计安装在一个手柄上，以利于进入口腔后部的牙间区域（Axelsson 2004）。木签的木头上带有氟化物晶体，存在于木头的表面和小孔中。在木签被唾液湿润的同时晶体溶解（Axelsson 2004）。

木签具有一些优势，如便于使用，全天都可以使用，不需要特殊的场所或设施（如浴室或镜子）。它们也是环保的。一项瑞士全国性口腔调查表明，清除牙间菌斑时，相比于使用牙线，人们更愿意使用木签：约46%的成年人偶尔使用木签，12%的成年人每天使用木签。相反的是，只有12%的成年人偶尔使用牙线，每天使用的只有2%。换句话说，成年人使用木签作为口腔卫生手段比使用牙线频繁4~6倍（Axelsson 1994）。木签可以用于一级预防，包括后牙区域，甚至是手灵巧性差的患者。为了使用木签，必须存在足够大的牙间隙，在这种情况下，木签是牙线极佳的替代物。木签无疑可以推荐给有开放牙间隙的患者，用于牙周病的二级预防。

尽管木签在两接触邻牙的牙间隙表面的中央具有较好的清洁能力，但是其效果在这些表面的舌侧是被削弱的。木签在下颌较靠后区域较难使用，主要是因为难以进入这一区域，同时也因为木签的断面为三角形，必须以某种特殊的角度进入楔状隙（Bassiouny & Grant 1981）。当用于健康牙列时，木签会压迫牙龈边缘。长期的使用会导致龈乳头的永久丧失和牙间隙的开放，这可能会显著影响前牙区的美学。

Hoenderdos等（2008）进行了一篇系统评价，评估和总结了有关联合使用三角形木签和刷牙的现存有效性证据，主要目的是减少菌斑和牙龈炎症的临床症状。收集到的证据只涉及三角形的木签，没有收集到关于其他形状的数据，如圆形或方形牙签。数据的异质性妨碍了量化分析，只能进行描述性分析。在7项研究中，牙龈健康的改善代表了由于使用三角形木签而显著增加的益处。在对可见的牙间菌斑进行评分的研究中，与替代手段比起来（仅刷牙，或者仅使用牙线和牙间隙刷），没有证据证明在牙龈炎患者中使用木签有任何优势。最新的Cochrane综述（Worthington et al. 2019）中，只有一项关于木签的研究，也得出结论，这种设备可以减少牙龈炎，但对菌斑指数没有影响。

对牙周炎患者的一系列的组织学研究表明，龈乳头区炎症最为严重的部位是牙间组织中间部位。临床上很难进入到牙间区域的中间部分，因为其通常是无法直视的（Walsh & Heckman 1985）。在健康牙列中使用时，木签可以压迫牙龈达2~3mm（Morch & Waerhaug 1956），能清洁部分龈下区域。因此，木签可以特异性地清除龈下定植的牙间菌斑，这类菌斑不可见也无法用菌斑指数来评估。木签在牙间区域的物理性动作可以对牙间牙龈炎症产生一个清洁、有益的效果。

包含在Hoenderdos等（2008）所写的综述中的研究表明，牙龈炎症的变化与出血倾向的变化一样显著，后者是疾病的指征。无数的研究表明，龈沟出血是对早期牙龈炎非常敏感的指标。使用木签之后的出血也被用来提高患者的积极性和对牙龈健康的意识。牙科保健专业人员还可以使用牙间出血指数（Eastman Interdental Bleeding Index; Caton et al. 1988）向患者说明牙龈状况。该方法是检测牙间炎症病变的可靠且有效的临床指标（Barendregt et al. 2002）。它可以作为牙龈炎患者的自我评估工具，因为出血的存在对牙龈健康状况提供即时反馈。这种监测设备能够鼓励患者把木签作为口腔卫生保健计划的一部分

（Walsh et al. 1985）。

硅胶牙签

牙间清洁的最新发展是硅胶牙签（rubber/elastomeric interdental cleaning stick, RICS）（注28-5）。第一款产品是由GUM®公司销售的Soft-pick®（Sunstar Europe S.A., Etoy, Switzerland）。据说，它的塑料核心和表面柔软的橡胶刷毛，可以按摩牙龈和清除食物残渣。也可作为牙线的替代物并且可以提高患者的依从性。最近，TePe®公司（Tepe Munhygienprodukter AB, Malmö®, Sweden）开发了一种类似的产品，名为EasyPick®，其核心由柔性硅树脂涂层和薄片牢固地覆盖。只有少数几个临床试验对这种新设备进行了评估。在牙龈炎患者中，与使用牙线相比，在刷牙时辅助使用RICS，患者的菌斑和牙龈炎指数没有明显差异（Yost et al. 2006; Abouassi et al. 2014; Graziani et al. 2017）。此外，虽然总体出血指数没有差异，但另一项研究分析了可接触的部位，发现RICS比牙间隙刷更受欢迎（Hennequin-Hoenderdos et al. 2017）。相比之下，一项根据牙龈指数评分评估RICS与牙间隙刷疗效的研究显示，牙间隙刷的疗效显著降低（Yost et al. 2006）。此外，RICS会带来更少的牙龈磨损（Hennequin-Hoenderdos et al. 2017），并且是研究参与者的首选（Abouassi et al. 2014; Hennequin-Hoenderdos et al. 2017）。到目前为止，与牙签比较的文献还未发表。总之，证据表明RICS可被推荐作为牙龈炎患者的替代牙间清洁工具（Van der Weijden et al. 2021）。这些证据支持了用户安全和参与者的偏好。

牙间隙刷

牙间隙刷（注28-6）在20世纪60年代作为木签的替代品而得到应用。在清除牙邻面的菌斑方面是很有效的（Bergenholtz & Olsson 1984）。牙间隙刷由软尼龙丝拧入细的不锈钢丝制成。这种“金属”丝对牙根面敏感的患者来说是不舒适的。对这样的患者，推荐使用包裹着塑料的金属丝。支撑丝可以插入到一个金属/塑料手柄内或与之直接相连。最常用的外形是圆柱形或圆锥形（像圣诞树）。研究发现，在接受牙周支持治疗的患者中，圆锥形牙间隙刷在舌侧菌斑清除方面不如圆柱形牙间隙刷（Larsen et al. 2017）。不太常见的是腰形的（类似于空竹）。有人认为，这种形状在基部和尖端截面的直径比在中部更大，会在舌线角和颊线角处有更多的接触（Chongcharoen et al. 2011）。研究发现，在接受牙周支持治疗的患者中，与圆柱形牙间隙刷相比，腰形牙间隙刷在清除菌斑方面更有效（Schnabl et al. 2020）。三角形牙间隙刷的问世是由于牙间间隙的形状与牙间隙刷的形状不一致而产生插入阻力。研究发现，三角形牙间隙刷比传统的圆柱形牙间隙刷更容易穿透牙间隙（Wolff et al. 2006a）。

尽管刷毛硬度似乎对清洁效果没有显著影响（Wolff et al. 2006b），刷毛横截面上的长度应该适合牙间隙。牙间隙刷应适用于从最小到最大的牙间隙（图28-7）。尽管未在科学文献中确认，但人们普遍相信如果选择稍微比牙间隙大一点的牙刷，能获得最高效的清洁（Wolff et al. 2006a）。所以，患者对牙间隙刷的尺寸有各种各样的要求。Schmage等（1999）评估了牙间隙

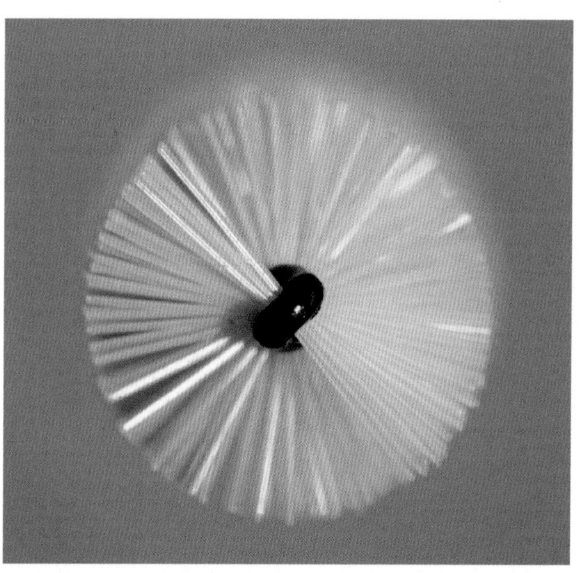

图28-7 牙间隙刷金属丝核心的直径对于进入牙间隙来说是决定因素。刷丝的紧密贴合会影响清洁能力。

刷与牙齿位置的关系。大多数前牙牙间隙狭小恰可以使用牙线。前磨牙和磨牙有更大的牙间隙并且可以让牙间隙刷通过。牙间隙刷可以斜着从根尖方向插入牙间隙（Schnabl et al. 2020）。因为后牙间隙有更宽的舌侧间隙，圆锥形牙间清洁器不是首选。从舌侧进入会使清除菌斑更加有效，但是相关技术难以掌握。使用来回运动的方式清洁。当根面凹陷和根面沟暴露时，牙间隙刷是一个辅助的选择。牙间隙刷也是针对贯通式根分叉暴露最好的清洁设备。

与木签一样，牙间隙刷也便于使用，有不同类型的把手。可以是金属丝本身，也可以是圆形或扁平的手柄/支架。金属丝或手柄有一个灵活的颈部，可以弯曲成最佳的插入角度。此外，有角度的牙间隙刷在去除菌斑方面不如直齿间刷（Jordan et al. 2014）。如果使用不当，牙间隙刷会引起牙本质过敏。为了使硬组织磨损的风险最小化，除特殊情况外，使用牙间隙刷时不应使用牙膏，并且只能短期使用。它们也可作为氟化物和抗菌药物的载体（如氯己定凝胶），使其进入牙间隙以防止龋坏和残余牙周袋内的细菌再定植。当刷毛松弛和变形时应该更换牙刷。

牙间隙刷代表了理想的牙间清洁工具，尤其对于牙周炎患者。Waerhaug（1976）发现习惯使用牙间隙刷的群体能够保持龈上牙间表面的无菌斑状态并且清除部分龈下菌斑，直至龈缘下2～2.5mm深度。在一项针对中-重度牙周炎患者的研究中，Christou等（1998）证明牙间隙刷在清除菌斑和减少牙周袋方面比牙线更加有效。患者认为使用牙间隙刷比牙线要更为简单。这个发现与之前的研究发现一致（如Wolffe 1976）。此外，牙间隙刷的感知效果更好。值得注意的是，更少的患者反映在使用牙间隙刷时存在问题。即使牙间隙刷的效力不比牙线更好，但相比牙线来说，牙间隙刷更容易被患者长期定期使用。当需要长期使用牙间清洁工具时，我们主要应考虑患者的接受度。牙间隙刷被认为比牙线在清除菌斑方面要更加节约时间并且更加有效。

Slot等（2008）系统性地评价了文献来评估牙龈炎或牙周炎患者使用牙间隙刷作为牙刷辅助手段的有效性，其用菌斑和牙周炎症的临床参数来作为评估指标。大多数研究表明，使用牙间隙刷与使用牙线患者相比，菌斑指数有着显著差异。牙龈和出血指数均无差异。Meta分析发现，与牙间隙刷组相比，牙线组Silness与Löe菌斑指数有着显著差异，结果明显支持牙间隙刷组。大多数相关研究没有讨论牙间隙刷的不同尺寸的区别，也没有进一步讨论牙间隙刷是否可以用于所有牙间邻面位点。其中两个研究表明，与牙线相比，牙间隙刷在减少牙周袋方面有显著作用。一篇Meta综述（Saelzer et al. 2015）、最新的Cochrane综述（Worthington et al. 2019）以及一项贝叶斯网络Meta分析（Kotsakis et al. 2018）均支持用牙间隙刷进行牙间清洁是清除菌斑最有效的方法。一项对牙周维护研究参与者的网络Meta分析表明，在去除菌斑方面，辅助使用牙间隙刷明显比单独使用手动牙刷更有效（Slot et al. 2020）。Jackson等（2006）提出牙周袋深度的减少可能与肿胀减轻同时发生的退缩有关（Jackson et al. 2006）。但是，对牙周袋深度的影响不能轻易地通过牙龈炎症水平的降低来解释（Slot et al. 2008）。对于所观察到的效果，Badersten等（1975）提出另一种解释，牙间隙刷导致对龈乳头的机械压迫，随后导致了龈缘的退缩，这种说法看起来更有说服力。这种作用与良好的菌斑控制相协同，导致了牙周袋深度的明显减少。

单束/末端刷

单束刷拥有更小的刷头，刷头上有几簇或单簇刷毛（注28-7）。一簇的直径为3～6mm，可以是扁平的或锥形的。手柄是直的或反角的。有角度的手柄可以更加容易进入舌和腭侧面。刷毛直接进入需要清洁的区域，以旋转的方式运动。单束牙刷被设计为易于进入后磨牙的远中面以及倾斜、扭转和移位的牙，同时易于清洁固定局部义齿、桥体、正畸部件或精密附着体的周围与底部，清洁受牙龈退缩影响的牙齿、不规则的龈缘和根分叉病变。针对这种牙刷所做的研究少之又少。一项交叉对照对比研究了单束牙刷与平头牙刷。结果显示单束牙刷在清除相对难以到达的位点的菌斑方面是有效的。更多的上颌磨牙颊面和下颌磨牙舌侧牙间的菌斑得到清除（Lee & Moon 2001）。

冲牙器

冲牙器是由水利工程师John Mattingly和口腔医生Gerald Moyer所发明。在1962年引入口腔治疗并且曾在过去的几十年间得到广泛研究。1964年之前Mattingly在家里制造了这种设备，并且通过Moyer在其行医过程中向患者推荐出售。1964年，一个青睐这种设备的患者出资数千美元帮助这种设备投入市场。几年后，可以在药店或百货商场里买到一种名叫Waterpik®的设备。2001年，美国牙周病学会申明："在口腔卫生控制不良的个体中，龈上冲洗，无论是否合并使用药物，都比单独使用牙刷更能减轻牙龈炎症。这种效果可能是因为龈下细菌被冲走的缘故。"由冲牙器产生的脉冲式的水流动力可以清除牙间隙和菌斑聚集区域里的食物残渣（注28-8）。一项体外扫描电子显微镜研究表明，冲牙器的水流动力可以去除釉牙骨质界上下方的菌斑生物膜（Gorur et al. 2009）。有报道称脉冲式水流比连续的水流更好。但冲水并不是单独的治疗方法，只可作为机械性清除菌斑的家用口腔保健手段（刷牙和牙线）的补充或加强（Hugoson 1978; Cutler et al. 2000）（图28-8）。

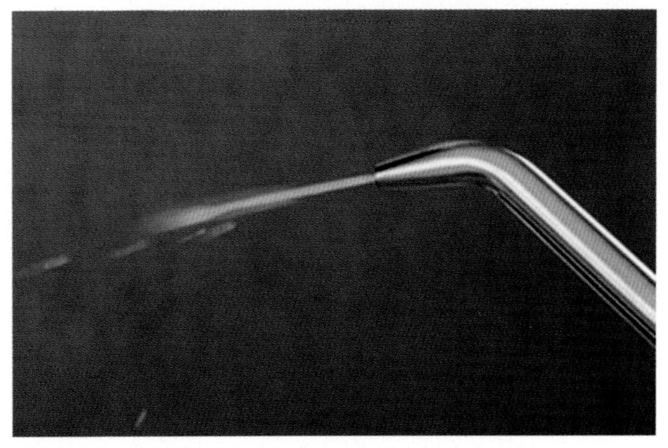

图28-8 冲牙器。水流可以是脉冲式的或连续的。

Husseini等（2008）对已有的文献进行系统评价，将冲牙器作为刷牙的辅助手段与仅刷牙或常规口腔卫生措施进行对比，评估其对牙周炎症的菌斑和临床指数影响。数据的不均一性妨碍了量化分析；所以文献采用描述性的方式。在所检索的文献中没有一篇认为单独刷牙和刷牙联合使用冲牙器之间存在显著差异。当观察牙龈炎症的可视指征时，4份研究中有3项报道了使用冲牙器作为常规口腔卫生措施的辅助手段能够带来显著的效果。4项研究中有2项显示使用冲牙器作为常规口腔卫生措施的辅助手段，探诊深度降低。研究者认为与常规口腔卫生措施（如没有任何特殊设备的患者自行的口腔卫生措施）相比，有证据表明使用冲牙器作为刷牙的辅助手段时，对改善牙龈的健康状况是有积极意义的。一个近期的为期4周的评估显示，比牙线相比（在短期评估的时间范围内），当联合手动刷牙时，每天使用冲牙器，能够显著降低牙龈出血指数（Rosema et al. 2011）。一项为期2周的评估发现，冲牙器在减少牙龈出血方面比牙间隙刷更有效（Goyal et al. 2016）。一项关于牙间口腔卫生辅助工具疗效的贝叶斯网络Meta定量分析提供了一份全球疗效排名，其中就减少牙龈出血而言，冲牙器和牙间隙刷的疗效排名最高（Kotsakis et al. 2018）。Waterpik®水牙线（Water Pik Inc, Fort Collins, Colorado, USA）于2017年2月获得ADA认证。

所选的这类系统评价的相关文献中，没有文献报道使用冲牙器能带来有统计学意义的菌斑减少（Husseini et al. 2008）。菌斑减少被认为是一种口腔卫生工具是否有效的前提。尽管缺少其对菌斑指数的作用，但这些研究却发现显著影响出血指数。为什么冲牙器对菌斑没有明显作用，这些临床变化的潜在机制是什么？这些都暂时无法得知。学者提出不同的假说以解释这样的结果。一种假说是当牙龈炎患者每天进行龈上冲洗时，降低了关键致病菌的数量（及其相关的病原作用），进而减轻了牙龈炎症（Flemmig et al. 1990）。也有可能是脉冲水流改变了龈下环境的特异性宿主与微生物之间的相互作用，从而减轻了炎症，但并不作用于菌斑（Chaves et al.

1994）。冲牙器可能带来的另一种好处是至少清除了食物堆积与残渣、冲走了黏附较松的菌斑、清除了细菌胞体、干扰了菌斑的成熟并且激活了宿主的免疫反应（Frascella et al. 2000）。其他解释包括对牙龈的机械刺激或先前报道的一些因素。冲水能减少菌斑厚度，这可能不会轻易被二维评分系统检测到。这个事实可能解释了为什么冲牙器在没有影响菌斑的情况下却对牙龈炎症有积极的效果。

冲洗设备可以增加进入龈缘下的水流量（Flemmig et al. 1990）。与漱口相比，患者使用龈上冲洗，能够使溶液对牙周袋有更好的渗透作用（Flemmig et al. 1995）。研究评估了龈上冲水向龈下传输水溶液的能力，确定了使用标准的龈上冲洗头能够把水或药液带入到龈下3mm或约为探诊深度6mm牙周袋的一半（Larner & Greenstein 1993）。冲洗设备可以使用水或杀菌药溶液（Lang & Räber 1982）。使用次优浓度的氯己定（如0.06%）可增强对菌斑的抑制作用，并带来抗炎效果（Lang & Räber 1982; Flemmig et al. 1990）。

使用常规喷头的脉冲冲牙器的效果可局限在龈下区域和牙周袋内（Wennström et al. 1987）。使用一种特制的喷头（Pik Pocket®龈下喷头；Water Pik Inc.），脉冲水流可以渗透进牙周袋内更深的区域（Cobb et al. 1988）。这种钝头的细管也可用来向浅-中等深度牙周袋注射抗菌药物。

龈上冲洗对牙龈组织施加了一定的力量。有资料报道这种冲洗有导致菌血症的可能。但是综合所有证据，这样的冲洗对健康人群似乎是安全的（Husseini et al. 2008）。

另一种冲牙器是Sonicare AirFloss（Philips Oral Healthcare, Snoqualmie, WA, USA），其产品通过喷洒小泡结合小股水流产生牙间清洁作用，宣称通过这种方式，可以裂解菌斑生物膜结构。喷嘴尖被设计成进入牙间隙的导向器。通过比较两种商用的口腔冲洗器，发现水WaterFlosser在减少牙龈炎和菌斑方面明显比AirFloss更有效（Sharma et al. 2012a, b; Goyal et al. 2015）。显然，我们需要更多的关于这种设备相关的临床研究以确立其临床价值。

舌清洁器

自古以来，人类就有定期的舌清洁习惯，并且现在非洲、阿拉伯国家、印度和南美的原住民仍有这一种习惯。许多古老宗教都会强调全口的清洁，包括舌。印度人每天保持口腔卫生的措施不仅局限在牙齿，也包括舌的刮洗，并用槟榔叶、小豆蔻、樟脑或其他草药组成的混合物漱口。

舌背具有乳头结构、沟隙和窝状结构，滋生了数量庞大的微生物，构成了一个独特的具有巨大表面积的口腔生态位点（Danser et al. 2003）。舌被人们称为细菌和食物残渣堆积与滞留的积蓄区（Outhouse et al. 2006）。舌细菌可以作为口腔其他部位细菌的源头（如牙齿表面），导致菌斑的形成。这些细菌也是唾液中细菌的最主要来源。所以，人们提倡刷舌应当同刷牙及使用牙线一样，作为每天口腔卫生措施的一部分（Christen & Swanson 1978）。在治疗牙周炎过程中，刷舌也被主张作为所谓的“全口消毒”措施的一部分，这样可减少致病菌滞留的可能性（Quirynen et al. 2000）。

市场上可买到种类繁多的舌清洁器。一种现代的刮舌工具由一个长条的塑料带组成。双手抓着塑料条带，弯曲以便其边缘自舌背表面拉下。一项研究评估了人们对9种商用刮舌器的使用偏好和感知效果，发现这随舌清洁装置的设计而变化。尽管清晰度和舒适度呈负相关，但没有一个特征与有感知效果特别相关（Beekmans et al. 2017）。如果咽反射可以得到控制，刷洗也是清洁舌的一个简单的方法。此外，在一篇系统评价中，报道刮洗器比牙刷能更有效地清洁舌部（Outhouse et al. 2006），并且可以减轻咽反射（Van der Sleen et al. 2010）。应该告知患者，舌背后部的清洁才是最重要的，但在实际中，由于向后延伸会导致咽反射，许多患者在清洁舌部时，没有向后延伸足够远。

舌清洁是一个清除舌背微生物和食物残渣的简单、快捷的方法（注28-9）。如果每天进行舌清洁，这个过程会变得更简单。最后，当舌头上的食物残渣没有定期清除时，患者就会觉得“不干净”。在一项由Gross等（1975）进行的研究中，试验组被指导把刷舌当作正常口腔卫生措施的辅助手段，对照组没有清洁舌部。试验组与对照组相比，前者较后者舌覆盖物减少了40%。在一组全身健康的年轻成年人中，自我报告的舌清洁行为与探查指数中略低的出血有关（Van Gils et al. 2019）。

一些研究表明，刷舌联合其他口腔卫生措施，是一种有效减少菌斑形成的方法。但Badersten等（1975）的研究却发现在形成新的菌斑方面，为期4天的刷舌与否没有差异。他们认为大多数与重要的菌斑形成有关的细菌可能不是来源于舌部。另一个未发现刷舌对菌斑形成控制作用的原因可能是因为舌后部难以触及，以及此部位操作会带来不适。

Yaegaki和Sanada（1992）观察到牙周炎患者的舌覆盖物是健康个体的6倍。因此，相比健康患者，牙周病个体可能出现更加有利于加剧挥发性硫复合物形成的微生物群。过去的几年里，口腔异味引起了科学团体及其患者共同关注的话题。常规机械口腔清洁在控制细菌数量和清除舌覆盖物方面扮演着重要角色。相比无舌覆盖物的个体来说，有舌覆盖物的个体表现出显著更高的异味指数（Quirynen et al. 2004）。Van der Sleen等（2010）在他们的系统评价中证明，清洁舌背的机械手段，如刷舌或刮舌，具有减少舌覆盖物和口腔异味的潜力。这篇系统评价仅发现了其中一个研究，包括慢性口腔异味患者，评估期未知，偏倚风险高。这项研究与其他纳入评估的研究形成了对比，其他研究评估了清洁舌部在晨起口腔异味中的作用。因此，目前缺乏有力的证据证明机械清洁舌部可以减少口腔异味（Slot et al. 2015）。我们需要更多的研究来评估机械清洁舌部的作用，尤其是在口腔异味人群中的作用。

泡沫刷、牙药巾

牙药巾作为一种因各种原因无法刷牙时的替代菌斑清除手段被投入市场。对它们的使用不是为了取代每天的刷牙卫生措施。

指刷，如I-Brush®，套在食指上，利用其灵敏性和敏感性来清洁牙齿。因为手指可以感觉到牙齿和牙龈表面的力反馈，因此可以很好地控制食指施加的压力，并且可以帮助调整刷子定位以更有效地刷洗。在3周的临床试验中（Graveland et al. 2004），没有发现使用I-Brush®会产生副作用。结果显示指刷比常规手动牙刷清除的菌斑要少。特别指出的是，对于邻面菌斑的作用，其与手动牙刷相比要弱得多。基于这些结果，可以得出结论：与常规手动牙刷相比，指刷没有显示出有益的效果。

泡沫刷看起来像一块一次性海绵装于一根棍子上，从20世纪70年代开始，就被分发给患者用于口腔清洁。它们被专门用于药物和免疫受限的患者以保持口腔卫生，降低口腔和系统性的感染风险（Pearson & Hutton 2002）。Lefkoff等（1995）研究了这种一次性的泡沫刷对清除菌斑的作用。研究发现，在开始无菌斑的颊面和舌面，常规手动牙刷在减缓菌斑堆积上较泡沫刷要有效得多。但是，泡沫刷确实表现出预防菌斑形成的功效，其可以控制牙齿颈部边缘下2mm的菌斑形成。尽管如此，大多数学者都认为，泡沫刷不应该作为常规牙刷的替代物。在Ransier等（1995）的一项研究中，泡沫刷中浸满了氯己定溶液。他们发现这种泡沫刷在控制菌斑和牙龈炎方面与常规牙刷的效果一样。所以，如果住院患者不能使用牙刷，可以联合使用氯己定和泡沫刷。

牙膏

牙刷通常同牙膏一起使用，用于加强菌斑清除和对牙面治疗性或预防性地用药，不仅能带来清新口气，还使刷牙过程更加愉悦。“dentifrice”（牙膏）一词来源于拉丁词“dens”（牙齿）和“fricare”（摩擦）。简单来说，牙膏的定义就是一种用于牙齿的、与牙刷一起使用的混合物。市场上的牙膏有粉状、膏状和胶状的。中国和印度在公元前500年就开始使用牙膏；现代牙膏出现在19世纪。1824年，一名叫Peabody的口腔医生第一次将肥皂加入牙膏。John Harris第一次在19世纪50年代将白垩加入牙膏。Colgate使用广口瓶生产了第一种量产牙膏。1892年，Washington Sheffield医生——美国康涅狄格州的一个牙膏生产商，第一次将牙膏置入一个可压缩管中生产销售（Dr. Sheffield's Creme Dentifrice）。第二次世界大战后在合成洗涤剂上取得的进步使牙膏中的肥皂被替换成乳化剂，如十二烷基硫化钠。随后又在其中添加了氟化物。

传统上，认为牙膏中应该含有摩擦剂。人们认为摩擦剂不仅能使菌斑和色素清除更加容易，而且不会造成牙龈退缩和牙齿磨损，也不会改变牙膏中的剩余成分。几十年中，摩擦剂的成分，如碳化钙、铝和磷酸二钙，一直被使用。如今，大多数牙膏都含有硅。尽管价格更贵，但硅可以联合氟化物盐，用途非常广泛。事实表明，增加牙膏的摩擦性可以更有效地清除菌斑（Johannsen et al. 1993）。

关于牙膏在清除菌斑中所发挥的作用，也有相互矛盾的报道。de la Rosa等（1979）、Stean和Forward（1980）的研究支持了使用牙膏的合理性，因为他们发现与单纯用水刷牙比较，使用牙膏后，抑制了菌斑的生长。类似地，Eid和Talic（1990）报道，总的来说使用牙膏手动刷牙后菌斑减少了67%，而用水刷牙减少了59%。相反地，Gallagher等（2009）的研究中，与没有使用牙膏相比，使用1.5g的牙膏刷牙1分钟并没有带来额外的效果。Paraskevas等（2006）也研究了牙膏是否有助于菌斑清除和摩擦添加剂是否有效。他们通过一个交叉研究发现，40名参与者使用了3种不同的含硅基牙膏之后，不同的摩擦性（RDA 80和200）对菌斑清除并没有差异。此外，实验结果表明，在不使用牙膏的情况下，刷牙能够清除更多的菌斑（3%）。Paraskevas等（2007）的研究发现，相比没有使用牙膏的对照组，使用牙膏组清除的菌斑显著减少了6%。此外，Jayakumar等（2010）的研究观察到，使用牙膏与不使用牙膏，两组之间存在一个9%的菌斑清除差异，较高的是无牙膏组。Rosema等（2013）最近的研究结果也得出类似的结论，较高的仍是无牙膏组，两组之间有约2%的差别。尽管这种菌斑指数减少上的差异没有达到显著性水平，但值得注意的是，牙膏的使用似乎没有没有增加菌斑的“即刻”清除效果（如刷牙的即刻效果，而不是刷牙之后的长期效果）。这些结果也得到ADA科学部的一份报告的支持（American Dental Association 2001），该报告认为“菌斑清除与摩擦剂的关系极小”。从使用牙膏刷牙过程中菌斑清除的效果上看，其本质是刷毛使用所带来的效果，而不是牙膏摩擦剂（Gallagher et al. 2009）。此外，最近的一篇系统评价表明，有一定的确定性证据表明，使用牙膏刷牙对机械清除菌斑没有额外的效果（Valkenburg et al. 2016）。1998年，“干式刷牙”的概念被引入：刷牙时不使用牙膏，牙刷不用水湿润（O'Hehir & Suvan 1998）。这样做的目的是为了避免由于表面张力降低带来的牙齿表面的光滑感觉，就像牙膏的表面活性剂提供的那样。最近的一项研究表明，干刷对牙刷的功效没有显著影响。参与者没有意识到牙刷预先湿润会影响刷丝的硬度与清洁能力。此外，他们发现不使用牙膏刷牙会感到不适（Van der Sluijs et al. 2018b）。

另一个与菌斑清除有关的因素是牙膏配方中的清洁剂（或表面活性剂）。清洁剂是表面活性复合物，因为其具有发泡作用而加入配方中。这种发泡作用利于从牙齿上清除附着疏松的菌斑并且保持清洁过程中的舒适感。如今，牙膏中也含有可以改善口腔健康的成分。氟化物在市售的牙膏中几乎无处不在。牙膏成分的问题在于找到合适的组成成分与牙膏中的活性成分结合。多年来，很多牙膏的配方因其抗菌斑和/或抗牙龈炎的特性得到了测试并且取得较好的效果

（Valkenburg et al. 2019）。如今，牙膏还具有美白牙齿等美容功能（Soeteman et al. 2018）。有关的其他信息请参见第29章。

牙膏中的某些成分会造成局部或全身的副作用。牙膏中的氯己定会加重牙齿着色。在大多数市售的牙膏中可以找到的焦磷酸盐、调味剂和清洁剂，尤其是十二烷基硫化钠，被证实是引起某些口腔过敏反应的原因，如阿弗他溃疡、口腔炎、唇炎、灼烧感和口腔黏膜脱落。在这种情况下，口腔从业人员应该做好鉴别诊断并且建议患者停止使用可疑牙膏。

副作用

牙刷是日常使用中最常见的工具之一，很少有人会考虑到它的相关风险。然而，鉴于牙刷的普遍可用性和存在性，以及使用牙刷的频率，不良事件是可以预期的。一篇对病例报告的系统评价发现，使用牙刷可能与严重的不良事件有关，如摄入、嵌塞、瞬间创伤、牙龈创伤和癫痫发作。考虑到报告的信息，重要的建议是，牙刷的使用不应诱发呕吐，也不应将牙刷含在口内行走或奔跑，尤其是儿童（Oliveira et al. 2014）。

刷牙的力量

在一项评估未经指导的成年人刷牙习惯的研究中，平均刷牙力量是（2.3 ± 0.7）N，最大达4.1N（Ganss et al. 2009a）。电动牙刷刷牙力量一直比手动刷牙要小（小约1.0N）（Van der Weijden et al. 1996c）。McCracken等（2003）观察到，在0.75 ~ 3.0N的压力范围内，当使用电动牙刷的力 > 1.5N时，菌斑清除的增加就可以忽略不计了。在一项反馈研究中，专业人员被要求以1.0N、1.5N、2.0N、2.5N、3.0N的力量刷牙，在这段期间内，确定了与刷牙力量对应的效力。在力量从1.0N增加到3.0N的过程中，其效力是逐渐增加的（Van der Weijden et al. 1996c）。Hasegawa等（1992）评估了不同刷牙力量对减少菌斑的影响，力量从100g增加到500g，间隔是100g。该研究也证实了早期的研究结果，随着力量的增加，更多的菌斑被清除。此外，他们发现当使用手动刷牙时，300g的力量最有效，对儿童和成年人都是如此。超过300g的力量会导致测试患者的疼痛和牙龈出血。在一项手动刷牙的研究中，学者研究了刷牙效果与刷牙力量之间的关联，发现两者之间并没有表现出线性关系（Van der Weijden et al. 1998a）。使用手动牙刷的情况下，效果与力量之间存在着正相关关系（直到4.0N）。力量越大，菌斑清除效果越好。但是，当力量 > 4.0N时，效果会下降。实际上两者是负相关关系。假设这种负相关是因为刷毛的变形。超过4.0N时，因为刷毛弯曲，不再是刷毛的尖端在起作用，而是刷毛的边，这说明力量不是唯一的决定因素。其他因素，如刷牙的动作、刷头的尺寸、刷牙时间和手上的技巧，可能更加重要。

过大的刷牙力量已经被认识到是导致刷牙创伤（牙龈磨损）的因素之一。针对刷牙力量过大的患者，手动和电动牙刷制造商已设计可以限制力量大小，进而降低软硬组织损伤概率的牙刷。但是，在刷牙力量与牙龈磨损之间，并不存在线性关系。最近的一项体外研究发现，在严重腐蚀的条件下，总的矿物流失或矿化牙本质空间上的损失（使用轮廓测量法测量）与刷牙的力量大小无关，并未在刷牙后显著增加。尽管过大的刷牙力量会有影响，脱矿的有机牙本质基质对机械冲击有着惊人的抵抗力（Ganss et al. 2009b）。

Mierau和Spindler（1989）在超过9个周期的时间内，对28名受试者的刷牙模式进行了量化评估。所观察到的个体之间的最小差异是刷牙力量。不同个体间的刷牙力量从1.0N到7.4N不等。对于刷牙力量 < 2N的个体，他们没有观察到任何（可见的）来自刷牙的损伤。如果刷牙力量 > 2N，协同因素如刷牙时间、刷牙方式和刷牙频率似乎与急性刷牙损伤有关。Burgett和Ash（1974）认为，刷牙的潜在不利影响与特定的点上施加的压力有关，就是压强。应该认识到手动牙刷的头部大于电动牙刷。由于力量是作用于整个刷头之上的，所以手动牙刷的压强小于电动牙刷，但Van der Weijden等（1996c）没有观察到手动牙刷（11.32g/mm^2）和电动牙刷（11.29g/mm^2）在压强上的区别，证明手动牙刷和电动牙刷的压强是类似的。

刷牙（对牙齿的）磨损

随着各种各样的机械产品被用来控制龈上菌斑，这些口腔卫生措施可能会带来一些不良后果（Echeverría 1998）。将牙齿上的沉积物清除简单动作需要牙刷与牙膏有一定程度的耐磨性。刷毛必须有足够的硬度以产生摩擦从而去除堆积的菌斑。这种坚硬度必须平衡对牙齿硬组织和软组织的潜在有害影响。对牙齿的损耗由磨耗（牙与牙之间的接触损耗）、酸蚀（酸介导的表面软化）和磨损（使用牙膏刷牙带来的损耗）共同组成。刷牙磨损受刷毛的硬度影响（Wiegand et al. 2008）。

长久以来，一直为人们所知的是刷牙会带来一些对牙龈和牙齿的副作用（Kitchin 1941）。对硬组织的损伤会导致牙齿表面的颈部磨损（图28-9）。这些损害与牙刷的硬度、刷牙方式和刷牙频率有关。牙颈部磨损的病因是多因素的，但在大多数情况下，是过大的刷牙力量和过长时间/过于频繁刷牙的结果。这两种情况都可能与个性特征有关（强迫刷牙患者）。牙齿损耗也与牙刷的特点有关，尤其与刷毛的磨光和硬度有关（Fishman 1997）。有人提出硬组织损伤主要由牙膏中的摩擦剂导致（Axelsson et al. 1997; Meyers et al. 2000）。牙刷的载持和转运抛光剂/摩擦剂的能力特别影响其对硬组织磨损。在最近的一项研究中，当水作为基质时，牙刷种类造成的影响可以忽略，但是当加入牙膏时：磨损的程度依牙刷的不同有超过10倍的差别。相比硬毛牙刷，软毛牙刷可能导致近似的或更多的磨损（Tellefsen et al. 2011）。

在许多情况下，牙齿磨损与牙龈退缩有关。然而，牙龈退缩是多因素的，还与其他不同的病因/危险因素有关，如牙周炎症、吸烟、牙龈生物型或反复的牙周刮治，不恰当地使用牙刷可能是最主要的原因（Björn et al. 1981）。临床经验支持这样的观点，不恰当地使用牙刷会对牙龈组织造成浅表损害。与口腔卫生较差的患者相比，口腔卫生良好的患者被发现发生更多的牙龈退缩和牙齿磨损。但是，文献中关于刷牙导致的牙龈病变的研究很少。因此，口腔卫生措施导致牙龈损伤的程度是不清楚的。一项试验研究了新产生的磨损损伤的愈合时间。用手动牙刷刷腭部龈缘以外的区域。在40%的病例中，30秒刷牙造成的病损需要至少24小时才能愈合（De Nutte et al. 2018）。

由刷牙导致的牙龈磨损通常是可逆的、局部的、浅表的损害。但牙龈磨损不太可能是由单一因素导致的。目前已经提及的与牙龈磨损有关的因素是刷牙的力量。在文献中，也提及了其他因素，如刷牙方式（如Bass刷牙法）、摩擦性牙刷的使用、刷牙时长、手动或电动刷牙、牙刷手柄和刷头形状、刷毛硬度、圆头刷毛和刷牙频率（Van der Weijden & Danser 2000, Hennequin-Hoenderdos et al. 2018）。

与软毛牙刷相比，刷毛较硬的牙刷能更好地清除菌斑，但是会造成更多的软组织损害（Ranzan et al. 2019）。Zimmer等（2011）调查研究了同样类型但具有不同刷毛硬度的手动牙刷的有效性和其潜在损害性。他们基于观察提出，对于口腔卫生较差的个体，应该考虑硬毛牙刷。如果患者已经有软组织损害，应该推荐软毛牙刷。如果患者不能够被分类，中等硬度的牙刷则是一个解决之道（Versteeg et al. 2008a）。刷毛边缘锐利且为圆形尖端时会对牙体组织造成更大的影响。Breitenmoser等（1979）评估了作用于牙龈表面的刷毛末端形态产生的影响。与手动牙刷的圆形末端相比，呈截断样刷毛末端的刷毛造成明显更严重的牙龈损害，在几项进一步研究中发现，锋利边缘的刷毛会导致软组织损伤。上皮损害的深度受牙刷刷毛末端的圆润程度影响（Plagmann et al. 1978）。与末端非圆形纤维尖端相比，末端圆形纤维对软组织的磨损明显较小（Alexander et al. 1977, Hennequin-Hoenderdos et al. 2017）。

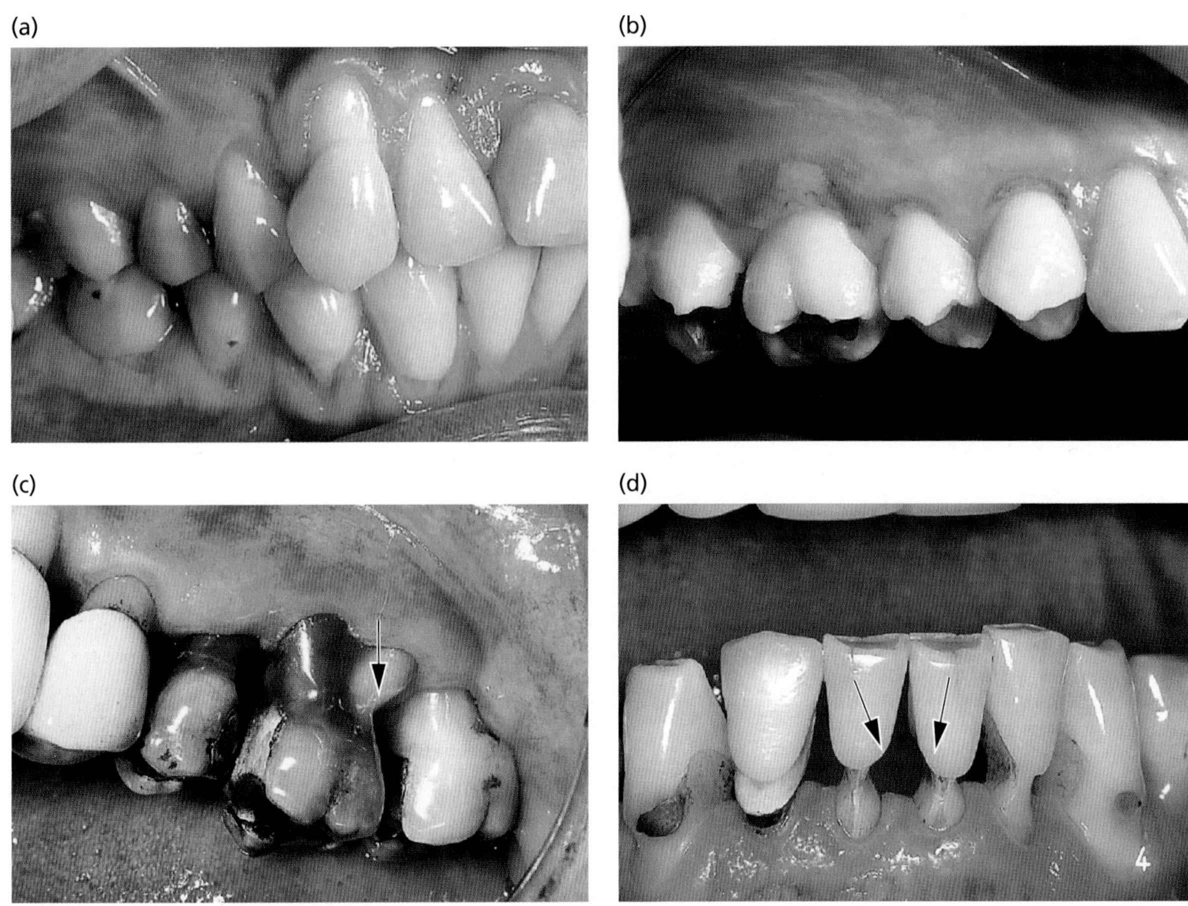

图28-9　（a）因为过度刷牙导致的软组织损伤。注意13颊面的牙龈退缩。（b）注意右上颌的颊侧龈缘的多处溃疡。（c，d）过度使用牙间隙刷造成的硬组织损伤（箭头所示）。

锥形刷毛和末端圆形刷毛的口腔软组织损伤相似（Ranzan et al. 2019）。

大多数惯用右手的人的刷牙方法是从左侧前牙的颊面开始。因此最严重的牙龈退缩和磨损都局限于左侧颊面（MacGregor & Rugg-Gunn 1979）。

关于牙膏在软组织损伤中所扮演的角色尚有小小的争议。而这个事实令人感到有些意外，因为牙膏的主要作用就是摩擦牙体硬组织。牙膏中的清洁剂在黏膜表面被激活后，会加强清除保护性的唾液糖蛋白层并且对黏膜上皮细胞产生细胞毒性作用（Addy & Hunter 2003）。研究者发现使用或不使用牙膏，两者之间所发生的牙龈磨损率在统计学上没有显著差异（Versteeg et al. 2005; Rosema et al. 2013）。这项发现与Alexander等（1977）的发现是一致的，他们以不同的时间间隔运用机械方法刷洗仓鼠的颊囊组织。结果表明，用于刷洗组织的牙膏/抛光剂没有增加刷子的磨损作用（使用刷洗过程中被清除的蛋白作为组织磨损的指数）。Meyers等（2000）使用扫描电子显微镜（scanning electron microscopy, SEM）对3种市售牙膏对牙齿和牙龈表面的作用进行观察并量化分析。结果表明，牙膏并没有对牙齿或软组织造成损伤。

牙刷的污染

牙刷可能是疾病传播的原因，并增加感染风险，因为它们可以是健康人、患者或亚健康群体的微生物库（Agrawal et al. 2019）。一般情况下，牙刷用于口腔清洁后，用清水冲洗，并放在浴室里。共用或近距离接触，提高了交叉感染的可能性。文献回顾表明，健康和口腔患病成年人的牙刷会被来自菌斑、设计、环境或多种因素的致病菌污染（Frazelle & Munro 2012）。然而，尚未研究这种污染对疾病传播的潜在影响（Van der Weijden & Slot 2015）。将牙刷置于（微波或紫外线）辐射和消毒剂中消毒，可以减少细菌负荷（Agrawal et al. 2019）。

机械性菌斑控制中指导与激励的重要性

所有预防措施的基本原则是，疾病发展的风险最大时，治疗效果也是最大的。因此口腔卫生需求相关性指导的目的是为了加强对存在风险的牙齿及表面的机械性菌斑的清除。建立需求相关性牙齿清洁习惯的先决条件是较好地激励、告知和指导患者（Axelsson 2004）。机械性菌斑控制需要个体的积极参与；因此合理的家庭口腔卫生习惯的建立在很大程度上是一个涉及和依赖行为变化的过程。由于刷牙是日常习惯，即使经过专业指导，也不容易改变。当使用习惯改变时，口腔专业人员应该让患者充分认识到他/她的口腔卫生状况和口腔卫生维护过程在预防龋坏与牙周病中的重要性。应该告知患者会导致疾病的因果关系并鼓励其对自己口腔健康负责。牙科治疗团队有无数次机会向患者展示由炎症和其他致病因素导致的软组织变化。最常见的是，就像体育教练一样，建立一对一的医患关系。

许多患者刷牙时间过短，或者随意性很强。应再次强调彻底清除菌斑的重要性。对患者的刷牙指导包括教育其何时、何处及如何做。推荐的刷牙方法应该考虑牙刷和牙膏的特性以及患者与刷牙频率、时长、模式、力量、方法有关的行为习惯。通常在家里养成刷牙的习惯后，可以定期补充来自口腔专业人员的更加正式的指导。刷牙技能的训练需要多次重复相同的动作，将其纳入个人的习惯性运动计划（Hayasaki et al. 2014）。此外，这种指导应该包含对特殊刷牙法、刷牙要领的掌握，刷牙的步骤与次数，难以刷到的区域和对咬合面及舌背的补充刷洗的描述。也可以描述刷牙不当和特殊情况变化造成的有害影响（Wilkins 1999）。对影响而言，牙刷的设计方式或特殊的刷牙方法仅次于个人刷牙技能（Frandsen 1986）。应该推荐一种最简单、费时最少又能有效清除菌斑和保持口腔卫生的刷牙方法。如果患者习惯于一种特别的口腔卫生维护方法，临床医生不应单纯企图改变它，而是应该对此评估并且改变技术以使效果最大化。对于患者在控制菌斑上所投入的努力，尽管有必要给予如实的反馈，但奖励其积极的表现和抛弃不实际的期待也很重要，这样患者就不会对每次的随访都感到恐惧。

口腔卫生宣教应包含以下组成部分，如自我评估、自我检测、自我监测和自我指导。为了达到这些目的，需要使用一些设备和化学试剂使菌斑更加易于被患者看见。如通过显示剂来使龈缘和牙间隙的菌斑可见，这样可以告知和鼓励对此感兴趣的患者（Oliveira et al. 2021）。显示剂是一种化学复合物，如四碘荧光素、品红和含有荧光素的染料，可使菌斑着色并使其在使用普通光或紫外光时对患者完全可视。四碘荧光素作为激励患者和评估口腔卫生措施效果的手段，已经使用了很多年，并已经获得美国食品药品监督管理局（Food and Drug Administration, FDA）的认可（Arnim 1963）（图28-10）。在刷牙之前即刻使用时，可以确认自从上次刷牙以来菌斑形成的量，这样患者就可以立刻获得既往清洁措施的反馈。这一过程在菌斑控制的早期阶段是有效的。之后，应该在刷牙后使用显示剂，这可以使患者确认需要额外清洁的区域。显示剂可以是液态或片剂。液体形式的优势在于操作者可以确保所有的面都被覆盖到。红色显示液在口中保持一段时间后会暂时着色唇和牙龈。这可能造成一些患者的美观问题，可以用凡士林来防止。也可使用双相试剂（含有甲基蓝和四碘荧光素）用来区别堆积的菌斑是较早的，还是最近的。

在患者口内染色菌斑通常不足以促进其建立良好的口腔卫生习惯。其他因素可能会影响个体改变或确立其行为。这些因素可能或多或少超出口腔专业人员的控制（如社会及个人因素、环境和以往的牙科经历），也可能会在专业人员的

(a)

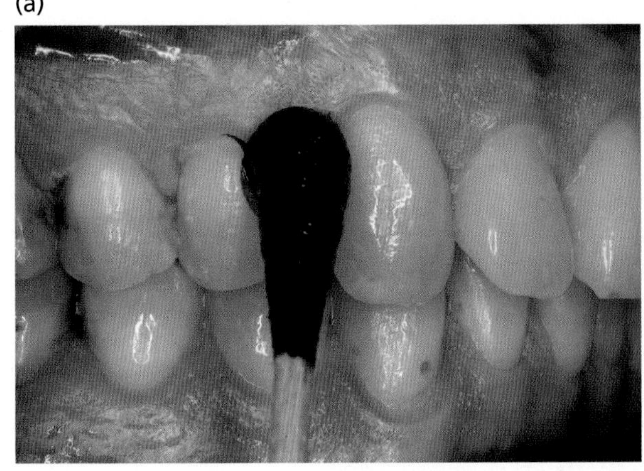

(b)

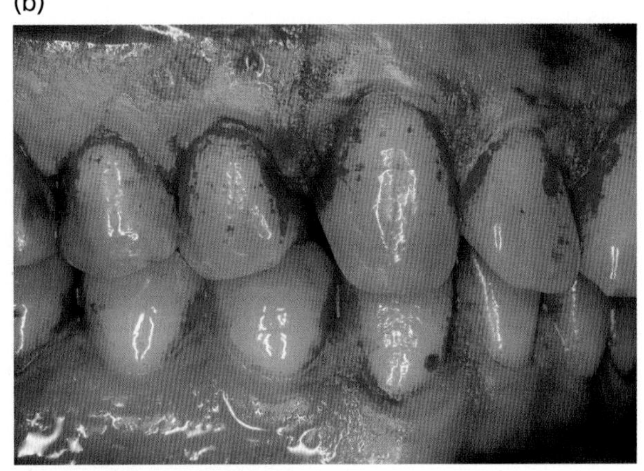

(c)

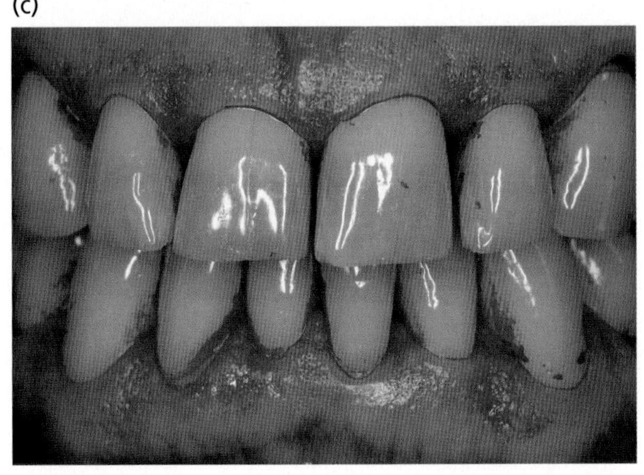

图28-10　（a）显示剂通常被用于确认菌斑。（b）注意到染色后牙齿颊侧面的残留菌斑。（c）自我牙齿清洁后，残留的菌斑可以在患者使用显示剂漱口后被确认。

控制范围内（如治疗条件和对患者的指导与教育）。在制订个性化口腔卫生计划时应该考虑到这些因素。

可以用各种各样的方法提供建议和指导。针对个人或群体的各种不同口腔卫生指导程序，许多临床研究已经评估了其临床效果。这些研究评估了只在一次治疗内给予指导与多次治疗时的逐步指导的效果是否类似，即使用小册子或录像带是否优于自我指导手册及口腔医生给予的指导。Renton-Harper等（1999）的研究中，评估了一个关于摆动-旋转电动牙刷的教学视频。与仅得到书面指导的患者相比，遵照这个教学视频的个体在菌斑清除方面，显著受益。对显示剂评分和相差显示的使用给患者带来的不同类型和数量的反馈也已进行了调查研究。这些研究通常报道了相似的菌斑和牙龈炎指数的改善，而忽略了指导模式。但是，应谨慎解读这样的结果，因为参与这些研究的个体是以一个固定的时间间隔被检测的，所以，难以区分这样的结果到底是重复检测产生的还是指导产生的（Renvert & Glavind 1998）。

如果将口腔卫生激励、信息及宣教与专业的牙齿清洁结合起来，菌斑和牙龈炎症水平降低的效果可以维持6个月（Van der Weijden & Hioe 2005）。Rylander和Lindhe（1997）建议在一系列的随访中提供口腔卫生指导，应考虑到给予患者即刻反馈的可能性，同时加强患者的家庭口腔护理活动。以下的方案是基于在Lindhe和Nyman（1975）及Rosling等（1976）和Lindhe等（1982）所进行的临床试验中使用的方法，在这些试验中，菌斑控制在防治和阻止牙周炎发展中的作用得到了明确证实。

第一次谈话

1. 对牙齿涂布菌斑显示液，在口镜的帮助下，向患者展示所有有菌斑的位点（图28-10b）。应该使用菌斑控制记录册记录菌斑指数（图28-11）。
2. 让患者使用其常用方法清洁牙齿。使用口镜向患者展示刷牙的结果，并再一次确认所有菌斑位点（图28-10c）。
3. 不改变方法的情况下，让患者清洁表面的菌斑。

根据第二次刷牙后的残留菌斑情况，口腔医生应该改进方法或者介绍一种替代的刷牙方法。为了不在第一阶段向患者灌输过多的信息，可以在第二阶段运用或者改进辅助牙间清洁工具的使用。

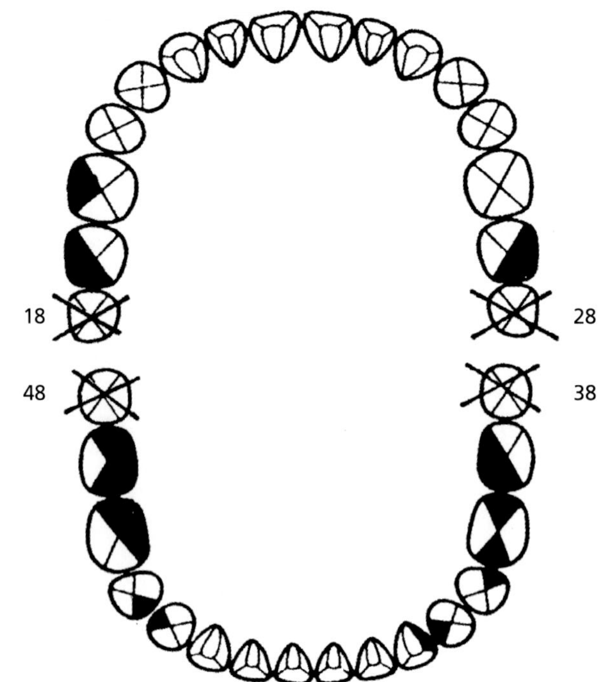

图28-11 展示上下颌的牙齿和牙面的图表。确认了菌斑在牙齿表面的分布情况（阴影区域）。这种情况下，菌斑指数是17%。

第二次谈话

1. 第一阶段后的几天内，再次使用菌斑显示液。确认口内的菌斑堆积情况，并将结果记录在菌斑控制记录册上并且与患者讨论。
2. 随后患者根据第一阶段得到的指导清洁其牙齿，直到所有的染色得以清除。在许多情况下刷牙指导需要得到加强。同时也应给予患者积极的认可。

如果有必要，现在可以介绍或改进牙间辅助清洁工具的使用。

第三次和后续谈话

1. 1周或2周后，重复第二阶段的步骤。但是，应该评估患者自我菌斑控制的效果并且在每次复诊时向患者展示。重复的指导、监督和评估的目的是为了必要的行为改变。

长期口腔卫生指导的结果取决于行为上的改变。患者可能因为许多理由没能依从指导，包括不愿意进行口腔自我维护、理解能力较低、缺少积极性、对口腔健康的不重视和生活压力或较低的社会经济地位带来的不正确的口腔卫生价值观。尽管相比传统的技术指导，行为上的改变会更有优势，但是在这方面还缺乏研究来明确健康信念与依从性之间的关系。

结论

- 患者自我维护的最终目的是预防、停止和控制牙周病与龋坏。患者有能力清除所有区域菌斑，包括牙间区域，是最重要的组成部分。
- 口腔卫生指导应该针对患者的个人需求和其他因素来量身打造。
- 患者应该参与到指导过程。
- 个体化的维护程序应该依从基本的口腔卫生指导。

致谢

注28-1 ~ 注28-9中展现的程序图片获得了Paro Praktijk Utrecht的授权。

注28-1　手动牙刷的使用说明

除了使用合适的牙刷至少刷2分钟外，最重要的是按照一个指定的程序刷牙。这种方法可以防止遗漏某些特定的区域。不能用牙刷刷到的区域使菌斑得以继续生长。尽量选择中等硬度或软毛的小头牙刷。

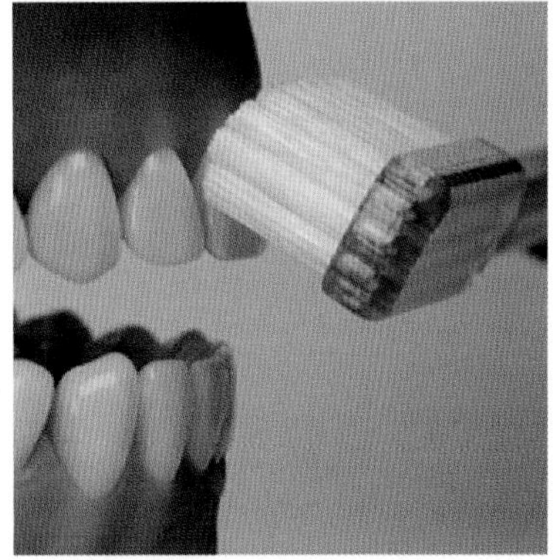

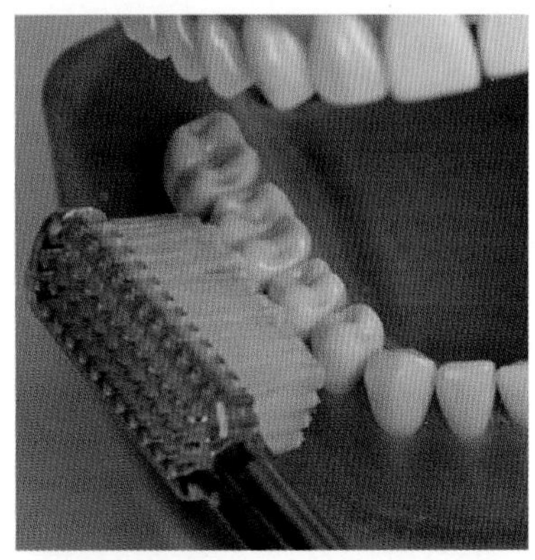

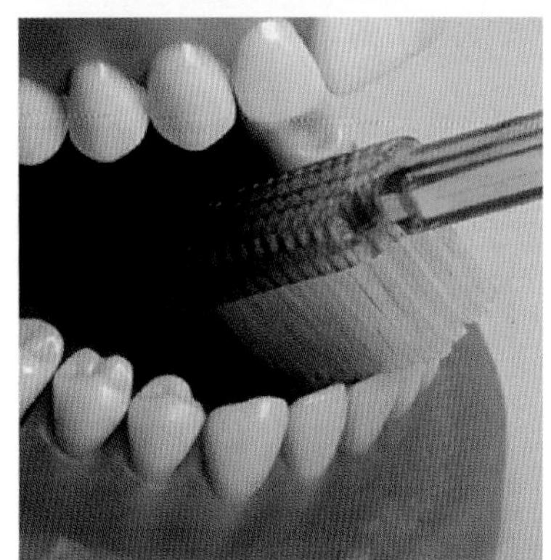

说明

- 牢牢地握住牙刷，将刷毛以一定角度放在牙龈的边缘（45°）。小心确保刷毛与龈缘的一小部分接触。
- 把牙刷抵住磨牙或口腔后部的牙齿，小范围地来回刷动。从后部刷到前部，并且与上一步刷的部分相重叠。不要同时刷超过两颗牙齿。始终从后部开始并慢慢地刷到前部。
- 清洁牙齿的外表面时始终水平地握住牙刷。刷上下颌前牙内侧时使牙刷垂直会更加轻松。
- 防止过大的力量和过快的动作，并且注意保持对龈缘的接触。同样地，避免过大力量地刷牙以防止损伤牙龈。

当刷牙时，保持同样的刷牙程序。例如，刷左下内侧（15秒），然后右下内侧（15秒）。再刷左下侧外面（15秒）和右下侧外面（15秒）。在上颌重复同样的过程。最终，小幅度地刷咬合面。刷毛弯曲或开叉时换牙刷。

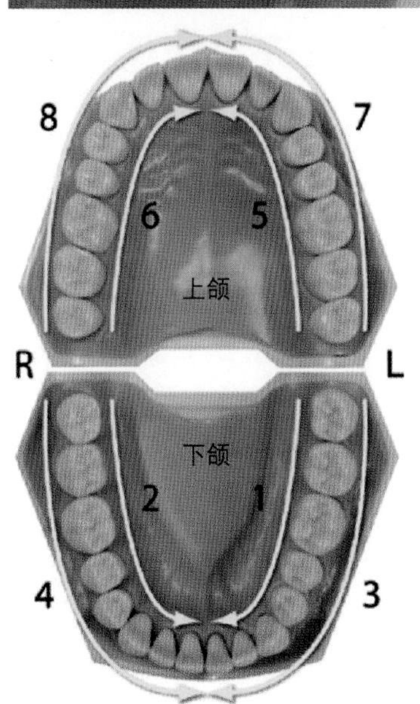

注28-2 电动牙刷的使用说明

使用电动牙刷时按一定的顺序刷牙是同样重要的。电动牙刷是否比手动牙刷优越的问题已经被问过很多次了。两种牙刷都可以获得高水平的口腔卫生。但是研究显示电动牙刷更加有效，并且许多人报告其使用更加容易。

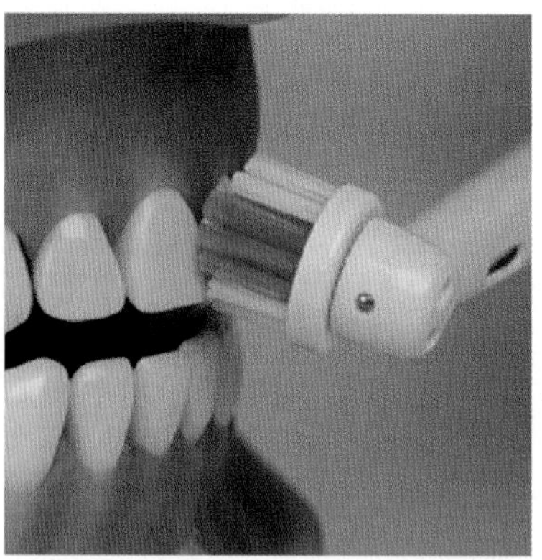

说明

- 紧握手柄并放置牙刷。将牙刷握在手掌中以便刷头上的刷毛与牙龈形成某种角度（约70°）。尝试使长刷毛穿入牙间，注意使刷毛接触牙龈。
- 打开牙刷开关，把刷头放在口腔中最后一颗牙齿（检查角度）并且使刷头慢慢地从后向前在牙齿上移动（超过约2秒）。
- 尝试顺着牙齿和牙龈的外形刷牙。把牙刷放在下一颗牙齿上，并且重复这一过程。
- 让电动牙刷完成刷牙过程。没有必要用力按压或做刷牙的动作。
- 使用计时器！许多牙刷会提供在使用了30秒后的一些信号（牙刷会停止一会儿）。这是移动到口腔中新的部分的时间点。

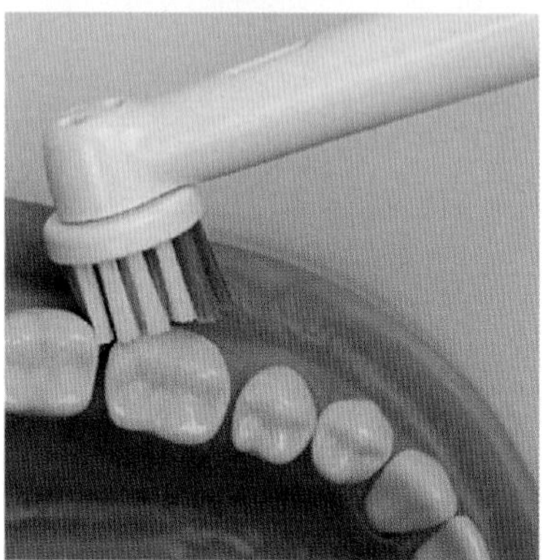

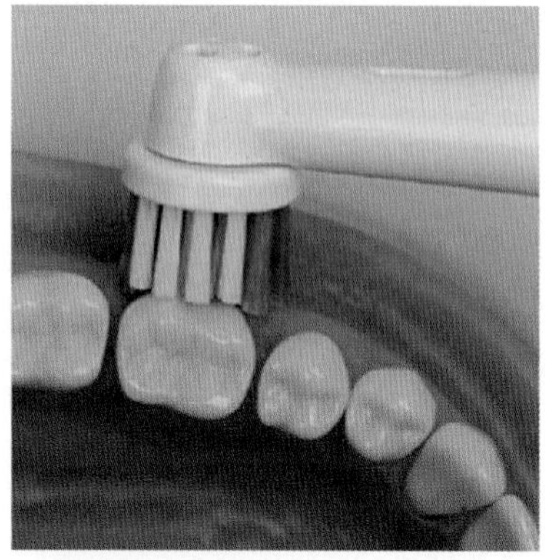

记得在使用完后彻底清洁牙刷和刷头。

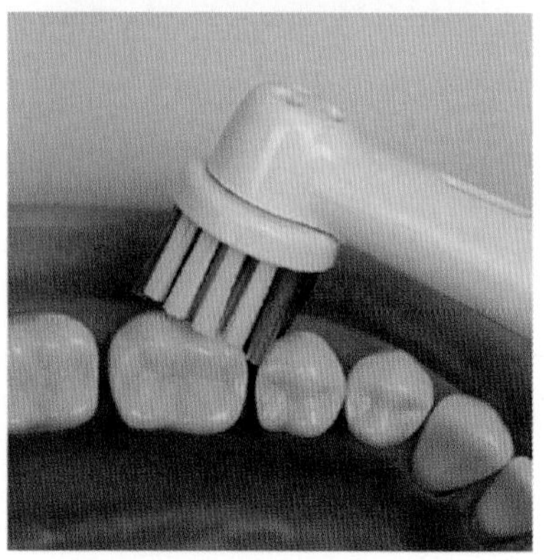

注28-3　牙线的使用说明

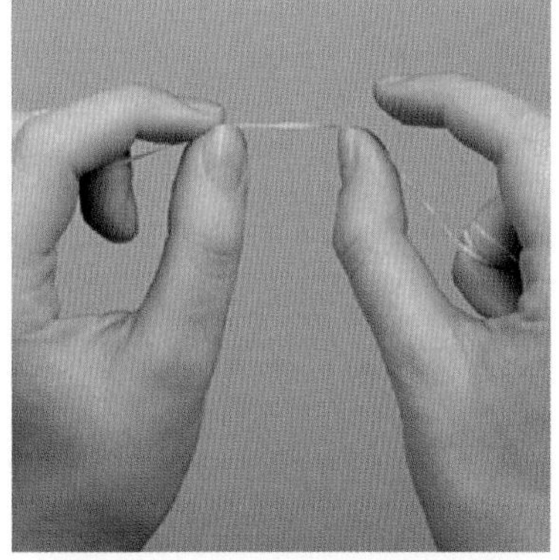

除了正确、更频繁和更长时间的刷牙外，使用牙线已经成为口腔卫生护理的一部分。可以买到上蜡或不上蜡、不同厚度与类型的牙线。如果在前后牙之间存在足够的间隙，那么应该使用较厚的扁牙线而不是薄的牙线。

说明

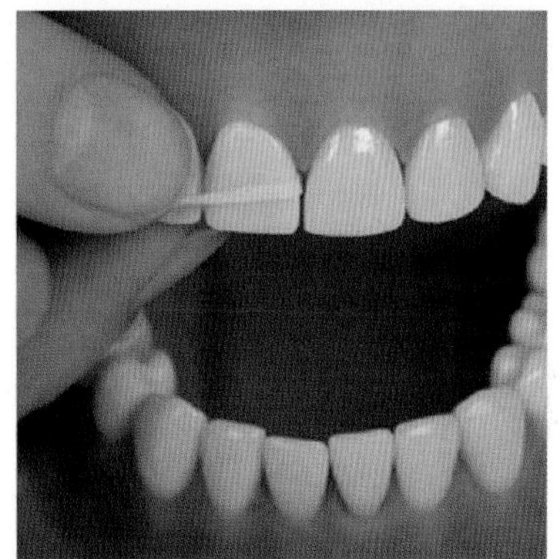

- 取一段约40cm长的牙线，将末端松弛地绕在中指上。使两根中指间的牙线长度为10cm。然后用拇指和食指绷紧牙线，使约3cm长的牙线留在拇指之间或者将牙线绕成圈形或环形。
- 运用锯切运动，使绷紧的牙线通过前后牙的接触区。在牙齿紧密接触、牙齿之间的空间有限时，这一动作会十分困难。避免让牙线快速划过牙间隙，因为这一“猛烈的”动作会损伤牙龈。

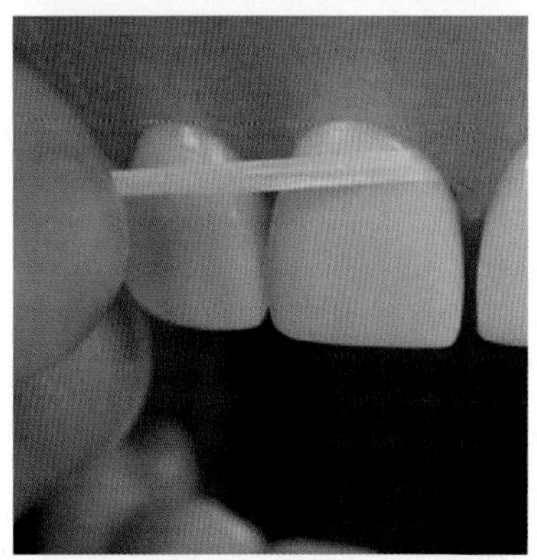

- 把牙线拉成U形环绕牙齿，紧紧地压住牙齿的侧面，小心地让牙线进入龈缘以下，并且来回拉动。
- 来回拉动将牙线向上拉到接触点，然后在另一颗与充满牙龈间隙相邻的牙齿上重复这一过程。
- 从牙间取出牙线，再次进行锯切动作，在口内其他间隙重复这一过程。

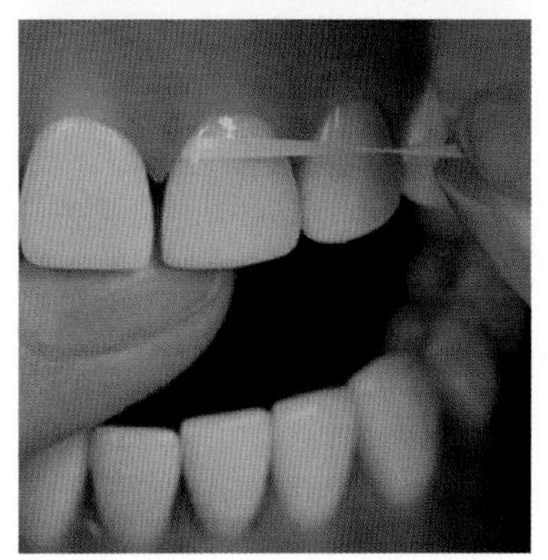

- 为了对每一个独立的间隙都使用一段干净的牙线，解开中指上的一段牙线，同时将其在另一个中指上缠绕。

不用担心一开始的轻微牙龈出血。出血会在多次使用牙线后停止。不要放弃！

注28-4 木签的使用说明

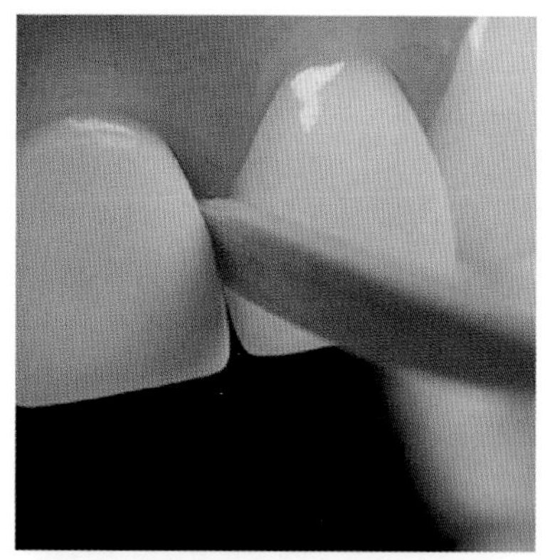

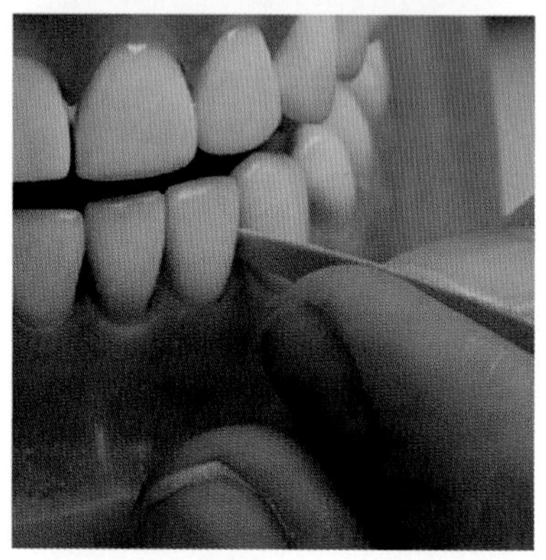

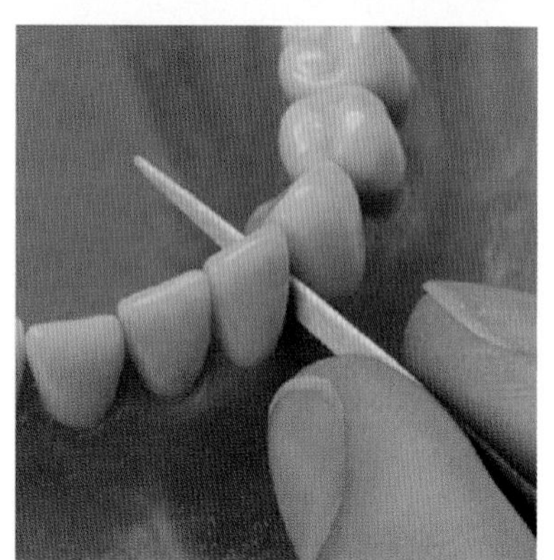

大多数成年人在切牙或磨牙之间有足够的间隙来使用木签。这些签子的厚度不同，它们由木头制成，有三角形的断面，与牙间隙的形状类似。木签只能被使用一次，当你有一些空闲的时间时，它是理想的使用工具，如乘坐交通工具时。

说明

- 拇指和食指紧紧抓在木签长度约一半的位置。可能的话，用另一根手指抵住脸颊。吮吸其头部以使其尖部湿润，从而更加柔软和有韧性。
- 把平的一边抵住牙龈（而不是锋利的边）。在上颌，平端朝上，下颌朝下。
- 把木签从间隙的外侧插入间隙直到其变成楔形。然后，轻轻拉出，并再一次插入，使用轻柔来回拉动的方式垂直于牙齿的外表面。较小的压力同时可以施加在牙龈上。重复这个动作几次，改变木签的角度使其接触该空间内相邻牙的表面。
- 当在前磨牙与磨牙之间使用时，稍微闭口以减小脸颊的张力，使动作更加容易。

使用这种方法，全口的牙间隙可以得到清洁。如果木签的尖端刺伤牙龈表面，稍微改变它的角度——在上颌，尖端朝下，下颌朝上。

初次使用时如有牙龈出血，不用担心，在一段时间的重复使用后出血会消失。不要放弃！

注28-5　硅胶牙签的使用说明

大多数成年人有足够的牙间空间，可以使用硅胶牙签。棍棒有一个坚固而灵活的锥形塑料芯，上面覆盖着柔软的橡胶/弹性体涂层和刷毛，或者是灵活的硅树脂涂层和薄片。虽然它们看起来像牙间隙刷，但清洁效果却与牙签类似。它们有不同的尺寸，为了达到最佳效果，选择合适的尺寸是很重要的。它们的设计初衷是一次性使用，非常适合随身携带和随走随用。

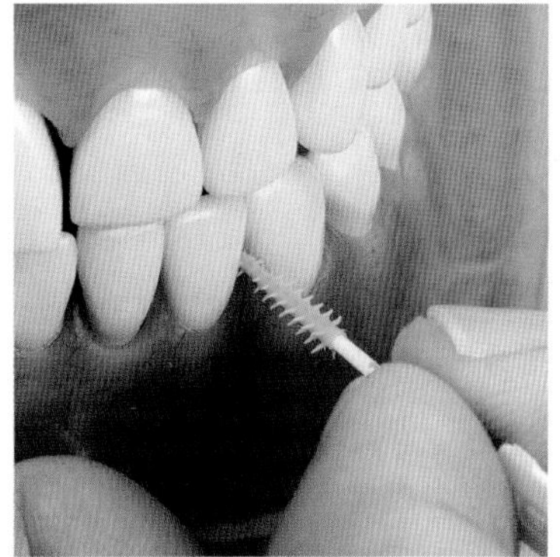

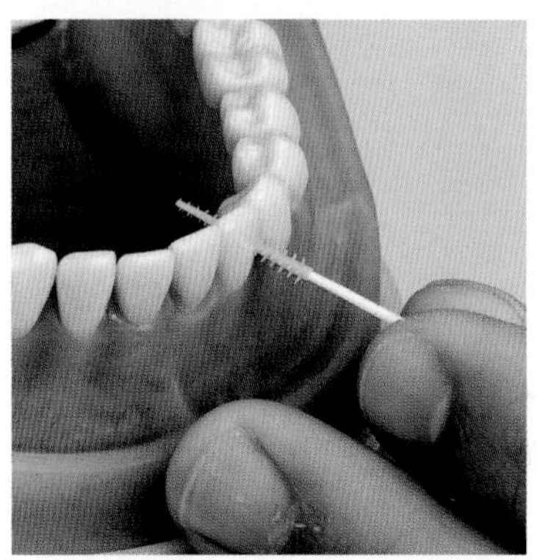

说明

- 取出一根硅胶牙签。
- 用拇指和食指握住操纵杆。如果可能的话，把其他手指放在颏部作为支点。
- 将棒尖置于牙间隙。
- 将操纵杆尽量向空间内推入，然后轻轻向后拉。重复几次，用轻微的锯切方式来回移动。
- 成直角插入牙间隙。
- 同时，也可以轻压牙龈。
- 不要强行将硅胶牙签插入牙齿之间的狭窄空间。
- 清洁前磨牙与磨牙之间时，稍微闭口，以减轻颊部的张力，从而使动作更容易。
- 尽量用一根硅胶牙签清洁所有的牙间隙，如果硅胶牙签弯曲，更换新的。
- 使用后，将使用过的硅胶牙签放入垃圾桶。

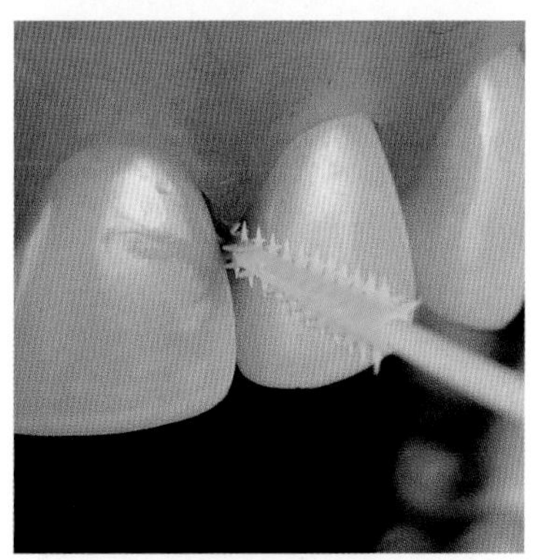

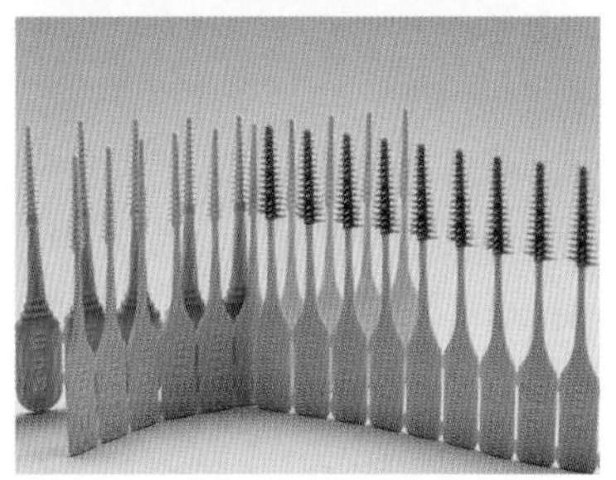

如果牙龈起初有轻微出血，不要惊慌，这并不意味着受伤，而是牙龈发炎的迹象。经常使用后就会消失。所以，不要放弃！

注28-6　牙间隙刷的使用说明

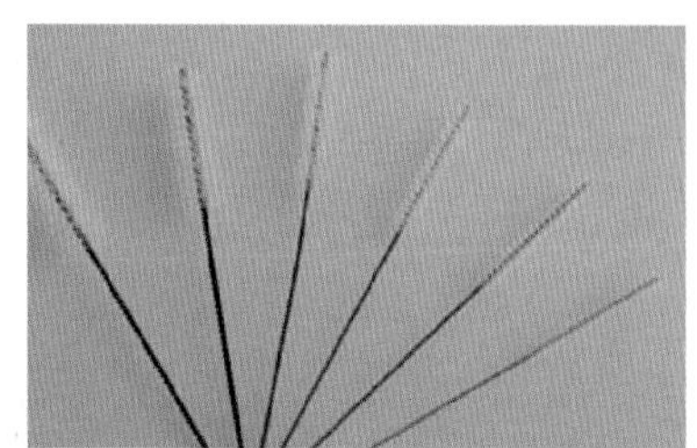

可以买到不同尺寸的牙间隙刷，从小（1.9mm）到非常大（14mm）。选择正确的刷毛直径非常重要。牙间隙的大小决定了刷毛的直径。口腔医生可以精确地确认需要哪种尺寸来展示正确的使用方法。太小的牙刷不能完全清洁牙间隙，而过大的会损伤牙龈。牙间隙刷的固定丝必须是细的，刷毛尽可能地细而长。这样尺寸的牙间隙刷会轻柔地充满整个牙间隙。牙间隙大小不一，所以有必要在口内使用不同尺寸的牙间隙刷以获得最大限度的清洁。为了有效地清除菌斑，牙间隙刷在牙间来回移动时应该有稍小的阻力。

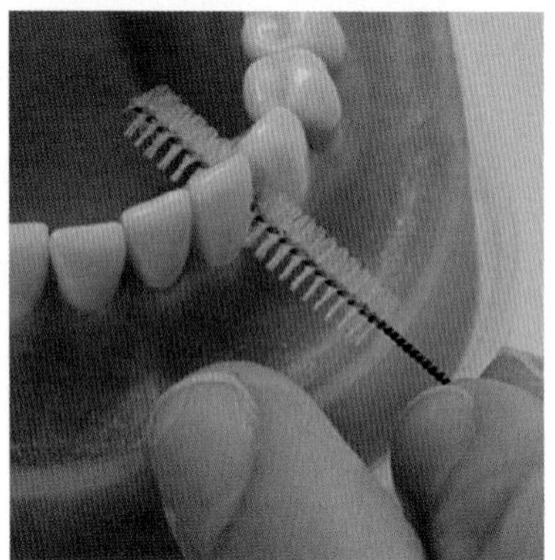

说明

- 使用牙间隙刷时不能使用牙膏。
- 用拇指和食指握住牙间隙刷刷毛后面的位置。其他手指抵住脸颊以获得必要的支持。从牙间隙的外侧将牙间隙刷小心地推入牙间隙，注意将刷子以一定的角度置于牙齿。
- 可以稍微弯曲牙间隙刷以提高进入后牙间隙的能力。
- 避免使牙间隙刷的中央（圆形金属部件）摩擦牙齿。
- 使用牙间隙刷全部的刷毛部分在牙间隙中来回滑动。这种动作会清除菌斑。
- 可以使用不同的插入角度以增加牙间隙刷与牙齿的接触区域。
- 不要用力在牙间隙里推动牙间隙刷。应该使用轻微的力量作用于牙龈，这样可以使刷毛轻轻穿入到龈缘以下。
- 稍微闭口可以更容易地使用牙刷，因为这样颊部的张力就会减小。轻轻地弯曲牙间隙刷，使其易于进入牙间隙。
- 清洁所有合适牙间隙刷的牙间隙。使用后彻底地冲洗牙间隙刷并使其干燥。联合使用牙间隙刷和木签是个好主意。

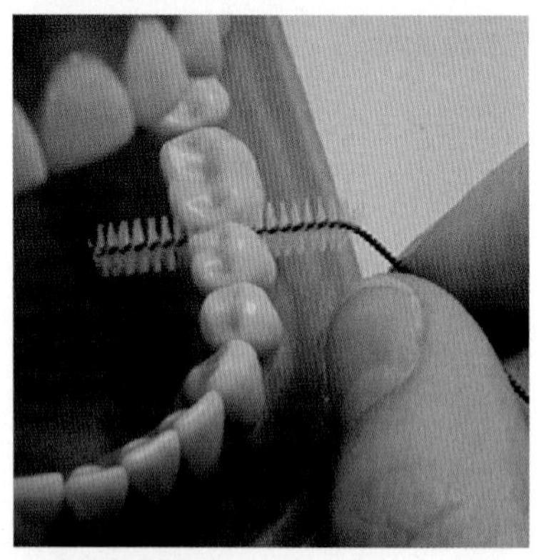

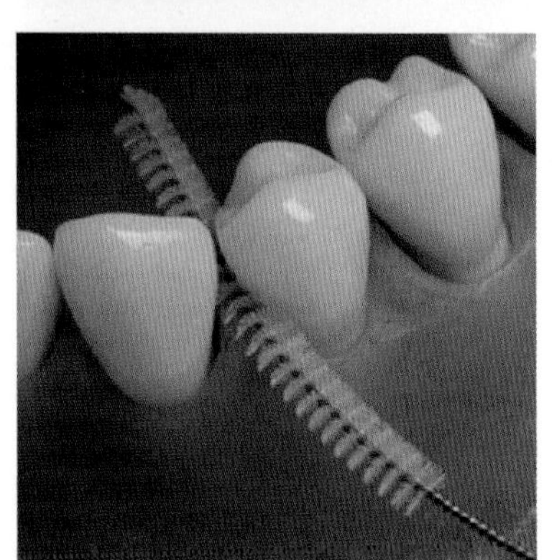

如果最初牙龈有出血，不用担心。出血不意味着存在损伤而是炎症，其由隐蔽、陈旧的菌斑造成。这种反应在第1周是相当正常的。使用牙间隙刷会很快治愈炎症，出血也会停止。随着炎症减轻，牙间隙会稍微变大，这时可能需要更大的牙间隙刷。请咨询口腔医生。

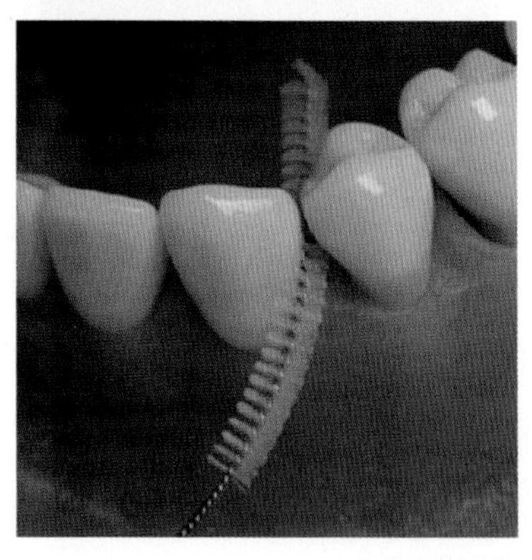

注28-7　单束/末端刷的使用说明

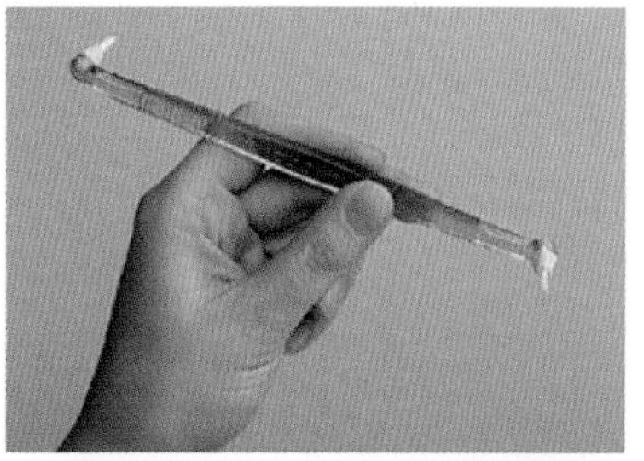

单束刷是一个小头、单簇刷毛附着在末端的短毛刷。末端刷是许多簇刷毛以相似的方式附着的小毛刷。这些毛刷适合清洁其他口腔卫生措施无法到达的牙齿区域，如孤立牙、牙弓上最后一颗牙齿或磨牙的背面、正畸矫治器的弓丝与托槽、牙根分开的根分叉开口处。

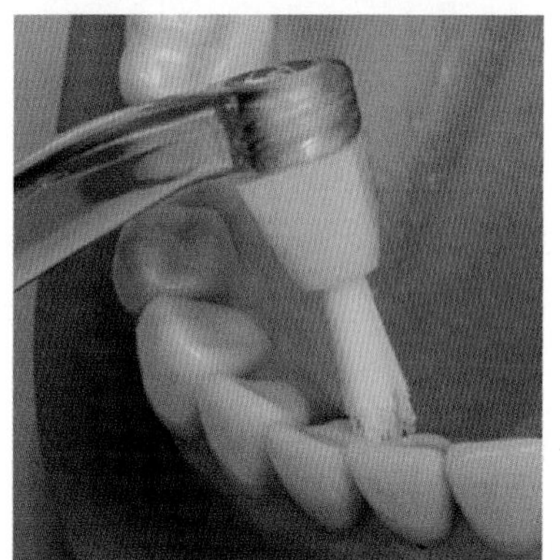

说明

- 单束刷的抓握方式为执笔式。这种方法可以避免对牙龈的压力过大。
- 单束刷的放置需与牙龈成一定角度（近似45°）——此角度可使牙刷刚好达到龈缘下方。
- 执笔式小幅度旋转运动。
- 将单束刷刷毛沿着牙龈边缘旋转。应将单束刷沿着牙齿表面缓慢移动以覆盖所有牙齿。

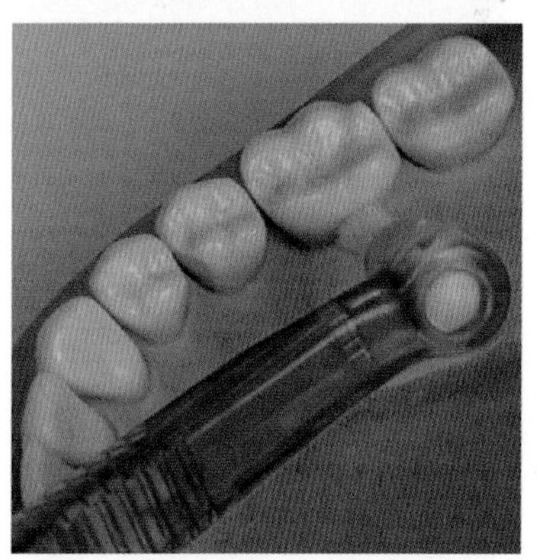

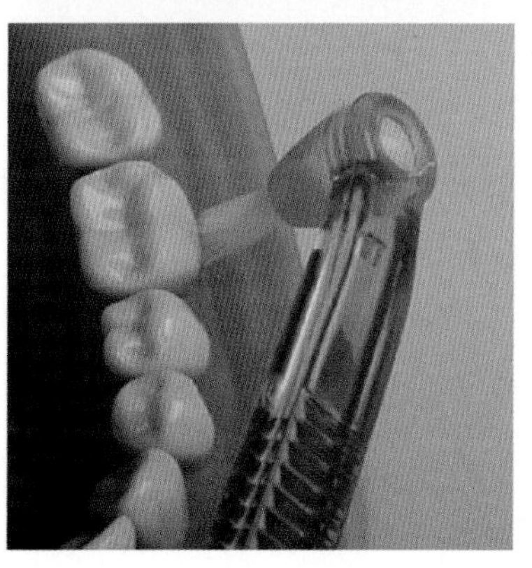

注28-8 冲牙器的使用说明

市面上有多种品牌的冲牙器，在使用该产品前，建议仔细阅读产品说明，以确保了解冲牙器的工作原理。

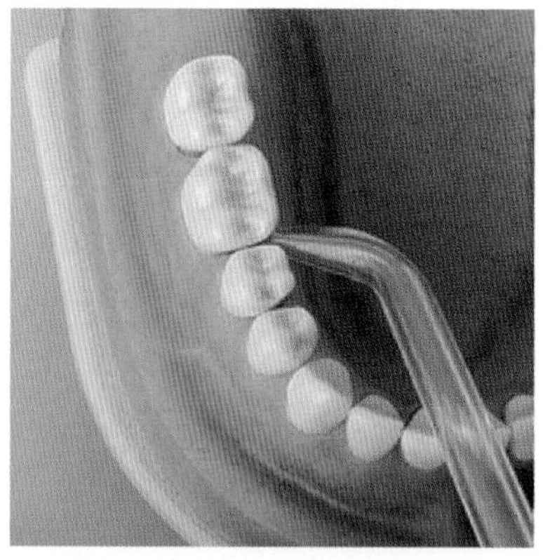

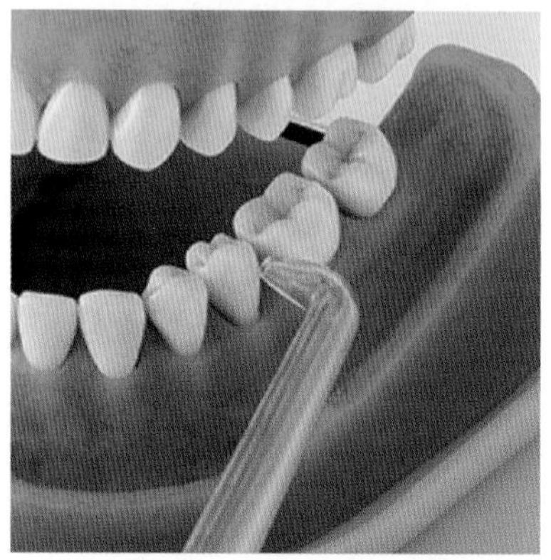

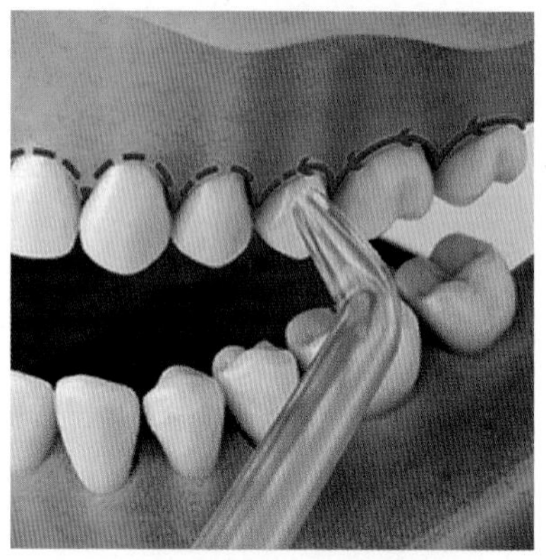

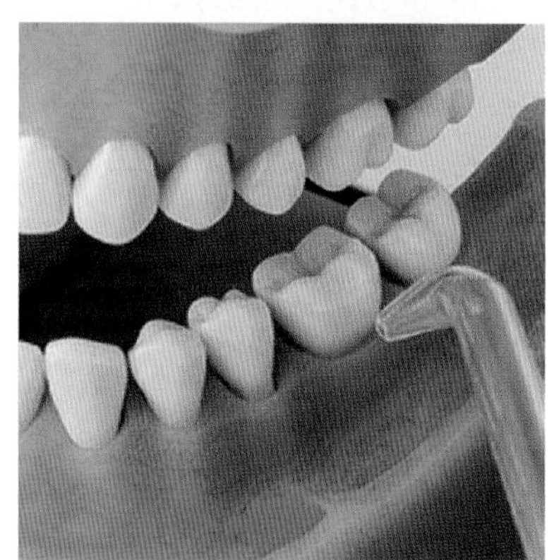

说明

- 在盛水箱注入温水，将电源插头插入插座。盛水箱内注入一杯水。如果冲牙器有可拆卸的喷雾嘴，选择合适的喷雾嘴并稳固地安装在冲牙器的手柄上。因为它是在压力下工作，喷雾嘴应扣响到位，否则会射向其他地方。
- 使用前检测冲牙器。
- 用鼻腔平稳呼吸。身体倾向水槽，闭小口以防止水花飞溅，同时使水可以从口腔流到水槽里。
- 将喷雾嘴放在牙龈上方，与龈缘成90° 角，按下按钮使水流动。
- 不要试图从镜子中观察自己，不然会造成混乱。
- 沿着龈缘从后面的牙齿（也就是磨牙）开始，慢慢进入牙齿之间，继续缓慢向前冲洗直至所有区域和牙间隙都被清洁。
- 每次按照相同的顺序使用洁牙器，以防止遗漏牙齿。
- 在难到达的区域，需要调节喷雾嘴至合适角度，如清洁正畸托槽或根面沟。
- 吐出口中多余的水。
- 用完冲牙器后，清空盛水箱中所有的水。干燥盛水箱以避免细菌滋生。在清洁前确保洁牙器的电源已拔除。

冲洗是一项依赖于操作者口腔感觉的技术。它需要耗费较长的时间以形成习惯，使冲牙器的运用更加舒适。根据压力水平，可能需要重新在盛水箱中加满水。可根据口腔医生意见，在冲牙器中添加抗菌药物，如将漱口水或其他抗菌药物添加到盛水箱中。

注28-9　舌清洁器的使用说明

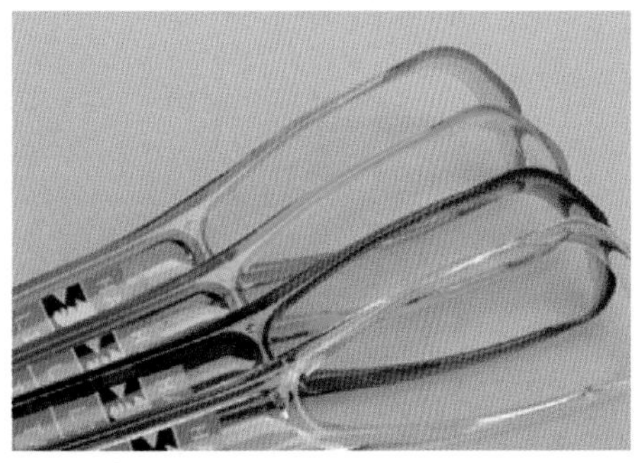

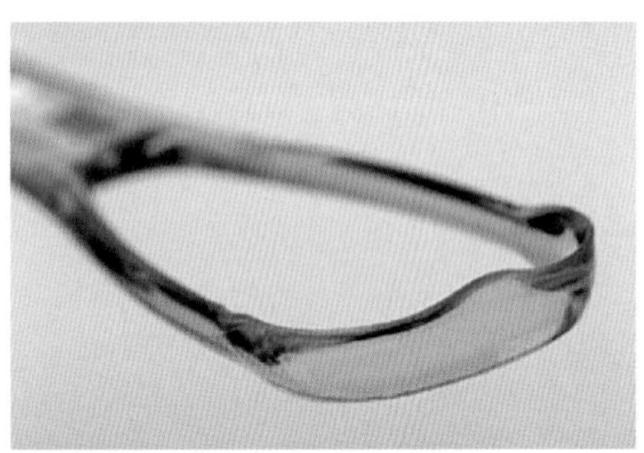

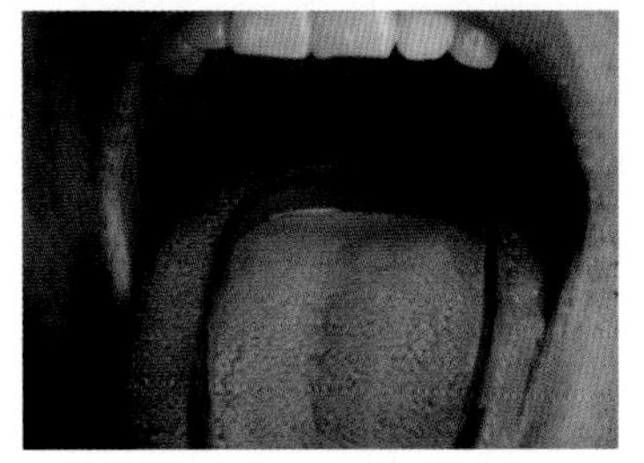

舌清洁器是日常口腔卫生维护的有效辅助器械。在舌背的沟纹中可发现许多细菌，这些细菌可以引起口腔异味。刷舌或刮舌可以显著改善或彻底防治口腔异味。舌清洁器的问题是会引起咽反射，尤其在第一次使用时。刷舌比刮舌更易出现咽反射。有些人发现在晚上使用时较少发生咽反射。

说明

- 舌清洁器有多种类型：最有效的类型是环状的。
- 尽可能将舌头伸出口腔。
- 用鼻腔缓慢呼吸。
- 将舌清洁器尽可能地向舌背后放，轻轻施压将舌放平。
- 确保舌清洁器与舌部完全接触。
- 缓慢向前拉动舌清洁器。
- 清洁舌中间部分时，先将清洁器一侧抬起成一定角度使用。
- 将清洁器的光滑面朝向舌背侧。
- 反复刮舌多次。
- 多次漱口。

每次使用舌清洁器后记得将其彻底清洗。

第29章

口腔/菌斑生物膜的化学控制

Chemical Dental Biofilm Control

David Herrera, Jorge Serrano

ETEP (Etiology and Therapy of Periodontal and Peri-Implant Diseases) Research Group, Complutense University of Madrid, Madrid, Spain

龈上菌斑控制的基本原理

口腔生物膜的细菌可引起人类最流行的口腔疾病：龋病和牙周病。因此，控制菌斑生物膜是预防这些疾病的必要条件。

可将牙周病的预防水平分为3级（Baehni & Takeuchi 2003）：

- 一级预防：通过在病原菌和宿主间建立屏障来保护患者免受致病菌的伤害。保护人类口腔健康，避免疾病进展。
- 二级预防：控制致病菌接触宿主后疾病的进展；在不损伤宿主组织的前提下恢复牙周健康状态。
- 三级预防：控制疾病的发展；尽力恢复宿主组

织健康，但可能伴随不同程度的功能损害。

牙周病的一级预防是通过机械法和/或化学法控制菌斑从而控制龈炎的进展（Baehni & Takeuchi 2003）。牙周炎一级预防的目标是防止健康牙龈（无牙龈炎）发展为牙周炎。应实施针对普通人群的规划，控制菌斑水平，并考虑到不同的因素从多方面来预防牙龈炎（Sheiham & Netuveli 2002）：

- 刷牙必须作为日常个人卫生习惯的一部分。
- 应该考虑到行为因素。
- 大众所能接受的清洁方式。
- 推荐的清洁方法在日常生活中应该很容易执行。
- 卫生措施应该是简单易行的。
- 清洁措施的质量控制方法应该是生活习惯的一部分，以保证其质量。

一旦通过适当的牙周治疗从病因学水平阻断疾病的发展，牙周病的二级、三级预防就可以通过包括个人菌斑控制和定期的专业菌斑控制再评估等牙周支持治疗来实现（Hugoson et al. 1998; Saxer & Yankell 1997; Baehni & Takeuchi 2003）。

口腔清洁用品

因此，龈上菌斑的控制在牙周病的一级、二级和三级预防中至关重要。为了控制口腔菌斑，市面上已开发和销售不同的口腔卫生用品。口腔卫生用品是指为患者设计的、有利于口腔健康与美容的“机械设备和化学方法”（Addy & Moran 1997）。因此，口腔卫生用品既包括机械设备，也包括化学方法。

机械性菌斑控制

通过手动牙刷、各种各样的牙间隙清洁器械以及电动牙刷等物理方式可以破坏和消除口腔菌斑（van der Weijden & Slot 2011）。

手动牙刷是应用最广泛的菌斑控制方法（Saxer and Yankell 1997; Hugoson et al. 1998），已证明它能有效控制菌斑生物膜和预防牙龈炎（Hancock 1996; van der Weijden & Hioe 2005）。目前也已证明一些电动牙刷也是有效的（van der Weijden et al. 1998）。

牙间隙清洁用品也可有效减少菌斑和降低牙龈指数（Kinane 1998）。然而，它们的使用并不常见，因为受到了一些因素的限制，如使用过程中缺乏正确的指导、使用时操作困难、使用时间有限，以及对其存在的潜在不利影响的认识。在可利用的工具中，牙线是最广泛应用的，而牙间隙刷是最容易被接受的。

机械性菌斑控制的限制因素

研究证明，机械性方法可有效控制菌斑和牙龈炎，但不同研究（Rugg-Gunn & MacGregor 1978; Lavstedt et al. 1982; Addy 1986; Addy et al. 1986; Albandar & Buischi 1995; Hugoson et al. 1998; Hugoson & Jordan 2004）和系统评价（van der Weijden & Hioe 2005）已表明单独的器械控制不足以阻止大多数患者牙周病的发生和复发。这可以用以下不同的原因来解释：

- 使用时间有限：正常人平常刷牙时间不超过37秒（Beals et al. 2000）。
- 每天使用牙间隙刷的人群 < 10%（Ronis et al. 1994），只有2% ~ 10%的人群每天使用牙线（Lang et al. 1995; Stewart et al. 1997; MacGregor et al. 1998）。
- 即使是接受口腔卫生指导的患者，随时间的推移都会恢复到菌斑基线水平（Stewart et al. 1997）。在大多数机械性菌斑控制的研究中，会发生霍桑效应，这可能是为了检测这些患者在研究结束后是否会继续保持其口腔卫生情况（Johansen et al. 1975; Emilson & Fornell 1976; Löe et al. 1976; Lindhe et al. 1993; Yates et al. 1993; Claydon et al. 1996; Rosling et al. 1997b）。

- 由于对舌背、颊黏膜表面的清洁不够或扁桃体等难以清洁，因此缺乏对除了菌斑外其他口腔生物膜的控制（Greenstein 2002, 2004; Quirynen et al. 1995）。

此外，在一些情况下无法获得足够的机械性菌斑控制，包括口腔或牙周手术后、颌间固定患者、急性黏膜或牙龈感染因疼痛不能以机械法控制口腔卫生、患有精神或身体残疾的患者等（Storhaug 1977; Nash & Addy 1979; Shaw et al. 1984; Zambon et al. 1989; Hartnett & Shiloah 1991; Laspisa et al. 1994; Eley 1999）。

化学性菌斑控制

化学性菌斑控制对不能通过机械性适当控制龈上菌斑的患者是必需的。化学药物的应用应作为机械性控制的辅助。机械性菌斑控制可以减少生物膜数量破坏生物膜结构，有利于化学药物更有效地发挥作用（FDI Commission 2002b）。联合应用要优于单独应用，因为多数化学药物只能对抗大部分生物膜表面的细菌。然而，已有研究证明一些药物具有渗透性，如氯己定（chlorhexidine, CHX）（Netuschil et al. 1995）和精油（Pan et al. 1999; Pan et al. 2000; Fine et al. 2001）。

化学制剂（尤其是抗菌剂）在控制菌斑和牙龈炎水平中的作用已被广泛评估，并且已有不同的系统评价对其中一些药品的效能进行了观察（Hioe & van der Weijden 2005; Gunsolley 2006; Paraskevas & van der Weijden 2006; Addy et al. 2007; Stoeken et al. 2007; Gunsolley 2010; Sahrmann et al. 2010; Afennich et al. 2011; Hossainian et al. 2011; Escribano et al. 2016; Serrano et al. 2015; Figuero et al. 2019, 2020）。

作用机制

化学性菌斑控制是通过多种作用机制来实现的（图29-1），包括通过影响菌斑数量（减少微生物的数量）和/或性质（改变生物膜的活性）来实现（FDI Commission 2002b）：

- 阻止细菌的黏附。
- 抑制细菌的增殖和共聚。
- 清除已形成的生物膜。
- 改变生物膜的致病性。

化学制剂的分类

可根据抗菌作用对化学性菌斑控制的化学制剂进行分类（Lang & Newman 1997）：

- 抗菌剂：体外抗菌剂或杀菌剂。
- 菌斑减少或抑制剂：能够影响菌斑数量和性质但不能减少牙龈炎和/或龋病的发生。
- 抗菌斑药物：能充分影响菌斑，对控制牙龈炎和/或龋病是有利的。
- 抗牙龈炎药物：包括抗炎症药物，能够减少牙龈炎症而不一定影响菌斑。

这些定义在欧洲被广泛接受，但在北美，“抗菌斑药物”通常指能够显著降低菌斑水平的化学制剂，同时“抗牙龈炎药物”指能够显著减轻牙龈炎症水平的化学制剂。

理想特性

关于理想的控制菌斑的化学药物的特点已有不同的学者进行了总结（Loesche 1976; van der Ouderaa 1991; Baker 1993; Fischman 1994）：

- 特异性。化学性菌斑控制的化学制剂和成分应具备广泛的活性作用范围，包括抗菌、抗病毒和抗酵母菌的作用。更特异性的药物，如抗生素，不得用于牙周病的预防，它们仅用于高风险的菌血症患者，以及只在一些特殊牙周治疗的条件下使用（Herrera et al. 2008）。
- 有效性。化学药物的抗菌能力，需在体外和体内研究中证明能有效抑制牙龈炎和牙周炎的微生物。虽然可能只在高剂量有杀菌效果，但在低剂量也应该具有抗菌能力（FDI Commission 2002b）。
- 亲和力。化学制剂的影响并不仅仅取决于在

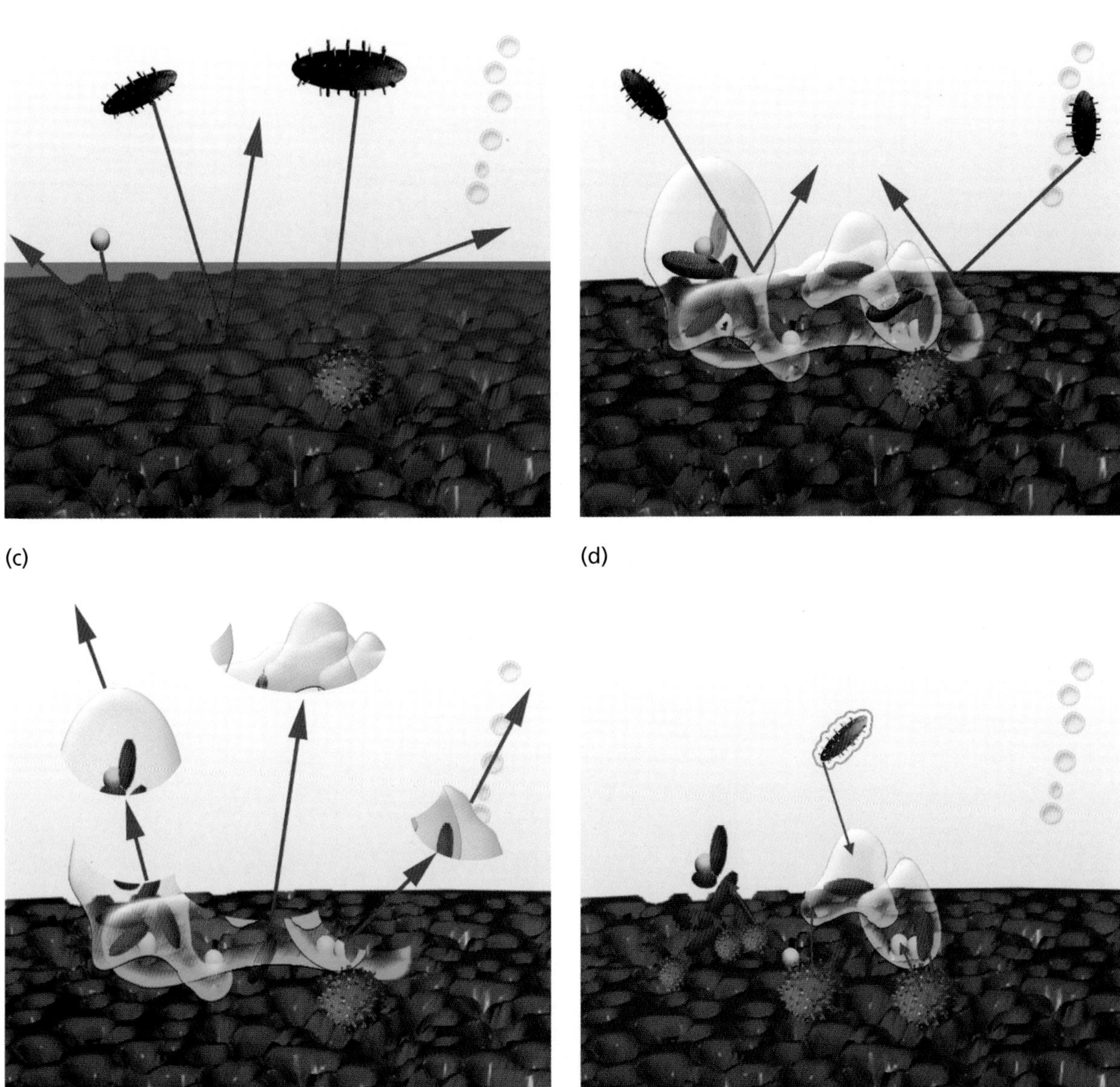

图29-1 抗菌斑药物对细菌生物膜的作用机制（绿色）。（a）预防牙齿表面的细菌黏附：活性剂在牙齿表面形成一个薄膜（蓝膜），干扰细菌黏附（箭头所示），从而避免细菌的定植。（b）杀菌或抑菌作用，避免细菌增殖和共聚：干扰细菌分裂（破坏细菌的细胞在图中用红色标出）从而干扰生物膜的形成。此外，由于不利的生长环境条件，阻碍了新物种细菌（箭头所示）的共聚从而阻止生物膜的成熟。（c）从牙齿表面破坏生物膜："化学冲刷"。化学药品通过破坏牙齿表面和生物膜表面之间的化学连接与破坏生物膜结构，分离和/或清除牙齿表面的生物膜（箭头所示）。（d）通过不同的机制改变生物膜致病性或增强宿主免疫系统：增强宿主防御系统可使宿主能更有效地控制生物膜（短箭头所示），通过释放不同产物，如细菌素或通过竞争营养物质影响某些特定的细菌生物膜的发展和成熟（长箭头所示）。

体外的抗菌活性。在体内其他因素会影响其活性，其中亲和力可能是最相关的因素。亲和力被定义为体内抗菌作用的持续时间（FDI Commission 2002b）和作为评估在一个特定的媒介中，药物与基质之间相互接触时间的手段。这个时间可能比预想的简单机械沉积的时间长（van Abbé 1974）（图29-2）。根据它们的亲和力，化学制剂已经分为3代（Kornman 1986a）：（1）第一代药物在其有限作用时间内亲和力非常有限，如酚醛衍生品、植物提取

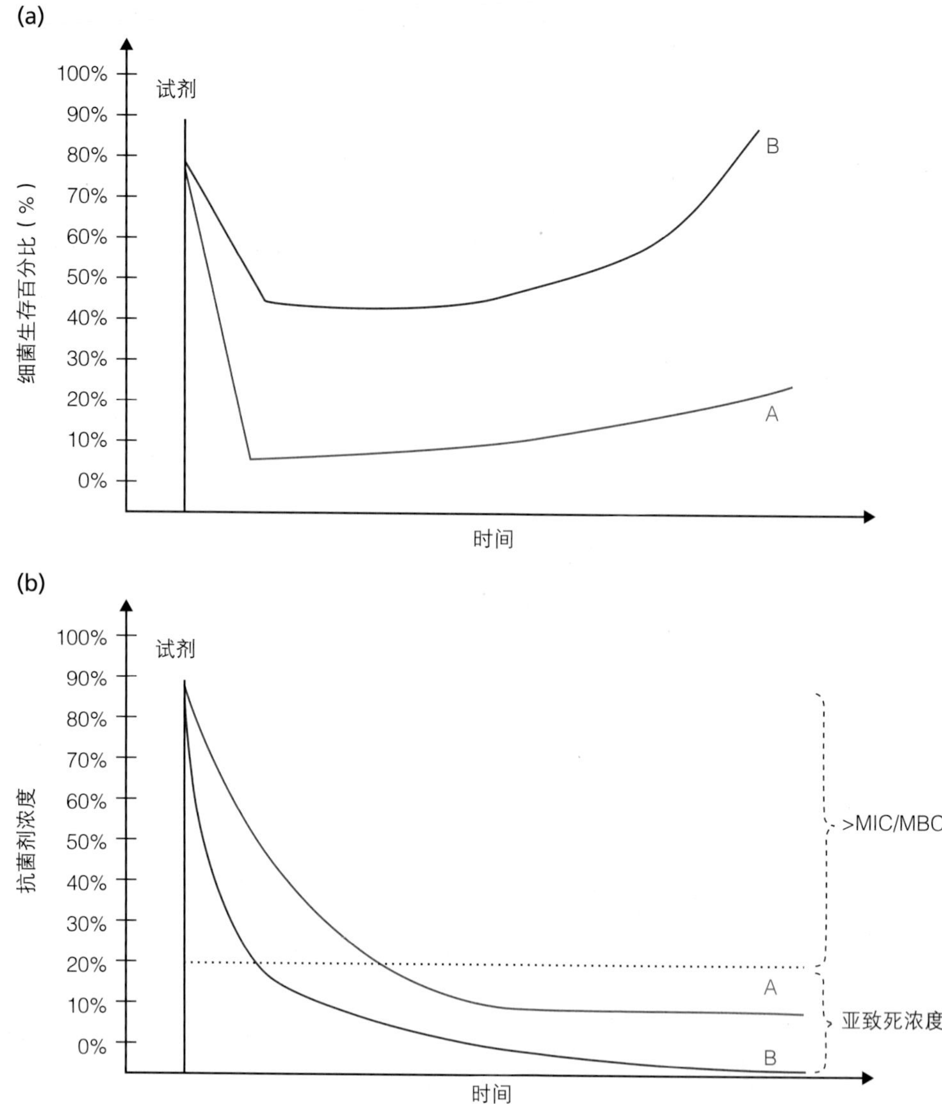

图29-2 亲和力。（a，b）两个不同试剂的亲和力（用已定义方法测量化学试剂与基质之间的接触时间）：随着时间的推移，化学试剂的浓度降低，细菌浓度增加。A试剂比B试剂具有更好的亲和力。（a）细菌生存比例与试剂接触时间的关系。（b）抗菌剂的浓度与接触时间的关系。MIC（minimum inhibitory concentration），最低抑菌浓度；MBC（minimum bactericidal concentration），最低杀菌浓度。

物、氟化物、季铵化合物和氧化剂；（2）第二代药物具备良好的亲和力，氯己定就是最好的例子；（3）第三代药物包括干扰或防止细菌或生物膜附着的药物。

- 安全性。在临床使用之前需在动物模型中证明是安全的。由于药物预防的长期性以及期望其能长期使用，因此副作用必须最少。
- 稳定性。化学制剂必须在室温较长时间稳定保存。当混合不同的原料时应该注意避免分子之间的相互影响。

化学性菌斑控制药物的活性评估

为了评估化学药物的菌斑抑制和抗菌斑活性，学者建议做不同的连续阶段评估，同时最后一个阶段关于家庭使用的药物随机临床试验至少持续6个月（Addy & Moran 1997）。

体外研究

细菌测试评估抗菌活性是通过测量对不同种类的细菌的最低抑菌浓度（minimum inhibitory concentration, MIC）和最低杀菌浓度（minimum

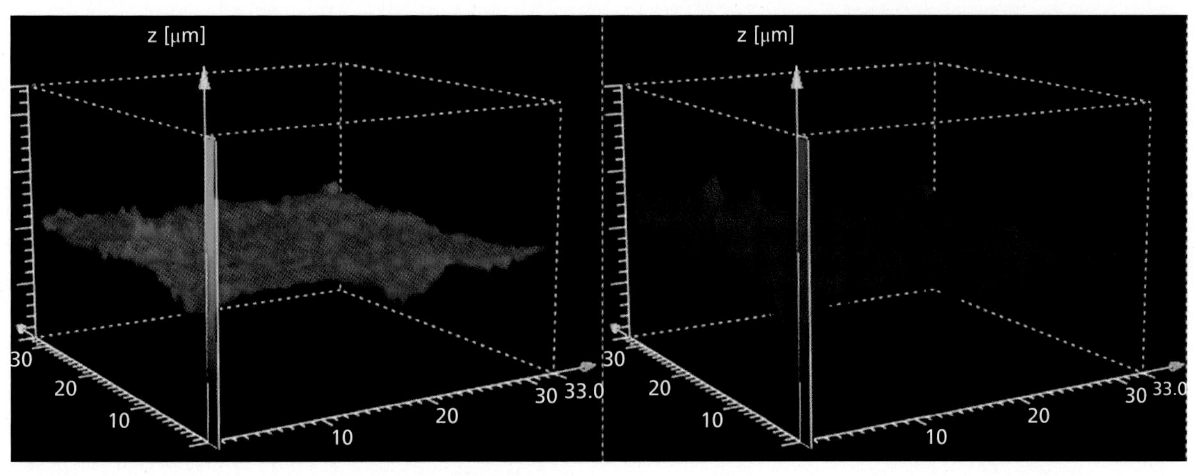

图29-3 用共聚焦显微镜三维评估生物膜中的细胞活力。绿色显示细胞有活性，当细胞的细胞膜受损时为红色。这个工具可以评估杀菌剂对生物膜的渗透力及其杀菌活性。

bactericidal concentration, MBC）完成的。抗菌活性和抗菌谱提供的信息是有限的，首先因为会受体内许多其他因素的影响，其次由于在体外实验中，细菌通常作为浮游细胞进行检测，而在口内其为附着细胞。然而，抗菌测试对化学药物的首次筛选或对评价新药剂配方的影响仍是有效的。

关于药物的体外摄取研究是评估化学试剂在不同表面的吸附能力，如羟基磷灰石、釉质、牙本质和丙烯酸。

生物利用度和活性可以通过不同的化学方法（如分光光度法）或间接方法（如染色法）进行评估。

生物膜模型能够在体外模拟化学药物对附着生物膜细菌细胞的实验，这可以更好地模拟真实的生活环境（Xu et al. 2000; Shapiro et al. 2002; Socransky & Haffajee 2002）。已有一个标准化的和可接受的模型，但也提出了几个不同的体外生物膜模型（Sanchez et al. 2011）。除了抗菌活性外，其他相关信息，如化学制剂对生物膜的渗透性的影响，也可以通过这些模型获得。CHX和精油都已被证实有能力穿透生物膜并发挥杀菌作用（Arweiler et al. 2001, 2003; Shapiro et al. 2002; Ouhayoun 2003; Corbin et al. 2011; Guggenheim & Meier 2011; Otten et al. 2011）（图29-3）。

体内研究

大量研究通过测量化学药物在口腔唾液或在菌斑中的含量来评估其在单次使用后的保留程度。但这些研究没有提供药物活性的相关信息（Rolla et al. 1971; Bonesvoll et al. 1974a, b; Gjermo et al. 1974, 1975; Bonesvoll 1978; Bonesvoll & Gjermo 1978）。

通过体内生物膜研究模型评价不同的药物成分对釉质、牙本质或其他用于患者口内的材料（不同的义齿修复材料）的影响，将其放入患者口内并回收以评价不同材料表面生物膜组成（交叉实验设计）（Pan et al. 2000; Sreenivasan et al. 2004）。

体内抗菌试验设计为交叉研究（安慰剂组和阳性对照组），测量单独使用药物（漱口水、牙膏或水性凝胶）之前和之后（几个小时和在不同时间）唾液中细菌的数量。本研究设计自从第一次用于CHX（Schiott et al. 1970）评估后已广泛应用，可以提供抗菌活性和活性持续时间的相关信息。

菌斑再生模型也设计为交叉研究（安慰剂组和阳性对照组），在经过一段时间的专业预防措施后（通常3～4天）评估菌斑再生情况，此研究只允许使用测试药物进行口腔卫生控制（无机械性口腔卫生控制）。由此获得关于化学药物抑制菌斑能力的信息（Harrap 1974; Addy et al. 1983; Moran et al. 1992; Arweiler et al. 2002; Pizzo et al. 2008）。

实验性龈炎模型与菌斑再生模型有相同的设计，但评价牙龈炎指数时监测时间更长（通常是12～28天）（Löe 1965; Löe & Schiott 1970）。同样地，不能施行机械性卫生控制。由于研究时间较长也可以设计为平行研究。

家用类药物的临床试验

通常认为药物的菌斑抑制作用和抗菌斑活性需要长期研究（至少6个月），并且通过家用、随机临床试验来验证，还要能够显示安全性和尽可能少的副作用。在这些研究中，所检测的制剂是辅助机械性菌斑控制的手段。为了使他们的结论更有效，此类试验的特点如下（Council of Dental Therapeutics 1986）：

- 双盲（患者和检测者）。
- 控制（阳性或阴性的控制）。由于霍桑效应的存在，将制剂的效果与基线值比较是无效的（由于受试者意识到这项研究的存在，这会使他们改善口腔卫生习惯），同样在这些研究的初始阶段，专业预防方法的比较也是无意义的（Overholser 1988）。
- 至少持续6个月。这一时间段有许多优点：6个月是典型的两个连续的牙周治疗支持随访间隔的时间；它允许充分评估长期不良事件（包括微生物学的影响）；而且可能部分弥补霍桑效应，因为这种效应会随研究进展慢慢消失（Overholser 1988）。
- 微生物学评价来评估机会致病菌或耐药菌株过度生长的情况。
- 对微生物取样、菌斑的评估和牙龈指数的检测应在基线水平、最后阶段和时间中点（如3个月）进行。

除此之外，也应该考虑影响这些研究质量的其他因素，如选择具有代表性的人群，对不同因素进行研究组别间的同质性（年龄、吸烟、性别、一般情况、口腔及牙周健康等）。临床试验必须清晰，具有可比性，在内部和外部都有效（Koch & Paquette 1997）。

基于至少两个长达6个月的独立调查研究，有效地证明了试验组和阴性对照组在控制菌斑与牙龈炎方面的显著差异，不同产品因菌斑抑制作用和/或抗菌斑活性被美国牙科协会（American Dental association, ADA）和美国食品药品监督管理局（Food and Drug Administration, FDA）批准生产。

在下一节中，我们将回顾那些支持使用最普通药物的科学依据，特别关注为期6个月并且在家中进行的临床试验以及研究6个月的系统评价与Meta分析。

活性剂

抗生素

- 特异性药物。青霉素、四环素、甲硝唑、万古霉素、卡那霉素和螺旋霉素。
- 特性。当全身运用抗生素时，由于血清水平稳定（包括牙龈沟液），抗生素能发挥更大的效果；而局部应用时，由于作用时间有限，因此影响较小。
- 评估。已经证明不同种类的抗生素对口腔生物膜产生影响。
- 局限性。由于抗生素有较低的风险/收益比，包括不良反应和增加细菌的耐药性，因此不推荐对抗菌斑使用（Genco 1981; Kornman 1986; Slots & Rams 1990; Herrera et al. 2000; van Winkelhoff et al. 2000）。
- 用途和销售。不应用于化学菌斑控制。

酶：破坏生物膜

- 特异性药物。葡聚糖酶、变聚糖酶、蛋白酶、脂酶。
- 特性。很低的亲和力和较多的副作用（Addy

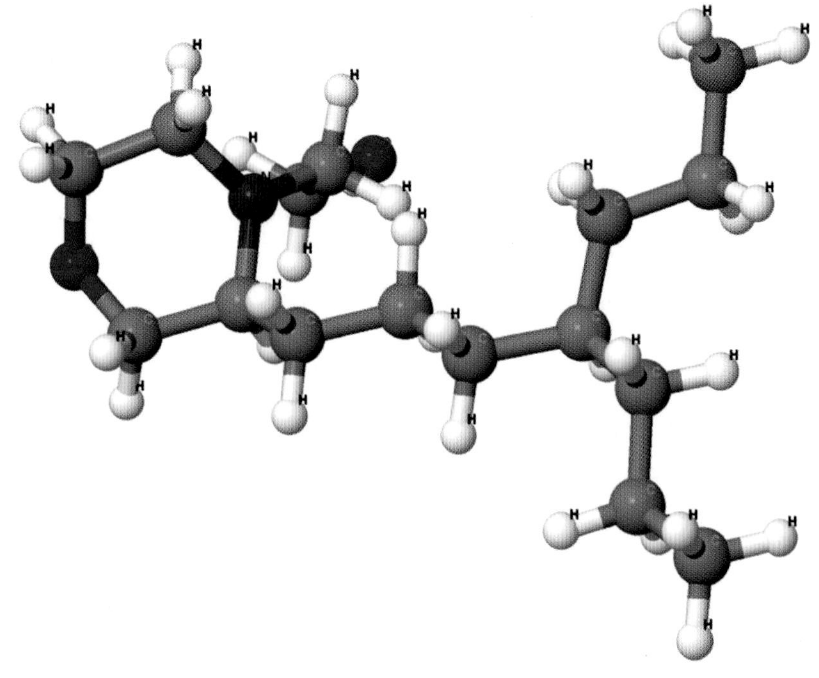

图29-4　地莫匹醇的化学结构（见于Jmol；http://www.jmol.org/）。

et al. 1986）。

- 评估。由于其副作用，因此在体内使用是有限的。对其他酶和酶复合物也进行了评价，但目前只有在体外数据是可用的（Johansen et al. 1997; Donlan & Costerton 2002）。
- 局限性。常见的副作用（Hull 1980; Addy et al. 1986）。
- 用途和销售。无。

酶：增强宿主抵抗力

- 特异性药物。葡萄糖氧化酶和淀粉转葡糖苷酶。
- 特性。作用机制是依赖唾液乳酸过氧化酶系统将硫氰酸催化为亚硫氰酸的过程。
- 评估。体内研究结果发现其对牙龈炎的影响是存在矛盾的，目前并没有长期的研究实验（Addy et al. 1986; Moran et al. 1989; Kirstila et al. 1994; Hatti et al. 2007）。
- 局限性。缺乏科学证据。
- 用途和销售。瑞典马尔默的Opus Health Care AB公司生产的Zendium漱口水中含有淀粉葡糖苷酶、葡糖苷酶、乳过氧化物酶、氟化钠、木糖醇、锌，不含酒精；同样其生产的牙膏中也含有类似成分。另一种已经商业化的牙膏是比利时那慕尔的Bio-X Healthcare公司生产的百奥素，这种牙膏中含有乳铁蛋白、溶解酵素和乳过氧化物酶。

氨醇

- 特异性药物。地莫匹醇（图29-4）和辛哌醇。
- 特性。氨醇的作用机制尚未完全清楚，但它们不是抗菌剂，它们的作用是通过抑制生物膜基质或破坏生物膜基质形成来完成的。地莫匹醇还能抑制变形链球菌合成葡聚糖（Rundegren et al. 1992; Elworthy et al. 1995），降低由细菌产生的酸的合成（Simonsson et al. 1991）。
- 评估。在系统评价中（Addy et al. 2007），临床评估已证明0.1%和0.2%地莫匹醇漱口水（Collaert et al. 1992; Moran et al. 1992; Abbott et al. 1994; Claydon et al. 1996; Zee et al. 1997）可作为有效的抗菌斑剂。2005年FDA批准的0.2%地莫匹醇的漱口水用于治疗牙龈炎（Imrey et al. 1994）。
- 局限性。相关的副作用是牙齿染色，黏膜（如舌）暂时有麻木和烧灼感。
- 用途和销售。Sinclair Pharma公司（Paris,

France）生产的Decapinol®（地莫匹醇）在一些国家销售，漱口水（含有1.5%，酒精）中其含量为0.2%，0.11%氟化钠的牙膏中其含量也为0.2%。

洗涤剂

- 特异性药物。最重要和常用的清洁剂或表面活性剂（表面活性化合物）是月桂醇硫酸酯钠盐（Sodium lauryl sulphate, SLS）。
- 特性。研究表明，SLS对菌斑有5～7小时亲和力。清洁剂的发泡性能可能有助于消除菌斑，但目前没有足够的证据来支持这种说法。
- 评估。SLS抗菌作用和对菌斑的抑制作用有限（Addy et al. 1983; Moran et al. 1988b）。
- 局限性。SLS与口腔超敏反应有关，包括唇炎、口腔炎、口腔溃疡、烧灼感和脱皮（Herlofson & Barkvoll 1996; Chahine et al. 1997; Plonait & Reichart 1999）。
- 用途和销售。SLS存在于许多牙膏和漱口水配方中，但尚未作为一个单独的活性剂产品使用。

氧化剂

- 特异性药物。过硼酸钠、过氧碳酸和过氧化氢。
- 特性。该类药物通过释放氧气起到抗菌作用。
- 评估。研究显示过硼酸盐和过氧碳酸具有一些抗菌与菌斑抑制的作用（Moran et al. 1995）。一个纳入了10篇文献的系统评价（Hossainian et al. 2011）评估了过氧化氢的抑菌作用，其中3篇（1篇随访6个月）的偏倚风险较低。其在短期内未观察到明显效果，但6个月研究证明其能明显改善牙龈指数（Hasturk et al. 2004）。
- 局限性。过硼酸盐和过氧碳酸没有长期研究的数据，且只有一篇已经发表的关于研究过氧化氢的文章。过氧化氢浓度（<1.5%）低时，不良事件并不常见，但浓度较高时，常发生疼痛和口腔溃疡（Rees & Orth 1986）。
- 用途和销售。过硼酸盐（Bocasan®，Amosan®）和过氧碳酸（Kavosan®）曾在宝洁公司（Cincinnati, Ohio, USA）销售量很好，但目前这些产品只在少数几个国家销售。过氧化氢在北美有公司销售，如Rembrant®（Dent-Mat Corp., Santa Maria, CA, USA）。

金属盐类：锌盐

- 特异性药物。乳酸锌、柠檬酸锌、硫酸锌、氯化锌。
- 特性。在低浓度，没有不良反应的报道。
- 评估。单独使用时，它们对菌斑的影响有限，但如果结合其他活性剂，能显著改善亲和力和活性。最近，一项为期6个月的家庭使用研究评估了含锌盐的牙膏对被诊断为牙龈炎的患者的治疗效果，研究显示牙龈和菌斑指数显著下降（Zhong et al. 2015; Delgado et al. 2018）。
- 局限性。目前暂时不明确。
- 用途和销售。通常联合氯己定、氯化十六烷吡啶、三氯生、海克替啶等。药物联合应用可用于菌斑控制（氯己定和乳酸锌，柠檬酸锌和三氯生），但一些组合也被用于评估口腔异味控制（乳酸锌和氯己定，乳酸锌和氯化十六烷吡啶）、牙石控制（氯化锌和精油）或溃疡愈合（硫酸锌和三氯生）。

金属盐类：氟化亚锡

- 特异性药物。自1940年以来氟化亚锡已经广泛应用于牙膏、漱口水、凝胶中。迄今已经测试了几种配方，但最常评价的两种是氟化亚锡与氟化胺的组合（将在下一节中讨论），以及0.454%氟化亚锡牙膏结合六偏磷酸钠（Sodium hexametaphosphate, SHMP）。
- 特性。氟化物与锡结合（SnF2）；由于其在水溶液中稳定性有限难以用于口腔卫生清洁（Miller et al. 1969），因此不常用于漱口水中。
- 评估。几项为期6个月的研究评估了其凝胶或牙膏类产品，最常见的（6次调查）研究是针对0.454%氟化亚锡（Beiswanger et al. 1995; Perlich et al. 1995; Mankodi et al. 1997; McClanahan et al. 1997; Williams et al. 1997），但也有对氟化亚锡加六偏磷酸钠（Mankodi et al. 2005a; Mallatt et al. 2007; Boneta et al. 2010）和一些传统的配方（Wolff et al. 1989; Boyd & Chun 1994）的研究。关于其漱口水产品的研究则更少（Leverett et al. 1984, 1986）。在一篇系统评价中，0.454%氟化亚锡配方能显著改善牙龈炎［加权平均差异（weighted mean difference, WMD）0.441; $P<0.001$，有显著的异质性$P=0.010$］（Gunsolley 2006）。在另一篇系统评价（Paraskevas & van der Weijden 2006）中基线没有显著差异，这篇系统评价和Meta分析因为数据在最后的随访阶段才合并，其有效性有限。另外，最终的结果结合了不同的氟化亚锡配方，包括氟化胺结合物。最终观察的牙龈指数（WMD-0.15）、改良后的牙龈指数（WMD-0.21）和菌斑指数（WMD-0.31）的结果具有显著差异，虽然在基线时没有差异，但总体表现出显著的异质性。

- 局限性。主要限制因素是牙齿染色（Brecx et al. 1993; Paraskevas & van der Weijden 2006）。
- 用途和销售。最近上市的佳洁士Pro-Health®（Procter & Gamble, Mason, OH, USA），由0.454%氟化亚锡和六偏磷酸钠、乳酸锌和十二烷基硫酸钠组成；已通过美国牙医学会认证。早期上市销售的佳洁士牙龈护理和佳洁士牙龈加强护理产品（Procter & Gamble），含有0.454%的氟化亚锡。

金属盐类：氟化亚锡和氟化铵

- 特异性药物。氟化铵是在20世纪50年代由苏黎世大学开发的。
- 特性。氟化亚锡和氟化铵对细菌都有杀菌活性，并且如果它们结合，杀菌活性增加。氟化铵通过抗糖分解作用发挥其抗菌作用。氟化亚锡/氟化铵似乎在牙膏中可以发挥更大的活性，活性可以维持8小时（Weiland et al. 2008）。
- 评估。6个月的研究评估了氟化亚锡/氟化铵作为牙膏（Sgan Cohen et al. 1996; Shapira et al. 1999）、漱口水（Zimmermann et al. 1993）或两者共同使用（Mengel et al. 1996; Paraskevas et al. 2005）的效果，结果显示单独作为牙膏使用无显著的效果，但漱口水可以明显减少菌斑和牙龈炎。据报道，如果联合使用这两种产品，对菌斑没有明显的影响（Mengel et al. 1996），但对牙龈炎则不同（Paraskevas et al. 2005）。
- 局限性。牙齿染色是最常见的副作用（Paraskevas et al. 2005）。
- 用途和销售。牙膏和漱口水是由Meridol公司销售的（GABA International AG, Therwil, Switzerland）。

其他氟化物/含氟制剂

- 特异性药物。氟化钠或单氟磷酸钠。
- 特性。已证明能有效降低龋齿发病率（Petersson 1993）。
- 评估。未证明氟离子有菌斑抑制或抗菌斑形成的功能。
- 局限性。不能单独进行评价。
- 用途和销售。目前在大多数牙膏中使用。

天然药物

- 特异性药物。血根碱提取物和其他草药成分（甘菊、紫锥菊、鼠尾草、没药、覆盆子和薄荷油）。
- 特性。血根碱是一种从美洲血根草分离得到的生物碱。
- 评估。血根碱提取物在体外生物膜模型中杀菌能力较低（Shapiro et al. 2002），而临床评估却得到相反的结果（Moran et al. 1988a; Scherer et al. 1998; Quirynen et al. 1990）。在20世纪80年代和90年代初的6项为期6个月的家庭使用的口腔卫生试验中，将血根碱提取物与氯化锌混合物作为牙膏（Lobene et al. 1986; Mauriello &

Bader 1988）、漱口水（Grossman et al. 1989）或联合使用（Hannah et al. 1989; Harper et al. 1990; Kopczyk et al. 1991）的效果进行了评估。结果显示其联合使用可以显著减少菌斑和牙龈炎的发生。

- 局限性。血根碱的使用与口腔黏膜白斑病有关（Mascarenhas et al. 2002）。
- 用途和销售。Viadent®（Colgate, Piscataway, NJ, USA）含有血根碱的提取物，已不再使用。Paradontax®（GlaxoSmithKline, Middlesex, UK）包含其他草药成分。

精油

- 特异性药物。漱口水中含有桉油精（0.092%）、薄荷醇（0.042%）、水杨酸甲酯（0.060%）、麝香草酚（0.064%）和酒精（在原始配方中的含量26.9%）（图29-5）。
- 特性。已知精油具有多种作用机制，如破坏细胞壁，抑制细菌酶和革兰阳性菌脂多糖（lipopolysaccharide, LPS）产生的内毒素（Fine et al. 1985）和基于抗氧化活性发挥抗炎作用（Firatli et al. 1994; Sekino & Ramberg 2005）。
- 评估。含有精油的漱口水在生物膜的体外模

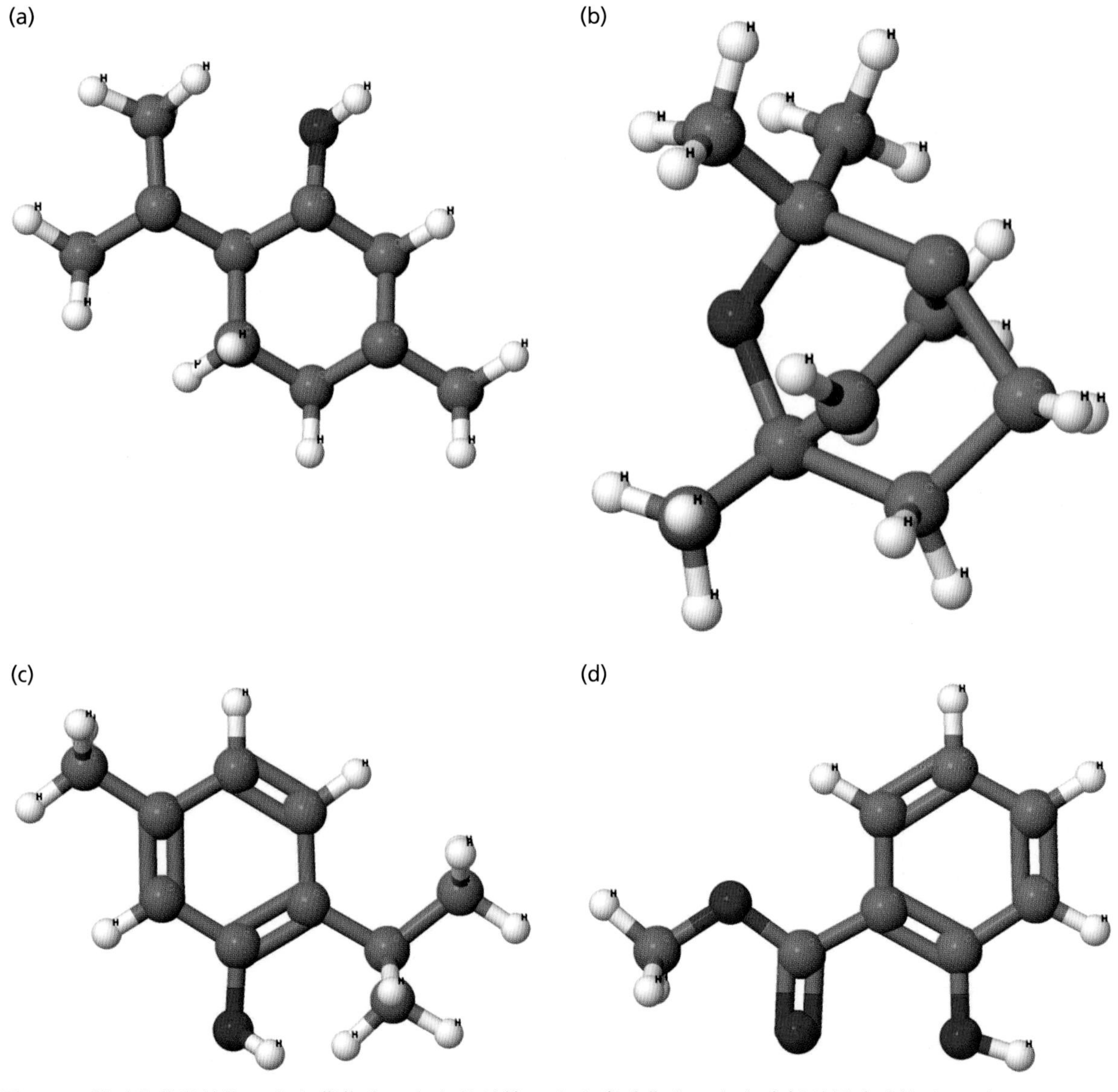

图29-5　精油的化学结构。（a）薄荷醇。（b）桉油精。（c）麝香草酚。（d）水杨酸甲酯（见于Jmol）。

型中，展示了抗菌活性（Fine et al. 2001; Shapiro et al. 2002），并且在不同的、为期6个月的针对家用的口腔卫生研究中发现其具有菌斑抑制和抗菌斑作用（Lamster 1983; Gordon et al. 1985; DePaola et al. 1989; Grossman et al. 1989; Overholser et al. 1990; Beiswanger et al. 1997; Charles et al. 2001, 2004; Sharma et al. 2002, 2004; Bauroth et al. 2003）。一项至少进行了6个月的调查，收纳了11篇文献的系统评价（Stoeken et al. 2007），在Meta分析中发现菌斑（WMD−0.83; $P<0.00001$）和牙龈指数（WMD−0.32, $P<0.00001$）都有显著的统计学差异和异质性。

- 局限性。副作用包括烧灼感和牙齿染色。关于含酒精的漱口水（包括李施德林®）与口腔癌的相关性存在有一些争论（Blot et al. 1983）。然而，批判性评估文献不支持两者存在关联（Ciancio 1993; Claffey 2003）。
- 用途和销售。市场存在配方不同的李施德林漱口水，其中包含无酒精漱口水（Johnson & Johnson Healthcare Products, Skillman, NJ, USA）。

三氯生

- 特异性药物。三氯生［5−氯−2−（2，4−二苯氧基）苯酚］是一种非离子烯醇二酚的广谱抗生素（Ciancio 2000）（图29−6）。
- 特性。在漱口水和牙膏中使用。在漱口水中，三氯生的浓度为0.2%，杀菌活性有限（Shapiro et al. 2002; Arweiler et al. 2003），其亲和力约5小时（Jenkins et al. 1991a）。作为牙膏成分使用时，可在刷牙后8小时于菌斑中检测到其组分（Gilbert & Williams 1987）。为了提高亲和力和/或抗菌活性，三氯生通常与聚乙烯基甲醚马来酸高聚合物、柠檬酸锌或焦磷酸联合使用。三氯生也可能通过影响抑制环氧酶和脂氧合酶途径减少前列腺素与白三烯的合成诱发抗炎效应（Barkvoll & Rolla 1994; Gaffar et al. 1995; Kjaerheim et al. 1996）。
- 评估。为期6个月的针对家用的口腔卫生研究对3种不同的三氯生牙膏配方（三氯生和共聚合物，三氯生和柠檬酸锌，三氯生和焦磷酸盐）及漱口水（三氯生和共聚合物）进行了评估。
- 在20世纪90年代就对含有三氯生和柠檬酸锌的牙膏进行了广泛研究（Svatun et al. 1989, 1990, 1993a, b; Stephen et al. 1990; Palomo et al. 1994; Renvert & Birkhed 1995），然而，报道的研究结果互相矛盾。通过一项有限元分析（使用了实验的终末值而不是差值）得出可靠性有限的结果，显示其对菌斑的控制（WMD−0.07; $P<0.00001$）有显著的作用，对出血（WMD −10.81%；$P<0.00001$）的改善作用更显著（Hioe & van der Weijden 2005）。相反地，另一篇系统评价因为考虑到基线与最终观察结果的差异，所以没有观察到显著的差异（Gunsolley 2006）。

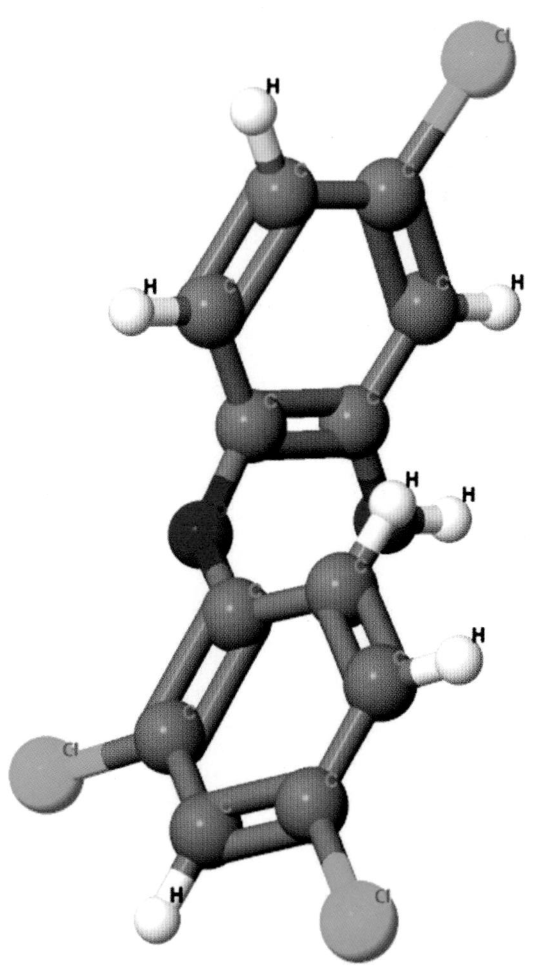

图29−6　三氯生的化学结构（见于Jmol）。

- 一种含有三氯生和共聚合物的牙膏也在一系列为期6个月的研究中被广泛评估（Garcia-Godoy et al. 1990; Cubells et al. 1991; Deasy et al. 1991; Bolden et al. 1992; Denepitiya et al. 1992; Mankodi et al. 1992; Lindhe et al. 1993; Svatun et al. 1993b; Palomo et al. 1994; Kanchanakamol et al. 1995; Triratana et al. 1995; Hu et al. 1997; McClanahan et al. 1997; Charles et al. 2001; Allen et al. 2002; Winston et al. 2002）。在一项有限元分析中（使用了最终观察结果），该牙膏对Turesky改良菌斑指数（WMD-0.48; $P<0.0001$）和Talbott改良牙龈指数（WMD-0.24; $P<0.0001$）都有明显的效果，两项指标都有明显的异质性。在另一项评价基线和最终数据变化的Meta分析中，观察到了对菌斑的显著作用（WMD 0.823），18项研究中，14项研究的牙龈指数（WMD 0.858）都存在显著差异，两个指标都有显著的异质性（Gunsolley 2006）。
- 关于含有焦磷酸三氯生牙膏的研究更少一些（Palomo et al. 1994; Renvert & Birkhed 1995; Grossman et al. 2002; Winston et al. 2002）；结果显示显著的异质性并且不同研究的结果是矛盾的（Gunsolley 2006）。
- 20世纪90年代关于三氯生和共聚合物的漱口水的4项为期6个月的研究证明其在改善菌斑和牙龈指数中有明显的统计学差异（Worthington et al. 1993; Ayad et al. 1995; Triratana et al. 1995; Schaeken et al. 1996）。含有三氯生和共聚合物的漱口水配方也可以作为去渍剂被检测，一篇关于两项6个月的Meta分析研究发现其WMD为0.269（$P<0.0001$）（Angelillo et al. 2002）。
- 局限性。没有明确的副作用。但一项体外研究发现水中存在三氯生和自由氯离子时，它们的结合有生成致癌物氯仿的风险（Rule et al. 2005）。并且，研究提出了食物生产链中出现三氯生而引起的环境问题（Park et al. 2017）。
- 三氯生在牙刷刷毛中积累，并延迟释放（Han et al. 2017）；可能作为内分泌干扰因子（Veldhoen et al. 2006）。
- 用途和销售。（0.30%）三氯生与共聚合物和（0.24%）氟化钠在市场上是以全效牙膏销售的（高露洁有限公司）。这种形式在一些市场上已不复存在。作为漱口水的三氯生和共聚物配方已作为Plax®上市，市面上Plax这个名字下的不同产品已上市，包括含苯甲酸钠的配方。

双胍类

- 特异性药物。氯己定二葡糖酸盐、己联双辛胍二盐酸盐、盐酸奥替尼啶。
- 特性。经由六亚甲基中心桥接两个氯代苯酚环与两个双胍基所形成的对称分子（图29-7）。
- 评估。该类化合物是良好的抗菌剂。以氯己定为标准，其他双胍类药物显示类似的或稍低的抗菌活性（Shapiro et al. 2002）。
- 局限性。所有双胍类药物均相似，但有关氯己定的研究更多。
- 用途和销售。市场上有许多氯己定配方。

氯己定

氯己定是评估的最广泛且最有效的对抗口腔生物膜的制剂。对其活性的首次研究距今已超过50年（Schroeder 1969）。

氯己定的漱口水浓度通常为0.1%～0.2%（Löe et al. 1976; Segreto et al. 1986; Grossman et al. 1989; Flemmig et al. 1990; Lang et al. 1998）。这个浓度达到氯己定每次应用的理想剂量1820mg。实验观察到其临床活性剂量为每日3次，每次5～6mg，但增加此剂量并不增加其作用（但增加不良反应）（Cancro et al. 1974）。0.2%的配方中含氯己定20mg剂量，用10mL漱口持续30秒；在0.12%的配方的漱口水中，需用15mL漱口持续60秒。

最近，较低浓度的氯己定（如0.05%）已上市，旨在减少其副作用。每次使用的剂量约为5mg，这个剂量是临床活性的下限；因此，氯己定的生物利用度（取决于配方和其他成分）是至关重要的，并建议与其他活性剂结合使用（三氯生、氯化十六烷吡啶、锌盐）（Joyston-Bechal &

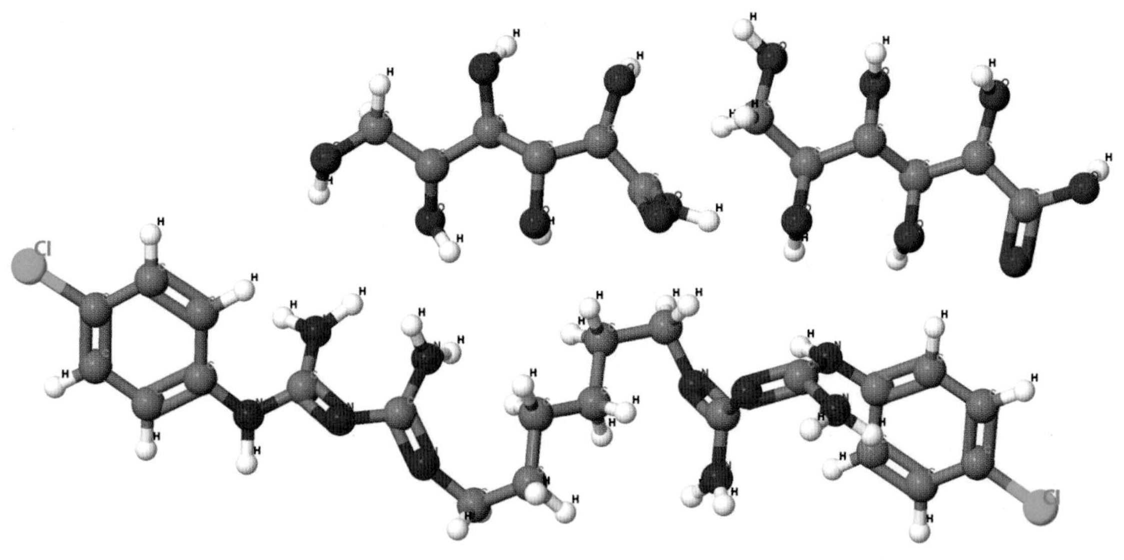

图29-7　氯己定二葡糖酸盐的化学结构（见于Jmol）。

Hernaman 1993; Marsh & Bradshaw 1995; Claydon et al. 2001; Shapiro et al. 2002）。

特性

氯己定可以对抗革兰阳性及革兰阴性细菌、酵母菌和病毒，包括人类免疫缺陷病毒（human immunodeficiency virus, HIV）及乙型肝炎病毒（Wade & Addy 1989）。

- 抗微生物效果。这取决于浓度。在低浓度时，氯己定对细胞膜的渗透性增加，有抑菌效果（Hugo & Longworth 1964, 1965）。在较高浓度时，能引起细胞质中的蛋白质析出和细胞死亡，从而有杀菌作用（Hugo & Longworth 1966; Fine 1988）。然而，排列在生物膜中的细菌会对抗生素表现出更高的耐药性。针对生物膜，氯己定具有穿透生物膜的能力，并在生物膜内发挥作用，改变生物膜形成或产生杀菌作用（Arweiler et al. 2001; Shapiro et al. 2002）。
- 菌斑抑制作用。除了其抗菌效果，氯己定分子可以黏附在牙齿表面，干扰细菌黏附（Rolla & Melsen 1975; Wolff 1985; Fine 1988; Jenkins et al. 1988, 1989）。氯己定也与唾液糖蛋白相互作用，从而导致减少唾液薄膜的形成。此外，有人提出氯己定会影响参与葡聚糖产生的细菌酶（葡聚糖转化酶C）的活动（Vacca-Smith & Bowen 1996）。
- 亲和力。氯己定分子可与口腔组织可逆性黏合，缓慢释放（Bonesvoll et al. 1974a, b），持续发挥抗菌（12小时）作用（Schiøtt et al. 1970）。

氯己定在临床研究中的评估

对含氯己定牙膏和漱口水进行为期6个月的研究。

已经发表了两项为期6个月的对含氯己定牙膏的评估研究。众所周知，由于其容易失活，制作含氯己定配方的牙膏是十分困难的。然而，1%氯己定牙膏（Yates et al. 1993）和0.4%与锌结合的氯己定牙膏（Sanz et al. 1994）都表现出显著的抗菌斑作用，1%氯己定牙膏对牙龈炎症也有作用。

一些为期6个月的试验研究对不同浓度（0.12%和0.2%）的氯己定漱口水进行了评估（Grossman et al. 1986, 1989; Flemmig et al. 1990; Overholser et al. 1990; Sanz et al. 1994; Hase et al. 1998; Lang et al. 1998; Charles et al. 2004; Stookey 2004），除了一个试验外，其他每个独立研究都显示其有利于菌斑控制和改善牙龈指数且有统计学意义。在系统评价0.12%配方的文献（6项研究，1个未发表）中，菌斑指数的加权均数差为1.040（$P < 0.001$），牙龈指数为

0.563（$P < 0.001$，有显著的异质性，$P=0.013$）（Gunsolley 2006）。

一篇比较0.12%和0.2%配方的系统评价（Berchier et al. 2010）包含8篇论文（除1篇报道3个月结果的论文外，研究持续时间为3～14天）。根据3篇文章所进行的Meta分析显示，两个配方之间Quigley & Hein（1962）菌斑指数，存在显著差异（加权均数差为0.10；$P=0.008$），但这种差异并不认为是临床相关的，且7篇文章中没有一个研究显示存在显著差异。对于牙龈炎症，3篇文献的Meta分析中没有观察到差异。

已有文献将氯己定和精油漱口水进行比较。一篇收纳了19篇文献的系统评价（van Leeuwen et al. 2011），对随访在4周以上的文献进行了Meta分析。最后发现两者在菌斑控制上存在显著差异（氯己定组更高）（4项研究，加权均数差为0.19；$P=0.0009$），但对牙龈炎症两者则无显著差异（3项研究，加权均数差为0.03；$P=0.58$）。在氯己定组发现更多的染色病例（加权均数差为0.42；$P < 0.000001$）。但必须注意的是，Meta分析评估的是最后访问值，而非基线与最终访问之间的变化。而且不同浓度和配方的氯己定被合并，不同的随访时间也被合并。另一项Meta分析只包括时间跨度为6个月的研究（Gunsolley 2006），其合并了4项研究的数据（Grossman et al. 1989; Overholser et al. 1990; Segreto & Collins 1993; Charles et al. 2004）。研究报道两者对控制菌斑有显著差异（$P=0.02$），0.12%氯己定效果更好，两项独立的研究均表现出显著差异性。牙龈指数方面，一个研究报告显示存在显著差异，合并数据后结果倾向于存在显著差异（$P=0.068$）。报告强调，精油漱口水对这两个参数上的治疗效果是氯己定漱口水的60%。

使用氯己定的局限性、安全性及不良反应

对氯己定的安全性已有广泛的研究。发现其只有在长时间加热的情况下可能诱导产生4-氯苯胺，已证明该物质致癌和致突变。尽管产生4-氯苯胺的风险低，但氯己定应以深色瓶包装销售，在室温下保存，避免阳光直接照射。长期使用无有害微生物学的变化，包括机会致病菌的过度生长（Schiott et al. 1970, 1976a, b）。

报道的不良事件包括：

- 过敏反应（Beaudouin et al. 2004）。
- 如果将药品放置在中耳，会发生感觉神经性耳聋（Aursnes 1982）。
- 味觉改变（Marinone & Savoldi 2000; Breslin & Tharp 2001），特别影响咸味和苦味；这些改变都是可逆的，停药后很快消失。
- 单侧或双侧腮腺肿大（Flotra et al. 1971; van der Weijden et al. 2010）。
- 牙齿、黏膜、舌背或修复体染色（Flotra et al. 1971）。
- 黏膜糜烂（Almqvist & Luthman 1988）。
- 愈合过程改变。体外研究表明氯己定抑制培养的成纤维细胞增殖。然而，体内研究，牙周手术后用氯己定漱口，组织愈合过程并没有受干扰；实际上，我们看到了更好的炎症控制水平（Sanz et al. 1989）。
- 增加牙石形成（Yates et al. 1993）。

牙齿和舌染色是最常见的副作用（图29-8），目前提出了不同的机制来解释氯己定使用后的相关染色（Watts & Addy 2001）：

- 氯己定分子降解为对氨基氯苯。
- 通过美拉德反应（Maillard reactions）的催化作用。
- 蛋白质变性形成的金属硫化物。
- 析出饮食染色阴离子。

在所提出的机制中，饮食染色阴离子沉淀到吸附的阳离子被认为是最恰当的（Addy & Moran 1995; Watts & Addy 2001）。染色程度似乎还与染色食物摄入的频率有关，如咖啡、茶、酒和烟草，以及市面上所用氯己定的浓度。此外，还发现染色与抗菌效果有关（Addy et al. 1989; Claydon et al. 2001）。

(a)

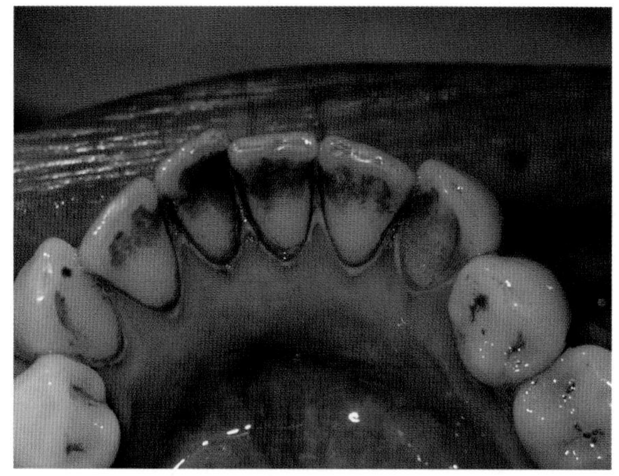

(b)

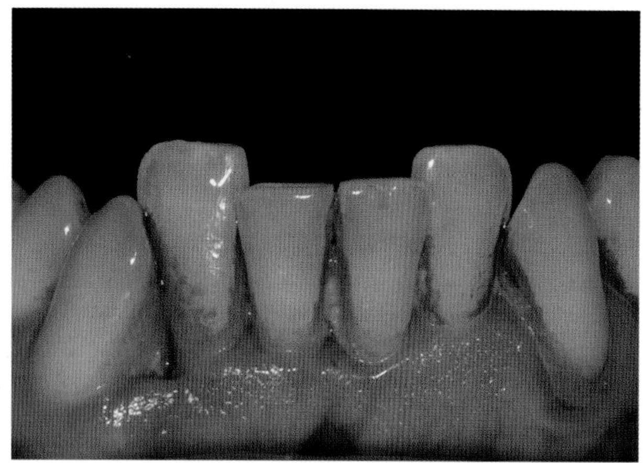

图29-8　使用氯己定后牙齿染色。（a）舌面观。（b）颊面观。

实用性和可用性

在欧洲最常见的配方是0.2%氯己定的含酒精漱口水，并且第一次证明其有杀菌活性也是在0.2%氯己定的实验中（Löe et al. 1976）。然而，获得了美国牙医学会许可的含氯己定药物是Peridex®（Zila Pharmaceuticals, Phoenix, AZ, USA），它的浓度为0.12%氯己定。但是，研究显示漱口水中仅仅含氯己定是无法保证其临床活性的（Harper et al. 1995; Herrera et al. 2003）。因此，需要研究模型和/或临床试验来确认新配方的临床活性类似于其他已评估的参考产品。此外，由于对漱口水中氯己定和酒精的副作用的关注，导致出现了不含酒精及浓度较低的氯己定和/或结合其他活性剂的新配方。

季铵类化合物

- 特异性药物。苯扎氯铵和氯化十六烷吡啶（cetylpyri-dinium chloride, CPC）（图29-9）。
- 特性。一价阳离子剂迅速吸附到口腔表面（Bonesvoll & Gjermo 1978）。由于其能快速吸收，活性易丧失，不易保留或中和（Bones-voll & Gjermo 1978），其亲和力为3～5小时（Roberts & Addy 1981）。其作用的机制依赖于氯化十六烷吡啶的亲水部分与细菌细胞膜分子相互作用，这可导致细胞成分的丧失，细胞的新陈代谢破坏，抑制细胞生长，最后导致细胞死亡（Merianos 1991; Smith et al. 1991）。然而，氯化十六烷吡啶有活性的亲水部分的正电荷可能被其配方中其他物质灭活，这对其生物利用度来说至关重要。

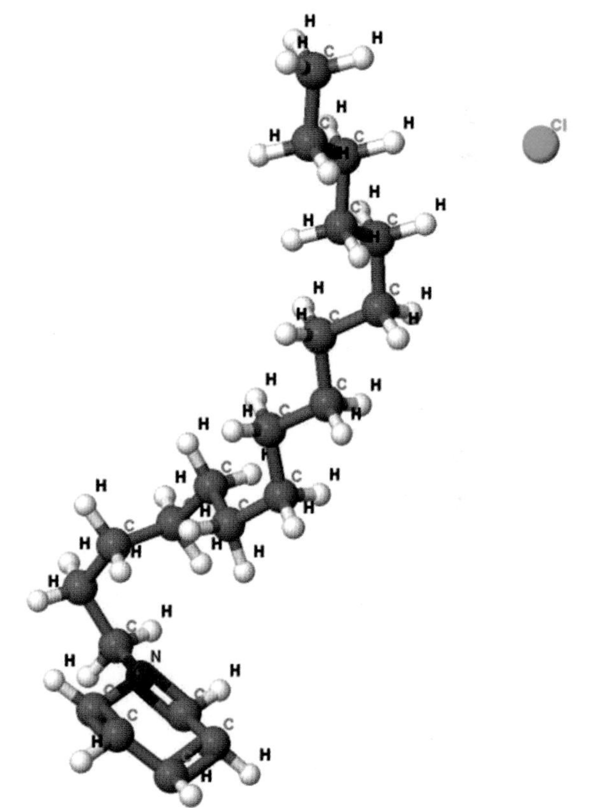

图29-9　氯化十六烷吡啶的化学结构（见于Jmol）。

- 评估。已发表了3篇为期6个月的相关研究，包括1篇0.05%的配方（Allen et al. 1998）和2篇0.07%的配方（Mankodi et al. 2005b; Stookey et al. 2005）。还有4篇未发表的研究，尽管这些研究有高度异质性并且评估不同配方（Gunsolley 2006），但Meta分析显示氯化十六烷吡啶显著有利于改善菌斑指数（7项研究中，2篇发表；$P<0.001$）和牙龈炎指数（5项研究中，2篇发表；$P=0.003$）。在另一个系统评价中，Meta分析3项为期6个月的研究显示，在最后的回访中Quigley & Hein菌斑指数加权均数差为0.42（$P<0.00001$；异质性$P=0.06$）（Haps et al. 2008）。

- 局限性。自1940年氯化十六烷吡啶销售以来，已证明其安全配方的浓度为0.045%～0.1%（Nelson & Lyster 1946; Margarone et al. 1984; Lin et al. 1991; Segreto 2004; Stookey 2004; Federal Register 2004）。其副作用较氯己定少，也包括牙齿及舌染色、短暂牙龈炎和某些个体的口腔溃疡（Lobene et al. 1979）。此外，上述试验没有观察到口腔微生物群发生明显变化或机会致病菌过度生长的现象（Ciancio et al. 1975）。
- 用途和销售。市面销售0.05%氯化十六烷吡啶（Cepacol Combe, White Plains, NY, USA）、0.045%氯化十六烷吡啶（Scope, Procter & Gamble, Cincinnati, OH, USA）和0.07%氯化十六烷吡啶（Crest ProHealth, Procter & Gamble, Cincinnati, OH, USA）。

六丁啶（海克替啶）

- 特异性药物。海克替啶是嘧啶衍生物。
- 特性。研究显示其对革兰阳性及革兰阴性细菌和真菌（白色念珠菌）具有抗菌作用（Menghini & Sapelli 1980; Jones et al. 1997）。然而，其在口腔中存留时间有限，抗菌活性持续时间不会超过90分钟（McCoy et al. 2000）。
- 评估。体外研究结果显示，即使是在生物膜模型中（Shapiro et al. 2002）海克替啶也具有杀菌活性，但变异性较大。在系统评价中（Afennich et al. 2011），通过对6个随机对照试验的研究，其中最长随访时间为6周，结果显示其存在异质性，而体内结果并未显示海克替啶类产品有菌斑抑制或抗菌斑活性。
- 局限性。牙齿染色、黏膜溃疡和腮腺肿胀，但发生率较低（Addy & Moran 1984; Yusof 1990; van der Weijden et al. 2010）。
- 用途和销售。许多不同品牌名称的海克替啶配方浓度通常为0.1%（包括Bactidol、Hexalen、Hexoral、Hextril、Oraldene、Oraldine和Oraseptic）。

聚维酮碘

- 特异性药物。碘是公认的抗菌剂，可以与聚维酮结合。
- 特性。已证明1%聚维酮碘亲和力只有1小时。
- 评估。亲和力较低导致菌斑抑制作用非常有限（Addy et al. 1977; Addy & Wright 1978）。5%的聚维酮碘和1.5%的过氧化氢混合物联合运用于冲洗与龈下灌洗，其抑菌作用已被短期的（Maruniak et al. 1992）和长达6个月的研究（Clark et al. 1989）证明可以明显减少牙龈炎的发生（Greenstein 1999）。聚维酮碘也被用于治疗坏死性龈炎（Addy & Llewelyn 1978）和作为刮治及根面平整的辅助用药，并且已证明聚维酮碘可以显著降低牙周袋深度，但只对小部分的患者效果明显（Sahrmann et al. 2010）。
- 局限性。没有相关的副作用，但它可能会影响甲状腺功能。
- 用途和销售。必妥碘®（10%聚维酮碘；仍在使用）和Perimed®（含有1.5%过氧化氢和5%聚维酮碘；市面上已不再用）。

其他经过验证的产品

- 酸化亚氯酸钠。研究提出其与氯己定有类似活性（Fernandes-Naglik et al. 2001），但其有可能腐蚀釉质（Pontefract et al. 2001）。
- 二氧化氯。经常用于治疗口腔异味；其菌斑的抑制和抗菌斑作用仍有待评估（Paraskevas et al. 2008; Shinada et al. 2010）。

- 5-正辛酰-3'-三氟甲基苯基水杨酰胺。在20世纪90年代末经检测已被许可使用（Furuichi et al. 1996; Nabi et al. 1996）。
- 聚六亚甲基双胍盐酸盐。21世纪初已对研究模型中0.04%～0.2%的浓度进行评估，并证明其有抑制菌斑再生的能力（Rosin et al. 2002; Welk et al. 2005）。
- 中药。关于茶树油的草药提取物（互生叶白千层）的研究结果是矛盾的（Arweiler et al. 2000）。同时绿茶提取物也用于口腔冲洗，但其活性的评估证据仍旧不够（Venkateswara et al. 2011）。
- 月桂酰精氨酸乙酯盐（ethyl lauroyl arginate, LAE）。是一种阳离子表面活性剂，通过改变膜的通透性，对细菌、藻类和真菌具有抑制作用。它在食品工业中被广泛用作抗菌剂和食品防腐剂（E243）（Aznar et al. 2013）。在人体中，它通过月桂酸和精氨酸代谢，这两种物质自然存在于食物中（Hawkins et al. 2009）。在口腔中，LAE可形成一道屏障，防止细菌黏附在牙齿表面。短期临床研究的初步结果显示出相互矛盾的结果：菌斑水平在4周后降低，牙龈炎症也有所缓解（Gallob et al. 2015）；在牙周炎患者使用3个月后，与使用0.12%氯己定治疗出血及菌斑效果相似（Pilloni et al. 2018）；在实验性龈炎中，对菌斑有显著影响，但不足以防止牙龈炎症的发生（Valor et al. 2018）。

未来的方法

未来的控制化学生物膜的方法应基于非抗菌措施，因为抗生素的过度使用会引起有关问题并且增加耐药菌株出现的风险。

- 信号分子。自从认识到信号分子（如酰基高丝氨酸内酯）参与生物膜形成和破坏，未来治疗方法应注意群体感应系统（Donlan & Costerton 2002）。此外，群体感应过程的抑制剂可以降低某些致病菌的毒性（Rasch et al. 2007; Harjai et al. 2010）。
- 抑制转录基因。如果与生物膜形成有关的活化或抑制的基因能够被识别和选择性地靶向定位，那么就能够抑制生物膜的形成（Donlan & Costerton 2002）。
- 益生菌和益生元。益生菌产品（从唾液链球菌、罗伊氏乳杆菌、唾液乳杆菌等细菌物种中提取）可通过竞争或细菌素的释放影响生物膜的组成。一些研究报道益生菌能减少致病菌数量（Mayanagi et al. 2009），并且对菌斑的水平和牙龈炎症有所改善（Krasse et al. 2006; Shimauchi et al. 2008; Harini & Anegundi 2010; Teughels et al. 2011; Iniesta et al. 2012; Montero et al. 2017）。此外，使用益生菌产品或益生元与益生菌的混合物，可能与影响致病性较低的生物膜有关（Rosier et al. 2018）。
- 干扰细菌黏附的分子。月桂酰精氨酸乙酯盐就是这种作用模式的药物。
- 干扰生物膜基质的分子。地莫匹醇就是这种作用模式的药物。

用药方式

可以通过不同的用药方式进行化学性菌斑控制，包括漱口水、牙膏、凝胶、口香糖、清漆、含片、冲牙器、喷雾、缓释装置（Addy & Renton-Harper 1996）。

漱口水

漱口水由不同的成分组成，包括色素、香料、防腐剂（苯甲酸钠）、稳定剂和活性剂。

稳定剂中最常用的是酒精。由于有研究显示酒精与口咽癌之间存在联系，因此对漱口水中包含酒精存在争论。然而，批判性的文献评价并不支持这种说法（Ciancio 1993; Claffey 2003），但是儿童、曾有酗酒史患者和口腔黏膜病患者（如扁平苔癣、黏膜白斑）不推荐使用含酒精漱口水。关于含酒精漱口水的其他建议：

- 儿童的全身毒性：曾报道吞咽含酒精漱口水的病例，但非常罕见（综述见Eley 1999）。
- 口内不适感：这可能与浓度相关（Bolanowski

et al. 1995）。

- 软化复合硬度：这种软化效果直接与漱口水的酒精百分比相关（McKinney & Wu 1985; Penugonda et al. 1994）。

大多数化学抑菌试剂都会参与漱口水的组成，因为这个媒介有很多优点：

- 良好的药物动力学：活性药物容易达到的有效剂量。
- 不依赖于患者的刷牙能力。
- 可抵难以到达的区域，通过含漱，漱口水也可以到达扁桃体。
- 易于使用和被患者接受。

牙膏

牙膏是理想的载体，尤其是从预防的角度看，因为它们是最常使用的口腔卫生措施——刷牙的辅助物品。然而，也存在许多缺点：

- 配方中含有一些活性剂是十分困难的。
- 药物动力学不易预测。
- 某些临床情况不能使用牙刷，从而限制牙膏的使用：残疾患者、口腔手术后患者、颌间固定患者等。
- 有难以到达的区域，如扁桃体或舌背。

牙膏配方不同成分的是：

- 摩擦剂。摩擦剂决定了牙膏的黏度，并且可以去除菌斑和污物。然而，牙膏摩擦性增高并没有增加手动牙刷去除菌斑的能力。由此看来，牙刷的机械作用是菌斑去除（Paraskevas et al. 2006）的主要因素。最常见的摩擦剂是碳酸钙、氧化铝、磷酸氢钙、二氧化硅。
- 洁净剂。使用最广泛的是十二烷基硫酸钠，它具有一定的抗菌作用（Jenkins et al. 1991a, b），但是没有证据支持其在菌斑清除中的有效性。
- 增稠剂。包括硅和树胶，影响牙膏的黏度。
- 甜味剂。如糖精钠。
- 润湿剂。防止牙膏变干，甘油和山梨醇是最常用的。
- 调味剂。如薄荷和草莓。
- 染色剂。
- 活性剂。包括氟化物、三氯生、氯己定（牙膏的配方组合有一定难度，因其与洁净剂和调味料中的阴离子相互干扰）、氯化十六烷吡啶和其他活性剂（抗牙石剂、增白剂、抗敏感剂）。

凝胶

凝胶中不包括摩擦剂或洁净剂。活性成分在凝胶的配方中比在牙膏中更稳定，但两者其他的缺点是相似的：更加不可预测的药物动力学，在某些临床情况下无法使用，有一些难到达的区域。

市面上存在不同浓度的氯己定凝胶，包括0.1%、0.12%、0.2%、0.5%和1%，刷牙时共同使用或在托盘中应用。用于刷牙时，氯己定剂量是无法估计的（Saxen et al. 1976）。虽然残疾患者和医护人员对在托盘中使用氯己定凝胶接受程度不高（Francis et al. 1987a），但研究已报道其可以减少菌斑和降低炎症水平（Francis et al. 1987b; Pannuti et al. 2003; Slot et al. 2010）。

氯己定凝胶也可用于其他目的，如预防拔牙后干槽症的发生（Hita-Iglesias et al. 2008; Minguez-Serra et al. 2009）。它也被建议作为全口抗感染治疗的一部分，包括使用1%氯己定凝胶刷舌1分钟和龈下冲洗牙周袋（Bollen et al. 1996, 1998）。最近，它已被推荐用于种植体周炎的治疗（Heitz-Mayfield et al. 2011），但效果不太明显。

有报道指出含有0.4%氟化亚锡的凝胶也可以降低牙龈炎症和减少探诊出血（Tinanoff et al. 1989; Boyd & Chun 1994）。

口香糖

氯己定已加入口香糖的配方中用于辅助或短期替代机械性菌斑控制。已报道咀嚼口香糖可以降低菌斑和牙龈炎症的水平（Ainamo &

Etemadzadeh 1987; Smith et al. 1996; Simons et al. 2001; Kolahi et al. 2008）。

清漆

氯己定清漆已被应用于根面龋的预防（Clavero et al. 2006; Baca et al. 2009），但其循证依据尚不充足（Bader et al. 2001; Zhang et al. 2006）。

含片

氯化十六烷吡啶和氯己定均已用于含片。氯化十六烷吡啶含片可与配方中的其他成分相互作用（Richards et al. 1996）。尽管氯化十六烷吡啶含片的作用小于氯己定漱口水的作用（Vandekerckhove et al. 1995），但临床使用发现其与减少菌斑及牙龈炎症的水平相关。已报道氯己定含片能降低菌斑和牙龈炎的水平。使用氯己定含片1周后，平均菌斑数降低了62.8%（2.38到0.89；$P<0.0001$）（Kaufman et al. 1989）。

冲牙器

推荐用冲牙器去除牙齿和修复体上的食物残渣，有助于改善不使用牙间清洁工具的人群的口腔健康（Frascella et al. 2000）。冲牙器的使用与改善菌斑水平无关，但它可能影响牙龈炎症（Husseini et al. 2008）。不同的药物可以搭配冲牙器使用，已报道氯己定疗效较好（Lang & Raber 1981）。

喷雾

喷雾的优势是可以完全到达应用所需的区域。然而，其用量不是可以预测的。0.2%氯己定喷雾用于阻止残疾患者菌斑生物膜的形成（Francis et al. 1987b; Kalaga et al. 1989b）。喷雾与漱口水相似，可减少牙齿表面的菌斑水平，但副作用也是一样的（Francis et al. 1987b; Kalaga et al. 1989a）。最近的证据表明，口服喷雾剂是一种可接受的抗菌剂用药方法（Zhang et al. 2019）。

缓释装置

氯己定也存在于以治疗为目的的缓释剂型中：药片、凝胶和黄原胶（见第37章）。

用药方式的选择

化学性菌斑控制最常用的载体是牙膏和漱口水，单独使用或同时使用均可。牙膏递送的明显好处是不需要其他附加的递送方式；大多数患者都使用牙膏。然而，漱口水在口腔的分布更好（Serrano et al. 2015），药代动力学性能更好（Cummins & Creeth 1992）。

在临床研究中，漱口水通常在控制菌斑和牙龈指数方面表现出更大的益处：在2015年Serrano等发表的系统评价中，牙膏的Turesky菌斑指数中的加权均数差为0.425，漱口水的加权均数差为0.522，而改良牙龈指数（modified gingival index, MGI）的加权均数差分别为0.355和0.439。在2020年Figuero的综述中，菌斑指数变化的结果再次表明，漱口水在控制菌斑水平方面作用更加显著（$n=43$；加权均数标准差为-1.231；95%置信区间［（confidence interval, CI）（-1.490；-0.973）；$P<0.001$］高于牙膏［$n=45$；加权均数标准差为-0.803；95% CI（-1.054；-0.552）；$P<0.001$］，Meta回归分析显示出牙膏与漱口水之间有统计学显著差异的趋势［回归系数=0.423；95% CI（-0.169；0.864）；$P=0.059$］。此外，当以菌斑的百分比来评估菌斑控制水平时，漱口水比牙膏的效果更好（27.70% vs 14.00%），Meta回归分析差异有统计学意义［回归系数=13.80%；95% CI（2.40%；25.10%）；$P=0.020$］。

因此，一些证据表明，辅助使用漱口水可能比使用牙膏产生更好的效果（Figuero et al. 2020）。然而，证据是矛盾的，仅在次要结果上观察到统计学显著差异。此外，无论是使用牙膏或漱口水类似的制剂/配方，都无法进行直接比较。

根据已报道的研究结果，有学者建议（Serrano et al. 2015）漱口水可能是牙周炎患者更好的用药方式的选择，而牙膏可能更适合不易感者，在这种情况下，化学性菌斑控制的附加效果不理想，而且仅使用一种产品（即牙膏）的低成本可能是合理的。

化学性菌斑控制的临床指导：选择制剂

文献回顾可知，临床上不同药物（单独或联合使用）存在不同的用药方式和剂型，临床适应证也不尽相同。此外，还提出了许多不同的适应证。因此，临床医生在如下几个方面面临着挑战：是否有必要使用化学性口腔卫生药物；如果需要用药，使用哪种剂型，哪种用药方式，其用药剂量、用药时间如何。本章中，根据所获得的科学依据给出一些用药原则。然而，由于研究论据的局限性，还需要谨慎看待这些原则，每个病例都应考虑个体的特殊性。

根据药物使用的时间和干预的主要目标，临床情况可分为：单次用药、短期用药（干预或治疗）、长期用药（干预或治疗）。

单次用药

单次用药的不同目的。

降低细菌负荷

在不同的口腔干预措施中（如声波或超声清创），氯己定可以降低空气中的细菌负荷，减少牙科设备交叉感染（Stirrups 1987; Worrall et al. 1987; Logothetis & Martinez-Welles 1995）。单次使用精油冲洗也会影响气溶胶细菌负荷量（Fine et al. 1993）。

降低细菌风险

不同的研究通过在牙周干预治疗（刮治、拔牙）时使用氯己定含漱（Jokinen 1978; Rahn et al. 1995; Lockhart 1996; Brown et al. 1998; Tomas et al. 2007）或龈下冲洗（MacFarlane et al. 1984），评估了氯己定降低细菌风险的效果。也有研究通过含漱（Jokinen 1978）或龈下冲洗（Rahn et al. 1995）的方式，对其他药物如精油（Fine et al. 1993; DePaola et al. 1996; Fine et al. 2010）、聚维酮碘降低细菌风险的效果进行了评估。然而，评估了这些研究结果之后，一份共识的报告指出，使用氯己定口腔冲洗不能显著降低牙科操作后细菌水平［临床实践中心（National Institute for Clinical Excellence, NICE）2008］。此外，美国心脏协会指出，局部使用抗菌剂冲洗在牙周袋内渗透≤3mm，因此也不能对深部的溃疡组织起作用，而细菌多经此进入循环。基于这些数据，局部使用抗菌剂并不能有效降低与牙科治疗相关菌血症的频率、严重程度和持续时间（Wilson et al. 2007）。

降低术区的感染风险

Worrall等将氯己定用于口腔手术的术前准备，评估了其降低细菌负荷和术后感染风险的作用（Worrall et al. 1987）。

总结：氯己定单次使用的主要目的是降低口腔的细菌负荷。体内外试验证明氯己定配方药物具有良好的杀菌能力。单次使用的不良反应很少出现，即使出现不良反应也很快消失。如果出现耐药性，可考虑使用其他活性药物如西吡氯铵（Pitten & Kramer 2001）、精油（Fine et al. 1993, 2010; DePaola et al. 1996）或聚维酮碘（Jokinen 1978; Rahn et al. 1995）。

短期用药以预防菌斑形成

在临床操作中，如果患者感觉机械性菌斑控制不舒适或术后医嘱要求避免机械刺激术区（如再生手术或膜龈手术），则此法的运用就受到限制。而化学性菌斑控制则可短期实现预防效果。最广泛使用的预防性药物是氯己定，因为其短期使用副作用也很小。

刮治和根面平整或牙周手术后

当患者自觉不适或术后医嘱避免在手术区进行机械性菌斑控制时（如再生手术或膜龈手术），使用氯己定漱口水（Sanz et al. 1989; Christie et al. 1998; Eley 1999）和精油漱口水（Zambon et al. 1989; Laspisa et al. 1994）含漱具有抗菌效果。应持续使用这些抗菌药物，直到可以实施机械性菌斑控制措施时。

欧洲牙周病学会Ⅰ期~Ⅲ期牙周炎治疗S3级临床指南指出，在针对Ⅰ期~Ⅲ期牙周炎患者的治疗中，在牙周炎治疗的第二步中包含辅助使用氯己定漱口水（用于龈下清创）的建议，其中写道："特定情况下，在牙周炎治疗中，可以考虑辅助使用抗菌剂，特别是氯己定漱口水，持续使用一段时间，作为机械性菌斑控制的辅助（Sanz et al. 2020）。"该建议基于之前发表的系统评价（da Costa et al. 2017）。

预防术后感染

Powell等将氯己定含漱用于牙周手术后口腔护理，发现使用氯己定含漱的患者术后感染率（17/900, 1.89%）显著低于未使用患者（5/153, 3.27%）（Powell et al. 2005）。此外，使用0.2%氯己定凝胶（Hita-Iglesias et al. 2008; Minguez-Serra et al. 2009）或0.2%氯己定含漱（Tjernberg 1979）可降低拔牙术后干槽症的发病率。

颌间结扎固定患者

在骨折、正颌手术或上颌整形手术后，当无法实施机械性菌斑控制时，使用氯己定可以有效防止菌斑形成（Nash & Addy 1979）。

黏膜或牙龈急性感染患者

此类疾病导致的疼痛影响机械性菌斑控制，氯己定含漱可预防菌斑的形成（Eley 1999）。

短期治疗

部分病例需要抗菌药物进行短期治疗。氯己定是最常用的治疗药物（目的是控制致病微生物），其短期使用的不良反应很少。即使出现不良反应，也是可逆的。

牙龈炎的治疗

由于化学药物渗透的局限性，其单独使用对已形成的生物膜的抗菌作用有限。因此，化学药物需与机械性清创结合使用。推荐使用氯己定进行口腔含漱（Hartnett & Shiloah 1991）。其他药物也可用于坏死性龈炎，如补氧剂、聚维酮碘（Wade et al. 1966; Addy & Llewelyn 1978）。

念珠菌感染的治疗

氯己定口腔含漱被推荐用于治疗念珠菌感染（Ellepola & Samaranayake 2001; Torres et al. 2007）。然而，单独使用并不能取得满意的效果，当与特异性抗真菌药物（如伊曲康唑）联合使用时可以取得更好的抗菌作用（Simonetti et al. 1988）。但有研究认为氯己定与制霉菌素联合使用会产生溶解性更差的盐，因此两者间可能会产生相互作用（Barkvoll & Attramadal 1989）。使用0.2%氯己定浸泡修复体，可以有效清除念珠菌（Olsen 1975; Uludamar et al. 2011）。而对氯己定耐药患者，可以选择西吡氯铵含漱（Pitten & Kramer 2001）。

种植体周黏膜炎的治疗

对于种植体周黏膜炎，目前已有一些基于单独或联合使用机械性或化学性菌斑控制的治疗方案，一些方案已经进行了随机对照试验评估。而氯己定凝胶并不能增加治疗的效果（优于机械性菌斑控制）（Thone-Muhling et al. 2010; Heitz-Mayfield et al. 2011），即使龈沟冲洗也是一样（Porras et al. 2002）。一项研究指出，氯己定冲洗的效果优于口腔含漱（Felo et al. 1997）。家中使用精油含漱（Ciancio et al. 1995）、三氯生/共聚体牙膏刷牙（Ramberg et al. 2009）、0.03%CHX与0.05%CPC（Pulcini et al. 2019）漱口水的临床效果也优于对照组。

种植体周炎的治疗

氯己定辅助治疗种植体周炎对临床指标和微生物指标作用有限（Renvert et al. 2008）。

牙周炎的治疗

通过最常见全口抗感染方式，有学者对抗菌药物（特别是氯己定含漱）辅助治疗牙周病进行了评价（Quirynen et al. 1995, 2000; Greenstein 2002, 2004）。清创术后24小时，使用不同的氯己定制剂（包括口腔含漱、口内喷雾、龈下冲洗、舌背涂布凝胶）均取得良好的临床效果（Quirynen et al. 2000）。尽管全口抗感染方式可取得适度的临床效益，但文献系统评价并未证实这些结果（Eberhard et al. 2008a, b; Lang et al. 2008）。牙周治疗第二阶段中使用氯己定口腔含漱可能有助于菌斑控制，从而辅助改善临床和微生物指标（Faveri et al. 2006; Feres et al. 2009）。

长期用药以控制菌斑形成

使用固定或活动正畸矫治器患者

矫治器的存在使机械性菌斑控制不易进行，利于菌斑聚集，加速牙龈炎发展（Ristic et al. 2007; Levin et al. 2008）。此外，许多正畸患者，特别是儿童和青少年，因为正畸弓丝的干扰，使用牙线时费时、费力而放弃使用牙线（Alexander 1993）。增强正畸患者机械性菌斑清除的方法是辅助运用化学性抗菌药物，这也是口腔卫生保健方案的一部分（Ainamo 1977）。大量临床研究评估了不同活性成分如氯己定（Brightman et al. 1991; Anderson et al. 1997; Chin et al. 2006; Olympio et al. 2006）、精油（Tufekci et al. 2008）、氟化铵/氟化锡（Ogaard et al. 2006）、氯化十六烷吡啶（Herrera et al. 2018）、血根碱（Hannah et al. 1989）等以口腔含漱、牙膏、凝胶等不同方式使用时的抗菌效果。大部分研究认为这些药物的辅助使用可获得显著的临床效果，尽管这些受益程度可能不具有明确的临床关联性。除此之外，一些制剂的使用会产生不良反应（如氯己定的染色问题）。

残疾患者

氯己定可以帮助生理上或心理上有缺陷的患者增强菌斑控制、改善牙龈健康水平（Storhaug 1977）。针对这些患者，推荐使用0.2%氯己定喷雾（Francis et al. 1987a, b; Kalaga et al. 1989b; Clavero et al. 2003）。

牙龈增生患者

牙龈增生患者的机械性菌斑控制较为困难，氯己定口腔含漱可能有效（O'Neil & Figures 1982; Saravia et al. 1990; Francetti et al. 1991）。

牙周炎患者

化学药物与专业的牙周支持治疗都推荐用于菌斑控制，降低疾病发展的风险。既然这些患者终身接受支持治疗，就需要认真考虑风险/受益比。一些研究评估低剂量氯己定口腔含漱的效果，并报道0.05%氯己定和0.05%西吡氯铵的复方制剂只有很少的不良反应（Soers et al. 2003; Santos et al. 2004; Quirynen et al. 2005; Escribano et al. 2010）。通过2年的临床评估证实，含有三氯生和共聚物的牙膏可以显著降低牙周袋探诊深度，减少附着丧失和牙槽骨丧失位点（Rosling et al. 1997a, b; Bruhn et al. 2002）。

在一篇系统评价中，比较了牙周炎伴牙龈炎患者与牙龈炎患者之间化学菌斑控制的影响。牙周炎患者［n=16；加权均数标准差为-1.564；95% CI（-2.197；-0.931）；$P<0.001$］比牙龈炎患者［n=44；加权均数标准差为-1.289, 95% CI（-1.560；-1.018）；$P<0.001$］的牙龈指数变化更大，但回归分析发现两者之间无统计学差异［相关系数=-0.266；95% CI（-1.027；0.495）；P=0.487］。

欧洲牙周病学会Ⅰ期～Ⅲ期牙周炎治疗S3级临床指南，针对Ⅰ期～Ⅲ期牙周炎患者的治疗，推荐辅助使用（机械性龈上菌斑控制）漱口水和牙膏来控制牙龈炎症，作为牙周支持治疗的一部分。报道强调："在特定情况下，可以考虑采取包括抗菌剂在内的辅助措施，作为个性化治疗方法的一部分（Sanz et al. 2020）。”在推荐的制剂中，氯己定、精油和氯化十六烷吡啶被推荐用于漱口水配方，氯己定、三氯生共聚物和氟化亚锡六偏磷酸钠被推荐用于牙膏。

口内有种植体的患者

有学者建议使用氯己定、三氯生、氟化亚锡和精油等药物，有助于控制菌斑，降低种植体周炎的风险（Ciancio et al. 1995; Di Carlo et al. 2008; Sreenivasan et al. 2011）。随机对照试验表明，6个月后，三氯生/共聚物牙膏较含氟牙膏在改善临床和微生物指标上更具有显著优越性（Sreenivasan et al. 2011）。在2年的牙周维护中，与不含三氯生的牙膏相比，含0.3%三氯生的牙膏能更有效地维持已治疗过的种植体和没有种植体周炎病史患者的种植体周的健康环境（Stewart et al. 2018）；反之，在一项5年的随访研究中，观察到使用0.12%氯己定含漱液对种植体成功率和临床指标无显著影响（Truhlar et al. 2000）。

一般人群

一般人群的主要目的在于菌斑生物膜和宿主应答之间平衡的情况下保持牙周健康。在6个月的临床观察性研究中，不同的试剂均表现出抑制菌斑作用，包括氯己定（Gunsolley 2006）、精油（Stoeken et al. 2007）、地莫匹醇（Addy et al. 2007）、西吡氯铵（Gunsolley 2006）口腔含漱，或三氯生共聚物牙膏（Hioe and van der Weijden 2005; Gunsolley 2006）、氟化亚锡牙膏（Gunsolley 2006; Paraskevas & van der Weijden 2006）。

对于一般人群是否需每天使用抗菌剂还存在争议。然而，现有研究的结果表明，与对患者进行口腔卫生宣教以提高机械性菌斑控制相比，使用抗菌剂可以得到更好的临床效果。Gunsolley（2006）在一篇系统评价中指出，安慰剂组（15.7 ± 18.7）和牙龈炎组（18.5 ± 15.6）患者菌斑指数降低程度与霍桑效应和口腔卫生宣教有关，并且反映出临床中口腔卫生宣教的效果。辅助使用氯己定或精油口腔含漱可以得到明显的临床效果（氯己定降低菌斑指数40.4% ± 11.5%，牙龈炎28.7% ± 6.5%；精油降低菌斑指数27.0% ± 11.0%，牙龈炎18.2% ± 9.0%）。

另一个相关的问题是，用于化学菌斑控制的产品是最有效的。如前所述，基于2篇系统评价、Meta分析（Serrano et al. 2015; Figuero et al. 2020）和2个网络Meta分析（Escribano et al. 2016; Figuero et al. 2019）的结果，对于牙膏和漱口水的结果是不同的。

至于漱口水，在Figuero等（2020）的系统评价中，包括了11种不同的漱口水配方，每种配方的测试数量有很大的变异性。多项研究表明，对牙龈炎症指数影响最大的是精油（加权均数标准差为2.248，n=10）、氯化十六烷吡啶（加权均数标准差为1.499，n=5）和高浓度氯己定（加权均数标准差为1.144，n=5）。而对于菌斑和牙龈指数的变化，氯己定和精油漱口液被列为最有效的药物（Escribano et al. 2016; Figuero et al. 2019）。

对于牙膏，Figuero等（2020）的系统评价中考虑了14种不同的牙膏配方，现有研究的数量也有很大的变异性。对牙龈炎症指数影响最大的配方是六偏磷酸钠氟化亚锡（加权均数标准差为1.503，n=2）、三氯生共聚物（加权均数标准差为1.313，n=18）和CHX（加权均数标准差为1.278，n=2）。在网络Meta分析中，氯己定、三氯生和共聚物是减少菌斑最有效的药物，但在牙龈指数控制方面未观察到明显差异（Escribano et al. 2016; Figuero et al. 2019）。

长期用药以预防其他口腔疾病

具有口腔感染高风险的患者

对于血液恶病质患者或免疫抑制患者，使用氯己定口腔含漱可以帮助预防口腔或系统并发症，但一旦感染发生后，则无明显效果（Eley 1999）。氯己定凝胶可用于机械通气患者以减少呼吸道需氧病原菌（Fourrier et al. 2005）。研究表明，氯己定可以防止口腔并发症，如慢性或机会性感染的发生，包括高危患者念珠菌感染（放疗化疗患者，骨髓移植患者）（见Addy &

Moran 1997综述）。

口腔黏膜炎的预防（与头颈部肿瘤患者放疗或化疗方案相关）

氯己定冲洗推荐用于口腔黏膜炎的预防和治疗。大量随机对照研究评估氯己定口腔冲洗在预防口腔黏膜炎的效果，但是结果各异（Ferretti et al. 1990; Spijkervet et al. 1990; Epstein et al. 1992; Foote et al. 1994; Dodd et al. 1996; Pitten et al. 2003; Lanzos et al. 2010, 2011）。一个纳入7项研究的Meta分析（Stokman et al. 2006）显示，氯己定在放化疗患者口腔黏膜炎预防中无显著效果（OR值0.7；95% CI 0.43～1.12）。

龋病预防

氯己定被证实可减少高危患者变形链球菌的细菌数量（Ullsfoss et al. 1994; Quirynen et al. 2005）。最佳的用药方式是清漆，其次是凝胶和漱口水（Emilson & Fornell 1976; Emilson 1994）。有学者报道含有氯己定和氟化钠的牙膏可以降低龋病发病率（Dolles & Gjermo 1980; FDI Commission 2002a），但是其他研究将氯己定制剂作为漱口水用于龋病预防时临床效果相对较低（Shapiro et al. 2002; Herrera et al. 2003）。精油漱口可以降低口腔变形链球菌水平（Fine et al. 2000; Agarwal & Nagesh 2011），但是目前还没有研究报道对龋病发病率的影响。含有三氯生和共聚物或锌盐的牙膏较含氟牙膏具有更优异的抗龋能力（Panagakos et al. 2005），长期研究也显示相似的结果（Mann et al. 2001）。氟化铵和氟化亚锡已被证实具有再矿化和抗龋能力，也推荐给龋病高危患者使用（Tinanoff et al. 1980; Paraskevas et al. 2004）。

念珠菌预防

学者评估了氯己定在系统疾病患者和口内戴有修复体的患者中预防念珠菌病的效果（Ferretti et al. 1987, 1988; Toth et al. 1990; Barasch et al. 2004; Elad et al. 2006）。

复发性阿弗他溃疡的预防

氯己定可降低口腔溃疡的发病率、缩短溃疡持续时间、降低溃疡严重程度，对于戴有固定正畸矫治器的患者也适用（Shaw et al. 1984）。三氯生制剂也可以降低口腔溃疡的发病率（Skaare et al. 1996）。

治疗口腔异味和二级预防

对于治疗口腔异味的药物和成分的评估主要有两个目的，即抗菌能力和干扰气味挥发的能力。在所评估的药物中，重点推荐精油（Pitts et al. 1983; Kozlovsky et al. 1996）、含三氯生及锌或共聚物的牙膏（van Steenberghe 1997; Sharma et al. 1999; Niles et al. 2003; Hu et al. 2005）、氯己定，特别是与锌盐及西吡氯铵联合使用时（Roldan et al. 2003b; Winkel et al. 2003; Roldan et al. 2004）。为了提高临床效果，这些药物应该与完善的口腔卫生保健、舌清洁和刷牙相结合（Roldan et al. 2003a）（见第28章）。

总结

龈上菌斑控制的主要目的是保持菌斑生物膜与宿主反应之间的平衡，维持身体健康状态。由于机械性菌斑控制的局限性，化学性菌斑控制被广泛研究和使用。

尽管不同药物有不同的用药方式，重点提出两种途径：漱口水和牙膏。前者具有良好的药代动力学和便于使用的特点；后者虽然药代动力学相对较差且更难制作，但其通过刷牙能够持续产生作用。

大部分药物为抗菌剂，但还存在其他的作用机制，其中一部分具有显著效果的药物是非抗菌性的（如地莫匹醇）。直接性被认为是与临床效果关系最为密切的特性之一。

一项为期6个月针对家用的不同药物和制剂的随机临床试验结果经Meta分析整合后，提供了高水平的临床证据。漱口水中，对牙龈炎症指数影响最大的是精油、氯化十六烷吡啶和较高浓度的氯己定，对于菌斑和牙龈指数的变化而言，氯己定和精油漱口液是最有效的制剂（表29-1）。对于牙膏来说，氟化亚锡、六偏磷酸钠、三氯生共聚物和氯己定是对牙龈炎症指数影响最大的配方；氯己定和三氯生共聚物是最有效的菌斑抑制剂，但在牙龈指数控制方面未观察到显著差异（表

表29-1 家用为期6个月随机临床试验的Meta分析总结：菌斑水平

活性药物（给药方式）	研究	n	WMD/SMD	P值	95% CI	异质性	
						P值，I^2	方法
氯己定（含漱）	Gunsolley (2006)	6	1.040	$P<0.001$	NA	低，$I^2<25\%$[a]	固定效应模型??
	Serrano等 (2015)	3	0.640	$P=0.000$	0.75～0.52	$P=0.149$, $I^2=47.4\%$	固定效应模型
	Escribano等 (2016)	4	0.70	$P=0.000$	0.88～0.54	$I^2=58.1\%$	随机
	James等 (2017)	11	1.43	$P<0.00001$	1.76～1.10	$P<0.00001$, $I^2=88\%$	随机
	Jassoma等 (2019)	18	1.79	$P<0.00001$	1.39～2.19	$I^2=82\%$	随机
	Figuero等 (2020)	6	1.45[SMD]	$P<0.001$	1.80～1.11	$P<0.046$, $I^2=55.8\%$	随机
精油（含漱）	Gunsolley (2006)	20	0.852	$P<0.0001$	NA	阳性，$I^2>25\%$[a]	NA
	Stoeken等 (2007)	7	0.83	$P<0.00001$	0.53～1.13	$P<0.00001$, $I^2=96.1\%$	随机
	van Leeuwen等 (2014)	4	0.39	$P<0.00001$	0.30～0.47	$P=041$, $I^2=0$	随机
	Serrano等 (2015)	9	0.827	$P=0.000$	1.05～0.60	$P=0.000$, $I^2=97\%$	随机
	Escribano等 (2016)	9	0.83	$P=0.000$	1.05～0.60	$I^2=97\%$	随机
	Figuero等 (2020)	10	1.94[SMD]	$P<0.001$	2.69～1.19	$P<0.001$, $I^2=97.8\%$	随机
西吡氯铵（含漱）	Haps等 (2008)	3	0.42	$P<0.00001$	0.53～0.31	$P=0.06$, $I^2=58.8\%$	随机
	Serrano等 (2015)	10	0.392	$P=0.000$	0.54～0.24	$P=0.000$, $I^2=93.9\%$	随机
	Escribano等 (2016)	6	0.48	$P=0.000$	0.68～0.29	$I^2=90.9\%$	随机
	Figuero等 (2020)	7	1.08[SMD]	$P<0.001$	1.41～0.75	$P<0.001$, $I^2=80.6\%$	随机
地莫匹醇（含漱）	Addy等 (2007)	8	0.34	$P<0.00001$	0.29～0.39	低，$I^2<25\%$[a]	固定效应模型
	Serrano等 (2015)	3	0.144	$P=0.001$	0.23～0.05	$P=0.492$, $I^2=0$	随机
	Escribano等 (2016)	2	0.15	$P=0.01$	0.25～0.05	$I^2=0$	随机
	Figuero等 (2020)	3	0.26[SMD]	$P<0.001$	0.41～0.10	$P<0.52$, $I^2=0$	随机
三氯生和共聚体（牙膏）	Davies等 (2004)	17	0.823	$P<0.0001$	NA	高，$I^2>75\%$	随机
	Gunsolley (2006)	9	0.48	$P<0.0001$	0.24～0.73	$P<0.00001$, $I^2=97.2\%$	随机
	Hioe和vdW. (2005)	11	0.48	$P<0.00001$	0.32～0.64	$P<0.00001$, $I^2=95.7\%$	随机
	Riley和Lamont (2013)	20	0.47	$P<0.00001$	0.60～0.34	$P<0.00001$, $I^2=94\%$	随机
	Serrano等 (2015)	18	0.447	$P=0.000$	0.59～0.30	$P=0.000$, $I^2=95.4\%$	随机
	Escribano等 (2016)	16	0.49	$P=0.000$	0.60～0.28	$I^2=94.2\%$	随机
	Figuero等 (2020)	23	1.16[SMD]	$P<0.001$	1.54～0.78	$P<0.001$, $I^2=95.3\%$	随机
三氯生和枸橼酸锌（牙膏）	Gunsolley (2006)	6	0.07	$P<0.00001$	0.05～0.10	$P=0.53$, $I^2=0$	随机
	Hioe和vdW. (2005)	?	NA	NA	NA	NA	NA
	Serrano等 (2015)	1	0.120	NS	—	—	—
	Escribano等 (2016)	1	0.12	NS	—	—	—
	Figuero等 (2020)	6	0.37[SMD]	$P=0.008$	0.64～0.09	$P=0.01$, $I^2=67.1\%$	随机
氟化亚锡（牙膏）	Gunsolley (2006)	5	0.168	显著	NA	低，$I^2<25\%$[a]	NA
	Paraskevas和vdW. (2006)	4	0.31	$P=0.01$	0.07～0.54	$P<0.0001$, $I^2=91.7\%$	固定效应模型
	Serrano等 (2015)	3	0.112	$P=0.002$	0.18～0.04	$P=0.062$, $I^2=61.4\%$	随机
	Escribano等 (2016)	5	0.28	$P=0.01$	0.49～0.07	$I^2=90.7\%$	
氟化亚锡和六偏磷酸钠（牙膏）	Figuero等 (2020)	1	0.55[SMD]	$P=0.002$	0.90～0.19	—	—
氯己定（牙膏）	Serrano等 (2015)	4	0.687	$P=0.000$	1.31～0.05	$P=0.000$, $I^2=97.4\%$	随机
	Figuero等 (2020)	3	1.51[SMD]	$P=0.01$	2.65～0.36	$P<0.001$, $I^2=96\%$	随机

n，每个Meta分析中纳入的研究数量；[a]估计；WMD（weighted mean difference），试验组的安慰剂组加权均数差；SMD（standardized weighted mean difference），标准化加权均数差；CI（confidence interval），置信区间；NA（not available），无数据；SHMP（sodium hexametaphos-phate），六偏磷酸钠；vdW（van der Weijden），范德韦登；NS，无显著性差异

29-2）。

然而，氯己定也有副作用，特别是牙齿染色。因次，需要长期使用氯己定时，应充分评估风险/收益比。在一些情况下，临床收益可以弥补不良反应（染色），如残疾患者和系统疾病高风险患者。反之，当临床收益不能弥补不良反应时，就应考虑其他临床效果相对较差，但是不良反应小的药物。

表29-2 家用6个月随机对照试验的Meta分析：牙龈炎水平

活性药物（给药方式）	研究	*n*	WMD/SMD	*P*值	95% CI	异质性	
						*P*值，I^2	方法
氯己定（含漱）	Gunsolley (2006)	6	0.563	$P<0.001$	NA	$P=0.013$	NA
	Serrano等 (2015)	6	0.166	$P=0.000$	0.25～0.08	$P<0.030$, $I^2=59.5\%$	随机
	James等 (2017)	13	0.20	$P=0.00002$	0.30～0.11	$P<0.00001$, $I^2=96\%$	随机
	Figuero等 (2019)	3	0.95^{SMD}	$P<0.05$	0.70～1.21	$I^2=0$	随机
	Figuero等 (2020)	5	1.14^{SMD}	$P<0.001$	1.37～0.91	$P<0.442$, $I^2=0$	随机
精油（含漱）	Gunsolley (2006)	8	0.306	$P=0.006$	NA	$P<0.001$	NA
	Stoeken等 (2007)	8	0.32	$P<0.00001$	0.19～0.46	$P<0.00001$, $I^2=96.7\%$	随机
	van Leeuwen等 (2014)	4	0.36	$P<0.00001$	0.26～0.62	$P=0004$, $I^2=92\%$	固定效应模型
	Serrano等 (2015)	2	0.133	$P<0.000$	0.19～0.07	$P=0.000$, $I^2=45.1\%$	固定效应模型
	Figuero等 (2019)	9	1.47^{SMD}	$P<0.05$	0.72～2.22	$I^2=97.7\%$	随机
	Figuero等 (2020)	10	2.25^{SMD}	$P<0.001$	3.24～1.25	$P<0.001$, $I^2=98.6\%$	随机
西吡氯铵（含漱）	Haps等 (2008)	3	0.15	$P=0.00003$	0.07～0.23	$P=0.0001$, $I^2=87\%$	随机
	Serrano等 (2015)	4	0.325	$P=0.002$	0.53～0.11	$P=0.000$, $I^2=95.3\%$	随机
	Figuero等 (2019)	3	0.62^{SMD}	$P<0.05$	0.27～0.96	$I^2=75.2\%$	随机
	Figuero等 (2020)	5	1.49^{SMD}	$P<0.001$	2.33～0.66	$P<0.001$, $I^2=96.3\%$	随机
地莫匹醇（含漱）	Addy等 (2007)	8	0.10	$P<0.00001$	0.06～0.14	低，$I^2<25\%$[a]	固定效应模型
	Figuero等 (2019)	1	0.06^{SMD}	NS	—	—	随机
	Figuero等 (2020)	2	0.06^{SMD}	NS	—	—	随机
三氯生和共聚体（牙膏）	Davies等 (2004)	16	0.858	$P<0.001$	NA	$P<0.001$	随机
	Gunsolley (2006)	8	0.24	$P<0.0001$	0.13～0.35	$P<0.00001$, $I^2=98.3\%$	随机
	Hioe和vdW. (2005)	14	0.26	$P<0.00001$	0.18～0.34	$P<0.00001$, $I^2=96.5\%$	NA
	Riley和Lamont (2013)	20	0.27	$P<0.00001$	0.33～0.21	$P<0.00001$, $I^2=95\%$	随机
	Serrano等 (2015)	16	0.241	$P=0.000$	0.30～0.17	$P=0.000$, $I^2=91.2\%$	随机
	Figuero等 (2019)	17	1.17^{SMD}	$P<0.05$	0.80～1.54	$I^2=94.6\%$	随机
	Figuero等 (2020)	18	1.31^{SMD}	$P<0.001$	1.71～0.91	$P<0.001$, $I^2=95.1\%$	随机
三氯生和枸橼酸锌（牙膏）	Gunsolley (2006)	4	10.81%[b]	$P<0.00001$	8.93～12.69	$P=0.48$, $I^2=0$	随机
	Hioe和vdW. (2005)	1	NA	NA	NA	NA	NA
氟化亚锡（牙膏）	Gunsolley (2006)	6	0.441	$P<0.001$	NA	$P=0.010$	NA
	Paraskevas和vdW. (2006)	6	0.15	$P<0.00001$	0.11～0.20	$P<0.00001$, $I^2=91.1\%$	随机
	Serrano等 (2015)	2	0.115	$P=0.000$	0.16～0.07	$P=0.092$, $I^2=64.8\%$	固定效应模型
	Figuero等 (2019)	4	0.92^{SMD}	$P<0.05$	0.35～1.50	$I^2=93.7\%$	随机
	Figuero等 (2020)	2	0.41^{SMD}	$P<0.001$	0.58～0.23	$P<0.252$, $I^2=23.8\%$	随机
氟化亚锡和六偏磷酸钠（牙膏）	Figuero等 (2019)	2	1.37^{SMD}	$P<0.05$	0.82～1.91	$I^2=74.6\%$	随机
	Figuero等 (2020)	2	1.50^{SMD}	$P<0.001$	2.11～0.89	$P=0.029$, $I^2=79.1\%$	随机
氯己定（牙膏）	Serrano等 (2015)	4	0.29	$P=0.000$	0.56～0.02	$P=0.000$, $I^2=92.8\%$	随机
	Figuero等 (2019)	2	1.09^{SMD}	NS	—	—	
	Figuero等 (2020)	2	1.28^{SMD}	NS	—	—	随机

n，每个Meta分析中纳入的研究数量；[a]估计；[b]对出血的效果；WMD（weighted mean difference），试验组的安慰剂组加权均数差；SMD（standardized weighted mean difference），标准化加权均数差；CI（confidence interval），置信区间；NA（not available），无数据；SHMP（sodium hexametaphosphate），六偏磷酸钠；vdW（van der Weijden），范德韦登

第30章

牙周非手术治疗

Non-Surgical Therapy

Jan L. Wennström, Cristiano Tomasi

Department of Periodontology, Institute of Odontology, The Sahlgrenska Academy at University of Gothenburg, Gothenburg, Sweden

前言

欧洲牙周病学会Ⅰ期～Ⅲ期牙周炎治疗S3级临床指南（Sanz et al. 2020）指出，应根据预先制订的治疗计划对牙周炎患者进行治疗。因此，治疗的第一步是激发患者主观能动性，改善患者行为，以实现充分的自我菌斑控制，同时控制局部和系统性的可改变的危险因素；第二步是减少/消除龈下菌斑生物膜和牙石的专业干预措施。

治疗的第二步包括通过各种非手术治疗措施来控制导致牙周支持组织病理性改变的龈下感染。牙周袋/根面非手术器械治疗结合有效的自我龈上菌斑控制措施，通过破坏菌斑生物膜、减少细菌数量和控制炎症来改变龈下微生态，从而达到控制感染的目的。非手术治疗过程中可采用各种器械及治疗方法。

本章概述了不同的牙周非手术治疗方法，并评价了这些方法的优缺点及其临床疗效。另外，本章还涵盖了治疗方法和器械的选择，以及非手术治疗基础阶段后的再评估。

牙周非手术治疗的目标

牙周炎及牙根面上的菌斑生物膜与牙石密切相关。因此，牙周袋/根面非手术机械治疗的最终目的是去除根面堆积的菌斑和牙石。然而，一些体外（如Breininger et al. 1987; Rateitschak-plus et al. 1992）和体内（如Waerhaug 1978; Eaton et al. 1985; Caffesse et al. 1986; Sherman et al. 1990; Wylam et al. 1993）研究表明，即使进行了彻底的龈下刮治和根面平整（scaling and root planning, SRP），闭合性袋内/根面刮治也不能完全去除牙周袋内和根面的沉积物，无论这些沉积物是否坚硬。尽管如此，SRP仍是治疗牙周病的有效方式，因为SRP术后牙周病的临床体征和症状都有显著改善（如van der Weijden & Timmerman 2002; Suvan et al. 2020）。综上所述，刮治后个体残余细菌量可能存在一个阈值，而宿主刚好可以应对阈值以下的感染状态，因此牙周非手术袋内/根面清创的目标是使所有的病理性位点的负荷低于这个阈值。除了现存菌斑生物膜的数量和成分，还需要考虑宿主相关的因素和一些环境因素，如糖尿病、吸烟和精神压力等。虽然通过探查牙根表面不能确定是否达到了完全清创（Sherman et al. 1990），但炎症组织的临床变化（如无探诊出血、探诊阻力增加或“牙周袋闭合”等）确实是龈下菌斑生物膜和牙石是否被充分清除的有效评估依据。尽管如此，从临床实践出发，如果在临床上发现牙石，就应该去除。

清创、刮治和根面平整术

Kieser（1994）提出，与传统的刮治和根面平整相结合的治疗方法相比，牙周袋/根面治疗应分为清创、刮治、根面平整3个独立的阶段有序、依次完成。Kieser认为，清创是指破坏和清除菌斑生物膜；刮治是指清除矿化沉积物（牙石）；根面平整是指去除被细菌“感染”的牙骨质和牙本质，从而修复患牙根面的生物相容性。此外，他还主张在进行任何重复的治疗或进入下一阶段的治疗之前，应评估袋内/根面清创术后的临床效果。尽管每个阶段的治疗目的不同，但某种程度上它们之间不可避免地存在着重叠部分。

既然牙周病是由定植在龈下菌斑生物膜中的细菌引起的感染性疾病，那么通过破坏/去除龈下菌斑生物膜来降低微生物负荷的必要性是毋庸置疑的。牙石本身并不会引起炎症反应，但是牙石表面的多孔结构能够为菌斑进一步积聚和矿化提供理想的表面，因此牙石是有害的（Waerhaug 1952）。事实上，已有研究证明，在使用氯己定（chlorhexidine, CHX）控制感染后，上皮可附着于龈下牙石（Listgarten & Ellegaard 1973）。因此，去除牙石的基本原理是尽可能地清除牙石的不规则表面所黏附的病原菌。

根面平整术的基本原理最初是基于细菌内毒素可渗透到牙骨质的概念（Hatfield & Baum-hammers 1971; Aleo et al. 1974）。因此，认为在治疗过程中不仅要去除菌斑生物膜和牙石，还要去除病变牙骨质。然而，实验性研究中获得的证据表明，内毒素仅游离附着于牙根表面，并未渗透到牙骨质（Hughes & Smales 1986; Moore et al. 1986; Hughes et al. 1988; Cadosch et al. 2003）。此外，动物和临床研究表明，先前暴露于牙周袋内感染的牙根表面经治疗，即彻底的刮治和根面平整后，联合翻瓣并使用低研磨作用的糊剂进行抛光，如果再给予彻底龈上口腔卫生保健措施，临床和组织学愈合结果是相似的（Nyman et al. 1986, 1988）。因此，过多地去除牙体组织并不能保证临床效果。相反地，在确保有效地破坏菌斑生物膜和去除牙体组织的前提下，牙周袋/根面器械治疗应尽可能地保存牙体组织。

牙周非手术治疗器械

牙周非手术治疗可以使用各种类型的仪器进行，如手动器械、声波和超声波器械、喷砂设备和激光设备。

手动器械

传统的钢制手动器械手感较好，但往往更加耗时、耗力，需要定期并正确地进行磨锐。手动器械由3部分组成：工作端（刃）、颈和柄（图

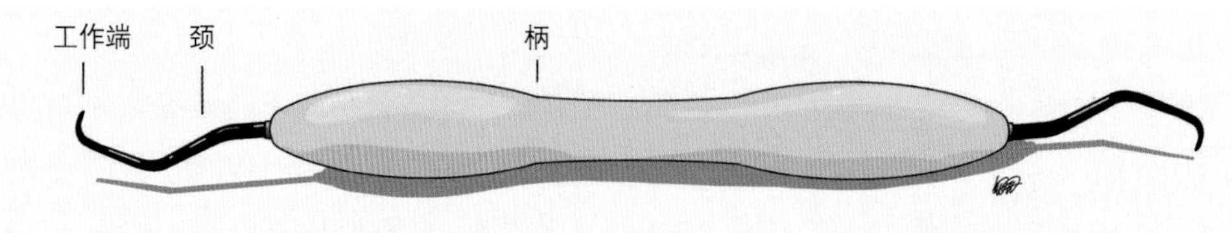

图30-1 匙形刮治器的工作端、颈和柄。

30-1）。刃缘以柄的长轴为中心，以保持适当的平衡。工作端的材质为碳素钢和不锈钢，还有一些工作端由钛、玻璃纤维或碳纤维材质制成，用于去除种植体表面的菌斑和牙石。根据工作端的设计对手动器械进行分类，最常见的手动器械是镰形洁治器和匙形刮治器。

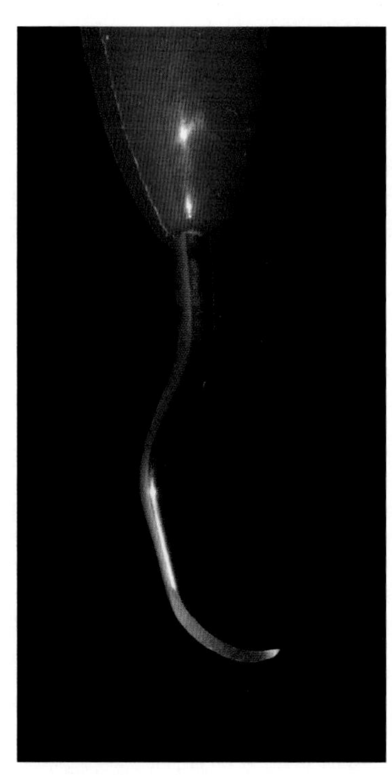

图30-2　镰形洁治器的工作端，具有一个三角形横截面和两个工作刃。

镰形洁治器的工作头呈直角形或弯形，有两个刃端，横截面为等腰三角形（图30-2和图30-3）。工作刃之间的"工作面"从侧面看为平面，但在其长轴方向上为曲面。"工作面"与两个侧面之间共同向尖端聚合。镰形洁治器主要用于龈上洁治，但也可用于浅牙周袋时的龈下刮治。

匙形刮治器是用于龈上及龈下清创和洁治的工具（图30-3）。工作端呈匙状，其两个侧边均为刃口，由椭圆形的底面连接在一起。匙形刮治器通常设计为两端，刮匙刃之间互为镜像。不同品牌的颈部长度、角度及刃部的尺寸是不同的（图30-4）。加长的颈部和微型工作端的设计可用于提高在深而窄的牙周袋中工作时的工作效率。此外，具有双切割工作刃的通用型刮治器的使用大大减少了治疗过程中所需器械的数量。事实上，只要两种类型的刮治器（如LM Dual Gracey™ curettes；Syntette™和Syntette™ Anterior）整个牙列就可以完全地进行龈下清创。这些器械的尖端设计有两个椭圆形的工作刃，可对牙齿的近中面和远中面进行刮治（图30-3）。

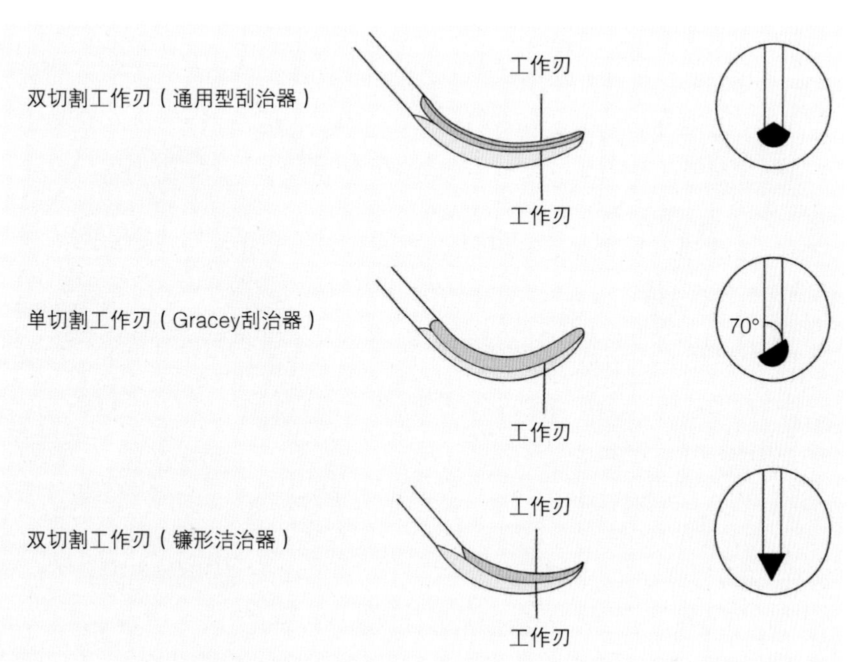

图30-3　仪器工作端示例及其工作缘设计。

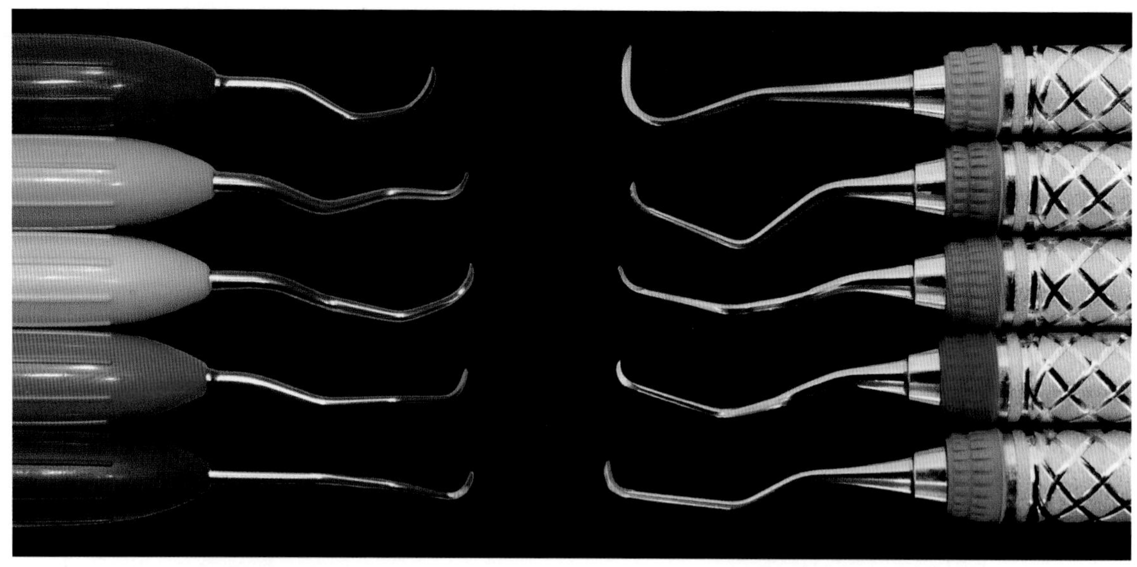

图30-4 选择不同颈部形态的刮治器，有利于牙列不同区域的清创。

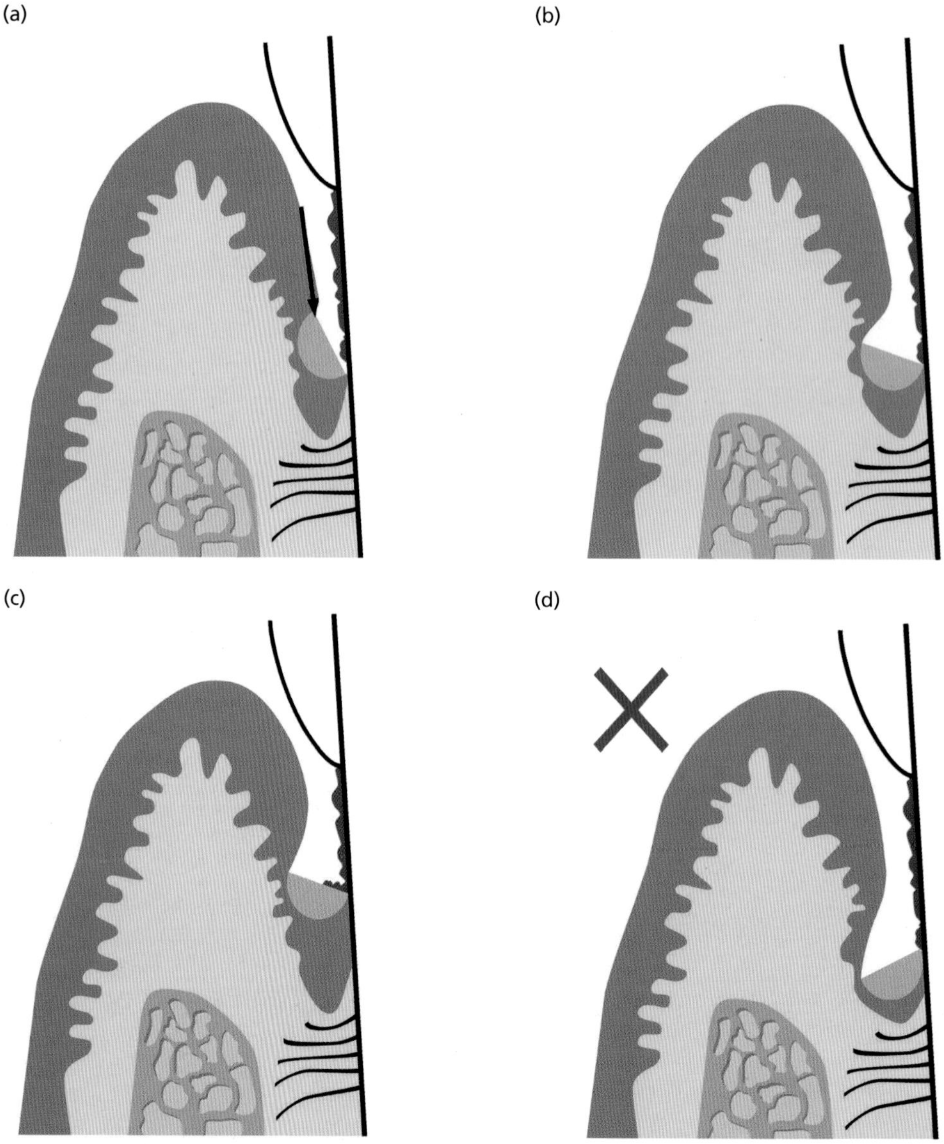

(a) (b) (c) (d)

图30-5 （a）匙形刮治器工作面插入牙周袋。注意刮治器表面与牙根表面成近0°，以便于进入牙周袋。（b）牙周袋底与刮治器的远端边缘相吻合。（c）将刮治器转到合适的位置，沿牙根表面刮除牙石。（d）刮治器与根面过大或过小的角度将会导致牙石清除无效。

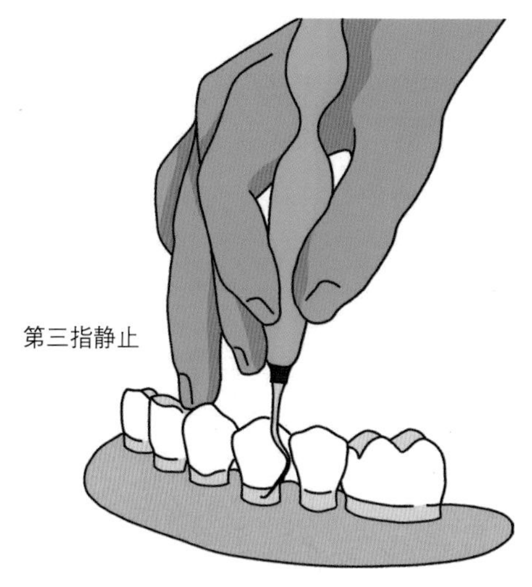

图30-6　下颌前磨牙和磨牙区改良握笔式操作及“第三指静止”示意图。

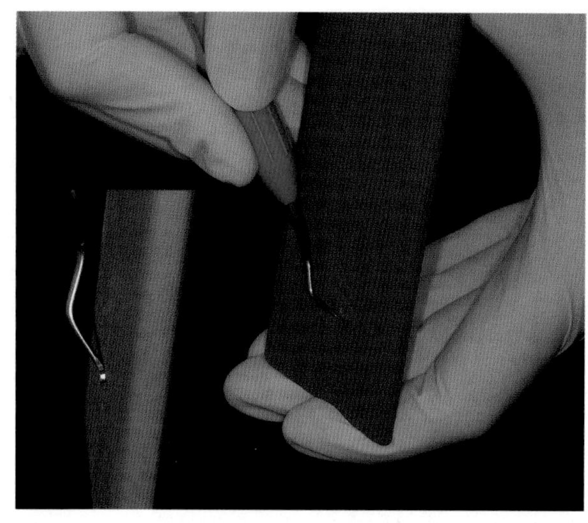

图30-7　匙形刮治器的磨锐。在磨锐过程中，必须保持工作刃的原始几何形状。

匙形刮治器用于龈下清创和刮治

在局部麻醉下能更好地进行龈下操作。使用牙周探针探查病变区域的牙根表面，以确定：（1）探诊深度；（2）牙根表面的解剖形态（不规则根面、根面沟、根分叉等）；（3）钙化沉积物的位置。

手动器械中最适宜龈下刮治的器械是匙形刮治器。在操作中，工作端与牙齿表面的角度会影响清创的效率，最理想的角度约为80°（图30-5c）。如图30-5d所示，角度过大会在根面形成凹坑使根面粗糙，然而，角度过小将导致对龈下牙石清除无效或仅仅是对龈下牙石进行了抛光。

采用改良握笔式手持器械，使器械工作面与牙面平行进入牙周袋，并轻轻与牙根表面接触。有一点需要特别说明的是，在治疗过程中，都必须有一根手指作为支点保持固定不动（图30-6）。这说明刮治过程中应当将某一根手指——中指或无名指作为器械刃部运动时的支点。该手指固定不动的作用是：（1）提供稳定的支点；（2）调节工作缘的最佳角度；（3）使用腕-前臂力进行运动。在刮治过程中作为支点的手指必须尽可能靠近被刮治的牙位，便于刮治器的正确使用。

以工作刃较低的一面确定牙周袋底的位置后，调整刮治器工作端至正确的角度：刮治器颈部与牙齿长轴平行（图30-5）。紧握刮治器，在工作刃与根面之间缓慢加力，从袋底向冠方移动。刮治必须从不同的方向进行，以覆盖牙根表面的每一处（交叉、重叠），但如前所述，刮治方向应该总是从根方开始，向冠方移动。需要注意的是，当牙周探针再次探入牙周袋内时，需重新检查和评估牙根表面是否仍存在牙石。

定期磨锐工作缘，有利于有效地去除牙石。在磨锐过程中，匙形刮治器正面与背面之间的角度必须保持在约70°（图30-7），角度过大将导致工作缘变钝，角度过小将导致工作缘脆弱而更容易被磨损。具有免磨锐工作刃的新一代手动器械现在在临床操作中可供使用。

声波和超声波器械

在牙周非手术治疗过程中，声波和超声波器械是手动器械的替代选择。声波装置利用空气压力产生机械振动，进而导致尖端振动；振动频率范围为2000～6000Hz（Gankerseer & Walmsley 1987; Shah et al. 1994）。超声刮治仪以高频振动的形式将电能转换为机械能；振动频率范围为18000～45000Hz，振幅范围为10～100μm。

超声波刮治器有两种模式：磁致伸缩式和压电陶瓷式。压电陶瓷式刮治器中，交流电引起手柄内晶体尺寸的变化，并以振动的形式传递到工作尖。工作尖的运动轨迹是线性的。磁致伸缩式刮治器是利用电流在手柄内产生磁场，磁场可

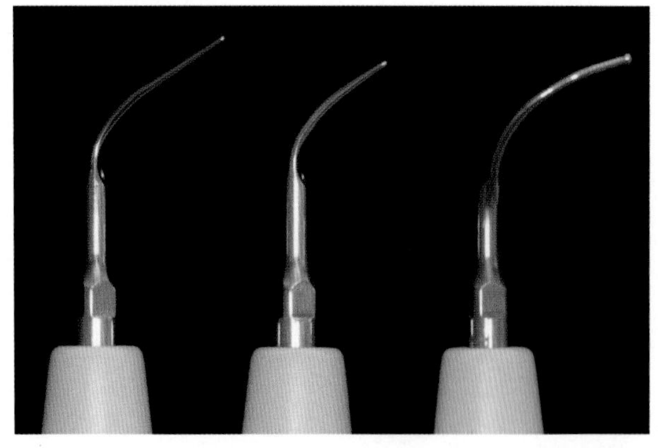

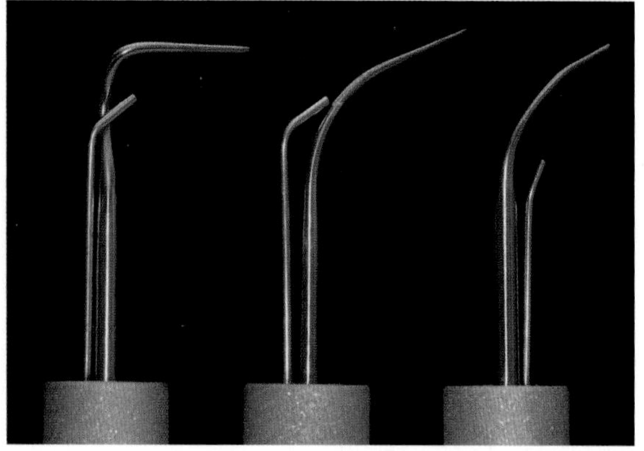

图30-8 压电陶瓷式（左图）和磁致伸缩式（右图）超声波器械的不同长度、曲度的工作尖。

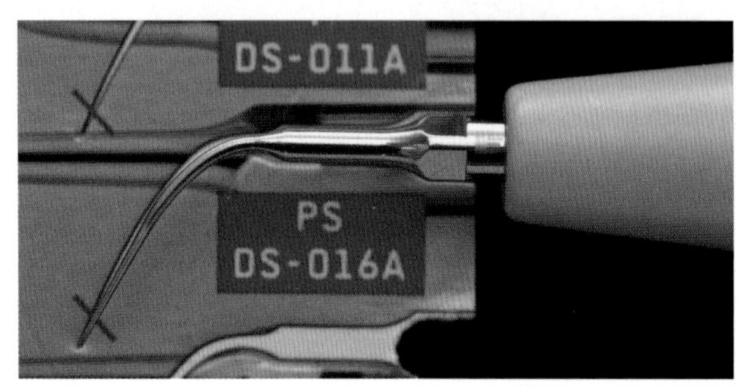

图30-9 压电陶瓷式超声波器械工作尖磨损的控制。当磨损至红线标记的位置，刮治效率低，需弃用。

致手柄内插件沿其长轴伸缩，从而将振动传导至工作尖，其运动轨迹是椭圆形。改良后的声波和超声波工作尖，如微小而薄的牙周探针型工作尖（图30-8），可用于深牙周袋内的刮治。

超声波工作尖的磨损会影响超声波器械的工作效率，因此需要定期检查工作尖的磨损程度（图30-9）。尖端1mm的磨损将使工作尖运动的幅度减少一半以上（Lea et al. 2006）。如果对仪器施加过大的压力（50g），也会产生同样的效果。在仪器使用过程中，水通常用作冷却剂，但也有人提出使用消毒溶液作为冷却剂，如氯己定或聚维酮碘。由于高频率振动会产生污染气溶胶，使用这些设备时操作者存在着一个潜在危险（Timmerman et al. 2004）。

另一种类型的超声波仪器是Vector牙周治疗仪（sculean et al. 2004; Guentsch & prehaw 2008），工作频率为25000Hz。电能通过手柄尖端的偶联器间接转换为工作尖的动能进而引起振动，振动幅度为30～35μm。根据治疗需要可在水中添加不同直径大小的抛光剂，并作为洁刮治中的冷却剂。据报道，Vector牙周治疗仪产生的污染气溶胶的量小于其他声波或超声治疗仪。

喷砂设备

为了去除牙齿表面的软沉积物（菌斑和碎屑），可以使用喷砂设备。喷砂设备在龈上能有效地去除色素沉着和菌斑，且比其他设备所需的工作时间更少。低研磨性粉末（如甘氨酸和赤糖醇）的引入以及带有龈下喷嘴的设备的开发，使在龈下治疗中使用喷砂设备成为可能（图30-10）。特殊设计的龈下喷嘴将甘氨酸粉末/空气喷雾垂直于根面，而水则喷洒在根尖方向。此外，与龈上喷砂设备相比，其有效工作压力也有所降低。甘氨酸粉末/喷砂可以有效地去除牙根表面的菌斑生物膜，而不会对牙根表面造成损伤（Petersilka 2011; Bozbay et al. 2018）。然而，由于使用甘氨酸粉末/喷砂并不能去除牙石，所以在牙周治疗的基础治疗阶段，喷砂只能作为手动器械治疗或动力驱动（声波或超声波）器械治疗的辅助措施。

激光设备

激光是一种产生连续电磁辐射的装置。激光是一束低发散度的辐射光束，除少数外，有确定的波长。众所周知，“laser”这个术语是“light amplification by stimulated emission of radiation”的首个字母缩略词。

激光消融技术具有杀菌和消毒作用，极小

(a)

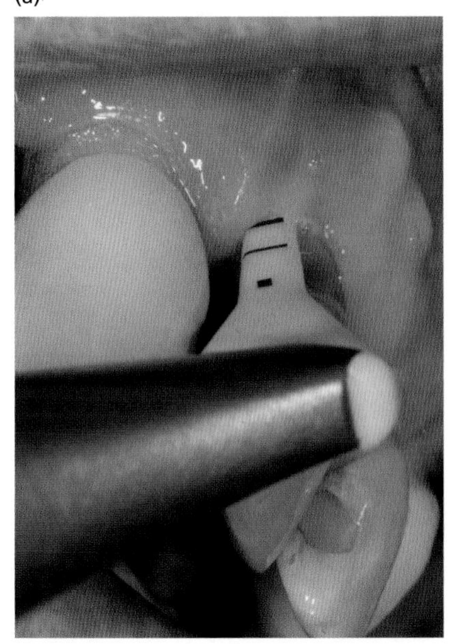

(b)

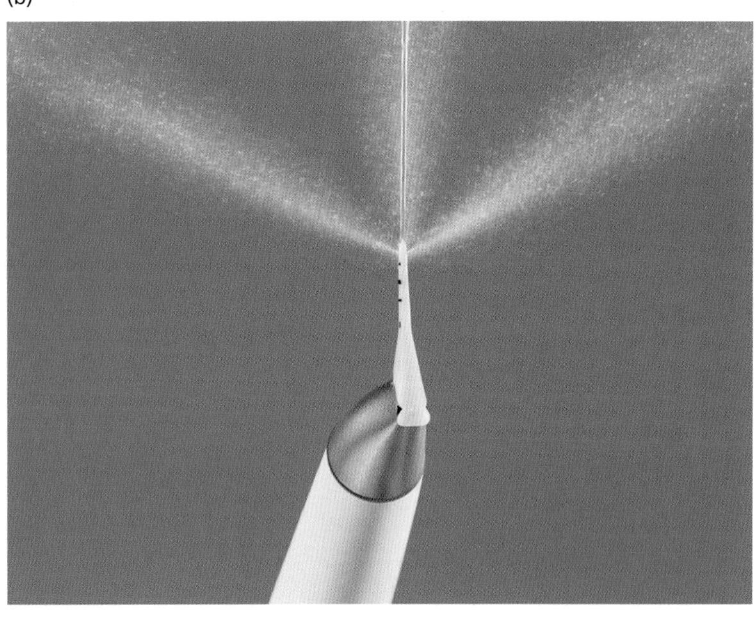

图30-10 （a）特殊设计的龈下喷嘴使用甘氨酸粉末/喷砂对牙周袋进行清创。（b）粉末/空气射流方向为横向，水射流方向为垂直向。（来源：EMS，Nyon，Switzerland）

的机械应力即可去除菌斑生物膜和牙石，且在根面不会形成玷污层，还可以去除牙周袋上皮衬里和炎症组织（Ishikawa et al. 2009）。然而，对于去除炎症组织，研究表明，与SRP相比，激光消融技术在软组织壁的刮除效果方面并无增加（Lindhe & Nyman 1985）。

ErbiumYAG（Er:YAG）激光能够有效地去除根面牙石，为了尽可能减少对根面的潜在性损伤，一些Er:YAG激光设备配备了基于二极管激光的反馈系统，只有在检测到牙石时系统中的二极管激光才会激活主激光照射。Er:YAG激光的能量可被生物组织中水和有机物吸收，提高局部温度，形成蒸汽，从而提高牙石沉积物中的内部压力，引起牙石膨胀，从根面分离。在操作中如果不注意，激光照射或光亮金属表面反射可能损伤除治疗区域外的部位，如患者的眼睛、咽喉或其他口腔组织。因此，在激光使用过程中需小心，医生和患者都需要佩戴防护眼镜来防止激光的损伤（图30-11）。激光对组织的直接消融可能造成损伤，也可能出现热副作用。

其他类型的激光，如二氧化碳激光、二极管激光和Nd:YAG激光去除牙石效率较低，因此，它们在牙周治疗过程中，只作为SRP的辅助治疗手段。二氧化碳激光的低能量脉冲模式或非聚焦模式可以对感染根面进行处理，具有调节、消毒和杀菌作用。采用不同波长的二极管激光作为辅助治疗措施进行根面清创，也可用于根面消毒，或者可用于光动力疗法以减少细菌负荷。在光动力疗法中，将光敏性化合物如甲苯胺蓝等置入牙周袋内，在激光的作用下产生具有杀菌作用的自由基离子（Ishikawa et al. 2009）。二极管激光的另一个重要应用是低水平激光疗法（low-level laser therapy, LLLT），可刺激细胞增殖和促进组织愈合（Walsh 1997）。

龈下清创方案

作为牙周治疗的基础治疗阶段，传统的非手术治疗即袋内/根面器械治疗，包括了根面平整术，根据牙周病的严重程度，将牙列分为4个区或6个区多次复诊完成治疗（Badersten et al. 1984）。然而，相关文献中也提出了各种其他治疗方案，以替代这种传统的SRP在控制牙周感染中的作用。为了防止未治疗的牙周袋内细菌对已治疗区域的再次感染，Quirynen等（1995）主张在24小时内对全口牙列进行牙周袋/根面器械治

(a)

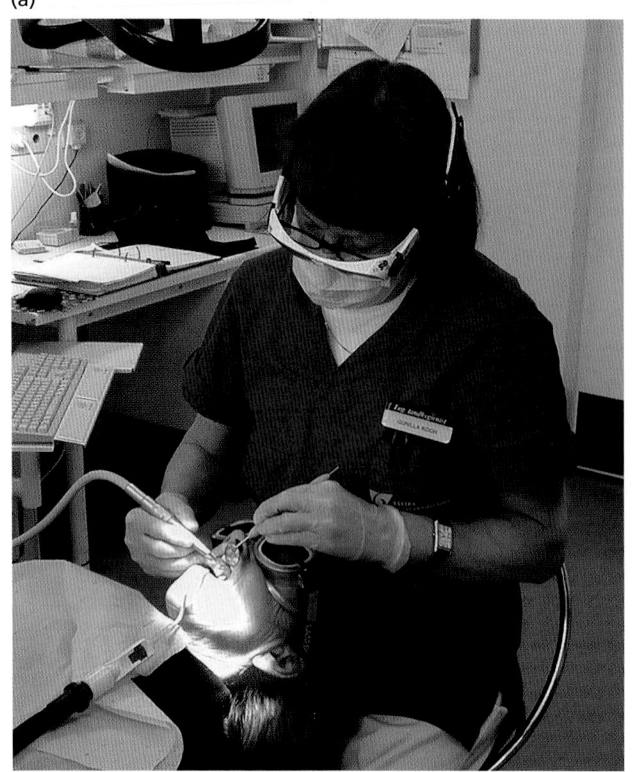

(b)

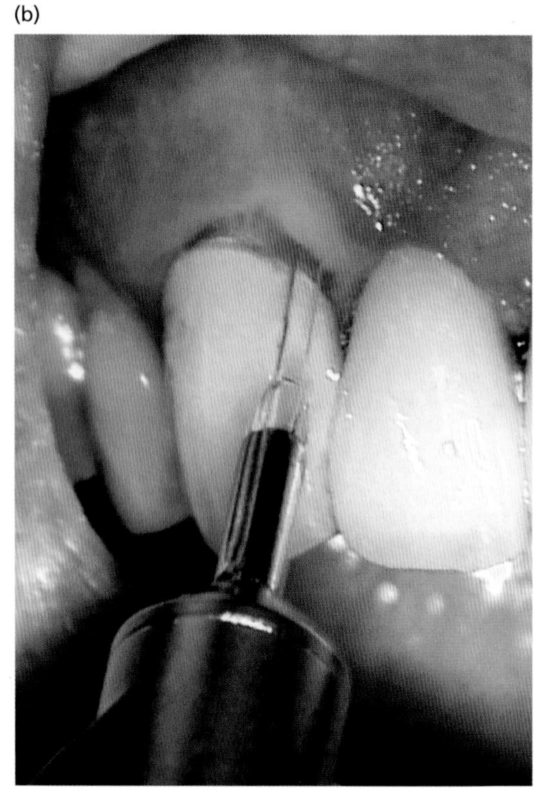

图30-11 （a）使用激光进行牙周治疗时，患者和医生必须佩戴防护眼镜。（b）Er:YAG激光尖端进入牙周袋并激活。

疗。他们还认为口腔内其他位置（如舌和扁桃体）也是牙周再次感染的来源，因此在治疗中也包括舌清洁和广泛地使用氯己定（即全口抗感染治疗方案）。其他研究提出的治疗方案同样挑战了传统的非手术牙周治疗方案，包括限制了治疗次数、复诊间隔时间，以及椅旁操作时间、辅助抗菌药物的使用与否等。

全口器械治疗方案

Quirynen等（1995）首次提出了全口治疗方案，包括24小时内的两次SRP治疗，每次治疗覆盖全口牙列的一半。然而，使用该方法进行全口龈下器械治疗的总时间与传统的分区刮治的总时间并无显著差异。这种治疗方案的好处是降低了已治疗区域再次感染的风险，同时还可能增强由于牙周细菌侵入局部血液循环而引起的免疫应答。从患者的角度来看，全口治疗方案的一个切实好处是减少复诊次数，但椅旁治疗时间并未得到保证。Apatzidou和Kinane（2004）提出的改良SRP方案是：在一天内分两个时间段完成整个牙列的SRP。还有另一种方案是分4个区在连续4天内完成SRP（Eren et al. 2002）。在以上所有这些方案中，SRP的时间分配为每个分区1小时左右。

非手术治疗中，清创、刮治、根面平整的概念还存在分歧（Kieser 1994），因此提出了全口器械治疗的改良方案，可使用压电式超声波器械行袋内/根面清创，即单次就诊、限制在45～60分钟内完成全口治疗，最小限度地去除根面组织（Wennström et al. 2005; Zanatta et al. 2006; Del Peloso Ribeiro et al. 2008）或无时间限制（Koshy et al. 2005）。因此，这些改良方案的共同特点为：单次完成龈下刮治，器械操作治疗时间明显少于前面描述的全口操作中SRP所需要的时间。

全口抗感染治疗方案

一些口腔内的生态微环境，如舌、黏膜、唾液和扁桃体，是革兰阴性致病菌的存储库（Beikler et al. 2004），这些细菌可快速迁移定植于刚治疗后的牙周袋内。因此，如前所述，为了优化全口SRP的治疗效果，Quirynen等（1995）提出了辅助治疗方案，辅助治疗方案包括舌清洁和氯己定的广泛抗感染治疗（即全口抗感染治疗），每次治疗过程中氯己定制剂的用量用法如下：（1）使用1%氯己定凝胶刷舌背1分钟；（2）0.2%氯己定含漱液每天含漱2次，每次1分钟；（3）0.2%氯己定溶液每天喷涂扁桃体4次；（4）1%氯己定凝胶龈下冲洗3次（8日后重复冲洗）；（5）指导患者使用0.2%氯己定含漱液每天2次，持续2周。该方案后来进行了改良，增加了建议患者SRP 2个月后使用0.2%氯己定溶液口腔含漱并喷涂扁桃体，每天2次（Mongardini et al. 1999）。

也有其他文献报道的全口治疗方案如辅助抗菌治疗，但其严谨性都未达到Quirynen团队提出的全口抗感染治疗方案。如Koshy等（2005）提出使用1%聚维酮碘溶液作为全口超声波清创的冷却剂，并指导患者进行口腔卫生维护措施、清洁舌部，0.05%氯己定溶液含漱，每天2次，持续1个月。

不同治疗方法的临床疗效

牙周领域已有许多系统评价阐述了关于机械性牙周非手术治疗的临床效果（如van der Weijden & Timmerman 2002; Hallmon & Rees 2003; Lang et al. 2008; Eberhard et al. 2015; Suvan et al. 2020）。这些研究一致认为牙周袋/根面器械治疗结合适当的龈上菌斑控制措施，可以有效降低牙周袋探诊深度（probing pocket depth, PPD），提高临床附着水平（clinical attachment level, CAL）（图30-12和图30-13），并且发现使用手动器械与动力驱动（声波或超声波）器械之间的治疗效果无显著差异。此外，由于从已发表的临床研究中获得的数据有限，尚不足以判断治疗的不良反应是否与所使用的器械类型有关。

在Cochrane综述（Eberhard et al. 2015）与最新的系统Meta分析（Suvan et al. 2020）中比较了全口抗感染治疗与分区SRP的差异，结果显示两种方案中PPD降低量和CAL水平变化在统计学上无显著差异。亚组分析了单根牙和多根牙牙周袋为中度袋深（5～6mm）和深度袋深（>6mm）时的差异，发现两种治疗方案中牙周袋深度的变化并无显著统计学差异。

Cochrane综述（Eberhard et al. 2015）纳入了6篇文献对全口抗感染和分区SRP进行分析，基于6项试验的数据，未能发现两种治疗方案在降低牙周袋探诊深度方面有显著差异。但在特定的亚组中，如单根牙和多根牙在6个月的随访中发现在探诊深位点更加支持全口抗感染治疗。Lang等（2008）在一篇系统评价中也进行了相应的分析，提出类似的结论支持全口抗感染治疗。然而，并没有一篇系统性的研究发现全口抗感染治疗和全口器械治疗的临床效果存在显著差异，因此不能支持在这些方案中广泛使用氯己定。

结论：牙周感染控制的3种牙周非手术治疗方案（传统分期分区SRP、全口器械治疗、全口抗感染治疗）都能显著改善临床状况，确定选择其中哪种治疗方案还需考虑除临床治疗效果外的其他因素。

不同治疗方法对微生物的影响

通过龈下清创术清除龈下菌斑和牙石，结合有效的自我龈上感染控制措施，可以减少细菌数量、减轻炎症、降低牙周袋深度，从而改变牙周袋内的微环境。原本在患牙牙周袋的龈下微环境中生长旺盛的细菌不适应发生改变后的微环境，施行龈下清创术后，深度>3mm的牙周袋内的总细菌数量从91×10^5降低至23×10^5（Teles et al. 2006）。此外，在龈下清创后数周内，牙龈卟啉单胞菌、伴放线聚集杆菌、中间普雷沃氏菌（Shiloah & Patters 1994）、福赛坦氏菌、齿垢密螺旋体（Haffajee et al. 1997; Darby et al. 2005）等细菌的平均数量和定植位点数均显著减少，链球菌属（如戈登链球菌、米氏链球菌、血链球菌和口腔链球菌），以及放线菌属、啮蚀艾肯菌、麻疹微球菌在龈下刮治术后的比例显著升高。革

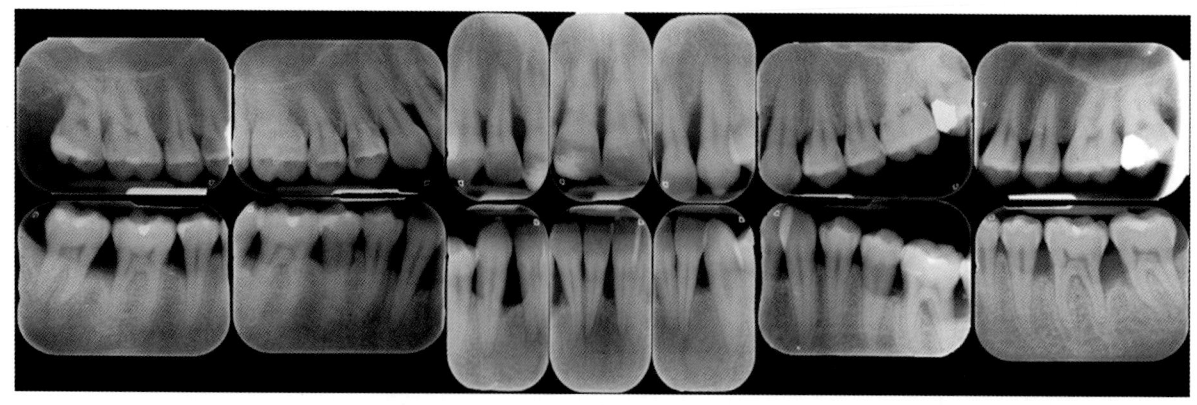

	Tooth	18	17	16	15	14	13	12	11	21	22	23	24	25	26	27	28
PPD	m						6	7		6		9	6				
	b											6					
	d		7							6						9	
	l		4									6				6	
Furc			D1													D1	
	Mobility																

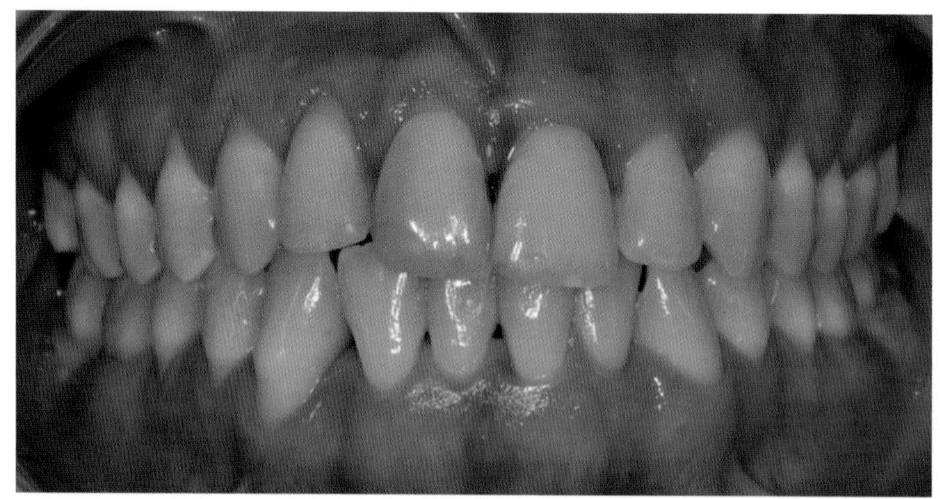

	Tooth	48	47	46	45	44	43	42	41	31	32	33	34	35	36	37	38
PPD	m		6	6			9			6					6	9	
	b															6	
	d		9	9	6		6	6			6			6	10	9	
	l		6	6	6		9							6	6	6	
Furc			L2	L1													
	Mobility																

图30-12　32岁无吸烟史女性牙周炎患者，牙周治疗前影像学检查结果、口内照和牙周探诊深度评估。Tooth，牙齿；m，近中；b，颊侧；d，远中；l，舌侧；D1，远中1；Mobility，松动度；L1，舌侧1；L2，舌侧2；PPD，牙周袋探诊深度；Furc，根分叉。

兰阳性需氧球菌与杆菌比例的升高和牙周健康状态密切相关（Cobb 2002）。但是，细菌并不会脱离于龈下微环境独立存在，而是作为其一部分共同发挥作用。Socransky等（1998）发现一些微生物群总是在一起，因此将其分为几种复合体亚群。牙周症状明显的位点最常见的是“红色”复合体和“橙色”复合体。因此，清创术后3~12个月“红色”复合体和“橙色复合体的再定植说明该位点的牙周病损未得到彻底治疗（Haffajee et al. 2006）。需要知道的是，在日常口腔护理不能得到保证的情况下，治疗前就已存在的牙周致病菌将会在治疗数周后重新定植于牙周袋内（Magnusson et al. 1984; Loos et al. 1988; Sbordone et al. 1990）。

有研究比较了全口器械治疗与分区SRP对牙周微生物的影响（Quirynen et al. 2000），通过相差显微镜检查和细菌培养技术，发现两种方案均能显著降低龈下微生物样本中兼性厌氧菌、专性

	Tooth	18	17	16	15	14	13	12	11	21	22	23	24	25	26	27	28
PPD	m							6				5					
	b																
	d		6													9	
	l																
Furc			D1													D1	
	Mobility																

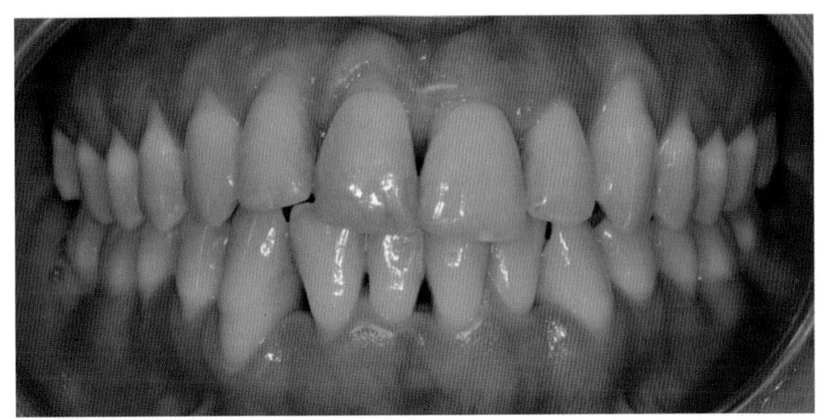

	Tooth	48	47	46	45	44	43	42	41	31	32	33	34	35	36	37	38
PPD	m															4	
	b																
	d		9												4	9	
	l														4		
Furc			L1														
	Mobility																

图30-13 图30-12中患者基础非手术治疗后6个月临床图像和牙周袋探诊深度评估。Tooth，牙齿；m，近中；b，颊侧；d，远中；l，舌侧；D1，远中1；Mobility，松动度；L1，舌侧1；PPD，牙周袋探诊深度；Furc，根分叉。

厌氧菌、产黑色素菌、齿垢密螺旋体、杆菌属的总细菌量，但全口器械治疗的降低效果更明显。其他研究（Apatzidou et al. 2004; Koshy et al. 2005; Jervøe-Storm et al. 2007）采用聚合酶链式反应（polymerase chain reaction, PCR）技术比较两种治疗方法对微生物的影响，结果也表明，两种方案均能显著降低牙周致病菌的细菌量，但并未发现两种方案之间的差异。因此，这些研究结果并不能证明全口清创治疗方案能阻止或延缓细菌重新定植于接受治疗后的牙周袋。因为这些研究中所用的细菌检测技术与Quirynen等（2000）使用的不同，除此之外，前一项研究中，患者在龈下器械治疗前口腔卫生控制较好也可解释研究结果之间的差异。需要注意的是，Quirynen的研究最初被设计为一项“证明原理”研究，为了增加交叉感染的机会，在最后一个分区完成SRP之前都不能对施行SRP区域进行邻间隙的刮治。

有研究观察在限定时间内（45分钟）完成全口超声波器械治疗后微生物的改变，并采用逆转录-聚合酶链反应（real-time PCR, RT-PCR）评价对牙周微生物的影响，结果显示牙周致病菌检出率和细菌量均显著下降。结果与传统分区SRP后相似（Zanatta et al. 2006; Del Peloso Ribeiro et al. 2008）。

据相关研究证明，与分区SRP相比，经全口抗感染治疗后的微生物群更加接近牙周健康时的微生物群，非能动性微生物和螺旋体的数量显著减少，兼性厌氧菌、专性厌氧菌、产黑色素菌的总量下降，以及使用相差显微镜检查、细菌培养和DNA-DNA杂交技术检测到的“红色”复合体和“橙色”复合体的检出率与检出数量也都显著降低（Quirynen et al. 1999, 2000; De Soete et al. 2001）。相反地，Koshy等（2005）在采用改良式全口抗感染治疗方案后，并没有发现微生物数量与分区SRP相比有所改善。一篇基于对7项研究的系统评价中，比较了全口器械治疗、全口抗感染治疗和分区SRP后的微生物结果差异（Lang et al. 2008），其结果显示，在减少细菌负荷或减少特定牙周病原菌方面，3种治疗方式无明显差异。

非手术治疗方案对微生物组的影响已经在采用宏基因组技术进行分析的临床试验中得到证实，该技术可以解码菌斑样本中存在的所有遗传物质（Takahashi 2015; Yang et al. 2016; Chen et al. 2018）。相关分析还表明，口腔微生物组远比以往研究中所认为的更具有复杂性和异质性（Huttenhower et al. 2012），其中生物膜中细菌的代谢途径和微生物相互作用在研究口腔微生物组的过程中具有非常重要的意义（Marsh & Zaura 2017）。

器械和治疗方法选择考量

器械选择

研究表明手动器械、声波器械和超声波器械的临床治疗效果相当，对PPD、BoP（bleeding on probing，探诊出血）和CAL的影响无显著差异（Badersten et al. 1981, 1984; Lindhe & Nyman 1985; Kalkwarf et al. 1989; Loos et al. 1987; Copulos et al. 1993; Obeid et al. 2004; Wennström et al. 2005; Christgau et al. 2006; Suvan et al. 2020）。已经证明声波和超声波器械对根面的损伤小于手动器械（Ritz et al. 1991; Busslinger et al. 2001; Schmidlin et al. 2001; Kawashima et al. 2007; Bozbay et al. 2018）。

与手动器械相比，声波和超声波器械可以更好地进入深牙周袋和根分叉区（Kocher et al. 1998; Beuchat et al. 2001）。此外，声波和超声波刮治中用于冷却的水还能起到冲洗的作用，在一定程度上可以清除深牙周袋中的牙石和细菌，然而，使用抗菌溶液（如氯己定、碘伏、李施德林漱口水）作为冷却液并不能获得更好的临床效果（Koshy et al. 2005; Del Peloso Ribeiro et al. 2006, 2010; Feng et al. 2011; Krück et al. 2012; Van der Sluijs et al. 2016），这是因为在治疗中虽然接触敏感性降低，但却产生了有害的气溶胶（Barnes et al. 1998; Harrel et al. 1998; Rivera-Hidalgo et al. 1999; Timmerman et al. 2004），同时一些患者会对治疗时的仪器振动、声音和水雾产生不适感。Vector超声牙周治疗仪的临床疗效和微生物效果可以与手动和传统超声洁刮治相媲美；然而，Vector超声牙周治疗仪去除大块牙石的效率却比较低（Sculean et al. 2004; Christgau et al. 2007; Kahl et al. 2007; Guentsch & Preshaw 2008）。

在牙周支持治疗阶段的患者中研究了喷砂的效果，其结果表明，在有中等深度（5～6mm）牙周袋的部位进行牙周支持治疗时，使用甘氨酸粉末喷砂是一种有效的龈下治疗措施（Moëne et al. 2010; Wennström et al. 2011; Flemmig et al. 2012; Zhang et al. 2019）。然而，在存在龈下牙石以及牙周治疗的基础治疗阶段，应选择手动/动力-驱动器械治疗作为根面清创的主要方式。龈下喷砂作为手动/超声波器械的辅助治疗手段，是否对牙周病变的愈合存在有益的影响还需要更多的科学研究来证实。

Er:YAG激光的治疗结果可与手动或超声器械治疗的效果相媲美（Schwarz et al. 2008; Sgolastra et al. 2012; Salvi et al. 2020）。然而，使用Er:YAG激光治疗并没有较单独使用机械清创的效果更佳（Schwarz et al. 2003; Lopes et al. 2010; Rotundo et al. 2010; Salvi et al. 2020）。其他类型的激光用于牙周治疗也均未取得与器械清创类似的临床效果，联合使用手动或超声波器械，也未呈现更好的临床效果（Ambrosini et al. 2005; Schwarz et al. 2008; Slot et al. 2009; Salvi et al. 2020）。光动力二极管激光治疗作为器械清创的辅助手段是否具有临床和微生物附加效果，还存在争议（Christodoulides et al. 2008; Chondros et al. 2009; Lulic et al. 2009; Salvi et al. 2020）。在牙周/根面机械清创后运用低强度激光疗法能否取得积极的临床效果也还没有证据支持（Lai et al. 2009; Makhlouf et al. 2012; Matarese et al. 2017）。因此，由欧洲牙周病学会（Sanz et al. 2020）制定的欧洲牙周病学会Ⅰ期～Ⅲ期牙周炎治疗S3级临

床指南建议：不推荐在临床实践中辅助使用这些治疗方法。

治疗方法选择

第六届欧洲牙周病学研讨会对抗菌药物辅助全口清创的临床效果进行了讨论。在Lang（2008）和Eberhard等（2015）各自系统评价的基础上，这次研讨会达成共识，对于中度、重度牙周炎患者，全口清创、全口抗感染治疗相对于传统分期分区SRP无显著优势（Sanz & Teughels 2008）。此外，还给出一些临床建议：（1）3种方案均可用于牙周治疗；（2）临床医生应根据患者的需求、医生的能力与经验、临床逻辑以及治疗方案的成本–效益比，选择合适的治疗方案。需要注意，良好的口腔卫生行为习惯是任何机械性清创治疗方案中不可或缺的组成部分，欧洲牙周病学会Ⅰ期～Ⅲ期牙周炎治疗S3级临床指南（Sanz et al. 2020）中也提供了类似的建议。

考虑到成本–效益问题，值得注意的是压电式超声清创，单次诊疗行全口牙周袋/根面器械治疗的器械操作，在限定时间（45～60分钟）内完成可以获得比每周间隔行分区SRP更好的临床效果（Wennström et al. 2005; Zanatta et al. 2006; Del Peloso Ribeiro et al. 2008）。有研究发现，与传统牙周袋/根面非手术器械治疗方案相比，目前的技术手段通过单次治疗也是可能在更短的时间内充分清除龈下牙石的。通过计算单位时间内达到治疗终点（PPD≤4mm）的牙周袋的数量，来比较各种治疗方案的效率，结果显示全口超声清创的效果是传统分区SRP的3倍（Wennstrom et al. 2005）。因此，作为控制龈下感染的首选方法，全口超声波清创的实际意义在于减少复诊次数、缩短椅旁操作时间。此外，已有研究结果表明，患者对于因全口超声波清创和分区SRP方案产生的不适或疼痛感无显著差异。然而，必须认识到，器械治疗的质量才是牙周袋/根面清创治疗的重要保障，并不是时间因素。器械治疗的目标是将所有牙位的菌斑负荷降至阈值以下，便于宿主控制感染。然而，这些研究不应该被片面解读为支持在限定的时间内完成非手术治疗，仅仅说明了许多牙周袋（并非全部）对更小的侵入性操作也具有积极反应。这实际上支持了Kieser（1994）提出的概念，即初次牙周袋/根面清创后，在进一步的治疗措施（包括根面平整）之前应先评价临床治疗效果。

牙周非手术治疗（基础治疗）后的再评估

尽管近年来的研究已经证明，对于慢性牙周炎患者合理的基础治疗方案是传统分区清创治疗或全口清创治疗结合经认真指导的自我菌斑控制（图30–12），但要意识到，这并不能解决所有问题（图30–13）。因此，牙周感染控制流程的一个重要阶段就是对非手术治疗（基础治疗）患者的随访工作，并对治疗后仍存在临床症状的牙位进行再评估。

牙周组织探诊阻力增大及探诊无出血，是有效去除菌斑/牙石后炎症消除的指标。因此，临床成功治疗的终点可以定义为：（1）牙周袋探诊无出血；（2）“牙周袋闭合”，即牙周探诊深度≤4mm。PPD的改变是软组织边缘牙周炎症消退而导致牙龈边缘退缩和探针穿透牙周袋能力降低的必然结果（图30–14）。

研究数据表明，牙周袋变浅或“牙周袋闭合”作为一种可变的重要临床结果，可有效说明牙周病进展变化和牙齿缺失的风险更低（Westfelt et al. 1988; Badersten et al. 1990; Claffey & Egelberg 1995; Lang & Tonetti 2003; Matuliene et al. 2008）。在一项纳入172名患者的回顾性研究中，在积极的牙周治疗后平均随访11年，Matuliene等（2008）指出，与PPD≤3mm患牙对相比，残余PPD=5mm的牙齿失牙风险显著增高，OR值为7.7。残余PPD=6mm和PPD≥7mm的OR值分别为11.0和64.2。一项对565名挪威男性进行的26年的纵向研究，观察了“探诊出血”这一变量对牙齿脱落的影响（Schätzle et al. 2004），发现所有检查中“探诊出血”呈阳性的牙齿，其牙齿

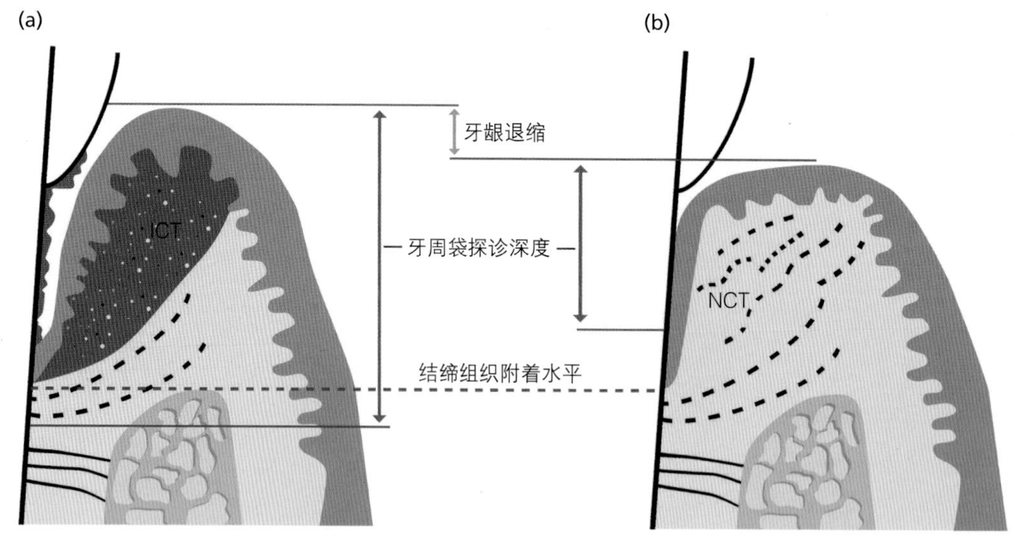

图30-14 牙周治疗前（a）和牙周治疗后（b）牙龈组织示意图。牙周袋深度测量如蓝色线所示；虚线表示“组织学”附着水平；绿色线显示牙龈退缩。ICT，浸润性结缔组织；NCT，非浸润性结缔组织。

脱落的风险是无牙龈炎症人群的46倍。因此，这些数据表明了在牙周治疗后的再评估中，“牙周袋闭合”和探诊无出血可作为代表治疗成功的临床终点。

平均约35%的病理性牙周袋在牙周非手术基础治疗后再评估时可能达不到治疗成功的终点，这个结果与龈下清创的器械类型或方案无关（Wennström et al. 2005; Jervøe-Storm et al. 2006; Suvan et al. 2020）。通常情况下，磨牙的临床改善不像单根牙齿那么明显，尤其是根分叉区（Lindhe et al. 1982; Loos et al. 1989）。还存在很多与患者、牙齿、牙位等相关的因素影响着治疗效果。使用多层统计模型可以同时调查不同层次的影响因素。例如，在表30-1中，非手术基础治疗后“牙周袋闭合”（最终探诊深度≤4mm）的概率可通过初始PPD进行估算，并综合考虑吸烟、单根或多根牙、该位点龈下菌斑存在与否等因素（Tomasi et al. 2007）。吸烟者和非吸烟者在牙周袋闭合概率上存在显著差异（如PPD=7mm牙周袋，36% vs 63%），这一结果表明，吸烟是牙周非手术治疗后影响临床疗效的一个重要因素。已证明吸烟会对所有牙周治疗方式的结果产生负面影响（Labriola et al. 2005; Heasman et al. 2006）。因此，伴吸烟史的患者，牙周治疗的同时，戒烟应当作为一种辅助治疗措施。

重复非手术治疗的效果

如果患者不能保持良好的口腔卫生，应采取相关措施提高患者口腔卫生维护的积极性。PPD≥5mm、探诊持续出血的牙周袋需要再次行牙周器械治疗，包括根面平整。然后再次对患者进行评估，并决定是否需要补充进行其他积极的治疗措施。对于对龈下清创反应不佳的部位/牙齿，是否需要再次进行重复的非手术治疗，或者是否应该选择其他治疗方案（如辅助抗菌治疗、翻瓣刮治术、手术降低牙周袋深度）以达到控制牙周感染的目的，都应与宿主特异性因素、位点特异性因素以及医生临床技术及经验结合进行综合考虑，最终确定治疗方案。与基础治疗阶段的龈下器械治疗相比，通过SRP进行牙周袋再刮治的临床效果在很大程度上也是有限的（Badersten et al. 1984; Wennström et al. 2005）。研究表明，在所有对基础机械清创反应较差的位点中，只有11%～16%的位点在重复机械治疗后能够达到成功的治疗终点。初始牙周探诊深度PDD≥7mm者，约有50%仍为治疗失败位点（Wennström et al. 2005）。另一项研究评估牙周位点再刮治的

表30-1　不同初始探诊深度牙周袋的闭合概率预测（探诊深度≤4mm且探诊不出血）

	口腔卫生	牙齿类型	初始牙周袋深度		
			6mm	7mm	8mm
无吸烟史	PL^-	单根	84%	63%	36%
	PL^-	多根	70%	43%	19%
	PL^+	单根	76%	50%	24%
	PL^+	多根	57%	30%	12%
吸烟史	PL^-	单根	64%	36%	16%
	PL^-	多根	43%	20%	7%
	PL^+	单根	51%	25%	10%
	PL^+	多根	31%	12%	4%

PL^-代表无菌斑，PL^+代表存在菌斑（来源：改编自Tomasi et al. 2007。经John Wiley & Sons许可转载）

治疗结果，结果显示治疗3个月后获得“牙周袋闭合”的总概率约45%，但PPD＞6mm的牙周袋闭合概率则仅为12%（Tomasi et al. 2008）。事实证明，磨牙、根分叉区以及牙槽骨角形吸收部位的牙周袋对再次非手术治疗的效果不佳（如Axtelius et al. 1999; D’Aiuto et al. 2005; Tomasi et al. 2007），这在选择再治疗方案和重复性非手术治疗方案的决策过程中应加以考虑。

第31章

急性牙周病损和牙周-牙髓联合病变的治疗

Treatment of Acute Periodontal and Endo-Periodontal Lesions

David Herrera[1], Magda Feres[2]

[1] ETEP (Etiology and Therapy of Periodontal and Peri-Implant Diseases) Research Group, Complutense University of Madrid, Madrid, Spain

[2] Department of Periodontology, Dental Research Division, Guarulhos University, Guarulhos, São Paulo, Brazil and The Forsyth Institute, Cambridge, MA, USA

前言

急性牙周病（见第19章）在牙周门诊并不常见，主要是急性病变引起的疼痛等症状需要立即处理，患者通常需要紧急治疗。与慢性牙周病相比，急性牙周病可能会引起牙周组织迅速破坏。因此，早期快速诊断和紧急治疗尤为重要（Papapanou et al. 2018）。本章重点关注两种急性牙周病［牙周脓肿和坏死性牙周病（necrotizing periodontal disease, NPD）］以及可能是急性发作，也可能是只表现为慢性炎症的牙周-牙髓联合病变（endo-periodontal lesion, EPL）。

牙周脓肿的治疗

对于牙周脓肿的治疗，第一个关键的步骤是快速和准确的诊断（见第19章）。首先应对疾病进行早期诊断（见第19章）。一旦确诊为牙周脓肿，需要进一步明确牙周脓肿的类型（如是否存在深牙周袋及相关病因）。牙周脓肿的治疗通常包括两个阶段：（1）对急性症状的处理，防止牙周组织进一步破坏并控制疼痛等症状；（2）对原发病灶和/或残留病灶的处理，特别是对于本身患有牙周炎的牙周脓肿患者。

控制急性炎症

针对牙周脓肿，目前主要有4种治疗方案：（1）拔除患牙；（2）切开引流和清创术；（3）单独或联合使用全身或局部抗生素；（4）手术治疗。

拔除患牙

当患牙牙周组织破坏严重，且脓肿进一步破坏牙周组织导致牙齿保留无望时，首选的治疗方案是拔除患牙（Smith & Davies 1986）。牙周脓肿会导致牙周组织快速破坏，从而影响患牙预后，这被认为是牙周维护期拔牙的最主要原因（Smith & Davies 1986; Chace & Low 1993; McLeod et al. 1997; Silva et al. 2008）。此外，非牙周炎患者由于严重牙根受损（根裂或者根折，隐裂牙综合征）引起的牙周脓肿，拔牙也可以作为首选治疗方法（详见本章最后部分）。

引流和清创术

与其他部位脓肿一样，牙周脓肿最佳治疗方案包括引流（牙周袋或切开引流）、软组织清创以及在引流后局部应用抗生素。但是，目前没有具体研究评估这种方案的疗效。如果脓肿是由异物嵌塞引起，必须进行彻底的清创术（Abrams & Kopczyk 1983）。

抗菌药物

全身应用抗菌药物可以作为单独治疗、初始治疗或引流后药物辅助治疗的方案。仅在无法确定感染部位、引流不畅或需要预先用药情况下，抗菌药物才作为单独治疗或初始治疗方案（Lewis et al. 1986）。当伴明显全身症状时，抗菌药物可以作为引流后辅助治疗（Ahl et al. 1986; Lewis et al. 1986）。抗菌药物类型、持续使用时间、包括短疗程药物的推荐都是需要讨论的问题（Lewis et al. 1986; Martin et al. 1997）。评价牙周脓肿治疗效果的相关研究非常有限，目前只有两个前瞻性临床研究和一个随机临床试验是有价值的。Sminth和Davies（1986）评估了切开引流、系统性使用甲硝唑（200mg/次，每天3次，用药5天），以及延期牙周治疗对牙周脓肿的治疗效果。他们对22例脓肿随访长达3年，发现大多数患牙（14例）最终被拔除。Hafström等（1994）对纳入的20名脓肿患者，通过牙周袋引流、生理盐水冲洗、龈上洁治，同时结合系统性使用四环素2周（每天1g）进行治疗，其中13名随访长达180天，发现患牙溢脓、出血症状、探诊深度明显好转。他们强调了引流的重要性，并提出如果在脓肿初期不进行深层刮治，可以提高牙周再生的潜力。Herrera等（2000）对29名牙周脓肿患者随访1个月后发现，口服阿奇霉素（500mg/次，每天1次，用药3天）或阿莫西林/克拉维酸钾（500+125mg/次，每天3次，用药8天），并配合延期清创和刮治（12天后）都能改善临床指标（如探诊深度）、缓解急性症状（如疼痛、肿胀）。两种方案在控制急性过程的体征和症状方面同样有效，包括探诊深度的显著降低（1.6～1.8mm）或疼痛、肿胀的显著减轻。

目前仅有一项随机对照试验涉及局部抗菌药物对牙周脓肿疗效的影响（Eguchi et al. 2008）。该研究纳入了91名牙周脓肿患者，并对所有患者牙周袋内用无菌生理盐水冲洗，试验组牙周袋内加用2%盐酸米诺环素软膏（Periocline®, Sunstar Inc., Osaka, Japan），治疗7天后，试验组龈下菌斑致病菌数量减少，牙周袋深度降低更加明显（试验组：0.56mm；对照组：0.18mm）。

牙周手术

由于垂直骨缺损（Kareha et al. 1981）或龈下刮治后残留牙石等情况导致的脓肿（Dello Russo 1985），推荐牙周手术治疗。也有临床系列病例报道研究发现，翻瓣术后彻底清创结合多西环素冲洗能够获得较好的临床效果，但是在文献中没有具体数据呈现（Taani 1996）。

治疗方案

综上所述，与其他部位脓肿一样，牙周脓肿首先需要引流和清创。在特定的情况下可以考虑其他替代疗法：

- 如果牙齿预后无望，首选治疗是拔除患牙。
- 当无法确定脓肿部位或无法进行引流和清创，以及一些特殊患者需要术前用药时，抗菌药物可以作为初始治疗。在情况允许情况下，再进行引流和清创术。
- 如果患者有严重的全身症状和/或免疫缺陷，全身性抗菌药物应作为辅助治疗。
- 如果明确脓肿是由于异物嵌塞引起的，牙周手术可能是去除异物的唯一办法。

当使用全身性抗菌药物时，还需要考虑药物种类和剂量。由于病变部位的微生物与牙周炎致病菌相似（见第19章），推荐在脓肿急性期使用甲硝唑（200～250mg/次，每天3次，用药2～3天）。

在牙周脓肿初期，应避免使用器械进行龈下刮治。过早的龈下刮治会对病变周围健康牙周组织造成不可逆的损害，特别是弥漫性脓肿或者伴明显组织张力的情况。此外，急性病变在愈合过程中有一些潜在的再生作用。因此只有急性症状控制后，才能使用器械进行龈下刮治术。

治疗结果的再评估

在引流和清创后，应告知患者在24小时后复诊，评估脓肿消退情况（图31-1），同时也要评估服用抗菌药物的持续时间。当急性症状控制后，应对原有和/或残余病变进行处理。

原有和/或残余病变的处理

牙周炎相关脓肿应根据临床指征进行相应治疗。对于未治疗过的牙周炎患者，推荐进行牙周治疗；对于牙周维护期间的复发感染或难治性脓肿，在评估疾病急性发作可能的原因后考虑不同治疗方案。对于已经进行过积极的牙周治疗，即刮治及根面平整术或者服用全身性抗菌药物但没有进行器械治疗的患者，应进行充分的龈下器械治疗。在牙周手术之后发生的脓肿，应仔细清除可能存在的异物。

非牙周炎相关脓肿不需要额外的治疗。对于嵌塞引起的，应向患者进行口腔健康宣教；对于与正畸治疗相关的脓肿，与正畸医生进行充分沟通是十分必要的；对于牙龈增生的情况，建议牙周手术。对于牙根破坏引起的牙周脓肿，牙根损伤的严重程度和范围都会影响预后。

(a)

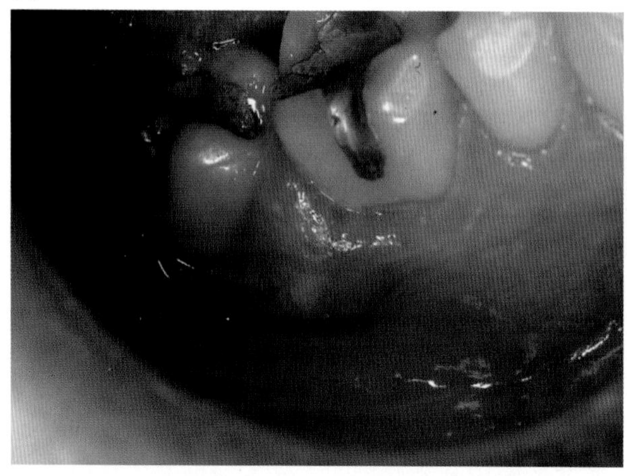

(b)

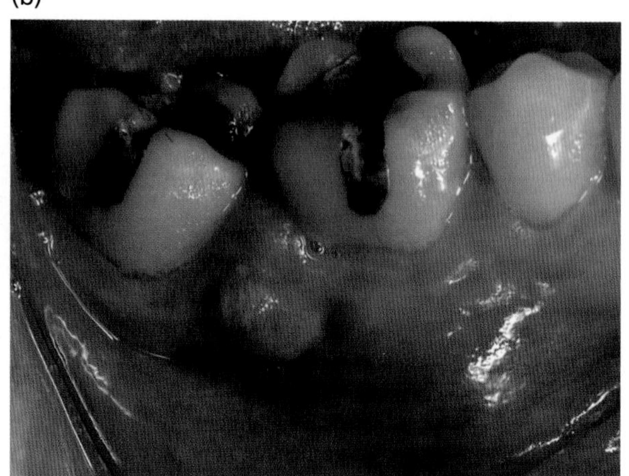

(c)

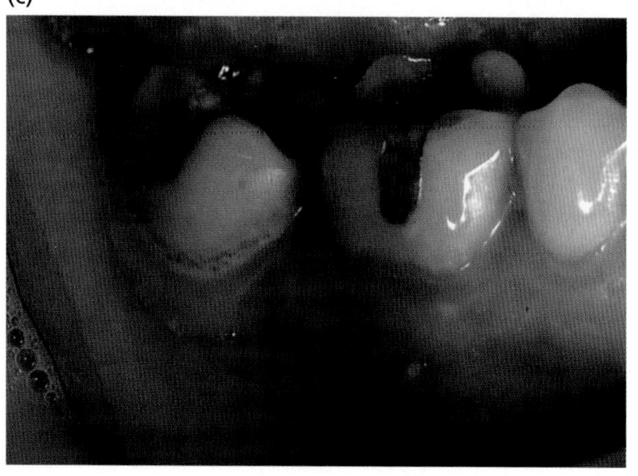

图31-1 全身性使用抗生素（阿奇霉素，500mg，每天1次，用药3天）治疗牙周脓肿，无引流、清创或器械治疗。（a）基线情况。（b）抗生素治疗5天。（c）龈下器械治疗前，抗生素治疗12天。

坏死性牙周病的治疗

由于坏死性牙周病的典型特征（病损发展快速、急性发作、疼痛），需要尽早诊断（见第19章）及治疗。除了常规牙周治疗，还需要结合其他辅助治疗（Johnson & Engel 1986; AAP 2001）。坏死性牙周病治疗分为急性期治疗以及随后的维护期治疗，包括对原发疾病的治疗、并发症的处理以及支持或维持治疗。具体治疗方法应取决于患者免疫系统受损程度：（1）中度和/或短期免疫低下患者；（2）长期严重免疫低下患者。

中度和/或短期免疫低下患者的坏死性牙周病的治疗

控制急性炎症

中度和/或短期免疫低下患者有两个主要治疗目标：阻止坏死性牙周病进程和组织破坏，同时控制患者疼痛等不适症状，以避免影响患者进食及口腔卫生维护（Holmstrup & Westergaard 2008）。首先应进行彻底的清创以去除软垢及牙石。在这个阶段，推荐使用动力驱动设备（如超声设备），在没有麻醉情况下，对溃疡软组织面施加最小的压力。在急性期（通常2～4天），应保证每天进行清创刮治，同时，随着患者耐受力提高，刮治时可以进一步向根面加深。为避免疼痛，应限制机械性口腔卫生措施，在开放损伤处刷牙会影响创口愈合。因此，推荐患者在创口愈合前使用氯己定（0.12%～0.2%，每天2次）或其他抗菌性漱口水替代刷牙。也有人推荐使用过氧化氢和其他释氧剂。3%过氧化氢与温水1∶1混合作为漱口水，不仅有助于清理患处，还能够起到抗厌氧菌的作用（Wennstrom & Lindhe 1979）。也有研究表明，局部氧疗有助于减少甚至清除微生物，从而促进临床愈合、减少牙周组织破坏（Gaggl et al. 2006）。

在伴明显全身症状（如发热、不适）的严重病例或刮治效果不佳的患者，可以使用全身抗菌药物。甲硝唑（每8小时服用250mg）对抗厌氧菌有效，推荐作为首选药物（Loesche et al. 1982）。其他全身性抗菌药物，包括青霉素、四环素、克林霉素、阿莫西林以及阿莫西林/克拉维酸钾等也有效果。坏死性牙周炎患者不建议使用局部抗菌药物，因为病损内含有大量细菌，局部使用不能达到有效抗菌浓度。

治疗结果的再评估

应每天对患者进行随访。随着症状和体征的改善，指导患者进行全面严格的机械性卫生措施，同时进行彻底清创（即彻底清除牙石和菌斑生物膜）（图31-2）。

原有病变的处理

坏死性牙周病通常在原有牙龈炎（坏死性龈炎）或牙周炎（坏死性牙周炎）的基础上发展而来。在急性症状缓解后，应对原发疾病进行治

(a)

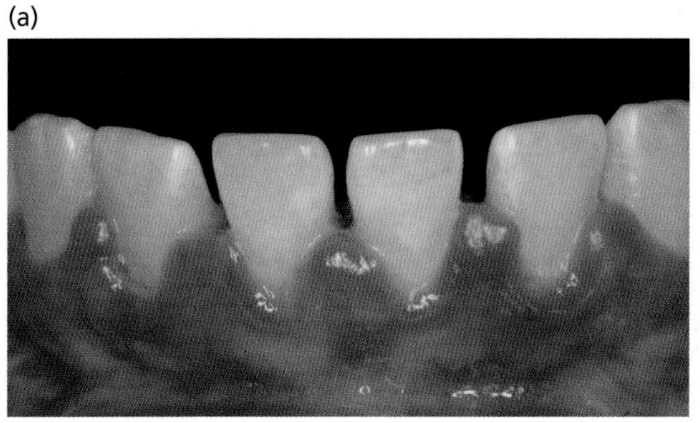

(b)

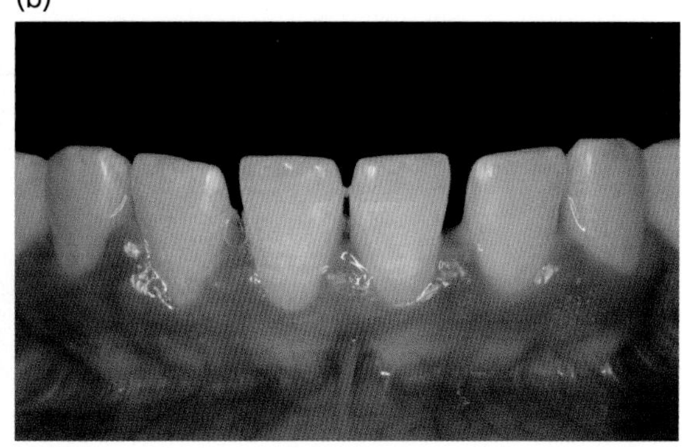

图31-2　下颌前牙区坏死性龈炎经过治疗后好转。（a）牙间龈乳头坏死。（b）治疗60天愈合。（来源：Nidia Castro dos Santos和Mauro Santamaria医生）

疗，包括专业器械去除菌斑（牙龈炎）和/或刮治以及根面平整（牙周炎）。对患者口腔卫生需要进行指导和激励。同时，应该详细评估和治疗存在的易感因素，如修复体悬突、牙间隙、牙齿错位等（Horning & Cohen 1995）。在本阶段以及急性症状治疗时，应注意控制全身性诱发因素，包括吸烟、睡眠不足、心理压力或其他相关的全身状况。

残余病变的处理

牙龈凹坑状病损容易堆积菌斑微生物导致疾病复发，因此病损所致的牙龈形态缺损需要及时修整（图31-3）。浅的龈缘缺损可以采用牙龈切除术和/或牙龈成形术，对于深的缺损，翻瓣术甚至再生手术可能是更合适的选择（Holmstrup & Westergaard 2008）。

牙周维护期治疗

在此阶段，主要是维护口腔卫生习惯、控制诱发因素。详细内容如前所述。

长期严重免疫低下患者的坏死性牙周病的治疗

HIV阳性患者

HIV阳性患者最初可能并不清楚自己的病情。对于全身健康的患者出现坏死性牙周病时，提示HIV感染可能，因此应对该类患者进行HIV筛查（Hodge et al. 1994; Horning & Cohen 1995; Holmstrup & Westergaard 2008）。目前针对HIV阳性患者坏死性牙周病的特定治疗方案并没有可靠研究证据支持。在麻醉和良好控制出血的基础上，常规治疗方案是去除菌斑微生物，或者联合使用聚维酮碘（Yin et al. 2007）或氯己定冲洗。HIV患者对念珠菌易感，在使用全身性抗菌药物时，要格外注意。甲硝唑抗菌谱相对较窄，对革兰阳性菌作用有限，能够抑制念珠菌的过度生长（Winkler et al. 1989; Ryder 2002; Yin et al. 2007）。也有学者提出，在治疗坏死性牙周病时，HIV阳性患者没必要预防性使用抗生素

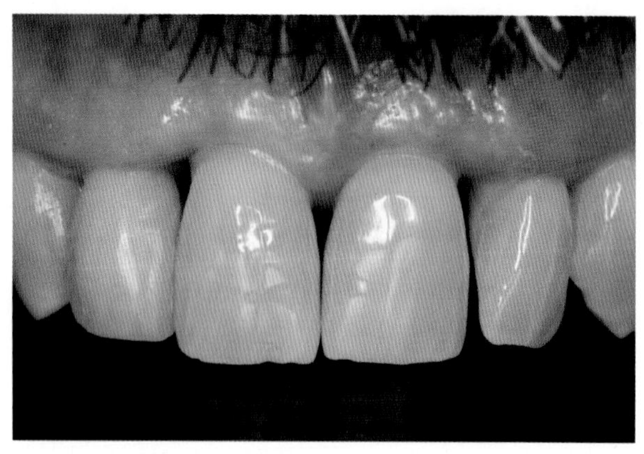

图31-3　并发症，即龈乳头消失和牙龈凹坑状病损形成。（来源：Marcio Grisi医生）

（Lucartorto et al. 1992）。目前并没有权威研究支持这两种方案。对于无效病例，特别是伴严重免疫抑制患者，使用抗真菌药（如克霉唑、制霉菌素阴道片、系统性氟康唑、伊曲康唑）是有利的（Ryder 2002; Yin et al. 2007）。在超声治疗时，结合哪种治疗方案（即单独或联合使用聚维酮碘/氯己定冲洗、是否使用甲硝唑、是否使用抗真菌药物）应取决于患者全身情况和病变严重程度。因此，对于HIV阳性患者治疗时，应密切监测患者全身状态，包括病毒负荷、血液情况和免疫状态，从而制订牙周治疗计划（Robinson 2002; Ryder 2002; Yin et al. 2007）。

严重营养不良、极端生活条件和/或严重（病毒）感染的儿童

非洲某些地区儿童的坏死性牙周病（包括坏死性口炎）与严重营养不良、极端生活条件和严重（病毒）感染引起的免疫系统缺陷有关。但相关研究非常匮乏。预防坏死性口炎发生的措施主要包括：鼓励良好营养习惯、在出生后3~6个月内提倡母乳喂养、针对传染病地区进行免疫接种、良好的口腔卫生习惯、将牲畜与人类生活区分隔开来以及对坏死性口炎发病原因及危害进行科普宣传（Enwonwu 2006）。很显然，对这类人群消除病因主要需要通过消除贫困来改善生活条件。

如果疾病急性发作，治疗方案包括以下内容（Enwonwu 2006）：纠正脱水和电解质紊乱、

治疗相关疾病（如疟疾、麻疹）、检测HIV感染情况、使用抗生素（如青霉素和甲硝唑）、局部使用抗菌药物进行创口护理、去除坏死组织和死骨。在急性症状控制后，再行手术治疗。

牙周–牙髓联合病变的治疗

牙周–牙髓联合病变（endo–periodontal lesion, EPL）患牙预后较差，因此也一直是临床治疗的难点。然而，并不是所有的牙周–牙髓联合病变都需要拔除患牙。许多病例都是可以治疗的，随着时间的推移都可能有良好的预后（Rotstein & Simon 2004; Sunitha et al. 2008）（图31–4）。了解影响牙周–牙髓联合病变患牙预后的生物学因素，对于制订有效的诊疗计划有重要意义（见第19章）。EPL可以表现为急性症状，也可以表现为慢性症状。例如，近期的创伤史或医源性因素（如根折或穿孔）通常伴脓肿和疼痛等急性症状。而牙周炎患者或者处于牙周维护期治疗的患者的牙周–牙髓联合病变通常进展缓慢，没有明显临床症状。牙周–牙髓联合病变新分类已经在第19章进行介绍（Herrera et al. 2018），只有对疾病进行精准的分类，才能获得有效治疗方案。

牙周–牙髓联合病变的预后

牙周–牙髓联合病变预后的判断是本治疗的难点之一。预后的判断主要基于以下几点：（1）存在/不存在牙根损伤；（2）存在牙周炎；（3）解剖因素（如根面沟）；（4）受累牙牙周破坏程度和范围（包括根分叉区域）（Rotstein & Simon 2004; Schmidt et al. 2014; Rotstein 2017; Herrera et al. 2018）。

在2018年提出牙周–牙髓联合病变新分类（Herrera et al. 2018；见第19章），主要是由于之前的分类无法区分受累牙预后情况。根据2018年新分类，牙周–牙髓联合病变患牙预后主要分为3种：（1）预后无望；（2）预后不佳；（3）预后良好。具体预后情况根据新分类中不同类别而有所差异，特别是在牙根损伤相关/不相关的牙周–牙髓联合病变。

伴牙根损伤的EPL与根折、髓腔/根管穿孔或牙根吸收有关，这类牙齿预后极差，拔牙通常是唯一的选择，少数例外情况将在本章后面进行讨论，主要包括牙根部分折裂、较小的穿孔或轻微的牙根吸收（见“牙周–牙髓联合病变的治疗步骤”）。不伴牙根损伤的EPL牙齿预后主要取决于牙周病的存在和周围牙周组织破坏程度。对于牙周炎患者，口腔微生态严重失调，这也会影响牙周–牙髓联合病变的治疗，而如何将其向共生关系转变具有很大挑战性（Socransky & Haffajee 2002; Haffajee et al. 2006; Teles et al. 2006, 2013）。同样地，受牙周–牙髓联合病变影响的牙齿周围牙周组织破坏越严重，预后也越差。

预后无望/预后不佳的牙周–牙髓联合病变的治疗必要性

对预后无望或预后不佳的牙周–牙髓联合病变的牙齿是否进行治疗一直是个有争议的话题，主要由于此类病例的治疗效果与多种原因相关。由于大多数牙周–牙髓联合病变相关临床研究都是以病例报道或病例系列的形式呈现，解读相关文献较为困难，无法为循证实践提供可靠数据。除此之外，这些研究通常只提供经一种或多种治疗后预后良好的病例，因而预期效果不佳的牙周–牙髓联合病变治疗成功率难以确定，甚至这些受累牙实际保留率也无法确定。一些学者认为在牙周–牙髓联合病变受累牙预后不佳的情况下，应拔除患牙（Pecora et al. 1996; Casap et al. 2007; Blanchard et al. 2010; Keceli et al. 2014），而其他人则通过单一疗法或多种治疗成功保留了患牙（表31–1）。

针对牙周–牙髓联合病变预后无望的患牙有一些特殊治疗方案，如去除感染后意向性再植术（Oishi 2017; Zakershahrak et al. 2017; Yan et al. 2019）。理论上，对于预后不佳的患牙可以先行保留，然后根据治疗情况评估长期疗效。在决定是否保留或者拔除患牙时，需要考虑该牙齿在口腔中的功能。如果要保留患牙，需要确定它在口

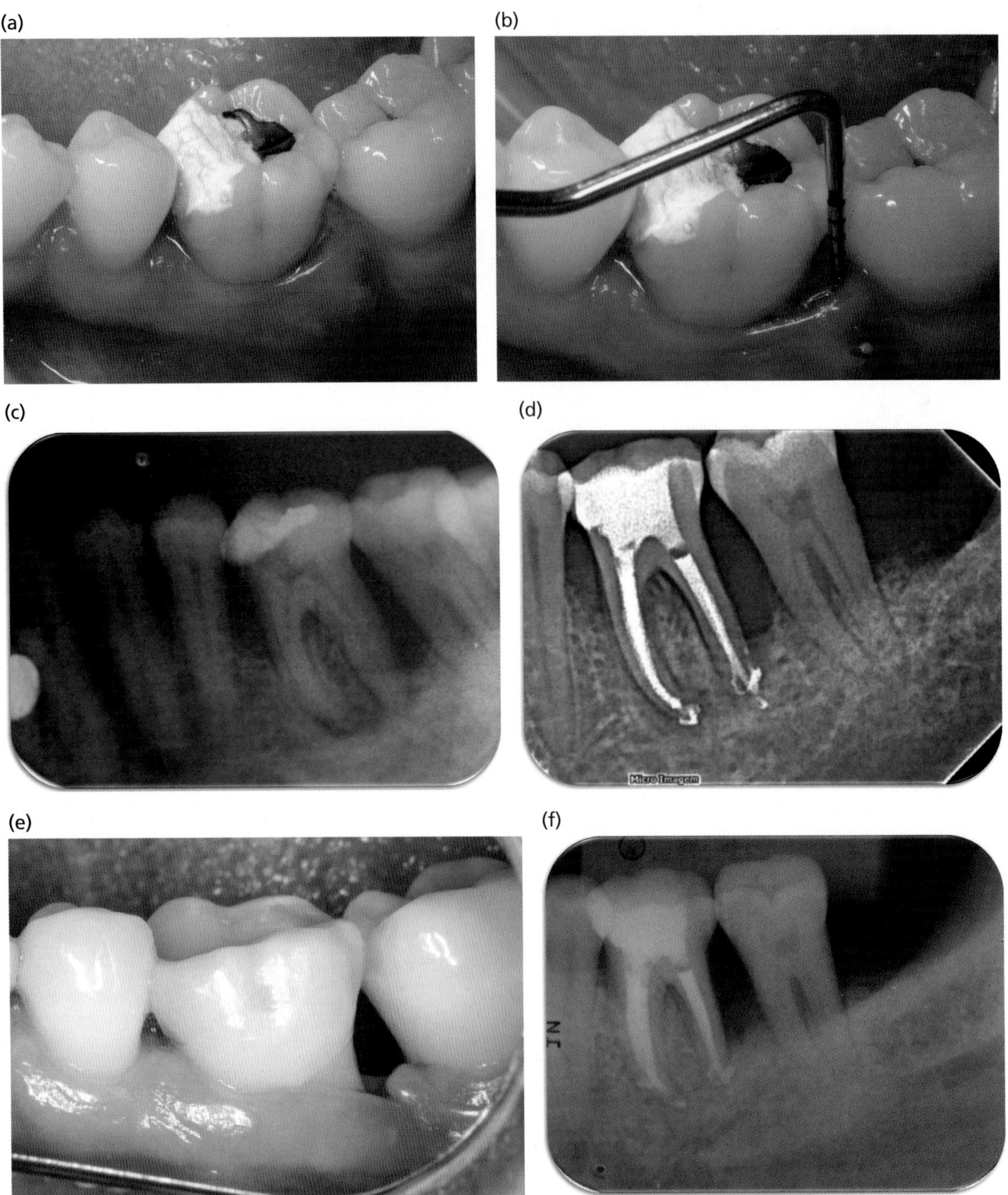

图31-4 非牙周炎患者急性发作的牙周-牙髓联合病变，患牙（36）无牙根损伤（3级）。（a，b）临床检查显示存在10mm深牙周袋、窦道，无牙髓活力。（c）影像学检查显示有严重的骨丢失。治疗方案：第一阶段——牙髓治疗一阶段：开髓和清理根管，使用氢氧化钙封药；第二阶段（第一次治疗30天后）——刮治和根面平整，全身应用克拉霉素（500mg，每天2次，用药3天），更换氢氧化钙封药；第三阶段（第二次治疗30天后）——根管充填（d）。治疗6个月以后，临床检查没有明显炎症（e），影像学显示牙槽骨吸收静止（f）。（来源：Mauro Santamaria医生）

表31-1 牙周–牙髓联合病变治疗方案相关文献（研究中至少包含10个病例及主要诊疗资料）

研究	国家	研究类型	病例数量	平均年龄（或年龄范围）	牙齿数量	诊断	全口牙周状况	治疗方案	最长随访时间	预后
Ustaoglu等(2020)	土耳其	随机对照试验	45	40	45（骨内缺损）	单根牙牙周–牙髓联合病变：原发性牙周病变伴继发牙髓受累或牙周、牙髓病变同时存在	ND	根管治疗、OHI、SRP、OFD，T–PRF、GTR	9个月	良好
Oh等(2019)	韩国	回顾性研究	41	ND	52	牙周–牙髓联合病变	ND	根管治疗、OHI、SRP、OFD+Bio-Oss©结合/不结合可吸收胶原膜	5年	良好
Saida等(2018)	日本	系列病例	17	55.5	17	原发性牙髓病继发牙周病变，牙髓、牙周病变同时发生	ND	拔除患牙，清理牙槽窝和牙根，切除根尖2~3mm，封闭根尖孔，牙根表面使用Emdogain©，将牙再植回牙槽窝	2年	良好
Tewari等(2018)	印度	随机对照试验	35	42.1	35	牙周炎患者至少有一颗死髓牙，有深达根尖区的牙周袋	慢性牙周炎	SRP，根管治疗，SRP、根管治疗21天后OFD	6个月	良好
Song等(2018)	韩国	回顾性研究	83	43.12	83	牙周–牙髓联合病变：D类、E类、F类（Kim & Kratchman 2006）	ND	牙髓显微手术	1年	良好
Raheja等(2014)	印度	临床研究	31	45.48	31	牙周–牙髓联合病变	ND	试验组：根管治疗（氯己定根管封药）+SRP+OFD；对照组：根管治疗（无氯己定封药）+SRP+OFD	6个月	良好（试验组比对照组预后更好）
Song等(2012)	韩国	临床研究	172	11~71	172	牙髓病或者牙周–牙髓联合病变	ND	OFD	10年	良好
Kim等(2008)	韩国	临床研究	227	ND	263	牙髓病或者牙周–牙髓联合病变	ND	阿莫西林250mg（每天3次，用药7天）和布洛芬400mg（术前1小时和术后用药），OFD，显微根管手术	5年	良好
Casap等(2007)	以色列	系列病例	20	44.8	30	牙周–牙髓联合病变、根折和/或牙周病变引起的亚急性牙周感染	ND	拔除患牙后种植	6年	不良
Pecora等(1996)	美国	系列病例	9	41	32	牙根纵折（13）、水平根折（8）、牙根穿孔（4）、牙周–牙髓联合病变（7）	ND	拔除患牙后种植	6个月	不良

AMX（amoxicillin），阿莫西林；CHX（chlorhexidine），氯己定；EPL（endo-periodontal lesion），牙周–牙髓联合病变；GTR（guided tissue regeneration），引导性组织再生术；OFD（open flap debridement），翻瓣刮治术；OHI（oral hygiene instruction），口腔卫生指导；SRP（scaling and root planing），龈下刮治和根面平整术；T-PRF（titanium-prepared platelet rich fibrin），钛制备的富血小板纤维蛋白；ND，未描述

腔内可以行使的功能，例如该牙齿是否作为义齿基牙或者是否需要间接修复（如固定义齿）。同时也要谨记，如果患者口内需要进行复杂支持治疗，对于预后不佳的多根牙（受深牙周袋、牙齿动度、根分叉缺损等影响）建议拔除，因为从长期来看，这些牙齿很有可能无法保留（Ekuni et al. 2009; Nibali et al. 2016）。

牙周-牙髓联合病变的治疗步骤

由于牙周-牙髓联合病变受累牙预后差异较大，相关治疗也有一些特殊性。牙周-牙髓联合病变临床症状和全口牙周状况对治疗方案都有极大的影响。因此，在治疗前应对以下两方面进行确定：（1）确认牙周-牙髓联合病变是否伴牙根损伤；（2）确定拔除还是保留患牙（例如，伴牙齿损伤的情况下，患牙通常被拔除）。如果决定保留患牙，则进一步对以下内容进行评估：（3）全口牙周状况；（4）确定拔除还是保留患牙（例如，虽然没有牙体损伤但牙周破坏严重且需要口腔修复治疗的患牙，建议拔除），如果确定保留，则进入治疗阶段；（5）牙髓和牙周治疗（图31-5）。

伴/不伴牙根损伤的牙周-牙髓联合病变的鉴别诊断

伴牙根损伤的牙周-牙髓联合病变通常需要拔除患牙，因此首先需要确认牙周-牙髓联合病变是否伴牙根损伤。如第19章所述，牙周-牙髓联合病变相关的牙根损伤主要与创伤和医源性损伤有关（Herrera et al. 2018）。详细的牙科治疗病史、临床及放射学检查通常能够确定牙齿是否存在裂纹、根折、穿孔和牙根吸收（即牙根损伤）。患者可能出现明显的体征/症状，这也有助于临床诊断。例如，患者告知近期在发生外伤的牙齿部位出现不适症状或脓肿。同样地，近期有牙髓治疗和/或治疗后修复的患牙提示可能伴穿孔。对于这些病例，X线片和深牙周袋（或根分叉受累）能够发现牙根折裂、裂纹或穿孔。但也要注意避免误诊，例如根面沟可能在X线片上类似垂直型骨吸收（Attam et al. 2010），而穿孔可能在常规X线片上被忽略（图31-6）。因此，详细的放射学/断层扫描和临床检查对于评估牙根完整性、进行鉴别诊断非常重要（Herrera et al. 2018）。如果医生根据临床资料无法做出明确诊断，可以进行牙周手术探查牙根表面。需要注意的是，这种手术只能在牙周病非急性期进行（Sooratgar et al. 2016; Dhoum et al. 2018; Tewari et al. 2018）。如果在手术过程中无法识别折裂线或牙根损伤，推荐使用亚甲蓝染色以及显微镜进行观察（Floratos & Kratchman 2012; Taschieri et al. 2016）。

拔除患牙或保留患牙（伴牙根损伤）

虽然牙周-牙髓联合病变伴牙根损伤的患牙预后极差，也有一些病例能够进行治疗。因此，对于伴牙根损伤的病例，需要仔细评估损伤程度。牙根纵折的患牙一般直接拔除，但也有报道通过牙周手术和根尖切除术（Taschieri et al. 2016）或再生手术（Floratos & Kratchman 2012）对不完全性根折患牙取得了良好的临床效果。意向性拔除牙齿后根管倒充填，然后意向性再植也是不完全折裂牙齿的一种治疗方法（Oishi 2017）。通过翻瓣刮治术结合再生技术能够对牙根外吸收的牙齿进行保留（White & Bryant 2002）。体外研究和动物实验表明，髓腔/根管穿孔也是能够进行治疗的，其成功率与穿孔大小、位置、持续时间、牙周破坏的程度以及所用修复材料的生物相容性有关（Jew et al. 1982; Himel et al. 1985; Beavers et al. 1986; Dazey & Senia 1990; Lee et al. 1993; Fuss & Trope 1996; Lomcali et al. 1996; Rotstein 2017）。总体而言，对于能够立即封闭的小的穿孔，患牙能够获得最佳治疗效果。三氧化聚合物是最常用的穿孔修补材料（Rotstein 2017）。

全口牙周状况评估

能不能保留牙齿主要基于牙根有没有损伤，而确定患者有没有牙周炎则需要通过全口牙周检

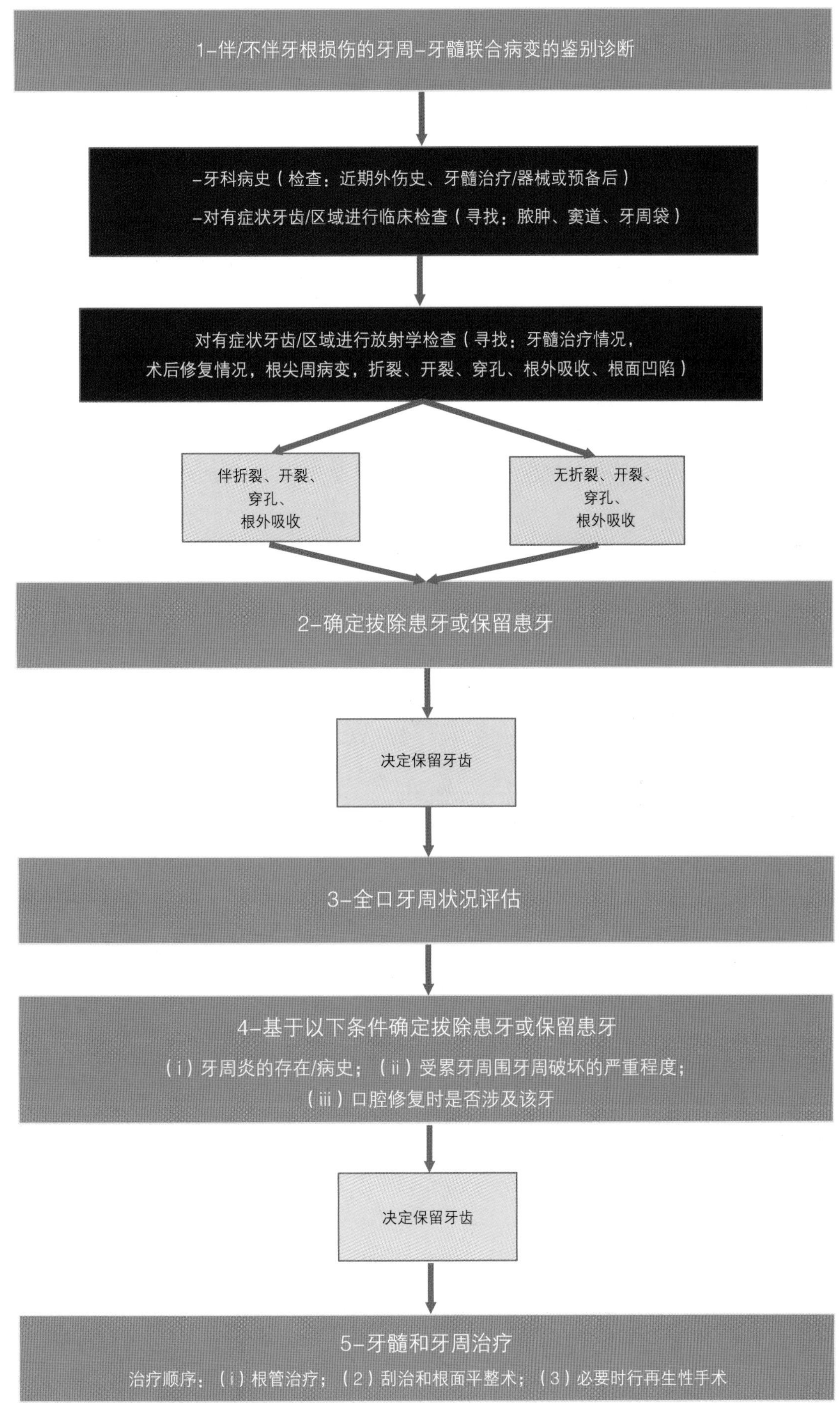

图31-5　牙周-牙髓联合病变的治疗步骤。

查。但是相关文献仅报道了牙周–牙髓联合病变“受累牙”的临床特征，对于完整的全口牙周状况很少有描述（表31–1）。除了对全口牙周状况进行常规检查，对牙周–牙髓联合病变累及患牙的牙周破坏程度检查也很重要，主要包括：探诊深度、附着丧失水平、龋损情况、探诊出血、脓肿、牙齿动度、牙髓活力/牙齿敏感性以及牙齿叩诊的检查（Herrera et al. 2018）。

牙齿拔除还是保留（不伴牙根损伤）

根据牙周检查情况，医生决定是否保留牙齿。在本阶段，主要考虑以下因素：（1）牙周炎的存在/病史；（2）受累牙周围牙周破坏的严重程度（病变程度，见第19章）；（3）口腔修复时是否涉及该牙。如果决定保留牙齿，应对牙髓和牙周组织进行相应抗感染治疗。

牙髓和牙周抗感染治疗

在这个阶段，所有的牙周–牙髓联合病变可能都需要进行牙周和牙髓治疗。但是，同时解决这些联合感染对临床医生具有挑战性。一系列不同的抗感染治疗方案已经被提出，表31–1对相关文献（至少包含10个病例）中的治疗方法进行了总结（Kim et al. 2008; Song et al. 2012; Raheja et al. 2014; Saida et al. 2018; Song et al. 2018; Tewari et al. 2018; Oh et al. 2019; Ustaoglu et al. 2020）。总体而言，这些研究使用了以下治疗方案（顺序不分先后）：根管治疗、牙周非手术治疗或根管治疗联合牙周非手术/手术治疗。牙周手术主要包括翻瓣刮治术和/或再生手术（如釉基质衍生物）或切除性手术。根据情况，也可以配合使用局部/全身抗菌药物。近年来，再生性手术已经在牙周–牙髓联合病变的治疗中被广泛应用（图31–7）。

牙周–牙髓联合病变抗感染治疗的先后顺序一直是具有争议性的。2014年发表的一篇系统评价纳入了23篇研究和111颗伴牙周–牙髓联合病变的患牙，并将牙齿脱落和探诊深度降低作为结果变量，研究发现，有一些研究证据支持牙周–牙髓联合病变首先应进行根管治疗。然而，该研究纳入的治疗方案有明显的异质性。因此，在牙周–牙髓联合病变中，牙髓治疗是否优先于牙周治疗还有待商榷。

也有研究对牙周–牙髓联合病变治疗过程中，牙髓治疗和牙周治疗的时间间隔进行了评估与研究。大多数学者认为，为了促进根尖周和牙周组织愈合，牙髓治疗和牙周治疗需间隔1～3个月（Solomon et al. 1995; Chapple & Lumley 1999; Zehnder et al. 2002; Vakalis et al. 2005; Abbott & Salgado 2009; Oh et al. 2009; Raheja et al. 2014）。Zendear（2001）提倡在重新评估第一阶段治疗效果前应有至少6～12个月的观察期。然而，Gupta等（2015）建议牙周非手术治疗可以与牙髓治疗同时进行。不同治疗方式和顺序对牙周–牙髓联合病变受累牙长期预后的影响仍需要进一步研究。

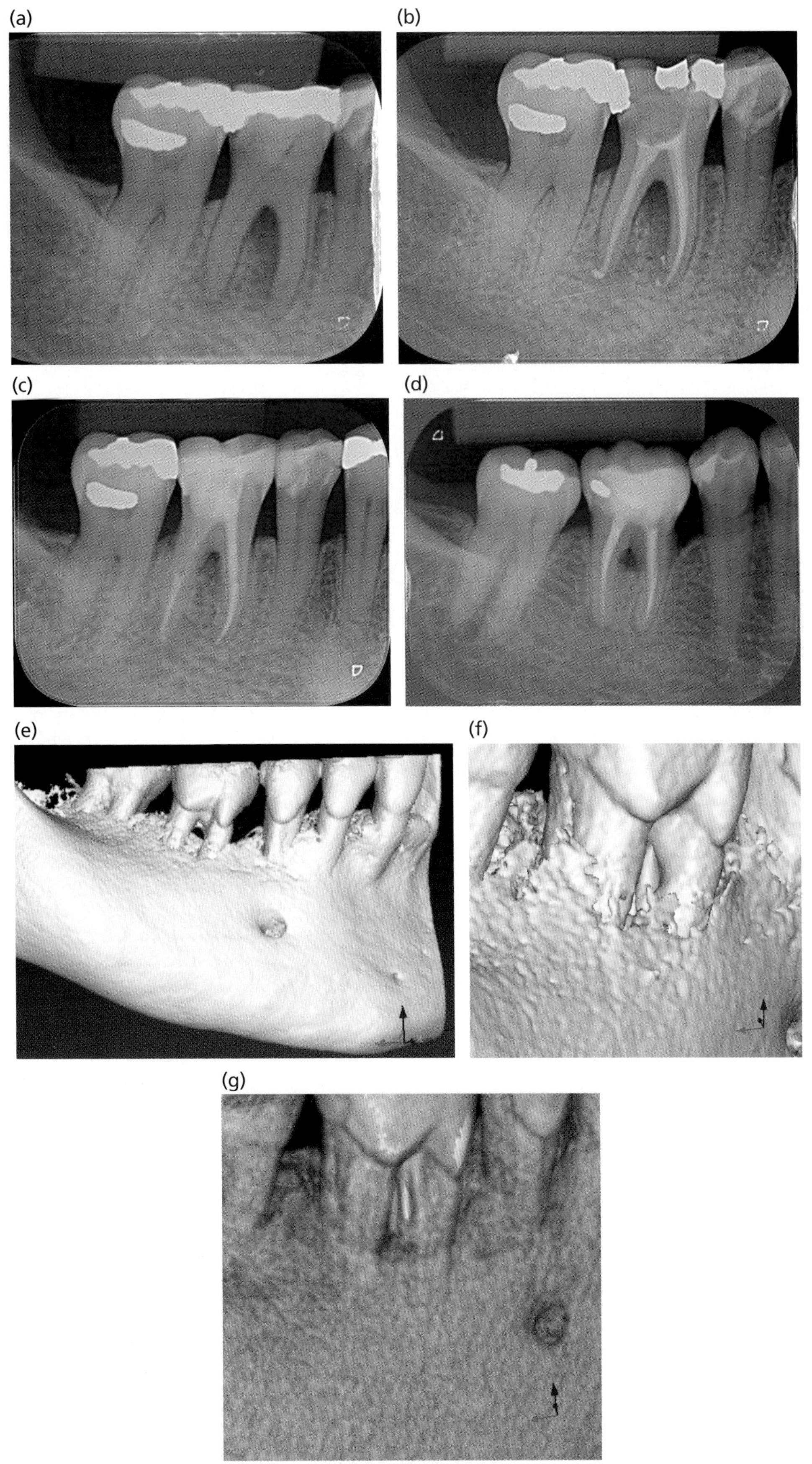

图31-6　牙周炎患者牙周–牙髓联合病变患牙（46）不伴牙根损伤（2级）。（a）患牙Ⅱ度根分叉病变，探诊出血，牙髓无活力。（b）治疗包括龈下刮治、根面平整术及根管治疗。（c）治疗后6个月，影像学见骨密度增高。（d）在牙周支持治疗期间，治疗30个月后，根分叉区骨吸收，且（e～g）三维重建显示近中根穿孔，修正诊断为伴牙根损伤的牙周–牙髓联合病变，建议拔除患牙。（来源：Marcio Grisi医生）

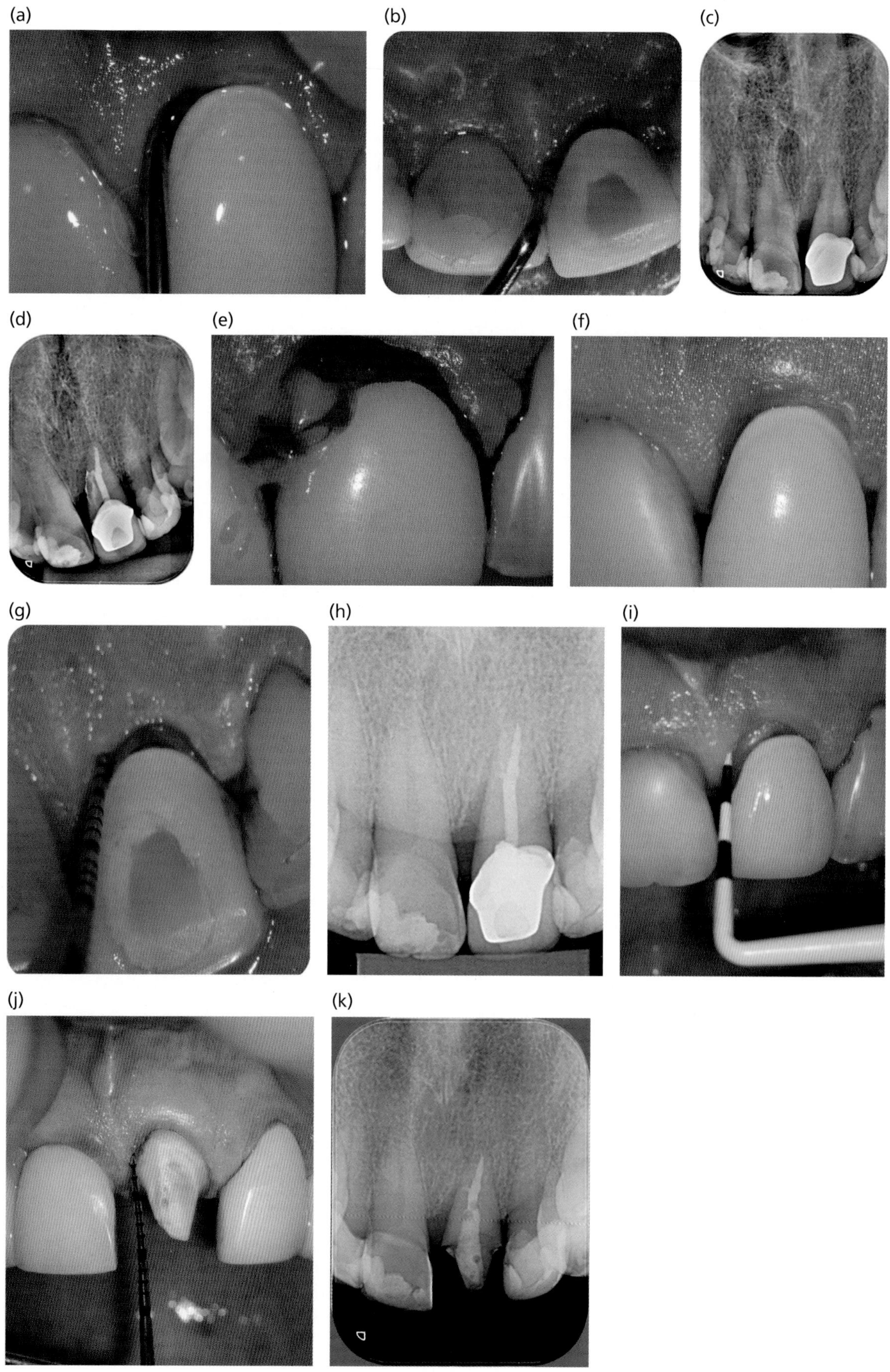

图31-7　非牙周炎患者牙周-牙髓联合病变患牙不伴牙根损伤（3级）。临床检查显示颊侧（a）和腭侧（b）有深牙周袋。（c）影像学见骨丢失、牙髓无活力。治疗包括：根管治疗（d）后即刻使用釉基质衍生物（Emdogain®），无须手术（e）。治疗后6个月，临床检查显示在颊侧（f）和腭侧（g）牙龈健康，且骨增多（h）。治疗后24个月，牙周健康得以维持（i），牙体预备拟行下一阶段修复治疗（j，k）。（来源：Marcio Grisi医生）

第12部分：辅助治疗

Additional Therapy

第32章

牙周手术

Periodontal Surgery

Mariano Sanz[1], Jan L. Wennström[2], Filippo Graziani[3]

[1]Faculty of Odontology, ETEP (Etiology and Therapy of Periodontal and Peri-Implant Diseases) Research Group, Complutense University of Madrid, Madrid, Spain and Department of Periodontology, Faculty of Dentistry, Institute of Clinical Dentistry, University of Oslo, Oslo, Norway

[2]Department of Periodontology, Institute of Odontology, The Sahlgrenska Academy at University of Gothenburg, Gothenburg, Sweden

[3]Department of Surgical, Medical and Molecular Pathology and Critical Care Medicine, University of Pisa, Pisa, Italy

前言

牙周手术只能作为病因相关治疗的辅助手段，因此在实施本章所提及的各种手术治疗之前，应对手术在龈下菌斑沉积物的去除和术后自我感染控制中的作用进行评估，从而确保手术对牙周健康长期维护的有效性。

最近发布的欧洲牙周病学会Ⅰ期～Ⅲ期牙周炎治疗S3级临床指南（Sanz et al. 2020）建议，患者一旦确诊，应按照预先确立的序列治疗方法进行治疗，即根据疾病阶段，应该是渐进式的，每个阶段都包括不同的干预措施。牙周治疗的第一步和第二步通常被称为病因相关治疗，第一步是指改变相关行为习惯，以使患者掌握成功去除龈上菌斑生物膜以及控制危险因素的措施（吸烟、血糖控制等）；第二步是指使用专业干预措施（龈下器械）减少/消除龈下生物膜和牙石，也可以配合辅助疗法（抗菌药、抗炎药等）。

以上第一步和第二步治疗适用于所有牙周炎患者（不管处于何种阶段），但仅适用于失去牙周支持和/或形成牙周袋的牙齿。当牙周组织愈合（牙周再评估）时，通常在第二步治疗完成后6～12周，应评估这两步治疗的效果。只有在未达到治疗终点［无探诊出血（bleeding on probing, BoP）的＞4mm牙周袋或无深牙周袋（≥6mm）］时，才应考虑进行第三步治疗。

当治疗成功达到牙周炎稳定期时，即牙周组织减少的牙龈健康（BoP位点＜10%；探诊深度≤

4mm，且无伴BoP的探诊深度4mm的位点），这些患者应进入牙周支持治疗（supportive periodontal care, SPC）阶段。如果满足这些标准，但>10%的位点存在BoP，则诊断该患者处于伴牙龈炎症的牙周炎稳定期。由于牙龈存在炎症的情况下，牙周炎复发风险增加，因此，应采取适当的措施来控制炎症，预防牙周炎的复发。

第三步治疗主要针对经过第二步治疗无法取得良好效果的牙列区域［存在伴BoP的>4mm牙周袋或深牙周袋（≥6mm）］。这一步治疗的主要目的是利于龈下器械进一步进入，或对复杂病变（骨内和分叉病变）进行再生或切除。主要包括以下干预措施：

- 重复进行龈下器械治疗，伴或不伴辅助治疗。
- 单纯性翻瓣术。
- 牙周切除性手术。
- 牙周再生性手术。

本章重点介绍牙周手术技术（单纯性翻瓣术和牙周切除性手术），这些技术旨在有利于龈下器械的进一步进入，并降低牙周袋深度或到达龈下器械难以进入的其他解剖区域。牙周再生性手术和根分叉病变的手术治疗分别在第38章和第33章讨论。

应当重新评估个体对第三步治疗的反应，以判断是否已达到先前定义的治疗终点。如已达到，应对患者进行牙周支持治疗。然而，对于重度Ⅲ期牙周炎患者，可能无法在所有患牙中达到这些治疗终点，这些部位需要进行密切监测，定期进行龈下刮治。

牙周手术技术（历史回顾）

多年来，各种不同的手术技术已被引入并应用于牙周治疗。最初，手术旨在切除“病变牙龈”（牙龈切除性手术）；之后，组织切除的范围不仅包括炎性软组织，还包括翻开暴露病变区的牙槽骨，切除“感染坏死骨”（翻瓣术）。一些观念，例如维持膜龈复合体（即足够宽度的牙龈）的重要性和牙周组织再生的可能性等随后也被提及，后来被特定的“个性化”技术所替代。

本章将描述在现代牙周外科手术概念发展中具有代表性的重要手术。

牙龈切除术

该术式在19世纪下半叶已为人所知，当时Robicsek（1884）引入了所谓旨在“消除牙周袋”的牙龈切除术，并常与牙龈成形相结合以恢复其正常形态。Robicsek（1884）和后来的Zentler（1918）描述了该过程，指出首先应该确定牙龈切除的切口线位置。该切口位于每颗牙齿的唇侧和舌侧，最初是直线形的（Robicsek）（图32-1），后改为弧形（Zentler）（图32-2）。切

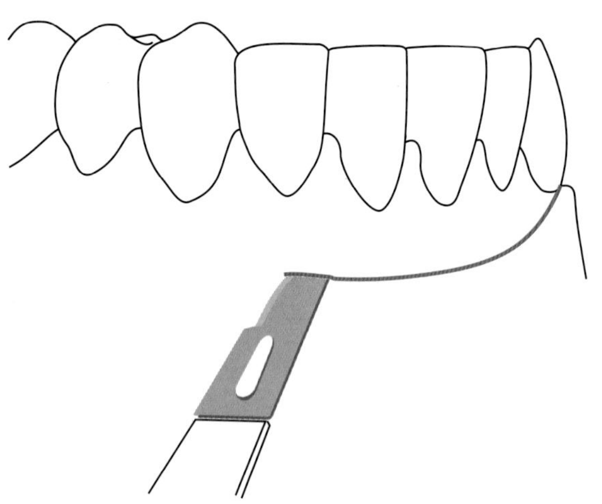

图32-1　牙龈切除术。直线形切口技术。（来源：Robicsek，1884，由美国牙周病学会于1965年综述。经John Wiley & Sons许可转载）

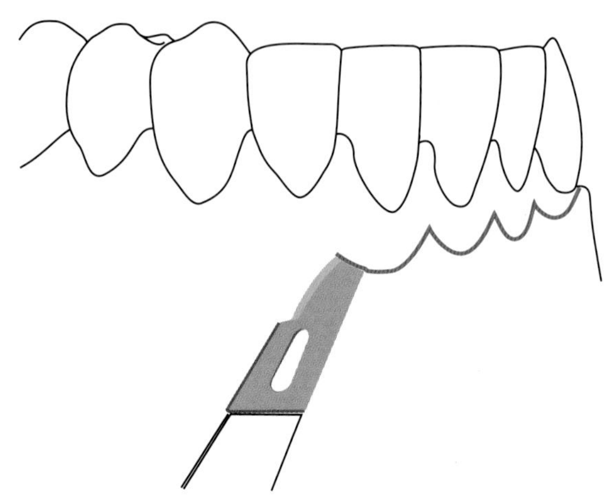

图32-2　牙龈切除术。弧形切口技术。（来源：Zenler 1918。经美国医学协会允许使用。经John Wiley & Sons许可转载）

开后，使用镰形刮治器去除病变组织，并刮除暴露的牙槽骨。随后，在该区域覆盖抗菌纱布或涂抹抗感染溶液。由此，深牙周袋得以彻底消除，牙列更容易保持清洁。

在20世纪下半叶，牙龈切除术常被用于治疗牙周炎（Goldman 1951）。它被Grant等（1979）定义为"病理性牙周袋软组织壁的切除"，需要遵循如下精确的步骤：

- 术区麻醉后，探查每个牙周袋的底部（图32-3a）并在软组织外表面形成出血点（图32-3b）。这些记录术区牙周袋深度的出血点，可作为切口的依据。
- 初始切口（图32-4），用手术刀或成角牙龈切除刀连接所有出血点，斜切口（外斜角）直接指向袋底的方向。手术应使余留龈边缘较薄并过渡自然。
- 在牙齿的颊侧和舌侧完成初始切口后，通过第二切口将近远中邻面的软组织与牙间牙周组织分离（图32-5）。使用刮匙或刮治器小心地去除切除的组织（图32-6），并彻底刮治暴露的根面（图32-7）。仔细检查牙龈的外形，如有必要，使用手术刀或金刚砂车针进行塑形。
- 为保护愈合期创面，切口表面应用牙周敷料（图32-8）覆盖，固定10～14天。

翻瓣术

传统Widman瓣

1918年，Leonard Widman首次详细地讲述了使用翻瓣术来去除牙周袋的技术。在他的论文《The operative treatment of pyorrhea alveolaris》中，Widman描述了一种黏骨膜瓣设计，以去除袋内上皮和炎性结缔组织，且有利于实施彻底的

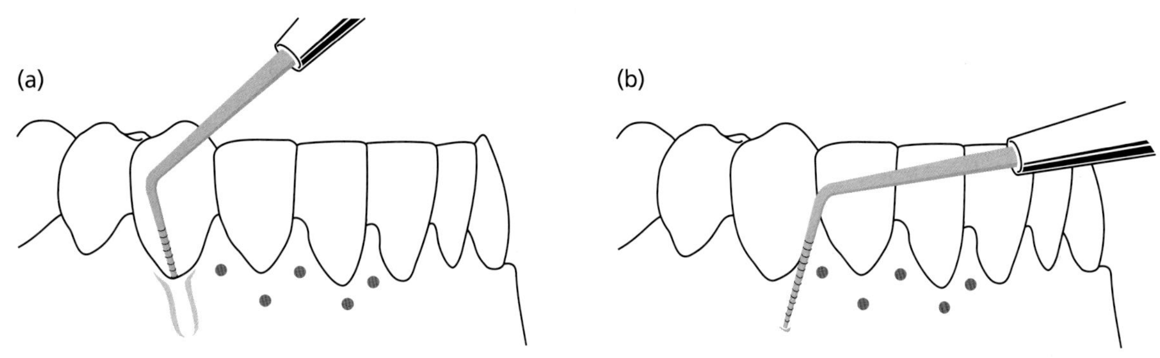

图32-3 牙龈切除术。牙周袋标记。（a）使用一个普通的牙周探针对深袋的底部进行探查。（b）当探查到袋的深度时，在牙龈的外侧面标记相等的距离。探针的尖端转为水平，以在探诊的袋底制造出血点。

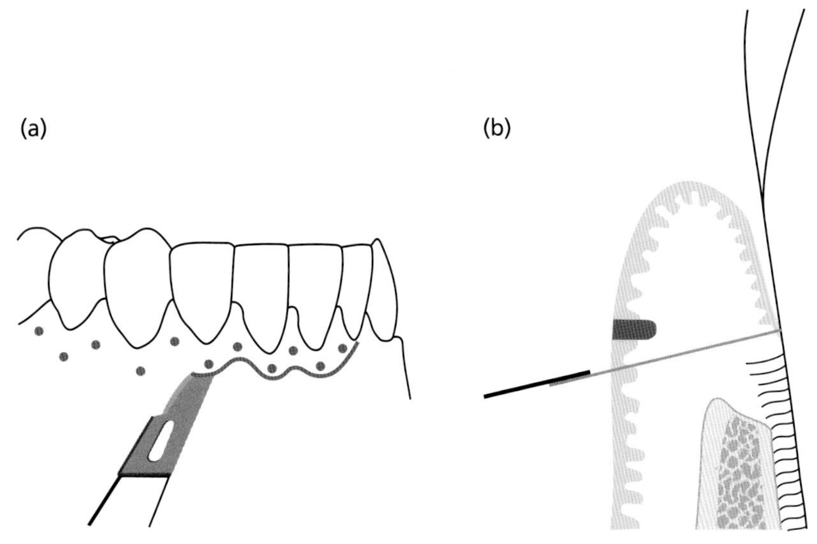

图32-4 牙龈切除术。（a）初始切口。（b）切口止于袋"底部"的根向水平，成角度，并使切口表面形成明显的斜面。

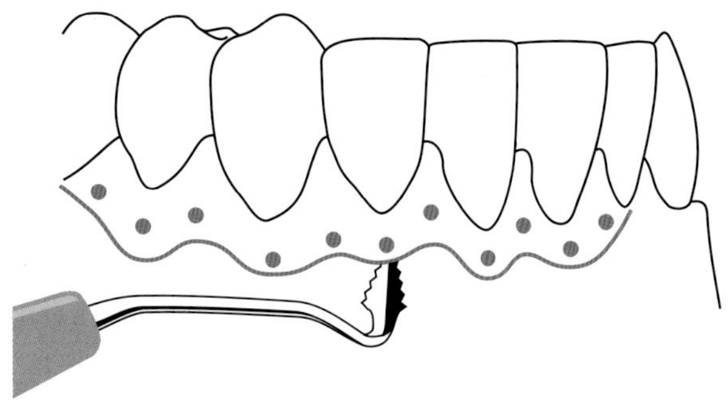

图32-5 牙龈切除术。使用Waerhaug龈刀进行牙间区域的第二切口。

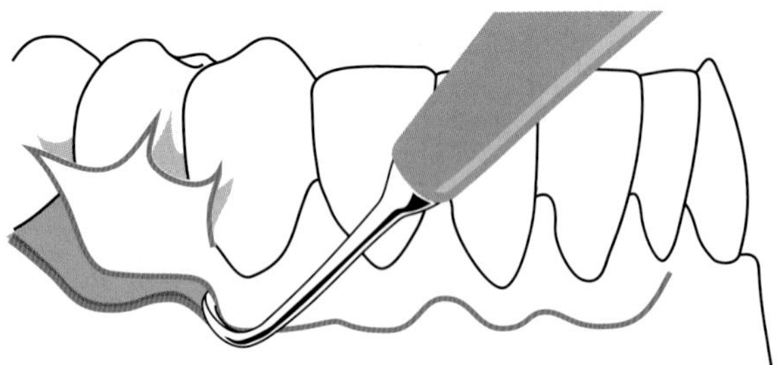

图32-6 牙龈切除术。使用刮匙去除切除的牙龈。

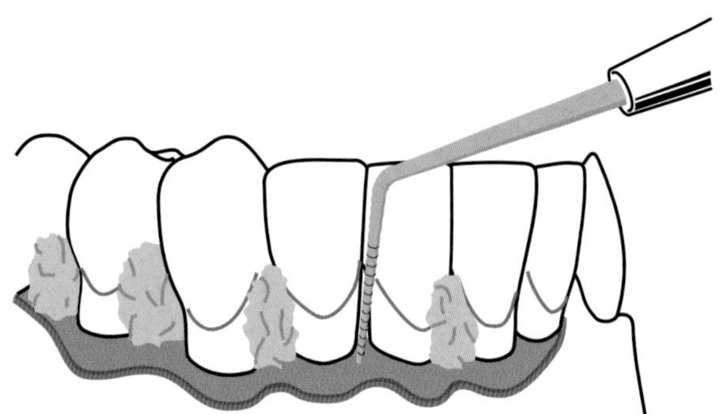

图32-7 牙龈切除术。探查残留牙周袋。在牙间区域放置纱布用于止血。

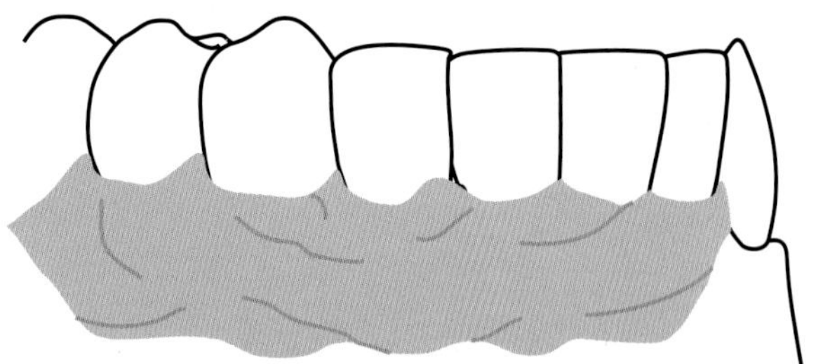

图32-8 牙龈切除术。适当使用牙周敷料进行保护。

根面清创。该技术包括两个松弛切口，由牙龈切口连接，划分预定术区（图32-9）。沿龈缘外形切开牙龈，采用颊舌侧内斜切口，将袋内上皮和炎性结缔组织与无炎症健康牙龈分离。接着翻起黏骨膜瓣，暴露至少2mm的牙槽骨边缘，去除牙

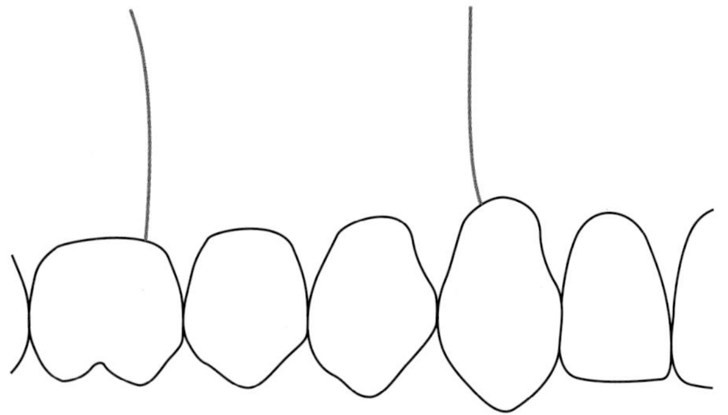

图32-9 传统Widman瓣。两个松弛切口确定出计划手术的区域。在牙龈边缘制备扇形反向斜切口，以连接两个松弛切口。

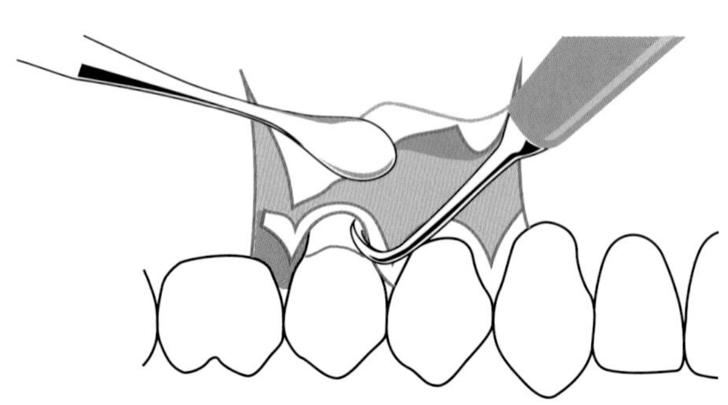

图32-10 传统Widman瓣。在翻起黏骨膜瓣后去除牙颈部领圈状炎症牙龈组织。

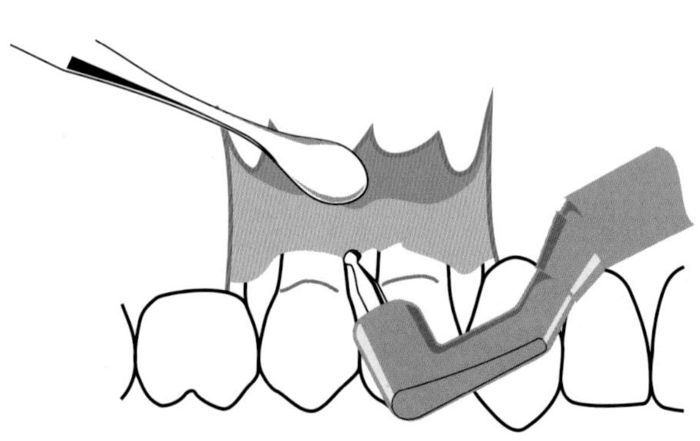

图32-11 传统Widman瓣。在骨成形之后，可以重建牙槽骨的生理性外形。

颈部的炎性领圈后，使用器械清晰暴露根面（图32-10）。建议实施骨成形术，以便术区牙槽骨获得良好的生理性外形（图32-11）。然后将颊舌侧瓣予以复位，牙间对位缝合固定（图32-12），通常情况下邻面牙槽嵴顶无软组织覆盖。

Neumann瓣

仅仅几年后，Neumann（1920）提出一种新的翻瓣术，它与Widman所描述的不同之处在于

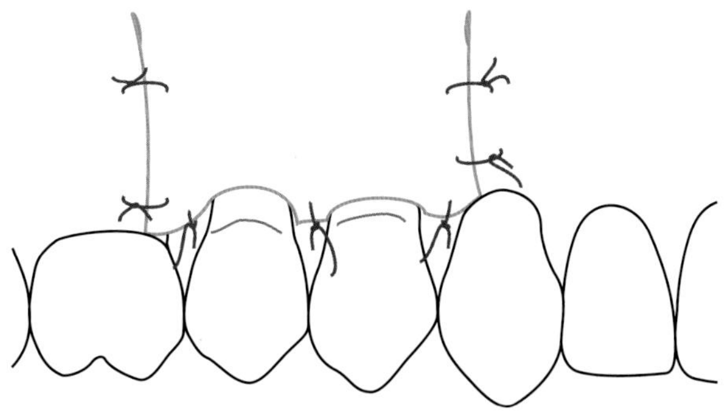

图32-12　传统Widman瓣。颊、舌侧瓣的冠方端复位于牙槽嵴并使用牙间缝合法进行缝合固定。

从龈袋底部切入制备沟内切口。翻瓣后刮除瓣内的袋内上皮与肉芽组织、彻底根面清创、纠正牙槽骨嵴顶不良骨形态；随后修剪龈瓣，使其能更好地贴合根面，并能完全覆盖颊、舌/腭侧以及邻面的牙槽骨。Neumann认为去除牙周袋非常重要，因此建议进行龈瓣牙槽嵴顶原位复位。

改良翻瓣术

在1931年的一篇文献中，Kirkland描述了一种被称为改良翻瓣术的外科手术，该手术包括颊舌两侧的沟内切口（图32-13）。手术时，牵拉颊侧和舌侧全厚瓣，利于适当的根部清创。沟内切口，能够从瓣内侧去除感染的袋壁组织和肉芽组织，而不破坏任何健康的软组织或骨组织（图32-14和图32-15）。原位复位龈瓣，牙间间断缝合（图32-16）。

与传统Widman瓣和Neumann瓣相比，改良翻瓣术并未去除非炎症组织，龈缘并未向根方移位，因此对剩余牙周组织造成的创伤最小，并且最大限度减少了患者的不适。

根向复位瓣术

在20世纪50年代中期，牙周手术的重点转向了在牙周袋消除后，维持足够附着龈宽度。Nabers（1954）是首位提出旨在保留牙龈的手术技术的学者之一。他首次提出了“附着龈再定位”这一概念，随后Ariaudo和Tyrrell（1957）对这一技术进行了改进。1962年，Friedman更准确地描述了这种手术技术，并提出了“根向复位瓣”的

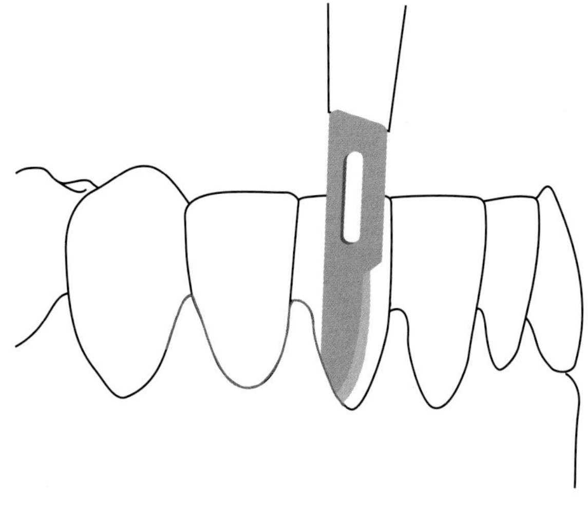

图32-13　改良翻瓣术（Kirkland瓣）。龈沟内切口。

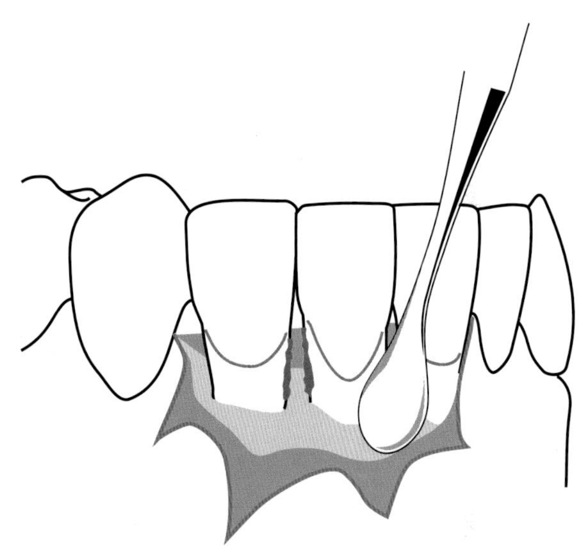

图32-14　改良翻瓣术（Kirkland瓣）。翻开牙龈，暴露“病变的”根面。

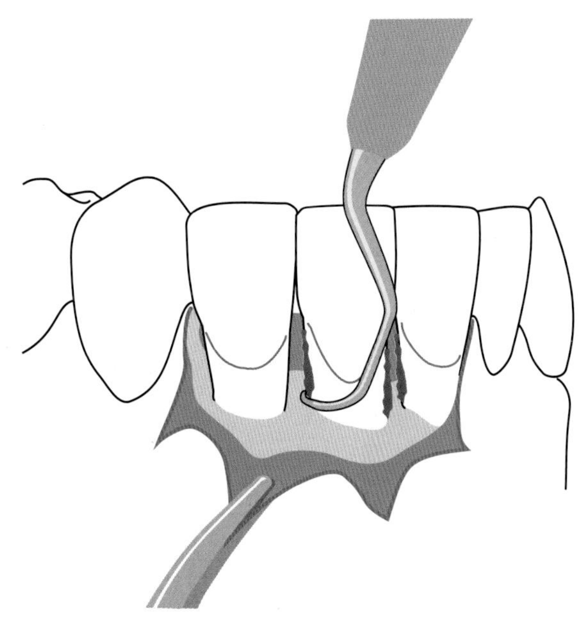

图32-15　改良翻瓣术（Kirkland瓣）。对暴露的根面进行机械清创。

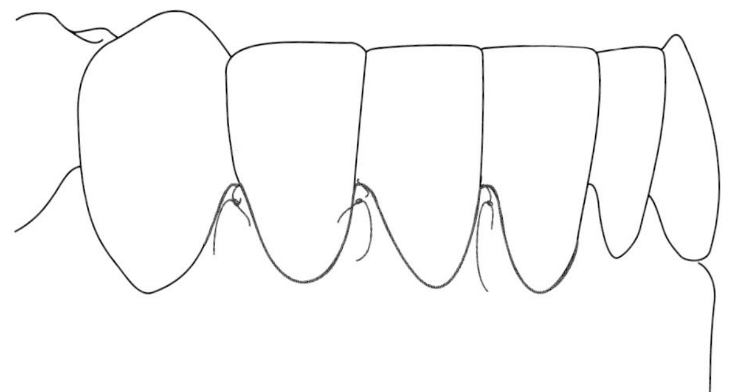
图32-16　改良翻瓣术（Kirkland瓣）。龈瓣原位复位缝合。

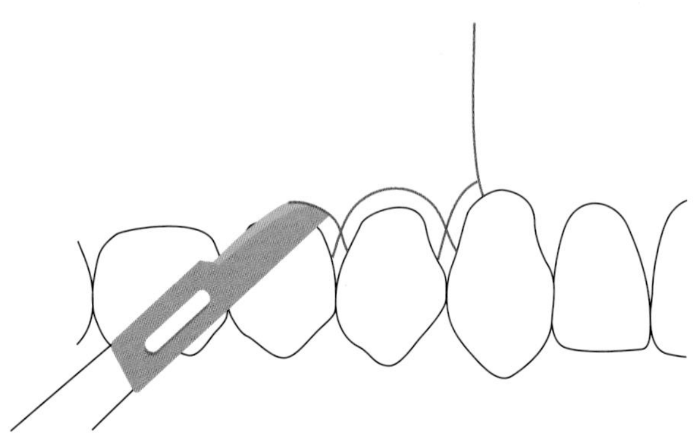
图32-17　根向复位瓣术。在垂直松弛切口后，在牙龈和骨膜上制作反向斜切口，将牙齿周围的炎症组织从瓣上分离。

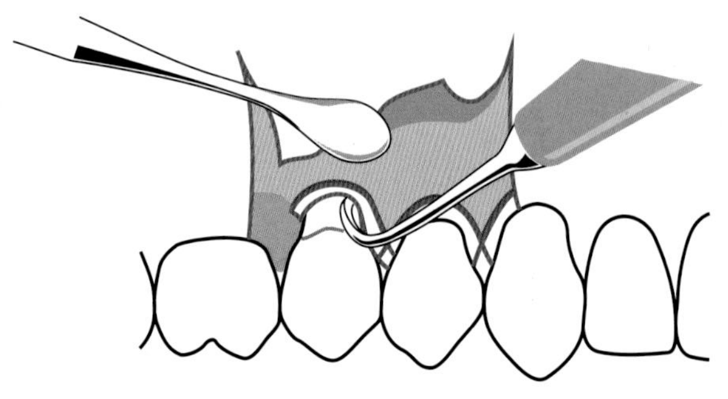
图32-18　根向复位瓣术。翻起黏骨膜瓣，使用刮匙去除包括袋上皮和炎性结缔组织在内的牙周围的组织领圈。

概念，即在手术的最后阶段应将整个软组织复合体（牙龈和牙槽黏膜）根向复位，而不仅仅只是牙龈的复位。因此，在骨手术（如果进行）后保留整个膜龈复合体，并将其根向复位，而不是去除增生的牙龈。该手术技术可用于上下颌颊侧和下颌舌侧龈瓣的根向复位。上颌腭侧由于缺乏牙槽黏膜，因此上颌腭侧龈瓣的根向复位只能采取斜面瓣技术（见后续介绍）。

根向复位瓣术（Friedman 1962）步骤如下：

- 应根据牙周袋的深度、牙龈的厚度与宽度制备内斜切口（图32-17）。内斜切口应呈弧形，以便在随后的龈瓣复位中最大限度地覆盖邻间隙的牙槽骨。在内斜切口的两端制备垂直松弛切口，垂直松弛切口向牙槽黏膜延伸（跨过膜龈联合），以利于瓣的根向复位。如果术前牙龈薄，角化组织宽度窄，那么切口线应距离龈缘近一些。
- 翻开包括颊/舌侧牙龈和部分牙槽黏膜的全厚黏骨膜瓣，为了便于软组织术后的根向复位，翻瓣必须超过膜龈联合。刮治器去除组织的边缘领圈（包括袋内上皮和肉芽组织）（图32-18），并实施彻底的龈下刮治和根面平整。
- 重塑牙槽嵴的外形，使之恢复正常形态，此时，牙槽嵴的位置更靠近根方（图32-19）。
- 仔细调整龈瓣在颊舌侧的位置，使之复位于新的牙槽嵴顶处，缝合固定（图32-20和图32-21）。
- 为处理上颌牙齿腭侧的牙周袋，Friedman提出了一种改良的“根向复位瓣”，被称为斜面瓣（图32-22）。当进行牙面清创和骨成形后，

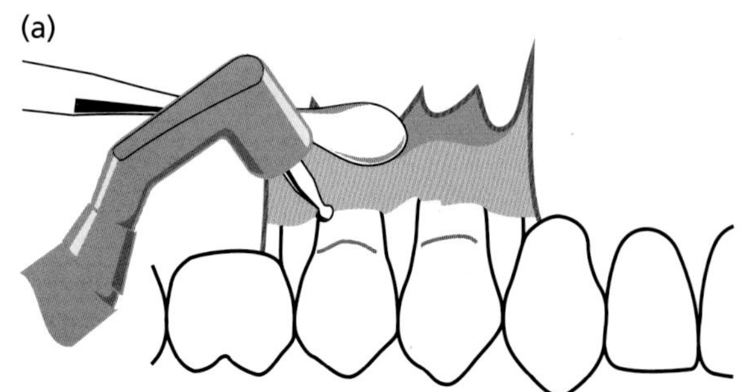

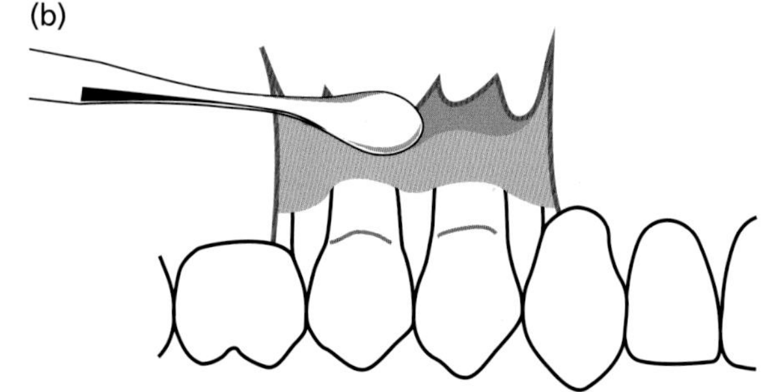

图32-19　根向复位瓣术。使用球钻（a）进行骨手术以重新恢复牙槽骨的解剖外形（b）。

再次在腭侧瓣制备扇形反向斜切口，使其变薄（图32-23），并使之与牙槽嵴顶的外形贴合（图32-24）。

- 牙间间断缝合固定龈瓣（图32-25）。

改良Widman翻瓣术

Ramfjord和Nissle（1974）提出了改良Widman翻瓣术，也被称为翻瓣刮治术。值得注意的是，传统Widman翻瓣术是通过根向复位瓣术和骨成形术（消除骨缺损）来消除牙周袋，而改良Widman翻瓣术的治疗目的则完全不同。Ramfjord和Nissle（1974）认为，改良Widman翻瓣术主

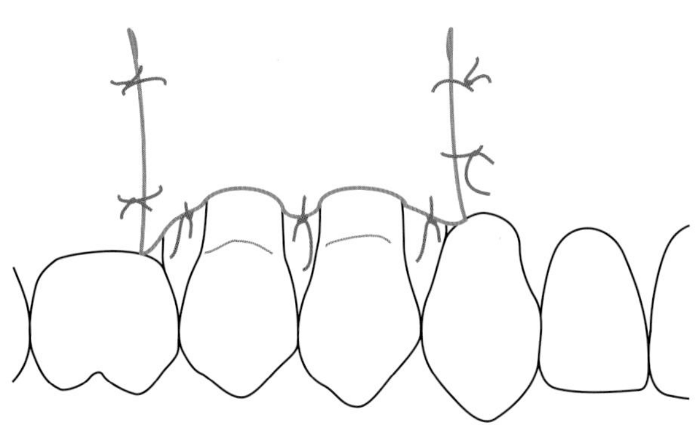

图32-20　根向复位瓣术。龈瓣根向复位于重新塑形的牙槽嵴的水平，并在该位置进行缝合固定。

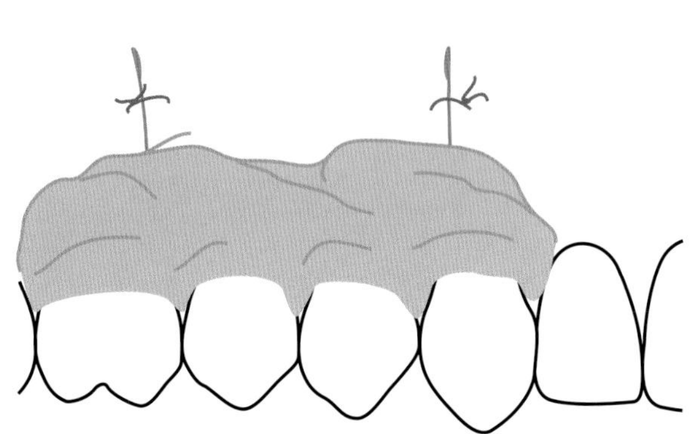

图32-21　根向复位瓣术。在术区覆盖牙周敷料，以确保组织瓣在愈合过程中维持在正确的位置。

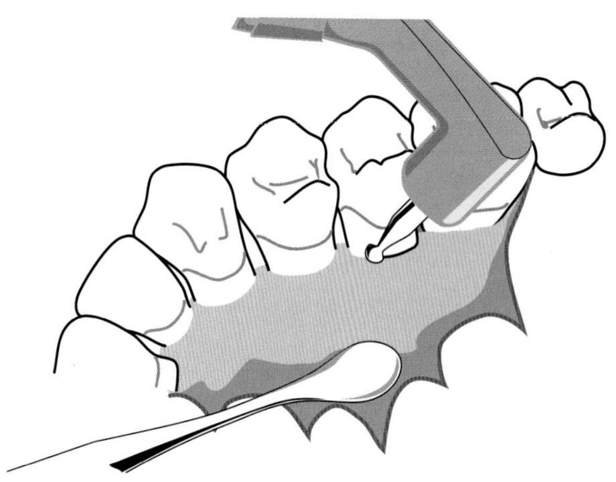

图32-23　斜面瓣。在术区进行刮治、根面平整和骨成形。

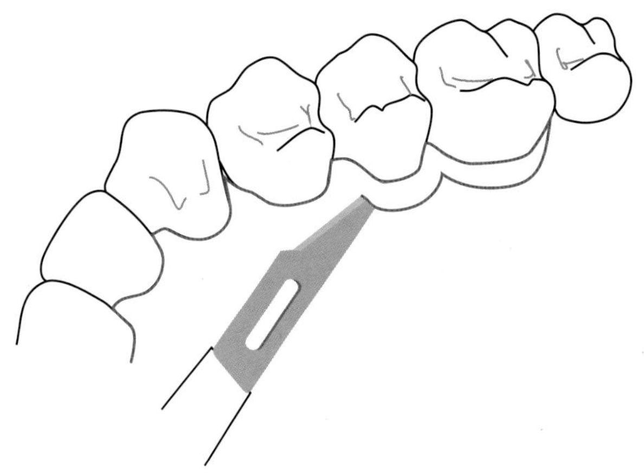

图32-24　斜面瓣。腭侧瓣复位，并再次制备扇形反向斜切口来调整瓣的长度，使之与余留牙槽骨的高度一致。

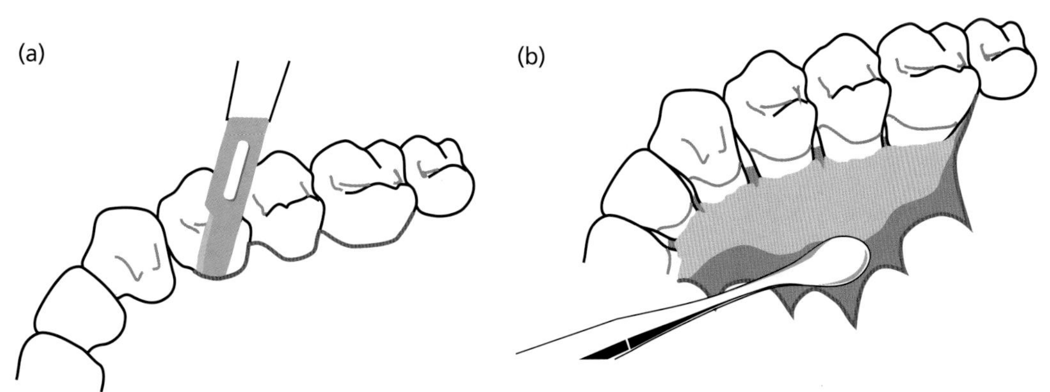

图32-22　斜面瓣。在牙周袋底制作龈沟内的初始切口（a），常规翻开黏骨膜瓣（b）。

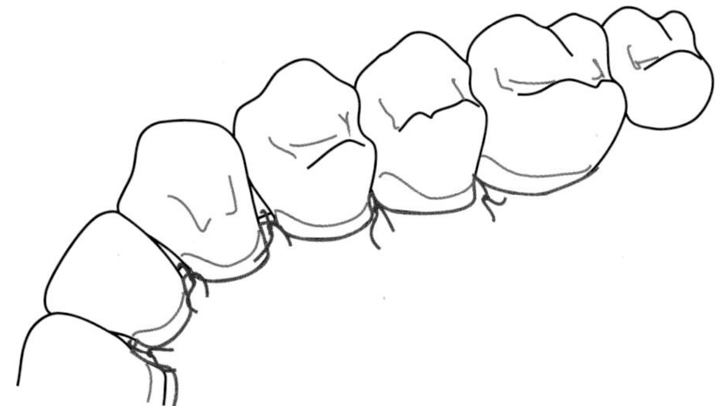

图32-25 斜面瓣。将缩短变薄的瓣复位在牙槽骨上，并与根面紧密贴合。

要优点是：（1）可使软组织与根面更加贴合；（2）对暴露的牙槽骨和结缔组织的创伤小；（3）由于根面暴露很少，因此对于前牙区的治疗效果，更符合美学要求。

该手术设计包括一个初始水平弧形切口（图32-26），距离颊侧龈缘约1mm，其目的是将袋内上皮从龈瓣上分离。如果患牙颊侧袋深<2mm，基于美学考量，颊侧初始切口应设计为沟内切口。腭侧制备类似切口，切口应尽可能向患牙两侧邻面延伸，以确保腭侧龈瓣包含更多的邻面组织，这样在缝合时软组织瓣就可以更好地覆盖邻面牙槽骨。通常无须制备垂直松弛切口。环绕患牙到牙槽嵴（图32-27）并制备沟内切口（第二切口），这将有助于上皮领圈和根面肉芽组织从根面上分离。第三切口（图32-28）近牙槽嵴顶处水平向切入，将根面上的软组织领圈从骨面上剥离，利于翻开颊侧和腭侧全厚瓣，仅暴露几毫米的牙槽骨嵴（Ramfjord et al. 1977）。

用刮匙去除袋内上皮和肉芽组织。对暴露的根面实施彻底的刮治和根面平整。但要注意保护牙槽嵴顶附近狭窄区域内残留的附着纤维。彻底清除角形骨缺损内的病变。随后，依据牙槽骨的外形对龈瓣进行修剪，使之能够完全覆盖邻面牙槽骨（图32-29）。但如果软组织的修剪达不到上述目的，可从外侧去除部分牙槽骨，以达到龈瓣的完全覆盖。龈瓣间断缝合。

远中楔形瓣切除术

许多情况下，磨牙的远中面在结节上方伴球状组织增生或明显的磨牙后垫，使该区域的牙周治疗变得较为复杂。当该区域角化龈较少或远中存在角形骨缺损，不应行牙龈切除术切除该组织（图32-30）。此时应当减小球状组织而不应全部切除，可通过远中楔形瓣切除术来完成（Robinson 1966）。该技术包括：在球状组织或磨牙后垫的颊侧和舌侧设计切口，垂直切开，形成三角形楔状瓣（图32-31a）。随后翻起球状组织或磨牙后垫软组织的颊侧和舌侧壁，切除楔状组织，使其与骨组织分离（图32-31b）。通过去除颊侧及舌侧瓣切口下方部分组织，削薄龈瓣（图

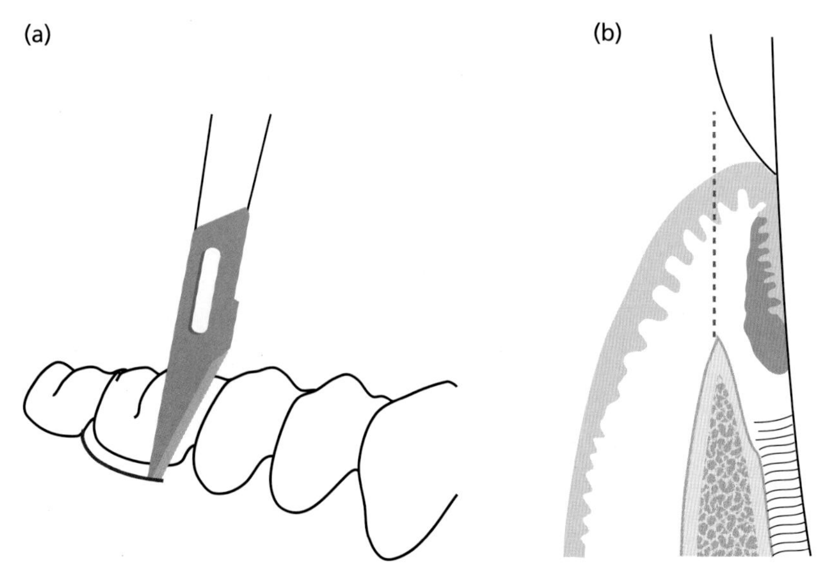

图32-26 改良Widman瓣。初始切口距离牙龈边缘0.5～1mm（a），平行于牙齿长轴（b）。

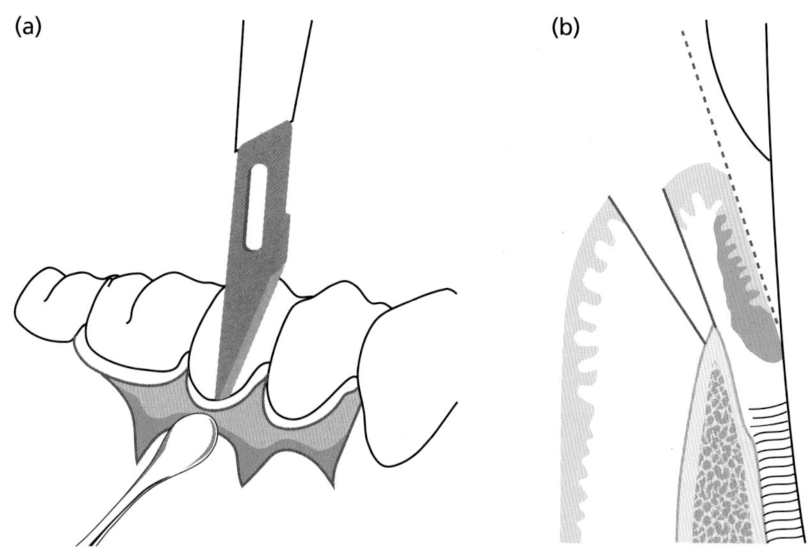

图32-27　改良Widman瓣。仔细翻瓣之后，在牙槽骨上（b）制作龈沟内第二切口（a），以使组织领圈与根面分离。

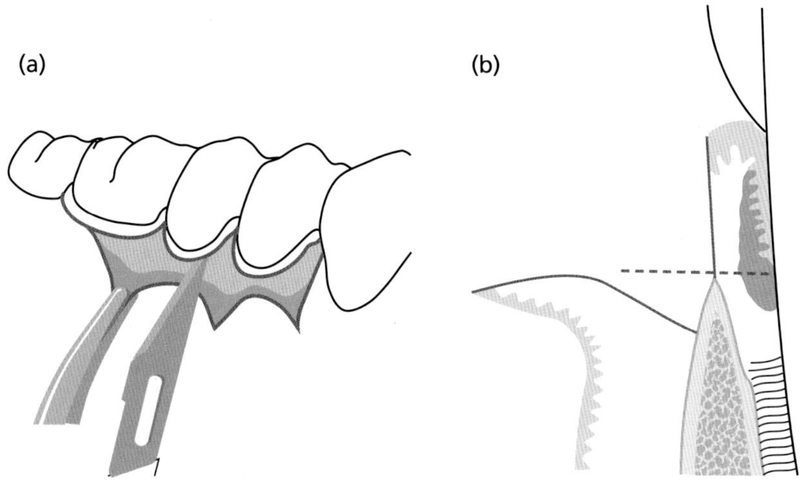

图32-28　改良Widman瓣。制作垂直于根面的第三切口（a），尽可能靠近骨嵴（b），从而使组织领圈与牙槽骨分离。

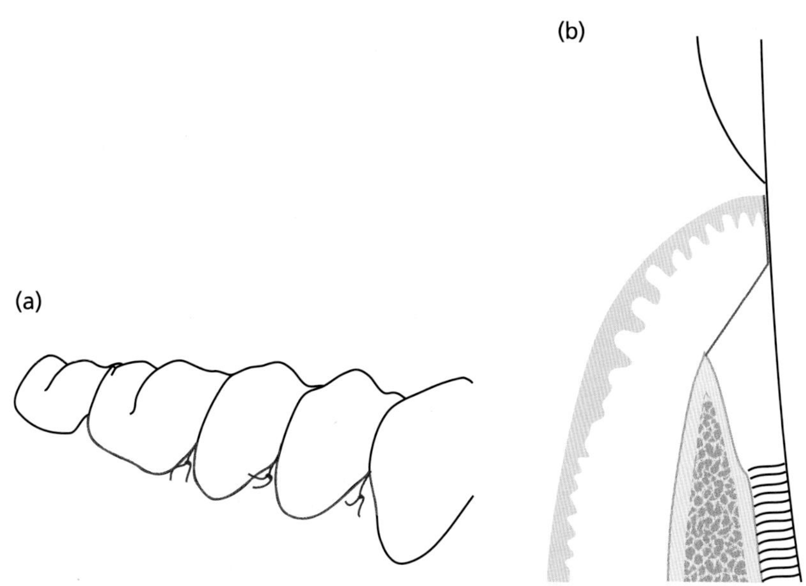

图32-29　改良Widman瓣。（a）在对角形骨缺损进行适当的清创和刮治后，仔细调整龈瓣使之覆盖在牙槽骨上并进行缝合。（b）瓣应当完全覆盖牙间的骨面，并与牙面紧密贴合。

32–31c）。去除松散的部分组织并行根面清创。如有必要，可行骨成形术。楔形瓣切除术可在暴露骨缺损后，尽可能保留足够的牙龈和黏膜以获得软组织覆盖。将颊侧、舌侧瓣复位于暴露的骨面，修整边缘以防止创口边缘的重叠，将龈瓣复位并行间断缝合（图32–31d）。约1周后拆除缝线。根据结节或磨牙后区域的解剖结构，可对手术进行不同的改良，目的是消除过多的组织，同时保留角化龈（图32–32）。其中一种设计是改良远中楔形切除术，从磨牙远中面朝上颌结节的后部制备颊侧和腭侧的两个平行的反向斜切口，与颊舌侧切口相连（图32–33～图32–35）。

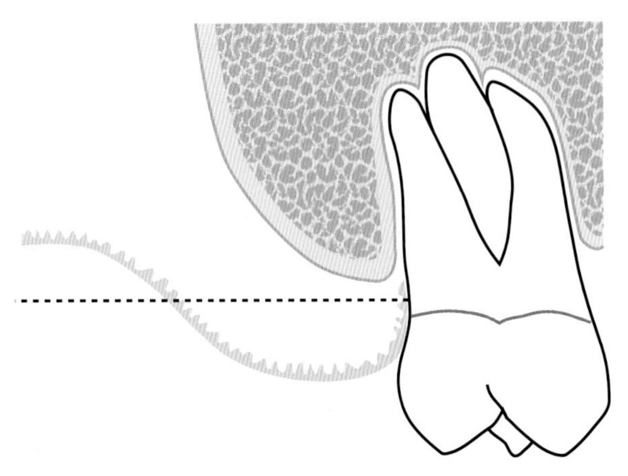

图32–30　远中楔形瓣切除术。简单的牙龈切除术切口（虚线）用于去除上颌磨牙后方的软组织袋和邻近的纤维组织垫。

骨相关手术

Schluger（1949）和Goldman（1950）概述了牙周治疗中的骨手术原则。他们指出，炎性牙周病导致的牙槽骨缺损常表现为骨嵴外形不规则，因此他们认为，牙龈外形很大程度上取决于下方骨的外形和相邻牙齿的邻面解剖外形。牙周袋的去除常常需要联合应用骨成形和消除凹坑状骨、角形骨缺损，从而建立并维持术后的浅牙周袋和最佳牙龈外形。

骨成形术

“骨成形术”一词是Friedman在1955年提出的。骨成形术的目的是在不去除任何“支持”骨

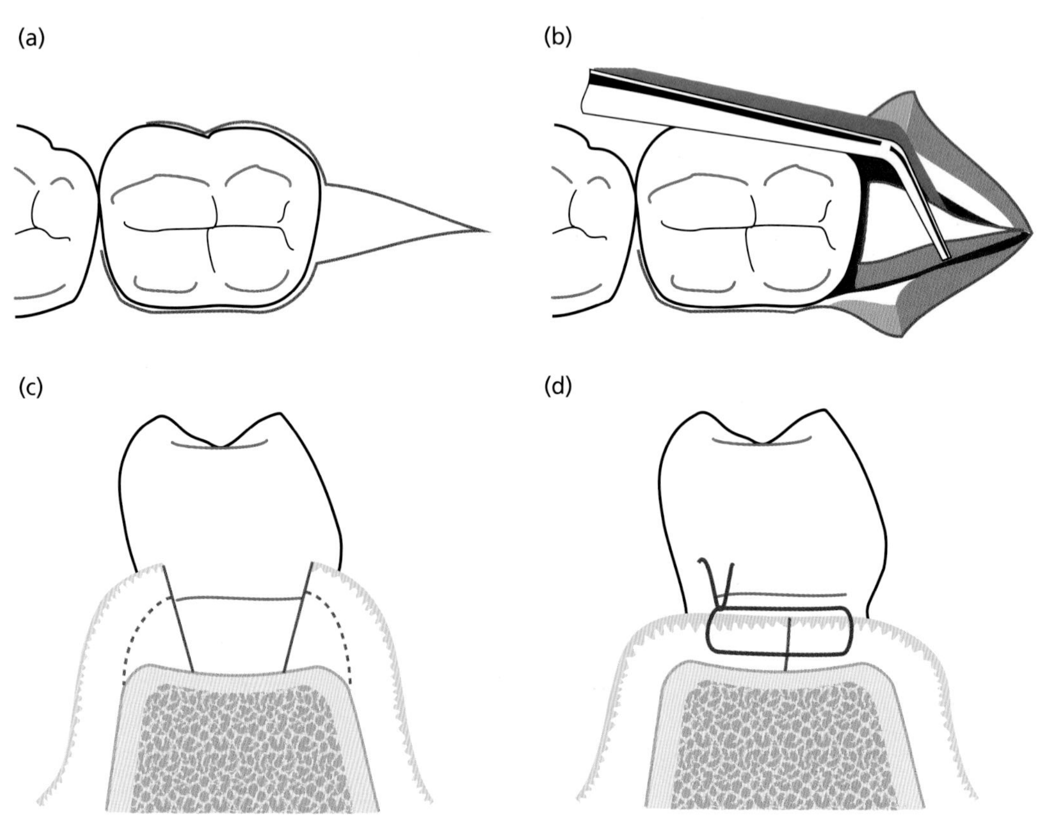

图32–31　远中楔形瓣切除术。（a）在磨牙后垫制作颊侧和舌侧的垂直切口，在下颌磨牙后方形成三角形。（b）将三角形的楔状组织从下方的骨面分离并去除。（c）在切口下方潜行削薄颊侧和舌侧瓣（虚线）。（d）修整并剪短组织瓣以避免创口重叠，缝合。

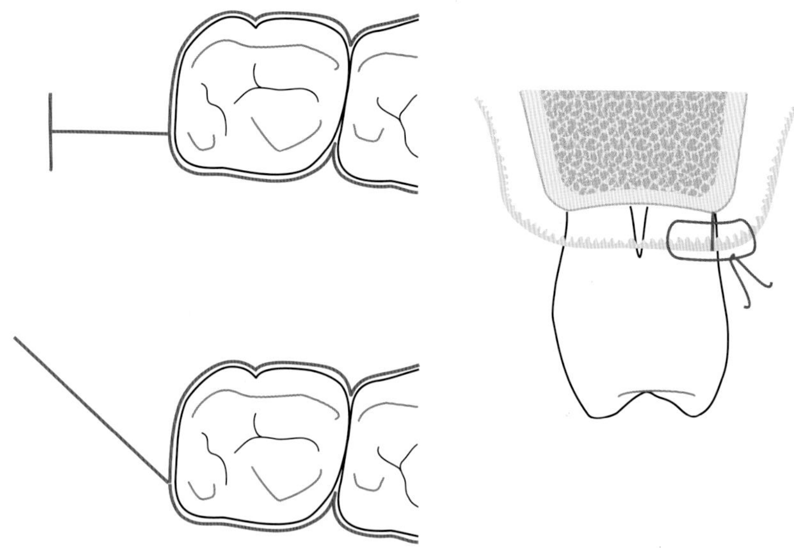

图32-32　改良远中楔形瓣切除术。为了在根分叉区采用最合适的龈瓣，可改良切开技术。在切开时，必须考虑现存附着的角化组织的数量和磨牙后区的可操作性。

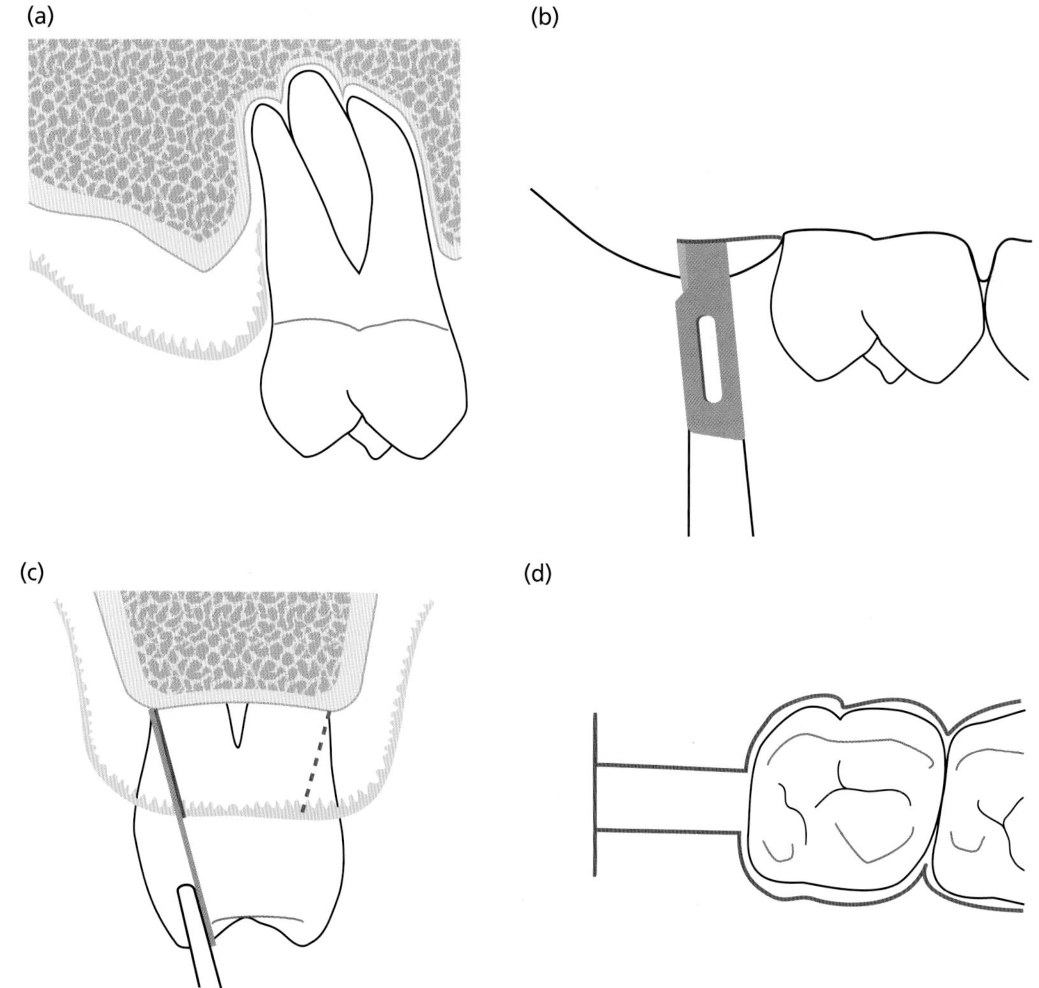

图32-33　改良远中楔形瓣切除术。（a）位于上颌磨牙远中面的合并角形骨缺损的深牙周袋。（b～d）从磨牙远中面朝上颌结节的后部制备颊侧和腭侧的两个平行的反向斜切口，与颊舌侧切口相连（d）。颊侧及腭侧切口沿着磨牙的颊侧和腭侧向近中方向延伸以利于翻瓣。

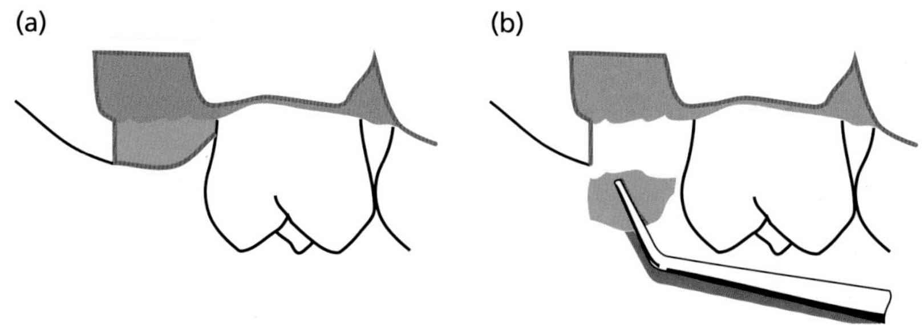

图32-34 改良远中楔形瓣切除术。（a）翻开颊侧和腭侧瓣。（b）使用锐利的器械将矩形的楔状组织从牙齿和下方的骨面上分离并去除。

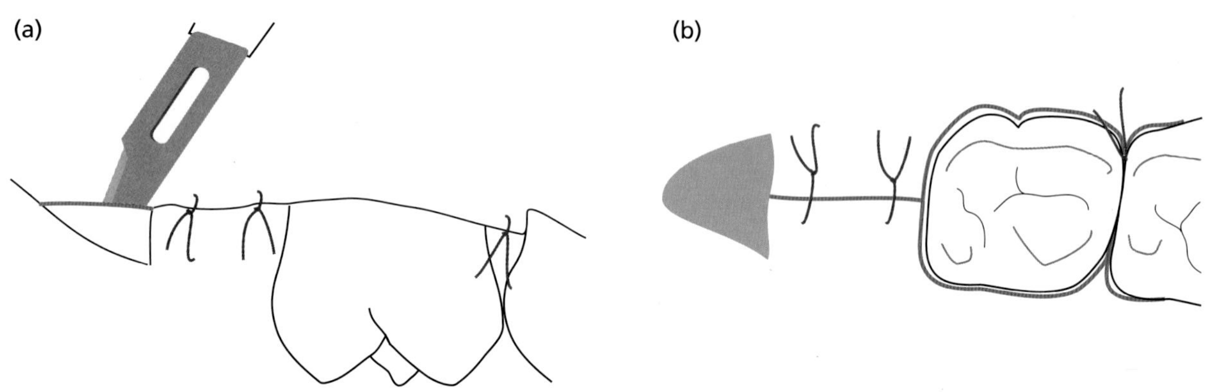

图32-35 改良远中楔形瓣切除术。（a，b）在骨成形和根面清创后，修整龈瓣并切短以避免创口边缘的重叠，缝合，使软组织与磨牙的远中面紧密贴合。采用牙龈切除术使颊舌侧切口远中余留的纤维组织垫表面平整。

的情况下修整牙槽骨。骨成形术的范围包括削薄厚的骨嵴，并建立颊（舌和腭）侧骨嵴的扇形外形（图32-36）。在不伴骨成形术的翻瓣术中，即使软组织的形状已修整为明显的扇形，但在术后其牙间的形态有时仍不能使骨获得理想的黏膜覆盖。在这种情况下，可以通过垂直向去除非支持骨以减少牙间区域颊舌向骨的大小，从而促进瓣的贴合，进而降低愈合期间骨暴露的风险和由于瓣边缘不足导致的无支撑性黏膜瓣的缺血性坏死。

有时也需要去除非支持骨，以利于骨内根面清创。因为通常不需要切除支持骨，修整邻间凹坑状骨缺损和去除（或减少）骨缺损周围的骨壁，常被称为“骨成形术”（图32-37）。

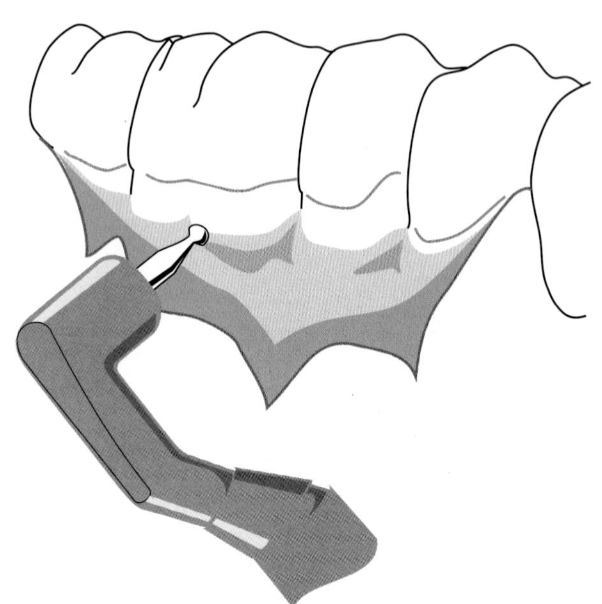

图32-36 骨成形术。在下颌磨牙区，用球钻将较厚的骨嵴磨除，以利于龈瓣的最佳贴合。

骨切除术

骨切除术包括去除与牙齿附着直接相关的支持骨。骨切除术的目的是在更根方的水平建立牙槽骨的“生理”解剖结构（积极的结构）。然而，对于修整牙槽骨形成这种积极的结构的必要性从未被证实，在磨牙区广泛切除支持骨，可能会导致根分叉缺损的暴露或引起广泛的牙龈萎缩。因此，一般来说，不应去除支持骨。目前，

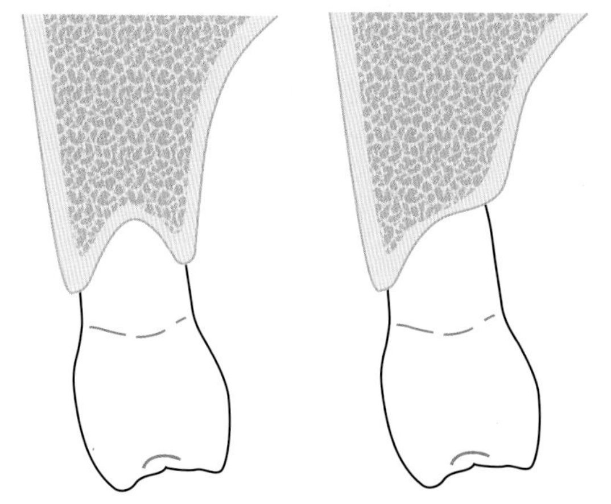

图32-37　骨成形术。通过去除腭侧骨壁来消除邻间的凹坑状骨缺损。出于美学考虑，保留颊侧骨壁以支撑软组织的高度。

只有在有凹坑状骨吸收的情况下，才能进行骨切除手术，将颊侧和/或舌侧凹坑状骨壁降低到骨缺损区的底部，以利于瓣的贴合（图32-38a）。如果在牙间区域已实施了骨切除术，应适当修整颊侧和舌/腭侧的骨边缘以消除由于牙间骨切除导致的骨高度差。然而，这种骨高度的降低绝不能导致根分叉的暴露或影响牙周支持（Oschenbein 1986）（图32-38b）。

牙周手术技术（现代观点）

手术治疗的目标

在传统的牙周治疗中，牙周袋的消除/闭合是主要目标之一。手术方法去除牙周袋有两个目的：（1）消除促进牙周病进展的牙周袋；（2）在创口愈合后，有利于根面的专业清创和牙面的自我清洁。

从这两个目标出发，消除牙周袋的必要性受到了挑战，因为牙周治疗后彻底清除牙周袋似乎是不现实的。然而，长期队列研究评估了牙周治疗成功后牙周炎进展的发生率，结果表明，存在残留牙周袋［探诊深度（probing pocket depth, PPD）≥6mm］和持续探诊出血（开放的牙周袋）的深牙周袋（探诊深度＞4mm+BoP）与牙周炎进展显著相关（Claffey & Egelberg 1995; Matuliene et al. 2008）。因此，目前牙周治疗的终点是获得没有深牙周袋的牙列。这些新的信息构成了牙周手术在保存牙齿方面发挥作用的基础，因为第二步牙周治疗后存在残留疾病需要进一步治疗，这是第三步牙周治疗的一部分。然而，牙周袋深度增加不应该是牙周手术的唯一适应证，因为存在牙周炎的情况下，探诊深度，即从龈缘到组织阻力阻止牙周探针进一步深入，可能与牙周袋的"真实"深度不符（见第22章）。此外，牙周袋探诊深度与是否存在活动性疾病之间没有明显的相关性。这意味着除了探诊深度增加外，还应存在其他体征，以证明手术治疗的合理性。这些症状包括炎症的临床表现，特别是渗出和BoP（探诊到袋底）及牙龈形态的异常。

总之，牙周手术的主要目标是通过促进菌斑去除和感染控制来促进牙周组织的长期保存，而

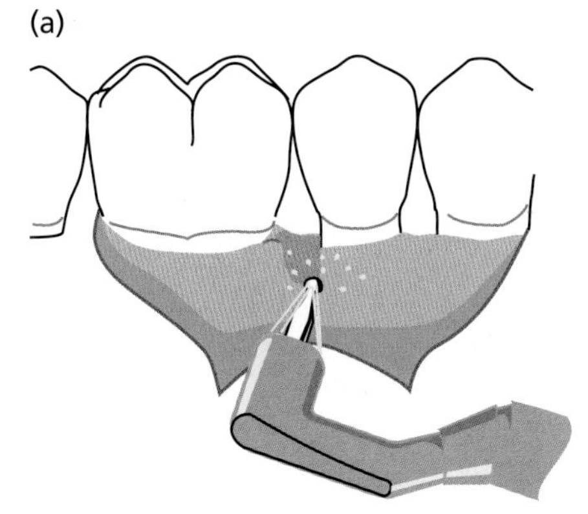

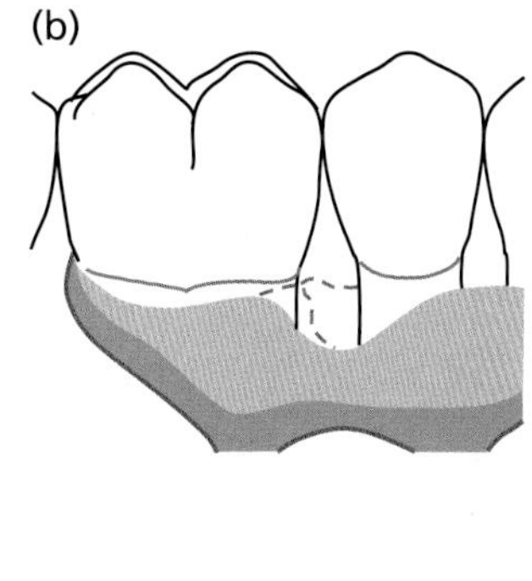

图32-38　骨切除术。（a）翻开黏骨膜瓣后，在下颌前磨牙的远中面，暴露单壁或二壁复合骨缺损。由于在下颌后牙区美学并不是一个关键因素，在持续盐水冲洗下使用球钻将骨壁降低至与缺损接近的水平。（b）骨成形完成后。注意必须去除第二前磨牙和第一磨牙的颊舌侧部分支持骨，使软组织瓣能紧密覆盖于硬组织。

牙周手术可以通过以下方式达到这一目的：

- 为适当的专业刮治和根面平整创造可行性。
- 建立没有深牙周袋和开放牙周袋的牙列。
- 建立便于口腔自洁的牙龈形态。

此外，牙周手术可能旨在促进因破坏性疾病而丧失的牙周附着的再生（牙周治疗中的再生程序在第38章中讨论）或改变根分叉病变的解剖结构以提高感染的可控性（根分叉病变的治疗在第33章中讨论）。

牙周手术的适应证

刮治和根面平整的局限性

以下原因会增加非手术治疗中根面清创的难度：（1）牙周袋深度的增加；（2）牙齿表面宽度的增加；（3）根裂、根部凹陷、根分叉和修复体在龈下区域的不良边缘。

如果使用恰当的方法和合适的设备，对深达5mm的牙周袋能够进行良好的清创术（Waerhaug 1978; Caffesse et al. 1986）。然而，5mm的标准不能作为普遍的经验法则。如果不方便操作和存在以上提到的一种或几种情况，那么即使对浅牙周袋也难以完成恰当的清创，反之，即使在更深的牙周袋中，如果便于操作，牙根形态较好，也有可能获得很好的清创效果（Badersten et al. 1981; Lindhe et al. 1982b）。

通过临床方法难以判断是否已进行了良好的龈下清创。在刮治之后，根面应当是光滑的——粗糙的表面经常提示仍然有龈下结石的存在。仔细观察龈下清创后牙龈的反应也很重要。如果炎症持续存在，在龈下区域轻柔地探诊也会引起出血，那么应当怀疑存在龈下沉积物（图32-39）。如果通过反复的龈下器械治疗，症状仍没有缓解，则应当进行牙周手术，暴露根面从而恰当地清创。

自我菌斑控制的局限性

控制感染的能力不仅仅取决于患者本身的积极性和灵巧度，在一定程度上也由牙龈区域的形态决定。在感染控制过程中，患者需注意清洁龈

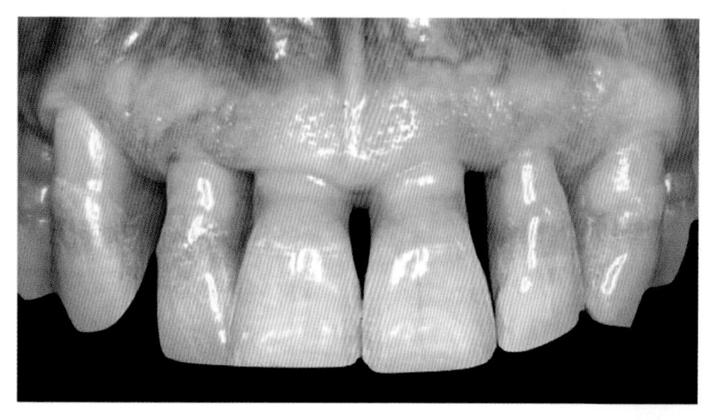

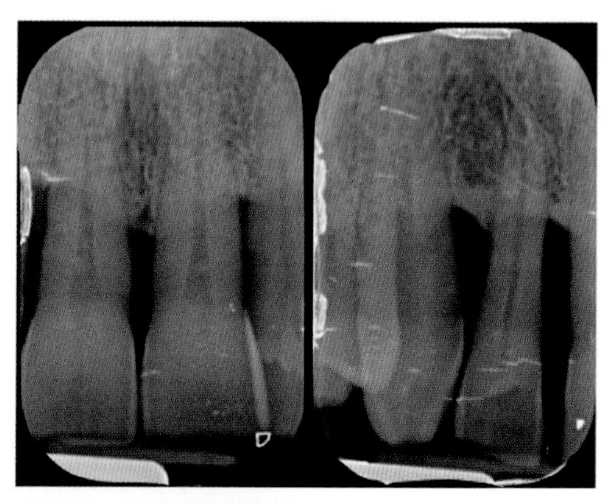

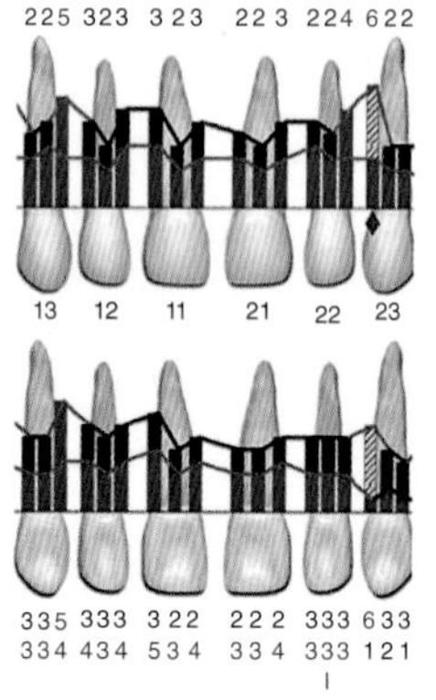

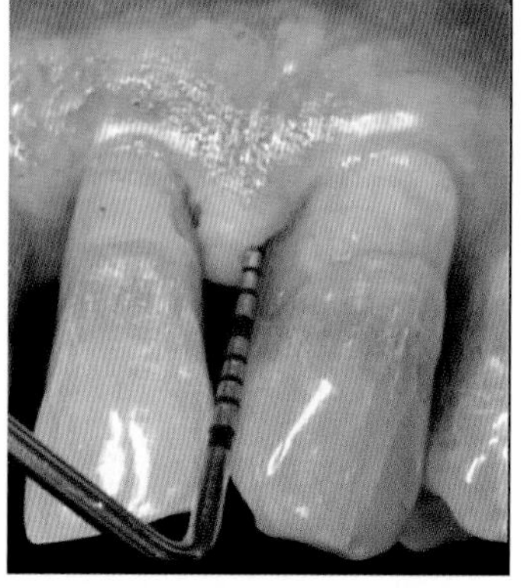

图32-39 非手术治疗后进行评估，显示存在持续的炎症，牙周袋探诊出血，探诊深度≥6mm。应考虑翻瓣暴露根面来进行适当的清洁。

上牙面和龈沟边缘部分。

重度牙龈增生和牙龈凹坑状缺损等牙龈形态异常（图32-40），可妨碍恰当的自我菌斑维护。同样地，修复体边缘轮廓及表面形态不良和牙龈边缘外形不良也会严重影响菌斑的去除。

在牙周病的专业治疗中，口腔医生应当将牙齿按如下方式进行处理，才能有效实施自我菌斑维护。治疗完成后，应达到如下目标：

- 无龈上或龈下沉积物。
- 无病理性牙周袋（探诊到＞4mm的袋底时没有出血）。
- 无深牙周袋（袋深≥6mm）。
- 无导致菌斑滞留的不良牙龈外形。
- 无与龈边缘有关的引起菌斑滞留的修复体。

这些要求对应的牙周手术指征如下：

- 彻底的根面清创。
- 建立有助于感染控制的龈牙区形态。
- 降低牙周袋深度。
- 修正不良的牙龈外形。
- 调改导致菌斑滞留的修复体根方的牙龈外形。

牙周手术的禁忌证

患者的配合

良好的术后感染控制是牙周手术成功的决定因素（Rosling et al. 1976; Nyman et al. 1977; Axelsson & Lindhe 1981）。对于那些在病因相关治疗阶段不能配合的患者，不应给予手术治疗。尽管短期的术后感染控制需要定期的专业治疗，但长期的良好口腔卫生的保持则取决于患者本身。理论上来说，即使患者的口腔卫生维护很差，定期复诊行支持治疗也能有所改善（如每周一次）；但考虑到患者人数众多，采取这样的方法是不现实的。对于牙周病患者，代表性的复诊时间应该是每3～6个月进行一次专业的检查。对于那些在间隔期内无法维持令人满意的口腔卫生状态的患者，不应考虑进行牙周手术。

吸烟

尽管吸烟不利于创口的恢复（Siana et al. 1989），但它不是牙周手术治疗的禁忌证。然而，临床医生应当注意，与非吸烟者相比，吸烟者探诊深度的降低、临床附着的改善及骨组织的再生更困难（Labriola et al. 2005; Javed et al. 2012; Patel et al. 2012）。

全身健康状况

在任何手术治疗之前，重新评估患者的病史非常重要，因为需要确认是否有不适宜手术的情况或是否应采取某种预防措施，如预防性使用抗生素或不含肾上腺素局部麻醉药的使用。应考虑请患者的内科医生进行会诊。

术式的选择

由于上述的每项手术步骤是用于处理一个具体的病情或一个确定的病变，所以大部分患者的牙周手术没有一个单独的标准化方法可以应用。因此，在每个术区，常使用不同的术式并联合应用，以涵盖牙周手术治疗的所有病变。原则上，保存或诱导牙周组织形成的术式应优先于切除或

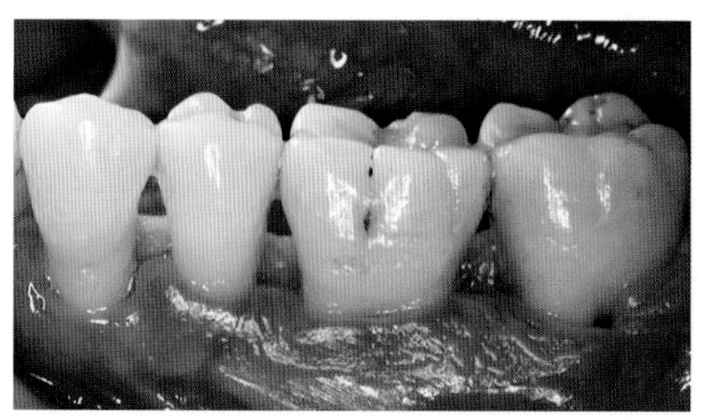

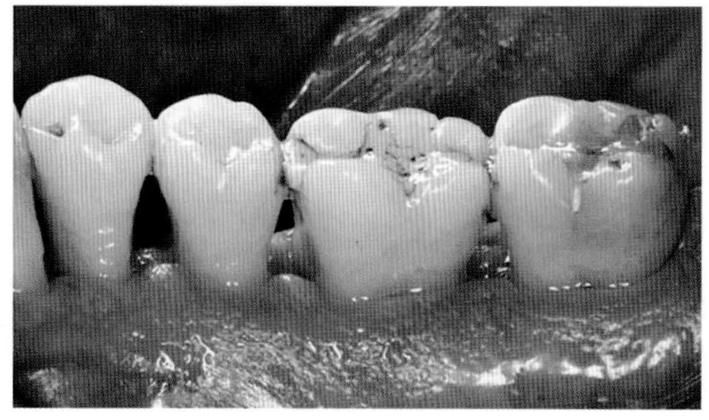

图32-40　邻面牙龈凹坑状缺损会导致菌斑滞留，影响患者的菌斑控制。

消除组织的术式。

牙龈切除术

牙龈切除术的一个明显适应证是修整异常的牙龈外形，如凹坑状牙龈和牙龈增生（图32-40）。对这类病例，其术式常被称为牙龈成形术。当切口可能切除整个区域的牙龈时，采用牙龈切除术通常被认为是不合适的。常见于切除的牙周袋底位于或超过膜龈联合的病例。对这种情况，可施行内斜牙龈切除术（图32-41）作为替代术式。由于以上这些局限性，且近年来随着手术方法的发展，新术式有着更广泛的应用范围，这些都导致牙龈切除术应用减少。

翻瓣术

翻瓣术可用于任何需要牙周手术治疗的病例。翻瓣术特别适用于牙周袋深度超过膜龈联合的位点和/或需要治疗骨缺损和累及根分叉的病变。翻瓣术的优点包括：

- 保存现有的牙龈。
- 暴露牙槽骨边缘，以便确认骨缺损形态和给予恰当的治疗。
- 暴露根分叉区域，以确定病变程度和"牙-骨"关系。
- 组织瓣可复位到原始水平或根向复位，并可以根据局部情况调整牙龈边缘。
- 翻瓣术保存了口腔上皮，所以通常是原位愈合的。因此，较之牙龈切除术，翻瓣术后患者通常较少出现不适。

用于治疗牙周炎的不同组织瓣术式通常分为消除组织（切除）和保留组织瓣（进入/保留）。此外，组织瓣还可以分为同时涉及颊侧和舌侧与仅涉及颊侧（标准瓣与单侧瓣），以及保留或不保留牙间组织（标准瓣与龈乳头保留瓣）。

从教学的角度来看，牙周外科手术治疗似乎是关于考虑如何处理一个特定位点的牙周袋（1）软组织成分和（2）硬组织成分的手术治疗更为合适（图32-42）。

根据手术术式，牙周手术完成时软组织瓣应根向复位于牙槽嵴顶（传统Widman瓣、Neumann瓣和根向复位瓣）或维持在冠向位置（Kirkland瓣、改良Widman瓣和龈乳头保留瓣）。从美学的角度来说，保留术前的软组织高度非常重要，尤其在前牙区。然而，长期临床研究显示，手术治疗时组织瓣行冠向复位或根向复位，其软组织边缘的最终位置并没有显著差异。对于许多患者来说，为了有足够的时间适应不可避免的软组织退缩，前牙区行组织瓣冠向复位是十分重要的。但是，在后牙区应以根向复位为主。

对于龈瓣的位置，手术目的是为了使软组织在颊/舌向、邻间均能完全覆盖牙槽骨。因此，最重要的是，一旦龈瓣重新定位和缝合，要仔细设计切口以使手术结束时能达到这一目标。

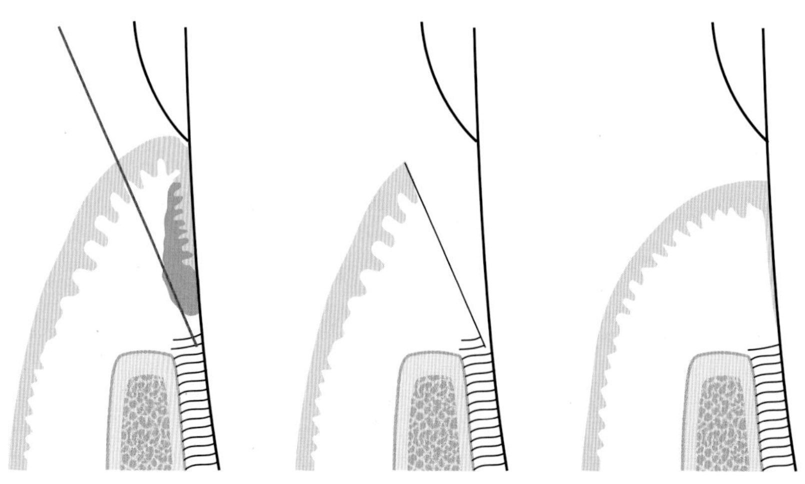

图32-41 牙龈切除术时的内斜切口。仅存在最小范围的牙龈时所采用的切口技术示意图。

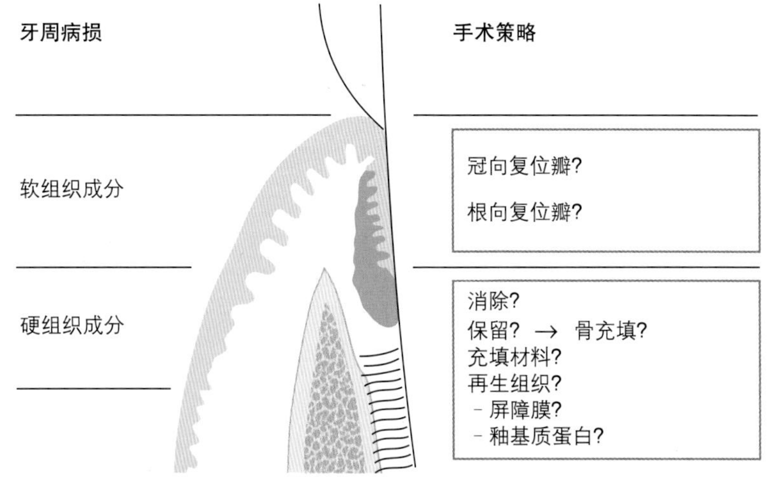

图32-42 手术策略。关于牙周袋的软硬组织成分的治疗策略。

研究指出，不同手术之间龈缘最终位置的差异也取决于每次骨成形的程度（Townsend-Olsen et al. 1985; Lindhe et al. 1987; Kaldahl et al. 1996; Becker et al. 2001）。在传统的牙周手术中，常将骨内缺损转变为骨上缺损，然后再由软组织瓣的根向复位来消除缺损。角形骨缺损和凹坑状骨的骨成形是一种切除性技术，需要谨慎而仔细地应用。然而，医生常会在决定是否消除角形骨缺损时，面临着这样一种进退两难的困境。在治疗决策中有许多因素需要考虑，如：

- 美学。
- 累及的牙或位点。
- 缺损形态。
- 余留牙周组织的量。

由于牙槽骨支持着软组织，通过骨成形来改变骨水平会导致软组织边缘退缩。因此在前牙区，从美学角度考虑，在消除邻间隙的骨缺损时会很慎重。

缺损形态是愈合过程中修复/再生的一个重要因素（Rosling et al. 1976; Cortellini et al. 1993, 1995a）。二壁骨缺损，尤其是三壁骨缺损，显示了修复/再生的巨大潜能，而一壁骨缺损和邻间隙凹坑状骨则极少获得这种效果。而且，在手术过程中，去除骨内结缔组织/肉芽组织常常会导致牙槽嵴顶的吸收，特别是薄骨壁的位点，这会导致该位点垂直骨量的减少。硬组织缺损的多种可选治疗策略包括：

- 通过骨切除术消除骨缺损（骨成形术和/或骨切除术）。对于深度有限的凹坑状缺损，减少/消除凹坑状缺损舌侧的骨壁通常就足够了，从而保持面部软组织的骨支撑（图32-37）。除了美观之外，根分叉病变的存在可能会限制骨外形重建的程度（Oschenbein 1986）。
- 未行骨切除术，维持了缺损空间，并使用再生性手术（牙周治疗中的这些手术将在第38章中讨论）或微创翻瓣术，旨在保留边缘组织并提供最大限度的血凝块稳定性和促进牙周组织再生（见后续介绍）。

牙周手术器械

牙周手术治疗过程中不同的阶段常因手术目的不同而选择特定的器械：

- 切开和切除（牙周手术刀片）。
- 黏膜瓣的转位和复位（骨膜分离器）。
- 附着纤维和肉芽组织的去除（软组织钳和组织剪）。
- 洁治和根面平整（洁治器和刮治器）。
- 去除牙体组织和骨组织（咬骨钳、骨凿和车针）。
- 缝合（缝线、持针器和线剪）。

良好的器械保养也很重要，应例行维护以确保洁治器、刮治器、配备固定刀柄的手术刀片等保持锐利，剪刀的铰链部、咬骨钳和持针器适当上油润滑。

各种牙周手术治疗器械的设计应当相对简化。通常，手术器械的数量和种类应尽量最少，并被储存在即用型无菌包或无菌器械盘中。一个通用的标准器械盘包含了牙周外科手术的基本器械和牙周专用器械。标准器械盘常包含以下罗列的器械（图32-43）：

- 口镜。
- 带刻度的牙周探针。
- Nabers（分叉）探针。
- 一次性手术刀片的刀柄。
- 黏骨膜分离器和组织牵拉器。
- 洁治器和刮治器。
- 超声波工作尖。
- 组织钳。
- 组织剪。
- 持针器。

额外的器械可能包括：

- 局部麻醉用注射器。
- 冲洗用注射器。
- 吸引器接口。
- 生理盐水。
- 塑料器械。

特定的手术器械

手术刀可适配固定或可替换刀片。一次性刀片的优点是通常很锋利，且可加工成不同的形状（图32-43）。特殊刀柄可以在有角度的位置安装刀片，这样有助于外斜切口和获取腭侧自体移植物。

良好的牙周创面的愈合对手术成功至关重要。因此处理软组织瓣时要求尽可能减少组织创伤。当为获得最佳视野而转位和牵拉组织瓣时，需轻柔使用骨膜剥离器。在黏膜瓣的边缘区域，不能使用可穿透组织的外科钳和组织牵拉器。应使用小喙的持针器和无创缝合。

洁治器和刮治器在牙周手术中用于去除肉芽组织，并在翻瓣进入该区域后进行刮治和根面平整。旋转细粒金刚砂也可用于骨下袋、根面凹陷和根分叉开口（图32-44）。在手术中，以无菌盐水作为冷却剂的超声设备也可以用于根面清创。根面器械治疗时用盐水不断冲洗，冲走血液后，能提供更好的术区视野。

在切除性手术中，锋利的骨凿或咬骨钳（图

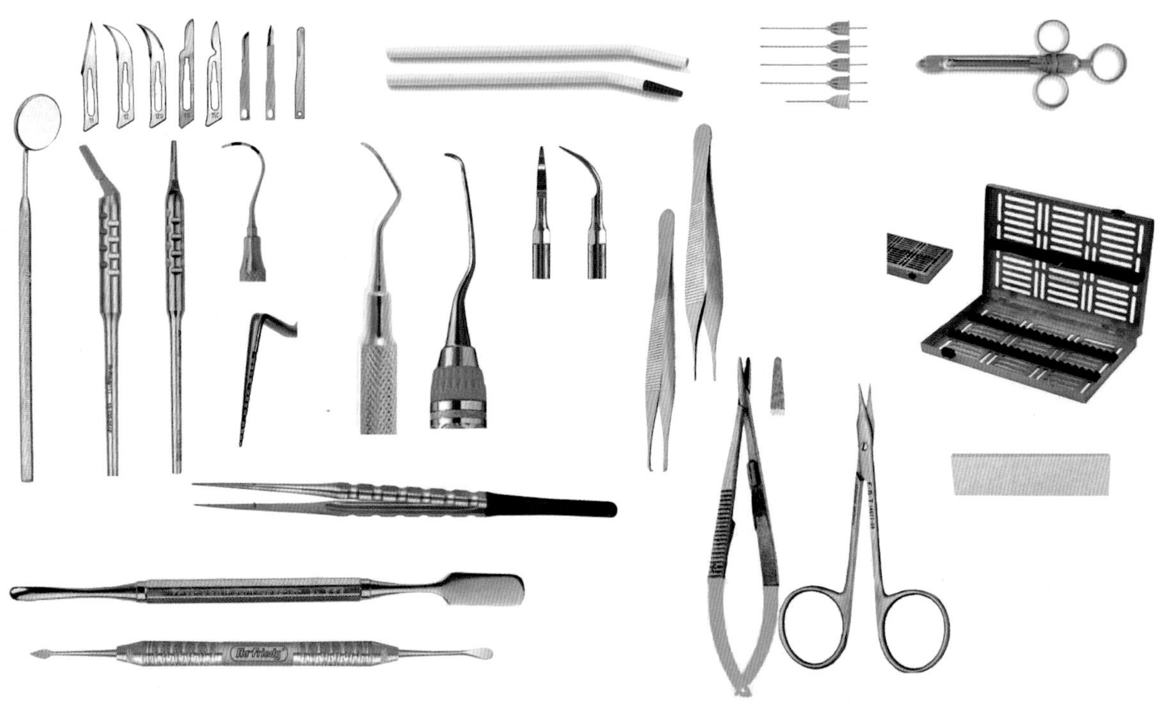

图32-43 用于牙周手术的全套器械，放置于一个标准器械盘内。

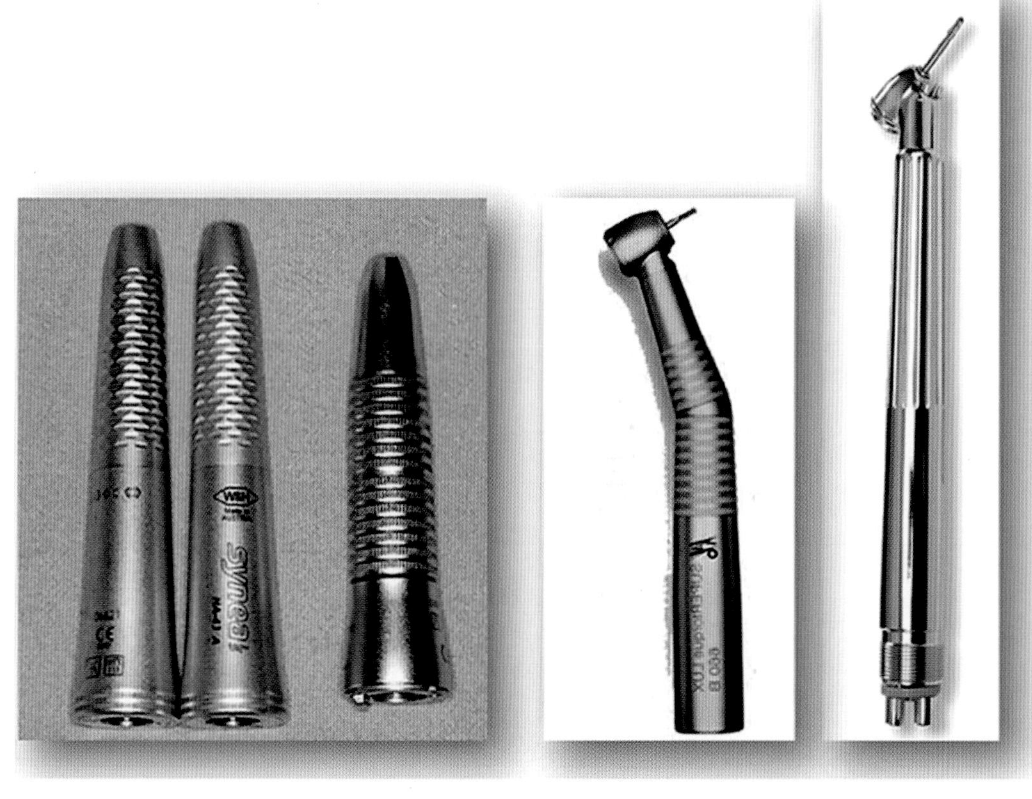

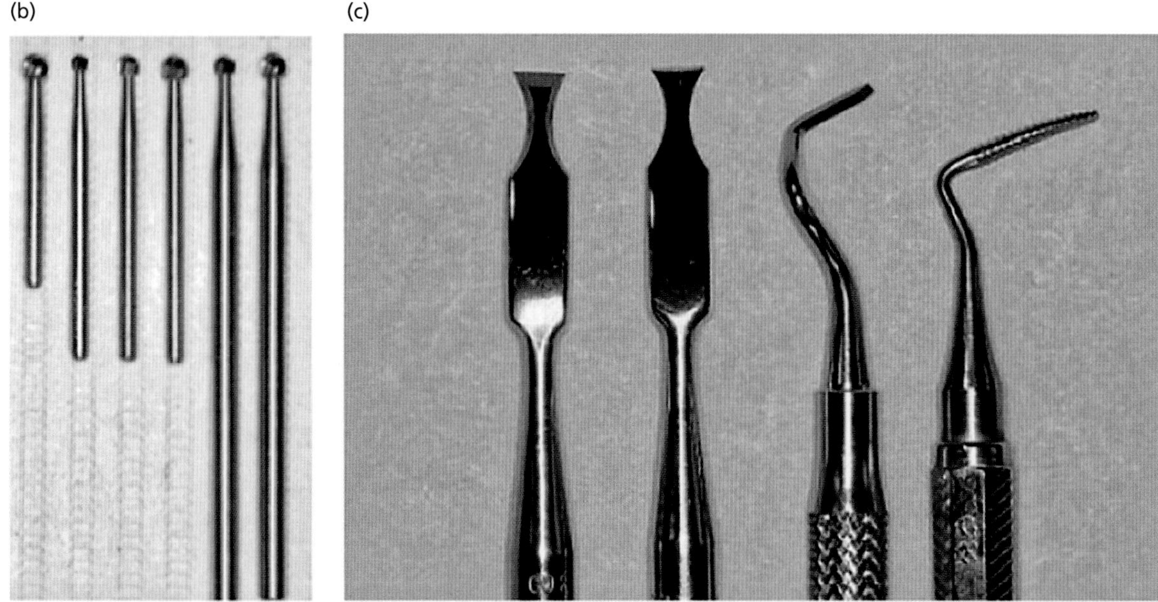

图32-44　（a）安装在直机头或高速机头的旋转车针示例。（b）短柄和长柄球钻。（c）用于骨成形的器械（骨凿和锉）。

32-44）可用于去除非支持性骨（骨成形术）或少量的支持性骨（骨切除术）。建议在去除牙根表面附近的牙槽骨时使用这些器械，因为车针可能会磨除健康的牙齿组织，导致牙齿敏感和牙骨质丧失。使用手术车针时，应充分使用无菌生理盐水冲洗，以确保冷却和清除组织残留物。

出血在牙周手术中相当罕见。渗血通常用加压包（生理盐水润湿的无菌纱布）即可控制。小血管出血可以通过止血钳钳夹和可吸收缝线缝合血管来止血。如果血管周围包绕着骨，可以用钝的器械压迫血管走行的营养管以利于止血。

通过有效的吸力来保证术区的视野。吸引器

尖端内腔应比吸引管小，以免管腔堵塞。

患者的头部可用高压蒸汽灭菌的棉质铺巾或无菌一次性塑料/纸质铺巾覆盖。牙周手术医生和助手都需戴无菌手术手套、手术面罩和手术帽。

牙周翻瓣术步骤详解

牙周手术中的局部麻醉

在伦理学上，管理疼痛是医生的责任，通常会提高患者总体的满意度（如增加信心和更好地合作），并在术后促进创口愈合和短期功能恢复。为了在牙周手术过程中预防疼痛，计划进行手术的全部牙列区域，包括牙齿和牙周组织都应当进行恰当的局部麻醉。

氨基酰胺类的局部麻醉药，如利多卡因、甲哌卡因、丙胺卡因和阿替卡因，比氨基酯类局部麻醉药（如普鲁卡因和丁卡因）的效果更好，过敏反应更少。因此在牙科局部麻醉中替代酯类成为“金标准”。由于对骨渗透的需求高，牙科局部麻醉药包含了更高浓度的活性成分。尽管多数酰胺类局部麻醉药在低浓度会导致局部血管收缩，在牙科临床使用的浓度会导致局部血流增加，从而缩短麻醉的持续时间。因此在牙科局部麻醉中增加血管收缩剂（如＞1：200000或＞5mg/mL的肾上腺素）会显著增加麻醉持续时间、增强麻醉深度、减少术中出血。事实上，在牙周手术中使用不含血管收缩剂的局部麻醉药会适得其反，因为这增加术区出血、减少麻醉深度。对大多数人来说，牙周手术中通常采用的微量肾上腺素引发的心血管效应微乎其微，但意外的血管内注射、罕见的患者过敏性体质以及未预料到的药物交叉反应（或剂量过大）可能会导致严重的后果。因此，在进行任何牙周手术之前必须仔细询问病史。对于有严重心血管疾病病史的患者，只应给予低剂量，甚至可以使用不含血管收缩剂的局部麻醉剂。

对口腔医生来说，在牙周手术前注射牙科局部麻醉药是常规，但对患者来说这一体验并不愉快。安慰和心理支持是必需的，也更有助于增加患者对口腔医生的信心。创造一个轻松的氛围有助于减轻患者在陌生环境中的恐惧，也有助于增强其对疼痛的抵抗力（如内啡肽的释放）。

牙周手术的麻醉一般通过神经阻滞和/或局部浸润。在翻瓣术中，必须在操作前获得完全麻醉，因为当骨面暴露后很难补充麻药。此外，如果在针刺部位使用合适的局部药膏或喷雾进行预先麻醉，会很好地缓解针刺时的疼痛。

当牙周组织仍然有炎症时，局部浸润麻醉的效果也会显著降低。可能的原因是炎症区域的组织pH较低，酸性分子比例大于比碱性分子，麻醉药物效果较差。因此，局部麻醉药扩散进入轴鞘变得更慢，起效更迟，效果更差。

通常来说，应当通过下颌阻滞和/或颏神经阻滞来麻醉下颌牙齿和软硬组织。在下颌前牙区，尖牙和切牙经常通过浸润麻醉，但在中线上常有交叉。交叉区域必须行双侧浸润麻醉或双侧神经阻滞麻醉。下颌颊侧软组织通过局部浸润或颊神经阻滞麻醉。局部浸润，通常在治疗区域的颊侧行一系列的注射，在使用合适的局部麻醉药时，显然还会有附加的局部缺血效应。

舌侧牙周组织也必须麻醉。麻醉常通过舌神经的阻滞和/或靠近术区的口底浸润。只有需要适当的局部缺血时，可在牙间龈乳头进行补充注射（龈沟内注射）。

在术区牙龈黏膜褶皱处注射，可以很容易地麻醉上颌牙齿和颊侧局部牙周组织。如果手术计划包括更大范围的上颌牙列，如中切牙、尖牙、第二前磨牙和第二磨牙，需要重复注射（在牙龈黏膜褶皱）。在上颌后牙区，可使用结节注射来阻滞上颌神经的上级牙槽分支。然而，由于在翼丛附近，考虑到血管内注射和/或血肿的形成，并不推荐这种阻滞麻醉。

在位于术区邻牙牙龈边缘根方约10mm的黏膜上以正确的角度注射很容易麻醉腭神经。如果骨缺损较多，可以通过颊侧经牙乳头注射来减轻无弹性的腭黏膜上的疼痛。有时可麻醉鼻腭神经和/或更大的腭神经。特别是在包含磨牙的牙周手术中，更应考虑麻醉腭神经。

切口和翻瓣

在切开前，应仔细进行牙周检查，以确定应该进行牙周手术的牙齿，因为牙周袋较浅的翻瓣会导致附着丧失和牙龈退缩。当所有区域均已麻醉，使用牙周探针进行深部骨探查有助于手术医生识别具有最深牙周袋和骨缺损的区域，从而根据牙周手术的具体目标正确设计切口。

平行于龈缘的扇形内斜切口是牙周翻瓣术的基本切口。扇形的范围（切口和牙龈边缘之间的距离）将取决于手术技术的选择和手术目的。当手术主要目的是为根面器械的进入建立通路时，在上颌前部区域，扇形的范围应该是最小的，且瓣应该重新定位到与术前相同的水平，以尽量减少术后牙龈退缩（翻瓣或开放瓣清创）。或者，当目标不仅是根面器械治疗，还需要降低牙周袋深度时，可以使用弧形切口（根向复位瓣）切除牙周袋的软组织成分（图32-45）。特别是在腭侧瓣中，瓣的根向复位是不可能实现的，牙周袋降低只能通过扇形的第一切口和腭瓣变薄来实现。在颊侧瓣中，依据存在的角化组织量，一旦瓣被翻开超过膜龈联合，扇形就可以与瓣的根向复位相结合。

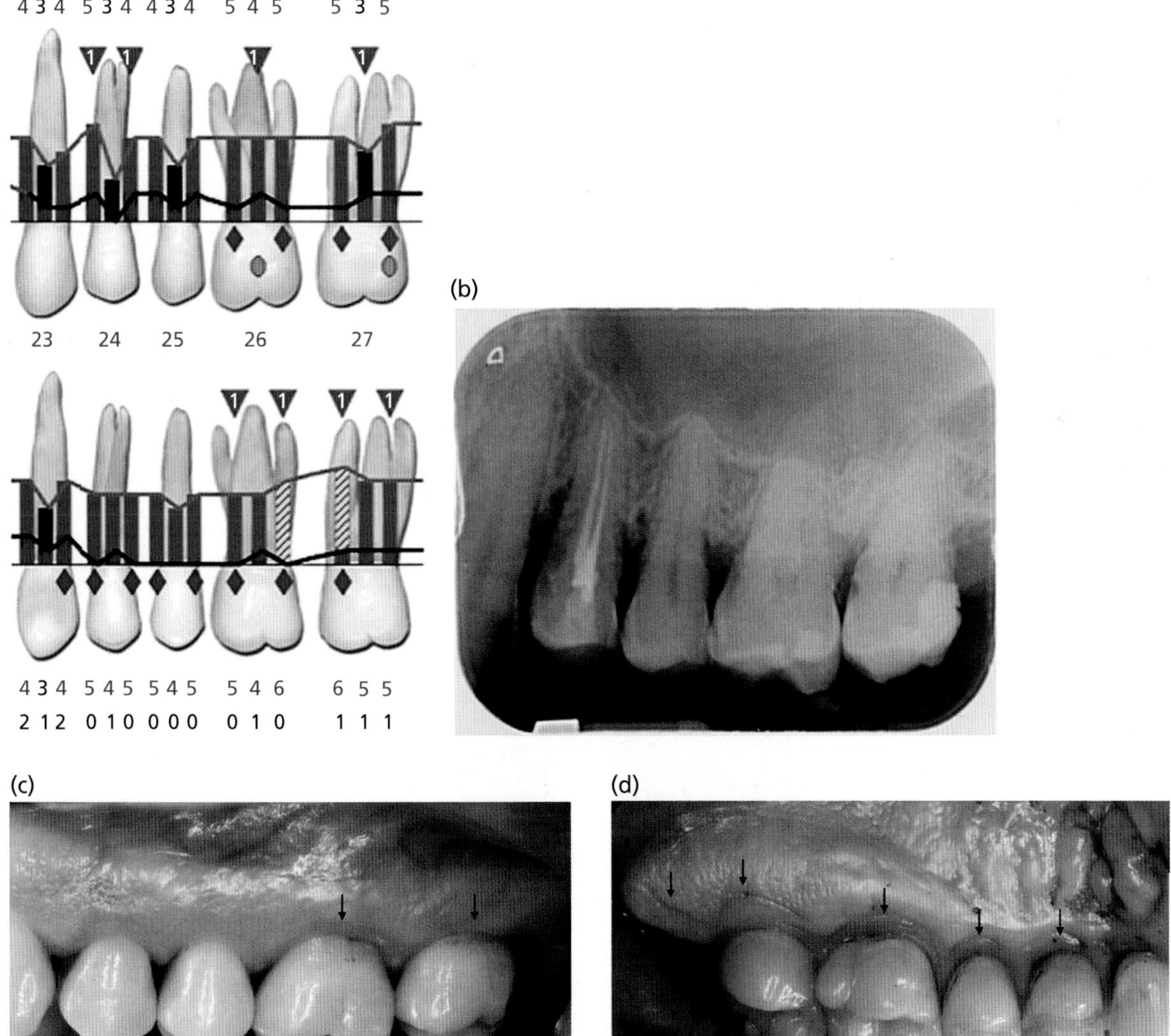

图32-45　上颌后牙六分区域牙周翻瓣手术。（a）术前探查深度。腭侧邻面探诊深度≥5mm。（b）根尖X线片显示水平型骨吸收。（c）颊侧瓣设计：前磨牙沟内切口，磨牙最小的弧形切口（箭头所示）。（d）腭侧瓣设计：2～3mm弧形切口，远中楔形宽平行切口（箭头所示）。

一般来讲，牙周手术分为6个区，将牙列的前部（从尖牙到尖牙）与后部区域隔离开来。前牙区牙周手术的设计取决于预期的美学效果和是否存在骨病变（骨下缺损或凹坑状缺损）。前牙区牙周手术通常是微创的，旨在保护牙间软组织。本章将单独阐述这些手术设计。然而，后牙区手术通常旨在降低牙周袋深度并改善患者对菌斑控制的便利性，且通常设计为根向复位瓣。这些后牙区手术中是否需要垂直松弛切口取决于疾病类型以及计划手术中近中和远中牙齿的牙周破坏程度。颊舌侧远中瓣切口通常采用远中楔形瓣设计，具体取决于最后一颗磨牙远中侧是否存在深袋及角化组织量（图32-46）。通常不需要在近中设计垂直切口，尽管尖牙与第一前磨牙之间存在深牙周袋，有时需要松弛切口以防止瓣向尖牙近中移位，并同时根向复位。除了龈瓣的位置外，手术目的是为了使软组织在颊/舌位点，邻间位点均能完全覆盖牙槽骨。因此最重要的是要仔细设计切口使手术结束时能达到这一目标。内斜切口朝向骨表面，操作时，应使用精细的骨膜分离器将黏膜骨膜瓣（全层）翻起。根据手术目的，基础性翻瓣手术时，牙槽骨的暴露量最小，而根向复位瓣时，翻瓣需超过膜龈联合（在颊侧瓣）（图32-46）。

骨重建

翻瓣后，应去除剩余的肉芽组织，以评估根尖区骨形态是否完整，并决定是否需要骨重建，或在深部骨缺损、骨凹坑或根分叉病变存在时是否需要行再生性手术（见第38章）。在牙列后六

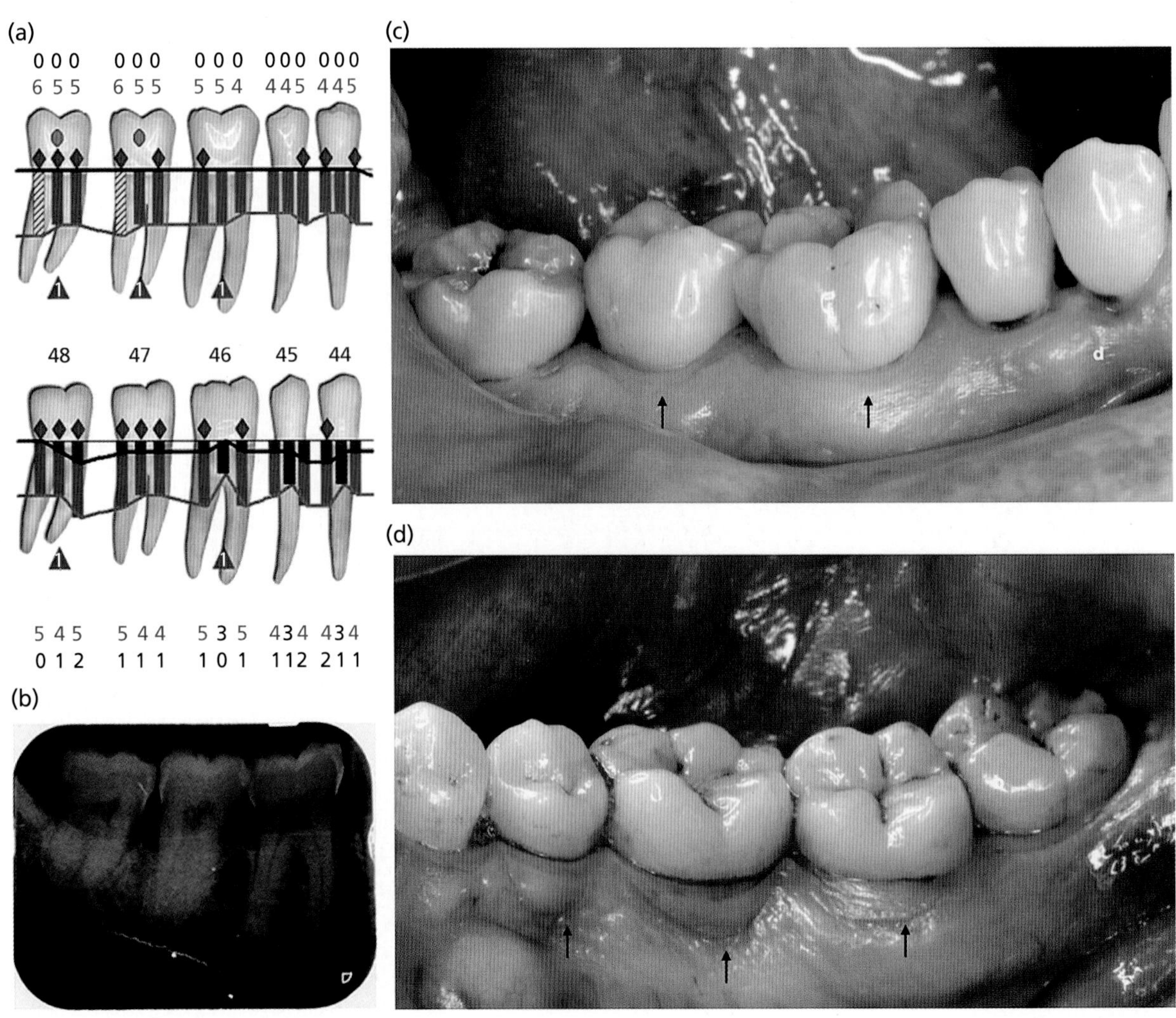

图32-46　下颌后牙六分区域牙周翻瓣手术。（a）术前探诊深度。腭侧的探诊深度≥5mm。（b）根尖X线片显示水平型骨吸收。（c）颊侧瓣设计：前磨牙沟内切口，磨牙最小的弧形切口（箭头所示）。（d）舌侧瓣设计：2～3mm弧形切口和远中楔形宽平行切口（箭头所示）。

分区域中，当骨病变和根分叉病变不适合再生时（较浅和中等深度的凹坑），应通过骨重建（骨成形术和/或骨切除术）消除病变（图32–47和图32–48）。

根面器械治疗

根面器械治疗可根据术者的喜好使用手动或超声器械。超声（声波）器械治疗由于冷却溶液（无菌盐水）的冲洗，有着额外的优势，即手术视野好。为了对骨下缺损、根面凹陷和根分叉入口进行根面器械治疗，可使用细颗粒高速金刚砂车针。

在牙周手术中需要考虑的一个因素是，要使暴露的根面与健康的牙周组织间有良好的生物相容性。除了机械清创，如EDTA和釉基质蛋白衍生物（enamel matrix proteins, EMD）等药物都已用于根面处理和生物修饰。根面处理旨在去除玷污层和外层羟基磷灰石层，以暴露根面牙骨质的胶原基质。使用EMD进行生物修饰旨在防止上皮组织向根面生长，并通过增强细胞反应诱导表达成牙骨质细胞表型的细胞在已经治疗过的根面重新定植来促进新附着的形成。

过去在蚀刻根面所采用的低pH处理剂（如柠檬酸或磷酸），可能直接引起周围的牙周膜和其他牙周组织的即刻坏死效应，但目前已被EDTA所取代，EDTA在中性pH下对牙根表面具有相似的作用（Blomlöf & Lindskog 1995a, b）（图32–47和图32–48）。

缝合

手术结束时，应确保组织瓣复位于预期位置，恰当地互相贴合并贴附于牙面。最好是当软组织瓣完全（基本）关闭后，能完全覆盖颊/舌/腭侧和牙间牙槽骨。如果能实现，组织愈合类型为一期愈合，术后的骨吸收可达到最少。因此，在缝合之前，应适当修剪组织瓣缘，去除过多的软组织以使之贴合颊侧、舌（腭）骨缘，邻间隙也是如此。如果软组织量不足以覆盖邻间隙的骨组织，则须修整颊侧或舌侧的组织瓣，甚至在某些病例需要行冠向复位。适当修剪后，应确保组

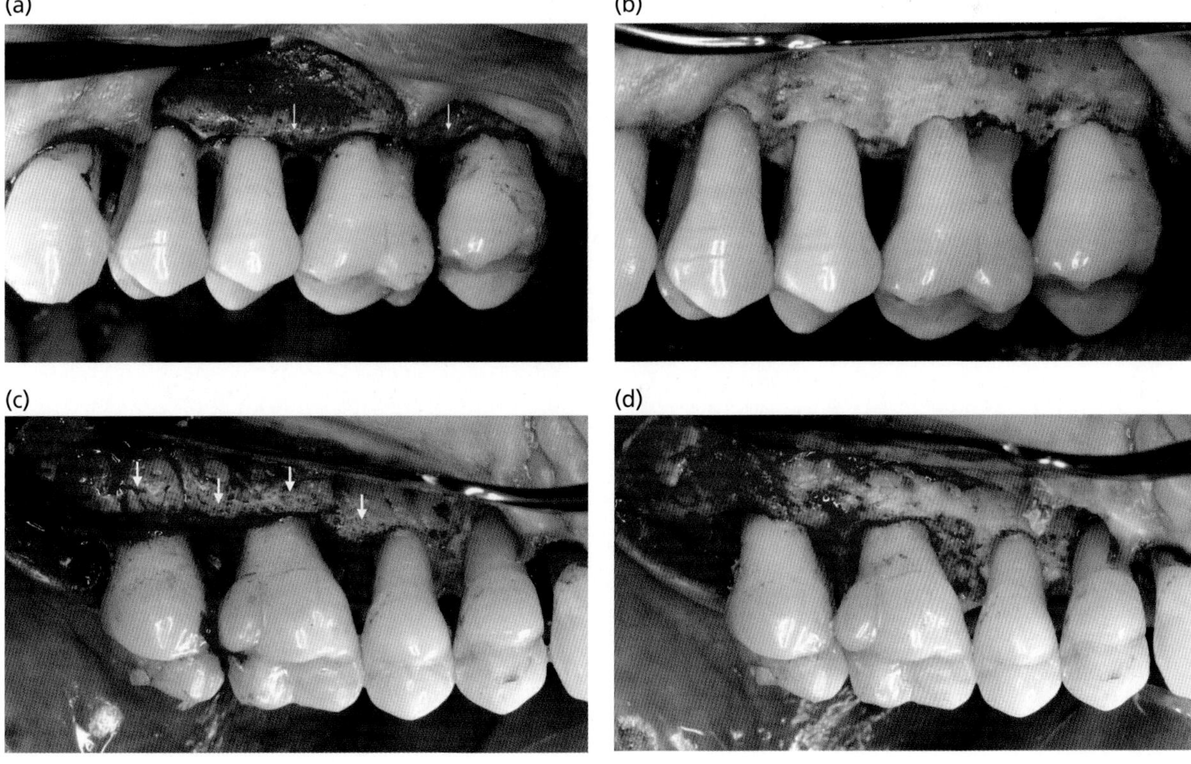

图32–47 （a）颊侧全厚瓣，可见窄骨嵴和颊侧分叉（箭头所示）。（b）腭侧全厚瓣，可见宽骨嵴和窄的邻间凹坑状骨。（c）微创骨成形术以消除邻间骨突（箭头所示）。（d）大面积的骨成形术以消除宽骨嵴，使邻间呈斜坡状以消除骨凹坑。

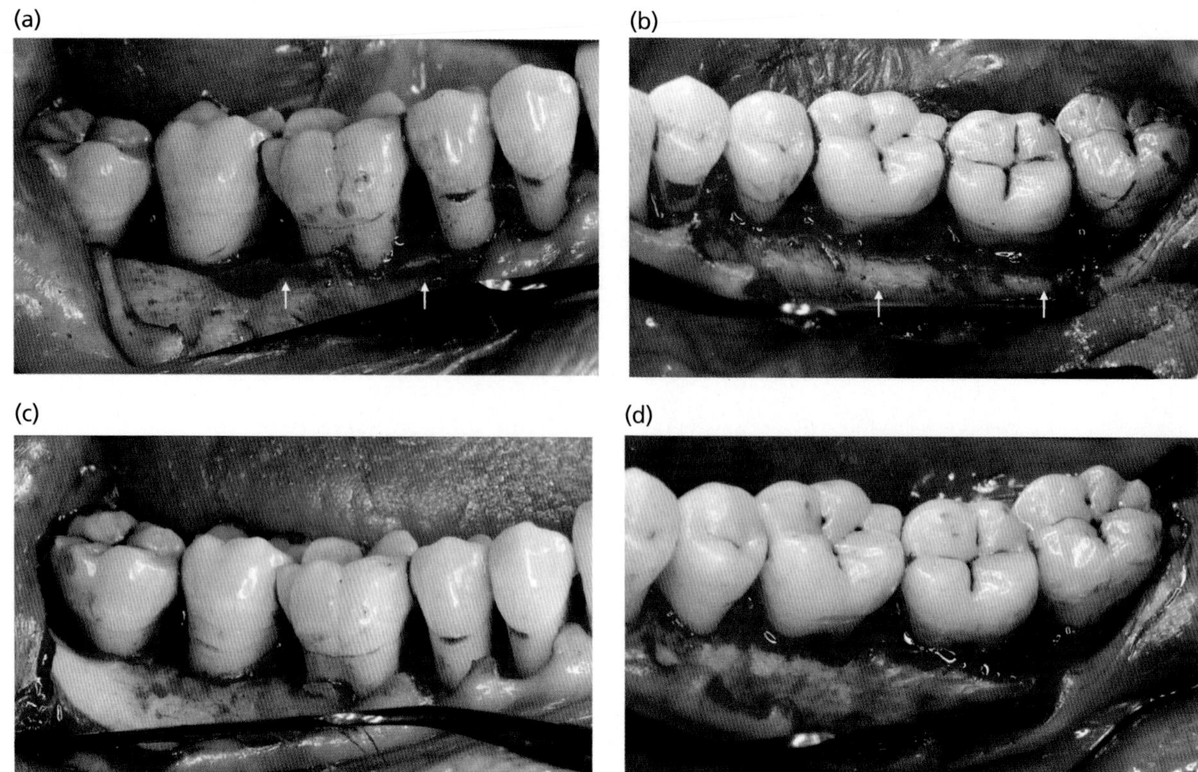

图32-48　（a）颊侧全厚瓣，可见窄骨嵴和颊侧分叉（箭头所示）。（b）腭侧全厚瓣，可见宽骨嵴和窄的邻间凹坑状骨（箭头所示）。（c）微创骨成形术以消除邻间骨突。（d）大面积的骨成形术以消除宽骨嵴，使邻间呈斜坡状以消除骨凹坑。

织瓣缝合于正确的位置。缝线不应干扰切口，且不能过于靠近瓣缘或过于接近龈乳头，因为这可能导致组织撕裂（图32-49和图32-50）。

缝线推荐采用非刺激性的单股纤维材料。这些材料不可吸收，且完全惰性，不会黏附于组织，因此很容易去除。还能避免"灯芯"作用，即细菌沿着或在多股缝线材料内移动，尤其是丝线。通常首选的缝线直径为5/0，但可以使用更细的缝线材料（6/0或7/0）。7～14天后拆除缝线。

术后最终的组织瓣较薄，因此宜采用直径较小、弧形的无创伤性倒三角针。由于颊、舌/腭瓣应围绕牙齿周围，所以应该采用3/8的圆针，缝合瓣应避免在接触点下打结。

牙周翻瓣术最常用的3种缝合方法为：

- 牙间间断缝合。
- 悬吊缝合。
- 连续缝合。

牙间间断缝合（图32-51）使颊侧瓣和舌侧瓣在牙间以同等张力紧密贴合。如果颊侧瓣和舌侧瓣复位在不同水平，则不推荐这种缝合方式。采用这种缝合技术时，缝针从颊侧瓣的外侧进针，穿过牙间区，从舌侧瓣的内侧出针，反之亦然。完成缝合时，应注意避免撕裂组织瓣。

为了避免缝线存在于黏膜与牙槽骨之间，如果翻瓣时组织瓣没有越过膜龈联合，可采用一种改良的牙间间断缝合技术。使用弯针将缝线固定在邻间隙颊侧的附着组织，穿过邻间隙到达舌侧，并锚定于舌侧附着组织。随后缝线就绕回到起点，然后打结（图32-52）。这样的话，缝线将位于牙间组织的表面，保持软组织瓣与其下的牙槽骨紧密接触。

再生手术中，通常需要将组织瓣冠向复位，改良褥式缝合可替代牙间缝合以确保组织瓣贴合（图32-53）。关于此间断缝合，缝针从外表面穿入颊侧瓣，通过牙间区，并从内表面穿出舌侧瓣。然后缝线穿过舌侧和颊侧瓣返回颊侧。接着，缝线穿过组织冠向的邻接位置，穿过舌侧缝线袢，然后回到颊侧起点，打结。

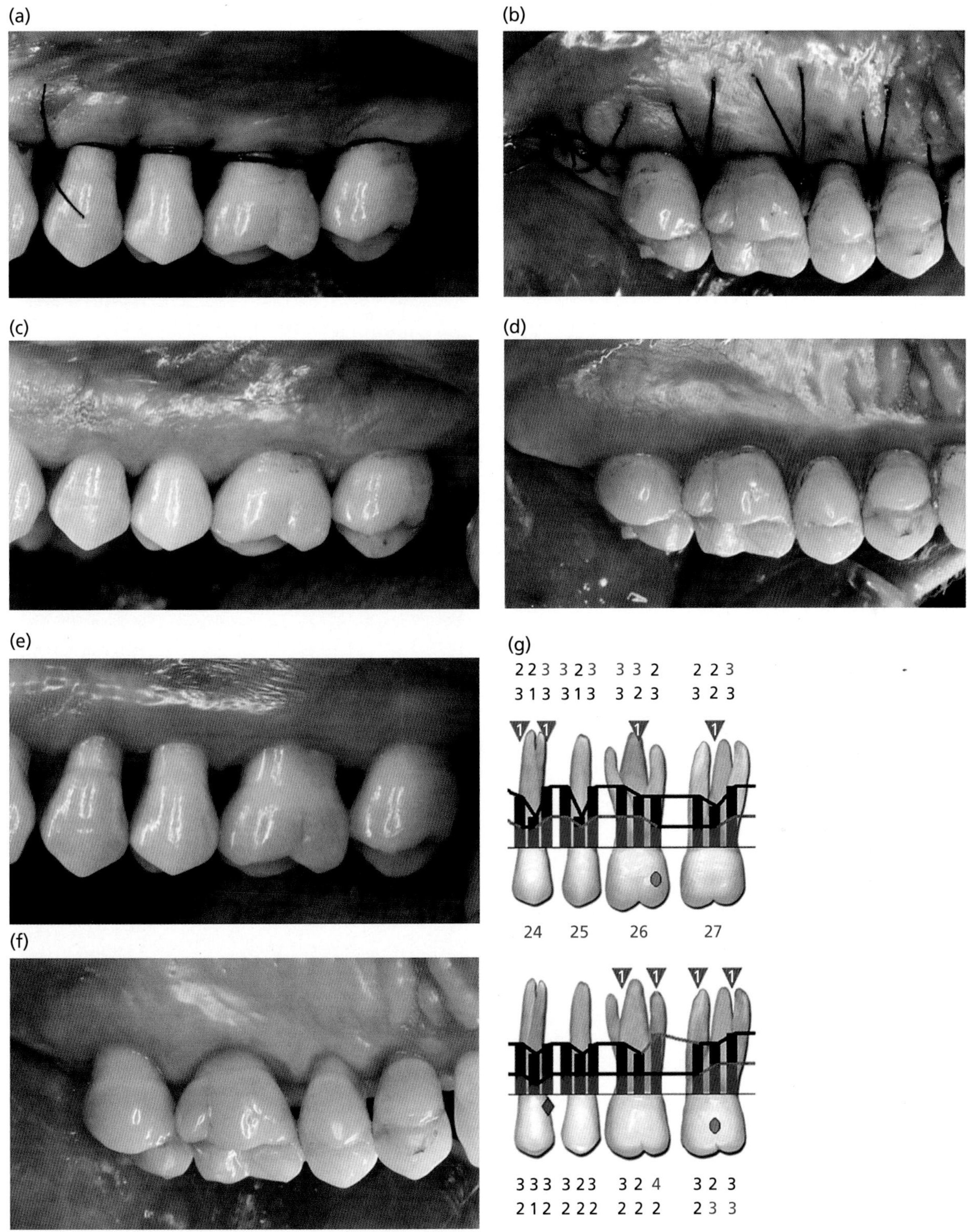

图32-49　（a）颊侧组织瓣缝合。连续锚式缝合，以保持组织瓣紧贴骨嵴。（b）腭侧组织瓣缝合。连续锚式缝合，伴宽水平褥式缝合，以保持组织瓣紧贴骨嵴。（c）左侧后牙六分区域龈下器械治疗后的颊侧观。（d）左侧后牙六分区域龈下器械治疗后的腭侧观。（e）牙周手术后1年左侧后牙六分区域的颊侧观。注意牙龈边缘位置的不同。（f）牙周手术后1年左侧后牙六分区域的腭侧观。注意牙间区域的清洁通道。（g）牙周手术后1年探诊深度。请注意，没有探诊>4mm的位点，探诊时也没有出血。

悬吊缝合（图32-54）主要用于手术范围有限和仅涉及牙齿颊侧或舌侧组织时。当颊侧瓣和舌侧瓣复位在不同水平时，也是可选择的缝合方法。缝针在牙齿近中颊侧瓣外表面进针，绕过牙齿舌侧面，然后于牙齿远中的颊侧瓣外表面进针（图32-54a）。缝线由牙齿舌侧返回到起点，打

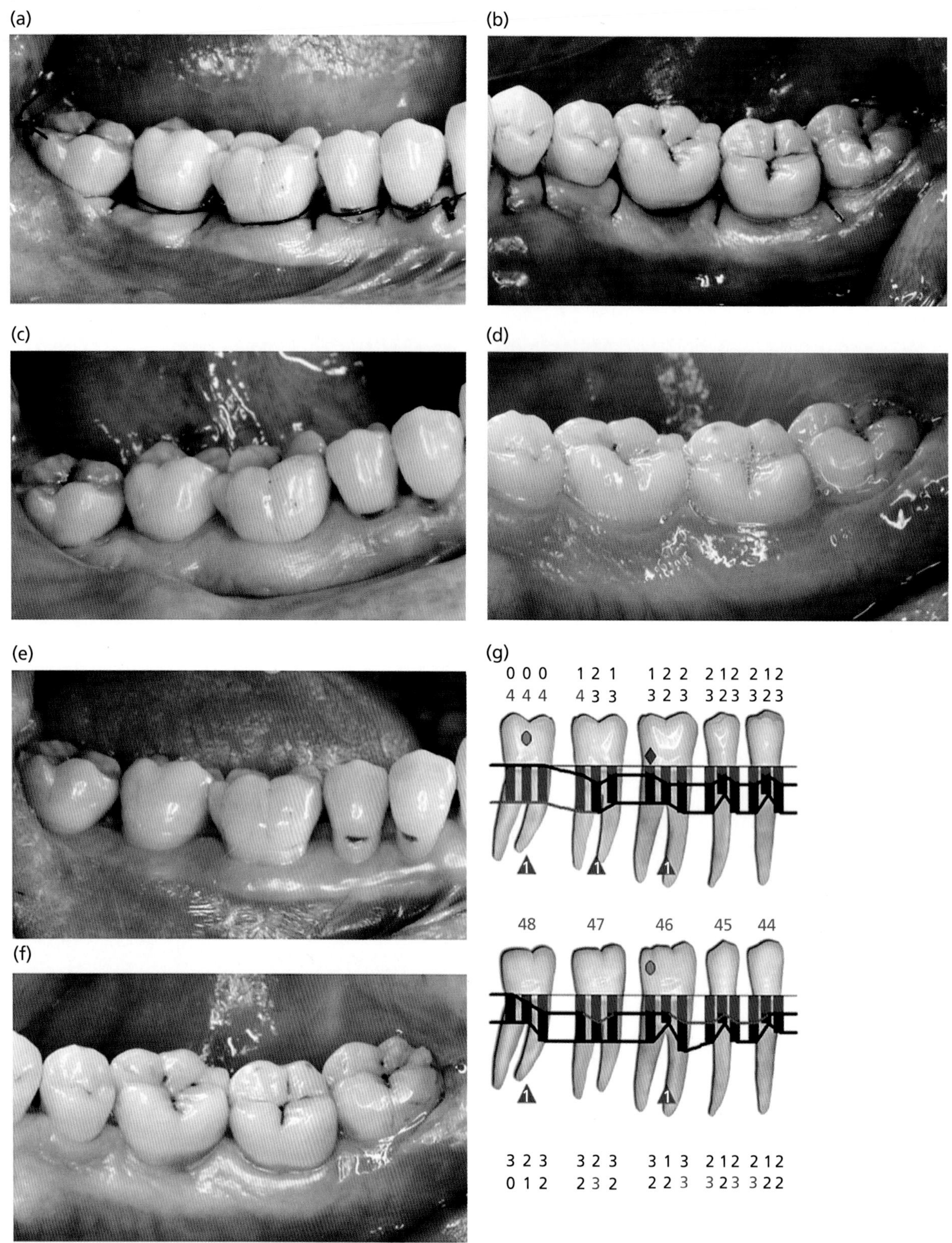

图32-50 （a）颊侧组织瓣缝合。连续锚式缝合，以保持组织瓣紧贴骨嵴。（b）舌侧组织瓣缝合。连续锚式缝合，以保持组织瓣紧贴骨嵴。间断环状缝合以关闭远端楔形切口。（c）右侧后牙六分区域龈下器械治疗后的颊侧观。（d）右侧后牙六分区域龈下器械治疗后的腭侧观。（e）牙周手术后1年下颌右侧后牙六分区域的颊侧观。注意牙龈边缘位置的不同和已闭合的根分叉开口。（f）牙周手术后1年右侧后牙六分区域的舌侧观。注意牙间区域的清洁通道。（g）牙周手术后1年探诊深度。请注意，没有探诊>4mm的位点，探诊时也没有出血。仅磨牙的舌侧见Ⅰ度根分叉病变。

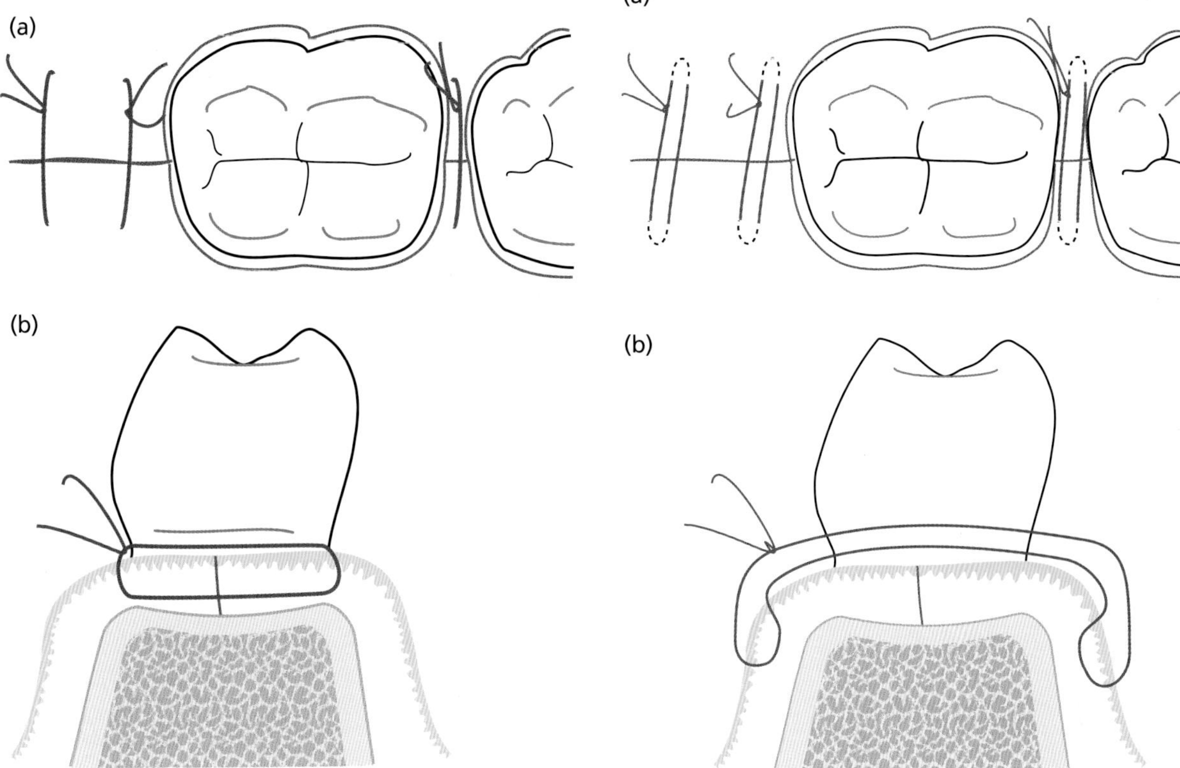

图32-51　缝合。（a，b）牙间间断缝合。

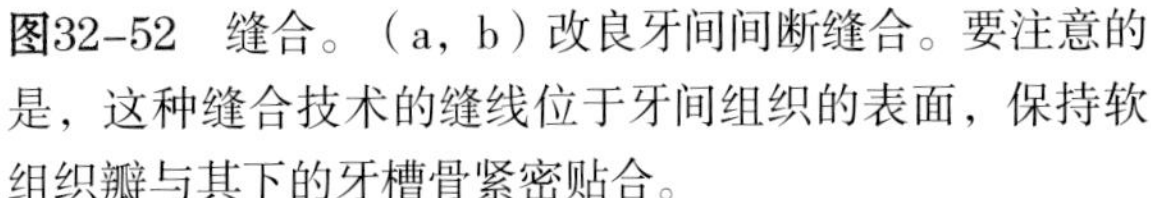
图32-52　缝合。（a，b）改良牙间间断缝合。要注意的是，这种缝合技术的缝线位于牙间组织的表面，保持软组织瓣与其下的牙槽骨紧密贴合。

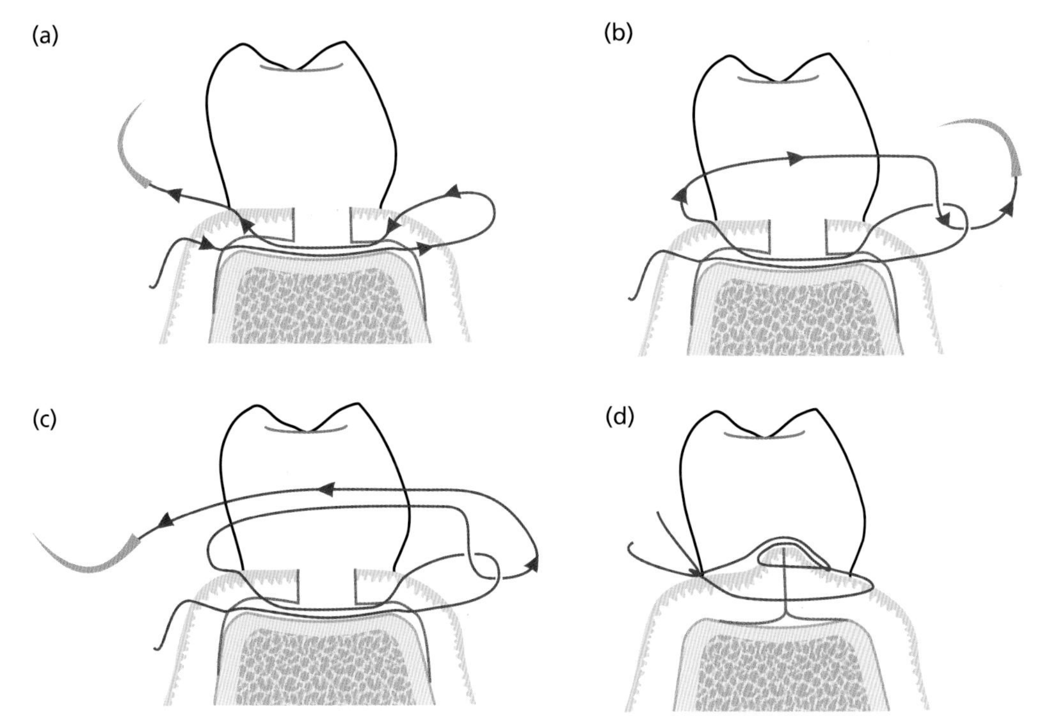

图32-53　缝合。（a～d）改良褥式缝合。

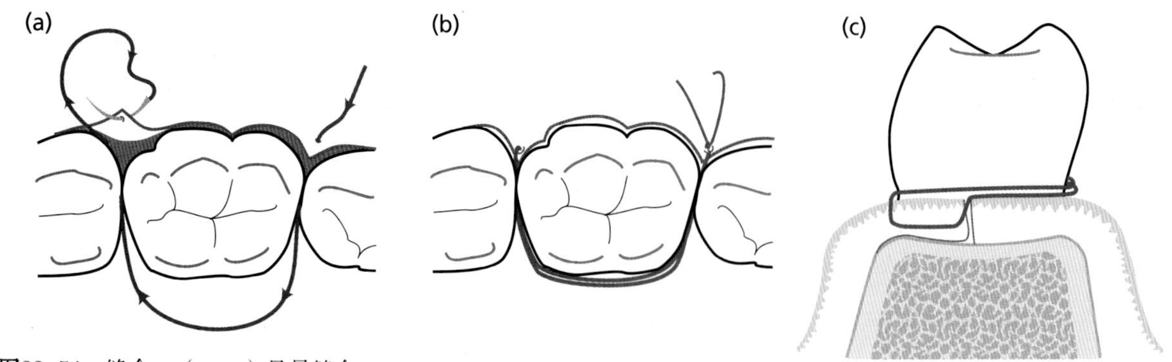

图32-54　缝合。（a~c）悬吊缝合。

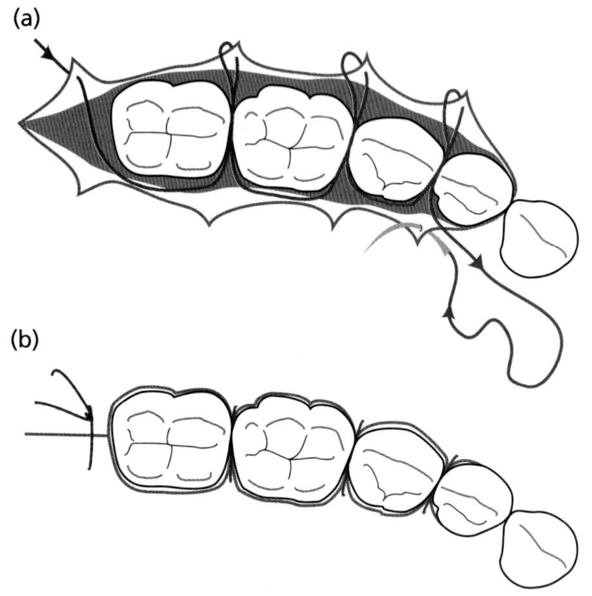

图32-55　缝合。（a，b）连续缝合。

结（图32-54b, c）。如果舌侧瓣同样需要悬吊，则使用同样的方法在预期的位置缝合。

连续缝合（图32-55）一般用于涉及多个牙位的组织瓣行根向复位时。当某个牙位的两侧牙龈都要提升，只需一次就可将一侧瓣复位于正确的位置上。缝合过程始于颊侧瓣的近中/远中端进针，将缝针穿过组织瓣并通过牙间区。将缝线绕过牙齿舌侧，并经过下一个牙间隙返回颊侧。重复这个步骤穿过一颗又一颗牙齿，直到组织瓣的远中/近中末端。其后，将缝针穿入舌侧瓣（图32-55a），穿过每个邻间隙，将缝线绕过每颗牙的颊侧。当舌侧瓣的缝合完成后，缝针即回到第一个牙间隙，结束缝合时组织瓣的位置已被调整，并确保处于其恰当位置。这样的话，只需要打一个结就完成了。

牙周塞治剂目前很少使用，因为临床研究的结果表明它们可能是不必要的，可以仅用氯己定冲洗来有效替代（Sanz et al. 1989; Vaughan & Garnick 1989）。只有在愈合初期有出血风险的情况下（如使用抗凝血药物的患者），才建议使用牙周塞治剂；牙周塞治剂应该是柔软的，才能有一定的适应性，且不应干扰愈合。丙烯酸树脂粘接剂也可作为牙周塞治剂，其成功率有一定差异。

术后护理

为了尽可能减少患者的术后疼痛与不适感，牙周组织的手术操作应尽可能无创。手术过程中应当注意避免不必要的龈瓣撕裂，保持牙槽骨处于湿润状态，并在缝合时确保软组织完全覆盖牙槽骨。如果术中仔细操作，大多数患者术后通常仅感受到微痛。疼痛感通常仅限于术后前几天，且疼痛处于大部分患者只要服用常规药物即能充分控制的水平。但是，需要注意到的一个重要方面，即疼痛阈值是主观性的，可能因人而异。另外一个重要方面是要交代患者术后注意事项，并告知通常是无不良并发症的。此外，在愈合初期，需指导患者避免在术区咀嚼。

术后菌斑控制是决定牙周手术长期疗效最重要的因素。假如术后感染控制较好，大多数手术治疗技术都会有利于维持一个健康的牙周组织。尽管存在更常见的影响手术效果的其他因素（如患者在手术时和愈合期间的全身状况），但对于那些没有给予恰当术后护理的患者，无论运用何种手术，都很有可能复发。

由于在术后即刻，自我的口腔卫生护理常

会导致疼痛和不适，因此在牙周手术后，定期进行专业的牙齿清洁是机械感染控制的一个更有效的手段。在术后即刻期间，推荐使用合适的抑菌漱口水，如0.1%～0.2%氯己定溶液，每天2次，自行漱口。虽然使用氯己定有一个明显的缺陷是使牙齿和舌头着色，但这并不能阻止它的应用。不管怎样，重要的是尽快恢复并保持良好的机械性口腔卫生维护措施，尤其开始使用氯己定漱口之后，因为它与恰当的机械口腔卫生维护措施不同，氯己定不可能对龈下菌斑重新定植有任何影响。

保持术后创面良好的稳定性，是影响某些类型的牙周翻瓣术效果的另一个重要因素。如果创面稳定视为特定手术的一个重要部分，那么该手术本身和术后护理一样，也需包括稳定愈合创面的措施（如熟练的缝合技术，在初期愈合阶段避免机械损伤边缘组织）。假如黏骨膜瓣不是根向复位而是移位了，那么根面和愈合结缔组织之间的分离将导致早期出现牙龈上皮细胞向根方迁移。因此，保持组织瓣向根面的紧密贴合极其重要，有学者认为需将缝线保留在适当位置超过7天，即超过标准翻瓣术通常规定的时间。

拆线后，术区用牙科喷枪彻底冲洗，用橡皮杯和抛光膏小心地清洁牙齿。如果愈合情况适合行机械性牙齿清洁，应指导患者使用软毛牙刷轻刷术区。在术后早期不使用牙间隙刷，因为牙间隙刷可能有损伤牙间组织的风险。定期进行每2周一次的维护治疗复诊，以严密监督患者的菌斑控制。在术后维护治疗阶段，根据组织愈合情况调整以获得最佳的自我机械清洁效果。依照患者的菌斑控制水平，维护治疗的复诊间隔时间可以逐步增加（图32–49和图32–50）。

针对龈乳头的特殊手术

在过去的30年里，翻瓣术的发展取得了重大进展。在引导性组织再生术的早期发展过程中，临床上认为改良Widman翻瓣术或改良Kirkland翻瓣术等基础性瓣会增加膜暴露的风险。因此，需要更合理的龈瓣设计以预防创口开裂。有研究已经证实了以下用于保护龈乳头组织的组织瓣的效果（Graziani et al. 2018）。

龈乳头保留瓣技术

近中骨缺损术后通常需要大量的软组织覆盖创面，为了尽可能地保留牙间软组织，Takei等（1985）提出了一种新的手术方法，名为“龈乳头保留术”。这种手术设计充分保留了牙间软组织，因此在使用再生技术治疗骨内缺损时，主要适用于前牙区或后牙区的手术治疗。这种手术设计是开始于牙齿的颊侧和近中的沟内切口，而不切开牙间乳头（图32–56a）。随后，沿着牙齿的舌/腭侧做一个沟内切口，然后从牙齿的线角在每个牙间区域做一个半月形切口。小心地将牙间乳头从下面的硬组织中分离出来后，使用钝器将分离的牙间组织从腭侧推到颊侧，并翻起全厚瓣（图32–56b）。对牙根表面和骨缺损进行彻底清创后（图32–57），复位龈瓣并使用交叉褥式缝合法缝合（图32–58和图32–59）。

改良龈乳头保留瓣技术

同样地，改良龈乳头保留瓣技术是为了位于牙槽嵴冠方的屏障膜上实现邻间组织的创口初级愈合（Cortellini et al. 1995b）。从概念上讲，类似于龈乳头保留瓣的技术，在受累牙周围有一个沟内圆弧切口，但第二个切口是直的，而不是半月形，在颊侧底部而不是腭部的龈乳头有一个轻微的内斜面。随后将黏骨膜瓣翻至颊侧牙槽嵴的水平。牙间乳头即与相邻牙齿和下方的牙槽骨分离，从颊侧向舌侧剥离，直到其成为保持有蒂至腭部的全厚瓣，从而可以直视缺损（图32–60）。此外，该瓣被设计成通过中厚切口冠向复位，因为根据最初的描述，在近中放置不可吸收的钛强化膜，使牙槽骨上方保持足够的空间以利再生。瓣的重新复位是通过双层缝合完成的，包括颊侧膜龈联合线上方的水平内褥式缝合和颊侧近中龈乳头之间的垂直内褥式缝合。Laurell的研究小组随后为后者提出了一种改良的内褥式缝合

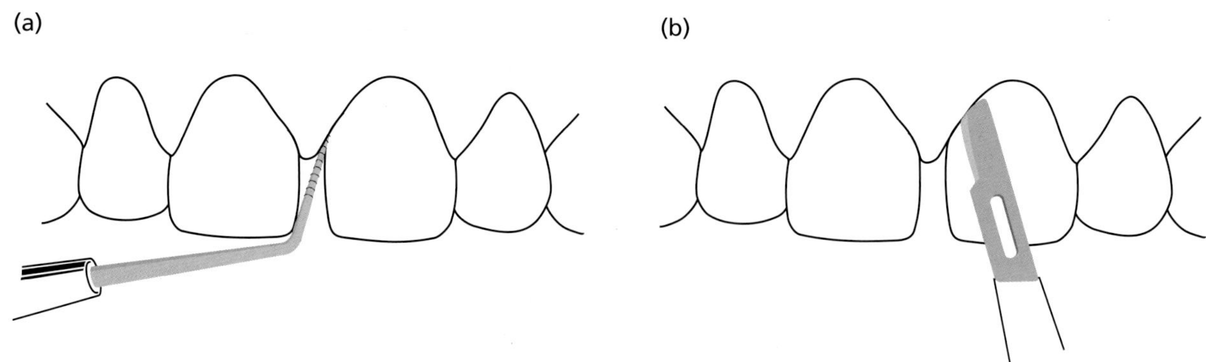

图32-56 龈乳头保留瓣技术。（a）在牙邻间区存在一深牙周袋。（b）在牙颊侧和近中面制作龈沟内切口。

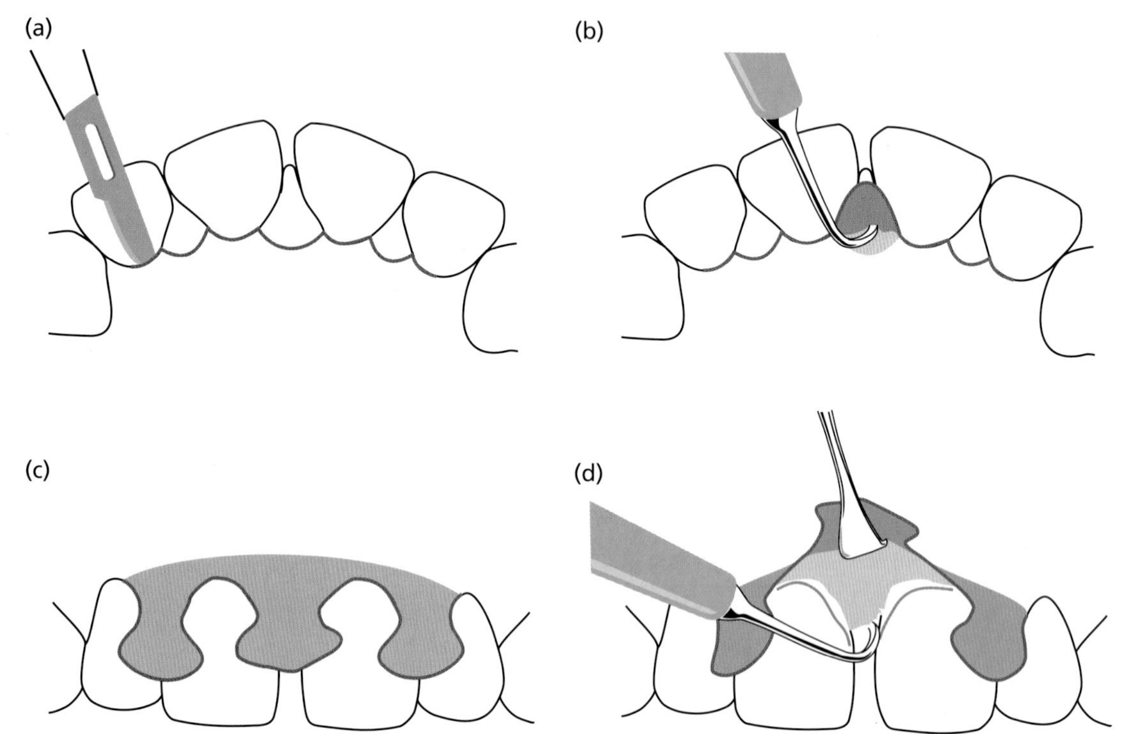

图32-57 龈乳头保留瓣技术。（a）沿着牙的舌/腭侧做沟内切口，越过每一牙邻间区时制作半月形沟内切口。（b）使用刮匙或龈乳头分离器将牙间的龈乳头从下方的硬组织上仔细分离。（c，d）使用钝性的器械将分离出的龈乳头穿过楔状隙，使之与颊侧瓣相连。

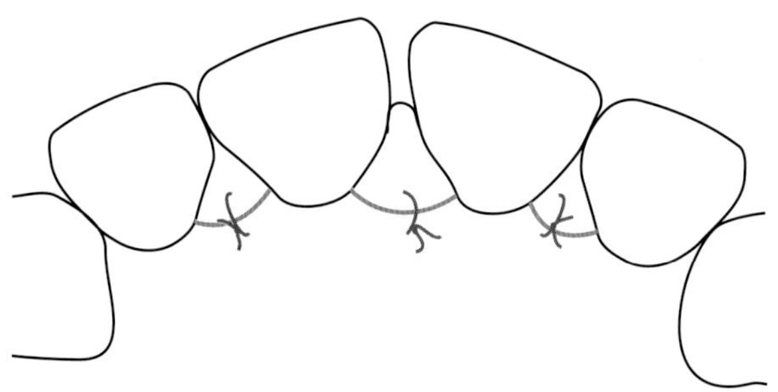

图32-58 龈乳头保留瓣技术。复位龈瓣并将缝线置于牙间区域的腭侧。

术，用于组织再定位，包括在瓣的颊侧和舌侧进行双重固定（Zybutz et al. 2000）。

简化龈乳头保留瓣技术

龈乳头保留瓣技术及其改良技术均基于患牙间的近远中距离至少2mm。因此，在牙间隙减小、后牙区和使用非支撑膜时，应该采用其他不同的瓣。相应地，Cortellini等（1999）提出了简化龈乳头保留瓣技术。该瓣的特点是斜向切开龈乳头，从受累牙颊线角的龈缘向邻牙龈乳头的近中部分。切口保持刀片平行于牙齿长轴，然后在颊侧翻起全厚瓣，露出2～3mm的牙槽骨。接着在延伸到腭部的龈乳头基底部进行颊舌向水平切

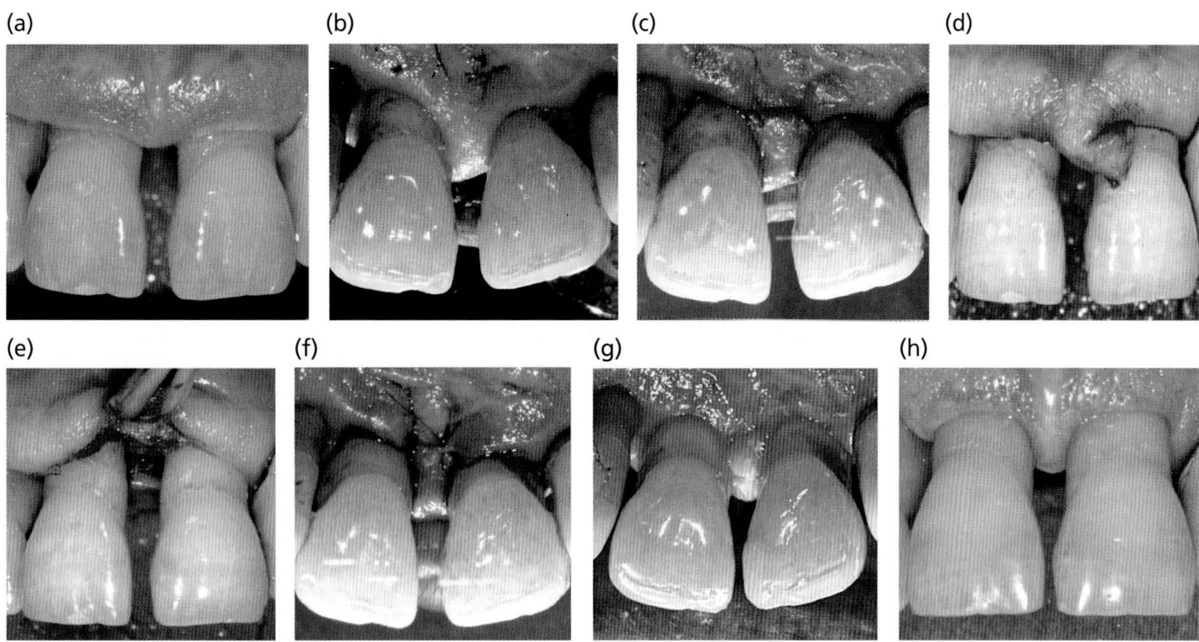

图32-59　龈乳头保留瓣技术。（a）术前颊侧观。（b）术前腭侧观。（c）龈乳头基底部的半月形切口。（d）翻瓣；注意整个乳头与颊侧瓣相连。（e）暴露骨缺损处。（f）缝合。（g）术后颊侧观。（h）术后腭侧观。

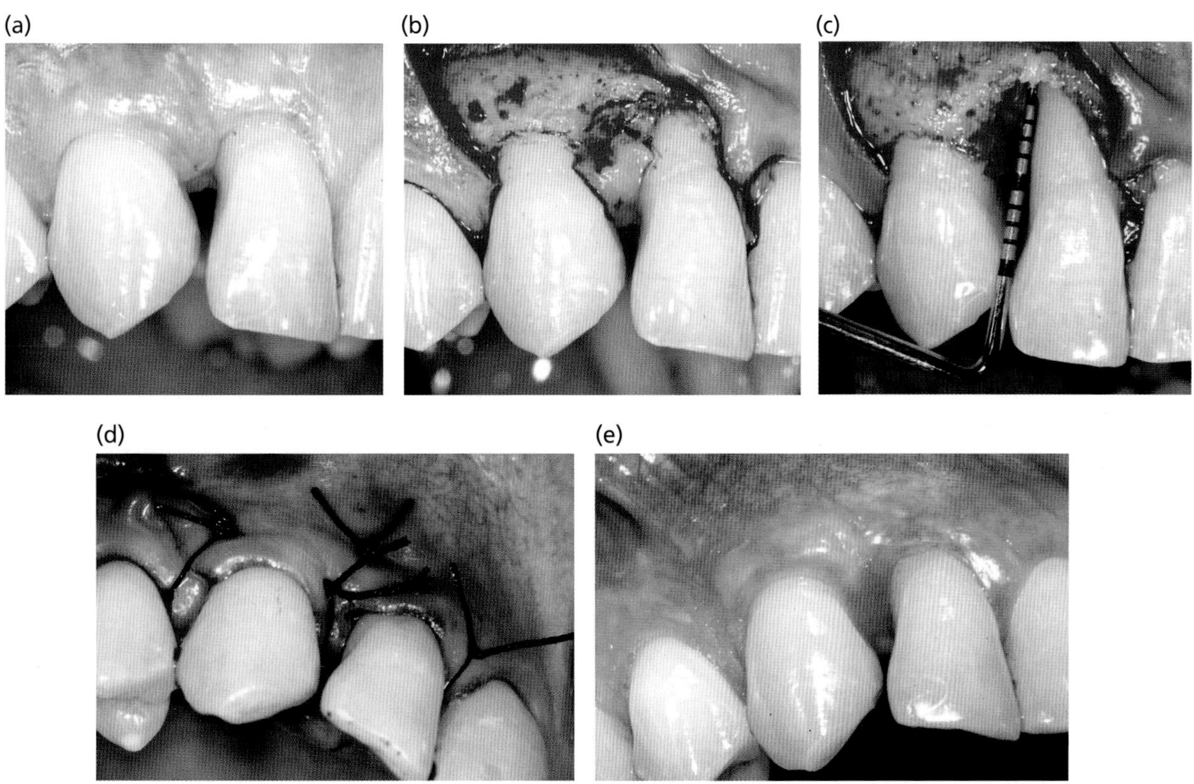

图32-60　改良龈乳头保留瓣技术。（a）术前颊侧观。（b）龈乳头底部的颊侧切口。（c）翻瓣和缺损测量。（d）缝合。（e）术后颊侧观。

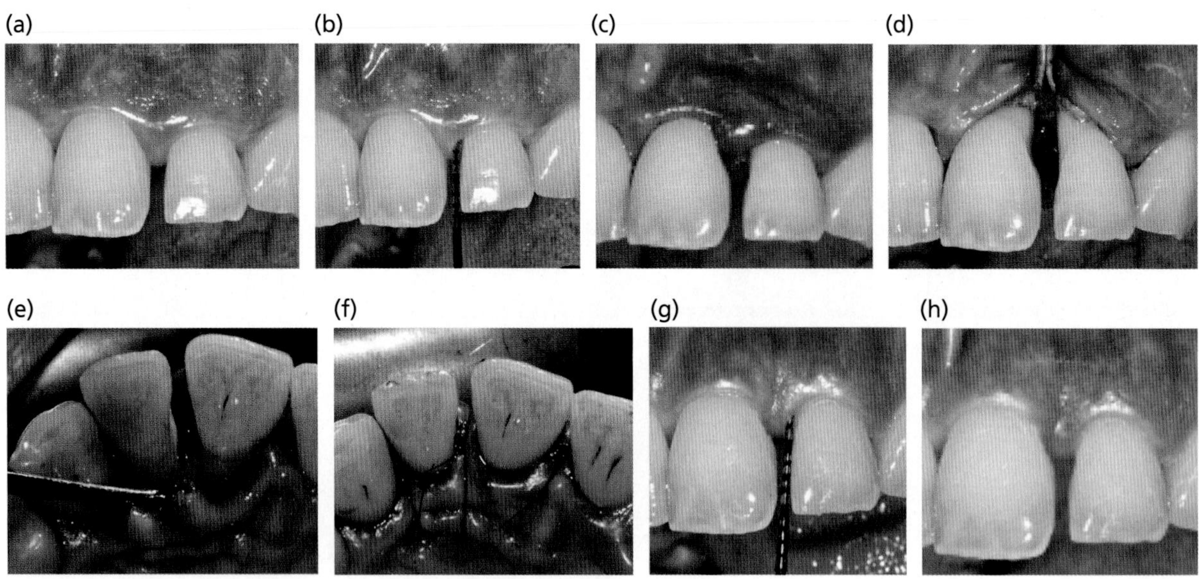

图32-61　简化龈乳头保留瓣技术。（a）术前颊侧观。（b）术前探查。（c）切开。（d）缺损暴露。（e）腭侧观。（f）缝合。（g）术后探查。（h）术后观。

口，直到腭瓣完全翻起，最后使用水平褥式缝合龈瓣（图32-61）。

微创手术技术

由于再生技术的不断发展和釉原蛋白的出现，龈乳头保留瓣技术向更保守的手术方向发展，以增加创口稳定性，从而有利于降低术后并发症和获得更显著的术后附着增量。这涉及更高水平的放大设备，通过头戴式放大镜或显微镜以及一组专用的显微器械来实现。微创手术技术（minimally invasive surgical technique, MIST）旨在通过龈乳头切口进入三壁骨缺损，如简化龈乳头保留瓣或改良龈乳头保留瓣技术（Cortellini & Tonetti 2007）。即通过小心地翻开颊侧和腭侧龈瓣，使与缺损区相关的龈乳头翻开到非常有限的程度，达牙槽骨嵴顶上方1～2mm。一般来说，不进行辅助垂直松弛切口，也不切开颊侧瓣以冠向翻起全厚瓣。用单个改良内褥式缝合龈乳头，以便在无张力的情况下获得一期创口关闭（图32-62）。

微创的概念随着单侧瓣法（single flap approach, SFA）（Trombelli et al. 2009）和改良MIST（modified-MIST, M-MIST）（Cortellini & Tonetti 2009）得到了进一步发展，这两种翻瓣术的特点是均仅翻开一侧龈瓣。适应证主要是：（1）仅通过一侧可触及整个缺损；（2）缺损主要位于舌侧或颊侧。在SFA中，根据缺损的解剖范围，翻开的部分可以是颊侧或舌侧，而M-MIST主要是颊侧，留下的缺损位于舌侧，需要MIST治疗。在M-MIST中，延伸部分保持在最低限度，翻开三角形颊侧瓣以暴露颊侧骨嵴，然后微创刀片从骨内缺损的肉芽组织中分离颊侧龈乳头上端的部分。去除肉芽组织后，在原位的龈乳头尖端下进行彻底的根面器械治疗。SFA采用双层缝合（内褥式缝合和单层间断缝合），而M-MIST采用单层改良内褥式缝合（图32-63）。

这种微创方法的生物学原理是通过增强对术区的保护来增强血凝块的稳定性。与传统瓣相比，此类瓣在临床附着增益方面具有更好的临床性能（Graziani et al. 2012）。因此，无论是否使用再生材料，两种翻瓣术都预后良好（Cortellini & Tonetti 2011; Trombelli et al. 2012）（图32-64）。

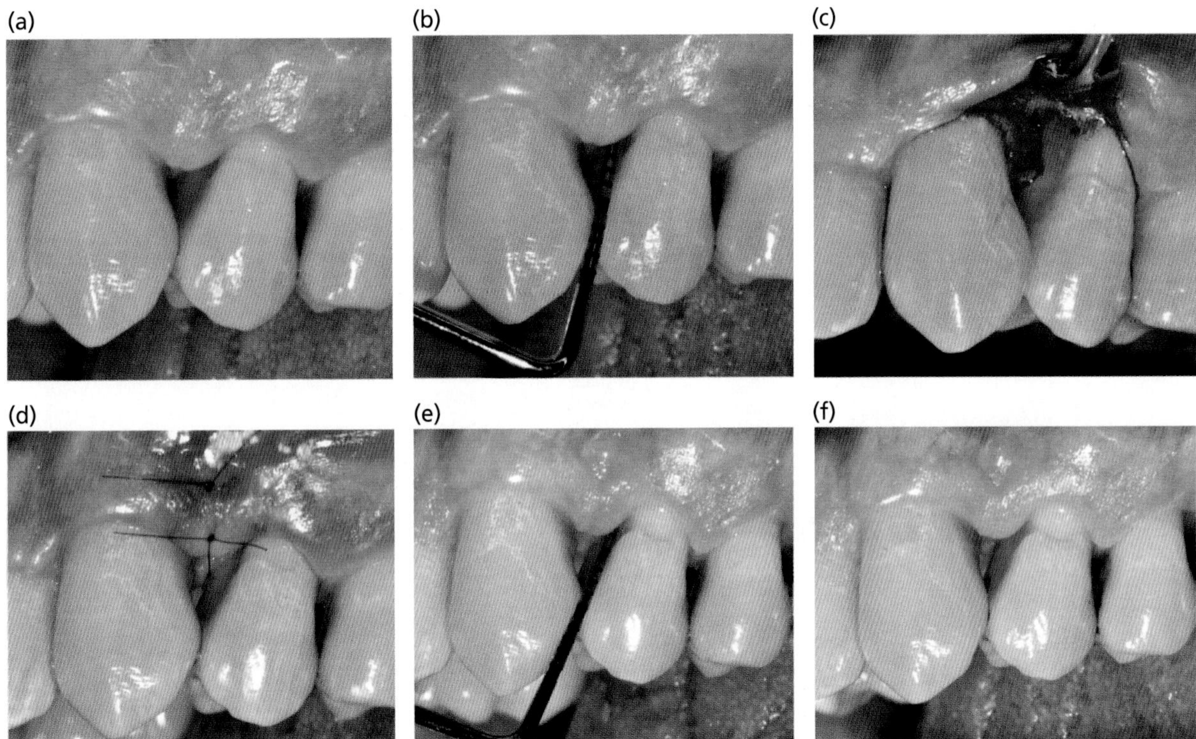

图32-62　微创手术技术。（a）术前颊侧观。（b）术前探查。（c）翻瓣。（d）缝合。（e）术后创面探查。（f）术后观。

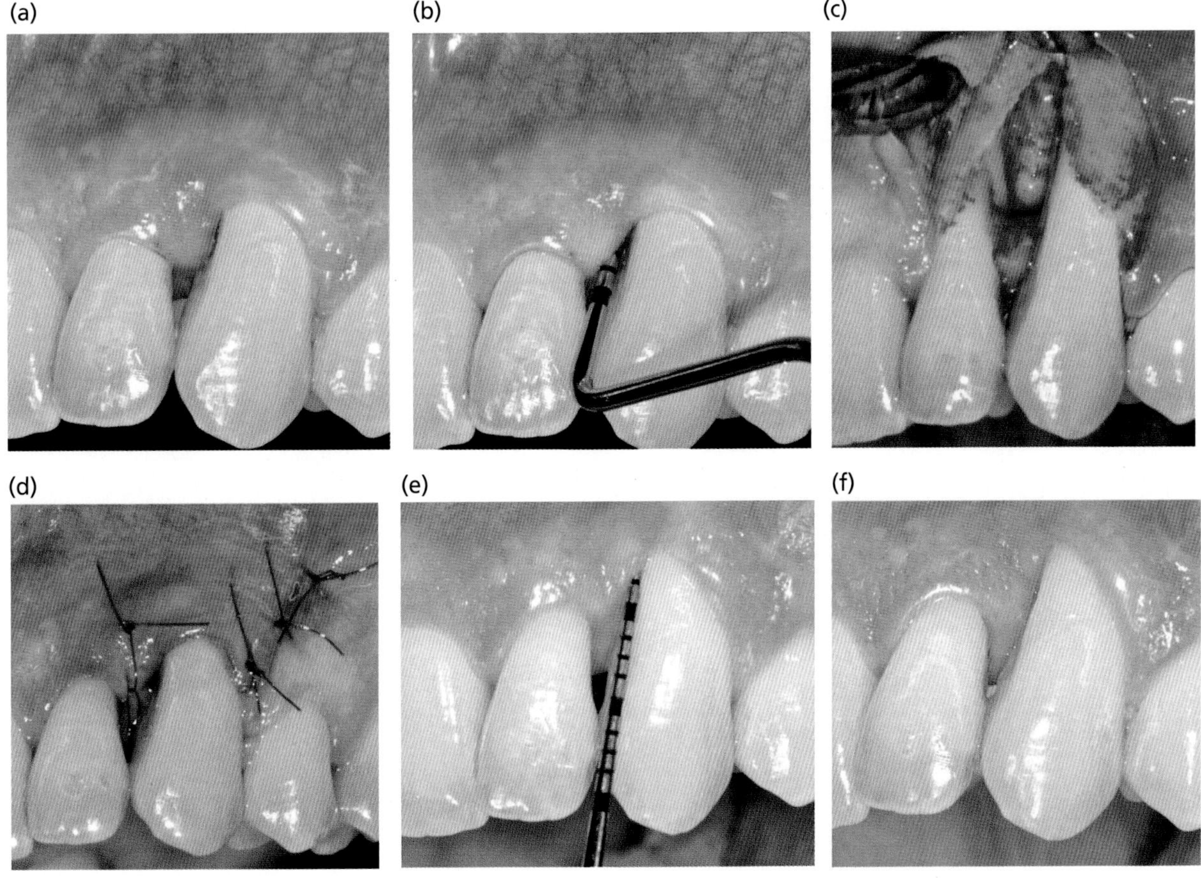

图32-63　改良微创外科技术。（a）术前颊侧观。（b）术前探查。（c）翻瓣。（d）缝合。（e）术后探查。（f）术后观。

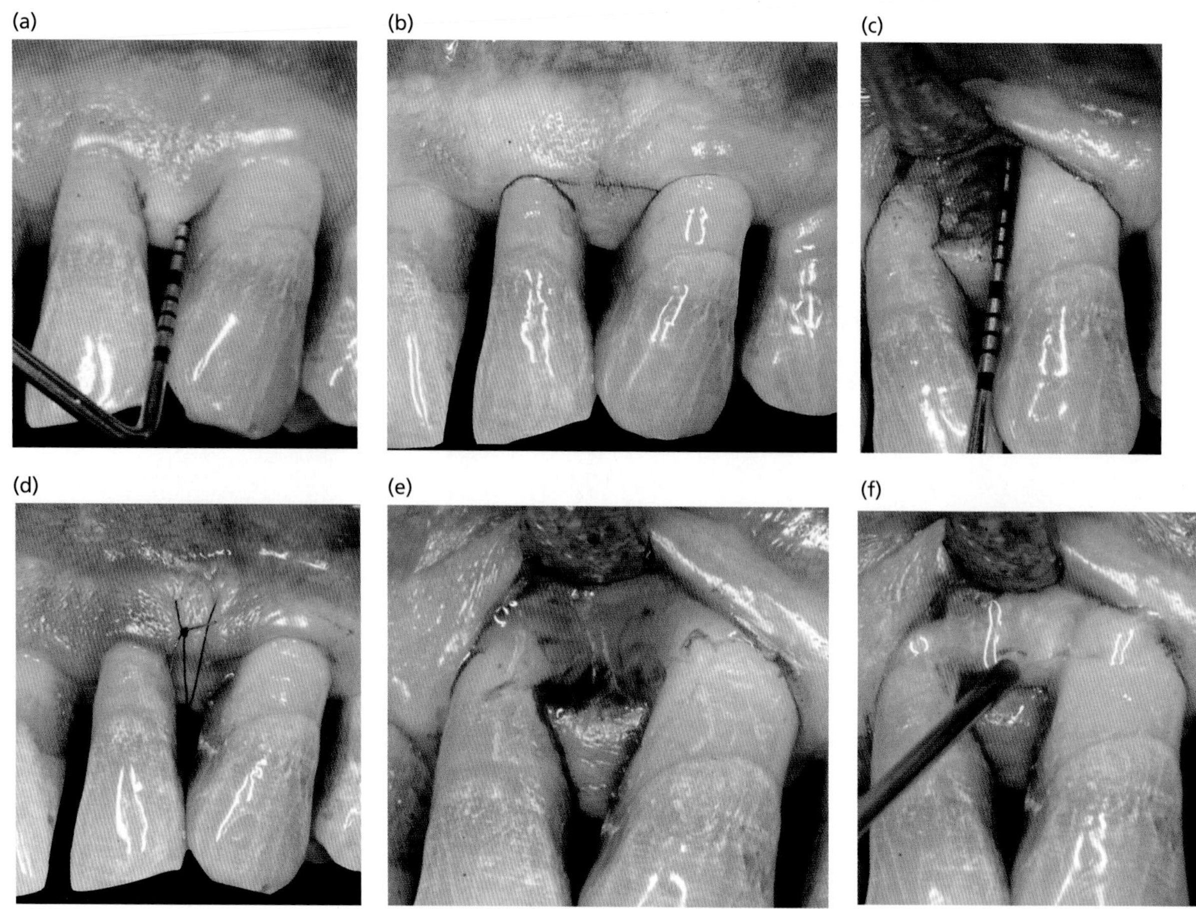

图32-64 改良微创外科技术。（a）术前颊侧观。（b）颊侧切口。（c）翻瓣。（d）EDTA的应用。（e）釉原蛋白的应用。（f）缝合。

牙周手术疗效

组织学愈合

牙龈切除术

在切除牙周袋底冠方的炎症牙龈组织的数天内，上皮细胞开始爬行到创面。牙龈切除术创面的上皮化通常在术后7～14天完成（Engler et al. 1966; Stahl et al. 1968）。在接下来的几周，将形成新的齿龈系统（图32-65）。邻近牙面的牙槽骨组织上有成纤维细胞增殖（Waerhaug 1955），并形成新的结缔组织。如果创面愈合位于无菌斑的牙面附近，就会形成一个游离龈单位，具有正常游离龈的全部特点（Hamp et al. 1975）。新形成的游离龈单位可能高低不平，不仅在牙列的不同部位，而且由于解剖因素的影响，不同的牙面间也有差别。

牙龈切除术中切口周围组织的冠方爬行可重建新的游离龈单位，这意味着，龈切术后的所谓“零牙周袋”位点仅为偶发。尽管从牙龈表面的临床观察来说，牙龈切除术创面可能在术后约14天愈合（Ramfjord et al. 1966），但实际上创面的完全愈合需要耗时4～5周。术后也可能发生牙槽骨嵴顶的小幅改建。

根向复位瓣术

通过骨组织手术消除骨缺损，重建骨的生理性外形及软组织瓣复位于牙槽骨水平之后，组织愈合主要为一期愈合，尤其是获得合适的软组织覆盖的相应牙槽骨区域。在愈合初期阶段，大部分牙槽骨嵴顶常常发生不同程度的骨吸收（图32-66）（Ramfjord & Costich 1968）。这种吸收造成的牙槽骨高度降低的程度与每个特定位点的骨厚度有关（Wood et al. 1972; Karring et al. 1975）。

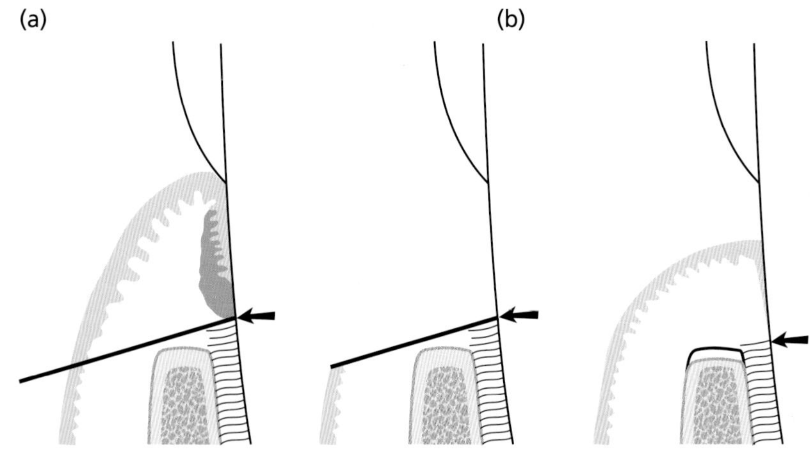

图32-65　牙龈切除术。治疗导致的牙龈位置变化。（a）牙龈术前位置和切口位置。黑色线指示初始切口位置，即用牙龈切除术消除骨上袋；切除前后的软组织高度差与牙周袋的深度一致。（b）正常愈合后的牙龈位置。在愈合过程中，可能发生牙槽骨嵴顶轻微吸收及附着结缔组织部分丧失。箭头所示为结缔组织附着于牙根的冠方位置。

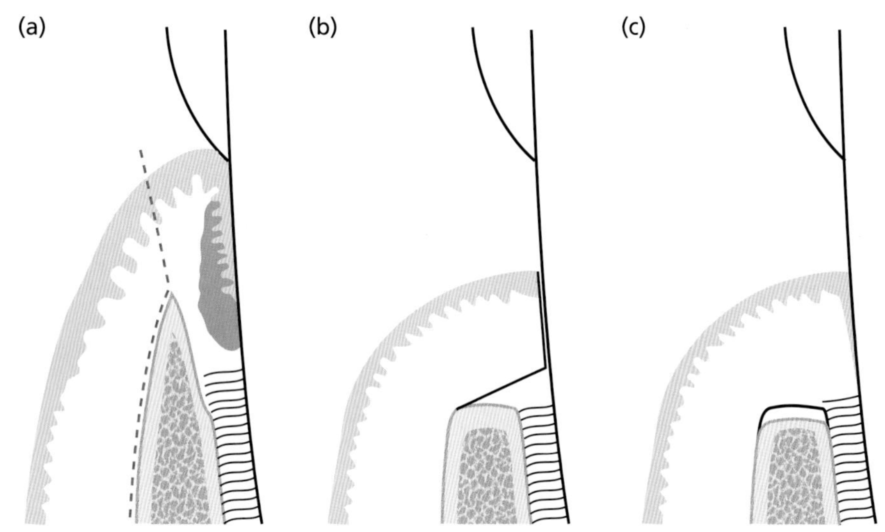

图32-66　根向复位瓣术。位置变化。（a）术前位置。虚线指示要翻开的黏骨膜瓣的边界。（b）骨成形完成，组织瓣复位至覆盖牙槽骨。（c）愈合后的位置。牙槽骨缘发生轻微吸收，同样地，结缔组织部分丧失。

在组织再生和成熟过程中，结缔组织向冠方生长形成一个新的齿龈单位。这种再生类似于牙龈切除术后特征性的愈合形式。

改良Widman翻瓣术

如果在一个深的骨下病变区采用改良Widman翻瓣术，骨修复可能发生于缺损边界（Rosling et al. 1976a; Polson & Heijl 1978）。但是，也可见骨嵴顶吸收。骨充填的效果依赖于（1）骨缺损解剖形态（如三壁骨下缺损常常比二壁或一壁缺损能够提供一个更好的骨修复模型）；（2）骨嵴顶吸收量；（3）慢性炎症的程度，其可能阻碍愈合。在再生骨组织与根面之间常发现有长结合上皮介于其中（图32-67）（Caton & Zander 1976; Caton et al. 1980），在改良Kirkland翻瓣术后也有同样的发现。新形成的结合上皮根方的细胞在根面所处的位置，十分贴近术前的附着水平。

在改良Widman翻瓣术后的愈合过程中将会出现软组织退缩。虽然软组织边缘的位置向根方迁移主要发生在手术治疗后的前6个月（Lindhe et al. 1987），但软组织退缩常可持续1年以上。影响软组织退缩的程度以及软组织改建的时间周期的因素，包括嵴上组织瓣的初始高度和厚度，

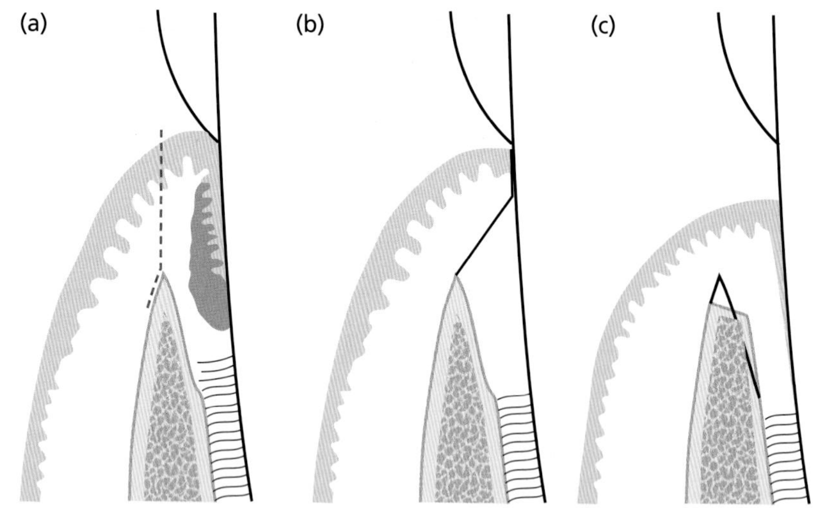

图32-67 改良Widman翻瓣术。位置变化。（a）术前位置。虚线指示要翻开的黏骨膜瓣的边界。（b）手术（包括切除角形骨缺损）完成时黏骨膜瓣尽可能复位至靠近术前位置。（c）愈合后的位置。愈合过程中，通过在再生骨组织与根表面之间建立一个长结合上皮，可以预计到骨修复和少量的骨嵴顶吸收。软组织边缘向根方迁移。

及骨嵴顶的吸收量。

牙周手术临床疗效

牙周手术治疗必须以序列治疗为基础，可能并非在所有情况下都需要选择手术治疗（Graziani et al. 2017）。为评估手术干预的效果，有必要强调一个事实，即大多数长期研究都来自20世纪70年代和80年代的标志性研究。Michigan研究小组（Ramfjord及其同事）和Gothenburg研究小组（Lindhe及其同事）所进行的经典纵向研究，对理解牙周治疗中手术部分的相对重要性具有开创性的贡献。其后，其他几个临床研究中心也提供了关于手术治疗和非手术治疗疗效的重要数据。然而，可用于比较手术干预和重复器械治疗的研究仍非常有限，即非手术根面器械治疗的第二阶段，在Ⅰ期～Ⅲ期牙周炎的治疗流程中，它应该是手术治疗的替代疗法（Sanz et al. 2020）。

此外，牙周手术治疗的效果还受到与残留牙周袋相关的骨解剖结构的影响，因此需要更新的系统评价和Meta分析来进行评估（Graziani et al. 2012, 2014, 2015; Sanz-Sanchez 2020）。

牙齿存留率

在评估牙周手术治疗在牙周病整体治疗中的相对重要性时，失牙数是最相关的标准。一项针对牙周手术对伴骨内缺损牙齿的长期疗效的系统评价显示（Graziani et al. 2012），如果提供适当的支持治疗，术后整体牙齿存留率很高。15名患者接受翻瓣术治疗20年后（对照组），有2名患者各失去一颗牙齿（Cortellini et al. 2017）。当比较牙周手术与重复非手术器械治疗在7mm残留牙周袋中的作用时，13年的随访期间，前者的牙齿存留率更高（分别为0.6颗牙齿和1.6颗牙齿）（Serino et al. 2001）。

菌斑和牙龈炎症

临床研究中最常用的疗效评价标准是牙龈炎（BoP）的消退、PPD的降低和临床附着水平的改变。然而，在治疗后菌斑堆积和牙龈炎消退方面，没有证据表明非手术治疗与手术治疗之间或各种术式之间存在差异。

探诊深度降低

牙周手术治疗在降低探诊深度方面非常有效，与非手术的刮治和根面平整术相比，它通常能在短期内降低探诊深度（Sanch-Sanchez et al. 2020），这在更深的牙周袋中更为明显。在中等深度的牙周袋中，仅在短期内可观察到差异。总的来说，在长期随访中（超过12个月），差异往往变得不那么明显。

所有外科手术都会导致PPD降低，初始深度更深的部位降低更多（Knowles et al. 1979; Lindhe et al. 1984; Ramfjord et al. 1987; Kaldahl et al. 1996; Becker et al. 2001）。涉及骨成形的翻瓣术（牙周袋消除手术）通常在短期内可导致的牙周袋深度显著降低，而这些差异往往会在术后36个月消失（Polak et al. 2020）。

长期研究表明，保守牙周手术，即不进行有意解剖矫正的牙周手术治疗，可使与骨内缺损相关的残余牙周袋降低约3mm，并显示较初始探诊深度降低40%。在与骨上缺损或根分叉相关的残余牙周袋中，术后12个月和6个月的降低程度分别约1.5mm。

临床附着水平变化

对于初次探诊深度较浅的位点，短期和长期研究都表明，手术比非手术治疗造成了更多的临床附着丧失，但对初次探诊较深的牙周袋（≥7mm），前者通常能获得更多的临床附着增加（Knowles et al. 1979; Lindhe et al. 1984; Ram-

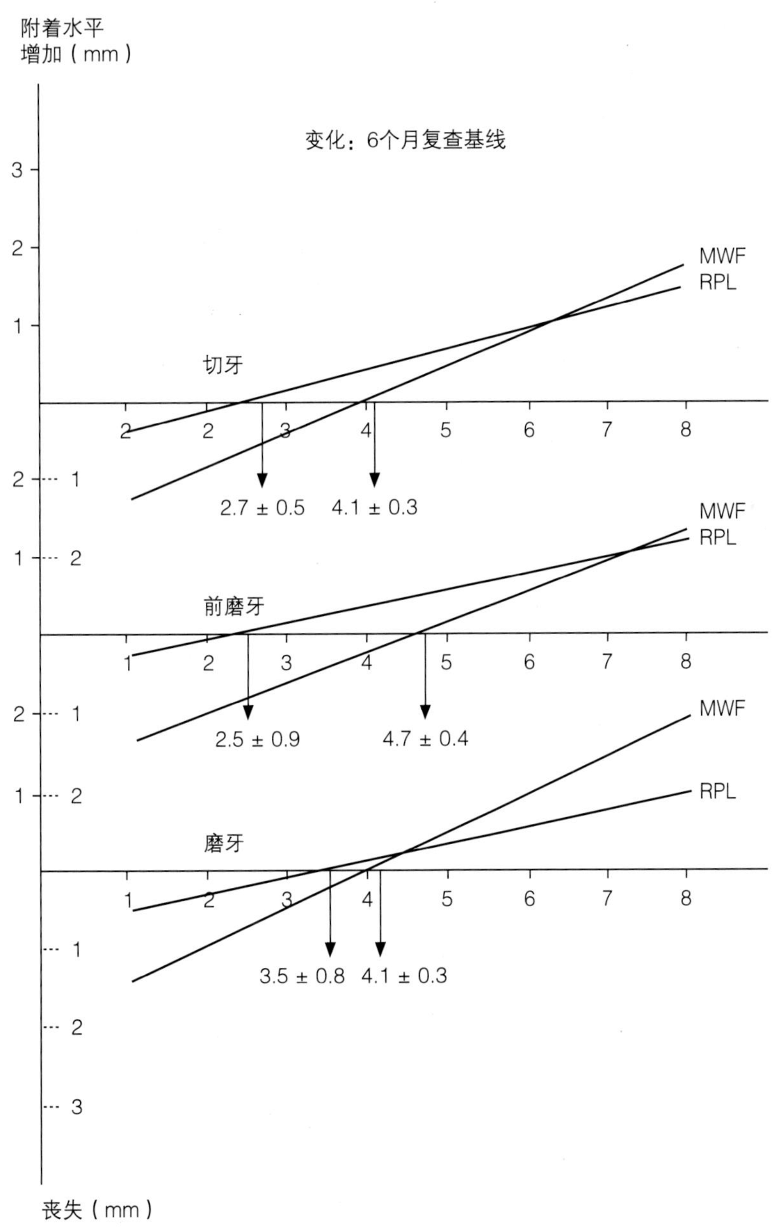

图32-68　切牙、前磨牙和磨牙的临床附着增加与丧失（y轴），治疗前和治疗后6个月的测量结果。与手术治疗相比，非手术治疗（RPL）后的临界探诊深度（CPD）始终较低。RPL，刮治和根面平整；MWF，改良Widman翻瓣术。（来源：Lindhe et al. 1982b。经John Wiley & Sons许可转载）

fjord et al. 1987; Kaldahl et al. 1996; Becker et al. 2001）。

基于一项非手术和手术（改良Widman翻瓣术）方法行根面清创的临床试验结果的比较，Lindhe等（1982b）提出了临床附着水平改变相关的概念-临界探诊深度（critical probing depth, CPD）。对于每种治疗方法，临床附着水平变化都根据初始牙周袋深度区分，并计算回归线（图32-68）。回归线与横轴相交的点（初始探诊深度）被定义为CPD，也就是说，下方的袋深水平，其下方的临床附着丧失是由所进行的治疗造成的。手术治疗的CPD高于非手术治疗。在切牙和前磨牙区，手术治疗仅仅在初始探诊深度＞6～7mm时显示更佳的疗效，而在磨牙区其相应的分界点为4.5mm。后者可理解为，在磨牙区，运用手术治疗行根面清创比非手术治疗更有益。

在比较不同类型手术后的临床附着水平时，要么没有发现治疗之间的差异，要么不伴骨/组织切除的翻瓣术产生了更好的效果，特别是在袋浅的部位（Polak et al. 2020）。此外，无论有无骨切除，非手术治疗部位与手术治疗部位之间临床附着水平的纵向维持没有差异（图32-69）。

在伴骨内缺损的残留袋中，手术治疗导致长期附着增加约2mm。但是，一项分析瓣的不同效果的研究表明，与传统的开放性翻瓣刮治术相比，龈乳头保留瓣和微创瓣在此类缺损中附着增加更显著（Graziani et al. 2012）。在与骨上缺损和根分叉病变相关的残留袋中，增加的程度中等，约为0.5mm（Graziani et al. 2014, 2015）。

牙龈退缩

牙龈退缩是牙周治疗不可避免的一个结果。

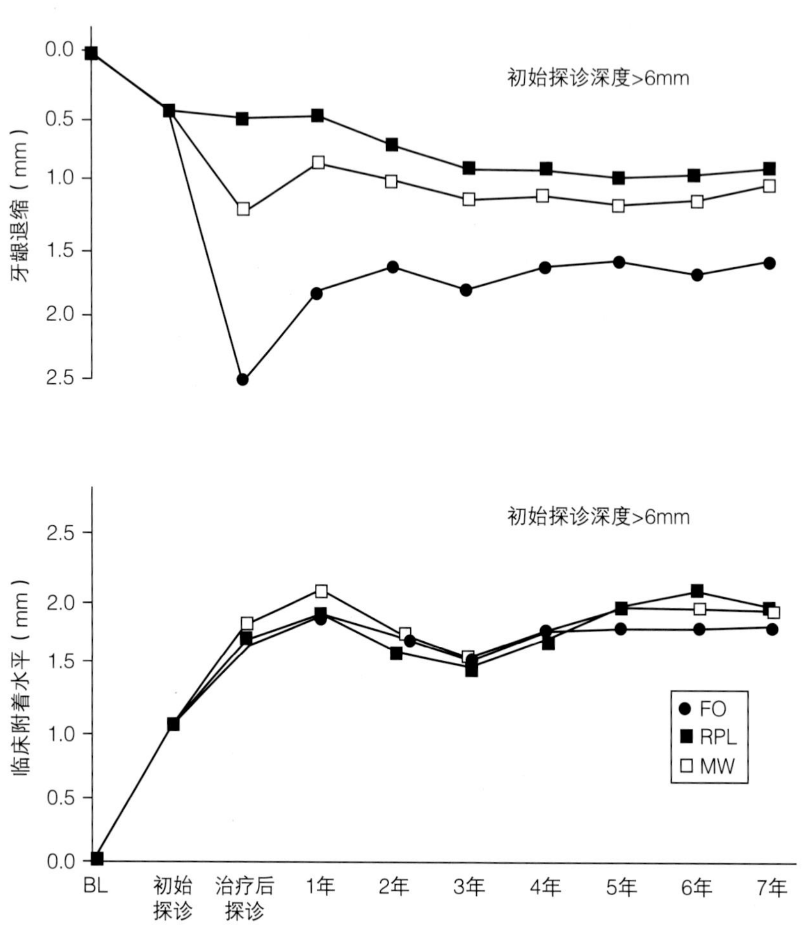

图32-69 初始探诊深度＞6mm的位点经过3种不同方式的牙周治疗7年后，牙龈退缩（上）和临床附着水平（下）的纵向变化。BL，基线；FO，翻瓣术和骨手术；MWF，改良Widman翻瓣术；RPL，刮治和根面平整。（来源：Kaldahl et al. 1996。经John Wiley & Sons许可转载）

由于它是牙周病中炎症结局的一个主要转归，在非手术和手术治疗都可出现。无论使用哪种治疗方式，较之初始探诊深度更浅的位点，初始探诊深度更深的牙周袋位点将会表现出更显著的龈缘退缩（Badersten et al. 1984; Lindhe et al. 1987; Becker et al. 2001）（图32–69）。

在牙周治疗短期随访研究中，一个普遍的发现是，非手术刮治及根面平整术导致的牙龈退缩比手术治疗更少，且涉及骨及软组织切除的手术治疗会导致最显著的退缩（Polak et al. 2020）。一般来说，对于与骨内、骨上缺损及根分叉病变相关的残留袋，术中未切除组织，仅行根面器械治疗，术后12个月则将导致1mm的牙龈退缩。

然而，长期研究的数据表明，由于手术治疗后软组织边缘的冠向回弹，不同治疗方式造成的退缩程度的初始差异会随着时间变小（Kaldahl et al. 1996; Becker et al. 2001）（图32–67）。Lindhe和Nyman（1980）发现，根向复位瓣术后，在10～11年维护期间，颊侧龈缘移至更靠冠方的位置（约1mm）。Vander Velden（1982）发现，术后3年牙龈组织向冠方生长了约4mm，但并没有观察到附着水平有明显差异。类似的结果见于由Pontoriero和Carnevale（2001）报道的牙冠延长术行根向复位瓣1年回访中。

骨缺损中的骨充填

手术治疗后角形骨缺损区域的成骨潜能已在许多研究中得到证实。Rosling等（1976a）研究了24例二壁和三壁骨缺损的患者，在改良Widman翻瓣术，包括仔细刮除骨缺损和适当的根面清创后，缺损的愈合情况。经过以上积极治疗后，随机分配到试验组的患者接受每2周一次的牙周支持治疗，持续2年，而对照组患者每年只复诊一次进行预防治疗。治疗2年后的复查显示，接受定期而专业的牙周维护方案的患者，其角形骨缺损的临床附着平均增加3.5mm。影像学测量显示边缘骨丧失为0.4mm，但余下的初始骨缺损部分（2.8mm）均被骨重新充填（图32–70）。

Polson和Heijl（1978）也报道了类似的愈合情况。他们采用改良Widman翻瓣术对9名患者的15个缺损（二壁和三壁）进行治疗。在刮除骨缺损和根面平整之后，关闭组织瓣使缺损区域获得完全的软组织覆盖。所有的患者都纳入一个专业的牙周维护计划。在初次手术后6～8个月行再次手术探查以评价愈合情况。15个缺损中有11个完全修复。愈合以冠向骨再生（缺损区初始深度的77%）和边缘骨吸收（18%）相结合为特征。他们的结论指出，经过手术清创和制定最佳的菌

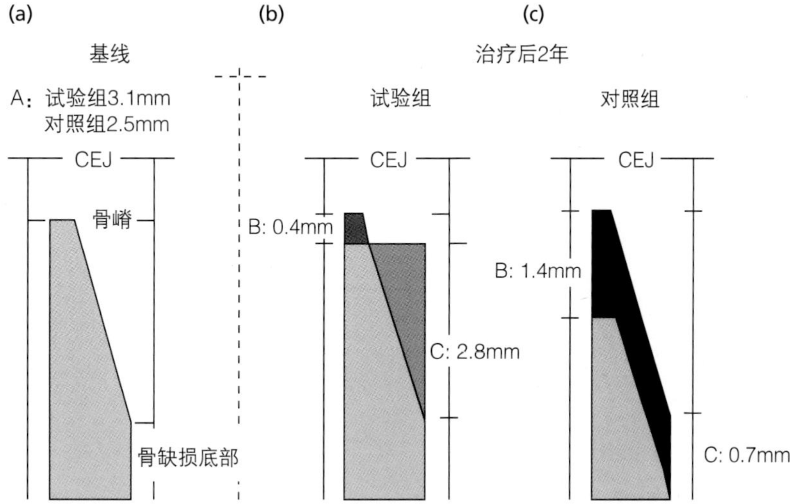

图32–70　Rosling等（1976a）的研究中，试验组与对照组骨嵴缘水平和骨缺损底部水平的变化。（a）距离A表示初诊时的骨缺损深度；试验组3.1mm，对照组2.5mm。（b，c）距离B表示牙槽嵴的吸收，试验组为0.4mm（b），对照组为1.4mm（c）；距离C表示缺损根方部分的骨增加或骨丧失。试验组骨填充为2.8mm（b），而对照组则进一步出现了0.7mm的骨丧失（c）。CEJ，釉牙骨质界。（来源：Rosling et al. 1976a。经John Wiley & Sons授权转载）

斑控制，骨下缺损的骨改建效果很好。相关的研究结果表明，如果术后有高质量的维护治疗，单根牙的二壁和三壁骨下缺损可能获得明显的骨修复。两篇关于角形骨缺损的术后疗效的综述（Laurell et al. 1998; Lang 2000），提出了有关翻瓣刮治术（改良Widman翻瓣术）后角形骨缺损预期骨再生的一些额外结果。Laurell等（1998）的综述包括了13篇研究，总计治疗278个骨缺损，平均深度为4.1mm。角形骨缺损的骨修复量平均达到1.1mm。Lang（2000）回顾了15篇文献，分析了523个角形骨缺损愈合情况的数据，这些数据是通过影像学测量得来的。分析结果表明骨再生量平均为1.5mm。最近的一项Meta分析进一步证实了这一数据，该分析表明平均骨充填量为1mm（Graziani et al. 2012）。

影响手术愈合的因素

牙周手术治疗后愈合的异质性受到许多因素的影响，临床医生在计划干预时应考虑这些因素，因为临床医生可能会改变这些因素以改善整体手术预后。

患者因素

菌斑水平

菌斑水平显著影响手术创面的愈合。在一项具有里程碑意义的研究中，试验组患者在骨内缺损手术清创后，术后每2周接受一次重复的口腔卫生指导和专业牙齿清洁（Rosling et al. 1976）。在2年的随访期间，患者保持了手术降低的袋深度，并且在大多数手术程序评估中观察到显著的临床附着水平增加和骨充填（图32-69）。但是，每年只进行一次评估和抛光（即菌斑指数高）的对照组显示出临床附着水平和骨水平明显降低。

在一项评估骨内缺损手术治疗的多中心试验的二次研究中，总细菌学计数和红色复合体细菌的存在与临床附着获得的可能性较低有关（Heitz-Mayfield et al. 2006）。Lindhe等（1984）5年纵向研究的数据进一步强调了术后口腔卫生标准对牙周手术治疗起着决定性作用，该研究表明，与菌斑控制不佳的患者相比，感染控制标准高的患者在治疗后更易于保持临床附着水平和探查深度减少。另外，专业的牙齿清洁，包括每3个月进行一次龈下刮治，可以部分补偿自我控制菌斑变化的负面影响（Ramfjord et al. 1982; Isidor & Karring 1986）。

牙龈炎症

当全口出血指数 > 12%时，炎症的总体水平会影响骨内缺损手术清创的效果（Tonetti et al. 1996）。因此，术前需要仔细清创，控制炎症。

吸烟

吸烟虽然不是手术禁忌证，但对牙周手术的效果具有重要的负面影响，包括对PPD降低和临床附着水平的负面影响（Labriola et al. 2005）。术后6个月内吸烟确实会对这两项指标有负面影响。在吸烟的患者中，术后牙周袋降低 > 3mm的机会几乎要低3倍（Scabbia et al. 2010）。

局部因素

牙周缺损类型

牙周缺损通常分为骨内缺损、骨上缺损和根分叉骨缺损。大多数研究结果来自大量关于骨内缺损的文献。骨内缺损的保守手术清创会使术后12个月的临床附着增加约1.5mm，探诊深度降低3mm（Graziani et al. 2012）。

与骨内缺损手术清创后的愈合（探诊深度降低1.4mm，临床附着增加0.5mm）相比，骨上缺损的愈合效果不佳（Graziani et al. 2014）。

与骨内缺损相比，根分叉骨缺损在临床愈合方面也显著降低。一项Meta分析通过应用牙周再生的对照组试验表明，清创后6个月，下颌Ⅱ度根分叉病变的平均CAL增益为0.5mm，PPD降低了1.4mm。这凸显了根分叉缺损手术入路的复杂性（Graziani et al. 2015）。

牙周缺损形态

缺损形态对术后愈合有重要影响。当残留袋合并骨内缺损时，一些因素，如缺损壁的数量、缺损的深度与宽度，会显著影响手术效果。骨内缺损越深，翻瓣术的术后临床附着增益越大（Cortellini et al. 1998）。手术清创后，三壁骨内缺损临床附着增益至少3mm的机会比单壁缺损高269%（Tonetti et al. 2002）。此外，缺损越宽，愈合越差。

临床医生因素

经验和手术技巧

临床经验和能力对愈合有明显影响。在一项多中心试验中，临床医生对基线相同的牙周缺损进行手术并采用相同的手术方式，结果显示临床附着增加的差异 > 1mm（Tonetti et al. 1998）。

瓣的选择

瓣设计的进展对手术清创后的临床结果有显著影响。在10年内，骨内缺损中基础性瓣的性能突然发生变化，表明1996—2006年间对照部位（基础性瓣）的性能增加了1mm（Tu et al. 2008）。一项Meta分析进一步证实了这一点，如果在手术期间保留龈乳头区域，术后可获得更高的临床附着增益（Graziani et al. 2012）。与传统手术相比，保留乳头瓣似乎可以提高临床附着增益，并且似乎对骨上缺损也有效（Graziani et al. 2014）。这可以解释为：选择龈乳头保留瓣会增加血管化，正如激光血流多普勒研究中所指出的那样，这可以改善初期闭合并更好地保护创口免受术后细菌污染（Retzepi et al. 2007）。

结论

牙周手术治疗是牙周炎治疗的重要组成部分。然而，临床医生必须牢记，手术是序列治疗步骤中的一个特定步骤，并不是解决疾病的单一/独特工具。事实上，手术可能并不总是需要的。评估不同牙周再生技术的临床试验促进了手术技术的重要发展。当对照组使用改良瓣（如没有再生材料）时，其性能优于使用传统瓣。显然，一些重要问题仍待进一步研究，例如，到底是手术治疗更好，还是反复的非手术治疗更有利于牙齿的长期保留，目前的证据仍基于20世纪70年代的经典研究。然而，精细化和牙周手术治疗的技术敏感性无疑是牙周医生的必备条件。

第33章

根分叉病变的治疗

Treatment of Furcation-Involved Teeth

Søren Jepsen[1], Peter Eickholz[2], Luigi Nibali[3]

[1]Department of Periodontology, Operative, and Preventive Dentistry, Center of Oral, Dental, Maxillofacial Medicine, University of Bonn, Bonn, Germany

[2]Department of Periodontology, Center of Dentistry and Oral Medicine (Carolinum), Johann Wolfgang Goethe-University Frankfurt am Main, Frankfurt am Main, Germany

[3]Department of Periodontology, Centre for Host–Microbiome Interactions, King's College London, Guy's Hospital, London, UK

解剖

多根牙中牙周炎相关的骨吸收与一个非常独特的解剖特征有关——微生物定植在牙根分离区（“根分叉区”）。根分叉通常位于龈缘以下，其凹面伴釉质隆起边缘嵴的解剖结构，有利于微生物进一步积聚，导致牙周病进展，最终造成牙齿脱落。换句话说，由于根分叉独特的解剖结构，牙周病的致病过程通常集中表现在根分叉区。

根分叉区牙周附着丧失和骨吸收被称为“牙周根分叉病变”。其影响范围包括上颌第一前磨牙（通常为双根）、上颌磨牙（通常为3根）和下颌磨牙（通常为双根）。然而，牙根数量也存在变化，有时其他牙齿，如第二前磨牙或尖牙也可能受到根分叉病变的影响（Joseph et al. 1996）。牙齿釉牙骨质界根方的部分被称为“牙根复合体”，在多根牙中分为“根柱”（牙根尚未分开区域）和“根锥体”（图33–1）。“根分叉开口”指牙根在即将分开时的过渡性区域，而“根分叉穹隆”指根分叉区的顶盖部分（图33–2）。“分叉角度”指两牙根锥体之间分开的角度，而“宽度”指两牙根之间的距离。“分离系数”指根锥体的长度与根复合体的长度的比值（图33–3）。

Svärdström和Wennström在1988年详细描绘了上颌和下颌磨牙根分叉区的解剖图，展示出凹凸不平、蜿蜒曲折的复杂解剖结构（Svärdström & Wennström 1988）。上颌第一和第二磨牙通常有3个根（近颊根、远颊根和腭根）。远颊根和腭根通常分别向远中和腭侧弯曲，而近颊根近乎垂直。近颊根在其远中面有明显的凹陷，使近中颊根的横断面呈沙漏状。在上颌磨牙的3个根分叉开口中，近中距釉牙骨质界平均约3mm，颊侧距釉牙骨质界平均约3.5mm，远中距釉牙骨质界平均约5mm（Abrams & Trachtenberg 1974）。

40%的上颌第一前磨牙具有颊侧和腭侧两个根锥体，由于根柱很长，从釉牙骨质界到根分叉开口的平均距离约8mm。下颌磨牙通常有两个根锥体（近中和远中）。远中根较小，通常呈圆形，向远中倾斜，而近中根为沙漏状，近中根远中面的凹陷程度比远中根明显（Svärdström & Wennström 1988）。几位学者在离体牙中测量了根分叉开口的宽度，发现大多数磨牙的根分叉宽度＜1mm，其中约一半＜0.75mm（Bower 1979; Chiu et al. 1991; Hou et al. 1994, 1997）（图33–4）。考虑到标准刮治器的宽度（0.75 ~ 1.0mm），很明显，去除磨牙根分叉病变中的菌斑和牙石极具挑战性（dos Santos et al. 2009）。

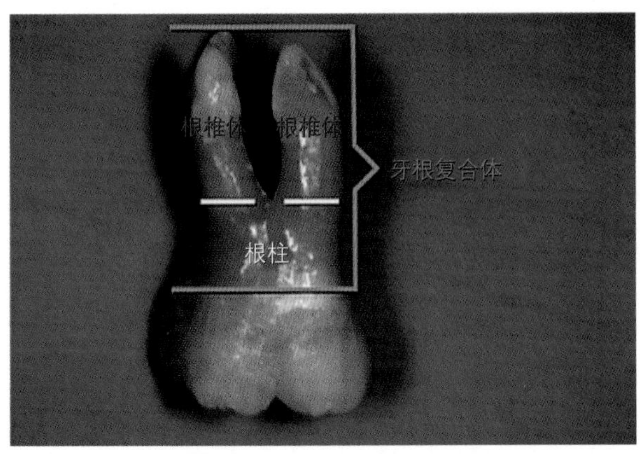

图33–1 上颌磨牙的牙根复合体。牙根复合体包括未分叉区域（根柱）和分叉部分（根锥体）。

超过一半的根分叉区中发现由牙本质和/或牙骨质组成的根分叉嵴（Everett et al. 1958; Burch & Hulen 1974; Bower 1979; Dunlap & Gher 1985; Hou & Tsai 1997），主要分为两种类型：颊舌向和近远中向或中间分叉（intermediate bifurcation ridges, IBR）（Everett et al. 1958）。IBR与根分叉缺损的进展有关（Gher & Vernino 1980; Hou & Tsai 1997）。

颈部釉突常见于磨牙（Masters & Hoskins 1964），好发于亚洲人群（Lim et al. 2016）（图

(a)

(b)

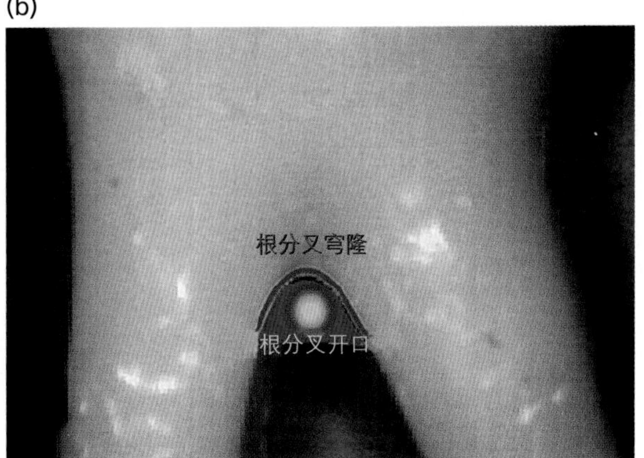

图33–2 （a）上颌磨牙的根向咬合面观：3个根锥体组成了根分叉区域和3个根分叉开口。（b）根分叉开口及穹隆的颊面观。

(a)

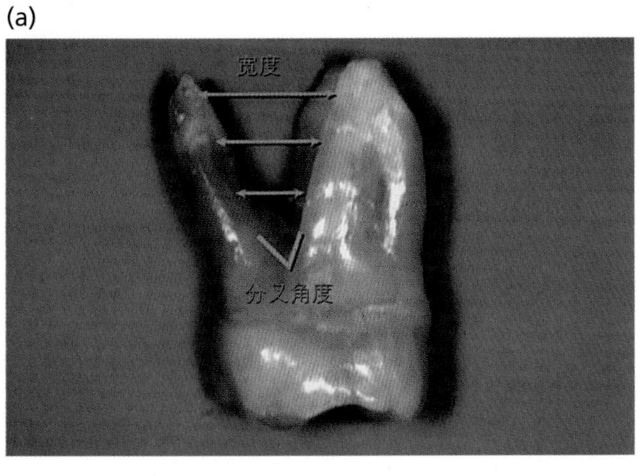

(b)

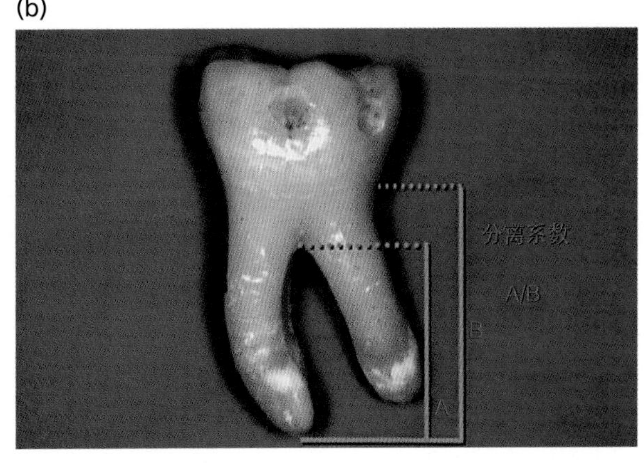

图33–3 （a）上颌磨牙近颊根和腭根之间的分叉角度（程度）以及根分叉开口区的宽度。（b）图示下颌磨牙的分离系数（A/B）为0.8（A=8mm，B=10mm）。

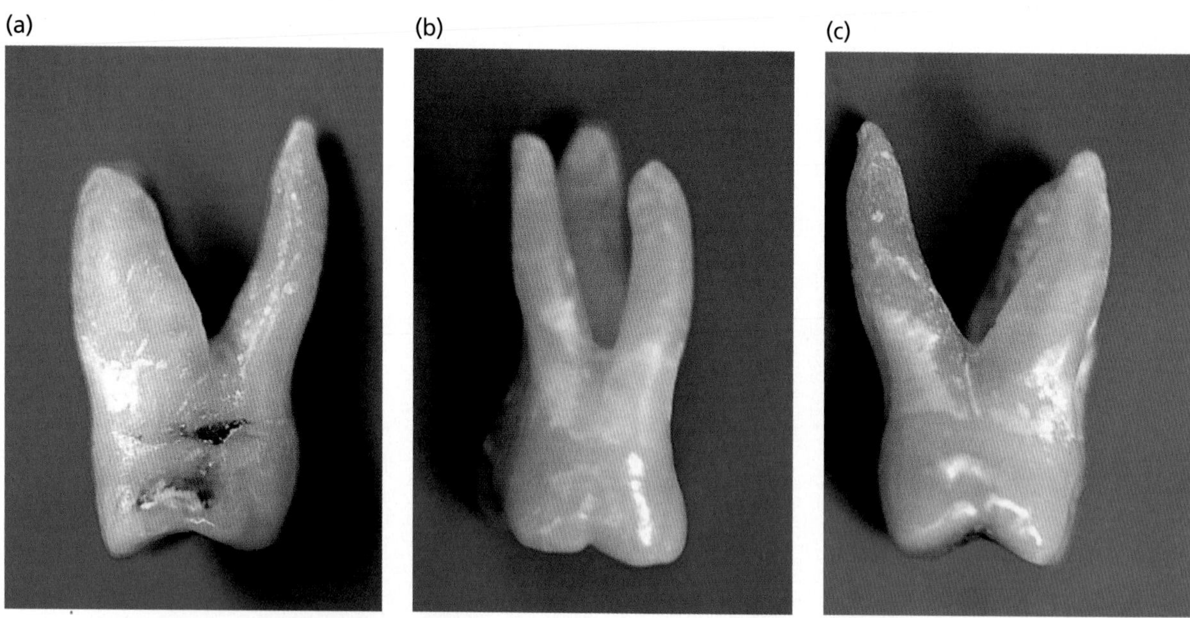

图33-4 根分叉开口。（a）近中。（b）颊侧。（c）远中；上颌磨牙牙根的位置。

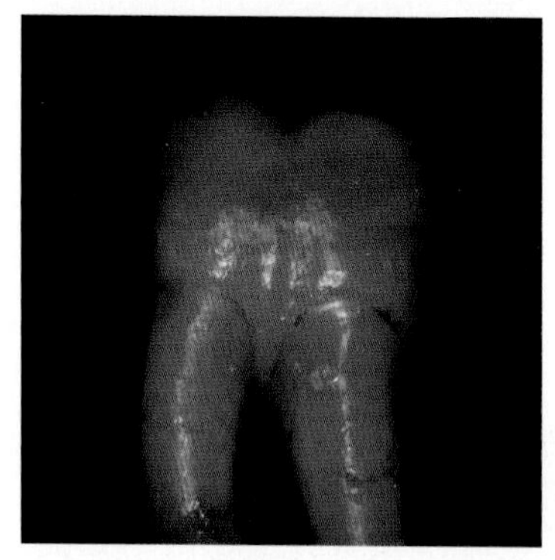

图33-5 离体右下第一磨牙的颈部釉突；Ⅲ度根分叉病变（波及根分叉开口区域；Masters & Hoskins 1964）。（来源：Eickholz & Hausmann 1998）

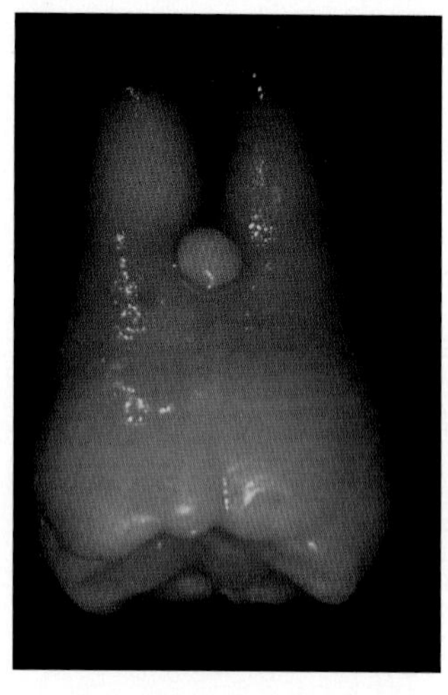

图33-6 离体磨牙上的釉珠。（来源：H.-K. Albers教授）

33-5）。它们促进菌斑积累并阻碍结缔组织附着，成为引发根分叉病变的病因（Carnevale et al. 1995; Leknes 1997; Al-Shammari et al. 2001; Bhusari et al. 2013）。

釉珠是异位的球状结构，主要由釉质组成，其中心为牙本质，附着在以根分叉区为主的牙根表面（图33-6）。不同的研究报道中提及，它们发生于1%～10%的磨牙上（Moskow & Canut 1990），被认为存在影响牙周附着，促进牙周根分叉病变进展的潜在风险。

根分叉病变的诊断

根分叉病变的临床诊断

在大多数情况下，根分叉开口被牙龈覆盖，其在未经治疗的牙周病患者中并未暴露。因此，根分叉病变（furcation involvement, FI）肉眼不可见，须在牙龈边缘以下进行探诊才能发现。由于根分叉的解剖结构复杂（Schroeder & Scherle 1987），表面呈弧形，并且上颌前磨牙和磨牙的根分叉开口在邻间隙处，需要使用特定的弧形根分叉探针对其根分叉病变进行诊断（如Nabers探针）（图33-7）。将探针放置在龈缘冠方的牙面，对应根分叉开口的位置（如下颌磨牙舌侧）。然后将探针从表面轻轻地之字形推开牙龈，到达龈沟底或牙周袋底。如果探针水平向探及凹陷，在大多数情况下这表明存在根分叉病变（Eickholz & Walter 2018）。

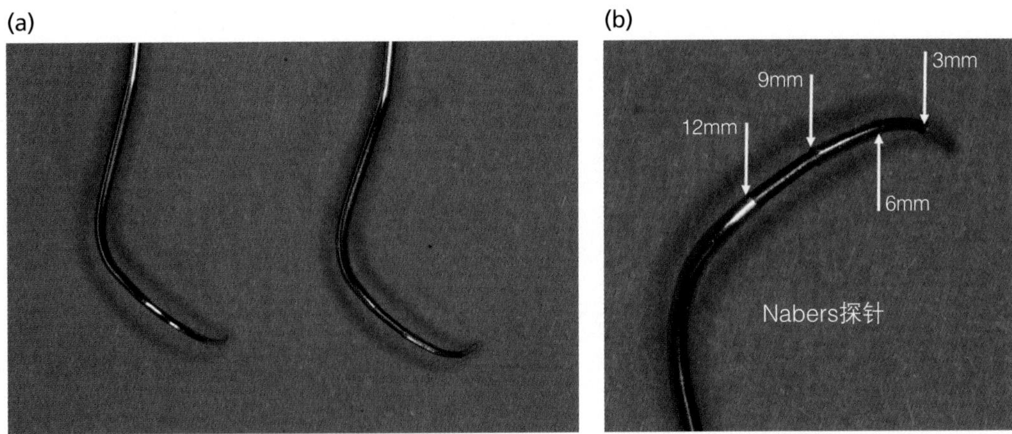

图33-7　弧形根分叉探针。（a）Nabers探针（左，无标记；右，有标记）。（b）标记范围为3～12mm。（来源：Eickholz & Walter 2018）

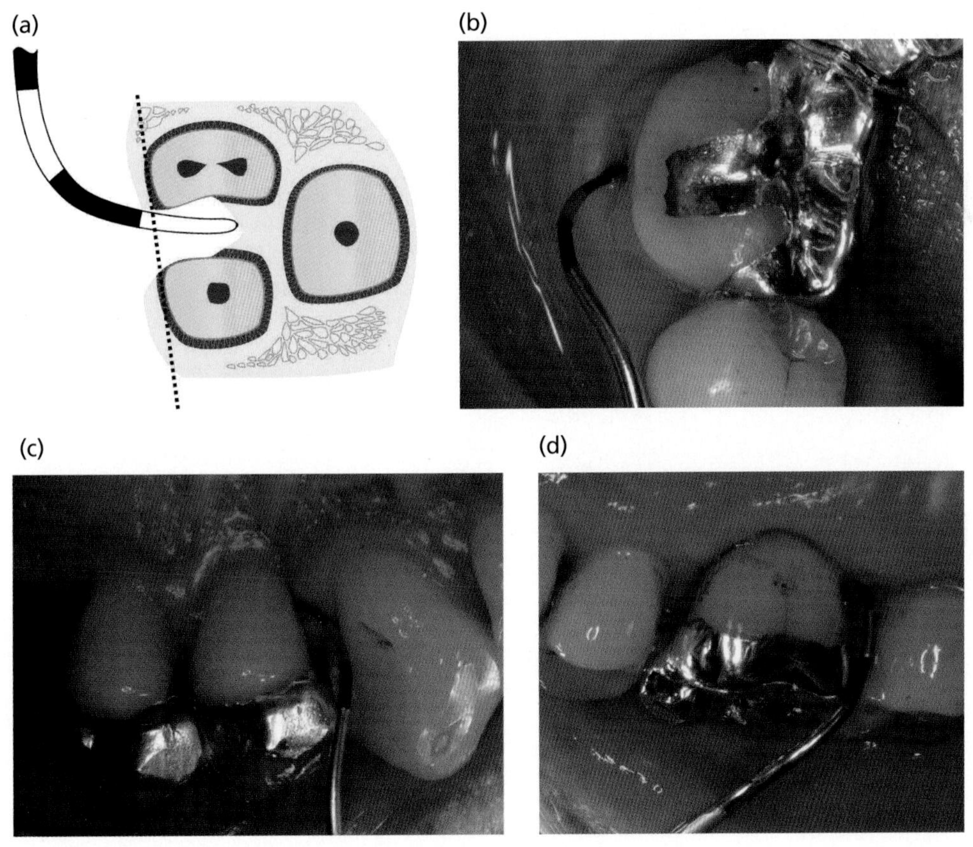

图33-8　Ⅰ度根分叉病变（表33-1）（Eickholz & Staehle 1994；Eickholz & Walter 2018）：牙周支持组织的水平丧失≤3mm。（a）示意图（上颌磨牙，颊侧根分叉开口）：水平向探诊/临床附着水平2.5mm（Eickholz & Walter 2018）。（b）46颊面：探针在两颊根之间探诊深度≤3mm（Eickholz & Walter 2018）。（c）24近中面与邻牙（Eickholz & Walter 2018）。（d）16远中舌面与邻牙（Eickholz & Walter 2018）。

直的刚性牙周探针（如PCPUNC15）因为无法顺着大部分根分叉弧形表面探入，对根分叉病变程度无法正确评估，所以不适用于根分叉病变的诊断（Eickholz & Kim 1998）。

根分叉病变的分级

一旦确诊为根分叉病变，评估其严重程度至关重要。使用刚性弧形探针（如Nabers探针）可以评估根分叉病变的严重程度。即通过水平向探诊根分叉，并测量探针尖端到根分叉附近牙根凸面的直线距离（图33-8）。测量此距离，还可以以毫米为单位，评估不同程度根分叉病变的水平向的附着丧失量（水平探诊/临床附着水平：horizontal probing/clinical attachment level, PAL-H/

HCAL）（图33-8）。检测水平附着丧失的动态变化可以反映根间组织的微小改建（牙周再生治疗术后相关），用根分叉病变的程度/分级来反映根间组织破坏情况，对于多根牙的治疗和预后有指导意义（Eickholz & Walter 2018）。

根分叉病变的众多分级之间仅有微小区别。Glickman（1953）提出的分级用模糊的主要标准区分不同类型的根分叉病变，并将影像学信息纳入在内，该分级被认为可靠性偏低（Glickmann 1953; Ammons & Harrington 2006）。Hamp等（1975）的分级标准基于临床测量（阈值：PAL-H=3mm）（Hamp et al. 1975）。

Glickman分级中的Ⅲ度和Ⅳ度描述了根分叉病变中的两种严重情况，在这两类中，牙周膜纤维从根分叉穹隆/弧顶完全分离，即根分叉处牙周组织发生水平向贯通性破坏（按照Hamp et al. 1975; Eickholz & Walter 2018提出的分级标准为Ⅲ度）。

对于Ⅲ度（Hamp et al. 1975）根分叉病变的描述也有所修订。Graetz等（2014）将根分叉探针（Nabers）的尖端从对侧根分叉处穿出的情况定义为Ⅲ度。Ⅱ度根分叉病变指其水平向未完全穿通的深部破坏（Graetz et al. 2014）。Walter等（2009）将水平向探诊深度＞6mm、但没有完全穿通至对侧根分叉开口的情况定义为Ⅱ度～Ⅲ度（Walter et al. 2009; Eickholz & Walter 2018）。

Ⅱ度和Ⅲ度根分叉病变的鉴别诊断

Ⅱ度（Hamp et al. 1975）和贯通性（Ⅲ度）根分叉病变的区别对预后与治疗决策具有决定性意义（图33-9）：

1. 伴Ⅲ度根分叉病变的磨牙远期预后比Ⅱ度差（McGuire & Nunn 1996; Dannewitz et al. 2006; Salvi et al. 2014; Graetz et al. 2015; Dannewitz et al. 2016）。
2. 再生治疗可以改善累及颊舌侧的Ⅱ度根分叉病变，但对贯通性根分叉病变疗效欠佳（Sanz et al. 2015; Jepsen et al. 2020a）。

根分叉探针无法完全穿过整个根分叉区域，特别是无法完全穿过邻牙存在时邻接区域的根分叉开口。然而，软硬组织可能从根分叉穹隆处分离（如Ⅲ度根分叉病变）。Graetz等（2014）将此类情况归为Ⅱ度。Walter等（2009）将此类情况归为Ⅲ度。在此类情况时推荐遵循Ammons和Harrington（2006）标准：由于根分叉嵴或颊舌侧骨边缘的干扰，导致临床上无法将牙周探针完全通过根分叉时，应将颊舌侧的探诊深度累加。如果累加探诊值大于或等于根分叉开口处颊舌向深度，则根分叉病变定义为Ⅲ度（表33-1和图33-10c，d）。这样，就可以避免因遵循Walter等（2009）和Graetz等（2014）的标准而低估根分叉病变的分度（Eickholz & Walter 2018）。

(a)

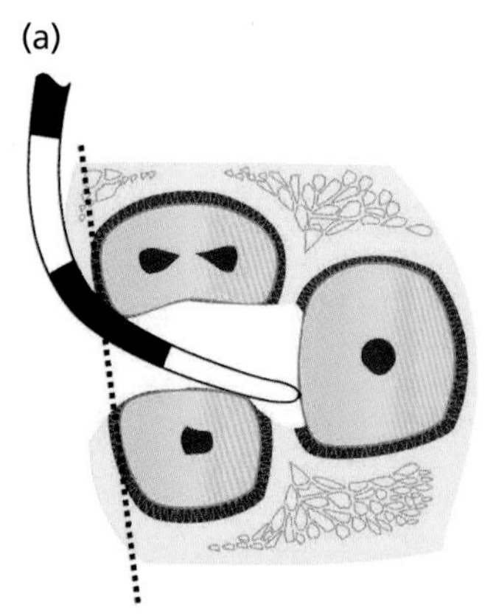

(b)

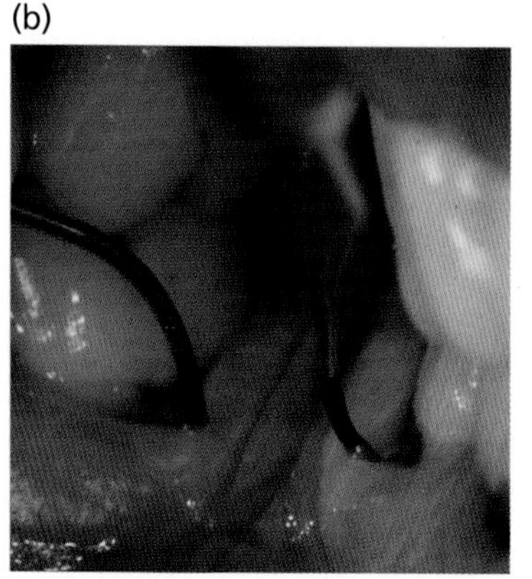

图33-9 Ⅱ度根分叉病变（表33-1）（Hamp et al. 1975；Eickholz & Walter 2018）：牙周支持组织的水平向丧失＞3mm，但未贯通根分叉区。（a）示意图（上颌磨牙，颊侧根分叉开口）：水平向探诊/临床附着水平为5mm（Eickholz & Walter 2018）。（b）47：从龈缘处的探诊深度9mm。然而，根分叉处牙根水平的探诊深度6mm。（来源：Nibali 2018）

表33-1 根分叉病变的推荐分级（来源：Hamp et al. 1975；Eickholz & Staehle 1994；Ammons & Harrington 2006；Eickholz & Walter 2018）

0度	无根分叉病变
Ⅰ度	牙周支持组织的水平向丧失≤3mm（Eickholz & Staehle 1994）（图33-8）
Ⅱ度	牙周支持组织的水平向丧失＞3mm，但未贯通根分叉区（Hamp et al. 1975）（图33-9）
Ⅲ度	根分叉区牙周组织呈贯通性破坏。在早期Ⅲ度病变中根分叉开口处可能被软组织覆盖而不可见。由于根分叉嵴或颊舌侧骨边缘的干扰，导致临床上无法将牙周探针完整通过根分叉。然而，如果临床上将颊舌侧探诊深度累加获得的累加探诊深度大于或等于根分叉开口的颊舌径，也可定义为Ⅲ度根分叉病变（Ammons & Harrington 2006）（图33-10）

根分叉病变的垂直向破坏

根分叉病变诊断的难点在于评估多根牙牙根间水平向的破坏程度。因此，前文提及的分级主要依据水平向附着/骨丧失。然而，除了水平向附着/骨丧失，垂直向附着/骨丧失在根分叉病变中也起到一定作用。已经证实，根分叉病变治疗后的磨牙存留率不仅取决于根分叉病变的程度，还取决于治疗前的骨丧失量（Dannewitz et al. 2006; Park et al. 2009）。因此，学者提出测量根分叉顶端至骨吸收根方最低点的垂直深度，划分以下亚类：（1）A亚类1～3mm；（2）B亚类4～6mm；（3）C亚类≥7mm。因此，可以将根分叉病变分为ⅠA、ⅠB、ⅠC、ⅡA、ⅡB、ⅡC、ⅢA、ⅢB、ⅢC（Tarnow & Fletcher 1984）。

根分叉病变的影像学诊断

一般来说，X线片通过不同组织对X线的透过率来反应组织的相关信息。组织越致密（如密质骨），X线越不易穿透。因此，相比于软组织，不管是二维还是三维的影像学图像，都主要提供骨的信息。然而，结缔组织附着情况对于

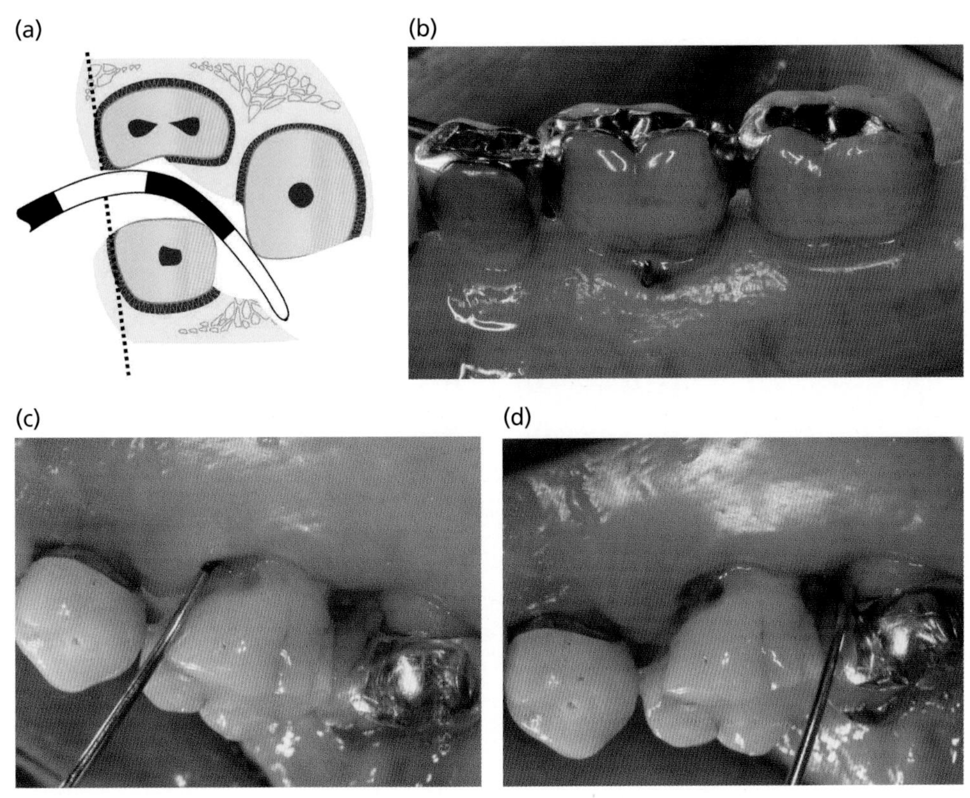

图33-10 Ⅲ度根分叉病变（表33-1）（Ammons & Harrington 2006；Eickholz & Walter 2018）：根分叉处牙周组织水平向呈“贯通性”破坏。（a）示意图（上颌磨牙，颊侧根分叉开口）：水平向探诊/临床附着水平为2.5mm（Eickholz & Walter 2018）。（b）46舌侧观（Eickholz & Walter 2018）。（c）16根分叉处探诊（Eickholz 2010a）：近中舌侧探诊深度（PAL-H）/临床水平向附着丧失（CAL-H）=9mm。（d）16根分叉处探诊（Eickholz 2010a）：远中舌侧探诊深度（PAL-H）/临床水平向附着丧失（CAL-H）=6mm。16PAL-H/CAL-H测量之和为15mm。16根分叉开口的宽度＜15mm，因此根分叉病变呈贯通性（Ⅲ度；表33-1）。

根分叉病变的诊断同样重要。因此，影像学可以提供根分叉病变的大部分信息，但仍然不全面。尤其是在再生治疗后，根分叉内没有新骨形成的位置可能有新的结缔组织附着形成（Eickholz & Walter 2018）。

二维影像学技术（包括根尖片和曲面断层片）无法对根分叉病变进行可靠的诊断（Topoll et al. 1988）。上颌前磨牙的根分叉方向与X线中心线垂直，因此，几何投照下，无法观察到上颌前磨牙的根分叉病变。3个牙根的上颌磨牙，其近远中腭侧的根分叉开口方向也与放射胶片或传感器平行，并与X线中心线垂直，且颊侧的根分叉开口大多与腭根重叠，因此，对于上颌磨牙的根间牙槽骨，二维影像所能提供的信息是十分有限的。下颌磨牙的根分叉方向与放射胶片/传感器垂直，并与X线中心线平行。因此，正向投照可以用于评估下颌磨牙的根间牙槽骨水平。然而，X线片只能提供骨吸收或骨密度的信息，而牙周破坏和骨小梁结构疏松都可能表现为骨密度降低，因此，传统的影像学方法仅提示存在根分叉病变的可能，只有使用弯曲探针进行探诊才能最终确认（Eickholz & Walter 2018）。

此外，影像学可以帮助判断颊侧或舌侧Ⅱ度根分叉病变的再生治疗效果。根柱长、根分叉穹隆位于邻面骨嵴顶冠方且根分叉开口较宽的Ⅱ度根分叉病变磨牙，在引导性组织再生术后，水平向附着获得更少（Horwitz et al. 2004）。

三维影像

传统的二维影像存在一些不足，而三维的诊断方法可以应用于不同的临床情况，尤其是上颌磨牙（Laky et al. 2013; Walter et al. 2016）。体内试验已证实锥形束计算机断层扫描（cone beam computed tomography, CBCT）可用于评估上颌磨牙的根分叉病变（Walter et al. 2016）。CBCT数据在评估牙周组织破坏和上颌磨牙根分叉病变的分度方面是较为精确的（Walter et al. 2009; Walter et al. 2010; Walter et al. 2016）。此外，三维影像还能够显示上颌磨牙每个牙根周围的支持骨、牙根融合或牙根接近、根尖周病变、根管侧穿和/或骨壁缺失等情况（Walter et al. 2009）。曾有研究分析了这些影像学数据与使用切除性或非切除性治疗的临床决策的临床相关性。这些治疗方法根据其侵入性（侵入性等级：graduation of invasiveness, GoI）的不同被分为以下几类：（1）GoI 0，牙周支持治疗；（2）GoI 1，开放性翻瓣刮治术结合/不结合牙龈切除术或根向复位瓣术和/或隧道成形术；（3）GoI 2，分根术；（4）GoI 3，截根术/截去一个牙根（结合/不结合分根和/或隧道成形术）；（5）GoI 4，截根术/截去2个牙根；（6）GoI 5，拔除整颗牙齿。这些治疗方法从微创牙周支持治疗到最具侵入性的拔牙后种植修复。在大多数情况下，传统的治疗方法和基于CBCT的治疗方法之间存在着显著差异，在没有CBCT的情况下，可能需要在术中改变治疗计划（Eickholz & Walter 2018）。

然而，一项成本分析研究的结果表明，有必要对CBCT在上颌磨牙中的应用进行批判性的评估（Walter et al. 2012）。在大多数基于临床判断为GoI≤1的病例中，CBCT影像对经济效益没有或只有轻微的影响，且仅减少了少量治疗时间。然而，对于更具侵入性的临床治疗决策（＞GoI 1），使用CBCT的效益更大，这可能是因为CBCT有助于明确拔牙的指征。一方面，对于无法保留的患牙，能够直接选择拔牙后种植修复，避免了探查性的牙周手术；另一方面，对于能够保留的患牙，也避免了不必要的拔牙和种植治疗。此外，对于GoI 2、GoI 3、GoI 4类的牙齿，如果CBCT提示存在牙根形态异常，如牙根间距过近或牙根融合，就排除了进行切除性手术的可能性，也就避免了进行根管治疗（Eickholz & Walter 2018）。

放射诊断学的主要目标是维持放射剂量“可合理达到的尽量低”（as low as reasonably achievable, ALARA），这也应是CBCT在牙科应用的前提，因为在口腔诊疗中增加的辐射可能导致恶性肿瘤的发生，包括甲状腺癌或颅内脑膜瘤（Hallquist & Nasman 2001; Longstreth et al. 2004;

Hujoel et al. 2006）。在不同的临床情况下，增加额外辐射暴露的潜在风险应进行个性化的评估。

根分叉病变与失牙风险

基于以上原因，无论是对临床医生还是对患者来说，根分叉区域的菌斑控制都是一项十分艰巨且困难的任务。因此，有理由认为，受到根分叉病变影响的牙齿，更多地暴露于微生物环境的挑战之中，牙周破坏进展更迅速，并有更高的失牙风险。

但是，很少有研究系统地观察在未经治疗的人群中，根分叉病变对失牙的相对影响。一项为期13年的纵向研究对瑞典一家工业公司的221名员工进行了研究，他们均未接受过牙周治疗，在缺乏临床数据的情况下，利用影像学上下颌磨牙根间牙槽骨破坏进行根分叉病变的诊断。结果发现，仅有1.1%～2.7%的磨牙骨吸收超过根柱长度的50%。在随访期内，根分叉区的骨吸收从18%增加到32%，9%的存在根分叉病变的磨牙脱落（Bjorn & Hort 1982）。另一项规模更大的研究作为波美拉尼亚健康研究（Study of Health in Pomerania, SHIP）的一部分（Nibali et al. 2017），调查了1897名受试者，所有受试者均进行了半口的牙周检查，包括基线时用直探针进行一颗上颌磨牙和一颗下颌磨牙的根分叉病变测量（共计3267颗磨牙）。在观察期内，不足1/3的受试者报道曾接受过某种情况不明的“牙龈治疗”。在随访期内，共计375名受试者（19.8%）失去了磨牙。与预期一致，随着根分叉病变程度的增加，磨牙失牙率逐渐增加（无根分叉病变以及Ⅰ度、Ⅱ度、Ⅲ度根分叉病变磨牙失牙率分别为5.6%、12.7%、34.0%和55.6%），根分叉病变与失牙间存在很强的统计学显著相关性，所计算得到的磨牙失牙发生率比值为：

- 相比于基线时没有根分叉病变，Ⅰ度根分叉病变失牙发生率比为1.73（95% CI 1.34～2.23，$P<0.001$）。
- 相比于基线时没有根分叉病变，Ⅱ度～Ⅲ度根分叉病变失牙发生率比为3.88（95% CI 2.94～5.11，$P<0.001$）。

这些结果在对研究过程中72%未接受牙周治疗的受试者的亚分析中得到了证实（可以被认为是真正的“未经治疗”）。

治疗选项

上述数据强调了对存在根分叉病变的磨牙进行治疗的重要性，即为了避免失牙，以及失牙所带来的生活质量下降。本书的前几章已经清楚地解释了牙周治疗的主要内容包括患者激励、口腔卫生指导，以及龈上和龈下清创。根分叉病变也不例外。尽量去除根分叉区域内的沉积物，以降低探诊深度和探诊出血，并在理想情况下降低根分叉病变的程度（包括水平向和垂直向）。然而，一些研究结果显示，清除龈下沉积物，特别是在根分叉区，是具有挑战性的，预期效果不如非分叉区域。

非手术治疗

在根分叉累及的牙齿上进行专业的根面清创和自我菌斑控制都是极具挑战的。这是由于进入窄小的根分叉入口的途径有限（如前所述），以及在根间区域存在较深的难以到达的根面凹陷（Bower 1979; Booker & Loughlin 1985; Eschler & Rapley 1991）。研究表明，即便是经验丰富的操作者（Fleischer et al. 1989），在根分叉区完全清除菌斑和牙石也是不现实的（Matia et al. 1986; Parashis et al. 1993; Kocher et al. 1998a, b; Jepsen et al. 2011）。在窄而深的根分叉区域，超声洁治器由于其工作尖更小，已被证实比手动器械更有效（Matia et al. 1986; Leon & Vogel 1987; Sugaya et al. 2002）。金刚砂涂层的超声和声波工作尖也很有效，但会去除更多牙骨质和牙本质（Kocher & Plagmann 1999）。因此，研究表明，相比于非根分叉区域，根分叉区域在龈下清创后，在牙周袋深度降低、临床附着获得和恢复至基线

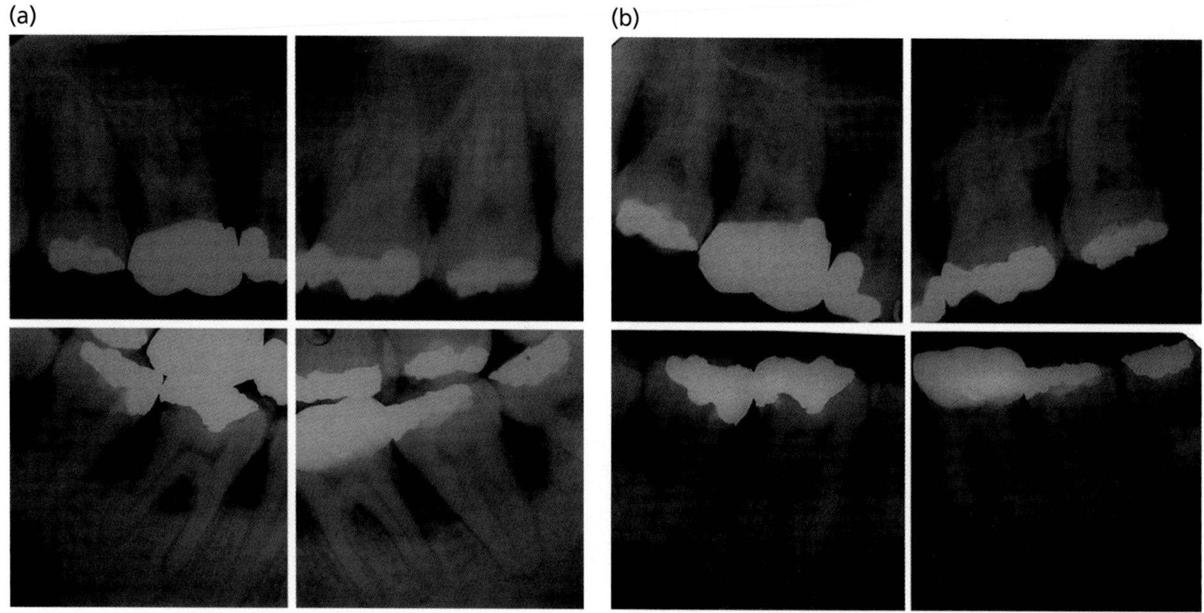

图33-11 （a）一名32岁女性侵袭性牙周炎患者的磨牙根尖片。根分叉区域可见透射影，尤其是16、17（均为Ⅱ度根分叉病变），26、27（Ⅰ度根分叉病变），以及36（Ⅰ度根分叉病变）和46（Ⅱ度根分叉病变），且常常与骨内袋相连。（b）在基础治疗（包括口腔卫生指导、龈上龈下清创辅助应用抗生素、拔除28）1年后，相同牙齿的根尖片，根分叉和骨内袋均显示影像学上的骨充填，与临床根分叉病变分度降低一致（目前仅16、17、26、27和46有Ⅰ度根分叉病变）。

水平的风险方面效果更差（Nordland et al. 1987; Loos et al. 1988, 1989）。通过开放性翻瓣术获得进入根分叉区域清创的空间，并且利用更坚硬、更薄的，宽度＜0.7mm的刮治器和超声工作尖可以在一定程度上克服这一难题（Matia et al. 1986; Fleischer et al. 1989）。因此，对于专业的根分叉区域清创，更推荐使用特定的超声工作尖和迷你刮治器。正确使用这些新工具，可能使部分病例仅通过非手术治疗就在临床和影像学上显示出解决根分叉病变问题（图33-11）。

良好的口腔卫生是维持根分叉病变治疗后短期和长期成功的关键。然而，有关自我口腔卫生维护工具在根分叉区的使用效果的研究非常有限。一项研究表明，尖端呈簇绒状的电动牙刷相比于小头状电动牙刷，在去除根分叉区菌斑方面更有效（Bader & Williams 1997）。对于邻面的根分叉病变，参照一些非根分叉区域的研究结果，可以认为牙间隙刷比牙线更有效（Kiger et al. 1991）。对于Ⅲ度根分叉病变的患者，日常的口腔卫生尤为重要。在适当的情况下，这也被证实是可以实现的（Hellden et al. 1989）。

根分叉骨缺损区的矫正手术

根分叉病变的问题可以应用不同的手术方式来解决。翻瓣术的目的是在直视下使器械能够进入根分叉区域（根面、根分叉穹隆和骨缺损）。消除根分叉病变则是另一种方法，可以通过切除性手术去除受累牙根，也可以通过再生治疗减少缺损范围。

翻瓣术/翻瓣刮治术

在磨牙区，完全去除龈下沉积物比单根牙更困难（Brayer et al. 1989; Fleischer et al. 1989）。因此，在非手术治疗后，大多数多根牙仍存在牙周袋并需要额外的翻瓣刮治术。与Ⅱ度和Ⅲ度根分叉病变相比，Ⅰ度根分叉病变仅导致预后的轻微恶化（Nibali et al. 2016）。因此，Ⅰ度根分叉病变不需要进行再生治疗来改善水平向的根分叉病变。目前也没有证据表明，贯通的根分叉病变（Ⅲ度）的水平向部分能够从再生治疗中获益（Pontoriero et al. 1989; Pontoriero & Lindhe 1995; Jepsen et al. 2020a）。然而，有报道显示，仅非手术治疗和翻瓣刮治术后，Ⅲ度根分叉病变的磨牙具有长期存留率（Dommisch et al. 2020）。

有研究评估了翻瓣刮治术（open flap debridement, OFD）对于Ⅱ度根分叉病变的治疗效果（Graziani et al. 2015）。基于随机对照临床研究中对照组的前瞻性数据，大部分观察时间为6个月，评估了以下指标：翻瓣刮治术后根分叉完全闭合没有报道，水平向平均骨水平（horizontal bone level, HBL）增加几乎难以察觉，水平向平均临床附着水平（horizontal clinical attachment level, HCAL）增加1mm，垂直向平均临床附着水平（vertical clinical attachment level, VCAL）增加0.5mm，平均探诊袋深度（probing pocket depth, PPD）降低1.4mm。因此，Ⅱ度根分叉病变的手术清创可以适度改善临床参数，但是根分叉区水平向的骨水平没有变化。

根分叉病变的切除性手术

一些研究报告显示，Ⅰ度根分叉病变和无根分叉病变的磨牙，都具有良好的长期预后。然而，与无根分叉病变或Ⅰ度根分叉病变的磨牙相比，Ⅱ度和Ⅲ度根分叉病变的磨牙长期失牙率增加。此外，不同程度的根分叉病变存留率不同，尤其是Ⅱ度和Ⅲ度根分叉病变之间存在差异（McGuire & Nunn 1996; Salvi et al. 2014; Graetz et al. 2015; Dannewitz et al. 2016）。理想条件下，Ⅱ度根分叉病变通过再生治疗（根分叉区再生治疗）可以闭合或转变为Ⅰ度根分叉病变（Jepsen et al. 2020a）。因此，Ⅱ度根分叉病变（非理想条件）和Ⅲ度根分叉病变的多根牙是切除性治疗的目标。

根分叉病变切除性治疗基于以下两个策略：

1. 通过去除牙根来消除根分叉病变所创造的生态位。
2. 为自我和专业的卫生维护提供进入根分叉区域的路径。

对于具有重要作用的牙齿，如承担咀嚼功能、维持完整牙列或短牙弓（图33-12）、支持固定或活动义齿（图33-13）的牙齿，常常需要进一步治疗根分叉病变。

目前，所有涉及牙根切除或分根的技术都需要进行根管治疗和充填。在使用这些技术前需考虑到额外治疗（根管治疗和充填）可能导致的并发症。因此，如果已有良好的根管充填，更倾向于进行根分叉病变的切除性治疗。曾有系列病例报道了使用三氧化物聚合体（metal trioxide aggregate, MTA）为需切除牙根的牙齿保留活髓，

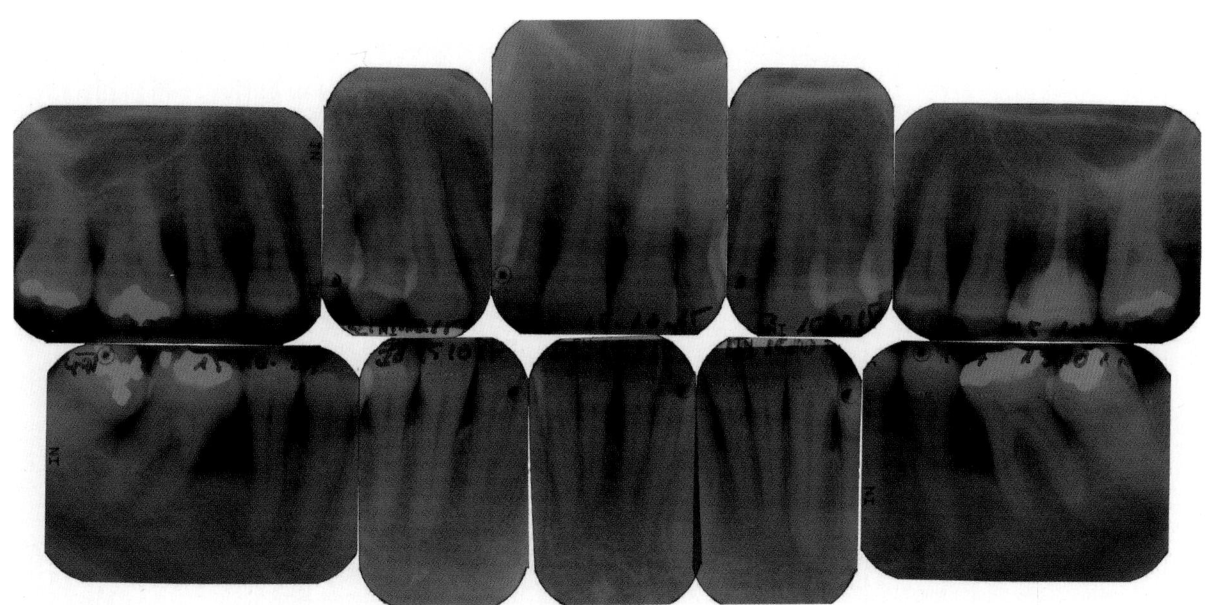

图33-12 41岁女性患者，积极的牙周治疗并行左上第一磨牙（26）三分牙切除术（两个颊根及相应的牙冠部分均切除）17年。

(a)

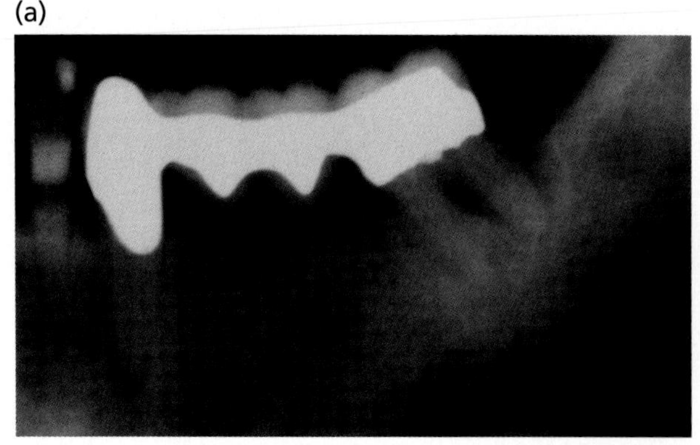

(b)

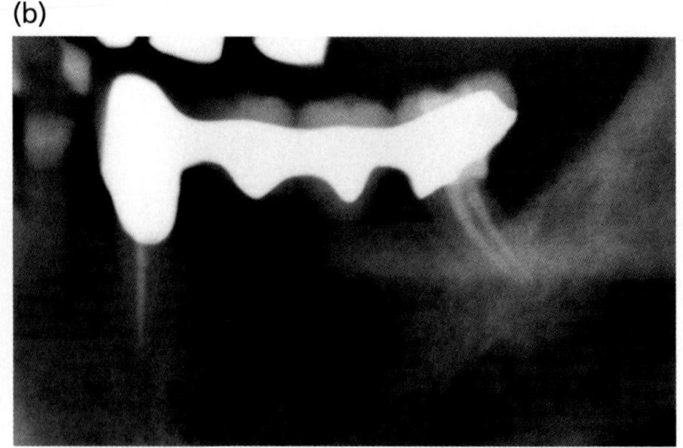

图33-13 36截根术（Eickholz 2010b）。（a）在根管治疗和充填前：33-36固定桥：两颗牙均为死髓，并存在根周阴影。36远中根牙周-牙髓联合病变。（b）经根管治疗及36远中根截根术后13年，固定桥仍然保留。（来源：Eickholz 2010b）

并报道了为期1年的良好结果（Tahmooressi et al. 2016），然而，另一项使用氢氧化钙的研究却失败了（Haskell & Stanley 1982）。最近，一项系列病例报道了通过活髓牙截根，重度根分叉病变的磨牙存留达7年。这些治疗的牙齿均为存在2个/3个Ⅱ度根分叉病变或单个/2个Ⅲ度根分叉病变，且围绕一个牙根的重度骨吸收。在受累牙根切除之前，使用硅酸钙基水门汀进行牙髓切除术。这些牙齿都保留了活髓，并表现为健康和稳定的牙周状况。学者的总结认为，根管治疗及其相关的成本和并发症由此可以避免，但仍需要进一步的试验（Jepsen et al. 2020b）。

牙根切除术/截根术

牙根切除术（又称截根术）指的是在保留各自牙冠部分的情况下去除多根牙的一个牙根。截根术多用于上颌磨牙去除3个牙根中的1个（图33-14）。在拔除牙根时，不能以余留部分牙体组织为支点（图33-14f），因为余留的部分可能也会从牙槽窝中脱位，这将导致术后动度增加，并造成失牙。

上颌磨牙切除一个牙根后，余留约70%的牙根支撑100%的完整牙冠。从静态来看，可以允许保留整个牙冠和咬合面，而不会有负载过重和折裂的风险。出于这样的考虑，下颌磨牙的牙根很少被切除，因为切除下颌磨牙2个牙根中的1个，意味着50%的牙根需要支撑100%的完整牙冠，较大的作用力带来了很高的折裂风险。然而，如果计划行截根术的下颌磨牙通过联冠或固定桥与相邻牙齿相连，异常的咬合力作用就可以得到分担（图33-13）。切除一个牙根后，相应的根分叉和根分叉病变也就消除了。这就消除了根分叉区的生态位和持续的感染。

如果计划截根的牙齿在根管治疗后已经通过复合粘接技术完成了修复，待切除的牙根应在冠1/3处扩大根管，并使用牙本质粘接材料（全酸蚀粘接）充填（图33-14d）。在截断牙根时，根管已被复合材料覆盖，避免了额外的修复治疗（图33-14e）。

牙半切除术和三分切除术

牙半切除术是指从双根牙（下颌磨牙）中同时去除1个牙根及对应的牙冠。三分切除术适用于上颌磨牙（从三根牙中去除1～2个牙根以及对应的牙冠）。半切术是一种切除性手术的选择，适用于在根分叉病变中一个牙根的预后相比于另一个更差的情况下，如存在根管阻塞（图33-15a）、较深的骨下袋或根尖周炎。分牙的位置并不是在根分叉上方的中心，而是在待去除牙根稍外侧（图33-15c），这就避免了对保留牙根的损伤（图33-15b）。在大部分病例中，半切术产生的间隙可能需要修复治疗（图33-15d～f）。然而，如果存在对颌牙，且患者在功能和美学上都不受影响，后牙区的间隙可以保留。

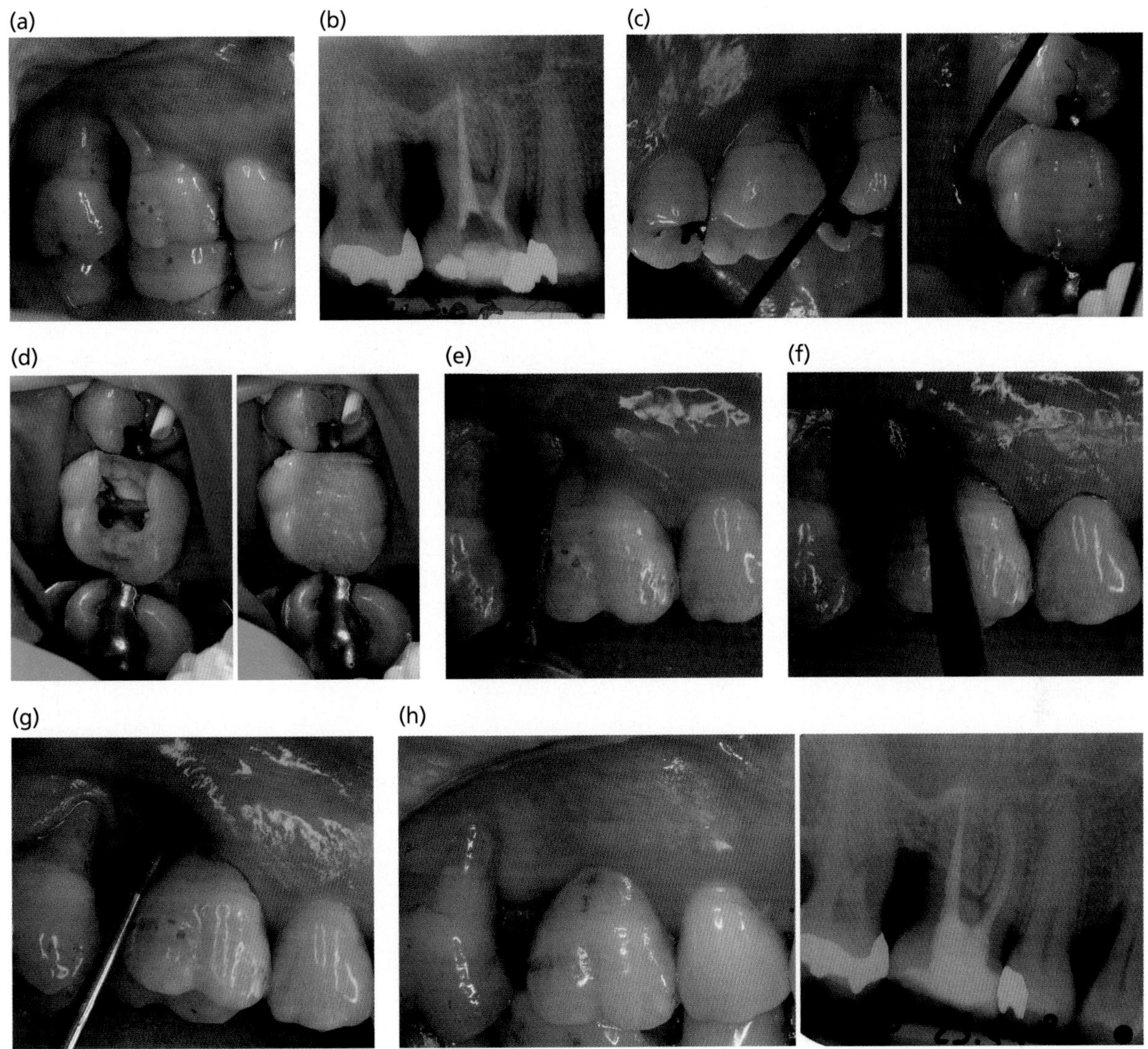

图33-14　右上第一磨牙截根术（16）（临床）（图3-3a～g）（Eickholz 2010b）。（a）颊面观。（b）X线片。（c）从颊侧到远中颊侧贯通的根分叉病变。（d）远中颊根冠1/3预备及全酸蚀粘接技术修复牙冠。（e）用金刚砂车针截去远中颊根。从充填了复合材料的冠1/3处截断远中颊根。（f）取出要截除的牙根；不要以余留牙体组织作为支点。（g）用细粒金刚砂车针平整截面。（h）长期预后：临床观察和X线片（截根术后11年）。（来源：Eickholz 2010b）

切除后磨牙的修复

直到20世纪80年代，截根术后的修复治疗都遵循这样的模式，即由根管内桩来提供固位，用全冠来维持稳定。这是由于根管充填后的牙齿会变脆，截根后的余留部分并不稳定的观念。当时，能完成釉质和牙本质粘接的直接修复材料还没有出现。为了给桩提供空间，就需要去除相比于单纯的根管清创和充填更多的根管内牙本质。这种额外的根管内清创会导致大量的硬组织丧失。由此导致的根折（18%）会带来相比于牙周相关原因（10%）更高的长期失败率（Langer et al. 1981）。目前，复合粘接修复技术通过直接修复促进了牙齿硬组织的稳定（图33-12和图33-14），从而避免了使用桩，可能有助于降低总体失败率（Carnevale et al. 1998）。

分根术

截根术、半切术和三分切除术都需要从多根牙中切除1～2个牙根来消除各自的根分叉以及根分叉病变（Eickholz 2010b）。如果产生根分叉的其中一个牙根受到例如重度垂直型骨吸收、牙髓病变、根折、根管侧穿或根管内器械折断的影

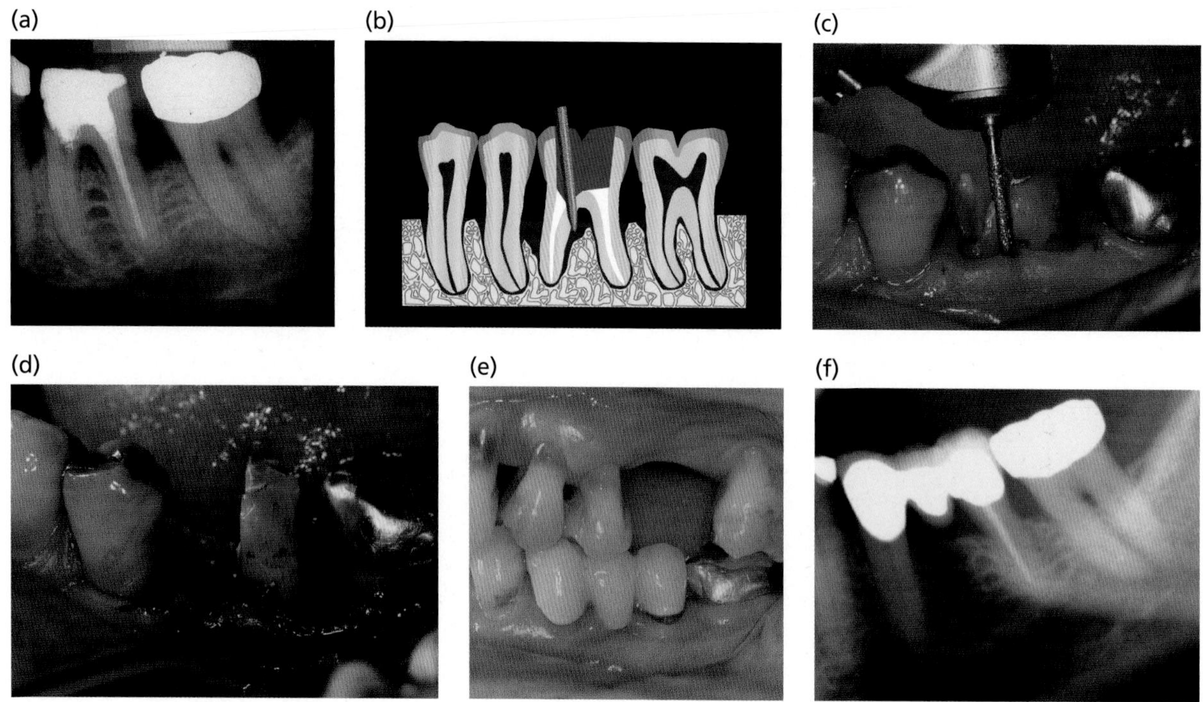

图33-15 左下第一磨牙（36）半切术。（a）根管充填后X线片。近中根管不通，无法清创（Eickholz 2011）。（b）示意图：左下第一磨牙Ⅲ度根分叉病变，且近中根存在骨下袋。在根分叉中央，靠近需切除的牙根处分离近中根，避免损伤要保留的牙根。（c）分离近中根。左下第二磨牙为Ⅲ度根分叉病变，因此不合适作为固定桥基牙（Eickholz 2011）。（d）去除近中根后（Eickholz 2011）。（e）按照传统的方式进行修复：36远中根到35的固定桥（术后11年临床观）（Eickholz 2011）。（f）术后11年X线片（全景片局部）；尽管存在Ⅲ度根分叉病变，左下第二磨牙仍在位（Eickholz 2011）。

响，这都支持切除相应牙根的决策。然而，如果所有构成根分叉和与根分叉病变相邻的牙根都有足够的骨支持和相同的预后，应该采取哪种治疗方法呢？在这种情况下，应采用使根分叉区生态位有利于个人口腔卫生维护的策略。

在牙周支持与预后同样良好的两个牙根构成的Ⅱ度和Ⅲ度根分叉病变中，可以通过所谓的分根术，来创造有利于个人口腔卫生维护的根分叉区形态（图33-16）。这样，一颗双根或三根的牙齿被分成2～3颗单根牙（图33-16）。与半切术/三分切除术相比，分根术应在根分叉穹隆上方的中央进行分离（图33-16c），因为下颌的双根和上颌的3个牙根都需要被保留，因此不能被损伤。根分叉转变成为邻间隙，可以更容易地进行个人口腔卫生维护。由于分离牙根的车针具有一定的直径，分离的牙根之间会有间隙形成（图33-16c），术后通过修复恢复邻面接触（图33-16d～f）。

隧道成形术

虽然根管治疗和充填是截根术、半切术、三分切除术和分根术的先决条件，但隧道成形术可以使患者能够清洁到根分叉区域并维持活髓。这种技术尤其适用于近远中各有一个牙根，且根分叉开口位于颊舌侧的下颌磨牙（图33-17a）。尽管上颌磨牙隧道成形术原则上也是可行的，但其成功率更依赖于患者使用牙间隙刷的灵巧度，每个根分叉的开口都对应一个牙根阻挡间隙刷通过。在重度Ⅲ度、Ⅳ度根分叉病变且根柱较短的下颌磨牙中，非手术治疗导致牙龈退缩，小号牙间隙刷可能能够通过根分叉病变。然而，大多数病例中，根分叉病变形成的通道都太窄或是被舌侧骨壁收窄，这种情况下需要翻瓣（根向复位瓣）（图33-17b，c）。在显露牙槽骨和根分叉缺损后，使用骨凿（Schluger骨凿和Sugarman骨凿）充分去除邻间骨，使术区愈合后牙间隙刷能够顺利通过（图33-17b～d）。一般来说，隧道应能容纳一个不带有边缘的Schluger骨凿（图

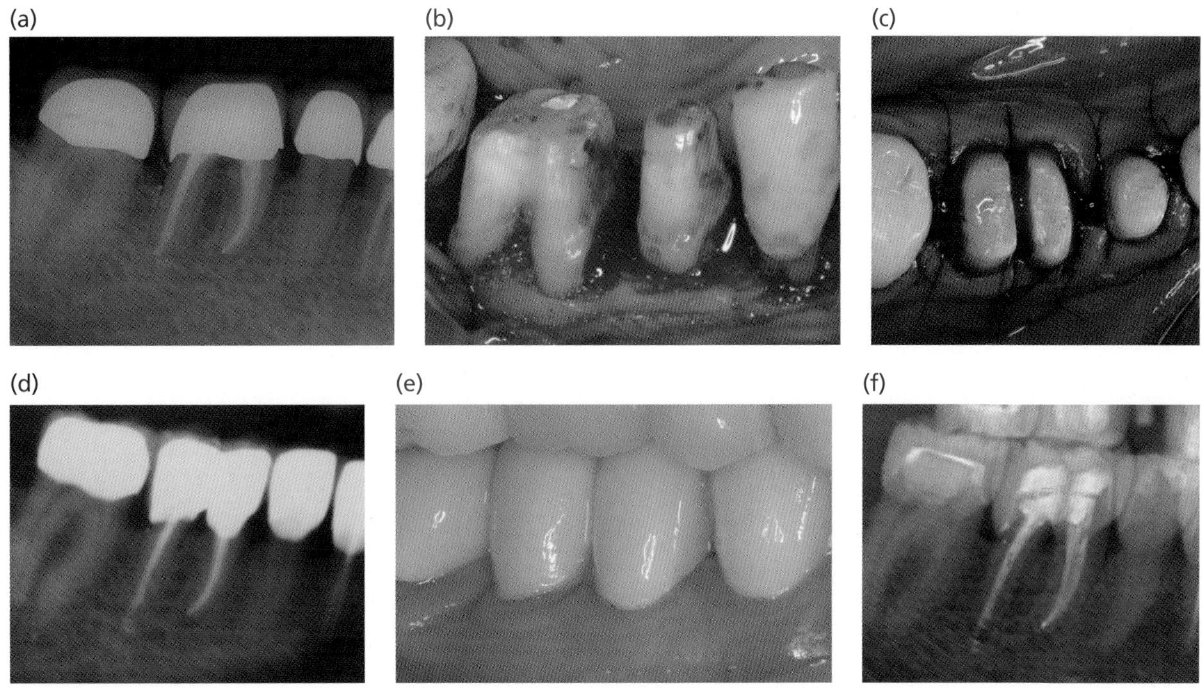

图33-16 右下第一磨牙（46）分根术，颊侧Ⅱ度、舌侧Ⅰ度根分叉病变，根柱短，牙冠需要重新修复。（a）根管治疗后的X线片。（b）翻瓣及牙冠延长术。（c）分根术后骨膜缝合（根向复位瓣）。（d）分根术及临时冠修复后10个月X线片（全景片局部）。（e）分根术后12个月临床观。（f）分根术及永久冠修复后50个月X线片（全景片局部）。

33-17c）。使用高速器械会给根分叉内的根面带来不可逆的损伤，并增加根面龋的发生风险。最后，龈瓣通过骨膜缝合进行根向复位（图33-17e）。使用牙周塞治剂将软组织固定在根方，防止隧道重新闭合，可以使用一片纱布作为空间支架，保持隧道开放（图33-17f～h）。将纱布一端缝合固定（图33-17f），调拌好的牙周塞治剂一半置于纱布表面（图33-17g），用缝针带着载有牙周塞治剂的纱布小心穿过隧道（图33-17h）。纱布悬突部分应尽量少，但也不要太短，以便在术后1周拆线时去除。另一半牙周塞治剂此时已稍微硬固，将其再放置在颊舌侧龈缘处（图33-17i，j）。另一种方法是使用弹性绷带（如Wedjet®）固定在根分叉区（Müller et al. 2017）。

在下颌，隧道成形术与分根术有相同的适应证。然而，隧道成形术不需要根管治疗和充填。隧道成形术尤其适用于保留已存在且仅有功能的牙冠和固定桥，而不会像根管治疗那样破坏修复体。

隧道成形术的目的不是消除根分叉，而是促进患者口腔卫生维护（图33-17k～n）。为了隧道成形，牙根之间要充分分开，根分叉穹隆应靠近冠方（根柱短），以便于根分叉区的专业清创和个人清洁。隧道内的根面龋是这种技术最难处理的并发症（图33-18）。这种龋几乎不可能进行修复。这个问题的解决方法是分根术、截根术、半切术或拔牙。患者在术前，应被充分告知需要日常细致地清洁隧道并且在隧道内应用氟化物预防龋坏。

切除性手术的联合应用

上颌磨牙Ⅲ度根分叉病变影响的3个根分叉开口中，可以切除一个牙根，并对剩余的两个牙根行隧道成形术。或者在切除一个牙根后，再分离剩余牙根。然而，这样的联合治疗可能无法成功，重要的是要确保有足够的牙周组织支持余留牙（至少应有50%剩余骨高度）（Park et al. 2009）。

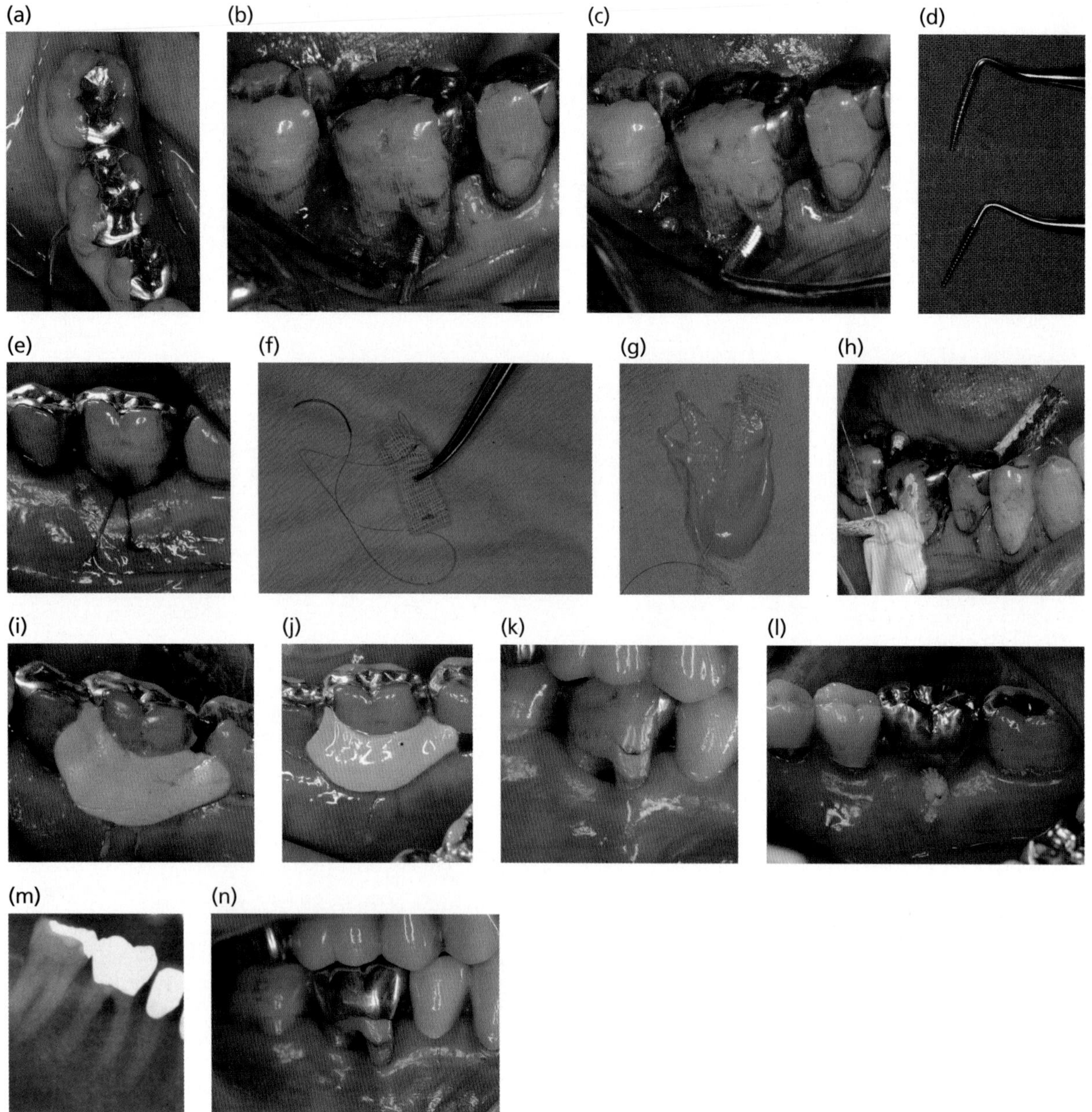

图33-17 右下第一磨牙（46）隧道成形术。（a）Ⅲ度根分叉病变（图33-10b殆面观）（b）翻全厚瓣后，使用Sugarman骨凿行骨切除术。（c）使用Schluger骨凿行骨切除术。（d）Sugarman骨凿（下）和Schluger骨凿（上）。（e）根分叉内骨膜缝合（根向复位瓣）。（f）纱布固定缝合。（g）将一半牙周塞治剂放置在纱布上。（h）将带有牙周塞治剂的纱布拉入隧道内。（i）将另一半牙周塞治剂固定在颊舌侧根分叉开口处（舌面观）。（j）隧道成形术后6天，牙周塞治剂仍在位。（k）隧道成形术后1年（颊面观）。（l）隧道成形术后2年（带有牙间隙刷的舌面观）。（m）隧道成形术后3年X线片（全景片局部）。（n）隧道成形术后5年（颊面观）。

根分叉病变切除性治疗的预后

最近的一篇系统评价评估了具有Ⅱ度和Ⅲ度根分叉病变的牙周炎患者进行切除性手术治疗（截根术、分根术和隧道成形术）的效果，以及相比于非手术治疗和翻瓣刮治术的益处。该系统评价纳入了1项前瞻性研究和6项回顾性队列研究以及系列病例报告，共667名患者的2021颗Ⅱ度或Ⅲ度根分叉病变患牙。数据在随访时间和根分叉病变的分布上具有较高的异质性，在治疗后4～30.8年间，共计1515颗患牙存留，截根术、分根术存留率为38%～94.4%，隧道成形术为62%～67%，翻瓣刮治术为63%～85%，刮治和根面平整术为68%～80%。总的来说，任何治疗对于Ⅱ度根分叉病变的治疗效果都优于Ⅲ度根分叉病变（Dommisch et al. 2020）。

除了治疗前根分叉病变的分度和修复类型，

(a)

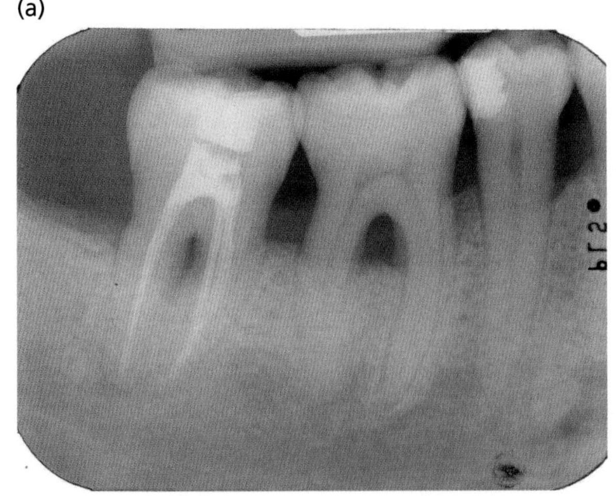

(b)

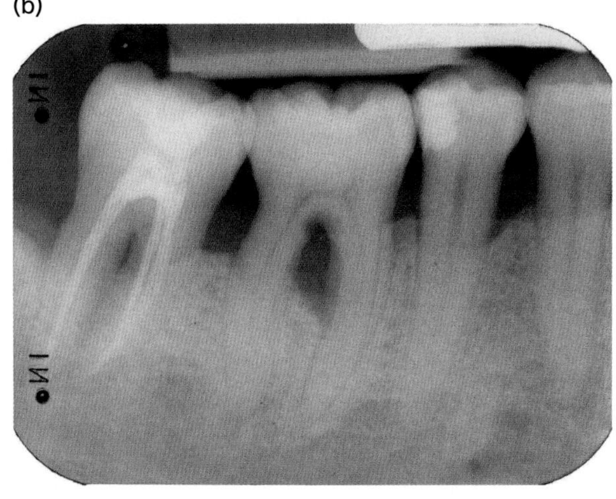

图33-18 46、47隧道成形术。（a）隧道成形术后2个月。（b）隧道成形术后56个月：46根分叉穹隆内出现根面龋，此外，根分叉区出现牙周骨破坏。（来源：Eickholz 2011）

术后牙周支持的多少似乎也对预后也起着关键作用。Ⅲ度根分叉病变但牙槽骨吸收为轻度（图33-12）或仅有轻微的根分叉病变但牙槽骨吸收严重的患牙平均预后较好，然而，Ⅲ度根分叉病变且有重度骨吸收的多根牙并不适合进行切除性手术（Dannewitz et al. 2006）。这一结果还得到了另一项研究的支持，该研究报道了当余留牙有至少50%根长的骨支持时，长期预后更好（Park et al. 2009）。

如果手术足够早地进行，截根术、半切术、三分切除术和分根术在治疗后10年都具有90%以上的存留率（Carnevale et al. 1998）。下颌磨牙远中根的半切术成功率最差（75%）。切除性手术的长期成功率与下颌磨牙区的种植手术相似（>90%）（Fugazzotto 2001）。最近的一篇系统评价报道了294名患者的468颗Ⅱ度或Ⅲ度根分叉病变的牙齿经截根术或分根术后，共105颗牙齿脱落（存留率77%）。总的来说，Ⅱ度根分叉病变的治疗结果优于Ⅲ度根分叉病变（Dommisch et al. 2020）。

曾有研究报道了7颗行隧道成形术的多根牙（6颗下颌磨牙和1颗上颌前磨牙）在术后5年出现隧道内龋坏，此后，这种技术的声誉就大不如前（Hamp et al. 1975）。一篇最近的系统评价显示，19颗隧道成形术治疗的牙齿中就有7颗脱落（存留率为63%）（Dommisch et al. 2020）。最近的观察性研究报道了略好的存留率：在一项前瞻性系列病例报告中，32名患者的42颗Ⅲ度根分叉病变患牙中，在隧道成形术后5年的存留率为69%（Rudiger et al. 2019）。一项回顾性队列研究随访了62名患者的102颗Ⅲ度根分叉病变磨牙，在隧道成形术至少5年后存留率为70%，表明规律的牙周支持治疗对存留率有积极作用（Nibali et al. 2019）。

由于纳入研究的异质性、缺乏随机对照试验以及本研究所收集针对Ⅱ度/Ⅲ度根分叉病变切除性牙周手术治疗（截根术、分根术和隧道成形术）的近期研究证据，尚不足以说明在Ⅱ度/Ⅲ度根分叉病变中，切除性手术相比于SRP或OFD具有额外的优势。然而，在消除牙周炎症方面，额外的手术处理（分根术、截根术和隧道成形术）可能是有益的。强烈建议根据环绕牙齿一周的附着情况进行谨慎的病例选择（Dommisch et al. 2020）。

拔除或根分叉病变的姑息治疗

对于没有保留价值的重度根分叉病变的患牙（第三磨牙、完整牙列的第二磨牙或存在预后更有利的第一磨牙），进行根管治疗、手术和修复治疗等努力是否值得是存疑的。在这种情况下，拔除这些牙齿可能是最合理的方案。

然而，对于那些没有感到任何疼痛或不适的

患者来说，很难接受手术治疗或拔除根分叉病变严重的牙齿。从患者的角度来看，这些牙齿仍然具有功能。如果不考虑对根分叉病变受累牙进行新的修复治疗，又有哪些方案可以提供给患者？Ⅱ度或Ⅲ度根分叉病变患牙可采用延长或姑息性治疗：龈下刮治和翻瓣，并通过定期的牙周支持治疗来维持，即经常性的龈下再治疗和/或局部应用抗生素。其目的是减缓牙周破坏的进展，并防止在短中期内牙齿脱落。刮治、根面平整术和翻瓣刮治术治疗后的存留率为45%～85%（Dommisch et al. 2020）。

当然，切除性或姑息性的根分叉病变治疗如果要成功并长期维持稳定，定期的牙周支持治疗是至关重要的。

根分叉缺损的再生治疗

在过去的30年里，各种再生手术技术已被提出用于治疗牙周炎患牙的根分叉缺损，并经过了大量的临床试验评估。在这些技术中，最常见的是引导性组织再生术（guided tissue regeneration, GTR），使用可吸收（guided tissue regeneration-resorbable, GTR-res）或不可吸收（guided tissue regeneration-non-resorbable, GTR-nonres）膜、骨替代移植物（自体移植、异体移植或异种移植）（bone replacement grafts, BRG）、生物活性材料如釉基质蛋白衍生物（enamel matrix derivative, EMD）、血小板生长因子（platelet-derived growth factor, PDGF）、富血小板血浆（platelet-rich plasma, PRP）、富血小板纤维蛋白（platelet-rich fibrin, PRF）及这些材料的组合使用（Sanz et al. 2015; Jepsen & Jepsen 2018）。

人类组织学证据

典型的人类组织学证据是再生愈合的最终证明，也是临床再生相关研究的必要补充（Machtei 1997）。牙周再生需要组织学证实在之前受累的根面上，有包括新的牙骨质、牙周膜和牙槽骨在内的牙齿支持组织重新产生。尽管在各种治疗方式下，这些结果已经在控制良好的动物实验中得到了证实，但在回顾根分叉处牙周再生的组织学证据时，就会发现来自人类组织学的研究仍然有限（Lougisch et al. 2019）。人类组织学证据显示引导性组织再生术可实现再生（Gottlow et al. 1986; Stoller et al. 2001）。一项联合使用GTR-res和BRG的研究（Harris 2002），以及两项使用BRG的研究（Camelo et al. 2003; Nevins et al. 2003）都观察到了冠方或实验中的标记区域有新的骨、牙骨质和结缔组织附着形成。

临床试验证据

结果测量

根分叉区再生治疗的有效性可利用多种结果指标进行评估（Sanz et al. 2015; Jepsen & Jepsen 2018）。从临床的角度来看，基于0度或Ⅰ度根分叉病变与长期失牙风险降低相关的假设，除了改善牙齿的长期存留率，完全消除或减少根分叉区骨缺损似乎是最重要的结果（Nibali et al. 2016）。因此，用于评估根分叉区再生治疗疗效的主要结局变量是根分叉状态的改变（转化为Ⅰ度根分叉病变或根分叉病变完全愈合）和水平向的硬组织充填。对于临床对照试验而言，根分叉区组织再生的组织学证据并不是实际可行的结局变量，直接骨测量的变化量（开放的测量：在手术中和再进入手术中水平探诊的骨水平）是评估临床成功的主要结局变量，而封闭的测量如临床附着水平增加（水平向/垂直向附着水平）、探诊深度减少（水平向/垂直向）以及影像学评估可以作为次要结局（Machtei 1997）。根分叉区再生手术后，患者报告的结果则包括术后疼痛、并发症的发生率、所感受到的益处和生活质量的变化。

系统评价

根分叉缺损的各种再生方法的有效性已经通过一些结合或不结合Meta分析的系统评价进行了评估（Jepsen et al. 2002; Murphy & Gunsolley 2003; Reynolds et al. 2003; Kinaia et al. 2011; Chen et al. 2013; Avila-Ortiz et al. 2015; Panda et al. 2019;

Jepsen et al. 2020a），也在一些较为全面的综述中有所讨论（Sanz et al. 2015; Jepsen & Jepsen 2018）。

到目前为止，关于Ⅱ度根分叉病变（主要在下颌磨牙和少部分上颌颊侧缺损）的证据最多。

在这些系统评价中，引导性组织再生术在水平向骨水平增加、水平向临床附着水平增加、探诊深度减少和垂直向附着水平增加方面明显优于翻瓣刮治术（OFD）（Jepsen et al. 2002; Kinaia et al. 2011; Jepsen et al. 2020a）。对于下颌根分叉缺损的闭合，结果表明引导性组织再生术结合骨替代材料移植（GTR+BRG）是最有效的治疗方法，引导性组织再生术（GTR）结合骨替代材料移植（BRG）优于单独翻瓣刮治术和单独引导性组织再生术（Murphy & Gunsolley 2003; Chen et al. 2013; Jepsen et al. 2020a）。

基于目前的研究，仅纳入至少随访12个月的随机对照临床试验，并使用贝叶斯网络Meta分析（Bayesian network meta-analyses）的方法直接或间接比较各种再生技术。结果清楚地表明，大多数Ⅱ度根分叉病变可以实现根分叉病变的改善（根分叉闭合或转化为Ⅰ度根分叉病变）（Jepsen et al. 2020a）（表33-2）。BRG在水平向骨水平增加方面可能是最佳的治疗方法，而GTR+BRG对于垂直向附着水平增加和探诊深度减少而言是最佳治疗方法。

长期结果

根分叉缺损再生治疗的长期数据很少（Figueira et al. 2014）。引导性组织再生术后1年，水平向附着水平显著增加（2.6mm），并能够维持4年以上，仅在第3年底略有下降（Machtei et al. 1996）。使用不可吸收膜和生物可降解屏障膜后，平均水平向附着获得增加能够维持5年（Eickholz et al. 2001）。一项针对9名患者18颗牙齿的10年随访研究显示，术后12～120个月之

表33-2　随机对照临床试验中12个月后根分叉闭合/转化（Ⅱ度转化为Ⅰ度）（来源：Jepsen et al. 2020a）

研究	治疗组	根分叉病变闭合	根分叉病变转换
Queiroz等 (2016)	EMD	0	13 (100%) 转化为Ⅰ度
	BRG	0	10 (71.4%)转化为Ⅰ度
	EMD + BRG	0	12 (85.7%)转化为Ⅰ度
Jaiswal和Deo (2013)	OFD	0	2 (20%)转化为Ⅰ度
	GTR-RES + BRG+EMD	3 (30%)	7 (70%)转化为Ⅰ度
	GTR-RES + BRG	0	8 (80%)转化为Ⅰ度
Santana等 (2009)	OFD	0 如果水平向临床附着水平≤ 2mm	NR
	GTR-NONRES + BRG	18 (60%) 如果水平向临床附着水平≤2mm	NR
Jepsen等 (2004)	GTR-RES	3 (7%)	27 (60%)转化为Ⅰ度
	EMD	8 (18%)	27 (60%)转化为Ⅰ度
De Leonardis等 (1999)	GTR-RES	0	6 (50%)转化为Ⅰ度
	GTR-RES + BRG	0	11 (91%)转化为Ⅰ度
de Santana等 (1999)	OFD	1	NR
	GTR-NONRES + BRG	5 (33%)	NR
Garrett等 (1997)	GTR-NONRES	14 (22%)	33 (52%)转化为Ⅰ度
	GTR-RES	16 (24%)	35 (53%)转化为Ⅰ度
Hugoson等 (1995)	GTR-NONRES	4 (10%)	13 (34%)转化为Ⅰ度
	GTR-RES	13 (34%)	11 (29%)转化为Ⅱ度
Bouchard等 (1993)	GTR-NONRES	4 (36%)	NR
	GTR-RES	2 (18%)	NR
Garrett等 (1990)	BRG	9 (56%)	NR
	GTR-RES + BRG	3 (20%)	NR

EMD，釉基质蛋白衍生物；GTR，引导性组织再生术；BRG，骨替代移植物；RES，可吸收膜；NONRES，不可吸收膜；NR，无报道

间水平向附着获得进一步稳定。然而，有一名患者的两颗磨牙脱落，另外有一颗磨牙水平向附着水平降低＞2mm（Eickholz et al. 2006）。

观点

血小板浓缩物

生长和分化因子技术在促进牙周创伤愈合/再生方面的潜力已经过评估。自体血小板浓缩物，如PRP和PRF，是可用于牙周创面的生长因子的来源。在最近的一篇系统评价和Meta分析中评估了自体血小板浓缩物治疗根分叉骨缺损的辅助作用；据报道，与翻瓣刮治术相比，自体血小板浓缩物拥有更好的疗效，显著增加了患牙的HCAL和VCAL，并减少了PPD（Panda et al. 2019）。

水平型及垂直型复合骨吸收

尽管在临床实践中常有合并根分叉病变和骨下缺损的磨牙，但到目前为止，关于其再生治疗效果的信息很少。在一个回顾性系列病例报告中，100%的上颌磨牙和92%的下颌磨牙的临床指征在1年内出现了改善，如牙齿动度降低、水平向及垂直向根分叉病变减轻、探诊深度减少和临床附着水平增加（Cortellini et al. 2020）。但基线水平时松动度过大的磨牙未观察到此类改善。87.5%的上颌磨牙和84.6%的下颌磨牙垂直根分叉亚分类转为更轻的类型。在后续3～16年的随访中，可以维持1年内出现的改善。这些结果多见于患者口腔卫生维护良好、依从性高的病例，且患牙的根间骨充足、牙龈边缘位于根分叉开口冠方。但这些发现仍需进行中长期随访的随机对照临床试验来证实。

小结和总结

- 经过评估，各种治疗Ⅱ度根分叉骨缺损的再生方法，包括使用不可/可吸收屏障膜、BRG、EMD及其联合运用，均显示出优于翻瓣刮治术的效果。
- 联合BRG的治疗方法其治疗效果更好。
- 大多数病例中，可以预期根分叉病变的改善（根分叉病变愈合或转为Ⅰ度根分叉病变）。
- 与OFD相比，辅助再生技术可显著增加HCAL、VCAL，并降低PPD。
- 由于缺乏研究，无法得出上颌牙齿邻面Ⅱ度根分叉骨缺损的相关结论。

根分叉骨缺损再生：详细步骤演示（Jepsen & Jepsen 2018）

推荐的序列治疗程序如下：

1. 患者选择。必须考虑影响牙周手术效果的全身因素，如未控制的糖尿病和免疫功能低下状态。患者依从性差、口腔卫生欠佳和吸烟是限制选择该手术的最常见的患者因素。必须向患者介绍治疗方案和替代方案，并讨论潜在问题和额外费用。根分叉再生手术应该是序列治疗计划的一部分，旨在恢复牙周组织的结构和功能。
2. 患牙选择。充分的手术入路对手术及术后维护极为重要。Ⅱ度根分叉病变（下颌和上颌颊侧）的磨牙是再生手术的最佳选择。根据现有证据，由于手术入路有限，上颌邻面Ⅱ度根分叉病变明显不太适合。上颌及下颌Ⅲ度根分叉病变对治疗的反应不尽相同，一般来说，再生治疗与传统手术相比，治疗结果没有显著差异。已确定病损及位点的特征对根分叉再生手术结果有影响（Bowers et al. 2003; Horwitz et al. 2004; Reddy et al. 2015）。例如，较厚的牙龈表型和无软组织退缩有助于GTR的术后愈合。与剩余邻面骨高度位于根分叉开口或根方相比，剩余邻面骨高度位于根分叉开口冠方可以预期获得更好的结果（图33-19）。牙根间距过近可能会影响病损区的清创效果。如果没有根尖病变的迹象，根管充填本身并不是根分叉再生的禁忌证。
3. 牙周再生手术。手术的目的是获得充分的操作入路，以便仔细清创和充填再生材料。如果是孤立的骨缺损，可以使用垂直切口减张（图33-20），或者龈瓣可以向邻近牙位延伸（图33-19）。应通过行沟内切口和翻开全厚

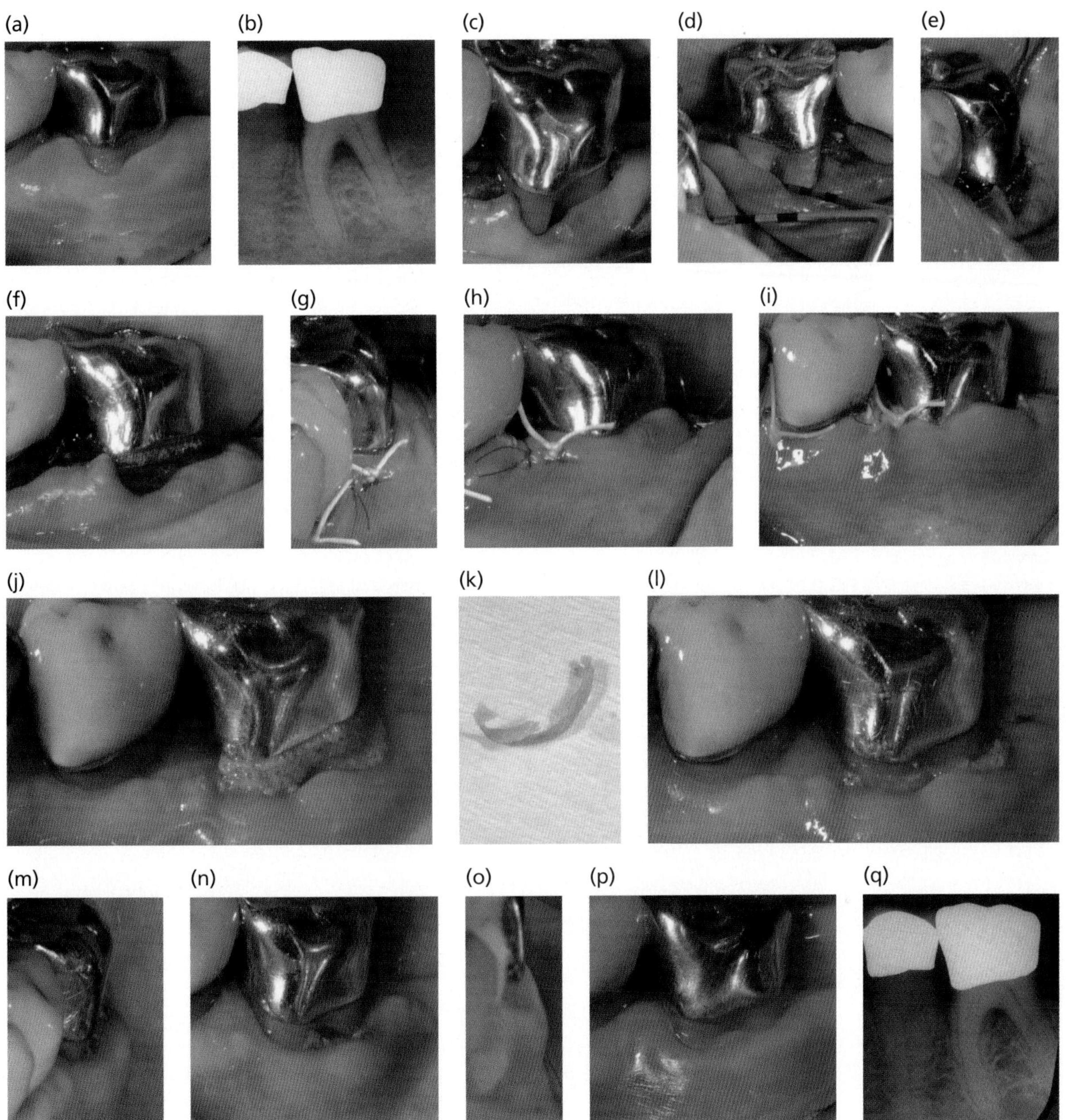

图33-19 （a）36牙周测量的基线值。近中和远中的探诊深度2mm，颊侧Ⅱ度根分叉病变，水平探诊深度4mm，牙龈退缩3mm。（b）36影像学检查可见根分叉骨缺损，邻面骨水平略高于根分叉穹隆骨水平。（c）翻瓣：沟内切口/水平松解，黏骨膜瓣，龈乳头去上皮化，前庭处离断骨膜。根面清创。（d）水平探诊骨深度4mm。（e，f）放置生物可吸收屏障膜（Guidor™ MSL-configuration, Sunstar Americas, Inc., Schaumburg, IL, USA）以引导性组织再生。使用悬吊缝合固定屏障膜。（g，h）悬吊和间断缝合冠向复位。（i）牙周再生手术后1天。（j）术后3周，屏障膜暴露的临床观。（k，l）移除部分暴露的屏障膜。（m，n）术后5周。（o，p）术后12个月。水平和垂直探诊深度2mm，牙龈退缩3mm。（q）术后12个月影像学检查，根分叉区几乎完全被新骨充填。（来源：Jepsen & Jepsen 2018）

黏骨膜瓣来保留角化组织。去除肉芽组织，并用手动器械、电动刮治器（可选金刚砂涂层尖端）或旋转器械仔细清洁暴露的牙根表面。应去除例如釉质突起/釉珠等牙根结构异常。如果EMD是再生策略的一部分，通常在用EDTA对根面进行2分钟的处理并用无菌盐水冲洗后使用。随后，可以使用骨移植物/骨替代材料来充填根分叉骨缺损。或者，无论是否使用额外的材料充填骨缺损，都可以使用GTR屏障膜（图33-19和图33-20）。屏障膜由可吸收缝线行悬吊缝合固定，以覆盖根分叉开口并促进创口和血凝块稳定。为了便于完全覆盖屏障膜，可以切开骨膜，使龈瓣冠向复位。龈瓣通过悬吊缝合固定在冠向位置，并在垂直减张切口

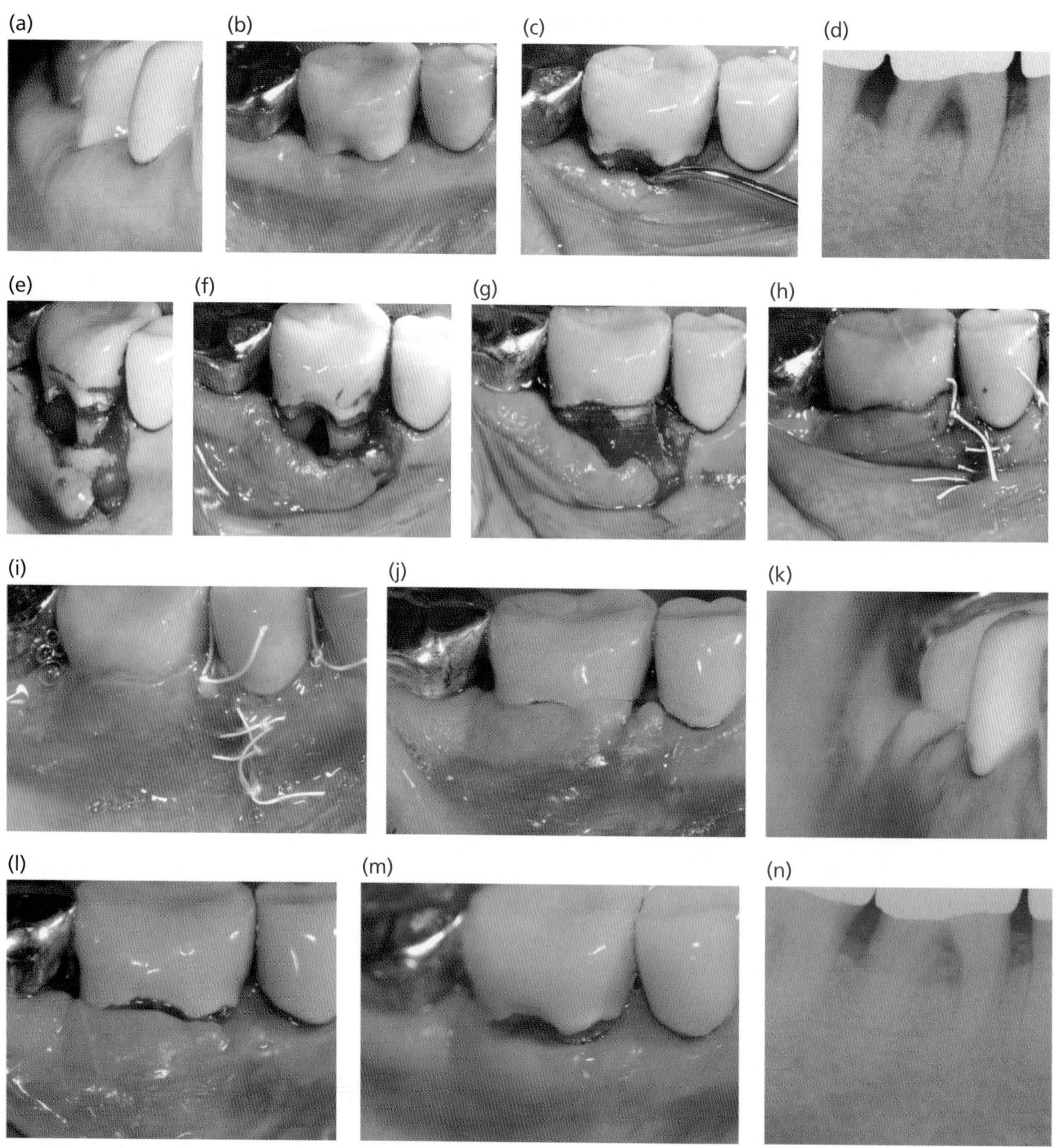

图33-20　（a，b）46牙周测量的基线值。近中和远中的探诊深度3mm，Ⅱ度根分叉病变。2个月后，患有急性脓肿和Ⅱ度松动的患牙接受了根面清创术和局部抗菌药物治疗，但根面清创术仅在手术入路充分的根面进行。（c）46的X线片可见根分叉骨缺损，近中骨质齐平根分叉骨缺损水平，远中根很短。（d）水平探诊骨深度7mm，冠缘已调磨并抛光。（e，f）清创根面。龈瓣设计：沟内切口/近中垂直减张切口，黏骨膜瓣，近中龈乳头去上皮化，前庭沟水平离断骨膜。远中龈乳头完好，但瓣的活动度可，并在隧道术后进一步增加。（g）将无机异种骨材料（Bio-Oss collagen®，Geistlich, Wolhusen, Switzerland）填入根分叉缺骨损后，覆盖生物可吸收基质屏障膜（Guidor™ MSL-configuration）以引导性组织再生。（h）冠向推进复位微创旋转瓣，悬吊和间断缝合固定。（i）牙周再生手术后1天的临床观。（j，k）术后2周的临床观。（l）术后3个月的临床观。（m）术后9个月垂直和水平探诊深度2mm。（n）术后9个月影像学检查，根分叉骨缺损已愈合。（来源：Jepsen & Jepsen 2018）

上行间断缝合（图33-20），或者在龈瓣侧向延伸的情况下，使用间断缝合（图33-19）。要求患者4周内禁止在术区机械清除菌斑。在此期间，患者使用氯己定漱口水或局部外用凝胶。在拆线后1周和2周时，患者复诊检查愈合情况。4周后重新开始机械性清除菌斑，并确定个性化维护的复诊方案。

Ⅱ度和Ⅲ度根分叉病变的手术治疗决策（临床建议）（Sanz et al. 2020）

- FI不是拔牙的理由。
- 建议在基础非手术治疗后，伴Ⅱ度和Ⅲ度根分叉病变及残留牙周袋的磨牙行进一步的牙周治疗。
- 建议伴Ⅱ度根分叉病变和残留牙周袋的下颌磨牙行牙周再生手术治疗。
- 建议伴颊侧Ⅱ度根分叉病变及残留牙周袋的上颌磨牙行牙周再生手术治疗。
- 建议伴Ⅱ度根分叉病变及残留牙周袋的上颌及下颌磨牙行牙周再生手术治疗，术中单独使用EMD或骨移植物，并选择性使用（用或不用）可吸收膜（图33–21）。
- 对于伴邻面Ⅱ度根分叉病变的上颌患牙，可考虑行非手术治疗、OFD、牙周再生、分根术或牙根切除术。
- 对于同时伴Ⅲ度和多个Ⅱ度根分叉病变的上颌患牙，可考虑行非手术治疗、OFD、隧道术、分根术或牙根切除术。
- 对于同时伴Ⅲ度和多个Ⅱ度根分叉病变的下颌患牙，可考虑行非手术治疗、OFD、隧道术、分根术或牙根切除术（图33–22）。

根分叉病变患牙的长期维护（远期疗效）

在介绍了根分叉病变的磨牙的不同治疗方案后，了解这些牙齿的远期预后是很重要的。前几章已经描述了长期纵向研究中牙周炎组定期牙周支持治疗（supportive periodontal treatment, SPT）患者每年牙齿脱落约0.10颗（Hirschfeld & Wasserman 1978）、0.13颗（McGuire & Nunn 1986）、0.15颗（Eickholz et al. 2008）、0.18颗（McFall 1982）和0.30颗牙齿（Tsami et al. 2009）。Hirschfeld和Wasserman的经典研究可能是第一项在这一领域提供证据的研究。他们对600例SPT患者进行了至少15年的回顾性研究（平均22年），基于不同的疾病进展模式将患者分为3组："维持良好"（绝大多数）、"病情恶化"和"严重恶化"。在1464颗基线时患有根分叉病变的牙齿中，460颗牙齿脱落（其中240颗牙齿属于1/6病情恶化最严重的患者）。一篇系统评价确定了14篇可以分组进行Meta分析的论文，其中囊括一项对慢性牙周炎患者进行至少3年随访的纵向研究，提供了患者根分叉诊断和牙齿丧失的数据（Nibali et al. 2016）。所有这些研究中的患牙都经过"积极的"牙周治疗（通常包括不同类型的手术），随后进行SPT。其中8143颗磨牙无根分叉病变，而5772颗磨牙患有根分叉病变。在不同的研究中，患牙存留率为43%～100%；在这些研究报告的牙齿中，无FI和有FI磨牙，平均每年每名患者的牙齿缺失分别为0.1和0.2［牙缺失的相对风险（relative risk, RR）=2.90，95% CI 2.01～4.18］。据报道，牙周病进展、牙髓并发症、龋病和牙折是牙齿缺失的主要原因（Kuhrau et al. 1990; Haney et al. 1997; Yukna & Yukna 1997; McLeod et al. 1998; Dannewitz et al. 2006）。牙齿缺失的RR与随访时间长短成正比，随访5～10年的研究为1.46（95% CI 0.99～2.15，P=0.06），随访10～15年的研究为2.21（95% CI 1.79～2.74，$P<0.0001$），随访＞15年的研究为4.46（95% CI 2.62～7.62，$P<000001$）（Nibali et al. 2016）。在未进行常规牙周治疗的人群中观察到相同的梯度效应（Nibali et al. 2017），随访期间分别有8%、18%和30%的Ⅰ度、Ⅱ度和Ⅲ度根分叉病变患牙缺失。这导致了牙齿缺失的综合RR为：

- Ⅱ度根分叉病变比Ⅰ度根分叉病变，RR 1.67（95% CI 1.14～2.43，P=0.008）。
- Ⅲ度根分叉病变比Ⅱ度根分叉病变，RR 1.83（95% CI 1.37～2.45，$P<0.0001$）。
- Ⅲ度根分叉病变比Ⅰ度根分叉病变，RR 3.13（95% CI 2.30～4.24，$P<0.0001$）。

存在垂直向破坏的根分叉病变造成的牙齿缺失

一项回顾性分析包含了200颗磨牙，在保存

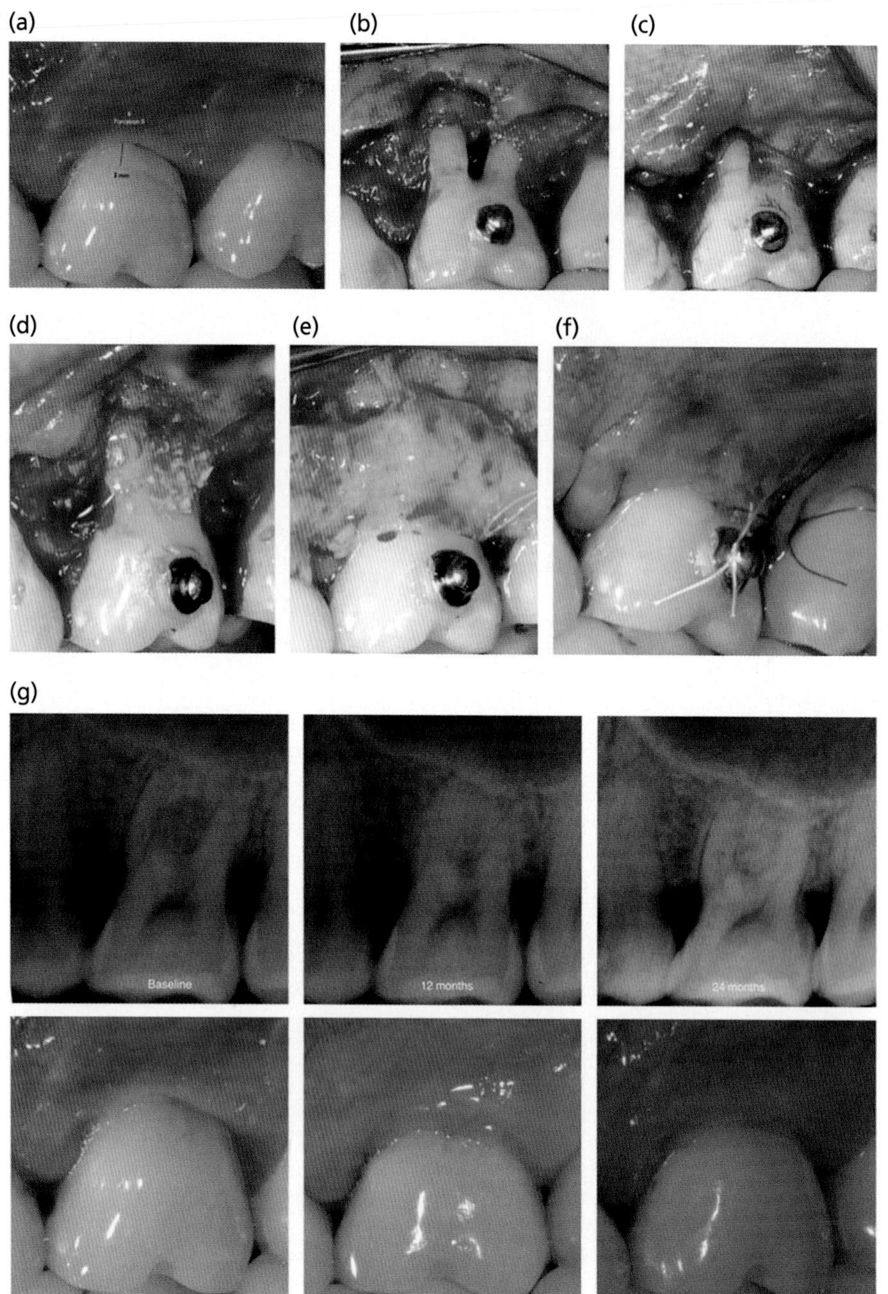

图33-21　（a）26牙周测量的基线值。牙龈退缩：颊侧退至釉牙骨质界下3mm。近中探诊深度2mm，Ⅱ度根分叉病变；颊侧探诊深度6mm；远中探诊深度4mm。注意根分叉处有少量角化组织。（b）术中观。Ⅱ度根分叉病变（水平探诊骨缺损深度6mm），牙根表面清创和颈部釉突磨除。放置正畸扣以利于冠向复位缝合。龈瓣设计：沟内切口/无垂直松解切口，黏骨膜瓣，龈乳头去上皮化，前庭沟处离断骨膜。（c）用24%EDTA处理根面去除玷污层后，应用釉基质衍生物。（d）在根分叉骨缺损中填入无机异种骨材料。（e）将腭部的结缔组织移植覆盖牙根表面和根分叉区，用可吸收线缝合固定。（f）冠向复位缝合固定冠向推进瓣。（g）基线、牙周再生手术后12个月和24个月的临床与影像学观。完全解决根分叉病变、牙龈退缩。（来源：Sanz et al. 2015）

性牙周手术伴局部骨相关术后进行支持治疗，并随访了10年，结果表明，垂直向破坏根分叉亚类和Tarnow与Fletcher（1984）提出修改的分类与Ⅱ度根分叉病变患牙缺失的高发生率相关，伴骨吸收达牙根冠方1/3、根中1/3或根尖1/3的根分叉病变患牙，10年时牙齿缺失率分别为9%、33%和77%。与本研究一致的是，在另一个由200名慢性牙周炎患者组成的回顾性队列中观察到了类似的结果（Tonetti et al. 2017）。在多变量模型中，水平向和垂直向根分叉破坏程度都与SPT期间牙缺失风险的增加相关（Nibali et al. 2018; Tonetti et al. 2017）。

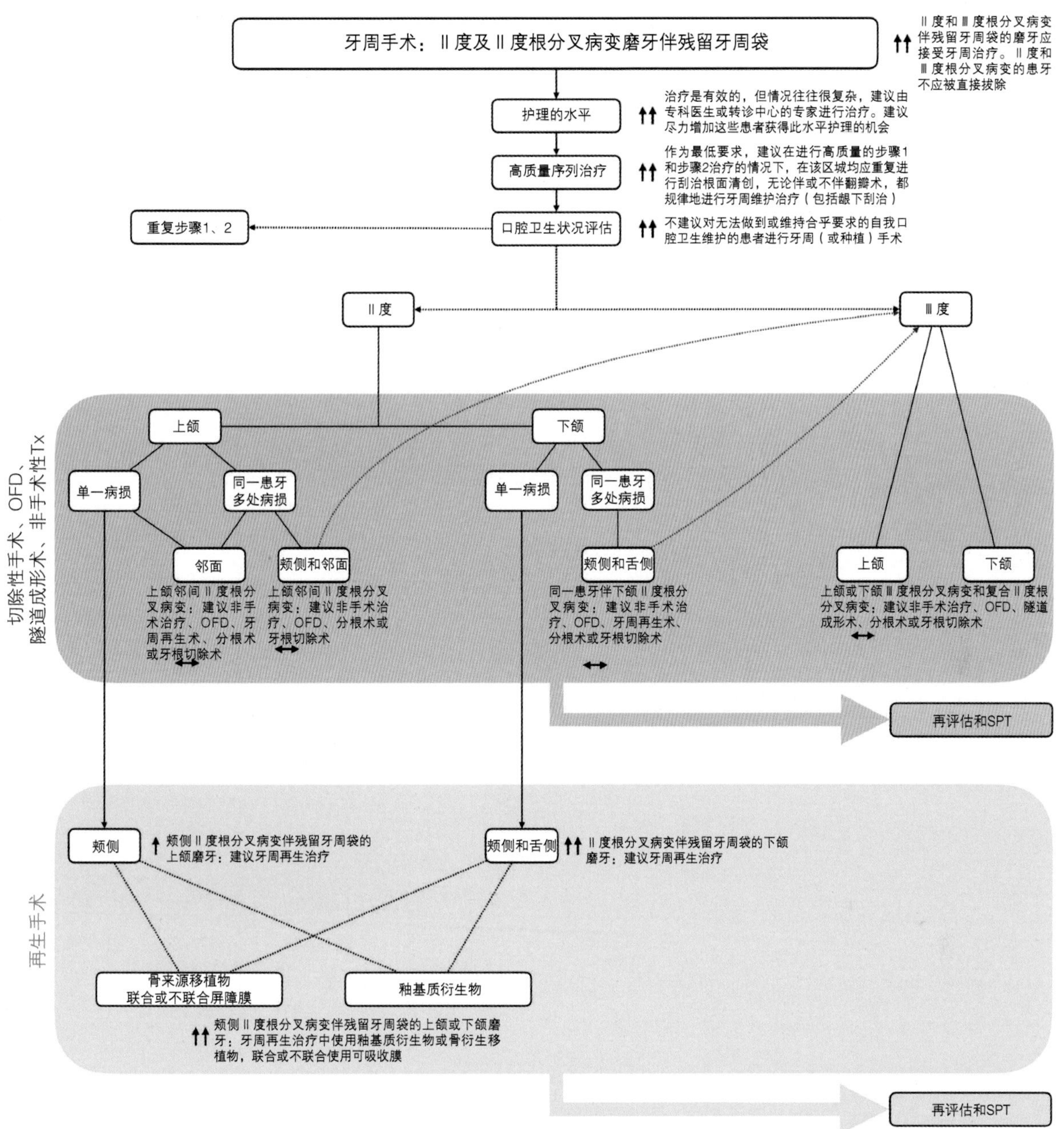

图33-22　牙周手术：伴Ⅱ度和Ⅲ度根分叉病变及残留牙周袋的磨牙——决策树。OFD，翻瓣刮治术；SPT，牙周支持治疗；Tx，治疗。（来源：Sanz et al. 2020）

虽然不可能将PPD或探诊出血与单纯根分叉病变在牙齿缺失中的相对促进作用完全分开，但很明显根分叉病变至少会使长期牙齿缺失的风险增加1倍，如果不进行定期牙周治疗，这个风险会更高。这清楚地表明了提高根分叉病变患牙治疗效果的重要性。可以假设，随着根分叉病变再生治疗的发展，这些数据在未来可能会有所好转。然而，已经清楚的是，在接受牙周综合治疗的患者中，大多数受根分叉病变影响的磨牙对牙周治疗反应良好。值得强调的是，即使存在Ⅲ度根分叉病变，在回顾性研究中，经过长达15年的随访，仅有30%的磨牙缺失（Nibali et al. 2016）。严格的SPT对于受根分叉病变影响的牙齿的留存至关重要，对于一般的牙周炎病例也是如此（Pretzl et al. 2008; Nibali et al. 2019）。因此，尽管需要收集其他重要结果的数据，如口腔健康相关的生活质量或全身炎症，但受根分叉病变影响的牙齿的治疗仍应被视为牙周护理的重要组成部分。

第34章

种植体周黏膜炎和种植体周炎的非手术治疗

Non-Surgical Therapy of Peri-Implant Mucositis and Peri-Implantitis

Lisa Heitz-Mayfield[1], Giovanni E. Salvi[2], Frank Schwarz[3]

[1] International Research Collaborative – Oral Health and Equity, School of Anatomy, Physiology and Human Biology, The University of Western Australia, Crawley, WA, Australia

[2] Department of Periodontology, School of Dental Medicine, University of Bern, Bern, Switzerland

[3] Department of Oral Surgery and Implantology, Centre for Dentistry and Oral Medicine, Frankfurt, Germany

前言

种植体周病是由种植体周生物膜和宿主对生物膜的反应失衡引起的种植体周组织的炎症性疾病，可导致微生物失调和组织破坏。第20章描述了种植体周黏膜炎和种植体周炎的病理特征，第9章概述了健康和疾病状态下种植体周生物膜的性质。

种植体周黏膜炎是一种可逆的、与菌斑相关的种植体周软组织炎症状态（Salvi et al. 2012; Schwarz et al. 2018a）。种植体周黏膜炎的临床症状是轻度探诊出血（BoP）、无支持骨丧失。与健康状态相比，还可以观察到种植体周黏膜红肿以及探诊深度（PD）增加（Heitz–Mayfield & Salvi 2018）（图34–1）。

种植体周炎是一种与菌斑相关的病理状态，其特征是种植体周的软组织炎症和进行性骨丧失（Berglundh et al. 2018a）。种植体周炎的临床症状是BoP和影像学上出现骨丧失。被诊断为种植体周炎的种植体周通常会观察到软组织红肿、溢脓和深PD（≥6mm）（Berglundh et al. 2018a, b; Schwarz et al. 2018b）（图34–2）。

种植体周病是一种常见的疾病，预计种植体周黏膜炎的患病率为43%（CI:32%~54%），种植体周炎的患病率为22%（CI:14%~30%）（Derks & Tomasi 2015）。种植体周黏膜炎被认为是种植体周炎的前兆，种植体周黏膜炎的非手术治疗是预防种植体周炎的先决条件（Jepsen et al. 2015）。如果治疗不及时，种植体周炎可能会导致种植体脱落。因此，如何有效地治疗种植体周病是近年来关注的焦点。

临床医生必须通过种植体周探诊定期监测种植体周组织状态，并在早期使用非手术治疗来治疗种植体周病。区分种植体周黏膜炎和早期种植体周炎之间的差异或许充满挑战。这种情况在一定程度上是由于在影像学评估种植体的骨丧失时，存在与投照角度和测量误差相关的偏倚；而这进一步强调了定期监测和早期干预的重要性。

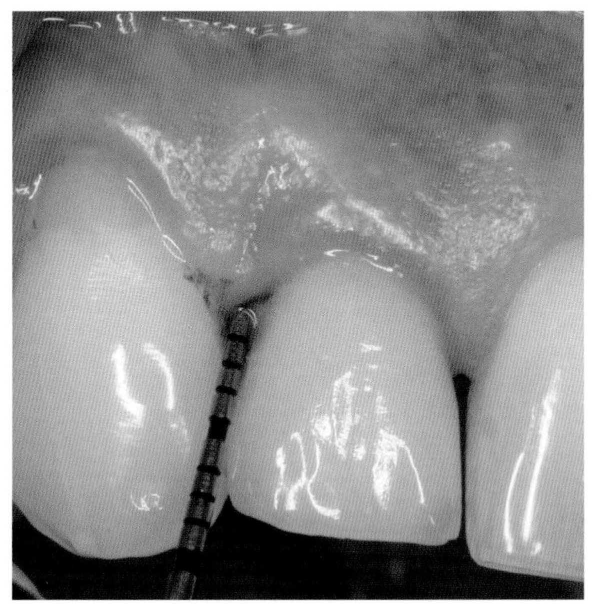

图34-1　种植体周黏膜炎。种植体周黏膜炎的临床表现，与健康状态相比，轻探诊即有出血，探诊深度增加（5mm）。无支持骨丧失。

有效治疗种植体周病需要通过清除黏膜上与黏膜下生物膜的抗感染方法来消除炎症和预防疾病进展。

种植体周黏膜炎的成功治疗定义为炎症消退，可通过探诊无出血来评价。种植体周炎的成功治疗是使用多个成功标准来定义的，例如，种植体周的PD≤5mm，探诊无出血或溢脓，且没有额外的骨丧失。

如果能在早期发现种植体周病，非手术治疗可能会带来成功的疗效。虽然晚期种植体周炎的治疗通常需要手术干预（见第35章），但包括专业的生物膜清除和口腔卫生指导（Jepsen et al. 2019）在内的非手术治疗应始终是治疗的第一阶段。

非手术治疗策略包括各种专业的生物膜清除方法，如使用手动或超声波器械清创、喷砂技术（使用压缩空气、水和细磨粉的混合物去除生物膜）或激光照射。辅助措施，如抗微生物光动力疗法（使用光敏剂和低功率激光照射）、使用局部抗菌剂或益生菌治疗，尽管没有额外的功效，但也可以配合使用。种植体表面特性、材料及形貌可能会影响生物膜的形成和清创方法的选择。本章概述了种植体周黏膜炎和种植体周炎的抗感染非手术治疗策略（图34-3）。

种植体周黏膜炎的非手术治疗

在全面检查和诊断后，应在治疗前对可干预的危险因素/指标（如吸烟、牙周炎、未控制的糖尿病）进行评估和适当管理。图34-3a概述了

(a)

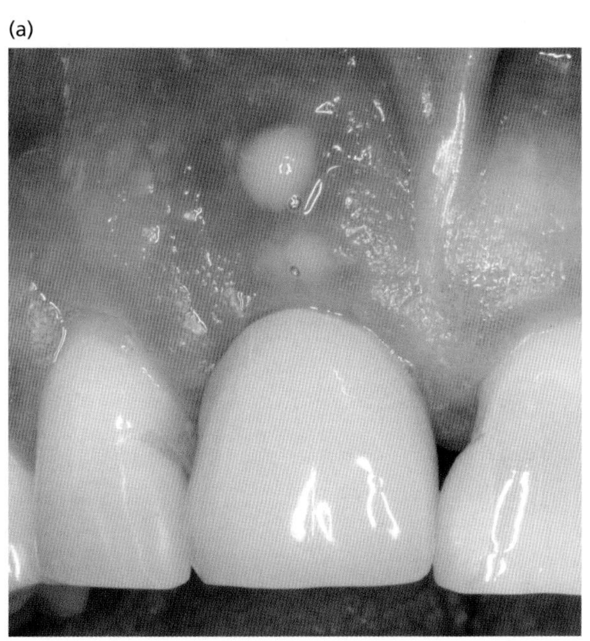

(b)

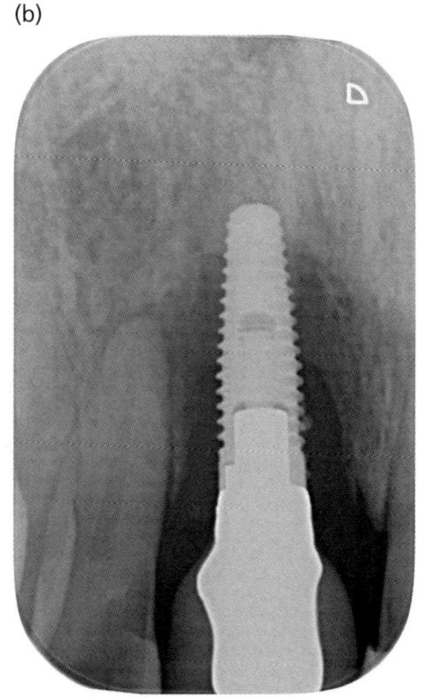

图34-2　（a）种植体周炎。种植体周炎的临床表现，探诊溢脓伴种植体周颊侧黏膜引流窦道。探诊深度＞8mm。（b）X线片显示种植体周重度骨丧失达种植体根尖部2mm。

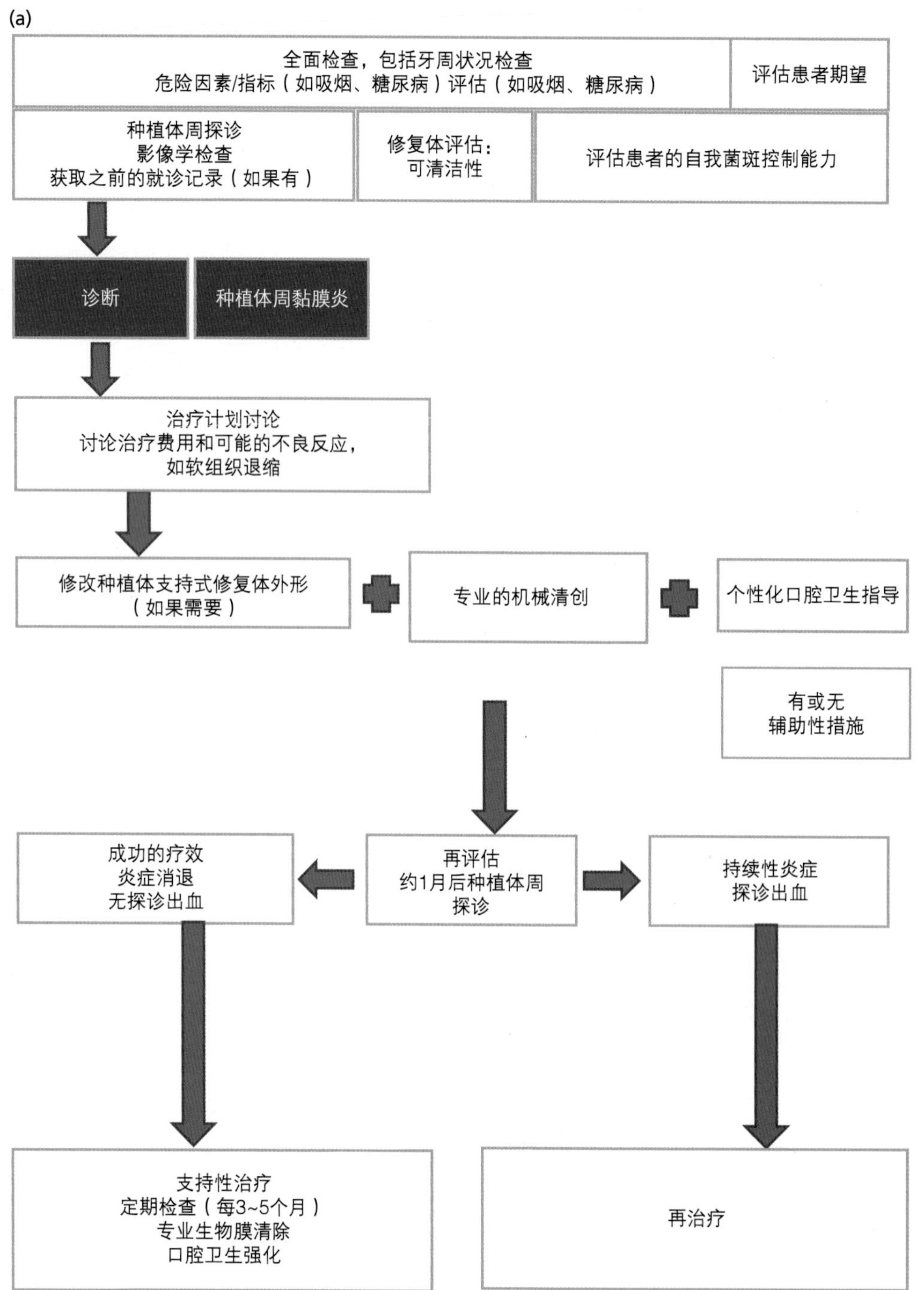

图34-3 （a）推荐的种植体周黏膜炎序列化非手术治疗流程图。

种植体周黏膜炎的非手术治疗所涉及的步骤和可采用的治疗方案。

种植体支持式修复体的评估

种植体支持式修复体的外形和修复体边缘相对于种植体周黏膜边缘的位置对种植体周黏膜炎的治疗疗效起着重要的作用。

作为非手术治疗阶段的一部分，应仔细评估修复体的设计、可清洁性和患者自我菌斑控制能力。研究表明，对种植体周黏膜炎进行机械非手术治疗后，调改修复体的外形以充分使用口腔卫生辅助工具，可改善治疗结果（de Tapia et al. 2019）。此外，在对种植体周黏膜炎进行非手术治疗后，可以改善修复体边缘位于黏膜上的种植体的治疗效果（Heitz-Mayfield et al. 2011; Chan et al. 2019）。

因此，仔细评估修复体外形及其生物膜清除通路以及种植体周监测是非常重要的。修复体的

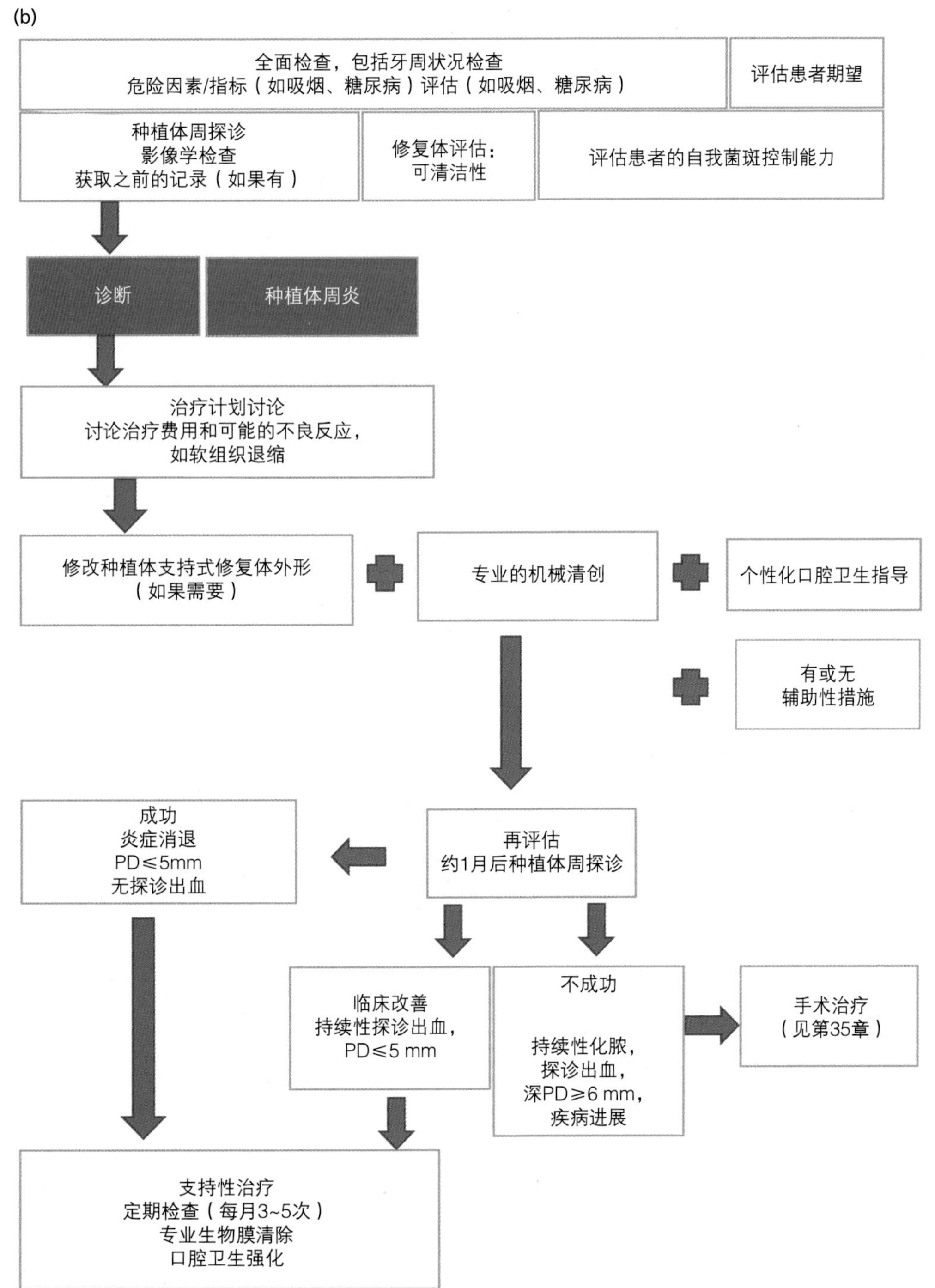

图34-3（续）　（b）推荐的种植体周炎的非手术治疗流程图。

调改可能需要微调，甚至可能包括重新设计和制作，以消除菌斑滞留因素并利于口腔卫生措施的实施（图34-4）。种植体支持式修复体的适合度及固位螺丝的松紧度也应进行完整的评估，因为不合适的修复体或扭矩不当的螺丝可能会增加生物膜的沉积。

粘接性修复体还应仔细评估是否存在粘接剂残留，这也是种植体周黏膜炎的危险指标（Jepsen et al. 2015）。如果黏膜下存在残留粘接剂，应将其去除。

菌斑自我控制的措施

使用手动或电动牙刷的口腔卫生措施对于自行去除种植体支持式修复体上的生物膜是有效的（Salvi & Ramseier 2015; Allocca et al. 2018）。各种牙间隙刷的有效性经评估也得到了确认（Chongcharoen et al. 2012）。应根据每名患者的情况来确定适当的口腔卫生辅助工具，包括牙线

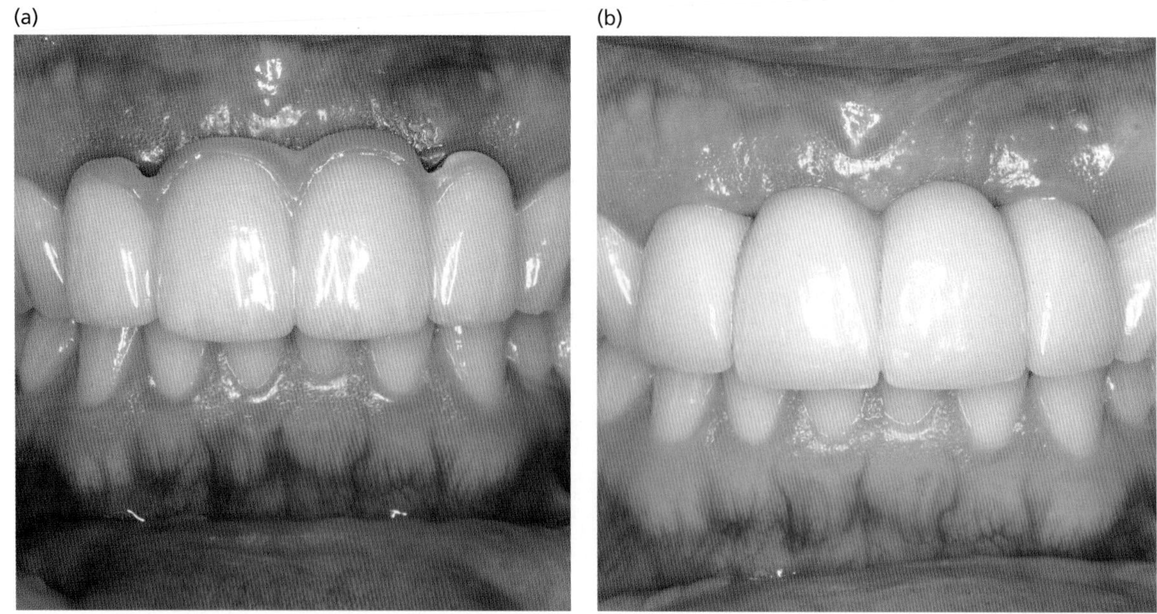

图34-4　（a）该种植体支持式修复体设计不利于对种植体的清洁。修复体的唇侧边缘妨碍菌斑生物膜的清除和对12、22种植体的检查。（b）种植体支持式修复体经重新设计和制作后不再有唇侧边缘的阻挡，便于对12、22种植体进行良好的清洁和检查。

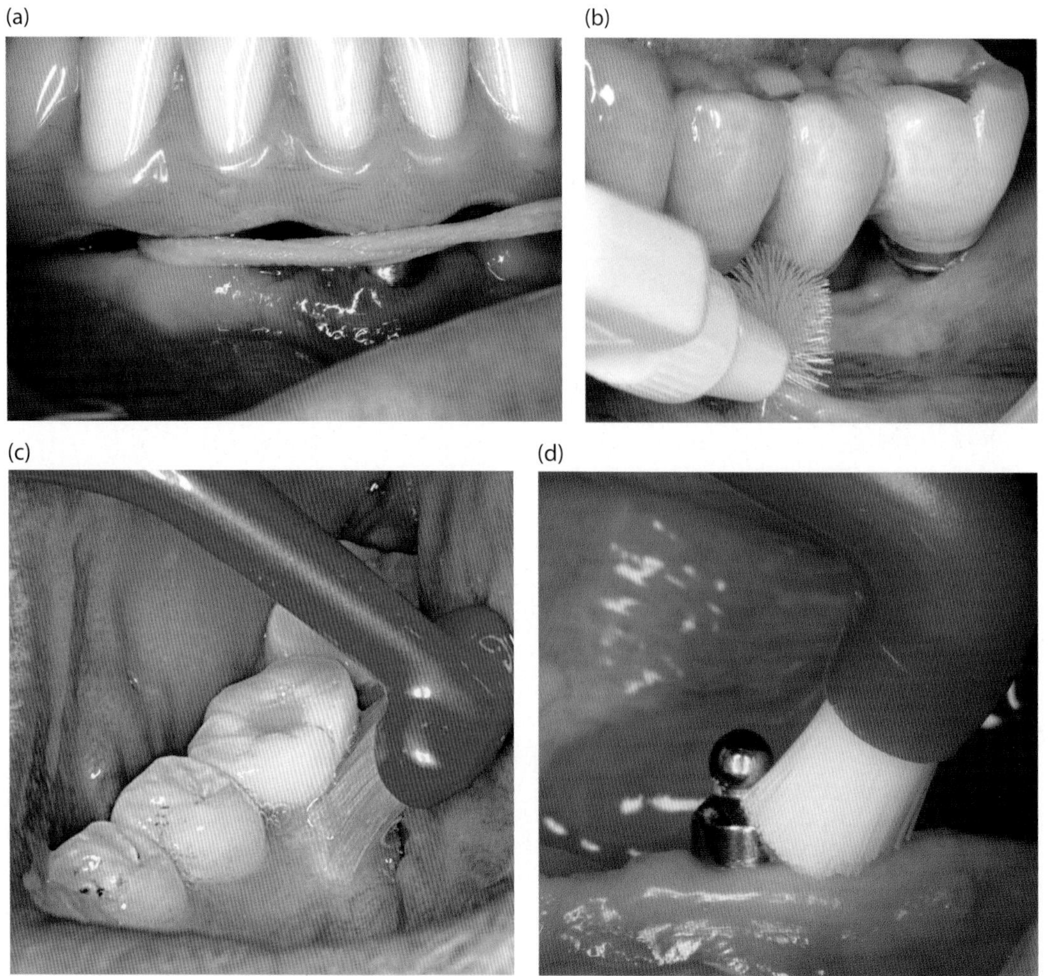

图34-5　（a）使用牙线进行种植体支持式修复体自我口腔卫生维护的示例。牙线从近中侧通过用以去除生物膜沉积物。（b）使用牙间隙刷进行自我口腔卫生维护，清除种植体菌斑。（c）头部有一定角度的牙刷能够更好地进行自我口腔卫生维护，以清除种植修复体表面的菌斑。（d）单束刷用于自我口腔卫生维护，以清除覆盖义齿基台的生物膜。

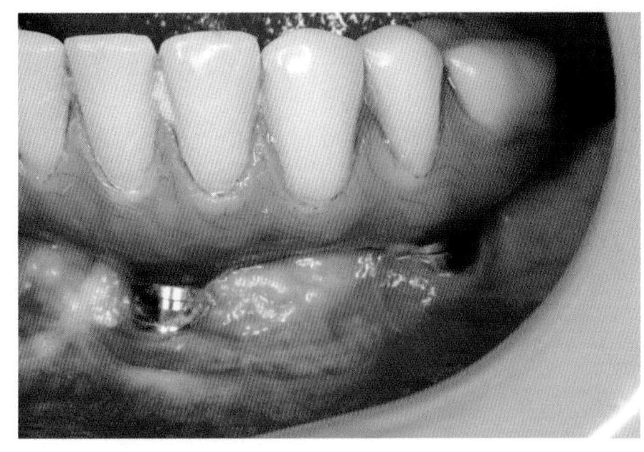

图34-6　临床图像显示两颗种植体周具有极少量角化龈。患者在对此类种植体进行口腔卫生维护时会感到不适。

或牙间隙刷（图34-5）。

如果种植体周角化龈很少（<2mm）甚至缺失，患者可能会因刷牙时的不适感而难以施行口腔卫生措施（图34-6）。这种情况下，可考虑更频繁的支持性治疗或增加种植体周角化龈的量（Roccuzzo et al. 2016）。

专业机械清创（黏膜上与黏膜下生物膜和牙石的清除）

手动器械

手动器械，包括使用钢、钛、碳纤维或塑料刮治器和/或具有各种工作端的超声器械去除黏膜上和黏膜下的牙石及生物膜沉积物（图34-7a）。应使用对种植体/修复体穿龈部件表面损伤最小的器械。预防性使用橡胶杯和抛光膏对于去除黏膜上生物膜也是有用的（图34-7b）。

喷砂技术

除手动器械或超声仪器外，喷砂技术是用于去除钛种植体黏膜上和黏膜下生物膜的另一种方法（Tastepe et al. 2012）。喷砂技术使用的抛光粉主要由氨基酸甘氨酸、碳酸氢钠或赤藓糖醇组成，可有效去除钛和氧化锆种植体表面生物膜，而不会造成种植体表面明显的改变（Schwarz et al. 2009b; John et al. 2016）（图34-8）。

一篇纳入5项研究的系统评价发现，单独使用甘氨酸粉末喷砂治疗，或者将其作为手动器械的辅助治疗方式，两者均具有与手动器械治疗种植体周黏膜炎等同的疗效（Schwarz et al. 2015a）。

种植体周黏膜炎治疗的辅助措施

现已经对包括应用局部抗菌剂、二极管激光照射、光动力疗法和益生菌在内的辅助治疗措施进行了研究。然而，在专业机械去除生物膜来控制炎症方面，尚未发现辅助措施可改善其疗效（表34-1）。

局部使用抗菌剂/消毒剂辅助治疗

关于局部抗菌剂/消毒剂对种植体周黏膜炎治疗的额外益处，相关证据仍存在争议。在被诊

(a)

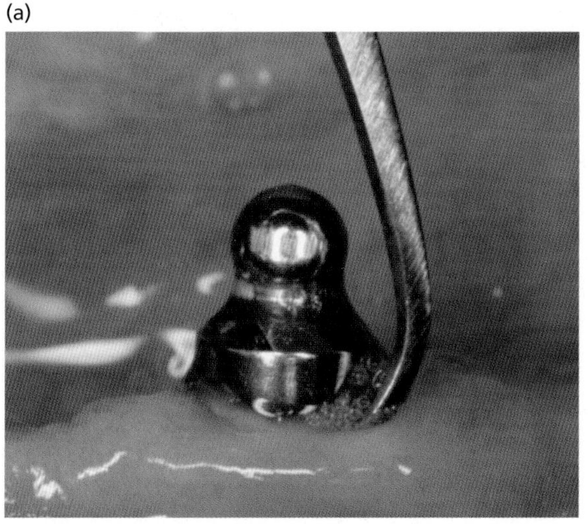

(b)

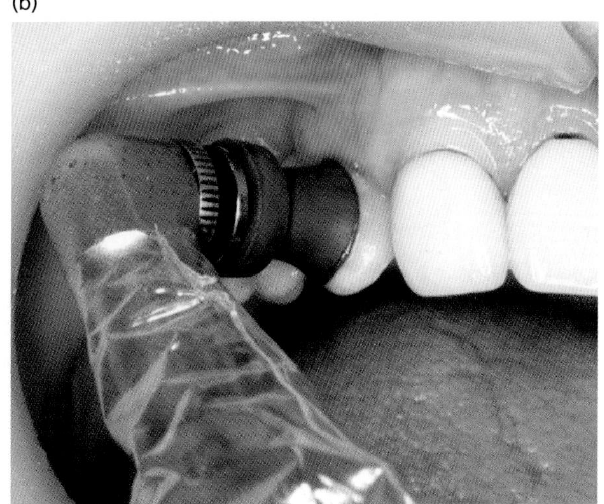

图34-7　（a）钛刮治器用于去除种植覆盖义齿基台黏膜上和黏膜下生物膜。（b）在非手术治疗种植体周黏膜炎时，使用橡胶杯和抛光膏去除生物膜。

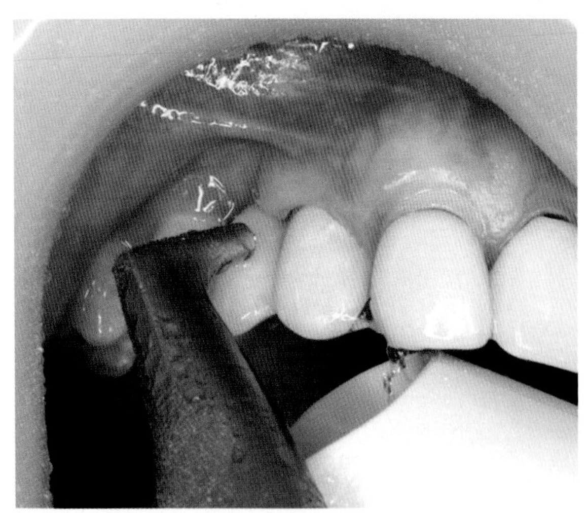

图34-8　一种喷砂装置，用于在非手术治疗种植体周黏膜炎时去除种植体黏膜上和黏膜下的生物膜。

断为种植体周黏膜炎的患者中，使用塑料刮治器进行机械清创后，将0.12%葡萄糖酸氯己定溶液注入种植体周袋中，与在黏膜下注入安慰剂溶液的患者进行比较（Menezes et al. 2016）。此外，患者每天使用氯己定或安慰剂溶液漱口2次，持续2周（Menezes et al. 2016）。两组在6个月的随访中，BoP阳性的种植位点数量没有显著的统计学差异（Menezes et al. 2016）。

Heitz-Mayfield等（2011）在一项纳入29名种植体周黏膜炎患者的研究中报道，使用钛刮治器进行非手术清创术以及患者自我菌斑控制即可有效治疗种植体周黏膜炎。在此基础上，每天用牙刷涂抹氯己定二葡萄糖酸盐凝胶并不会提高种植体周黏膜炎的疗效。在3个月时，38%的种植体周黏膜炎得到完全控制（无BoP）（Heitz-Mayfield et al. 2011）（表34-1）。

与之不同，Hallström等（2017）报道，每天使用牙刷辅助涂抹0.2%氯己定凝胶后，种植体周黏膜炎的治疗效果会有所改善。一项为期12周的随机对照试验在种植体周黏膜炎患者中研究了每天使用0.2%氯己定凝胶作为口腔卫生指导和机械清创的补充措施的效果（Hallström et al. 2007）。与使用安慰剂凝胶相比，每天使用氯己定凝胶的患者BoP评分以及4周和12周后残留的PD≥4mm的位点显著降低（Hallström et al. 2017）。

在一项为期12个月的研究中评估了含0.03%氯己定和0.05%氯化十六烷吡啶的漱口水作为专业的或患者自我进行的机械性菌斑清除的辅助手段，治疗种植体周黏膜炎的临床效果（Pulcini et al. 2019）。在12个月的随访中，与使用安慰剂溶液冲洗相比，每天两次用消毒剂溶液额外进行冲洗并没有更好的效果。58%的病例在用消毒剂和50%的病例在用安慰剂冲洗后BoP阳性位点完全消除（Pulcini et al. 2019）。

含氯胺凝胶作为机械清创的辅助手段，研究

表34-1　种植体周黏膜炎治疗后疾病治愈（探诊无出血）的相关研究

研究	治疗	研究类型	*n*	随访	疾病痊愈（无BoP）	说明
Heitz-Mayfield (2011)	MD+/-CHX凝胶	RCT	29名患者	3个月	38%种植体/患者	CHX没有额外益处
Schwarz (2015c)	MD + CHX	病例报告	17名患者 24颗种植体	6个月	17名患者中5名 53%患者	氧化锆种植体
John等 (2017) (同Schwarz 2015c)	MD + CHX	病例报告	14名患者	中位数 34个月	14名患者中7名 53%患者	两段式锆种植体
Pulcini等 (2019)	MD+CHX-CET MD	RCT	24名患者 22名患者	12个月	58.3%种植体 50%种植体	CHX/CET仅在颊侧位点有一些优势
Iorio-Siciliano等 (2020)	MD+氯胺 MD+安慰剂	RCT	46名患者 68颗种植体	6个月	45%种植体 32%种植体	组间未见显著差异
Aimetti (2019)	MD+二极管激光器 MD	RCT	110名患者 110颗种植体	3个月	35%种植体 31%种植体	二极管激光器没有优势

BoP，探诊出血；CET，氯化十六烷吡啶；CHX，氯己定；MD，机械清创；RCT，随机对照试验

人员对其治疗种植体周黏膜炎的效果进行了研究（Iorio-Siciliano et al. 2020）。将含氯胺凝胶应用于试验组，对照组使用安慰剂凝胶。在机械超声清创之前，使用凝胶5次，每次30秒。6个月后的结果显示，试验组与对照组在PD和BoP评分没有显著的统计学差异。45%的试验组和32%的对照组种植体，BoP位点完全消除（Iorio-Siciliano et al. 2020）（表34-1）。

益生菌辅助治疗

每天口服益生菌可促进利于种植体周健康的细菌生物膜的形成，因此益生菌作为治疗种植体周黏膜炎的非手术机械治疗的辅助措施，可以改善临床、微生物学和宿主源性的相关参数。益生菌辅助治疗的临床获益目前仍存在争议。Flichy-Fernández等（2015）报道了种植体周黏膜炎患者经口腔卫生指导和每天口服含有罗伊氏乳杆菌的益生菌治疗30天后的效果。结果表明，与辅助性口服安慰剂片剂相比，每天口服益生菌的患者PD降低了（1.09 ± 0.90）mm（Flichy-Fernández et al. 2015）。然而，由于该研究没有报道反映黏膜炎症变化的参数（BoP），因此对这些结果的解释应持谨慎的态度。

在另一项研究中，对被诊断为种植体周黏膜炎或种植体周炎的患者使用罗伊氏乳杆菌30天并结合全口机械清创治疗，结果表明，在长达90天的时间里，患者的临床参数都得到了改善（Galofre et al. 2018）。而罗伊氏乳杆菌的辅助使用则仅在种植体周黏膜炎中显著降低了牙龈卟啉单胞菌的细菌负荷（Galofre et al. 2018）。

然而，一项随机对照试验（Hallström et al. 2016, Pena et al. 2019）的结果未能证明辅助应用益生菌在治疗种植体周黏膜炎中的有益作用。因此，关于益生菌辅助治疗的疗效，现有的证据是有限且不确定的。

激光照射辅助治疗

一项随机对照研究观察了使用二极管（980nm）激光照射辅助治疗种植体周黏膜炎的疗效。该研究纳入220名患者，每名患者都有一颗被诊断为种植体周黏膜炎的种植体。治疗3个月后，31%的仅接受机械清创的种植体和34%的接受激光联合机械清创治疗的种植体的疾病得到控制（无BoP）（Aimetti et al. 2019）（表34-1）。因此，与单独机械清创（刮治器和超声设备）相比，辅助二极管激光照射没有任何额外的益处。

辅助抗微生物光动力疗法（aPDT）

一项在54名种植体周黏膜炎伴吸烟的患者中进行的随机对照试验发现，治疗3个月后，与仅接受机械清创相比，辅助抗微生物光动力疗法在减少PD方面产生了额外的临床获益（Javed et al. 2017）。然而，不同治疗组间残留BoP的位点数量相当，表明辅助aPDT的获益有限。

全身性抗菌药物辅助治疗

不推荐全身性应用抗菌药物用于辅助治疗种植体周黏膜炎，因为这不能提供额外的临床获益并且存在出现不良反应的风险（Hallström et al. 2012）。

氧化锆种植体

大多数评估种植体周黏膜炎疗效的研究都在钛种植体中进行。因此，与氧化锆种植体周黏膜炎疗效相关的数据较为有限。一项纳入17名被诊断为种植体周黏膜炎的氧化锆种植体患者的系列病例研究发现，接受机械清创和局部氯己定治疗后，17名患者中的9名（52.9%）在治疗6个月后疾病得到控制（无BoP）（Schwarz et al. 2015c）。

总结

尚未发现辅助措施可提高专业的机械性生物膜去除在治疗种植体周黏膜炎中的疗效（Schwarz et al. 2015b）。单独使用甘氨酸粉末喷砂治疗在种植体周黏膜炎治疗中与手动器械治疗一样有效（Schwarz et al. 2015a）。其在治疗种植体周黏膜炎后，可显著改善BoP位点数量和PD。然而，在大多数情况下，种植体周黏膜炎的炎症并未完全消退（表34-1）。因此，定期监测以及接受专业的机械性生物膜去除治疗并配合日常自我菌斑控制被认为是种植体护理的标准，并广泛应用于种植体周黏膜炎的治疗，以防止疾病进展为种植体周炎（图34-3a）。

种植体周炎的非手术治疗

一旦诊断为种植体周炎，应立即进行治疗。

对于伴轻度骨丧失的早期种植体周炎，非手术治疗可能很有效果。对于更严重的骨丧失，尽管一些临床参数的改善（PD和BoP降低）较为常见，但在大多数情况下，单独非手术治疗通常无法控制炎症和阻止疾病进展。种植体周炎的非手术治疗的局限性与因种植体形态、种植体螺纹及种植体周解剖结构而导致的器械难以贴近种植体表面有关。如果非手术治疗后仍有深PD和出血和/或溢脓，建议进行手术治疗（见第35章）。然而，非手术治疗应作为第一个治疗阶段并在手术治疗之前进行，以降低炎症水平并确保患者在术前的自我口腔卫生措施得到优化。

种植体周炎的非手术治疗（图34-3b）与种植体周黏膜炎的治疗流程相同。在进行全面检查和诊断后，治疗前应评估和减少可改变的危险因素/指标，如吸烟、牙周炎和不受控制的糖尿病。治疗包括评估修复体的易清洁性和适合度，并根据需要进行调改，然后进行口腔卫生指导和专业的机械清创治疗以去除牙石与生物膜沉积物。在非手术治疗后4～6周进行重新评估能使临床医生了解患者对治疗的反应。如果临床指标得到改善（PD减少≤5mm，BoP缓解），应为患者提供包括定期监测和专业性去除菌斑生物膜在内的序列化的支持性治疗计划。如果存在持续性炎症（BoP/溢脓）且残余深PD≥6mm，则建议进行手术治疗（见第35章）（图34-3b）。

专业机械清创

使用钢、钛、碳纤维和/或超声波或Er:YAG激光照射的仪器可去除黏膜上和黏膜下牙石及生物膜沉积物。喷砂技术可去除非矿化沉积物。无论选择哪种方法，在处理较深的种植体周袋时都应倍加小心，因为无法观察到种植体的形貌。辅助措施包括局部使用抗菌剂、抗微生物光动力疗法和服用益生菌。在选择非手术方法清除生物膜时应考虑性价比和患者偏好。

激光照射

Er:YAG（掺铒：钇、铝和石榴石）激光是最常用于种植体周炎治疗的激光。其发射波长（2940nm）能被水高度吸收，可有效去除未矿化和矿化生物膜，而不会损坏种植体表面或对邻近组织造成明显的热副作用（Aoki et al. 2004）（图34-9）。

在动物实验和临床研究中，已经对Er:YAG激光治疗种植体周炎的创口愈合组织学特征进行了评估（Schwarz et al. 2009a）。一项动物实验性研究中评估了使用Er:YAG激光、超声波设备或塑料刮治器清创联合局部应用甲硝唑凝胶的非手术治疗效果。组织愈合3个月后，活检显示所有治疗组有相似的炎症细胞浸润，非手术治疗后的骨再结合（新骨与种植体接触）最低（Schwarz et al. 2006c）。

一项临床研究证实，仅使用Er:YAG激光的非手术治疗可能无法有效达到完全消除疾病的效果。该研究共纳入12名患者，每名患者都有一颗被诊断为种植体周炎的种植体（Schwarz et al. 2006b）。随后，在种植体部位进行翻瓣手术时，对非手术治疗后的组织进行活检，结果显示多种慢性炎症细胞浸润（巨噬细胞、淋巴细胞和浆细胞）被不规则的纤维结缔组织束包裹，这表明血管组织的增殖增加（Schwarz et al. 2006b）。

以上这些结果证实了相关临床对照研究的发现（Schwarz et al. 2005, 2006a）。在这些临床研究中，作为非手术治疗的手段，研究者比较了单独使用Er:YAG激光与机械清创术（塑料刮治器+葡萄糖酸氯己定冲洗）在治疗中度和重度种植体周炎的临床效果。结果表明，愈合3个月和6个月后，单独使用Er:YAG激光组平均BoP的降低显著大于使用塑料刮治器的机械清创组。然而，在12个月时，两个治疗组的BoP都有轻微的增加，且在最初探诊较深的部位（PD > 7mm）增加最为明显（Schwarz et al. 2006a）。

总之，与单独的机械清创相比，Er:YAG激光照射在促进疾病消退方面并未显示出额外的益处。

喷砂技术

一项Meta分析表明，在被诊断为种植体周炎的种植体中，使用甘氨酸粉喷砂治疗去除种植体黏膜上和黏膜下的菌斑生物膜时（图34-10），比机械清创术治疗（有或无局部消毒剂辅助）或Er:YAG激光治疗可以更大程度地降低BoP［平均加权BoP降低-23.83%；95% CI（-47.47，-0.20）］（Schwarz et al. 2015a）。

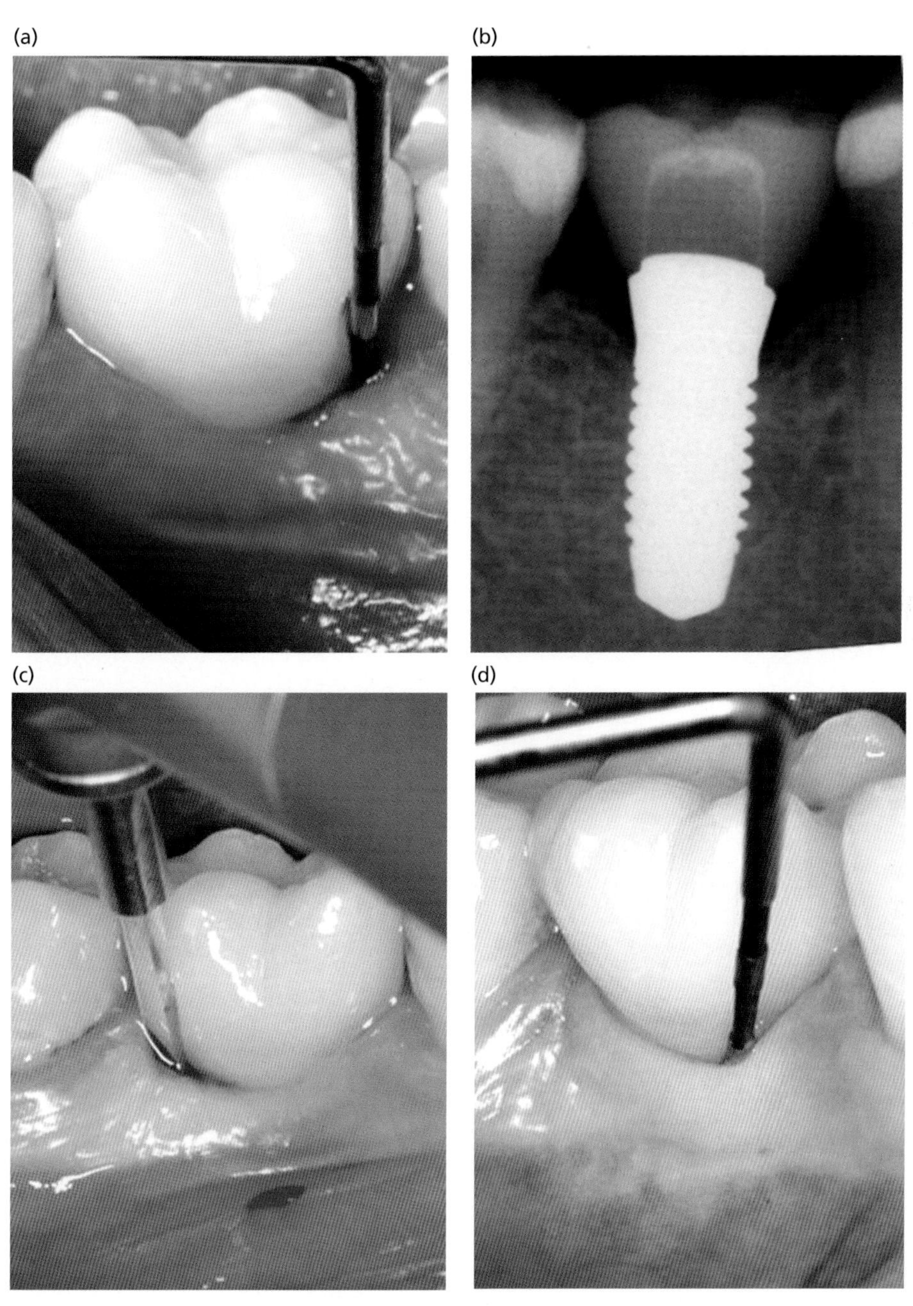

图34-9 Er:YAG激光用于非手术治疗氧化锆种植体早期种植体周炎。（a）氧化锆种植体早期种植体周炎的临床表现（探诊出血和探诊深度增加）。（b）氧化锆种植体近中和远中早期骨丧失的影像学表现。（c）Er:YAG激光采用凿形玻璃纤维尖端，脉冲为100mJ/脉冲（12.7J/cm^2），1Hz。（d）3年后，治疗效果良好，炎症得到控制（探诊无出血），种植体周组织健康。（来源：John et al. 2017。经John Wiley & Sons许可转载）

(a)

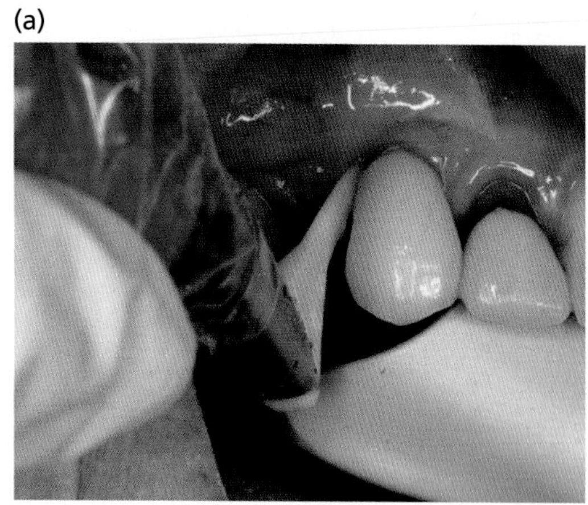

(b)

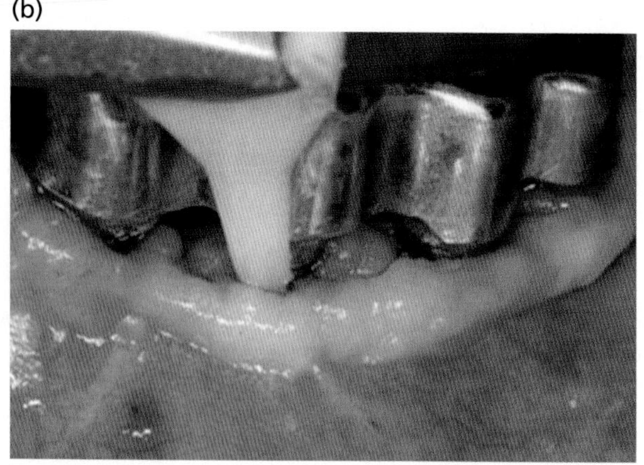

图34-10 （a）在诊断为种植体周炎的种植位点，使用带柔性尖端的抛光装置蘸取甘氨酸粉进行喷砂治疗以去除黏膜下生物膜。（b）使用带柔性尖端的喷砂装置对种植体周炎进行非手术治疗。（来源：Sahm et al. 2011。经John Wiley & Sons许可转载）

然而，由于治疗后难以完全治愈疾病，因此严格的随访对于确定是否需要额外的治疗至关重要（Schwarz et al. 2016）。

辅助抗微生物光动力疗法（aPDT）

辅助抗微生物PDT与机械清创术相结合可以作为治疗种植体周炎的一种可选方案，已有研究报道其可改善临床和微生物学相关参数。对于早期种植体周炎（定义为PD为4～6mm，存在BoP，骨丧失≤2mm），非手术机械清创术（钛刮治器和甘氨酸粉喷砂治疗）中辅助使用PDT可获得与辅助使用米诺环素微球相似的临床、微生物学和宿主源性的相关参数的改变（Schär et al. 2013; Bassetti et al. 2014）。在12个月的随访中，31.6%辅助性使用aPDT的患者的BoP位点得到了彻底消除（表34-2）。

尽管aPDT作为一种辅助手段已被用来去除种植体周炎的种植体表面污染，但最近的一项基于现有证据的摘要报道，aPDT作为单独机械清创的辅助治疗方式，其疗效仍存在不确定性（Chambrone et al. 2018）。

局部抗菌剂辅助治疗

据报道，在非手术机械清创的同时，辅助使用氯己定（Macchtei et al. 2012）以及局部不可吸收和可吸收性抗菌剂（Buchter et al. 2004; Renvert et al. 2004, 2006, 2008; Persson et al. 2006; Salvi et al. 2007）后，种植体周炎的临床和微生物学参数得到了改善。

在被诊断为种植体周炎（定义为PD为6～10mm并伴≥2mm的骨丧失）的患者中，研究了反复放置氯己定片剂作为非手术机械清创的辅助手段的效果（Macchtei et al. 2012）。这项随机临床研究中，氯己定片剂反复放置7次。结果表明使用片剂6个月后，患者的临床参数有显著改善（Macchtei et al. 2012）。然而，只有57.5%的种植体在反复使用氯己定片剂治疗后实现了BoP的消除（Macchtei et al. 2012）（表34-2）。

机械性种植体表面清创并放置浸有四环素的不可吸收纤维，12个月后，相关临床参数显著变化，平均PD从6.0mm降至4.1mm，同时BoP评分也显著降低（Mombelli et al. 2001）。浸有四环素的可吸收纤维已不再市售。

一项关于种植体周炎的系列病例报告中，研究了将局部注入米诺环素微球作为碳纤维刮治器进行非手术机械清创的辅助手段获得的临床和微生物学效果（Persson et al. 2006; Salvi et al. 2007）（图34-11）。在6个月的随访期内，福赛坦氏菌、牙龈卟啉单胞菌和齿垢密螺旋体的水平显著降低（Persson et al. 2006）。尽管结果表明12个月内，BoP的位点百分比和牙周袋PD显著降低，但并非在所有病例中都得到改善，因此不能排除

表34-2 种植体周炎非手术治疗后疾病得到控制的相关研究

研究	治疗	研究类型	*n*	随访	疾病控制（无BoP）	说明
Schwarz等 (2015c)	Er:YAG激光 单独治疗	病例报告	17名患者 21颗种植体	6个月	17名患者中5名，29%无BoP	氧化锆种植体
Schär等 (2013) (6个月) Bassetti等 (2014) (12个月)	MD + AAD + LDD MD + AAD + PDT	RCT	20名患者/颗种植体 20名患者/颗种植体	6个月	MD+LDD：15%种植体 MD+PDT：30%种植体 无BoP	早期种植体周炎 LDD–米诺环素微球 组间无差异 在第3个月和第6个月对存在BoP的位点进行重复治疗
Shibli等 (2019)	MD+安慰剂 MD+AMX/MET	RCT	40名患者	12个月	成功：PD＜5mm，无BoP，无骨丧失 两组均有50%成功	重度种植体周炎 组间结果无差异

AAD，氨基酸甘氨酸粉；AMX，阿莫西林；BoP，探诊出血；LDD，局部给药装置；MD，机械清创；MET，甲硝唑；PDT，光动力治疗；PD，探诊深度；RCT，随机对照试验

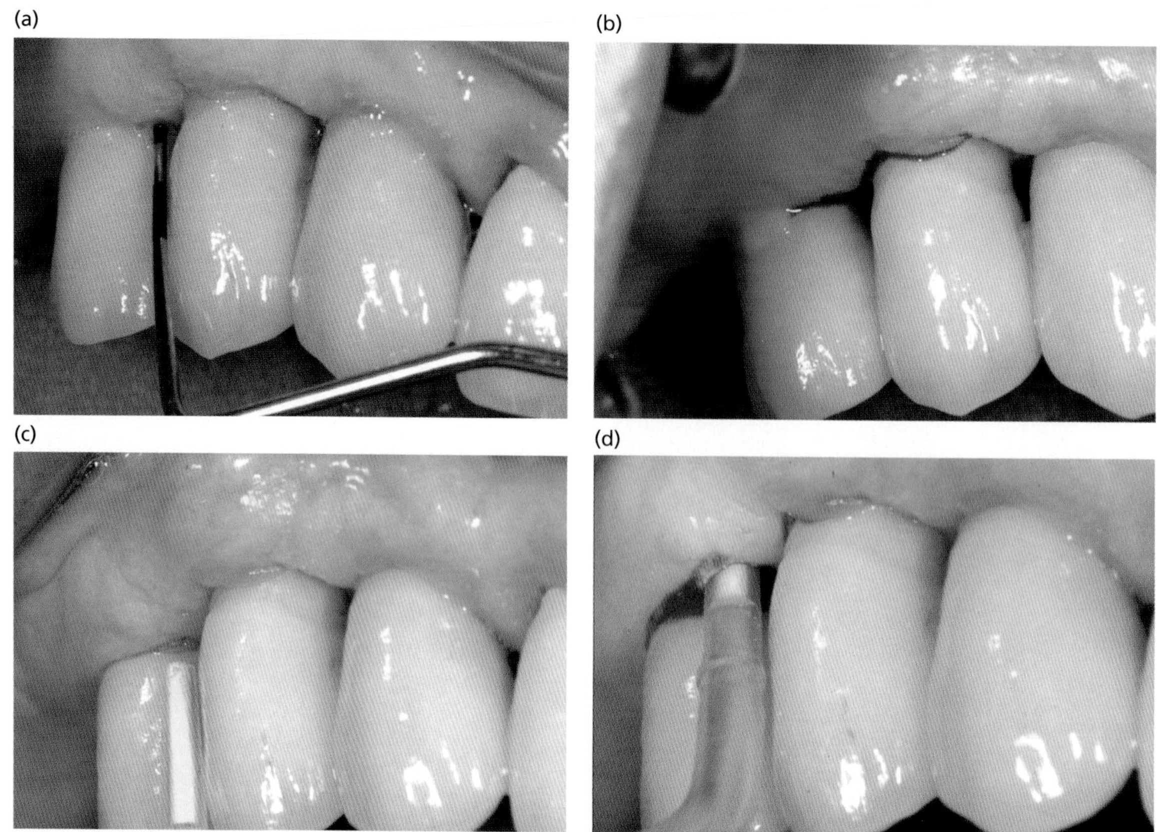

图34-11　（a）种植体周的深探诊深度（8mm）与15种植体周炎有关。（b）15种植体的探诊出血和溢脓。（c）局部抗菌药物（米诺环素微球）辅助应用于种植体周炎的非手术治疗。米诺环素微球输送尖端放置在种植体周袋周围。（d）局部抗菌药物（米诺环素微球）辅助应用于种植体周炎的非手术治疗。将药物递送头插入种植体周袋。

仍需要进行手术的可能（Salvi et al. 2007）。

在一项比较研究中，对种植体周炎患者局部反复给予米诺环素微球或氯己定凝胶的辅助临床效果进行了比较（Renvert et al. 2008）。与氯己定凝胶相比，辅助使用米诺环素微球可使PD和BoP位点数量显著降低（Renvert et al. 2008）。

在16名诊断为种植体周炎的患者中进行了一项自身对照的分口设计的随机临床试验，测试了含氯胺溶液对单独机械清创的辅助临床效果（Roos-Jansaker et al. 2017）。在3个月的随访中，与基线相比，两组的BoP阳性位点数和PD均显著降低，两组间未见统计学差异，这表明单独非手术机械清创与辅助应用氯胺的非手术机械清创在减少黏膜炎症和其他临床参数方面效果相当（Roos- Jansaker et al. 2017）。

全身性抗菌药物辅助治疗

一项随机安慰剂对照研究未发现全身性抗菌药物辅助治疗在重度种植体周炎的非手术治疗中有任何临床优势（Shibli et al. 2019），只有一半的患者获得了成功的治疗效果（PD < 5mm，无BoP，没有进一步的骨丧失）。因此，全身性抗菌药物辅助治疗不推荐用于种植体周炎的非手术治疗。

氧化锆种植体

有关氧化锆种植体周炎的治疗数据相对有限。在一项系列病例报告中，17名被诊断为种植体周炎的患者接受了Er:YAG激光单独治疗，随后进行黏膜上菌斑清除和局部牙周袋氯己定冲洗。6个月后，17名患者中有5名患者（29.4%）

的炎症得到改善（无BoP，不存在≥6mm的PD）（Schwarz et al. 2015c）。3年后，14名被诊断为种植体周黏膜炎的患者中有7名患者（50.0%）的病情得到改善，13名被诊断为种植体周炎的患者中有5名患者（38.5%）的病情得到改善（图34-9）。基于这些有限的数据，可以得出结论，氧化锆种植体的非手术治疗可能会获得临床改善；然而，并非所有病例所涉及的疾病都能完全解决（John et al. 2017）。

结论

种植体周炎的治疗需要包括去除种植体黏膜上和黏膜下生物膜的专业的非手术机械性清创术以及定期自我菌斑控制在内的抗感染措施。其治疗的目标是控制炎症和防止疾病进展。在种植体周炎的非手术治疗后，临床改善（如减少BoP位点的数量和减少PD）通常可以实现。然而，在大多数种植体周炎病例中，炎症并没有完全消退。有多种专业的机械清创手段可供选择。与使用或不使用局部消毒剂治疗的机械清创或Er:YAG激光治疗相比，甘氨酸粉喷砂治疗已被证明在降低BoP方面具有一定优势（Schwarz et al. 2015b）。可以使用辅助治疗措施，但其与单独的机械清创术相比并没有显示出显著的临床优势。

由于非手术治疗可在早期成功治疗种植体周炎，因此定期监测种植体周组织状态和发现早期种植体周炎是十分重要的。在种植体周炎的更晚期阶段，非手术治疗通常无法成功控制炎症，因此经常需要手术的干预。

第35章

种植体周炎的手术治疗

Surgical Treatment of Peri-Implantitis

Tord Berglundh[1], Jan Derks[1], Niklaus P. Lang[2], Jan Lindhe[1]

[1]Department of Periodontology, Institute of Odontology, The Sahlgrenska Academy at University of Gothenburg, Gothenburg, Sweden

[2]Department of Periodontology, School of Dental Medicine, University of Bern, Bern, Switzerland

前言和手术治疗的目标

种植体周炎的特征是种植体周黏膜炎症及种植体周骨丧失（见第20章）。如果不进行治疗，疾病可能会进一步发展，引起边缘骨的进行性丧失，最终导致种植体脱落。因此，必须定期复查监测种植体周组织的情况，及时发现生物学并发症，并在发病早期阶段进行治疗。种植体周炎治疗的总体目标是消除种植体周黏膜炎症并保存软硬支持组织。在评估治疗效果时，需要考虑的因素包括探诊出血（bleeding on probing, BoP）的减少、探诊深度（probing depth, PD）的下降，以及影像学上牙槽嵴的保存或增量。

种植体周炎通常与种植体周的骨缺损有关。如果牙槽嵴宽度足够，颊舌侧骨壁可能会保留，形成火山口样缺损。相反地，种植体周炎进展过程中，在牙槽嵴狭窄的部位，颊舌侧骨壁将会丧失。因此，发生种植体周炎的位点，常在种植体近远中呈现出开放性（一壁）角形骨缺损（图35-1）。

根据牙周炎的治疗理念，种植体周炎应采用分步实施的治疗策略。尽管非手术治疗应作为疾病治疗的初始步骤，但数据表明，此类方法在治疗中重度种植体周炎方面可能无效（见第34章）。因此，如果基础治疗后种植体周组织仍有临床病理表现，即存在伴BoP和/或溢脓的深种植体周袋，则需要进行手术治疗。种植体周炎手术治疗的具体目标是获得种植体表面入路并进行清创和去污以消除炎症病变（Lindhe & Meyle 2008）。但种植体周炎手术治疗的前提是进行适当的自我感染控制。

发生种植体周炎的种植位点的手术治疗如图35-2和图35-3所示。初次检查时发现炎症临床表现，种植体周袋深7mm并伴BoP（图35-2），X线片显示存在角形骨缺损。采用翻瓣术可获得病变区域的入路，并清除骨缺损处的炎症组织（图35-3）。使用旋转钛刷和浸有生理盐水的小纱布块对种植体表面进行机械清创，龈瓣原位复位（入路瓣），随后提供可监测的感染控制手段作为支持治疗方案。

术后12个月随访，PD变浅，炎症临床表现消失（图35-4）。

(a)

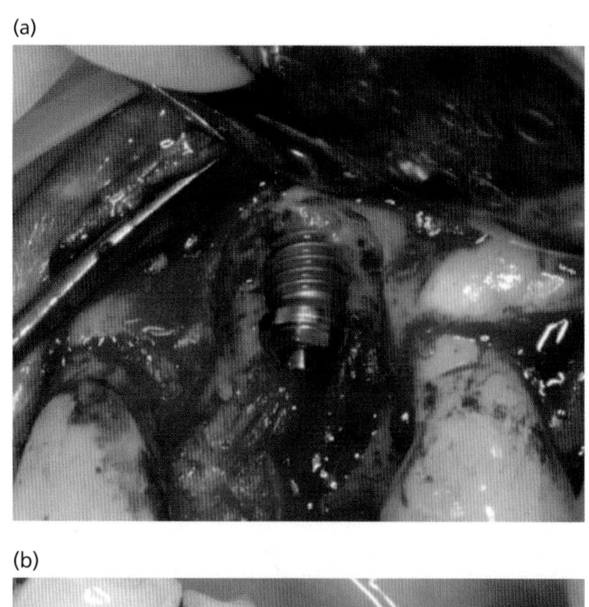

(b)

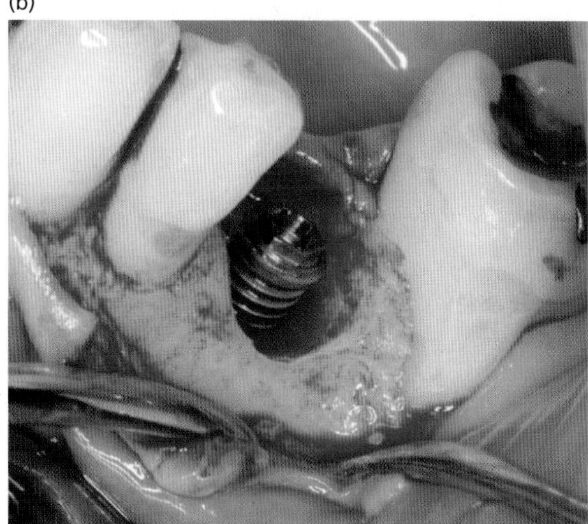

(c)

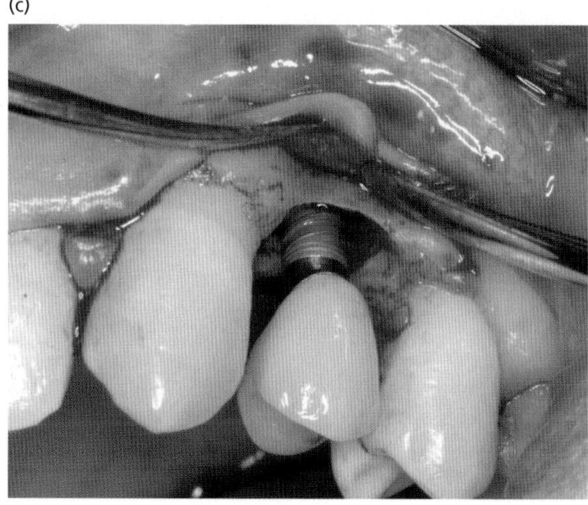

图35-1　（a）涉及颊侧和腭侧骨壁的开放性缺损。（b，c）包含种植体周缺损，颊侧和舌/腭侧骨壁大部分保留。

(a)

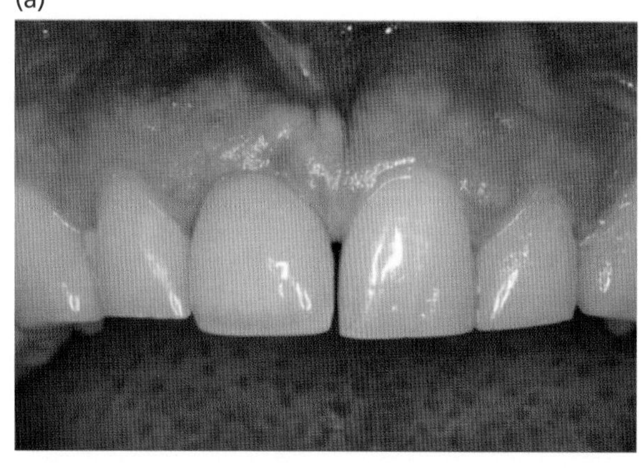

(b)

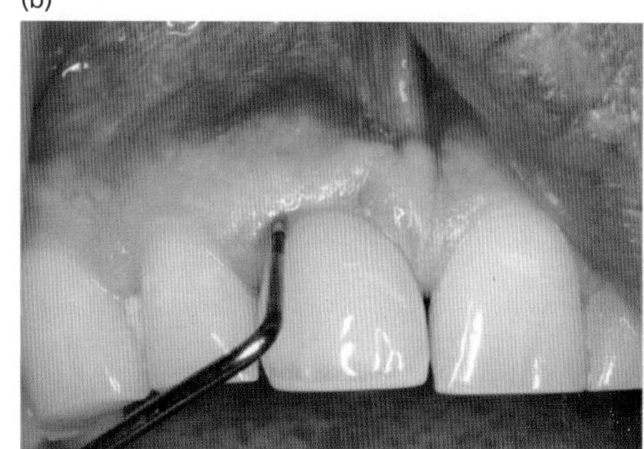

(c)

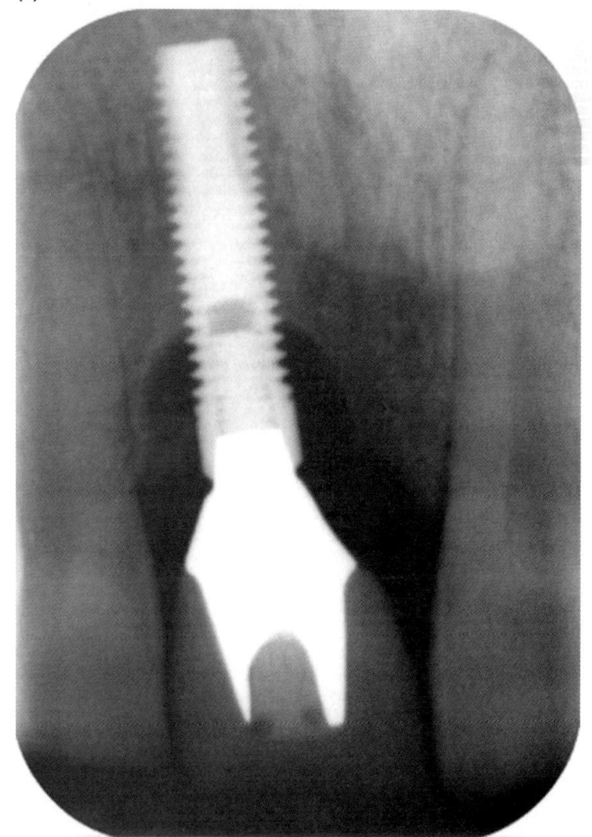

图35-2　发生种植体周炎的种植位点的临床图像（a，b）和影像学图像（c）。（b）注意探诊深度7mm，并伴角形骨缺损（c）。

(a)

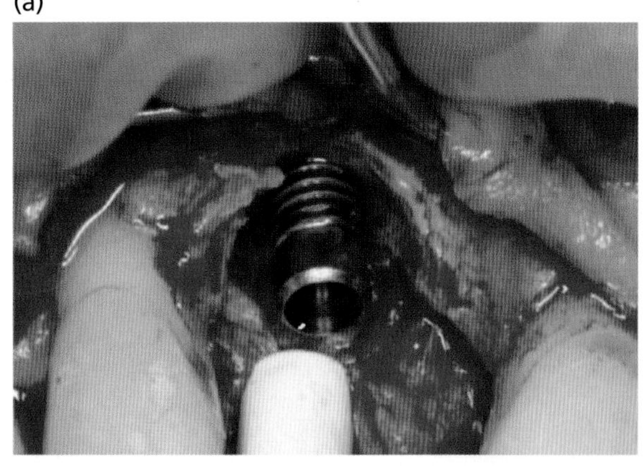

(b)

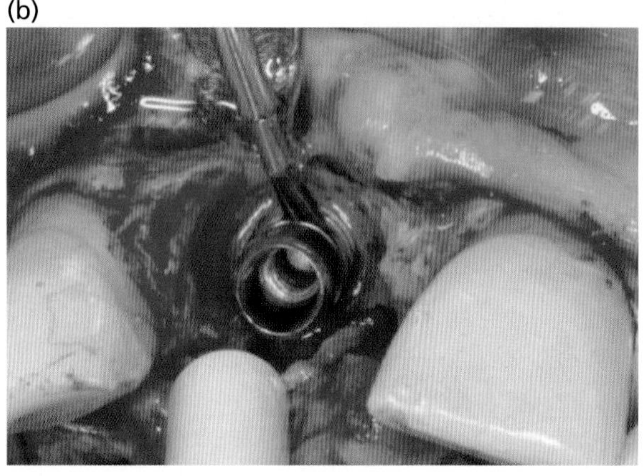

(c)

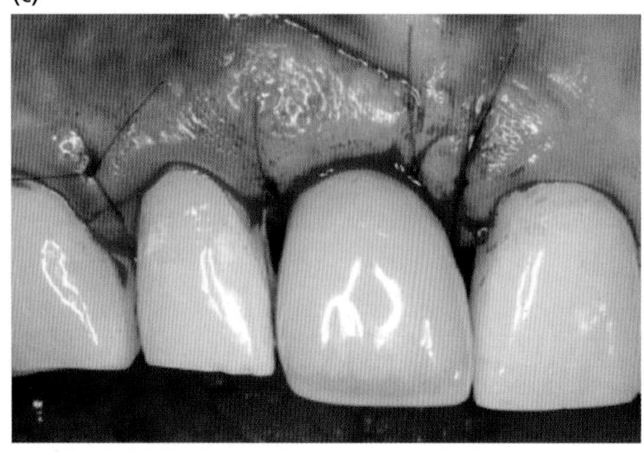

图35-3 （a）图35-2所示的种植体进行了翻瓣并清除炎症组织。注意颊侧骨壁缺失。（b）在生理盐水冲洗下，使用旋转钛刷对种植体表面进行去污。（c）瓣复位缝合。

种植体表面去污

种植体周炎治疗的最大挑战之一在于种植体表面去污。如图35-5中扫描电子显微图像所示，因不同的种植体表面改性，造成细菌驻留于受种植体周炎影响的种植体表面间隔中，而形成了复杂的生物膜。虽然清除生物膜是治疗种植体周炎症病变的先决条件，但生物膜的完全清除似乎十分困难。不过，临床前和临床研究结果显示，使用机械方法实现种植体表面去污后，种植体周炎症病变确实可以得到解决。

Albouy等（2011）进行的一项临床前研究中，展示了机械清创后种植体周炎症病变完全消除的证据。根据前述技术（Lindhe et al. 1992）（见第20章）在不同类型种植体周建立实验性种植体周炎，在未全身或局部辅助应用抗菌药物的情况下进行手术治疗。术后6个月的组织学检查显示，大部分种植位点的病变完全消失。在另一项临床前评估中，Almohandes等（2019）在治疗实验性种植体周炎时采用相同的去污方案，并在愈合后，在先前污染的种植体表面同样观察到骨组织的重新结合（图35-6）。

临床上针对使用生理盐水纱布对种植体表面进行手术去污，用以治疗种植体周炎的方法进行了可行性评估。Heitz-Mayfield等（2012）对24名种植体周炎患者手术治疗12个月后的检查发现，PD、BoP和溢脓均明显改善。同时47%的种植位点表现出病变的完全消除，92%的位点表现出稳定的牙槽嵴水平或骨增量。2018年，Berglundh等在一项回顾性研究中发现，种植体周炎手术治疗后2～11年，71%的种植位点骨水平稳定，炎症临床表现减少。对照研究在手术去污治疗中辅助使用了局部抗菌剂，但未发现其有效。同时，在一项包含100名受试者的研究中，Carcuac等（2016）发现，与单独使用生理盐水相比，局部使用杀菌剂（0.2%葡萄糖酸氯己定溶液）未能改善术后1年的治疗结果。De Waal等（2015）在44名种植体周炎患者手术治疗中比较了使用两种不同浓度的氯己定溶液（0.12% vs 2%）的效果，术后1年，在PD减少和进一步骨丧失方面，该研究结果与以往相近，然而，其纳入的两组患者之间也无明显差异。综上所述，目前尚缺乏证据表明在种植体表面手术去污过程中辅助使用杀菌剂或抗菌制剂存在优势。

有关其他去污方法（包括空气研磨装置和激光）的临床前和临床评估数据均十分有限。Cha等（2019）通过体外和临床研究评估了使用旋转

(a)

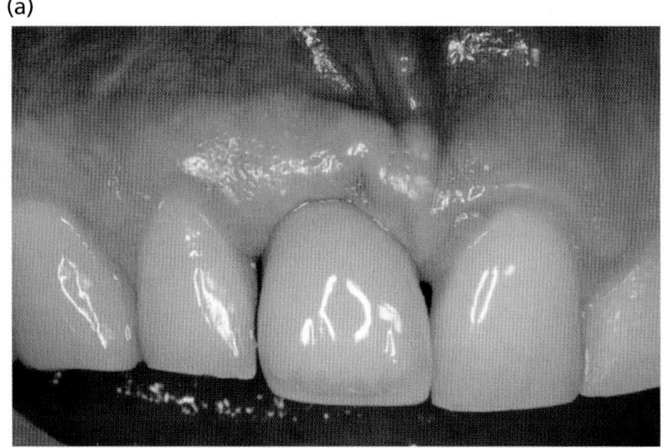

(b)

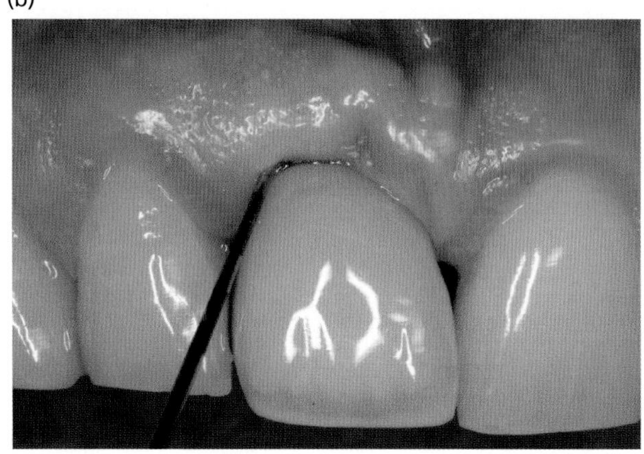

(c)

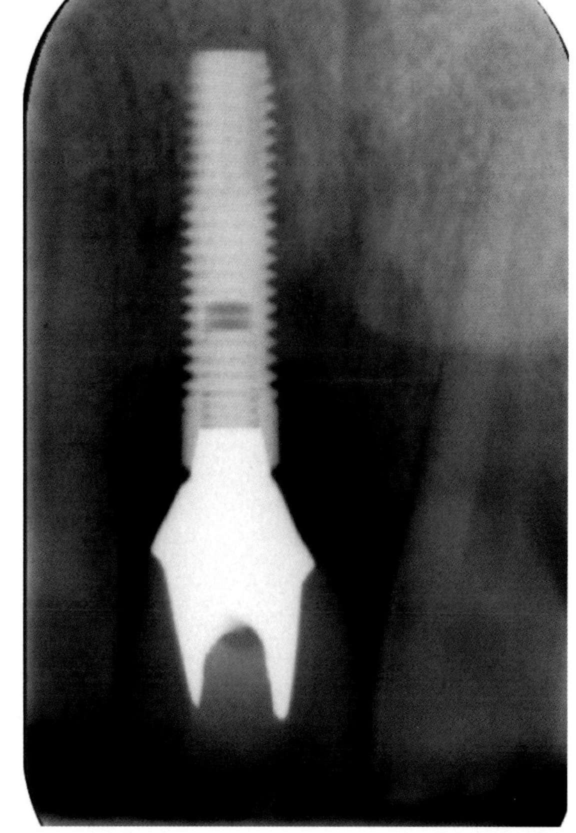

图35-4　如图35-2和图35-3所示术后12个月的种植位点。（a，b）注意探诊深度减小、炎症临床体征消失。（c）影像学图像显示，与基线水平相比，骨缺损部分得到充填。

或振动钛刷对种植体表面和术后结果的影响，发现虽然使用超声金属器械会导致种植体表面的微观和宏观结构发生显著变化，但振动钛刷可在不造成主要结构损坏的情况下进入所有螺纹区域。Tapia等（2019）评估了这一理念的临床疗效，他们在试验组15名受试者的手术治疗中补充使用振动钛刷，术后12个月的临床和影像学结果优于仅使用塑料超声刮治器进行去污的对照组。相比之下，尚无临床前或临床数据证实在种植体周炎手术治疗时使用空气磨料或激光进行表面去污的优势。

侵入性机械手段，通常被称为“种植体成形术”，已被建议用于实现种植体表面去污。这些手段包括种植体表面磨光、去除钛钉螺纹并抛光粗糙的种植体表面。一项手术治疗后3年随访的研究结果表明，在等离子钛喷涂（titanium plasma-sprayed, TPS）表面的种植体上采用此类“种植体切除技术”有一定优势（Romeo et al. 2007）。然而，此种情况下，必须考虑种植体磨光过程中存在风险，即过热和金属颗粒扩散可能会对种植体周骨组织造成潜在危害。

种植体周手术治疗过程中，去污策略的疗效受种植体表面特征影响。多个研究团队（Albouy et al. 2011; Carcuac et al. 2015; Almohandes et al. 2019）提供的临床前研究数据表明，实验性种植体周炎症病变的消除受种植体表面特征影响，针对光滑或不太复杂的种植体表面的治疗结果始终更为理想。临床研究结果支持这一理念，即临床疗效受种植体表面特征影响。Roccuzzo等（2017）在一项涉及24名种植体为粗糙TPS或中等粗糙表面［大颗粒喷砂酸蚀（sandblasted large-grit acid-etched, SLA）］的种植体周炎患者的研究中报道，具有SLA表面种植体的PD与BoP的改善程度比TPS表面的种植体更为明显。术后7年随访期间，TPS表面种植体也表现出更高的疾病复发率。Carcuac等（2017）评估了83名重度

(a)

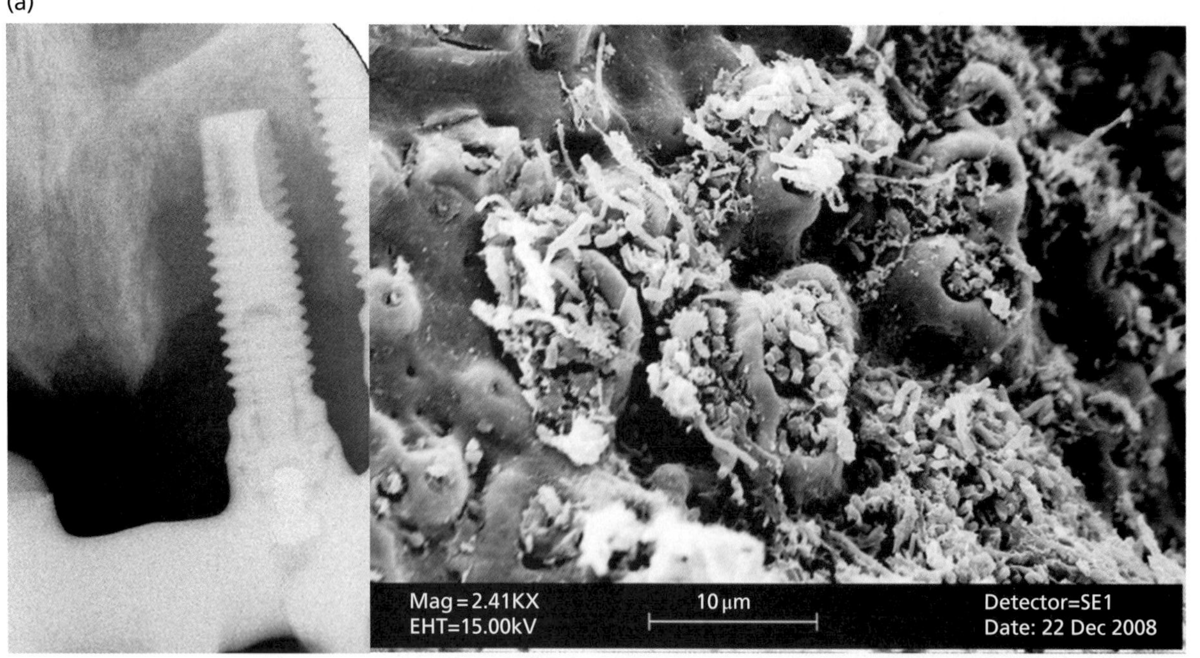

(b)

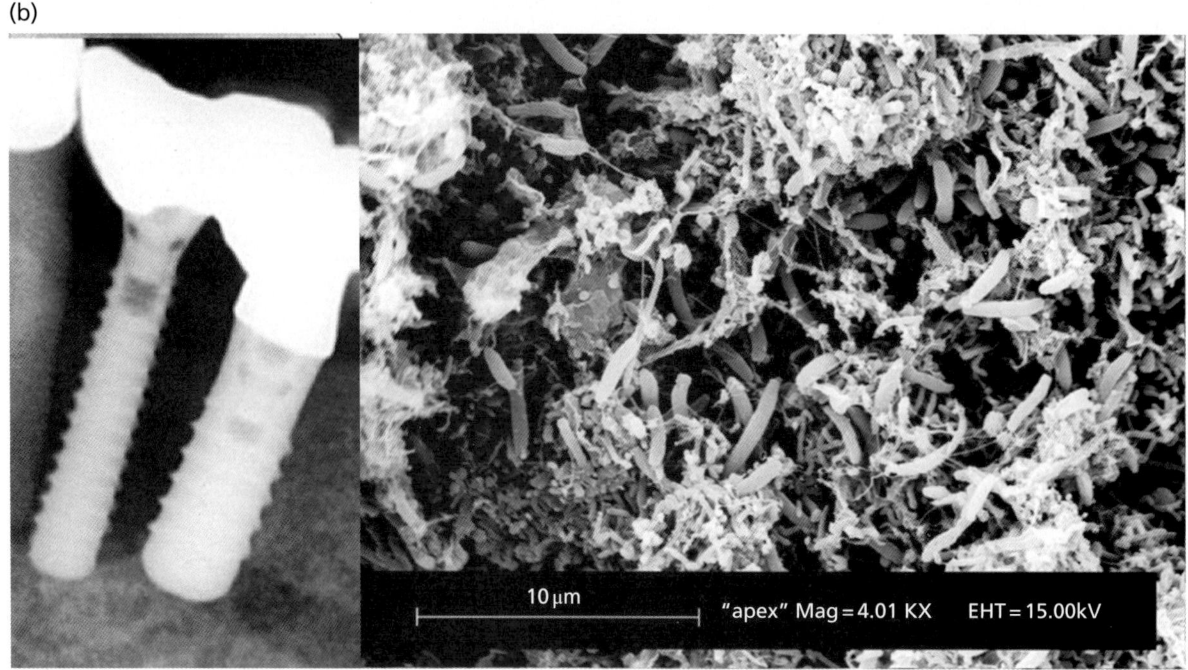

图35-5　两颗受重度种植体周炎影响的种植体（a，b）进行手术拔除。高倍扫描电子显微图像显示不同形态的微生物占据改性种植体表面的间隔中。

种植体周炎患者在手术治疗3年后的情况，82%表面磨光和49%表面特征改性的种植体在治疗后未观测到进一步骨丧失。

综上所述，充足的证据表明，抗感染治疗是消除种植体周炎的可行方案，种植体表面特征对种植体周炎手术治疗的短期和长期疗效具有显著影响。

消除/减少种植体周袋手术

在种植体周炎手术治疗中，除了要对种植体表面有效去污，也必须解决种植体周骨缺损的形态问题。与牙周炎受累部位角形骨缺损的治疗计划类似，种植体周炎的手术治疗方案包括种植体周袋消除/减少或重建手术。

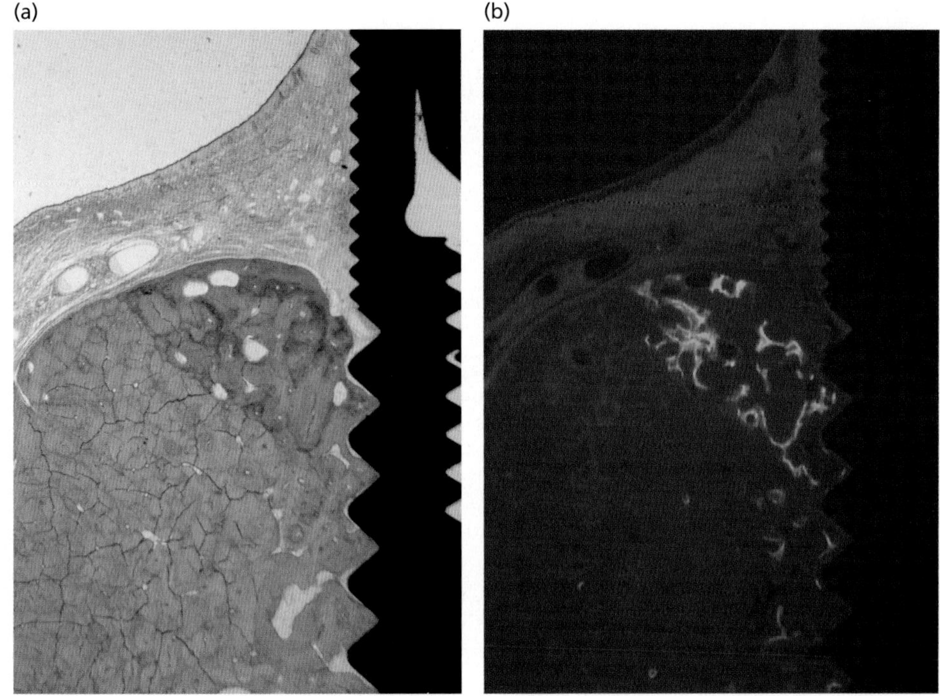

图35-6　（a）种植体周炎治疗后愈合6个月，从种植体位置制备的组织学磨片。注意新生骨与之前污染的种植体表面发生了广泛的重新骨结合。（b）荧光显微图像显示原始骨缺损和治疗后新生骨。

临床前研究

已有多项临床前研究评估种植体周炎手术治疗，包括如何使种植体周袋变浅或者被消除。Persson等（1999）根据Lindhe等（1992）的描述构建了犬的实验性种植体周炎模型。随后的治疗包括：（1）全身使用抗生素；（2）在实验部位行全厚瓣翻瓣并刮治硬组织缺损区域；（3）对植入物暴露部分进行机械清创；（4）瓣的处理和关闭软组织创口。充分愈合7个月后行影像学和活体组织检查。影像学分析结果显示硬组织缺损中有完全的骨充填（图35-7）。活检的组织学分析显示，软组织炎症在治疗后完全消退，并在先前的硬组织缺损处形成大量新骨（图35-8）。

有学者采用与之前Persson等（1999）相同的实验模型，随后的研究结果表明在不全身使用抗生素治疗的情况下，种植体周炎也可消退。Albouy等（2011）和Carcuac等（2015）报道了影像学上发生了骨充填和软组织炎症的消退，且治疗结果受种植体表面特征影响，此发现与Almohandes等（2019）采用相同实验方法获取的研究结果一致。虽然在原先受污染的种植体表面均观

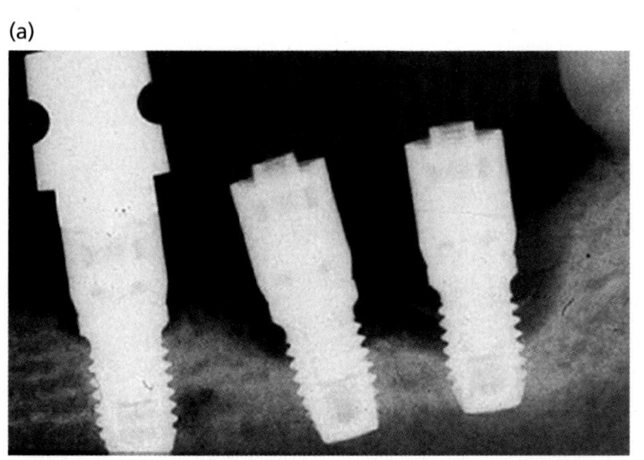

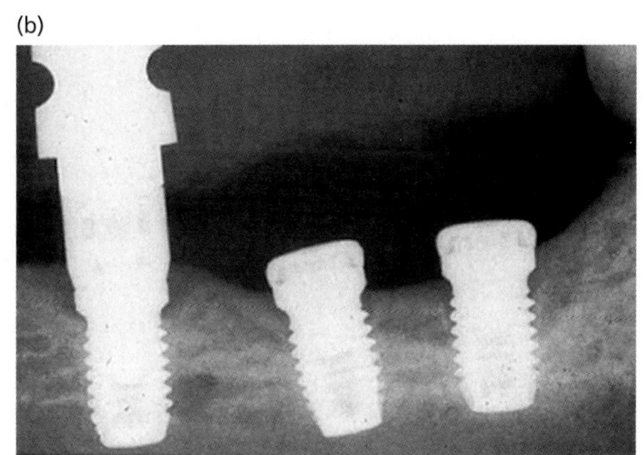

图35-7　从暴露于实验性种植体周炎的2个位点获取的影像学图像。（a）种植体周炎治疗后充分愈合7个月的部位。（b）注意先前骨缺损处发生了骨充填。

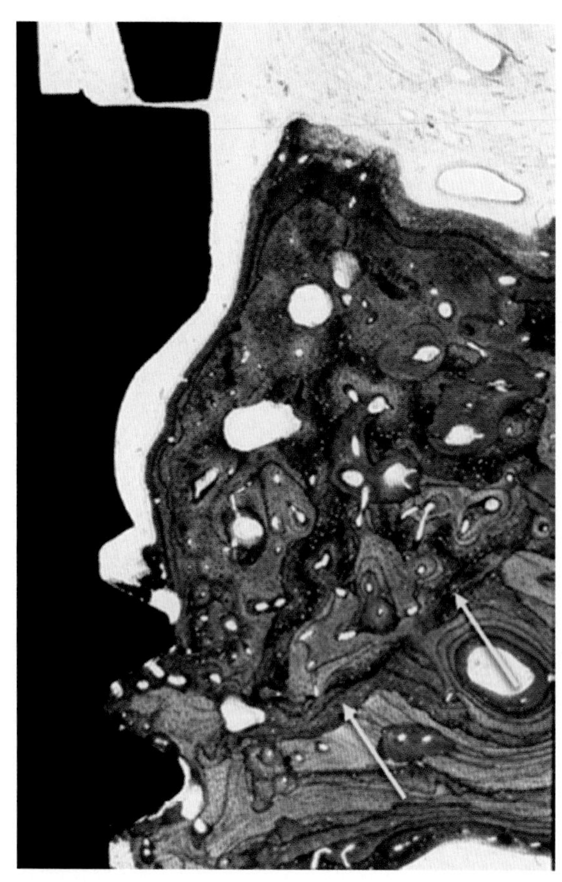

图35-8 种植体周炎治疗后充分愈合7个月的组织磨片。注意硬组织缺损中存在新生骨（箭头所示）。

察到了影像学上的骨充填和骨组织重新结合（图35-6），但表面光滑的种植体治疗结果优于表面中等粗糙的种植体。

临床研究

应用牙周袋消除/变浅技术评估种植体周炎手术疗效的临床研究如表35-1所示。这些研究发现在治疗后1～5年的随访检查中，PD和炎症临床体征（BoP）显著减轻，牙槽嵴水平得到维持。

Berglundh等（2018）对50名接受治疗的重度种植体周炎治疗受试者进行了回顾性分析，经过2～11年的观察，发现PD平均减小2.6mm，额外骨丧失平均为0.1mm。与前述临床前数据一致的是，种植体表面特征对治疗结果具有显著影响。对具有光滑表面的种植体而言，PD的平均减少量为2.9mm，平均骨增量为0.1mm。这些发现与Heitz-Mayfield等（2018）在一项为期5年的前瞻性研究中的结果一致。他们报道，PD和BoP

表35-1 评价种植体周炎手术治疗的临床研究：种植体周袋消除/减少手术

研究	样本量及随访时间	纳入标准	外科手术	治疗效果	注释
Serino和Turri (2011) 瑞典， 病例系列	29名患者， 2年	BoP+ PD≥6mm 边缘骨丧失≥2mm	种植体周袋消除	种植体丧失：7/86颗种植体 种植体原位： PD≥6mm & BoP+：14/79颗种植体	全身使用抗生素 REC和PROM未报道
De Waal等 (2015) 荷兰， RCT	44名患者， 1年	BoP+ PD≥5mm 边缘骨丧失≥2mm	用0.12%氯己定溶液（+0.05%氯化十六烷吡啶）行种植体周袋去污	MBL：0.0mm PD：−2.1mm BoP：−28%	未全身使用抗生素 REC和PROM未报道
			用2%氯己定溶液行种植体周袋去污	MBL：0.3mm PD：−1.7mm BoP：−21%	
Carcuac等 (2017) 瑞典， RCT	83名患者， 3年	BoP+ PD≥6mm 边缘骨丧失＞3mm	种植体周袋消除	无额外骨丧失＞0.5mm：44% 种植体原位: MBL：0.5mm PD：−2.4mm BoP：−47%	REC和PROM未报道
			种植体周袋消除及全身使用抗生素	无额外骨丧失＞0.5mm：68% 种植体原位： MBL：−0.3mm PD：−3.0mm BoP：−34%	

（续表）

研究	样本量及随访时间	纳入标准	外科手术	治疗效果	注释
Berglundh等 (2018) 瑞典， 病例系列	50名患者， 2~11年	BoP+ PD≥6mm 边缘骨丧失≥3mm	种植体周袋消除	MBL：-0.1mm PD：-2.6mm BoP：-37%	36/50名患者全身使用抗生素 REC和PROM未报道
Heitz-Mayfield等 (2018)，多中心， 病例系列	20名患者， 5年	BoP+ PD≥5mm 边缘骨丧失≥2mm	种植体周袋消除	种植体丧失：4/28颗种植体 种植体原位： PD：-2.8mm BoP：-42% REC：1.8mm	全身使用抗生素 MBL和PROM未报道

BoP，探诊出血；MBL，边缘骨水平；PD，探诊深度；RCT，随机对照试验；REC，软组织退缩；PROM，患者自我疗效评估

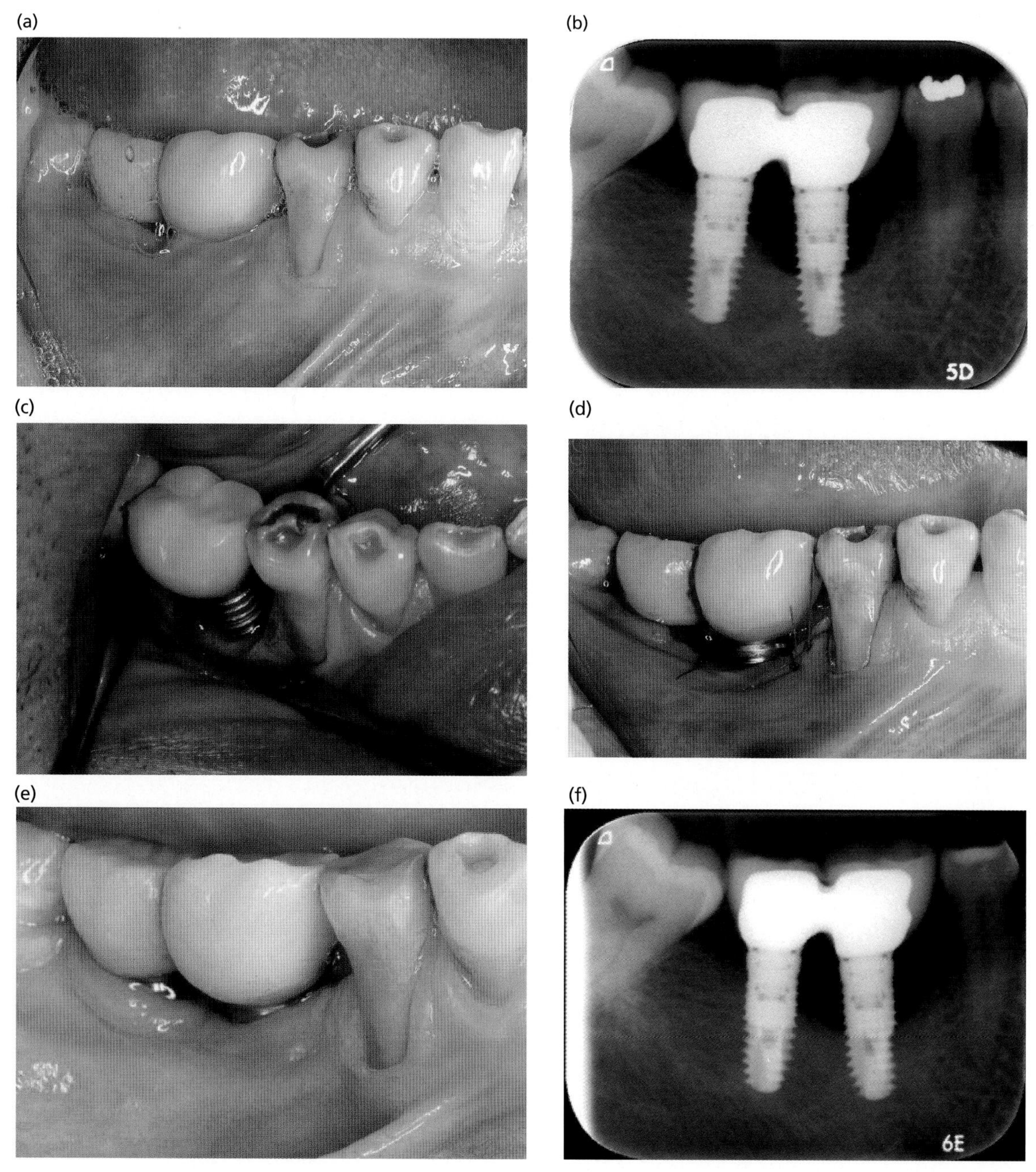

图35-9　（a，b）种植体周探诊深度较深（9mm），有炎症临床体征，且骨水平降低。（c，d）手术入路种植体表面并进行去污，随后关闭龈瓣。（e）愈合12个月后，种植体周组织无炎症，探诊深度浅（3mm）。注意种植体颊侧软组织退缩。（f）12个月的影像学显示与基线水平相比，稳定的边缘骨水平。

的平均减少量分别为2.8mm和42%。Heitz-Mayfield等（2018）开展的另一项与临床相关的研究中，观察到在治疗的种植体颊侧发生了1.8mm的软组织实质性退缩。图35-9展示了一例种植体周炎手术治疗后软组织退缩的案例。

表35-1中的大多数研究描述了涉及全身使用抗生素的治疗方案。Carcuac等（2017）报道了一项随机对照试验，该试验评估了使用阿莫西林10天联合手术治疗的术后3年疗效。在最初入组的100名受试者中，有83例可用于最终评估。总体而言，他们观察到术后PD和BoP减少，边缘骨水平不变。不过，与表面改性的种植体相比，表面磨光的种植体的治疗结果更显著。此外，在使用表面改性种植体的病例中观察了到全身辅助使用抗生素的短期优势（仅限于随访的第1年），而在表面磨光种植体的病例中未观测到此优势。因此，在决定是否全身使用抗生素作为种植体周炎手术治疗的辅助手段时，应仔细分析目标种植体的表面特征，并且考虑这种潜在优势不会随着时间延长而持续的事实。Carcuac等（2020）展示的5年随访数据进一步强调了种植体表面特征对种植体周炎手术治疗后长期疗效的影响，其发现非表面改性（磨光）种植体治疗后1年复发的风险为17%，而表面改性种植体复发风险为52%。

再生手术

种植体周炎的主要治疗目标是消除软组织炎症并防止牙槽嵴进一步丧失。在手术治疗中使用重建手段的另一个目标是恢复疾病造成的组织损伤。虽然种植体周骨缺损的处理被视为重建手术的主要部分，但临床中也必须关注治疗后种植体周软组织的保留。因此，以减少黏膜退缩和提升骨缺损充填为目的的重建手术在美学区域尤为重要。

种植体周炎重建性治疗的另一个理想结果是骨组织的重新结合。然而，影像学上发现的手术治疗后种植体周骨缺损得到充填，并不应被认为是发生了重新骨结合。重新骨结合可定义为在种植体周炎发展的过程中，发生骨-种植体接触丧失并暴露于定植微生物的种植体部位重新成骨并再次发生骨结合。重新骨结合的评估需要进行组织学分析（图35-6）。临床中，众多策略被提出用以促进种植体周炎相关骨缺损的充填。然而，目前尚不清楚骨移植物/替代品或膜的使用是否能够改善种植体周炎的手术治疗结果（Tomasi et al. 2019）。

临床前研究

评估骨-种植体结合需进行组织学检查，这需要使用临床前研究模型。如第20章所述，实验性种植体周炎可以使用成熟的技术进行预测（Lindhe et al. 1992），并可相应地使用不同的重建手段。许多临床前研究（Wetzel et al. 1999; Persson et al. 2001, 2004; Namgoong et al. 2015）对重新骨结合进行了评估，发现其依赖于种植体表面特征。Almohandes等（2019）在一项关于实验性种植体周炎治疗的研究中发现，种植体周的骨缺损发生了影像学骨充填。此外，重建手术后6个月的组织学评价提供了重新骨结合的证据。然而，发生重新骨结合位点的出现频率因种植体表面改性而异。96%的表面光滑种植体（24颗中的23颗）出现重新骨结合，而表面中等粗糙种植体的相应比例为54%（24颗中的13颗）（图35-6）。Almohandes等（2019）的研究结果表明，去污手术可有效去除表面光滑种植体上的生物膜，该表面也有利于新骨形成。

临床前研究也比较了涉及使用骨移植替代物和/或膜的重建技术，在种植体周炎相关骨缺损中的应用效果。Almohandes等（2019）单独使用骨移植替代物或与膜联合使用来重建实验性种植体周缺损，虽然对表面光滑的种植体而言，试验组与空白对照组相比均未显示出任何优势，但对表面中等粗糙的种植体而言，移植材料的使用可改善影像学骨水平。膜的附加使用并不能改善治疗结果。然而，各组间的总体差异很小，且能够被前述不同类型表面特征之间的差异所抵消。

临床研究

使用不同技术重建种植体周炎相关骨缺损的证据有限，尤其是使用足够样本量作对照组的研究数量较少。在Tomasi等（2019）发表的一篇系统评价中，仅有3篇文章将辅助使用骨移植替代物（Wohlfahrt et al. 2012; Jepsen et al. 2016）或釉基质蛋白（Ished et al. 2016）与单纯翻瓣手术进行了比较。且尚无对照研究评估屏障膜的使用效果。表35-2展示了有关种植体周炎感染位点重建手术的临床研究。

相关对照研究，特别是评估骨移植替代物的研究（Wohlfahrt et al. 2012; Jepsen et al. 2016）结果表明，试验组呈现出更好的影像学结果。Tomasi等（2019）通过Meta分析发现，重建手术能够实现额外57%的缺损修复和1.7mm牙槽嵴增量差异。图35-10展示了一例重度种植体周炎的前牙种植体的重建手术，12个月后的影像学检查证实了骨充填和牙槽嵴水平改善。

相比报道的影像学检查结果而言，重建手术后PD和BoP等临床治疗的改善情况尚未得到证实（Tomasi et al. 2019）。此外，尚未评估不同技

表35-2　评估种植体周炎手术治疗的临床研究：重建手术

研究	样本量及随访时间	纳入标准	外科手术	治疗效果	注释
Roos-Jansåker等(2007) 瑞典， 病例系列	36名患者， 1年	BoP+ 骨丧失≥1.8mm	羟基磷灰石与膜	MBL：−1.5mm REC：1.3mm PD：−2.9mm BoP：−60%	全身使用抗生素 PROM未报道
			羟基磷灰石	MBL：−1.4mm REC：1.6mm PD：−3.4mm BoP：−68%	
Schwarz等(2012) 德国，RCT	24名患者， 2年	PD＞6mm 角形骨缺损深度＞3mm 种植体周存在角化黏膜	牛骨矿化物和膜：使用塑料刮匙、棉球和无菌生理盐水去污	REC：0.5mm PD：−2.0mm BoP：−60%	未全身使用抗生素 MBL和PROM未报道
			牛骨矿化物和膜：使用Er:YAG激光去污	REC：0.4mm PD：−1.7mm BoP：−55%	
Wohlfahrt等(2012) 挪威，RCT	32名患者， 1年	BoP+ PD≥5mm 角形骨缺损≥4mm	翻瓣刮治术	MBL：−0.1mm 缺损充填：−15% PD：−2.0mm	全身使用抗生素 REC和PROM未报道
			多孔钛颗粒	MBL：−2.0mm 缺损充填：57% PD：−1.7mm	
Isehed等(2016) 瑞典，RCT	25名患者， 1年	BoP+ PD≥5mm 角形骨缺损≥3mm	翻瓣刮治术	MBL：−0.2mm PD：−4.0mm BoP：−20%	未全身使用抗生素 REC和PROM未报道
			釉基质蛋白衍生物	MBL：−0.7mm PD：−2.5mm BoP：−20%	
Jepsen等(2016) 多中心，RCT	59名患者， 1年	BoP+ PD≥5mm 角形骨缺损≥3mm 三壁或四壁缺损	翻瓣刮治术	MBL：−0.9mm 缺损充填：23% PD：−2.6mm BoP：−31%	全身使用抗生素 REC和PROM未报道
			多孔钛颗粒	MBL：−3.6mm 缺损充填：77% PD：−2.8mm BoP：−30%	

（续表）

研究	样本量及随访时间	纳入标准	外科手术	治疗效果	注释
Roccuzzo等 (2016) 意大利，病例系列	71名患者， 1年	PD≥6mm 火山口样缺损	牛骨矿化物	PD：-2.9mm BoP：-53% REC：0.5~0.9mm	全身使用抗生素 MBL和PROM未报道
Renvert等 (2018) 瑞典，RCT	41名患者， 1年	BoP+ PD≥5mm 角形骨缺损≥3mm	翻瓣刮治术	MBL：-0.2mm PD：-2.5mm BoP：-35%	全身使用抗生素 REC和PROM未报道
			牛骨矿化物	MBL：-0.7mm PD：-3.6mm BoP：-48%	
Tapia等 (2019) 西班牙，RCT	27名患者， 1年	BoP+ PD≥6mm 角形骨缺损≥3mm 不少于二壁缺损 种植体周存在角化黏膜	羟基磷灰石/磷酸三钙和膜 使用塑料超声洁牙机去污	REC：0.2mm MBL：-1.1mm 缺损充填：52% PD：-2.9mm BoP：-54%	全身使用抗生素 PROM未报道
			羟基磷灰石/磷酸三钙和膜 使用塑料超声洁牙机和钛刷去污	REC：0.6mm MBL：-2.8mm 缺损充填：81% PD：-4.9mm BoP：-80%	

BoP，探诊出血；MBL，边缘骨水平；PD，探诊深度；RCT，随机对照试验；REC，软组织退缩；PROM，患者自我疗效评估

术对美学结果（如软组织退缩）或患者满意度的影响。

对种植体周炎重建手术疗效的长期观察表明，该手术在减轻种植体周炎症方面安全有效。Roccuzzo等（2017）使用骨移植替代物重建种植体周骨缺损，并对26名患者进行为期7年的随访，最终评估时PD平均减少量＞3mm，这与Tomasi等（2019）在系统评价中所展示的总体改善结果一致。依据现有证据估测，术后12个月PD减少2.8mm，软组织退缩0.7mm。影响重建手术疗效的潜在因素有：（1）表面去污的方式/质量（Tapia et al. 2019）；（2）骨缺损形态（Schwarz et al. 2012）；（3）种植体表面特征（Roccuzzo et al. 2017）。

结论

种植体周袋消除/减少手术是治疗种植体周炎的有效手段。虽然辅助使用局部杀菌剂或抗菌剂用于表面去污的优势有待证实，但全身应用抗生素已被证实可在短期内改善术后疗效。然而，这一优势被发现仅限于改性的种植体表面且发生于术后1年内。临床前研究的数据表明，在先前受污染的种植体表面是可能发生重新骨结合的，但其取决于种植体表面特征和去污程度。虽然在使用重建技术后影像学结果可能会得到改善，但使用骨移植替代物和/或膜的临床和患者预期收益仍有待证实。总之，种植体周炎手术治疗的疗效可能高度依赖于种植体表面特征，表面光滑的种植体治疗结果更好。

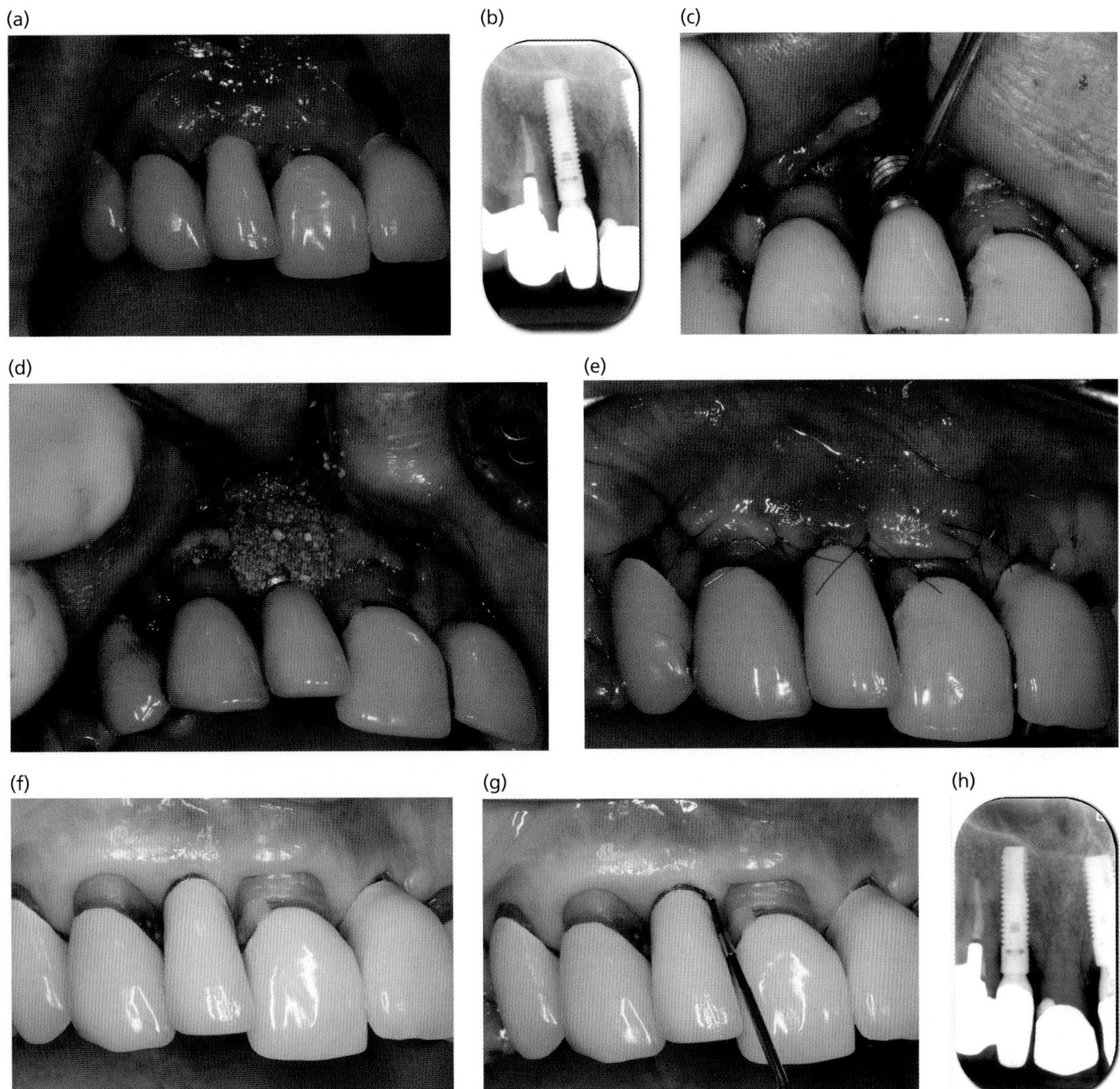

图35-10　（a，b）种植体周探诊深度较深（9mm）、炎症临床体征及骨水平降低。（c～e）种植体表面的手术入路和去污，随后使用骨移植替代物并缝合。（f，g）愈合12个月后，种植体周组织无炎症征象，探诊深度较浅（3mm）。（h）12个月的影像学显示缺损充填。

第36章

牙周治疗中的全身抗菌药物治疗

Systemic Antibiotics in Periodontal Therapy

Magda Feres[1], David Herrera[2]

[1] Department of Periodontology, Dental Research Division, Guarulhos University, Guarulhos, São Paulo, Brazil and The Forsyth Institute, Cambridge, MA, USA

[2] ETEP (Etiology and Therapy of Periodontal and Peri-Implant Diseases) Research Group, Complutense University of Madrid, Madrid, Spain

前言

抗生素由大量微生物如细菌（如链霉菌）和真菌（如青霉菌）产生，可以选择性地抑制其他微生物的生长，并最终可能杀灭它们（Fleming 2001; Watve et al. 2001; Mohr 2016）。然而，“抗生素”的概念已扩展到非微生物产生的人工合成或半合成的抗菌剂，如磺胺类和咪唑类药物（Mohr 2016）。现代抗菌疗法始于1941年青霉素的生产，这种化合物由Fleming于1928年发现，最终被批量生产并用于临床（Chambers & Sande 1996）。青霉素在治疗各种感染方面取得的巨大成功，极大地鼓励了制药实验室寻找新的抗生素，这些抗生素由土壤样品中的微生物产生，并很快获得了进一步的成功（Chain 1972）。自此，数以百计的天然、半合成和合成抗生素被鉴定出来（Mohr 2016），其中许多药物在治疗众多感染中必不可少。

过去80年来，抗生素的大量使用导致了耐药微生物的出现，这是抗生素对一些感染性疾病，包括危及生命的疾病束手无策的主要原因（WHO 2014, 2015）。接触抗菌剂后存活下来的微生物，可通过自然选择获得其基因突变，或者激活先前存在的耐药性基因的表达，从而对该抗菌剂产生耐药性。这些耐药基因可能在物种内或物种间转移，从而产生对该抗菌剂具有耐受性的新菌群（Davies & Davies 2010; Soares et al. 2012; Sekyere & Asante 2018）。副作用的出现是全身应用抗生素治疗的另一个不利因素，也必须在评估这类疗法的风险–效益时加以考虑。

考虑到牙周炎的感染性，全身应用抗生素作为牙周治疗的辅助手段得到了广泛的研究（Herrera et al. 2002; Haffajee et al. 2003b; Sgolastra et al. 2012a, b，2014; Zandbergen et al. 2013, 2016; Feres et al. 2015; Keestra et al. 2015a, b; Rabelo et al. 2015; Santos et al. 2015; Grellmann et al. 2016;

Assem et al. 2017; Souto et al. 2018; Teughels et al. 2020）。使用抗生素治疗牙周感染应遵循与治疗人体其他感染相同的原则，即患者的疗效可以明显抵消其风险——疾病无法通过其他治疗方式改善，或者其他治疗方式存在更大的困难或风险才能实现同等疗效。本章的目的是讨论在牙周炎治疗中全身应用抗生素的使用原则，为临床医生在日常临床实践中提供指导。

牙周治疗的微生物学基础

在牙周病的治疗中使用抗菌药物基于以下前提，即这些感染是由定植在口腔内位于龈上或龈下的微生物引发并促进的。认识牙周微生物群在健康人群和牙周病患者中的组成对于建立有效的牙周治疗方法至关重要。

牙周致病菌的长期研究和益生菌的概念

在医学细菌学研究的黄金时代（1880—1920），研究人员首次提出了牙周病的特定细菌病原学；同一时期研究人员分离出了重要的细菌感染的致病菌，如霍乱和炭疽（Socransky & Haffajee 1994）。但是，由于存在一些生长条件严苛的厌氧菌和需要复杂营养条件的致病菌，检测复杂牙周微生物群时，技术的不成熟阻碍了对龈下微生物组成的准确描述（Socransky et al. 1987）。尽管如此，在以开放式培养为主要技术的微生物学家们的共同努力下，仍然分离和鉴定了几种重要牙周致病菌（Newman et al. 1976; Slots 1976; Loesche et al. 1982, 1985; Keyes & Rams 1983; Moore et al. 1985; Socransky et al. 1988a, b; Haffajee & Socransky 1994; Marsh 1994; Zambon 1996; Riviere et al. 1996, 1997）。在20世纪80年代和90年代引入靶向分子诊断技术后，微生物研究取得了极大的进展，如单克隆抗体、酶联免疫吸附试验（enzyme-linked immunosorbent assay, ELISA）、聚合酶链式反应（polymerase chain reaction, PCR）和DNA探针（Dzink et al. 1983; Bonta et al. 1985; Zappa et al. 1990; Socransky et al. 1991; Watanabe & Frommel 1993; Gmur & Guggenheim 1994; Socransky et al. 1994; Ellwood et al. 1997; Socransky et al. 1998; Mombelli et al. 1999）。其中一种名为棋盘式DNA-DNA杂交技术（Socransky et al. 1994），允许对数十万个菌斑样本中的多种细菌种类进行量化，并于1998年引入了微生物复合物的概念（Socransky et al. 1998, 1999; Ximénez-Fyvie et al. 2000a, b，2006; Colombo et al. 2002; Socransky & Haffajee 2002, 2005; Haffajee et al. 2004, 2005, 2006, 2008a, b; López et al. 2004; Teles et al. 2006; Faveri et al. 2009; da Silva-Boghossian et al. 2011; Uzel et al. 2011; Feres et al. 2015; Feres et al. 2016; Maciel et al. 2016）。最近，包括二代测序技术（next-generation sequencing, NGS）在内的开放式DNA测序技术开拓了识别给定样本中所有微生物的可能性，包括那些从未培养过的微生物，揭示了牙周微生物组内更广泛的多样性（Paster et al. 2001; Griffen et al. 2012; Liu et al. 2012; Abusleme et al. 2013; Wang et al. 2013; Duran-Pinedo et al. 2014; Galimanas et al. 2014; Li et al. 2014; Camelo-Castillo et al. 2015; Chen et al. 2015; Kirst et al. 2015; Park et al. 2015; Pozhitkov et al. 2015; Dabdoub et al. 2016; Ganesan et al. 2017; Chen et al. 2018a; Shi et al. 2018; Pérez-Chaparro et al. 2018; Tsai et al. 2018; Schulz et al. 2019; Wei et al. 2019; Feres et al. 2020b; Ikeda et al. 2020）。上述微生物学家的大量工作表明，只有有限数量的微生物与牙周炎的发病机制有关，而其他几种在口腔中定植的微生物与宿主相容或是有益的。被认定为“真正”的致病菌的是：在牙周炎患者中发现的水平和比例均高于健康人的致病菌（关联性研究），以及在对牙周治疗有良好反应的部位和患者中数量减少的致病菌（消除/抑制研究）。这些致病菌如下：牙龈卟啉单胞菌、齿垢密螺旋体、福赛坦氏菌（红色复合体病原微生物）；缠结优杆菌和几种梭杆菌、普雷沃菌、弯曲菌（橙色复合体菌种）；啮蚀艾肯菌、生痰月形单胞菌、伴放线聚集杆菌和索氏密螺旋体。NGS的研究数据证实了先前对于这些经典致病微

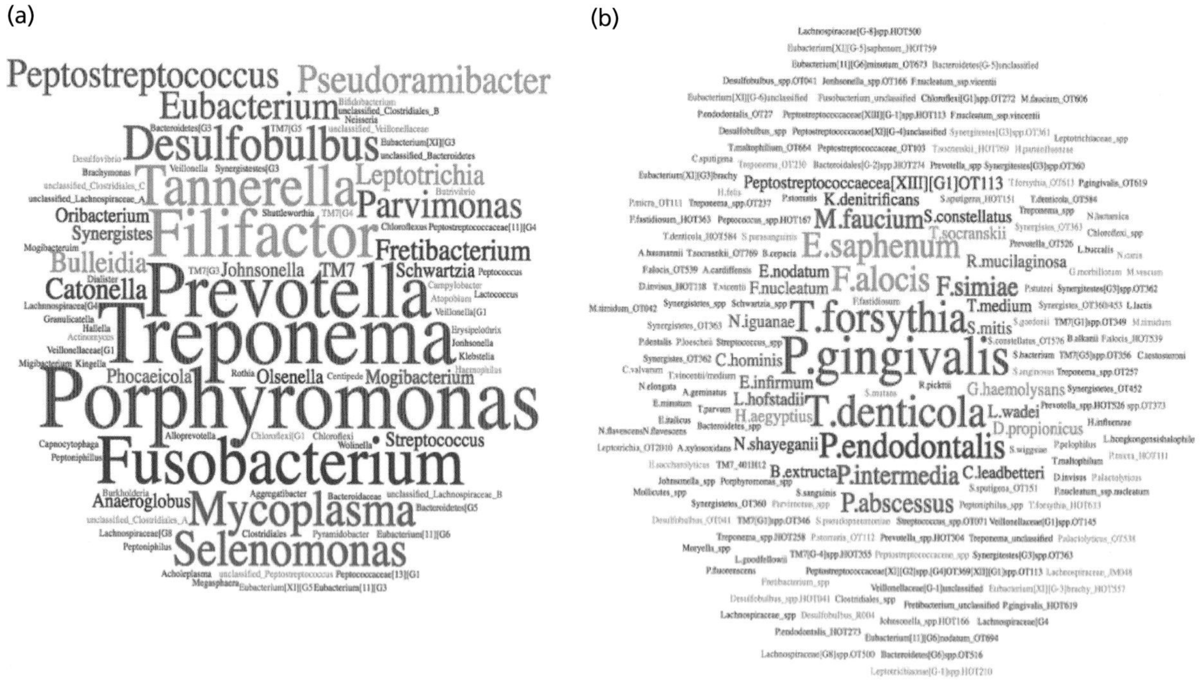

图36-1　根据使用二代测序技术（16S和宏基因组技术）的相关研究结果，在牙周炎中增加的词云，分别来自细菌属水平（a）和种水平（b）。（来源：改编自Feres et al. 2020c。经John Wiley & Sons许可转载）

生物在牙周病病理发展中作用的认知，并确定了其他可能的新的病原微生物种类，如龈沟产线菌（*Filifactor alocis*）、隐匿优杆菌（*Eubacterium saphenum*）、浑浊戴阿利斯特杆菌（*Dialister invisus*），其他几种来自密螺旋体和脱硫球菌的菌种（Pérez-Chaparro et al. 2014; Feres et al. 2020c）（图36-1）。最近引入的一个概念表明，某些被称为“关键致病菌”的牙周致病菌能够逃避宿主免疫反应并导致微生物群落生态失调。菌群微生态失衡将导致和/或使牙周破坏持续进行。牙龈卟啉单胞菌（*P. gingivalis*）已被确定为主要的关键致病菌（Hajishengallis 2011; Hajishengallis & Lamont 2012; Hajishengallis et al. 2011）。

相反地，其他微生物是可与宿主共存的，因为其在牙周健康者中被大量检出，并且在牙周治疗后比例增加。这些细菌包括小韦荣菌和龋齿放线菌（紫色复合体），以及一些来自放线菌属、链球菌属的菌种（黄色复合体），还有二氧化碳噬纤维菌（绿色复合体）（Socransky et al. 1988a, b; Haffajee et al. 2006; Faveri et al. 2009; Teles et al. 2006, 2013）。最近发现，罗氏菌属、奈瑟菌属、纤毛菌属、棒状杆菌属和金氏菌属的细菌也与牙周健康有关（Feres et al. 2020c）（图36-2）。

分析健康牙周和牙周炎患者的有关龈下微生物群构成发现，牙周炎的治疗需要改善整个口腔的菌群生态。这可能不容易实现，因为这些微生物不是孤立生长的，而是作为生物膜这种复杂微生物群落的一部分。

理解治疗的目标：菌斑生物膜

过去50年里，我们不仅对牙周微生物群的构成有了更准确的认识，牙周炎是由生物膜中的细菌引起的概念也使我们对正确治疗牙周炎的理念取得了重大突破。生物膜科学之父，Bill Costerton将生物膜定义为“基质包裹的细菌群体相互黏附，并附着在固体（不脱落）表面上”（Costerton 1999）。这一定义已被改进，从而进一步包括了脱落的固体表面（Hall-Stoodley et al. 2004）。因此，生物膜不仅包括附着在牙齿或口腔其他人工表面上的细菌群落，而且包括舌和其他口腔软组织上的细菌群落。

生物膜是一种复杂的结构，可以在群落中发挥生理协调作用，并为定植的细菌提供便

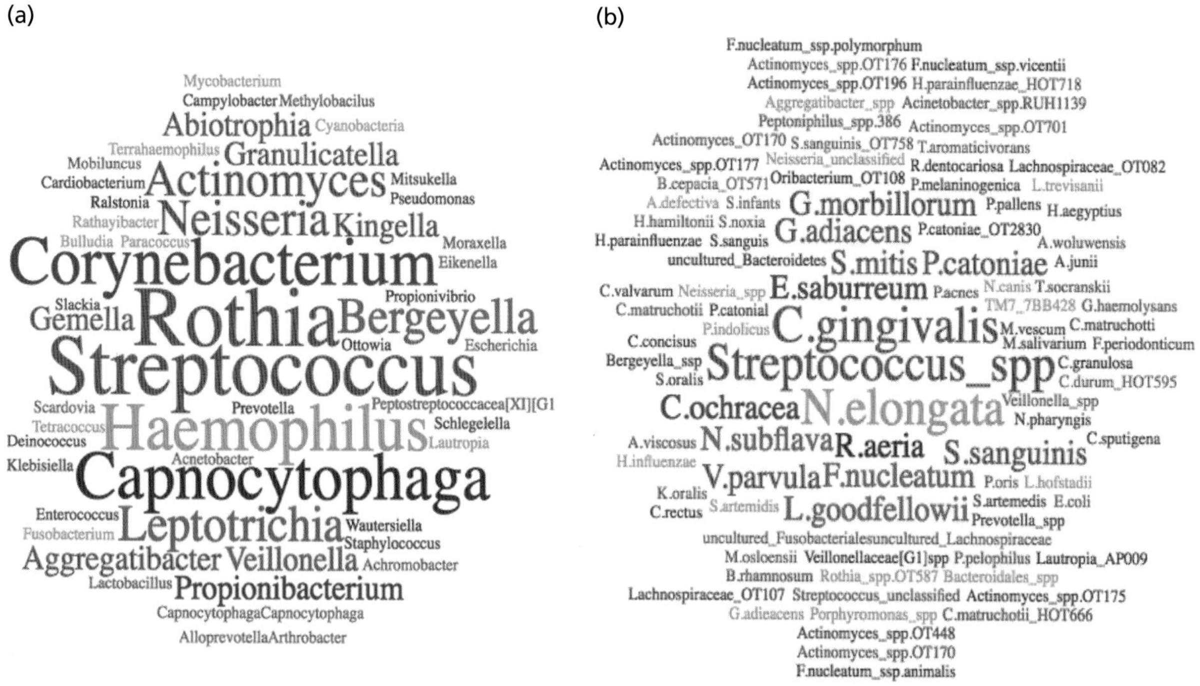

(a)　(b)

图36-2　根据使用二代测序技术（16S和宏基因组技术）的相关研究结果，在健康牙周中增加的词云，分别来自细菌属水平（a）和种水平（b）。（来源：Feres et al. 2020c。经John Wiley & Sons许可转载）

利条件，例如保护定居细菌免于不良环境条件（如氧气水平）、抗生素和宿主自身免疫的影响（Costerton et al. 1999; Marsh & Devine 2011）。生物膜中的大多数细菌都是活的，可能在空间上以促进代谢合作的模式构造起来。由于生物膜为定居微生物提供保护，因此严格厌氧菌可以在口腔局部高氧微环境中生存。而在龈下环境中，这些菌种位于生物膜的外层，并靠近上皮细胞（Kolenbrander et al. 2006; Zijnge et al. 2010），在暴露于氧气的局部微环境中，这些严格厌氧菌在生物膜的深层中受到保护免受氧气的影响（Marsh 1994）。因此牙周炎患者的浅牙周袋、舌、唾液、口腔黏膜和牙周生物膜可以被严格的厌氧性牙周致病菌高度定植，如来自红色和橙色复合体的致病菌（Riviere et al. 1996, 1997; Ximénez-Fyvie et al. 2000a, b; Mager et al. 2003; Beikler et al. 2004; Socransky & Haffajee 2005; Faveri et al. 2006a; Haffajee et al. 2008b）。这些发现表明，牙周炎患者的治疗需要控制深、浅牙周袋，以及所有其他口腔表面的生物膜。如果无法消除或减少生物膜，定居在口腔中不同含氧微环境的深部致病菌可能成为近期接受过治疗的牙周袋中微生物重新定植的来源。

混合菌生物膜的生长通常受环境条件、养分是否充足和定植微生物的共聚集（即特定的结合）模式的影响。确定生物膜内微生物的生态形貌并不简单，但一些学者已经提出了龈下定植的顺序（Socransky et al. 1998; Socransky & Haffajee 2005; Kolenbrander et al. 2006; Zijnge et al. 2010; Teles et al. 2012）。研究结果表明，早期定植的微生物大多是与宿主相容的物种，如小韦荣氏球菌，以及来自链球菌属、二氧化碳噬纤维菌属和放线菌属的菌种（主要是黄色、绿色和紫色复合体的成员）。橙色复合体中来自梭杆菌属、普雷沃菌属和弯曲杆菌属的菌种在红色复合体的早期定植菌与晚期定植菌之间起到了桥梁作用（牙龈卟啉单胞菌、福赛坦氏菌、齿垢密螺旋体）。其他新发现的来自卟啉单胞菌属和密螺旋体属的致病菌可能会在稍晚时在生物膜上定植，但其他可能的致病菌如产线菌属、戴阿利斯特杆菌属和脱硫球菌属的定植模式仍不清楚。

生物膜内微生物与环境平衡的最后阶段被称为顶峰群落（Socransky & Haffajee 2005）。要改变顶峰群落的组成是极其困难的，因为生物膜具有抵抗力——具有生存、恢复和适应的能力。在牙周健康人群中，这种抵抗力可以抵御外界因素对健康生物膜的轻微干扰，防止微生态失调，进而阻止疾病发生，因此这种抵抗力是一种有益的机制（Rosier et al. 2018）。但是，与疾病相关的顶峰群落也极其稳定，特别是在营养丰富的重度牙周炎环境中。在这种情况下，生物膜的抵抗力对治疗结果有负面影响，特别是如果生物膜只受到治疗的轻微干扰，生物膜抵抗力可以维持顶峰群落恢复其原始的生态失调的结构。在此情况下可能会导致疾病复发。

存在于生物膜中的微生物对抗菌剂作用的抵抗力可能是游离（即非附着的）微生物的10～1000倍（Costerton et al. 1999）。耐药的主要机制包括：（1）胞外基质限制药物扩散至生物膜的内层；（2）生物膜内的细菌代谢水平较低，针对生长活跃细菌的抗生素的抗感染能力降低；（3）治疗后存在休眠细胞，被称为“持续细胞”，它们不是在使用抗生素后产生的，但能够保持抵抗抗生素的能力，有助于重建顶峰群落的原始结构；（4）通过包裹的降解酶使生物膜基质中的抗生素分子失活；（5）固着（即附着）细胞过表达抗性基因。目前尚不清楚这些机制中有多少同时发生在龈下环境中，但有证据充分表明，生物膜对抗菌剂和宿主的免疫反应提供了有效的保护，因此研究者一致认为，使用全身抗生素应与生物膜的机械破坏相结合（Herrera et al. 2008; Sanz et al. 2008）。

牙周治疗中辅助使用全身抗菌药物的基本原理

牙周治疗的主要临床目标包括降低探诊深度（probing depth, PD）、探诊出血（bleeding on probing, BoP）和溢脓，以及提高临床附着水平（clinical attachment level, CAL）。此外，最重要的是，牙周治疗应该防止疾病的进一步发展。过去几十年进行的大量研究表明，当治疗能够使上述牙周致病菌的水平和比例迅速显著减少，并使宿主相容性微生物占比更高的新的顶峰群落进行口腔再定植时，能够实现以上治疗目标（Cugini et al. 2000; De Soete et al. 2001; Socransky & Haffajee 2002; Colombo et al. 2005; Haffajee et al. 2006; Teles et al. 2006; Matarazzo et al. 2008; Mestnik et al. 2010; da Silva-Boghossian et al. 2011; Silva et al. 2011; Uzel et al. 2011; Faveri et al. 2014; Soares et al. 2014; Feres et al. 2015, 2016; Tamashiro et al. 2016）（图36-3）。这并不是一项容易的工作，特别是考虑到生物膜的保护作用及其强大的恢复潜力。我们假设，全身性抗生素可能是实现这些生态变化的有用工具。

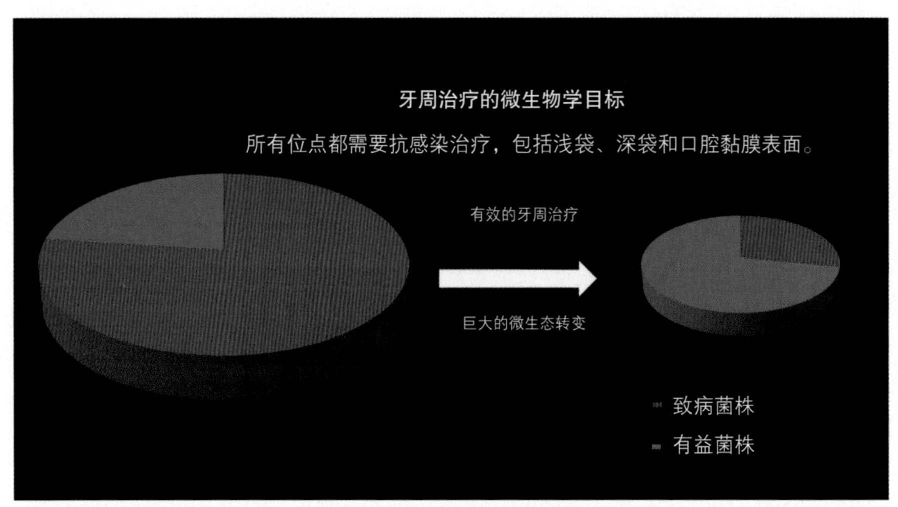

图36-3 在微生物变化方面的牙周治疗目标。必须强调的是，治疗的成功与否取决于口腔内龈下生物膜构成是否发生明显变化，即从与疾病相关的（生物失调）生态转变为与健康相关的（动态平衡）生态。为了获得牙周临床治疗效果的稳定性，治疗必须能够使致病菌水平和比例降低，以及使与牙周健康相关的细菌比例增加。

牙周机械治疗及其局限性

通常，使用龈下治疗器械进行龈下刮治和根面平整（scaling and root planning, SRP）是牙周炎的“金标准”，它可以改善所有牙周临床指标（Badersten et al. 1981; Pihlström et al. 1983; Ramfjord et al. 1987; Cobb 2002; Heitz-Mayfield et al. 2002; Hung & Douglass 2002）。这些临床指标的改善与细菌总数的减少、牙周致病特定致病菌的减少，以及宿主相容物种的增加有关（Hinrichs et al. 1985; Sbordone et al. 1990; Pedrazzoli et al. 1991; Ali et al. 1992; Haffajee et al. 1997, 2008a; Shiloah et al. 1997; Cugini et al. 2000; Fujise et al. 2002; Carvalho et al. 2005; Colombo et al. 2005; Haffajee et al. 2006; Ioannou et al. 2009; Knöfler et al. 2011; Rosalem et al. 2011; Silva et al. 2011; Feres et al. 2015, 2016; Mombelli 2018）。尽管SRP没有针对特定的微生物，但经过刮治的位点会使细菌重新定植，其微生物群更符合牙周健康。这可能是由经典治疗后的微生物再定植顺序所致。与宿主相容的菌种最早定植在近期刮治后的位点，而牙周病主要致病菌是晚期定植者。这些菌种，特别是那些来自红色复合体的菌种，本质上对环境要求严格，需要多种类型的营养物质才能生长，其中许多营养物质是在牙周炎相关的炎症过程中产生的。已有研究认为牙周治疗对生物膜和牙石有直接去除作用，对局部宿主组织恢复有间接作用。如果有效的SRP之后能进行有效的菌斑控制，就能减少组织炎症，同时减少龈沟液渗出。龈沟液是许多对环境要求较高的致病菌的重要营养来源（Socransky & Haffajee 2002; Socransky et al. 2004; Uzel et al. 2011; Teles et al. 2013）。由于营养和其他限制细菌生长的条件，这种新的健康环境阻止了致病菌占比高的生物膜的定植。然而，SRP后获得的临床指标和微生物改善并不能长久维持，特别是在存在许多深牙周袋和严重微生态紊乱的生物膜的重度牙周炎病例中。因此，建议采用包括局部和全身抗菌药物在内的其他形式牙周治疗来辅助SRP，以改善牙周治疗的临床效果和防止致病微生物再定植。

局部和全身抗菌药物

治疗牙周炎的抗菌药物可以局部用药或全身用药。1979年，Max Goodsone及其同事在牙周炎的治疗中引入了抗菌药物局部控释的概念（Goodson et al. 1979）。这个想法相当吸引人，因为这些药物以非常高的浓度直接应用于感染位点，而全身抗生素在到达龈沟液和唾液之前必须通过身体内的多个膜表面（如胃肠道、内皮和上皮表面）。局部使用的抗菌药也比全身应用药物的副作用更少，并降低了细菌对药物产生耐药性的可能性。因此，对不同给药系统（不可吸收的聚合物纤维、凝胶、水解明胶片）结合不同抗生素和防腐剂（四环素、米诺环素、多西环素、甲硝唑、哌拉西林、他唑巴坦、氯己定等）在牙周炎的治疗方面都进行了检测（Herrera et al. 2020）。总体检测结果表示局部辅助使用这些药物是有益的；但是总的来说，治疗结果并不尽如人意（见第37章）。这可能部分是由于载体系统释放动力学的局限性和牙周感染治疗的复杂性所致。为了有效地改变与牙周炎相关的顶峰群落，抗菌药必须在较长一段时间内（至少7天）以受控浓度在龈下释放。但是，很少有系统能够具备这样的药物动力学。此外，正如本章前面所讨论，与牙周炎相关的微生态失调影响整个口腔，包括浅袋、唾液、舌和颊黏膜。因此，在某种程度上，仅限于在深层龈下位点局部运用抗生素的作用将特别有限。建议在维护阶段对残留和孤立的活跃牙周袋进行局部抗菌治疗（Heasman et al. 2001; Hussein et al. 2007; Herrera et al. 2020）。

抗生素的全身用药减少了局部用药的一些限制。这些药物经过较长一段时间到达所有口腔表面和体液中，并作用于最终会侵入宿主组织的牙周致病菌，最后侵入宿主组织（Rudney et al. 2005; Kim et al. 2010）。与局部用药相比，全身用药的缺点包括药物不良反应（Slots & Rams 1990）、患者依从性不确定（Loesche et al. 1993;

Guerrero et al. 2007）、龈下位点的药物浓度较低（Goodson 1994）和细菌产生耐药性的增加（WHO 2015; Tacconelli et al. 2018）。多种全身性抗生素已被用作牙周机械治疗的辅助手段，并取得了不同程度的治疗效果。以下内容对文献进行了回顾。

牙周治疗中的全身抗菌药物

全身性抗菌治疗是否应针对特定致病菌？

历史上，学者曾将牙周炎的病理生物学与经典感染相比，提出了使用抗生素针对/消除龈下生物膜中特定致病菌的理念，以及发现可以通过特定的抗生素组合有效地减少一种常见的致病菌——伴放线聚集杆菌。这些原则总结如下。

认为牙周炎与特定致病菌有关的观点可能导致了对牙周炎病理生物学和治疗模式的误解。梅毒和结核病等经典感染通常是由外源微生物引起的，但牙周炎是一种主要与内源性致病菌相关的复杂疾病，可能会引发和/或促进易感宿主的组织破坏（Haffajee & Socransky 1994; Teles et al. 2013）。多种牙周致病菌同时参与疾病的发生和发展，在健康个体中也可以发现致病菌，但是它们的水平和比例都很低（Socransky & Haffajee 2005）。健康个体中存在的致病菌，并不是牙周病所独有的；它们几乎出现在任何感染中，包括最经典的感染。在经典感染中，一旦疾病确定，准确诊断致病菌及判断其对不同抗生素的敏感性是至关重要的，以确保有效地消除致病菌，从而治愈疾病。在牙周炎中，环境因素可能筛选出不同致病菌或促进其过度繁殖，包括条件致病菌（或附属菌种）（Socransky & Haffajee 2005; Darveau 2010; Hajishengallis 2011; Hajishengallis & Lamont 2012），以及可能还有一些尚未确定/未命名的菌种（Pérez-Chaparro et al. 2014; Feres et al. 2020c）。在这种情况下，微生物诊断的治疗价值有限，因为检测到一种致病菌不能排除其他致病菌的存在。此外，阴性检测结果并不意味着没有致病菌，而只是意味着在采样的位点没有检测到致病菌。最后，我们应该记住，正如本章前面所建议的那样，有效的牙周治疗需要显著改变生物膜的顶峰群落，从与疾病相关的微生物谱转变为与健康相适应的微生物谱，而不是消除一种或几种致病菌。

Van Winkelhoff及其同事在20世纪80年代和90年代进行的一系列精心设计的研究表明，牙周病的抗生素治疗应针对特定致病菌。这些学者充分证明，甲硝唑（metronidazole, MTZ）和阿莫西林（amoxicillin, AMX）联合使用可以减少或消除牙周炎患者口腔内和牙周袋内的伴放线聚集杆菌，这可以改善重要的临床指标（Christersson et al. 1985; van Winkelhoff et al. 1989, 1992; Goené et al. 1990; Renvert et al. 1990; Berglundh et al. 1998; Flemmig et al. 1998; Winkel et al. 1998）。这些发现强调了这样的观点，即仅针对特定致病菌相关的牙周炎患者开具特定抗生素的处方。然而，后来的临床研究的数据挑战了这一观点，表明最初未定植伴放线聚集杆菌的患者也受益于MTZ和AMX联合使用（MTZ+AMX）（Dannewitz et al. 2007; Mombelli et al. 2013），最可能的原因是这些药物在抑制其他重要致病菌方面的效果以及在改变微生物状态向利于健康方向转变的疗效（Haffajee et al. 2006; Mestnik et al. 2010; Soares et al. 2014; Faveri et al. 2014; Feres et al. 2015; Tamashiro et al. 2016; Duarte et al. 2018）。事实上，最近的一篇系统评价得出结论，文献中没有令人信服的证据表明，伴放线聚集杆菌的基线检测应作为辅助抗生素治疗处方的标准；尽管学者认为，由于可获得的信息有限，他们的评价也存在局限性（Nibali et al. 2019）。相反地，一些研究和/或二次分析表明，具有特定微生物谱的患者全身辅助应用抗生素治疗效果更显著（Guerrero et al. 2014），并且在某些患者/情况中，针对特定菌种或克隆类型（如伴放线聚集杆菌JP2）应用抗菌药将更有治疗价值（van Winkelhoff et al. 1989, 1992; Haubek et al. 2008）。此外，牙龈卟啉单胞菌是引起牙周炎发生相关的基础病原菌假说（Hajishengallis & Lamont 2014）重新激起了由特定致病菌促进牙周炎发生发展的观点。

综上所述，对于确定特定的牙周致病菌以获得治疗成功的必要性仍然存在争议，因此，基线微生物学测试并不是日常临床实践中常规使用的，并且牙周学中的大多数随机临床试验（randomized clinical trial, RCT）没有根据特定的微生物谱来选择患者和/或抗生素。

何种抗菌药物最有效：回顾性研究

在20世纪70年代和80年代，首次进行了关于全身应用抗菌药在牙周治疗中作用的临床研究。这些研究大多使用四环素来治疗年轻受试者的牙周病损，这些受试者的牙周病损局限于第一磨牙和切牙，对机械治疗没有反应：当时这种情况被称为局限型青少年牙周炎（后来被称为局限型侵袭性牙周炎，现在是磨牙/切牙型牙周炎）。这些研究表明，每天服用1g的盐酸四环素2～4周可促进牙周炎的消退，并使CAL和牙槽骨量增加（Lindhe & Liljenberg 1984; Novak et al. 1988, 1991）。两种脂溶类似物，多西环素和米诺环素，以较低剂量（100～200mg/d，持续7～21天）似乎可以带来更高的龈沟液水平（Ciancio et al. 1980, 1982; Pascale et al. 1986），也改善了年轻受试者的重要临床指标（Mandell & Socransky 1988; Müller et al. 1993）。然而，四环素及其类似物在成年受试者中没有显示出类似的临床效果（Listgarten & Helldén 1978; Helldén et al. 1979; Scopp et al. 1980; Ng & Bissada 1998）。

使用四环素类药物可以获得不错的临床疗效，这种疗效在年轻患者中更为明显，因此，在20世纪80年代和90年代，研究者检测了不同抗生素在牙周炎治疗中临床效果，并在21世纪初发表了关于这一主题的2篇系统评价和Meta分析（Herrera et al. 2002; Haffajee et al. 2003b），同时在欧洲和世界牙周学研讨会上分别做了汇报。超过10种不同的抗菌药或药物组合被纳入Meta分析，两项研究都表明，在SRP中辅助使用全身抗生素比单独使用SRP更可以增加CAL和降低PD，特别是年轻患者和患有严重/侵袭性/“活动性”疾病和/或特定微生物感染的患者。由于被测药物的研究数量不足，研究方案不同，以及样本量小的问题，该系列研究不能为临床使用特定的抗生素提供证据，但大量证据表明，某些抗生素比其他抗生素有更好的临床疗效，这一观点影响了该领域的后续研究。应当指出，大多数研究提供了治疗后6个月的数据，最新的文献包括1年或更长时间的随访研究集中在3种特定药物/组合上：MTZ、MTZ +AMX和阿奇霉素（azithromycin, AZI）（Feres et al. 2015; Teughels et al. 2020）。

甲硝唑（MTZ）

MTZ是20世纪50年代末发现的一种硝基咪唑化合物，当时法国Rhone-Poulenc研究实验室的研究人员试图从链霉菌中生产出一种合成产品。这将对阴道毛滴虫（Trichomonas vaginalis）有治疗效果（Freeman et al. 1997）。因此，最初发现MTZ对某些原生生物致病菌有效。它的抗菌活性是在1962年偶然被发现的，当时一名患有阴道毛滴虫感染和急性溃疡性牙龈炎的患者在使用MTZ治疗1周后获得了“双重治愈”（Shinn 1962）。这项临床观察结果推动了其他研究的进展，研究者发现MTZ是体内厌氧菌感染的重要杀菌抗菌剂（Falagas & Gorbach 1995; Stupnicki et al. 1996; Freeman et al. 1997），包括口腔在内（Proctor & Baker 1971; Loesche et al. 1982）。MTZ可以被认为是一种药物前体，因为它需要厌氧生物的代谢激活；因此，所有好氧生物都对这种药物具有内在的抵抗力。MTZ对专性厌氧菌的选择性作用使其特别适合牙周炎的治疗，因为大多数牙周致病菌都是严格的厌氧菌，如3种红色复合菌（牙龈卟啉单胞菌、福赛坦氏菌、齿垢密螺旋体）。

Lindhe及其同事（Lindhe et al. 1983a）首次观察到，全身性应用MTZ（200mg，每天4次，连续14天），联合机械疗法，在改善临床参数和减少螺旋体方面比单用SRP的对照组更有效。正是Walter Loesche及其同事进行了开创性的临床研究，显示了MTZ对牙周炎患者的好处，特别是在减少牙周手术的需要方面（Loesche et al. 1987, 1991, 1992, 1996）。后来，其他随机对照试验证实了这些制剂在改善牙周临床参数和龈下微生物群组成方面的效果（Feres et al. 2001, 2012; Sigusch et al. 2001; Carvalho et al. 2004, 2005; Xajigeorgiou et al. 2006; Matarazzo et al. 2008; Rooney et al. 2002; Silva et al. 2011; Preus et al. 2013; Soares et al. 2014）。

阿莫西林（AMX）

AMX是一种半合成的青霉素。1928年发现青霉素，1941年开始临床使用，这是人类历史上一个真正的转折点。因此葡萄球菌和链球菌感染的重症患者首次被成功治愈。头孢菌素类和青霉素类是内酰胺类抗生素的主要种类。它们可以通过抑制细菌细胞壁肽多糖的合成来杀死对此敏感的细菌（Spratt 1978; Yocum et al. 1980）。由于青霉素的抗菌活性范围很窄，因此需要具有更广泛抗菌活性的替代药物，Beecham研究实验室的科学家在1972年发现了AMX（Gordon et al. 1972）。其最重要的耐药机制是β-内酰胺酶介导的β-内酰胺环的水解，导致抗生素失活。一小部分龈下微生物群似乎对AMX具有耐药性（Sutter et al. 1983; Walker et al. 1983; Feres et al. 2002; Ardila et al. 2010; Rams et al. 2014），然而，相当数量的患者至少有一种产生β-内酰胺酶的细菌（Herrera et al. 2000b）。

青霉素在牙周炎的治疗中没有显示出良好的临床效果，可能是因为它的抗菌作用仅限于需氧微生物（Kinder et al. 1986; Drawz & Bonomo 2010），只有少数研究描述了AMX作为牙周治疗的辅助剂的临床和微生物学效果（Feres et al. 2001; Matisko & Bissada 1993; Abu Fanas et al. 1991; Winkel et al. 1999）。Feres等（2001）发现，在9名成年牙周炎患者中，使用SRP和全身AMX治疗14天后，临床参数和龈下微生物组成发生了明显改善。这些变化在抗生素使用期间和停用抗生素后14天时非常显著，大多数临床疗效最长持续了1年。然而，值得关注的是，放线菌种的比例在治疗后立即减少，并保持在低水平，持续到治疗后1年。这不符合治疗预期，因为这些是与宿主相容的微生物，预期治疗后其比例会增加。

甲硝唑（MTZ）联合阿莫西林（AMX）

虽然AMX没有被确定为治疗牙周炎的首选药物，但由A. J. van Winkelhoff负责的重要研究表明，AMX和MTZ的联合使用可能是治疗牙周炎的一种有效防范，特别是感染伴放线聚集杆菌的患者（van Winkelhoff et al. 1989, 1992; Pavicic et al. 1992, 1994）。多年后，第一个安慰剂对照的随机对照试验证明了AMX和MTZ联合治疗年轻患者侵袭性牙周炎的临床疗效（Guerrero et al. 2005），这一结果得到了其他研究的证实（Xajigeorgiou et al. 2006; Mestnik et al. 2010, 2012; Yek et al. 2010; Aimetti et al. 2012; Casarin et al. 2012）。无论是否有伴放线聚集杆菌的定植，患有重度牙周炎的成年患者也有类似的临床疗效（Moeintaghavi et al. 2007; Cionca et al. 2009, 2010; Silva et al. 2011; Feres et al. 2012; Goodson et al. 2012; Feres et al. 2015; Harks et al. 2015; Usin et al. 2016; Saleh et al. 2016; Cosgarea et al. 2016, 2017; Borges et al. 2017; Mombelli et al. 2017; Rebeis et al. 2019），患有局限型牙周炎的年轻患者也有类似的临床疗效（Beliveau et al. 2012; Merchant et al. 2014; Burgess et al. 2017; Rebeis et al. 2019）。这些药物在吸烟者（Matarazzo et al. 2008; Theodoro et al. 2018）和糖尿病患者（Miranda et al. 2014; Tamashiro et al. 2016）中也带来了很好的临床效果。评估40种细菌的微生物学研究表明，临床参数的改善不仅与伴放线聚集杆菌的减少有关，而且与龈下微生物组成的有利变化有关，本章稍后将对此进行描述（Haffajee et al. 2006; Matarazzo et al. 2008; Mestnik et al. 2010; Casarin et al. 2012; Soares et al. 2014; Feres et al. 2015; Miranda et al. 2014; Tamashiro et al. 2016）。

阿奇霉素（AZI）

AZI是一种相对较新的大环内酯类抗生素，由于其优异的药理特性，在20世纪90年代早期作为一种有前途的药物出现在医学领域（Schönwald et al. 1990; Balmes et al. 1991; Hoepelman & Schneider 1995），近年来则进入到牙科领域（Herrera et al. 2000a; Mascarenhas et al. 2005; Haffajee et al. 2006; Dastoor et al. 2007; Gomi et al. 2007; Haas et al. 2008, 2012; Yashima et al. 2009; Oteo et al. 2010; Botero et al. 2013; Martande et al. 2016）。AZI是一种半合成、抑菌、广谱抗生素，能迅速被白细胞和成纤维细胞等细胞吸收，有助于药物迅速扩散到炎症部位，并将其在组织中的浓度维持在比血清中高10～100倍（Hoepelman & Schneider 1995）。此外，AZI能够被缓慢地释放到组织中，这延长了它的半衰期（Gladue et al. 1989; Gladue & Snider 1990）。这种良好的药代动力学特性允许AZI每天只给药一次（500mg），短期治疗（3～6天）（Henry et al. 2003）。这种简单的给药方式和低副作用发生率有助于患者坚持治疗，这是AZI与MTZ相比的一个主要优势，无论是单独使用还是与AMX联合使用。尽管AZI具有良好的药理作用和简单的给药方式，评估AZI在牙周治疗中的临床和微生物学疗效方面的RCT间却有相当大的分歧。一些学者证明AZI可以提高牙周炎患者（Dastoor et al. 2007; Gomi et al. 2007; Haas et al. 2008; Haas et al. 2012; Botero et al. 2013; Martande et al. 2016）、吸烟者（Mascarenhas et al. 2005）、轻度/中度牙周炎患者（Haffajee et al. 2007; Oteo et al. 2010; Smith et al. 2002）的龈下刮治的疗效；其他学者则发现AZI并不能带来良好的临床疗效（Sampaio et al. 2011; Emingil et al. 2012; Han et al. 2012; Morales et al. 2018）。

何种抗菌药物最有效：（来自）临床随机对照试验和系统评价的证据

随机对照试验和系统评价与Meta分析是评估新干预措施临床有效性的最高水平的证据（Bero & Rennie 1995; Cook et al. 1995; Liberati et al. 2009; Spieth et al. 2016）。这些研究是已被命名为“循证临床实践”的主要支柱（Bero & Rennie 1995; Cook et al. 1995; Bahtsevani et al. 2004）。因此，这一部分将介绍这些研究的结果，试图明确在牙周炎治疗中使用不同的全身抗菌药的证据的可靠性。

检测在牙周治疗中辅助使用全身抗菌药疗效的随机对照试验评估了各种不同的药物或组合。这些研究中的大多数提供了长达6个月的随访数据，提供更长期（≥1年）的数据较少（Herrera et al. 2002; Haffajee et al. 2003b; Feres et al. 2015; Teughels et al. 2020）。一般来说，临床指南表明，使用新疗法的最佳证据来自至少1年的随访和大于100名患者的研究（Hadorn et al. 1996）。尽管如此，由于需要选择病情不太常见的患者和在研究中长时间保持患者随访方面的困难，这样的数据在文献中可信度不高。因此，在牙周病学中，至少有6个月随访数据的随机对照试验通常被认为是支持使用新的治疗方案的良好证据（Herrera et al. 2002）。28项安慰剂对照RCT（Al-Joburi et al. 1989; Bain et al. 1994; Berglundh et al. 1998; Rooney et al. 2002; Guerrero et al. 2005; Haas et al. 2008; Cionca et al. 2009; Mestnik et al. 2010; Oteo et al. 2010; Basegmez et al. 2011; Sampaio et al. 2011; Heller et al. 2011; Pradeep & Kathariya 2011; Aimetti et al. 2012; Casarin et al. 2012; Emingil et al. 2012; Feres et al. 2012; Han et al. 2012; Pradeep et al. 2012; Preus et al. 2013; Ardila et al. 2015; Harks et al. 2015; Martande et al. 2016; Taiete et al. 2016; Andere et al. 2017; Borges et al. 2017; Cosgarea et al. 2017; Morales et al. 2018）和19项非安慰剂对照RCT（Lindhe et al. 1983b; Saxén & Asikainen 1993; Flemmig et al. 1998; Palmer et al. 1999; Ramberg et al. 2001; Blandino et al. 2004; Vergani et al. 2004; Ehmke et al. 2005; Mascarenhas et al. 2005; Xajigeorgiou et al. 2006; Gomi et al. 2007; Haffajee et al. 2007; Kaner et al. 2007; Guentsch et al. 2008; Yashima et al. 2009; Yek et al. 2010; Beliveau et al. 2012; Goodson et al. 2012; Jentsch et al. 2016）进行了至少6个月的随访，描述了在全身健康个体的牙周治疗中，全身应用抗生素辅助SRP或龈下机械治疗，获得的临床疗效。

最近在第十六届欧洲牙周病学研讨会（2019）上发表的一篇系统评价评估了现有的28项安慰剂对照研究的结果，这些研究在34份出版物中报道（Teughels et al. 2020）。试验药物如下：MTZ+AMX（n=17）、AZI（n=7）、MTZ（n=4）、螺旋霉素（n=2）、克拉霉素（clarithromycin, CLAR, n=2）、莫西沙星（moxifloxacin, MOX, n=1）、AMX（n=1）、米诺环素（minocycline, MINO, n=1）、四环素（n=1）和奥硝唑（n=1）。总体而言，包括24项研究的Meta分析的结果表明，抗生素作为SRP的补充治疗，可以引起具有统计学显著差异的全口PD降低和CAL增加，与之前系统评价中的观察结果一致（Herrera et al. 2002, 2008; Haffajee et al. 2003b; Sgolastra et al. 2012a, b，2014; Zandbergen et al. 2013, 2016; Keestra et al. 2015a, b; Rabelo et al. 2015）。所研究的不同抗生素之间的证据水平有很大差异。基于11个对照组为安慰剂的随机对照试验的结果，MTZ+AMX是唯一有高水平证据支持的研究，其中7个提供了长达1年或2年的随访数据（Berglundh et al. 1998; Mestnik et al. 2010; Feres et al. 2012; Preus et al. 2013; Harks et al. 2015; Cosgarea et al. 2016; Borges et al. 2017）。这种治疗方案在评估的所有临床结果中都比仅使用SRP获得的疗效显著，临床疗效指标包括全口和初始时深牙周袋PD的降低（主要结果变量）和CAL增加，牙周袋深度减低的百分比（位点PD≥4转变为PD≤3mm）和牙周袋深度≥4mm、5mm、6mm和7mm的百分比，以及探诊出血的位点。辅助使用MTZ和AZI带来的临床疗效的证据水平被评估为中等水平，尽管只有2项研究评估了MTZ（Feres et al. 2012; Preus et al. 2013），但MTZ相关的研究结果更一致，其结果相当一致地显示了该药物的益处，而评估AZI的7项研究的结果则存在一些争议。3项研究表明CAL显著增加（Oteo et al. 2010; Emingil et al. 2012; Martande e al. 2016），另外4项研究描述了辅助使用AZI对CAL的无改善或改善不大（Haas et al. 2008; Sampaio et al. 2011; Han et al. 2012; Morales et al. 2018）。CLAR、MINO和MOX的证据水平被认为是低水平的。

在接受辅助MTZ+AMX治疗和MTZ治疗的患者中，这些药物降低残留袋的疗效高于仅通过机械治疗获得的疗效，单独辅助应用MTZ的疗效略低于辅助MTZ+AMX治疗（Guerrero et al. 2005; Cionca et al. 2009; Feres et al. 2012; Mestnik et al. 2012; Mombelli et al. 2013; Miranda et al. 2014; Borges et al. 2017; Cosgarea et al. 2017）。这些结果具有直接的临床意义，因为一项可信度较高的长期风险评估研究表明，在172名接受牙周炎治疗的人群中，牙周维护的平均时间为11.3年（Matuliene et al. 2008）中，存在9个或9个以上PD≥5mm的位点，或者至少1个位点治疗后PD≥6mm与疾病进展有关。其他研究者也探讨了残留牙周袋，是否伴BoP与牙周稳定性之间的关系（Claffey & Egelberg 1995; Renvert & Persson 2002; Lang & Tonetti 2003; Cionca et al. 2009; Feres et al. 2012; Borges et al. 2017; Graetz et al. 2017; Tonetti et al. 2018）。图36-4清楚地显示了在治疗后6个月和12个月时PD≥5mm的位点减少的数量，其中辅助使用MTZ+AMX具有显著效果，而单独使用MTZ临床效果略低一些（Teughels et al. 2020）。

最近发表了关于抗生素在减少深牙周袋位点作用方面的一些其他发现。在临床试验中，最多存在4个位点PD≥5mm，已被建议作为积极牙周治疗的临床终点（Feres et al. 2012, 2020a）。这一观点是基于检测MTZ+AMX的疗效，并进行了1～2年随访的6个随机对照试验报道的（Feres et al. 2012; Mestnik et al. 2012; Harks et al. 2015; Tamashiro et al. 2016; Cosgarea et al. 2017; Borges et al. 2017）。总而言之，这些研究表明，服用MTZ+AMX的患者中有53%～72%能够实现这一临床疗效，而只接受机械治疗的患者中只有6.6%～36.5%能够实现。一项研究（Feres et al. 2012）比较MTZ+AMX和MTZ的临床疗效，报道了这两种药物的相似作用：61.6%接受SRP和MTZ治疗的患者达到了临床终点，67.7%接受了SRP和MTZ+AMX治疗的患者达到了临床终点，22.5%仅接受SRP的患者达到了临床终点。

综上所述，现有证据表明，MTZ + AMX在减少残留牙周袋位点的数量方面有较好的临床疗效，而MTZ在这方面的作用较小，这可能会影响治疗牙周炎患者的长期临床稳定性，同时减少对牙周手术的需求。事实上，辅助使用MTZ能够减少牙周手术的必要性是由Walter Loesche在近30年前提出的（Loesche et al. 1987, 1991）；最近在一项设计优秀的随机对照试验（Mombelli et al. 2015）中，MTZ+AMX也证实了同样的效果。

何种抗菌药物最有效：微生物研究证据

单独使用MTZ或MTZ+AMX联合SRP获得的临床疗效与这些治疗方案在减少特定牙周致病菌以及将与疾病相关的龈下微生物谱改变为与牙周健康相适应的微生物谱方面的显著作用密切相关（Haffajee et al. 2006; Cionca et al. 2009; Mestnik et al. 2010; Heller et al. 2011; Silva et al. 2011; Casarin et al. 2012; Miranda et al. 2014; Soares et al. 2014; Feres et al. 2015; Tamashiro et al. 2016; Usin et al. 2016; Mombelli et al. 2017）。图36-5描述了治疗后1年重度牙周炎患者的龈下生物膜样本中微生物复合体的平均比例：（1）SRP单独治疗（n=55）；（2）SRP联合400mg MTZ，每天3次，连续14天（n=45）；（3）SRP，400mg MTZ+500mg AMX，每天3次，连续14天（n=54）（Feres et al. 2015）。在每个时间点（基线、治疗后3个月、6个月和1年）从每名受试者身上采集9个龈下生物膜样本，用棋盘式DNA-DNA杂交法分别分析其中40种细菌的含量。在研究过程中，在所有治疗组，含有致病菌（红色和橙色）复合体的总体比例下降，而那些含有有益物种的复合体的比例增加。在治疗后1年，服用抗生素的受试者具有比仅接受SRP治疗的对照组更符合牙周健康的微生物谱。与仅接受SRP治疗的受试者相比，接受抗生素治疗的受试者出现红色和橙色复合体的比例较低，而服用MTZ+AMX的受试者有一个额外的好处，即与其他两种治疗方法相比，宿主相容性放线菌的比例更高（图36-5）。

如本章第一节所述，引入NGS技术来研究口腔微生物群，使人们能够系统地评估牙周微生物组，包括整个细菌群落的治疗效果。到目前为止，已有13项干预性研究使用测序技术评估了治疗后龈下微生物组发生的变化（Sakamoto et al. 2004; Valenza et al. 2009; Jünemann et al. 2012; Laksmana et al. 2012; Shi et al. 2015; Bizzarro et al. 2016; Martelli et al. 2016; Belstrøm et al. 2017; Han et al. 2017; Hagenfeld et al. 2018; Liu et al. 2018; Chen et al. 2018b; Feres et al. 2020b），包括两项随机对照试验（Bizzarro et al. 2016; Hagenfeld et al. 2018）。SRP是所有研究中的标准治疗，而全身性使用MTZ+AMX在5项研究中被用作辅助治疗（Valenza et al. 2009; Jünemann et al. 2012; Laksmana et al. 2012; Bizzarro et al. 2016; Hagenfeld et al. 2018）。由于使用这些技术的研究在纳入的患者、使用的治疗方法和随访时间段方面过于多样化，就特定治疗方案在改变这些物种丰度方面的影响而言，仍然很难得出明确的结论。两项随机对照试验和一项临床研究直接比较了单纯机械治疗或MTZ+AMX辅助治疗，结果显示，当使用抗生素时，微生物组发生了更有益的变化（Jünemann et al. 2012; Bizzarro et al. 2016; Hagenfeld et al. 2018）。所有3项研究都表明，在减少卟啉单胞菌属和密螺旋体属的物种比例以及培养与宿主相容的韦荣氏球菌属和嗜血杆菌属的物种方面，抗生素比单独SRP更有效。其他受全身抗生素影响比仅受机械治疗影响更大的菌属是互养菌属、龈沟产线菌属和坦纳菌属，这3个菌属都是致病菌。Bizzarro等的研究（2016）是唯一提供了37名患者治疗后1年微生物学数据的研究。虽然观察到了一些反弹，但随着时间的推移，抗生素对微生物组的大部分有益效果都得到了保持。Hagenfeld等（2018）纳入了更大的样本量，并提供了96名受试者在治疗后2个月内的数据。他们指出，抗生素组治疗前后的样本显示出明显

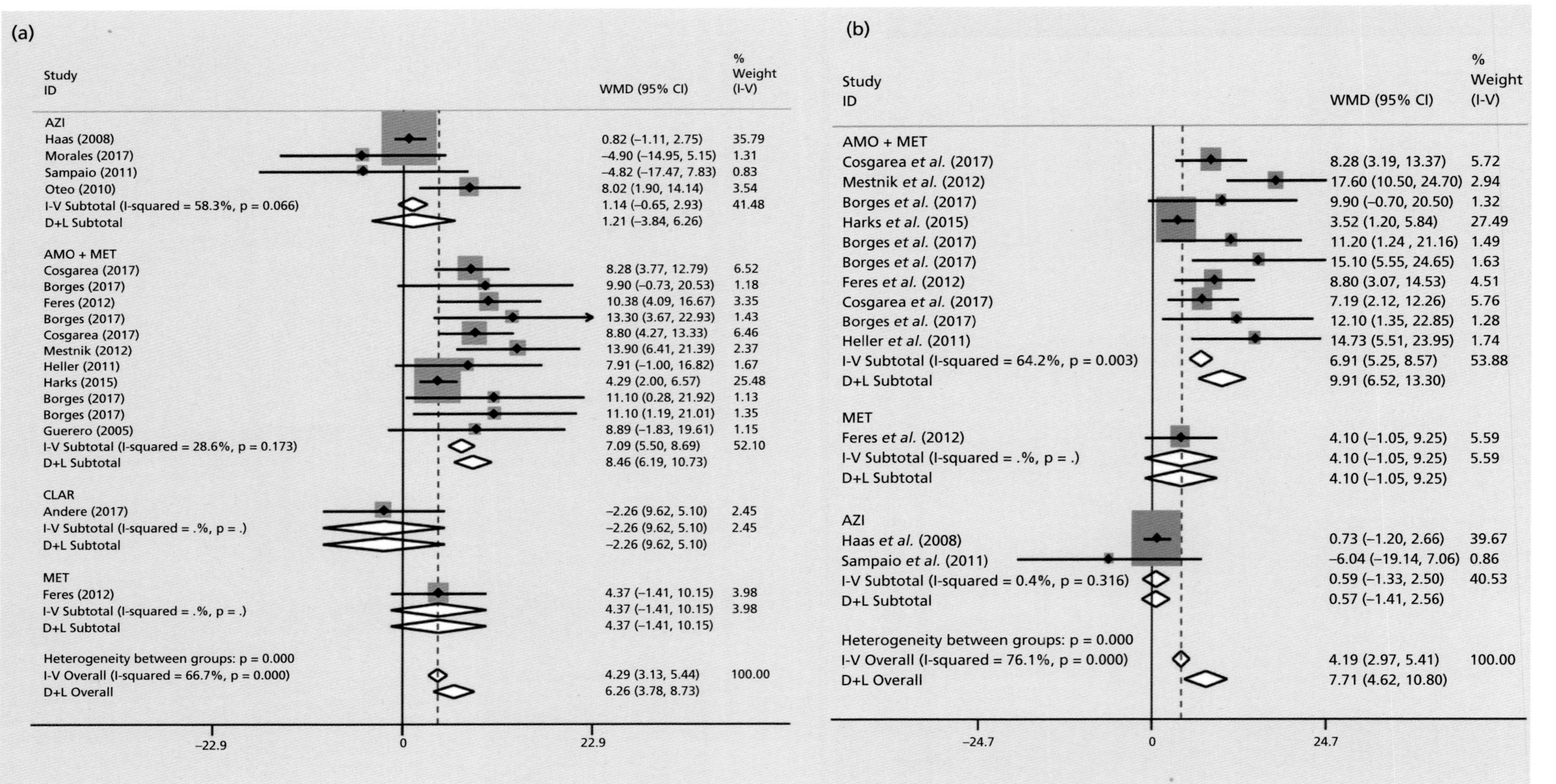

图36-4 森林图：所有类型牙周炎，随访6个月（a）和12个月（b）时牙周袋探诊深度≥5mm位点占比变化的Meta分析（来源：Teughels et al. 2020。经John Wiley & Sons许可转载）。WMD（weighted mean difference），加权平均差异；ID（identification），编号；CI（confidence interval），置信区间；I-V（Inverse-Variance），逆方差；D+L（DerSimonian and Laird），随机效应模型（DerSimonian and Laird法）。AZI（azithromycin），阿奇霉素；AMO（amoxicillin），阿莫西林；MET（metronidazole），甲硝唑；CLAR（clarithromycin），克拉霉素。

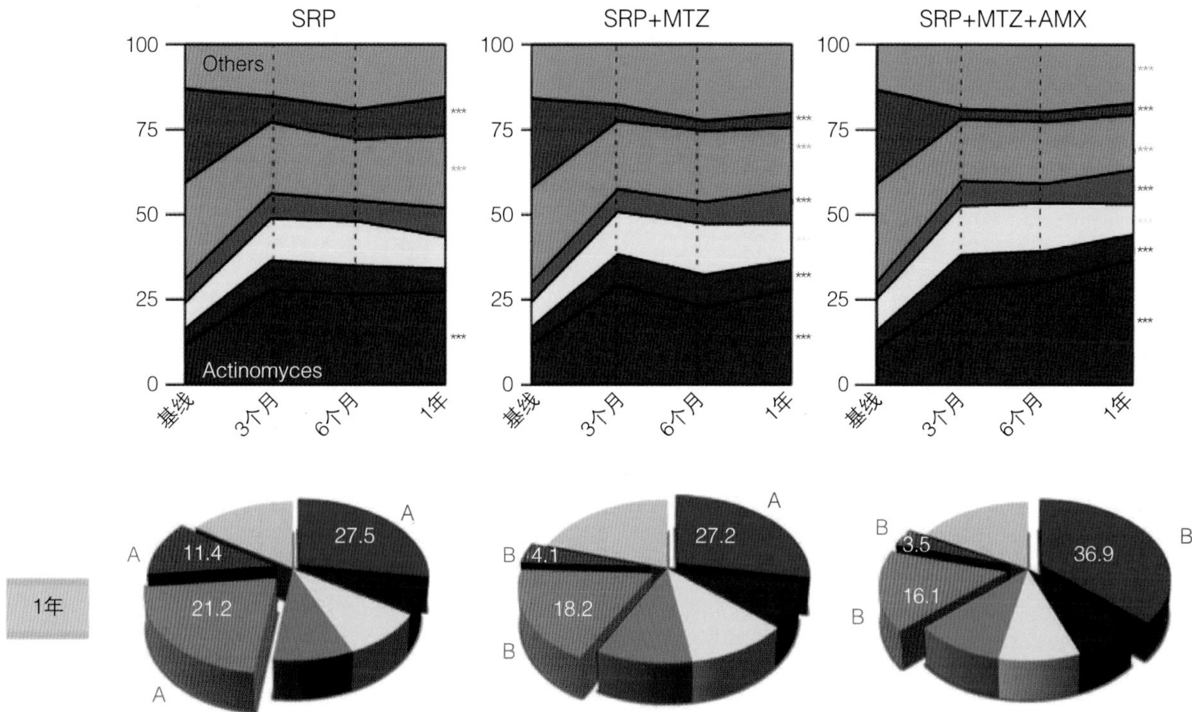

图36-5　在重度牙周炎患者的龈下生物膜样本中，微生物复合体的平均累积比例以及描述治疗1年后微生物复合体的平均比例的饼状图；这些样本来自重度牙周炎患者，以及单纯使用龈下刮治和根面平整术（scaling and root planing, SRP）治疗或全身辅助应用甲硝唑（metronidazole, MTZ）或MTZ加阿莫西林（amoxicillin, AMX）治疗的重度牙周炎患者。这些颜色代表了Socransky等（1998）所描述的不同的复合体。灰色（“其他”）代表不属于任何复合体的微生物，用蓝色表示放线菌属。各时间点间差异的显著性采用重复测量方差分析（***$P < 0.001$）。用单因素方差分析和Tukey's多重比较检验来确定治疗后1年组间差异的显著性（不同字母表示组间差异显著，$P < 0.05$）。（来源：Feres et al. 2015。经John Wiley & Sons许可转载）

的成分分离，但在仅接受龈下机械治疗的受试者中则不然。在分级聚类中，抗生素治疗前后的这些差异似乎与含有牙周致病菌的菌属的显著减少以及含有健康相关物种的菌属的增加有关。这一趋势并不是在单纯龈下机械治疗中观察到的。尽管这些研究的结果提供了一个关于通过调节牙周炎中观察到的生态失调的微生物群而实现治疗效果的初步观点，仍然有必要进行进一步的临床试验，评估大量患者和个体样本，以扩大这一领域的现有认知。

服用MTZ+AMX后生物膜的整体变化可能是由于一系列生态获益：（1）这些抗菌药在减少牙周主要病原菌数量方面的效果，如MTZ对牙龈卟啉单胞菌和其他对环境要求严苛的厌氧菌的影响，以及MTZ+AMX对伴放线聚集杆菌的影响（van Winkelhoff et al. 1989; Goené et al. 1990; van Winkelhoff et al. 1992; Berglundh et al. 1998; Flemmig et al. 1998; Winkel et al. 1998）；（2）这些抗菌药可以潜在地控制存在于其他口腔表面、组织、液体、上皮细胞和结缔组织上的牙周致病菌；（3）AMX的广谱活性可能会增强SRP的作用，导致更快、更大幅度地降低龈下空间内的细菌负荷。

在牙周治疗的基础治疗阶段（阶段二）中使用的抗生素的另一个可能的作用是抑制龈下刮治过程中可能从组织损伤中受益的物种的过度生长，如一些蛋白水解致病菌（Feres et al. 2015）。这将减少愈合过程中局部组织中的炎症，反过来又可以阻碍这些致病菌比例的增加，这在微生物生态学中比较常见；在微生物生态学中，定植物种与微生物生长区域相互影响（Socransky & Haffajee 2002）。这些影响的结果是，使与宿主相容的初始定植微生物在近期刮治的牙周袋中再定植，防止红色复合体的菌种（以及其他可能的致病菌）以较高的数量和比例再定植（Feres et al. 2015; Soares et al. 2014; Tamashiro et al. 2016; Hagenfeld et al. 2018; Feres et al. 2020b）。

哪些患者将受益于全身性抗菌治疗？

正如上一节所指出的，文献中有一致的证据表明，全身辅助使用抗菌药可以改善SRP的结果。现有研究的结果表示，并不是所有的牙周炎患者全身辅助使用抗菌药都同样受益。因此，确定哪些患者可以持续受益于这种辅助治疗至关重要，以指导在牙周炎的治疗中正确使用全身抗菌药。

前期的研究使用四环素（Lindhe & Liljenberg 1984; Novak et al. 1988, 1991）和多西环素（Pascale et al. 1986; Mandell & Socransky 1988），后来使用MTZ+AMX（Beliveau et al. 2012; Merchant et al. 2014; Miller et al. 2017; Burgess et al. 2017）治疗局限型（青少年或侵袭性）牙周炎的年轻受试者，这些研究明确表明全身抗生素治疗这些患者时的优势。这些疾病中的大多数会被归类为磨牙-切牙型牙周炎。显然，这种治疗的优势在很大程度上与伴放线聚集杆菌的减少有关，而伴放线聚集杆菌很难通过机械治疗来控制（Christersson et al. 1985; Renvert et al. 1990; Winkel et al. 1998）。至少有两项研究表明，伴放线聚集杆菌高度定植于患有牙周炎的年轻受试者，并且这种致病菌的水平和比例可能随着年龄的增长而下降（Rodenburg et al. 1990; Faveri et al. 2009）。因此，有牙周破坏的非常年轻的受试者应该使用辅助性抗菌药治疗，其中，MTZ+AMX的证据强度最高。

在年轻患者和成年患者的治疗中辅助使用抗生素一直是一个持续讨论的主题。一些临床研究表明，只有成年患者的牙周组织被伴放线聚集杆菌定植才应接受MTZ+AMX的治疗（van Winkelhoff et al. 1989; Pavicic et al. 1992, 1994; van Winkelhoff et al. 1992; Flemmig et al. 1998），而MTZ对于牙龈卟啉单胞菌定植或难治性牙周炎患者，已被证实具有比较好的疗效（Winkel et al. 1997; Soder et al. 1999）。然而，至少有4项随机对照试验表明，未被伴放线聚集杆菌定植的成年患者也受益于辅助使用MTZ+AMX治疗（Winkel et al. 2001; Rooney et al. 2002; Cionca et al. 2010; Mombelli et al. 2013），尽管在基线时被该菌种定植的患者从这一治疗方案中受益最大（Flemmig et al. 1998; Winkel et al. 2001）。最近的一篇系统评价表明，在降低深牙周袋（PD≥5mm）方面，SRP联合使用MTZ+AMX比单独使用SRP更有效，无论基线时是否检测到伴放线聚集杆菌（Nibali et al. 2019）。正如前一节提到的，MTZ+AMX以及MTZ促进了龈下微生物膜广泛的微生态再平衡，其疗效似乎超出了它们对伴放线聚集杆菌的控制效果。生物膜构成方面的获益，包括红色和橙色复合体和一些新发现的分类群中的几种牙周致病菌显著减少，以及宿主相容性菌种的比例增加（Haffajee et al. 2006; Mestnik et al. 2010; Silva et al. 2011; Soares et al. 2014; Tamashiro et al. 2016; Hagenfeld et al. 2018; Feres et al. 2020b）（图36-5）。总之，这些数据表明，在缺乏证据的前提下，关于抗生素处方的决策应该基于特定微生物的定植。确定可能指导这一治疗决定的临床参数/概况可能是一种可行的替代方法。

1999年，临床上描述了两种主要的牙周炎类型：侵袭性牙周炎和慢性牙周炎（Armitage 1999）。从那时起，无数的研究探索了慢性牙周炎和侵袭性牙周炎在龈下微生物组成上的具体差异。上述前期研究表明，由于伴放线聚集杆菌在年轻的侵袭性牙周炎患者中的高定植率和高密度，牙周领域长期存在一种观点，即只有患有侵袭性牙周炎的年轻患者才能受益于抗生素辅助治疗。尽管如此，多年来，这两种临床疾病的病理生物学上的明显差异并未得到证实。最近的一篇系统评价评估了56项研究，这些研究比较了慢性和侵袭性患者的微生物学数据，并得出结论，到目前为止，没有任何一种或一组微生物是这两种疾病类别所独有的或可以区分的（Montenegro et al. 2020）。其他研究也未能揭示慢性和侵袭性牙周炎患者的差异性免疫炎症反应（Duarte et al. 2015; Amaral et al. 2019）。事实上，最近关于抗生素在牙周治疗中的作用的系统评价和Meta分析，描述了使用这些药物的显著益处，特别是MTZ+AMX，但这些益处在侵袭性牙周炎和慢性牙周炎之间没有区别（Teughels et al. 2020）。这些发现支持目前对牙周病的分类方案，该方案将侵袭性牙周炎和慢性牙周炎归类为一种被称为牙周炎的疾病（Papapanou et al. 2018; Tonetti et al. 2018）。这一分类方案应用了分期和分级系统，允许根据分级修饰（如吸烟和糖尿病）评估疾病的几个维度，包括严重程度/过去的破坏、治疗的复杂性和未来疾病进展的风险。它代表了牙周领域的巨大改进和走向个性化护理的重要一步（见第16章）。因此，研究人员和临床医生现在应该根据现有研究的结果，从原来基于慢性和侵袭性牙周炎，转变为根据分期和分级诊治牙周炎患者。回顾在牙周炎治疗中辅助全身使用抗生素的随机对照试验发现，根据纳入标准和基线数据统计，大多数研究纳入的是广泛型Ⅲ期和Ⅳ期牙周炎患者。很少有研究评估患有轻中度牙周炎的患者（Dastoor et al. 2007; Haffajee et al. 2007; Oteo et al. 2010; Preus et al. 2017），在这些病例中，抗生素的额外临床疗效并不明显（Jepsen & Jepsen 2016）。因此，目前的文献表明，对于广泛型Ⅲ期和Ⅳ期牙周炎患者，应限制成年患者的全身辅助应用抗生素。

在治疗计划中有关抗生素的辅助使用，需要考虑的另一个方面是危险因素/分级影响因素，如吸烟和糖尿病。吸烟者人群可能特别受益于全身抗生素，因为他们对机械牙周治疗的疗效反馈较差（Haffajee & Socransky 2001; Labriola et al. 2005; Heasman et al. 2006; Johnson & Guthmiller 2007）。显然，与不吸烟者相比，吸烟者更难减少牙周致病菌数量和促进宿主相容性菌种的生长（Darby et al. 2005; Mascarenhas et al. 2005; Grossi et al. 2007; Matarazzo et al. 2008; Meulman et al. 2012），这很可能是因为他们的免疫系统和炎症反应功能受损（Kinane & Chestnutt 2000; Palmer et al. 2005; Ryder 2007; Mouzakiti et al. 2012）。一些临床研究表明，AZI（Mascarenhas et al. 2005），MTZ（Soder et al. 1999）或MTZ+AMX（Pahkla et al. 2006; Matarazzo et al. 2008）可能改善吸烟者的机械治疗结果，其中MTZ+AMX显示出良好的疗效（Matarazzo et al. 2008）。然而，吸烟者对这些药物的反应似乎不如不吸烟者，相较于不吸烟者，在接受SRP+MTZ+AMX治疗后，吸烟者存在更多的残余牙周袋以及更少的PD和CAL平均降低量（Faveri et al. 2014）。吸烟者对不同牙周治疗的临床反应不佳似乎与橙色复合体，特别是梭杆菌属相关的致病菌的水平及比例没有减少有关（Matarazzo et al. 2008）。

同时建议糖尿病患者全身抗生素治疗，糖尿病是牙周炎的主要危险因素。与全身健康的个体相比，糖尿病患者具有更高的患病率且牙周破坏程度更严重（Llambes et al. 2015），尽管与非糖尿病患者相比，他们对治疗的临床疗效反应似乎并不差（Duarte et al. 2018）。SRP在糖尿病患者的治疗中具有显著的临床疗效，但许多糖尿病患者中在单纯进行机械治疗后仍然表现出大量的残留牙周袋以及高比例的牙周致病菌（Santos et al. 2013; Tamashiro et al. 2016）。因此，不少学者开始研究可以改善这些患者SRP后的临床和微生物学疗效的辅助治疗，包括辅助应用全身抗生素（Grellmann et al. 2016; Souto et al. 2018）。尽管如此，到目前为止，只有少数随机对照试验评估了辅助使用抗生素在糖尿病患者治疗中的效果，研究最广泛的药物是多西环素。人们普遍认为多西环素能够抑制基质金属蛋白酶的活性，从而有利于改善糖尿病患者的临床疗效，但使用该药的随机对照试验的结果不如预期（Singh et al. 2008; Al-Zahrani et al. 2009; Gaikwad et al. 2013; Al-Zahrani et al. 2014; Tsalikis et al. 2014）。一篇系统评价，结合对5项研究的Meta分析表明，在糖尿病患者中，辅助使用抗生素对于降低PD和减少BoP位点平均百分比的改善较小（Grellmann et al. 2016）。这些研究中有3项测试了多西环素，其中1项使用了小剂量的多西环素，但没有表现出抗菌作用。2014年，关于MTZ+AMX治疗2型糖尿病患者的首个随机对照试验发表（Miranda et al. 2014）。这项研究的结果以及随后一篇关于糖尿病患者2年随访情况的结果（Tamashiro et al. 2016）显示，在试验组中患者的临床疗效和牙周微生物改善更明显。在长达2年的治疗后，与仅接受SRP的患者相比，接受抗生素治疗的受试者PD≥5mm的残留牙周袋平均减少了10个，并且76%的接受抗生素治疗的受试者达到了治疗的临床终点，即“≥5mm的位点不超过4个”（Feres et al. 2020a），而只接受SRP治疗的受试者只有22%达到临床终点。此外，MTZ+AMX摄入量是受试者在2年内达到这一临床终点的唯一显著变量，比值比（odds ratio, OR）为20.9%（$P<0.001$）。MTZ+AMX的使用大大减少了残留牙周袋的数量，从而减少了手术干预的需要，这可能是糖尿病患者的主要获益。除了与手术相关的压力和经济费用外，糖尿病患者的愈合能力较低，这可能会阻碍手术恢复或使病情更复杂（Tsourdi et al. 2013; Miranda et al. 2014）。

综上所述，根据目前的文献，最可能从全身抗生素应用中获益最多的患者群体如下：（1）年轻受试者，特别是有磨牙-切牙型牙周炎的患者；（2）广泛型Ⅲ期和Ⅳ期牙周炎的成年患者；（3）与分级影响因素相关的病例（如糖尿病）。未来的挑战将是需要明确在Ⅲ期和Ⅳ期牙周炎的患者中，哪些人将进一步从治疗中受益。最近一项研究将345名患者分为接受或未接受MTZ+AMX治疗，随访时间为2年，结果显示年龄<55岁，或≥35%位点PD≥5mm，或基线时平均CAL值>5mm的患者治疗效果最显著。与不服用抗生素的患者相比，表现出以上任意一种临床特征的患者，在服用MTZ+AMX治疗2年后CAL降低更多（Eickholz et al. 2019）。应该对这种类型患者进一步地分析，以便更好地了解在牙周治疗中正确及最有效地使用抗生素。

牙周治疗中全身抗菌药物应用方案

在牙周治疗中明确全身抗生素的用药方案对于优化这些药物的效果和开展个性化治疗至关重要。需要解决的主要问题是：（1）抗生素的理想剂量和持续时间是多少；（2）应该在牙周治疗的哪个步骤开具抗生素处方；（3）抗生素是否应该与其他治疗方案联合使用以提高疗效。这些问题将在下文中讨论。

抗菌药物的理想剂量和持续时间是多少?

全身性抗生素治疗牙周炎的最佳剂量和持续时间尚未完全确定。这些参数非常重要，因为它们可能会直接影响期望的疗效（如感染控制）和非期望的不良影响（如副作用和出现细菌耐药性）。例如，服用超过最佳剂量的抗生素可能会增加药物的副作用，而剂量不足可能无法消除目标细菌，同时造成细菌对药物的耐受性。

自从20世纪70年代进行的前期研究以来，在牙周治疗中辅助应用抗生素的剂量和持续时间有很大的变化。在最初的研究中，四环素类药物通常以每天1g的剂量开具，持续2～4周（Slots & Rosling 1983; Lindhe & Liljenberg 1984; Kornman & Robertson 1985; Mandell et al. 1986; Novak et al. 1988; Novak et al. 1991）。多西环素或米诺环素的剂量为每天100mg或200mg，疗程为7～21天（Ciancio et al. 1980, 1982; Mandell & Socransky 1988; Müller et al. 1993; Xajigeorgiou et al. 2006）。近期引进的AZI通常是每天500mg的剂量，持续3～5天（Smith et al. 2002; Mascarenhas et al. 2005; Dastoor et al. 2007; Yashima et al. 2009; Oteo et al. 2010; Sampaio et al. 2011; Haas et al. 2012; Han et al. 2012; Feres et al. 2015; Teughels et al. 2020），而MTZ+AMX，或单独使用MTZ，疗程为3天、7天、10天或14天（Feres et al. 2015; Teughels et al. 2020）。MTZ的用量差异很大（如200mg、250mg、400mg和500mg，每天3次），而AMX似乎是个例外，因为它通常开具500mg的剂量，每天3次，尽管Van Winkelhoff及其同事的先期研究

使用的剂量是375mg（Pavicic et al. 1994）。

迄今为止，只有几项研究直接比较了牙周治疗中不同时间抗生素摄入的影响，而且只评估了MTZ+AMX。两个随机对照试验对MTZ+AMX进行了为期3天或7天的测试（Cosgarea et al. 2016; Boia et al. 2019）。而Cosgaree等（2016, 2017）进行了两种方案的治疗，评估结果显示两者临床效果相似。Boia等（2019）观察到，在改善临床参数和减少几种牙周致病菌方面，7天的抗生素摄入比3天更有效。Borges等（2017）比较了MTZ+AMX用药7天和14天以及两种不同剂量的MTZ（250mg和400mg）治疗成年患者重度牙周炎的疗效，并提供了长达1年的随访数据。与MTZ的剂量相比，服用时间对治疗结果的影响更大，并且在不同的测试方案中没有观察到副作用的差异。他总结如下，与单独使用SRP相比，辅以400mg或250mg的MTZ和500mg的AMX，每天3次，持续14天；这种治疗方案具有统计学上显著差异和更明显的临床疗效。在这一人群中，7天疗法的额外获益并不明显。然而，应该强调的是，MTZ+AMX用药7天的研究也显示了比单独应用SRP更好的临床疗效（Guerrero et al. 2005; Xajigeorgiou et al. 2006; Cionca et al. 2009; Yek et al. 2010; Aimetti et al. 2012; Harks et al. 2015）。疾病严重程度的差异可能部分解释了在不同时间段使用MTZ+AMX的获得的不同疗效。例如，Harks等（2015）的研究结果显示，7天的辅助性MTZ（400mg）+AMX（500mg），每天3次，获得的结果与Borges等（2017）的14天组观察到的结果相似：在这两项研究中，约60%的受试者达到了“PD≥5mm的位点不超过4个”的临床终点（Feres et al. 2020a）。尽管如此，Harks等（2015）纳入的牙周病患者没有Borges等（2017）纳入的人群严重。

在机械治疗的哪个阶段应该开具抗菌剂处方？

关于明确牙周治疗中开具全身抗菌药物处方的理想时机，应该解决两个不同的问题：（1）是在积极治疗阶段还是在再评估之后（积极治疗后3个月或6个月）使用；（2）是否应该在SRP的第一天或最后一天使用？

到目前为止，还没有一项随机对照试验直接比较在积极治疗阶段或再评估后给予的全身抗生素的效果。先前的两项调查，一项回顾性研究（Kaner et al. 2007）和一项RCT（Griffiths et al. 2011）都间接地解决了这个问题，两项研究的结果都表明，在治疗的初始阶段应用MTZ+AMX比再评估后应用可获得更大的临床获益。同样地，两项临床研究描述了MTZ+AMX在治疗初期或治疗后对患有磨牙/切牙型牙周炎的年轻患者（Beliveau et al. 2012）或患有广泛型Ⅲ期和Ⅳ期牙周炎的成年患者（Mombelli et al. 2015）的影响。这两项研究都表明，在积极治疗阶段给予MTZ+AMX可以在治疗过程的早期获得更好的临床改善，因此可以减少额外的治疗手段。

在评估药物是否应该在第一次SRP或最后一次SRP之后给药时，没有一项随机对照试验直接给出答案，但它们从一个可信度较强的生物学角度提供了关于用药时机的建议，即在生物膜的龈下菌斑机械破坏后立即给予抗生素（Herrera et al. 2008）。欧洲研讨会的共识明确建议，破坏生物膜应先于开具抗生素处方，破坏应在短时间内完成（预约就诊时间点之间的有限时间内），抗生素用药应在最后一次机械清创后立即开始（Sanz et al. 2008）。这种方案的主要优点是在药物被输送到感染部位之前降低了生物膜的自我保护作用。事实上，大多数随机对照试验已经使用了这一策略，或者在全口SRP后1天或2天开始服用抗生素（Guerrero et al. 2005; Harks et al. 2015），或者在第一次全口清创术之后应用抗生素，然后进行口腔4个象限的龈下刮治（Carvalho et al. 2004; Matarazzo et al. 2008; Silva et al. 2011; Feres et al. 2012; Goodson et al. 2012; Mestnik et al. 2012; Borges et al. 2017）。

上述观察结果表明，抗生素应在治疗的活跃期和在破坏龈下生物膜之后立即使用，这是本章强调的理念，即必须迅速和显著地减少龈下微生物群，以便尽可能使近期刮治的牙周袋获得最有益的菌群再定植。对成熟生物膜的较温和地连续扰乱可能不足以改变其高度稳定和有抵抗力的顶峰群落（Socransky & Haffajee 2002）。一次性进行更彻底的治疗，例如在基础治疗期间使用SRP和全身抗生素（阶段二），可能会在更好地创建一个全新与稳定的、类似于在健康患者中所观察到的顶峰微生物群落。

抗菌药是否应该与其他治疗方案联合使用以提高其疗效?

一些研究表明，专科医生每周清除龈上生物膜，持续3个月，或通过使用氯己定2个月来清除生物膜，同时全身辅助使用抗生素，即MTZ或MTZ+AMX，已表现出重要的临床疗效和/或微生物学改善（Haffajee et al. 2003a; Carvalho et al. 2004, 2005; Feres et al. 2012; Soares et al. 2014）。这些数据与先前发表的文章结论一致，即在机械治疗期间和治疗后，严格的机械（Nyman et al. 1975; Rosling et al. 1976; Lindhe et al. 1982a, b; Westfelt et al. 1983; Ximenez-Fyvie et al. 2000）或化学（Faveri et al. 2006b; Feres et al. 2009）控制龈上菌斑，对临床参数和龈下生物膜的构成有积极影响。这可能是因为上述治疗可以阻止牙周致病菌迁移到近期刮治的牙周袋位点，因为人们已经发现，一些菌种可能定植于龈上环境（Ximenez-Fyvie et al. 2000）。间接的影响可能与减轻邻近牙周组织的炎症有关，从而减少了蛋白水解性致病菌增殖所需的营养（Socransky & Haffajee 2002）。此外，使用氯己定漱口与SRP联合应用（Soares et al. 2014）或与MTZ+AMX联合治疗（Feres et al. 2009），在改变龈下微生物组成方面的良好效果，可能与氯己定减少牙周致病菌储库中数量有关，致病菌储库还包括例如舌（Faveri et al. 2006a）、唾液和口腔黏膜（Mager et al. 2003）等，这一疗效不能仅仅通过机械去除龈上生物膜来实现。

最后，应该强调的是，到目前为止发表的所有随机对照试验，从临床和微生物两个方面揭示了全身抗菌药的益处，在最初的治疗后，需要将患者纳入定期维护计划。因此，患者需要定期维护，控制菌斑，以确保牙周健康的长期稳定性。

全身抗菌药物应用：相关风险

不良事件/反应

全身抗生素的使用也会给某些患者带来一些副作用。Teughels等的系统评价（2020）纳入了随访6个月或更长时间的随机对照试验。在纳入的研究中，25项报道了不良事件和/或患者的症状反馈（patient reported outcome measures, PROM），其中22项描述了以下事件："恶心/胃部不适/呕吐""腹泻/胃肠紊乱""金属味""口腔溃疡""头晕""发烧""头痛""牙周脓肿""全身不适（如易怒）""过敏反应"。结论是，这些副作用在抗菌药物组（0~36.36%）比在安慰剂组（0~20%）更常见，且MTZ+AMX组的副作用最多。

不同药物的不良反应的频率、类型和严重程度不同（Hersh & Moore 2008）。总体而言，青霉素不良反应的频率和严重程度较低，被认为是最安全的药物之一；然而，它们也可能会引起过敏反应，可能症状较轻微（仅仅是皮疹），但也可能在致敏患者中引起过敏反应，这可能危及生命。四环素类药物也是非常安全的，相关的副作用通常会影响消化道（疼痛、呕吐或腹泻），尽管矿化区域的药物沉积可能会导致牙齿变色。与大多数大环内酯类药物一样，AZI的不良反应率很低，症状通常比较轻微，仅会产生消化道症状。克林霉素和MTZ可引起抗生素相关性结肠炎和其他胃肠道症状。此外，MTZ还与恶心、头痛、厌食和呕吐有关，特别是当与酒精摄入（被称为抗滥用效应）（Mergenhagen et al. 2020）、周围神经疾病和一些致癌风险（Adil et al. 2018）相合并时。

耐药菌的出现/全球范围出现的抗菌药物耐药性增加

自20世纪初以来，抗菌药物被人类使用，并迅速成为一种广泛使用的、成功的治疗方法。然而，正如Alexander Fleming在1945年诺贝尔奖演讲中所提到的那样，自从它们开始被使用以来，就有警告提示细菌可能会对抗生素产生耐药性。耐药性的发展是一个正常的进化过程，但由于广泛和不适当地使用抗生素加速了耐药性的发展。细菌耐药性的增加，加上缺乏新的抗菌药物的开发，现在正成为一个重大的全球公共卫生问题，可能达到完全无法预见的水平，而挑战全球卫生状况（WHO 2014）。

近来，欧洲疾病预防和控制中心要求的一份报告评估了欧盟和欧洲经济区关于抗生素滥用导致细菌耐药问题的严重程度（Cassini et al. 2019）：2015年，估计有671689例耐药细菌感染，33110例因此死亡，874541例余生致残（disability-adjusted life-year, DALY）。婴儿和老年人的负担最高，自2007年以来有所增加。

过度和不正确地使用全身抗菌药导致出现了特定的耐药和多重耐药细菌种类（WHO 2014; Elias et al. 2017）。值得注意的是，在暴露于全身抗菌药频率较高的人群中，牙周病原菌的抗菌耐药谱较高（van Winkelhoff et al. 2005）。这引发了如下呼吁，需要控制对全身抗菌药物的使用，并在必要的情况下合理地使用全身抗菌药物。为此，于2017年制定并出版了《欧盟关于在人类中谨慎使用抗菌药物的指南建议》（European Centre for Disease Prevention and Control, ECDC 2017）。在向所有卫生专业人员提出的一般性建议中，列出了以下内容："确保在开始抗生素治疗之前采集适当的微生物样本""避免使用抗菌剂组合，除非指南中有明确的适应证""根据相关指南，以适当的剂量、最短的有效时间和适当的给药方式（如有可能，最好是口服），选择一种抗菌剂"；"选择一种活性谱尽可能窄的抗菌剂"。尽管到目前为止，没有令人信服的证据支持在牙周治疗中进行微生物测试来开具全身辅助抗生素处方的必要性，但在这一领域应该进行更多的研究。同样地，其他全身性药物应该作为MTZ和广谱AMX联合使用的替代品进行研究。

对临床工作的总结性意见和建议

本章讨论的微生态学概念和临床数据支持以下的观点，即某些全身抗菌用药方案可以增强牙周治疗的效果，因此是治疗牙周炎的重要辅助工具。然而，存在抗生素摄入相关的风险，如世界范围内抗生素耐药性的增加以及这些药物的不良全身影响。最近出版的临床指南，源自欧洲牙周病学联合会的共识报告（Sanz et al. 2020）在回答"全身辅助应用抗生素是否能改善牙周非手术治疗的临床结果？"这一问题时，得出了以下结论："（1）出于对患者健康的担忧和全身使用抗生素对公众健康的影响，不推荐将其作为牙周炎患者牙周清创术的常规辅助用药；（2）对于特定的患者类别（如年轻患者的Ⅲ期广泛型牙周炎），可考虑全身辅助性使用特定的抗生素。"因此，使用抗生素治疗牙周炎的决定应该基于准确的风险-收益评估，基于对随机对照试验和可获得的系统评价的彻底评估。根据本章不同部分讨论的最新文献，从全身辅助应用抗生素中获益最多的患者是广泛型Ⅲ期和Ⅳ期牙周炎（全身健康或患有糖尿病）的患者，以及表现为磨牙-切牙型牙周炎的患者。

目前，牙周治疗中文献记载最全面的抗生素方案是MTZ+AMX。其他药物，包括AZI，特别是单独MTZ，也可以考虑使用（Teughels et al. 2020），但需要进行更多的研究，以确定这些药物在临床实践中的真正临床效果。一些随机对照试验已经研究了MTZ+AMX治疗的持续时间和剂量，不过仍然需要进一步评估（Cosgarea et al. 2016; Borges et al. 2017; Boia et al. 2019）。现有的文献还建议，如果有适应证，应在龈下生物膜破坏后立即使用全身性抗生素，而不应推迟到维护治疗阶段（Kaner et al. 2007; Griffiths et al. 2011; Beliveau et al. 2012）。

最后，由欧洲疾病预防和控制中心提出的（ECDC 2017）针对临床医生开具处方的建议，包括临床医生是否在牙周治疗中使用全身抗生素作为辅助手段以及如何使用抗生素。与口腔医生尤为相关的具体建议如下："口腔医生应根据指南开具抗菌药处方。口腔医生或其他医疗保健专业人员不应使用抗生素来替代牙科手术干预。"因此，全身性抗生素绝不能取代龈下机械治疗（如SRP），也不能用来弥补效果不佳的机械治疗。

第37章

局部应用抗菌药物治疗牙周炎和种植体周病

Local Antimicrobial Delivery for the Treatment of Periodontitis and Peri-Implant Diseases

Maurizio S. Tonetti[1,2], David Herrera[3]

[1] Shanghai Jiao Tong University School of Medicine and Clinical Research Center of Periodontology and Oral and Maxillo-facial Implants, National Clinical Research Center of Oral Diseases and Medical Clinical Research Center, Shanghai 9th People Hospital, China

[2]European Research Group on Periodontology (ERGOPerio), Genova, Italy

[3] ETEP (Etiology and Therapy of Periodontal and Peri-Implant Diseases) Research Group, Complutense University of Madrid, Madrid, Spain

局部用药的一般原则

局部用药的原理

牙周炎的治疗通常以控制生物膜为基础，以口腔卫生宣教和机械清除龈上、龈下生物膜为主要内容（Graziani et al. 2017）。基于牙周炎的细菌性病因和炎症发病机制，已经提出了辅以局部或全身应用抗菌药物和/或调节宿主反应药物的治疗方法。由于牙周感染导致的组织破坏存在位点特异性，且全身应用抗菌药物和调节宿主反应药物具有潜在副作用，局部治疗获得了极大的关注。采取有效途径局部应用药物于牙周袋的另一个重要原因，是人们逐渐认识到即使全身应用许多药物（特别是抗生素），牙周袋和周围组织内仍缺乏游离且有活性的药物成分，局部的有效药物浓度仍很低。

牙周病的局部辅助药物治疗有3种基本途径：

1. 漱口水、牙膏或清漆。漱口水有助于控制龈上生物膜，调节牙龈炎症，并可能有助于控制牙周治疗后细菌在龈下环境中的再定植。就牙周炎的药物治疗而言，其主要局限性是药物无法进入龈下环境，因此不能到达预期的作用部位（Pitcher et al. 1980）（见第29章）。
2. 龈下冲洗。冲洗液直接作用于牙周袋，最初，药物在局部能达到有效浓度，但随着龈沟液（gingival crevicular fluid, GCF）的流动（每小时更新约40次），放置于龈下的药物被快速清除。局部应用于牙周袋中的药物清除遵循指数动力学模型，计算结果表明，高浓度的非实质性（非结合性）冲洗液的浓度在作用15分钟后将失效。应用实质性的药物，可以延长这一时间，如四环素或氯己定能通过结合于牙根和/或牙周袋软组织壁表面，建立一个药物储备库并缓慢释放，抵消龈沟液流动导致的药物清除。然而，受限于储备库的容积，可能的药理学作用持续时间也是有限的。因此，用清洗或冲洗的方法，很难获得足够的药效。

3. 牙周局部用药系统。药理学家Goodson在20世纪70年代早期开创了局部用药治疗牙周炎的领域（Goodson et al. 1979），他指出，成功的牙周微生物菌群的药理学控制需要满足以下条件:
   - 将真正有效的药物输送到作用部位（牙周袋和周围组织）。
   - 药物浓度高于最低有效浓度。
   - 维持该浓度足够长的时间以产生效果。

这3个原则（部位、浓度和时间）是优化局部药物治疗的关键参数（Goodson 1989, 1996）。

牙周药物代谢动力学

在体内，真正有效的药物活性取决于作用于所需部位的游离活性药物的生物利用度：此处特别指牙周袋和邻近软硬组织。从药理学的观点来看，牙周袋是一个富有挑战性的微生物环境：它以快速流动的GCF为特征，静止的容量很小，且有不均匀的解剖形态。牙周袋在深度、宽度、是否涉及根分叉、龈下生物膜的组成与数量，以及牙石的沉积都有着不均一性。以上特点导致牙周局部给药系统的设计特别困难。

置于牙周袋内的药物的清除率符合以下指数函数：

$$C_{(t)} = C_{(0)} e^{-t\frac{F}{V}}$$

其中，$C_{(t)}$是药物浓度的时间函数，$C_{(0)}$是GCF的初始浓度，F是GCF的流速，V是牙周袋中剩余的流体体积。

预计牙周袋的体积为0.5μL（Binder et al. 1987），GCF流速为20μL/h（Goodson 1989），在以上情况下，置于牙周袋内的非实质性药物的半衰期（达到初始浓度一半的时间）是0.017小时（或约1分钟）。通过上述计算，Goodson（1989）得出结论，理论上龈下冲洗方法只对非常强效的实质性药物（即能够在非常低浓度下起作用的抗菌药物）可行。在使用实质性化合物的情况下，可以通过在指数项的分母中引入乘数常数K来改写指数函数，以说明药物与牙根（和/或牙周袋壁）表面的结合。

$$C_{(t)} = C_{(0)} e^{-t\frac{F}{KV}}$$

其中K是亲和力常数，是利用已知的清除半衰期经过实验估算出来的。这个方程式可以如下转换，以方便评估不同参数对预期治疗效果持续时间的影响：

$$t_{(MIC)} = \frac{KV}{F} \ln \frac{C_{(0)}}{C_{(MIC)}}$$

其中$C_{(MIC)}$是最小抑菌浓度（minimum inhibitory concentration, MIC），$t_{(MIC)}$是达到MIC所需要的时间或抗菌药物作用的预期时间。

从这种效应关系中可以明显看出，当有以下情况时，观察到的有效的治疗时间（$t_{(MIC)}$）会变长：

- 牙周袋的容量大。
- GCF流动率慢。
- 药物的亲和常数高，即应用了一种很有效的药物。
- 药物初始浓度高，即该药物在所应用的载体中有很好的溶解性。
- 药物最小抑菌浓度（minimum inhibitory concentration, MIC）低，即应用一种非常强效的药物。

前两个参数与患牙的个体疾病特征有关，不干预就无法轻易地改变，而其余3项参数则与药物的选择有关。关于体外抗菌药物敏感性和药物代谢动力学的临床前期资料是选择活性药物的基本理论依据。

牙周局部用药装置的发展

为了克服局部微环境对药物代谢动力学参数方面的影响，Goodson设计了第一代牙周袋给药系统。其设计理念为通过放入牙周袋内的药物容器不断地释放药物，以补充被GCF流清除的游离药物（Goodson et al. 1979）。这些系统由有渗透性的中空的醋酸纤维膜（内部的厚度是200μm）组成，其内充填20%的盐酸四环素溶液。将该纤维压入龈下，固定于牙周袋内，并在24小时后移除。尽管只是短时间使用，但却发现其对龈下微生物群构成产生了重要影响。随后一项临床试验比较了留置此中空纤维2天与行刮治和根面平整术（scaling and root planing, SRP）的效果差异，发现药物组的微生物指数和临床指标均有所改善，但仍低于SRP组（Lindhe et al. 1979）。这些早期的尝试只取得了一定的临床效果，这可能是因为给药的持续时间不足。因此随后的实验集中于如何延长牙周袋内的给药时间，但是结果很明显，这些载体很快就耗尽了（Addy et al. 1982; Coventry & Newman 1982）。

以单晶体设计为特征的第二代给药系统（药物结晶分布于惰性基质中），如丙烯酸条或者挤压成型的乙酸乙烯酯纤维（Addy et al. 1982; Goodson et al. 1983），能更好地释放药物。特别是在牙周袋放入直径0.5mm的25%四环素纤维后，GCF中药物浓度为500～1500μg/mL（Tonetti et al. 1990）。另一些生物可吸收基质的研究着重于醋酸纤维素中氯己定（Soskolne et al. 1983）和羟丙基纤维素（Noguchi et al. 1984）或胶原蛋白基质（Minabe et al. 1989a, b）所合成的释放系统。

根据研究估计，5mm的牙周袋中静态液体体积约是5μL（或0.5mm^3）。然而，深牙周袋和种植体周袋（包括较大范围的黏膜窦道）的容积明显较大，这些数据表明，任何龈下局部给药系统都要能扩大袋容积，以建立足够大的药物储库，从而延长释放游离药物的时间，以抵消GCF的清除作用。早期有人尝试利用尺寸稳定的丙烯酸条或者四环素纤维以达到扩大牙周袋容积的目的。

Ⅰ期、Ⅱ期应用研究表明，该类系统可改善微生物和临床指标（Addy & Langeroudi 1984; Goodson et al. 1985a, b）。美国食品药品监督管理局（Food and Drug Administration, FDA）批准了关于25%盐酸四环素乙烯乙酸乙烯酯纤维的关键试验，这是牙周病学领域的第一个多中心试验，该试验在严格的质量控制下执行，也是现代口腔临床试验设计和实施的里程碑（Goodson et al. 1991a, b）。

在随后的30年里，几种局部抗菌药物给药系统问世，并进行了关于安全性和有效性的临床试验，获得当地监管机构的认可并上市销售。这些产品将在下一节中介绍。

局部用药装置的抗菌效果

监管机构要求评估局部单独应用抗菌药物的有效性，早期研究表明其对细菌负荷和目标致病菌检出率存在持续抑制作用。随后的大量研究表明，联合运用机械清创和局部抗菌药物能更好地改善临床和微生物指标，这明确了在应用局部给药系统的成功的临床策略中，机械清创起到了关键作用（Johnson et al. 2002）。

临床研究评估了联合运用局部给药系统与机械清创（如SRP）后微生物的变化，结果显示细菌负荷和牙周致病菌计数均大量减少。最有效的系统（可有效输送高浓度抗菌药物＞1周）能抑制99%～99.9%的细菌负荷，可有效杀灭牙周袋内细菌。然而，当药物耗竭后，又能观察到细菌的快速再定植。关于细菌再定植来源的3种假说：（1）牙周袋内剩余的微生物群的再生长；（2）口腔内部其他区域感染的再定植；（3）来自患者全身其他部位的再感染。

不同研究探讨了这些再定植细菌的来源。1988年，Goodson课题组进行了一项关键研究，使FDA批准了四环素纤维（Goodson et al. 1991a, b）。这项研究对受试对象采用了四环素纤维和SRP，联合使用或者不使用氯己定口腔含漱液。研究假设在口内使用氯己定后，其抗菌作用可以调节经四环素纤维治疗过后的牙周袋的细菌再定植。结果显示，口腔含漱氯己定超过28天后，显著抑制了3种目标致病菌的再定植。这一结果表明患者的总体口腔生态是治疗方案成功的关键因素。瑞士伯尔尼大学进行的一项研究进一步评估了这一结果。牙龈卟啉单胞菌属阳性且伴广泛型牙周炎的受试者，被纳入一项研究两种极端治疗方法的随机对照试验（randomized clinical triale, RCT）：局部治疗两个独立的牙周袋（其他牙在研究期间密切观察）和全口使用四环素纤维、SRP和氯己定口腔含漱4周以清除感染。临床和影像学结果显示全口清除感染组的指数牙症状较局部治疗组明显改善（Mombelli et al. 1996, 1997; Fourmousis et al. 1998）。最重要的是，虽然总的细菌计数显示两者在牙周袋内的杀菌水平相似，但去除四环素纤维时，细菌再植动力学显示局部治疗组的细菌水平快速向基线细菌水平回归（图37-1）。而在全口感染清除组中则观察到持续而稳定的细菌抑制。早期的再定植动力学预测了3个月和6个月后的临床（牙周袋深度和探诊出血的减少）及影像学（软硬组织的减少）结果。通过这些研究可以得到几个重要的结论，并且这些结论体现了局部给药系统的几个重要理论基础：

1. 有效的龈下局部给药系统可以显著改变治疗后的牙周袋微生物谱。然而，细菌的再定植可能逐渐影响临床疗效。
2. 口腔其他部位的细菌是细菌再定植主要的来源，因此需要强调改善口腔卫生状况、全口治疗，以及（可能）使用抗菌性漱口液。
3. 对于那些不能或不愿意获得改善（最佳）口腔卫生状况的患者，龈下局部给药系统并不是一个理想的治疗选择。

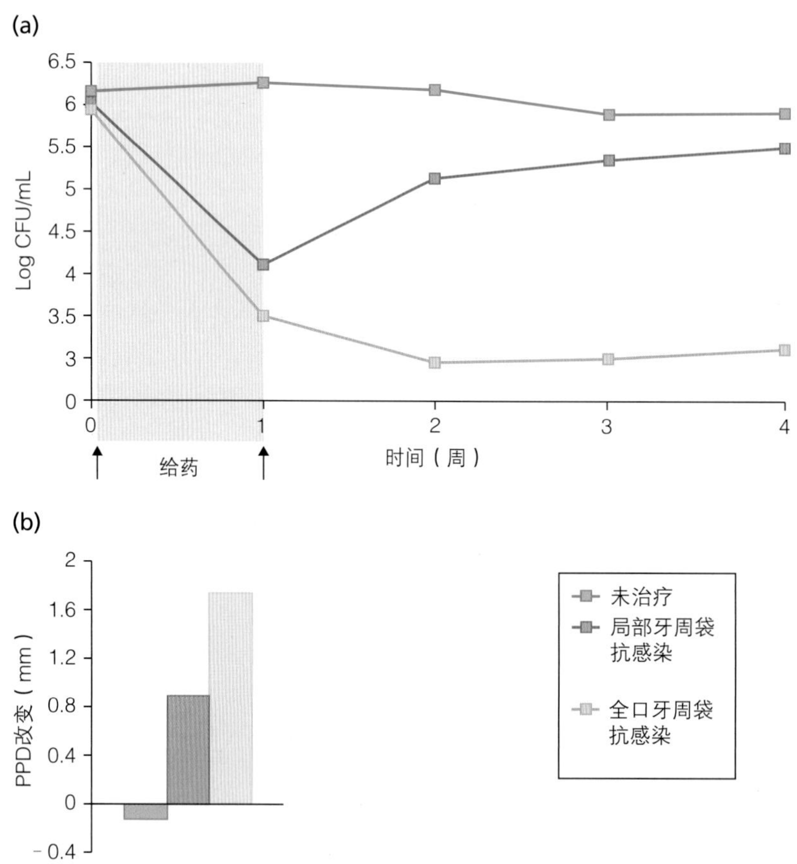

图37-1　（a）未治疗位点四环素纤维局部给药；局部牙周袋抗感染组（广泛型牙周炎伴牙龈卟啉单胞菌感染的受试者仅有两颗牙被治疗）和全口牙周袋抗感染组（广泛型牙周炎伴牙龈卟啉单胞菌感染的受试者所有牙周袋进行牙周治疗，并使用氯己定口腔含漱剂）的动力学改变。注意再定植的不同模式。纵轴代表了总的集落形成单位（CFU）（Log10）/mL。（b）6个月后图a中展示的3组在探诊深度方面的改变。在全口牙周袋抗感染组中观察到更明显的牙周袋深度降低。

牙周治疗中的局部抗菌药物

局部用药的有效性

一些临床研究评估了以纤维、凝胶、片条或微球形式局部释放抗菌药物的效果，主要针对未经治疗的患者，但也针对疗效差或复发的部位，并在不同的系统评价中总结了它们的效果（Hanes & Purvis 2003; Bonito et al. 2005; Matesanz-Pérez et al. 2013; Smiley et al. 2015）。最近，在第十六届欧洲牙周病研讨会上展示了一份系统评价（Herrera et al. 2020），旨在制定欧洲牙周病学会Ⅰ期～Ⅲ期牙周炎治疗S3级临床指南（Sanz et al. 2020）。本部分遵循后一项工作的结果，该工作是基于6个月的随机对照试验，在分口或平行研究中，将局部辅助使用抗菌药物（单独或加安慰剂）与SRP进行比较，主要观察指标为探诊深度（probing pocket depth, PPD）变化。

现有研究的特点

共关注了50项研究（来自59篇论文）：38项为单盲研究；26项采用平行设计，23项采用分口设计，其中1项结合了两者（Jeffcoat et al. 1998）；33项为单中心研究，11项包括两个或两个以上中心；大多数研究是在大学医院进行的（41项），3项在私人诊所进行，1项结合了两种类型的设计（Bogren et al. 2008）。这些研究在四大洲的16个不同国家进行。最典型的研究时间为6个月（30项），其次为9个月（7项）和12个月（10项）；只有3项研究报道了超过12个月的随访数据（此外，一项为期6个月的扩展研究报道了初始人群中某一指标60个月的数据；Wilson et al. 1997）。在22项研究中，牙周炎定义为“慢性或成年人”；在11项研究中，在已经治疗或进行牙周支持治疗（supportive periodontal care, SPC）的患者中使用的术语是复发性/难治性，在5项研究中，疾病的唯一定义是“牙周炎”，在9项研究中没有报道。在2项研究中，纳入了两组患者：侵袭性牙周炎和慢性牙周炎（Agan et al. 2006），以及未治疗和复发的牙周炎（Eickholz et al. 2002）。只有1项研究使用了微生物指标（Jones et al. 1994）。关于疾病的范围，2项研究认为是局限型的，4项研究认为是广泛型的，而45项研究没有报道。关于严重程度，在20项研究中为“中度”或“重度”，上2项为“严重”或“进展”，另外2项为“轻度”或“轻到中度”。26项研究未报道疾病的严重程度（表37-1）。

17项研究使用了全口方法评估临床结果变量，评估全口所有位点，或评估局部口腔（如某象限）的位点，或符合一定临床标准［如PPD（periodontal probing depth）> 4mm］的一组位点；相对的，有36项研究选择特定部位/牙齿，并根据临床、放射学或生物标志物标准进行评估，包括根分叉病变部位（Tonetti et al. 1998; Tomasi et al. 2008; Dannewitz et al. 2009; Tomasi & Wennstrom 2011）。在3项研究中，同时评估了全口及部分口腔位点（Timmerman et al. 1996; Gonçalves et al. 2004）。

在大多数情况中，研究描述为在主要干预措施前进行牙周治疗，这在所有研究组中是一样的，包括单独的口腔卫生指导（n=15）或联合龈上机械清除菌斑（professional mechanical plaque removal, PMPR）（n=12）或联合SRP（n=4）；在一些研究中，干预措施仅为PMPR（n=3），在16项研究中，没有提及这种干预措施。在19项研究中，研究干预措施为局部SRP，在22项研究中为全口SRP，而在2项研究中，主要的机械治疗是龈上PMPR（Heasman et al. 2001; Gonzales et al. 2011）。50项研究中有48项清楚地表明在机械治疗后立即放置或给予局部抗菌药物，但有两项例外：一项研究在机械治疗前放置药物（Tonetti et al. 1998），而SRP在去除含药纤维时进行；而在另一项研究中，放置药物则在机械治疗1周后完成（Flemmig et al. 1996）。43项研究将单独进行SRP作为主要对照组，8项研究使用空载体作为对照组（安慰剂），其中3项研究同时使用两种对照组。4项研究将无额外处理作为对照组，

表37-1 至少持续6个月的随机临床试验，评估局部使用的抗菌药物的作用:下列描述为牙周炎的特征（类型、范围和严重程度）、分布、数量和评估牙/位点的范围

研究	疾病范围	类型	严重程度	评估范围（FM/PM）
Agan等 (2006)	NR	侵袭性/慢性	NR	PM-2个位点
Ahamed等 (2013)	NR	慢性（成年人）	NR	PM-5个位点
Aimetti等 (2004)	NR	复发性（难治性）	NR	PM-2颗牙
Akncbay等 (2007)	NR	慢性（成年人）	Sev	FM-PD 5～7 & BoP
Azmak等 (2002)	NR	慢性（成年人）	Mod-sev	PM-1个位点
Bogren等 (2008)	NR	复发性（难治性）	Mod-sev	FM-PD＞4
Buduneli等 (2001)	NR	慢性（成年人）	NR	PM-2～3个位点
Carvalho等 (2007)	NR	慢性（成年人）	Mild-mod	PM-1个位点
Cortelli等 (2006)	NR	慢性（成年人）	Sev	PM-2个位点
D'Aiuto等 (2006)	广泛型	NR	Sev	FM
Dannewitz等 (2009)	NR	复发性（难治性）	Mod-sev	PM-所有的根分叉病变
Eickholz等 (2002), Ratka-Krüger等 (2005)	NR	未治疗/复发性	Mod-sev	PM-1个位点
Flemmig等 (1996)	NR	复发性（难治性）	NR	PM-1颗牙
Friesen等 (2002)	NR	牙周炎	NR	PM-1颗牙
Gonçalves等 (2004) Colombo等 (2003) Rodrigues等 (2004)	NR	慢性（成年人）	NR	FM/PM-4个位点
Gonzales等 (2011)	NR	慢性（成年人）	NR	PM-12颗牙
Goodson等 (2012) Socransky等 (2013)	NR	NR	NR	FM
Goodson等 (1985a)	NR	NR	NR	FM
Griffiths等 (2000)	NR	慢性（成年人）	NR	FM-PD＞4
Grisi等 (2002)	NR	慢性（成年人）	NR	PM-2～3个位点
Heasman等 (2001)	NR	复发性（难治性）	Mod-sev	FM-PD＞4 & BoP
Henderson等 (2002)	NR	慢性（成年人）	Mod-sev	PM-1个位点
Jeffcoat等 (1998) Jeffcoat等 (2000)	NR	慢性（成年人）	Mild-mod	PM-1颗牙
Jones等 (1994)	NR	慢性（成年人）& 存在P.g，P.i.，A.a	Mod-sev	FM-PD＞4
Kasaj等 (2007)	NR	慢性（成年人）	NR	PM-2个位点
Killeen等 (2016)	NR	复发性（难治性）	Mod-sev	PM-1个位点
Kinane和Radvar (1999)	NR	复发性（难治性）	NR	PM-1个位点
Lauenstein等 (2013)	NR	慢性（成年人）	NR	PM-4个位点
Leiknes等 (2007)	NR	NR	NR	PM-1个位点
Lie等 (1998)	NR	慢性（成年人）	Mod-sev	PM-1个位点
Matesanz等 (2013)	广泛型	复发性（难治性）	NR	PM-4～10个位点
Mizrak等 (2006)	NR	牙周炎	NR	PM-1个位点
Newman等 (1994) Wilson等 (1997)	NR	复发性（难治性）	NR	PM-1颗牙
Palmer等 (1998) Palmer等 (1999)	NR	NR	NR	FM-PD＞4
Paolantonio等 (2008b)	NR	NR	Mod-sev	PM-1个位点
Paolantonio等 (2008a)	NR	牙周炎	Mod-sev	PM-1个位点
Paolantonio等 (2009)	NR	牙周炎	Mod-sev	PM-1个位点
Romano等 (2005)	NR	NR	NR	PM-2个位点
Sakellari等 (2010)	广泛型	慢性（成年人）	NR	FM*
Soeroso等 (2017)	局限型	慢性（成年人）	NR	FM
Stelzel和Florès-de-Jacoby (2000)	NR	慢性（成年人）	NR	FM-PD＞4
Tabenski等 (2017)	广泛型	慢性（成年人）	Mod-sev	PM-4颗牙
Timmerman等 (1996)	NR	慢性（成年人）	Mod-sev	FM/PM-4～10个位点

（续表）

研究	疾病范围	类型	严重程度	评估范围（FM/PM）
Tomasi等 (2008) Tomasi和Wennstrom (2011)	NR	慢性（成年人）	Mod-sev	FM/PM-所有的根分叉病变
Tonetti等 (2012)	NR	NR	Mod-sev	FM-PD＞3
Tonetti等 (1998)	NR	复发性（难治性）	NR	PM-1个根分叉病变
Van Dyke等 (2002)	NR	牙周炎	Mod-sev	PM-2颗牙
Williams等 (2001)	NR	慢性（成年人）	Mod-sev	FM-PD＞4
Wong等 (1998) Wong等 (1999)	局限型	复发性（难治性）	NR	PM-1～2个位点
Zingale等 (2012)	NR	NR	Mod-sev	PM-1个位点

A.a.：伴放线聚集杆菌（*A. Actinomycetemcomitans*）；BoP，探诊出血；FM，全口（full-mouth，所有位点，特定标准）；Mod，中度的；NR，无报道；PD，探测深度；P.g.，牙龈卟啉单胞菌（*P. gingivalis*）；P.i.，中间普雷沃氏菌（*P. intermedia*）；PM，分口（partial-mouth，选定位点）；Sev，严重的或进展的

*全口评估，只有4个选定的部位应用了局部抗菌药物

而一项研究使用了两个单独的SRP对照，一个在相邻位点，另一个在较远位点（Henderson et al. 2002）。

测试产品/配方

使用商品化局部抗菌药物的试验组旨在评估：Actisite（n=10）、Arestin（n=8）、Atridox（n=4）、Aureomycin（n=1）、Chlosite（n=2），（n=1）与Periocline（n=2）（相同配方，不同品牌名称），Elyzol（n=7），Ligosan（n=3），PerioChip（n=11）、Periofilm（n=1）；在未上市的产品中，有壳聚糖（n=1）、甲硝唑壳聚糖（n=1）、米诺环素粉（n=1）、四环素条（仅使用一种）或多种（n=1）。本文使用品牌名称以避免混淆，有关成分的信息如表37-2所示。

不同产品和不同方案的研究中，使用产品的数量是不同的，在34个研究组中，只使用一种产品是最常见的；在10个研究组中使用了两种产品，超过两种产品则有5个研究组。在6个研究组中，进行第一次使用后，第二次（3项研究）或第三次（3项研究）使用由第一次使用的效果或牙周袋存在的情况决定。当使用产品多于一种时，研究方案是高度变化的。在某些情况下（16项研究组），局部应用抗菌药物3～13天后使用氰基丙烯酸酯或牙周敷料；在12个研究组中记录了抗菌药物或敷料的脱落情况。

局部抗菌药物的总体疗效

综合所有试验组的Meta分析显示，与对照组相比，在6～9个月的研究中，PPD减少和临床附着水平（clinical attachment level, CAL）增加具有统计学意义，加权平均差异（weighted mean difference, WMD）分别为0.365mm和0.263mm。此外，在药物不良反应上，试验组和对照组之间没有差异，仅观察到轻微或无药物不良反应。然而，在大多数分析中都观察到显著的异质性。这些结果与之前提到的系统评价中报道的结果相似（Bonito et al. 2005; Hanes & Purvis 2003; Matesanz-Pérez et al. 2013; Smiley et al. 2015），额外减少的PPD的范围为0.3～0.6mm。总的来说，系统评价结果表明，相较于单独机械治疗或使用安慰剂，局部使用抗菌药物辅助SRP可以有效改善临床结果。

需要强调的是，在异质性分析中，研究设计方面可能会对结果产生重大影响。在Herrera等的系统评价中（2020），通过Meta回归，确定了以下因素：研究设计类型（与平行研究相比，分口研究的更具优势）和评估类型（与全口评估相比，分口评估的更具优势）是有统计学意义的影响因素；接受治疗的患者（与未接受治疗的患者相比）倾向于获得更多的PPD减少，而与只接受SRP的对照组相比，使用安慰剂的研究获益更少。

表37-2 测试产品的品牌名称和产品说明（按字母顺序），以及2019年在欧洲及其他市场是否可获得的相关信息

描述名称	商品名	厂家	成分	可获得的国家*
Actisite	Actisite	ALZA Corporation, Palo Alto, CA, USA	500μg/cm的盐酸四环素负载于直径0.5cm的醋酸乙烯共聚物纤维中（23cm，12.7mg的四环素）	暂无
Arestin	Arestin	OraPharma, Warminster, PA, USA	含有1mg米诺环素微球的聚酯纤维（乙交酯复合DL-丙交酯）	以色列、波兰、英国、美国
Atridox	Atridox	Block Drug, Jersey City, NJ, USA; Atrix Laboratories Inc., Fort Collins, CO, USA	含有8.8%～10%盐酸多西环素的生物可降解液体聚合物凝胶	加拿大、英国、美国
Aureomycin	Aureomycin	Lederle, UK	3%四环素软膏	不可专门用于牙科
Chlosite	Chlosite	Ghimas, Casalecchio di Reno, Bologna, Italy	由0.5%二葡萄酸氯己定和1.0%二盐酸氯己定组成，采用以黄原胶为基础的注射器凝胶系统	奥地利、格鲁吉亚、德国、以色列、意大利、荷兰、波兰、俄罗斯、西班牙
Dentomycin	Dentomycin	Atrix Laboratories, Germany	2%盐酸米诺环素二水合物	波兰、英国
	Periocline	Sunstar, Osaka, Japan	含有0.5g 2%盐酸米诺环的微球凝胶	法国、爱尔兰
Elyzol	Elyzol	Dumex, Copenhagen, Denmark	40%苯甲酸甲硝唑，相当于25%甲硝唑混合于单油酸甘油酯和麻油中	意大利、英国
Ligosan	Ligosan, Adjusan	Kulzer (Germany)	含有15%盐酸多西环素的聚乙二醇/乙二醇共聚物凝胶	奥地利、德国、匈牙利、意大利、波兰、西班牙(Ligosan)、荷兰(Adjusan)
Minocycline powder	暂无	暂无	1mg盐酸米诺环素微球负载于生物可降解聚合物［聚（乙交酯复合DL-丙交酯）］	无商品化
PerioChip	PerioChip	Dexcel Pharma, Israel	含有2.5mg葡萄糖酸氯己定的生物可吸收的水解明胶片	奥地利、德国、希腊、爱尔兰、以色列、意大利、荷兰、波兰、新加坡、瑞士、乌克兰、英国、美国
Periofilm	Periofilm, Gelcide	MedTechDental, Switzerland	粉末（哌拉西林钠100mg、他唑巴坦钠12.5mg）加液体（氨基-烷基-甲基丙烯酸酯共聚物、甲基丙烯酸铵共聚物、95%乙醇、纯净水）的混合物	克罗地亚、法国、意大利、立陶宛、波兰、瑞士
Tetracy-cline strip	暂无	ALZA Corporation, Palo Alto, CA, USA	盐酸四环素负载在乙烯醋酸乙烯共聚合物带（厚0.65mm、宽1mm、长5cm，四环素13.5mg）	无商品化

*来自22个欧洲国家（奥地利、*阿塞拜疆*、*比利时*、克罗地亚、*丹麦*、*芬兰*、德国、立陶宛、匈牙利、爱尔兰、以色列、意大利、荷兰、波兰、*葡萄牙*、*塞尔维亚*、*斯洛文尼亚*、西班牙、瑞士、*土耳其*、乌克兰、英国）和一些制造商。2019年，在上一句中用斜体显示的国家，没有一种产品可以买到

局部应用特定抗菌药物的疗效（按字母顺序）

Actisite（ALZA Corporation, Palo Alto, CA, USA）。四环素被负载于不可吸收的塑料共聚物和其他载体中并进行了临床测试。最为广泛测试的四环素释放系统是Actisite牙周纤维。这款目前无法获得的产品是由一种生物惰性、不可吸收的塑料共聚物（乙烯和醋酸乙烯）组成的线状物，其中含有25%的四环素盐酸粉末。将纤维置入牙周袋中，用一层薄的氰基丙烯酸酯胶粘剂固定，并留置7～12天（Goodson et al. 1983, 1991b）。四环素的持续输送使局部活性药物浓度超过1000mg/L。在系统评价（Herrera et

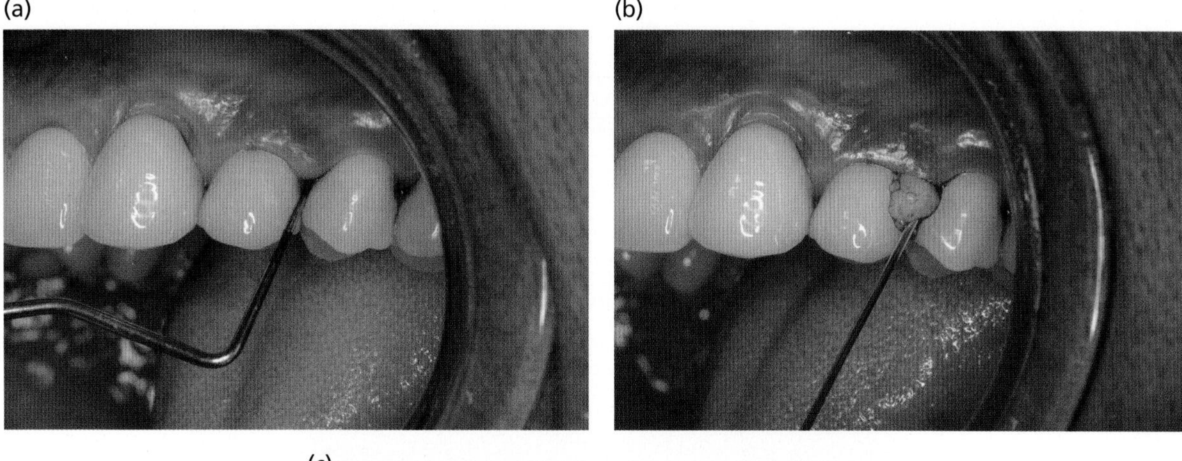

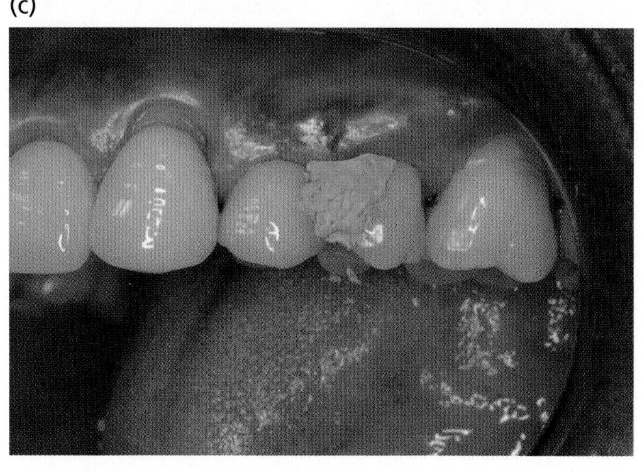

图37-2　含有氯己定的黄原胶基可注射凝胶系统中的辅助应用，（a）25近中颊部的深牙周袋。（b）使用注射器注入凝胶。（c）放置牙周敷料保护治疗部位。（来源：Paula Matesanz医生）

al. 2020）中，有7项使用Actisite的研究（255例对照和257名试验患者）被纳入初步分析（6～9个月后PPD的变化），显示有统计学意义的获益增加（WMD为0.729mm）［95%置信区间（CI）0.696；0.761，$P<0.001$］，无异质性。

Arestin（OraPharma, Warminster, PA, USA）。它是含有1mg米诺环素微球的聚酯纤维（乙交酯复合DL-丙交酯）［poly（glycolide-co-DL-lactide）］。在参考系统评价（Herrera et al. 2020）中，6项研究（共564名试验患者和567例对照）被纳入初步分析（6～9个月后PPD的变化），发现获益增加（WMD为0.279mm）（95% CI 0.203；0.356，$P<0.001$），无异质性。

Atridox（(Block Drug, Jersey City, NJ, USA; Atrix Laboratories Inc., Fort Collins, CO, USA）。它将8.8%～10%盐酸多西环素置于生物可降解的液体聚合物凝胶中，采用双联混合注射系统：其中一个注射器包含药物载体，即溶解在N-甲基-2-吡咯烷酮中的生物可降解的流动聚酯纤维（DL-乳酸）；另一个注射器为羟基脱氧土霉素粉末。在参考系统评价（Herrera et al. 2020）中，两项研究（共19名试验患者和19例对照）被纳入初步分析（6～9个月后PPD的变化），显示统计学上显著的获益增加（WMD为0.800mm）（95% CI 0.084；1.516，P=0.026），无异质性。

Chlosite（Ghimas, Casalecchio di Reno, Bologna, Italy）。负载的药物由0.5%二葡萄酸氯己定和1.0%二盐酸氯己定组成，采用以黄原胶为基础的注射型凝胶系统负载。在参考系统评价（Herrera et al. 2020）中，两项研究（共108名试验患者和109例对照）被纳入初步分析（6～9个月后PPD变化），没有显示统计学上显著的获益增加（WMD为0.486mm）（95% CI 0.238；1.211，P=0.188），异质性显著（P=0.002）（图

(a)

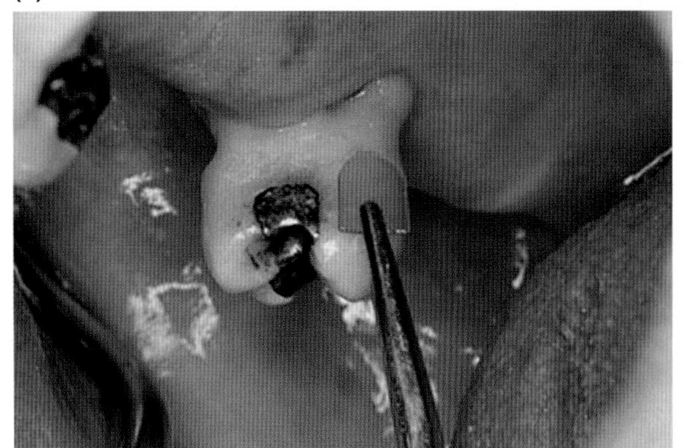

(b)

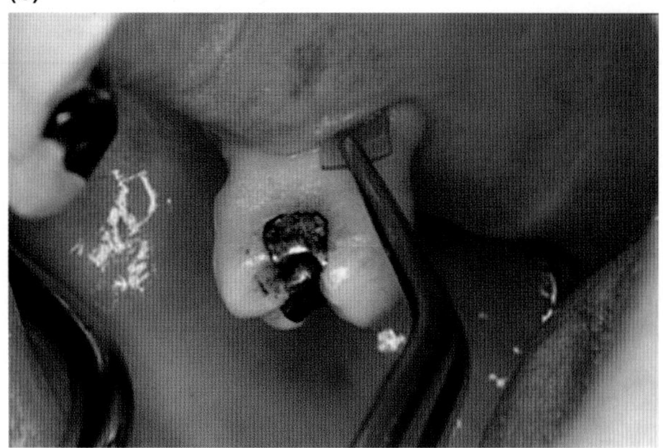

图37-3 （a）氯己定片。（b）将氯己定片插入有根分叉病变的上磨牙的残留牙周袋内侧。

37-2）。

Dentomycin（Dentomycin, Cyanamid, LederleDivision, Wayne, NJ, USA; Dentomycin, Atrix Laboratories, Germany; Periocline, Sunstar, Osaka, Japan）。它是负载于5g微球凝胶的2%盐酸米诺环素二水合物。在参考系统评价（Herrera et al. 2020）中，有两项研究（共41名试验患者和65例对照）被纳入初步分析（6～9个月后PPD的变化），没有显示统计学上显著的获益增加（WMD为0.377mm）（95% CI -0.036；0.790，P=0.073），无异质性。

Elyzol（Dumex, Copenhagen, Denmark）。其负载的药物为40%甲硝唑苯甲酸盐，总体相当于含有25%甲硝唑的甘油单油酸酯和芝麻油的混合物。经测试，甲硝唑可由固体型载体搭载：透析管、丙烯酸条和聚羟基丁酸条等；而应用最广泛载体为Elyzol牙科凝胶，其可通过注射器被置入牙周袋，且黏度在注射后增加。在参考系统评价（Herrera et al. 2020）中，5项研究（共135名试验患者和136例对照）被纳入初步分析（6～9个月后PPD的变化），没有显著的获益增加（WMD为0.140mm）（95% CI -0.041；0.322，P=0.130），无异质性。

Ligosan（也称Adjusan, Germany, Kulzer）。它是一种含有15%羟基西环素的聚乙二醇/乙二醇共聚物凝胶。在参考系统评价（Herrera et al. 2020）中，3项研究（共232例试验患者和236例对照）被纳入初步分析（6～9个月后PPD的变化），显示有统计学意义的获益增加（WMD为0.525mm）（95% CI 0.283；0.767，P < 0.001），无异质性。

PerioChip（Israel, Dexcel Pharma）。它是含有2.5mg葡萄糖酸氯己定的生物可吸收的水解明胶片。在参考系统评价（Herrera et al. 2020）中，9项研究（共719名试验患者和718例对照组）被纳入初步分析（6～9个月后PPD的变化），显示有统计学意义的获益增加（WMD为0.230mm）（95% CI 0.120；0.341，P < 0.001），异质性显著（P < 0.001）（图37-3）。

Periofilm（也称Gelcide, MedTechDental, Switzerland）。它是一种粉末（哌拉西林钠100mg和他唑巴坦钠12.5mg）和液体（氨基-烷基-甲基丙烯酸酯共聚物、甲基丙烯酸铵共聚物、95%乙醇和纯净水）的混合物。在参考系统评价（Herrera et al. 2020）中，只有一项研究（18名试验患者和14例对照）被纳入初步分析（6～9个月后PPD的变化），没有获益增加（WMD为-0.100mm）（95% CI -1.053；0.853，P=0.837）。

其他局部应用的抗菌药物疗效

Aureomycin（UK, Lederle）。它是一种非牙科专用的3%四环素软膏。在参考系统评价（Herrera et al. 2020）中，只有一项研究（18名试验患者和18例对照）被纳入主要分析（6～9个月后PPD变化），统计学上没有显著的获益增加（WMD为0.6mm）（95% CI-0.339；1.539，

P=0.219）。将该产品列入局部缓释抗菌药物类别仍需商榷。

Tetracycline strip（ALZA Corporation, Palo Alto, CA, USA）。它是一种负载盐酸四环素的乙烯醋酸乙烯共聚物条（尺寸为1mm × 50mm，厚度为0.65mm，每条含有13.5mg四环素），但目前为止并未上市。在本书参考的系统评价（Herrera et al. 2020）中，1项研究（共24名试验患者和24例对照组）被纳入初步分析（6～9个月后PPD的变化），表明只使用1条的额外获益（WMD）为0.44mm（95% CI 0.025；0.905，P=0.064），应用多个条带则为0.48mm（95% CI 0.087；0.873，P=0.017）。

Azithromycin gel。在至少两项来源于同一小组的研究中，其使用浓度为0.5%（Pradeep et al. 2008, 2013）。但由于随访工作的局限性（Pradeep et al. 2008），或因为研究对象的纳入标准被限制为吸烟者（Pradeep et al. 2013），所以这些研究没有被选入参考系统评价。将该产品列入局部缓释抗菌药物类别仍需商榷。

Chlorhexidine varnish。它已被一个研究小组在不同的研究中进行测试（Cosyn et al. 2006, 2007）。将该产品及测试方案是否可被纳入局部缓释抗菌药物类别仍需商榷。

选择最有效的局部应用抗菌药物

每种局部缓释抗菌药物都具有其特性，因此很难基于每一产品的个别分析结果对产品的使用情况进行全面评估。此外，这些产品在不同国家的可获得性不同，这使提供一致性的建议更加困难。此外，还应该考虑产品的使用体验，有些产品使用方法简单，而另一些则对操作者不那么友好。有些产品需要重复应用，而其他必须在7～10天后去除和/或在处理区域使用敷料或氰基丙烯酸酯进行保护。使用如氯己定等风险更小的抗菌药物，而非抗生素，也是值得考虑的。然而，与以多西环素、米诺环素或四环素为基础的产品相比，它们没有那么有效。除此之外，还应考虑这些技术的成本-效益比。Henke等（2001）提出，基础治疗费用的增加可以相应减少手术干预；然而，仍需要更多的一致性分析，就像那些已经用于种植体周病的一样（Listl et al. 2015）。一项成本-效益分析得出结论，全身抗菌治疗比局部使用抗菌药物治疗更具成本-效益比（Heasman et al. 2011）。

理想情况下，要了解哪些产品是最有效的，直接比较最有说服力。然而，在本书参考的系统评价（Herrera et al. 2020）中，只有两项研究纳入了1个以上的局部抗菌试验组，比较了Actisite、Dentomycin和Elyzol牙科凝胶（结果显示Actisite疗效更好）（Kinane & Radvar 1999）或Elyzol和Aureomycin（报道结果相当）（Lie et al. 1998）。其他的直接比较研究则很少。Salvi等（2002）评估了Atridox、Elyzol牙科凝胶和PerioChip的作用，结论表明Atridox效果最好。

局部缓释抗菌药物的适应证

评估局部给药系统辅助机械清创所取得的疗效的研究已经证明了在一系列临床条件下，辅助运用这类系统能提高疗效（Tonetti et al. 1994; Tonetti 1998; Greenstein & Tonetti 2000），包括特殊的局部环境和特殊的患者群体。

临床适应证：深的、局部的牙周袋

由于大部分未治疗的浅牙周袋（4～5mm）有望仅通过机械清创即可治愈，局部抗菌治疗对更深的牙周袋（6～8mm）有着潜在的益处。此外，将局部给药系统并入治疗手段需将治疗目标的局部环境（牙周袋）和临床结果的生态学决定因素纳入考虑范围，为可用的治疗方案提供参考。一般来说，当残留牙周袋相对较少且不需要全身注射抗菌药物时，应首选使用局部抗菌药物进行辅助治疗。

临床适应证：局部的残余牙周袋

牙周治疗后仍可存在局限深袋，这种情况可见于对治疗无反应的位点，也可见于SPC期间疾病复发的位点。在本书参考的系统评价（Herrera et al. 2020）中，11项研究都将残余牙周袋定义为：牙周治疗后或SPC期间出现的“复发性”或“难治性”牙周袋。对于同一产品（Chlosite）的评估，一些研究选择了无反应或难治部位（Matesanz et al. 2013），而另一些研究则招募了未治疗的患者（Paolantonio et al. 2009）；同一产品则在无反应/难治性病例中反应较差，这可以解释为未经治疗的部位有更大的愈合潜力（Harrel & Nunn 2001），或者在无反应/难治性病例中有特定的微生物群或免疫环境（Haffajee et al. 2004）。然而，在整体评估中，针对接受治疗患者的研究结果倾向于更多的PPD降低（与未治疗患者的研究相比）。尽管治疗后无反应位点或SPC期间疾病复发可能是局部抗菌治疗的合理指征（因为只有局部位点/牙齿可能受到影响），但与未经治疗的患者的结果相比，这些不相同的结果受到的关注有限，即使这两类患者都被包括在同一研究中（Eickholz et al. 2002）。

临床适应证：根分叉病变位点的残留牙周袋

很少有研究涉及使用局部抗菌治疗根分叉病变。据报道，这可能在控制牙龈炎症、改善探诊深度和CAL方面有短期的辅助作用（Tonetti et al. 1998; Tomasi et al. 2008; Dannewitz et al. 2009; Tomasi & Wennstrom 2011）。但是，药物带来的以上临床效果并不能在这些复杂的解剖区域中长期维持。

临床适应证：美学区的残留牙周袋

当所谓的美学区存在残留牙周袋时，手术治疗可能会影响美学和/或发音，这是药物辅助治疗的另一个潜在的重要应用。对于那些完成对因治疗后仍存在深牙周袋和探诊持续出血并伴骨内缺损的病例，局部给药似乎是合理的选择。由于这些部位可能进行牙周再生治疗，而牙周再生的效果受细菌污染程度和病变区持续存在的致病菌影响（Heitz-Mayfield et al. 2006），因此在牙周再生术前局部用药可能是一种重要的清除牙周袋感染的手段。

患者适应证：特殊患者群体

从临床角度来看，高危人群的非手术和手术治疗的临床疗效明显低于预期。这包括吸烟患者、糖尿病患者、重度精神障碍患者、口腔卫生依从性差和/或难以长期坚持必要的牙周维护计划患者。以往研究对这些受试者进行了辅助局部用药的效果评估，尽管只有非常有限的初步证据，但它可能为局部抗菌治疗开拓新的适应证：

- 有研究报道，局部用药的辅助效果也许并不受吸烟的负面影响（Ryder et al. 1999）。在一个已完成的多中心二期试验中，评估了米诺四环素微球的辅助疗效，发现吸烟者对局部应用用药系统的强化反应最高（Paquette et al. 2003, 2004）。
- 据报道，老年患者和自述伴心血管系统疾病的患者对辅助局部用药的反应优于单纯机械清创（Lessem & Hanlon 2004）。对有相对或绝对手术禁忌证的牙周炎患者而言，局部用药或许更有助于疾病控制。
- 最后，对于伴糖尿病的牙周炎的患者，新近的临床随机对照试验显示，在控制牙龈炎症和获得更好的临床疗效方面，辅助局部用药比单纯龈下清创更有效（Agarwal et al. 2017）。

局部或全身应用抗菌药物

直接比较局部或全身抗菌药物治疗的研究非常有限。一项研究报告表明，对于慢性牙周炎患者，SRP辅以Elyzol比全身性辅助使用甲硝唑的效果更好（Noyan et al. 1997）。对于侵袭性牙周炎患者而言，SRP辅助阿莫西林、甲硝唑治疗6个月后的临床效果优于单纯袋内缓释药物治疗（Kaner et al. 2007）。

结论

牙周袋内局部用药是一种有效的辅助机械清创的治疗方法。临床应用需要有精心设计的系统来抵消GCF对局部使用的抗菌药物的清除，并且维持足够长的药物浓度时间来得到预期的药理学效果。清除牙周袋感染是可行的，但是需要应用特定的临床方法来阻止细菌再定植：良好的口腔卫生、全口治疗和/或使用抗菌口腔含漱剂。临床应用多见于健康人群的少量残余牙周袋，也适用于老龄、吸烟、体弱或重度精神障碍的高危人群。

这些建议的主要局限性是现有随机对照试验的质量有限。尽管在大多数情况下，盲法和随机化等方法学方面的一些方法是可以接受的，但在纳入的大多数参考系统评价中，总体偏倚风险被认为很高（Herrera et al. 2020），只有3篇文章被归类为中等偏倚风险（Eickholz et al. 2002; Killeen et al. 2016; Tabensk et al. 2017）。当合并数据（Meta分析）时，大多数分析在统计上存在显著异质性，影响了系统评价的结果。此外，药品生产公司通过赞助或将其人员纳入研究团队参与大多数研究，可能增加了选定研究的偏倚风险。

欧洲牙周病学会Ⅰ期～Ⅲ期牙周炎治疗S3级临床指南（Sanz et al. 2020）评估了局部应用抗菌药物（氯己定）和抗生素的作用。经过适当的考虑后，达成了以下临床共识：可考虑在Ⅰ期～Ⅲ期牙周炎患者中，局部使用特异性缓释氯己定和抗生素，作为龈下器械治疗的辅助（Sanz et al. 2020）。

种植体周病的局部抗菌药物

临床原理

由于专业机械菌斑清除种植体周黏膜炎（Schwarz et al. 2015a）和种植体周炎（Schwarz et al. 2015b）的有效性常受到限制，预防和控制种植体穿黏膜部分的生物膜引起的炎症尤其具有挑战性。长期以来，人们一直认为局部辅助应用抗菌药物是克服某些限制的一种潜在方法。局部用药系统的应用已经在早期的原理证明研究中进行了测试，并取得了一些成功。局部应用抗菌药物的潜在用途还包括种植体周感染（Mombelli et al. 2001; Renvert et al. 2006）的治疗。种植体周龈沟具有一些牙周袋的药代动力学特征：种植体周龈沟液的流速高，静息体积相对较小，漱口水和牙膏难以进入生物膜积聚的黏膜下环境。

种植体周病治疗中局部用药的有效性

关于局部使用的抗菌药物（四环素纤维）在种植体周黏膜炎中的应用，现有的研究非常有限（Schenk et al. 1997），其相关性被认为很小（Schwarz et al. 2015 a, b）。

在种植体周炎的非手术治疗中，早期研究证据表明局部辅助应用抗菌药物有一定的疗效（Mombelli et al. 2001; Salvi et al. 2007）。最近，对米诺环素微球（Renvert et al. 2006, 2008）、氯己定片（Machtei et al. 2012）或多西环素凝胶（Buchter et al. 2004）进行了不同的研究，并对报道有效干预种植体周炎的研究进行了全球范围内的系统评价（Esposito et al. 2012; Muthukuru et al. 2012; Schwarz et al. 2015b; de Almeida et al. 2017），一些初步证据表明局部用药联合龈下刮治可能比单独龈下刮治更有益。然而，这些研究未能明确辅助应用局部给药系统对于控制种植体周生态失调的决定性临床优势，因此需要在这一领域进行进一步的研究。网络Meta分析也探索了各种辅助药物单独用于种植体周清创/去除生物膜的相对潜力，同样也未能提出更好控制种植体周炎的策略（Faggion et al. 2014）。

种植体周炎局部应用缓释抗菌药物的适应证

鉴于疗效证据有限，局部应用抗菌药物的辅助治疗最好限于特定的病例，并在手术（切除或再生）治疗准备阶段使用，以更好地控制种植体周黏膜组织的炎症。在某些特定的病例中，局部辅助抗菌作用可能提供显著的短期抗炎效果（图37-4）。

结论

局部用药作为机械清创术的辅助手段，用于种植体周病的治疗，特别是种植体周炎的治疗，

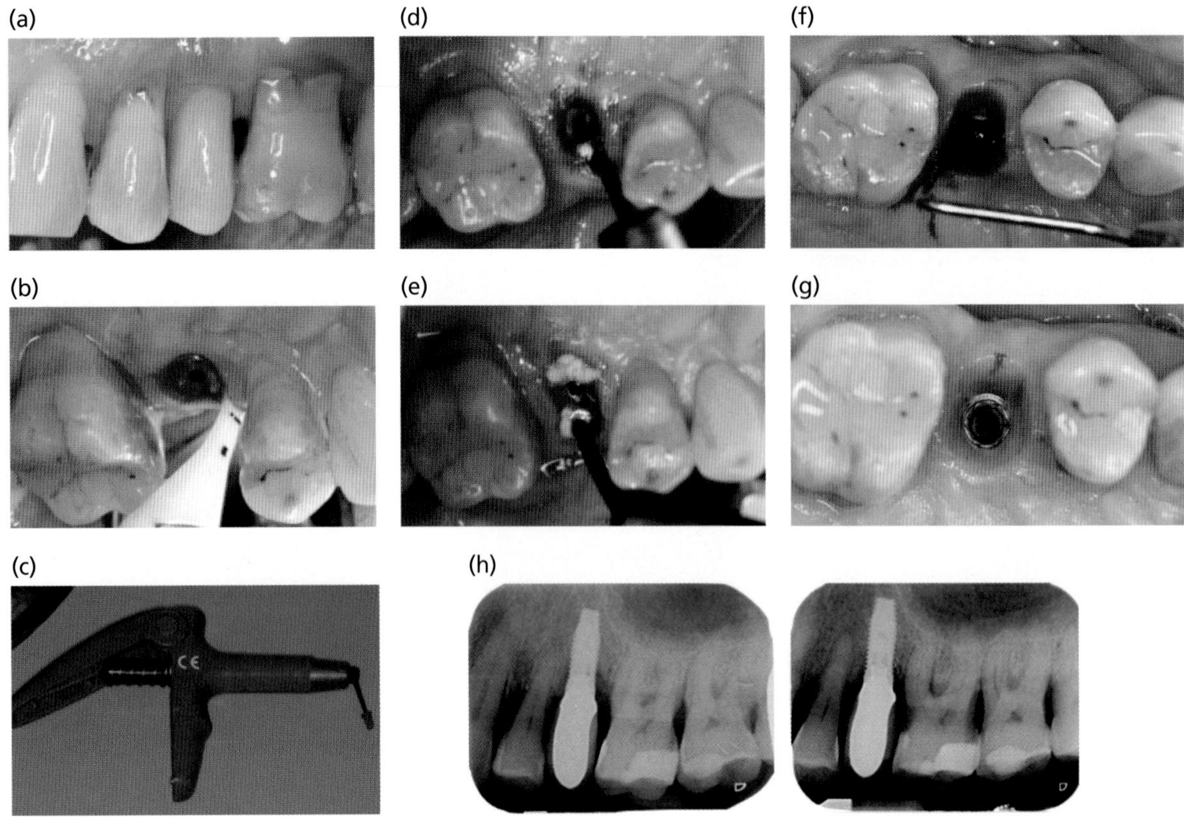

图37-4　使用盐酸多西环素辅助治疗种植体周炎。（a）25种植体的临床基线情况。（b）种植体表面去污。（c）注射器。（d）首次应用抗菌药物。（e）末次应用抗菌药物。（f）基线的殆面观。（g）治疗1个月后的殆面观。（h）基线（左图）和治疗1年后的X线片（右图）。（来源：Juan Bollain医生）

具有潜在的价值。对于特定的情况，机械清创本身相对较低的内在疗效可能使局部用药这种治疗方式成为重要的辅助手段。未来需要更多的研究来充分发掘其优势和适应证。

临床牙周病学和口腔种植学

Lindhe's Clinical Periodontology and Implant Dentistry

第7版

临床牙周病学和口腔种植学

Lindhe's Clinical Periodontology and Implant Dentistry

第7版

下卷

主编　（瑞典）托德·伯格伦德（Tord Berglundh）

（美）威廉·詹诺比尔（William V. Giannobile）

（瑞士）尼克劳斯·朗（Niklaus P. Lang）

（西班牙）马里亚诺·桑兹（Mariano Sanz）

主译　闫福华　葛少华　陈　斌　李艳芬

邱　宇　张杨珩　于　洋

北方联合出版传媒（集团）股份有限公司

辽宁科学技术出版社

沈　阳

译者名单

Translators

下卷主译

闫福华　南京大学医学院附属口腔医院（南京市口腔医院）

葛少华　山东大学口腔医院（山东省口腔医院）

于　洋　山东大学口腔医院（山东省口腔医院）

译者（按姓名首字笔画为序）

于　洋　山东大学口腔医院（山东省口腔医院）

万　鹏　华景齿科

王　兵　山东大学口腔医院（山东省口腔医院）

王　敏　南京大学医学院附属口腔医院（南京市口腔医院）

王南南　南京大学医学院附属口腔医院（南京市口腔医院）

卞添颖　复旦大学附属口腔医院

吕晶露　南京大学医学院附属口腔医院（南京市口腔医院）

乔　丹　青海大学附属医院

刘　娟　南京大学医学院附属口腔医院（南京市口腔医院）

刘佳盈　南京大学医学院附属口腔医院（南京市口腔医院）

闫福华　南京大学医学院附属口腔医院（南京市口腔医院）

杜　密　山东大学口腔医院（山东省口腔医院）

李　月　南京大学医学院附属口腔医院（南京市口腔医院）

李丽丽　南京大学医学院附属口腔医院（南京市口腔医院）

李艳芬　南京大学医学院附属口腔医院（南京市口腔医院）

李凌俊　南京大学医学院附属口腔医院（南京市口腔医院）

邱　宇　福建医科大学附属第一医院

何莎莎　南京大学医学院附属口腔医院（南京市口腔医院）

宋诗源　南京大学医学院附属口腔医院（南京市口腔医院）

张　爽　南京大学医学院附属口腔医院（南京市口腔医院）

张　婷　南京大学医学院附属口腔医院（南京市口腔医院）

张杨珩　南京大学医学院附属口腔医院（南京市口腔医院）

张　倩　南京大学医学院附属口腔医院（南京市口腔医院）

陈日新　南京大学医学院附属口腔医院（南京市口腔医院）

陈畅行 南京大学医学院附属口腔医院（南京市口腔医院）
陈金东 南京大学医学院附属口腔医院（南京市口腔医院）
陈 斌 南京大学医学院附属口腔医院（南京市口腔医院）
邵金龙 山东大学口腔医院（山东省口腔医院）
罗 宁 南京大学医学院附属口腔医院（南京市口腔医院）
罗彬艳 南京大学医学院附属口腔医院（南京市口腔医院）
周 昉 南京大学医学院附属口腔医院（南京市口腔医院）
周 倩 南京大学医学院附属口腔医院（南京市口腔医院）
周 靓 浙江大学医学院附属口腔医院
周祉延 山东大学口腔医院（山东省口腔医院）
赵泉泉 南京大学医学院附属口腔医院（南京市口腔医院）
柯晓菁 南京大学医学院附属口腔医院（南京市口腔医院）
柳 庆 南京大学医学院附属口腔医院（南京市口腔医院）
柳慧芬 南京大学医学院附属口腔医院（南京市口腔医院）
保 珺 南京大学医学院附属口腔医院（南京市口腔医院）
聂 华 南京大学医学院附属口腔医院（南京市口腔医院）
钱 俊 南京大学医学院附属口腔医院（南京市口腔医院）
倪 璨 南京大学医学院附属口腔医院（南京市口腔医院）
黄悦臻 同济大学附属口腔医院
崔 迪 南京大学医学院附属口腔医院（南京市口腔医院）
康文燕 山东大学口腔医院（山东省口腔医院）
商玲玲 山东大学口腔医院（山东省口腔医院）
葛少华 山东大学口腔医院（山东省口腔医院）
葛叡扬 遵义医科大学附属口腔医院
董潇潇 北京和睦家康复医院
程书瑜 南京大学医学院附属口腔医院（南京市口腔医院）
鲍东昱 南京大学医学院附属鼓楼医院
廖文正 南京大学医学院附属口腔医院（南京市口腔医院）
魏挺力 南京大学医学院附属口腔医院（南京市口腔医院）

编者名单

Contributors

Maurício Araújo
Department of Dentistry
State University of Maringá
Maringá
Paraná
Brazil

Gustavo Avila-Ortiz
Department of Periodontics
College of Dentistry
University of Iowa
Iowa City
IA
USA

Hans-Rudolf Baur
Department of Cardiology
Medical School
University of Bern
Bern
Switzerland

James Beck
Division of Comprehensive Oral Health/Periodontology
Adams School of Dentistry
University of North Carolina
Chapel Hill
NC
USA

Tord Berglundh
Department of Periodontology
Institute of Odontology
The Sahlgrenska Academy at University of Gothenburg
Gothenburg
Sweden

Michael M. Bornstein
Oral and Maxillofacial Radiology
Applied Oral Sciences & Community Dental Care
Faculty of Dentistry
The University of Hong Kong
Hong Kong SAR
China, and
Department of Oral Health & Medicine
University Center for Dental Medicine Basel UZB
University of Basel
Basel
Switzerland

Dieter D. Bosshardt
Department of Periodontology
School of Dental Medicine
University of Bern
Bern
Switzerland

Rino Burkhardt
Faculty of Dentistry
The University of Hong Kong
Hong Kong SAR
China, and
Clinic of Reconstructive Dentistry
University of Zurich
Zurich
Switzerland

Iain Chapple
Periodontal Research Group
School of Dentistry
University of Birmingham
Birmingham
UK

Lyndon F. Cooper
University of Illinois at Chicago
College of Dentistry
Chicago
IL
USA

Pierpaolo Cortellini
European Research Group on Periodontology (ERGOPerio)
Genoa
Italy
and
Private Practice
Florence
Italy

Mike Curtis
Faculty of Dentistry
Oral and Craniofacial Sciences
King's College London
London
UK

Dorothea Dagassan-Berndt
Center for Dental Imaging
University Center for Dental Medicine Basel UZB
University of Basel
Basel
Switzerland

Francesco D'Aiuto
Periodontology Unit
UCL Eastman Dental Institute
London
UK

Ryan T. Demmer
Division of Epidemiology and Community Health
School of Public Health
University of Minnesota
Minneapolis
MN
USA

Jan Derks
Department of Periodontology
Institute of Odontology
The Sahlgrenska Academy at University of Gothenburg
Gothenburg
Sweden

Massimo de Sanctis
Department of Periodontology
Università Vita e Salute San Raffaele
Milan
Italy

Peter Eickholz
Department of Periodontology
Center of Dentistry and Oral Medicine (Carolinum)
Johann Wolfgang Goethe-University Frankfurt am Main
Frankfurt am Main
Germany

Roberto Farina
Research Centre for the Study of Periodontal and
Peri-implant Diseases
University of Ferrara
Ferrara
Italy, and
Operative Unit of Dentistry
Azienda Unità Sanitaria Locale (AUSL)
Ferrara
Italy

Magda Feres
Department of Periodontology
Dental Research Division
Guarulhos University
Guarulhos
São Paulo
Brazil, and
The Forsyth Institute
Cambridge
MA
USA

William V. Giannobile
Harvard School of Dental Medicine
Boston
MA
USA

Filippo Graziani
Department of Surgical, Medical and Molecular Pathology
and Critical Care Medicine
University of Pisa
Pisa
Italy

Christoph H.F. Hämmerle
Clinic of Reconstructive Dentistry
Center of Dental Medicine
University of Zurich
Zurich
Switzerland

Hatice Hasturk
Forsyth Institute
Cambridge
MA
USA

Lisa Heitz-Mayfield
International Research Collaborative – Oral Health and
Equity
School of Anatomy, Physiology and Human Biology
The University of Western Australia
Crawley
WA
Australia

David Herrera
ETEP (Etiology and Therapy of Periodontal and
Peri-Implant Diseases) Research Group
Complutense University of Madrid
Madrid
Spain

Palle Holmstrup
Department of Periodontology
School of Dentistry
University of Copenhagen
Copenhagen
Denmark

Kuofeng Hung
Oral and Maxillofacial Radiology
Applied Oral Sciences & Community Dental Care
Faculty of Dentistry
The University of Hong Kong
Hong Kong SAR
China

Saso Ivanovski
School of Dentistry
The University of Queensland
Australia

Søren Jepsen
Department of Periodontology, Operative, and Preventive Dentistry
Center of Oral, Dental, Maxillofacial Medicine
University of Bonn
Bonn
Germany

Mats Jontell
Oral Medicine and Pathology
Institute of Odontology
The Sahlgrenska Academy at University of Gothenburg
Gothenburg
Sweden

Ronald. E. Jung
Clinic of Reconstructive Dentistry
University of Zurich
Zurich
Switzerland

Darnell Kaigler
Department of Periodontics and Oral Medicine
University of Michigan School of Dentistry
and
Department of Biomedical Engineering
College of Engineering
Ann Arbor
MI
USA

Alpdogan Kantarci
Forsyth Institute
Cambridge
MA
USA

Janet Kinney
Department of Periodontics and Oral Medicine
University of Michigan School of Dentistry
Ann Arbor
MI
USA

Kenneth Kornman
Department of Periodontics and Oral Medicine
University of Michigan School of Dentistry
Ann Arbor
MI
USA

Marja L. Laine
Department of Periodontology
Academic Center for Dentistry Amsterdam (ACTA)
University of Amsterdam and Vrije Universiteit Amsterdam
Amsterdam
The Netherlands

Evanthia Lalla
Division of Periodontics
Section of Oral, Diagnostic, and Rehabilitation Sciences
Columbia University College of Dental Medicine
New York
NY
USA

Niklaus P. Lang
Department of Periodontology
School of Dental Medicine
University of Bern
Bern
Switzerland

Jan Lindhe
Department of Periodontology
Institute of Odontology
The Sahlgrenska Academy at University of Gothenburg
Gothenburg
Sweden

Bruno G. Loos
Department of Periodontology
Academic Center for Dentistry Amsterdam (ACTA)
University of Amsterdam and Vrije Universiteit Amsterdam
Amsterdam
The Netherlands

Philip D. Marsh
Department of Oral Biology
School of Dentistry
University of Leeds
UK

Conchita Martin
Faculty of Odontology
Complutense University of Madrid
Madrid
Spain

Giedrė Matulienė
Private Practice
Zurich
Switzerland

Luigi Nibali
Department of Periodontology
Centre for Host–Microbiome Interactions
King's College London
Guy's Hospital
London
UK

Sture Nyman (deceased)
Department of Periodontology
Institute of Odontology
The Sahlgrenska Academy at University of Gothenburg
Gothenburg
Sweden

Panos N. Papapanou
Division of Periodontics
Section of Oral, Diagnostic, and Rehabilitation Sciences
Columbia University College of Dental Medicine
New York
NY
USA

Bjarni E. Pjetursson
Department of Reconstructive Dentistry
University of Iceland
Reykjavik
Iceland

Christoph A. Ramseier
Department of Periodontology
School of Dental Medicine
University of Bern
Bern
Switzerland

Giulio Rasperini
Department of Biomedical, Surgical, and Dental Sciences
Foundation IRCCS Ca' Granda Polyclinic
University of Milan
Milan
Italy

Giovanni E. Salvi
Department of Periodontology
School of Dental Medicine
University of Bern
Bern
Switzerland

Mariano Sanz
Faculty of Odontology
ETEP (Etiology and Therapy of Periodontal and Peri-Implant Diseases) Research Group
Complutense University of Madrid
Madrid
Spain, and
Department of Periodontology
Faculty of Dentistry
Institute of Clinical Dentistry
University of Oslo
Oslo
Norway

Arne S. Schaefer
Department of Periodontology, Oral Medicine and Oral Surgery
Institute for Dental and Craniofacial Sciences
Charité–Universitätsmedizin
Berlin
Germany

Frank Schwarz
Department of Oral Surgery and Implantology
Centre for Dentistry and Oral Medicine
Frankfurt
Germany

Anton Sculean
Department of Periodontology
School of Dental Medicine
University of Bern
Bern
Switzerland

Jorge Serrano
ETEP (Etiology and Therapy of Periodontal and Peri-Implant Diseases) Research Group
Complutense University of Madrid
Madrid
Spain

Gregory J. Seymour
School of Dentistry
The University of Queensland
Brisbane
Australia

Dagmar Else Slot
Department of Periodontology
Academic Centre for Dentistry Amsterdam (ACTA)
University of Amsterdam and Vrije Universiteit Amsterdam
Amsterdam
The Netherlands

Clark M. Stanford
University of Illinois at Chicago
College of Dentistry
Chicago
IL, USA

Franz J. Strauss
Clinic of Reconstructive Dentistry
University of Zurich
Zurich
Switzerland, and
Department of Conservative Dentistry
Faculty of Dentistry
University of Chile
Santiago
Chile

Jeanie E. Suvan
Unit of Periodontology
UCL Eastman Dental Institute
London
UK

Dimitris N. Tatakis
Division of Periodontology
Ohio State University
College of Dentistry
Columbus
OH
USA

Daniel S. Thoma
Clinic of Reconstructive Dentistry
University of Zurich
Zurich
Switzerland

Cristiano Tomasi
Department of Periodontology
Institute of Odontology
The Sahlgrenska Academy at University of Gothenburg
Gothenburg
Sweden

Maurizio S. Tonetti
Shanghai Jiao Tong University School of Medicine
and
Clinical Research Center of Periodontology and Oral and Maxillo-facial Implants, National Clinical Research Center of Oral Diseases and Medical Clinical Research Center
Shanghai 9th People Hospital
China, and
ERGOPerio (European Research Group on Periodontology)
Genova
Italy

Leonardo Trombelli
Research Centre for the Study of Periodontal and
Peri-implant Diseases
University of Ferrara
Ferrara
Italy, and
Operative Unit of Dentistry
Azienda Unità Sanitaria Locale (AUSL)
Ferrara
Italy

Ubele van der Velden
Department of Periodontology
Academic Center for Dentistry Amsterdam (ACTA)
University of Amsterdam and Vrije Universiteit Amsterdam
Amsterdam
The Netherlands

Fridus van der Weijden
Department of Periodontology
Academic Centre for Dentistry Amsterdam (ACTA)
University of Amsterdam and Vrije Universiteit Amsterdam
Amsterdam
The Netherlands

Fabio Vignoletti
Department of Periodontology
Faculty of Odontology
Complutense University of Madrid
Madrid
Spain

Jan L. Wennström
Department of Periodontology
Institute of Odontology
The Sahlgrenska Academy at University of Gothenburg
Gothenburg
Sweden

目录

Contents

下卷

第18部分：支持治疗

扫一扫即可浏览
参考文献

下卷

主　　编　（瑞典）托德·伯格伦德（Tord Berglundh）
（美）威廉·詹诺比尔（William V. Giannobile）
（瑞士）尼克劳斯·朗（Niklaus P. Lang）
（西班牙）马里亚诺·桑兹（Mariano Sanz）

下卷主译　闫福华　葛少华　于　洋

第13部分：重建性治疗

Reconstructive Therapy

第38章

牙周再生治疗

Regenerative Periodontal Therapy

Pierpaolo Cortellini[1,2], Maurizio S. Tonetti[2,3]

[1] Private Practice, Florence, Italy

[2] European Research Group on Periodontology (ERGOPerio), Genoa, Italy

[3] Shanghai Jiao Tong University School of Medicine and Clinical Research Center of Periodontology and Oral and Maxillo-facial Implants, National Clinical Research Center of Oral Diseases and Medical Clinical Research Center, Shanghai 9th People Hospital, China

前言

深入理解创口愈合的生物学机制和牙周再生技术，有助于提高伴牙周骨内缺损或根分叉骨缺损患牙的远期临床效果。再生治疗的目的是通过重建被破坏的附着组织，从而使牙周袋变浅并且易于维护，同时控制龈缘的进一步退缩。通常情况下，牙周再生治疗主要是为了达到以下目标：（1）增加牙周严重受累牙齿的牙周附着水平；（2）减少牙周袋的深度至易维护的范围；（3）缩小根分叉部位的垂直向和水平向的复合骨缺损。牙周再生治疗方法的选择具有技术敏感性，需要精确诊断和合理治疗策略才能获得临床成功。

牙周骨缺损的分类和诊断

位点特异性牙周破坏损伤牙齿的长期预后，通常造成三类牙周缺损分别是：骨上（或水平）缺损、骨下（或垂直）缺损及牙根间（或根分叉）缺损。

根据Goldman和Cohen（1958）分类，骨上缺

损指的是牙周袋底位于牙槽嵴冠方的骨缺损。骨上缺损不在本章的讨论范围。

骨下缺损指的是牙周袋底位于余留牙槽嵴顶根方的骨缺损。骨下缺损又分为两类：骨内缺损和凹坑状骨缺损。骨内缺损指的是主要累及一个牙齿的骨下缺损。而凹坑状骨缺损指的是缺损同时累及两颗邻牙的根面，而且累及程度相似。骨内缺损（图38-1）根据余留骨壁、缺损宽度（或X线角度）以及牙齿周围缺损延伸等形态特点进行分类。根据余留骨壁数量，骨内缺损可分为一壁、二壁以及三壁骨缺损，这也是目前最主要的分类方法。通常来说，骨内缺损的解剖形态复杂，可能缺损最根方部分为三壁缺损，而更为表浅位置的部分为二壁和/或一壁缺损。半间隔缺损指的是发生于相邻牙根的垂直缺损，其中一颗牙齿仅保留了一半的间隔，这是一类特殊的一壁缺损。一些学者也曾使用描述性方式定义特殊的骨缺损形态特征，如隧道型缺损、壕沟状缺损、深沟型缺损等。

凹坑状骨缺损是一类格外引人瞩目的特殊骨缺损形态（图38-1）。凹坑状骨缺损指的是相邻牙齿之间牙槽骨的杯状或碗状缺损，骨吸收在相邻两颗牙齿的牙根几乎相等且通常低于受累牙齿的颊、舌侧剩余牙槽骨水平，而且颊舌/腭侧的剩余骨壁高度也可能不同。此类骨缺损产生的原因，可能是牙周炎沿相邻两颗牙齿牙根之间的狭窄（近远中向）区域向根方扩散的结果。值得注意的是，上述所有定义是基于软组织翻瓣后缺损的实际形态，而非X线评估。而多种原因引起的多根牙根分叉部位的病理性骨吸收也属于牙周骨缺损，被称为根分叉病变（见第33章有关根分叉解剖和分类的讨论）。

临床上面临的挑战，主要是如何及早发现骨吸收以及正确诊断骨缺损的类型。临床医生主要通过综合考量牙周附着水平和具有诊断价值的口内平行投照X线片信息来进行诊断。X线片可以获得有关牙槽骨吸收形态的额外信息。值得注意的是，X线所呈现的是三维解剖结构的二维影像，牙槽骨、牙体硬组织以及软组织等三维结构在X线片上是叠加重合的，因此牙间间隔X线影像的解读十分复杂。这种组织影像的复杂性，意味着在X线检查发现组织破坏之前，已经有相当的组织破坏形成了，此时的破坏在X线片上常常表现为模糊不清的早期骨病损。此外，即使严重的病损也可能被重叠组织所掩盖。但总的来说，X线诊断具有高度阳性可预期性（如X线所见的病损实际存在），而其阴性可预期性则较低（如X线未发现骨丧失，并不能排除骨病损实际存在的可能性）。

另外，临床附着水平（CAL）是高度敏感的诊断指标，将其与X线片相结合，能够提高诊断的精确度（Tonetti et al. 1993b）。特别是将X线片所显示的骨丧失与临床实际测得的附着丧失进行特异性位点比较，能够帮助临床医生对实际的骨缺损形态做出合理推测。但是，精确的骨缺损形态只有在翻开软组织瓣之后才能观察到。在组织翻瓣手术之前，应当对骨缺损的位置、范围和主要形态特征进行探查。使用穿龈探诊或骨探测法能够辅助术前诊断。

临床适应证

无论手术性或非手术性的牙周治疗，在愈合后都会产生牙龈边缘的退缩（Isidor et al. 1984）。在重度牙周炎病例中，牙龈退缩可能导致前牙区美学失败。特别是当临床医生在手术中，为了消除骨缺损而进行骨修整后，美学失败情况将变得尤为明显。此外，在存在严重骨破坏以及深骨内缺损的位点进行骨切除修整，可能导致受累牙齿和邻牙余留支持骨的去除达到无法接受的程度。但是，在处理此类病例时，如果不进行骨修整，则可能导致在术后维护阶段器械无法进入余留牙周袋内进行有效清洁。通过再生手术重建牙周骨缺损所造成的牙周附着丧失，能够避免或减轻上述问题。因此，是否应用牙周再生治疗，除了要考虑功能和长期预后之外，还需要考虑前牙区的美学因素。尽管临床病例报告了牙周再生治疗成功保留了那些存在深垂直骨缺损、松

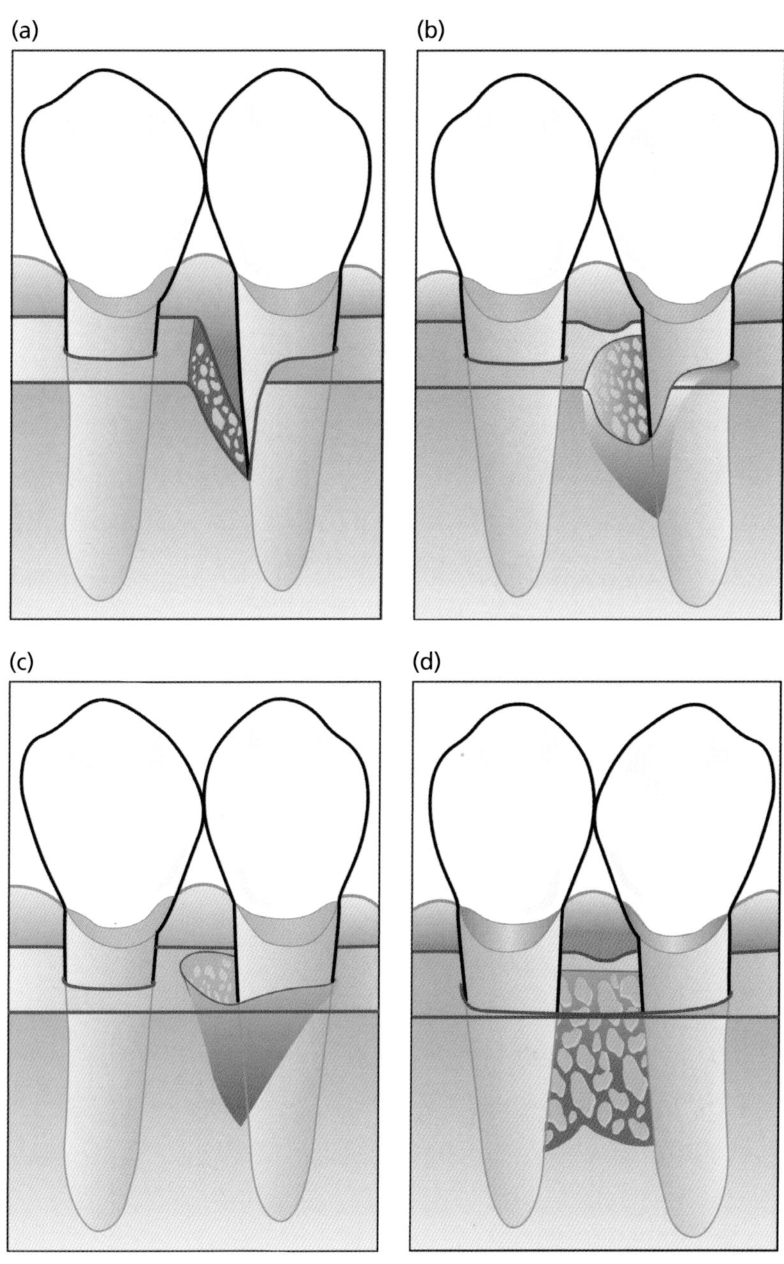

图38-1　骨内缺损类型。（a）一壁骨内缺损。（b）二壁骨内缺损。（c）三壁骨内缺损。（d）邻面牙间凹坑状骨缺损。（来源：Papapanou & Tonetti 2000。经John Wiley & Sons许可转载）

动度增加或者贯穿性根分叉病损的“无保留希望”的患牙（Gottlow et al. 1986）。但是实际上临床普遍认为，治疗深牙周袋且伴复杂骨下缺损的牙周病患牙是一项巨大挑战。文献回顾中发现，大多数学者将此类患牙归为预后可疑或无保留希望的患牙，因为他们认为这类牙齿存在多种交互破坏因素，如牙周附着组织的丧失、深牙周袋、无法满足咀嚼功能，以及反复加重的牙齿松动等关键因素（Lang & Tonetti 1996; McGuire & Nunn 1996a, b; Kwok & Caton 2007）。毫无疑问，如果能将这类患牙的预后从“临床治疗困难”或“无保留希望”的分类提升为“良好”甚至是“有利”的分类，这无疑将极大程度上帮助临床医生和患者达到“长期保留牙齿”这一困难目标，同时可能获得牙周支持组织，将有助于改善患者的舒适度和功能。一项随机对照临床研究曾报道“无保留希望”的患牙，在接受牙周再生治疗后，5年生存率可达92%，10年生存率达到88%（Cortellini et al. 2011, 2020b）。近期的一项Meta分析得出结论，合并应用再生材料和龈乳头保留瓣，应当是存在深骨内缺损（≥3mm）的余留牙袋的治疗选择（Nibali et al. 2020）。第十六届欧洲牙周研讨会在结构化共识发展会议框架的基础上，制定了临床指南，会议给出了强烈建议“治疗合并存在3mm或以上骨内缺损的余留深牙周袋，应采用牙周再生手术”（Sanz et al. 2020）。

其他牙周再生治疗的适应证包括根分叉受累的患牙。根分叉区域在成形性或切除性手术后，需要定期清洁，但是由于牙根面经常存在的凹陷和沟槽，这些解剖结构会限制清洁器械的进入，导致无法获得正常的术后清洁维护。对照文献所报告的根分叉病变在传统手术治疗后的长期效果和并发症（Hamp et al. 1975; Bühler 1988），成功的牙周再生治疗能够显著改善根分叉受累患牙的长期预后。2019年欧洲牙周学会（EFP）研讨会发表的共识性文件推荐“应用牙周再生手术治疗余留牙周袋合并Ⅱ度根分叉病变的下颌磨牙”，并且建议“应用牙周再生手术治疗余留牙周袋合并颊侧Ⅱ度根分叉病变的上颌磨牙”（Sanz et al. 2020）。

再生治疗的远期效果和益处

牙周再生治疗所面临的关键困惑是，人为获得的附着水平增加能否长期稳定。Gottlow等（1992）的长期随访评估了引导性组织再生治疗（GTR）所获得新附着的稳定性。研究人员观测了39名患者的80个位点。这80个位点均在手术6个月后增加了≥2mm（2～7mm）的新附着。在随后的1～5年的随访观察中，80个位点中，65个位点观测了2年、40个位点观测了3年、17个位点观测了4年、9个位点观测了5年。此项研究和其他类似研究的结果证实，GTR治疗后所获得的新附着组织能够被长期留存（Becker & Becker 1993; McClain & Schallhorn 1993）。

一项关于骨内缺损的调查发现，接受GTR治疗的位点稳定性取决于患者是否能够积极参与后期维护治疗、局部菌斑情况、探诊是否出血（BoP）以及治疗位点是否再次被牙周病原菌感染（Cortellini et al. 1994）。一项研究评估了使用不可吸收屏障膜治疗位点的疾病复发易感性，比较了同一患者再生治疗和非再生治疗位点附着水平的长期变化（Cortellini et al. 1996a）。结果显示，同一患者接受牙周再生治疗和非再生治疗位点的附着水平变化具有高度的一致性（附着稳定性对比复发性附着丧失）。这说明患者整体因素，而非其位点的局部因素（其中包括预期创口愈合的组织学类型特性），与疾病的复发相关。在患者因素中，口腔卫生的依从性、吸烟习惯以及牙周病进展的易感性，是治疗位点稳定的主要决定因素，而非牙周病治疗中所选择的不同的治疗术式。

另一项实验性研究显示，组织学愈合类型的影响是有限的。这项研究使用猴子作为研究对象（Kostopoulos & Karring 1994），研究者在接受过根管治疗的实验牙（试验组），留置正畸橡皮圈，直至50%的骨水平丧失。然后研究人员翻开软组织瓣，清除所有肉芽组织，并从釉牙骨质界水平截去牙冠，牙根表面覆盖屏障膜后埋入式愈合。愈合4周后再取出屏障膜。此时，对侧的对照牙（对照组）开始接受根管治疗和假手术治疗（用类似的方法在相同的釉牙骨质界截去牙冠），假手术后试验组和对照组均用人工树脂牙冠修复。双侧位点再愈合3个月，愈合期间严格控制菌斑。3个月后，研究人员在实验牙和对照牙上都拴上棉质牙线诱导牙周组织破坏。再过6个月后，研究人员处死了实验动物。实验牙（图38-2）和对照牙（图38-3）的组织切片均观察到相似的附着水平、骨水平、牙周袋探诊深度（PPD）和牙龈退缩。实验证明，通过GTR手术获得的新结缔组织附着和自然存在的牙周组织对牙周炎的易感性无差异。

另一些长期研究也显示，如果患者能够定期接受专业人员提供的牙周支持性治疗，并保持良好的口腔卫生，再生的附着组织能够长期保持（Christgau et al. 1997; Sculean et al. 2006, 2008; Eickholz et al. 2007; Slotte et al. 2007; Nickles et al. 2009; Pretzl et al. 2009; Nygaard-Østby et al. 2010）。

少量研究观察了牙周再生治疗对于患牙生存的长期影响。Cortellini和Tonetti（2004）对175名接受过牙周再生治疗的患者，进行了Ka-

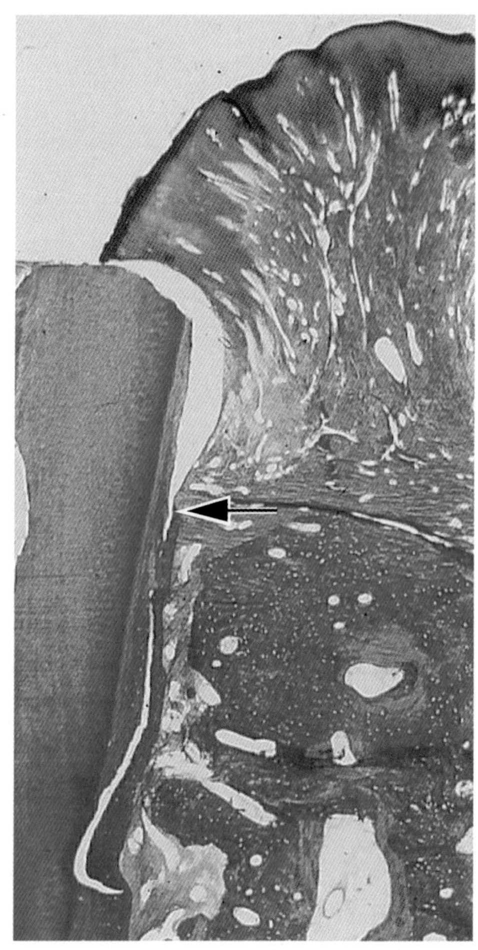

图38-2　试验组标本结缔组织附着变化的显微图像。拴线法诱发牙周炎6个月后，从牙根表面的冠方截断水平到箭头所示水平出现附着丧失。

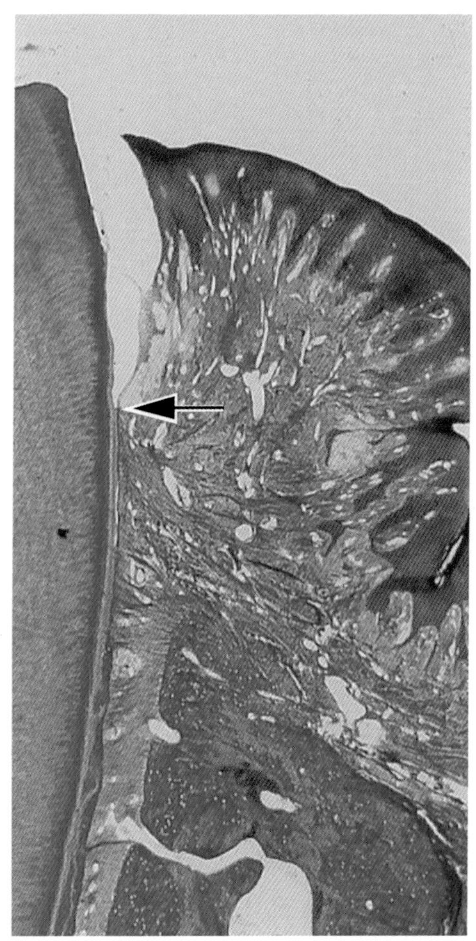

图38-3　对照组天然牙周组织标本的显微图像。拴线法诱发牙周炎6个月后，从牙齿表面冠方截断水平处到箭头所示水平出现附着丧失。

plan-Mayer牙齿生存率分析。患者接受专科医生的随访时间为2～16年［平均（8±3.4）年］。结果发现，接受过牙周再生治疗的牙齿生存率是96%。然而，该研究还发现牙齿丧失患者中有32%患者吸烟（吸烟者牙齿生存率为89%，非吸烟者生存率为100%）。治疗后15年，92%的病例的临床附着水平仍不低于治疗前水平（表38-1和图38-4）。

一系列有关牙周严重受损的重要基牙（深牙周袋伴深骨下缺损）的连续随访观察，阐述了牙周再生治疗的潜在临床益处。再生治疗后的骨内缺损病例随访最长达8年（Tonetti et al. 1996b; Cortellini et al. 1996b）。治疗前的牙周基线水平检查，证明这些伴牙周缺损的牙齿并不适合在咬合重建中充当基牙。然而，在所有病例中，使用屏障膜的牙周再生治疗彻底改变了患牙的临床预后，治疗后的患牙在X线片测量中约增加了30%的骨支持，同时PPD变浅至可维护水平。而且在随后的复诊过程中患牙的牙周附着水平一直维持稳定（图38-5）。一篇系统评价（Kao et al. 2015）得出结论，牙周再生治疗获得的临床参数改善，即使在重度受损牙齿，也可维持高达10年，符合有利/良好的长期预后。

近期一项长期随机对照临床研究（RCT）显示，牙周再生治疗的临床获益可维持达20年之久（Cortellini et al. 2017）。在这项研究中，在维护良好的患者中，接受再生手术的牙齿生存率为100%，而翻瓣手术对照组的生存率则为85.7%。在长达20年的牙周支持治疗（SPC）随访期内，翻瓣手术治疗位点相比再生手术治疗位点，疾病复发的风险比值比（odds radio, OR）更高，再干预治疗的花费也更高。术后1年，在翻瓣治疗位

表38-1 接受牙周再生治疗的175名患者，16年随访的再生牙周附着的生存分析。在这项生存分析中，以临床附着水平（CAL）与再生治疗愈合1年后所获得的附着水平相比丧失≥2mm代表事件的发生。在后续预防复诊维护中，92%治疗病例中未观察到牙周炎的大量复发（CAL丧失）

风险时间（年数）	CAL丧失≥2mm的数量	检查数量	有效样本量	CAL丧失的条件概率（%）	生存率（%）
0～2	2	0	175	1.1	100
2～4	3	0	166	1.7	98.9
4～6	2	0	155	1.2	97.1
6～8	1	55	119	0.7	96
8～10	0	47	70.5	0	95.3
10～12	2	16	41	3.5	95.3
12～14	0	25	24.5	0	92
14～16	0	21	8	0	92
16	0	1	0.5	0	92

来源：Cortellini & Tonetti（2004）。经美国牙周病学会许可转载

点探查到的余留牙袋更多，余留牙袋深度与复发数量显著相关（P=0.002）。

一项随机对照临床研究报告了接受牙周再生治疗的“无保留希望”牙齿，10年生存率达到88%（Cortellini et al. 2020b）。对照组“无保留希望”牙齿被拔除，并以种植体或牙支持的修复体形式进行修复。两组间“无并发症生存年数”无显著差异：牙周再生治疗组为6.7～9.1年，拔牙修复组为7.3～9.1年（P=0.788）。重复性分析显示，在整个10年研究期间，牙周再生治疗组相比拔牙修复组，治疗成本的95% CI显著更低。患者报告的治疗结果以及口腔健康相关生活质量的测量值，在两组中均得到改善。学者得出结论，牙周再生治疗能够改变无保留价值患牙的预后，并且相比拔牙修复治疗的费用更低，是合理的替代选择。治疗的复杂性限制了对于极度复杂病例的广泛应用，但是为深骨内缺损的牙周再生治疗获益原则，提供了强有力的证据。

一些研究还评估了接受再生治疗的根分叉缺损的长期预后。研究纳入了16个下颌Ⅱ度根分叉缺损。研究人员首先行冠向复位翻瓣手术，然后使用枸橼酸进行根面处理，放置/不放置同种异体脱钙冻干骨（DFDBA），最后对龈瓣进行冠向复位。之后，研究人员进行了二次探查手术，评估根分叉骨缺损是否完全消除。研究人员在冠向复位瓣手术后4～5年进行了重新评估（Haney et al. 1997）。16个位点中的12个位点重新复发形成了Ⅱ度根分叉病变。所有16个位点都具有可探查到的颊侧根分叉部位骨缺损。最后的研究结论对根分叉部位的冠向复位瓣手术+骨再生治疗的长期稳定性提出了质疑。而另一项联合使用屏障膜和DFDBA治疗的Ⅱ度根分叉缺损的研究则也得到了相似的结果（Bowers et al. 2003）：其中92%Ⅱ度根分叉骨缺损在治疗后或者被关闭，或者被转化为Ⅰ度骨缺损，患牙在治疗1年后失牙风险显著降低（McGuire & Nunn 1996a, b）。近期一篇系统评价（Jepsen et al. 2020）报告，将牙周再生手术与翻瓣刮治术（OFD）在治疗根分叉缺损方面进行了对比，并且比较了不同的再生治疗策略。学者得出结论，在治疗Ⅱ度根分叉病变方面，再生手术优于翻瓣刮治术。相对于单纯的翻瓣刮治术，再生技术获得根分叉闭合，或从Ⅱ度根分叉病变转为Ⅰ度根分叉病变的机会显著更高（OR 20.91; 90% CI 5.81~69.41）。涉及骨移植的治疗策略疗效更佳。

McClain和Schallhorn（1993）比较了下颌根分叉骨缺损单独使用GTR，或者联合使用枸橼酸进行根面生物学处理+骨移植的长期稳定性。

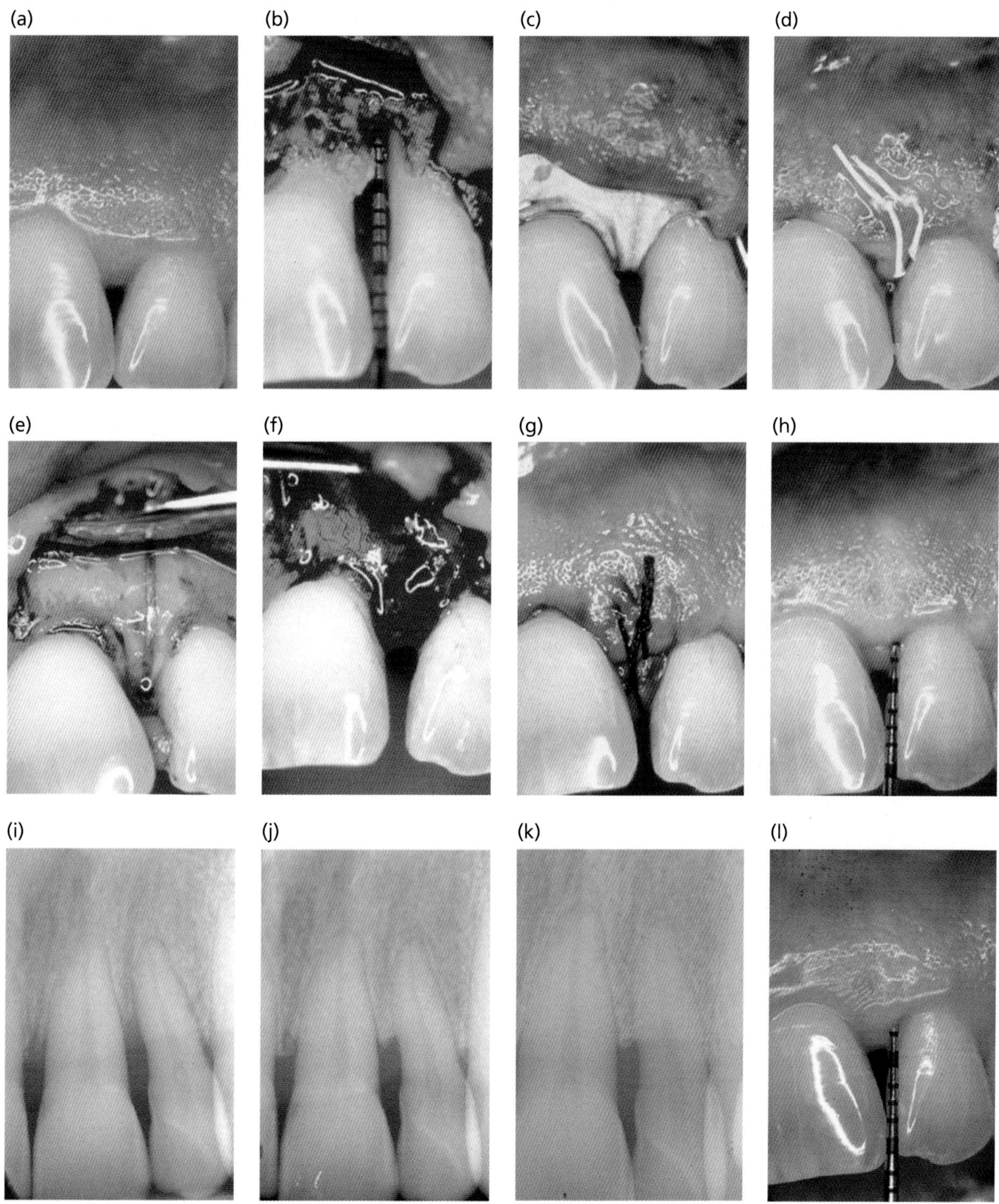

图38-4　（a，b）22近中邻面存在深骨内缺损。（c）根据改良龈乳头保留瓣技术翻瓣，在缺损上方放置钛加强的屏障膜。（d）冠向复位组织瓣并且保存牙间乳头，因此屏障膜被完全覆盖。（e，f）术后顺利愈合6周之后，去除屏障膜。（g）新形成的组织被完全覆盖。（h）术后1年，牙周袋余留探诊深度为2mm，且未发生任何颊侧或牙间牙龈退缩。（i）治疗前基线X线片显示透射阴影累及牙根尖。（j）术后1年X线片显示骨内缺损得到了恢复，并且在牙槽嵴顶似乎有一些成骨。（k）术后6年拍摄的X线片确认了牙槽嵴顶的骨再生。（l）临床图像显示牙间乳头完整，很好地保存了美学外观。

GTR单独治疗组中，其中57%治疗牙在术后6个月和12个月的评估中根分叉缺损被完全充填。但在随后4～6年评估中，只有29%治疗牙被评估为根分叉完全充填。而接受GTR+DFDBA移植的患牙中，74%患牙的根分叉骨缺损在短期和长期评估中均被完全充填。这说明联合牙周再生治疗的

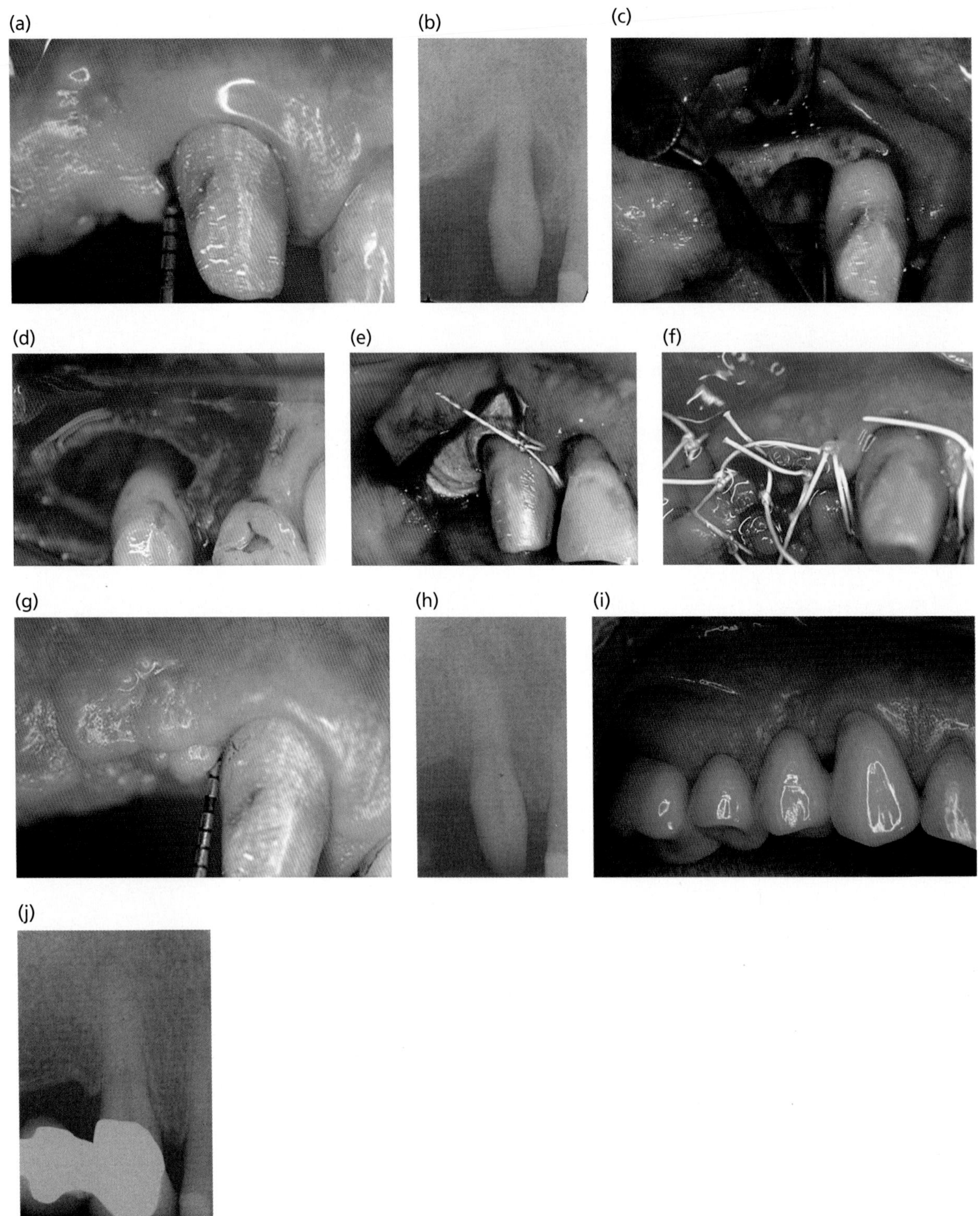

图38-5 牙周再生的临床获益。（a~d）患者固定桥的近中基牙牙周受损：10mm牙周袋伴10mm骨内缺损延伸至牙齿4个面中的3个面。（e）在牙根周围放置并固定屏障膜。（f）使用内褥式缝合获得创口的严密关闭，并在整个愈合阶段保持关闭。（g）术后1年，牙周探诊显示牙周袋变浅，且能够被维护（3mm），并且骨缺损得到完全恢复（h）。（i，j）再生治疗10年后的临床效果和影像学效果稳定，显而易见，牙龈边缘稳定、牙周袋变浅、美观效果好、基牙牙周支持良好。

长期疗效更为稳定。Machtei等（1996）报告了使用膨化聚四氟乙烯（e-PTFE）屏障膜，进行下颌Ⅱ度根分叉病变的GTR治疗结果。患牙被连续追踪4年，并将其与没有根分叉病变的磨牙进行比较。术后，研究人员在垂直向（V-CAL）和水平向（H-CAL）都检测到临床附着水平的改善，而且在随后的4年复诊中，与对照组没有根分叉病变的磨牙相比较，效果依然保持稳定。这说明以屏障膜行Ⅱ度根分叉病变的GTR治疗，所获得疗效是稳定的。只有9%的治疗位点不稳定，这与在没有根分叉病变的磨牙中观察到的结果是相似的。良好的口腔卫生（反映在低菌斑指数和牙周致病菌的清除方面）与治疗后的长期稳定性密切相关。基于上述研究结果，学者的结论是：只要保持良好的口腔卫生并且定期复诊，屏障膜治疗根分叉骨缺损疗效至少在4年的时间内能够保持健康稳定。Dannewitz等（2016）在一项10年的随访研究中得出结论，长期保留磨牙是可能的。进行积极牙周治疗，并继以牙周支持治疗，即使患牙初始骨丧失达到60%以上和/或存在贯通性根分叉病变，也常常可以保留10年以上。影响磨牙丧失的患者相关因素有：年龄、女性、吸烟以及糖尿病；牙相关因素有：Ⅲ度根分叉病变、初始骨丧失、根管治疗以及基础治疗阶段余留牙周袋探诊深度。这些因素都起到显著作用。

一些研究也探讨了接受过再生治疗的根分叉骨缺损患牙的生存率。Yukna和Yukna（1997）追踪观察了26颗上颌和下颌根分叉骨缺损患牙，其使用合成骨移植物+冠向复位瓣技术治疗后的长期疗效。平均追踪了6.6年后，生存率为100%。Eickholz和Hausmann（2002）也报告了使用屏障膜行GTR技术，对上下颌各10个伴根分叉骨缺损的磨牙进行治疗后的长期疗效观察。其60个月的生存率达到100%。Dannewitz等（2006）报告了29颗上颌以及24颗下颌根分叉骨缺损磨牙，在接受GTR治疗并观察107个月之后，生存率为98.1%。Eickholz等（2006）也报告了使用屏障膜行GTR治疗18个上颌以及下颌磨牙后，其10年生存率为83.3%。

小结：牙周再生治疗长期效果的多项临床研究结果显示，如果患者能够定期接受专业人员的牙周支持治疗并保持良好的口腔卫生，再生的附着组织能够被长期保存。与疾病复发相关的附着丧失危险因素包括：牙周支持治疗依从性差、口腔卫生差和吸烟。此外，只要辅以适当的牙周支持治疗和家庭自我维护，大部分被牙周骨缺损或根分叉骨缺损累及的牙齿，能够在治疗后长期保持稳定。

临床疗效的循证依据

功效问题与理想实验条件下（如处于严格控制下的研究中心环境）治疗措施的额外获益有关。而另外，有效性问题与常规临床设置下可取得的获益有关。因为在常规临床环境下，治疗产生并发症以及副反应的风险更大。除了功效方面的考虑，我们也需要功效和有效性方面的证据，以便于为临床领域新疗法的选用提供支持。

许多随机对照临床研究通过对牙周再生治疗和标准治疗的比较，对牙周再生治疗的临床功效进行了广泛评估。为了限制样本量和观察时间，这些临床研究采用了一些能够替代患牙生存率的观察指标，如临床附着水平变化、牙周袋探诊深度是否降低、根分叉缺损是否封闭和X线测量评估。这些替代指标被认为代表了牙齿生存的真实结果：如深牙周袋或严重的根分叉病变的出现，意味着牙周支持组织被彻底破坏，患牙被拔除的风险增高。

大多数的临床研究是小规模单中心研究。研究人员应用Meta分析总结了这些研究所提供的证据，数据来源于对已发表文献进行的系统评价。欧洲牙周共识会议以及牙周新技术共识会议在2002年、2003年及2008年评估了目前可获得技术的相关证据。其中包括了屏障膜技术（即GTR）、骨替代物移植技术（BRG）、生物活性再生材料以及联合治疗的应用。临床证据的解读必须依照生物学机制和第21章所讨论过的有关再生治疗的证据。

Needleman等（2002，2006）、Jepsen等（2002）、Murphy和Gunsolley（2003）以及Kinaia（2011）通过系统评价和Meta分析，评估了屏障膜的临床疗效证据。

关于牙周骨内缺损，研究人员采集了26项对照研究，共计867个骨内缺损（Murphy &

Gunsolley 2003）。分析结果发现，使用屏障膜技术（即GTR）比采用通路性翻瓣手术可使临床附着水平额外增加 > 1mm（图38-6）。近期Needleman等（2006）对17项随机对照临床研究（16项研究测试GTR的单独应用，2项研究测试了GTR+骨替代移植物）进行了Meta分析。GTR相比翻瓣刮治术（OFD）治疗，临床附着水平平均差异为1.22mm（95%置信区间（CI）随机效应0.80 ~ 1.64），而GTR+骨移植物相比OFD治疗，临床附着水平平均差异为1.25mm（95% CI随机效应0.89 ~ 1.61）。学者强调，如果以治疗是否获得2mm附着组织的位点个数作为参考标准，GTR手术显然具有巨大的优势，其风险比（risk ratio, RR）仅为0.54（95% CI随机效应0.31 ~ 0.96）。与OFD术式相比，重新GTR需要治疗（NNT）以获得至少2mm新附着的额外位点个数仅有8个，而翻瓣刮治术对照组治疗结束后未达到2mm新附着的位点概率为28%。当对照组基线概率位于3%和55%范围时，NNT对应的数量分别为71和4。学者得出结论是，相对于OFD手术，GTR在牙周治疗中的探诊检查结果明显优于OFD。GTR手术可以获得更多附着组织，牙周袋探诊深度显著变浅、牙龈退缩更少以及二次探查手术时获得了更多骨量。然而，值得指出的是，纳入分析的各项研究之间差异显著，而且这些差异的临床相关性也尚不明确。

对于Ⅱ度根分叉缺损，研究人员采集了15项临床对照研究，共涵盖376颗患牙（Murphy & Gunsolley 2003）。屏障膜的使用可使垂直向和水平向（根分叉病变深度）临床附着水平增加更多（图38-7）。另一项Meta分析（Kinaia et al. 2011）系统评估了13篇二次手术探查Ⅱ度根分叉病变手术效果的临床对照研究。相对于不可吸收屏障膜，生物学可吸收屏障膜在垂直骨增量方面有显著提升（0.33 ~ 0.77mm; 95% CI 0.13 ~ 1.41）。相比OFD，不可吸收屏障膜在垂直向探诊深度（0.31 ~ 0.75mm; 95% CI 0.14 ~ 1.35）、附着获得（0.46 ~ 1.41mm; 95% CI 0.50 ~ 2.31）、水平骨增量（0.29 ~ 1.16mm; 95% CI 0.59 ~ 1.73）以及垂直骨增量（0.11 ~ 0.58mm; 95% CI 0.35 ~ 0.80）方面具有显著优势。相比OFD，可吸收屏障膜在垂直向探诊深度（0.16 ~ 0.73mm; 95% CI 0.42 ~ 1.5）、附着获得（0.16 ~ 0.88mm; 95% CI 0.55 ~ 1.20）、水平骨增量（0.12 ~ 0.98mm; 95% CI 0.74 ~ 1.21）以及垂直骨增量（0.19 ~ 0.78mm; 95% CI 0.42 ~ 1.15）方面显劣势。但是，单就这

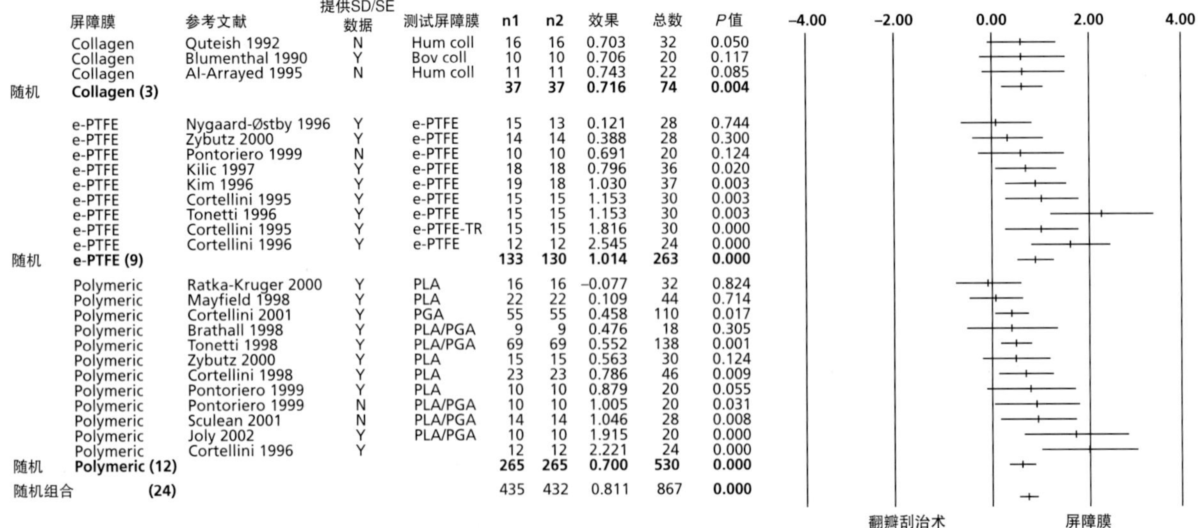

	屏障膜	参考文献	提供SD/SE数据	测试屏障膜	n1	n2	效果	总数	*P*值
	Collagen	Quteish 1992	N	Hum coll	16	16	0.703	32	0.050
	Collagen	Blumenthal 1990	Y	Bov coll	10	10	0.706	20	0.117
	Collagen	Al-Arrayed 1995	N	Hum coll	11	11	0.743	22	0.085
随机	**Collagen (3)**				**37**	**37**	**0.716**	**74**	**0.004**
	e-PTFE	Nygaard-Østby 1996	Y	e-PTFE	15	13	0.121	28	0.744
	e-PTFE	Zybutz 2000	Y	e-PTFE	14	14	0.388	28	0.300
	e-PTFE	Pontoriero 1999	N	e-PTFE	10	10	0.691	20	0.124
	e-PTFE	Kilic 1997	Y	e-PTFE	18	18	0.796	36	0.020
	e-PTFE	Kim 1996	Y	e-PTFE	19	18	1.030	37	0.003
	e-PTFE	Cortellini 1995	Y	e-PTFE	15	15	1.153	30	0.003
	e-PTFE	Tonetti 1996	Y	e-PTFE	15	15	1.153	30	0.003
	e-PTFE	Cortellini 1995	Y	e-PTFE-TR	15	15	1.816	30	0.000
	e-PTFE	Cortellini 1996	Y	e-PTFE	12	12	2.545	24	0.000
随机	**e-PTFE (9)**				**133**	**130**	**1.014**	**263**	**0.000**
	Polymeric	Ratka-Kruger 2000	Y	PLA	16	16	−0.077	32	0.824
	Polymeric	Mayfield 1998	Y	PLA	22	22	0.109	44	0.714
	Polymeric	Cortellini 2001	Y	PGA	55	55	0.458	110	0.017
	Polymeric	Brathall 1998	Y	PLA/PGA	9	9	0.476	18	0.305
	Polymeric	Tonetti 1998	Y	PLA/PGA	69	69	0.552	138	0.001
	Polymeric	Zybutz 2000	Y	PLA	15	15	0.563	30	0.124
	Polymeric	Cortellini 1998	Y	PLA	23	23	0.786	46	0.009
	Polymeric	Pontoriero 1999	Y	PLA	10	10	0.879	20	0.055
	Polymeric	Pontoriero 1999	N	PLA/PGA	10	10	1.005	20	0.031
	Polymeric	Sculean 2001	N	PLA/PGA	14	14	1.046	28	0.008
	Polymeric	Joly 2002	Y	PLA/PGA	10	10	1.915	20	0.000
	Polymeric	Cortellini 1996	Y		12	12	2.221	24	0.000
随机	**Polymeric (12)**				**265**	**265**	**0.700**	**530**	**0.000**
随机组合	**(24)**				435	432	0.811	867	**0.000**

图38-6　关于骨内缺损研究的Meta分析将临床附着水平（CAL）增量作为一个疗效变量，对比了翻瓣刮治术和使用屏障膜的引导性组织再生（GTR）治疗。Bov coll，牛源胶原；e-PTFE，膨化聚四氟乙烯；Hum coll，人来源胶原；OFD，翻瓣刮治术；PLA，聚乳酸；PLA/PGA，聚乳酸/聚乙醇酸；TR，钛加强。（来源：Murphy & Gunsolley 2003。经John Wiley & Sons许可转载）

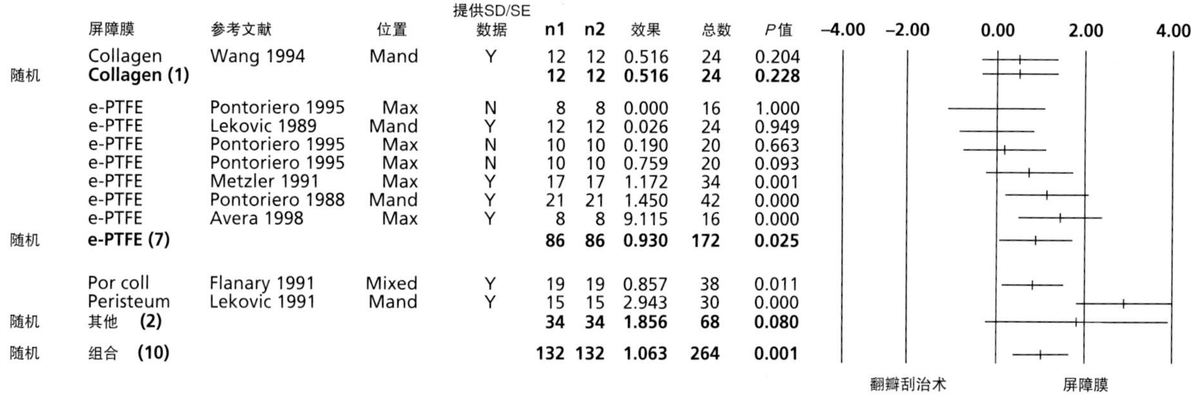

	屏障膜	参考文献	位置	提供SD/SE数据	n1	n2	效果	总数	P值
	Collagen	Wang 1994	Mand	Y	12	12	0.516	24	0.204
随机	**Collagen (1)**				**12**	**12**	**0.516**	**24**	**0.228**
	e-PTFE	Pontoriero 1995	Max	N	8	8	0.000	16	1.000
	e-PTFE	Lekovic 1989	Mand	Y	12	12	0.026	24	0.949
	e-PTFE	Pontoriero 1995	Max	N	10	10	0.190	20	0.663
	e-PTFE	Pontoriero 1995	Max	N	10	10	0.759	20	0.093
	e-PTFE	Metzler 1991	Max	Y	17	17	1.172	34	0.001
	e-PTFE	Pontoriero 1988	Mand	Y	21	21	1.450	42	0.000
	e-PTFE	Avera 1998	Max	Y	8	8	9.115	16	0.000
随机	**e-PTFE (7)**				**86**	**86**	**0.930**	**172**	**0.025**
	Por coll	Flanary 1991	Mixed	Y	19	19	0.857	38	0.011
	Peristeum	Lekovic 1991	Mand	Y	15	15	2.943	30	0.000
随机	其他 **(2)**				**34**	**34**	**1.856**	**68**	**0.080**
随机	组合 **(10)**				**132**	**132**	**1.063**	**264**	**0.001**

图38-7　比较翻瓣刮治术（OFD）与使用屏障膜的引导性组织再生（GTR）治疗根分叉缺损研究，应用水平翻瓣探诊附着增量作为一项疗效变量。e-PTFE，膨化聚四氟乙烯；Mand，下颌；Max，上颌。（来源：Murphy & Gunsolley 2003。经John Wiley & Sons许可转载）

些数据而言，我们还不能就疗效得出结论性证据，因为我们并不能排除"倾向于发表得到正面结果的研究"这种可能性。多中心研究才是结论性地评价疗效的设计方法。由于上述研究均是在私立执业环境下进行，其目的也是为了评估此类特殊环境下治疗方法的普遍临床效果（有效性）。私立执业环境下的大规模前瞻性多中心研究结果（Tonetti et al. 1998, 2004b; Cortellini et al. 2001），结论性地支持了屏障膜在改善骨内缺损临床附着水平方面的额外获益以及其疗效和有效性。同时，联合应用BRG+屏障膜的治疗方法在处理根分叉骨缺损方面也存在较为有限的证据（Bowers et al. 2003）。

有2篇系统评价评估了BRG材料的功效（Trombelli et al. 2002; Reynolds et al. 2003）。但是这2篇系统评价使用了显著不同的研究纳入标准，所以两者结论也不一致。Trombelli等（2002）的研究，仅涵盖了以CAL变化作为主要疗效衡量参数的对照研究。其结论认为，无足够证据支持BRG材料能够修复骨内缺损。具体原因为：（1）入选的各研究之间存在显著异质性；（2）辅助效应小；（3）各研究之间存在的差异，不允许从不同材料所获得的结果整合在一起。另一项关于骨内缺损的Meta分析，囊括了27项对照研究，共计797个骨内缺损（Reynolds et al. 2003）。与对照组的翻瓣手术治疗相比，BRG的应用能够额外增加0.5mm的CAL（图38-8）。如果应用硬组织测量（骨增量或根分叉修复情况）作为疗效衡量手段时，可以观察到更多应用BRG的额外获益。

对于根分叉骨缺损，由于缺乏恒定一致的对比，所以无法对单独应用BRG修复根分叉骨缺损的潜在获益做出有意义的评估（Reynold et al. 2003）。目前也尚无大型多中心研究数据评价BRG修复根分叉骨缺损的疗效和有效性。

关于釉基质蛋白衍生物（EMD）应用的Meta分析（Trombelli et al. 2002; Giannobile & Somerman 2003; Esposito et al. 2009; Koop et al. 2012）、生长因子的Meta分析（Darby & Morris 2013），以及血小板浓缩物的Meta分析（Del Fabbro et al. 2011），已经总结了应用生物活性再生材料治疗骨内缺损方面的临床疗效证据。

包括了444个缺损的8项研究的分析结果表明，EMD治疗可以使CAL额外增加0.75mm（Giannobil & Somerman 2003）。这些数据结果与另一项大规模多中心临床研究结果吻合，该研究证实了EMD治疗骨内缺损方面的疗效和有效性（Tonetti et al. 2002）。Esposito等进行的Meta分析（2009）涉及13项临床研究。一项包括了9项临床研究的Meta分析表明，尽管各研究之间具有高度异质性，但是EMD治疗位点相对安慰剂治疗位点或对照治疗位点，CAL结果具有显著的统计学增加（平均差异1.1mm；95% CI 0.61 ~ 1.55），PPD数值也显著降低（0.9mm；

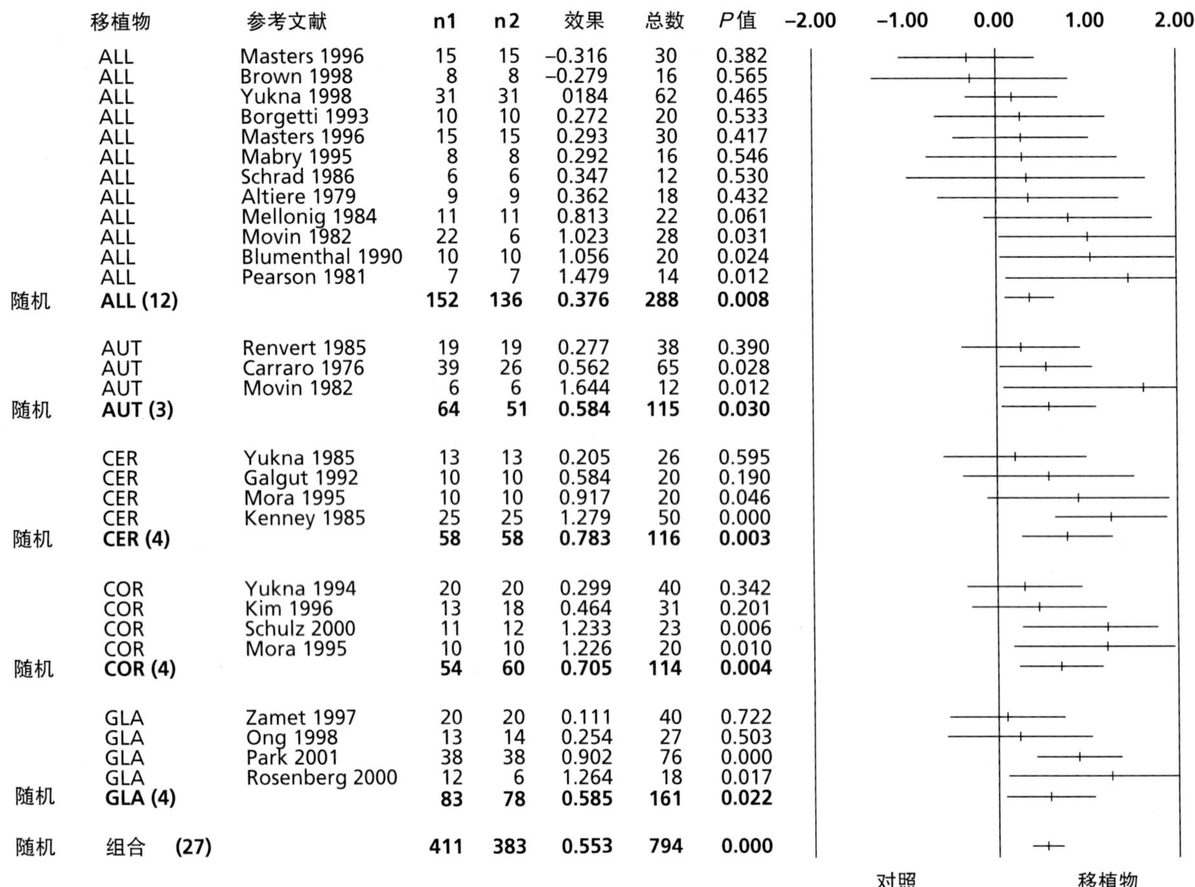

	移植物	参考文献	n1	n2	效果	总数	P值
	ALL	Masters 1996	15	15	−0.316	30	0.382
	ALL	Brown 1998	8	8	−0.279	16	0.565
	ALL	Yukna 1998	31	31	0184	62	0.465
	ALL	Borgetti 1993	10	10	0.272	20	0.533
	ALL	Masters 1996	15	15	0.293	30	0.417
	ALL	Mabry 1995	8	8	0.292	16	0.546
	ALL	Schrad 1986	6	6	0.347	12	0.530
	ALL	Altiere 1979	9	9	0.362	18	0.432
	ALL	Mellonig 1984	11	11	0.813	22	0.061
	ALL	Movin 1982	22	6	1.023	28	0.031
	ALL	Blumenthal 1990	10	10	1.056	20	0.024
	ALL	Pearson 1981	7	7	1.479	14	0.012
随机	**ALL (12)**		**152**	**136**	**0.376**	**288**	**0.008**
	AUT	Renvert 1985	19	19	0.277	38	0.390
	AUT	Carraro 1976	39	26	0.562	65	0.028
	AUT	Movin 1982	6	6	1.644	12	0.012
随机	**AUT (3)**		**64**	**51**	**0.584**	**115**	**0.030**
	CER	Yukna 1985	13	13	0.205	26	0.595
	CER	Galgut 1992	10	10	0.584	20	0.190
	CER	Mora 1995	10	10	0.917	20	0.046
	CER	Kenney 1985	25	25	1.279	50	0.000
随机	**CER (4)**		**58**	**58**	**0.783**	**116**	**0.003**
	COR	Yukna 1994	20	20	0.299	40	0.342
	COR	Kim 1996	13	18	0.464	31	0.201
	COR	Schulz 2000	11	12	1.233	23	0.006
	COR	Mora 1995	10	10	1.226	20	0.010
随机	**COR (4)**		**54**	**60**	**0.705**	**114**	**0.004**
	GLA	Zamet 1997	20	20	0.111	40	0.722
	GLA	Ong 1998	13	14	0.254	27	0.503
	GLA	Park 2001	38	38	0.902	76	0.000
	GLA	Rosenberg 2000	12	6	1.264	18	0.017
随机	**GLA (4)**		**83**	**78**	**0.585**	**161**	**0.022**
随机	**组合　(27)**		**411**	**383**	**0.553**	**794**	**0.000**

图38-8　比较骨内缺损使用骨替代移植物（BRG）与翻瓣刮治术（OFD）的随机对照临床研究中临床附着水平的最终Meta分析。ALL，异体移植物；AUT，自体移植物；CER，磷酸钙（羟基磷灰石）陶瓷；COR，珊瑚碳酸钙；GLA，生物活性玻璃。（来源：Reynolds etal. 2003。经John Wiley & Sons许可转载）

95% CI 0.44 ~ 1.31）。如果以对照组发生率25%为参照，对照组中约需要治疗（NNT）9名患者才能获得1例探诊附着水平（PAL）增加≥2mm的病例。两组患者的牙齿缺失情况和患者自我的美学评价无差异。如果使用更为敏感的分析方法，仅有4篇低偏倚风险文献能被纳入研究，此时PAL的效应数值为0.62mm（95% CI 0.28 ~ 0.96），低于总体研究结果的1.1mm。

近期一篇基于20项随机对照临床研究的Meta分析（Koop et al. 2012）显示，与OFD、乙二胺四乙酸（EDTA）或安慰剂相比，EMD治疗位点额外获得的CAL显著更多，达1.30mm（图38-9）。

Dardy和Morris（2013）的系统评价，使用Meta分析比较了两篇使用重组人血小板衍生生长因子-BB（rhPDGF-BB）治疗骨内缺损的临床研究。与使用β-磷酸钙（β-TCP）作为骨引导治疗的对照组相比，应用rhPDGF-BB治疗的骨缺损位点能够额外获得约1mm的CAL增量，充填部位骨量增加了约40%，骨生长率增加了约2mm。

Del Fabbro等（2011）在一项包括了10项研究的Meta分析中报告：相比于对照位点（平均调整百分比差异5.50%；95% CI 1.31 ~ 9.67；P=0.01），富血小板血浆（PRP）治疗的病例CAL增量显著更多。平均权重CAL增量差异为0.50mm（95% CI 0.12 ~ 0.88mm）。

近期的两篇Meta分析也对联合治疗进行了探讨。Trombelli和Farina（2008）评价了在OFD基础上单独使用生物活性材料EMD或者与骨移植材料和/或屏障膜联合使用的临床效果。分析结果表明，单独使用EMD或是与骨移植材料联合使用能够有效治疗骨内缺损；而且在EMD中加用骨移

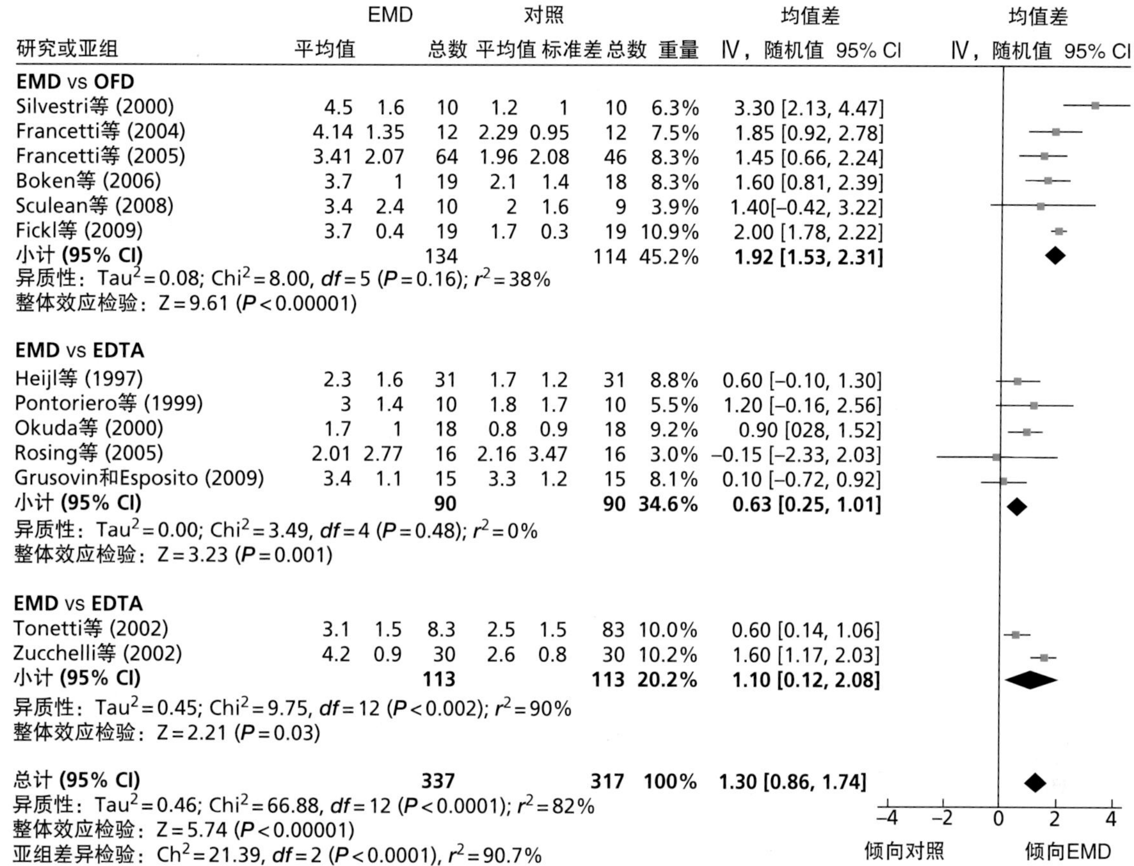

图38-9　骨内缺损研究的Meta分析。比较釉基质蛋白衍生物（EMD）与对照组术后1年临床附着水平（CAL）的变化。CI，置信区间；EDTA，乙二胺四乙酸；Ⅳ，逆方差；Total，患者数量。（来源：Koop et al. 2012。经John Wiley & Sons许可转载）

植材料能够提高EMD的临床效果。将rhPDGF-BB和P-15与生物移植材料联合使用，也能提高治疗骨内缺损的效果。但是PRP和生物移植材料联合使用则显示了截然不同的结果。Tu等（2010）回顾了20篇关于使用屏障膜或骨移植材料，是否对EMD具有促进作用。分析发现相对于单独使用EMD的治疗方法，EMD+骨移植材料和EMD+屏障膜能够更多降低PPD的探诊深度，PPD实际上分别多降低了0.24mm和0.07mm。同时EMD+骨移植物和EMD+屏障膜分别额外实现0.46mm和0.15mm的CAL增量。当研究人员使用不同种类的骨移植物和屏障膜进行治疗时，EMD合并小牛骨移植材料显示了更好的治疗效果。学者最后得出结论，几乎没有证据支持EMD与其他再生材料联合使用能够增强治疗效果。

Esposito等（2009）系统评价中，分析了6篇比较不同再生治疗方法研究的文献。就CAL增量和PPD降低而言，学者并未发现EMD与屏障膜之间存在任何差异。该分析结果得到两项大型多中心临床研究的支持（Silvestri et al. 2003; Sanz et al. 2004）。但是值得注意的是，Sanz等的研究（2004）指出，屏障膜治疗组的并发症发生比例明显要高于EMD治疗组。最近，Tu等（2012）使用贝叶斯网络Meta分析，对53篇随机对照的临床研究进行了评估。他们比较了单独使用GTR、EMD以及它们与其他再生材料联合使用的治疗效果。学者发现不同方法的再生治疗效果存在微小差异，但是在统计学上和临床上这种差异都不显著。GTR和GTR联合治疗后的PPD，相比单独使用EMD和EMD联合治疗后的PPD降低更多。联合治疗比单独使用EMD或GTR的临床附着（CAL）稍多。最后得出结论是，联合治疗比单项治疗效果更好，但是效果仅仅是略好一点。Koop等（2012）的分析也支持上述结论。

近期的系统评价已经明确了不同再生材料的临床改善潜力。Kao等（2015）曾总结，生物制品（EMD以及rhPDGF-BB+β-磷酸三钙）、脱钙冻干同种异体骨以及使用屏障膜的GTR，相对于翻瓣刮治术，在治疗骨内缺损时，对临床参数的改善更多。Nibali等（2020）曾总结，与OFD相比，所有的再生治疗在CAL增量方面提供了更多的辅助获益（1.34mm；0.95~1.73）。尽管存在中-高度异质性，EMD以及GTR均比单纯使用OFD的CAL改善更多（分别为1.27mm；0.79～1.74mm和1.43mm；0.76～2.22mm）。在不同材料中，额外使用去有机质小牛骨材料（如DBBM），可改善使用可吸收屏障膜的GTR治疗结果，以及EMD的临床治疗结果。龈乳头保留瓣改善了临床治疗结果。

影响预后的因素：患者、缺损和牙齿

以上所引用的Meta分析所报告的结果显示，使用再生治疗处理牙周缺损能够获得比翻瓣手术更多的临床改善。但是这些结果也说明，不同研究之间临床效果的差异是很大的。此外，分析结果表明，再生治疗只能完全治愈少数位点的骨内缺损和根分叉病变水平骨缺损。事实上，即使在有利的全身和局部条件下，且采用了适当的治疗方法，再生治疗仍然是一个复杂的愈合过程。5个多中心研究中都一致观察到了“中心效应”（Tonetti et al. 1998, 2003, 2004a; Cortellini et al. 2001; Sanz et al. 2004）。中心指的是最好的中心和最差的中心之间CAL的差异。中心差异对疗效有极其显著的影响，其影响程度甚至超过所测试的再生材料的影响（表38-2）。

不同研究中心之间所观察到的差异，可能是由于纳入研究患者的社会经济背景、牙周病类型、对治疗的反应以及特定病原菌的持续存在等方面的差异所造成；或是临床医生的临床经验、手术技巧以及治疗团队的构成等方面的差异所造成。此外，研究人员通过多变量方法识别了一系列与临床疗效相关的预后因素（Tonetti et al. 1993a, 1995, 1996a; Cortellini et al. 1994; Machtei et al. 1994; Falk et al. 1997; Cortellini & Tonetti 2000b）。临床的最主要变异源包括：患者相关因素、骨缺损相关因素以及手术相关因素（Cortellini & Bowers 1995; Cortellini & Tonetti 2000a）。我们重点关注了一些重要的患者相关、缺损相关以及牙齿相关因素。

患者因素

牙周感染

牙周再生治疗并不能治疗牙周炎，而是修复牙周炎所造成的骨缺损，使其获得新附着。在开始牙周再生治疗之前，必须先完成合理的牙周基础治疗。根据上述指导原则，患者在接受牙周治疗之前，需先进行一系列去除病因的相关牙周治疗，直到达到临床医生满意的程度。证据显示，牙周再生治疗的疗效与再生手术开始前的牙

表38-2 用回归分析解释术后1年临床附着结果的多变性

	Tonetti等（1998）	Cortellini等（2001）	Tonetti等（2002）	Sanz等（2004）	Tonetti等（2004b）
患者数量	143	113	166	67	120
治疗	生物学可吸收屏障膜 vs 翻瓣手术	生物学可吸收屏障膜 vs 翻瓣手术	EMD vs 翻瓣手术	EMD vs 生物学可吸收屏障膜	生物学可吸收屏障膜+充填物 vs 翻瓣手术
治疗效应[a]	0.6mm	1.0mm	0.5mm	0.8mm	0.8mm
中心效应[b]	2.4mm	2.1mm	2.6mm	2.6mm	2.8mm

[a]治疗效应，在对照治疗基础上增加的额外临床获益

[b]中心效应，临床疗效最好的中心对比最差中心。EMD，釉基质蛋白衍生物

周炎控制水平有关：菌斑长时间得不到控制，探诊出血水平高，以及持续的超高细菌总量或特定致病菌（或致病菌复合体）都会导致临床疗效不明显。而且上述致病因素的控制和疗效之间的关系类似于剂量-依赖临床治疗关系（Tonetti et al. 1993a, 1995; Cortellini et al. 1994, 1995a, b; Machtei et al. 1994, 2003; Silvestri et al. 2003; Heitz-Mayfield et al. 2006）。

菌斑对牙周再生治疗的疗效影响，表现为剂量相关影响。菌斑控制良好的患者中，观察到的CAL增量比口腔卫生差的患者更多（Cortellini et al. 1994, 1995a, b; Tonetti et al. 1995, 1996a）。< 10%牙面存在菌斑［全口菌斑指数（FMPS）］的患者比FMPS > 20%的患者，CAL增量多1.89mm（Tonetti et al. 1995）。

尽管术前控制菌斑的疗效，尚未得到随机临床研究证实，但是我们还是主张在开始牙周再生治疗前需达到高水平的菌斑控制，并通过行为干预和强化抗感染牙周治疗来抑制牙周致病菌群。而且，一些重要研究评估了在术区或再生材料中，局部使用抗生素的辅助效果（Yukna & Sepe 1982; Sanders et al. 1983; Machtei et al. 2003; Stavropoulos et al. 2003）。结果显示，全身或是局部使用抗生素的治疗组，其效果更好。但是目前尚无商用的可增强抗菌活性再生材料。伴牙周骨缺损患牙，其牙周袋内的局部微生物感染，应当尽可能得到控制（Heitz-Mayfield et al. 2006）。临床医生可以通过非常轻柔的根面刮治，并且辅以局部使用抗菌药物，达到控制BoP（如细菌）的目的（Tunkel et al. 2002; Hanes & Purvis 2003）。

吸烟

回顾性研究发现，吸烟患者比不吸烟患者的再生治疗效果差（Tonetti et al. 1995）。数据分析表明，吸烟可导致CAL增量减少。每天吸烟超过10支患者的CAL增量值为（2.1 ± 1.2）mm，而与之对应不吸烟患者的CAL增量为（5.2 ± 1.9）mm（Tonetti et al. 1995），两者之间存在显著差异。随后进行的一系列调查研究也证实，吸烟影响骨内缺损（Cortellini et al. 1995b, 2001; Falk et al. 1997; Trombelli et al. 1997, 1998; Ehmke et al. 2003; Stavropoulos et al. 2004））和根分叉缺损（Luepke et al. 1997; Bowers et al. 2003; Machtei et al. 2003）的CAL增量。一项Meta分析（Patel et al. 2012）总结指出，吸烟对于牙周治疗后的骨再生存在负面影响。必须告知患者，他们的吸烟习惯可能导致牙周治疗后骨再生不佳。尽管尚无结论性证据，我们还是推荐，医生在牙周基础治疗阶段应当劝患者戒烟。临床医生应当告知无法戒烟的患者，其再生手术的疗效可能会受到吸烟影响，而且在围手术期以及初期愈合阶段应当尽量避免吸烟。

其他患者因素

其他患者因素如年龄、遗传、全身健康情况或者身心压力，均可能影响再生治疗的效果。由于缺乏科学的证据，通常情况下医生并不需要针对上述影响因素采取应对措施，但是如果发现患者有手术禁忌证，如未经控制或不稳定的糖尿病、其他严重疾病等则需采取措施。

患者因素的临床相关性

上述讨论的数据表明，患者因素在牙周再生治疗中起到了重要的作用（图38-10）。其中一部分因素，在某些患者中可以通过适当的干预进行调节，而且这些干预应当在牙周再生治疗之前进行。任何情况下如果干预无法进行，临床医生应当考虑到改善程度和可靠性方面的治疗效果，将会受到影响。

缺损因素

缺损类型

就牙周再生技术而言，尚无证据证明再生治疗能够完全治疗骨上（水平型）缺损、骨内缺损的牙槽嵴顶以上部分或是Ⅲ度根分叉病变。对于牙间凹坑状骨缺损的治疗也同样受到限制。因此，牙周再生治疗能够处理的骨缺损类型仅限于骨内缺损和Ⅱ度根分叉缺损。

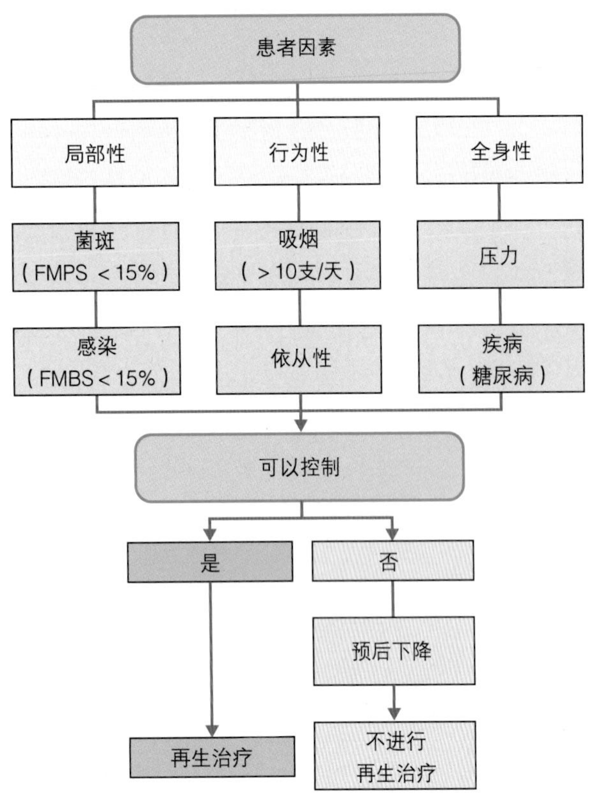

图38-10　患者选择标准。可见对局部、行为以及全身等患者因素的控制，可能改善治疗疗效。FMPS，全口菌斑指数；FMBS，全口出血指数。（来源：改编自Cortellini & Bowers 1995。经John Wiley & Sons许可转载）

缺损形态

骨内缺损的形态在牙周再生治疗后的愈合中起到重要作用（Papapanou & Tonetti 2000）。研究表明，骨内缺损的深度和宽度能够影响术后1年CAL增量以及骨增量。缺损越深，临床改善越大（Tonetti et al. 1993a, 1996a; Garrett et al. 1988; Ejmke et al. 2003; Silvestri et al. 2003）。

但是，另一项对照研究表明，不论是深缺损还是浅缺损，对再生治疗都有着“相同的再生潜力”（Cortellini et al. 1998）。与浅缺损相比，深缺损（>3mm）的CAL增量呈线性增加［（3.7±1.7）mm vs（2.2±1.3）mm］；但是，深缺损的CAL增量与其基线缺损深度相比，其百分比（76.7%±27.7%）与浅缺损相似（75.8%±45%）。

骨内缺损的另一项重要形态特征是骨内缺损的宽度，即缺损的骨壁与牙齿长轴之间所形成的夹角（Steffensen & Weber 1989）。较宽的缺损在术后1年的CAL增量和骨增量都相对较少（Tonetti et al. 1993a, 1996a; Garrett et al. 1988）。在一项使用屏障膜治疗242个骨内缺损的研究中，Cortellini & Tonetti（1999）发现，X线片上角度≤25°的缺损总是比角度≥37°的缺损获得的附着组织多（平均1.6mm）。随后的两项关于使用EMD（Tsitoura et al. 2004）或是联合使用BRG和屏障膜（Linares et al. 2006）的研究证实，骨内缺损基线X线角度对预后的重要性。研究确认了基线X线角度宽度在使用“非空间维持”生物膜时对预后的影响，但是尚不能确定对更稳定联合治疗预后的影响。这些结论与“再生技术的选择可能部分克服骨内缺损的不利形态”这一观念是一致的。而较早的一项使用钛加强屏障膜的对照临床研究（Tonetti et al. 1996a）的二级分析表明，使用具有支撑特性的屏障膜，可能消除缺损形态对预后的影响。

研究还发现残存骨壁数量与各种再生治疗的疗效相关（Goldman & Cohen 1958; Schallhorn et al. 1970）。3项调查研究讨论了残存骨壁GTR治疗相关的问题（Selvig et al. 1993; Tonetti et al. 1993a, 1996a）。其中一项研究指出，牙周再生治疗术后1年，平均CAL增量为（0.8±0.3）mm。这一增量与构成三壁骨缺损的三骨壁探诊深度一致（Selvig et al. 1993）。而另两项研究则认为CAL增量与缺损形态为一壁、二壁或三壁构成无关（Tonetti et al. 1993a, 1996a）。后两项研究一共涵盖了70个骨缺损，使用了多变量方法。再生治疗后获得的平均附着组织增量分别为（4.1±2.5）mm和（5.3±2.2）mm。研究人员观察发现，无论一壁、二壁或是三壁缺损，缺损的最冠方部分最易受到口腔环境的负面影响，所以这一部分的骨增量常常不完整。

上述研究质疑了缺损的余留骨壁数量，对于使用屏障膜进行牙周再生治疗的影响。研究人员指出，组成缺损的任何一壁骨部分的位置（很可能是最表浅的部分），可能是其他研究中的混杂干扰因素，也是预测疗效的一个重要因素。研究发现，单独使用钛屏障膜（Tonetti et al.

1996a）或者与其他生物材料联合治疗（Tonetti et al. 2004a, b）时，骨壁数量对预后的影响并不显著；但是使用生物学可吸收屏障膜（Falk et al. 1997; Silvestri et al. 2003）或EMD（Tonetti et al. 2002; Silvestri et al. 2003）时，骨壁数量的影响还是非常明显的。值得注意的是，一项多中心临床研究的二级分析显示，EMD治疗三壁骨缺损比治疗一壁缺损的效果更好（Tonetti et al. 2002, 2004a）。

上述研究也对EMD凝胶制剂治疗无任何解剖结构支撑的骨缺损（宽缺损伴骨壁缺失）的适用性提出了质疑。但是最近的两项研究显示，使用微创手术技术（MIST），能够降低余留骨壁数量和缺损宽度对EMD治疗效果的影响（Cortellini et al. 2008; Cortellini & Tonetti 2009a）。这一发现显然与上述证据不同。之前讨论的证据表明，骨缺损的局部解剖形态，如余留骨壁的数量和缺损宽度对临床疗效有着巨大的影响，这与之前的研究中EMD主要被应用于传统的、创伤很大的，而且实际上非常不稳定的保留龈乳头的翻瓣手术有关（Tonetti et al. 2002, 2004a）。

牙齿因素

研究人员认为牙髓状态是牙周治疗的潜在相关因素。最新证据（见第41章）表明，接受过根管治疗的牙齿，可能会对牙周治疗表现出不同的反应。在一项对208名连续就诊的患者（其中每一名患者都存在一个骨内缺损）的研究中发现，完善的根管治疗，并不会对使用屏障膜治疗的深骨内缺损的愈合过程和长期稳定性产生负面影响（Cortellini & Tonetti 2000b）。

长期以来，研究人员一直认为牙齿动度是牙周再生治疗的重要影响因素（Sanders et al. 1983）。一项对多中心临床对照研究的多变量分析显示，牙齿的松动与临床再生治疗效果之间呈现剂量-依赖的负相关（即牙齿越松动所获得的临床附着越少）（Cortellini et al. 2001）。尽管在生理性松动范围内其相关性是显著的，但是其效应很微弱。另一篇对于之前报道过的3篇临床研究文献的二级分析，评估了松动牙齿的再生治疗效果（Trejo & Weltman 2004）。分析发现当患牙基线水平的水平向松动度＜1mm时，对患牙的牙周再生治疗能够获得成功。尽管迄今为止，研究人员尚未进行任何干预性实验，但是上述研究结果似乎支持：临床医生在考虑治疗方法时不要纠结于牙齿动度对患牙的预后或对再生治疗过程的影响，而应该在牙周再生手术之前直接选用牙周夹板固定松动牙。

结论：基于这些结果，我们可以得出结论：GTR治疗对于活髓牙或接受过根管治疗天然牙的深而窄骨内缺损而言，其治疗效果最为显著，也最为可靠。当使用无支撑性生物材料时，骨壁数量和缺损宽度将影响治疗效果。选择一种更为稳定的组织瓣设计，能够在一定程度上减轻缺损解剖形态对治疗效果的影响。严重的、未经控制的牙齿松动（MillerⅡ度或以上松动度）可能会损害再生治疗效果。只有那些菌斑控制良好、牙周炎症水平明显降低且不吸烟患者，才有可能得到好的治疗效果。

影响根分叉区域（再生）临床效果的因素

大量证据显示，用再生治疗方法，治疗上颌Ⅱ度根分叉病变和下颌Ⅲ度根分叉病变，其疗效无法预期；但是如果用于治疗下颌Ⅱ度根分叉病变，则可能会有临床改善。下颌Ⅱ度根分叉病变在再生治疗后所表现出的临床疗效方面的巨大差异，可能也与我们在骨内缺损部分讨论的因素有关。

就牙位或缺损因素来说，不论是下颌第一或是第二磨牙，根分叉缺损在颊侧和舌侧对GTR治疗反应都较好（Pontoriero et al. 1988; Machtei et al. 1994）。治疗前牙周袋的水平向探诊深度，与治疗后根分叉区域的附着组织增量和骨增量直接相关（Mechtei et al. 1993, 1994; Horwitz et al. 2004）。基线水平向探诊牙周袋越深，再生治疗后水平向CAL增量和骨增量越大。但是再生治疗的效果与磨牙根分叉部位的解剖特征（如高度、宽度、深度以及体积）无关（Machtei et al. 1994）。Horwitz等（2004）证实，如果患牙具有较长牙根、较宽根分叉入口，及穹隆位于牙槽骨嵴冠方等特征时，则对治疗的成功构成负面影响。Anderegg等（1995）证实，缺损部位牙龈厚度＞1mm的位点，术后产生的牙龈退缩比牙龈厚度＜1mm的位点少。Bowers等（2003）曾报道，术前水平向探诊附着水平（PAL-H）越高，则获得完全临床封闭的位点百分比越低。只有53%的PAL-H≥5mm的病损获得完全的封闭。同样地，根分叉穹隆顶与骨嵴顶之间距离的增加，根分叉穹隆顶与缺损底部之间距离的增加，水平向的缺损深度增加，以及牙根之间分叉度的增加，均与临床关闭概率的显著降低相关。学者最后的结论是：早期Ⅱ度根分叉缺损观察到的临床根分叉完全关闭的概率最高。Tsao等（2006a）对比观察了OFD、骨移植物、骨移植物+胶原屏障膜治疗下颌磨牙Ⅱ度根分叉病变的临床效果。在所有的解剖因素中，只有基线水平的骨缺损垂直深度会影响垂直向的CAL增量。对治疗结果影响最大的是手术治疗方法的选择。牙周再生治疗的临床疗效显著优于单纯的翻瓣刮治术。

手术方法（对再生）的影响

20世纪80年代初，改良标准牙周手术操作过程，使之更利于牙周再生的需求日益显现。特别是如何保存软组织，以便尽量关闭包括移植材料的牙间区创口，或是使冠向复位组织瓣能够完全覆盖根分叉入口。上述需求导致了牙周再生治疗中特殊组织瓣设计的发展（Takei et al. 1985; Gantes & Garret 1991）。

事实上，愈合阶段的移植材料漏出和屏障膜暴露，引起的细菌感染是目前牙周再生手术的最主要并发症。其中屏障膜暴露被认为是最主要的并发症，其发生率为50%～100%（Becker et al. 1988; Cortellini et al. 1990, 1993a; Selvig et al. 1992, 1993; Murphy 1995a; De Sanctis et al. 1996a, b; Falk et al. 1997; Trombelli et al. 1997; Mayfield et al. 1998）。Cortellini等（1995c, d）曾报告，采用保存牙间组织的特殊设计翻瓣技术（改良龈乳头保留瓣），能够显著减少屏障膜暴露概率（图38-11）。

大量研究显示，暴露的屏障膜会被细菌污染（Selvig et al. 1990, 1992; Grevstad & Leknes 1992; Machtei et al. 1993; Mombelli et al. 1993; Tempro & Nalbandian 1993; Nowzari & Slots 1994; Novaes et al. 1995; Nowzari et al. 1995; De Sanctis et al. 1996a, b）。由生物学不可吸收屏障膜以及可吸收屏障膜暴露导致的污染，会减少骨内缺损的PAL增量（Selvig et al. 1992; Nowzari & Slots 1994; Nowzari et al. 1995; DeSanctis et al. 1996a, b）。在一些研究中，不良的临床结果与大量细菌以及牙龈卟啉单胞菌和伴放线聚集杆菌的存在有关（Machtei et al. 1994; Nowzari & Slots 1994; Nowzari et al. 1995）。

细菌对再生生物材料的污染可能发生在手术时，也可能发生在术后恢复期间。来源于口腔的细菌，可能在植入的生物材料上定居繁殖，并通常会导致牙龈退缩，而牙龈退缩会导致细菌进一步污染根方材料。一项使用猴子作为研究动物的调查表明了细菌污染的显著性（Sander & Karring 1995）。这项研究发现，如果能够在创口愈合期预防细菌侵入屏障膜和创口，就能保障新附着组织和骨的形成。

为了预防感染的发生，一些研究人员选择了在术前以及使用屏障膜后的第一周全身应用抗生素（Demolon et al. 1993; Nowzari & Slots 1994）。但是，尽管全身应用了抗生素，研究人员还是发现了与置入屏障膜有关的术后创口感染。这说明所使用的药物或是无法直接抵御引起创口感染的微生物，或是作用于感染位点的药物浓度并不足够高，所以不足以抑制目标微生物。Sander等（1994）曾报告，局部使用甲硝唑能够改善GTR术后的牙周愈合。此项研究纳入12名患者，每名患者都有两个相似的骨内缺损。研究人员在试验组的缺损表面放置了甲硝唑凝胶，并且在关闭创口之前在屏障膜上也放置了甲硝唑凝胶；而对

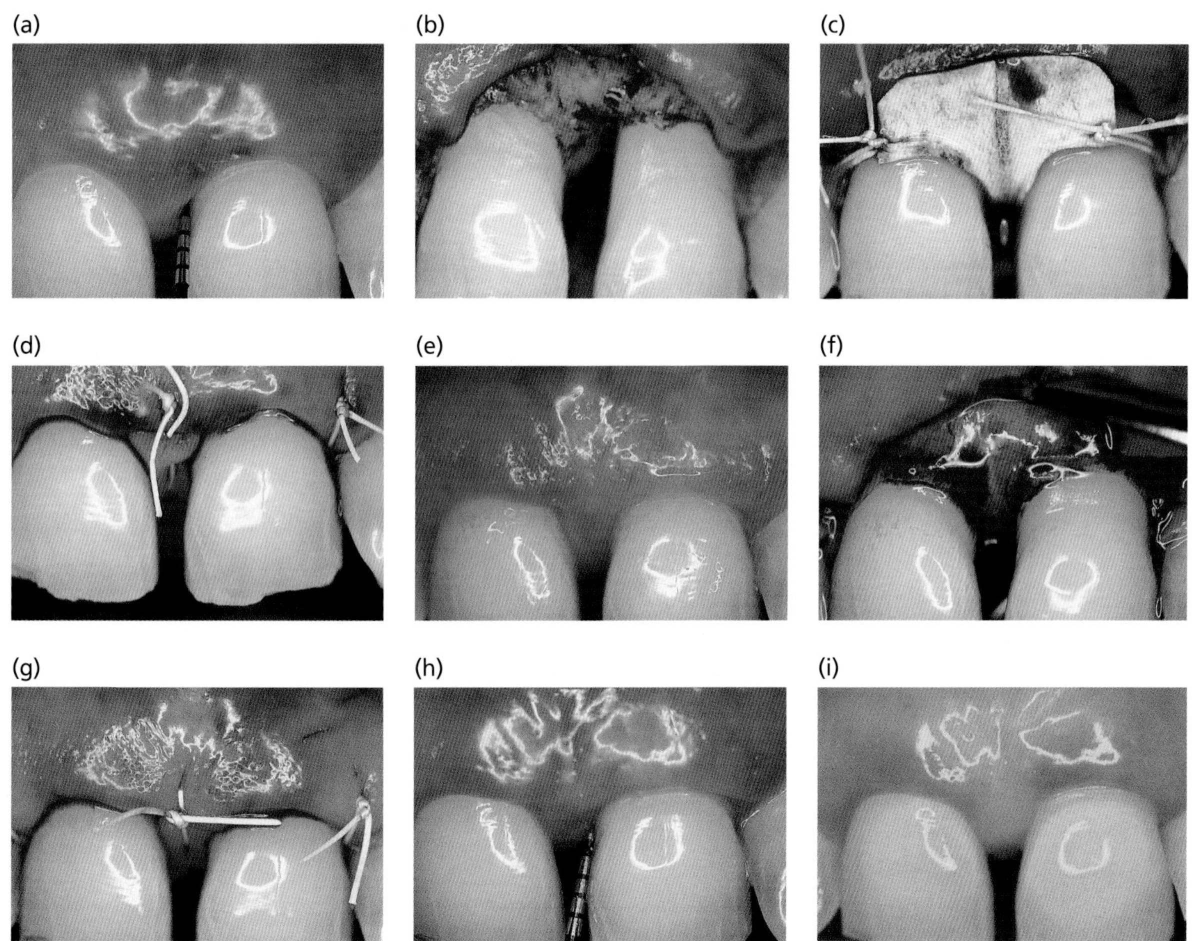

图38-11 （a）21近中面牙周袋深度为10mm，临床附着丧失为11mm。11、21之间存在缝隙。（b）翻颊侧和腭侧全厚瓣后可见骨内缺损。在颊侧切断牙间乳头，并将其随腭侧瓣翻起（改良龈乳头保留瓣技术）。（c）放置钛加强e-PTFE屏障膜，并将其固定于釉牙骨质界水平附近。（d）完全覆盖屏障膜。通过保存牙间乳头以及将颊侧组织瓣冠向复位获得创口的严密关闭。（e）术后6周，屏障膜被健康的组织完全覆盖。（f）术后6周移除屏障膜之后，缺损中以及钛加强屏障膜维持的骨嵴上空间可见新形成的坚实组织。（g）将翻起的、保存完好的组织瓣完全覆盖新形成的组织。（h）术后1年的临床图像显示余留牙袋深度为4mm。记录显示临床附着增加6mm，与基线相比并无牙龈退缩。（i）术后10年照片显示牙间组织保存情况理想。

照组缺损只使用了屏障膜进行治疗。移除屏障膜6个月后，试验组缺损PAL增量的中位数为92%（以初始缺损深度的百分比表示），而对照组缺损则为50%。而试验组和对照组的其他临床指标，如菌斑指数、探诊出血（BoP）、牙周袋探诊深度（PPD）的降低以及牙龈退缩是相似的。尽管局部和全身使用抗生素可能降低暴露屏障膜的细菌量，但是它们似乎对于预防细菌性生物膜的形成是无效的（Frandsen et al. 1994; Nowzari et al. 1995）。除了与此类创口感染有关的红肿，研究还报告了溢脓、组织瓣开裂或穿孔、屏障膜脱落以及术后疼痛等更为严重的术后并发症（Murphy 1995a, b）。

另一项与临床结果有关的重要问题是：移除生物学不可吸收屏障膜之后表面覆盖的再生组织。很多学者都报道屏障膜上方频繁发生的牙龈开裂，可能导致牙间再生组织保护不足（Becker et al. 1988; Selvig et al. 1992; Cortellini et al. 1993b; Tonetti et al. 1993a）。再生组织暴露于口腔环境，将可能导致机械性以及感染性损伤，而这些损伤可能妨碍再生组织完全形成新的结缔组织附着。事实上，再生组织的不完全覆盖与术后1年附着组织增量和骨增量下降相关（Tonetti et al. 1993a）。在牙间再生组织上覆盖马鞍形游离牙龈移植瓣（图38-12），能够提供比开裂的牙龈组织瓣更好的覆盖和保护（Cortellin et al. 1995a）。在这项随机对照研究中（Cortellini et al. 1995a），14个移除屏障膜后放置了游离牙龈移植瓣的位点，附着组织增量［（5.0 ± 2.1）mm］大于采用传统方法保护再生组织的另外14个位点［（3.7 ± 2.1）mm］。

20世纪90年代初，开展的对牙周再生治疗效果变化相关因素的系统性评估进一步证实，手术因素对再生治疗有着重要影响，从而开启了为牙周再生治疗特别设计术式的发展之路（Tonetti et al. 1993a, 1995, 1996a; Machtei et al. 1994; Falk et al. 1997）。总而言之，发展新术式的目的是为了完全保存组织，从而在愈合的关键阶段获得并保持所放置的再生材料上方组织瓣的严密关闭，以及为血凝块的形成和成熟保存空间。特别是，组织瓣的设计目的在于尽量获得组织瓣的被动严密关闭和理想的创口稳定性。事实上，基础研究和临床研究表明，在众多条件中，再生治疗的绝对要求包括：保持组织瓣和根面之间的交界面存在空间，以供血凝块的形成（Haney et al. 1993; Sigurdsson et al. 1994; Cortellini et al. 1995b, c; Tonetti et al. 1996a; Wikesjo et al. 2003; Kim et al. 2004），保持血凝块在牙根表面的稳定和连续，从而防止长结合上皮的形成（Linghorne & O'Connel 1950; Hiatt et al. 1968; Wikesjo & Nilveus 1990; Haney et al. 1993），保护治疗区域的软组织不被细菌感染（Selvig et al. 1992; Nowzari & Slots 1994; Nowzari et al. 1995; De Sanctis et al. 1996a, b; Sanz et al. 2004）。

在过去25年中，牙周再生医学的发展沿循了两条既独立而又相互交织的路线。研究人员的兴趣一方面聚焦于再生材料和产品，另一方面聚焦于新型手术术式。

骨内缺损的手术方法

龈乳头保留瓣

改良龈乳头保留瓣技术（modified papilla preservation technique, MPPT）发展的目的是为了增加再生的空间，以及获得和维护牙间区域组织瓣的严密关闭（Cortellini et al. 1995c, d）。这项术式融合了特殊的软组织处理技巧，以及能够维持骨嵴上方再生空间的具有自我支撑特性的钛金属屏障膜。采用MPPT术式能够使医生彻底关闭牙间间隙，保护屏障膜免受口腔菌群的污染（Cortellini et al. 1995d）。手术时医生须翻起带整个牙间乳头的腭侧全厚瓣，颊侧组织瓣则通过做垂直切口和骨膜减张的方法得以松解，然后将颊侧瓣冠向复位全部覆盖屏障膜，用水平内交叉褥式缝合的方法将颊侧组织瓣固定于腭侧组织瓣，最后表面再用同样的褥式缝合技术将组织瓣和牙间乳头之间的创口严密关闭。如图38-4和图38-11所示为再生病例。

在一项包含了45名患者的随机对照临床研究（Cortellini et al. 1995c）中，MPPT获得的附着增量［（5.3 ± 2.2）mm］显著大于传统GTR［（4.1 ± 1.9）mm］或者翻瓣手术［（2.5 ± 0.8）mm］的组织增量，这说明改良术式能够获得更好的临床疗效。临床观察中，100%的使用钛金属屏障膜位点，在手术时都获得了完全的软组织关闭。术后6周去除屏障膜时，73%位点仍保持了软组织的严密关闭。这项研究证明了特殊组织瓣设计在牙周再生治疗中的益处。多项多中心随机临床研究，观察了采用MPPT的再生治疗方法治疗了深骨内缺损的临床效果，结果发现其疗效普遍高于预期（Tonetti et al. 1998, 2002, 2004b; Cortellini et al. 2001）。

一项Meta分析（Murphy & Gunsolley 2003）显示，有助于创口关闭和维持的瓣设计和创口关闭技术，与更佳的临床效果之间存在相关关系（图38-13和图38-14）。Graziani等（2011）在有关翻瓣手术研究的Meta分析中，也观察到了相似的趋势，龈乳头保留瓣比传统翻瓣手术的效果

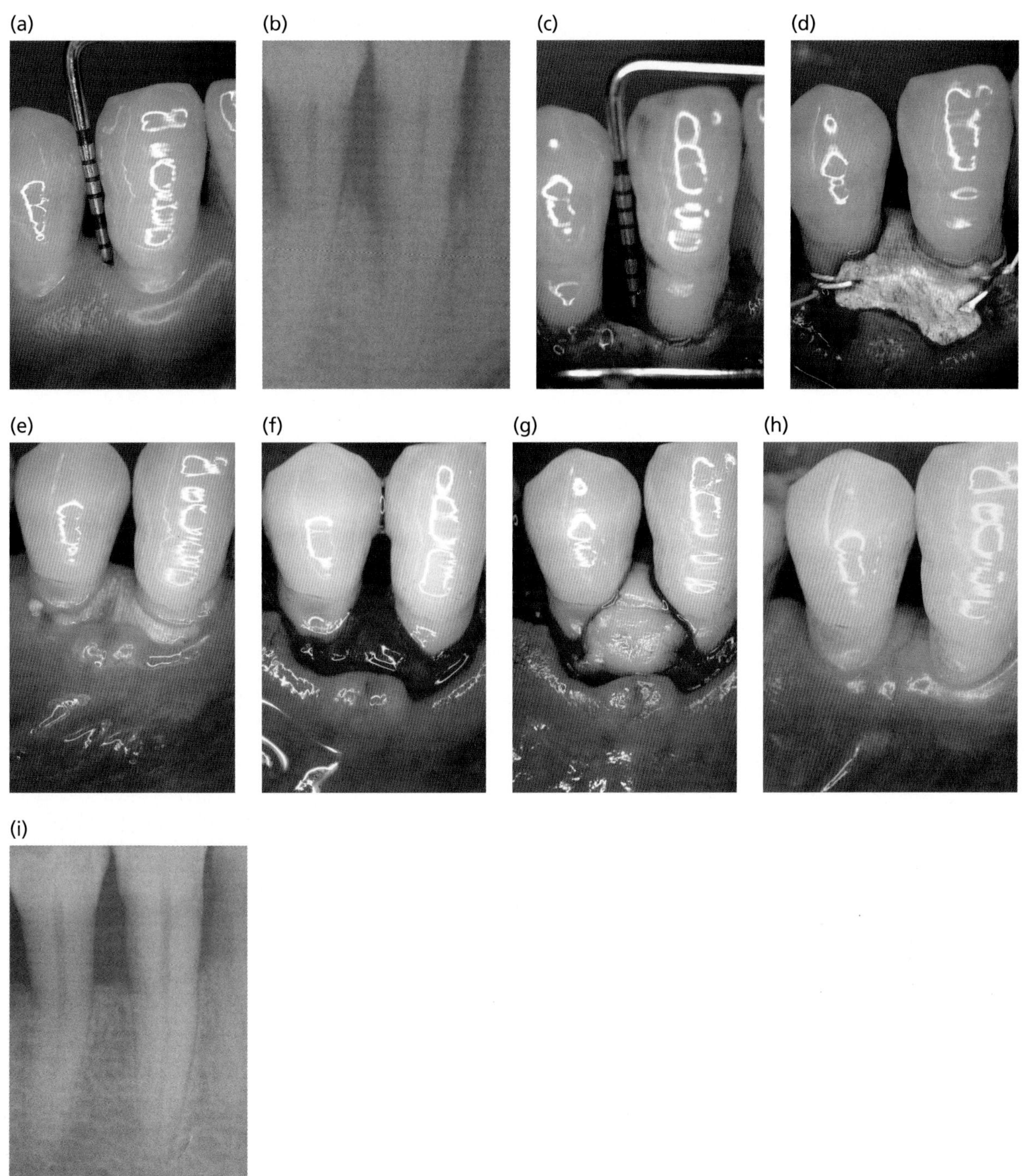

图38-12　临床病例展示如何处理使用不可吸收屏障膜之后导致的最常见并发症：屏障膜暴露以及随后牙间软组织的丧失。（a，b）完成病因相关牙周治疗后，进行了牙周再生手术以处理与深骨内缺损相关的深牙周袋。在7mm的骨内缺损做改良龈乳头保留瓣（c），并放置生物学不可吸收屏障膜（d）。通过多层缝合严密关闭创口。但是术后5周，屏障膜被暴露于口腔（e）。在去除屏障膜时（f），新生的组织完全充填屏障膜下方的空间，但是牙间隙的软组织不足以完全覆盖再生组织。为了保护这些组织使之成熟，临床医生从腭侧取一块鞍形游离牙龈移植物，对其裁剪使之精确贴合牙间区域（g）。移植物在高度血管化的受体床上愈合良好，并使牙间组织良好愈合。完成治疗9年后，临床和X线片结果显示愈合后探诊深度浅，缺损消失（h，i）。

更好。

MPPT技术适用于龈乳头最冠方的牙间隙宽度≥2mm的位点。当牙间宽度＜2mm时，使用MPPT将会变得十分困难。为了克服这一问题，术者可以在狭窄的牙间隙采用一种不同的龈乳头保留术式，即简化龈乳头保留瓣（simplified papilla preservation flap, SPPF）。此项术式包括了跨越缺损区域龈乳头的斜切口。切口从缺损相关牙的颊侧线角开始，然后延续至接触点下方的邻牙龈乳头牙间正中。这样，龈乳头被切割为两等份，颊侧部分龈乳头与颊侧瓣一同翻起，舌侧部分则与舌侧瓣相连。在所引用的文献研究中，生物学可吸收屏障膜上方的狭窄的牙间乳头切口，在术后能够100%被关闭。随着创口的愈合，67%的龈乳头仍保持关闭。CAL增量达到（4.9 ± 1.8）mm。在评估屏障膜治疗深骨内缺损普遍临床效果的多中心随机临床研究中，SPPF术式曾被广泛地应用（Tonetti et al. 1998, 2002, 2004b; Cortellini et al. 2001）。

在所引用的研究中，不同临床医生在不同患者人群中应用GTR治疗深骨内缺损。与单纯通路性翻瓣手术相比，其获得的CAL增量在数量上以及可预期性上均有所增加。研究人员在深骨内缺损的再生治疗中，使用显微外科方法进一步探索了如何通过软组织处理获得对再生位点的稳定保护（图38-15）。在一项患者队列研究中，研究人员对纳入研究的26名患者的26个骨内缺损，应用了龈乳头保留技术。术后100%的患者在屏障膜上方获得了严密的组织瓣关闭。随着时间推移，92.3%的位点维持了组织瓣的严密关闭（Cortellini & Tonetti 2001）。治疗后获得了大量的CAL增量（5.4 ± 1.2）mm，同时牙龈退缩极少（0.4 ± 0.7）mm。因此，改善的视野和选择更好的软组织处理，能够显著提高牙周再生治疗的可预期性。

如今，龈乳头保留瓣设计及关闭技术已经成为牙周再生手术的标准术式。最近在一项Meta分析中，Graziani等（2012）和Nibali等（2020）得出结论，龈乳头保留瓣能够改善通路性手术以及再生性手术的临床疗效。第十六届欧洲牙周病学研讨会共识小组推荐，应用最大限度保存牙间软

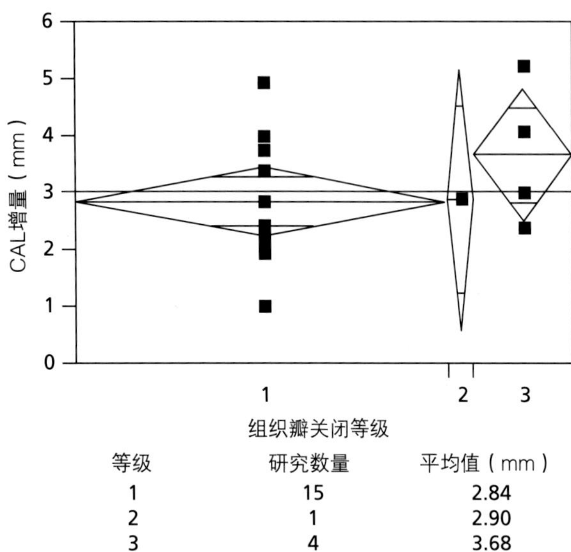

图38-13　检测组织瓣关闭技术等级与临床附着水平（CAL）增量［以毫米（mm）计］之间关系的研究平均值，这里只考虑e-PTFE屏障膜类型。各分组情况之间并不存在统计学差异。（来源：Murphy & Gunsolley 2003。经John Wiley & Sons许可转载）

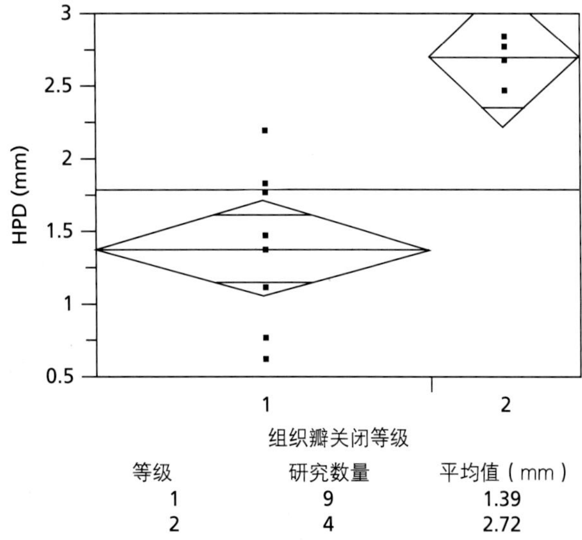

	差异	t检验	自由度	探诊值>ltl
估计	−1.3319	−7.014	10.538	<0.0001
标准误	0.1899			
95% CI的下限区间	−1.9277			
95% CI的上限区间	−0.7361			

图38-14　根分叉缺损研究的回归分析，检测组织瓣关闭技术等级与水平探诊深度（HPD）降低量［以毫米（mm）计］之间的关系。组1和组2之间存在统计学显著差异。（来源：Murphy & Gunsolley 2003。经American Academy of Periodontology许可转载）

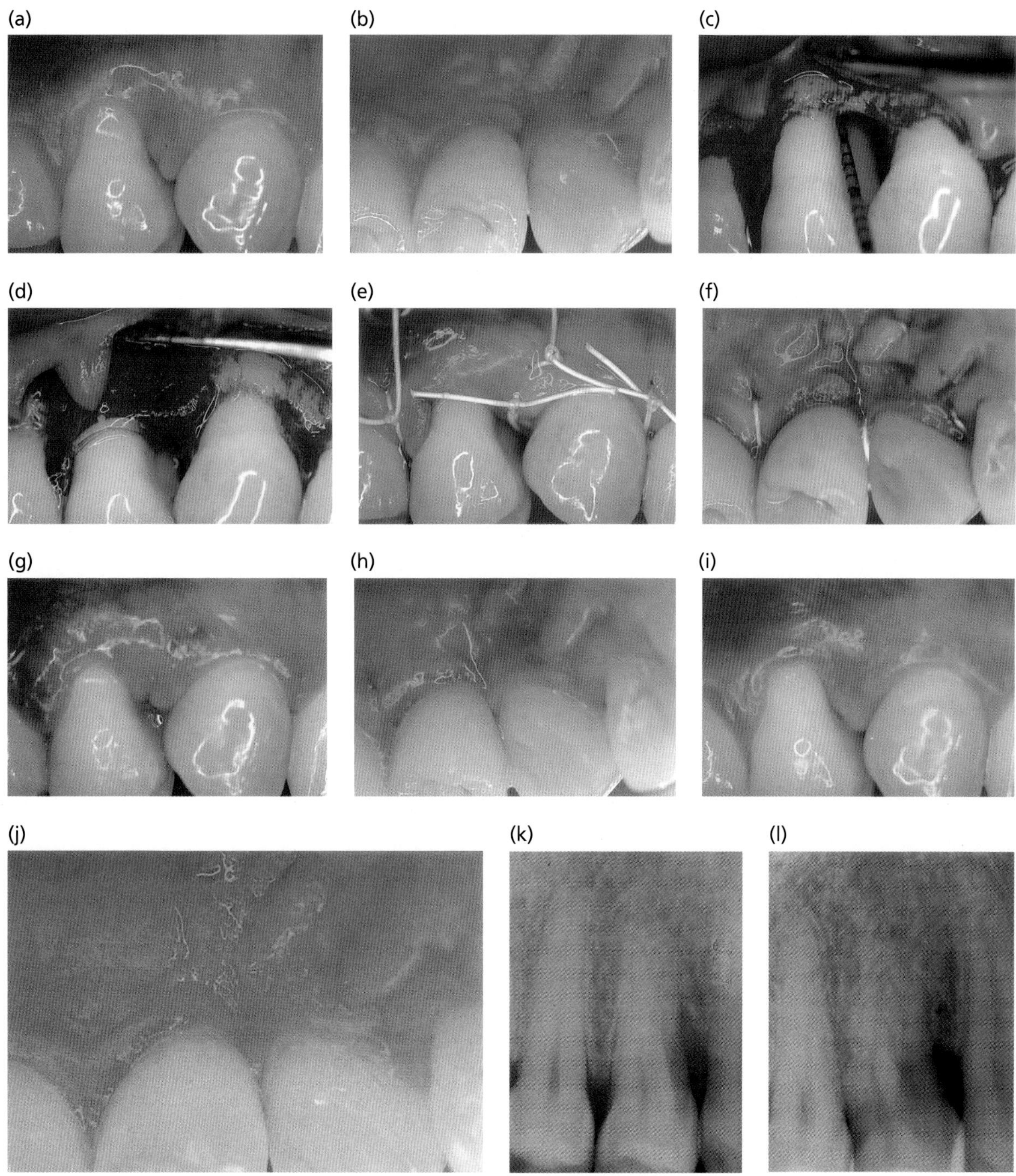

图38-15 （a）24近中面存在7mm深牙周袋。牙间隙（b）非常窄（<2mm），使用显微手术方式（手术显微镜和显微手术器械）做简化龈乳头保留瓣切口。5mm深的骨内缺损（c）。使用可吸收屏障膜覆盖（d）。组织瓣严密关闭，覆盖屏障膜（e，f），愈合期一直保持严密关闭（g，h）。术后1年，牙间乳头被完全保留，并且余留牙周袋深度为3mm（i，j）。治疗前拍摄的基线X线片（k）与术后1年的X线片比较（l），显示骨内吸收已经完全愈合。

组织的特殊组织瓣设计，如龈乳头保留瓣，进行合并骨内缺损的余留深牙袋的再生治疗（Sanz et al. 2020）。小组还建议，在一些特殊情况下，根据微创手术原则，局限翻瓣范围，以获得最佳的创口稳定性并减少并发症。这将在下一段中讨论。

改良龈乳头保留瓣技术

发展这项技术的目的，是为了获得并维持屏障膜上方牙间隙组织瓣的严密关闭（Cortellini et al. 1995d）（图38-16～图38-18）。从颊侧龈乳头基底部的角化龈处做水平切口，并与近远中沟内切口相连接，以获得进入牙间缺损的通路。翻

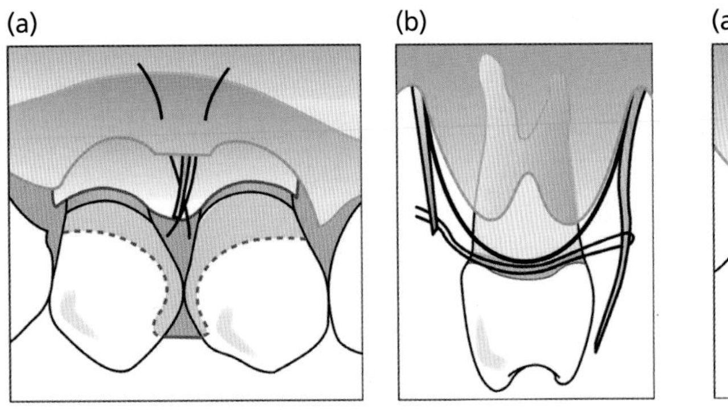

图38-16　缝合以获得颊侧瓣的冠向复位：交叉水平内褥式缝合示意图，缝线位于腭侧龈乳头基底部与颊侧瓣膜龈联合偏冠方之间。注意缝线跨越钛加强屏障膜上方。（a）颊侧观。（b）近远中观。（来源：Cortellini et al. 1995d。经John Wiley & Sons许可转载）

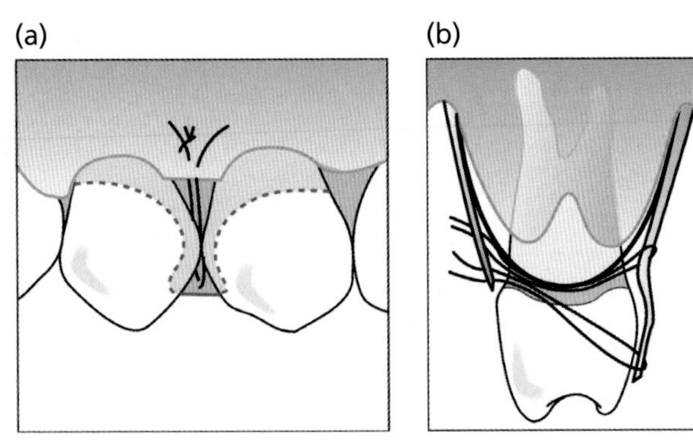

图38-17　缝合以获得牙间隙的无张力严密关闭：垂直内褥式缝合示意图，缝线位于腭侧瓣的最冠方部分（包括牙间乳头）与颊侧瓣最冠方部分之间。（a）颊侧观。（b）近远中观。（来源：Cortellini et al. 1995d。经John Wiley & Sons许可转载）

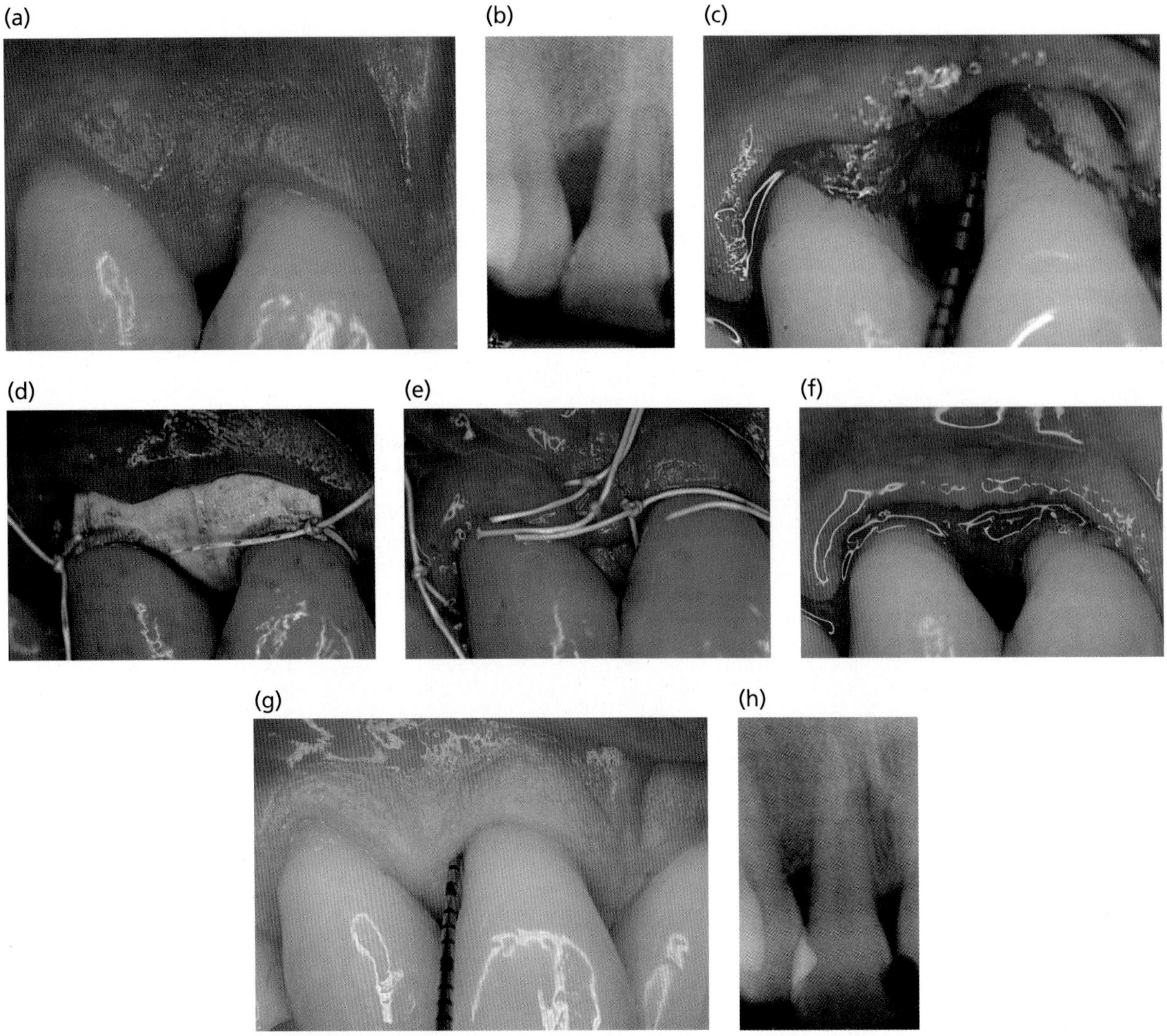

图38-18　临床病例：应用改良龈乳头保留瓣技术（MPPT），在屏障膜上方完全关闭牙间空间。（a）完成初始病因相关治疗之后，中切牙远中面可见8mm牙周袋伴2mm牙龈退缩。（b）X线片可见宽骨内缺损。（c）使用MPPT切口获得缺损通路，将整个牙间组织保留附着于腭侧瓣上。暴露7mm骨内缺损。（d）根面刮治之后，放置钛加强屏障膜。（e）使用多层缝合技术缝合龈乳头保留瓣，严密关闭牙间空间，从而将组织瓣冠向复位、完全解除创口张力并且获得良好的组织瓣稳定性。（f）之后屏障膜一直完全埋入龈下，6周后，再次翻起同一组织瓣以移除屏障膜。新生组织充填于屏障膜下方维持的空间中。（g，h）愈合完成后（1年），探诊深度为3mm，并且观察到骨内缺损的充填。再生治疗6年后，临床和X线表现显示治疗结果能够一直维持。

开颊侧全厚瓣之后，将余留的牙间组织从邻牙以及下方骨组织分离，并向腭侧翻开。翻起包括牙间乳头的腭侧全厚瓣后，就暴露了牙间缺损。首先对缺损部位进行刮治处理，如有需要，可辅以垂直和骨膜减张切口松解颊侧瓣。

这项技术的最初设计是为了和具有自体支撑性的屏障膜联合使用。事实上，关闭创口的缝合技术需要可支撑（或被支撑）屏障膜才能被有效使用（图38-16和图38-17）。为了获得屏障膜上方牙间隙软组织的严密关闭，第一针缝合（水平内交叉褥式缝合）位于全厚瓣下方，在腭侧龈乳头基底部与颊侧瓣之间。此缝合的牙间隙部分悬吊于屏障膜顶部，从而使颊侧瓣向冠方复位。这一针缝合解除了组织瓣之间的所有张力。为了确保屏障膜上方牙间组织的严密被动关闭，第二针缝合（垂直内褥式缝合）位于牙间乳头颊侧部分（即腭侧瓣的最冠方部分，包括了牙间乳头）与颊侧瓣最冠方之间。这一针缝合无张力。

Lars Laurell博士提出了关闭牙间组织的另一种缝合方法。这种改良内褥式缝合从颊侧组织瓣的外表面开始，跨越牙间区域，在龈乳头基底部穿透舌侧瓣。缝线再在距离前两针3mm的位置依次穿透舌侧瓣的外表面，以及颊侧瓣的内表面，回到颊侧。最后，缝线从龈乳头组织上方的牙间隙穿回舌侧，绕过舌侧缝线的线圈，再次穿回颊侧，在颊侧打结。这种缝合方式能够非常有效地确保牙间组织的稳定和严密关闭。

在一项包含了45名患者的随机对照临床研究中（Cortellini et al. 1995c），与传统GTR［（4.1 ± 1.9）mm］和通路性翻瓣手术［（2.5 ± 0.8）mm］相比，MPPT［（5.3 ± 2.2）mm］能够获得PAL的显著增量。这说明改良术式能够改善临床效果。除一例病例外，所有使用MPPT技术的位点都获得了严密的组织瓣关闭。直至移除屏障膜时，仍有73%病例未发生任何牙龈开裂。

此类术式也曾与非支撑性生物可吸收屏障膜联合使用（Cortellini et al. 1996c），并获得了不错的结果。术后1年的临床附着组织增量为（4.5 ± 1.2）mm。所有的病例均获得了组织瓣的严密关闭。随着时间的推移，80%的位点仍保持了严密关闭（图38-19）。但是，需要指出的是，水平内交叉褥式缝合很可能会导致屏障膜牙间部分向根向位移，从而减少组织再生的空间。

MPPT技术能够成功地与各种再生材料联合使用，包括多种生物活性材料。例如EMD（Tonetti et al. 2002）（图38-20）、各种生长因子以及BRG等（图38-21）（Tonetti et al. 2004b; Cortellini & Tonetti 2005）。

MPPT技术对进入牙间隙区的手术操作要求非常高。研究证实MPPT技术特别适合应用在宽牙间隙（牙间组织水平 > 2mm），特别是在前牙区。如果能够慎重选择患者，使用这种技术能够预期获得大量附着组织增量、可靠PPD降低且基本上没有或是极少出现牙间乳头退缩。因此，这种术式非常适用于对美观要求高的患者。

简化龈乳头保留瓣

为了克服在使用MPPT技术过程中遇到的一些技术性问题（在后牙区以及狭窄牙间隙使用困难、缝合技术不适用于非支撑性屏障膜），研究人员创造了另一种改良简化术式：简化龈乳头保留瓣（SPPF）（Cortellini et al. 1999a）（图38-15和图38-22）。

这种牙间乳头的简化术式，其第一个切口跨过缺损相关龈乳头，从缺损累及牙的龈缘颊侧线角开始，延伸至邻牙接触点下方龈乳头牙间正中。做斜切口时，术者需将手术刀片与牙齿长轴平行，以免造成余留牙间组织被过度削薄。第一个斜切口与缺损邻牙颊侧的沟内切口相延续。翻开颊侧全厚瓣之后，需将牙间乳头余留组织从邻牙和下方骨嵴小心分离。然后将缺损位点的牙间乳头组织与舌/腭侧组织瓣一同轻柔翻起，以完全暴露牙间缺损。如有必要，可在对缺损进行刮治和根面平整后，做垂直减张切口以及/或骨膜减张切口，以改善颊侧瓣的松解度。放置屏障膜后，术者应在屏障膜上方使用无张力缝合技术封闭牙间组织。具体步骤如下：

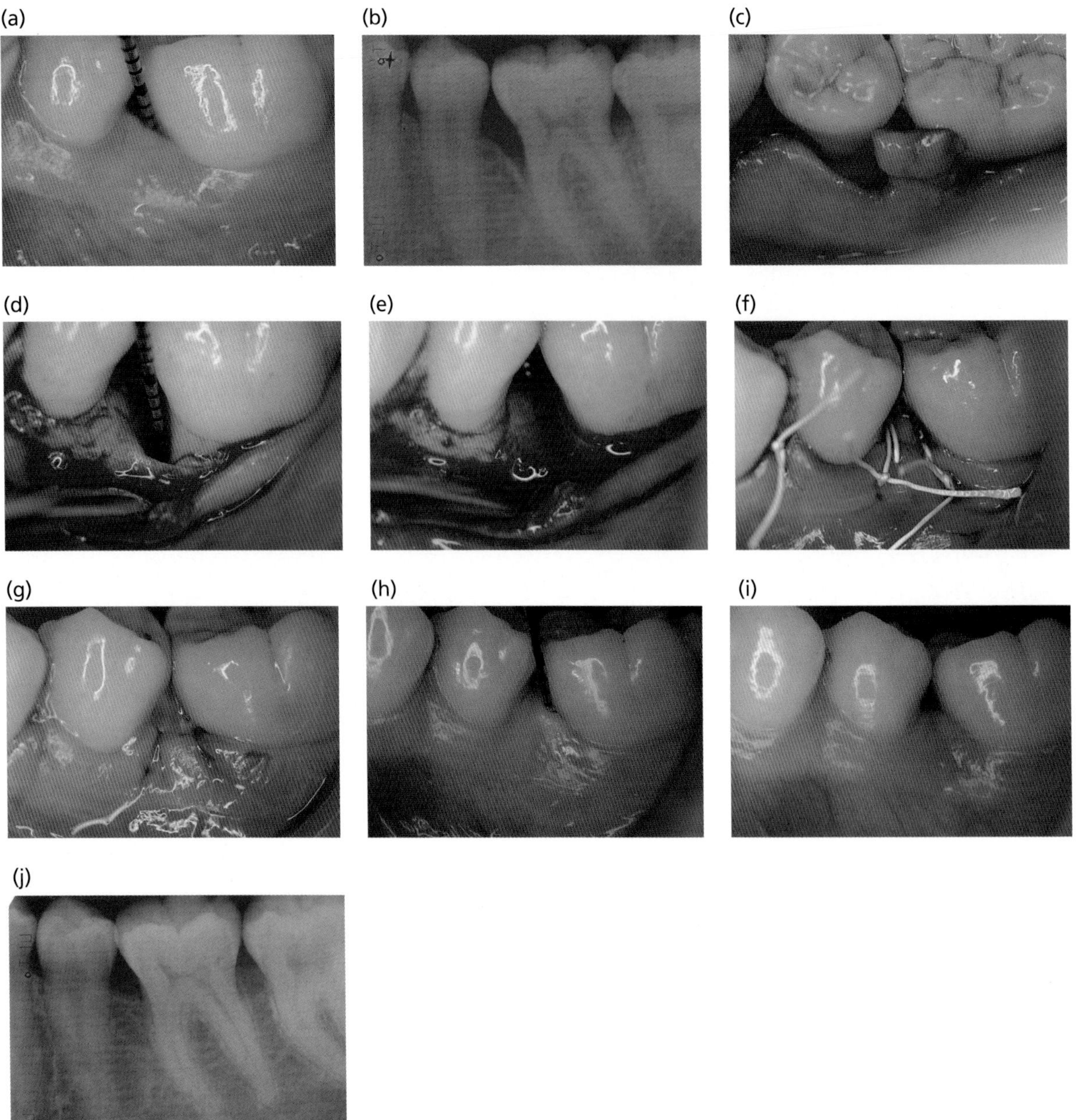

图38-19 病例图解：应用改良龈乳头保留瓣技术（MPPT）和可吸收屏障膜治疗。（a，b）完成初始病因相关治疗之后，下颌第一磨牙近中面仍持续存在8mm深的牙周骨缺损。（c）使用MPPT获得缺损通路，注意将牙间乳头保留在舌侧瓣。（d）暴露出7mm深的骨缺损。（e）根面刮治之后，放置可吸收屏障膜，然后用可吸收缝线将膜固定在牙根附近。（f）使用多层缝合技术严密关闭牙间空间。（g）直到1周后拆除缝线。（h～j）6年后，缺损处牙周袋探针深度2～3mm，软组织外形良好有利于自我清洁，X线片显示骨缺损被完全消除。

1. 缺损相关牙间隙的第一针水平内褥式缝合（补偿褥式缝合），起始于未被缺损累及的牙齿的正中颊侧角化组织的基底部（靠近膜龈联合），然后跨越至舌/腭侧组织瓣对称部位的基底部。跨越的缝线与邻面牙根表面接触，悬吊于邻面余留骨嵴顶，并且固定于舌/腭侧组织瓣。打结之后，这种缝合方式使颊侧组织瓣冠向复位。非常重要的是，这一缝合方式是依靠邻面骨嵴顶部支撑，所以并不对屏障膜中部产生任何压迫，从而避免使屏障膜向缺损内塌陷。
2. 之后采用以下术式中的一种，缝合屏障膜上方的邻面组织，获得严密关闭：当邻间隙狭窄并且间隙内组织菲薄时，使用一针间断缝合；当邻间隙较宽并且间隙内组织较厚时可使用两针间断缝合；当邻间隙宽并且间隙组织厚时可使

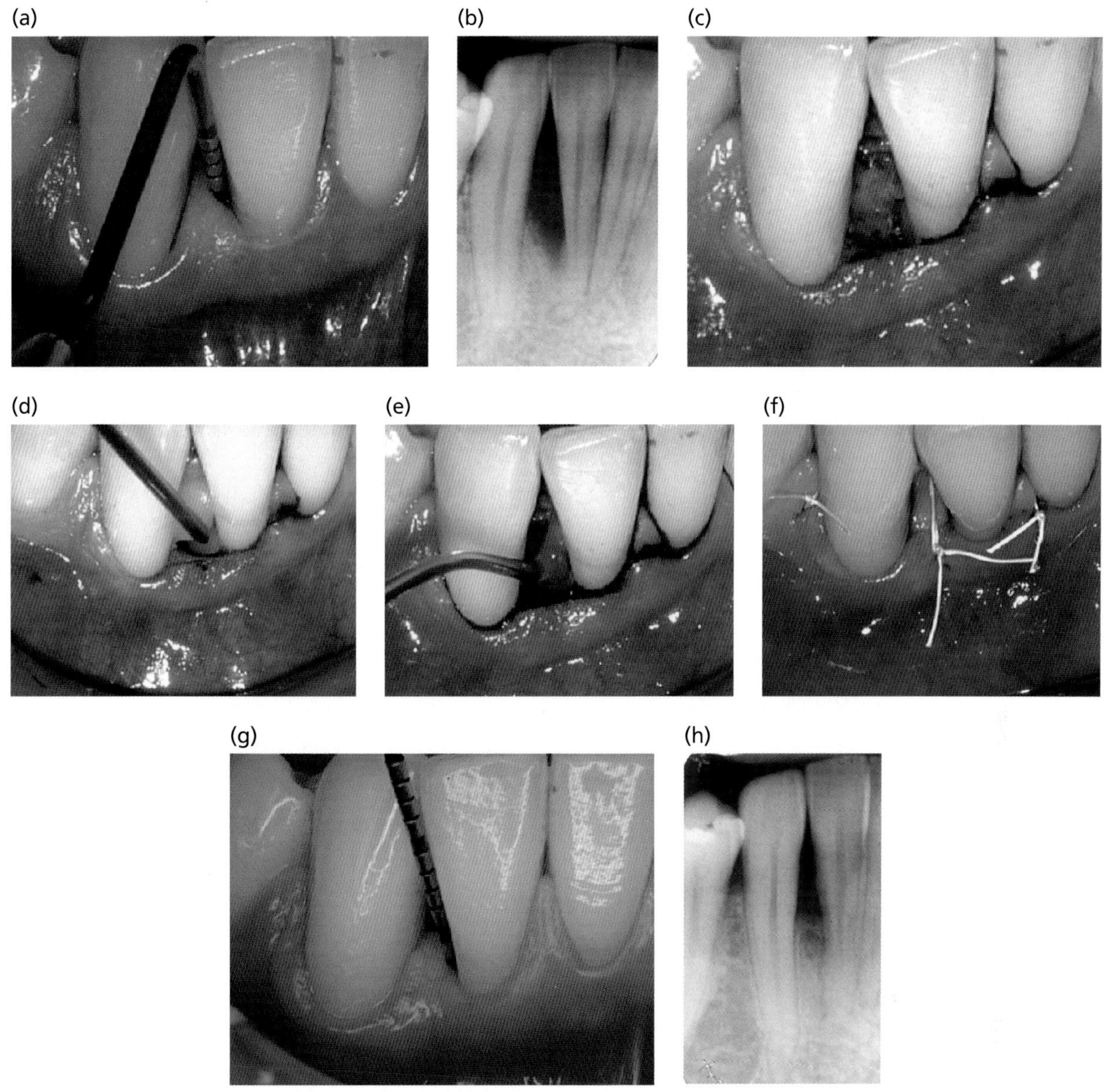

图38-20　临床图解：应用改良龈乳头保留瓣技术（MPPT）联合釉基质蛋白衍生物（EMD）治疗。（a）在成功完成初始病因相关治疗之后，下颌侧切牙远中可探及10mm牙周袋。（b）X线片显示深骨内缺损延伸至牙根的根尖1/3。（c）缺损处采用MPPT切口，避免组织瓣向近远中延伸。（d）在仔细刮治之后，按照EMD的使用说明，先用EDTA凝胶处理根面。（e）在冲洗和干燥缺损以及牙根表面后，在缺损处放置EMD凝胶并覆盖牙根表面。（f）使用多层缝合技术缝合组织瓣以获得无张力的创口严密关闭。（g，h）再生手术后1年，牙周袋变浅，X线片显示缺损得到恢复。

用内垂直/斜行褥式缝合。

需要特别注意的是，必须确保第一针水平内褥式缝合，能够解除组织瓣的所有张力，并确保第二针缝合能够使屏障膜上方的牙间隙组织严密关闭。如果术者观察到张力仍存在，则必须拆除缝线，再次尝试无张力缝合关闭创口。

研究人员在一项包括了18个深骨内缺损的病例系列研究中，初步评估了这一术式与生物学可吸收屏障膜的联合使用（Cortellini 1999a）效果。结果发现，术后一年平均CAL增量为（4.9 ± 1.8）mm。所有病例都能获得屏障膜上方组织瓣的严密关闭，而且67%的位点长期保持了严密关闭。由7个不同国家的11名临床医生组成的一项多中心随机对照临床研究，也对这种术式进行了对比观察（Tonetti et al. 1998）。研究共纳入了136个缺损。在69个联合使用SPPF和生物学可吸收屏障膜的缺损中，术后1年观察到的平

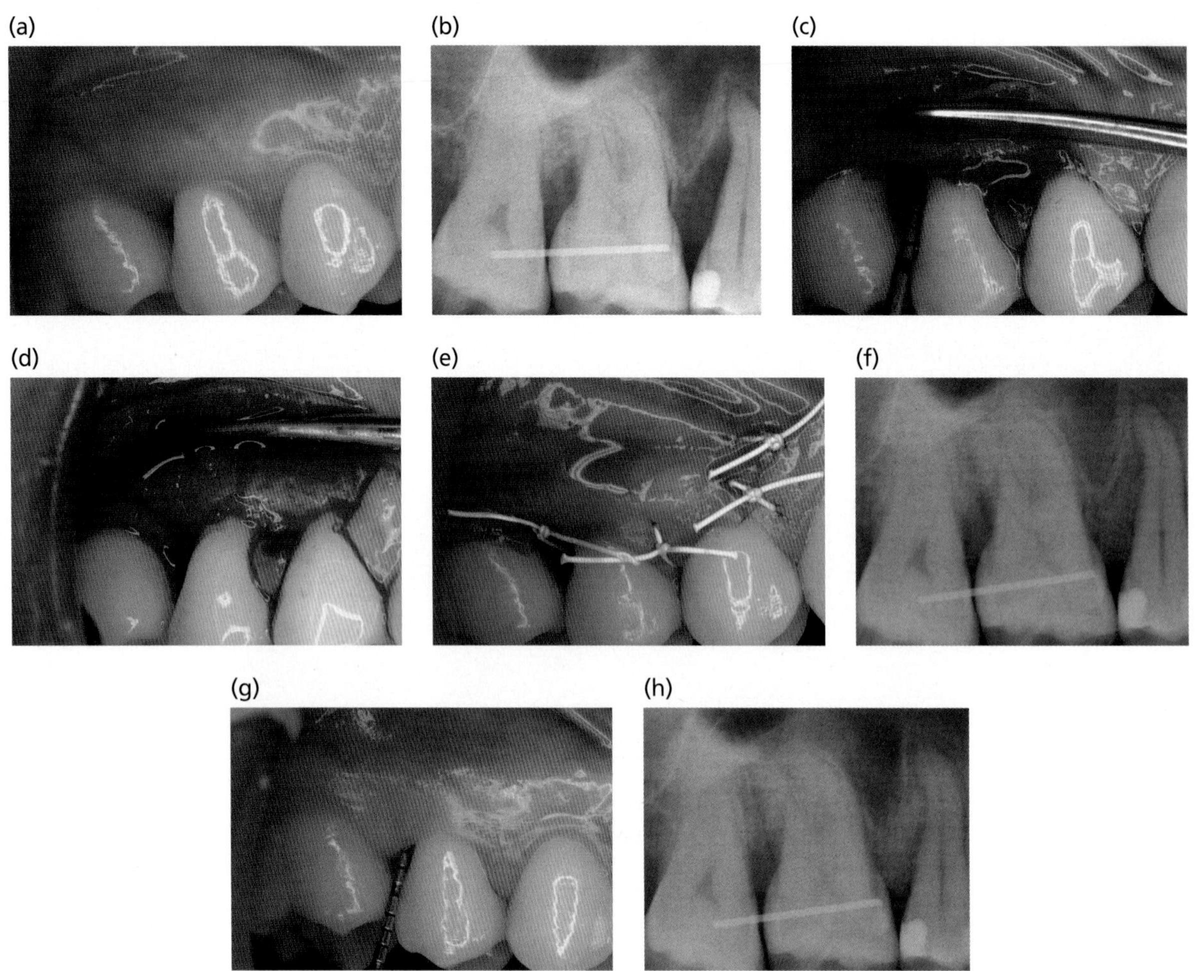

图38-21 临床图解：应用改良龈乳头保留瓣技术（MPPT）联合骨替代移植物（BRG）+生物学可吸收屏障膜治疗。（a，b）在成功完成初始病因相关治疗之后，上颌第二前磨牙远中可探及9mm深的牙周袋并伴骨内缺损。（c）缺损延伸至牙根根尖部分，存在9mm深的骨吸收。对牙根进行小心刮治之后，裁剪生物学可吸收屏障膜使其适合局部解剖形态，并覆盖整个缺损区域。（d）屏障膜下方放置BRG，以提供对屏障膜和软组织的额外支撑。（e）使用单个内褥式缝合严密关闭创口。（f）手术完成后拍摄的对照X线片显示缺损内存在X线阻射BRG。（g，h）术后1年复诊，显示探诊深度为3mm，骨缺损得到完全恢复。注意：X线仍能看到阻射的BRG颗粒，但是被包裹在新形成的矿化组织中。

均CAL增量为（3±1.6）mm。69个联合治疗的位点中，60%以上的位点长期保持了严密关闭。值得强调的是，这些结果是由不同的临床医生治疗不同地区的患者的缺损所获得的，其中包括狭窄缺损空间的患者和口腔后牙区域缺损的患者。SPPF可以与多种再生材料成功结合使用，包括生物活性材料，如EMD（Tonetti et al. 2002）（图38-23）和BRG（图38-24）（Cortellini & Tonetti 2004; Tonetti et al. 2004b）。

微创手术技术（MIST）

近来研究人员对于更容易被患者接受的、以患者为中心的手术兴趣日益浓厚。因此临床研究的兴趣聚焦于发展创伤更小的手术术式。Harrell和Rees（1995）提出了微创手术（MIS）术式，以使创伤尽可能小、翻瓣尽可能小，并且轻柔地处理软硬组织（Harrel & Nunn 2001; Harrel et al. 2005）。为了进一步提高创口的稳定性，减轻患者术后的并发症，龈乳头保留瓣技术也能够在高倍放大镜的辅助下被赋予微创概念（Cortellini & Tonetti 2007a）。这种微创术式特别适合与生物活性成分联合使用，如EMD或生长因子和/或移植材料。

术者可通过SPPF（Cortellini et al. 1999a）或

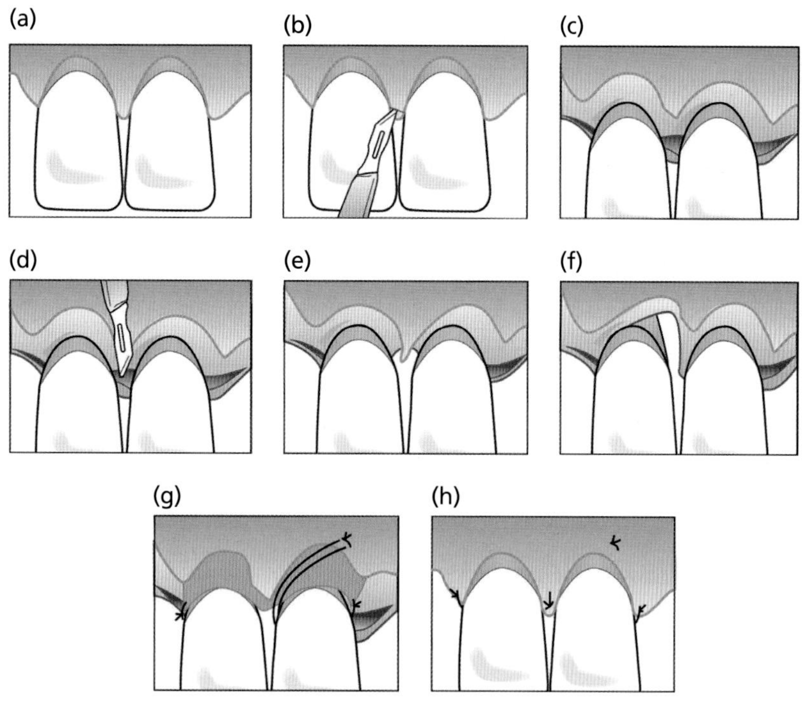

图38-22　（a）简化龈乳头保留瓣（SPPF）切口区域的术前观。缺损位于12近中。（b）在侧切牙的缺损相关龈乳头近中颊线角做第一个斜切口。手术刀片保持与牙齿长轴平行，一直延续到中切牙接触点正下方的远中面中点。（c）第一个斜切口在中切牙和侧切牙的颊侧转为龈沟内切口，延伸至相邻牙龈乳头。翻开颊侧全厚瓣，暴露2~3mm骨组织。注意：缺损相关龈乳头仍保留于原位。（d）在龈乳头基底部尽可能靠近邻间隙骨嵴，做颊舌向水平切口。注意小心操作，避免舌侧/腭侧穿孔。（e）将牙间隙处的沟内切口一直延伸至切牙的腭侧直到邻近的被部分切开的龈乳头。翻起带牙间龈乳头的腭侧全厚瓣。（f）刮治后的骨内缺损。注意中切牙远中的骨嵴位置。（g）屏障膜应覆盖至缺损外2~3mm的余留骨组织，然后将其固定于邻牙。用水平内褥式缝合技术，从中切牙颊侧正中角化组织基底部跨越至腭侧瓣基部对称位置进行缝合。这一缝合既不对屏障膜中间部位施加任何直接压力，也能防止屏障膜塌陷入缺损。（h）缝合完后获得组织瓣的严密关闭，完全覆盖了屏障膜。（来源：Cortellini et al. 1999a。经John Wiley & Sons许可转载）

MPPT技术（Cortellini et al. 1995d）切开与缺损相关牙间隙的龈乳头。当间隙宽度≤2mm时，建议使用SPPF技术；而当间隙位点宽度＞2mm时，可使用MPPT技术。牙间切口（SPPF或MPPT）需延伸至缺损两侧邻牙的颊舌侧。这些切口严格位于龈沟内，以最大限度保存牙龈的高度和宽度。切口在近远中方向的延伸要尽可能小，只要能够在冠根向翻起一个很小的全厚瓣，暴露缺损外余留骨嵴的1~2mm即可。如果可能，手术应尽可能只涉及缺损相关的龈乳头，并尽量避免做垂直减张切口。尽管在处理不同缺损时可能遇到不同的临床情况，但是都要谨记这些通用原则。

当骨内缺损为纯三壁骨袋，或完全位于相邻牙间隙区域的浅二壁骨缺损和/或一壁骨袋时，切口的近远中延伸应最短，并且翻瓣最小。在此类情况下，近远中切口只涉及缺损相关龈乳头以及缺损两侧邻牙的颊舌侧组织的一部分。全厚瓣翻瓣范围应尽可能小，只要暴露牙间缺损区域的颊舌侧骨嵴轮廓即可（图38-25）。

当骨内缺损的冠方部分存在深二壁骨袋时，需要翻较大的冠根向全厚瓣。在依然保有骨壁的一侧（颊侧或舌侧），组织瓣保持尽可能小的冠根向伸展；在骨壁缺失的位点（舌侧或颊侧），组织瓣向根方延伸较多，其目的是为了暴露1~2mm余留骨嵴（图38-26）。

当治疗深一壁缺损时，全厚瓣翻起的范围在颊舌侧近似。

当颊/舌侧余留骨壁的位置非常深，使用上述微创切口很难或无法探及牙间隙内缺损余留骨壁时，可将组织瓣向近中或远中再延伸一个

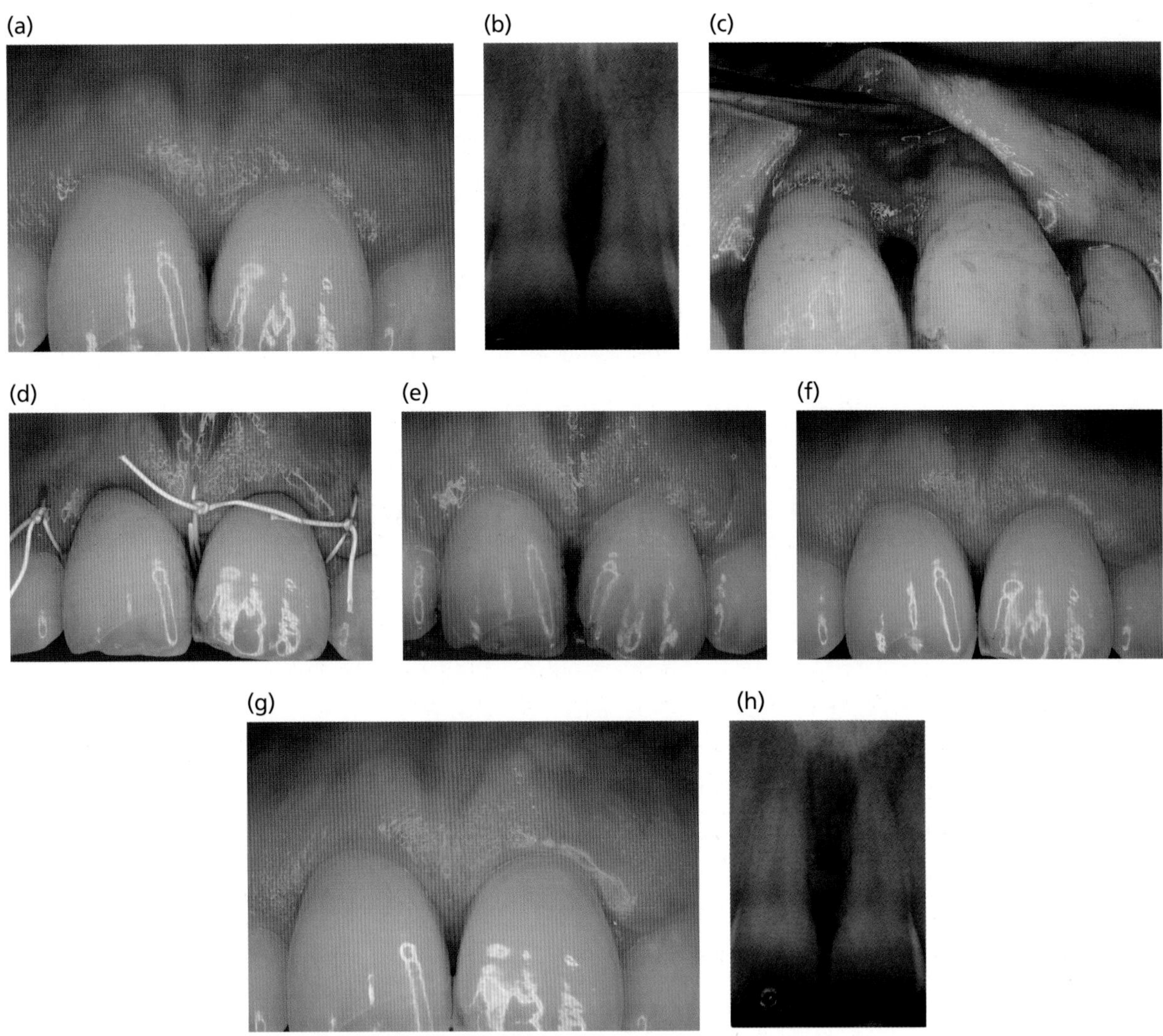

图38-23　临床图解：简化龈乳头保留瓣（SPPF）联合生物活性再生材料［釉基质蛋白衍生物（EMD）凝胶］的临床应用。（a）成功完成初始病因相关治疗后，在重新评估时，左侧中切牙近中腭侧可探及8mm深牙周袋。（b）根尖X线片可见清晰骨内缺损。（c）通过改良龈乳头保留瓣技术（MPPT）获得缺损通路后，可见复杂的缺损解剖形态：缺损已贯通颊侧，大部分缺损延伸至牙根腭侧的根1/3。（d）使用EMD后，通过多层缝合获得组织瓣的严密关闭。（e）术后1周拆线，可见良好完善的软组织愈合。（f）尽管使用的是EMD凝胶，术后6个月，牙间乳头的保存依然极其完好。这归功于龈乳头保留术式以及尚存的为软组织提供辅助支撑的骨组织桥。（g，h）术后1年的临床以及X线片结果显示了极佳的美学效果，同时缺损消失。牙周探诊深度为2～3。

邻牙间隙，以翻起范围更大的组织瓣。当骨缺损延伸至患牙的颊侧或腭侧，或骨缺损累及同一患牙两侧的牙间隙（图38-27）或患牙两侧的邻牙时（图38-28），可采取同样术式。在后一种情况下即骨缺损累及同一患牙两侧的牙间隙或患牙两侧的邻牙时，可根据具体情况采用SPPF或MPPT方式做第二个牙间乳头切口。翻瓣时，如果组织瓣末端存在张力，可以添加垂直减张切口。垂直减张切口应当尽可能短，局限于附着龈范围内（切勿累及膜龈联合）。这一术式总体的目的是：只要有可能，应尽量避免使用垂直减张切口，除非具有清晰的指征。如果一定要使用垂直切口，应当尽量减少垂直切口的数量和累及范围。切勿使用骨膜减张切口。

对缺损部位进行刮治时，可以使用迷你刮治器和电动器械，对缺损进行刮治和细致的平整根面。在刮治过程中，术者需略微翻起组织瓣，然后使用骨膜分离器小心保护组织瓣，同时配合使用生理盐水频繁冲洗。刮治后，放置生物活性物质，然后复位组织瓣。

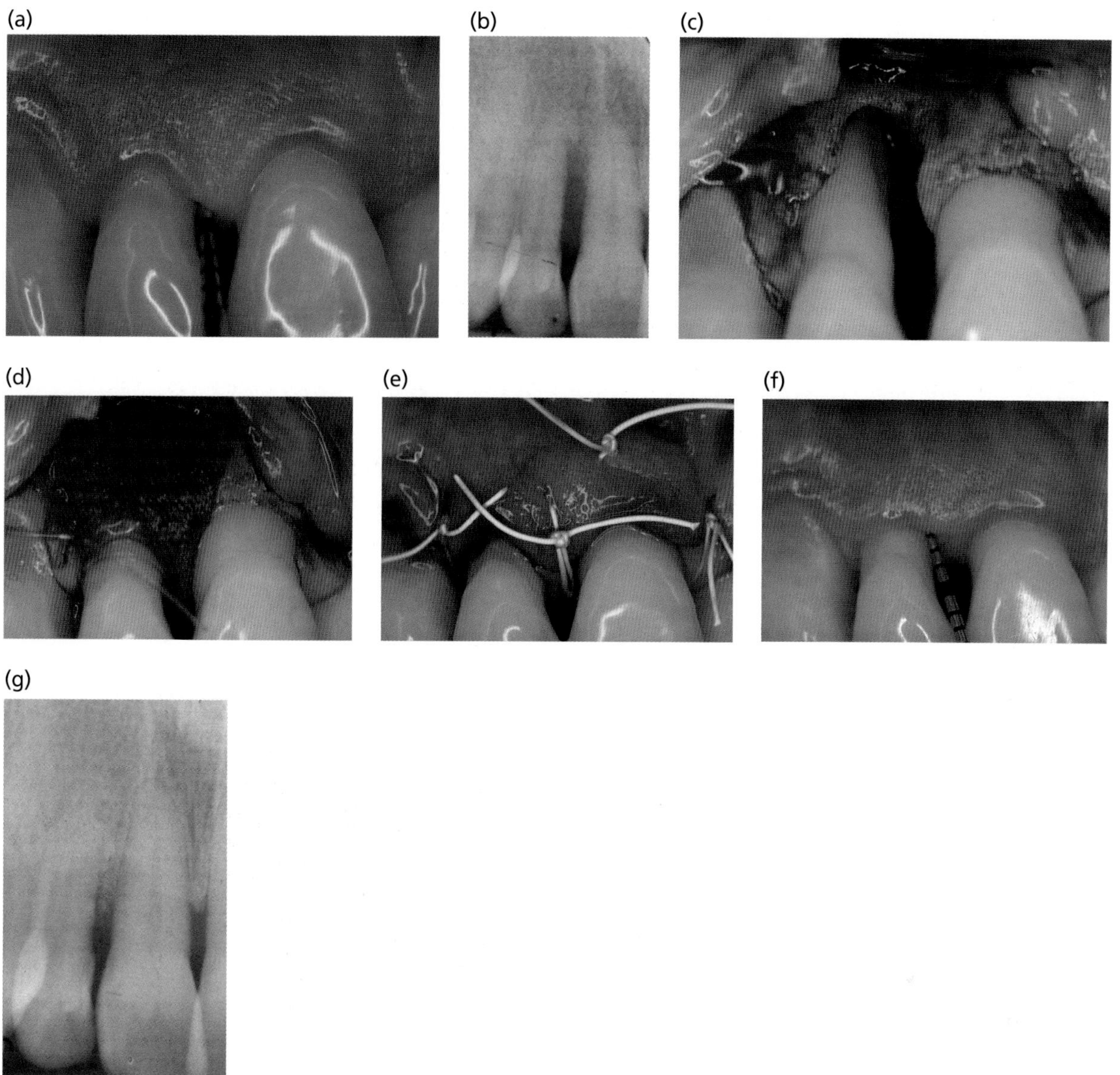

图38-24　临床图解：简化龈乳头保留瓣（SPPF）联合生物学可吸收屏障膜+骨替代移植物（BRG）的临床应用。（a）重新评估时，侧切牙近中可及9mm牙周袋。（b）X线片显示深骨内缺损。（c）应用SPPF切口，暴露主要为二壁的骨内缺损。（d）对牙根小心地进行刮治之后，在BRG上方放置可吸收膜。（e）应用多层缝合技术严密关闭组织瓣。（f）术后6年，探诊深度变浅；注意：牙龈边缘有中度的退缩。（g）术后6年X线片显示缺损消失，而BRG矿化颗粒包裹在新形成的矿化组织中。

关于缝合方式，大多数情况下牙间缺损区域仅用单个改良内褥式缝合便可获得龈乳头的无张力严密关闭（Cortellini & Tonetti 2001, 2005）。当手术涉及第二个牙间区域时，可使用同样的缝合技术关闭这一区域。垂直减张切口可使用单纯间断缝合关闭。颊舌侧组织瓣复位到术前水平即可，切勿更多冠向复位，以避免在愈合区域造成额外张力。

整个手术过程中都可以辅助使用手术显微镜或放大镜，放大倍数为4～16倍（Cortellini & Tonetti 2001, 2005）。在必要时，可使用显微手术器械作为普通牙周器械套装的补充。

两项病例系列研究初步评估了微创手术治疗深骨内缺损的临床效果（Cortellini & Tonetti 2007a, b）。纳入研究的缺损为53个。结果显示，微创术式大幅度降低了患者的术后不适，1年后的临床效果得到显著改善［CAL增加（4.8 ± 1.9）mm，88.7% ± 20.7%的缺损得到恢复］。并且，同样的术式用于治疗20名患者的多发性骨内缺损（Cortellini et al. 2008），其中44个

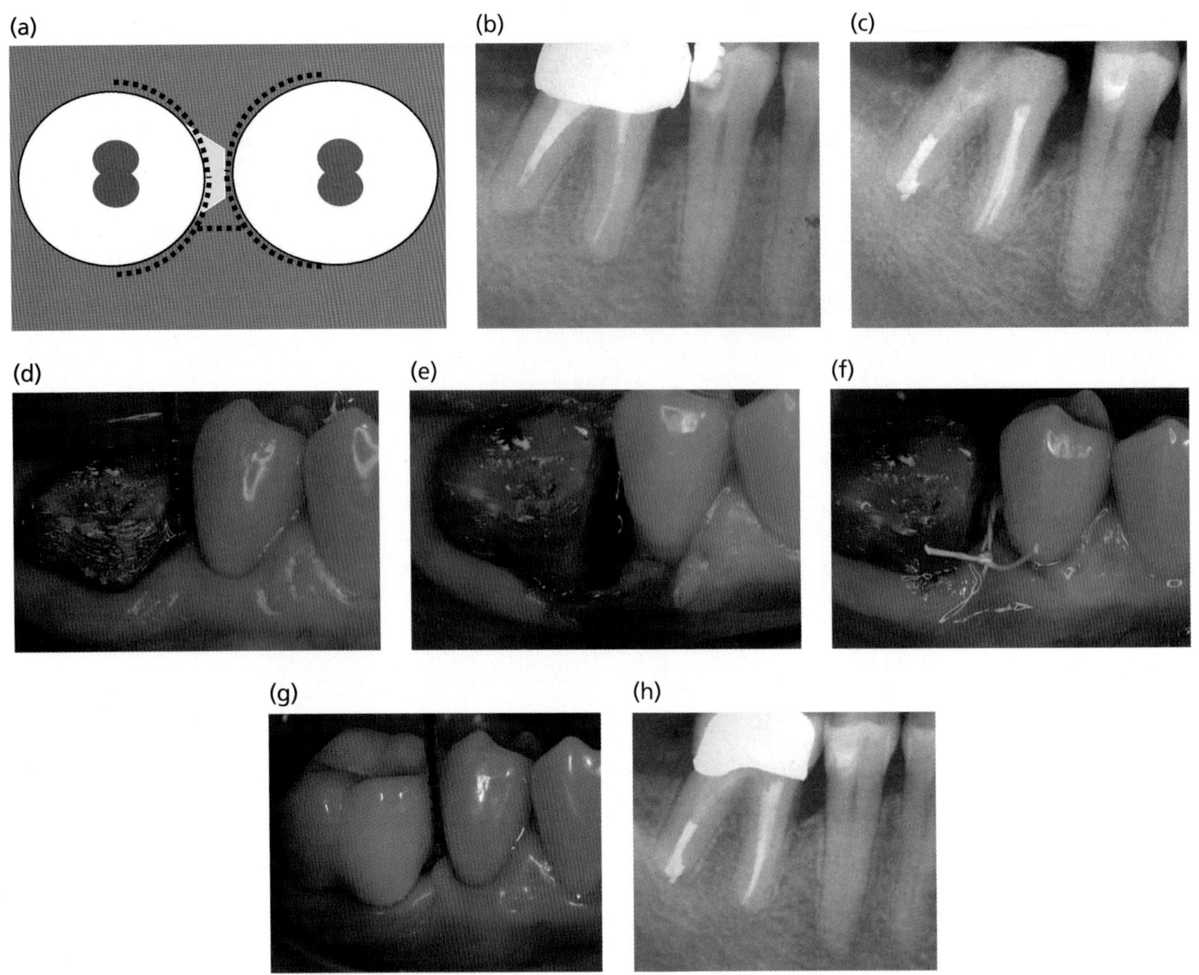

图38-25 临床图解：微创手术技术（MIST）在独立的牙间三壁缺损的临床应用。示意图显示在缺损的牙间隙，根据改良龈乳头保留瓣技术（MPPT）原则所做的切口。（a）为了获得最大的稳定性，组织瓣的近远中向延伸不超过缺损邻近牙齿的颊侧。（b）治疗前X线基线显示存在牙体疾病（根尖感染和龋齿），需要在初始病因相关阶段进行治疗。（c，d）重新评估时，第一磨牙的近中可探及8mm深的牙周袋并伴深骨内缺损。（e）使用微创MPPT切口获得缺损的通路，暴露三壁骨内缺损后仔细刮治。（f）放置釉基质蛋白后，用单个改良内褥式缝合严密关闭创口。（g，h）术后1年结果显示探诊深度变浅，缺损几乎完全恢复。

缺损平均获得（4.4±1.4）mm临床附着，73%缺损的CAL改善≥4mm，这相当于83%±20%的缺损得到了恢复（15个缺损完全恢复），余留PPD为（2.5±0.6）mm。牙龈基线水平与术后1年对比，牙龈退缩仅轻微增加（0.2±0.6）mm。

近期的一项涵盖30名患者的临床对照研究，比较了MIST联合EMD与MIST单独应用（Ribeiro et al. 2011a）的临床效果。在术后3个月和6个月，两组均出现显著的PPD降低、CAL增加以及X线片的骨增量。两治疗组之间在任何时间点均未发现任何统计学差异。研究结论认为，EMD的使用并未增加MIST对骨内缺损的治疗效果。

改良微创手术技术（M-MIST）

改良微创手术技术（M-MIST）顾名思义是对MIST技术的改良，并进行了临床试验的测试（Cortellini & Tonetti 2009b）（图38-29）。M-MIST主要是为了增强组织瓣的稳定性，赋予组织瓣自身维持再生空间的能力。手术术式包括一个微小的牙间入路切口，通过这一切口只需在颊侧翻起一个三角形组织瓣。而龈乳头则被保留于原位，通过骨嵴上纤维与骨嵴相关牙的牙根相连（图38-5）。临床医生通过这个微小的颊侧三角形组织瓣，获得进入缺损的手术通路：从这个颊侧“窗口”，使用显微刀片将缺损内充斥的软组织（即所谓肉芽组织）从龈乳头的骨嵴上结缔

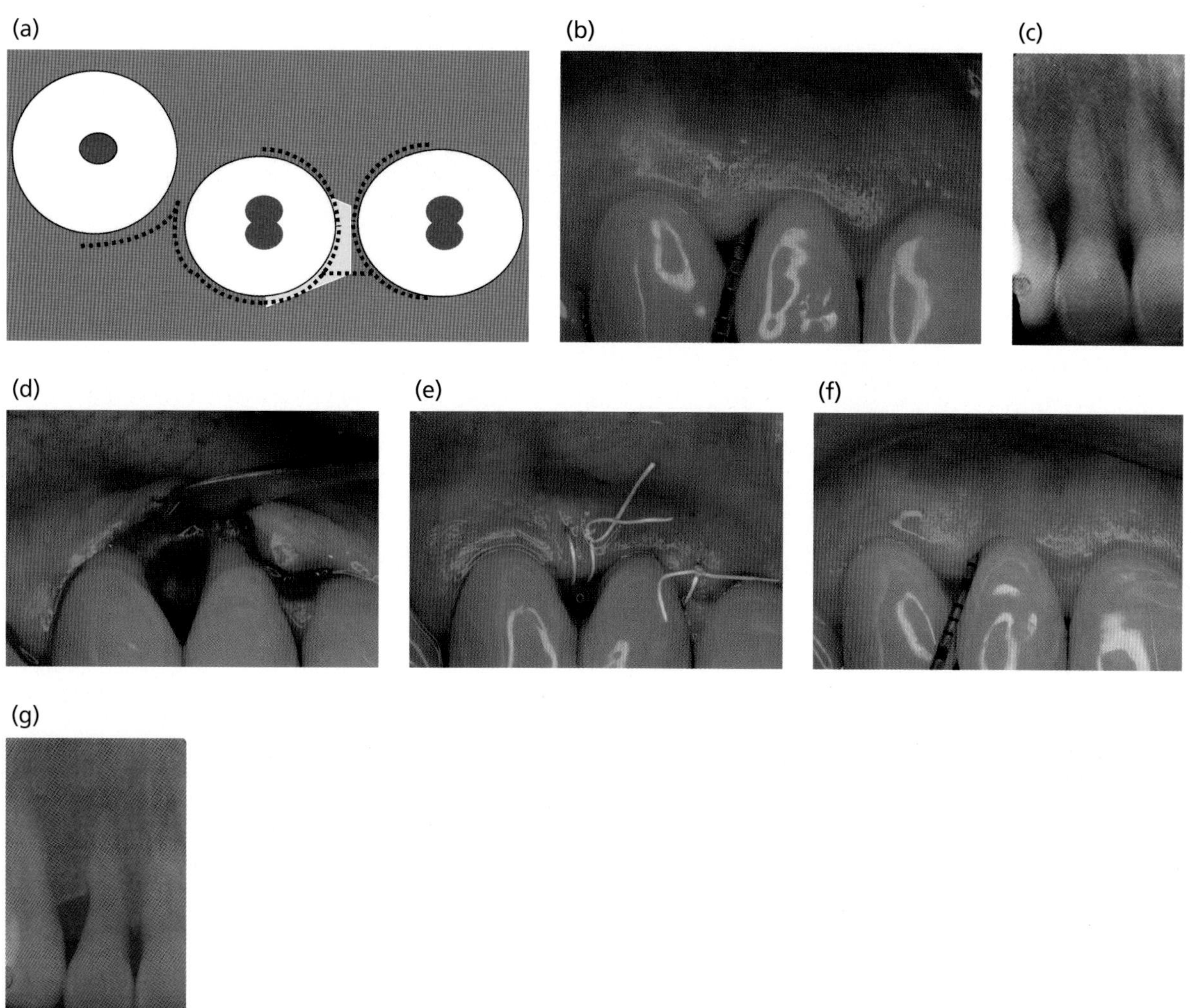

图38-26 临床图解：微创手术技术（MIST）在独立牙间缺损的临床应用，缺损向牙齿颊侧延伸。示意图显示在缺损相关的牙间隙，根据改良龈乳头保留瓣技术（MPPT）原则所做的切口。（a）为了获得最大的稳定性，组织瓣的近远中向延伸，不超过缺损邻近牙齿的颊侧以及邻近缺损颊侧延伸的牙间隙侧。（b，c）成功完成初始病因相关治疗后，侧切牙远中可探及6mm深的牙周袋并伴骨内缺损。（d）附着丧失延伸至侧切牙颊侧，提示需要获得这一牙齿颊侧的通路。因此使用微创方式做MPPT切口，获得牙间区域的通路并将切口延伸至侧切牙、中切牙之间的龈乳头，以获得缺损的足够通路。（e）应用改良内褥式缝合以及单纯缝合严密关闭创口。（f，g）术后1年结果显示，探诊深度变浅，软组织高度理想，并且缺损得到了恢复。

组织以及骨壁上锐性分离，然后使用迷你刮治器将其刮除。使用手动器械以及超声器械对牙根面进行仔细的刮治，避免触及缺损相关龈乳头的骨嵴上纤维以及舌/腭侧组织。微小的创口及翻瓣能够保存绝大多数为牙间组织提供血供的血管，对牙间创口的愈合过程非常有利。这一新颖设计术式，创新之处在于通过“悬挂的”龈乳头确保牙间软组织的自体支撑，从而增强了组织再生的空间。大多数骨缺损周围的软组织在手术过程中并未被切割或翻起，所以组织瓣极其稳定，从而确保了血凝块的稳定性。微小的组织瓣创伤、完整的血供及毫无张力的缝合技术，确保了在绝大多数病例中牙间创口被严密关闭，从而防止了细菌的污染。缝合方式基于单个改良内褥式缝合。如果有必要，术者可添加额外缝合，以进一步增加创口关闭的严密性。但是，该术式缩小的颊侧通路，意味着这一术式并不适用于累及牙齿舌侧的深缺损，因为狭小的颊侧开窗使器械很难达到缺损牙根的表面，从而无法对病变牙根面进行刮治（Cortellini & Tonetti 2009b）。

最近，研究人员进行了一项三臂随机对照临床试验，观察M-MIST单独应用、M-MIST+EMD

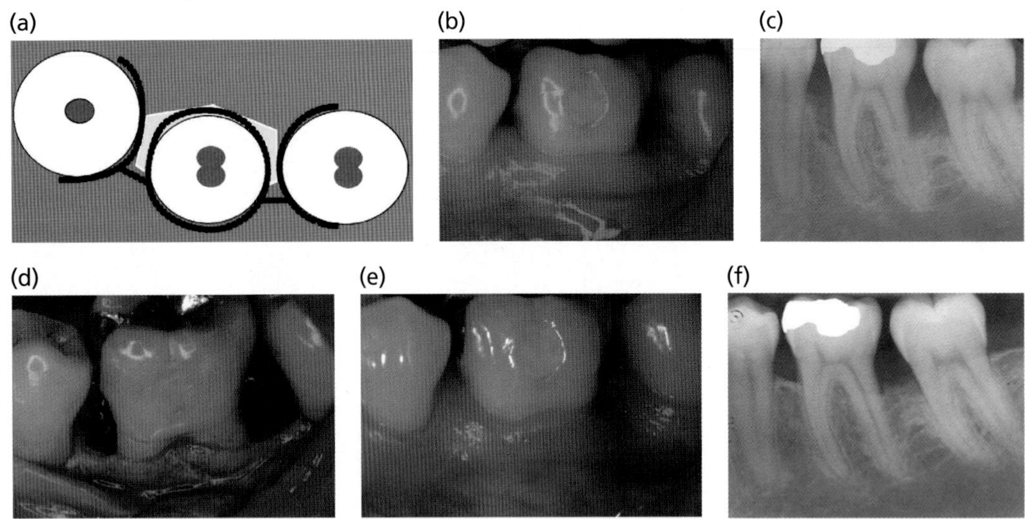

图38-27　临床图解：在累及同一牙齿两侧牙间隙的骨内缺损应用微创手术技术（MIST）。（a）示意图显示，在缺损相关的两个牙间隙，根据改良龈乳头保留瓣技术（MPPT）原则做切口。组织瓣的近远中向延伸局限于与缺损相关的两个牙间乳头，并且到达两相邻牙齿线角，以尽量减少创口稳定性的丧失，同时又能获得缺损的足够通路。（b，c）基线的临床以及X线片表现突出显示了初始病因相关治疗完成后所获得的良好炎症控制，可见近中和远中深牙周袋伴骨内缺损。（d）在近中和远中缺损做龈乳头保留瓣切口，对缺损进行刮治，仔细刮治牙根表面。在自限性骨缺损中使用釉基质蛋白之后，使用改良内褥式缝合严密关闭创口。（e，f）术后1年复诊，浅牙周袋，软组织被完好保存，而且缺损也得到了恢复。

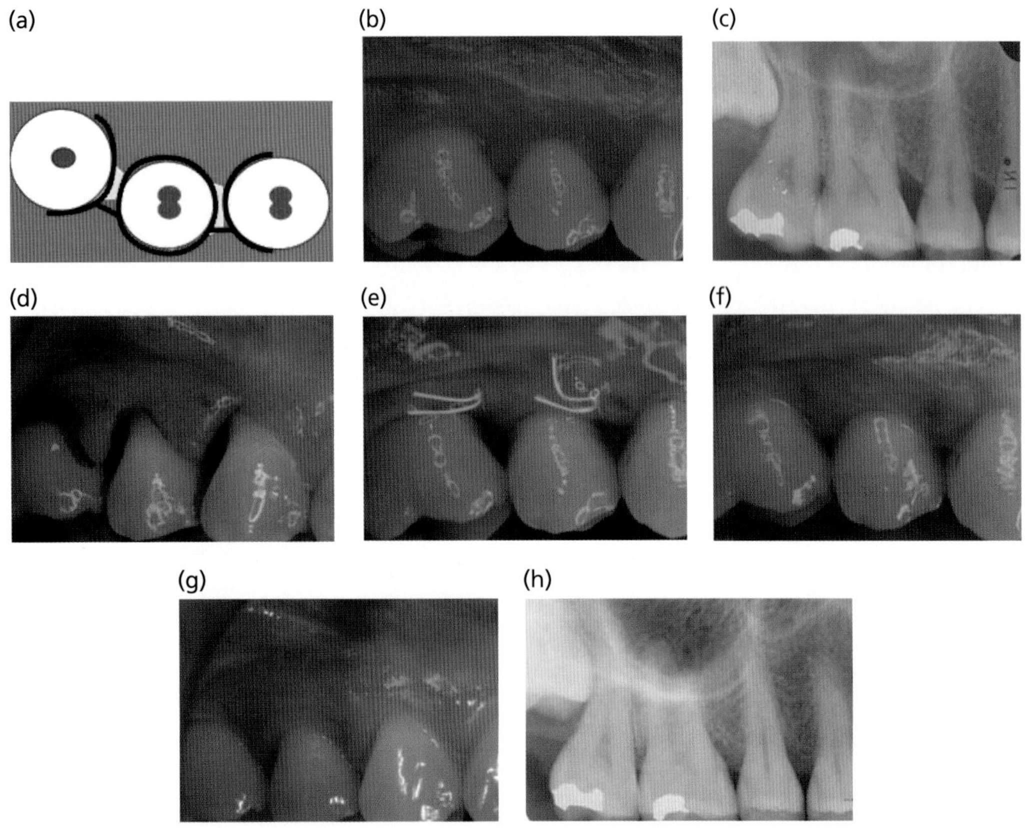

图38-28　临床图解：使用微创手术技术（MIST）治疗累及两颗相邻牙齿的骨内缺损。（a）示意图显示，在缺损相关的两个牙间隙，根据龈乳头保留瓣原则做切口。组织瓣的近远中向延伸局限于与缺损相关的两个牙间乳头，并且到达两相邻牙齿的线角，以尽量减少创口稳定性的丧失，并减少组织瓣的延伸。（b，c）在成功进行初始病因相关治疗之后，第一磨牙和第二前磨牙近中可见两个缺损。（d）应用简化龈乳头保留瓣（SPPF）获得缺损的通路。切口止于第一前磨牙远中线角和第一磨牙的颊侧。对根面进行刮治，并且使用EMD凝胶之后，应用2个改良垂直内褥式缝合严密关闭组织瓣（e）。（f）术后1周拆线，愈合理想，无疼痛或不适。（g，h）术后1年复诊，无炎症，探诊深度变浅，并且缺损得到了恢复。

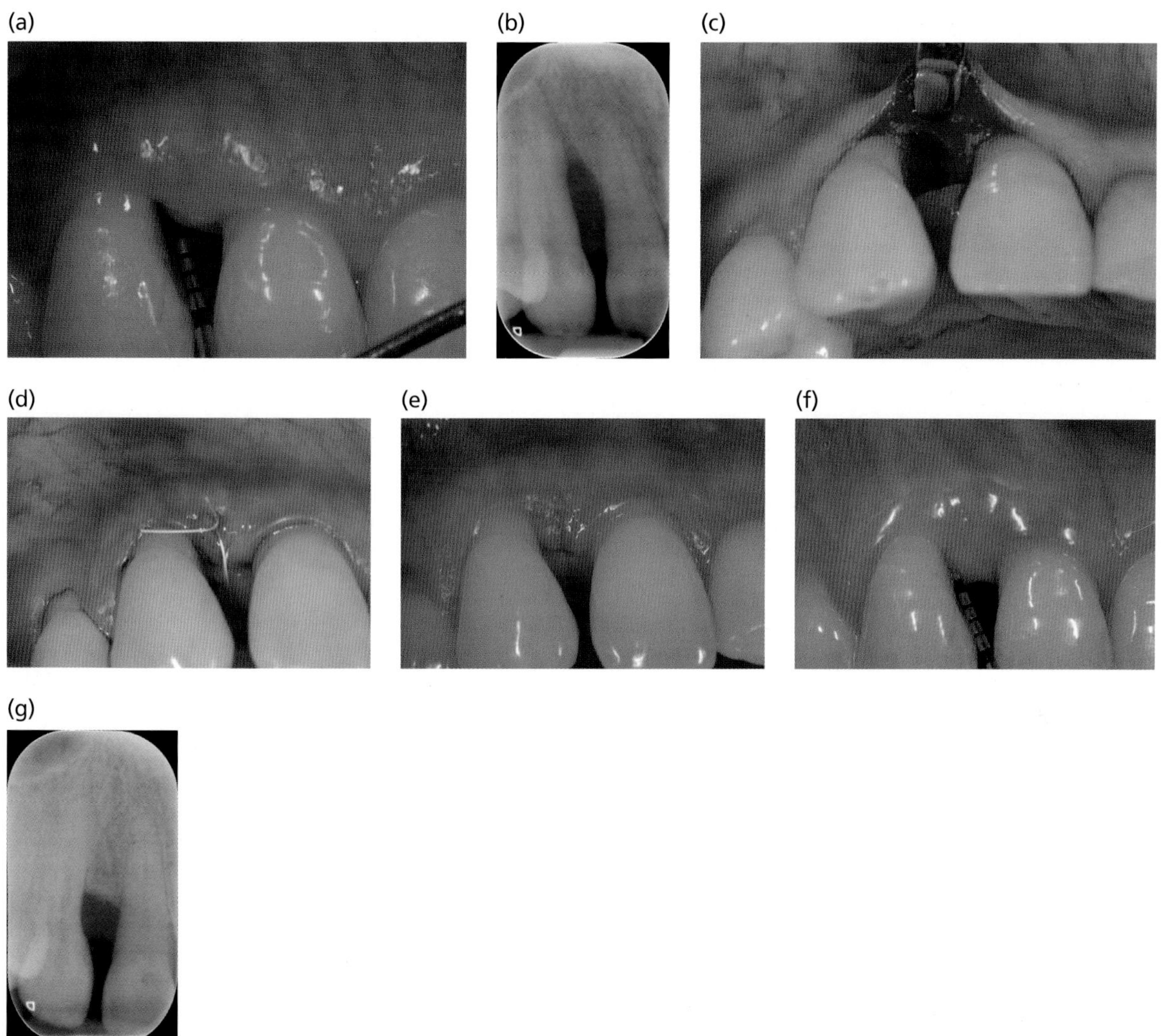

图38-29 应用改良微创手术技术（M-MIST）治疗的临床病例。（a，b）13近中可见10mm牙周袋伴深骨内缺损累及牙根中1/3。（c）使用M-MIST手术切口获得治疗区域的通路。颊侧组织瓣从尖牙颊侧轮廓正中被略微翻起至侧切牙。手术并未触及与缺损相关的牙间乳头，也未翻起舌侧瓣。临床医生通过颊侧的微小手术“开窗”，对骨内缺损和暴露的牙根表面进行刮治。使用单个改良内褥式缝合关闭治疗区域（d）。缺损内并未放置再生材料，只单纯血凝块充填骨内缺损。术后1周，仍保持了创口严密关闭的完整性（e）。术后1年临床图像显示3mm的正常龈沟，伴7mm临床附着增量，并且无牙龈退缩的增加（f）。术后1年X线片显示缺损的骨内吸收获得了完全充填（g）。

以及M-MIST+EMD +异种骨矿物（BMDX）治疗独立牙间骨内缺损的临床疗效（Cortellini & Tonetti 2011）。研究包括了45个独立深骨内缺损，用M-MIST切开组织后，缺损被随机分为3个试验组：M-MIST单独应用组；M-MIST+EMD组；M-MIST+EMD+BMDX组（图38-30）。每组包括15个骨缺损。1年之后的统计结果发现各组的PPD降低量（$P>0.0001$，student t-test）和CAL增量（$P>0.0001$）与术前基线水平比较均有显著差异，但组间比较的任何测量临床结果均无统计学差异。具体来说：观察到的CAL增量M-MIST对照组为（4.1 ± 1.4）mm；EMD研究组为（4.1 ± 1.2）mm；而EMD+BMDX组为（3.7 ± 1.3）mm。3组骨缺损在X线片上的骨增量分别为77% ± 19%、71% ± 18%和78% ± 27%。这一初步对照研究发现治疗组间的CAL实际差异为0.96mm。但是3组间相似的治疗结果，引发了一系列关于手术术式所提供的理想条件下创口自身愈合潜力的假说。换句话说，本项研究的治疗结果为临床医生带来了挑战：如何不使用再生产品或材料而获得临床上的实质性改善。Trombelli等（2010）的独立研究也报告了相似结

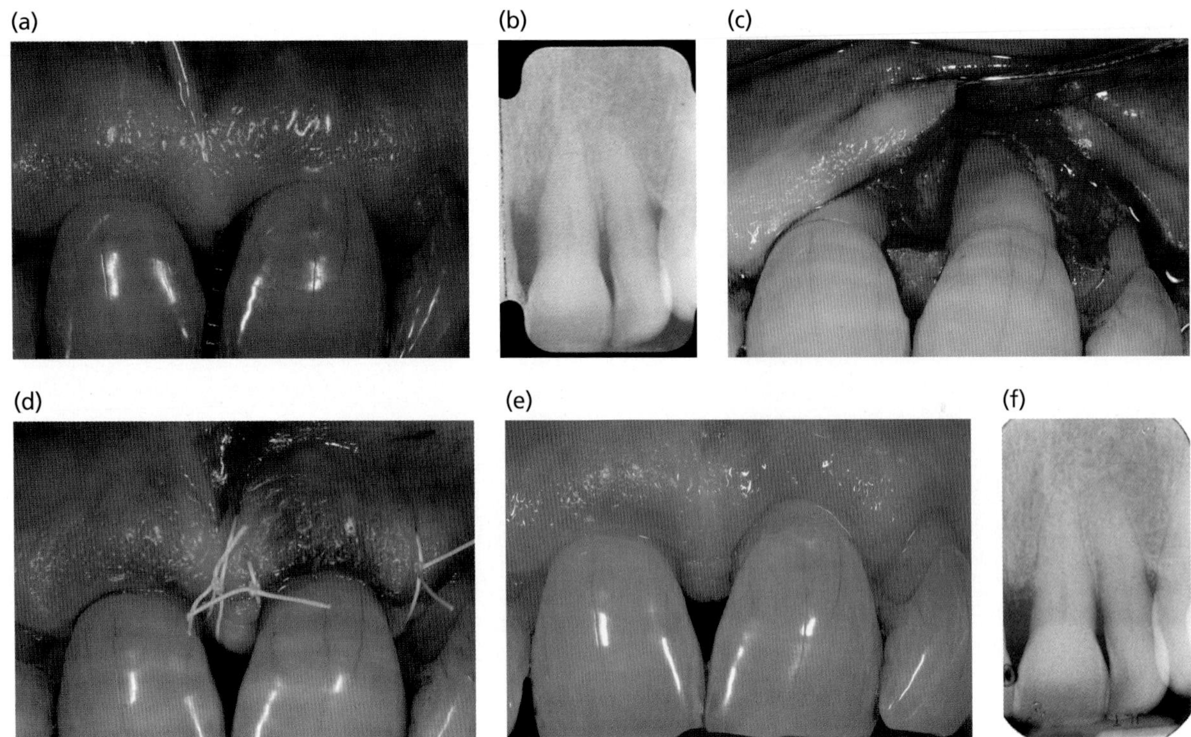

图38-30　应用改良微创手术（M-MIST）+釉基质蛋白衍生物（EMD）+Bio-Oss治疗的临床病例。（a）21近中可探及7mm的附着丧失，并伴6mm深的牙周袋。（b）基线X线片可见明显骨内缺损。（c）做M-MIST切口获得治疗区域的通路。组织瓣延伸至远中牙间隙以暴露颊侧骨开裂。（d）放置EMD以及移植材料后缝合组织瓣。（e，f）术后1年临床图像和X线片显示牙周病损得到了解决。

果：单纯应用单侧瓣法（SFA）与SFA+生物可吸收屏障膜+羟基磷灰石（HA）的治疗结果无统计学差异。此项研究纳入了24名患者/缺损。学者报告SFA+HA/GTR治疗组中5个位点在术后第2周出现闭合不全，随后自行愈合。SFA+HA/GTR治疗组与SFA治疗组之间，平均（±SD）临床附着增量［（4.7±2.5）vs（4.4±1.5）mm］、牙周袋探诊深度降低量［（5.3±2.4）vs（5.3±1.5）mm］，以及牙龈退缩增量［（0.4±1.4）vs（0.8±0.8）mm］方面的差异，均无统计学显著意义或临床相关意义。Mishra等（2013）在24个骨内缺损的研究中，评估了单纯M-MIST对比M-MIST合并局部使用rhPDGF-BB凝胶的疗效。CAL增量和线性骨增长在试验组分别为（3±0.89）mm和（1.89±0.6）mm，在对照组分别为（2.64±0.67）mm和（1.85±1.18）mm，两组间并无统计学差异。学者总结道：两组的疗效改善应归因于新型手术术式，而非rhPDGF-BB的额外应用。

最近的一项研究中，Schincaglia等（2015）报告了治疗骨内缺损时，翻瓣翻起缺损相关龈乳头相比单侧瓣法（SFA），临床疗效相似。应用的再生材料为rhPDGF-BB以及β-TCP。近期一项有关在骨内缺损应用MIS的系统评价（Barbato et al. 2020）指出，MIS代表了对于独立骨下缺损的可靠治疗。另一项Meta分析（Liu et al. 2016）指出，治疗骨内缺损时，MIS合并生物材料治疗组与单纯MIS治疗组之间并无显著差异。这表示，在决定治疗方案时，考虑成本和效益是很重要的。

完整龈乳头保留技术（EPP）

近年来，研究人员提出一项新型术式，完整龈乳头保留技术（EPP），以治疗独立骨内缺损（Aslan et al. 2017a, b）。EPP利用类似隧道术式，处理缺损相关的牙间乳头（图38-31）。做颊侧沟内切口之后，在相邻牙间隙颊侧牙龈做倾斜垂直减张切口，延伸至膜龈联合，以提供骨内

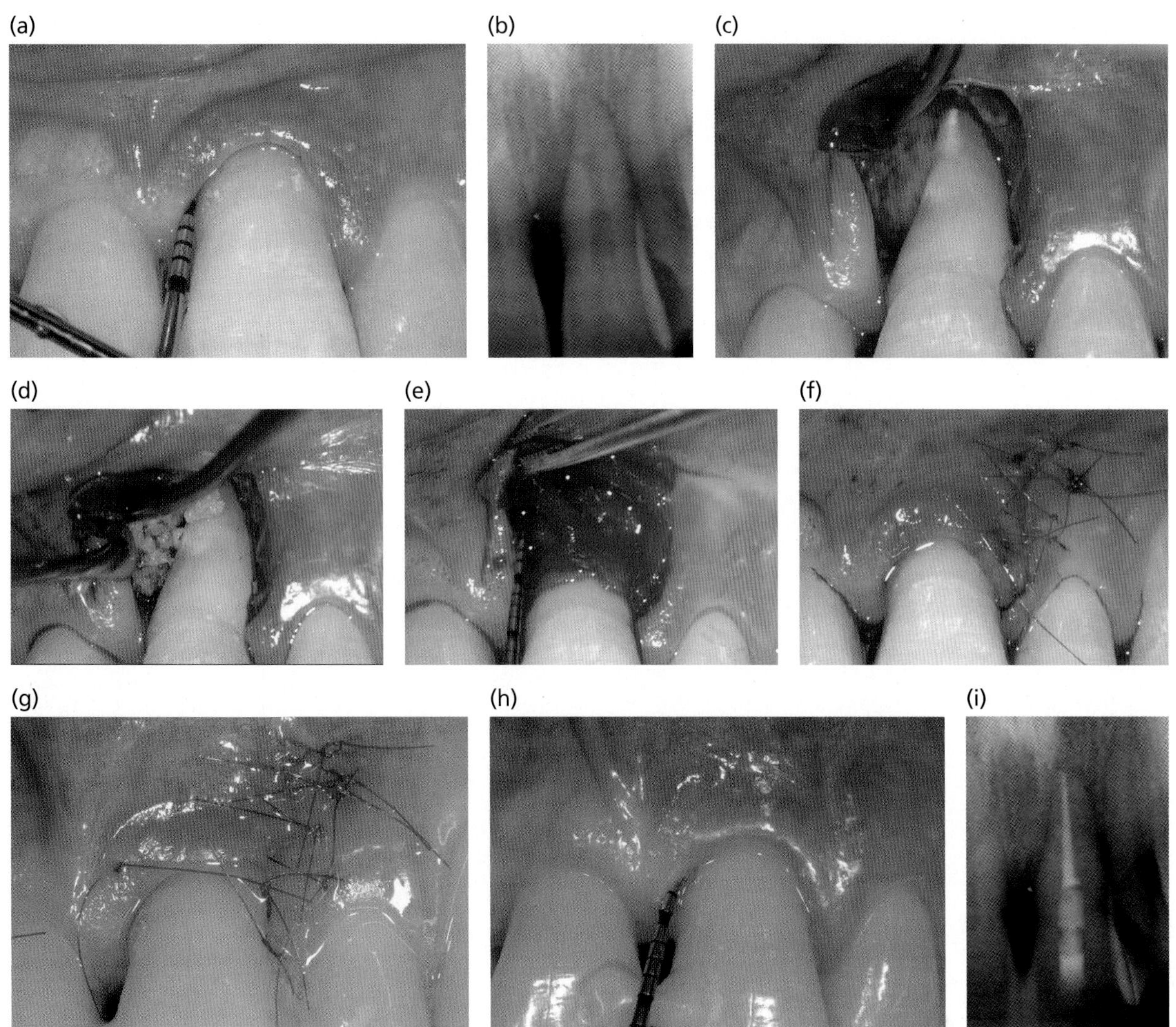

图38-31　应用完整龈乳头保留技术（EPP）治疗的临床病例。（a，b）探诊袋深为10mm，临床附着水平（CAL）为13mm伴累及根尖的骨破坏。（c）应用EPP技术获得达到缺损的通路，并避免切口累及缺损相关的龈乳头。请注意骨缺损已累及根尖。（d）应用骨替代物充填缺损。（e）放置胶原屏障膜覆盖缺损。（f）利用显微手术缝合技术获得创口的严密关闭。（g）术后7天拆线时，创口依然保持严密关闭。（h，i）术后1年复诊时的临床情况。探针指示余留探诊深度为3mm，CAL增量为7mm，伴缺损骨内部分的矿化。（来源：Dr. Serhat Aslan）

缺损的适当机械性清洁通路。使用显微骨膜分离器械翻起全厚黏骨膜瓣，从垂直切口逐渐翻至缺损相关龈乳头。使用特殊设计的角度隧道分离器械，以便于龈乳头组织下方的牙间隧道制备。尽可能小心地翻起整个龈乳头，直至翻至完整舌侧骨嵴。去除缺损相关牙间乳头内侧的肉芽组织。必须避免过度削薄龈乳头，以免影响血供。使用迷你刮治器去除肉芽组织，清洁牙根表面，平整根面。可以在骨内缺损放置再生材料，如EMD和/或骨替代材料。可使用胶原屏障膜维持生物材料空间。缝合以获得术区理想的创口关闭。近期一项涵盖30名患者的RCT研究（Aslan et al. 2020）比较了单纯应用EPP和EPP合并釉基质蛋白。学者报告了100%的组织瓣一期愈合，并且保持整个早期创口愈合阶段；EPP+EMD治疗组CAL增量显著更高，达（6.3 ± 2.5）mm，而PD减少量可达（6.5 ± 2.65）mm。而EPP治疗组CAL增量为（5.83 ± 1.12）mm，而PD减少量为（6.2 ± 1.33）mm。研究还报告了两组中轻微的、统计学不显著的牙龈退缩增加情况，分别为（0.2 ± 0.25）mm以及（0.36 ± 0.54）mm。EPP是基于显微手术和MIS概念的复杂翻瓣术式，需要临床能力和手术技巧，并不能被扩大应用于所有骨内缺损。EPP的应用指证为独立牙间骨内缺损。如果患牙腭侧被病损大量累及，将使这一术式变得不适用。事实上，二壁骨内缺损缺失颊侧骨壁而舌侧骨壁相对完整，是EPP的最佳适应证。

技术解读

前述章节所引用的研究，提出了3种治疗骨内缺损的微创术式（Cortellini 2012）。MIS（Harrel 1995）以及MIST（Cortellini & Tonetti 2007a, b）术式，均包括翻起牙间的龈乳头组织以暴露牙间隙，从而获得治疗骨内缺损的完整入路；而M-MIST术式（Cortellini & Tonetti 2009a）通过翻起微小的颊侧组织瓣来获得治疗缺损的通路，不涉及牙间乳头（图38-27~图38-30）；EPP则是基于类似隧道的术式，不在牙间乳头做任何切口（Aslan et al. 2017a）。应用MIS时，临床医生需要克服的主要难题是视野问题以及术区操作的问题。在应用M-MIST和EPP术式时更是如此。高倍放大和直接理想照明有助于解决这些问题。因此，强烈建议采用放大设备，如放大镜或操作显微镜。传统意义上，口腔外科医生一直被教导翻开大范围的组织瓣，以充分暴露所处理区域。实际上缺损周围的余留骨壁限制了缺损区域的视野，将组织瓣翻起至余留骨壁边缘已经足够观察到缺损区域。过度翻瓣对缺损区视野并无帮助。但是，微创翻瓣技术无疑会使视线角度，特别是术区光线射入变得狭窄。另外，由于组织瓣并未被完全翻起，依然紧密附着于治疗区域，所以器械操作时需要非常小心保护周围软组织。处理软硬组织时必须使用小型器械，如小的骨膜分离器械和微创组织工具。显微刀片、迷你刮治器或显微刮治器，以及迷你剪使对术区的切割、刮治以及精细修整变得可控，同时创口关闭时必须使用6-0至8-0的缝线。

根分叉病变的翻瓣设计

下颌颊舌侧以及上颌颊侧Ⅱ度根分叉病变（所谓“钥匙孔状病变”）的翻瓣设计，在20多年前就已经被阐述了，并且自那时起并无实质性的改进（Pontoriero et al. 1988; Andersson et al. 1994; Jepsen et al. 2004）。做龈沟内切口后，自牙槽突的颊侧或舌侧翻起黏骨膜瓣（图38-32）。使用手动和电动刮治器以及火焰状金刚砂车针，小心刮治并平整牙根表面。小心去除根分叉区域余下的肉芽组织，以暴露牙槽骨表面。

根分叉缺损再生材料的选择（生物学不可吸收屏障膜或可吸收屏障膜、骨移植物、生物活性制剂或联合治疗）（图38-33）。当使用屏障膜时，调整屏障膜，使其覆盖根分叉区域入口（颊侧或舌侧）、邻近牙根面（自远中根的远中颊/舌线角至近中根的近中颊/舌线角）以及骨嵴根方的4~5mm宽牙槽骨表面。可以使用悬吊缝合技术将缝线环绕于磨牙牙冠，从而固定屏障膜。当需要使用骨移植物时，应将其完全充填满根分叉区域，并且在入口处略微超充。如果是生物活性制剂，可直接将其放置在根分叉缺损区域。应用联合治疗时，需要根据每种材料的特性选择不

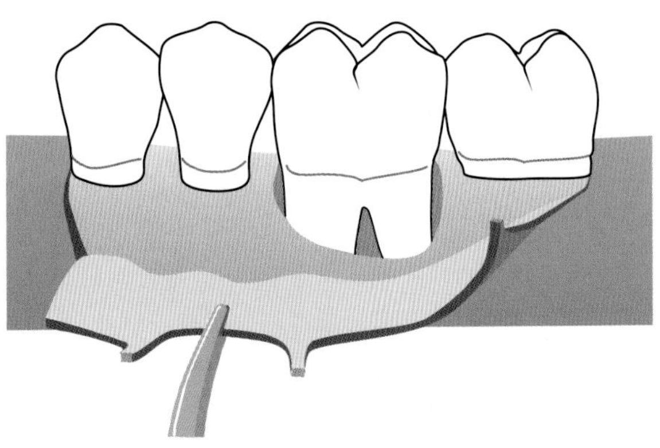

图38-32 根分叉病变区的逐步术式演示。在下颌颊侧做龈缘切口和垂直减张切口后，翻颊侧和舌侧全厚瓣。

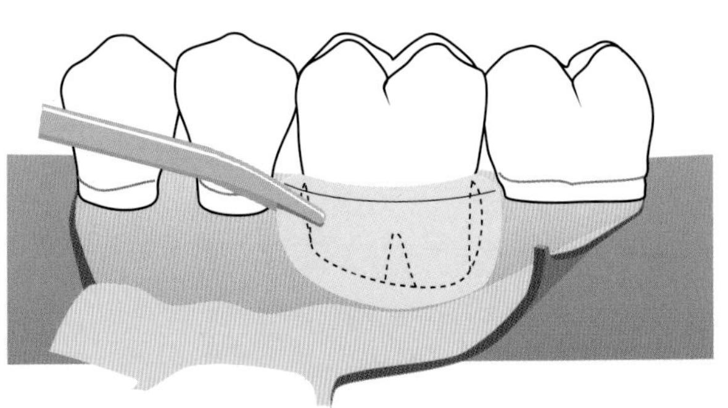

图38-33 根分叉病变区的逐步术式演示。放置屏障膜，完全覆盖缺损并且延展超过缺损边缘骨组织至少3mm。

同的放置方法。

放置再生材料后，将黏骨膜瓣复位，完全覆盖根分叉和生物材料（图38-34）。如有必要，可以做骨膜减张切口，以便将组织瓣冠向复位。使用牙间缝合或悬吊缝合固定组织瓣。术后7～15天拆线。如果放置的是生物学不可吸收屏障膜，术后愈合约6周后需要进行第二次手术取出屏障膜（图38-35）。

McClain和Schallhorn（2000）仔细地完善和修改了手术术式。他们提出的手术技术专为联合治疗（屏障膜+骨移植材料）所设计，但是仍然是基于一个共同的核心部分，只是在遇到特定情况时可以根据需要进行修改。这一共同的核心部分包含龈沟切口的全厚封套瓣，应最大限度保留牙龈和龈乳头组织，并且充分暴露缺损以获得足够的视野和刮治通路。如果存在牙龈退缩和/或需要将组织瓣冠向复位以便覆盖屏障膜，那么还需要做骨膜减张切口。

临床医生可使用超声或声波、手动和电动旋转器械（细金刚砂以及/或精修车针）刮治缺损、平整根面，以去除菌斑、沉积物、釉质突和其他牙根表面变异（根面沟、凹陷、龋损等）。如果需要，临床医生还可以通过牙齿修整和/或骨修整，以获得治疗牙根间或根分叉底部凹陷缺损的足够通路和/或降低釉质突。足够的根面预备是治疗取得成功的关键。

骨移植材料（一般为DFDBA）的术前制备，通常是在牙科小玻璃皿内完成。使用无菌生理盐水或局部麻醉药液与骨移植材料混合，如果无禁忌证，也可以加入四环素（125mg/0.25g DFDBA）。混合好后，可以用一块无菌湿纱布覆盖住小玻璃皿，以防止骨移植材料干燥。选择适当的屏障膜进行裁剪至想要的形状，然后放置于无菌纱布上。放置屏障膜时要避免接触到嘴唇、舌、黏膜或唾液，以避免被污染。

彻底清洁并隔离术区，然后使用小棉球蘸取枸橼酸（pH 1）处理再生位点的牙根表面3分钟。这一步操作需要非常小心，溶液只能局限在牙根和骨表面。3分钟后取出小棉球，确认缺损表面没有任何遗留的棉纤维后，再使用无菌水或生理盐水冲洗所处理的位点。如果植骨位点的骨表面已经硬化致密，就用1/4球钻车针钻至骨髓。使用牙周探针“刮擦”韧带表面，以去除表面结痂使之出血。采用溢出超填技术将DFDBA压实于缺损，并且要覆盖住缺损处的牙根根干部分及其融合部分、骨开裂或水平/牙槽嵴顶骨缺损。将个性化裁剪的屏障膜覆盖于骨移植材料上，并适当固定。组织瓣复位前再次检查确认有足够的骨移植材料覆盖缺损相关区域，然后复位组织瓣覆盖屏障膜，并用生物学不可吸收缝线固定屏障膜（通常用Gore缝线）。从一开始对根面进行酸蚀处理直到最后的缝合过程均需要隔离治疗位点，以免被唾液污染。

如果使用生物学不可吸收屏障膜，术后6～8周需要翻起微小的组织瓣取出屏障膜。取出屏障膜前需要小心去除邻近屏障膜部分的组织瓣

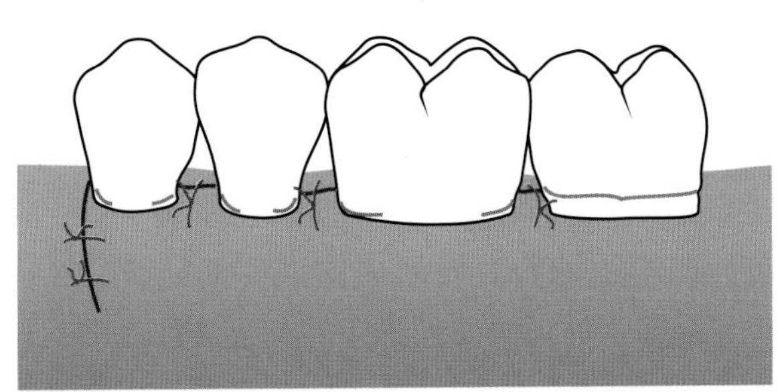

图38-34 根分叉病变区的逐步术式演示。将翻起的组织瓣冠向复位缝合，使组织瓣边缘盖过屏障膜边界至少2mm。

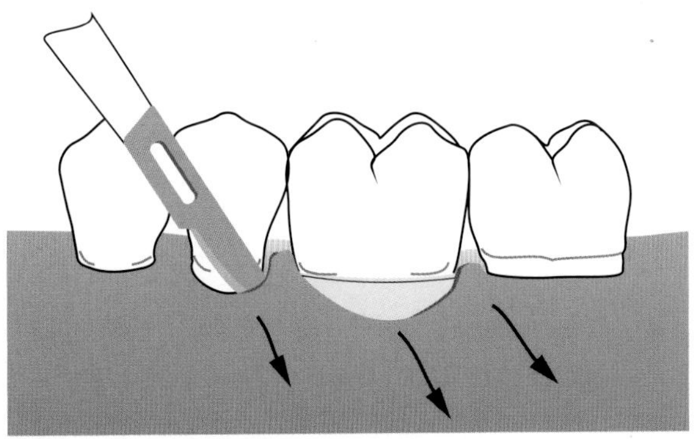

图38-35 根分叉病变区的逐步术式演示。为了移除屏障材料，做切口向屏障膜边缘近远中各延伸1颗牙齿。翻起覆盖组织瓣后，就能够去除屏障膜而不损伤新再生的组织。

内部的上皮，然后再向外轻柔去除（剥离）屏障膜。屏障膜取出后，复位组织瓣时应尽可能覆盖再生的组织，然后使用生物学不可吸收缝线关闭创口。

合并根分叉病变与骨内缺损的翻瓣设计

牙周受损磨牙经常以“深牙周袋，以及同时累及根方及牙根间扩展的附着丧失及骨丧失”为特征。因此，骨破坏的解剖结构，可以导致根分叉区域的水平破坏合并单个牙根周围垂直破坏的联合模式。牙周破坏的垂直延伸，似乎是存在根分叉病变患牙留存的重要预测因素（Tonetti et al. 2017）。对于水平向和垂直向的根分叉部分，临床研究展示了临床改善的可能性（Jepsen et al. 2002）。根分叉合并骨内缺损的特殊解剖结构，需要采用与传统“钥匙孔状缺损”颊侧或舌侧翻瓣不同的手术治疗方案。Cortellini等（2020a）提出了应用龈乳头保留瓣（PPF），获得骨内缺损部分再生治疗的积极经验。PPF的设计基于牙间隙空间的宽度。当缺损相关龈乳头的牙间宽度＞2mm时，根据MPPT原则（Cortellini et al. 1995d），在龈乳头颊侧勾勒水平切口；而当牙间宽度≤2mm时（SPPF; Cortellini et al. 1999）做斜切口。就像之前在骨内缺损描述过的（Cortellini 2012），根据MIS概念，组织瓣的设计应获得足够的通路以清洁缺损，并同时尽可能减少翻瓣范围，从而保存理想的创口稳定性，如图38-36及图38-37所示。特别要强调的时，组织瓣在近远中和颊舌向的延伸范围，取决于骨和根分叉合并缺损的解剖形态。只要可能，尽量只翻颊侧全厚瓣（M-MIST; Cortellini & Tonetti 2009b），并从颊侧开窗处对骨缺损/根分叉进行刮治。当缺损向舌/腭侧延伸时，将保留的龈乳头连同舌侧全厚瓣一起翻起（MIST, MIS; Cortellini & Tonetti 2007a）。翻全厚瓣的目的是暴露骨内缺损四周的骨嵴，以及获得通往受累牙根间空间的通路。获取通路时，只在有必要时才做垂直减张切口。合并使用迷你刮治器和细声波工作尖，对缺损和根分叉进行彻底刮治。如果存在沟槽，则进一步使用安装在声波设备上的金刚砂工作尖，进一步清洁根分叉穹顶。使用30倍放大倍数，在显微口镜的帮助下仔细检查根分叉穹隆顶的清洁情况。使用EDTA凝胶处理暴露的根面2分钟，然后以无菌水仔细冲洗。在保留的龈乳头处做单个改良内褥式缝合（6-0或7-0 e-PTFE），保持缝线松弛，并保持组织瓣继续处于翻起状态。将EMD和/或骨替代材料植入缺损，收紧缝线，以获得组织瓣的被动严密关闭。

一项涵盖49名存在磨牙根分叉缺损合并骨内缺损受试者的初步研究显示，在上颌和下颌磨牙应用牙周再生手术，可获得显著临床改善（Cortellini et al. 2020a）。获益包括垂直向CAL的改善、PPD的降低、水平向和垂直向根分叉病变的改善。这些临床替代疗效参数也表现为在随访期观察到的理想牙齿存留情况。在第1年，上颌100%的磨牙以及下颌92%的磨牙表现出状态改善。治疗前过度松动的磨牙中未观察到改善：2颗过度松动的下颌磨牙在术后1年随访时被拔除。87.5%的上颌磨牙以及84.6%的下颌磨牙中，观察到了垂直向部分的改善。术后1年的改善可在3～16年的观察随访期内一直维持下去。获得这些理想治疗结果的病例，牙间骨嵴顶位于根分叉穹顶冠方，龈缘位于根分叉入口冠方；是依从性良好，维护得当的患者。

术后护理

患者的术后护理策略，旨在控制治疗位点的创口感染/污染以及机械创伤。一项Meta分析显示，再生治疗疗效与术后护理策略相关，超越一般护理策略的精心护理意味着更多的CAL增量（Murphy & Gunsolley 2003）（图38-38）。护理策略通常包括术后1周内全身应用抗生素（多西环素或阿莫西林）；0.2%或0.12%氯己定漱口水漱口，每天2次或3次；每周进行专业的牙齿清洁直至屏障膜取出。专业牙齿清洁包括使用橡皮杯和氯己定凝胶进行龈上清洁处理。通常临床医生会告知患者不要在治疗区域使用机械性口腔清洁措施，也要避免在治疗区域咀嚼。

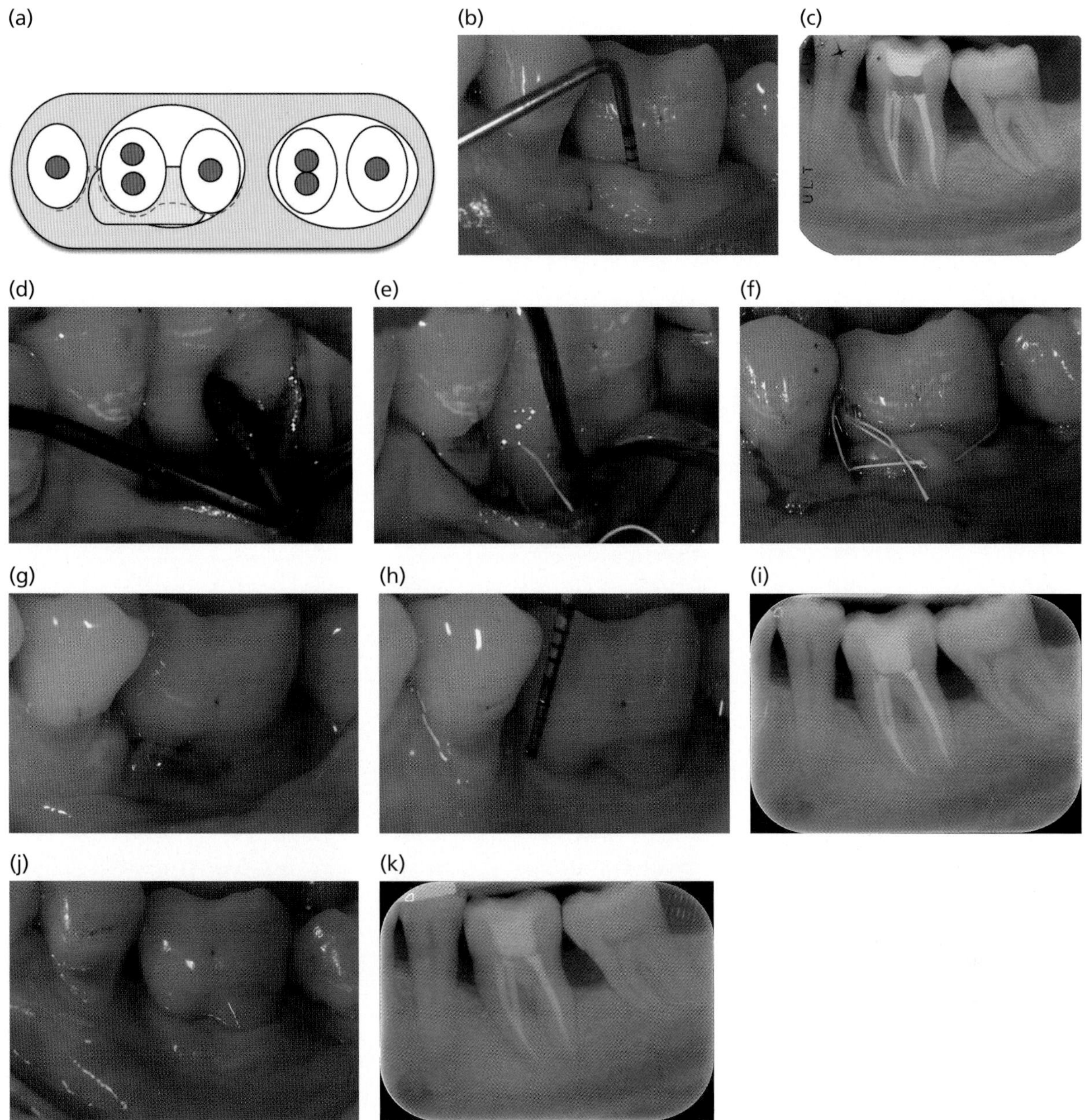

图38-36　临床图解：应用龈乳头保留瓣（PPF）和改良微创手术技术（M-MIST），治疗36深Ⅱ度颊侧根分叉病变合并骨内缺损病例。（a）切口涉及缺损相关的近中牙间空间，只翻起颊侧瓣。组织瓣向远中的延伸限于磨牙远中根的颊侧。（b～d）术前探查到12mm牙周袋伴深骨内缺损以及深Ⅱ度病变根分叉。（e）在刮治过的牙根表面放置EMD，以改良内褥式缝合关闭组织瓣（f）。（g）术后1周拆线；创口保持严密关闭状态。（h，i）术后1年，探诊深度为4mm，探查根分叉为Ⅰ度浅根分叉病变。（j，k）临床疗效维持至术后5年复诊。

术后4～6周，翻半厚瓣去除不可吸收屏障膜。再次告知患者在接下来的3～4周仍需每天2次或3次用氯己定漱口水漱口。避免机械性清洁治疗区域，避免用治疗区域咀嚼。在这一时期，建议患者每周进行专业清洁。如果再生治疗使用的是可吸收屏障膜、BRG或生物活性再生材料，那么上述严格的感染控制阶段需延伸至6～8周。度过这一时期后，临床医生可指导患者逐步恢复机械性口腔卫生清洁措施，包括牙间清洁，此时可以停止用氯己定漱口。此后的1年间，患者需要每月复诊，接受专业牙周支持治疗。术后1年之内的复诊都应避免在治疗区域进行探诊或深层刮治。

术后并发症

自“引导性组织再生时代”之初，并发症就

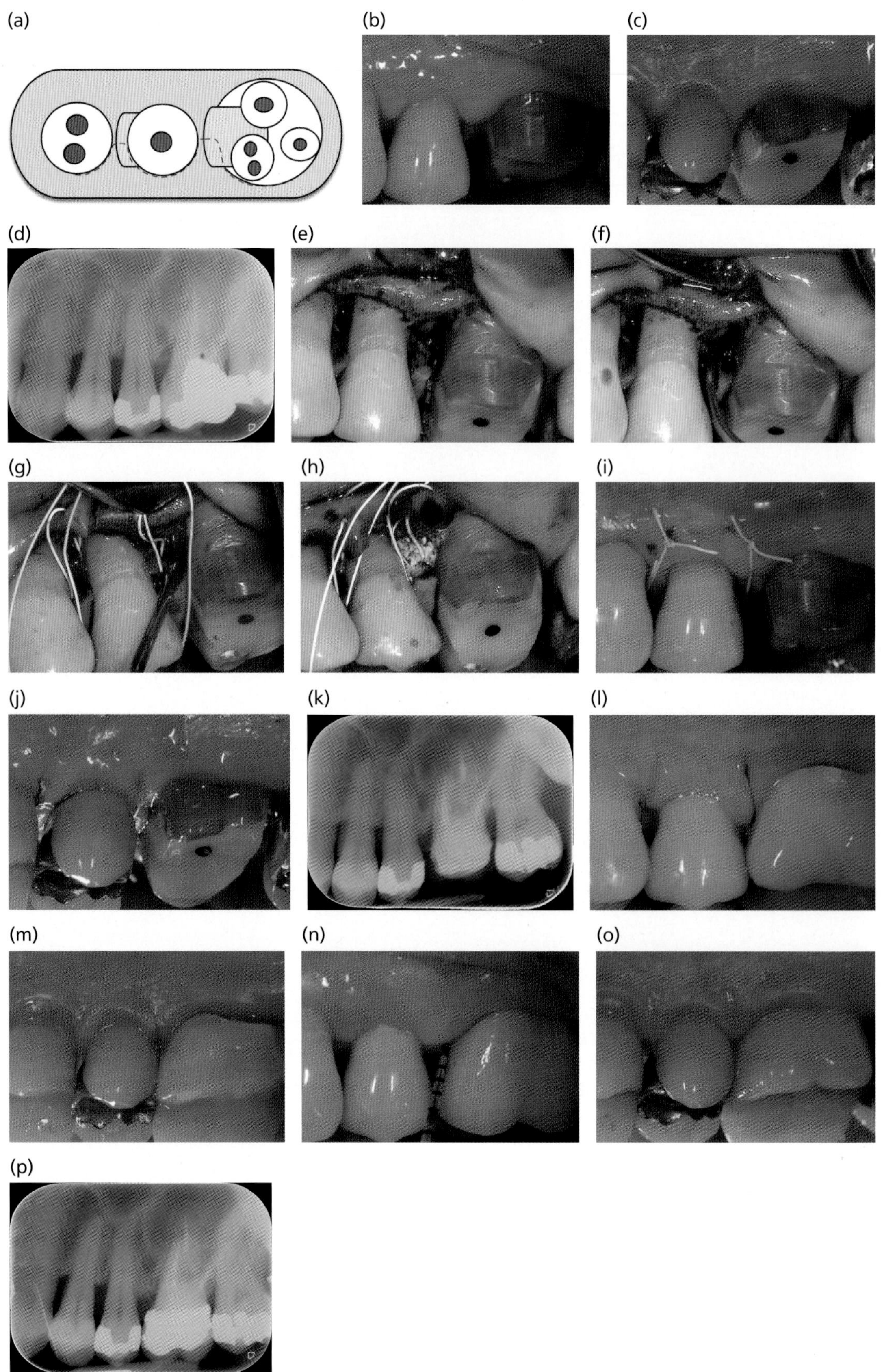

图38-37 临床图解：应用龈乳头保留瓣（PPF）和改良微创手术技术（M-MIST），治疗26深Ⅱ度颊侧根分叉病变合并骨内缺损病例。本病例中，骨内缺损累及第二前磨牙。（a）切口涉及前磨牙近中以及前磨牙和磨牙之间的牙间空间。在这个病例中，只在颊侧翻瓣。（b～d）术前术区的图片以及X线片显示了前磨牙和磨牙近中的骨内缺损。（e，f）磨牙近中明显可见5mm骨内缺损以及Ⅱ度根分叉病变。（g，h）釉基质蛋白和小牛骨矿物质被放置在缺损区，（i，j）以内褥式缝合关闭组织瓣。（k）术后X线片显示就位的生物材料。（l，m）术后1周拆线，创口保持严密关闭状态。（n，o）术后1年，探诊深度为4mm，未探及根分叉病变。（p）术后1年X线片显示缺损的矿化。

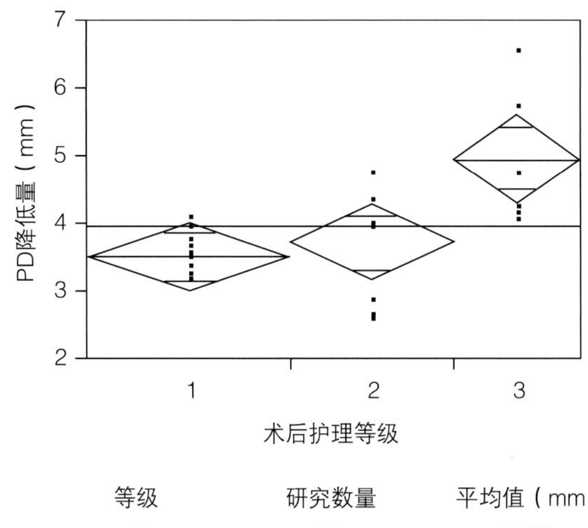

源	DF	平方和	均方	方差比	探诊值F
术后护理等级	2	8.45	4.22	7.21	0.004
误差	21	12.29	0.58		
总计	23	20.75			

等级	研究数量	平均值（mm）
1	10	3.52
2	8	3.73
3	6	4.97

图38-38　用骨内缺损研究的回归分析，评估术后护理等级与探诊深度（PD）降低量［以毫米（mm）计］之间关系。组3与组1、组2之间存在统计学差异。（来源：Murphy & Gunsolley 2003。经John Wiley & Sons许可转载）

大量频繁发生，特别是屏障膜的暴露。在龈乳头保留技术出现前，并发症几乎达到100%（Becker et al. 1988; Cortellini et al. 1990, 1993a, b; Selvig et al. 1992; Falk et al. 1997; Trombelli et al. 1997; Murphy 1995a, b; Mayfield et al. 1998）。但是，自从龈乳头保留瓣被应用后，文献报告的不良反应率从50%降低到6%（Cortellini et al. 1995a, c, 1996b, 1999a, 2001; Tonetti et al. 1998, 2002, 2004a; Cortellini & Tonetti 2000a, 2005; Machtei 2001; Murphy & Gunsolley 2003）。当再生手术过程没使用屏障膜时，所观察到的并发症更是持续降低。特别是EMD的应用，大幅度减少了并发症的概率（Tonetti et al. 2002; Sanz et al. 2004; Esposito et al. 2009）。Sanz等（2004）的研究显示，所有使用屏障膜治疗的位点，在愈合阶段均至少出现一项手术并发症，而使用EMD治疗的位点只有6%的位点观察到了并发症。这项研究显示，某些再生材料/手术相对其他材料/技术来说，对技术的敏感性可能较低。

微创手术的发展，很大程度上降低了术后阶段的并发症和副作用的数量。研究显示，应用MIST治疗的病例手术中，100%患者获得了组织瓣的严密关闭，术后1周时，95%的单个缺损位点治疗病例（Cortellini & Tonetti 2007a, b）以及100%多位点缺损治疗病例（Cortellini et al. 2008）仍保持了组织瓣的严密关闭。只在少数病例中观察到了水肿（Cortellini & Tonetti 2007a, b; Cortellini et al. 2008）。无任何治疗位点出现术后血肿、化脓、组织瓣开裂、肉芽组织出现或其他并发症（Cortellini & Tonetti 2007a, b; Cortellini et al. 2008）。牙根敏感并不经常发生：术后1周约20%的患者报告根面敏感，但是这一比例在随后的数周快速降低。术后6周，只有一名患者报告仍存在一些根面敏感（Cortellini & Tonetti 2007b）。Ribeiro等（2011a）的研究也证实，微创手术后牙根敏感和水肿都十分轻微，并且没有任何患者出现血肿。

关于M-MIST术式，Cortellini和Tonetti（2009b）等的研究发现，100%的病例在术中和术后获得并保持了创口的严密关闭。在他们的第二项对照研究中（Cortellini & Tonetti 2011），一个M-MIST/EMD/BMDX联合治疗的位点在拆线时（术后1周）牙间创口出现了轻微开裂，但是在第2周，开裂缝隙闭合。上述研究中，没有任何位点出现水肿、血肿或化脓（Cortellini & Tonetti 2009a, 2011）。

手术和术后并发症的发生率

迄今为止，很少有人关注那些可能影响患者对GTR手术性价比评估的关键因素。这些因素包括术后疼痛、不适、并发症以及治疗的获益。为了测试这些患者相关因素对手术效果的影响，研究人员设计了一项平行组随机多中心临床对照研究，比较上述患者因素对GTR手术和单纯翻瓣手术的功效影响（Cortellini et al. 2001）。在手术过程中，30.4%试验组患者以及28.6%对照组患者报告了中度疼痛，测试组的患者对于所经历手术的困难程度的视觉量表（VAS）评估为24±25（VAS从0至100，0=接受手术毫无困难，100=无法忍受手术过程），而对照组的VAS评分为22±23。使用屏障膜的手术比单纯翻瓣手术所需的椅旁时间更长（平均长20分钟）。在术后并发症中，术后1周最为常见的是水肿，并且与GTR最常相关，而术后疼痛在试验组和对照组的报告都不到50%。患者所描述的疼痛强烈程度为中度疼痛，在测试组平均持续（14.1±15.6）小时，在对照组平均持续（24.7±39.1）小时。术后并发症局限在少数患者中：35.7%的试验组患者和32.1%的对照组患者报告手术影响了日常活动，测试组报告平均影响（2.7±2.3）天，对照组平均影响（2.4±1.3）天。这些数据显示，GTR所需时间比翻瓣手术长约30分钟，并且术后出现水肿的概率更大。但是在术后疼痛、不适以及对日常活动的影响方面，GTR与翻瓣手术之间未观测到任何差异。

尚无比较性研究报告各种不同再生手术相关并发症的差异。多中心临床研究使用同样方法评估了EMD或屏障膜的应用，两种再生材料获得的结果是相似的（Tonetti et al. 1998, 2004a; Cortellini et al. 2001）。

一项研究评估了接受MIST和EMD治疗患者的并发症情况。研究人员在手术结束时询问了患者的术中感受，并且在术后1周询问了术后感觉。患者没有报告任何疼痛（Cortellini & Tonetti 2007a）。13名患者中的3名报告在术后第1周的最初两天，有非常轻微的不适感。77%患者描述术后第1周无任何不适。患者描述术后第2天的感觉如同未做手术一样。在一项大样本量病例研究中，40名患者接受了MIST和EMD治疗（Cortellini & Tonetti 2007b）。没有患者报告术中疼痛或不适。而且70%患者术后未感觉到任何疼痛。那些报告疼痛的患者也只是将疼痛归类为是非常轻微的疼痛（VAS 19±10，0=无疼痛，100=无法忍受的疼痛），疼痛平均持续（26±17）小时。患者在家中服用的止痛药平均为（1±2）粒。23名患者除了术后即刻和术后6小时必须服用的止痛药之外，未服用任何止痛药物。12名患者中的7名（17.5%）报告存在疼痛，同时也经历了一定程度的不适（VAS 28±11，0=无不适，100=不能忍受的不适），平均持续（36±17）小时。只有3名患者报告日常活动（工作和运动）受到影响，持续1~3天。

在第二项关于应用MIST和EMD治疗相邻多个骨内缺损的大样本量病例研究中（Cortellini et al. 2008），20名患者中的14名未经历任何术后疼痛。6名报告有疼痛的患者认为疼痛非常轻微（VAS 19±9），平均持续（21±5）小时。患者在家中自行服用的止痛药数量为（0.9±1.0）粒。9名患者除了先前两片必须服用的止痛药外，未再服用任何额外的止痛药。10名患者经历了轻微的不适（VAS 21±10），平均持续（20±9）小时。只有4名患者报告日常活动（工作和运动）在1~3天内受到些许影响。

Ribeiro等（2011b）认为，MIST和EMD治疗时所经历的不适/疼痛程度是极其有限的。此外，在术后第1周的不适也是极其轻微的。而且没有患者出现发热或是报告任何日常活动受到影响。患者服用的止痛药数量也极少（每名患者服用的止痛药少于1片）。

在一项对15名接受了M-MIST和EMD治疗的病例队列研究中（Cortellini & Tonetti 2009b），没有任何患者报告术中或者术后有明显疼痛。3名患者报告术后最初2天有极其轻微的不适感。14名患者术后第1周无任何不适，手术第2天之后感觉和没有接受过手术治疗一样。

一项对照研究了EMD或EMD/BMDX联合M-MIST治疗，与单独应用M-MIST治疗相比，所带来的额外获益（Cortellini & Tonetti 2011）。45

名患者中，无人报告术中或术后经历任何疼痛。M-MIST组的3名患者（平均VAS 10.7±2.1）、M-MIST/EMD组的2名患者（VAS 11.5±0.7）以及M-MIST/EMD/BMDX组的4名患者（VAS 12.3±3.1）报告了轻微不适感。很少有患者需要服用止痛药：M-MIST组的3名患者［平均服用（0.4±0.7）片；最多服用2片］、M-MIST /EMD组的4名患者［平均服用（0.3±0.6）片；最多服用2片］以及M-MIST/EMD / BMDX组的4名患者［平均服用（0.5±1）片；最多服用3片］服用了止痛药。

表38-3所示为4项研究所使用的一些手术以及术后指标。2项研究考量了传统大范围龈乳头保留瓣（MPPT和SPPF），与生物学可吸收屏障膜联合应用（Cortellini et al. 2001），或者与EMD联合应用（Tonetti et al. 2004b）的情况。其他两项研究比较了MIST（Cortellini et al. 2007b）与M-MIST联合应用EMD的情况（Cortellini & Tonetti 2011）。这一按时间排列的对比，清晰地显示了大部分指标在4项研究中的差异。应用大范围龈乳头保留瓣+屏障膜时，手术的椅旁时间最长；应用大范围龈乳头保留瓣+EMD时，手术的椅旁时间较短；而应用M-MIST+EMD时，椅旁时间大幅度缩至最短。在两项使用龈乳头保留瓣的研究报告中，术后日常生活受到影响、不适以及疼痛的患者数量都是相似的；而在应用MIST的研究中报告上述指标的患者数量却大幅下降；在应用M-MIST的研究中这一数量极少甚至没有。应用MIST和M-MIST的两项研究中疼痛强度和止痛药的消耗量都非常低。这些研究所报告的结果显示，术后不适和疼痛显然不受再生材料种类的影响，而是受手术术式种类的影响。患者友好型的、椅旁操作时间短的微创手术的术后问题更少。这些方面的考量能够帮助临床医生选择对患者更为“友好”的手术术式。

再生手术材料

在材料和产品部分，我们探究了3种不同再生概念：屏障膜（即GTR）、移植物以及创口愈合调节剂，加之以上的众多组合形式

表38-3　传统治疗临床研究与微创手术治疗临床研究之间的比较

	Cortellini等（2001）	Tonetti等（2004b）	Cortellini等（2007b）	Cortellini和Tonetti（2011）
再生治疗	SPPF/MPPT+生物学可吸收屏障膜	SPPF/MPPT +EMD	MIST+EMD	M-MIST+EMD
患者数量	56	83	40	15
椅旁时间（分钟）[a]	99±46	80±34	58±11	54.2±7.4
影响日常活动[b]	35.7%	29.5%	7.5%	0
术后存在不适的患者[b]	53.6%	47.5%	17.5%	13.3%
术后存在疼痛的患者[b]	46%	50%	30%	0
疼痛强度[c]	28.1±2.5	28±20	19±10	—
止痛药数量[d]	4.1±2.5	4.3±4.5	1.1±2	0.3±0.6

[a]从实施麻醉开始到完成再生手术治疗为止测量的椅旁时间

[b]术后1周复诊询问时报告术后影响日常活动、不适以及疼痛的患者百分比

[c]疼痛强度以视觉量表（VAS）进行测量

[d]除手术结束时必须服用的两粒止痛药外，额外服用的止痛药数量

SPPF，简化龈乳头保留瓣；MPPT，改良龈乳头保留瓣技术；MIST，微创手术技术；M-MIST，改良微创手术技术；EMD，釉基质蛋白

（Cortellini & Tonetti 2015）。近期一项关于骨内缺损的Meta分析（Nibali et al. 2020）得出结论，在改善CAL方面，EMD和GTR优于单纯OFD（分别为1.27mm；0.79～1.74mm和1.43mm；0.76～2.22）。在生物学材料中，额外添加DBBM，可改善GTR合并可吸收膜和EMD的临床疗效。PPF可提高临床疗效。另一项关于根分叉的Meta分析（Jepsen et al. 2020）得出结论，根分叉关闭概率为0～60%（10项临床研究），而转变为Ⅰ度根分叉病变的概率为29%～100%（6项临床研究）。再生技术在根分叉改善（关闭/转变OR 20.9; 90% CI 5.81~69.41）、水平CAL增量（1.6mm）、垂直CAL增量（1.3mm）以及降低PPD（1.3mm）方面，均优于OFD。BRG在成为水平向骨水平增量的最佳治疗上，概率最高（61%）。不可吸收膜合并BRG是垂直CAL增量的最佳治疗（概率75%），也是降低PPD的最佳治疗（概率56%）。

第十六届欧洲牙周病学研讨会共识小组推荐使用屏障膜或EMD，合并或不合并额外使用骨来源性移植物，以促进合并深骨内缺损的余留深袋的愈合（Sanz et al. 2020）。而对于余留深牙周袋合并Ⅱ度病变的下颌根分叉病变和上颌颊侧根分叉病变的再生治疗，共识小组推荐单纯使用EMD，或使用骨来源移植物合并或不合并可吸收膜。

后续章节可见对于不同再生材料的详细分析。

再生手术中的（屏障）膜材料

在首次尝试GTR治疗时，研究人员使用了醋酸纤维素（Millipore®）制造的细菌过滤膜作为屏障膜（Nyman et al. 1982; Gottlow et al. 1984; Magnusson et al. 1985）。尽管这类屏障膜能够实现研究人员的目标，但是它并不适用于临床。

不可吸收膜

后来的一些研究使用了专门设计的e-PTFE（膨化聚四氟乙烯）膜，用于牙周再生治疗（Gore Tex牙周材料®）。这种材料是由基本分子构成为碳-碳键和4个氟原子形成的聚合物。材料是惰性的，植入机体内时并不引起组织反应。这类屏障膜在再生组织愈合之后依然存在，必须通过二次手术移除。e-PTFE屏障膜被成功用于动物实验和一些临床研究。通过这些研究，研究人员总结出屏障膜行使最佳功能必须要满足的一些基本条件：

- 生物学相容性：确保组织能够很好地接受屏障膜。材料不能诱发机体的免疫反应、致敏反应或慢性炎症。因为这类反应可能会影响愈合，并且对患者生命构成威胁。但是，生物相容性是一个相对概念，事实上并没有任何材料是完全惰性的。
- 屏障作用：隔离不需要的细胞类型，使其不能进入牙根表面邻近的隔离区域。材料如能允许营养物质和气体通过，则更具有优势。
- 组织整合性：允许组织能够长入屏障膜材料但又不能将其完全穿透。组织整合性的目的是防止牙龈上皮沿材料外表面向根方快速长入，或者包裹材料，并且能够对上方的组织瓣提供稳定支撑。一项使用猴子作为研究对象的实验（Warrer et al. 1992）揭示了组织整合的重要性。在这项研究中，研究人员使用聚乳酸（一种合成聚合物）作为生物学可吸收屏障膜治疗环绕型牙周缺损。因为此项研究所使用的屏障膜缺乏组织整合性，易被上皮层包绕，经常被包裹或脱落。
- 能够在牙根表面附近创造并维持一个空间。这使组织瓣和牙根面间的交界处能够形成血凝块（Haney et al. 1993; Sigurdsson et al. 1994; Cortellini et al. 1995c, d; Tonetti et al. 1996a; Wikesjo et al. 2003; Kim et al. 2004）。一些材料可能过于柔软，易塌陷入缺损区域；另一些材料可能太过坚硬，可能刺穿上方覆盖组织。
- 为血凝块提供稳定支撑，使其保持与牙根表面的连续性，从而防止长结合上皮的形成（Linghorne & O' Connel 1950; Hiatt et al. 1968; Wikesjo & Nilveus 1990；Haney et al. 1993）。

可吸收膜

近几年，研究人员在GTR中引入天然或合成的可吸收屏障膜材料，以避免移除不可吸收材料所必需的二次手术。研究人员在动物研究和临床研究中，评估了取自不同物种和不同解剖位点的胶原屏障膜材料（Blumenthal 1988; Pitaru et al. 1988; Tanner et al. 1988; Paul et al. 1992; Blumenthal 1993; Wang et al. 1994; Camelo et al. 1998; Mellonig 2000）。通常使用的胶原是猪源或牛源交联类型。当胶原膜被植入人体内时，巨噬细胞和多形核中性粒细胞的酶活动将吸收胶原膜（Tatakis et al. 1999）。使用这些屏障膜材料获得的成功治疗不胜枚举，但是这些研究的结果差异极大。一些并发症，如胶原膜过早降解、上皮沿材料向根方长入以及材料的过早丧失，都曾有所报道。这些结果的差异可能是由于材料性质的不同，以及植入时对材料处理的不同所致。尽管发生概率可能微乎其微，动物产品的感染成分也可能传播给人类。而且之前也曾提到，材料的自身免疫作用也可能是一个风险。

聚乳酸以及聚乳酸和聚乙醇酸的共聚物，其制造的屏障膜材料在动物实验和临床实验中都曾被评估过，目前也被广泛使用（Magnusson et al. 1988; Caffesse et al. 1994; Caton et al. 1994; Gottlow et al. 1994; Laurell et al. 1994; Hugoson et al. 1995; Polson et al. 1995a; Cortellini et al. 1996c, 2001; Hürzeler et al. 1997; Tonetti et al. 1998; Sculean et al. 1999a）。这些材料都具有生物相容性，但是根据定义，它们都不属于惰性材料，因为当其分解时可能会引发某些组织反应。这些材料通过水解降解，并通过三羧酸反应循环（Krebs cycle），以二氧化碳和水的形式被机体清除（Tatakis et al. 1999）。

研究人员也评估过不同分子构成、不同设计的屏障膜材料类型。显然很多生物学可吸收材料都在不同程度上满足了上述所列理想屏障膜的要求。实际上，一些研究（Hugoson et al. 1995; Cortellini et al. 1996b; Smith MacDonald et al. 1998; Tonetti et al. 1998; Cortellini & Tonetti 2000a, 2005）都显示聚乳酸和聚乙醇酸的可吸收屏障膜，能够获得与不可吸收屏障膜相似的理想效果。

（用于）骨内缺损的膜

早期的一些病例研究证据显示，应用GTR治疗深骨内缺损，可获得CAL的临床改善（Nyman et al. 1982; Gottlow et al. 1986; Becker et al. 1988; Schallhorn & McClain 1988; Cortellini et al. 1990）。近些年来，有相当数量的关于GTR治疗骨内缺损的临床调查报告（表38-4）。在这些研究中，研究人员对应用GTR手术后临床疗效的可预期性进行了评估。表38-4所示为1283个骨内缺损GTR治疗的总体结果。报告结果的加权平均值显示平均CAL增量为（3.8 ± 1.7）mm，（95% CI 3.7 ~ 4.0mm）（Cortellini & Tonetti 2000a）。GTR治疗后CAL增量比传统翻瓣手术获得的增量显著更大。在一篇基于40个翻瓣手术相关研究的综述中，1172个缺损的加权平均值报告CAL增量为（1.8 ± 1.4）mm（95% CI 1.6 ~ 1.9）（Lang 2000）。近期的一篇综述和Meta分析，是基于27篇翻瓣手术的临床研究，其中包含了647名患者和734个缺损（Graziani et al. 2011）。翻瓣手术12个月后，牙齿生存率为98%（IQ 96.77% ~ 100%），CAL增量为1.65mm（95% CI 1.37 ~ 1.94; $P < 0.0001$），PPD降低量为2.80mm（95% CI 2.43 ~ 3.18; $P < 0.0001$），而牙龈退缩（REC）增加1.26mm（95% CI 0.94 ~ 1.49; $P < 0.0001$）。

表38-4总结了使用不同种类不可吸收（图38-39）和可吸收（图38-40）屏障膜材料的临床研究。对其中一些已经发表的研究报告的结果分析（Proestakis et al. 1992; Cortellini et al. 1993a, 1995b, c, 1996b; Cortellini & Pini-Prato 1994; Laurell et al. 1994; Mattson et al. 1995; Mellado et al. 1995; Tonetti et al. 1996b）提供了关于GTR治疗骨内缺损的可预期重要信息。其中29.2%缺损观察到了2 ~ 3mm的CAL增量；35.4%缺损观察到了

表38-4 引导性组织再生治疗（GTR）对于深骨内缺损的临床疗效

研究	屏障膜	数量	CAL增量±SD（mm）	余留PPD±SD（mm）
Becker等 (1988)	e-PTFE	9	4.5±1.7	3.2±1.0
Chung等 (1990)	胶原	10	0.6±0.6	
Handelsman等 (1991)	e-PTFE	9	4.0±1.4	3.9±1.4
Kersten等 (1992)	e-PTFE	13	1.0±1.1	5.1±0.9
Proestakis等 (1992)	e-PTFE	9	1.2±1.3	3.5±0.9
Quteish和Dolby (1992)	胶原	26	3.0±1.5	2.2±0.4
Selvig等 (1992)	e-PTFE	26	0.8±1.3	5.4
Becker和Becker (1993)	e-PTFE	32	4.5	3.9±0.3
Cortellini等 (1993a)	e-PTFE	40	4.1±2.5	2.0±0.6
Falk等 (1993)	聚乳酸	25	4.5±1.6	3.0±1.1
Cortellini和Pini-Prato (1994)	橡皮障	5	4.0±0.7	2.4±0.5
Laurell等 (1994)	聚乳酸	47	4.9±2.4	3.0±1.5
Al-Arrayed等 (1995)	胶原	19	3.9	2.5
Chen等 (1995)	胶原	10	2.0±0.4	4.2±0.4
Cortellini等 (1995c)	e-PTFE	15	4.1±1.9	2.7±1.0
Cortellini等 (1995c)	e-PTFE+钛	15	5.3±2.2	2.1±0.5
Cortellini等 (1995a)	e-PTFE+FGG	14	5.0±2.1	2.6±0.9
Cortellini等 (1995a)	e-PTFE	14	3.7±2.1	3.2±1.8
Cortellini等 (1995b)	e-PTFE+纤维蛋白	11	4.5±3.3	1.7
Cortellini等 (1995b)	e-PTFE	11	3.3±1.9	1.9
Mattson等 (1995)	胶原	13	2.5±1.5	3.6±0.6
Mattson等 (1995)	胶原	9	2.4±2.1	4.0±1.1
Mellado等 (1995)	e-PTFE	11	2.0±0.9	
Becker等 (1996)	聚乳酸	30	2.9±2.0	3.6±1.3
Cortellini等 (1996c)	聚乳酸	10	4.5±0.9	3.1±0.7
Cortellini等 (1996b)	e-PTFE	12	5.2±1.4	2.9±0.9
Cortellini等 (1996b)	聚乳酸	12	4.6±1.2	3.3±0.9
Gouldin等 (1996)	e-PTFE	25	2.2±1.4	3.5±1.3
Kim等 (1996)	e-PTFE	19	4.0±2.1	3.2±1.1
Murphy (1996)	e-PTFE+ITM	12	4.7±1.4	2.9±0.8
Tonetti等 (1996b)	e-PTFE	23	5.3±1.7	2.7
Benqué等 (1997)	胶原	52	3.6±2.2	3.9±1.7
Caffesse等 (1997)	聚乳酸	6	2.3±2.0	3.8±1.2
Caffesse等 (1997)	e-PTFE	6	3.0±1.2	3.7±1.2
Christgau等 (1997)	e-PTFE	10	4.3±1.2	3.6±1.1
Christgau等 (1997)	聚乳酸羟基乙酸	10	4.9±1.0	3.9±1.1
Falk等 (1997)	聚乳酸	203	4.8±1.5	3.4±1.6
Kilic等 (1997)	e-PTFE	10	3.7±2.0	3.1±1.4
Cortellini等 (1998)	聚乳酸	23	3.0±1.7	3.0±0.9
Eickholz等 (1998)	聚乳酸	14	3.4±1.6	3.2±0.7
Smith MacDonald等 (1998)	e-PTFE	10	4.3±2.1	3.7±0.9
Smith MacDonald等 (1998)	聚乳酸	10	4.6±1.7	3.4±1.2
Parashis等 (1998)	聚乳酸	12	3.8±1.8	3.5±1.4

（续表）

研究	屏障膜	数量	CAL增量 ± SD（mm）	余留PPD ± SD（mm）
Tonetti等 (1998)	聚乳酸	69	3.0 ± 1.6	4.3 ± 1.3
Cortellini等 (1999a)	聚乳酸	18	4.9 ± 1.8	3.6 ± 1.2
Pontoriero等 (1999)	不同屏障膜	30	3.1 ± 1.8	3.3 ± 1.3
Sculean等 (1999a)	聚乳酸	52	3.4 ± 1.4	3.6 ± 1.3
Dorfer等 (2000)	聚乳酸	15	4.0 ± 1.2	2.7 ± 0.7
Dorfer等 (2000)	聚二氧六环酮	15	3.4 ± 1.9	3.1 ± 1.1
Eickholz等 (2000)	聚乳酸	30	3.9 ± 1.2	2.6 ± 1.0
Karapataki等 (2000)	聚乳酸	10	4.7 ± 0.7	4.2 ± 1.4
Karapataki等 (2000)	e-PTFE	9	3.6 ± 1.7	4.6 ± 1.4
Ratka-Kruger等 (2000)	聚乳酸	23	3.1 ± 2.3	4.7 ± 1.3
Zybutz等 (2000)	聚乳酸	15	2.4 ± 1.9	
Zybutz等 (2000)	e-PTFE	14	2.4 ± 0.8	
Cortellini和Tonetti (2001)	不同屏障膜	26	5.4 ± 1.2	3.3 ± 0.6
Cortellini等2001	聚乳酸	55	3.5 ± 2.1	3.8 ± 1.5
加权平均值		**1283**	**3.8 ± 1.7**	**3.4 ± 1.2**

CAL，临床附着水平；e-PTFE，膨化聚四氟乙烯；FGG，游离牙龈移植；ITM，邻面组织维持；PPD，牙周袋探诊深度；SD，标准差

4～5mm的CAL增量；24.9%缺损观察到了≥6mm的CAL增量。只有10.5%增量＜2mm。其中的2例病例CAL无变化也无附着丧失。

其中的一些调查也报告了治疗后骨水平的变化（Becker et al. 1988; Handelsman et al. 1991; Kersten et al. 1992; Cortellini et al. 1993a, b; Selvig et al. 1993）。骨增量范围为1.1～4.3mm，并且与所报告的CAL增量相关。在Tonetti等的一项研究中（1993b），GTR术后1年，增量骨位于所获得的CAL根方1.5mm处。

余留牙周袋深度是另一项与再生手术疗效相关的重要指标。在表38-4所列研究中，术后1年的牙周袋始终都很浅。余留牙周袋深度的加权平均值为（3.4 ± 1.2）mm（95% CI 2.3～3.5mm）。

报告的治疗结果显示，GTR手术治疗骨内缺损，能够可靠地获得比翻瓣手术更好的临床改善（图38-6）。上述结论也得到了11项比较GTR与传统翻瓣手术的随机对照临床研究的进一步确认（表38-5）。11项研究中共计267个缺损接受了翻瓣手术治疗，317个缺损接受了GTR治疗。其中的9项研究显示，GTR比翻瓣手术获得的PAL多，而且存在显著的统计学差异。余留牙周袋深度方面的观察也得到了相似结果。

（用于）根分叉病变的膜

治疗侵犯多根牙根分叉的牙周炎是非常复杂的。根分叉区域狭小的空间，往往会限制治疗器械的进入，而且根分叉部位的牙根表面常常存在凹陷和窝沟，使临床医生不可能对这一区域进行完善的清理（见第40章）。当病损在根分叉内仅延伸很小一段距离时（＜5mm；Ⅰ度和Ⅱ度根分叉病变），通常可以通过牙周刮治并辅以适当的口腔维护，来防止疾病的进一步发展。但是在更严重的病例中（5～6mm；Ⅱ度根分叉病变），除了病因相关治疗外，通常还需要手术治疗作为补充。手术治疗包括对牙根间骨组织形状的修整（骨修整），或磨改减少根分叉入口处牙体的凸度（牙体改形），从而减少根分叉病变的水平延伸。在病损更深入根分叉区域的病例（＞5mm；Ⅱ度根分叉病变）或已发展为贯通的缺损中（Ⅲ度根分叉病变），隧道制备术或截根术就成为了治疗选择。但长期而言，这两种治疗都有产生并发症的风险。尽管对于这些治疗手段的长期结果，研究报告仍存在分歧，但是在隧道制备术

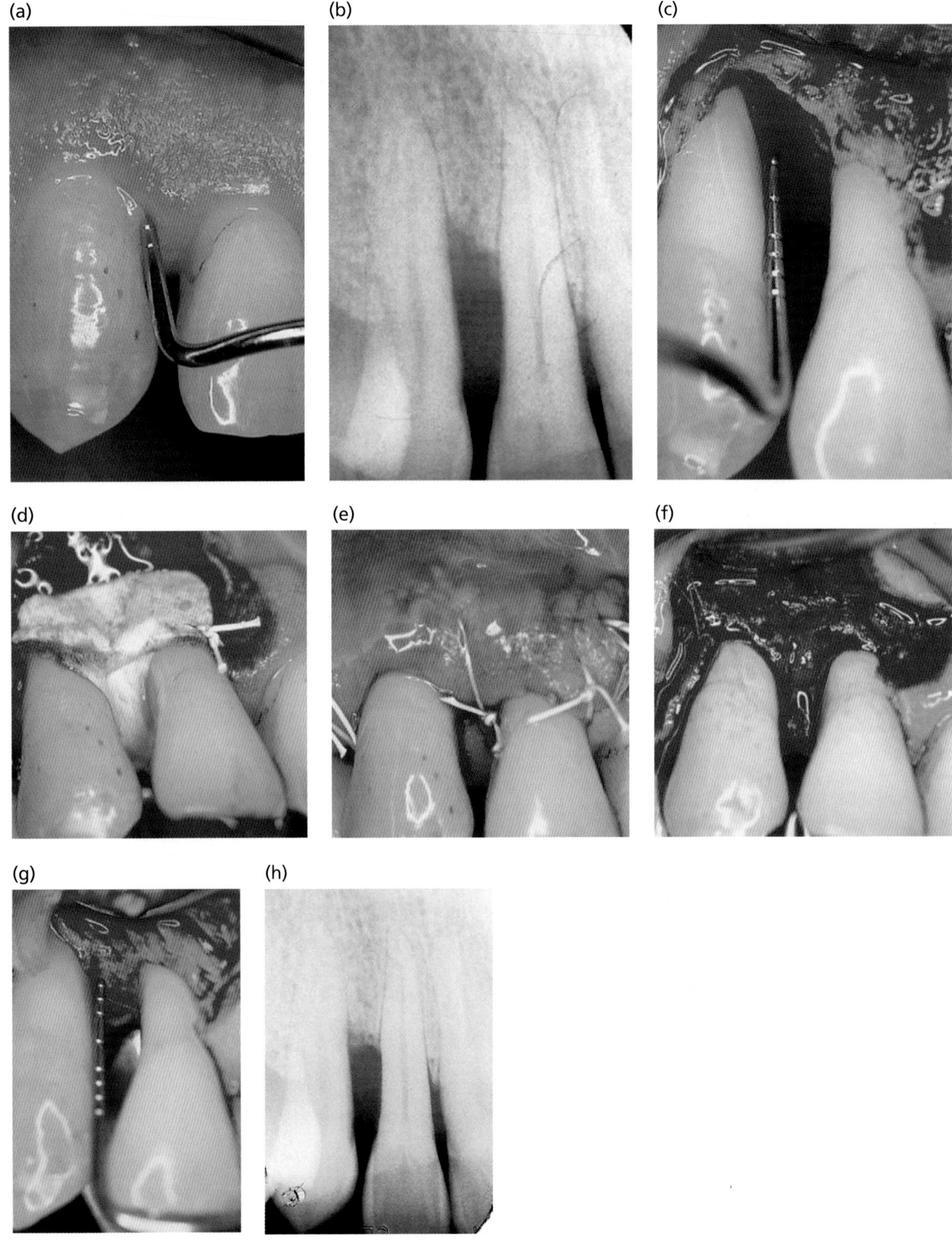

图38-39　使用不可吸收屏障膜治疗13近中的骨内缺损。（a）牙周袋深度为9mm伴10mm临床附着丧失。（b）X线片显示存在邻面骨内缺损。（c）翻开全厚瓣，对缺损进行刮治，平整根面之后，明显可见4mm骨内缺损。（d）剪裁膨化聚四氟乙烯（e-PTFE）不可吸收屏障膜，放置就位后，紧密缝合于缺损邻牙周围。（e）复位组织瓣，缝合组织瓣以覆盖屏障膜。沟内切口完善地保存了软组织。（f）术后5周移除屏障膜，缺损完全被新形成的组织充填。（g）术后1年再次进行手术探查治疗位点。骨内缺损完全被骨组织所充填。（h）术后1年X线片确认骨内缺损完全恢复。

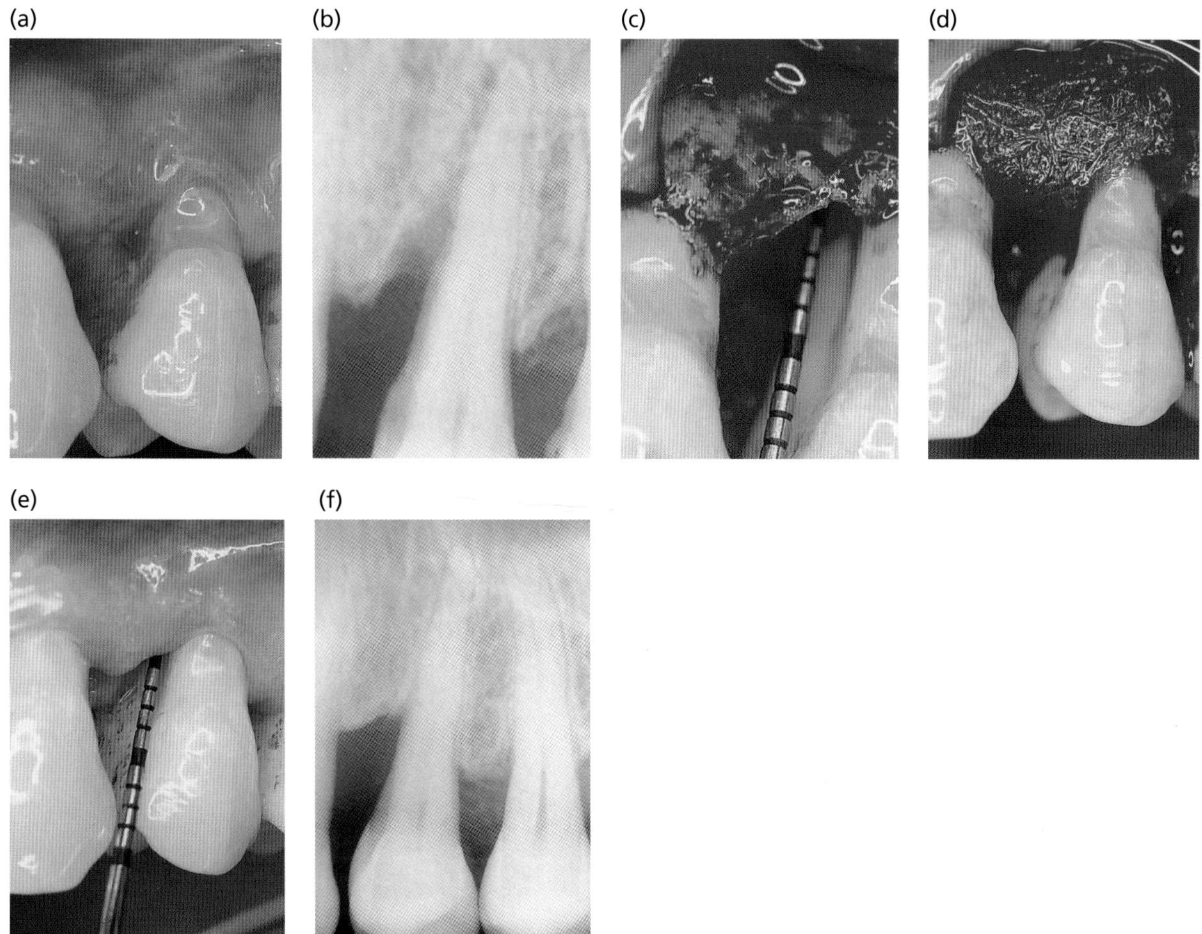

图38-40　使用可吸收屏障膜治疗左上前磨牙近中骨内缺损。（a）临床附着丧失为12mm。（b）X线片显示邻面存在深骨内缺损并累及牙齿根尖。（c）翻瓣后对缺损进行刮治以及进行根面平整，邻面的骨内缺损的测量值为7mm。（d）放置可吸收屏障膜覆盖缺损，并且缝合固定。（e）术后1年，牙周袋探诊深度为4mm，临床附着长度增量为5mm。（f）术后1年X线片显示骨内缺损绝大部分得到恢复。

后，根分叉区域经常产生龋损；而被截除牙根的牙齿也常常产生非牙周并发症（Hamp et al. 1975; Langer et al. 1981; Erpenstein 1983; Bühler 1988; Little et al. 1995; Carnevale et al. 1998）。

考虑到目前根分叉治疗技术的复杂性，以及使用传统切除性手术治疗重度根分叉病变的长期效果和并发症问题，根分叉病变位点的可靠牙周组织再生，被认为是牙周病学发展的典型代表。

下颌Ⅱ度根分叉病变

Pontoriero等（1988）报告了一项随机对照临床研究。在这项研究中，研究人员使用e-PTFE屏障膜治疗了21个下颌Ⅱ度根分叉病变后，其水平附着组织（H-CAL）增量（3.8 ± 1.2）mm，显著多于接受单纯翻瓣刮治术的对照组［H-CAL增量为（2.0 ± 1.2）mm］。67%试验位点观察到了根分叉的完全关闭，而在对照位点仅有10%。但是后续的一些研究所显示的结果并不尽如人意（Becker et al. 1988; Lekovic et al. 1989; Caffesse et al. 1990）。1988年到1996年之间发表的一系列研究显示了临床结果的极大差异（图38-41和图38-42）。表38-6总结了21项临床研究的结果，这些研究使用不同种类的不可吸收屏障膜和可吸收屏障膜，总共治疗了423颗下颌磨牙的Ⅱ度根分叉病变。这些研究所报告结果的加权平均值显示，在基线水平PPD为（5.4 ± 1.3）mm的缺损中，H-CAL增量为（2.3 ± 1.4）mm（95% CI 2.0 ~ 2.5mm）。报道的GTR治疗后根分叉完

表38-5 对照临床研究比较引导性组织再生（GTR）手术与通路性手术治疗深骨内缺损的临床效果

研究	屏障膜	数量	CAL增量±SD（mm）		余留PPD±SD（mm）	
			GTR	通路性翻瓣手术	GTR	通路性翻瓣手术
	胶原	10	0.6±0.6	−0.7±0.9	4.0±1.1	
Chung等 (1990)	胶原	9	2.4±2.1			
	对照	14				
Proestakis等 (1992)	e-PTFE	9	1.2±1.3		3.5±0.9	
	对照	9		0.6±1.0		3.7±3.0
Quteish和Dolby (1992)	胶原	26	3.0±1.5		2.2±0.4	
	对照	26		1.8±0.9		3.4±0.6
Al-Arrayed等 (1995)	胶原	19	3.9	2.7	2.5	3.5
	对照	14				
Cortellini等 (1995c)	e-PTFE	15	4.1±1.9		2.7±1.0	
	e-PTFE+钛	15			2.1±0.5	
	对照	15	5.3±2.2	2.5±0.8		3.7±1.3
Mattson等 (1995)	胶原	13	2.5±1.5		3.6±0.6	
	对照	9		0.4±2.1		4.5±1.8
Cortellini等 (1996b)	e-PTFE	12	5.2±1.4		2.9±0.9	
	聚乳酸	12		4.6±1.2		3.3±0.9
	对照	12		2.3±0.8		4.2±0.9
Tonetti等 (1998)	聚乳酸对照	6967	3.0±1.6	2.2±1.5	4.3±1.3	4.2±1.4
Pontoriero等 (1999)	不同屏障膜对照	3030	3.1±1.8	1.8±1.5	3.3±1.3	4.0±0.8
Ratka-Kruger等 (2000)	聚乳酸对照	2321	3.1±2.3	3.3±2.7	4.7±1.4	4.9±2.1
Cortellini等 (2001)	聚乳酸	55	3.5±2.1		3.8±1.5	
	对照	54		2.6±1.8		4.7±1.4
加权平均值		**584**	**3.3±1.8**	**2.1±1.5**	**3.5±1.1**	**4.1±1.3**

CAL，临床附着水平；e-PTFE，膨化聚四氟乙烯；PPD，牙周袋探诊深度；SD，标准差

全关闭，范围为0～67%。其中3项研究中，没有任何根分叉在治疗后关闭（Becker et al. 1988; Yukna 1992; Polson et al. 1995b）；7项研究中，关闭的根分叉＜50%（Schallhorn & McClain 1988; Blumenthal 1993; Bouchard et al. 1993; Parashis & Mitsis 1993; Laurell et al. 1994; Mellonig et al. 1994; Hugoson et al. 1995）；而仅有1项研究所治疗的根分叉完全关闭＞50%（Pontoriero et al. 1988）。

对表38-6所总结的临床研究一个子集分析结果显示，使用不可吸收屏障膜治疗的根分叉（287）的H-CAL增量为（1.8±1.4）mm（95% CI 1.5～2.1mm）；而与之相对照的174个使用可吸收屏障膜治疗的缺损，其H-CAL增量则为（2.3±1.2）mm（95% CI 2～2.6mm）。5项临床研究比较了使用不可吸收e-PTFE屏障膜以及不同种类可吸收屏障膜的治疗效果（表38-7）。值得注意的是，其中一项调查认为使用不可吸收屏障膜组，H-CAL增量显著更多（Bouchard et al. 1993），而另一项临床研究（Hugoson et al. 1995）显示，使用可吸收屏障膜组的H-CAL增量显著更多。余下的3项研究未在使用可吸收膜组和不可吸收膜组之间检测到任何显著差异。总体来说，结果显示，如果将完全关闭根分叉病变作为治疗的目标，那么GTR治疗对于下颌Ⅱ度根分叉治疗的可预期性是值得怀疑的。

很多研究者也报告了下颌Ⅱ度根分叉缺损治

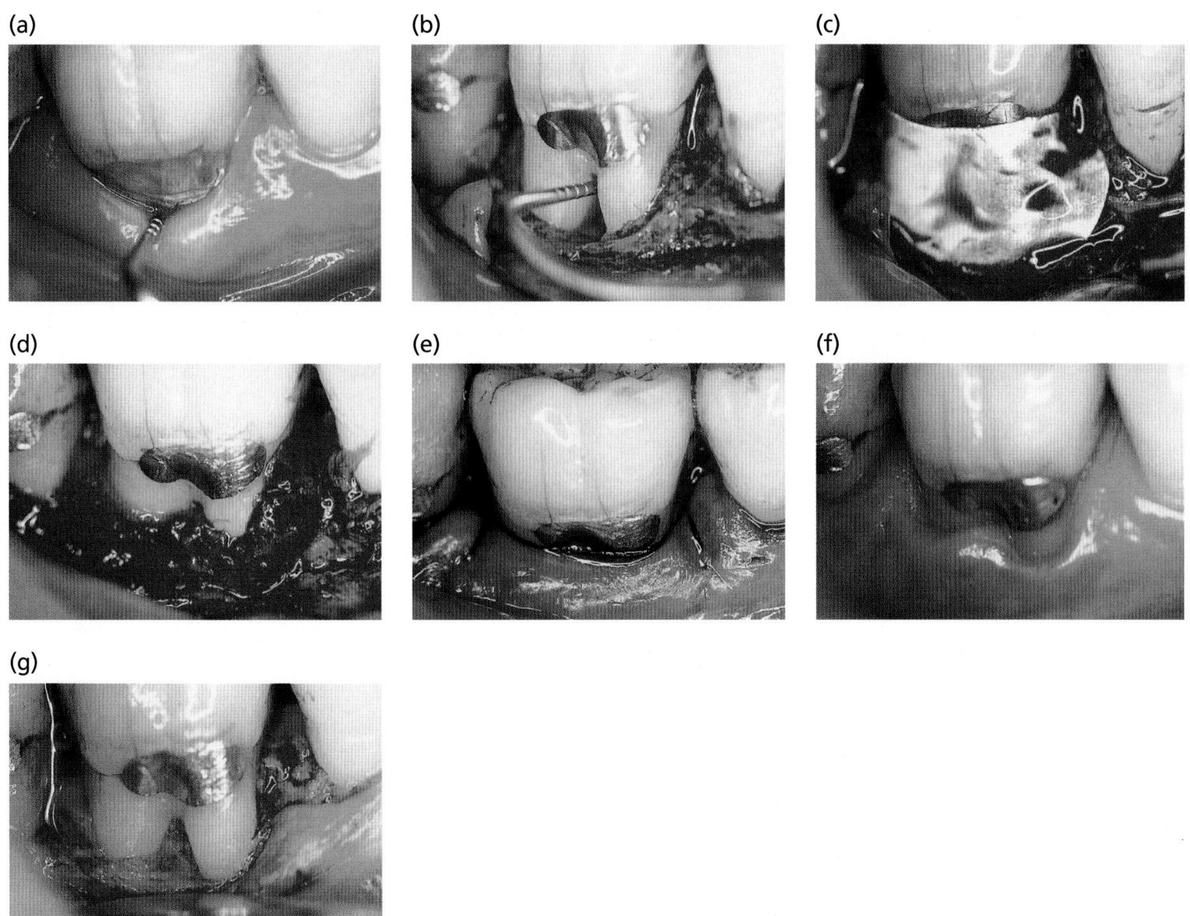

图38-41　（a）46存在Ⅱ度根分叉病变。（b）在颊侧翻起全厚瓣，对缺损进行刮治，仔细平整牙根面。（c）放置生物学不可吸收屏障膜覆盖缺损。（d）移除屏障膜后，可见新形成的组织完全充填根分叉。（e）组织瓣覆盖再生的组织。（f）术后1年再次进行手术探查。（g）显示Ⅱ度根分叉病变几乎被完全解决。

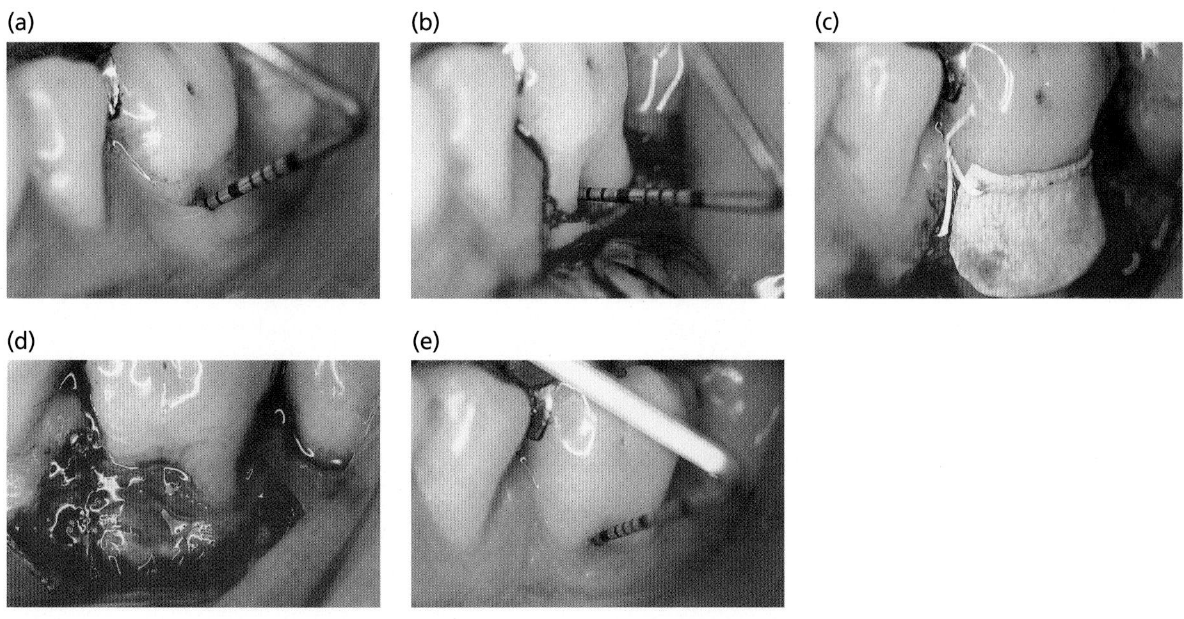

图38-42　（a）36存在深Ⅱ度根分叉病变。（b）探诊显示牙齿水平支持骨丧失达7mm。（c）剪裁膨化聚四氟乙烯（e-PTFE）屏障膜，覆盖根分叉，并缝合固定。（d）术后5周移除屏障膜，新形成的组织完全充填了根分叉。（e）术后1年，测量显示牙齿支持组织增量达3mm，但是仍然存在4mmⅡ度根分叉病变。

表38-6 下颌Ⅱ度根分叉病变的引导性组织再生（GTR）治疗，其临床疗效和加权平均值

研究		治疗	数量	缺损深度（mm）	H-CAL 增量（mm）	H-OPAL 增量（mm）	根分叉完全关闭的数量
Pontoriero等 (1988)	对照临床研究	e-PTFE	21	4.4 ± 1.2	3.8 ± 1.2	NA	14 (67%)
Becker等 (1988)	病例队列研究	e-PTFE	6	8.3 ± 2.3	NA	1.8 ± 1.5	0
Schallhorn和McClain (1988)	病例队列研究	e-PTFE	16	NA	NA	3.1 ± 1.7	5 (31%)
Lekovic等 (1989)	对照临床研究	e-PTFE	6	NA	NA	0.2 ± 0.5	NA
Lekovic等 (1990)	对照临床研究	e-PTFE	15	4.2 ± 0.2	NA	0.1 ± 0.1	NA
Caffesse等 (1990)	对照临床研究	e-PTFE	9	4.8 ± ?	0.8 ± ?	NA	NA
Anderegg等 (1991)	对照临床研究	e-PTFE	15	4.2 ± 2.2	NA	1.0 ± 0.8	NA
Yukna (1992)	对照临床研究	e-PTFE	11	3.0 ± ?	NA	1.0 ± ?	0
		FDDMA	11	4.0 ± ?	NA	2.0 ± ?	0
Blumenthal (1993)	对照临床研究	e-PTFE	12	4.4 ± 0.9	1.8 ± 1.0	1.7 ± 0.5	4 (33%)
		胶原	12	4.5 ± 0.9	2.5 ± 0.8	2.5 ± 0.7	1 (8%)
Bouchard等 (1993)	对照临床研究	e-PTFE	12	NA	2.8 ± 1.3	2.2 ± 1.4	4 (33%)
		Conn graft	12	NA	1.5 ± 1.5	1.5 ± 1.1	2 (17%)
Machtei等 (1993)	对照临床研究	e-PTFE	18	NA	2.3 ± 1.7	NA	NA
Parashis和Mitsis (1993)	对照临床研究	e-PTFE	9	5.7 ± 0.7	4.7 ± 1.5	NA	4 (44%)
Van Swol等 (1993)	对照临床研究	胶原	28	5.1 ± 1.4	2.3 ± 1.0	1.7 ± ?	NA
Wallace等 (1994)	对照临床研究	e-PTFE	7	NA	NA	2.3 ± ?	NA
Black等 (1994)	对照临床研究	e-PTFE	13	4.3 ± 2.0	0.8 ± 2.2	NA	NA
		胶原	13	4.4 ± 1.5	1.5 ± 2.0	NA	NA
Laurell等 (1994)	病例队列研究	聚乳酸	19	NA	3.3 ± 1.4	NA	9 (47%)
Machtei等 (1994)	对照临床研究	e-PTFE	30	7.7 ± 1.8	2.6 ± 1.7	NA	NA
Mellonig等 (1994)	对照临床研究	e-PTFE	11	8.4 ± 1.2	NA	4.5 ± 1.6	1 (9%)
Wang等 (1994)	对照临床研究	胶原	12	6.0 ± 2.7	2.0 ± 0.4	2.5 ± ?	NA
Hugoson等 (1995)	对照临床研究	e-PTFE	38	5.9 ± 1.3	1.4 ± 2.2	NA	4 (11%)
		聚乳酸	38	5.6 ± 1.4	2.2 ± 2.0	NA	13 (34%)
Polson等 (1995b)	病例队列研究[a]	聚乳酸	29	5.4 ± 0.2	2.5 ± 0.1	NA	0
加权平均值			**423**	**5.4 ± 1.3**[b]	**2.3 ± 1.4**[c]	**1.9 ± 1**[d]	

[a]下颌和上颌磨牙

[b]*n*=mean（340）±SD（302）

[c]*n*=mean（325）±SD（316）

[d]*n*=mean（186）±SD（177）

Conn graft，结缔组织移植物；e-PTFE，膨化聚四氟乙烯；FDDMA，同种异体冻干硬脑膜移植物；H-CAL，水平向临床附着水平；H-OPAL，水平向翻瓣附着水平；NA，无数据

表38-7 使用不可吸收e-PTFE屏障膜与其他不同类型可吸收屏障膜的引导性组织再生（GTR）手术，治疗下颌Ⅱ度根分叉病变的临床对照研究比较

研究	设计和治疗	n C/T	缺损深度（mm）		H-CAL增量（mm）		H-OPAL增量（mm）	
			GTR C	GTR T	GTR C	GTR T	GTR C	GTR T
Yukna (1992)	个体内对照研究设计（e-PTFE/FDDMA）	11/11	3.0±?	4.0±?	NA	NA	1.0±?	2.0±?
Blumenthal (1993)	个体内对照研究设计（e-PTFE/胶原）	12/12	4.4±0.9	4.5±0.9	1.8±1.0	2.5±0.8	1.7±0.5	2.5±0.7
Bouchard等 (1993)	个体内对照研究设计（e-PTFE/Conn graft）	12/12	NA	NA	2.8±1.3[a]	1.5±2.0	2.2±1.4	1.5±1.1
Black等 (1994)	个体内对照研究设计（e-PTFE/胶原）	13/13	4.3±2.0	4.4±1.5	0.8±2.2	1.5±2.0	NA	NA
Hugoson等 (1995)	个体内对照研究设计（e-PTFE/聚四氟乙烯）	38/38	5.9±1.3	5.6±1.4	1.4±2.2[a]	2.2±2.0[a]	NA	NA
加权平均值		**86/86**	**4.9±1.4[b]**	**5±1.3[b]**	**1.6±1.9[c]**	**2±1.7[c]**	**1.3±1[d]**	**1.4±0.9[d]**

[a]治疗间存在统计学显著差异
[b]*n*=mean（74）±SD（63）
[c]*n*=mean（75）±SD（75）
[d]*n* = mean（35）±SD（124）
Conn graft，结缔组织移植物；e-PTFE，膨化聚四氟乙烯；FDDMA；同种异体冻干硬脑膜移植物；GTR C，引导性组织再生对照组；GTR T，引导性组织再生研究组；H-CAL，水平向临床附着水平；H-OPAL，水平向翻瓣附着水平；NA，无数据；n C/T，对照治疗组别（C）和研究治疗组别（T）缺损的数量

表38-8 使用引导性组织再生（GTR）手术与通路性翻瓣手术，治疗下颌Ⅱ度根分叉临床疗效的对照临床研究比较

	设计（GTR治疗）	n C/T	缺损深度（mm）		H-CAL增量（mm）		H-OPAL增量（mm）	
			通路性翻瓣手术	GTR	通路性翻瓣手术	GTR	通路性翻瓣手术	GTR
Pontoriero等 (1988)	个体内对照研究设计（e-PTFE）	21/21	4.0±0.8	4.4±1.2	2.0±1.2	3.8±1.2	NA	NA
Lekovic等 (1989)	个体内对照研究设计（e-PTFE）	6/6	NA	NA	NA	NA	-0.1±0.3	0.2±0.5
Caffesse等 (1990)	平行研究设计（e-PTFE）	6/9	5.3±?	4.8±?	0.3±?	0.8±?	NA	NA
Van Swol等 (1993)	平行研究设计（胶原）	10/28	5.7±2.5	5.1±1.4	0.7±1.2[a]	2.3±1[a]	0.8±?	1.7±?
Mellonig等 (1994)	个体内对照研究设计（e-PTFE）	6/6	7.5±2.3	8.4±1.2	NA	NA	1.1±1.3[a]	4.5±1.6[a]
Wang等 (1994)	个体内对照研究设计（胶原）	12/12	5.6±2.7	6.0±2.7	1.1±0.6[a]	2.0±0.4[a]	1.5±?	2.5±?
加权平均值		**66/87**	**5.4 ± 1.8[b]**	**5.5±1.5[c]**	**1.3±1[d]**	**2.5±1[e]**	**1±1[f]**	**2.3±1.2[g]**

[a]治疗间存在统计学显著差异
[b]*n*=mean（60）±SD（54）
[c]*n*=mean（81）±SD（72）
[d]*n*=mean（49）±SD（43）
[e]*n*=mean（70）±SD（61）
[f]>3*n*= mean（39）±SD（17）
[g]*n*=mean（57）±SD（17）
e-PTFE，膨化聚四氟乙烯；H-CAL，水平向临床附着水平；H-OPAL，水平向翻瓣附着水平；NA，无数据

疗后垂直向附着水平（V-CAL）的显著增加以及PPD的显著减少（Pontoriero et al. 1988; Lekovic et al. 1989, 1990; Blumenthal 1993; Machtei et al. 1993, 1994; Black et al. 1994; Laurell et al. 1994; Machtei et al. 1994; Mellonig et al. 1994; Wang et al. 1994; Hugoson et al. 1995; Polson et al. 1995b）。研究报告的V-CAL增量平均值在0.1～3.5mm，而PPD降低量在1～4mm。

6项随机对照临床研究，调查了使用屏障膜治疗下颌Ⅱ度根分叉缺损的效果。研究将GTR手术与翻瓣手术进行了直接比较（表38-8）。其中66个根分叉接受了翻瓣手术治疗，87个根分叉接受了GTR治疗。4项研究中的3项报告了H-CAL增量，并得出结论。GTR能够获得比翻瓣手术显著更多的H-CAL增量（Pontoriero et al. 1988; Van Swol et al. 1993; Wang et al. 1994）。在这些研究结果中，接受GTR治疗根分叉的H-CAL增量，其加权平均值为（2.5±1）mm（95% CI 2.1～2.9mm）；而接受翻瓣手术治疗的根分叉仅为（1.3±1）mm（95% CI 0.8～1.8mm）。这些结果显示了GTR对于下颌Ⅱ度根分叉治疗的优势。

上颌Ⅱ度根分叉病变

3项对照研究报告（Metzeler et al. 1991; Mellonig et al. 1994; Pontoriero & Lindhe 1995a）比较了使用不可吸收e-PTFE屏障膜或翻瓣刮治术，对上颌Ⅱ度根分叉的治疗效果。结果显示，GTR对于此类缺损的治疗是不可预测的。在一项治疗了17个Ⅱ度根分叉病变的研究中，Metzeler等（1991）测量到GTR治疗位点的CAL增量为（1.0±0.9）mm，而对照位点的CAL增量为（0.2±0.6）mm。二次手术探查发现，接受GTR治疗的水平向PAL（H-OPAL）增量为（0.9±0.4）mm，而接受翻瓣刮治术治疗的H-OPAL增量为（0.3±0.6）mm。两组均未观察到根分叉完全关闭的位点。与之相似，Mellonig等（1994）治疗了8个上颌Ⅱ度根分叉，结果发现H-OPAL的增量分别为1.0mm（GTR位点）和0.3mm（翻瓣刮治术的治疗位点）。两组结果中也没有发现任何根分叉被完全关闭。另外，在一项涉及28个上颌Ⅱ度根分叉病变的研究中，Pontoriero以及Lindhe（1995a）发现了颊侧Ⅱ度根分叉缺损治疗后的显著CAL增量（1.5mm）和显著水平骨增量（1.1mm）。尽管这3项研究显示上颌Ⅱ度根分叉缺损，在GTR治疗后有轻微的临床改善，但是总体而言各项研究结果存在分歧。

Ⅲ度根分叉病变

4项关于下颌Ⅲ度根分叉病变的研究（Becker et al. 1988; Pontoriero et al. 1989; Cortellini et al. 1990; Pontoriero & Lindhe 1995b）显示，应用GTR治疗此类缺损的结果是不可预测的。Pontoriero等进行的一项对照研究（1989）显示，使用不可吸收屏障膜治疗21个贯穿的下颌根分叉后，只有8个根分叉缺损完全关闭，另外有10个缺损被部分充填，而3个依然开放贯通。而在接受翻瓣刮治术治疗的对照组中，10个缺损被部分充填，11个依然开放贯通。Cortellini等（1990）也报告了相似的结果。Cortellini等的研究观察了15个下颌Ⅲ度根分叉病变的治疗效果。结果发现33%缺损完全愈合、33%缺损部分闭合，而33%缺损依然贯通。Becker等（1988）观察11个下颌Ⅲ度根分叉病变的治疗结果，也没有发现任何根分叉完全愈合。Pontoriero和Lindhe（1995b）的对照临床研究也报告了类似的结果：随机接受GTR治疗或翻瓣手术治疗的11对上颌Ⅲ度根分叉病变，没有任何根分叉在治疗后闭合。

结论：基于目前的证据来看，下颌第一或第二磨牙颊侧或舌侧，治疗前存在深牙周袋并且牙龈厚度＞1mm的Ⅱ度根分叉病变，可能从GTR治疗中获益。

骨替代材料

（用于）骨内缺损的骨替代材料

BRG包括人类（自体或同种异体）、动物或合成来源的不同类型材料。一些BRG包含骨骼或外骨骼（如贝壳类）矿物质；另一些则主要包括骨基质。这些材料中只有很少一部分具有牙周再生的证据。一项随机对照临床研究提供了组织学方面的证据：应用DFDBA治疗后的骨内缺损，其组织学结果显示在缺损的根部或中部有再生组织成分（Bowers et al. 1989a ~ c）。目前唯一的证据也显示同种异体骨材料和牛源骨矿物质，在单独使用时具有再生的效果［即不与其他再生材料，如屏障膜或生物活性再生材料（BARG）联合使用；见第28章］（Nevins et al. 2000）。

BRG是最早被应用于临床的牙周再生材料。如今在北美，BRG就像DFDBA一样被广泛地应用，并且还经常与其他再生材料（GTR和/或BARG）联合使用。支持自体和异体移植物使用的生物学原理，包括骨引导机制和骨诱导机制、其对空间的维持能力以及对血凝块的稳定作用（Rosen et al. 2000; Trombelli & Farina 2008）。

基于27项对照研究的Meta分析结果，支持同种异体移植物在骨充填和CAL增量方面的临床功效。此项Meta分析观察到了1mm的额外骨充填和0.4mm的额外CAL增量（图38-8）（Reynolds et al. 2003），但是Meta分析的缺损总量相对较小（CAL增量方面分析了136个缺损；骨充填方面分析了154个缺损）。此外，目前尚未进行任何大规模多中心临床研究，因此这些结果能否应用于临床诊疗尚不确定。

治疗骨内缺损时，翻起龈乳头保留瓣之后可以单独应用BRG。BRG充填时需要超充缺损，用以补偿因组织瓣关闭不完美可能造成的移植物脱落量。一项研究建议将BRG与抗生素粉末合并使用，以提高对手术创口细菌污染的控制（Yukna & Sepe 1982）。这项研究报告移植物与四环素粉末混合使用能够改善疗效。另外，DFDBA也已成功与微创手术联合应用（Harrel 1999）。

（用于）根分叉病变的骨替代材料

一系列临床对照研究，评估了BRG在翻瓣术式治疗根分叉缺损中的临床表现。Reynolds等（2003）在他们的文献回顾中发现，在接受BRG治疗的Ⅱ度根分叉病变中，总的PPD降低量在1.9 ~ 2.31mm，而接受单纯翻瓣手术刮治的Ⅱ度根分叉其PPD降低量在0 ~ 1.8mm；Ⅲ度根分叉在接受BRG治疗后的PPD变化量为0.7 ~ 2.6mm，而对照组则为-1 ~ 2.6mm。下颌Ⅱ度和Ⅲ度根分叉的CAL变化相似，接受移植治疗的位点为1.5 ~ 2.5mm，而翻瓣手术对照位点为0 ~ 1.5mm。文献分析结果认为：应用BRG可为Ⅱ度和Ⅲ度根分叉病变的治疗增加一定程度临床获益，特别是如果将根分叉的完全关闭作为预期治疗终点时更是如此。最近，Tsao等（2006b）评估了一种溶剂保存的矿化人类松质骨同种异体移植物（MBA）合并/不合并胶原膜，治疗27个下颌Ⅱ度根分叉病变的疗效。结果发现，溶剂保存的MBA合并/不合并使用胶原膜，均能够显著改善下颌Ⅱ度根分叉缺损的骨增量。

再生治疗中的生物活性材料

研究人员回顾了BARG临床前和临床的证据（见第28章）。生物学产品/成分的应用，是基于它们对基质形成以及细胞分化过程的诱导或加速的特性（Bosshardt 2008）。这些产品加速愈合过程，但是缺乏空间维持性和保持血凝块稳定的机械特性。因此部分此类产品被复合到固体的、生物学可吸收的载体上，以增加一些机械特性（Palmer & Cortellini 2008; Trombelli & Farina 2008）。目前已经存在用于牙周再生的基于生长因子或釉原蛋白的复合材料。相当多的临床前（动物实验）证据，支持了其对于牙周创口愈合和再生的正面影响（Howell et al. 1997; Bosshardt 2008）。

（用于）骨内缺损的生长因子

对生长因子临床应用的支持，来源于2项关于重组人来源生长因子的多中心研究（Nevins et al. 2005; Jayakumar et al. 2011），以及2项关于成纤维细胞生长因子-2（FGF-2）的研究（Kitamura et al. 2008, 2011）。Nevins等（2005）治疗了180个缺损，其中既包括骨内缺损也包括根分叉缺损。治疗使用2种不同浓度PDGF中的一种（0.3mg/mL和1.0mg/mL），联合使用β-TCP作为载体，或单独应用TCP。研究人员在术后3个月和6个月分别评估了临床以及X线片的检测结果。术后6个月的CAL增量方面，任何一种浓度的PDGF与单独应用BRG比较，未显示出任何显著获益。但是，X线片的测量结果显示，较低浓度PDGF获得的缺损处骨充填百分比（57% vs 18%）以及线形骨生长（2.6mm vs 0.9mm）显著更高。这项研究结果直接使美国食品药品监督管理局通过了对这种材料的审批。笔者将X线结果的额外获益而CAL结果无显著差异这一矛盾现象解释为：生长因子的生物学作用主要是缩短硬组织的愈合时间。

Jayakumar等的研究（2011），对比了使用β-TCP作为载体的rhPDGF-BB1b和单独应用β-TCP治疗骨缺损的再生效果。总共治疗了54名患者。术后6个月的结果发现，试验组的CAL增量、骨生成以及骨充填百分比均显著高于TCP对照组。

Kitamura等（2008）比较了以3%羟丙纤维素（HPC）作为载体的3种不同浓度FGF-2，与单独应用HPC之间的再生效果差异。研究总共观察了74名患者，结果发现研究组与对照组之间的CAL增量无任何差异。但是，0.3%的FGF-2相比于HPC单独应用，其骨增量方面具有显著优势。而另两种浓度（0.03%和0.1%）则未显示骨增量方面的任何优势。第二项随机双盲设计并以安慰剂为对照组的临床研究，比较了0.2%、0.3%和0.4%的FGF-2联合载体，与载体的单独应用在治疗二壁或三壁垂直骨缺损方面的差异（Kitamura et al. 2011）。研究共观察了253名患者，治疗36周后，各种剂量的FGF-2均显示比载体单独使用具有显著的骨增量优势（$P<0.01$）。但各组间CAL增量方面未观察到显著差异。

在上述引用的4项研究中，没有任何研究曾报告临床安全性的问题。

从这4项研究可以得出结论：在骨增量方面，很明显所评估的两种生长因子均可产生可衡量的额外获益。4项研究中的3项并未发现CAL增量方面的显著差异。rhPDGF-BB1b和FGF-2的疗效和有效性，必须在独立条件下被进一步研究。

近期的一项对照研究，评估了将重组人生长/分化因子-5（rhGDF-5）吸附于β-TCP微粒载体（rhGDF-5/β-TCP），手术植入28名患者的牙周缺损后，临床与组织学方面的创口愈合/再生情况（Stavropoulos et al. 2011）。对照组为单纯翻瓣刮治术治疗。结果发现，rhGDF-5/β-TCP治疗位点的PPD降低量、CAL增量、牙槽骨再生以及牙周再生比对照组更多。但是这些差异并不具有统计学的显著意义。术后6个月，研究人员在缺损位点收集块状活检样本。在组织学上，rhGDF-5/β-TCP治疗组的骨再生高度几乎是单纯翻瓣手术刮治组的3倍［（2.19 ± 1.59）mm vs（0.81 ± 1.02）mm; P=0.08］。同样地，治疗组与对照组比较，其再生的牙周膜［（2.16 ± 1.43）mm vs（1.23 ± 1.07）mm; P=0.26］、牙骨质［（2.16 ± 1.43）mm vs（1.23 ± 1.07）mm; P=0.26］以及骨再生面积［（0.74 ± 0.69）mm^2 vs（0.32 ± 0.47）mm^2; P=0.14］，也几乎是对照组的2倍。没有观察到根吸收/骨粘连。但是，研究人员仍需要进行更大样本量的研究以确认上述发现。

（用于）根分叉病变的生长因子

一项临床研究（Camelo et al. 2003）评估了rhPDGF-BB与异体骨联合使用，治疗重度Ⅱ度根分叉缺损的临床以及组织学结果。研究治疗了3个下颌磨牙根分叉缺损和1个上颌磨牙根分叉缺损：其中2个缺损接受了0.5mg/mL的rh-PDGF-BB+DFDBA治疗，2个缺损接受了1.0mg/mL的rhPDGF-BB+DFDBA治疗。结果2种浓度的rhPDGFBB都获得了水平向（平均3.5mm）以及垂直向（平均4.25mm）探诊深度和附着水平（平均3.75mm）的显著改善。组织学评估也显示了牙周组织的再生，其中包括参照标记冠方形成的新生骨组织、牙骨质以及牙周膜。研究结果表明使用rhPDGF-BB治疗的骨缺损，在临床水平和显微水平均有良好的组织反应。同时结果也表明使用纯化重组生长因子和同种异体骨治疗重度Ⅱ度根分叉缺损，能够获得牙周组织的再生。上述研究结果得到了后续的第二项研究和另一项研究的肯定。在第二项后续研究中，研究人员应用以DFDBA为载体的PDGF，治疗了15个Ⅱ度根分叉缺损的位点（Nevins et al. 2003）。而在另一项研究中，研究人员使用以TCP为载体的生长因子治疗了4个Ⅲ度根分叉缺损（Mellonig et al. 2009）。

在前述研究中，我们可见相当不错的组织学和临床治疗效果。但是，我们还需要大样本量的临床对照研究，以评估生长因子治疗磨牙根分叉病变的实际潜能。

（用于）骨内缺损的釉基质蛋白衍生物（EMD）

EMD的临床应用已超过10年，临床疗效得到了广泛认可。临床组织学证据、病例报告、基于随机临床对照研究的Meta分析以及大样本多中心临床研究，均肯定了EMD凝胶治疗骨内缺损的良好效果（Heijl et al. 1997; Heden et al. 1999; Sculean et al. 1999b; Silvestri et al. 2000; Heden 2000; Tonetti et al. 2002; Giannobile & Somerman 2003; Heden & Wennström 2006）（图38-26、图38-27和图38-43）。一项前瞻性多中心随机对照临床研究（Tonetti et al. 2002），比较了龈乳头保留瓣手术联合或不联合使用EMD的临床疗效。此项研究在7个国家的12个中心，治疗了172名重度慢性牙周炎患者。所有患者都存在至少一个3mm或更深的骨内缺损。研究排除了重度吸烟患者（吸烟>20支/天）。手术过程包括使用SPPF或MPPT术式，获得根面刮治通路，并获得最佳的组织贴合度和创口的严密关闭。刮治根面后，使用含有24%EDTA的凝胶处理根面2分钟。治疗组患者使用EMD，对照组不使用。总共有166名患者接受了术后1年的复诊。平均而言，治疗组缺损获得了（3.1 ± 1.5）mm的CAL增量，而对照组缺损的CAL增量则显著较低，为（2.5 ± 1.5）mm。治疗组的牙周袋降低度（3.9 ± 1.7）mm也显著高于对照组（3.3 ± 1.7）mm。多变量分析显示，治疗、临床中心、吸烟、治疗前基线PPD以及缺损处骨致密化，均显著影响CAL增量。一项对于研

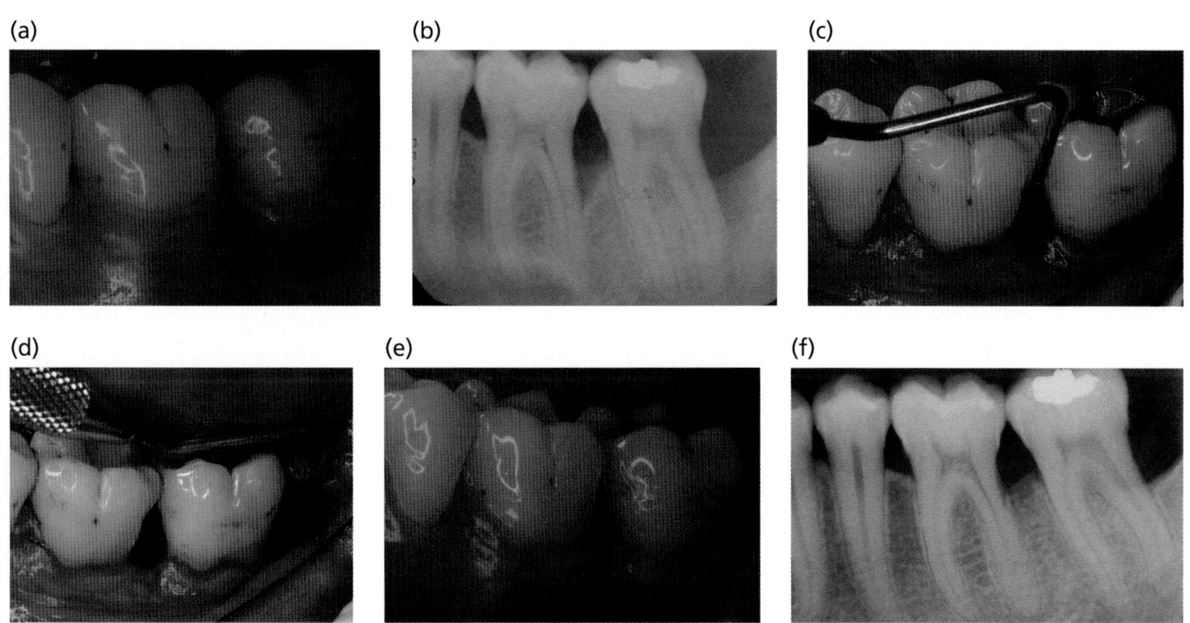

图38-43 临床图解：使用釉基质蛋白衍生物（EMD）对位于两颗相邻牙齿的缺损进行再生治疗。（a，b）重新评估时，第一和第二磨牙远中可见深牙周袋伴深骨内缺损。（c，d）在第一磨牙远中做改良龈乳头保留瓣技术（MPPT）切口，并且在磨牙后区做嵴顶切口，从而获得缺损的通路。进行缺损清创以及根面刮治之后，暴露深缺损。使用EMD凝胶之后，通过多层缝合获得创口的严密关闭。（e，f）术后1年复诊，可见探诊深度变浅，并且缺损也得到修复。

究结果的频率分布分析显示，使用EMD增加了临床显著结果（CAL增量＞4mm）的可预测性，并且降低了CAL增量极少或无CAL增量（CAL增量＜2mm）的概率。此项临床研究的结果显示，相比于单纯龈乳头保留瓣，联合使用EMD的牙周再生手术，能够提供CAL增量、PPD降低量以及结果可预测性方面的额外获益。

一项多中心临床研究的二级分析显示，对于骨内缺损而言，EMD治疗三壁骨缺损的额外获益比一壁骨缺损更多（Tonetti et al. 2002）。此外，另一项对于临床研究的二级分析，评估了缺损在X线片上的角度对于治疗效果的影响（Tsitoura et al. 2004），发现了这一角度与术后1年的CAL增量呈负相关性。上述数据对于使用EMD凝胶治疗非支持性解剖形态的骨缺损（宽缺损，并且有骨壁的缺失）是否适当提出了质疑。同时这些数据也引发了相当大的将EMD与各种BRG联合使用以增强创口稳定性和空间维持性方面的研究兴趣。但是到现今阶段，尚无系统性证据支持此类联合应用。

最近，EMD已经成功与微创手术MIS（Harrel et al. 2005）、MIST（Cortellini & Tonetti 2007a, b, Cortellini et al. 2008; Ribeiro et al. 2011a）和M-MIST（Cortellini & Tonetti 2009a, 2011）技术相结合使用。EMD很适合应用于微创翻瓣位点，因为EMD的放置不需要延伸组织瓣，而且微创手术使创口稳定性更佳，从而也更适合EMD活性的表达（Cortellini et al. 2008; Cortellini & Tonetti 2009a）。

临床上来看，使用EMD后创口愈合的速度似乎有所加快。一项应用曝光不足的X线片研究手术位点软组织密度的实验（Tonetti et al. 2004b）发现，使用EMD后密度增加的速度可能比翻瓣手术对照组有所加快。这一改变被认为是涉及局部创口愈合细胞的生长因子和分化因子局部释放的结果。考虑到釉基质蛋白的疏水性质，它被混合于低pH的凝胶载体中，应用于临床。当牙周创口的pH上升，凝胶将快速消失，此时釉基质蛋白（主要是EMD）将沉积于创口环境中和牙根表面。虽然EMD的作用机制尚不完全明了，但是大量证据显示暴露于EMD的牙周膜细胞转换了其表型，细胞的宿主生长和分化因子-相关基因的表达增加（Brett et al. 2002; Parkar & Tonetti 2004），其中包括转化生长因子-β（Lyngstadaas et al. 2001）。近期的一项文献回顾（Bosshardt 2008）总结了以下几点：（1）EMD促进了牙周膜和牙龈成纤维细胞以及成骨细胞和软骨系细胞的细胞增殖；（2）EMD对于成骨细胞系细胞具有生物作用，包括正向调节骨形成标志物；（3）在异位成骨模型中测试时，特定的小釉原蛋白多肽（5kDa）具有骨诱导特性；（4）证据并未显示EMD对牙骨质发生具有任何诱导作用。

（用于）根分叉病变的釉基质蛋白衍生物

Jepsen等（2004）尝试了使用EMD治疗下颌Ⅱ度根分叉病变。一项包含了45名患者的随机个体体内研究，对EMD和可吸收屏障膜进行了比较。两种治疗方法都产生了显著的临床改善。学者报告：EMD治疗位点根分叉开放深度降低量的中位数值为2.8mm；而屏障膜治疗位点则为1.8mm。45个EMD治疗位点中的8个根分叉完全关闭；而45个屏障膜治疗位点中的3个完全关闭。研究位点和对照位点之间的差异并不具有统计学上的显著性。Chitsazi等的研究（2007）报告：接受EMD治疗的下颌Ⅱ度根分叉的H-CAL增量比翻瓣刮治术对照组显著更多（P=0.002）。

另一项随机研究（Casarin et al. 2008）在15名患者中采取双侧对照方法，比较了应用EMD或单纯翻瓣手术对上颌邻面Ⅱ度根分叉的治疗效果。术后6个月，对照组的V-CAL增量为（0.39 ± 1.00）mm，而研究组为（0.54 ± 0.95）mm；对照组的H-CAL增量为（1.21 ± 2.28）mm，而研究组为（1.36 ± 1.26）mm（P=0.05）。对照组垂直骨水平为（1.04 ± 1.12）mm，水平骨水平为（1.00 ± 1.79）mm；研究组垂直骨水平为（0.82 ± 1.82）mm，水平骨水平为（1.17 ± 1.38）mm（P=0.05）。但是，在研究组所观察到的根分叉病变位点关闭/减轻的数量显著更多（P=0.05）。学者得出结论：上颌根分叉缺损应用EMD并不能更好地降低PPD或者增加临床和骨附着水平，但是可以增加Ⅱ度根分叉病变转变为Ⅰ度根分叉病变的概率。

目前观察到的使用EMD治疗Ⅱ度上颌或下颌根分叉的疗效结果仍存在分歧。但是，相对于单纯翻瓣手术治疗，EMD的使用似乎获得了额外的获益。

联合治疗

骨内缺损的联合治疗

联合治疗的生物学原理是“联合应用不同的再生机制，从而获得可能的加成作用”。这些不同机制包括骨引导作用、骨诱导作用、维持空间的能力和稳定血凝块的能力，以及诱导或加速基质形成以及细胞分化过程的能力。这些基质和细胞附着于屏障膜、移植物以及生物活性材料。

牙龈软组织瓣通常由屏障膜支撑。当组织瓣塌陷/降低（部分或全部）进入缺损内或/和贴向牙根表面时，就造成了血凝块形成和新组织（尤其是能够形成牙周膜和成骨的新组织）生长空间的减少，从而导致所观察到的GTR治疗后效果不理想。GTR的早期研究观察到了屏障膜塌陷而导致的再生骨量的减少。在Gottlow等的研究中（1984）观察到，屏障膜向根面塌陷导致在整个暴露的牙根表面有新牙骨质形成，而成骨却极少。尽管学者报告了骨组织向冠方生长的程度，与新生牙骨质的形成量并无相关，但是他们并未对屏障膜塌陷所造成的影响做出评价。但是，实验性研究确认了屏障膜塌陷对牙周再生的总体负面影响，特别是对骨形成的负面影响（Caton et al. 1992; Haney et al. 1993; Sigurdsson et al. 1994; Sallum et al. 1998）。Haney等（1993）在犬的实验中，观察到屏障膜所维持的空间与牙槽嵴上缺损模型的再生牙槽骨量之间具有高度相关性。这一发现与Cortellini等的研究结果一致。Cortellini等的研究（1995c）报告了具有自体支撑作用（钛加强）的e-PTFE屏障膜在临床应用时，可以放置在比普通e-PTFE屏障膜更为冠方的位置，并且能在骨内缺损中产生具有统计学意义的更多PAL增量。当缺损的形态不能支持/保持屏障膜在原先放置位置时，这些病例中牙龈组织瓣/屏障膜塌陷的风险就特别高。

正如之前所讨论到的，屏障膜材料需要具备一些特性，从而保持其有效性。其中，屏障膜必须能够保持其形状以及完整性，以维持其在牙根表面附近所创造的空间。钛加强e-PTFE屏障膜是最接近满足这些要求的材料，但是它们的不可吸收性是一个缺点。目前尚无任何可吸收屏障膜能够完全满足上述要求，这就意味着，假如在一个宽一壁骨缺损处放置可吸收屏障膜，就可能会有屏障膜塌陷风险。在骨缺损内植入生物材料以，支撑屏障膜可能防止膜塌陷，从而使屏障膜保持于原位（图38-24和图38-44）。尽管生物制品能够促进愈合过程，它们还是缺乏空间维持性和稳定血凝块的机械特性。因此，一种可能的解决方案就是将生物产品附着于生物学可吸收的载体上，以提供必要的机械特性（Palmer & Cortellini 2008; Trombelli & Farina 2008）。但是，用于此目的的载体生物材料，必须不干扰牙周再生的过程，如果它还能促进骨再生，那么就更为理想了。

正如之前所描述的，研究人员尝试了不同的移植材料以获得牙周再生。其中DFDBA显然能够在人类临床治疗中促进再生（Ouhayoun 1996）。在3项对照临床研究中，研究人员治疗了总共45对骨内缺损，将DFDBA移植物联合GTR，与单纯GTR进行了比较（表38-9）。研究报告结果的加权平均值显示，GTR治疗组［（2.1 ± 1.1）mm; 95% CI 1.6 ~ 2.6mm］与GTR + DFDBA治疗组［（2.3 ± 1.4）mm; 95% CI 1.7 ~ 2.9mm］的CAL增量相似。两个治疗组间的结果无统计学差异，这提示在治疗骨内缺损时，将DFDBA与屏障材料联合应用，并不能增加疗效。Guillemin等（1993）治疗了15对骨内缺损，将单纯使用DFDBA的效果与屏障材料联合

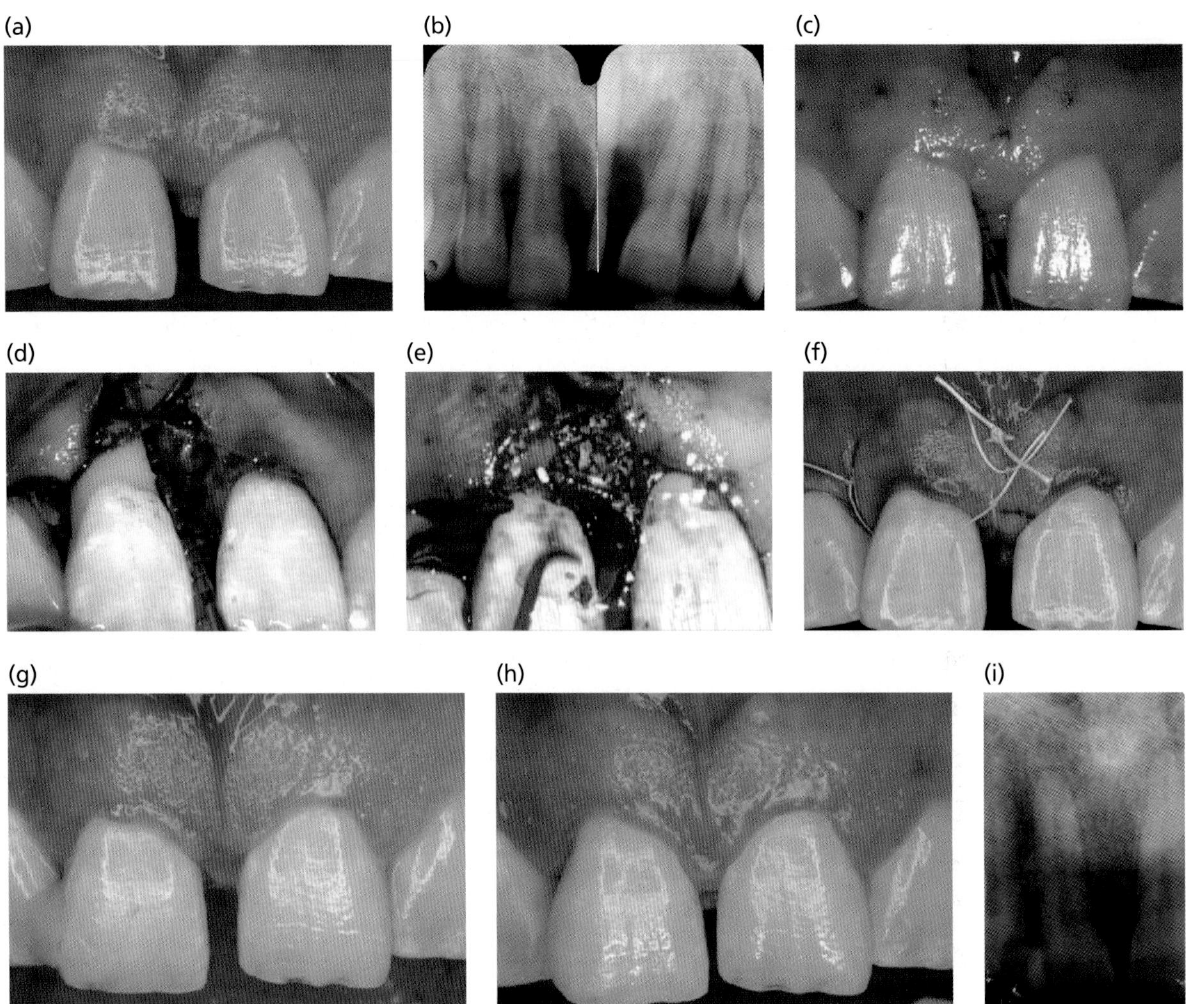

图38-44 临床图解：在缺损的解剖形态不能很好地维持空间时，放置骨替代移植物（BRG）以支持可吸收屏障膜。（a~c）控制牙周炎以及危险因素之后，11可见12mm深牙周袋伴延伸近牙根尖的缺损。（d）做改良龈乳头保留瓣切口暴露出8mm深的骨内缺损。（e）在可吸收胶原屏障膜下方放置BRG。（f）使用多层缝合技术严密关闭创口。（g）在术后2周复诊时，已经可见初期愈合十分理想。（h，i）术后1年，牙周组织的再生使探诊深度变浅，骨内缺损得到很好的修复。在新形成的矿化组织中可见X线阻射的BRG颗粒。

表38-9 评估同种异体脱钙冻干骨（DFDBA）与屏障膜联合应用治疗深骨内缺损的临床对照研究

研究	设计（GTR治疗）	数量[a]	CAL增量（mm）		*P*值	余留 PPD（mm）		*P*值
			GTR	GTR+DFDBA		GTR	GTR+DFDBA	
Chen等(1995)	个体内（胶原）	8	2.0±0.4	2.3±0.5	>0.05，NS	4.2±0.4	4.2±0.5	>0.05，NS
Mellado等(1995)	个体内（e-PTFE）	11	2.0±0.9	2.0±1.4	0.86，NS	NA	NA	NA
Gouldin等(1996)	个体内（e-PTFE）	26	2.2±1.4	2.4±1.6	NS	3.7±1.6	3.7±1.8	NS
加权平均值		**45**	**2.1±1.1**	**2.3±1.4**		**3.8±1.3[b]**	**3.8±1.5[b]**	

[a]每个治疗组别的缺损

[b]*n*=mean（34）±SD（34）

CAL，临床附着水平；e-PTFE，膨化聚四氟乙烯；GTR，引导性组织再生；DFDBA，同种导体脱钙冻干骨；NA，无数据；NS，不显著

DFDBA的效果进行了比较。术后6个月，两种治疗都产生了显著的CAL增量和骨充填，但是两治疗组间并无显著差异。Reynolds等（2003）在他们的系统评价中强调，将移植物/屏障膜联合应用，在大的不具备空间维持能力的缺损中常常能够获得临床改善。结论认为：与单纯应用移植物相比，移植物和屏障膜的合并使用，能够获得显著的CAL增加和PPD降低，以及不显著的骨增量。

Bio-Oss移植物是一种牛源无机异种骨。研究人员使用GTR技术联合Bio-Oss移植物治疗牙周骨内缺损，获得了不错的临床结果，PAL增量达到1.0～5.5mm（Lundgren & Slotte 1999; Mellonig 2000; Paolantonio et al. 2001 ）。在病例系列研究中（Camelo et al. 1998），与单纯植入Bio-Oss®相比，Bio-Oss®和GTR的联合应用，能够显著降低PPD、增加PAL，并获得更多的骨增量。一项口内对照研究（Camelo et al. 2000）也证实，Bio-Oss®和GTR治疗的联合应用，比单纯翻瓣手术能够降低更多的PPD，并且能够使PAL和骨增量增加更多。

在一项包括了60名患者的随机对照临床研究（Stavropoulos et al. 2003）中，研究人员应用单纯Bio-Oss，或以庆大霉素浸润的Bio-Oss作为GTR的辅助治疗，处理一壁或二壁骨内缺损，并将其结果与单纯GTR或翻瓣手术后获得的结果相比较。单纯应用屏障膜治疗（图38-45），获得的平均PAL增量为2.9mm。而在覆盖屏障膜前，在缺损内充填Bio-Oss+庆大霉素或仅充填Bio-Oss，其平均PAL增量分别为3.8mm和2.5mm（图38-46）。对照组仅采取翻瓣手术治疗，其PAL增量仅为1.5mm。接受单纯GTR治疗的缺损和接受GTR联合Bio-Oss移植物治疗的缺损，其临床改善显著优于接受翻瓣手术治疗的缺损。而采用屏障膜治疗的组间差异，并不具有统计学的显著性。一项前瞻性多中心随机对照临床研究（Tonetti et al. 2004b），比较了龈乳头保留瓣手术联合或不联合使用GTR/骨替代材料的临床治疗结果。124名患有重度慢性牙周炎的患者在7个国家的10个中心分别接受了治疗。所有患者都至少存在一个3mm或以上的骨内缺损。治疗后1年，研究组缺损CAL增量为（3.3 ± 1.7）mm。而对照组缺损CAL增量显著较低，仅为（2.5 ± 1.5）mm。研究组的牙周袋降低量（3.7 ± 1.8）mm也比对照组（3.2 ± 1.5）mm显著更多。一项多变量分析显示，治疗措施、临床中心、治疗前基线

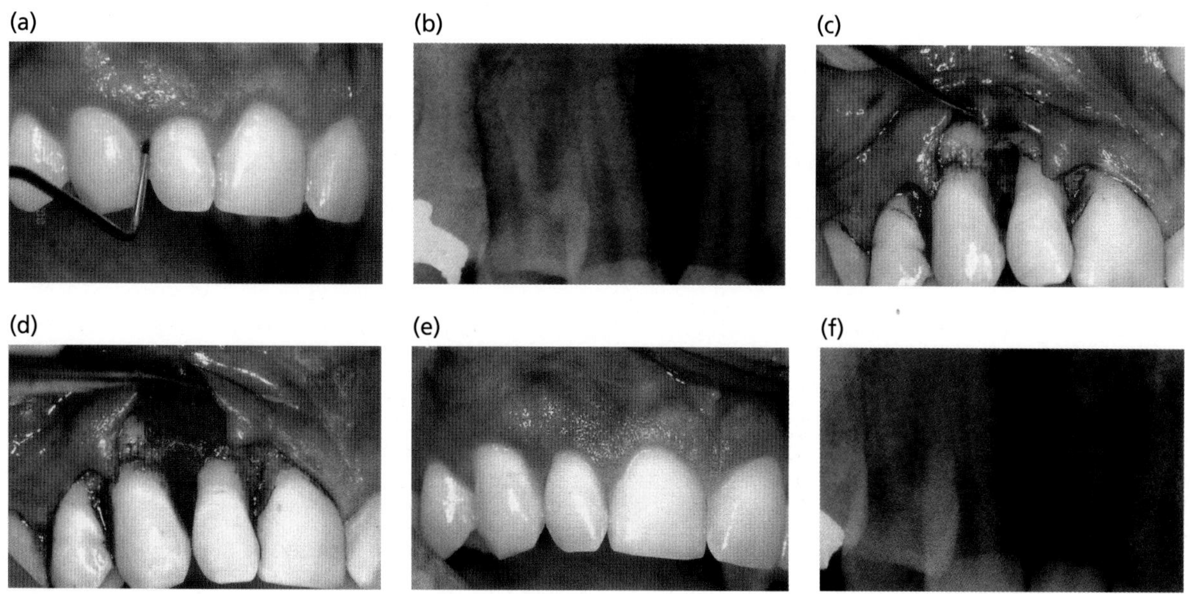

图38-45 （a）12远中可见8mm深牙周袋伴骨内缺损，（b）X线片也可见骨内缺损。（c）翻起颊侧以及腭侧全厚瓣，对缺损进行刮治。（d）放置生物学可吸收屏障膜覆盖缺损。（e，f）术后1年，维持了牙间牙龈的水平，并且骨内缺损也得到了修复。

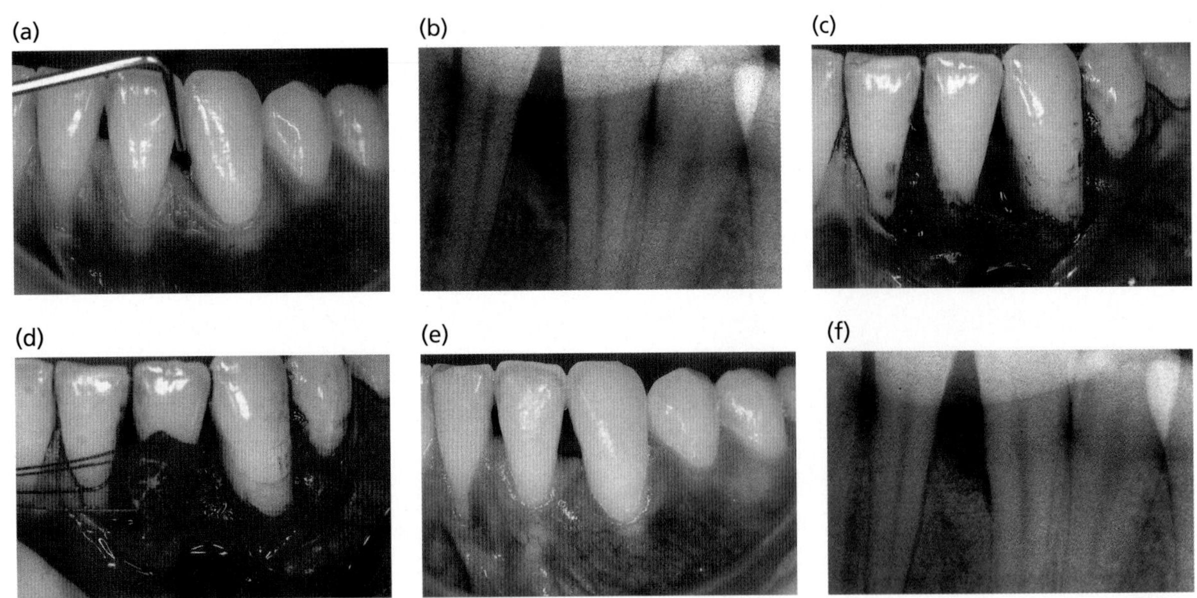

图38-46 （a，b）33近中可见8mm深牙周袋伴骨内缺损。（c）翻起组织瓣后对缺损进行刮治。（d）放置生物学可吸收屏障膜之前，在缺损内放置Bio-Oss®颗粒。（e，f）术后1年，未发生牙龈退缩，并且骨内缺损几乎被完全解决。

PPD以及基线全口出血指数（FMBS），均显著影响CAL增量。研究组治疗措施（OR 2.6; 95% CI 1.2～5.4），以及治疗前较深的PPD（OR 1.7; 95% CI 1.3～2.2），能够显著改善获得中位数以上CAL增量的概率。但是在治疗效果最差的临床中心接受治疗，则显著降低了这一概率（OR 0.9; 95% CI 0.76～0.99）。本项研究的结果表明，使用GTR/骨替代材料的牙周再生手术，在CAL增量、PPD降低量以及效果的可预期性上，都比单纯龈乳头保存瓣手术更具优势。

在一项对照研究中（Pietruska 2001），Bio-Oss联合GTR治疗组与釉基质蛋白（Emdogain）治疗组相比较，获得的临床改善相似。

Camelo等（1998）和Mellonig（2000）发表了组织学数据，表明在屏障膜下方使用Bio-Oss可能产生再生部分牙周组织。但是在所有的病例中，大部分缺损区域，依然是被脱蛋白骨颗粒（Bio-Oss）所占据。牙根附近并未观察到新骨形成，而“新”牙周膜的结缔组织纤维方向大多平行于牙根表面。这些结果支持了Paolantonio等（2001）的发现。他们在8个月前接受Bio-Oss和胶原膜治疗位点的活检切片中，只观察到了在之前已存在的旧骨附近，极其有限的新骨形成。缺损的大部分空间被包裹在结缔组织中的Bio-Oss颗粒所占据。但是，在一项使用Bio-Oss联合口内自体骨和GTR治疗的病例报告中，持续有新的附着组织形成，但是大部分再生骨组织都包含了脱蛋白骨颗粒（Bio-Oss）（Camelo et al. 2001）。

研究人员评估了包括EMD+屏障膜和/或移植材料的联合治疗。一篇系统评价（Trombelli & Farina 2008）做出总结：证据支持单纯使用EMD或EMD联合移植物，能够有效治疗骨内缺损；而且，相对于单独使用EMD而言，额外加用移植物似乎提高了临床疗效；将rhPDGF-BB和P-15与生物移植材料联合使用治疗骨内缺损具有良好的效果；而PRP和移植物联合使用的治疗效果则截然不同。Tu等的一篇系统评价（2010）曾总结，与单独应用EMD相比，只有少量证据支持EMD与其他再生材料联合使用能够带来额外获益。在不同种类的骨移植物和屏障膜的联合使用时，EMD与牛源骨移植物的组合显示了最佳的治疗效果。

最近，研究人员在微创手术治疗位点成功应用联合性治疗。Cortellini和Tonetti（2011）建议将EMD、Bio-Oss与M-MIST联合应用，而Trombelli等（2010）则建议将生物学可吸收屏障膜、移植物与单侧瓣法联合使用。

根分叉病变的联合治疗

Schallhorn和McClain（1988）报告了应用屏障膜+DFDBA以及枸橼酸根面处理的联合性治疗，能够提高骨内缺损和Ⅱ度根分叉病变的治疗效果。学者报告75%的治疗位点，其根分叉病变在治疗后被完全关闭（McClain & Schallhorn 1993）。

在一项研究中，研究人员将屏障膜的单独应用与联合使用羟基磷灰石进行了比较。两个治疗组间临床疗效的差异在统计学上并不显著，但是联合性治疗获得的根分叉骨增量更多（Lekovic et al. 1990）。

在3项下颌Ⅱ度根分叉再生治疗的研究中，研究人员对单纯GTR治疗与GTR联合DFDBA治疗进行了比较。其中的一项研究发现，接受联合治疗的根分叉在H-OPAL方面表现出统计学显著性改善（Anderegg et al. 1991）。在后续的一项研究中，研究人员使用了不可吸收屏障膜联合/不联合DFDBA，治疗了6名患者的17颗下颌磨牙颊侧Ⅱ度根分叉病变（Wallace et al. 1994）。10颗牙齿被随机选择为研究位点（e-PTFE + DFDBA），而7颗被选择为对照位点（单纯e-PTFE）。术后6个月，二次翻瓣探查所有位点。研究人员记录了软组织测量和翻瓣手术测量结果。GTR手术中DFDBA的额外使用，并未造成对照组与研究组之间任何软组织和翻瓣手术平均测量结果的显著改善。两种治疗措施都使PPD、釉牙骨质界至缺损底部的距离（CEJ-BD）以及水平骨充填（HBF）显著降低，而牙龈退缩显著增加。在第三项研究中，研究人员测试了可吸收屏障膜联合/不联合DFDBA，对14名患者的成对下颌磨牙Ⅱ度根分叉缺损的治疗效果（Luepke et al. 1997）。如果将单独应用生物学可吸收屏障膜与生物学可吸收屏障膜+DFDBA进行比较，PPD降低量在联合治疗组显著更多（$P < 0.01$）。联合治疗组的垂直骨增量显著更多（$P < 0.02$）。学者最后认为，可吸收屏障膜+DFDBA的联合治疗，优于仅使用可吸收屏障膜的对照组。

Lekovic等（2003）评估了PRP+牛源多孔骨矿物质（BPBM）+GTR的联合使用，治疗52个Ⅱ度根分叉病变（26个接受研究材料治疗，26个作为对照接受翻瓣刮治术治疗）的临床效果。结果发现，研究组表现出比对照组显著更多的牙周袋降低［研究位点为（4.07 ± 0.33）mm，对照位点为（2.49 ± 0.38）mm］、CAL增量［研究位点为（3.29 ± 0.42）mm，对照位点为（1.68 ± 0.31）mm］、垂直骨增量［研究位点为（2.56 ± 0.36）mm，对照位点为（–0.19 ± 0.02）mm］以及水平骨增量［研究位点为（2.28 ± 0.33）mm，对照位点为（0.08 ± 0.02）mm］。学者得出结论，PRP+BPBM+GTR联合应用，是一种治疗下颌Ⅱ度根分叉缺损的有效措施。但是需要进行进一步研究，以明确联合治疗中的每一种成分在获得上述结果时各自所起的作用。

Houser等（2001）评估了Bio-Oss和可吸收屏障膜（BioGide）的联合应用，与单纯翻瓣刮治术相比，对治疗下颌Ⅱ度根分叉缺损的临床效果。研究纳入了21名患者的31个根分叉（研究组18个，对照组13个）。结果发现，研究组中大多数的临床指标都有统计学意义的显著改善，而翻瓣对照组的改善则极少。研究组的垂直PPD降低量为2.0mm，水平PPD降低量为2.2mm；而对照组的降低量分别为0.3mm和0.2mm。硬组织测量显示，研究组垂直根分叉骨增量为2.0mm，而对照组为0.5mm；研究组水平根分叉骨增量为3.0mm，而对照组为0.9mm。研究组中82.7%缺损得到解决，而翻瓣对照组则为42.5%。除了附着水平、牙龈退缩和牙槽骨嵴吸收外，两组间所有的软硬组织测量结果都有统计学显著差异。学者认为，联合使用Bio-Oss和BioGide，能够有效治疗下颌Ⅱ度根分叉缺损。

Belal等（2005）应用5种不同术式（可吸收屏障膜或结缔组织移植物联合/不联合生物学可吸收羟基磷灰石，以及作为对照治疗的单纯翻瓣手术），治疗了20名患者的50个根分叉病变。与对照组相比，所有的试验组都获得了临床指标和骨密度的显著改善。但是，试验组之间均未观察到统计学显著差异。试验组根分叉完全关闭的百分比在20%~40%，而翻瓣手术对照组则为0。

根面生物改性

两项关于骨内缺损的随机对照临床研究，评估了联合应用枸橼酸根面处理+GTR治疗的效果。第一项研究（Handelsman et al. 1991）发现，试验位点［e-PTFE屏障膜+枸橼酸；（3.5±1.6）mm］和对照位点［单纯e-PTFE屏障膜；（4.0±1.4）mm］都有显著的CAL增量。而Kersten等（1992）的研究认为，这两种治疗方法的临床效果都不甚理想。试验组的CAL增量为（1.0±1.1）mm，而对照组为（0.7±1.5）mm。两项研究均未证明枸橼酸与生物学不可吸收屏障膜联合使用的额外增益效果。

两项对照研究评估了单独使用四环素进行牙根表面生物学处理，和四环素+GTR联合应用治疗Ⅱ度根分叉病变的疗效（Machtei et al. 1993; Parashis & Mitsis 1993）。结果两项研究均未发现单纯接受不可吸收屏障膜治疗的位点，和屏障膜联合四环素牙根表面生物学处理的位点之间的任何显著差异。同样地，其他表面活性化学物质（如EDTA）的应用，也未对临床GTR治疗提供任何显著附加疗效（Lindhe & Cortellini 1996）。

一篇系统评价，评估了牙根表面生物学处理在促进牙周再生中可能起到的作用（Mariotti et al. 2003）。这篇对于现有证据进行详尽回顾的文献表明，并无证据支持应用枸橼酸、盐酸四环素、磷酸、纤维连接蛋白或EDTA等成分，在进行牙根面处理后能获得可测量的效果改善。

再生治疗的临床潜力和局限

从现代牙周再生治疗的初始阶段就已经很明确的是，在理想状态下，牙周组织能够表达惊人的再生潜力。很少的一些病例报告显示，侵犯根尖1/3的重度缺损中，可以有新生骨和新生临床附着的形成（Pini Prato et al. 1988; Becker et al. 1988; Cortellini et al. 1990）。一些更大规模的研究证实，通常情况下缺损越深能获得的临床改善越多（Tonetti et al. 1993a, 1996a; Garrett et al. 1998; Slotte et al. 2007）。上述研究提出了一个关于牙周再生“潜力”的问题：是否缺损越深，潜能越大？Cortellini等（1998）在一项对照研究中提出了这个问题，他们的研究发现≤3mm的骨内缺损，其获得的附着增量（解决76%的缺损），与≥4mm的缺损获得的附着增量（解决77%的缺损）相似。这说明浅骨内缺损和深骨内缺损的再生潜力是相似的。涉及各种不同的成功再生术式的大规模临床对照研究，也间接支持了Cortellini等的研究结论（Cortellini et al. 1995c, 1996b, 2001; Tonetti et al. 1998, 2002, 2004b）。上述研究中未发表的亚组分析显示，如果按照缺损深度衡量，那么无论缺损深浅，都能获得CAL增量，但是如果以毫米（mm）衡量，深缺损获得的新附着比浅缺损更多。换句话说，只要临床应用的是可靠的再生术式，那么牙周再生就能在再生手术创造的“容器”范围内，尽可能大地发挥其再生潜力，而与选择何种“再生术式”无关。最近的一项对照研究，对牙周组织修复或再生的局限性提出了挑战（Cortellini et al. 2011）。这项长期随机临床研究的目的是，比较附着丧失累及或超过根尖的无保留希望的牙齿，经过牙周再生治疗或是拔除并修复后的临床结果和患者自我评价。研究人员对25颗无保留希望的牙齿进行了再生治疗。其中大多数的牙齿牙周病损超过了根尖，并且累及牙根的3~4个面（图38-47）。结果25个接受再生治疗的牙齿中，23个获得了大幅度临床改善。平均CAL增量为（7.7±2.8）mm，X线片上的骨增量为（8.5±3.1）mm，而PPD降低量为（8.8±3）mm。大多数接受再生治疗的牙齿，其松动度明显下降。只有2颗牙齿在术后1年因效果不理想被拔除。术后5年复诊时，23颗再生治疗成功的牙齿（92%）仍十分健康，并且能很好地行使其功能。84%牙齿在复诊阶段未产生任何生物学并发症。学者最后的结论是，即使是无保留价值的牙齿，也可进行再生治疗，并且有可能

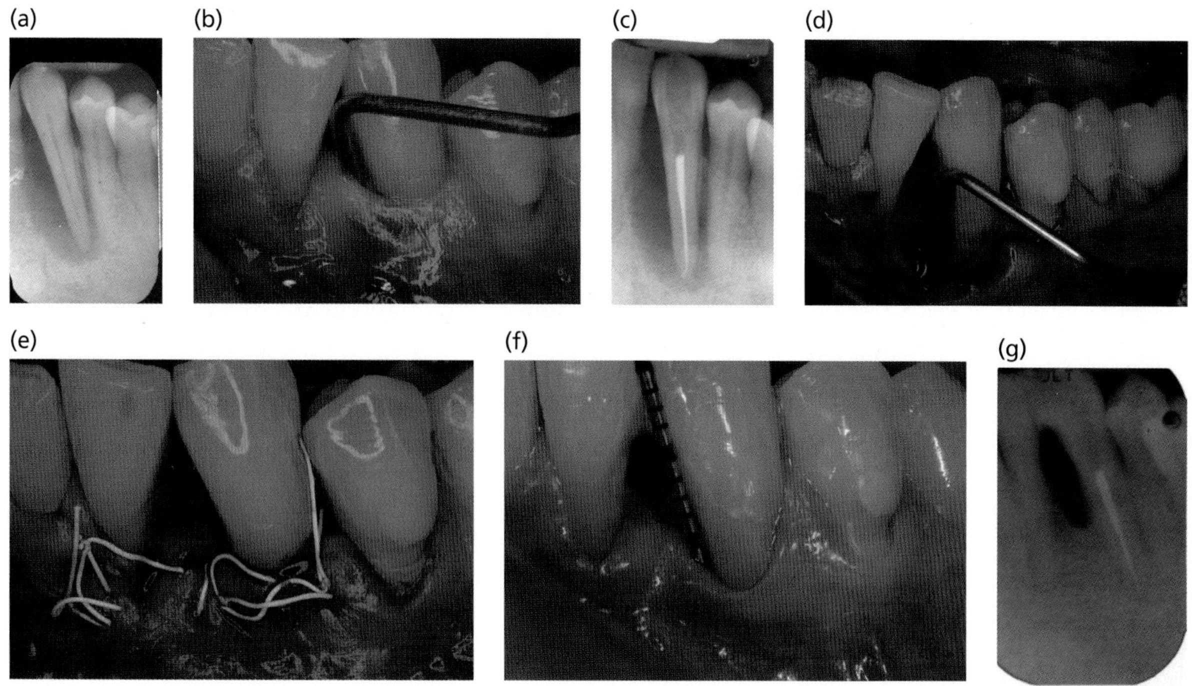

图38-47 应用牙周再生术治疗一个重度牙周缺损。（a）治疗前的基线X线片显示，缺损非常严重，累及范围已大大超过牙根尖。（b）33可探及深度超过15mm的牙周袋。（c）牙齿接受了根管治疗。（d）翻起大范围组织瓣，获得治疗区域的通路，可见几乎呈环绕形状的骨缺损。（e）复位牙龈组织瓣，多层缝合技术缝合。（f）术后1年，牙周探诊深度为4mm。（g）X线片显示牙周缺损被修复。

改变预后。但是，必须要强调的是，报道结果是在一个精心选择的患者人群中获得的，而且是由非常有经验的临床医生进行了“最先进”的再生治疗；同时患者接受的牙周和牙科治疗都是高质量的，牙周支持治疗也很严格。换句话说，上述所引用的研究明确表明，极端条件下获得治疗的成功，必须依靠可靠的临床治疗策略。

近期发表了前文提到过的一项RCT的10年随访结果（Cortellini et al. 2020b）。试验组中3名受试者因受试牙齿被拔除（2名因再生治疗后改善不足，于术后1年拔除实验牙；1名因创伤在术后8年拔除实验牙）而退出了研究。4名受试者（试验组2名，对照组2名）于术后6年及7年后失访：3名不能继续参与研究，1名因与研究无关原因去世。接受再生治疗的牙齿10年生存率为88%，而为修复拔除牙所做的种植体或天然牙支持的固定局部义齿，其10年生存率为100%。将实验治疗与对照治疗进行比较，并无统计学显著差异（P=0.08，Mantel-Cox对数秩检验）。再生治疗组的无并发症生存时长95%置信区间为6.7～9.1年，拔牙修复组则为7.3～9.1年，无统计学显著差异（P=0.788，Mantel-Cox对数秩检验）。牙周再生治疗比修复治疗性价比更高。在两组中均观察到患者报告疗效和生活质量指标的持续改善。学者总结：牙周再生治疗是存在深垂直骨内缺损受损牙的治疗选择。

临床策略

一系列不同的术式已经成功地应用在骨内缺损的牙周再生治疗。正如我们先前所讨论的，随机对照临床研究的Meta分析以及人类和动物的组织学证据，都支持屏障膜（Nyman et al. 1982; Gottlow et al. 1986）、DFDBA（Bowers et al. 1989a~c）、屏障膜和移植物联合应用（Camelo et al. 1998; Mellonig 2000）以及应用EMD（Mellonig 1999; Yukna & Mellonig 2000）或再生因子（Howell et al. 1997）在诱导牙周再生方面的潜力。大量的临床对照研究认为，上述术式与翻瓣刮治术比较，能够为CAL增量提供额外获益（Needleman et al. 2002; Trombelli et al. 2002; Giannobile & Somerman 2003; Murphy & Gunsolley 2003; Esposito et al. 2009; Needleman et al. 2006; Darby & Morris 2013）。但是上述术式中的一些再生术式相互之间比较，并未发现任何一种测试材料表现出明显优越性（Giannobile & Somerman 2003; Murphy & Gunsolley 2003; Reynolds et al. 2003）。

因此，目前已有的证据并不支持任何特定再生术式具有优越性。此外，所有引用的研究中，CAL增量结果也存在巨大差异，部分治疗人群中甚至存在失败或者不甚理想的治疗结果。

再生研究（特别是近10年来完成的大部分研究）发现牙周再生过程中观察到的结果差异，是由患者、缺损以及手术相关因素的差异所造成的。上述发现完全在意料之中，因为每名患者都具有独有的特征，而且每个缺损也都表现出独具特征的解剖形态。随机研究的结果清晰显示，没有任何一种再生术式能够解决所有不同患者/缺损的问题。因此，治疗前必须要建立一个临床决策图表，使临床医生能为每个病例做出最恰当的再生治疗决策。

相关的患者因素包括：吸烟、余留牙周感染、口腔卫生以及与缺损形态相关的因素。其中与缺损形态相关的因素一直被认为与最终效果相关（Tonetti et al. 1998; Cortellini et al. 2001）。但是，命名缺损的余留骨壁数量似乎以不同的方式，影响着不同牙周再生材料的再生效果。如EMD应用在三壁骨缺损的效果比较好（Tonetti et al. 2002），但是如果使用了不可吸收（e-PTFE和钛加强e-PTFE）屏障膜或是有移植材料支撑的可吸收屏障膜，它们的再生结果反而并不受缺损余留骨壁数量的影响（Tonetti et al. 1993a, 1996a, 2004b）。此外，与EMD一样，应用可吸收屏障膜或不可吸收e-PTFE屏障膜的愈合效果，与骨内缺损在X线片上的宽度相关（Tonetti et al. 1993a; Falk et al. 1997; Tsitoura et al. 2004）。但是如果使用异种BRG与可吸收屏障膜联合治疗骨缺损时，上述相关性并不明显（Tonetti et al. 2004b）。

在这些技术/手术因素中，屏障膜的暴露和污染与较差治疗结果之间具有相关性（Selvig et al. 1992; Nowzari & Slots 1994; Nowzari et al. 1995; De Sancti et al. 1996a, b）。骨移植治疗也存在类似问题（Sanders et al. 1983）。如果组织瓣没能很好地保护再生组织，那么在去除不可吸收屏障膜时观察到的治疗结果则较差（Tonetti et al. 1993a; Cortellini et al. 1995c）。

一项临床对照研究显示，龈乳头保留瓣和钛加强e-PTFE屏障膜联合使用，将获得比传统组织瓣术式+e-PTEF屏障膜更多的CAL增量（Cortellini et al. 1995c）。一篇系统评价也部分支持了这一证据（Murphy & Gunsolley 2003）。此系统评价强烈提示，手术术式的优化和对手术变量的控制，特别是与组织瓣设计、处理以及再生材料选择相关的控制，能够改善治疗结果。在牙周再生方面，研究人员描述了一些处理缺损通路时，全面保护软组织的特殊组织瓣设计方法（Cortellini et al. 1995c, d, 1996c, 1999a; Murphy 1996; Cortellini & Tonetti 2007a, 2009b）。有关这些特殊设计再生组织瓣的实验证实，特殊组织瓣在手术过程中极大地提高了创口的严密关闭，几乎所有病例在手术中都获得了理想的牙间隙软组织关闭（Cortellini et al. 1995c, d, 1999a, 2001; Tonetti et al. 2004b）。然而，在随后的愈合中，仍在1/3的病例中观察到了牙间隙组织的开裂和屏障膜的暴露。显微手术的应用，无疑进一步提升了GTR屏障膜上方组织在术中和术后愈合过程中的严密关闭，研究发现92.3%的治疗位点在整个愈合过程中都维持了创口严密关闭（Cortellini & Tonetti 2001, 2005, 2007a, b, 2009b, 2011）。

研究人员将这一整套证据与一定的临床经验整合，发展出了“循证再生策略”。临床医生在决策过程中需要依靠这一策略，才能在骨内缺损的牙周再生治疗中获得最佳的临床效果（Cortellini & Tonetti 2000a, 2005）。决策过程的关键步骤是对患者和缺损进行仔细评估，应用龈乳头保留瓣获得处理缺损的通路，选择最恰当的再生技术/材料，以及利用理想的缝合技术将再生治疗创口与污染的口腔环境隔离封闭。

一项包括了40名患者的病例研究，评估了这一临床策略的应用情况（Cortellini & Tonetti 2005）。完成初始病因相关牙周治疗后，患者全口基线菌斑指数为10.2% ± 2.7%，全口出血指数为7.9% ± 2.8%。骨内缺损区域的CAL为（10.2 ± 2.4）mm，PPD为（8.9 ± 1.8）mm。X线片上的缺损角度为29° ± 5.9°。CEJ–BD为（11.2 ± 2.7）mm，缺损骨内吸收部分（INFRA）为（6.6 ± 1.7）mm。上述患者中，37.5%位点使用了SPPF，45%病例选择使用MPPT。余下的位点，由于缺损与缺牙区相邻，使用了牙槽嵴顶切口。

基于缺损解剖形态，30%病例使用了不可吸收钛加强e–PTFE屏障膜，在这些病例中，缺损角度范围为27° ~ 42°（平均为32.4° ± 4.3°），并且11个此类缺损中的8个存在1 ~ 3mm的一壁骨内吸收［12个位点的一壁部分平均为（1.4 ± 1.2）mm］。在11个接受BRG支撑的可吸收屏障膜治疗的缺损中的10个，其一壁部分为1 ~ 5mm［11个位点的一壁部分平均为（1.8 ± 1.3）mm］，这一组的缺损角度范围为21° ~ 45°（平均为31.4° ± 7°）。7个位点单纯使用了可吸收屏障膜。这些位点基本为二壁和三壁形态，而且缺损角度窄，范围为20° ~ 28°（平均为24.1° ± 3.7°）。10个基本为三壁形态的位点使用了EMD。这一组的缺损角度范围为19° ~ 31°（平均为26.5° ± 4.3°）。

所有治疗位点在手术结束时都获得了创口的严密关闭。在术后1周复诊拆线时，两个SPPF切口位点有小范围的牙间隙创口开裂：一个位点接受的是可吸收屏障膜+BRG治疗；另一个位点接受的是EMD治疗。术后第2周，研究人员发现了另外2个创口的小范围开裂：其中一个所做的是MPPT切口，接受了可吸收屏障膜+BRG治疗；另一个所做的是SPPF切口，接受了单纯可吸收屏障膜治疗。所有其他位点（90%）在整个初期愈合过程中保持关闭。

参加术后1年复诊的40名患者的菌斑控制水平极佳，BoP控制在低水平。术后1年CAL增量为（6 ± 1.8）mm（范围为4 ~ 11mm）。无任何位点CAL增量 < 4mm；77.5%的位点增量≥5mm；40%的位点增量 > 6mm。余留PPD为（2.7 ± 0.6）mm，平均降低量为（6.1 ± 1.9）mm。只有4个位点显示余留PPD为4mm；所有其他位点在术后1年复诊时PPD≤3mm。研究人员还记录到了，从基线到术后1年牙龈退缩量轻微增加了（0.1 ± 0.7）mm。

这一研究显示，当根据策略方案做出治疗选择时（如根据牙间隙空间的宽度以选择龈乳头保留手术；根据缺损形态以选择再生材料；以及根据材料的选择和局部解剖形态以选择缝合方式），所有4种术式的治疗结果都极好，CAL增量相当于解决了缺损骨内吸收部分的88% ~ 95%初始深度（Cortellini & Tonetti 2005）。

在骨内吸收部分为（6.6 ± 1.7）mm的缺损中，术后1年观察到了CAL增量为（6 ± 1.8）mm。也就是说CAL增量百分比为92.1% ± 12%。这意味着缺损的很大一部分得到了恢复。对照Ellegaard标准（Ellegaard & Loe 1971），所有治疗病例中缺损的恢复都达到了满意或是完全恢复的治疗效果。特别值得一提的是，在40.5%的缺损获得的CAL增量与骨内缺损的治疗前的基线深度相等甚至更多，治疗反应最差的缺损CAL增量为71.4%。上述结果与之前的使用骨移植物或者GTR的临床实验结果进行比较，这一临床术式在CAL增量以及缺损恢复方面均具有显著优势（Cortellini & Tonetti 2000a; Rosen et al. 2000）。

为了进一步改善临床效果，确保每名患者/缺损都能受到恰当的治疗，研究人员已经制订了一整套新的、更为全面的临床策略。这一策略的制订，除了考虑到了本章前部描述过的患者特性的相关性因素外，还考虑到牙周再生的3个主要因素：（1）在组织瓣和牙根表面交界处形成血凝块的空间（Haney et al. 1993; Sigurdsson et al.

1994; Cortellini et al. 1995b, c; Tonetti et al. 1996a; Wikesjo et al. 2003; Kim et al. 2004）；（2）血凝块维持与牙根表面衔接的稳定性，以防止长结合上皮的形成（Linghorne & O'Connel 1950; Hiatt et al. 1968; Wikesjo & Nilveus 1990; Haney et al. 1993）；（3）软组织对治疗区域的保护性，以防止细菌感染（Selvig et al. 1992; Nowzari et al. 1995; De Sanctis et al. 1996a, b; Sanz et al. 2004; Polimeni et al. 2006）。空间和血凝块的稳定性，主要是由“自限性骨缺损”特别是狭窄的三壁骨缺损自身所提供的（Goldman & Cohen 1958; Schallhorn et al. 1970; Selvig et al. 1993; Cortellini & Tonetti 1999; Tsitoura et al. 2004; Linare et al. 2006）；而“非自限性骨缺损”特别是一壁或二壁大的骨缺损，就需要额外干预措施，来补偿不理想的解剖形态所引起的有限再生空间和血凝块不稳定（Tonetti et al. 1993a, 1996a, 2002, 2004a, b; Falk et al. 1997）。干预措施可以基于生物材料的使用：使用类似于“外骨骼”的屏障膜；或是使用类似于“内骨骼”的能够支撑软组织并稳定血凝块的移植物；或者是上述两种方法的联合应用。换句话说，“非自限性骨缺损”必须要额外使用生物材料，以补偿其不理想的解剖形态。临床医生也可以采用不同的手术策略以达到同样的目的，如尽可能少地翻起组织瓣，以增加它们的稳定性（MIST和M-MIST术式）（Cortellini & Tonetti 2007a, b, 2009a, b）。牙齿的过度松动能够显著影响血凝块的稳定性，因此，必须将Ⅱ度或Ⅲ度松动的牙齿进行夹板固定，以避免在愈合早期扰动血凝块（Cortellini et al. 2001; Trejo & Weltman 2004）。

通过特别设计的手术术式，能够对再生治疗区域提供保护。不同的手术术式在组织瓣设计方面以及缝合技术方面均有所不同。它们除了能够对再生区域提供保护外，还能在某一或某些相关方面不同程度促进和改善创口愈合。传统的龈乳头保留瓣（Cortellini et al. 1995a, 1999a），之所以被设计成范围大而且活动度大的组织瓣，是为了获得缺损区域的完美视野、易于放置生物材料，并且易于将颊侧组织瓣冠向复位以覆盖屏障膜和生物材料。换句话说，龈乳头保留瓣并不具有改善创口稳定性的机械特征或单独为再生组织创造空间的能力。与之相反，MIST（Cortellini & Tonetti 2007a, b）的设计目的，则是为了尽可能地减少翻瓣范围和活动度，以增加创口完全关闭以及稳定血凝块的能力。两项研究揭示了MIST的这一潜力。这两项研究显示MIST术式与EMD联合应用时，余留骨壁数量以及缺损宽度对治疗效果的影响被降低（Cortellini et al. 2008; Cortellini & Tonetti 2009a）。最近的一项对比研究也进一步证实了MIST的保护潜力，该研究结果发现单纯MIST与MIST+EMD具有相似的治疗结果（Ribeiro et al. 2011a）。

M-MIST则是微创手术术式的进一步发展（Cortellini & Tonetti 2009b, 2011）。这一先进的组织瓣设计，将牙间乳头软组织保留附着于骨嵴相关牙齿的牙根表面，并且避免翻起舌/腭侧组织瓣，从而提高了组织瓣提供再生空间和稳定性的潜能。其中牙间软组织可以看作是“房间”的“天花板”，而在“房间”中血液能够流动，并形成血凝块。此外，缝合中使用悬吊的龈乳头方法，防止了软组织的塌陷，从而维持了再生的空间。新型的特殊组织瓣设计能够弥补骨缺损的解剖形态不足，为骨壁缺失的位置提供额外的“软组织壁”，从而改善再生组织的稳定性。“房间”的墙壁可以是余留的骨壁、牙根表面以及颊/舌侧的软组织。组织瓣的延伸范围和翻起的范围尽量小，也在很大程度上减轻了对血管系统的损伤。很明显，这种组织瓣并不是为放置屏障膜而设计，但是却很容易与生物制品或移植物联合使用。

临床流程

临床流程图已被绘制，同时也考虑到科学因素对手术以及术后事项的影响，如椅旁时间、副作用以及术后疼痛。

治疗骨内缺损的序列临床策略，包括处理患

者因素和局部因素的两项术前流程图以及4项手术流程图（手术节点）。手术节点的形成，基于医生希望选择用时最短、最简单、最少副作用以及患者耐受最佳的治疗方法来处理特定缺损。此外，临床策略还包括术后护理。

序列临床策略从控制患者因素开始（图38-10）。这些因素包括：低水平的菌斑和余留感染、患者依从性高、无再生手术的不利条件（如吸烟、压力、未经控制的糖尿病或其他系统疾病）。

某些情况，如根管情况、局部污染以及手术涉及牙齿动度，必须在术前得以控制（图38-48）。临床医生必须在再生治疗之前，完成根管诊断以及最终治疗（Cortellini & Tonetti 2001）。除了牙周病损已累及根尖的牙齿之外，活髓牙都应尽量保留活髓（Cortellini et al. 2011）。死髓牙必须接受恰当的根管治疗。临床医生必须谨慎评估已经治疗过的根管，并纠正那些未经恰当治疗的根管。缺损相关牙周袋的局部污染必须尽可能低（Heitz-Mayfield et al. 2006）。如果有探诊出血存在（如细菌），那么临床医生必须在再生治疗前数周（Cortellini et al. 2011）进行额外仔细的根面平整，然后局部辅以抗菌剂治疗（Tunkel et al. 2002; Hanes & Purvis 2003）。Ⅱ度或Ⅲ度松动的牙齿，需要在术前或术后即刻进行夹板固定（Cortellini et al. 2001; Trejo & Weltman 2004）。临床医生在愈合早期阶段必须重新评估那些松动严重的患牙：如果检测到松动度有所增加，那么必须采取相应措施进行处理。

临床医生从3种不同术式中选择骨内缺损的手术通路：SPPF（Cortellini et al. 1999a）、MPPT（Cortellini et al. 1995d）以及嵴顶切口（Cortellini & Tonetti 2000a）（图38-49）。当牙间隙空间宽度（在牙槽嵴上部分龈乳头水平测量）≤2mm时，SPPF是首选；当位点牙间宽度＞2mm时，则选择MPPT；如果缺损位于缺牙区附近，则使用牙槽嵴顶切口。

接下来的手术步骤（图38-50）是关于组织瓣设计。当缺损累及牙根的1个或2个面时，选择M-MIST术式从颊侧极小窗口进行清创刮治（Cortellini & Tonetti 2009b, 2011）。在某些情况下，M-MIST也可以应用在缺损相关牙齿的两侧牙间空间，使临床医生可以对累及牙根3个面的缺损进行治疗。如果从颊侧开窗不能清洁缺损，那么临床医生可以翻起牙间乳头，进行MIST术式治疗（Cortellini & Tonetti 2007a; Cortellini et al. 2008）。如果缺损非常严重、非常深、累及牙根3个或4个面，就需要选择较大的能够延伸至相邻牙的大范围组织瓣，并辅以骨膜减张切口和/或垂直减张切口，以保证有充足的刮治视野

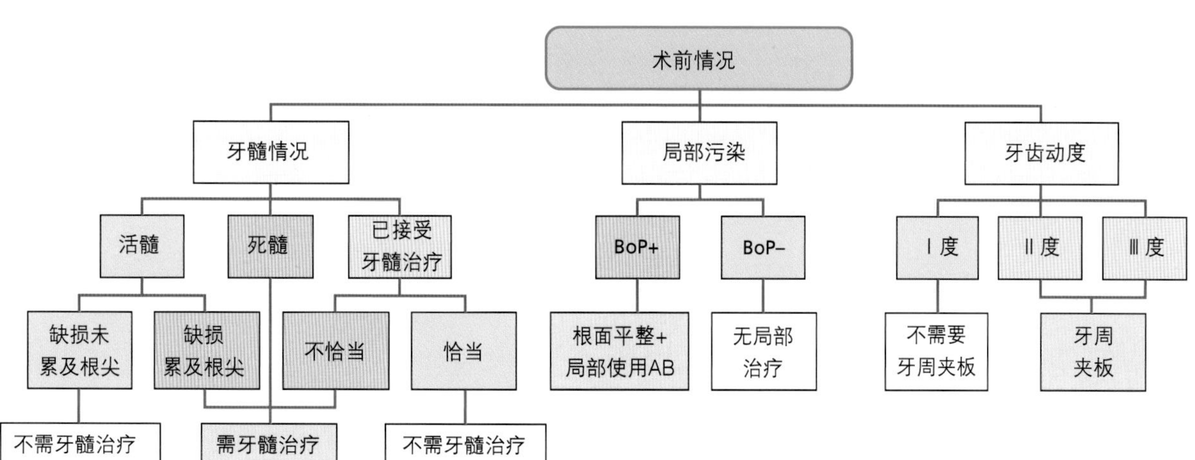

图38-48　决策程序强调了在牙周再生治疗前需要检查的临床情况。与牙周再生治疗相关的因素主要是牙齿的牙髓情况、是否存在局部污染以及牙齿动度。BoP，探诊出血；AB，抗生素。

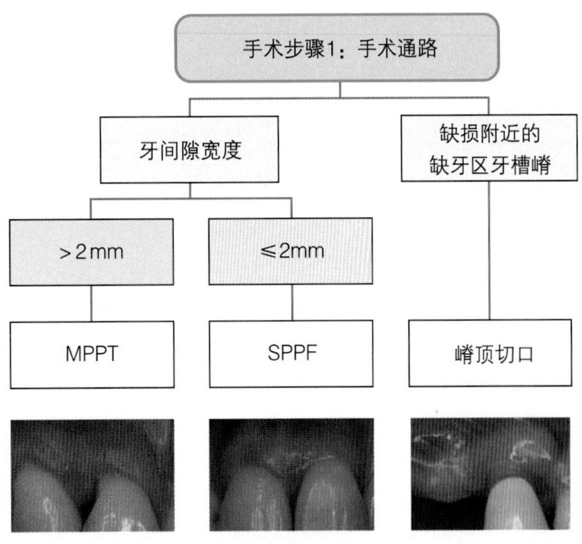

图38-49 获得骨内缺损通路的决策程序：在狭窄的牙间隙（2mm或更窄）使用简化龈乳头保留瓣（SPPF），而在较宽的牙间隙（3mm或更宽）使用改良龈乳头保留瓣技术（MPPT）。在邻近缺牙区牙槽嵴的牙齿使用嵴顶切口。

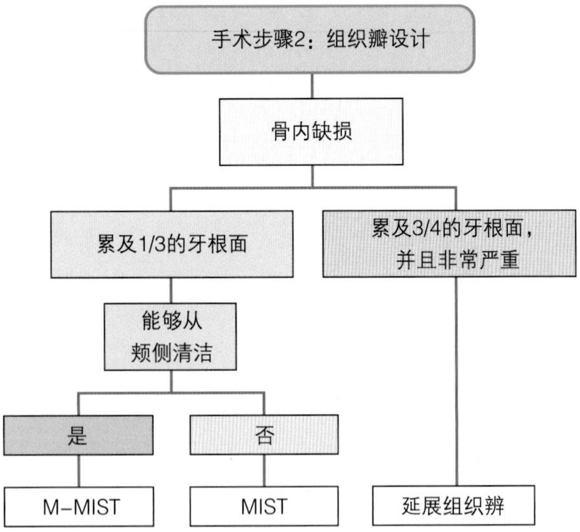

手术步骤2：组织瓣设计
骨内缺损
累及1/3的牙根面
累及3/4的牙根面，并且非常严重
能够从颊侧清洁
是
否
M-MIST
MIST
延展组织辨

图38-50 选择组织瓣设计的决策程序。根据牙周缺损的严重程度和延展程度选择从小到大的不同类型的手术通路。MIST，微创手术技术；M-MIST，改良微创手术技术。

并且能够使用内骨骼或外骨骼来源的骨移植材料（Cortellini et al. 1995d，1999a）。

当牙周袋存在二壁骨内缺损伴颊侧骨壁缺失，且舌/腭侧并未持续受累时，步骤1和步骤2可能遵循不同的决策流程。在这种情况下，组织瓣设计可能选择EPP。

再生材料的选择应基于缺损的解剖形态和组织瓣的设计（图38-51）。如果使用M-MIST术式，那么EMD或不放置任何再生材料都是可行性选择（Cortellini & Tonetti 2009b, 2011）。如果使用MIST术式，在具有自限性骨缺损中可以单独应用EMD，在不具有自限性骨缺损中可以将EMD与骨充填物联合使用（Cortellini & Tonetti 2007a; Cortellini et al. 2008; Ribeiro et al. 2011a）。如果翻开的组织瓣范围较大，为了稳定术区，必须使用屏障膜或骨充填物，或是屏障膜和骨充填物联合使用，或是EMD/生长因子和骨充填物联合使用。EMD适合应用在普遍为三壁形态的骨缺损或支持良好的二壁缺损中。

缝合方式的选择根据手术所采用的再生治

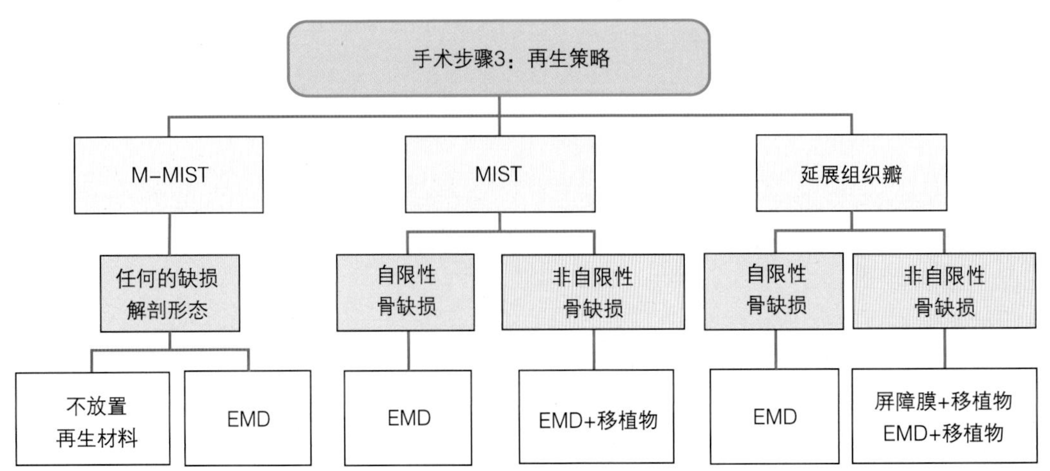

图38-51 在骨内缺损进行再生治疗时，对目前可用技术进行选择的决策程序。临床决策基于两个主要指标：（1）手术入路的类型；（2）牙周缺损的形态。MIST，微创手术技术；M-MIST，改良微创手术技术；EMD，釉基质蛋白。

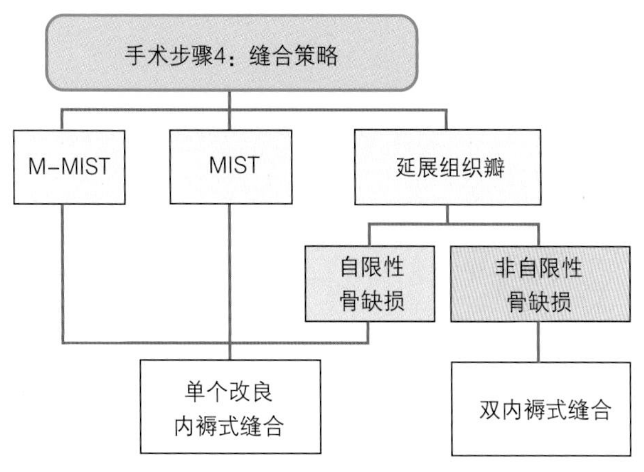

图38-52　选择缝合技术的决策程序。MIST，微创手术技术；M-MIST，改良微创手术技术。

疗方法而定（图38-52）。当使用M-MIST或在MIST术式中单独应用EMD时，做单个改良内褥式缝合（Cortellini & Tonetti 2007a, 2009a, 2011; Cortellini et al. 2008）。当翻瓣较大且有做骨膜减张切口，而且缺损处使用了屏障膜或移植物或者是上述材料联合使用时，应当在缺损相关牙间区域做2针内褥式缝合，以获得龈乳头的无张力严密关闭（Cortellini et al. 1995b, c, 1999a; Cortellini & Tonetti 2000a, 2005）。

上述手术最好能在放大设备（如放大镜或手术显微镜）的帮助下完成（Cortellini & Tonetti 2001, 2005; Wachtel et al. 2003）。显微器械和其相关材料是普通牙周手术套装器械的补充。

研究人员从众多临床对照研究中汲取经验，总结出了术后以及家庭护理策略（Cortellini et al. 1995c, 1996b, 2001; Tonetti et al. 1998, 2002, 2004b）。经验性的抗细菌污染控制策略，包括服用多西环素（每次100mg，每天2次，服用1周）、每天3次使用0.12%氯己定漱口水以及每周进行洁治。术后1周拆线后，应当继续要求患者在随后的6～10周内，避免在治疗区域进行日常刷牙、使用牙线或者咀嚼。术后1周开始，也可以使用特制的术后极软质牙刷浸泡氯己定，轻柔擦拭治疗区域。术后6周移除不可吸收屏障膜。去除不可吸收膜后2～4周或可吸收膜被完全吸收后，患者可以恢复所有口腔卫生清洁措施和治疗区域的咀嚼功能。接受EMD治疗的患者，可以在术后4～5周恢复所有口腔卫生措施。在“初期愈合阶段”的末期，患者开始每3个月进行规律复诊。一般来说，建议在术后9个月之内避免进行任何创伤性临床措施，如创伤较大的龈下刮治、修复性治疗、正畸治疗以及额外的手术。这也属于优化牙周再生治疗临床结果策略的一部分。

结论

牙周再生治疗在骨内缺损的治疗中，获得了比单纯刮治效果更加显著的临床改善。牙周再生治疗使用很多不同的再生材料，包括：屏障膜、移植物、生物活性成分以及这些材料的联合使用。研究人员设计了不同的牙周再生治疗术式，并且评估了这些术式与各种再生材料联合使用的效果，但是没有任何一种方法比其他方法更具优越性。此外，所有的再生术式都在CAL增量结果方面，显示出高度的临床多变性：即没有任何一种术式兼具完全解决所有不同的、独具特征的患者/缺损的能力。因此，临床医生需要从一系列不同再生策略中，做出治疗特定缺损的合适选择。应用临床策略来优化材料和手术术式，能够提高牙周再生的疗效，并且在临床结果的改善方面显示出明显优势。不管缺损深浅，牙周再生治疗在各种深度的缺损中都表现出治疗潜能。在一些极端情况下，牙周再生治疗也能够改变牙齿的预后，从无保留希望的患牙变为可以保留患牙。

牙周再生治疗所获得的临床疗效的长期维持需要患者进行严格的定期复诊维护，包括严格的菌斑控制和保持良好的口腔卫生。目前的数据显示，在一组参加牙周支持治疗维护复诊的患者中，96%接受过牙周再生治疗的严重骨内缺损患牙被保留了15年以上。

第39章

膜龈手术：牙周美学手术

Mucogingival Therapy: Periodontal Plastic Surgery

Mariano Sanz[1], Jan L. Wennström[2], Massimo de Sanctis[3], Anton Sculean[4]

[1] Faculty of Odontology, ETEP (Etiology and Therapy of Periodontal and Peri-Implant Diseases) Research Group, Complutense University of Madrid, Madrid, Spain and Department of Periodontology, Faculty of Dentistry, Institute of Clinical Dentistry, University of Oslo, Oslo, Norway

[2] Department of Periodontology, Institute of Odontology, The Sahlgrenska Academy at University of Gothenburg, Gothenburg, Sweden

[3] Department of Periodontology, Università Vita e Salute San Raffaele, Milan, Italy

[4] Department of Periodontology, School of Dental Medicine, University of Bern, Bern, Switzerland

前言

膜龈手术治疗（mucogingival therapy）曾经是一个广义的术语，包括了对涉及牙齿或种植体病损的形态、位置和/或软组织及其下方支持骨等缺损进行纠正的牙周治疗（AAP, 2001）。

Friedman（1957）对膜龈手术治疗有更加具体的定义："旨在保留牙龈、去除异常系带和肌肉附着或者增加前庭沟深度的手术"。当时"膜龈手术"这个术语常被用来描述所有同时涉及牙龈和牙槽黏膜的手术。因此，膜龈手术不仅可以增加牙龈的宽度和纠正特定软组织缺损，并且可以作为消除牙周袋的方法。在1993年，Miller重新定义了牙周整形手术：膜龈手术已经不局限于只与牙龈宽度和牙龈退缩等问题相关的传统治疗，还应该包括纠正牙槽嵴形态以及软组织美学的治疗。为了接受这一概念，美国牙周病学会将牙周整形手术定义为："防止或纠正因解剖、发育、创伤或疾病引起的牙龈、牙槽黏膜或骨组织缺损的手术治疗"（Proceedings of the 1996 World Workshop in Periodontics 1996）。2014年，第十届欧洲牙周病学研讨会将牙周整形手术重新定义为旨在改变牙齿和种植体周龈缘位置和/或边缘软组织量及特征的手术（Tonetti & Jepsen

2014）。

符合以上定义的各种软硬组织手术的治疗目的是：

- 牙龈增量。
- 根面覆盖。
- 种植体黏膜缺损的纠正。
- 牙冠延长术。
- 异位萌出牙齿的牙龈保留。
- 去除异常系带。

本章的重点主要是介绍对牙齿的软组织缺损进行纠正的手术治疗；对牙槽嵴增量的术式介绍请见第41章，对种植体周软组织的处理请见第45章。

膜龈状态

1999年美国牙周病学协会对牙周病及状态分类的研讨会确定了许多膜龈畸形和状态：（1）牙龈/软组织退缩；（2）缺乏角化龈；（3）前庭沟深度减少；（4）系带/肌肉位置异常；（5）牙龈组织过多；（6）颜色异常。而1999年的分类在2017年牙周病和种植体周病新分类国际研讨会上进行了修改，为了获得更准确的病例定义增加了更多信息，如牙周表型、牙龈退缩严重程度、剩余牙龈的维度、是否有龋齿和非龋性牙颈部病变、患者的美学关注度以及牙本质过敏症的存在。表39-1（Cortellini & Bissada 2018）描述了由此产生的牙周膜龈畸形和状态。

正常的膜龈状态虽然有一定个体解剖和形态学的差异，但并没有病变的表现（如牙龈退缩、牙龈炎和牙周炎）。然而，有些口内并没有明显的病变，但“正常”的偏差却超出了个体变异的范围。在2017年牙周病和种植体周病新分类国际研讨会上，确定了两个基于病例的膜龈状态定义（Jepsen et al. 2018）：

1. 无牙龈退缩的膜龈状态。在没有牙龈退缩的情况下，该病例定义描述了在整个牙列或个别牙位中，与牙龈表型［牙龈厚度（GT）和角化组织（KT）宽度］相关的不同状态。其相关的特征可能为牙齿位置、异常系带或前庭沟深度。
2. 伴牙龈退缩的膜龈状态。牙龈退缩的病例表现为龈缘向釉牙骨质界（CEJ）的根方移位，导致根面暴露。其相关的特征包括：（1）牙间临床附着水平；（2）牙龈表型（GT和KT宽度）；（3）根面状态［是否存在非龋性牙颈部病变（NCCL）或龋齿］；（4）可否探及CEJ；（5）牙齿位置；（6）异常系带；（7）相邻牙龈退缩的数量。

表39-1　牙周膜龈畸形和状态（来源：Cortellini & Bissada 2018。经John Wiley & Sons许可转载）

1. 牙周表型
   a. 薄扇型表型
   b. 厚平表型
   c. 厚扇形表型
2. 牙龈/软组织退缩
   a. 唇或舌面
   b. 邻面（龈乳头）
   c. 牙龈退缩的严重程度（Cairo RT1、RT2、RT3）
   d. 牙龈厚度
   e. 牙龈宽度
   f. 存在NCCL/牙颈部龋坏
   g. 患者美学考量（微笑美学指数）
   h. 存在牙齿敏感
3. 缺乏角化龈
4. 前庭沟深度减少
5. 系带/肌肉位置异常
6. 牙龈组织过多
   a. 假性牙周袋
   b. 龈缘不一致
   c. 牙龈过度外露
   d. 牙龈增生
7. 颜色异常

之前提到的这些“膜龈畸形和状态”并不一定与病变发展有关；在许多个例中，它们与牙周健康有关。因此，必须单独评估专业干预的必要性。

无牙龈退缩的膜龈状态

“牙周表型”一词已用于多个牙科学科（牙

周、正畸、修复等），其描述了一系列解剖学特征，包括：（1）牙龈表型由GT和KT宽度决定；（2）骨形态类型（BM）取决于唇侧骨板厚度；（3）牙齿维度。

一篇系统评价根据这些特征将“表型”分为3类（Zweers 2014）：

- 薄扇型表型：通常为尖三角形牙冠、颈部微凸、邻接点靠近切缘、角化组织较窄、牙龈菲薄且牙槽骨相对较薄。
- 厚平表型：通常为方形牙冠、颈部凸起明显、邻接面积较大且偏根方、角化组织较宽、较厚的纤维化牙龈且牙槽骨相对较厚。
- 厚扇形表型：通常为较厚的纤维化牙龈、牙齿细长、角化组织较窄且牙龈明显呈扇形。

可以利用GT、KTW和BM等关联性强的参数识别不同牙周表型。

GT的评估方法包括：

- 穿龈探诊可使用带有深度标记的细根管锉进行探诊，并进行测量评估。尽管该技术的精确度可达0.5mm，但需要局部麻醉，否则会增加患者的不适感。
- 超声波测量。尽管研究中也显示出较高的精度（范围为0.5～0.6mm），但目前还没有可供临床使用的设备（Eger et al. 1996）。
- 探针置于颊侧龈沟内的可见度。该方法有较高的可重复性（De Rouck et al. 2009），当牙龈厚度≤1mm时，可以透过牙龈看到颜色编码探针。使用此方法，GT可定义为薄（≤1.0mm）或厚（＞1mm）。

KT宽度容易测量，可以使用牙周探针测量龈缘到膜龈联合的距离获得。

骨厚度（BM）可以通过锥体束计算机断层扫描进行评估；因为较高的辐射剂量，该方法并不作为评估患者表型的常规诊断方法。

在2017年牙周病和种植体周病新分类国际研讨会上，术语“牙周表型”替代了“生物型”（Jepsen et al. 2018）；因为牙周表型随时间而变化，不仅取决于牙龈表型（牙龈厚度、角化组织宽度）、骨形态类型（颊侧骨板厚度），也受牙齿位置和治疗干预的影响。

牙龈维度和牙周健康

很多年以来，学者们都认同以下观念：牙龈宽度很窄（图39-1）时：（1）窄牙龈在咀嚼受到外力创伤时无法保护牙周组织；（2）窄牙龈无法抵消周围牙槽黏膜肌肉对牙龈边缘产生的牵拉力（Friedman 1957; Ochsenbein 1960）。因此，学者们相信如果牙龈宽度“不足”会导致以下情况：（1）由于边缘龈组织的动度造成牙周袋无法正常闭合，进而促使龈下菌斑的形成（Friedman 1962）；（2）由于组织对菌斑引起的牙龈病变向根方播散的抵抗力下降，从而导致附着丧失及软组织退缩（Stern 1976; Ruben 1979）。而当窄牙龈合并浅移行沟时则可以造成：（1）咀嚼时食物残渣的堆积；（2）影响口腔卫生的维护（Gottsegen 1954; Rosenberg 1960; Corn 1962; Carranza & Carraro 1970）。

对于“适当的”或“充分的”牙龈维度，学者们有着很多不同的观点。有些学者认为≥1mm的牙龈可能已经足够（Bowers 1963），另一些学者则认为冠根向角化组织的高度应该超过3mm（Corn 1962）。另有部分学者则侧重于生物学角度回答了这个问题，他们指出足够量的牙龈维度是能满足（1）牙龈健康或（2）防止牙槽黏膜运

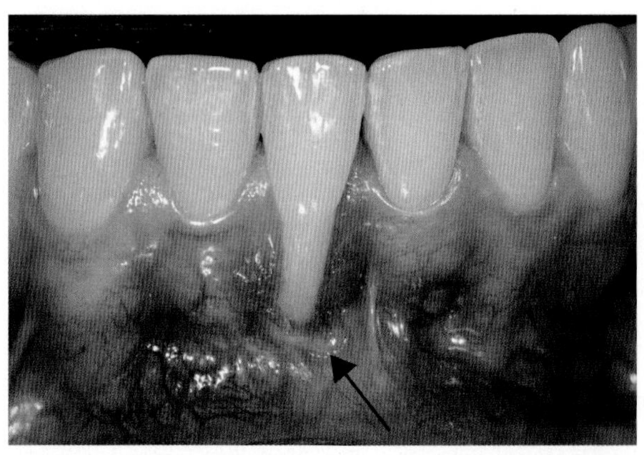

图39-1 下颌前牙区。相对具有较宽牙龈的邻牙，41（箭头所示）的唇侧牙龈较窄，可见更明显炎症迹象。

动时的龈缘退缩（Friedman 1962; De Trey & Bernimoulin 1980）。

Lang和Löe（1972）首先尝试评价了牙龈的宽度是否对维持牙周健康有显著性影响；试验过程中对参加试验的牙学院学生每天进行一次专业清洗，并持续6周。之后对所有牙齿的颊、舌侧位点进行了菌斑、牙龈状况以及牙龈冠根向高度的检查。结果表明，尽管牙齿表面没有菌斑，但所有牙龈宽度＜2mm的位点临床上都表现出持续性的炎症。基于此观察结果，笔者认为维持牙龈健康的牙龈宽度至少为2mm。然而，随后的临床试验（Grevers 1977; Miyasato et al. 1977），却未能证实需要有最小牙龈维度这一概念。事实上，这些临床试验表明，甚至在牙龈宽度＜1mm的区域也可能维持边缘组织的临床健康。

Wennström和Lindhe（1983a, b）利用比格犬模型探寻了“坚韧的附着龈是否是保护牙周组织的关键”这一问题。在这些研究中，学者们建立了不同临床特性的龈牙复合体模型：（1）龈牙复合体只有可移动的狭窄角化组织；（2）龈牙复合体具有坚实宽阔附着龈（图39-2）。

每天进行机械菌斑控制，试验发现不管有无附着龈的存在，龈牙复合体均维持临床及组织学上的无炎症状态。菌斑堆积后（40天），缺乏附着龈区域（图39-3b）牙龈炎症的临床症状（发红和肿胀）较具有宽而坚韧角化龈的区域（图39-3a）更为明显。

然而，两种龈牙复合体的组织学分析显示，炎症细胞浸润范围及根向扩散程度（可以用菌斑向根方迁移的估计值来间接评估）是相似的。牙龈炎症的临床症状并不与炎症细胞浸润范围的大小相对应，这一发现说明在牙龈宽度不同的区域进行的临床检查，其数据的解读是非常困难的。而在解读Lang和Löe（1972）的数据时须牢记，红肿等临床炎症症状更常见于牙龈宽度＜2mm的区域，而不是在牙龈较宽的区域。

Dorfman等（1980）研究了牙龈增量对维护牙周附着的必要性和有效性。92名患者双侧唇侧角化组织非常少（＜2mm），一侧进行游离龈移植，而对侧作为对照。术前、术后，患者进行了洁治、根面平整及口腔卫生宣教。研究人员毫无意外地发现，游离龈移植侧的角化组织宽度显著增加（约4mm）。在2年的随访中，牙龈宽度及临床附着水平的增加得以维持。在牙龈宽度＜2mm的对照位点，观察期内没有发现显著变化。然而，非移植区域的附着水平也保持不变。因此，持续的附着丧失与牙龈的高度（宽度）没有关系，这一结论在该组患者4年和6年的随访报告中被进一步证实（Dorfman et al. 1982; Kennedy et al. 1985）。

许多其他纵向临床研究也进一步支持了“牙龈宽度很窄可能不会影响牙周健康”这一结论（如De Trey & Bernimoulin 1980; Hangorsky & Bissada 1980; Lindhe & Nyman 1980; Schoo & van der

(a)

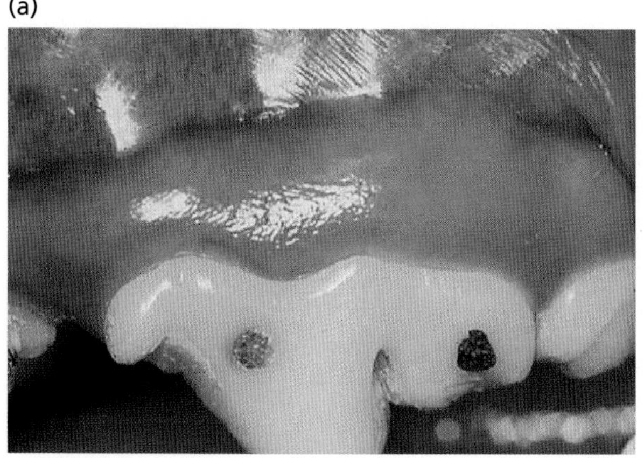

(b)

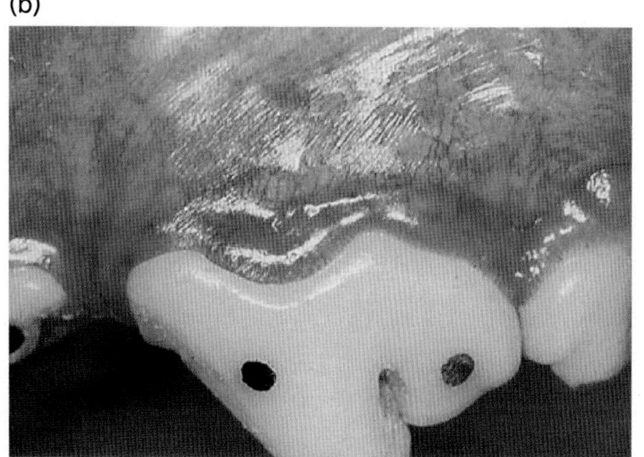

图39-2　实验动物（犬）中两颗牙齿可见边缘龈的维度差异很大。（a）牙齿颊侧位点具有较宽的附着龈。（b）该位点可见窄且无附着的牙龈。

(a)

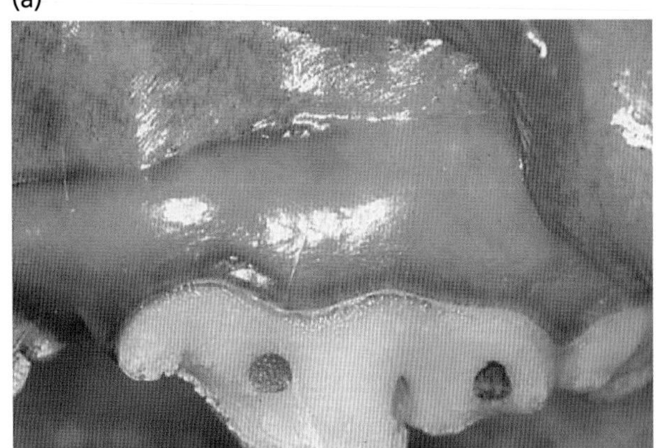

(b)

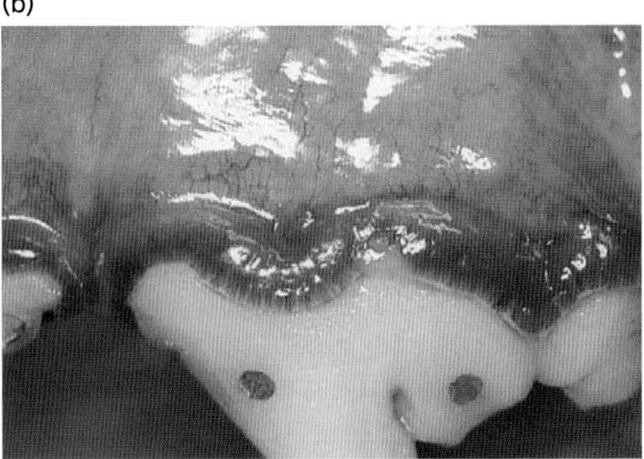

图39-3 菌斑堆积40天后，图39-2中所示的同一牙齿。与宽附着龈的位点（a）相比，炎症临床症状在窄牙龈的位点（b）更为明显。

Velden 1985; Kisch et al. 1986; Wennström 1987; Freedman et al. 1999）。因此，学者Hangorsky和Bissada（1980）评价了游离软组织移植的远期临床效果，并得出以下结论：游离龈移植是牙龈增宽的有效手段，但没有迹象表明其对牙周健康有直接影响。

结论：牙龈健康维持与牙龈维度无关。此外，动物实验和临床研究证明，在菌斑存在的情况下，窄牙龈与宽牙龈对持续附着丧失的“抵抗力”是相同的。因此，需要有一个“足够的”牙龈宽度或附着龈以防止附着丧失这一传统教条是不科学的。

牙龈增量

牙龈增量是建立在牙齿周围存在大量角化龈和附着龈对于维持牙龈健康、防止附着丧失和软组织退缩至关重要这一假设的基础上的（Nabers 1954; Ochsenbein 1960; Friedman & Levine 1964; Hall 1981; Matter 1982）。

牙龈增量技术的适应证

从严谨的临床研究和动物实验所得到的科学证据已经明确表明，对于维持牙龈健康和牙周组织高度，牙龈冠根向宽度和有无附着龈并不起决定性作用。因此，并不能因为有狭窄的牙龈就进行牙周手术干预（Lang & Karing 1994; Proceedings of the 1996 World Workshop in Periodontics 1996）。然而，牙龈增量只能在特定情况下进行，如患者在刷牙和/或咀嚼时由于牙或种植体周被覆黏膜的干扰而感到不适。此外，当准备正畸齿移动且牙齿的最终位置可能会导致牙槽骨骨开裂时，增加其覆盖软组织的厚度可以减少软组织退缩的风险。龈下修复边缘位于薄龈区时，也可以考虑增加牙龈厚度。

牙龈增量的术式

牙龈增量手术包括多种外科术式，其中大部分是基于经验形成的。这些术式中最早的术式是“前庭沟加深术”，该术式设计以加深前庭沟的深度为目的（Bohannan 1962a, b）。然而，最近几年，带蒂或游离软组织移植因其愈合效果具有较高的可预期性，已经成为处理牙龈维度的“不足”的最常用的术式。

前庭沟加深术/牙龈增宽术

“剥脱术”是将从龈缘水平至膜龈联合根方区域内所有软组织去除，术区的牙槽骨完全暴露（Ochsenbein 1960; Corn 1962; Wilderman 1964）（图39-4）。这种手术愈合后通常会增加牙龈的高度，但是部分病例中观察到的效果有限。然而，牙槽骨暴露会产生严重的骨吸收并导致永久性骨高度丧失（Wilderman et al. 1961; Costich & Ramfjord 1968）。此外，术区边缘龈的退缩往往超过根方创口获得的牙龈（Carranza & Carraro

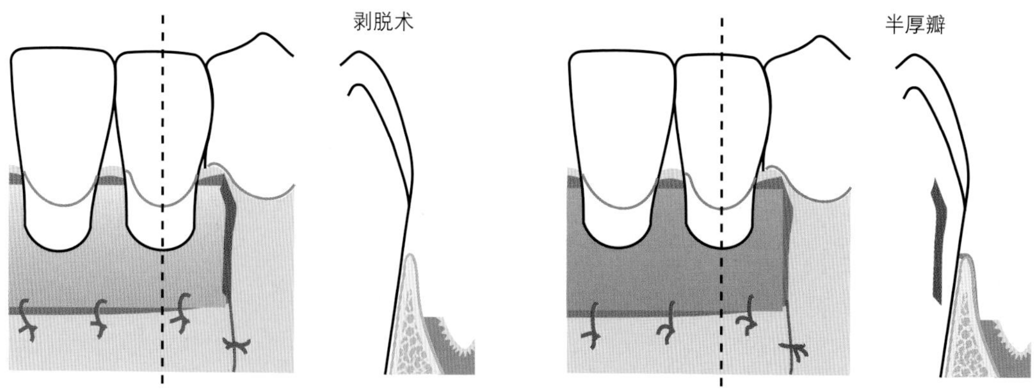

图39-4 为了增加牙龈宽度而采用前庭沟加深术，其切口形成的创面从龈缘水平延展至膜龈联合根方数毫米区域。采用“剥脱术”需要去除全部软组织，使牙槽骨直接暴露在口内。而“半厚瓣”术式只切除口腔黏膜的浅层，而牙槽骨仍然被结缔组织覆盖。（来源：Staffileno et al. 1963，1966；Wilderman 1963；Pfeifer 1965。经John Wiley & Sons许可转载）

1963; Carraro et al. 1964）。由于这些并发症以及患者术后严重的疼痛，使用“剥脱术”并不合理。

“骨膜保留”或“半厚瓣”的术式（图39-4），只有口腔黏膜创口的浅层切除，骨仍然由骨膜覆盖（Staffileno et al. 1962, 1966; Wilderman 1963; Pfeifer 1965）。虽然保留骨膜与“剥脱术”相比，术后发生骨吸收的严重程度会降低，但这种术式除非骨表面保留的结缔组织层相对较厚，否则牙槽嵴顶的高度也会丧失（Costich & Ramfjord 1968）。如果没有较厚的结缔组织层，骨膜的结缔组织往往出现坏死，而随后的愈合与“剥脱术”非常相似。

前庭沟加深术/牙龈增宽术的提出，是基于咀嚼过程中牙齿周围组织在摩擦力的刺激下会呈现角化组织的假设（Orban 1957; Pfeifer 1963）。因此，当时学者认为：使肌肉附着错位愈合并将前庭沟加深后，术区再生的组织会受机械摩擦的影响而变得具有“正常”牙龈的功能（Ivancie 1957; Bradley et al. 1959; Pfeifer 1963）。然而，后来的研究表明，牙龈的特征是组织内部固有因素决定的而不是功能性适应的结果，牙龈上皮的分化（角化）由其下方的结缔组织的形态发生刺激因子调控（见第4章）。

组织瓣移植术式

牙龈和腭部软组织移植到牙槽黏膜区后将保持其原有的特性（见第4章）。因此，组织瓣移植的手术方式有可能提供预期术后效果。移植的类型可分为：（1）带蒂组织瓣移植，组织瓣在置于受区后仍保持与供区的连接（图39-5）；（2）游离组织瓣移植，组织瓣与供区完全离断，没有连接（图39-6）。对于牙龈增量，腭部的游离组织瓣最为常用（Haggerty 1966; Nabers 1966; Sullivan & Atkins 1968a; Hawley & Staffileno 1970; Edel 1974）。作为腭部组织瓣的替代方式，现有各种异体移植材料，如冻干异体脱细胞真皮基质（ADM）（Wei et al. 2000; Harris 2001）和人类成纤维细胞源性真皮替代品也被应用于临床（McGuire & Nunn 2005）；但使用以上这些植入物来增加角化组织宽度，其效果的可预期性可能不如使用自体组织瓣移植。基于对软组织增量技术进行的系统评价，Thoma等（2009）得出以下结论：（1）有证据证明根向复位瓣/前庭沟成形术后角化组织及附着龈的宽度会增加；（2）自体组织瓣移植可以显著地增加附着龈的宽度；（3）使用同种异体移植材料可以增加角化组织的维度，其效果类似于自体组织瓣移植。最近，猪源胶原基质被证明在天然牙和种植体周增加角化组织方面，与自体游离组织瓣移植具有相同的有效性和可预测性，但患者不适感会显著降低（Sanz et al. 2009; Nevins et al. 2011; Lorenzo et al. 2012）。当使用替代的移植材料时，受植床的制备与自体组织瓣移植是类似的。

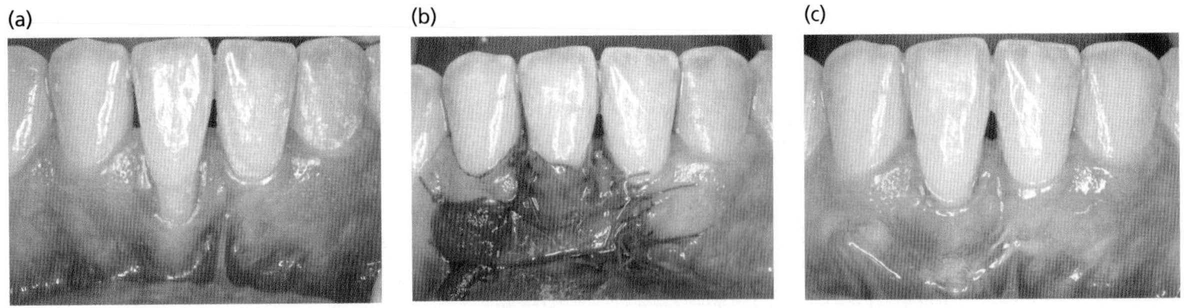

图39-5　采用带蒂组织瓣进行牙龈增量。（a）下颌中切牙可见与高位系带牵拉相关的唇侧软组织退缩。（b）松解系带后从邻牙开始进行角化组织的半厚瓣剥离，侧向移动软组织瓣并固定在受植床的正确位置。（c）术后1年的愈合效果显示，重新建立了较宽角化组织且再无系带干扰。

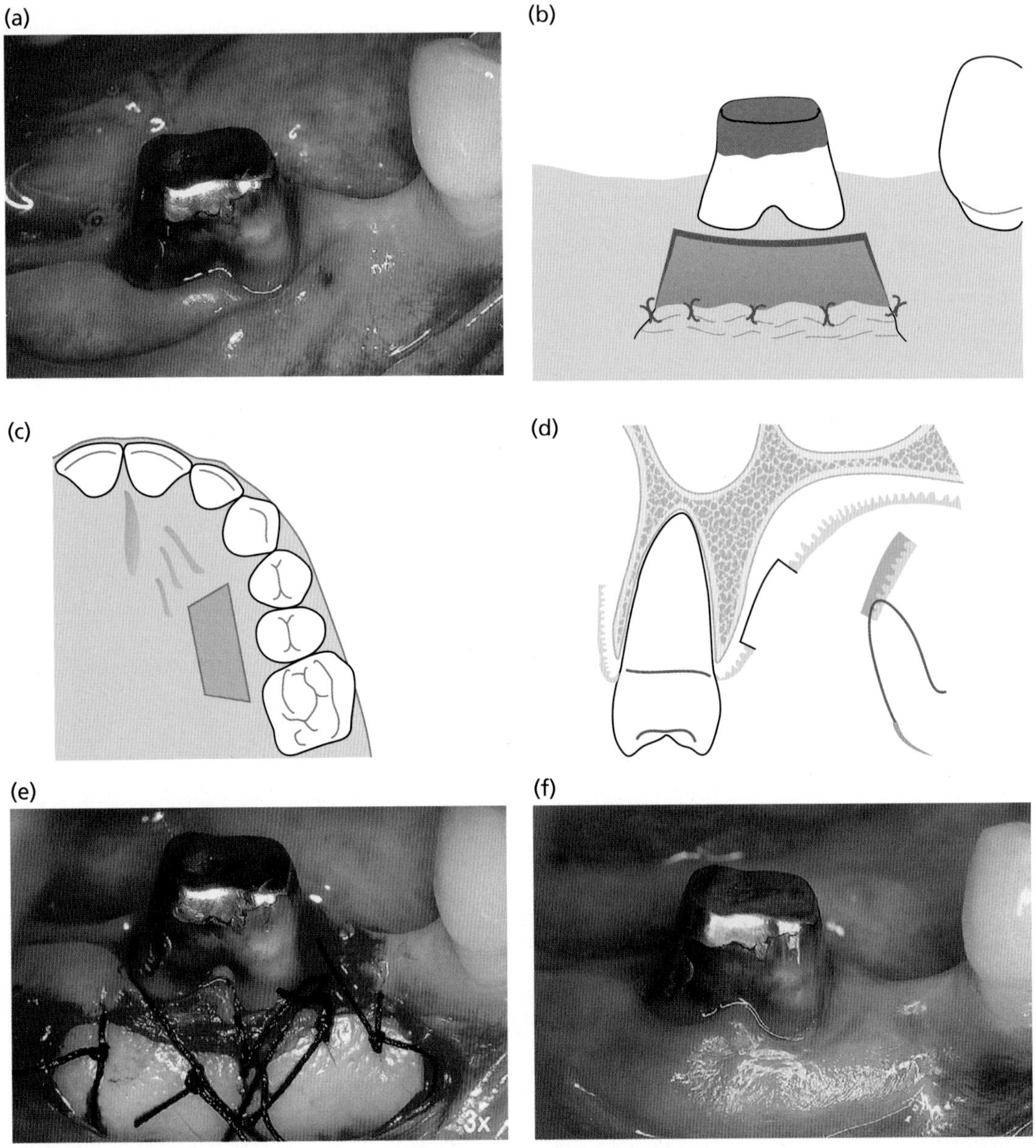

图39-6　牙龈增量的组织瓣移植。（a）患者的下颌磨牙处由于被覆黏膜及高位系带的干扰导致刷牙时不适。手术将系带附丽向根方复位并通过游离组织瓣进行牙龈增量。（b）使用半厚瓣制备受植床。组织瓣根向复位缝合。（c，d）在前磨牙腭侧黏膜区域，通过锐性分离制备1.5～2mm厚且具有适当大小和形状的游离组织瓣（可依照受植床的需要制备锡箔模板）。（e）游离组织瓣即刻转移到已预备好的受植区，严密缝合后使其与受植床之间紧密贴合。（f）愈合后获得了较宽的角化组织。（来源：Prof. Giampaolo Pini Prato）

手术技巧要点

1. 手术过程始于受植区的预备（图39–6a, b）。通过锐性分离对黏骨膜床进行制备，使其无肌肉附着并制备足够的面积。将半厚瓣进行根向复位并缝合固定。
2. 为确保从供区取出的组织瓣有足够的大小和合适的外形，通常选择前磨牙区黏膜作为供区，并建议比照受区制作锡箔模板。将模板转移到供区，沿模板外形行表浅切口（图39–6c）。最后从供区制备1.5 ~ 2mm厚度的组织瓣（图39–6d）。
3. 组织瓣立即植入制备好的受植床并缝合（图39–6e）。为了将组织瓣固定在受植区，缝线需置于黏骨膜或相邻的附着龈。缝合后，为了将组织瓣与受植床之间的血液和渗出物挤出，需轻压组织瓣5分钟。可以使用腭护板保护腭部创口。
4. 手术1 ~ 2周后拆除缝线。

带蒂组织瓣移植手术过程的详细描述，见随后介绍的根面覆盖术。

牙龈增量的术后愈合

前庭沟加深/牙龈增宽术

由于牙龈组织特异性是由其某些内在因素决定的，前庭沟加深术的术后效果取决于各种组织对于创面肉芽组织形成时的贡献有多大（Karring et al. 1975）。“剥脱术”或“半厚瓣”术后，创面的肉芽组织来源于牙周膜、骨髓腔组织、残余的黏骨膜结缔组织以及周围的牙龈和被覆黏膜（图39–7）。手术创伤引起骨吸收的程度，影响了各种不同来源组织生长进入肉芽组织的相对量。牙槽嵴顶的吸收暴露了牙槽嵴边缘牙周膜组织，这样从牙周膜生长出的肉芽组织会充填创口的冠方部分。骨丧失越广泛，牙周膜来源的肉芽组织对创口的充填部分越大。而牙周膜这种特殊的组织具有诱导覆盖上皮角化的能力。这意味着“剥脱术”和“半厚瓣”术式的角化组织扩增是以减少骨高度为代价的。而“剥脱术”相对“半厚瓣”通常会导致更多的骨丧失。因此，“剥脱术”相比“半厚瓣”而言，术后能在牙槽嵴边缘产生更多具有诱导角化上皮细胞生成能力的肉芽组织。根据临床观察，“剥脱术”通常比“半

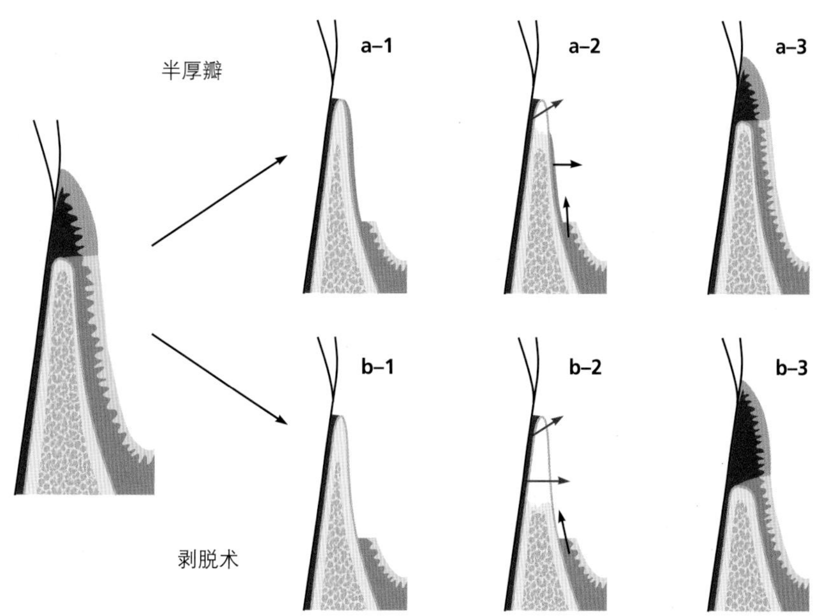

图39–7 示意图显示了“半厚瓣”（a）和“剥脱术”（b）术后愈合的不同阶段。从口腔黏膜、骨及牙周膜（箭头所示）来源的细胞参与了肉芽组织的形成。由于骨吸收的程度不同（a–2，b–2），“剥脱术”术后创口冠方部分牙周膜来源肉芽组织的面积较“半厚瓣”术后更大。而牙周膜来源的肉芽组织有能力产生角化上皮，故“剥脱术”通常比“半厚瓣”（a–3，b–3）术后产生更宽的角化组织。

厚瓣”在增加角化组织宽度方面“效果更佳”（Bohannan 1962a, b）。

可以看出，“剥脱术”或“半厚瓣”术后角化组织宽度增加的成败，取决于肉芽组织的来源，而这又与由手术创伤引起的骨丧失程度有关。这就意味着通过黏骨膜或牙槽骨暴露增加牙龈宽度，其外科创伤后的效果是不可预知的。因此，在牙周治疗中使用这种方法是不合理的。我们由此可以看出，由于缺乏对基本生物学原理知识的了解，可能会导致不恰当治疗方法的应用。

组织瓣移植术

Oliver（1968）和Nobuto（1988）等在猴子身上进行了关于游离软组织移植到结缔组织受植床的术后愈合研究。根据这些研究的结果，愈合可以分为3个阶段（图39-8）：

1. 初始阶段（0~3天）。在愈合的第1天，移植的组织瓣与受植床之间形成一层薄薄的渗出物。这一阶段，移植的组织瓣依赖受植床的无血管“血浆循环”生存。因此，组织瓣生存的关键是手术时移植组织瓣与受植床之间的紧密接触。一层厚厚的渗出物或血凝块可能妨碍“血浆循环”，从而导致移植组织瓣的排异。游离移植组织瓣的上皮细胞在初期愈合阶段的早期即出现退化，随后脱落。在牙龈退缩的区域进行组织瓣移植，必然有部分受植床为无血供的根面。由于移植组织瓣的存活依赖于受植床的血浆扩散和随后的血运重建能力，故利用游离组织瓣移植治疗牙龈退缩有巨大的失败风险。覆盖无血运根面的组织瓣，必须从牙龈退缩区域周围的结缔组织床接受营养物质。因此，无血运面积的大小决定了术后能够保存在

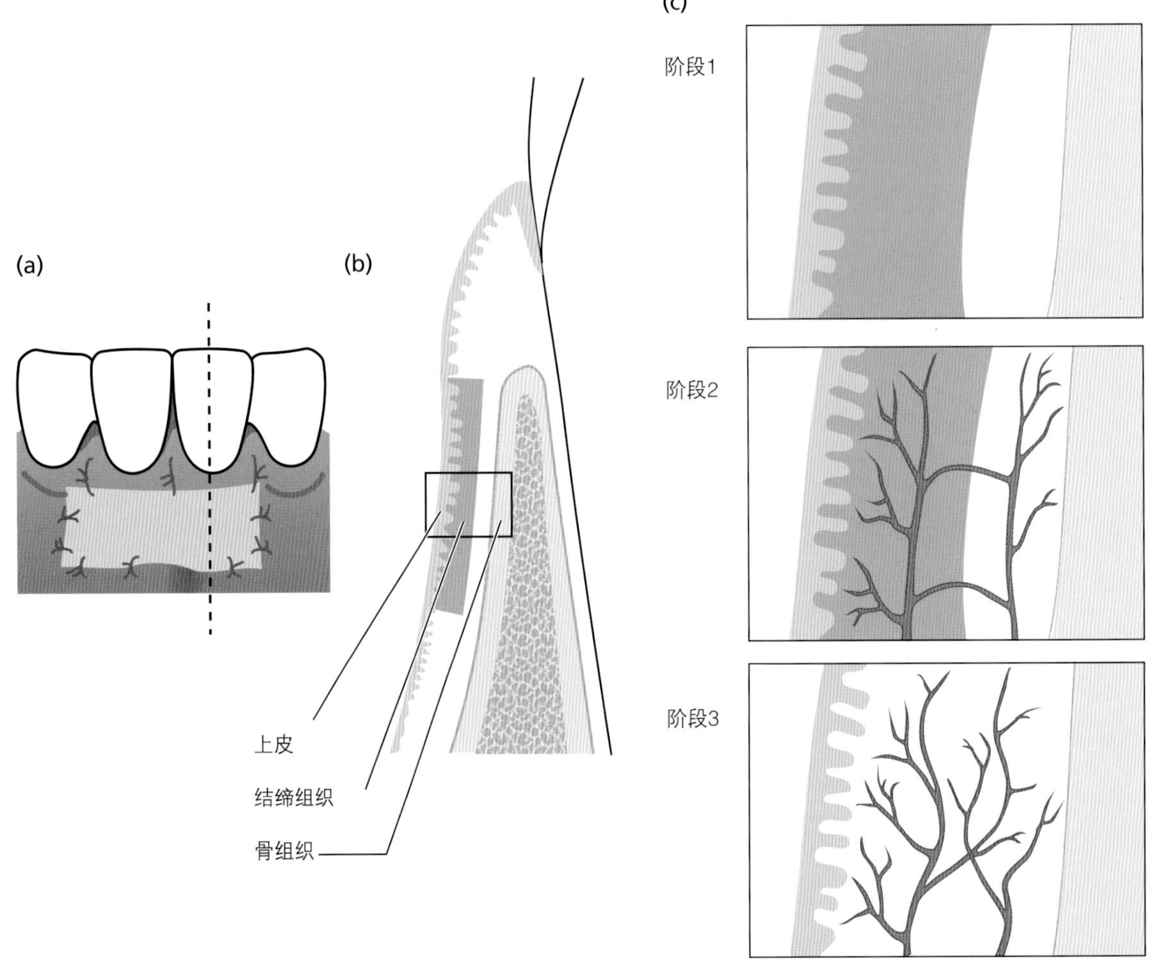

图39-8　（a）游离龈瓣置于结缔组织受植床的愈合过程。（b）受植区域的截面图。（c）方框区域显示了愈合过程的3个阶段。

根面的组织量。

2. 重建血运阶段（2～11天）。经过4～5天的愈合，受植床和移植组织瓣的血管之间建立了吻合。因此，组织瓣中之前存在的血管重新建立了血液循环。随后，移植组织瓣内部的毛细血管增殖并形成密集的血管网。与此同时，移植组织瓣和受植床结缔组织之间建立起纤维连接。邻近组织的上皮细胞增殖使移植组织瓣表面发生再上皮化。如果游离移植组织瓣置于裸露的根面，在这一阶段上皮可能沿组织瓣向牙根的表面迁移。
3. 组织成熟期（11～42天）。在此期间，移植组织瓣血管的数量逐渐减少，约14天之后，移植组织瓣的血管基本正常。此外，在这一阶段上皮细胞逐渐成熟并形成角化层。

愈合初期阶段受植床和移植组织瓣之间的“血浆循环”的建立与维护在此类手术中非常关键。因此，为了确保达成愈合的理想条件，缝合后必须对移植组织瓣施加一定压力以清除移植组织瓣和受植床间的血液。

伴牙龈退缩的膜龈状态

牙龈退缩定义为牙龈边缘相对于釉牙骨质界（CEJ）的根向移位。其与附着丧失及根面暴露于口腔环境相关（Cortellini & Bissada 2018）。

牙龈退缩是口腔卫生好的人群的常见特征（如Sangnes & Gjermo 1976; Murtomaa et al. 1987; Löe et al. 1992; Serino et al. 1994），也见于口腔卫生差的人群（如Baelum et al. 1986; Yoneyama et al. 1988; Löe et al. 1992; Susin et al. 2004）。在口腔卫生保持良好的人群中，附着丧失和边缘组织退缩主要发生在颊面（Löe et al. 1992; Serino et al. 1994），并经常伴一个或数颗牙齿颈缘区域的楔状缺损（Sangnes & Gjermo 1976）（图39-9）。而所有牙齿表面都存在软组织退缩则往往见于未经牙周治疗的牙周病患者人群，单根牙相对磨牙的发病率更高并且更严重（Löe et al. 1978; Miller et al. 1987; Yoneyama et al. 1988; Löe et al. 1992）。

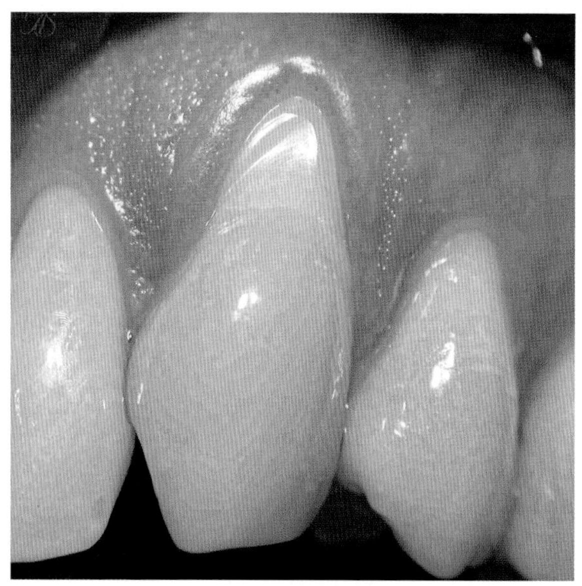

图39-9　上颌尖牙颊侧牙龈退缩并存在“颊侧牙面的楔状缺损”。

尽管局部牙龈退缩的病因尚不清楚，但提出了几种可能的诱发因素。

牙周表型和附着龈

薄牙周表型、缺乏附着龈以及因牙齿异位造成的牙槽骨厚度不足是牙龈退缩的危险因素（Kim & Nieva 2015）（图39-10）。

一些横断面研究（如Stoner & Mazdyasna 1980; Tenenbaum 1982）表明，牙龈退缩病损与牙龈高度（宽度）之间存在相关性，有些学者进而得出窄牙龈是产生软组织退缩的促进因素的结

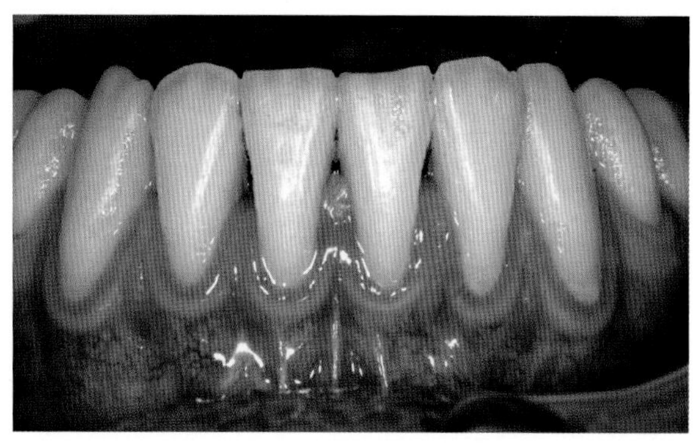

图39-10　下颌前牙区多个牙龈退缩表明薄龈表型和附着丧失之间的相关性。

论（图39-9）。然而，事实上，从横断面研究得出的数据并不能证明这一因果关系。对一些仅有少量牙龈组织患者的前瞻性纵向研究得到的数据表明，牙龈的宽度对于预防软组织退缩并不重要。Lindhe和Nyman（1980）检查了43名具有严重牙周破坏的患者，其进行牙周手术后牙龈边缘位置的变化。积极治疗后，所有患者每3～6个月进行复诊维护。在初期愈合及维护10～11年后，对全部牙齿唇侧软组织边缘相对CEJ的位置进行了评估。结果表明，不论愈合后有无角化组织，在维护期都会有微量的（≈1mm）软组织边缘冠向生长。换句话说，在这组进行细心维护的患者中没有出现明显的牙龈退缩。

Dorfman等（1982）报道的4年随访研究中，涉及22名双侧牙列都有牙龈退缩的患者，在牙龈退缩的区域缺乏坚韧的附着龈。洁治和根面平整后，一侧植入游离龈瓣，而对侧的对照侧只进行洁治和根面平整。在4年研究期间，所有患者每3～6个月进行一次口腔预防回访。未进行组织瓣移植的对照侧数据显示，尽管缺乏附着龈却并没有发现进一步的软组织边缘退缩或附着丧失。事实上，该组甚至有轻微的附着获得。学者认为，如果炎症已经得到控制，已经发生牙龈退缩的位点即便没有附着龈，可能也不会有进一步的附着丧失和牙龈退缩。在随后的研究中，Kennedy等报告了10名在5年内未参加过牙周维护的患者。与基础治疗结束时相比，这些患者在5年后检查时可见菌斑、牙龈炎症以及进一步的牙龈退缩。然而，除了牙龈炎症在未进行组织瓣移植的对照组中比较明显，对照组中附着龈宽度<1mm或完全缺如的位点与试验组位点并无差异。

纵向临床研究的结果，进一步验证了牙龈高度和软组织退缩发展之间缺乏相关性（Schoo & van der Velden 1985; Kisch et al. 1986; Wennström 1987; Freedman et al. 1999）。Wennström（1987）的研究对26个通过手术去除了所有角化组织的颊侧位点进行了观察。手术6个月后的基线检查发现，这些位点已经重新获得了一定量的牙龈，而重新获得的牙龈与其下的硬组织无附着

(a)

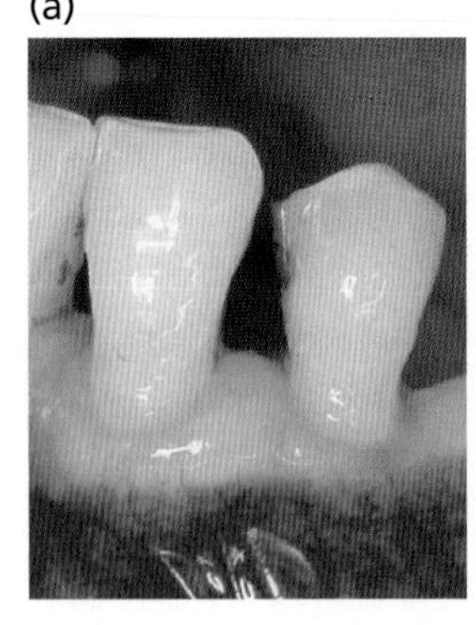

(b)

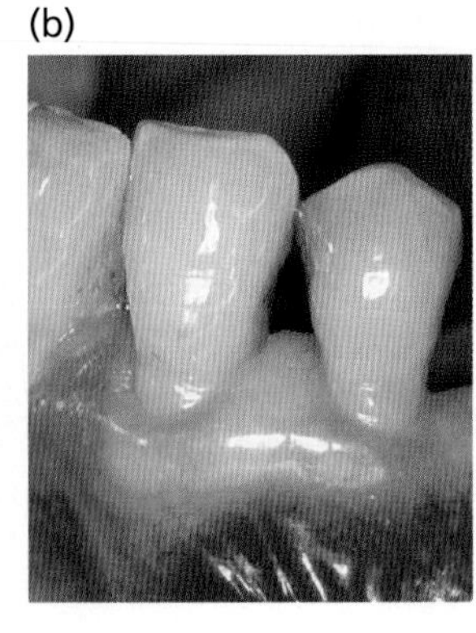

图39-11　（a）临床图像显示下颌尖牙及第一前磨牙在手术治疗6个月后附着龈宽度<1mm。（b）5年后可见牙齿唇侧牙龈宽度的增加并伴随牙龈边缘的冠向移位。

或只有极少（<1mm）附着（图39-11a和图39-12a）。同时检查也包括了具有较宽附着龈的邻牙。在大多数位点，软组织边缘的位置保持稳定超过了5年（图39-11b和图39-12b）。

总之，前瞻性纵向研究的证据表明，牙龈高度不是预防边缘组织退缩的关键因素，但牙龈退缩的发展将导致牙龈高度的损失。

与机械性因素相关（主要是刷牙引起的创伤）的牙龈退缩

创伤性的刷牙和牙齿错位是最常见的与边缘组织退缩相关的因素（Sangnes 1976; Vekalahti 1989; Checchi et al. 1999; Daprile et al. 2007）。刷牙时用力过度或“不当”所引起的组织创伤是牙龈退缩的一个主要致病因素，特别是在年轻群体中。而这类的牙龈退缩常见于临床上牙龈健康

(a)

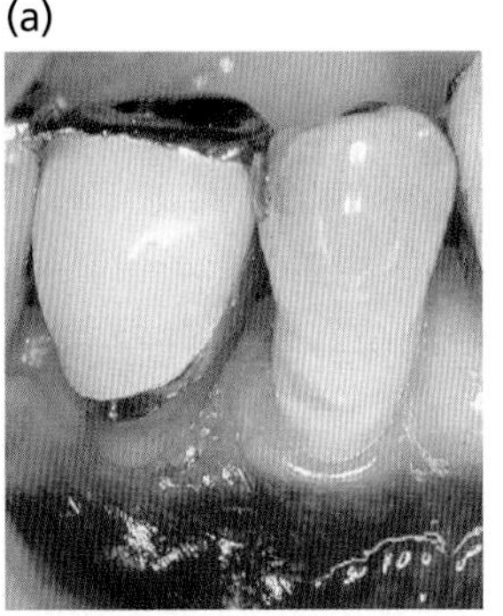

(b)

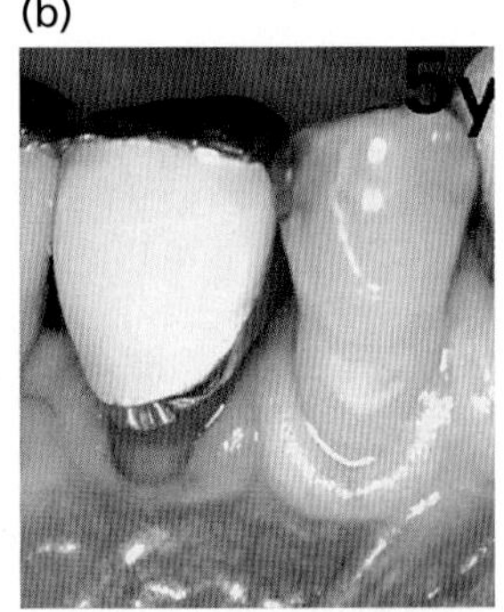

图39-12　（a）下颌尖牙及第一前磨牙区显示术后6个月的牙龈非常窄。（b）尽管缺乏附着龈，5年期间软组织边缘的位置并没有明显变化。

的位点，其暴露的根面有干净、光滑的楔状缺损（图39-13）。

研究表明，刷牙时间、刷牙力度、更换牙刷的频率、牙刷（刷毛）硬度和刷牙技术可能是影响因素（Khocht et al. 1993）。然而，系统评价却无法完全验证这些假设（Rajapakse et al. 2007）。18篇系统评价中的一篇研究得出结论，在18个月内，刷牙可以显著减少唇侧牙龈退缩；有2篇研究得出的结论是：刷牙频率与牙龈退缩之间似乎没有关系；而有8篇研究报告了刷牙频率和牙龈退缩之间的正相关关系。

与局部菌斑所致的炎症病损相关的牙龈退缩

与牙龈退缩有关的其他局部因素还有：（1）牙槽骨开裂（Bernimoulin & Curilivic 1977; Löst 1984）；（2）高位肌肉附着和系带牵拉（Trott & Love 1966）；（3）菌斑和牙石（van Palenstein Helderman et al. 1998; Susin et al. 2004）；（4）与修复和牙周治疗相关的医源性因素（Lindhe & Nyman 1980; Valderhaug 1980）。

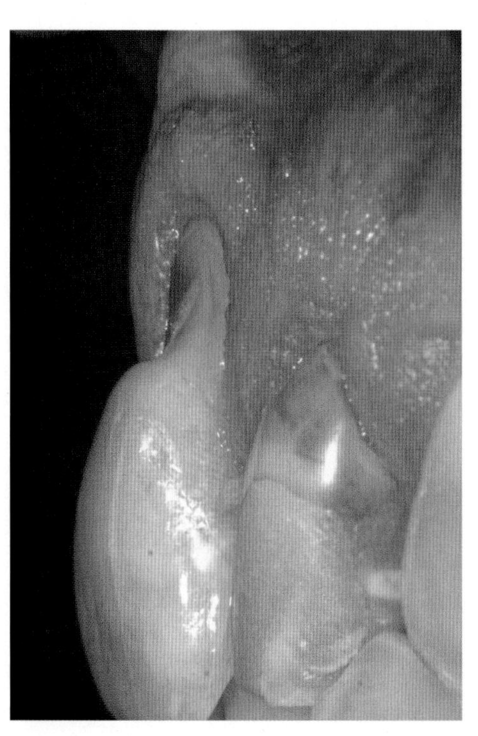

图39-13 创伤性刷牙相关的牙龈退缩。临床上龈缘健康，暴露的根面可见楔状缺损。

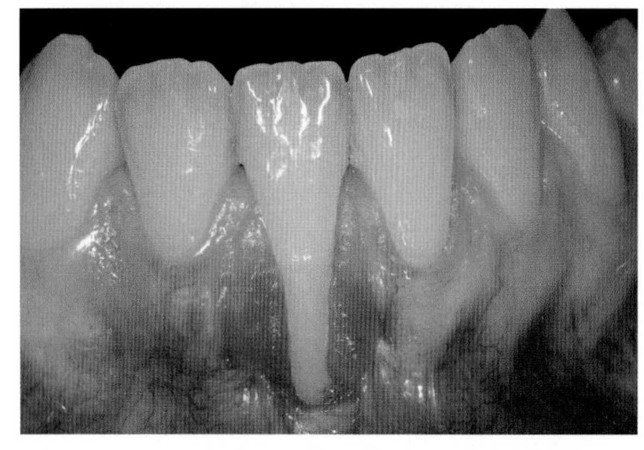

图39-14 与局部菌斑引起的炎症病损相关牙龈退缩。

发生这类退缩的牙齿往往位置突出，其牙槽骨菲薄或缺如（骨开裂），而且牙龈组织薄（纤弱）（图39-14）。龈下菌斑导致的炎症病损不断发展并侵入牙龈上皮组织附近的结缔组织。Waerhaug（1952）测量了从牙齿表面菌斑边缘到炎症细胞在侧方和根方最远浸润部位的距离，发现很少超过1～2mm。因此，如果游离龈很宽，炎症浸润只占结缔组织的一小部分。而对于较薄且纤细的牙龈，其整个结缔组织部分可能都会被炎症细胞浸润。从口腔以及龈牙复合体增殖的上皮进入薄而退化的结缔组织，可能会导致上皮表面的下陷，临床上则表现为组织边缘退缩（Baker & Seymour 1976）。

与修复体在牙颈部边缘位置相关的牙龈退缩

系统评价（Kim & Nieva 2015）报告的临床观察结果表明，沟内修复边缘的位点更容易出现牙龈退缩和炎症。然而，这些结论主要基于临床观察（证据水平较低）。

龈下修复体边缘不仅对组织有直接的操作性创伤（Donaldson 1974），而且可能促进龈下菌斑的堆积，从而导致邻近牙龈的炎症和软组织边缘的退缩（Parma-Benfenati et al. 1985; Lang 1995; Günay et al. 2000）。Valderhaug（1980）纵向评估了82名患者的286颗具有龈下或龈上冠边缘的牙齿，在10年期间唇侧位点的软组织变化。修复体戴入1年后再次检查发现，具有龈下修复体边缘牙齿的牙龈炎症更明显。150颗在粘接时冠缘位于龈下的牙齿，40%在1年后冠边缘已经暴露在龈上，而在10年检查的时候，因软组织边缘的退缩，多达71%的冠边缘成为龈上边缘。相比开始为龈上修复体边缘的牙齿，龈下修复体边缘牙齿的牙龈退缩和临床附着丧失量更大。

Stetler和Bissada（1987）评估了具有龈下修复体边缘牙齿的牙周状况，发现修复体龈下边缘利于菌斑聚集，如果其邻近牙龈较薄，就可能有软组织退缩加重的潜在风险。因此，如果要预防牙龈退缩，要么改善菌斑控制，要么增加龈缘的厚度。

与正畸治疗相关的牙龈退缩

临床和动物实验性研究结果表明，大多数形式的正畸治疗对牙周组织是无害的（见第47章）。但临床医生可以观察到，有些患者在对切牙进行唇向移动或后牙进行侧方移动后，发生了牙龈退缩和附着丧失（Maynard & Ochsenbein 1975; Coatoam et al. 1981; Foushee et al. 1985）（图39-12）。事实上，一篇系统评价（Kim & Nieva 2015）报道，正畸牙移动方向和颊舌侧牙龈厚度可能会导致正畸治疗期间的牙龈退缩。文献报道的正畸治疗结束时牙龈退缩发生率在5%~12%，而长期观察（5年）中其发生率则增加至47%（Renkema et al. 2015）。根据这些临床观察，建议这些区域在正畸治疗开始之前，先通过瓣移植增加牙龈的维度（Boyd 1978; Hall 1981; Maynard 1987）。

如前所述，存在牙槽骨的骨开裂被认为是发生边缘组织退缩的前提条件，根面的骨开裂可能奠定了促进牙龈组织丧失的环境。这意味着正畸治疗时，只要牙根完全在牙槽骨内移动，软组织退缩就不会发生（Wennström et al. 1987）。另外，控制不佳的牙齿颊向移动，牙齿会穿过颊侧骨皮质从而诱发骨开裂，进而使牙齿容易发生软组织退缩。然而，动物实验性研究表明，如果骨开裂的牙齿通过矫正，将牙根牵回到牙槽骨内合适位置后，其唇侧的牙槽骨可以再次形成（Engelking & Zachrisson 1982; Karring et al. 1982）（图39-15）。因此，将之前突出的牙移动到牙槽嵴内更合适的位置，不仅可以减少牙龈退缩（图39-16），而且会伴随骨的形成。

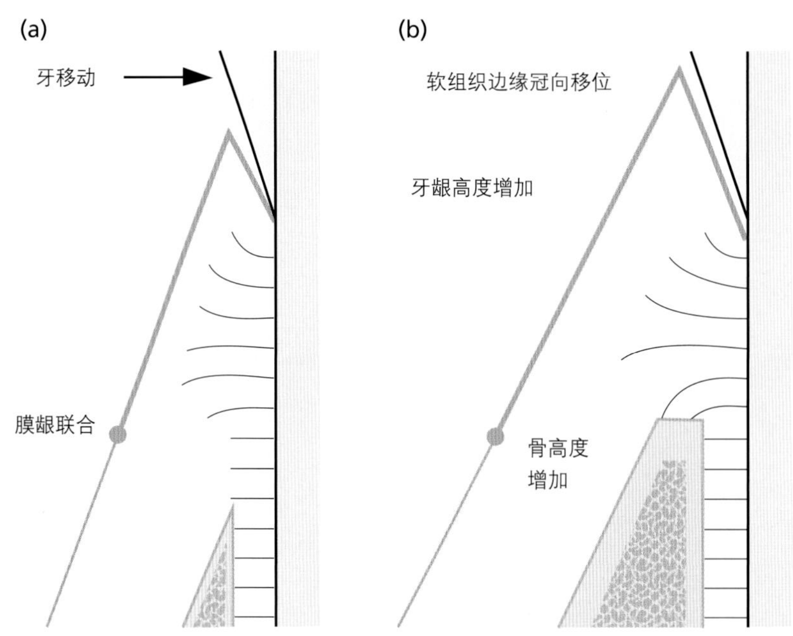

图39-15 （a）伴骨开裂并突出牙弓的牙齿舌向移动后的边缘牙周组织变化。（b）牙齿舌侧移动后，骨高度和牙龈高度都有所增加，且软组织边缘发生了冠向移位。（来源：Engelking & Zachrisson 1982；Karring et al. 1982。经John Wiley & Sons许可转载）

(a)

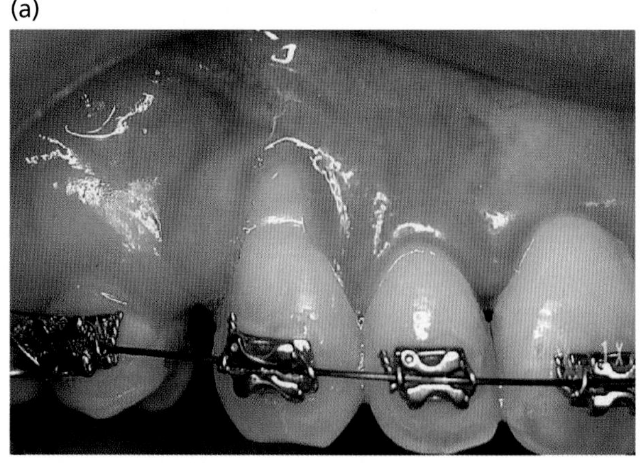

(b)

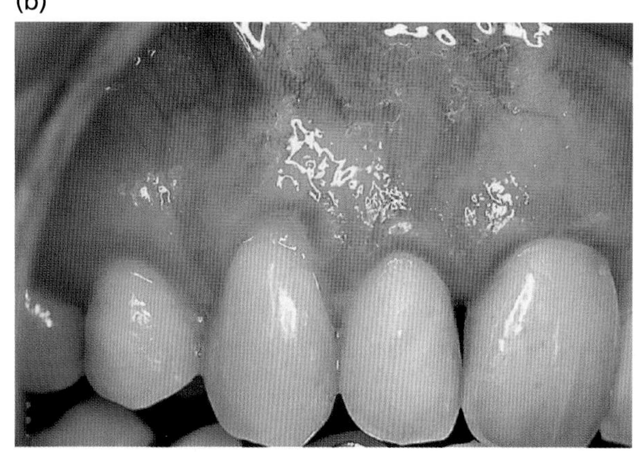

图39-16 （a）突出显示13软组织退缩。（b）13经过正畸移动后，可见牙龈退缩在牙齿位置改变后明显减轻。

牙龈维度与正畸治疗中牙齿的运动方向相关。牙齿的唇向移动减少了唇侧牙龈维度，而舌向移动会增加其维度（Coatoam et al. 1981; Andlin-Sobocki & Bodin 1993）。动物实验中对猴子的切牙进行了前倾结合牵出或整体移动时，其唇侧牙龈会发生龈缘退缩和附着丧失（Batenhorst et al. 1974; Steiner et al. 1981）。然而，相似设计的犬实验（Karring et al. 1982; Nyman et al. 1982）和人体研究（Rateitschak et al. 1968）中，并没有发现唇向移动一定伴随边缘组织退缩和附着丧失。以上矛盾的结果可能与下述差异有关：（1）唇向移动的量；（2）牙移动区域内的牙齿是否有菌斑和牙龈炎症；（3）牙龈维度的差异。Wennström等（1987）在动物实验性研究中，将牙齿正畸唇侧移动到具有不同厚度和质地边缘软组织的区域。随着将牙齿大幅度整体移动到唇侧，大部分牙齿软组织边缘发生了少量的根向移位，但并没有发生结缔组织附着的丧失（图39-17）。

换句话说，龈缘的根向移位是游离龈高度减少导致的（图39-18），这反过来又可能与软组织在牙齿唇向移动过程中所受的拉力（“拉伸”）以及颊舌组织厚度变薄有关。类似于Foushee等（1985）的临床研究发现的结果：在正畸过程中，牙龈的初始冠根向宽度（高度）与软组织边缘的根向移位程度无相关性。因此，这个发现并不支持具备较宽牙龈可以预防正畸治疗中牙龈退缩的概念，而Coatoam等（1981）报告了更加确证的观察结果：即便只有很窄的牙龈，

(a)

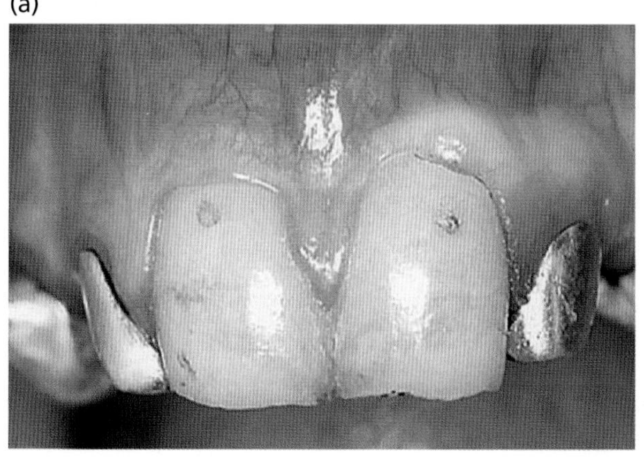

(b)

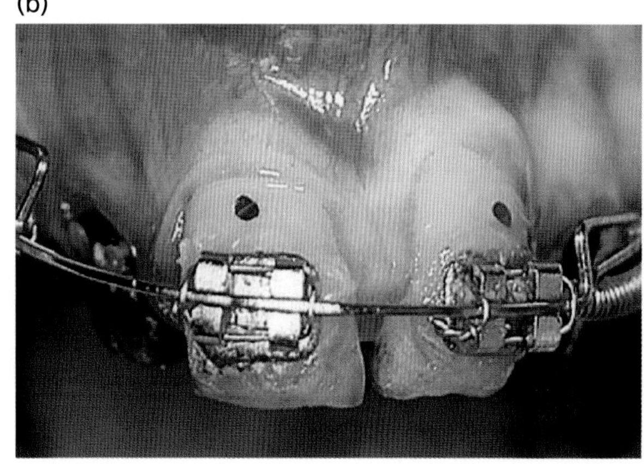

图39-17 中切牙在唇向移动前（a）和移动后（b）的唇面观。尽管切牙发生了唇向移动，其唇侧牙龈边缘的位置没有明显改变。

(a)

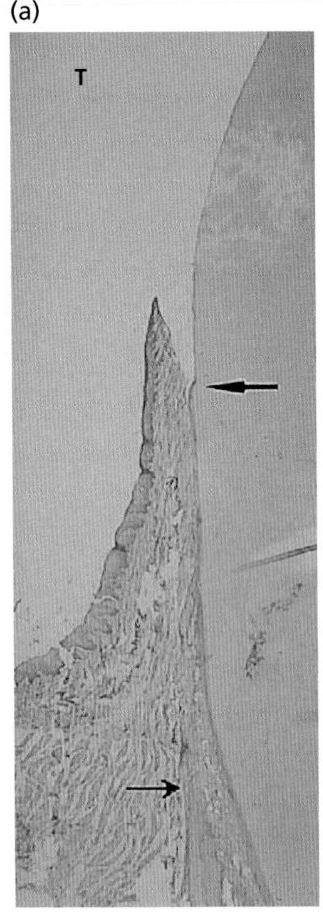

(b)

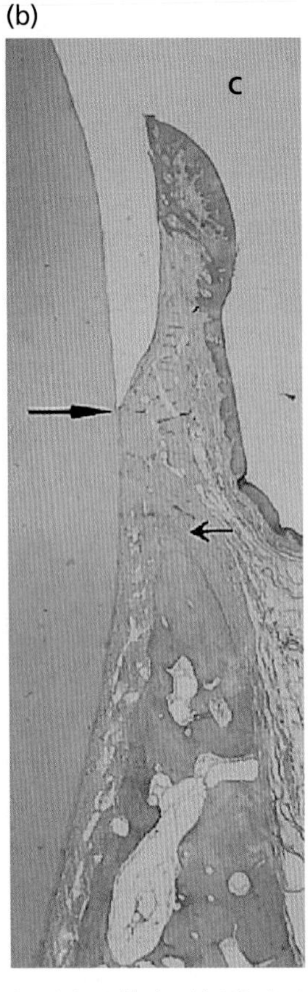

图39-18　组织学标本。（a）切牙在整体向唇侧移动后牙槽骨高度降低，同时（b）未移动的切牙牙槽骨高度正常。对于唇向移动的切牙，结缔组织附着的水平得以维持但游离龈的高度下降（a）。大箭头所示位置为釉牙骨质界位置，小箭头所示位置为牙槽嵴顶位置。

也可以保持正畸治疗期间牙周组织的完整性。

Steiner（1981）和Wennström（1987）等在动物实验性研究中观察到，在正畸唇向移动过程中发生了结缔组织附着丧失的牙齿，其在整个实验期间炎症的临床症状都十分明显。研究已证明，正畸时如果存在菌斑引起的骨上袋病损，正畸力造成牙齿整体移动并不会引起结缔组织附着的加速破坏（Ericsson et al. 1978）；由于唇侧牙龈的“拉伸”而导致边缘组织颊舌向维度的减少，可能促进菌斑相关炎症病损的破坏。存在菌斑引起的牙龈炎时，薄龈软组织比厚龈的软组织更容易被完全破坏，这又验证了以上的假设（Baker & Seymour 1976）。此外整体移动被菌斑感染的牙齿时，牙齿都在牙槽骨内时，不论邻近软组织的类型（牙龈或黏膜），其附着丧失方面都没有差异（Wennström et al. 1987）。因此，在牙齿受压的一侧，可能是边缘软组织的厚度而不是质地，决定是否发生牙龈退缩。最近对人类的临床研究，分析了影响下颌切牙唇向移动导致牙龈退缩加重的重要因素，其研究结果也支持上述概念。Melsen和Allais（2005）发现牙龈炎症和“薄龈生物型”均是牙龈退缩的重要预测因子。Yared等（2006）报道，发生牙龈退缩的牙齿，其中93%牙龈厚度< 0.5mm。因此，在研究对观察结果的讨论中特别强调了正畸治疗过程，具有足够厚度并感染控制良好的牙龈是非常重要的。

结论：研究结果的临床意义是牙齿进行唇向运动之前，应先对覆盖在牙齿唇侧组织的维度进行仔细检查。只要牙齿在牙槽骨内移动，不论牙齿周围软组织的维度和质地如何，正畸移动对边缘组织产生不利影响的风险都非常小。然而，如果牙齿的移动导致了牙槽骨的骨开裂，这时牙槽骨表面覆盖的软组织的量（厚度），应被视为一个在正畸治疗中或之后，可能会影响软组织退缩发生的因素。在菌斑性炎症或创伤性刷牙中，薄龈表型对其导致的软组织退缩病损加重的抵抗是很微弱的。

与广泛破坏型牙周病相关的牙龈退缩

牙周支持组织在邻面位点的丧失可能会引起牙齿颊/舌面支持骨的代偿性改建，从而导致软组织边缘的根向移位（Serino et al. 1994）。另外，软组织边缘的根向移位是牙周病损治疗后的必然结果，无论是非手术治疗还是手术治疗（图39-19）。

牙龈退缩的诊断

Miller（1985a）描述了牙龈退缩病损的分类，分类基于游离牙龈移植后根面覆盖的预期效果（图39-20）：

- Ⅰ类：边缘组织退缩不超过膜龈联合；邻间牙槽骨或软组织无丧失。
- Ⅱ类：边缘组织退缩达到或超过膜龈联合；邻间牙槽骨或软组织无丧失。

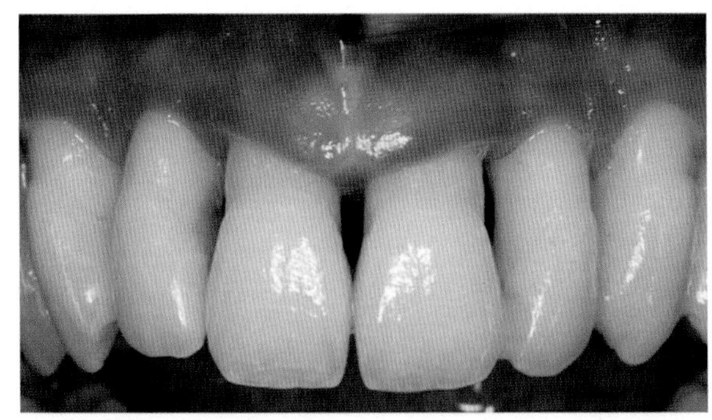

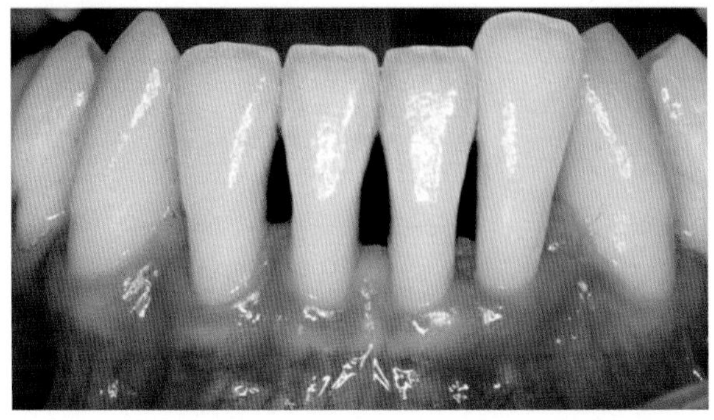

图39-19　广泛型侵袭性牙周病相关的牙龈退缩。软组织退缩不仅在牙齿的唇侧，并且在邻面位点。

- Ⅲ类：边缘组织退缩达到或超过膜龈联合；邻间牙槽骨或软组织有丧失或牙齿错位。
- Ⅳ类：边缘组织退缩达到或超过膜龈联合；邻间牙槽骨或软组织有严重丧失或严重牙齿错位。

对于Ⅰ类和Ⅱ类牙龈退缩术后可以获得完全根面覆盖（CRC），而对于第Ⅲ类和第Ⅳ类则只能预期部分根面覆盖。似乎并没有理由区分Ⅰ类和Ⅱ类牙龈退缩病损，因为决定根面覆盖手术效果的关键临床变量是牙齿邻面位点的牙周支持组织的水平。

最近的2017年牙周病和种植体周病新分类国际研讨会，采用了新的牙龈退缩分类方法（Jepsen et al. 2018），该分类基于颊/舌侧牙龈退缩的维度与邻间临床附着丧失的关系（Cairo et al. 2011）（图39-21）：

- 牙龈退缩1型（RT1）：牙龈退缩但无邻面附着丧失。邻面CEJ在牙齿近远中向临床上无法探及。
- 牙龈退缩2型（RT2）：牙龈退缩且有邻面附

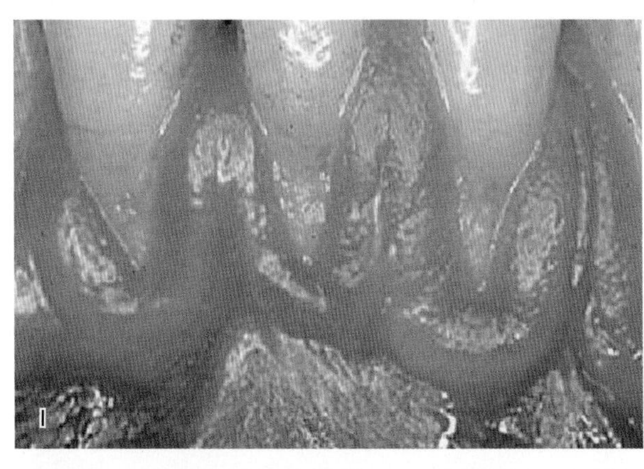

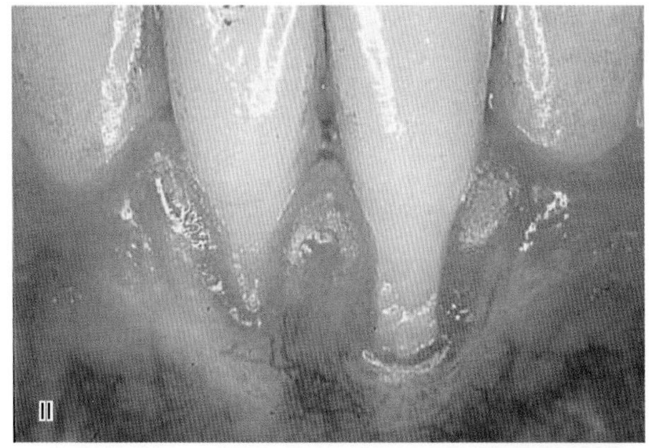

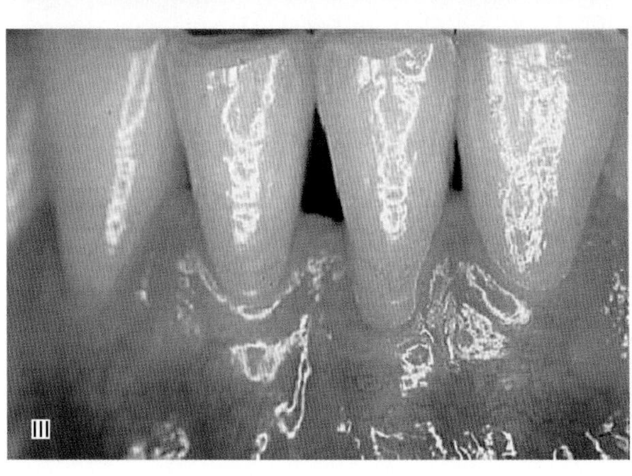

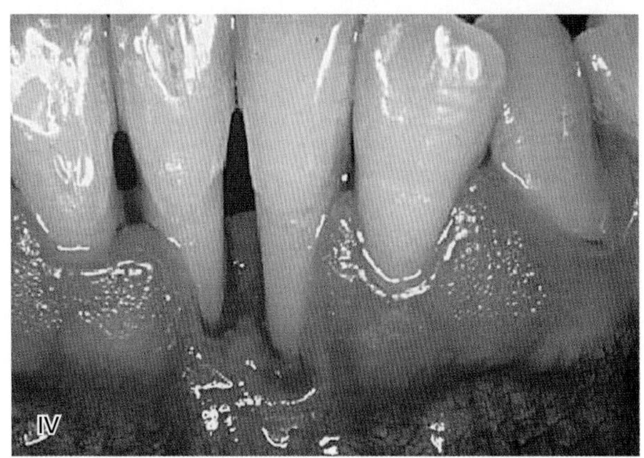

图39-20　牙龈退缩病损的Miller分类（详见正文）。（来源：Prof. Giampaolo Pini Prato）

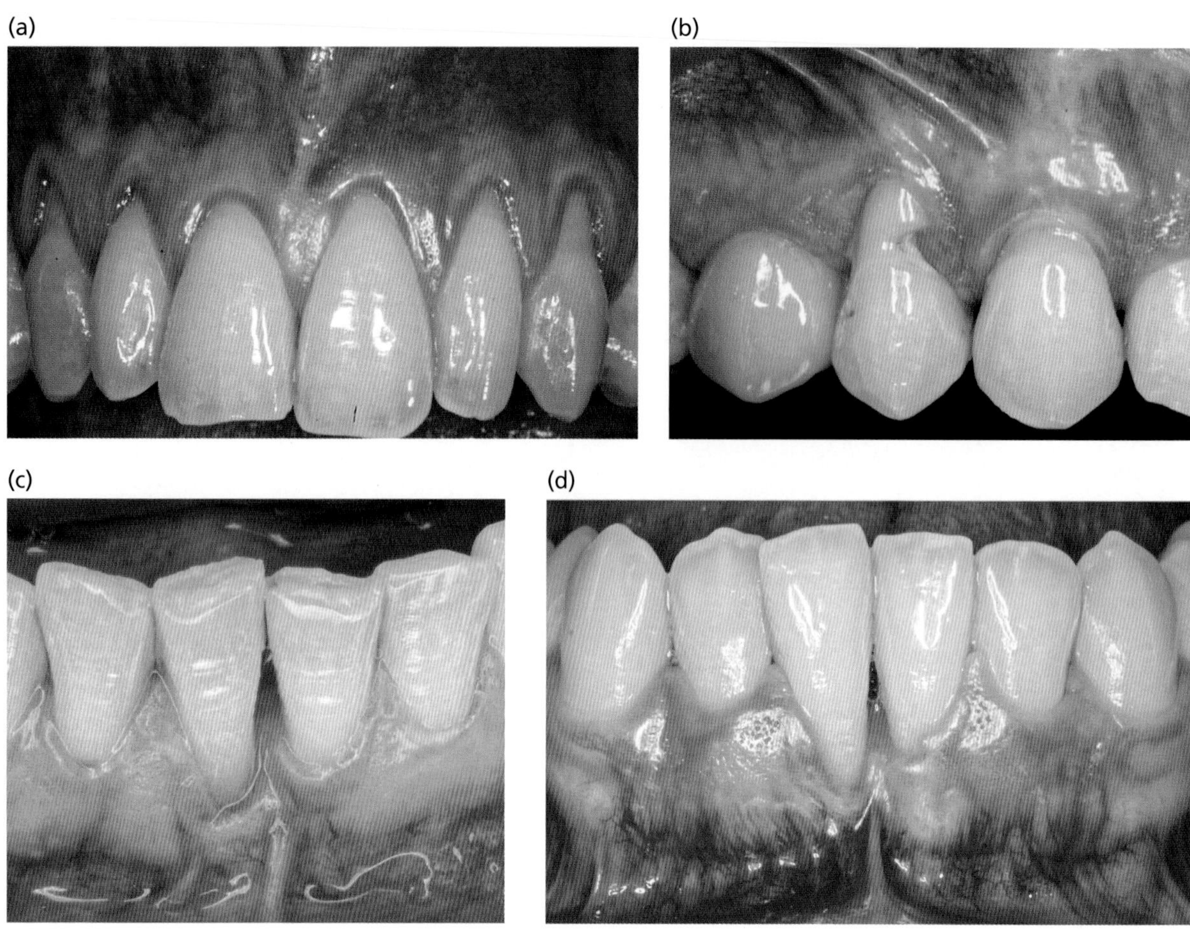

图39-21 牙龈退缩病损的Cairo分类（详见正文）。（a）RT1。（b）RT2。（c，d）RT3。

着丧失。邻面附着丧失的量（邻面CEJ到邻面龈沟/牙周袋底）少于或达到颊侧附着丧失水平（颊侧CEJ到颊侧龈沟/牙周袋底的最根方处）。

- 牙龈退缩3型（RT3）：牙龈退缩且有邻面附着丧失。邻面附着丧失的量（邻面CEJ到邻面龈沟/牙周袋底的最根方处）超过颊侧附着丧失水平（颊侧CEJ到颊侧龈沟/牙周袋底的最根方处）。

该分类以治疗为导向，通过评估牙间CAL预测牙根覆盖的潜力。在RT1（MillerⅠ类和Ⅱ类）中，可以预测100%的牙根覆盖率；在RT2（与Miller Ⅲ类重叠）中，一些随机临床试验显示，根据牙间CAL丧失的程度，采用不同根面覆盖术式的CRC是可以预测的；在Cairo RT3（与Miller Ⅳ类重叠）中，无法实现完全的根面覆盖（Tonetti et al. 2014）。

为了计算与不同术式进行根面覆盖可预测性相关的其他因素，该分类补充了其他相关的诊断要素（牙龈退缩的深度、牙龈厚度、角化组织宽度、CEJ的存在、相关的牙颈部病损）。

NCCL经常发生在暴露的牙根表面，并与更严重的牙龈退缩有关。这些NCCL通常伴CEJ缺失和/或牙齿表面形成病损（根面凹陷＞0.5mm）。在2017年的新分类（Cortellini & Bissada 2018）中，可以确定4种不同的临床状况：A类，CEJ仍然可见，伴/不伴颈部台阶＞0.5mm；B类，CEJ无法识别，伴/不伴颈部台阶＞0.5mm。这些临床情况的诊断时需要将牙龈退缩类型（RT1、RT2或RT3）与其他诊断要素（牙龈退缩的深度、牙龈厚度和角化组织量）相结合（表39-2），以便临床医生在选择根面覆盖术式时做出相应的决策（本章后面描述）。

牙龈退缩的治疗

根面覆盖术的主要适应证是美学需求（图39-22）。根面敏感及改变边缘软组织的形态以

表39-2　牙龈退缩治疗诊断表

牙龈位点	牙齿位点				
	REC深度	GT	KTW	CEJ (A/B)	台阶 (+/ -)
无牙龈退缩					
RT1					
RT2					
RT3					

CEJ，釉牙骨质界（A类=可探及CEJ。B类=不可探及CEJ）；GT，牙龈厚度；KTW，角化龈宽度；RT，牙龈退缩类型；REC深度，牙龈退缩深度；台阶，根面凹陷（分类+，颈部台阶>0.5mm。分类-，无颈部台阶）

便于菌斑控制，也是根面覆盖手术的常见适应证（图39-23）。

因为牙龈退缩本身并不是病变（在没有牙龈炎症的情况下），判断是否用根面覆盖治疗牙龈退缩非常重要。决定前先思考：如果现有的牙龈退缩未得到治疗，会发生什么？一篇系统评价及Meta分析（Chambrone & Tatakis 2016）评估了未经治疗颊侧牙龈退缩的长期结果，发现口腔卫生良好的受试者的颊侧牙龈退缩极有可能在长期随访期间加重。Agudio等（2016）将依从性好患者群体中的治疗位点，与具有薄龈表型的对侧位点（伴或不伴牙龈退缩）进行了比较。在随访期结束时［平均（23.6 ± 3.9）年，范围18 ~ 35年］，64个治疗位点中83%位点牙龈退缩程度减轻，而64个未治疗位点中48%位点牙龈退缩程度加重。随着时间的推移，经过移植术增加了厚度的薄龈表型，比未处理的薄龈表型更稳定。尽管牙龈退缩的进展似乎不会影响牙齿的长期存留，但它可能与美观、牙本质过敏以及患者和临床医生对患牙的担心等问题有关。

(a)

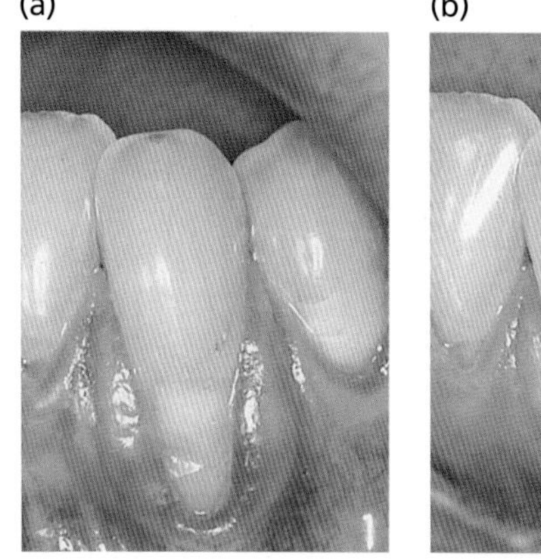

(b)

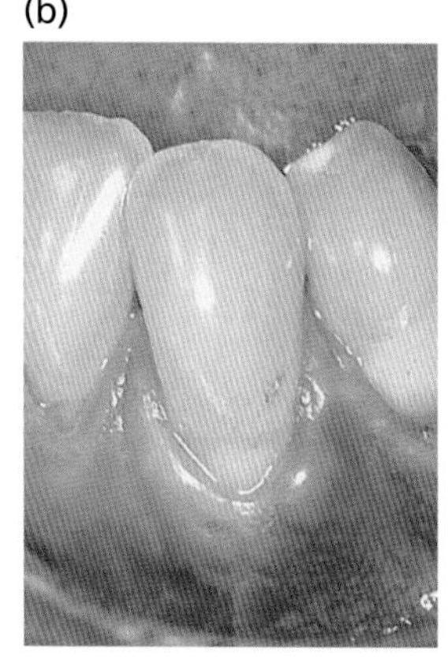

图39-23　（a）下颌尖牙可见明显的牙龈退缩，导致自我菌斑控制的难度加大。（b）为了便于菌斑控制，通过手术的方式改变了软组织边缘位置。

儿童的牙龈退缩问题需要特别关注。随着孩子的成长，如果能建立和维持良好的菌斑控制，牙龈退缩病损可自行消退（图39-24）。Andlin-Sobocki等（1991）报道的3年前瞻性研究发现，初始牙龈退缩深度为0.5 ~ 3.0mm的35个病损中，有25个在口腔卫生水平提高后自行愈合。此外，其余的病损中有3个牙龈退缩明显好转，没有位点显示病损深度增加。因此，采用修复性手术治疗软组织退缩对于处于发育期的患者并不是必需的，如需手术最好是将手术推迟到发育完成后再进行。

(a)

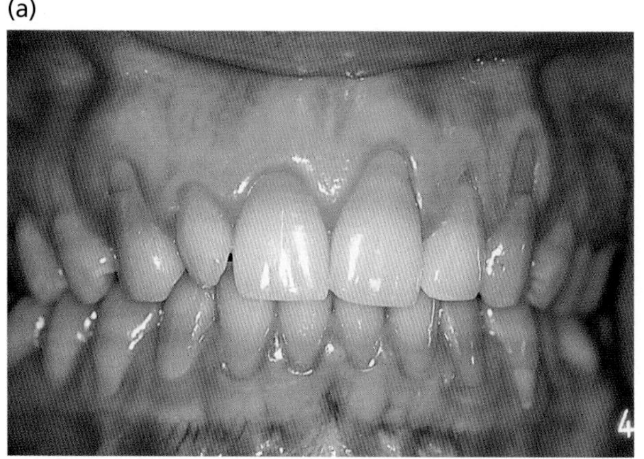

(b)

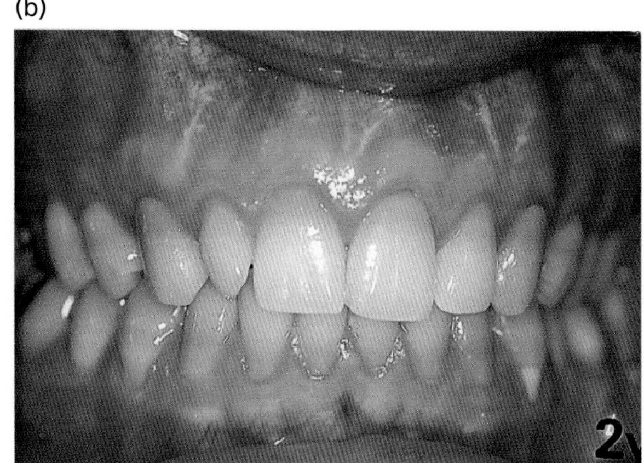

图39-22　（a）一名25岁女性患者，由于上颌多颗牙软组织退缩和高位笑线，引起美观的问题。牙龈健康但是暴露的根面可见楔状缺损，这提示牙龈退缩进展的原因可能是刷牙的创伤。实行根面覆盖术的同时改善了刷牙的方法。（b）术后2年口内照。

(a)

(b)

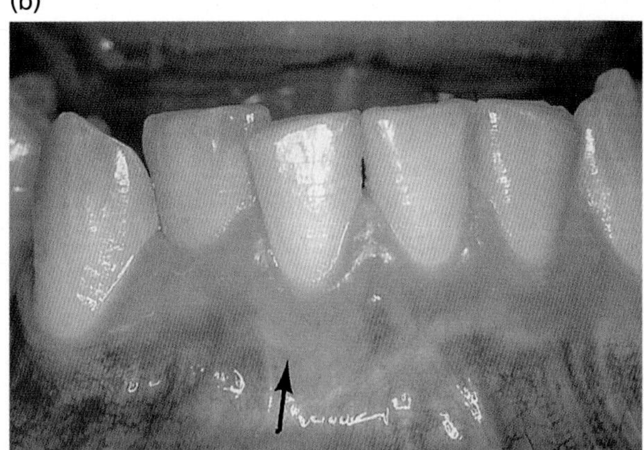

图39-24　一名9岁的男孩，41可见牙龈退缩。（a）牙齿旋转且偏颊侧位。牙龈退缩病损根方可见少量牙龈并有炎症的迹象。该区域的菌斑控制得以改善，但推迟了手术干预。（b）14岁时的同一牙齿区域。41可见在菌斑控制改善及牙槽突（箭头所示）生长后软组织发生自发性修复。

对于需要正畸治疗的患者，如果有牙龈退缩且薄龈表型合并牙根突出及牙齿颊侧位（图39-25a），根面覆盖手术应推迟到正畸治疗将牙齿舌向移动到牙槽骨内合适的位置后再进行（图39-25b）。此时由于牙齿的正畸移动，牙龈退缩和龈开裂将减轻。而当准备外扩或旋转牙齿时，应在正畸治疗之前进行根面覆盖，以防止进一步附着丧失的发生。

根面覆盖术

牙龈退缩的两个主要致病因素，一个是刷牙引起的创伤，还有就是菌斑引起的牙周炎症。在大多数情况下，控制好这些因素就可以防止牙龈退缩的进一步恶化。这意味着，如果牙齿仅覆盖一薄层软组织，不论是否有早期的牙龈退缩，都应鼓励患者采取有效且无创的菌斑控制方法。刷牙时应尽量避免使用Bass刷牙法（见第28章），并指导患者在龈缘处向根向施加轻力。当然应该使用软毛牙刷。

在根面覆盖术前，应清除暴露根面的菌斑生物膜。可以使用橡皮杯和抛光膏来完成清洁。对照临床试验表明，术前对牙齿表面进行刮治或仅抛光，两者术后在根面覆盖程度或残留探诊深度方面没有差异（Oles et al. 1988; Pini Prato et al. 1999）。

用于治疗牙龈退缩的外科手术，基本上可以分为：（1）带蒂软组织移植；（2）游离软组织移植结合带蒂组织瓣或封套/隧道瓣。

带蒂组织瓣移植根据转瓣方向可分为：

(a)

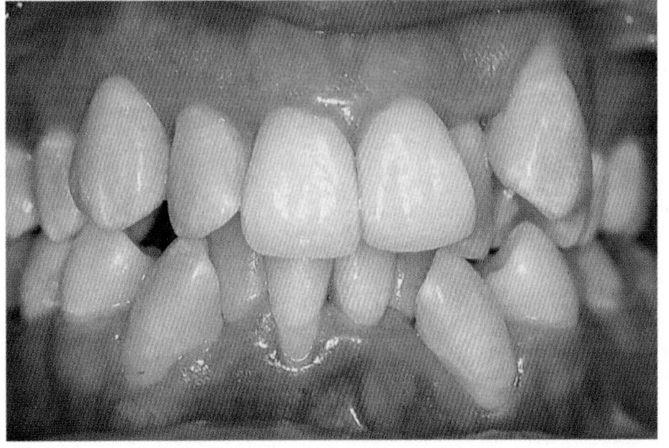

(b)

图39-25　牙齿正畸移动后软组织退缩发生自发性修复。（a）22岁女性患者突出显示的牙齿，特别是23、33、41和43，可见牙龈退缩和薄龈缘。（b）牙齿排齐后，牙龈退缩病损自发地消除并可见牙龈高度的增加。

（1）旋转瓣（如侧向滑行瓣、双乳头瓣、斜向旋转瓣）；（2）推进瓣（如冠向复位瓣、半月-冠向复位瓣）。后者不包括带蒂瓣的旋转或横向移动。带蒂组织瓣移植术也可用于再生手术，使用旋转或推进瓣并在组织瓣和牙根之间放置屏障膜或应用釉基质蛋白。

自体游离软组织移植手术有两种术式：（1）上皮组织瓣移植；（2）上皮下结缔组织瓣移植（非上皮组织瓣移植）。两种术式通常都从腭部的咀嚼黏膜处制取游离软组织瓣。

在根面覆盖手术方案选择时，必须考虑以下3个方面因素：位点局部解剖特征、患者诉求及术者偏好。

需重点评估以下局部因素：

- 需治疗牙龈退缩病损的数量。
- 牙龈退缩病损大小。
- 邻间软组织的高度和宽度，以及邻近退缩处龈乳头的维度。
- 暴露根面根方及侧方的KT高度、厚度及颜色。
- 是否有根面龋坏或颈部缺损。
- 前庭沟深度。
- 是否存在边缘系带或肌肉附着。

无论采用何种术式，是使用带蒂组织瓣、自体瓣移植还是两者结合，都必须充分预备牙根表面以获得软组织与牙根的结合，从而获得稳定的根面覆盖效果。根面的预备通常通过术中刮治和根面平整来完成，只有在为了有利于移植组织瓣存活或组织再生而减少根面凸度，以及诊断有表浅根面龋坏的情况下，才能考虑做更广泛深入的根面平整。虽然充填物的存在并不妨碍根面覆盖（图39-26），但是最好在牙根覆盖软组织前将充填物去除。

之前曾经一度提倡使用根面脱矿制剂处理根面，其不仅可以去除玷污层，而且通过对牙本质基质胶原纤维的暴露促进了新纤维附着的形成，并利于随后这些纤维与结缔组织中的纤维互相交错结合。然而，对照临床试验比较了根面覆盖术时有无根面处理的临床效果差异，并没有发现用酸进行根面生物改性存在临床获益（Ibbott et al. 1985; Oles et al. 1985; Bertrand & Dunlap 1988; Laney et al. 1992; Bouchard et al. 1997; Caffesse et al. 2000）。Gottlow等（1986）通过犬的对照研究，评估了应用冠向复位瓣和枸橼酸进行根面生物改性，治疗局部牙龈退缩的术后愈合效果。愈合3个月后的组织学分析发现，使用枸橼酸处理根面的试验组位点与使用生理盐水的对照组位点相比，在根面覆盖及新结缔组织附着量方面没有差异。虽然在该动物模型中，枸橼酸处理的牙齿经常发生根面吸收，但在涉及人的临床实验中并没有类似的报道。基于对根面处理效果的系统评价，Oliveira和Muncinelli（2012）得出结论：没有证据表明在软组织覆盖术前应用枸橼酸、EDTA或激光等，进行根面生物改性会提高根面

(a)

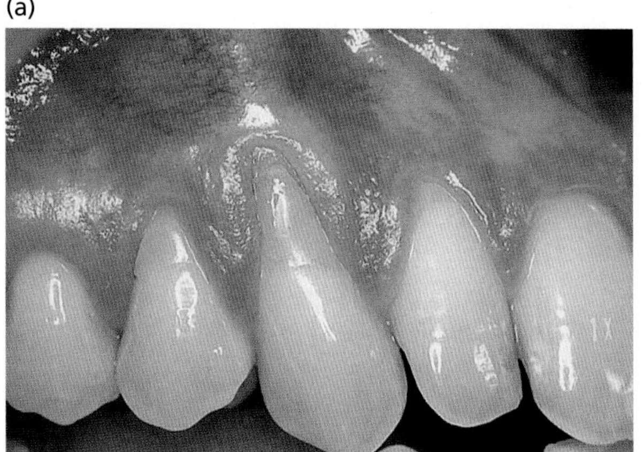

(b)

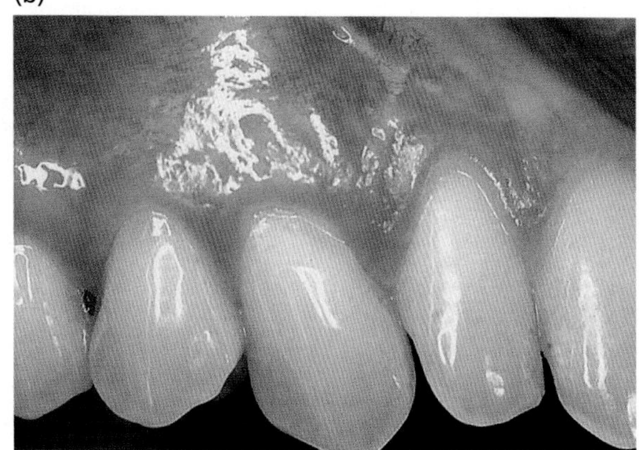

图39-26 （a）尖牙可见明显的牙龈退缩，而且暴露的根面可见树脂充填物。在去除修复体之后，对暴露的根面进行了根面覆盖手术（带蒂组织瓣）。（b）术后2年的愈合效果。

覆盖术的临床效果。

釉基质蛋白衍生物（EMD）作为牙周膜来源间充质细胞和成纤维细胞的分化与增殖因子，其生物学潜能已在体内外研究中得到证实。此外，EMD促进牙龈成纤维细胞的转化，从而积极参与新的结缔组织附着到根面的过程（具体的生物学过程见第38章牙周再生）。然而，关于使用EMD合并冠向复位瓣治疗牙龈退缩的临床组织学证据很少，这些数据来自无望保留的牙齿和Miller Ⅲ类~Ⅳ类病损的病例报告。这些极端病例可能与预期的临床应用相去甚远，因此当应用于治疗牙龈退缩时，并不能提供这种仿生治疗方法生物学潜能的组织学证据。关于EMD对CTG可能的附加效果也有临床组织学研究（Carnio et al. 2002），但EMD和CTG结合应用对所获得附着的性质没有积极影响，也没有促进再生。McGuire和Cochran（2003）也报告了类似的结果：EMD和CTG的结合应用对所获得附着的性质没有积极的影响，也没有促进再生。

针对单个或多个牙龈退缩的治疗有不同的手术术式。

带蒂瓣

以下提到的用于根面覆盖的带蒂瓣均为治疗单个牙龈退缩病损。

复位瓣

复位瓣是带蒂瓣的一种，利用牙槽黏膜及牙龈组织的弹性将组织瓣向冠方牵拉至CEJ的冠方，以覆盖暴露的根面。被广泛使用的是冠向复位瓣（CAF），最初是由Allen和Miller（1989）提出（图39-27）。该术式包括位于患牙两侧CEJ水平的两个梯形垂直松弛切口，切口向根方延伸至被覆黏膜；通过水平沟内切口将上述两切口连接起来。然后利用半厚瓣切口将表层组织瓣与下方黏骨膜分离，这时将表层组织瓣置于CEJ冠方。Pini Prato等（1992）改进了这一设计，利用“高尔夫球杆”形状的水平边缘切口，扩大了外科龈乳头的维度。而梯形切口深入到牙槽黏膜。这些改良通过增加组织瓣的维度，以增强血运及术后稳定性。

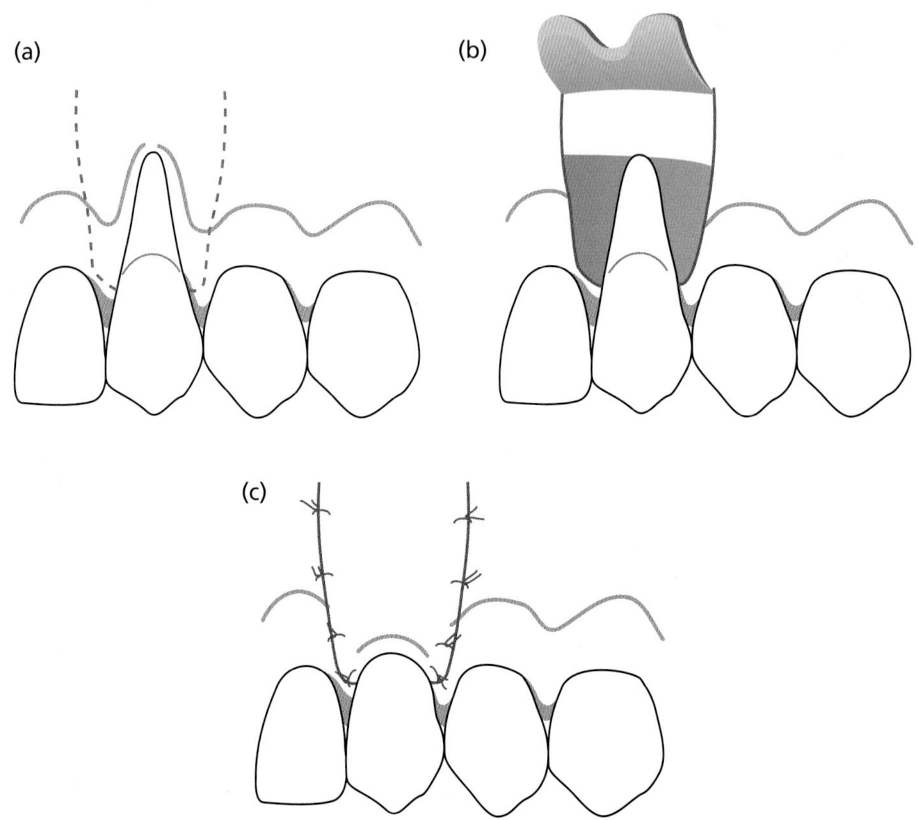

图39-27 （a~c）冠向复位瓣术式。应用冠向复位带蒂组织瓣覆盖局部牙龈退缩病损。（来源：基于Allen & Miller 1989。经John Wiley & Sons许可转载）

De Sanctis和Zucchelli（2007）进一步改良了CAF的设计（图39-28）。两个水平切口的长度须为3mm，并且切口距龈乳头尖端的距离相当于牙龈退缩的高度加1mm。正因为有这些维度的设计，冠向复位后组织瓣边缘才能稳定位于CEJ的冠方，并允许一定的术后组织瓣收缩。而后在牙槽黏膜深层做两个略微发散的斜切垂直切口；这样在后面进行表层切口时，并不会涉及骨和骨膜组织，因此两者并不参与愈合过程，避免不美观的瘢痕。然后，组织瓣以半厚-全厚-半厚的方式翻开，首先通过锐性分离将外科龈乳头翻开至龈沟。随后使用骨膜分离器从龈沟到颊侧翻全厚瓣，从而获得较厚的组织以覆盖牙龈退缩的区域。最后，用刀片将组织瓣根方行半厚瓣分离。此时须注意将所有插入组织瓣的肌纤维离断，以便组织瓣能获得足够的活动度。

然后将组织瓣置于CEJ冠方1～2mm处，使外科乳头贴合到去上皮化的解剖龈乳头顶端；并将组织瓣缝合固定到龈乳头区域的结缔组织床上，使其固定在CEJ冠方1～2mm处。小心缝合关闭松弛切口。

这种组织瓣设计考虑了几个生物学因素。组织瓣仅靠血管蒂提供血供，通常不足以维持组织稳定性，需要龈乳头去上皮化区域产生额外的血

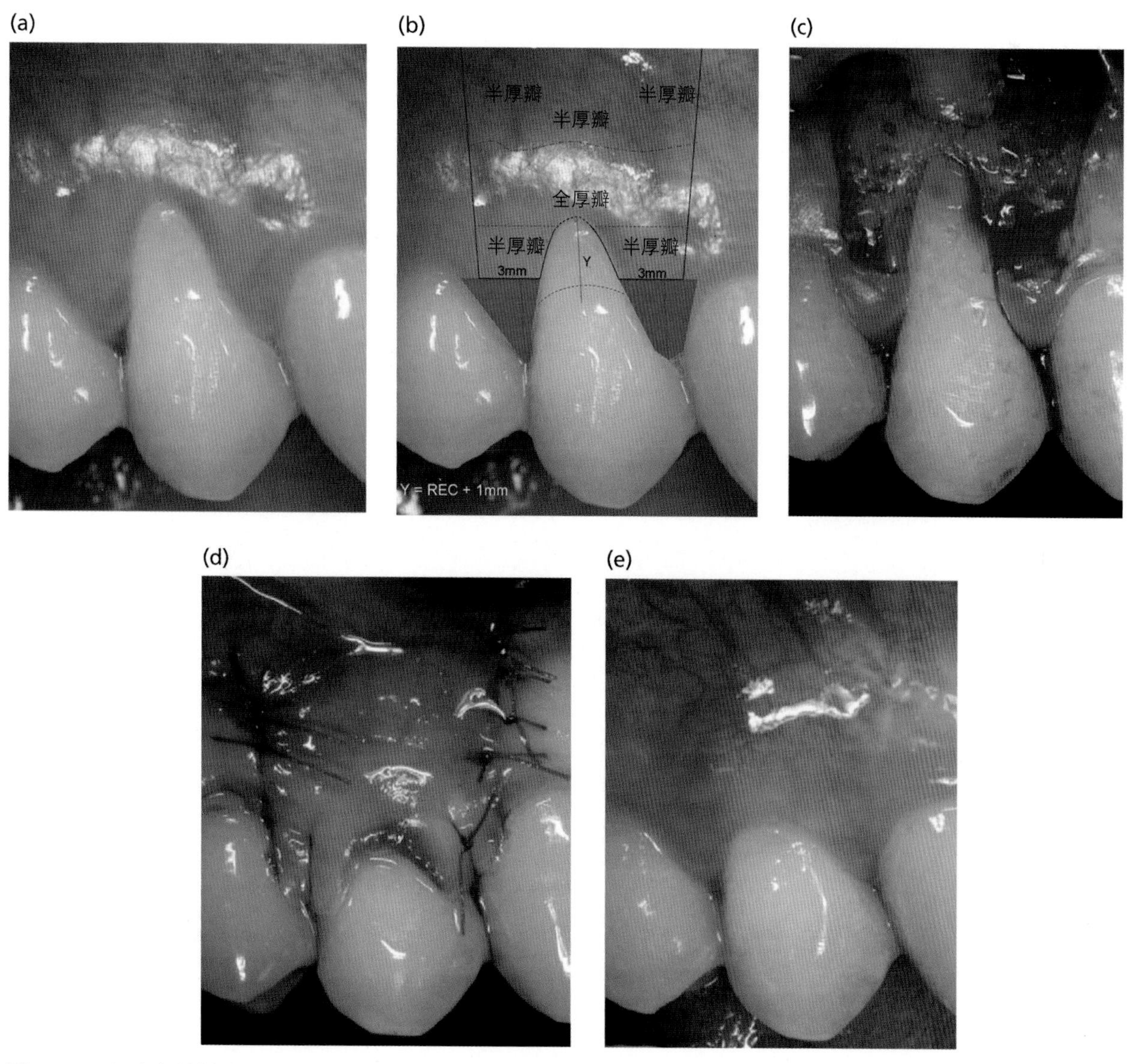

图39-28　冠向复位瓣术式。（a）第一前磨牙可见牙龈退缩病损。（b）组织瓣制备示意图（蓝线，预期冠向复位的量（mm）；红色区域为去上皮化的龈乳头。（c）翻瓣后。龈乳头区域进行了去上皮化以便于将冠向复位瓣固定于釉牙骨质界（CEJ）的冠方。（d）通过悬吊缝合将冠向复位组织瓣固定到釉牙骨质界（CEJ）的冠方。（e）术后1年愈合效果。

管床以及两个垂直切口斜切的周边区域提供。这种内/外血供结合，为组织瓣提供了有效的血管支持。薄外科龈乳头改善了边缘血管与受床的血液交换，根方的半厚瓣切口离断了所有的插入组织瓣的肌纤维，保证了组织瓣的完全松弛无张力。调节组织瓣的厚度（半厚–全厚–半厚），以骨膜覆盖无血管的根面，这样做不仅增加了厚度并且由于组织内细胞的特殊特性增强了愈合能力。

半月–冠向复位瓣

半月瓣（Sumner 1969; Tarnow 1986; Sorrentino & Tarnow 2009）基本上由平行龈缘轮廓的半月形切口组成。半月形切口应位于角化组织内距离龈缘至少3mm处，组织瓣曲度应与龈缘曲度平行，切口应延伸至相邻的龈乳头。然后，通过沟内切口，将组织瓣进行半厚瓣制备直至与半月形切口联通，这样组织瓣就可以冠向移动。然后将其定位在CEJ的冠方，并用手指轻压使其稳定，不需要使用缝线。该术式可用于角化龈宽厚位点的轻度牙龈退缩（图39–29）。

旋转瓣术式（如侧向滑行瓣、双乳头瓣、斜向旋转瓣）是指将组织瓣向冠方以外的方向移动，这也将改变组织边缘的位置。

侧向复位瓣

Grupe和Warren（1956）提出应用邻牙带蒂的角化组织，进行侧向复位瓣（图39–30）覆盖牙龈退缩区域。需要病损邻近的供区，翻全厚瓣并进行侧方复位，以覆盖暴露的根面。从牙龈退缩邻牙（通常是远中邻牙）龈乳头基底做两个垂直的斜切口延伸到牙槽黏膜深方，然后翻全厚瓣。为了减少供区牙龈退缩的风险，Grupe（1966）建议翻瓣时保留边缘软组织。Staffileno（1964）、Pfeifer和Heller（1971）等主张使用半厚瓣，以减少供区牙龈发生龈开裂的潜在风险。为了移动组织瓣，在远端垂直切口的底部做一个回钩切口。回钩切口是沿组织瓣运动方向做的倾斜切口。该术式为治疗局部牙龈退缩提供了有效解决方案（Smukler 1976; Guinard & Caffesse 1978; Ricci et al. 1996）。

侧位移动的冠向复位瓣（Zucchelli et al. 2004）是结合了组织瓣侧向和冠向推进的改良术式（图39–31）。组织瓣切口从需治疗牙齿CEJ处的水平切口开始，而后是平行牙龈退缩近中边缘的垂直切口，延伸至牙槽黏膜。另一个切口沿牙龈退缩的远中边缘，延伸至牙槽黏膜并与之前的切口连接，从而形成一个宽阔的三角形骨膜床受区，之后组织瓣将固定于此。然后，在供区牙齿角化龈内，做平行龈缘的半月形切口并保留该牙颈部的角化组织，以避免该牙出现牙龈退缩的风险。最后的垂直切口，位于组织瓣的末端并与组织瓣运动的方向倾斜，有利于组织瓣复位覆盖

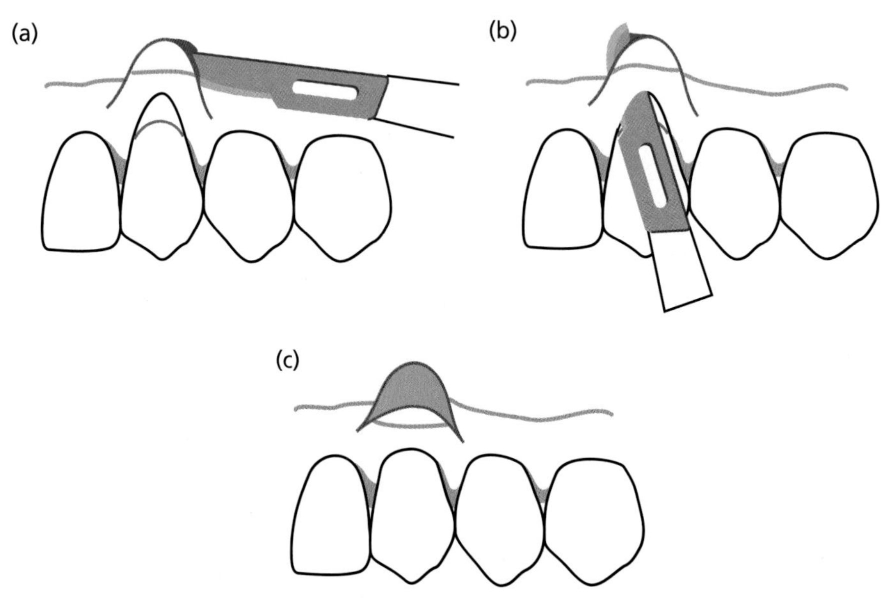

图39–29 （a~c）半月–冠向复位瓣术式。示意图显示应用冠向复位带蒂组织瓣覆盖表浅局部牙龈退缩病损（详见正文）。

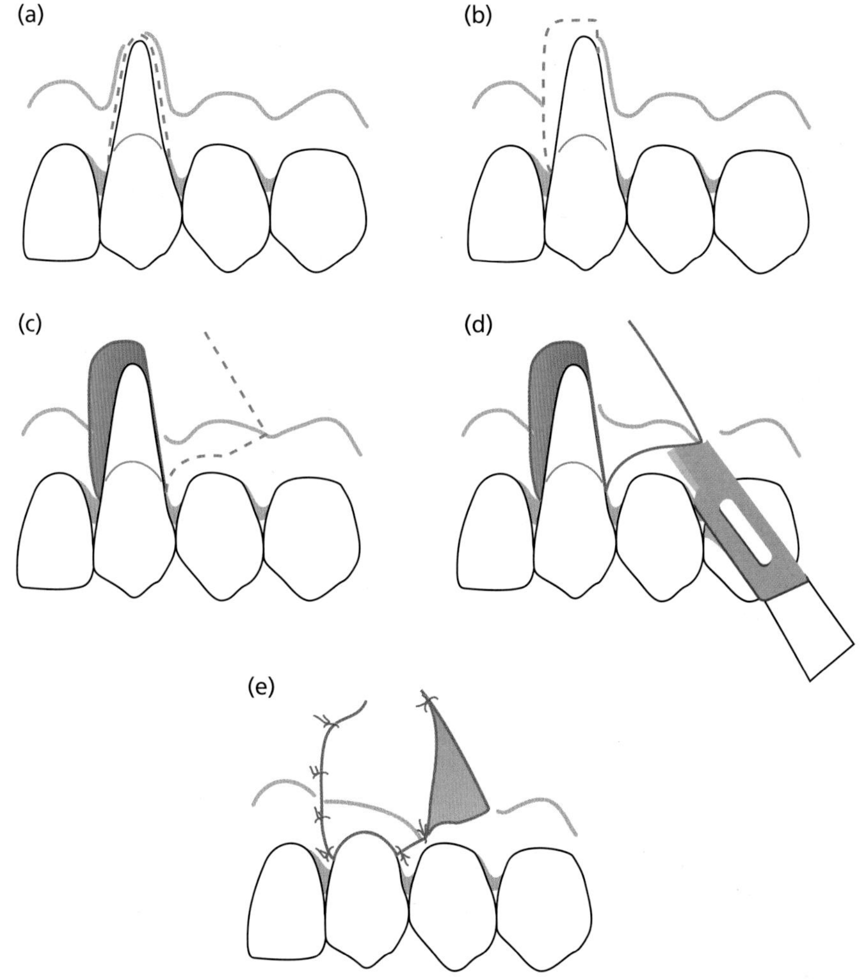

图39-30 （a～e）侧向复位瓣术式。应用带蒂旋转瓣覆盖局部牙龈退缩病损（详见正文）。（来源：基于Grupe & Warren 1956。经John Wiley & Sons许可转载）

裸露的根面。此时，患牙近远中的解剖龈乳头需进行去上皮化；在离断所有插入组织瓣的肌纤维后，将组织瓣进行冠向推进。然后将组织瓣冠向固定，将外科龈乳头置于去上皮化的解剖龈乳头之上，并用改良的悬吊缝合及间断缝合进行固定。在一项随机临床试验中，对比了治疗上颌第一磨牙颊侧牙龈退缩时是否应用CTG的效果（Zucchelli et al. 2012），结论是这两种术式都可以实现完全根面覆盖并获得较高的美学评分，而且在统计学上并没有显著差异。

双乳头瓣

沿牙龈退缩的软组织边缘做倾斜切口。斜切口需是相对应的，即一侧为内斜切口，另一侧为外斜切口。这样在双乳头移位后，两个边缘可以重叠缝合在一起。

在CEJ冠方1～2mm做两个斜切口，半厚瓣分离双乳头。之后将两个组织瓣在牙齿中线位置间断缝合在一起，此时需注意两部分需完全重叠。组织瓣最后通过悬吊缝合进行固定（图39-32）。

此术式很少应用是因为以下几个关键因素：因为组织瓣的完整性取决于一个非常小的缝合固定区域；缝线位于最关键的区域，其覆盖了无血管而凸起的根面，而这又是张力最大的区域。

此术式的其他改良为倾斜旋转组织瓣（Pennel et al. 1965）、翻转瓣（Patur 1977）和转位瓣（Bahat et al. 1990）。

单个牙龈退缩比较少见。牙龈退缩通常累及多颗牙齿，一般累及整个象限，有时甚至整个口腔。Zucchelli和De Sanctis（2000）描述了用于治疗多个牙龈退缩的组织瓣设计，该设计允许组织

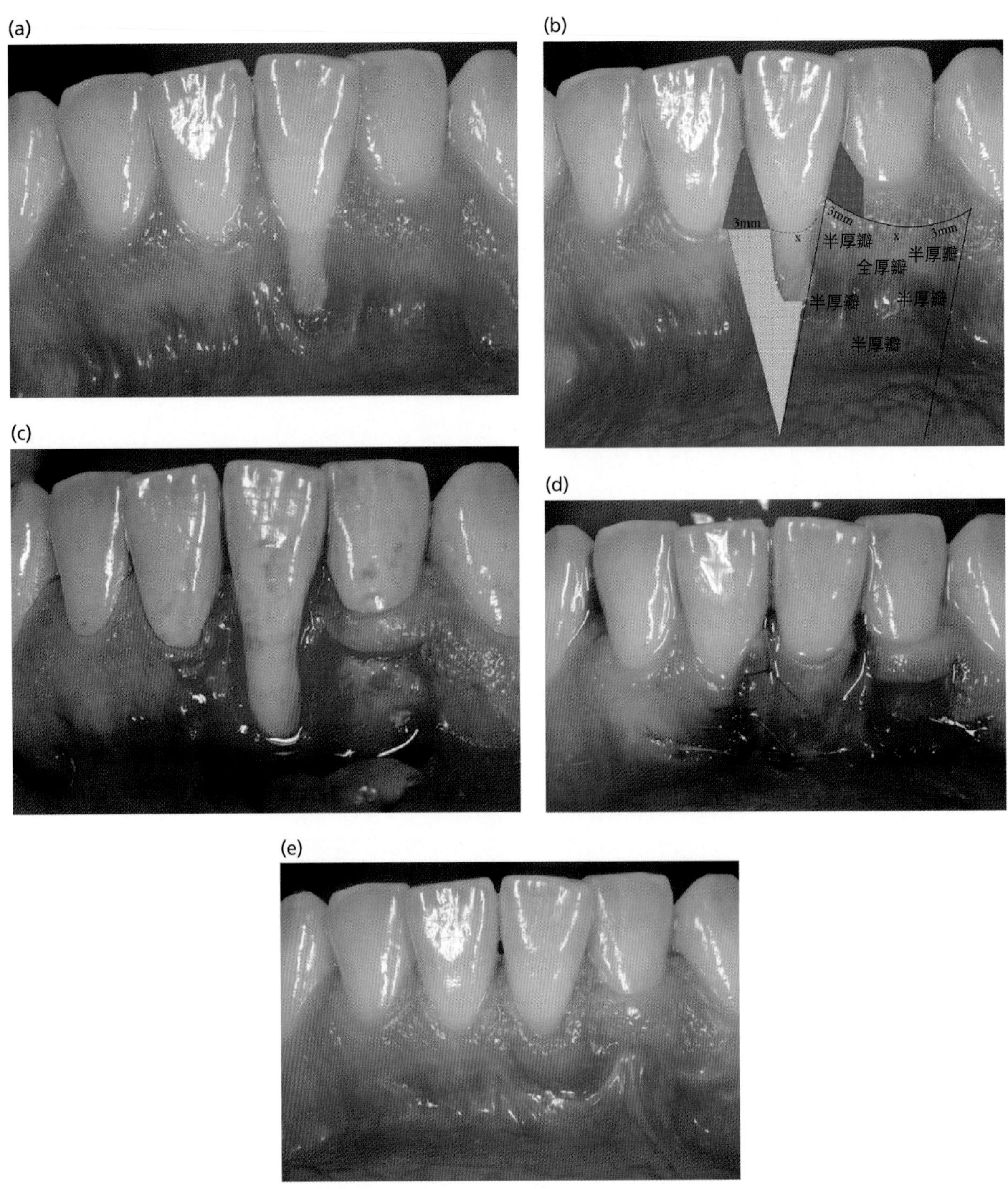

图39-31　侧位移动的冠向复位瓣术式（详见正文）。（a）中切牙可见牙龈退缩病损。（b）受植位点及带蒂组织瓣制备的轮廓示意图（粉色区域为侧位瓣的受植区；红色区域为去上皮化的龈乳头（x，CEJ水平牙龈退缩宽度；Split，半厚瓣；Full，全厚瓣）。（c，d）组织瓣向侧向及冠向转移，并用缝线固定。使用水平双褥式缝合降低嘴唇对组织瓣边缘部分的张力。（e）术后1年愈合效果。

瓣进行合适的调整，并在没有做垂直松弛切口下增加了冠向复位。

多牙冠向复位瓣（MCAF）

组织瓣设计为无垂直切口的封套瓣，包含几颗牙齿或整个象限。组织瓣的设计，会受无垂直切口时的组织瓣冠向移动影响，并取决于将组织瓣锚定到相邻组织上所产生的张力，因此导致所有组织瓣中心近中的龈乳头都需向近中旋转而其远中的龈乳头需向远中旋转。鉴于此，组织瓣切口设计从位于组织瓣中心牙齿上的两个倾斜切口开始，从近远中龈乳头指向邻牙牙龈退缩的基底（图39-33）。该切口距离龈乳头尖端的距离与牙龈退缩的大小相同。这些切口使组织瓣中心近

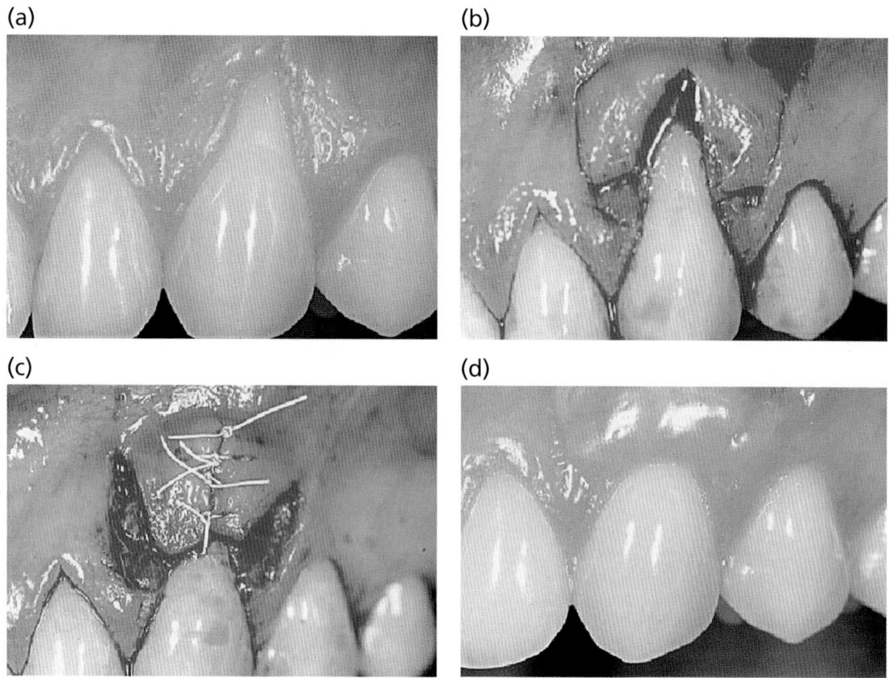

图39-32　双乳头瓣术式。（a）上颌尖牙术前唇侧可见软组织退缩。（b）使用半厚瓣切口，软组织瓣从牙龈退缩的两侧（c）将双侧组织瓣缝合在一起并覆盖暴露的根面。（d）术后6个月的愈合效果显示完全覆盖根面。（来源：Prof. Giampaolo Pini Prato）

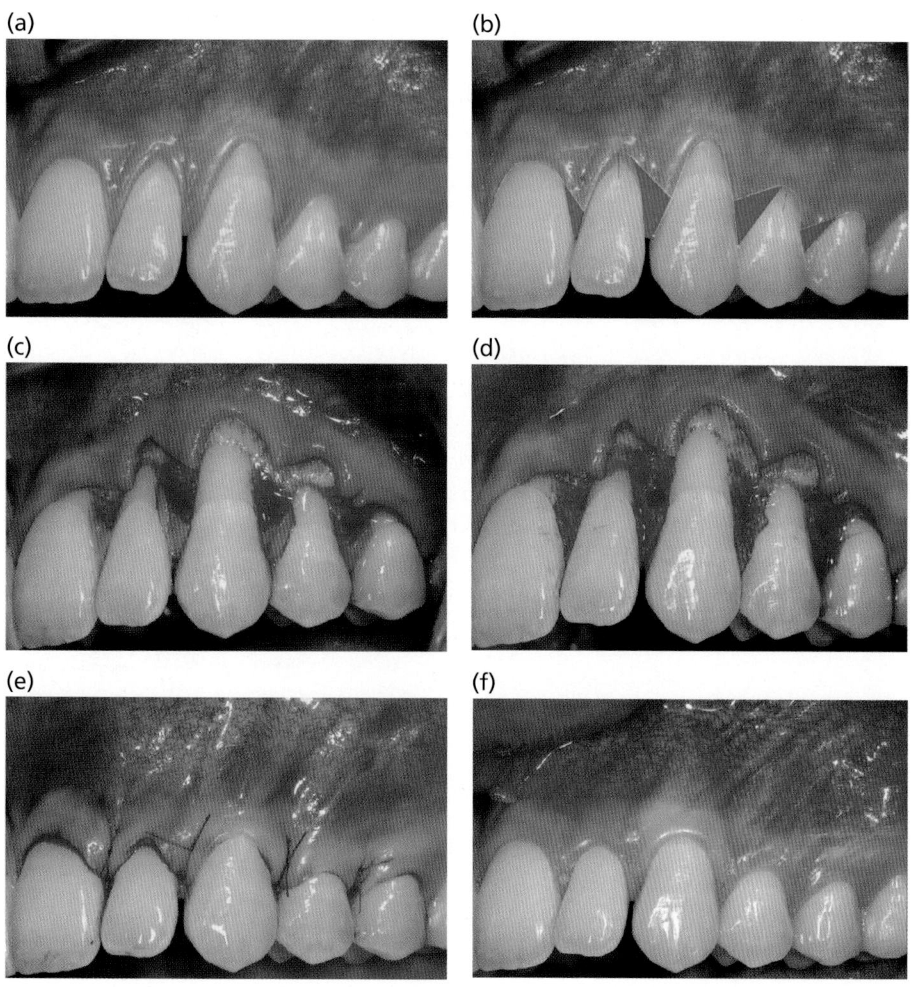

图39-33　治疗多个牙龈退缩的多牙冠向复位瓣（详见正文）。（a～e）在牙间区域行斜切口，术区中线近中的"手术形成的龈乳头"会偏向远中和根方，而术区中线远中的"手术形成的龈乳头"则会偏向近中和根方。（f）术后1年愈合效果。

中牙齿的外科龈乳头尖端指向牙齿近中，而远中的外科龈乳头尖端指向牙齿远中。外科龈乳头切口的倾斜程度，将取决于它们在组织瓣的冠向位移时的旋转程度。

外科龈乳头区域需进行半厚瓣分离，注意牙龈退缩基底部不要使用刀片进行锐性分离。然后将骨膜分离器置于龈沟底部并翻全厚瓣，翻起全厚游离龈时注意至少应翻起2mm的骨膜。最后，对组织瓣根方的部分进行半厚瓣分离，小心离断所有插入组织瓣的肌纤维。牙间乳头唇侧的剩余部分需去上皮化，以形成结缔组织床，组织瓣可以缝合固定在该结缔组织床上。彻底清创根面后，将组织瓣进行冠向推进，注意组织瓣边缘位于CEJ冠状方向至少1mm。然后通过单个改良悬吊缝合将组织瓣固定到位。必须注意的是，组织瓣需与根面及去上皮的龈乳头完美贴合。

Zucchelli等（2009）评估了垂直切口对同样组织瓣设计（多个牙龈退缩CAF）可能产生的影响。因为患者无法辨别瘢痕的存在，所以垂直切口并不会影响患者对结果差异的感知；而且没有垂直切口设计的组织瓣，存在更多的完全根面覆盖（CRC）。Zucchelli（2009）和De Sanctis（2011）等提出，具有垂直切口的多牙冠向复位瓣，可作为下颌后牙区牙龈退缩的治疗方法。

带蒂软组织瓣联合屏障膜技术

Pini Prato等（1992）根据引导性组织再生（GTR；见第38章）的原则，将屏障膜联合带蒂软组织瓣作为一种根面覆盖的治疗方法。为了在根面和屏障膜之间形成空间以利于组织的形成，学者建议进行过度的根面平整，以产生凹面的根面形态。可以将不可吸收钛加强膨化聚四氟乙烯（e-PTFE）膜/生物学可吸收屏障膜与冠向复位瓣联合使用。Zucchelli等（1998）比较了3种不同的治疗较重牙龈退缩的方法，即使用不可吸收屏障膜、可吸收屏障膜和CTG结合冠向复位瓣。得出结论：在治疗牙龈退缩的过程中，当牙龈退缩≥4mm时，膜龈双层瓣技术至少与GTR技术一样有效（图39-34）。此外，随机临床试验的系统评价无法证明，与单独使用CAF或CAF合并CTG相比，使用屏障膜在根面覆盖率和CRC率方面有任何额外效果（Rocuzzo et al. 2002; Cairo et al. 2014）。

带蒂软组织瓣覆盖裸露根面的愈合

在牙龈退缩病损周围区域中，受植床骨组织被结缔组织覆盖的部分，愈合方式与传统的组织瓣手术后相似。受植床以及移植组织瓣的细胞和血管侵入纤维蛋白层，之后该层逐渐被结缔组织取代。1周后，移植组织瓣和下方组织之间已经建立了纤维结合。

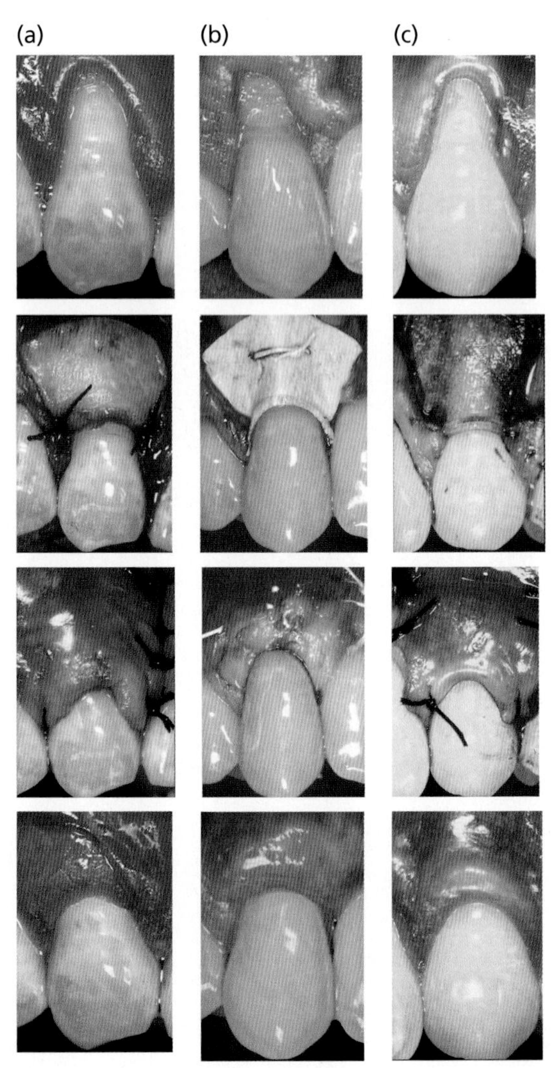

图39-34 3种不同外科术式的比较。（a）冠向复位瓣联合结缔组织瓣。（b）冠向复位瓣联合不可吸收膜。（c）冠向复位瓣联合可吸收膜。术后1年愈合效果。

Wilderman和Wentz（1965）在犬动物实验中，研究了带蒂组织瓣与裸露根面接触区域的愈合，愈合过程被分为4个不同阶段（图39-35）：

1. 贴合阶段（0～4天）。侧向复位瓣与暴露根面间有一薄纤维层。移植组织瓣的上皮细胞开始增殖，并于几天后在组织瓣冠缘处到达牙齿表面。
2. 增殖阶段（4～21天）。这一阶段早期，组织瓣内面的结缔组织增生侵入根面与组织瓣之间的纤维层。不同于两个结缔组织表面之间的愈合，该阶段只有一侧结缔组织长入纤维蛋白层。6～10天后，可见一层成纤维细胞沉积在根面。这些细胞在愈合后期分化为成牙骨质细胞。在增殖阶段结束时，根面附近形成薄胶原纤维，但仍没有观察到结缔组织和根面之间的纤维结合。上皮从创口的冠缘沿根面向根方增殖。根据Wilderman和Wentz（1965）的观察，上皮细胞向根方的增殖通常会止于病损的冠方1/2内，但也经常可以观察到上皮进一步地向根方增殖。
3. 附着阶段（27～28天）。在本愈合阶段，薄胶原纤维插入在病损根方部分根面形成的新生牙骨质内。
4. 成熟阶段。这是愈合的最后一个阶段，其特征为持续形成胶原纤维。2～3个月后，胶原纤维束插入牙龈退缩病损根方部分被刮治后的根面牙骨质层。

通过对猴子和犬的动物实验性研究了牙周创口的愈合特征，其结果表明，牙龈结缔组织缺乏与根面形成新结缔组织附着的能力，但可能会引起牙根吸收（见第21章）。当考虑应用游离或带蒂组织瓣治疗牙龈退缩病损的基本原理时，这一发现值得一提。因为在这些手术中，牙龈

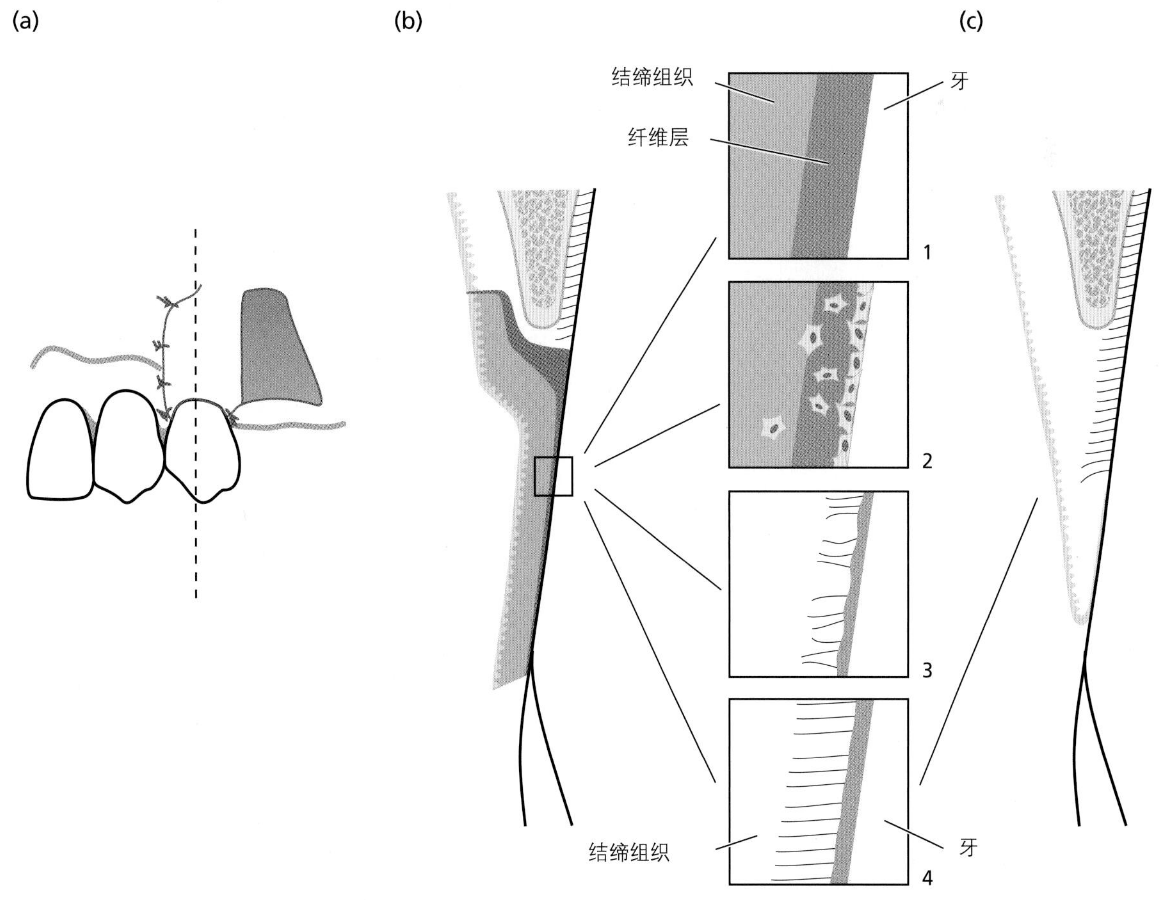

图39-35 （a）采用带蒂组织瓣治疗局部软组织退缩的术后愈合过程。（b）术区的术后即刻截面图。方框区域（1～4）显示愈合过程可以分为4个阶段。（c）术区愈合后。成功实现根面覆盖的病损处，约50%区域可能为新结缔组织附着。

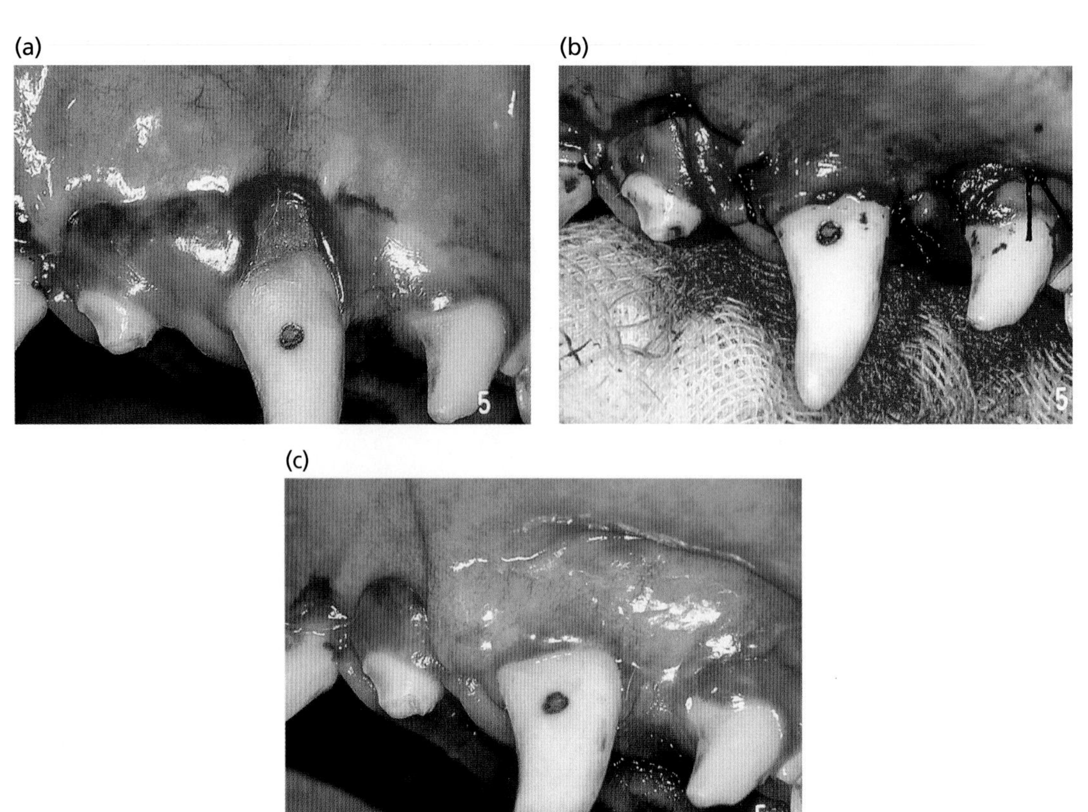

图39-36 临床图像显示采用冠向复位瓣，治疗犬实验性局部牙龈退缩病损。（a）术前可见局部牙龈退缩病损。（b）组织瓣覆盖病损位点。（c）术后愈合3个月。

结缔组织直接与裸露的根面接触，这时应该预期会发生牙根吸收。但此类治疗后并发症不常见的原因，可能有两个：要么牙周膜细胞与根面形成了纤维附着；要么上皮细胞向根方增殖形成牙根保护屏障（长结合上皮），将牙龈结缔组织与根面分开。组织学研究确定了采用带蒂组织瓣治疗牙龈退缩后所形成的附着类型，结果表明部分病损区域形成了新的结缔组织附着。Wilderman和Wentz（1965）的研究发现在病损被软组织覆盖的部分，分别各有2mm的结缔组织附着和上皮附着；而成功产生软组织覆盖的病损中，约50%显示有新的结缔组织附着形成。Gottlow等（1986）评估了采用冠向复位瓣治疗犬实验性牙龈退缩病损的治疗结果（图39-36）。愈合3个月后的组织学分析表明，平均而言，由于愈合过程中的牙龈退缩，病损原有冠根高度的20%重新暴露（实现约80%根面覆盖），40%是由上皮覆盖，另外的40%为结缔组织与新生牙骨质形成的附着（图39-37）。愈合类型由病损大小和形状决定。窄

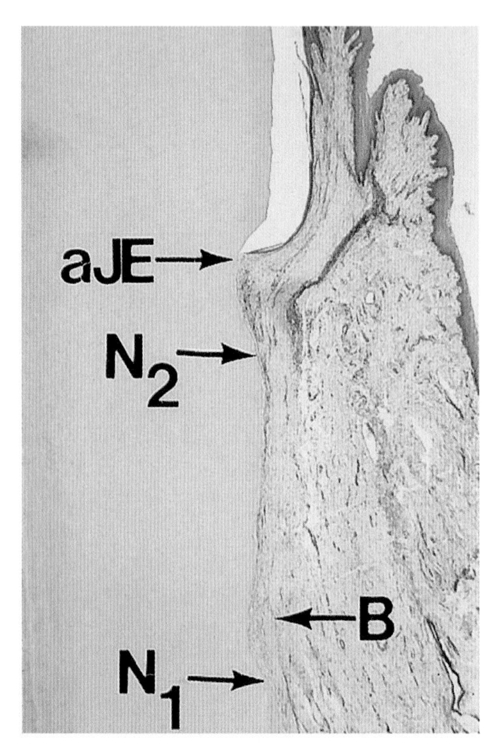

图39-37 图37-36中的同一只犬在冠向复位瓣术后愈合的显微图像。新形成的结缔组织附着，从骨开裂（N_1）底部预备的凹槽的根方边缘向冠方延伸至用于指示术前软组织边缘水平（N_2）的凹槽内的上皮根方终末位置（aJE）。B，牙槽嵴顶。

牙龈退缩病损相比宽病损而言，病损根方部分获得新结缔组织附着的可能性更高，原因可能是病损侧方的牙周膜将作为肉芽组织的细胞来源，这样就形成了新结缔组织附着。

带蒂组织瓣移植的组织学研究使用了猴子作为动物模型（Caffesse et al. 1984; Gottlow et al. 1990），研究发现，成功的牙龈退缩病损覆盖中，有38%～44%表现为新结缔组织附着形成。Gottlow等（1990）的研究也表明，在根面和带蒂组织瓣之间应用GTR膜，可以明显产生更多的新结缔组织附着（牙龈退缩病损被覆盖部分的79%）。而在犬的实验性牙龈退缩病损中，应用釉基质蛋白结合冠向复位瓣治疗后，也发现牙骨质形成量明显增加并伴胶原纤维插入（Sallum et al. 2004）。

部分涉及人体块状组织切片的病例报告，提供了进一步的证据表明，在带蒂组织瓣移植后可能形成新结缔组织附着。两颗牙齿采用侧向复位瓣治疗后的组织学评价显示，在病损被覆盖部分的根方1/4的根面重新建立了结缔组织附着（Sugarman 1969）。Cortellini等（1993）对GTR治疗的牙齿进行了组织学检查，结果表明，牙龈退缩病损长度的74%可见结缔组织附着。伴胶原纤维插入的新生牙骨质，形成了新结缔组织附着，其覆盖了48%的经过刮治的根面。此外，釉基质蛋白治疗后的牙齿组织形态学评估表明，新生牙骨质覆盖了原有病损的73%（Heijl 1997）。

游离软组织瓣的应用流程

通常在靠近牙龈退缩病损邻近组织没有合适的供体组织，或术后需要获得较厚的边缘组织时，会考虑咀嚼黏膜的游离软组织瓣移植。该术式可用于治疗单个或多个牙龈退缩。移植的组织瓣可能为：（1）角化上皮瓣；（2）硬腭咀嚼黏膜上皮下结缔组织瓣。

角化上皮软组织瓣移植

游离角化上皮软组织瓣移植术式可分为两步法，即先将游离软组织瓣置于牙龈退缩的根方，待愈合后再将其进行冠向复位以覆盖暴露的根面（图39-38）（Bernimoulin et al. 1975; Guinard & Caffesse 1978）；或一步法，即将组织瓣直接覆盖暴露的根面（Sullivan & Atkins 1968a, b; Miller 1982）（图39-42）。后一种技术更为常用。

Zucchelli和De Sanctis（2013）提出了对传统两步法进行改进，以克服由于移植区域边缘角化组织过多而导致的美学问题（图39-39）。该改进可以应用牙龈退缩已经到达前庭沟底部的下颌前牙病例，或者前庭沟较浅且在相邻牙齿没有较宽角化组织带以进行侧向滑行瓣的病例。该术式先在牙龈退缩病损基底部预备受植床，然后从腭部切取带上皮移植物。应注意切取时需设计移植

(a)
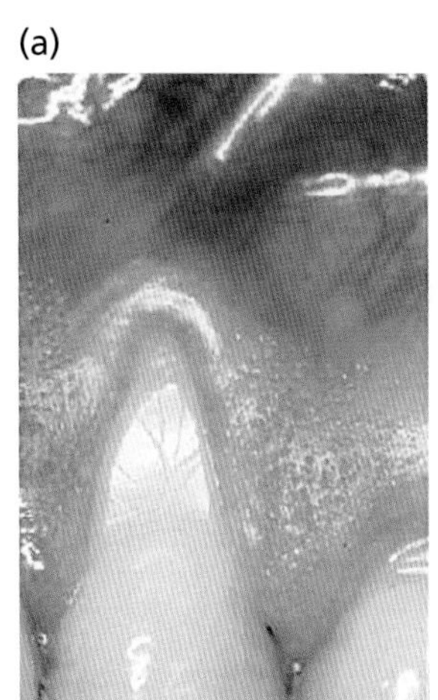
(b)
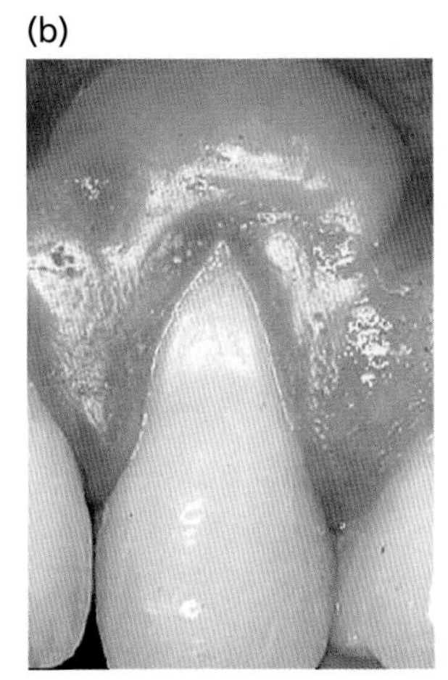
(c)
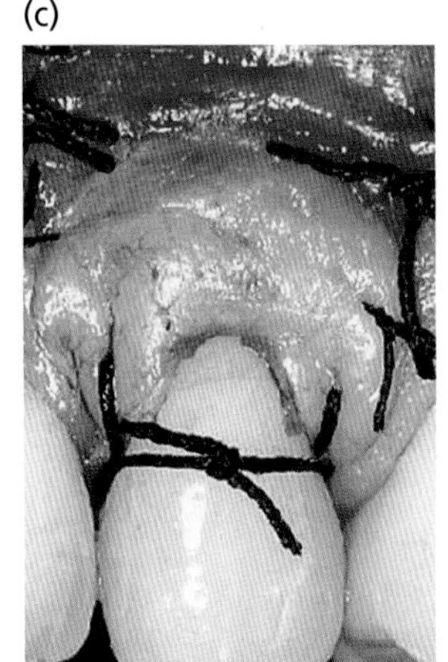
(d)
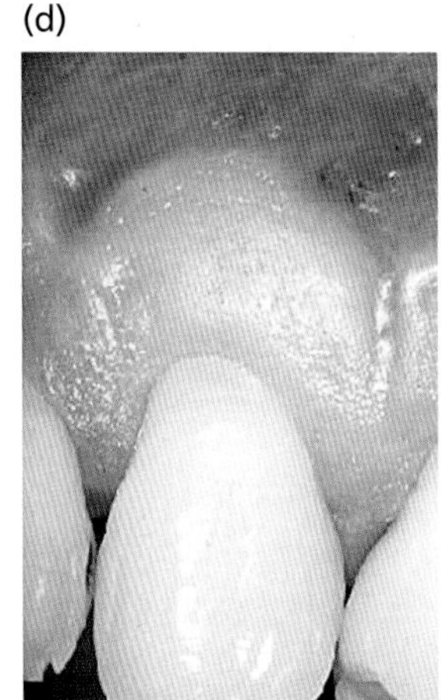

图39-38 两段式进行角化上皮的游离软组织瓣移植。（a～c）将角化软组织瓣置于牙龈退缩病损的根方并愈合。在第二阶段手术时进行冠向复位瓣覆盖裸露的根面。（d）术后1年愈合效果。（来源：Prof. Giampaolo Pini Prato）

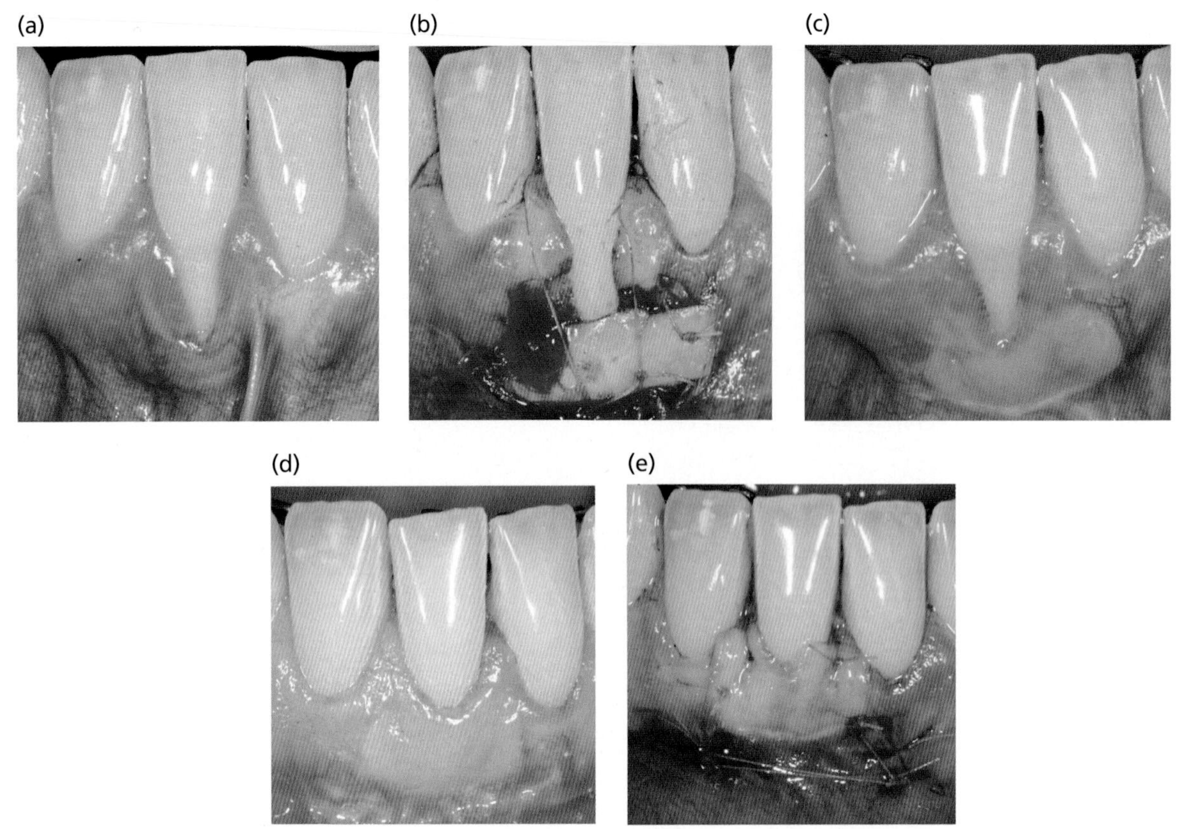

图39-39 两段式冠向复位瓣。（a）下颌中切牙的深牙龈退缩病损。（b）游离龈瓣置于病损基底的黏骨膜上。（c）愈合3个月的效果。（d）第二阶段行冠向复位瓣。（e）术后1年愈合效果。

物的正确尺寸：（1）移植物的高度应等于治疗区域附近牙齿角化组织的高度；（2）宽度应为牙龈退缩宽度加解剖龈乳头的宽度。

切取移植物后将其固定在牙龈退缩根方预备好的骨膜床上即可。第一次手术后3个月，采用与CAF相同的术式，以半厚-全厚-半厚的方式翻瓣，并将组织瓣固定在CEJ冠方1～2mm处。

上述学者还建议采用相同的两步法，利用侧位移动的冠向复位瓣，将前期移植在治疗牙齿邻牙角化龈根方的游离龈瓣，覆盖在牙龈退缩病损区域（图39-40）。这种设计适用于当前庭沟太浅或牙龈退缩到达前庭沟底部时，也就是说在很难或不可能固定游离龈瓣情况下使用。3个月后，再进行侧向和冠向滑行瓣治疗牙龈退缩缺损。使用一步法术式，应用游离龈移植的原则是由Sullivan和Atkins（1968a, b）提出，后经Miller（1982）改良：

1. 在做任何切口之前，需对暴露的根面进行仔细洁治和根面平整（图39-41a）。可通过降低根面凸度来减少近远中无血管受植床面积。

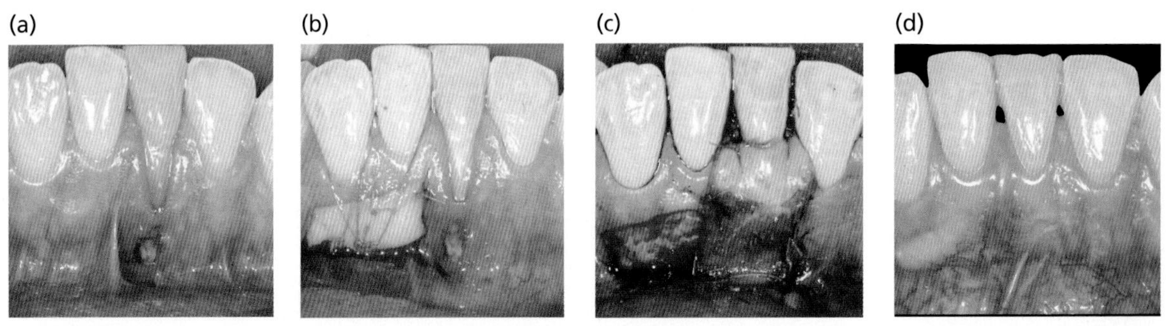

图39-40 两段式侧位移动的冠向复位瓣。（a）下颌中切牙非常深的牙龈退缩病损。（b）游离龈瓣（上皮-结缔组织）置于邻近区域。（c）侧位移动的冠向复位瓣。（d）术后1年愈合效果。

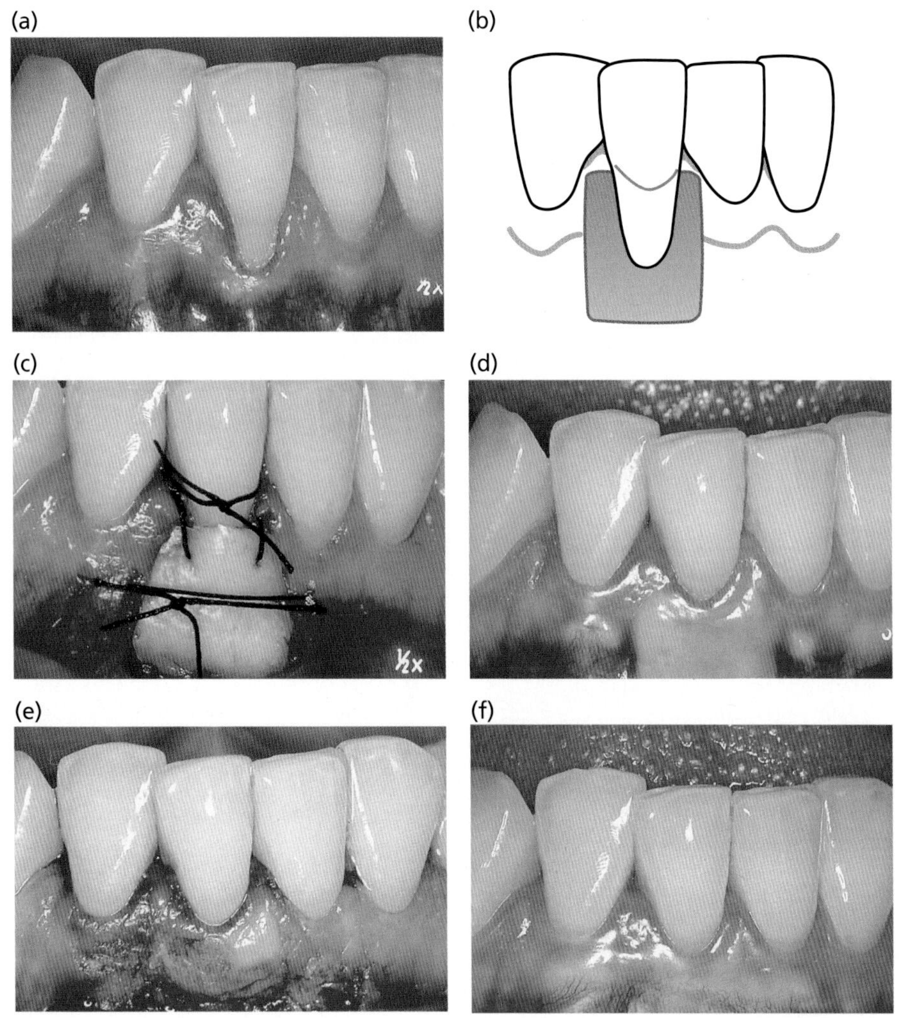

图39-41　（a~f）游离角化上皮软组织瓣移植术式。下颌中切牙的牙龈退缩病损，采用游离组织瓣移植进行治疗（详见正文）。

2. 与带蒂组织瓣移植治疗一样，受植床预备对游离组织瓣移植手术的成功是至关重要的。在病损的侧方和根方需预备3~4mm宽的结缔组织受植床（图39-41b）。该区域通过几个切口划定，首先是在患牙两侧的龈乳头组织内平CEJ水平的水平切口。随后是两个垂直切口，从龈乳头水平切口的切口线向下至牙龈退缩根方约4~5mm处。然后，再做一个水平切口以连接两个垂直切口的根方末端。划定术区后，再从沟内切口对上皮和结缔组织进行半厚瓣锐性分离，直至去除区域内的全部上皮及结缔组织的外层。
3. 为了确保从供区取得足够大小和适当轮廓的游离龈，需要根据受植床制备锡箔模板。将该模板转移到供区位点，在前磨牙区的腭侧黏膜沿模板使用表浅切口勾勒出所需游离龈瓣的大小。沿以上的轮廓从供区取出厚度2~3mm的组织瓣。目前主张在组织瓣从供区完全离断前先置缝线，这可能有助于组织瓣向受植区转移。离断组织瓣后，应向创口区域施压以控制出血。
4. 组织瓣立即置于预备好的受植床上。为了将组织瓣牢固地固定在受植区，缝线必须固定在骨膜或相邻的附着龈上。需要一定数量的缝线以确保游离龈瓣紧密贴合下方的结缔组织和根面（图39-41c）。对组织瓣加压几分钟以挤净组织瓣和受植床之间的血液。
5. 缝线和牙周塞治剂通常需维持2周。图39-41d可见组织瓣移植区域愈合3个月后的外观。通过牙龈塑形术后，组织瓣移植区取得了满意的美学效果（图39-41e, f）。

结缔组织瓣联合带蒂组织瓣

该术式应用结缔组织瓣（CTG）直接置于暴露根面，再将黏膜瓣冠向复位（图39-42），覆盖移植的结缔组织瓣（Langer & Langer 1985; Nelson 1987; Harris 1992; Bruno 1994; Zucchelli et al. 2003）。这种瓣设计通常被称为双层瓣技术，因为其原理是采用冠向复位瓣提供足够的血供，同时用CTG通过增加软组织厚度改变牙龈表型，从而加强了根面新形成组织的术后稳定性。文献综述（Graziani et al. 2014）表明，当表型改善后，根面覆盖的效果会增强。对比角化上皮瓣移植，CTG移植的腭部创伤更小，且移植后的美学效果更佳。可以使用异种胶原基质作为CTG的替代品（McGuire & Scheyer 2010; Jepsen et al. 2013）。

组织瓣设计与CAF相同。尽管可能会增加半厚瓣厚度，但建议使用半厚-全厚-半厚方式，以确保边缘软组织获得最大的稳定性。

从腭部或磨牙后区切取结缔组织。现有的几种切取腭侧结缔组织的术式，使用1个、2个或3个切口翻瓣"打开供床"，暴露深层组织并通过第四个切口切取游离组织瓣后，确保骨膜保持原位（图39-43）。关闭组织瓣，创口将为一期愈合。

另一种可选的术式是切取上皮-结缔组织瓣，随后在口外去除上皮（图39-44）。这种情况下的创口会延期愈合。因为只切取了较浅的结缔组织，采用这种术式可以避免切取脂肪或腺体组织，只切取致密的结缔组织。Zucchelli等（2010）报道，患者不适感更多地取决于创口的深度，而不是愈合方式。

切取的结缔组织立即放置在已经过处理的暴露根面上，并在牙龈退缩病损两侧的解剖龈乳头基底部用缝线固定。根据学者（Zucchelli et al. 2003）的报道，游离结缔组织瓣应略位于CEJ的根方，这样就不会干扰其上方组织瓣边缘部分的固定。最后，外侧组织瓣固定于CEJ冠方与CAF术式相似。

CAF联合结缔组织瓣治疗单个RT1和RT2牙龈退缩病损的效果很好（Rocuzzo et al. 2002; Cairo et al. 2014）。该术式（CAF加CTG）也可用于治疗多个牙龈退缩病损。多个牙龈退缩治疗的方法与MCAF所述的方法相同，以半厚-全厚-半厚方式翻瓣，并将从腭部切取的结缔组织瓣放置在经过处理的根面上（图39-45）。组织瓣的尺寸取决于需要治疗牙龈退缩的数量。

一篇关于治疗多个牙龈退缩的文献综述（Graziani et al. 2014）报道，应选择MCAF结合CTG术式。并非所有牙龈退缩病损都需要CTG，只有牙龈表型较薄的位点才需要CTG。在这些位点，应用该术式有更好的美学效果以及长期可预测的效果，且患者的不适感较小（Cairo et al. 2014; Stefanini et al 2018; De Sanctis et al. 2020）。

(a)
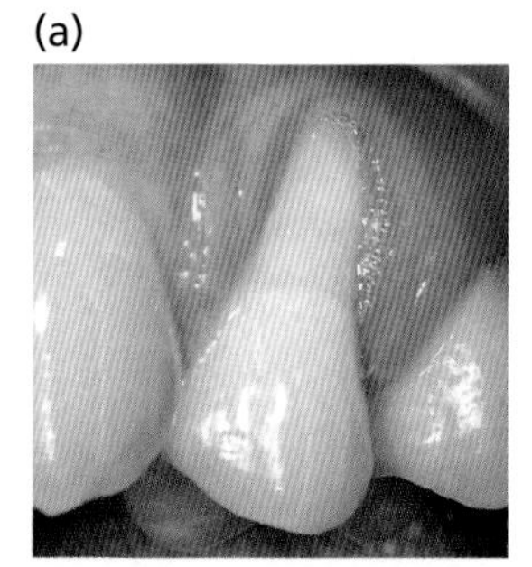
(b)
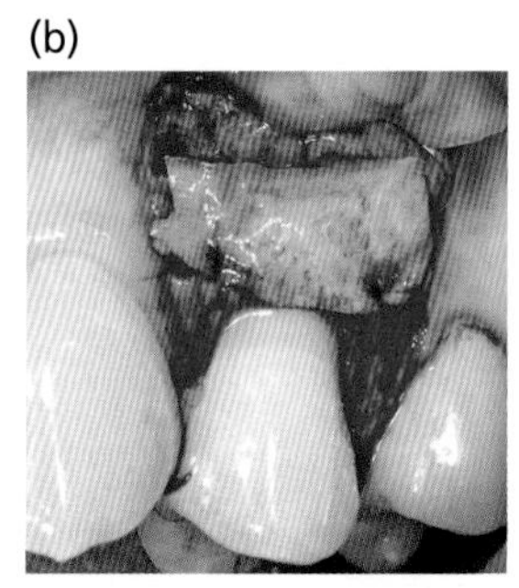
(c)
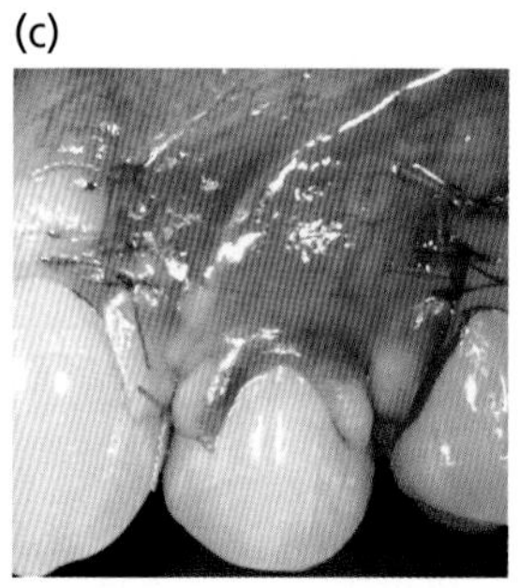
(d)
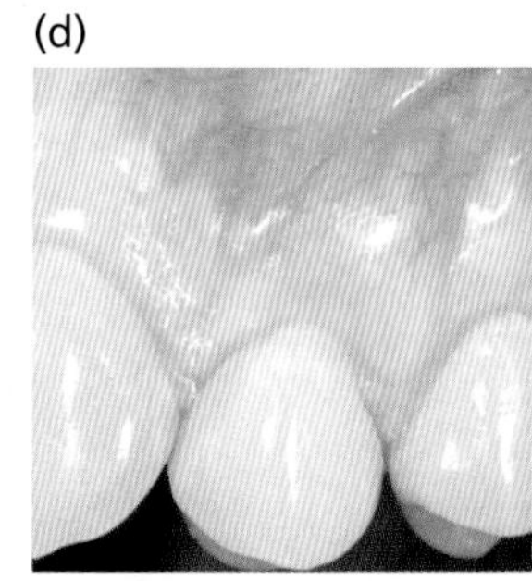

图39-42 游离结缔组织瓣联合冠向复位瓣，治疗单个牙龈退缩病损。（a）前磨牙有较深的牙龈退缩病损，且暴露根面根方只有很窄的角化组织。（b）采用半厚-全厚-半厚方式翻瓣，并将移植瓣通过缝线固定在去上皮化的龈乳头基底处。（c）组织瓣向冠向复位并缝合。（d）术后1年临床愈合效果。

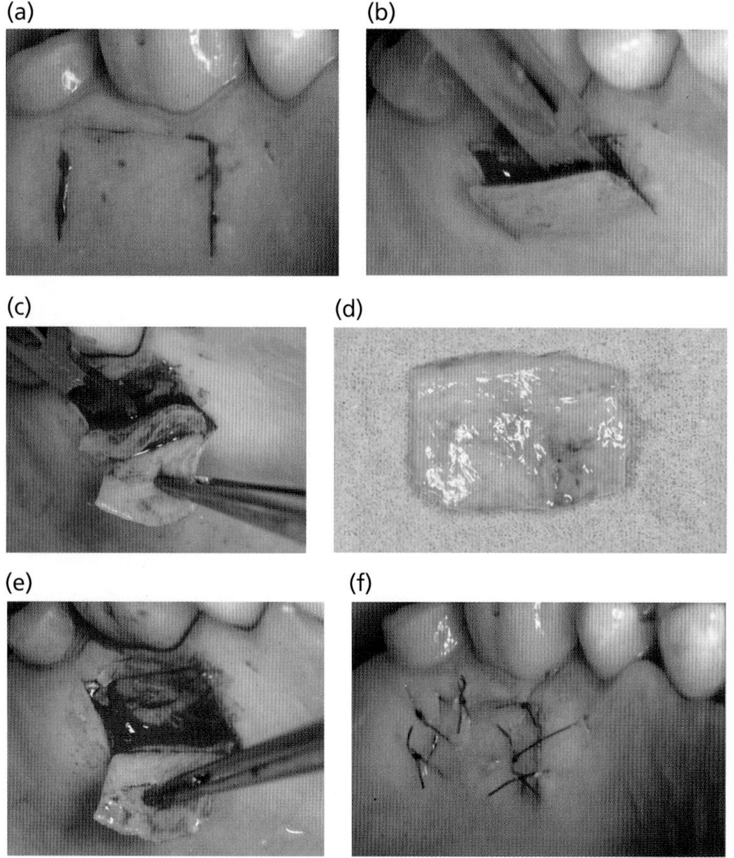

图39-43　“暗门技术”。（a）先行3个切口勾画切取范围。（b）通过表浅切口翻开组织瓣。（c）通过深层切口确定移植瓣的厚度。（d）切取结缔组织瓣。（e）含上皮-结缔组织的表浅瓣。（f）缝合关闭“暗门”。

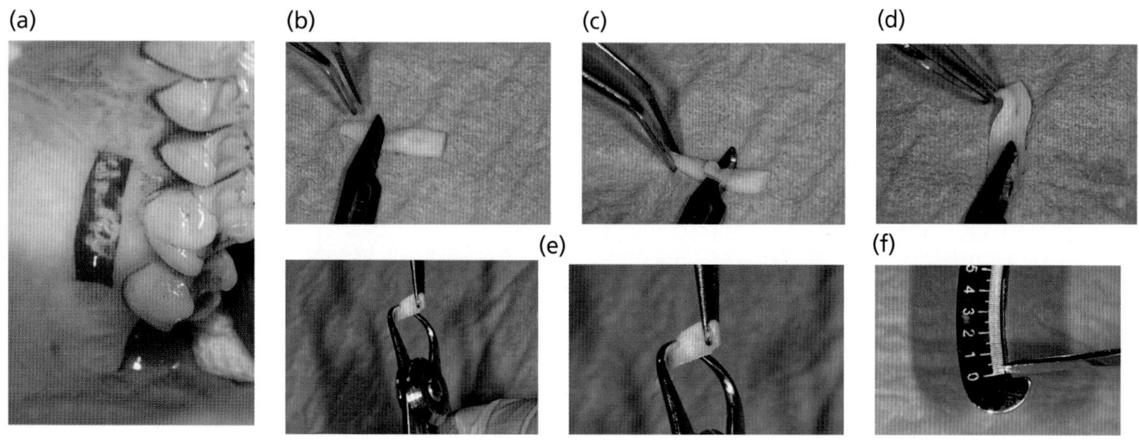

图39-44　（a）从腭部切取上皮-结缔组织瓣。（b～d）移植瓣去上皮化。（e，f）移植瓣厚度。

应用隧道术治疗牙龈退缩

1985年Raetze描述了“封套技术”，使用腭部上皮下结缔组织瓣（SCTG）覆盖局部暴露的根面。该术式在病损周围组织中，使用半厚瓣切口制备骨膜上“封套”或“盲袋”，以便插入SCTG（图39-46）。移植物直接放置在暴露的根面上，并通过组织胶（如氰基丙烯酸酯）固定而不使用缝线。因为其主要部分被放置在“封套”中，这就确保了周围组织给创口提供了足够的保护、稳定性和血供。在一篇回顾性

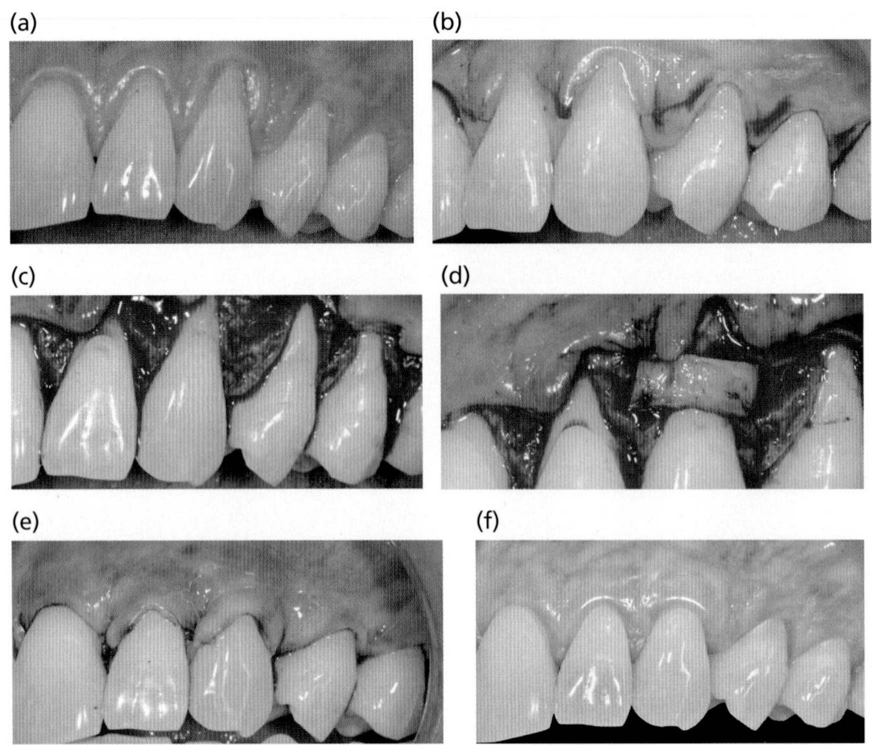

图39-45 游离结缔组织瓣联合冠向复位瓣术式。（a）多个牙龈退缩。（b）切口。（c）采用半厚-全厚-半厚方式翻瓣并对解剖龈乳头去上皮化。（d）将游离结缔组织瓣置于尖牙根面。（e）冠向复位组织瓣并缝合。（f）术后1年效果。

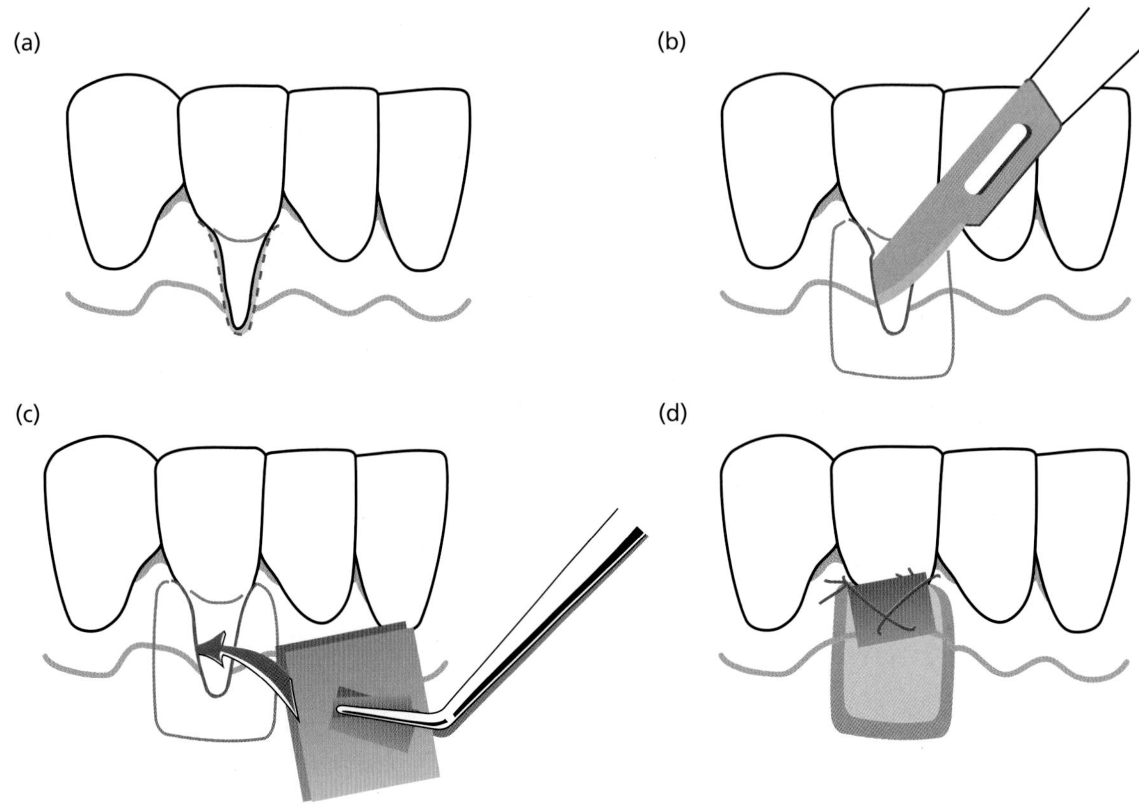

图39-46 （a~d）"封套技术"。

研究中，Rossberg等（2008）评估了“封套技术”联合SCTG，治疗单个牙龈退缩的长期临床及以患者为中心的美学效果。在6～22年［平均（11.4±5.4）年］时进行的临床复查显示平均根覆盖率（MRC）为89.7%±25.1%，而82%的牙龈退缩病损（39个中的32个）获得了CRC。

“封套技术”的进一步发展诞生了各种类型的隧道术。Allen（1994）和Zabalegui等（1999）描述了将“封套技术”在多颗牙齿骨膜上进行延展剥离，从而能够覆盖多个相邻的牙龈退缩（图39–47）。

Zabalegui等（1999）描述该术式：于相应的牙齿行沟内切口处并制备骨膜上“封套”，随后小心剥开龈乳头下方使其相互连接。在制备好隧道后，从腭部切取一块大的SCTG，小心地拉入隧道并进行调整，以覆盖牙龈退缩区域。当使用该术式时，不要冠向复位隧道瓣以覆盖游离SCTG和暴露的根面，而是让SCTG的冠方部分暴露即可。在术后1年，学者报告了MRC为91.6%而CRC为66.7%，从而指出了该手术方法的临床价值。

随后，有学者对Allen（1994）和Zabalegui等（1999）所描述的隧道术式进行了进一步改良，使隧道瓣冠向移位以完全覆盖软组织移植物，从而提高移植物的生存率和术后美观性（Zuhr et al. 2007）。很多病例系列和随机临床研究，评估了这种“所谓的”改良冠向复位隧道瓣（MCAT）治疗上颌多颗牙相邻牙龈退缩以及治疗下颌单颗牙牙龈退缩的效果（Aroca et al. 2010, 2013; Sculean et al. 2014, 2016, 2017）。MCAT的主要优点是将制备好的隧道瓣（盲袋）进行冠向复位，以覆盖移植物和暴露的根面，从而改善了移植物的血供进而提高其存活潜力。MCAT设计中最重要的步骤如图39–48所示。局部麻醉后，使用Gracey刮匙对暴露的根面进行温和的牙根平整，以去除菌斑生物膜。随后，患牙处使用显微外科刀片行沟内切口，如有需要切口可以向近中或远中延伸一颗牙齿。使用特别设计的隧道刀，制备全厚的隧道瓣超过膜龈联合水平但不触及龈乳头。然后小心地将邻近乳头下方的黏骨膜瓣向近远中延伸，直到相邻的牙龈退缩连接在一起。使用15c手术刀片和/或显微手术刀片从隧道瓣（也就是连在一起的盲袋）内部去除附着的胶原纤维，直到组织瓣可以无张力地冠向移动。如果需要，还

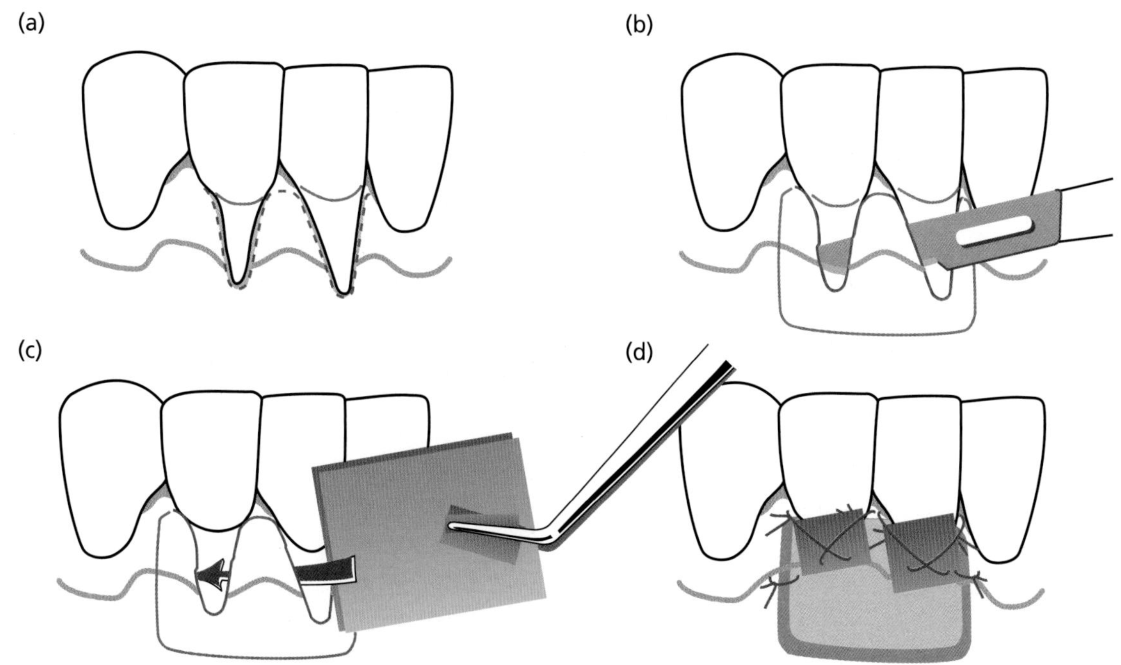

图39–47　（a～d）游离结缔组织瓣移植术：“隧道术”。（来源：Allen 1994；Zabalegul et al. 1999。经John Wiley & Sons许可转载）

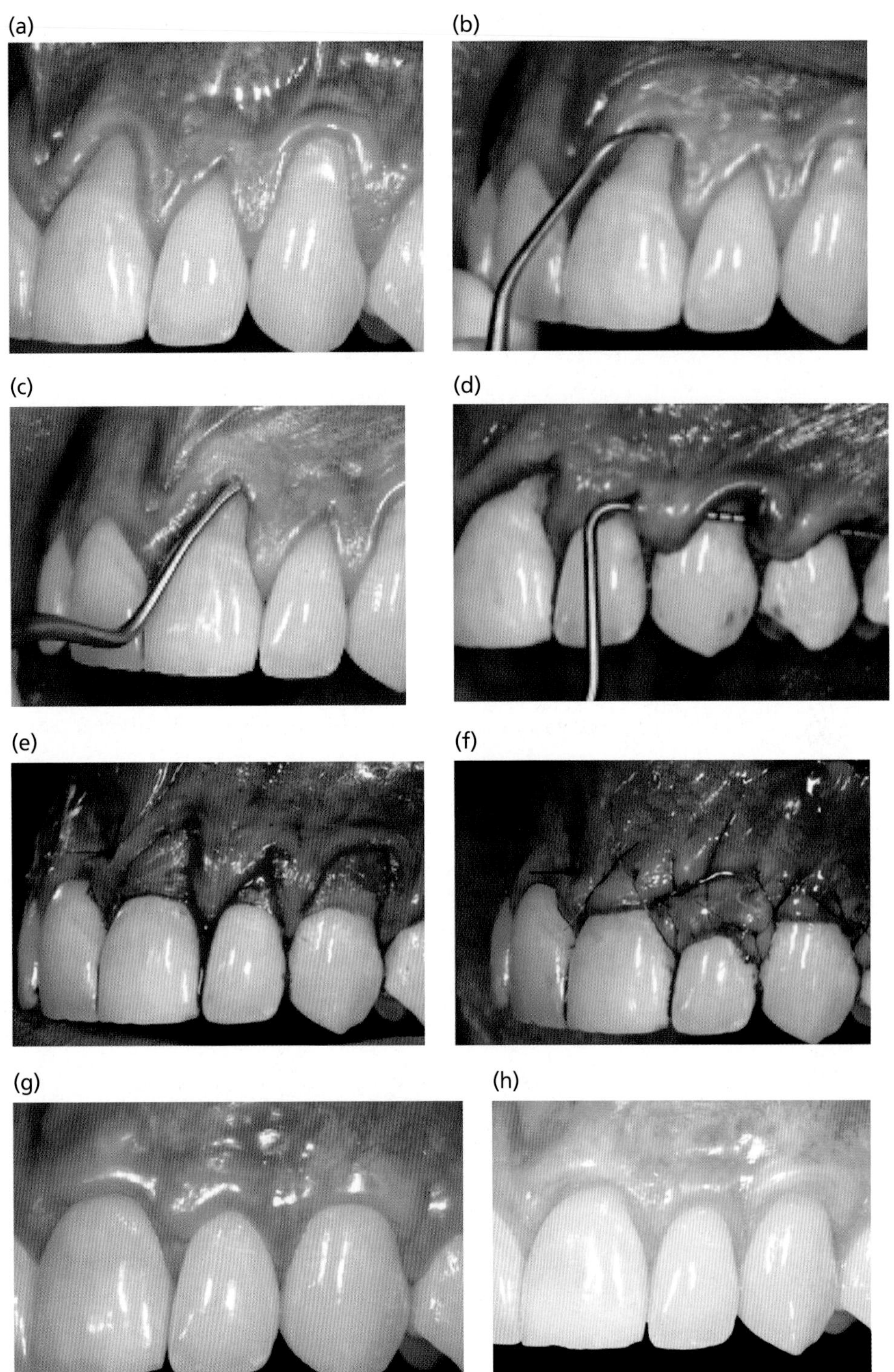

图39-48　（a）术前可见RT1多个相邻牙龈退缩。（b）轻柔刮治根面以去除菌斑。（c）使用专用的隧道瓣器械制备隧道瓣。（d）确定隧道瓣已制备好。请注意组织瓣可以无张力移动。（e）将上皮下结缔组织瓣（SCTG）缝合在釉牙骨质界处。（f）将隧道瓣冠向复位缝合，以完全覆盖牙龈退缩及SCTG。（g）术后2年，牙龈退缩依然实现完全覆盖。（h）术后11年，仍可见稳定的临床效果。在21处可以观察到软组织退缩的轻微复发。

可以使用专门设计的隧道刀轻轻地剥开牙间龈乳头。应注意不要破坏牙间龈乳头组织和/或避免隧道瓣穿孔。隧道瓣制备好之后，使用Hürzeler和Weng（1999）、Lorenzana和Allen（2000）描述的单切口技术从腭侧切取厚度为1～1.5mm的SCTG。在关闭腭侧创口后，立即使用单纯缝合或褥式缝合将SCTG拉入隧道瓣内，并固定在隧道瓣的内表面。随后，使用悬吊缝合将移植物固定在CEJ处或稍下方并使其完全不动。最后，使用悬吊缝合将隧道瓣冠向复位，并完全覆盖移植物和暴露的根面。缝线通常在术后14天去除。在54个相邻上颌RT1和RT2（即MillerⅠ类、Ⅱ类或Ⅲ类）的病例系列研究中，研究应用MCAT结合EMD/SCTG的治疗方式（Sculean et al. 2016）。在54个牙龈退缩病损中，有49个为RT1，5个为RT2牙龈退缩。术后12个月，所有患者和病损中，根面覆盖均具有统计学和临床意义。40个RT1牙龈退缩获得了CRC，1个Miller Ⅲ类牙龈退缩获得MRC为96%（图39-48）。随访检查表明，只要保持足够的口腔卫生水平，所获得的结果可以长期保持。

Aroca等（2010）也获得了类似的结果，他们通过MCAT结合SCTG ± EMD治疗RT2多个相邻牙龈退缩。在该研究中，试验组（即MCAT+SC-GT+EMD）的MRC为82%，对照组则为（即MCAT+SCGT）为83%，而两组的CRC均为38%。然而，额外使用EMD似乎不会影响临床结果。

最近，MCAT也被成功应用于美容区冠修复牙齿的单个和多个RT1、RT2牙龈退缩（Sculean et al. 2017）（图39-49）。应用MCAT联合SCTG治疗了23例上颌RT1、RT2的单个或多个牙龈退缩。在23例牙龈退缩中，16例为RT1，7例为RT2。所有患者在上颌前牙区，至少有一个冠修复牙齿存在颊侧牙龈退缩。所有患者都因颊侧的牙龈退缩造成美学受累。12个月时，所有患者的全部牙龈退缩病损均获得了统计学意义上显著（$P < 0.0001$）的根面覆盖。23例牙龈退缩中的22例获得CRC（如全部16例RT1牙龈退缩和7例RT2牙龈退缩中的6例）（图39-49）。综上所述，现有的结果表明，针对上颌美学区RT1和RT2多颗牙牙龈退缩，MCAT与SCTG联合使用是有益的临床选择。

在治疗单个下颌牙龈退缩时，也对MCAT的临床相关性进行了评估（Sculen et al. 2014; Nart & Valles 2016）。在一个病例系列研究中，16名患者患有单个RT1和RT2下颌牙龈退缩，通过MACT联合EMD和SCTG进行了治疗（Sculen et al. 2014）。在术后12个月，所有16个病损均在统计学和临床上获得了显著根面覆盖。MRC达96.25%，而16个病损中有12个（75%）达到了CRC。

然而，在下颌前牙的单个深牙龈退缩病损中，隧道瓣的无张力冠向移位可能非常困难，并可能由于组织瓣张力增加而导致前庭沟深度降低

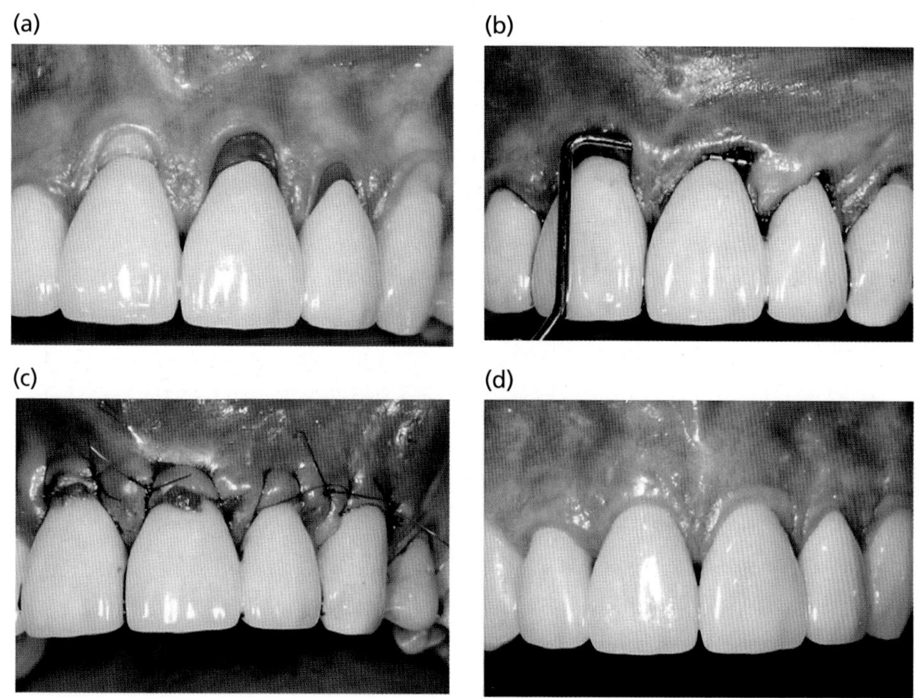

图39-49　（a）术前可见上颌美学区冠修复牙齿的多个相邻牙龈退缩。（b）制备好隧道瓣。（c）将隧道瓣冠向复位缝合，以完全覆盖暴露的根面和SCTG。（d）术后2年，牙龈退缩依然实现完全覆盖。

和/或组织瓣开裂。为了最大限度地减少这些潜在缺陷，学者们专门设计并测试了一种新的术式（如侧向闭合隧道瓣或LCT），用于治疗下颌单个深RT1和RT2牙龈退缩病损（图39-50）（Scullen & Allen 2018）。LCT通过显微外科刀片略倾斜做沟内切口，然后使用专门设计的微隧道器械制备黏骨膜盲袋（如隧道）。不需要特别去除围绕在盲袋边缘的上皮，略倾斜的沟内切口就可以去除掉这些上皮。随后，将盲袋向根方扩展超过膜龈联合，并从牙间龈乳头下方向牙龈退缩病损近远中方向扩展（图39-50）。使用常规和显微外科刀片，离断从根方和侧向插入盲袋内表面的

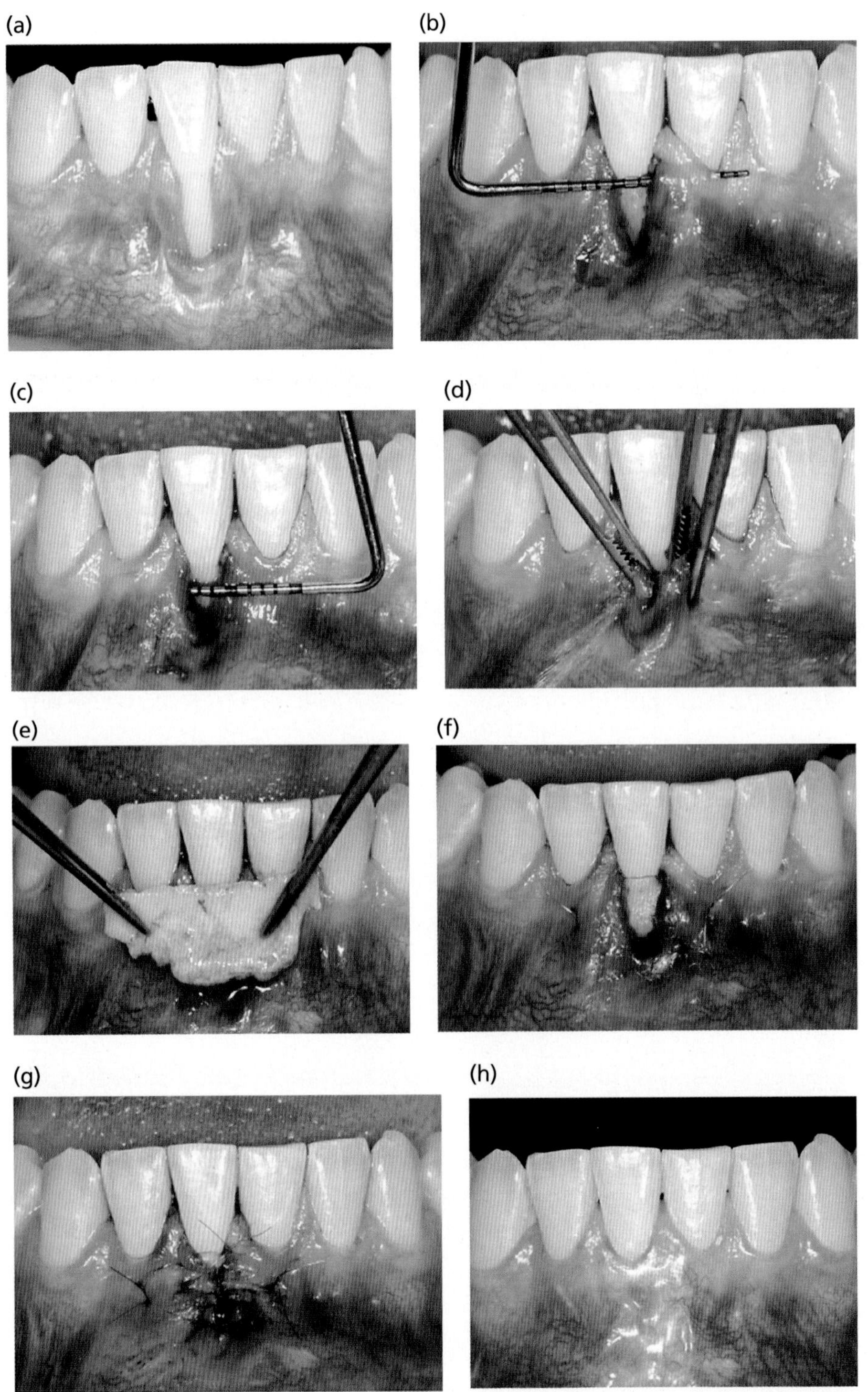

图39-50　（a）术前可见41深RT1牙龈退缩。（b）制备好近中隧道瓣。（c）制备好远中隧道瓣。（d）制备好隧道瓣后，实现软组织边缘的无张力移动。（e）制备上皮下结缔组织瓣（SCTG）。（f）将SCTG缝合固定于釉牙骨质界处。（g）无张力地侧向关闭隧道瓣，几乎完全覆盖SCTG。（h）术后1年，依然实现完全根面覆盖。

胶原纤维，直到盲袋边缘可以向近远中无张力移位。需要特别注意的是，避免破坏牙间龈乳头或穿破隧道瓣。成功制备后，盲袋的边缘可以在接近没张力的情况下向近远中移位，以完全或大部分覆盖移植物和暴露根面。随后，如前所述从腭侧切取SCTG，并使用褥式缝合将其拉入隧道瓣，并在隧道瓣内侧的近远中进行固定。此外，通过悬吊缝合调整移植物与CEJ的相对位置；最后，将移植物上的盲袋边缘拉在一起，并进行间断缝合固定，以实现移植物和裸露根面的无张力完全或部分覆盖。

此新术式已经在一个连续的病例系列中进行了评估，参加研究的24名患者有下颌单个深RT1或RT2牙龈退缩，且牙龈退缩深度≥4mm。12个月时，24个病损中有17个获得了CRC，占病损的70.83%，而其余7个病损的RC分别为80%～90%（6例）和79%（1例）。笔者使用MCAT和LCT治疗下颌单个牙龈退缩，获得的结果与Zucchelli等（2014）使用CAF治疗报告的结果进行了比较。在一项随机对照临床研究中，Zuccheli等（2014）采用了CAF+SGCT伴去除或不去除唇侧黏膜下层组织（LST）的术式，并评估了其治疗下颌切牙单个RT1牙龈退缩的效果。结果显示了可预期的牙龈退缩覆盖率，而去除LST产生的无张力组织瓣减少了移植物的暴露，并在统计学上显著改善了CRC（如48% vs 88%）。尽管很难直接比较下颌单个牙龈退缩使用CAF与使用MACT/LCT获得的效果，但结果表明，牙龈退缩周围软组织的无张力冠向移位，对于获得可预期的CRC具有关键作用。

许多临床研究已经比较了隧道瓣技术或CAF，治疗单颗牙和多颗牙牙龈退缩的效果。数据表明，CAF+CTG和MCAT+CTG在治疗上颌单个牙龈退缩方面的临床和美学改善相似（Neves et al. 2020）。最近的一项Meta分析系统评价，评估了隧道瓣技术治疗局部和多个牙龈退缩的疗效，并将结果与CAF结果进行了比较（Tavelli et al. 2018）。对于局部及多个牙龈退缩病损，隧道瓣技术的总体MRC分别为82.75%±19.7%和87.87%±16.45%。总之，尽管隧道瓣技术与CAF对比的证据仍然有限，但现有的数据表明，隧道瓣术式和CAF在根面覆盖率与美学方面均有优异且相似的临床效果。然而，当使用相同类型的移植物时，与隧道瓣术式相比CAF获得的CRC概率更高（Tavelli et al. 2018）。

使用软组织替代物治疗牙龈退缩

由于SGCT使用时总是需要第二术区来获取自体软组织，与其相关的患者不适感和术后并发症都会增加，如疼痛和/或出血（Chackartchi et al. 2019）。目前已经开发并研究了许多软组织替代材料，用于在根面覆盖手术中替代自体移植物。这些产品主要包括ADM或各种类型的异种胶原基质（Bohac et al. 2018; de Carvalho Formiga et al. 2020）。

ADM是一种从人类皮肤获取的同种异体移植物，通过化学处理去除所有细胞成分并同时保留细胞外真皮基质（Bohac et al. 2018; de Carvalho Formiga et al. 2020）。ADM经常与CAF或隧道瓣合并使用进行牙龈退缩的根面覆盖（Ozenci et al. 2015; Tavelli et al. 2019）。在一项随机临床试验中，Woodyard等（2004）发现，基于短期（即6个月）的结果，与单独使用CAF相比，ADM与CAF联合使用有更高的根面覆盖率且增加了软组织厚度。然而，最近基于长期（长达12年）数据表明，无论使用何种术式（CAF或隧道瓣），龈缘都可能在统计学上出现显著的牙龈退缩复发（Tavelli et al. 2019）。

有学者通过组织学（Vignoletti et al. 2011）和随机对照临床研究，评估了3D异种猪源生物可吸收胶原基质（CM），比较了单独使用CAF或者CAF与CM/CTG联合使用治疗单个RT1牙龈退缩（McGuire & Scheyer 2010; Cardaropoli et al. 2012; Jepsen et al. 2013; Moreira et al. 2016; Tonetti et al. 2018）。这些研究的结果表明，在治疗RT1牙龈退缩时，与单独使用CAF相比，CAF+CM治疗可能会获得更多的角质化组织（Jepsen et al. 2013; Moreira et al. 2016）。而就根面覆盖而言，

CM的结果与CTG相似或略差一些（de Carvalho Formiga et al. 2020）。然而，与CTG相比，使用CM显著减少了手术时间和患者不适感（McGuire & Scheyer 2010; Cardaropoli et al. 2012; Tonetti et al. 2018; de Carvalho Formiga et al. 2020）。

学者们在病例系列和RCT中，还评估了MCAT结合CM治疗多个相邻牙齿RT1牙龈退缩（Aroca et al. 2013; Molnár et al. 2013）。与SCTG相比（Aroca et al. 2013），两者在CRC、MRC、KTW和GT等方面，与基线相比均有统计学意义的显著改善（$P<0.05$）。然而，42%的试验位点和85%的对照位点获得了CRC（$P<0.05$），因此表明SCTG的效果更好。然而，与对照组相比，试验组的手术时间和患者不适感有统计学意义上的显著降低。McGuire和Scheyer（2016）评估了通过CAF+CM或CAF+SCTG治疗单个牙龈退缩后的长期（长达5年）效果。结果未显示两组在角质化组织宽度、探诊深度和牙龈退缩覆盖率方面有显著的统计学差异，这表明两种类型的移植物效果相似。

另一种类型的胶原基质是猪源脱细胞真皮胶原基质（PADM）（Cosgarea et al. 2016; Pietruska et al. 2019）。Pietruska等（2019）比较了MCAT与PADM或SCTG联合治疗下颌RT1 MAGR的效果。结果显示，两组牙龈退缩覆盖率均具有统计学意义，但PADM治疗的45个牙龈退缩中有9个（20%）达到CRC，SCTG治疗的39个牙龈退缩中31个（67%）达到CRC，这表明SCTG有更好的效果。

总之，现有证据表明，使用现有的软组织替代材料，可能会获得与使用自体移植物相似的短期效果，并降低患者不适感，然而，效果的长期稳定性仍需进一步考证。

游离软组织瓣的愈合

置于裸露根面的游离移植软组织瓣的存活，取决于与龈开裂周围结缔组织床相接触的移植组织瓣的血浆融合以及随后的重新血管化。邻近受植床创缘的血管逐渐建立侧支循环，以形成“桥接”愈合现象（Sullivan & Atkins 1968a）。因此，在根面上可以保存组织的多少，受无血运区大小的制约（Oliver et al. 1968; Sullivan & Atkins 1968）。其他影响覆盖移植组织瓣成活的关键因素，还有龈开裂区域制备含有丰富血运的受床，以及采用较厚的移植组织瓣（Miller 1985b）。

游离组织瓣移植术后，经常可以观察到的另一个愈合现象是“附着爬行”，即软组织边缘的冠向迁移。这是治疗1年后组织成熟所导致的。

有几篇组织学评价讨论了对采用游离组织瓣移植进行根面覆盖的附着建立的本质。Sugarman（1969）报告了一例采用游离组织瓣治疗牙龈退缩病损的组织学评价，在被覆盖病损的根方1/4区域发现了新结缔组织附着。Harris（1999）和Majzoub（2001）等，报告了两例游离结缔组织瓣移植的组织学结果，发现只有少量新牙骨质在牙龈退缩病损最根方形成，而覆盖的软组织和根面间大部分愈合为长结合上皮。Carnio等（2002）采用釉基质蛋白（Emdogain）联合结缔组织瓣移植，对4例根面覆盖进行了组织学评价。他们发现，仅在移植组织瓣最根方的区域，才能观察到与根面发生了结缔组织愈合并有新的牙骨质形成。

因此，从有限的涉及游离软组织瓣移植愈合的临床组织学研究中，我们发现其愈合模式与之前提到的带蒂组织瓣很相似，即在牙龈退缩病损的最根方和侧方可能形成结缔组织附着，而在根面的大部分区域形成上皮附着。此外，应用釉基质蛋白虽然可能会防止上皮细胞向根方迁移，但可能不利于游离组织瓣和根面之间形成真正的结缔组织附着。

根面覆盖的术式选择

对于每个不同病例，为了获得根面覆盖，在选择手术术式时需要考虑几个因素，如颌骨、牙齿位置、牙龈退缩深度和宽度、牙龈退缩根方和侧方组织的厚度与质量、美学需求及患者依从性。从美学角度来看，术后覆盖暴露根面的软组织应与邻近组织相协调，因此，更倾向于使用带蒂组织瓣。

在上颌牙齿，冠向复位瓣可以考虑作为治疗单个或多个牙龈退缩的基本术式。但如果牙龈退缩根方的黏膜质量不足以进行根面覆盖，则该术式需结合结缔组织瓣移植。

下颌的牙齿由于牙龈退缩根方的黏膜很薄且往往存在多条系带，这种情况不适合采用冠向复位瓣，而游离结缔组织瓣移植结合“封套”或“隧道”技术为该情况的首选术式。对于局部单个中等深度的牙龈退缩，如果退缩侧方角化黏膜的维度足够，可以采用旋转瓣术式。

根面覆盖的临床效果

不同术式均可获得软组织根面覆盖、浅的残留探诊深度、临床附着获得以及牙龈高度增加等治疗效果。根面覆盖的主要适应证是美观需要及根面敏感，但很少有研究将解决美观及根面敏感问题作为评估治疗是否成功的标准。相反地，常规的结果变量为根面覆盖获得量，表示为覆盖牙龈退缩病损初始深度的百分比，以及治疗位点实现完全根面覆盖的比率。完全根面覆盖可以成功地解决根面敏感，但从美观角度来说，完全根面覆盖并不等于治疗成功，因为除了根面覆盖后牙龈外形与邻牙的协调一致，其组织厚度、颜色和质地等因素也会影响美学效果。

在整体比较了各种根面覆盖术式的治疗结果后，发现各个研究之间的异质性很大（Cairo et al. 2008; Chambrone et al. 2009）。同一研究本身及不同研究之间，可以观察到不同术式在治疗效果上的差异非常大，这表明这些术式具有很高技术敏感性，而且这些研究并没有充分考虑其他影响治疗效果的因素。基于最近纳入系统评价的随机对照研究数据（Cairo et al. 2008; Chambrone et al. 2009），对于术前为MillerⅠ类、Ⅱ类的牙龈退缩病损，可以采用冠向复位瓣成功治疗，术后平均根面覆盖率约70%（范围34%~87%），约35%（范围15%~60%）的治疗病例可能会达到完全覆盖牙龈退缩病损的理想目标。

有证据表明，辅助使用结缔组织瓣移植或釉基质蛋白可以改善治疗效果，完全根面覆盖的预计附加效果为15%~25%，牙龈退缩深度减轻的预计附加效果为13%~17%（Cairo et al. 2008; Chambrone et al. 2009; Buti et al. 2013）。

EFP和AAP共识研讨会（Cairo et al. 2014; Chambrone & Tatakis 2015）的系统评价报道：使用上皮下CTG的双层瓣技术，实现了更高的平均根面覆盖率和CRC比率，并显著增加了角化组织。共识研讨会的结果表明，与SCPF相比，CAF有更高的CRC比率和更多的牙龈退缩减轻。与其他技术（CAF+胶原基质、游离龈移植、侧向复位瓣、CAF+屏障膜）相比，CAF+CTG的组合可以更有效地获得CRC和牙龈退缩程度减轻。GTR不能改善CAF的临床疗效。而CAF伴ADM的研究表明，与单独使用CAF相比，其结果具有很大的异质性且并没有明显获益。多重组合术式，即在组织瓣下使用不止一个移植物/生物材料，通常在根面覆盖效果方面，与简单可控的术式效果相似或更差。在同一个研讨会中，Graziani等（2014）对多颗牙牙龈退缩的治疗进行了Meta分析，尽管证据较少，但不同术式的结果相似。更近的一篇系统评价（Chambrone et al. 2019）证实了这个结果：无论是否使用CTG或其他生物材料，CAF均可成功治疗单个或多个牙龈退缩病损。改良的CAF和隧道瓣显示最高的CRC比率。

影响根面覆盖程度的因素

患者相关因素。与其他牙周手术治疗一样，口腔卫生不佳会影响根面覆盖手术的成功率（Caffesse et al. 1987）。此外，刷牙创伤是牙龈退缩加剧的一个主要致病因素，因此为了确保理想的根面覆盖效果，必须予以纠正。当以根面覆盖为治疗效果指标，通常吸烟者比非吸烟者的效果差（Trombelli & Scabbia 1997; Zucchelli et al. 1998; Martins et al. 2004; Erley et al. 2006; Silva et al. 2006），但也有一些研究表明两者之间没有差异（Tolmie et al. 1991; Harris 1994）。

位点相关因素。在位点相关因素中，牙间牙周支持组织的水平可能对根面覆盖的效果影响最大。从生物学的角度来看，RT1~RT2牙龈退缩病损可以实现完全根面覆盖（图39-51），而当邻牙位点发生结缔组织附着及软组织高度的损失时（RT3），则只能获得部分唇面的根面覆盖（图39-52）。影响根面覆盖程度的另一个因素是牙龈退缩病损的大小。对于比较宽（＞3mm）和深（≥5mm）的牙龈退缩病损，其治疗效果也较差（Holbrook & Ochsenbein 1983; Pini Prato et al. 1992; Trombelli et al. 1995）。在一个比较冠向复位瓣和游离结缔组织瓣移植治疗效果的研究中，Wennström和Zucchelli（1996）报告了：在初始深度≥5mm的病损中有50%获得了完全根面覆盖，而对于较浅的病损完全根面覆盖率为96%。

技术相关因素。以下几个技术相关因素可能会影响带蒂组织瓣移植的治疗效果。包括了15篇研究文献的系统评价（Hwang & Wang 2006）发现组织瓣厚度与牙龈退缩的减少呈正相关。想获得完全根面覆盖，其组织瓣的厚度至少应有约1mm。而采用全厚或半厚的带蒂组织瓣并不影响根面覆盖的治疗效果（Espinel & Caffesse 1981）。能否消除组织瓣张力被认为是影响冠向复位瓣手术疗效的重要因素。Pini Prato等（2000a）测量了冠向复位瓣的张力，并比较了有/无余留张力的组织瓣愈合后产生根面覆盖的量。在有余留张力（平均6.5g）的位点，术后3个月根面覆盖率为78%，并有18%的治疗位点为完全根面覆盖。而无张力的位点，术后3个月的平均根面覆盖率为87%，并有45%位点为完全根面覆盖。此外，组织瓣余留张力的大小与术后牙龈退缩减少的量在统计学上也表现为明显的负相关。虽然牙龈退缩病损两侧的结缔组织，对组织瓣冠向复位并覆盖根面时的固定作用很大，但是牙间龈乳头的大小并不影响根面覆盖术的临床预后效果（Saletta et al. 2001）。可以预期的是，缝合后龈缘相对CEJ的位置，会影响愈合后出现完全根面覆盖的概率。Pini Prato等（2005）表明，Miller Ⅰ类牙龈退缩采用冠向复位瓣治疗，如果想获得100%的完全根面覆盖可预期性，冠向复位的组织瓣边缘必须至少置于釉牙骨质界冠方2mm处。

对于游离组织瓣移植术式，移植组织瓣的厚度影响着成功率（Borghetti & Gardella 1990）。建议游离组织瓣厚度约2mm。

牙齿相关因素。NCCL经常发生在暴露的根

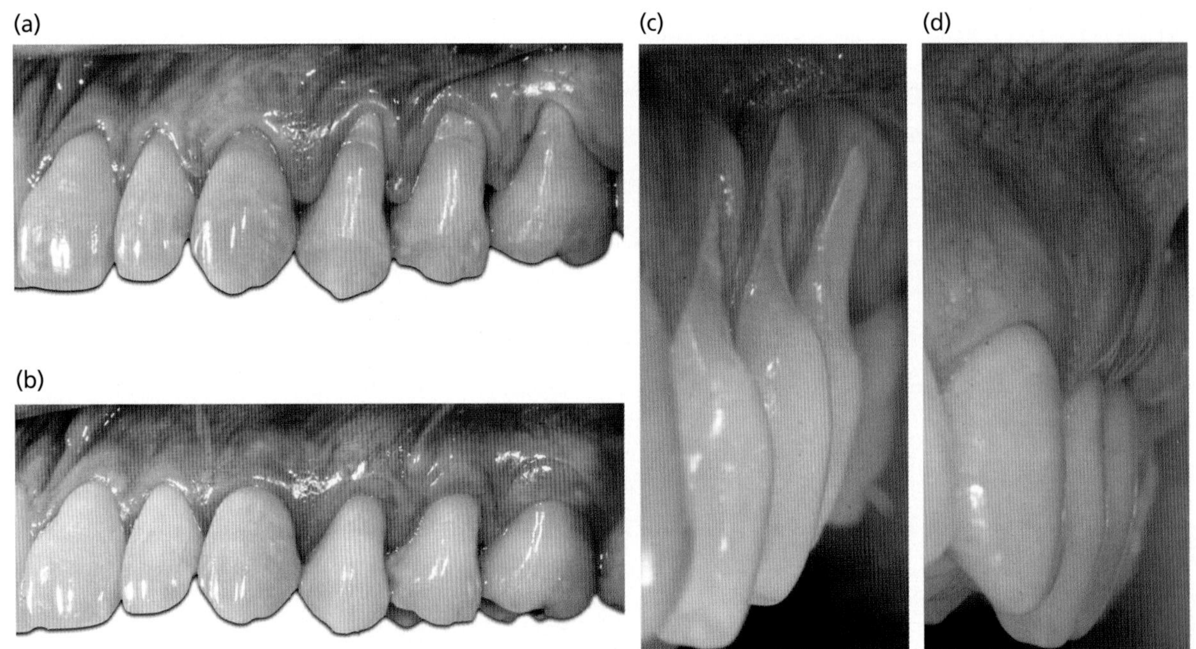

图39-51 （a）术前可见复合树脂修复的NCCL病损合并多个相邻牙龈退缩。（b）术后1年，可见复合树脂被完全覆盖。（c）多个相邻牙龈退缩的侧面观。（d）根面覆盖术后1年。

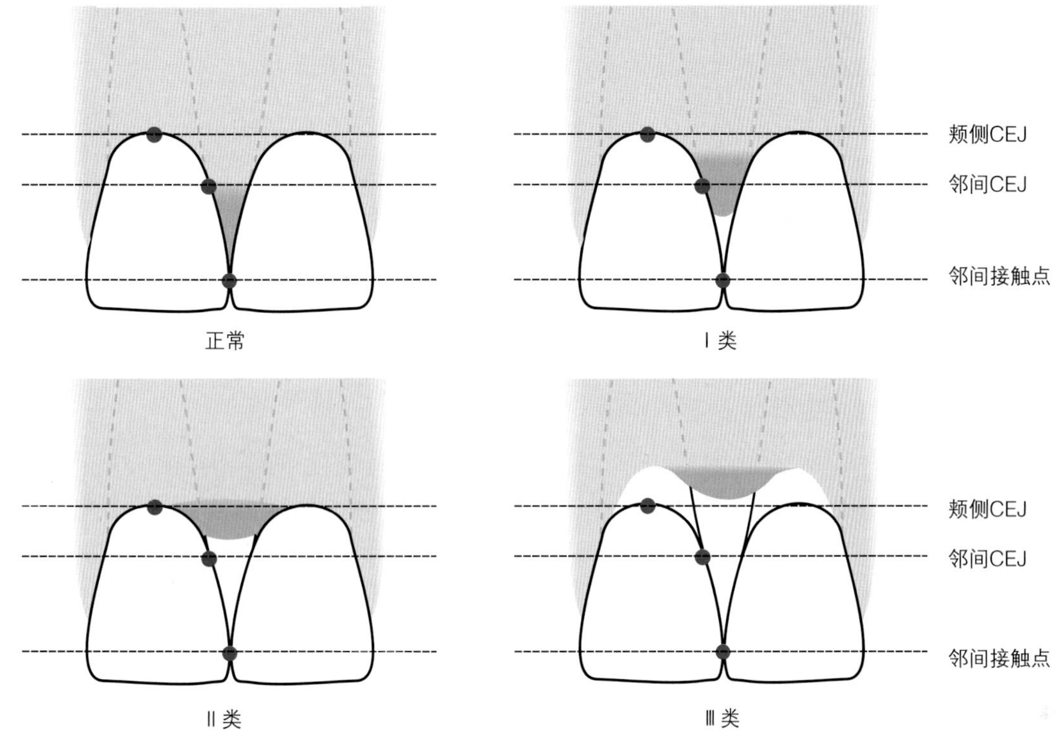

图39-52 示意图显示龈乳头高度的分类。CEJ，釉牙骨质界。（来源：Nordland & Tarnow 1998。经John Wiley & Sons许可转载）

面上。几项研究表明，这些病变与更深的牙龈退缩相关，且CRC的概率会降低（Jepsen et al. 2018）。当牙龈退缩的位点存在NCCL时，应考虑采用多学科手段，包括膜龈手术进行根面覆盖和CEJ重建。目前尚不清楚是否应在手术之前还是之后修复硬组织病损，尽管有证据表明，一些修复材料（如玻璃离子水门汀或复合树脂）可与冠向复位瓣联合使用（Santamaria et al. 2008, 2009, 2014, 2016, 2018; Silveira et al. 2017）（图39-51）。尽管在哪里建立新的CEJ尚未达成共识，但在恢复CEJ时仍有几种技术可以参考（Zuccheli et al. 2006; Cairo et al. 2010; Zucchelli et al. 2011; Silveira et al. 2017; Santamaria et al. 2018）。一些学者建议将复合树脂修复体置于原始CEJ根方1～2mm处，以便在根面覆盖术后软组织边缘的根方移位，并使修复体仍能有效降低根面敏感（Silveira et al. 2017; Santamaria et al. 2018）。De Sanctis等（2020）提出了一种治疗多个牙龈退缩合并NCCL的联合治疗方法，包括使用复合树脂修复体在CEJ原始解剖位置根方1mm的位置重建CEJ，并结合MCAF（有或无垂直减张切口），以及利用之前所述的位点特异性应用CTG。使用这种方法，在12个月的随访中，90%治疗位点达到CRC。

龈乳头重建

某些原因造成龈乳头高度的丧失，从而形成了牙齿之间的“黑三角”。其在成年个体最常见的原因，是由于菌斑引起的病变造成牙周支持组织的丧失，然而，牙齿形状的异常、修复体的不良外形和创伤性口腔卫生习惯也可能对牙间软组织的形态产生负面影响。

Norland和Tarnow（1998）依照天然牙龈乳头高度提出了一个分类系统，分类基于3个解剖标志：牙间接触点、唇侧釉牙骨质界的根向位置及邻面釉牙骨质界的冠向位置（图46-57）：

- 正常：牙间龈乳头占据整个接触点/面根方的邻间隙。
- Ⅰ类：牙间龈乳头尖端位于邻面的接触点和釉

牙骨质界水平之间。

- Ⅱ类：牙间龈乳头尖端位于邻面釉牙骨质界水平或其根方，但位于颊面中间处釉牙骨质界的冠方。
- Ⅲ类：牙间龈乳头尖端位于颊面中间处的釉牙骨质界水平或其根方。

Tarnow等（1992）通过临床观察性研究，分析了龈乳头的形态与接触点距邻面牙槽嵴顶的垂直距离之间的关系。当接触点至嵴顶的垂直距离≤5mm时，龈乳头几乎100%占据邻间隙；而如果该距离≥6mm则只有部分龈乳头占据邻间隙，而这种情况最为常见。考虑到嵴顶上结缔组织附着区通常约1mm（Gargiulo 1961），通过观察发现牙间龈乳头的生物高度可能限于4mm左右。根向复位瓣造成邻间组织裸露后，软组织的纵向生长在术后3年约4mm（Van der Velden 1982），这一观察结果支持了以上的观点。因此，在尝试进行手术重建龈乳头之前需仔细评估：（1）牙间骨间隔嵴顶和牙冠接触点最根方之间的垂直距离；（2）牙间区域的软组织高度。如果骨嵴顶到接触点的距离≤5mm并且龈乳头的高度＜4mm，那么可以考虑通过手术增加龈乳头体积以解决“黑三角”问题。然而，如果骨嵴顶到接触点的距离＞5mm，这可能因为牙周支持组织的丧失和/或牙齿间不正确的接触关系，这时应该向根方延长两牙的接触面而不是采用手术的方法改善龈乳头的外形。

如果龈乳头的高度损失，只是因为日常牙齿清洁时对软组织造成的损伤所致，则需先暂停邻面清洁让软组织得以恢复，然后再改善清洁方法以消除/减少对龈乳头的创伤。

手术术式

目前已经发表了一些关于龈乳头重建外科技术的病例报告（如Beagle 1992; Han & Takei 1996; Azzi et al. 1999）。然而，并没有这些术式预后的相关记录，同时文献中也没有关于手术重新获得的龈乳头长期稳定性的数据。

Beagle（1992）描述了利用牙间区域腭侧的带蒂软组织瓣术式（图39-53）。在牙间区域的腭侧行半厚瓣切口。将该组织瓣翻向唇侧、进行折叠并缝合在牙间区域的唇侧部分以形成新的龈乳头。为了支持龈乳头，牙周塞治剂只应用于腭侧。

Han和Takei（1996）基于游离结缔组织瓣移植技术，提出了一种龈乳头重建方法（“半月瓣冠向复位龈乳头”）（图39-54）。于牙间区域颊侧的牙槽黏膜，行半月形切口并在牙间区域制备盲袋受植床。在邻牙的近远中行沟内切口并延展到颊侧中点，以便于将结缔组织与根面剥离而使龈乳头能够冠向复位。将从腭侧取得的CTG，放入预备好的盲袋受植床以支撑冠向复位的牙间

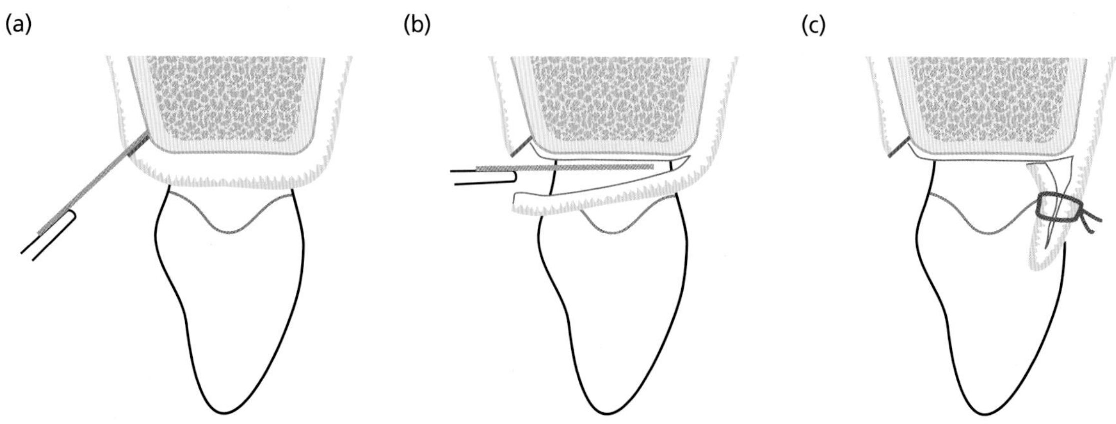

图39-53 （a～c）龈乳头重建：带蒂组织瓣（详见正文）。（来源：基于Beagle 1992。经John Wiley & Sons许可转载）

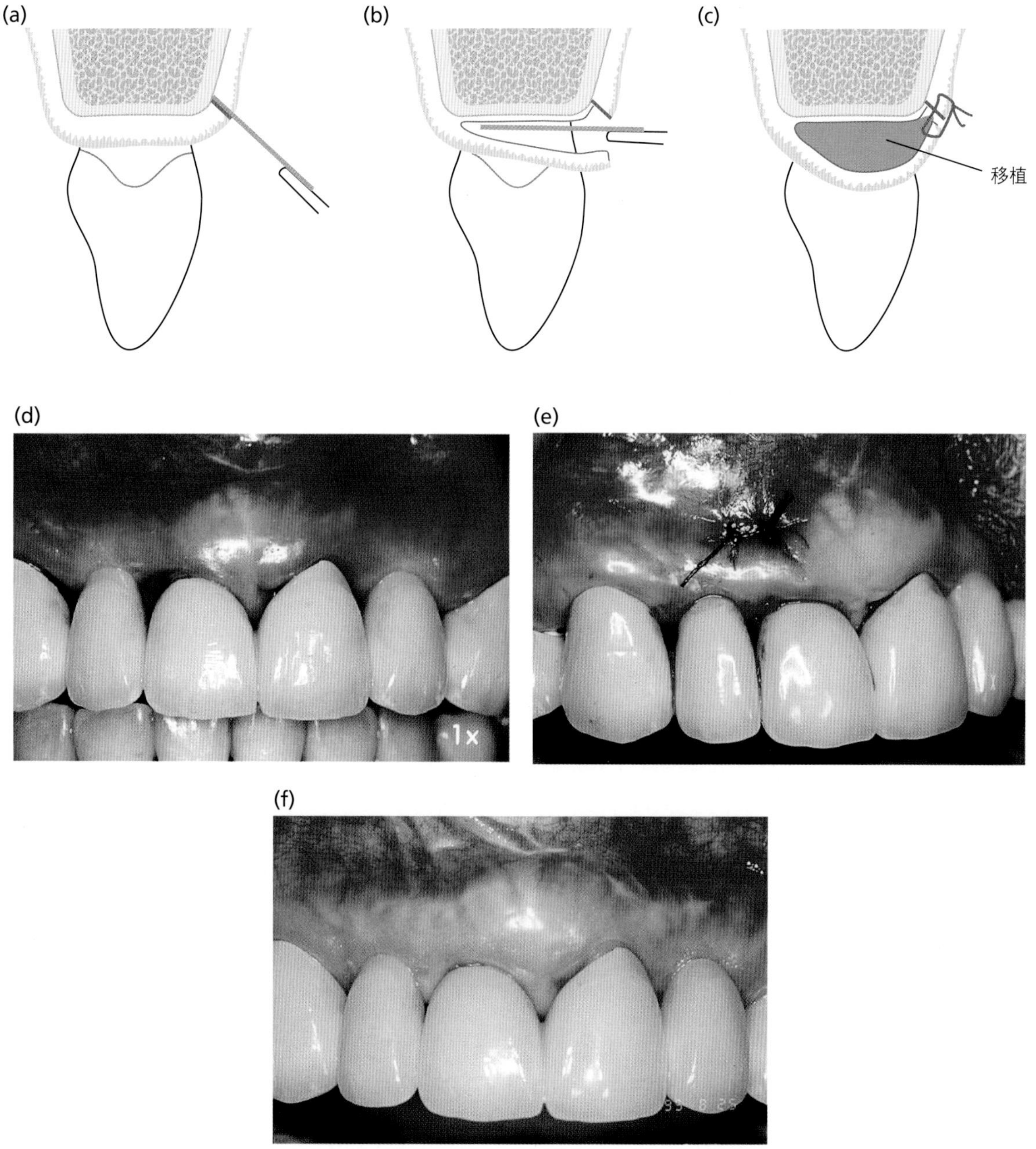

图39-54　龈乳头重建："半月瓣冠向复位龈乳头"术式。（a~c）手术术式（详见正文）。（d~f）对佩戴固定桥修复体的患者使用"半月瓣冠向复位龈乳头"术式重建中切牙远中龈乳头。（来源：基于Han & Takei 1996。经John Wiley & Sons许可转载）

组织。

Azzi等（1999）描述的术式为盲袋型组织瓣，其可以覆盖移植的游离结缔组织瓣（图39-55）。在需重建牙间区域行沟内切口。随后，在牙间区域的唇侧做横行切口，制备盲袋型半厚瓣，一端进入邻间隙另一端向根方超过膜龈联合。从上颌结节区域切取CTG，修剪到适当的大小和形状后置于牙间区域的组织瓣下方。将组织瓣与其下方的CTG缝合在一起。

牙冠延长术

牙冠延长术（CL）是一种用于帮助修复齿科，或在改善患者微笑时牙龈过度外露满足患者的美学需求以及牙龈肥大妨碍口腔卫生护理时的外科手术（Lee 2004）。

无论其主要目标是为了改善美学效果还是为了修复的目的，CL的手术干预被分为两类：改善美学，如牙龈过度外露和/或被动萌出不足；

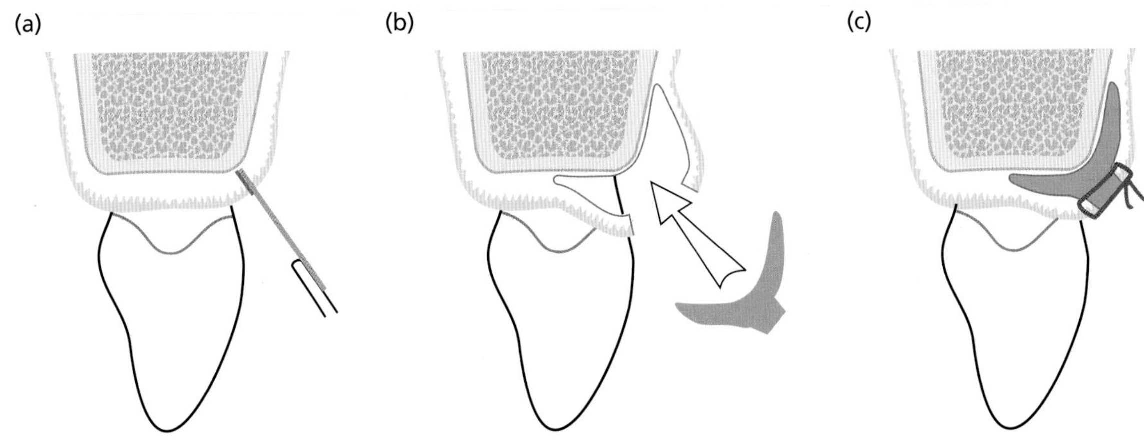

图39-55 （a~c）龈乳头重建："封套技术"（详见正文）。

或改善功能，如龈下龋坏或牙折时需要暴露牙槽嵴顶下健康的牙齿结构。然而，两者都有一个共同的目标，即在更根方的位置重建生物学宽度。虽然生物学宽度是临床上常用的术语，是用于描述龈沟底和牙槽嵴顶之间的距离，但该距离对应结合上皮和牙槽嵴顶冠方结缔组织附着的冠根向维度，因此，牙槽嵴顶冠方附着组织的维度是目前首选的术语（Jepsen et al. 2018）。牙冠延长术的基本原理是在更根方的位置重新建立牙槽嵴顶冠方附着组织，从而避免侵犯该空间；而人类和动物研究表明生物学宽度被侵犯与炎症及随后牙周支持组织的丧失有关，伴随着结合上皮以及牙槽嵴顶冠方结缔组织附着的根向移位（Jepsen et al. 2018）。

牙龈的过度暴露

大多数人微笑时，上唇下缘呈"翼状"的形态限制了牙龈暴露。具有高位唇线的患者在微笑时会露出很多牙龈组织，因而他们可能经常会表现出对"露龈笑"的担心（图39-56）。

嘴唇的形态、说话和微笑时嘴唇的位置是很难改变的，但口腔医生可能会在必要时修改/控制牙齿和牙间龈乳头的形状，以及牙龈边缘和牙齿切缘的位置。换句话说，通过牙周和修复治疗的结合，改善这类患者的牙颌面美学是可行的。

作为治疗决策的基础，应该认真地分析牙颌面结构以及它是如何影响美学的。应包括以下特点：

- 面部对称性。
- 瞳孔连线，一致或不一致。
- 笑线：低位、中位或高位。
- 牙齿中线与面中线的关系。
- 在讲话、大笑及微笑时牙龈显露的情况。
- 牙龈边缘的和谐对称。
- 龈缘相对于CEJ的位置。
- 牙周表型。
- 牙齿的大小和比例是否和谐。
- 切平面/殆平面。

牙龈过度暴露的原因可以是被动萌出延迟。而这种改变了的被动萌出是一种具有异常的牙-颌骨关系的发育异常。对于拥有健康牙周组织的年轻成年人，其牙龈边缘通常位于CEJ冠方约1mm处。然而，一些患者游离龈高度可能＞1mm，从而造成临床牙冠的高度不足并且龈缘（有时是牙槽骨）位于更冠方的位置。事实上，当牙槽骨位于更冠方的位置时，牙槽嵴顶可能位

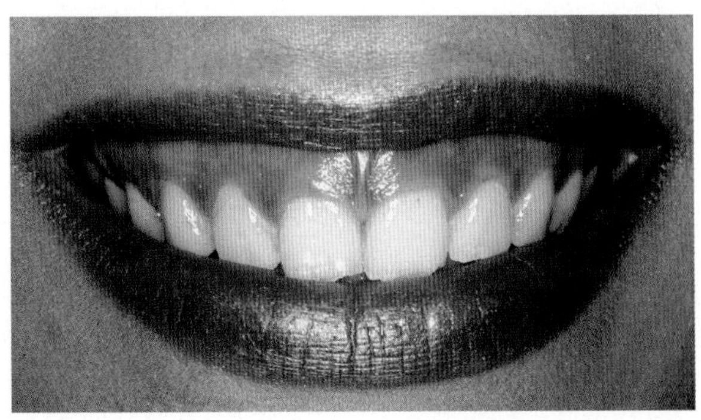

图39-56 "露龈笑"患者在微笑时牙龈过度外露。

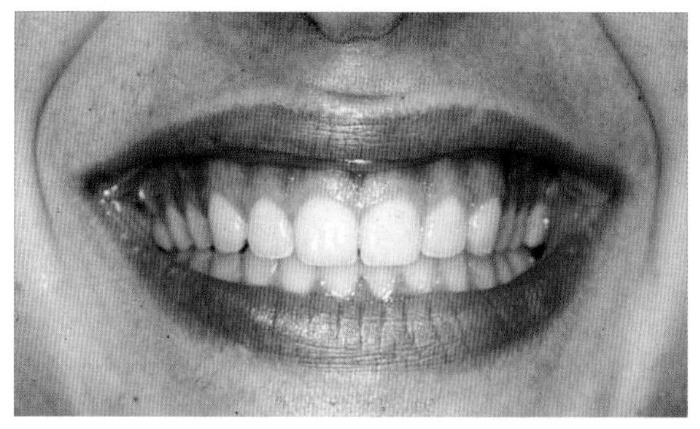

图39-57 “露龈笑”患者在微笑时牙龈过度外露，其原因是被动萌出发生了改变。

于CEJ水平甚至盖过CEJ，而这样就没有给牙槽嵴顶冠方结缔组织附着留出适当的空间，这会导致假性牙周袋和美学问题。其结果是临床牙冠很短，患者通常抱怨“小门牙”。如果患者为中高唇线，这种情况会更加明显，短牙与牙龈过度暴露同时存在（图39-57）。

暴露健康牙体组织

在某些临床情况下，临床条件并不利于获得成功的修复，包括位于龈下的深部龋坏、冠根折、已经存在的修复体边缘预备过深、根管治疗期间的穿孔和牙根吸收。尽管修复体龈上边缘通常是临床首选的，因为它有助于印模采集、修复体调磨修整、边缘完整性的检查和牙龈健康的维持，但在某些美学要求较高的临床情况下，需要将修复体边缘放置在龈下较深的位置。遇到这种情况，如果因为没有足够可用的牙齿结构，而破坏牙槽嵴顶冠方结缔组织附着时，可能会导致以牙龈炎症、附着丧失和牙槽骨吸收为特征的牙周病变。

采用外科手段延长临床牙冠将改善解剖条件并有利于之后进行修复治疗，其患者可以分为两类：

1. 具有正常的咬合关系和切导的患者。这类患者的前牙切线必须保持不变，但可以通过外科手术暴露牙根结构以及将修复体颈缘定位于釉牙骨质界根方的方式，将临床牙冠进行延长（图39-57）。
2. 后牙区咬合关系异常并且在切对切接触时后牙咬合间隙过大的患者。这类患者可以减少上颌前牙长度，同时不会引起后牙的咬合干扰。此外，在进行冠修复前可进行龈切或牙龈边缘的根向复位（图39-58）。

在一些牙龈过度暴露的患者中，牙齿的大小和形状以及牙龈边缘的位置可能是完全正常的。在这些情况下，牙龈过度暴露通常是由上颌垂直向过度生长和面中部过长造成的。牙冠延长术不足以解决这些问题，而需要通过大型的颌面外科手术来改变上颌骨。在推荐此类手术治疗纠正美学问题之前，必须彻底评估风险获益和成本获益比。

牙冠延长术的术式选择

为了选择合适的牙冠延长术，需要对牙冠-牙根-牙槽骨关系进行独立分析。当制订修复计划时，应制作丙烯酸的诊断饰面预先描绘牙齿的理想大小和形状。该诊断饰面不仅对诊断和

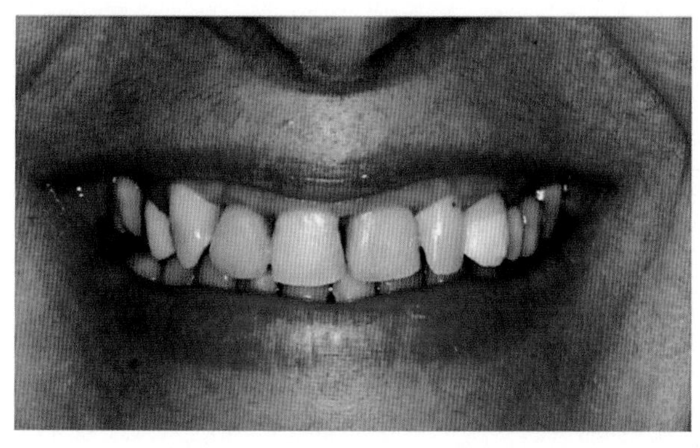

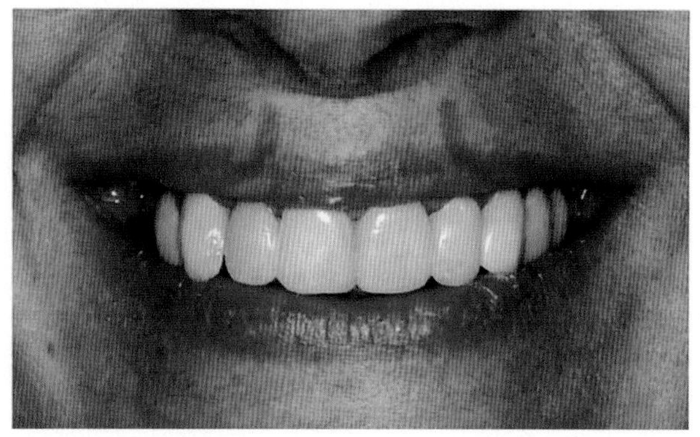

图39-58 “露龈笑”患者有修复需求时，需要诊断饰面预先设计牙齿的形状和大小。

治疗计划有帮助，而且使患者更容易接受治疗计划，毕竟最终结果已经向患者展现出来了（图39–58）。

牙龈切除术

如果牙龈过度暴露仅仅是由于牙龈组织的过度冠向移位（假性牙周袋），而牙根–牙槽骨关系的维度正常（从牙槽嵴顶到CEJ的牙槽嵴顶冠方结缔组织附着所需的空间足够），通过牙龈切除术/牙龈塑形术可以使解剖牙冠完全暴露。在Monefeldt和Zacharisson（1977）进行的一项研究中，在因正畸计划拔除的第一前磨牙的研究模型中，评估了牙龈切除术对临床唇侧牙冠高度的影响。观察到平均临床牙冠高度增加了1mm，而平均探诊深度减少了1mm。在组织学分析中，没有观察到上皮细胞的根向迁移超过CEJ。由此可以得出以下结论：牙龈切除术减轻了假性牙周袋，而且并没有使结缔组织附着水平根向迁移。因此，牙龈切除术仅适用于在不改变牙槽骨嵴和结缔组织附着水平的情况下，将软组织边缘进行可控的根向移位。在这些临床情况下，牙龈切除术式有两种：一是外斜切口，但切口经常需要跨中线，且牙龈组织内会有一个较大范围的创口需要二期愈合；另外也可以在龈缘区域行内斜切口（内斜切口牙龈切除术），而后在龈缘进行微量的牙龈成形术以获得刃状牙龈边缘（图39–59）。

根向复位瓣

传统的牙冠延长术一般是通过根向复位瓣（APF）伴或不伴骨切除来完成的（Palomo & Kopczyk 1978）。但为了满足较高美学要求的CL手术，必须实现牙龈边缘位于理想位置（Herrero et al. 1995），并长期保持在该位置（Deas et al. 2014）。作为一般性原则，手术时至少暴露4mm的健康牙齿结构。在愈合过程中，牙槽嵴顶上方的软组织将会向冠方增生而覆盖2～3mm的根面（Herrero et al. 1995; Pontoriero & Carnevale 2001; Lanning et al. 2003），从而只留下1～2mm位于龈上的健康牙体结构。当采用这种术式进行牙冠延长时，必须意识到牙龈组织存在一定内在倾向，沿着牙槽嵴的轮廓发生桥接形态的突变。因此，为了使牙龈边缘稳定在新的偏根方位置，必须同时进行骨轮廓修整，有问题的牙齿及其邻牙均需要修整骨嵴轮廓（图39–60）。因此，牙冠延长术联合根向复位瓣可能或者必须以牺牲大量附着为代价。同样重要的是，出于美学原因，两侧牙弓的牙齿长度必须对称。因此，在某些情况下，手术时可能需要纳入更多的牙齿。

CL的手术干预，目的在于提供足够量的牙齿结构，确保美学修复时有足够的固位，骨切除

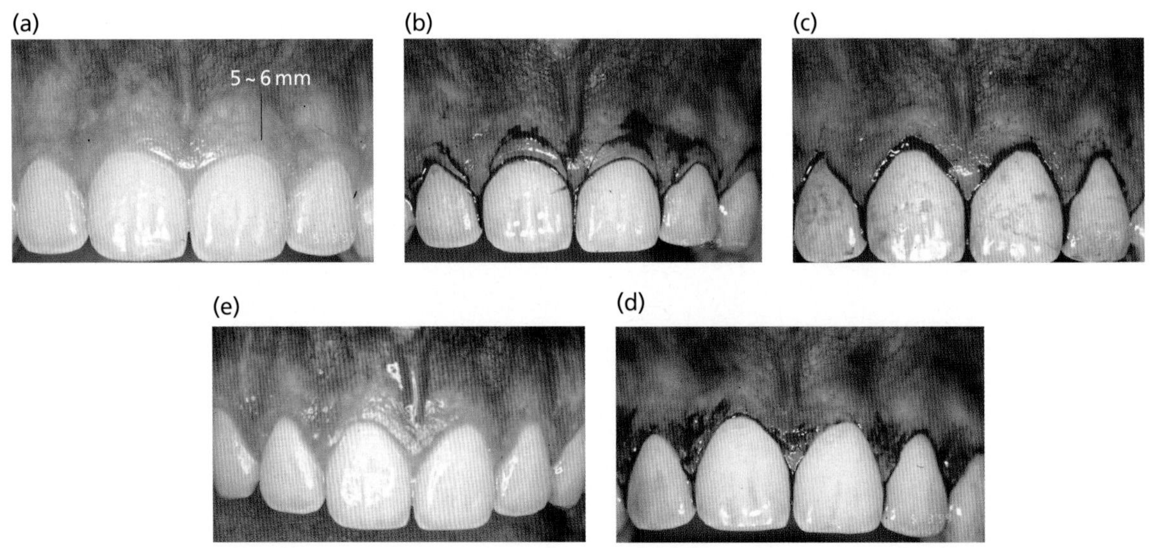

图39–59 采用内斜切口龈切的牙冠延长术。（a）术前可见角化龈区域非常宽。（b）内斜切口。（c）去除多余的牙龈组织。（d）微量的牙龈成形术以获得刃状牙龈边缘。（e）术后3个月效果。

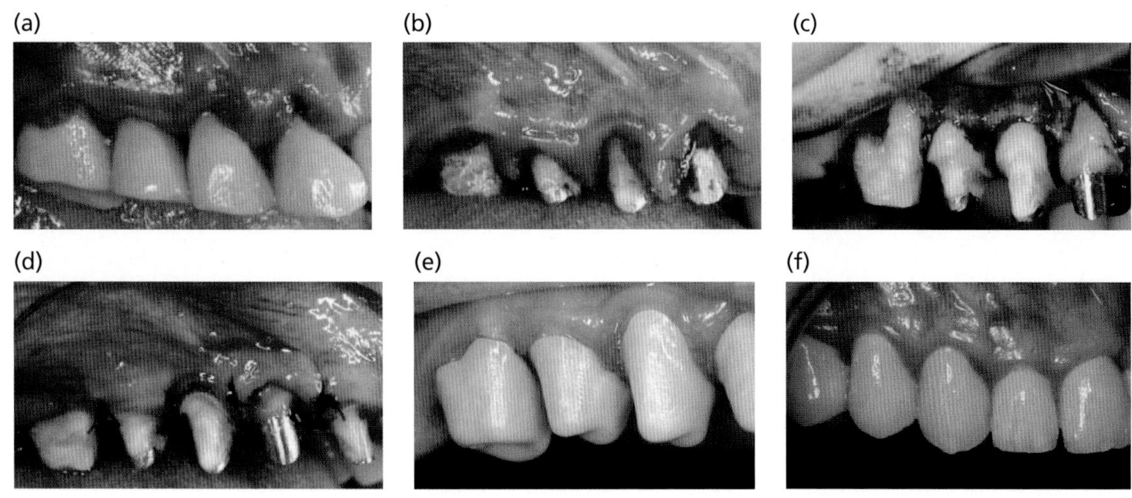

图39-60 （a）右上后牙区段可见修复体周围有明显的牙龈炎症。（b）现存修复体缺乏固位力并且侵犯了生物学宽度。（c）根向复位瓣牙冠延长术后确保了足够的牙齿表面暴露，使修复体在不侵犯生物学宽度的情况下还有足够的固位力。（d）将组织瓣缝合固定，覆盖在骨嵴上。（e）使用现有牙齿结构的进行新的牙冠预备。（f）最终修复体的牙龈健康。

量取决于修复需求。在这些情况下，必须考虑剩余的牙周组织和根分叉的入口，因这些手术不仅经常牺牲患牙的支持骨组织，还牺牲邻牙的支持骨组织（图39-60）。

APF通常为单段式，做平行龈缘的弧形切口并翻开全厚瓣，之后进行骨轮廓修整，为牙槽嵴顶冠方结缔组织附着重建足够的空间。当CL术后不需要进行修复时，切口设计和骨修整的量通常由术前对CEJ的评估指导，而对CEJ的评估又是通过经穿龈探诊或放射影像学检查来完成的。然而，当术后需要进行修复时，则需要制作了一个丙烯酸诊断饰面，这不仅有助于增加患者对治疗的接受度，而且有助于医生根据修复计划来设计第一个切口（图39-61和图39-62）。

然而，牙龈边缘愈合后的最终位置并不总是可预测的（Christiaens et al. 2018），这可能导致临床效果欠佳，如龈缘反弹或牙龈退缩。龈缘相对于牙槽嵴顶的位置（Lanning et al. 2003; Deas et al. 2014）、骨切除的范围（Deas et al. 2004）、患者的牙周表型、愈合时间（Pontorro & Carnevale 2001）以及外科医生的经验（Herrero et al. 1995）等因素都可能会影响效果。

在进行两段式APF牙冠延长术时，在进行弧形切口并翻起全厚瓣后，必须计算可用于牙槽嵴顶冠方结缔组织附着的空间。当术后不需要进行修复时，CEJ与牙槽嵴顶之间的距离应至少为3mm。当使用诊断饰面制订修复计划时，应将修复体与牙槽嵴顶的距离作为参考。应使用钻和骨凿进行骨切除术。应注意骨修整不要去除根面，以避免发生牙本质过敏。然后，使用悬吊缝合使组织瓣覆盖牙槽嵴顶，以避免任何骨组织或结缔组织的暴露（图39-62）。

为了克服这些局限性，学者提出了两段式的替代CL手术方法（Sonick 1997）。该术式包括两个阶段的手术干预。在第一个手术阶段，行沟内切口后翻全厚瓣，直视下以CEJ解剖结构为参考，通过骨切除术和骨成形术重建牙槽嵴顶冠方结缔组织附着的空间，然后将组织瓣复位缝合。3~4个月后，在牙槽嵴顶冠方结缔组织附着重新建立后，如需第二次微创手术也只需进行微小的牙龈轮廓修整，即可达到理想的龈缘轮廓。该方法有望减少软组织切除时因难以精确定位CEJ或牙槽嵴顶等解剖标志带来的相关风险（图39-63）。

最近的一项随机临床试验，比较了用于美学修复适应证的单段式和两段式CL手术，发现两种术式在龈缘的最终期望位置方面效果类似，患者更喜欢两段式手术而且只有1/3的患者需要第二次微创手术（González-Martín et al. 2020）。

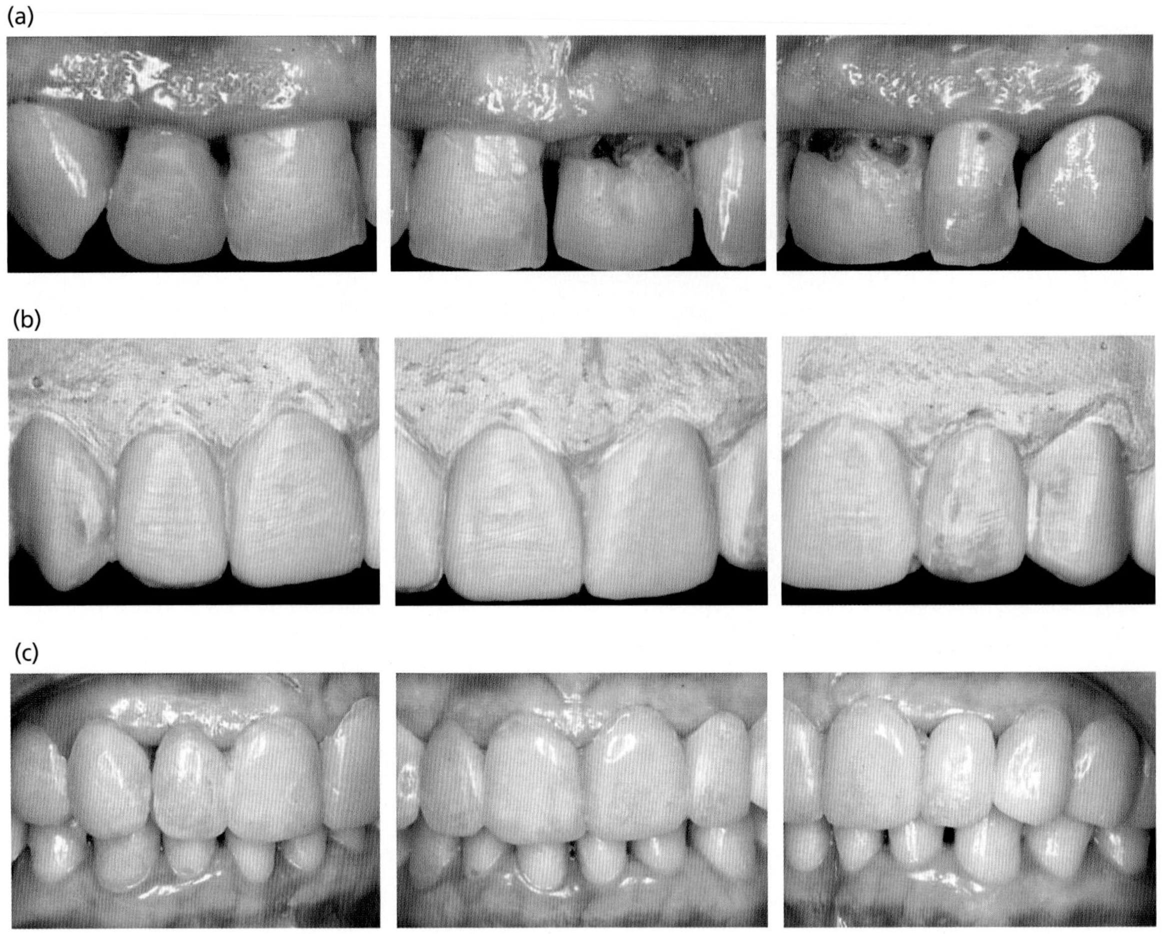

图39-61　（a）患者的“露龈笑”明显需要进行修复来改善。（b）在牙冠延长术前进行诊断蜡型设计，以确定牙齿理想的大小和形状。（c）丙烯酸的诊断饰面就位后显示修复设计非常理想。

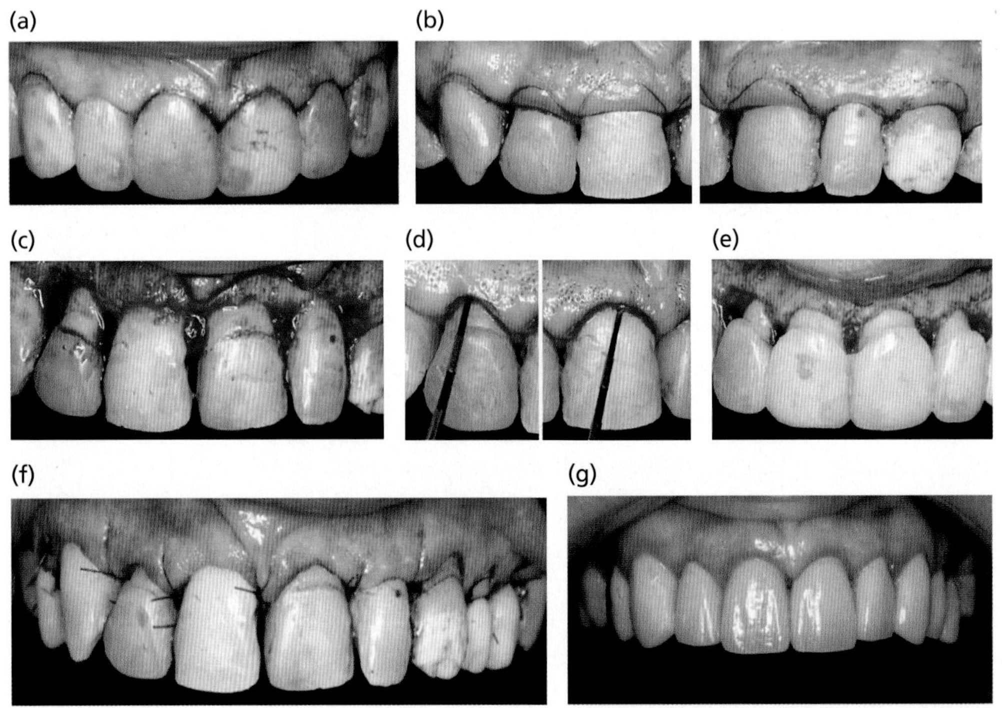

图39-62　（a）按照理想牙冠轮廓（诊断饰面）行弧形切口。（b）移除诊断饰面后可见弧形切口。（c）为牙槽嵴顶冠方组织附着留出空间。（d）评估釉牙骨质界与骨嵴顶之间的距离。（e）通过骨切除术在诊断饰面和骨嵴顶之间创造出理想的空间。（f）缝合并使组织瓣贴合骨嵴顶。（g）牙冠延长术后1年的最终效果。

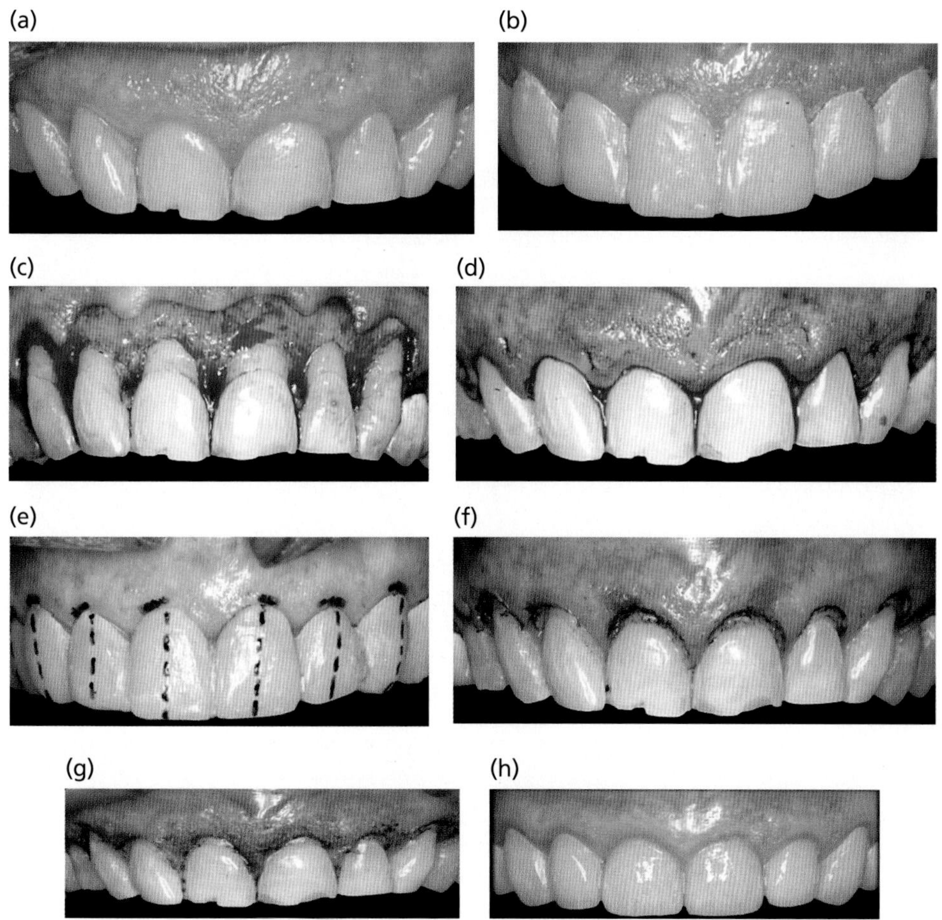

图39-63　两段式牙冠延长术术式。（a）术前正面观。（b）诊断饰面呈现理想的牙冠轮廓。（c）切开并翻开全厚瓣后，行骨切除术并获得理想的牙槽嵴顶冠方组织附着空间。（d）组织瓣复位到术前水平。（e）术后6个月，使用术前制作的诊断饰面判断是否应进行牙龈切除术以达到牙齿的理想大小和形状。（f）内斜切口牙龈切除术。（g）牙龈成形术。（h）新修复体就位后的最终效果。

牙齿牵引萌出

Pontorro等（1987）描述了一种通过正畸牵引萌出结合牙龈纤维环切，以增加临床牙冠高度的替代技术。当为了使牙槽嵴顶和龈缘保留在治疗前位置时，需要在牵引萌出时进行了牙周膜环切术。牙周膜环切术是牵引萌出过程中每间隔7～10天用手术刀切断牙槽嵴顶冠方结缔组织纤维，从而防止了牙槽嵴顶跟随牙根向冠方移位。如果没有采用牙周膜环切，同时使用温和的牵出力，整个牙周附着装置将随牙齿一起移动。当牙齿达到了预期位置并已经稳定后，翻全厚瓣并进行骨轮廓修整，以暴露健康的根面结构。出于美观原因，保持邻牙的骨和软组织水平不变非常重要（图39-64）。

为了获得和谐的美学效果，可以采用牵引萌出排齐龈缘和牙冠。如有错位或持续性牙龈退缩的牙齿，应进行牵引萌出，将其牙龈牵引至正常位置牙齿的水平，而不是采用手术将正常牙齿的龈缘向根方复位至牙龈退缩或排列不齐牙齿的龈缘水平。整个牙周附着装置和龈牙结合会随牙根向冠方移动。

牵引萌出技术也可以用来减轻角形骨缺损位点的探诊深度（Brown 1973; Ingber 1974, 1976）。虽然患牙的角形骨缺损可以减轻，但邻牙牙齿表面的附着水平仍保持不变（图39-65）。

牵引萌出比牙冠延长术更具优势，因为可以在不需要翻瓣和骨修整手术的情况下进行牙根暴露，而该手术可能会影响邻牙的牙周组织。然

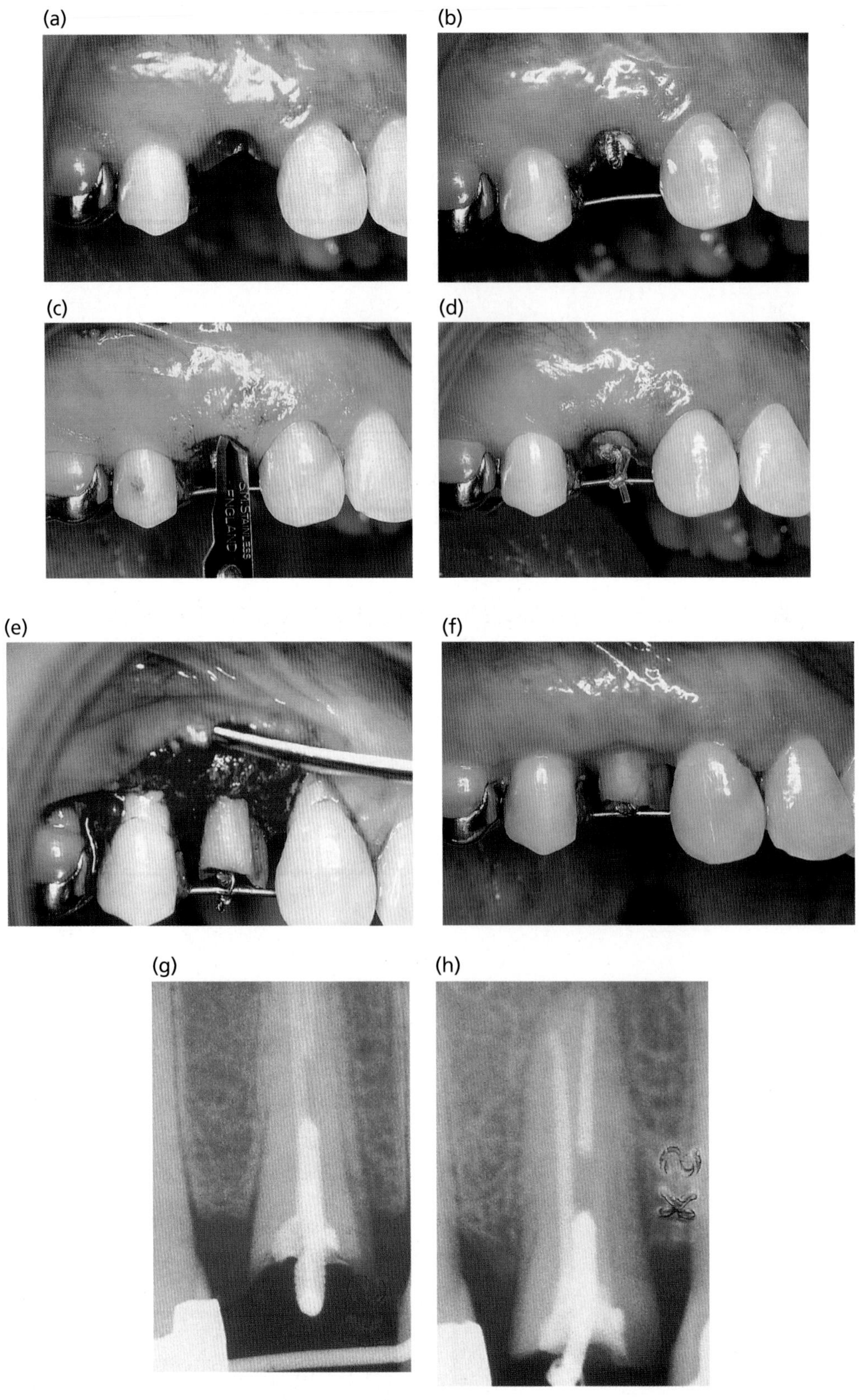

图39-64　牙齿牵引萌出与牙周膜环切术联合应用。（a）颊面观可见，第一前磨牙的牙折断面延伸到龈下。（b）去除软腐后，根管内临时粘接带有殆面钩的麻花丝简易临时桩核。将一条金属条一端放入前磨牙银汞合金充填物内，另一端与尖牙的舌面粘接。（c，d）在近中半颗牙离断龈沟内纤维直至牙槽嵴顶水平。而远中半颗牙作为对照面不离断。在快速牙齿萌出的3周治疗期间，每周离断牙周膜一次。（e）牙齿稳定6周后翻全厚瓣。这时可见远中面的骨嵴被牵引出来而形成"外凸"的角度，而作为"试验"面的近中面则骨水平保持不变。可以采用骨切除术平整远中面的骨隔。（f）牙冠延长术后，龈缘愈合后恢复到其治疗前的形状和位置。（g）治疗前X线片放大后显示，牙槽骨间隔嵴顶的形态正常。（h）正畸萌出后X线片（3周的快速萌出并稳定6周）放大后显示，远中"对照"面骨嵴被牵出呈"外凸"的角度，而近中"试验"面的嵴顶则保持不变。（来源：R. Pontoriero）

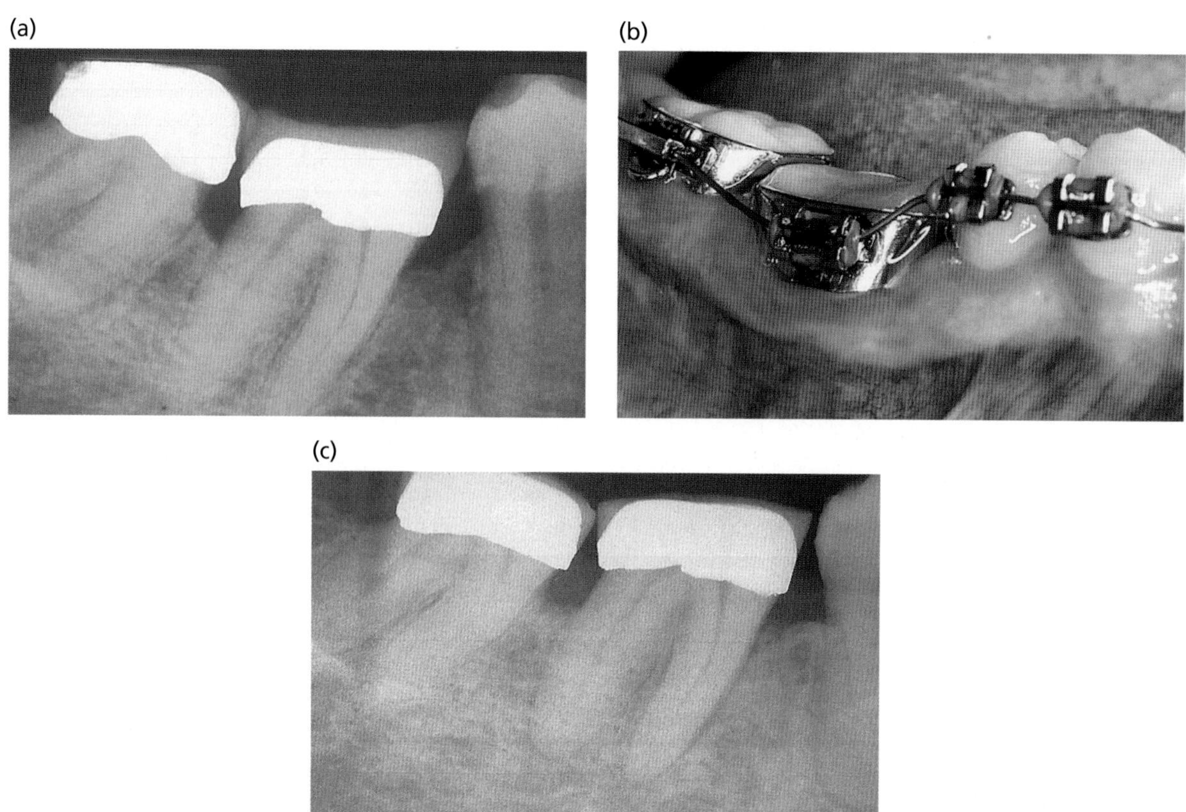

图39-65 缓慢牙齿牵引萌出用于调整排齐釉牙骨质界和角形骨嵴顶。（a）术前照片。（b）使用镍钛丝牵引萌出磨牙。（c）治疗开始后8个月拍X线片。角形骨缺损通过排齐而消除。

而，该技术不能应用于所有需要延长临床牙冠的情况，如严重磨损牙列的修复重建。

异位萌出牙齿的牙龈保留

牙齿萌出位于牙槽嵴唇侧的异位萌出，经常需要手术保存牙齿周围的牙龈组织（图39-66）。为了给恒牙创造足够宽度的牙龈组织，常使用萌出恒牙和乳牙之间的组织作为供体组织（Agudio et al. 1985; Pini Prato et al. 2000b）。

对于颊侧萌出牙齿的阻断性膜龈治疗，根据供区（乳恒牙间牙龈）和受植区（萌出恒牙的唇

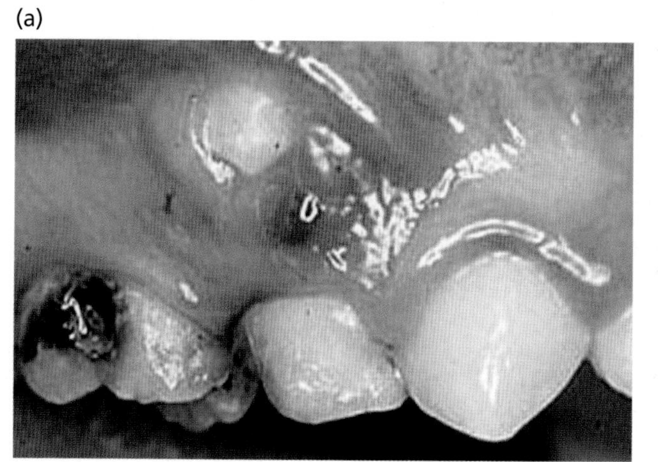

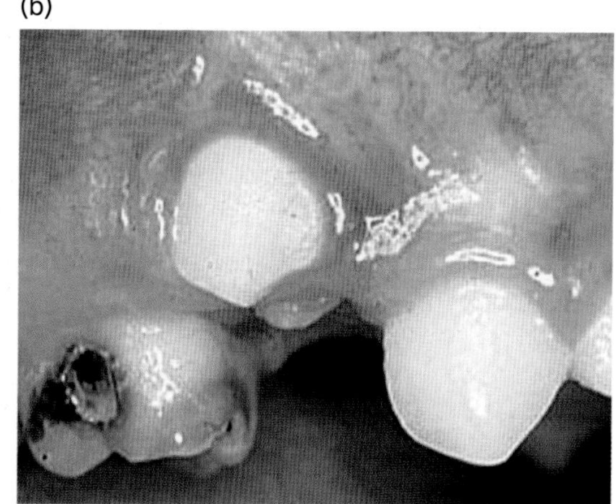

图39-66 （a，b）牙齿异位萌出。恒牙萌出位置靠近膜龈联合。（来源：Prof. Giampaolo Pini Prato）

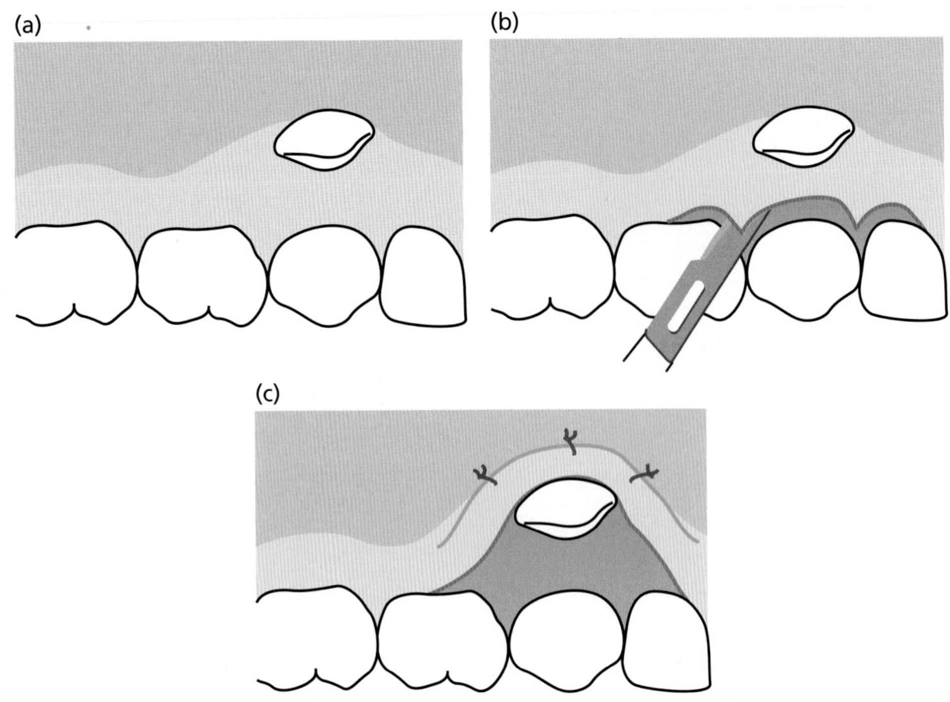

图39-67 （a~c）牙齿异位萌出：双蒂瓣（详见正文）。

侧根方区域）之间的距离，分成3种不同的术式（Agudio et al. 1985; Pini Prato et al. 2000b）：

- 双蒂瓣（图39-67）。当恒牙位于角化龈内萌出且靠近膜龈联合时，乳牙处采用沟内切口，并侧向延伸到邻牙的龈沟以及根向延伸到萌出的恒牙。翻起乳恒牙间牙龈并将其推至萌出牙齿颊侧根方膜龈联合处，通过缝线将萌出牙齿唇侧牙龈组织缝合固定。
- 根向复位瓣（图39-68）。当恒牙位于膜龈联合根方萌出时，需采用垂直松弛切口，以便于角化组织的根向复位。双侧松弛切口扩展需超过膜龈联合。乳牙处行沟内切口并半厚瓣分离超过异位萌出的牙齿。将龈瓣推至萌出牙齿根方并进行缝合固定。
- 游离龈瓣（图39-69）。如果牙齿在牙槽黏膜内萌出且距离膜龈联合较远，则可选择游离龈移植。通过半厚瓣切取乳恒牙间牙龈，并将其作为上皮-结缔组织瓣。将游离龈瓣置于萌出恒牙唇侧根方处，制备好受植床位点，仔细缝合以保证移植组织瓣与其下方结缔组织床的紧密贴合。

所有这些术式均被证明，在异位萌出牙齿矫正后，能够有效建立唇侧区域牙龈（Pini Prato et al. 2000b, c）。

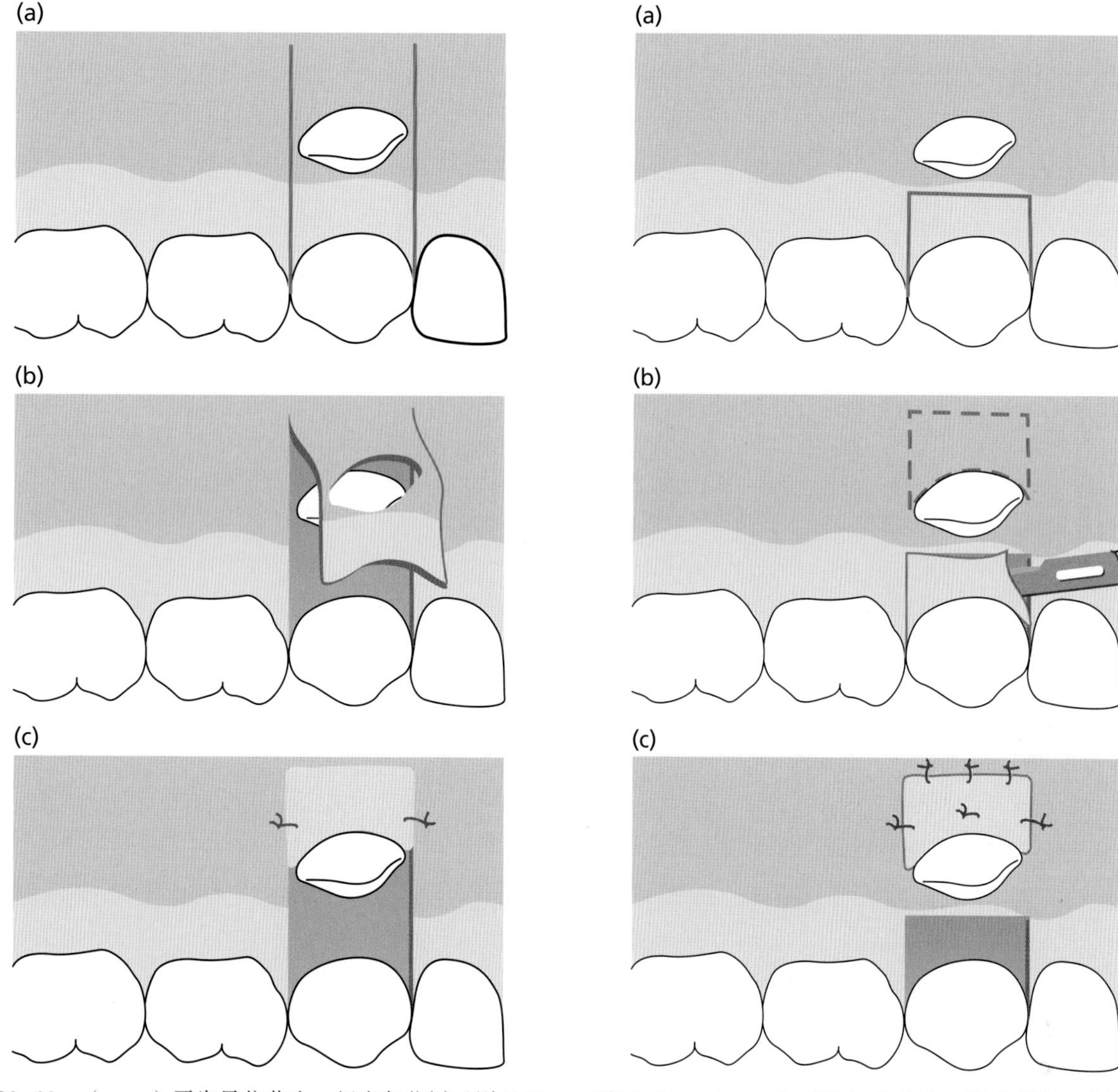

图39-68 （a~c）牙齿异位萌出：根向复位瓣（详见正文）。

图39-69 （a~c）牙齿异位萌出：游离龈瓣（详见正文）。

第14部分：种植体植入手术

Surgery for Implant Installation

第40章

种植体植入的时机

Timing of Implant Placement

Christoph H.F. Hämmerle[1], Maurício Araújo[2], Jan Lindhe[3]

[1] Clinic of Reconstructive Dentistry, Center of Dental Medicine, University of Zurich, Zurich, Switzerland

[2] Department of Dentistry, State University of Maringá, Maringá, Paraná, Brazil

[3] Department of Periodontology, Institute of Odontology, The Sahlgrenska Academy at University of Gothenburg, Gothenburg, Sweden

前言

在完全愈合和未受破坏的牙槽突植入种植体的修复治疗有很高的临床成功率和存留率（Pjetursson et al. 2004; Jung et al. 2012; Pjetursson et al. 2014）。然而，目前种植体也会种植于：（1）不同大小的骨缺损位点；（2）新鲜的拔牙窝；（3）上颌窦区域等。尽管多年前就曾提出一些临床治疗方法，但是直到近期才得以普遍应用。因此，在目前的临床和动物研究中，口腔种植学的研究热点包括：（1）牙缺失后发生的组织改变；（2）种植体植入的合适时机。

在理想情况下，临床医生在拔除一颗或多颗牙之前，需要为之后的修复治疗（包括种植体的使用）制订计划。在该计划里，必须要决定种植体是否拔牙后即刻种植，还是等牙槽突软硬组织愈合几周（或月）后再进行种植。种植体植入时机的把握与牙拔除相关，并且需要医生正确了解牙缺失后牙槽突上发生的结构变化。这些适应性改变在第3章中有所描述。

单颗或多颗牙的拔除将导致牙槽突缺牙区内发生一系列的改变。因此，在牙槽窝愈合期间，硬组织壁出现吸收，牙槽窝中心被松质骨充填，该位点的整体骨量明显减少。尤其是缺牙位点的颊侧壁，它不仅在颊舌/腭向，还在冠根向上减少（Pietrokovski & Massler 1967; Schropp et al. 2003）。除了硬组织的改变，拔牙位点的软组织也发生了显著的适应性改变。牙拔除瞬间，拔牙窝上方缺少黏膜，因此拔牙窝的入路是开放的。拔牙术后第1周，黏膜内细胞聚集，导致其结缔组织量增加。最终，软组织创面上有上皮生成，拔牙位点被角化黏膜覆盖。黏膜的轮廓会根据牙槽突硬组织的外轮廓的改变而不断发生适应性的改变。因此，牙槽嵴的萎缩是骨组织和结缔组织共同丧失的最终结果。图40-1显示的是上述的组织变化。很明显在牙拔除后理想的时间点并不存在，理想的时间点要求拔牙位点有：（1）牙槽窝内最大量的骨充填；（2）大量成熟的覆盖黏膜。

2004年发表的一篇共识报告了拔牙窝内种植体植入时机的相关问题（Hämmerle et al. 2004）。之前学者已经尝试确定早期、晚期和延期种植体植入的优缺点。然而，Hämmerle等认为发展一个新概念（分类）很有必要，该概念将包

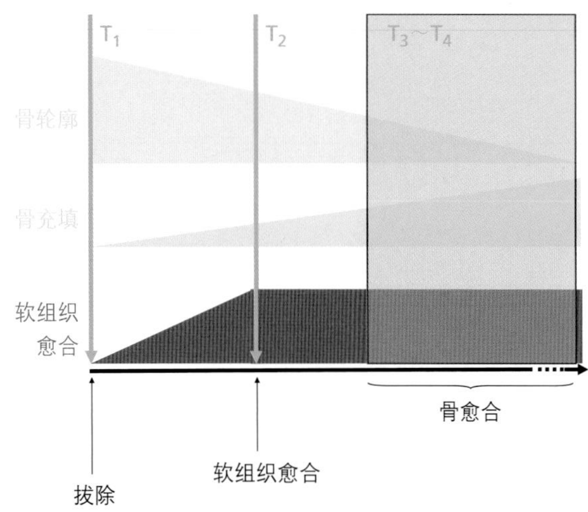

图40-1 示意图描绘了牙拔除后随时间而发生的软硬组织的变化。T1、T2、T3、T4代表了4种不同的种植体植入的时间点。

含种植领域不断增长的知识。这个分类考虑了描述牙拔除后发生的组织改变的数据和临床观察所得的知识。

表40-1展示的分类在共识报道中有介绍。重要的方面包括：

- 在临床实践中，拔牙后种植体的植入时机通常由愈合的拔牙窝内软硬组织的特性决定。愈合并不一定遵循严格的时间框架，可能会因为位点和患者的因素而不同。
- 为了避免基于时序的描述，该新的分类使用了数字描述——1、2、3和4类，分别反映了软硬组织的状态。
  - 1类：拔牙后即刻种植
  - 2类：拔牙窝被软组织完全覆盖时种植
  - 3类：拔牙窝内有骨充填时种植
  - 4类：牙槽突愈合后种植
- 进一步认识到，拔牙窝内外的软硬组织的愈合是明显分开的。

该分类此后不断改进（Chen et al. 2009）。

表40-1显示了不同时机的优缺点。

两种种植位点瓣关闭的方法也有做描述。一种方法要求初期创口关闭，而另一种允许种植体或者愈合帽穿龈。一项自身对照设计比较了这两种方法，它们的存留率和邻间区骨水平未见明显差异（Ericsson et al. 1997; Astrand et al. 2002; Cecchinato et al. 2004; Guarnieri et al. 2019）。然而，这些研究没有从美学高度对埋入式和穿龈式种植体愈合的区别进行细致的分析。因此，在制订治疗计划期间，需要考虑的参数不仅有缺牙间隙的宽度，还有牙槽突的宽度。

表40-1 1~4类种植体植入的分类，以及每种类型的优缺点

分类	定义	优点	缺点
1类	拔牙后即刻种植	减少手术次数 减少整体治疗时间 现有骨量的优化利用	位点的形态会使理想的植入和支抗变得复杂 薄组织表型可能影响理想疗效 缺乏角化黏膜来适应皮瓣 可能需要辅助外科手术 技术敏感性高
2类	拔牙窝被软组织完全覆盖时种植（通常4~8周）	软组织区域和量的增加有利于软组织瓣的处理 可对局部进行病理学评估	位点的形态会使理想的植入和支抗变得复杂 增加治疗时间 拔牙窝壁不同的骨吸收量 可能需要辅助外科手术 技术敏感性高
3类	拔牙窝内有骨充填时种植（通常12~16周）	拔牙窝内大量的骨充填有利于种植体的植入 成熟的软组织有利于皮瓣的处理	增加治疗时间 可能需要辅助外科手术 拔牙窝壁不同的骨吸收量
4类	牙槽突愈合后种植（通常>16周）	临床愈合的牙槽嵴 成熟的软组织有利于皮瓣的处理	增加治疗时间 可能需要辅助外科手术 可用的骨量变化很大

一篇近期综述根据上述的时间方案对植入的种植体的临床疗效进行了分析（Chen & Buser 2009）。基于91项研究的分析，研究者发现在1类、2类、3类种植中使用骨增量术比在4类中使用更有效。此外，当种植体按1类的时机进行种植时，似乎更常出现颊侧黏膜边缘的退缩。

1类 拔牙后即刻种植

种植体植入后的骨改建

患牙因各种原因被拔除后行即刻种植越来越多见。这些年来，学者们提出了很多观点，认为即刻种植具有优越性（Chen et al. 2004）。这些优点包括更易辨识种植位点，减少复诊次数和治疗费用，缩短治疗时间，种植位点的骨保存，最佳的软组织美学效果以及患者接受程度较高（Werbitt & Goldberg 1992; Barzilay 1993; Schwartz-Arad & Chaushu 1997b; Mayfield 1999; Hämmerle et al. 2004）。

在新鲜的拔牙窝中植入种植体被认为能够促进骨组织的形成和骨结合，从而对抗拔牙后的适应性变化。也就是说，1类植入方式能够促进牙槽窝和周围颌骨的骨保存。事实上，这种即刻种植方式也是减少拔牙术后骨萎缩的方法之一（Denissen et al. 1993; Watzek et al. 1995; 综述见Chen et al. 2004）。

临床研究（Botticelli et al. 2004; Covani et al. 2004）和犬实验（Araújo & Lindhe 2005; Araújo et al. 2006a, b）都已分析了在新鲜拔牙窝中放入种植体对拔除位点骨改建和骨重建的影响。

Botticelli等（2004）研究了在新鲜拔牙窝中放入种植体后4个月内牙槽突硬组织改建情况。研究纳入18名中度牙周炎受试者（21个拔牙位点）。实验计划是拔除这18名受试者的某一颗牙，随后用种植体修复切牙、尖牙和前磨牙区的牙列缺损。做沟内切口切开牙龈，翻起全厚瓣，使患牙松动后，用牙钳拔除。用导向钻和扩孔钻预备种植术区。牙槽窝底部预打孔。植入一颗中等粗糙表面的非自攻实心螺纹种植体，使种植体粗糙部分的边缘位于牙槽窝颊侧和舌/腭侧骨壁边缘的根方（图40-2a）。植入种植体后，使用游标卡尺测量：（1）种植体与颊/舌骨板内外表面的距离；（2）种植体与颊侧、舌侧、近中和远中骨壁之间边缘间隙的宽度。软组织瓣复位，种植体在愈合过程中呈“半埋入式”（图40-2b）。愈合4个月后，进行外科再入手术（图40-2c）。再次进行临床检查，观察：（1）牙槽窝颊侧和舌/腭侧骨壁的厚度与高度；（2）边缘间隙的宽度是否在愈合过程中产生变化。

图40-3a显示刚拔除了上颌尖牙的拔牙窝。再入手术时发现边缘间隙已经完全消失。此外，颊侧和腭侧骨壁的厚度显著减少（图40-3b～d）。透过极薄的余留颊侧骨板可以看见种植体表面（图40-3d）。

图40-4显示了此临床研究的另一个位点。拔除14（图40-4a），在新鲜的腭侧牙槽窝中植入一颗种植体。在已愈合的15无牙区牙槽嵴再植入一颗种植体（图40-4b）。再入手术中观察到：（1）边缘间隙完全消失；（2）种植体与颊侧骨板外侧面的距离显著减小（图40-4c）。

(a)

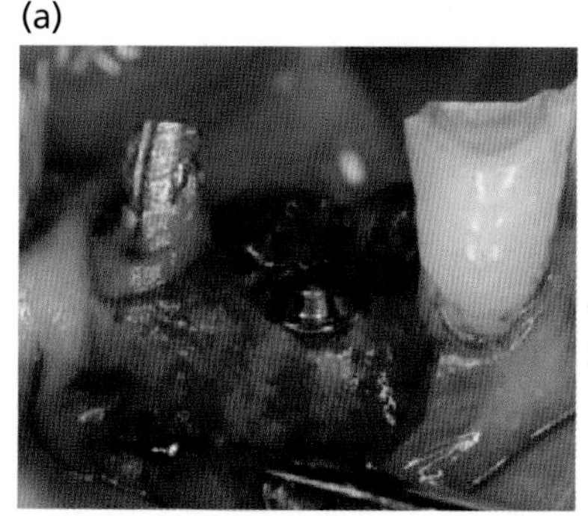

(b)

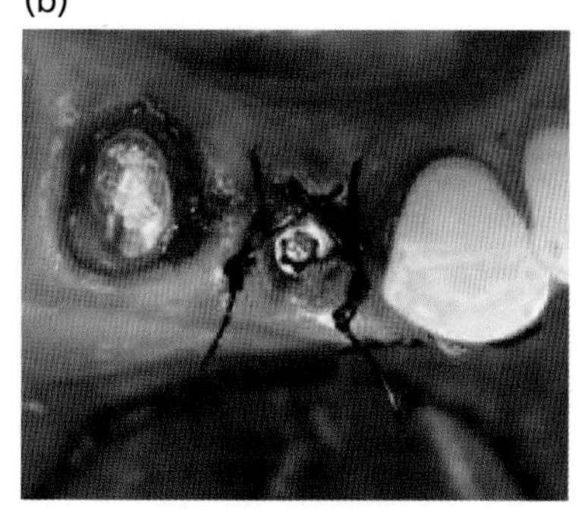

(c)

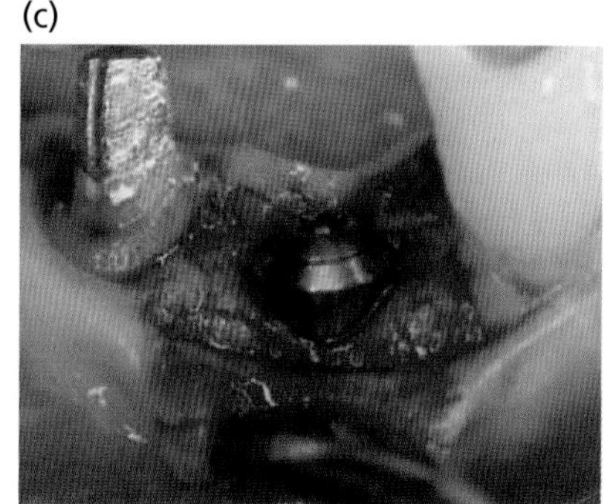

图40-2 （a）新鲜牙槽窝中种植体的位置。（b）瓣复位和缝合。（c）愈合4个月后的种植体（颊面观）。

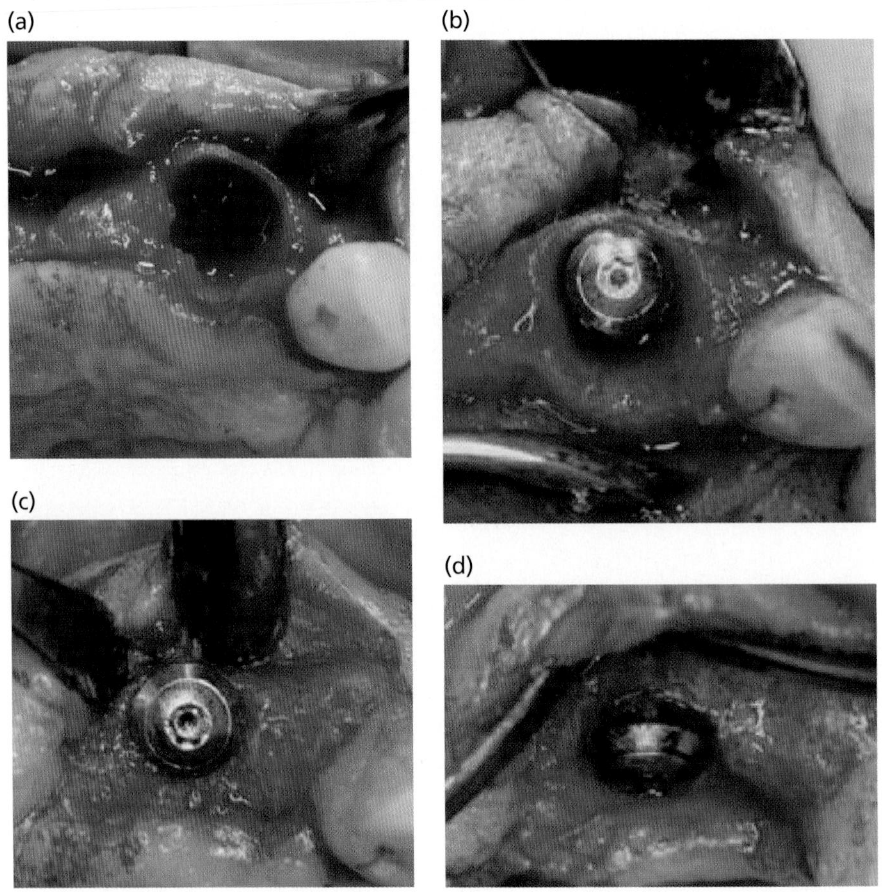

图40-3　（a）上颌尖牙的牙槽窝。（b）种植体植入新鲜牙槽窝中。（c）愈合4个月后的种植位点（𬌗面观）。（d）愈合4个月后的种植位点（颊面观）。注意颊侧面仅有非常薄的骨壁。

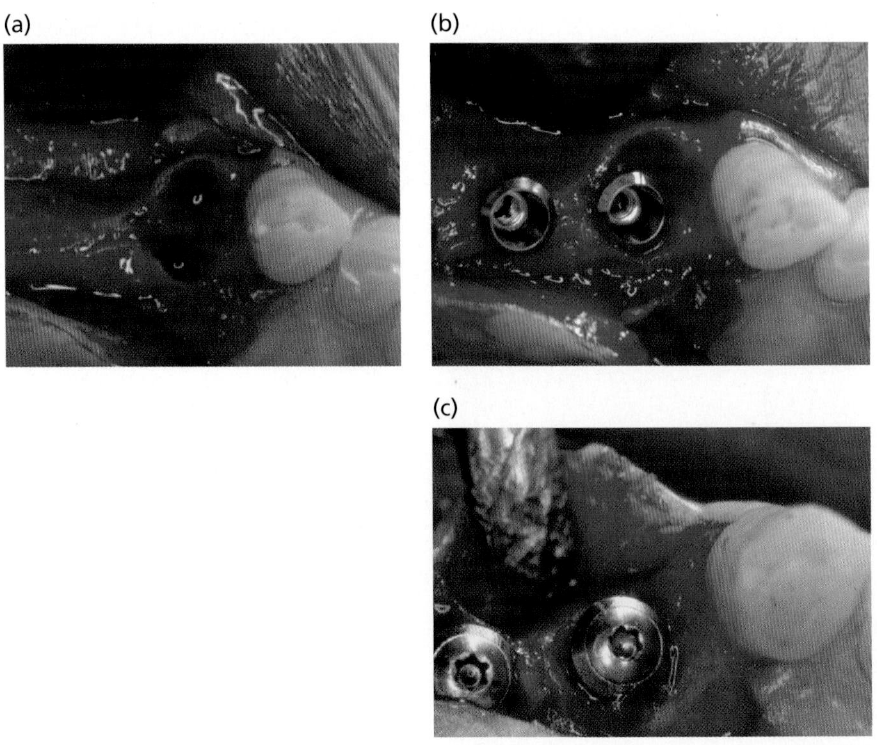

图40-4　（a）14牙槽窝（𬌗面观）。（b）种植体植入已愈合的无牙区牙槽嵴和牙槽窝中。（c）愈合4个月后的种植体位置。注意到种植体与颊侧骨壁之间的距离明显减少。

Botticelli等（2004）报道，牙拔除和植入种植体后的4个月，几乎所有的边缘间隙都消失了。在植入种植体时，种植体与颊侧骨板外侧面的平均距离（18名受试者，21个位点）为3.4mm，距离舌/腭侧的距离为3.0mm。4个月后再入时，相应的距离变小为1.5mm（颊侧）和2.2mm（舌侧）。也就是说，颊侧距离减少了1.9mm（56%），而舌侧为0.8mm（27%）。Botticelli等（2004）的发现有力地证明，在新鲜拔牙窝中植入种植体，其实并不能预防牙拔除后牙槽嵴的生理性改建。

在近期的一个临床随机对照研究中，研究者在93个上颌非磨牙的拔牙窝中即刻植入改良中等粗糙表面平行和圆锥形的种植体（Sanz et al. 2010）。在术前及术后16周进行详细的临床检查，以评估牙槽窝骨壁和种植体表面间关系的变化。可以观察到，16周后颊侧骨明显吸收，而舌侧面的骨壁吸收程度略小。牙槽嵴的吸收在平行和锥形的种植体之间无明显差异。与牙槽嵴外部骨量减小相反的是，在植入种植体16周后发现牙槽窝骨壁和种植体表面之间的空隙已经部分被新生骨充填（Huynh-Ba et al. 2010; Sanz et al. 2010）。

随后的一篇文章分析了同一批患者，结果发现与切牙或尖牙相比，前磨牙的骨充填（种植体与牙槽窝骨壁之间的跳跃间隙），以及颊侧骨高度的保存效果更佳（Ferrus et al. 2010; Tomasi et al. 2010）。此外，颊侧骨壁的厚度和间隙的大小能够影响4个月内骨充填的量。为期3年的跟踪调查显示，两组种植体术后软硬组织情况都很稳定，种植体失败率很低（Sanz et al. 2014）。

为了更加详细地了解种植体植入新鲜拔牙窝后的骨改建过程，Araújo和Lindhe（2005）在比格犬上用组织学方法，研究在新鲜拔牙窝中植入种植体后牙槽突的尺寸变化。翻起下颌颊侧、舌侧全厚瓣，拔除第三和第四前磨牙远中根（图40-5a）。在下颌右侧牙槽窝内植入一颗中等粗

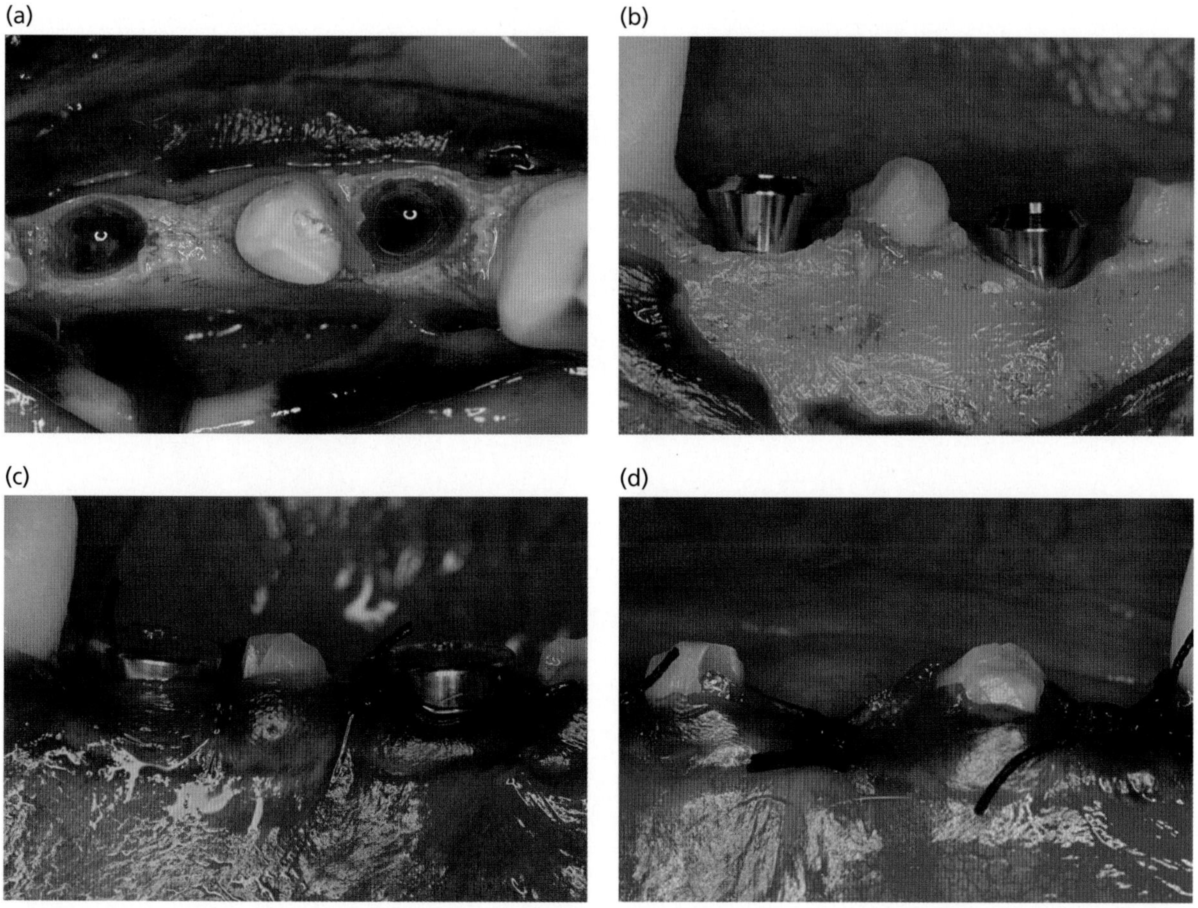

(a)

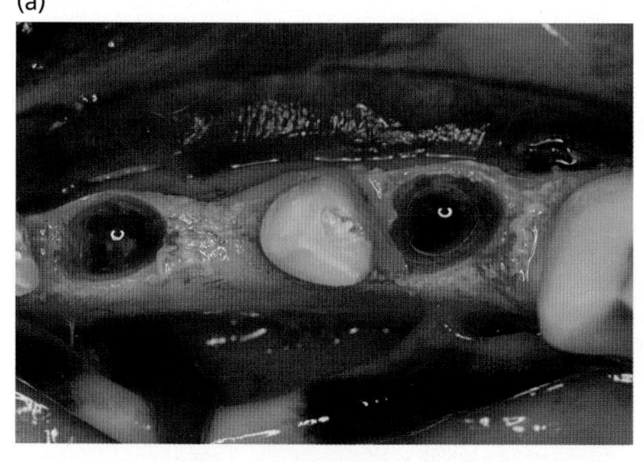

(b)

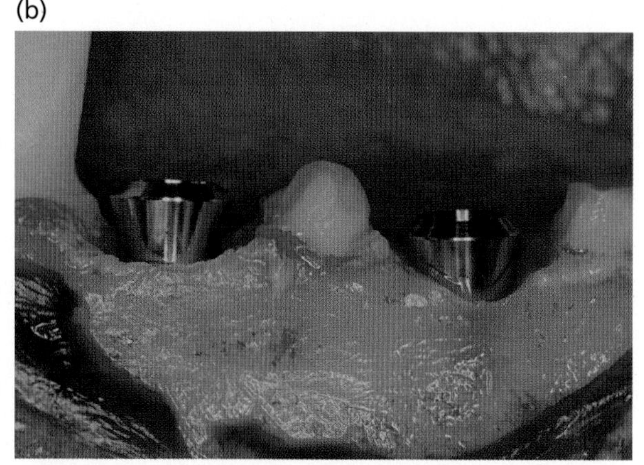

(c)

(d)

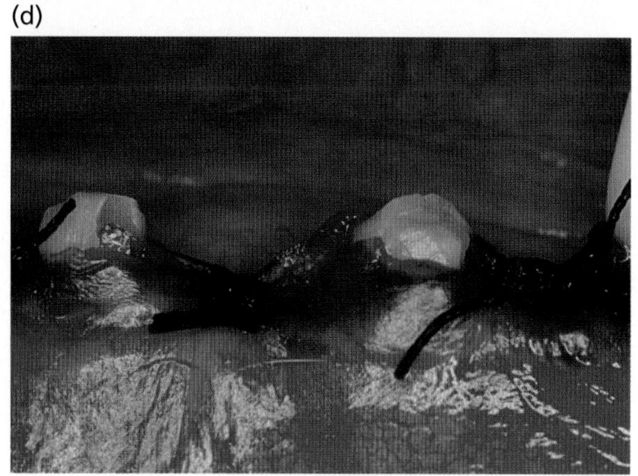

图40-5　（a）比格犬实验中的下颌前磨牙位点，第四前磨牙远中根被拔除。（b）在下颌实验位点，种植体植入牙槽窝内，使种植体粗糙表面边缘平齐骨嵴顶（译者注：文中为位于骨嵴顶下方）。（c）黏膜全厚瓣复位，缝合，使创口得到“半埋入式”愈合。（d）下颌对侧，牙槽窝未植入种植体。

糙表面的种植体，使粗糙面的边缘线位于颊舌侧骨边界的下方（图40-5b）。瓣复位使创口能够“半埋入式”愈合（图40-5c）。同时，下颌左侧的相应位置，不植入种植体，拔牙窝被完全覆盖在瓣的下方（图40-5d）。3个月后，下颌左、右侧实验位点的黏膜似乎已完全愈合（图40-6）。处死动物，切开包含种植位点和无牙牙槽窝位点的组织块，进行组织学检查。图40-7为愈合3个月后的无牙位点颊舌向组织切片。新生骨覆盖了牙槽窝的入口。颊侧皮质骨板的板层骨位于舌侧相应部位的根方约2.2mm处。图40-8为同一比格犬另一侧有种植位点的切片，颊侧骨板的边缘位于舌侧牙槽嵴顶根方约2.4mm处。也就是说，在新鲜拔牙窝中植入种植体，并不能影响牙拔除后发生在牙槽窝硬组织壁的骨改建过程。因此，在拔牙创愈合3个月后，颊侧骨壁高度的降低量（与舌侧改变相比）在种植位点和无牙位点相似。在3个月时，颊侧与舌侧骨边缘之间的垂直高度差在两种位点均＞2mm（无牙区为2.2mm，种植体区为2.4mm）。

在一项比格犬的后续研究中，Araújo等（2006a）研究了在新鲜拔牙窝中植入种植体后形成的骨结合，是否会在愈合的过程中由于持续不断的组织改建而消失。正如他们之前的研究一

(a)

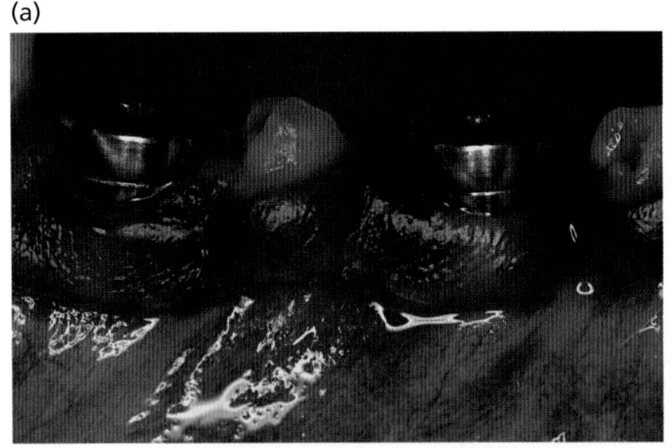

(b)

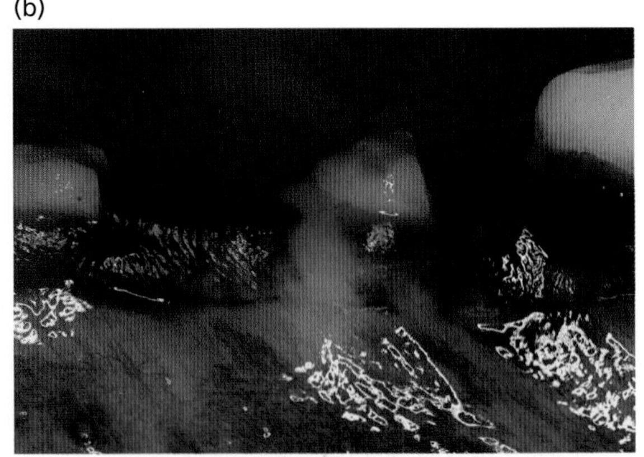

图40-6　愈合6个月后的种植位点（a）和无牙位点（b）。

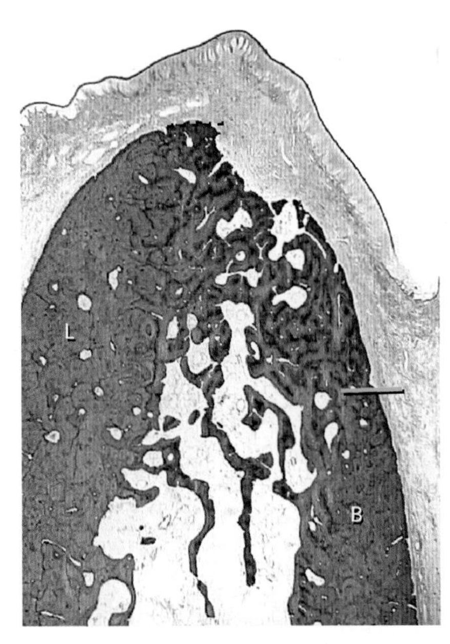

图40-7　无牙位点的颊舌向切片。注意到剩余的颊侧骨嵴（实线）远在舌侧骨嵴（虚线）下方。B，颊侧；L，舌侧。

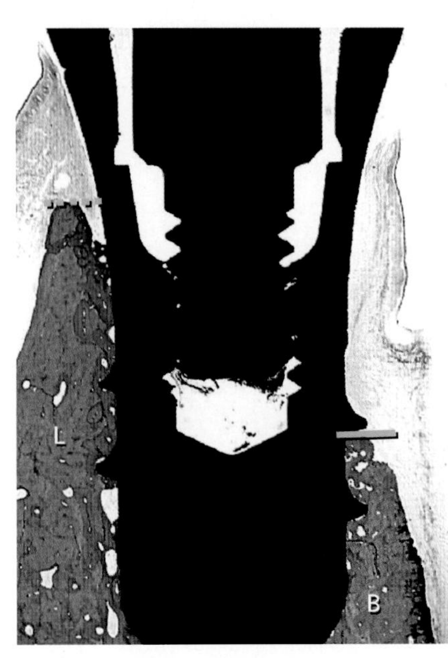

图40-8　种植位点的颊舌向切片。注意到剩余的颊侧骨嵴（实线）远在舌侧骨嵴（虚线）下方。B，颊侧；L，舌侧。

样（Araújo & Lindhe 2005），翻瓣拔除下颌双侧第三和四前磨牙的远中根。在新鲜拔牙窝中植入种植体，保证所有种植体的初期稳定性。瓣复位，使种植位点得到“半埋入式”愈合。瓣关闭以后，立即取得2只比格犬的活检样本，1个月以及3个月后从另外5只比格犬获得活检样本。图40-9a显示了即刻植入种植体后的拔牙位点的颊舌向切片。可见种植体表面螺纹和牙槽窝壁之间已经形成接触。在接触区之间的空隙（图40-9b）和边缘间隙中可见血凝块的存在。在愈合4周后的切片中，可以观察到这个空隙已被与种植体粗糙表面接触的编织骨充满（图40-10）。在这4周的间隔中：（1）颊侧和舌侧骨壁表面显著吸收；（2）颊侧硬组织薄壁的高度降低了。在术后4～12周之间，颊侧骨壁高度降低得更多（图40-11）。在4周的样本中，在边缘间隙区域中与种植体接触的颊侧编织骨发生了改建，只有部分骨保留（图40-11c）。实验结束时，颊侧骨的高度位于种植体粗糙表面边缘的根方>2mm处。

这些研究表明，在植入种植体后，牙槽窝初期愈合过程中形成的骨（编织骨）-种植体接触，在颊侧骨壁持续萎缩时，也部分消失了。因此，显然缺牙后的牙槽突将逐渐萎缩，以适应

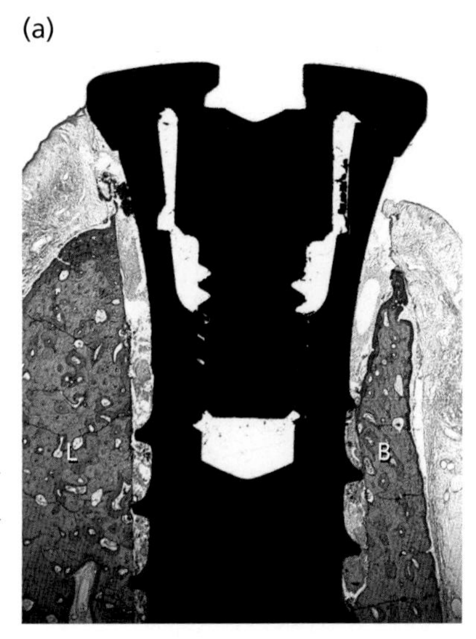

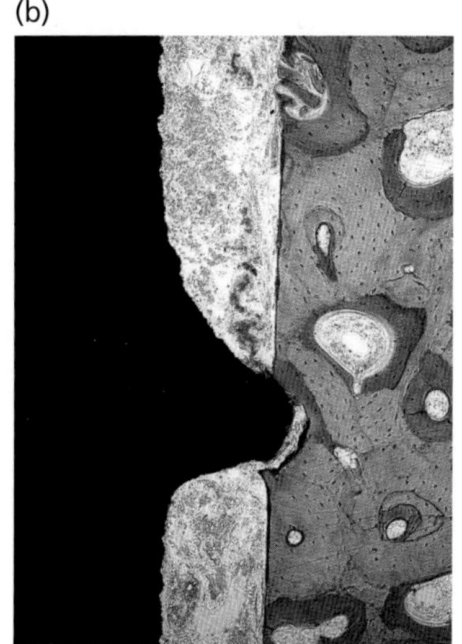

图40-9　（a）拔牙后立即植入种植体的颊舌向切片。（b）种植体表面螺纹和牙槽窝壁之间已形成接触。B，颊侧；L，舌侧。

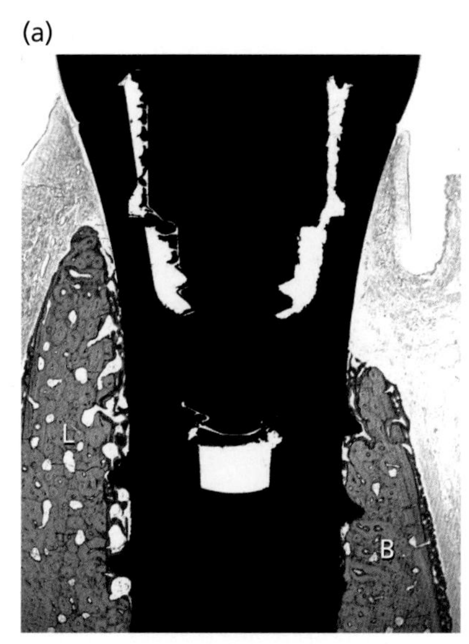

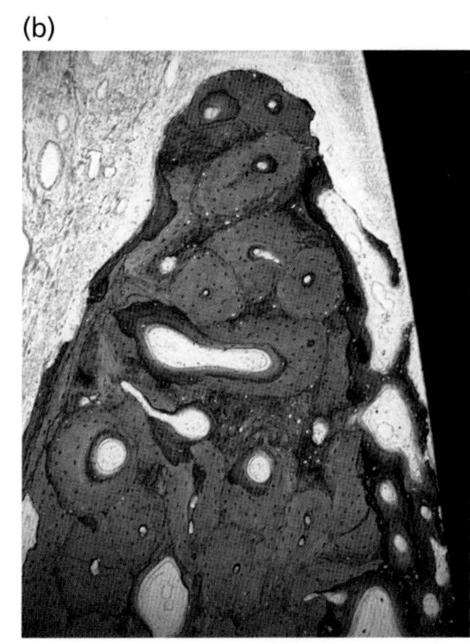

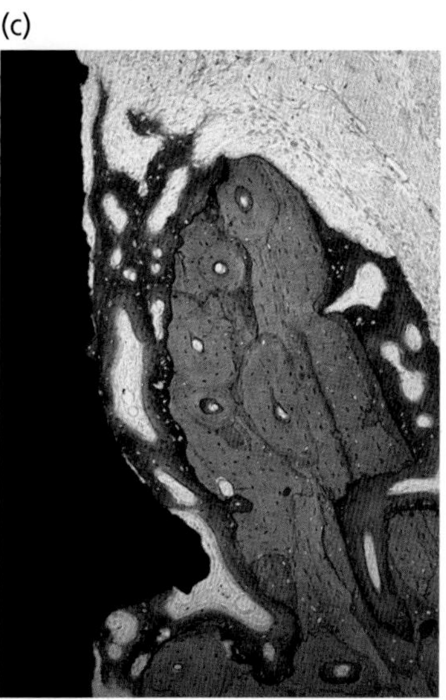

图40-10　植入种植体4周后的颊舌向切片（a）。从舌侧（b）和颊侧（c）观，种植体表面和骨壁之间的间隙完全被新生骨充满。B，颊侧；L，舌侧。

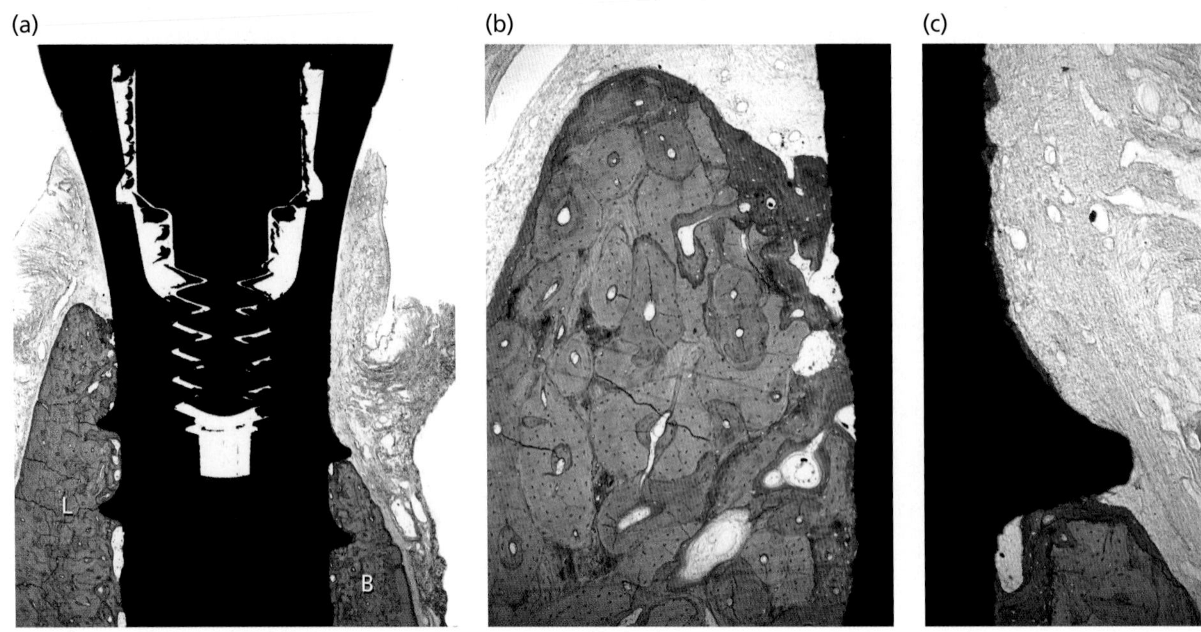

图40-11 （a）植入种植体12周后的颊舌向切片。（c）请注意颊侧骨嵴顶高度降低，裸露的种植体表面可见部分碎片。（b）但舌侧骨嵴顶高度保持稳定。B，颊侧；L，舌侧。

功能需求的变化，从这个意义上来说，种植体不能替代原有的牙齿。1类种植方式的临床问题在于，骨丧失会导致种植体颊侧的硬组织覆盖逐渐减少，当种植体周的黏膜很薄时，可见种植体的金属表面，引起美学问题（图40-12）。

那么现在的议题就是这个问题是否有办法可以解决。Araújo等（2006b）的一项比格犬实验对此进行了研究。拔除下颌第三前磨牙及下颌第一磨牙的远中根，在新鲜拔牙窝中植入种植体。

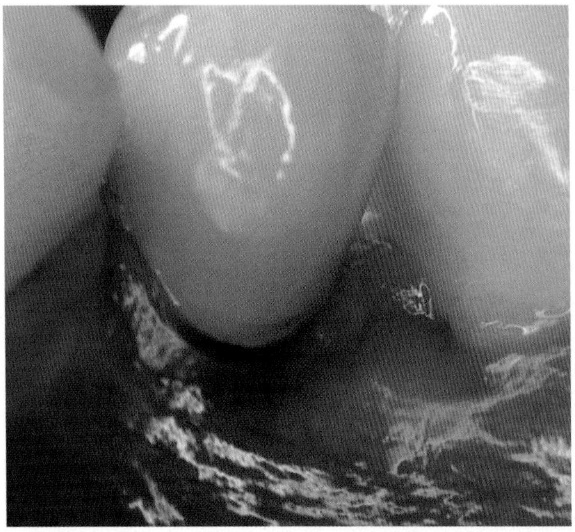

图40-12 临床图像显示缺少颊侧骨壁的种植体。请注意，透过薄薄的黏膜，可见种植体的金属表面。

在这个比格犬模型中，第三前磨牙的拔牙窝相对比较小，因此植入的4.1mm直径种植体占据了大部分的硬组织术创（图40-13）。在愈合的过程中，颊侧骨壁逐渐吸收（图40-14），超过2mm的种植体边缘部分暴露在种植体周黏膜中。

另外，磨牙牙槽窝非常大（图40-15），因此植入了4.1mm直径种植体后，在种植体和骨壁之间出现了一个＞1mm的间隙（图40-16b）。初期稳定性的获得源于种植体的金属体部与牙槽窝根尖区（根尖周）的紧密接触。在愈合的早期阶段，磨牙牙槽窝中的这个间隙被编织骨持续充

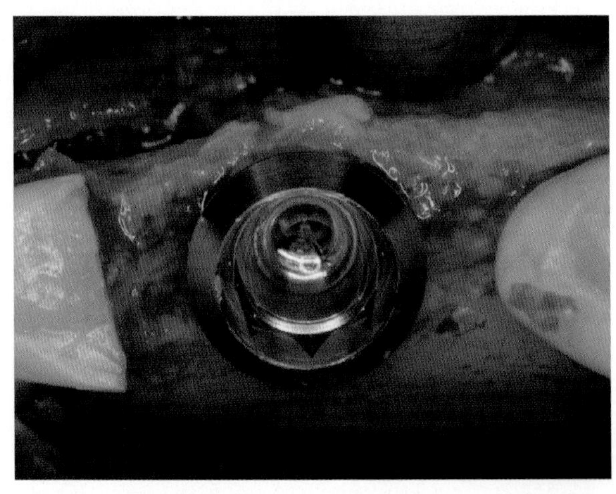

图40-13 在狭窄的第三前磨牙牙槽窝中植入种植体。

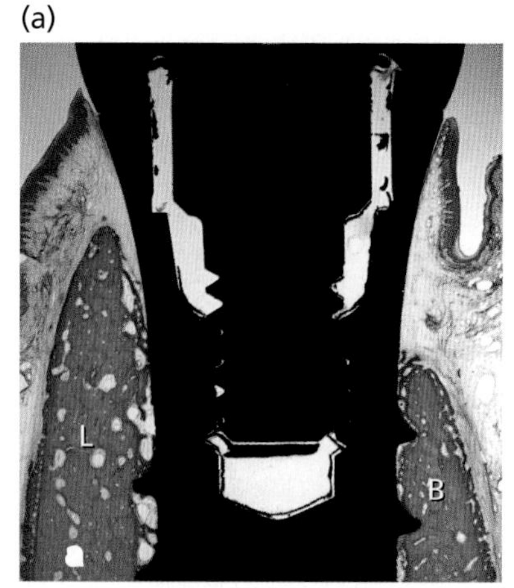

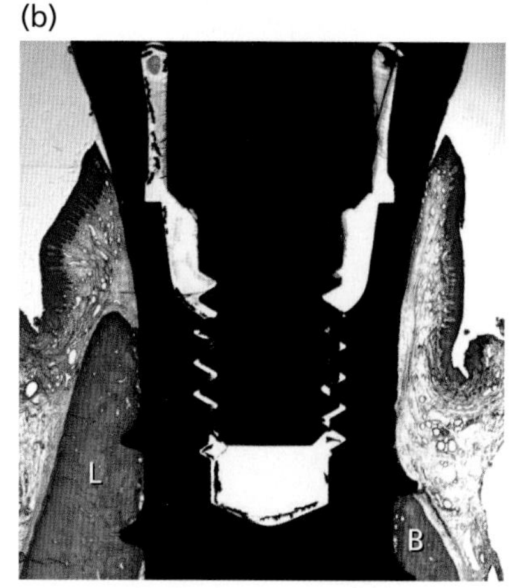

图40-14　植入种植体（a）4周和（b）12周后，前磨牙位点的颊舌向切片。B，颊侧；L，舌侧。

填。而在颊侧骨壁程序性萎缩过程中，间隙区域中的新生骨保持骨结合状态，继续覆盖种植体的所有表面（图40-16a，b）。

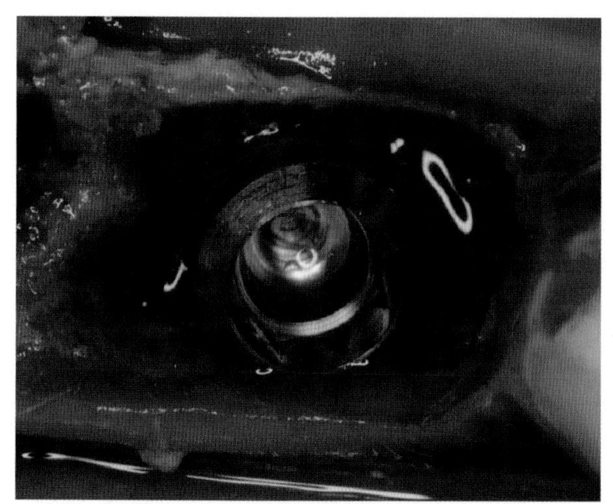

图40-15　在宽大的第一磨牙牙槽窝中植入种植体。

结论：这些数据揭示了一个重要的生物学原则。在失牙后，牙槽嵴会发生萎缩，在新鲜牙槽窝中植入种植体并不能预防这种变化的发生。萎缩包括颊侧和舌侧骨板宽度与高度的明显减少，特别是颊侧骨板减少更为显著。从某种程度上来说，可以在新鲜牙槽窝舌/腭侧和更根方的地方放置种植体，来解决颊侧骨吸收的问题。

综上所述，为了增加或保持拔牙窝的骨量及颊侧外形，需要进行骨再生手术。这种骨增量在美学区域有时候是必要的。

种植体的稳定性

1类种植方式（包括2类）的另一个问题是，为了在颌骨中获得初期稳定性，种植体必须锚定在一个位置，同时这个位置也要适合后续的修

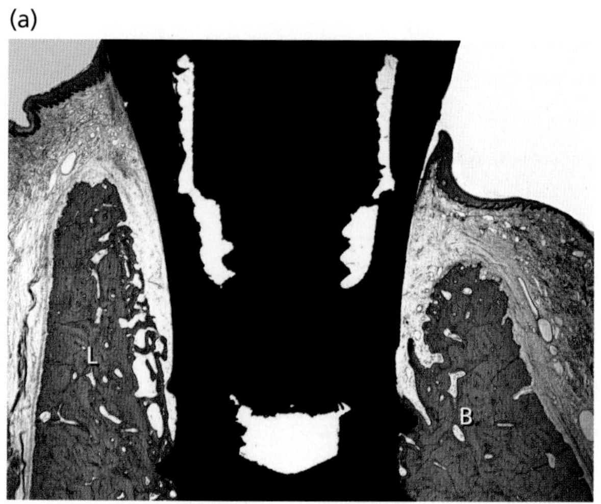

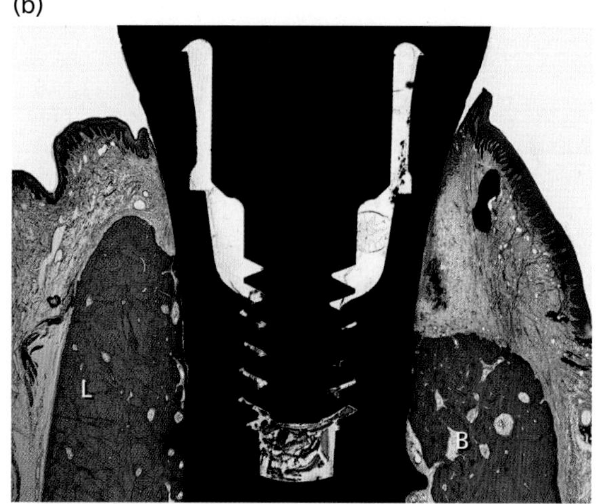

图40-16　种植体植入4周（a）和12周（b）后的磨牙位点的颊舌向切片。B，颊侧；L，舌侧。

复，满足美观和功能的双重要求。对于1类种植方式来说，大多数情况下，种植体都固定于牙槽窝根方的自体骨中（图40-17）。也可以将种植体植入在牙槽窝壁或牙根间隔，获得额外固位。

1类种植方式的另一个关键问题是如何处理拟拔除牙根尖的病变。在一个临床对照试验中，研究者发现，使用1类种植方式后，一些种植体并不能获得初期稳定性（Siegenthaler et al. 2007）。此这项对照研究中，拔除有根尖周病变（试验组）和根尖周健康（对照组）的牙齿，植入种植体（Siegenthaler et al. 2007）。除了试验组的4个位点和对照组1个位点因为骨形态不良，不能保证初期稳定性，无法放置种植体外，试验组和对照组之间未发现明显差异。对患者进行5年随访，两组种植体的存留率均为100%（Jung et al. 2013）。此外，边缘骨丧失量少，临床检查指标良好，且两组之间未发现有显著差异。早些年还有一篇文献报道，认为上颌前牙区和前磨牙区都能获得同样令人满意的效果（Lindeboom et al. 2006）。这项研究将种植位点在影像学上提示为根尖病变的病例随机分成两组，每组各25例。这些位点在拔牙后即刻或拔牙后3个月植入了种植体。准入标准为在植入手术过程中种植体至少达到了25N·cm的扭矩。相比于上一个研究，这篇研究得出的即刻种植组种植体术后1年存留率为92%，而对照组为100%。而其他的临床和影像学指标并没有表现出区别，除了即刻植入组中颊侧中央的牙龈退缩更为显著（Lindeboom et al. 2006）。

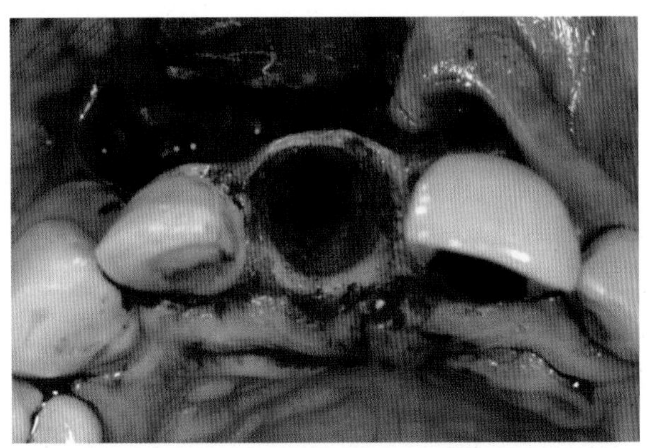

图40-17　1类植入方式提供最优的拔牙后的骨外形。请注意颊侧骨壁很薄。种植体的固位可以通过使种植体与牙槽窝底和牙槽窝腭侧壁相接触的方式来实现。

近期一项样本量为418例，关于种植体即刻植入存在根尖周病变的拔牙窝内的研究显示，平均随访时间＞5年后，种植体的成功率为97.8%（Fugazzotto 2012）。

一篇系统评价分析了8项研究关于种植体即刻植入存在根尖周病变的牙槽窝内的人体试验（Waasdorp et al. 2010）。治疗措施包括在植入种植体前对位点进行彻底的清创。存在骨缺损区域通常采用引导性骨组织再生术（guided bone regeneration, GBR）。大多数情况下，医嘱建议使用抗生素。临床检查和影像学结果显示，与非感染位点相比，两者的成功率相似。与之相反的是，有研究报道，当拔除的牙齿或种植体邻近的牙齿存在根尖周病变时，种植体根尖周病变的发生率变高（Lefever et al. 2013）。

因此，如果待拔除牙存在根尖周病变，那么种植体即刻植入后发生根尖周问题的风险增加。然而，重要的证据显示，如果治疗过程仔细，即使种植体即刻植入存在根尖周病变的牙齿牙槽窝内，仍可以在较长一段时间保持较高的成功率。

另一个关于1类植入方式的重要问题是如何处理存在边缘性牙周问题的牙齿。近期的一项研究中，种植体被即刻植入两组牙槽窝中（Crespi et al. 2010）。其中一组的牙齿存在边缘牙周感染，而另一组边缘牙周健康。种植体植入4年后，两组之间种植体存留率、边缘骨水平和种植体周软组织状况均无明显差异。因此，如果操作得当，即使待拔除牙齿存在边缘性牙周炎时，预后也良好。

最近有一篇对照研究的系统评价指出，相对于延期种植来说，即刻种植的种植体存留率会降低4%（94% vs 98%）（Cosyn et al. 2019）。在一项近期的多中心平行随机实验中，62名患者接受了前牙区和前磨牙区的拔牙后即刻种植手术，而另62名患者则在拔牙后12周再行种植手术（Tonetti et al. 2017）。结果显示两组种植体存留率接近。在即刻种植组中骨增量的需求相对于延期种植组中更高一些（72% vs 43.9%）。相较于延期种植组来说，即刻种植组中的探诊深度更深，并且边缘骨水平及美学打分也更低。然而，两组之间的患者报告结局相近。总的来说，这些数据表明，通过延期种植所获得的预期治疗结果的概率比即刻种植会更高。

而对于上颌及下颌的后牙（前磨牙及磨牙）种植位点来说，最近有一项研究指出，在拔牙后即刻种植和在拔牙后4个月的愈合期之后延期种植并没有什么差异（Cucchi et al. 2017）。研究者随机将92名患者分成两组，并分析了临床及影像学指标，平均观察周期为修复体负载后2年。两组之间在种植体存留率、边缘骨水平改变、颊侧角化龈宽度以及生物学、修复学并发症上并没有不同。总之，这项研究结果提示，在上下颌中采用这两种种植方式都是成功的。

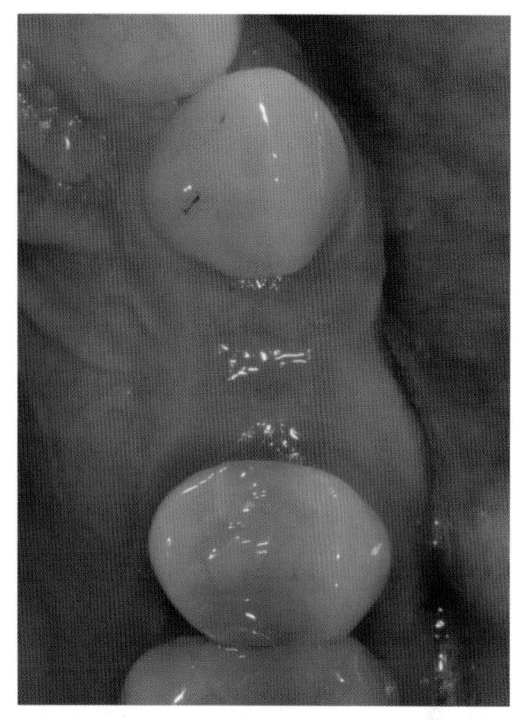

图40-18　拔牙后8周，牙槽窝表面的软组织已愈合完全（2类）。

2类　拔牙窝被软组织完全覆盖时种植

2类植入方式因以下几种原因常被建议使用。在此愈合阶段，牙槽窝的入口被黏膜覆盖。此阶段软组织：（1）相对比较成熟；（2）量适当；（3）翻瓣和复位时较好操作。此外，2类植入方式允许医生对拔除牙根尖周病变的情况做出一个评估。2类植入方式自身缺点包括：（1）牙槽窝壁的吸收；（2）治疗时间延长（表40-1）。

牙拔除后，血凝块充满牙槽窝，随后在几周内被肉芽组织替代。在通常情况下，软组织（肉芽组织；临时结缔组织；见第3章）需要4～8周的时间充满牙槽窝，且牙槽窝表面被上皮覆盖（Amler 1969; Zitzmann et al. 1999; Hämmerle & Lang 2001; Nemcovsky & Artzi 2002）。为了使瓣更易操作，还需要更长的时间来让软组织成熟（胶原纤维的进一步沉积和定位）。

当使用2类植入方式时，种植体植入位点的软组织量越多，黏膜瓣的操作性越好，越有利于软组织的愈合（图40-18）。而牙槽窝壁和颊侧骨板的吸收会导致硬组织量减少，牙槽嵴外形改变，必须要能与之抗衡。必须认识到，在某些拔牙位点，黏膜可能仍然通过瘢痕组织与下方的骨或临时结缔组织相连。在这种情况下，不易分离软组织与骨面，瓣活动受限。这样，强行剥离带来的创伤和翻瓣过程会损伤软组织，影响愈合。反过来也会导致软组织开裂，局部性感染和炎症（Zitzmann et al. 1997）。

如图40-1中所示，初期获得的黏膜量（面积和体积）会全面减少。有研究证明，牙槽突量（包括骨和相应的黏膜组织），在拔牙后最开始的12个月中显著减少（Schropp et al. 2013）。

在拔牙到2类植入的4～8周中，牙槽窝中只有少量的新骨（编织骨）形成。这表明1类和2类植入方式种植体初期稳定性的风险是相似的。因此，如果牙根根方的可用骨高度＜3mm，通常不能在拔牙窝的根方获得种植体的初期稳定性。此外，如果牙槽窝比较宽大，种植体无法与骨壁接触，这种情况下可能适用3类植入方式。

尽管2类植入有着上述的潜在临床优势，然而，目前并没有一个较为严格控制的临床对照试验比较前牙区2类种植与即刻或晚期种植的相关因素（综述见Graziani et al. 2019）。仅有一些最高长达10年的对照试验和病例系列研究显示它有着高存留率、低生物学并发症以及令人满意的美学效果（综述见Graziani et al. 2019）。

目前，由于缺少严格控制的临床对照试验，导致不同类型的种植体植入方式在种植位点软组织的稳定性及高度上，并没有明确的结论。

3类　拔牙窝内有骨充填时种植

3类植入方式适用于因各种原因需要在拔牙窝中进行骨充填的位点。在长达10～16周的愈合期后，牙槽窝中会充满新生的编织骨（Evian et al. 1982）。在此期间，牙槽窝壁在持续性地完全吸收，被编织骨替代。在改建过程中形成的编织骨像盖子一样封住了牙槽窝的入口。覆盖牙槽窝的黏膜具有以下性质：（1）位于矿化牙槽嵴表面；（2）比较成熟，在外科翻瓣和复位过程中易操作。

3类植入方式使临床医生能够更好地进行后续的修复治疗。这种方法的缺点包括：（1）治疗时间延长；（2）牙槽嵴的额外吸收和减小，包括外形变化；（3）与之相伴的软组织量丧失。

4类　牙槽突愈合后种植

4类植入方式中，种植体植入完全愈合的牙槽嵴内。这种牙槽嵴通常出现在牙拔除（丧失）后6～12个月。临床医生在这时候会发现牙槽嵴表面致密皮质骨上衬有成熟并通常是角化良好的黏膜。皮质骨板下方，松质骨占据了牙槽突的很大一部分（见第3章）。

4类植入方式的优点在于，在植入种植体时，牙槽窝已或多或少完全愈合，之后牙槽嵴的外形不会发生较大变化。需要注意的是，这种牙槽嵴此时可能伴随牙槽骨量的损失，从而需要进行骨增量手术来弥补（图40-19）。

临床理念

当要在牙槽嵴无牙区植入种植体时，除了组织变化外的其他因素也要考虑在内。因此，拟订治疗计划时，必须考虑：（1）治疗的总体目标；（2）口腔中牙齿的位置——在美学区或非美学区；（3）拟种植位点骨组织和软组织的解剖。

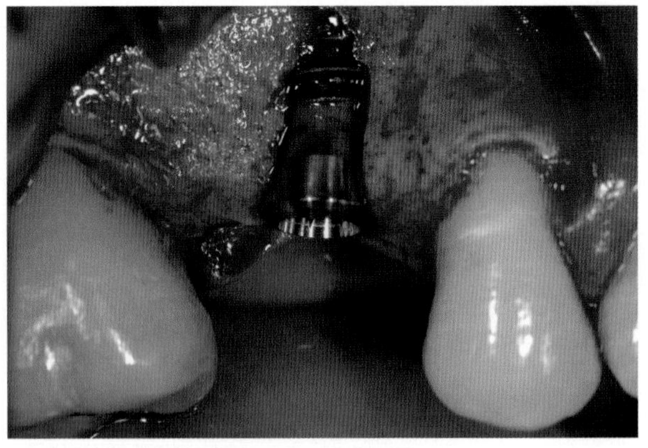

图40-19　牙拔除数月后，颊侧骨壁大量吸收，种植体植入时，颊侧出现骨开窗缺损（4类）。

治疗目标

种植体的主要目的通常是用来恢复口腔健康和功能。因此，要在种植治疗的手术阶段创造理想的条件，使种植体与骨组织、软组织间建立良好的结合。越来越多的病例中需要在美观方面满足患者的需求。除了骨结合和软组织整合外，其他因素也发挥了重要的作用，因此，对手术和修复治疗的整体要求也越来越高。

健康和功能的修复

如果治疗的主要目标是恢复健康和功能，那可用软硬组织的位置和体积是非常重要的考虑因素。在这种情况下，通常采用1类植入方式（Wichmann 1990）。

大多数情况下，在完全愈合的牙槽嵴中，替代单根牙的种植体，其初期稳定性较佳且从修复学角度来说位置正确。此外，软组织的体积和面积都足够。黏膜瓣可以覆盖到种植体的颈部（或愈合帽）（一期手术）。当需要进行初期创口缝合（二期手术），软组织的可移动性使黏膜瓣边缘能够无张力地连接。

当在未愈合的多根牙位点植入种植体时，对手术操作的要求更高。种植体的理想位置一般位于牙根间隔。如果牙根间隔脆弱，种植体则很难维持良好的初期稳定性（图40–20）。此外，磨牙位点剩余的软组织量通常很少。这样很难用可移动、无张力的瓣关闭创口。在一些磨牙位点，植入种植体后，一期创口可能无法关闭。

在过去，4类植入术后种植体与完全愈合牙槽嵴边缘之间的缺损（间隙）被认为是影响骨结合的重要因素。但人体试验和动物实验表明，如果水平向的边缘缺损（间隙）≤2mm，会形成新骨且缺损消失，形成种植体（粗糙钛表面）骨结合（Wilson et al. 1998; Botticelli et al. 2004; Cornelini et al. 2005）。

美学重要性和组织表现型

在美学区域进行种植替代缺失牙是一项高要求的手术操作。骨组织和软组织的缺少，可能会影响治疗的美学效果（Grunder 2000）。因此，如果在美学区域放置种植体，除了考虑硬组织的解剖外，还要考虑软组织的质地和外观。

近期的一篇系统评价报道，拥有完整颊侧骨壁和厚软组织表现型的患者，其颊侧软组织退缩的风险较小（Cosyn et al. 2012）。此外，它认为，关于不同指标，如薄或厚组织表现型、未翻瓣或翻瓣手术、即刻或延期修复等，对颊侧软组织退缩的影响的文献很少。在另一个包括1类植入方式、未翻瓣即刻修复的特殊治疗中，Cabello（2013）等报道已取得良好的美学效果，仅牙间乳头的高度和颊黏膜边缘有少量改变。

在美学区域植入种植体时，通常考虑2类或3类植入方式（图40–21）。2类植入方式最大的优点在于（与1类相反），在牙拔除后的最初几周中，形成的软组织量会增多。一篇随机对照试验显示，1类和3类植入方式临床预后结果中，种植体存留率及美学效果都会稍好一些（Lindeboom et al. 2006; Cucchi et al. 2017; Tonetti et al. 2017）。非对照试验报道2类植入方式合并早期或常规负载的种植体存留率会高于1类植入方式（综述见Gallucci et al. 2018）。

除了能在原先的拔牙窝入口获得软组织覆盖外，相对于1类植入方式，2类植入方式也被认为能够减少颊侧软组织退缩。一项比较研究评估了即刻种植和常规种植的美学预后效果，两种方法的美学效果都各有优劣（Raes et al. 2011）。然而，常规种植比即刻植入的软组织退缩量更多。一项在新鲜拔牙窝中植入种植体的临床研究中（Botticelli et al. 2004），学者发现，在愈合的过程中，种植体与牙槽窝的边界之间形成了临床骨结合。但颊侧骨板高度（外形）显著丧失。前牙美学区域骨轮廓的改变可能导致预后不佳。因此，通常都要在美学区域进行组织增量手术。

基于上文所述，当使用二期种植方案时，唇黏膜在基台连接手术后会退缩。临床研究

(a)

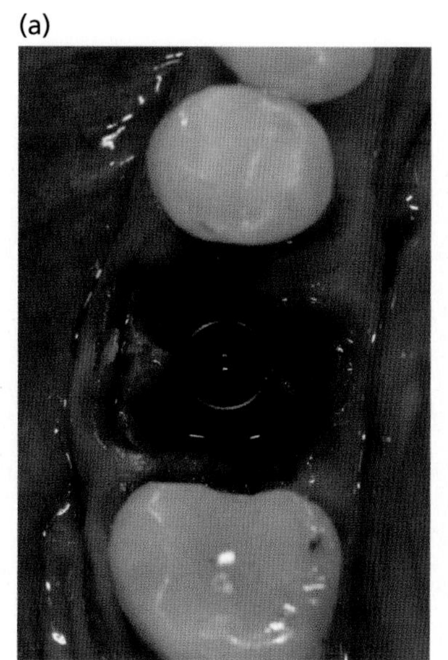

(b)

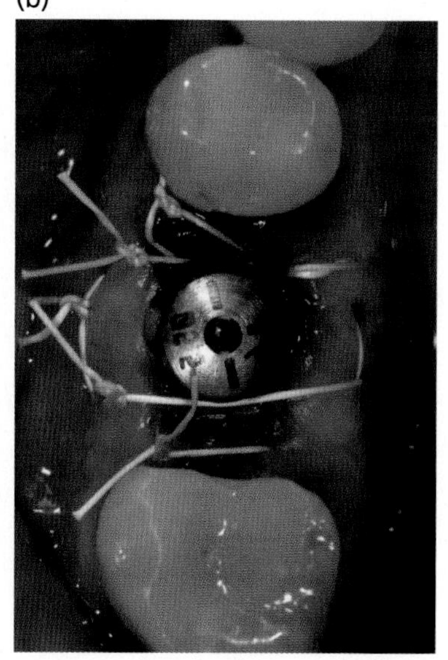

图40–20 （a）在下颌前磨牙拔牙窝内即刻植入种植体（1类）。请注意颊侧骨量不足，将通过GBR增加骨量。（b）在图a中相同的位点，种植体颈部瓣复位后，形成穿龈愈合。

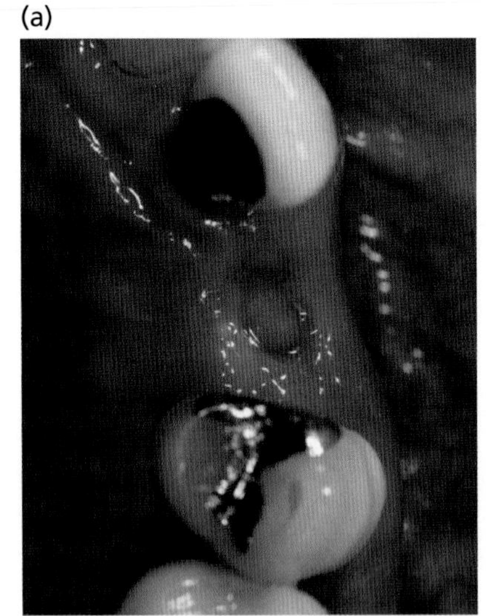

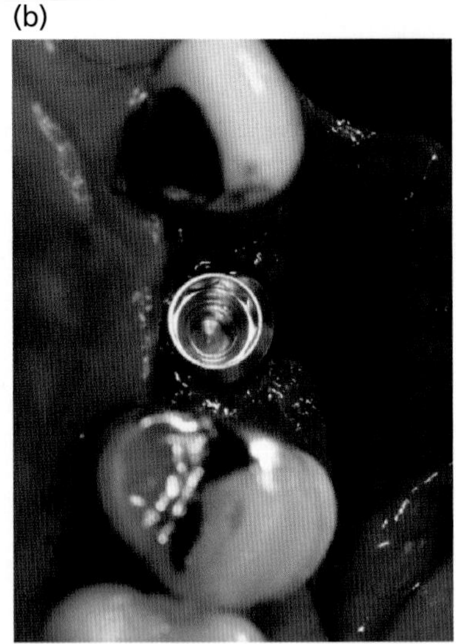

图40-21 （a）拔牙后8周的单颗牙间隙。拔牙窝上的软组织已完全愈合。（b）图a中的无牙间隙位点植入种植体。颊侧骨开窗缺损将通过GBR进行骨增量。

（Grunder 2000; Oates et al. 2002; Ekfeldt et al. 2003）报道平均退缩量为0.5~1.5mm，但个体差异大。这些发现进一步强调了在美学区域植入种植体时，精细的治疗是非常必要的。软硬组织的表现型（见第4章）在种植治疗的美学效果中也起着非常重要的作用。根据特点不同，软硬组织分为两种表现型：厚平型和薄扇型（Olsson & Lindhe 1991; Olsson et al. 1993; Weisgold et al. 1997）。第二种类型中的薄组织包括薄的游离龈，狭窄的附着龈，牙龈边缘呈现薄-扇贝外形。此外，薄扇型影响骨组织的维持。近期研究中发现，相对于厚型的患者，薄型患者单颗牙种植体的颊侧组织退缩更多（Evans & Chen 2008）。基于以上发现和临床经验，一般认为薄扇型的患者应该选用2类、3类、4类种植方式，而不是1类（图40-22）。

治疗成功率和远期疗效

很多临床研究表明，1类植入方式是一种成功的可预测的临床方法（Lang et al. 1994; Schwartz-Arad & Chaushu 1997a; Hämmerle et al. 1998; Covani et al. 2004）。此外，有研究报道，与在愈合牙槽嵴上的种植体相比，1类植入方式的成功率和存留率无明显差异（Gelb 1993; Grunder 2000; Gomez-Roman et al. 2001; Gotfredsen 2004; Schwartz-Arad et al. 2004）。动物实验组织学结果也证实了1类植入方式的存活能力。在拔牙窝中植入的未负载的钛种植体表现出高度骨结合性（Anneroth et al. 1985），与在愈合位点植入的种植体类似。此外，一些研究表明，2类和3类植入方式的存留率与1类和4类类似（Watzek et al. 1995; Nir-Hadar et al. 1998; Polizzi et al. 2000）。

结论

当需要用种植体替代天然牙时，拔牙后进行种植的最佳时间取决于很多因素。最重要的莫过于治疗的总体目标、牙齿在口腔中的位置、种植位点骨和软组织的解剖形态，以及拔牙后牙槽突的适应性改变。只有在全面了解拔牙后牙槽突结构变化（有或没有种植体）的基础上，才能决定种植体植入的最佳时机。

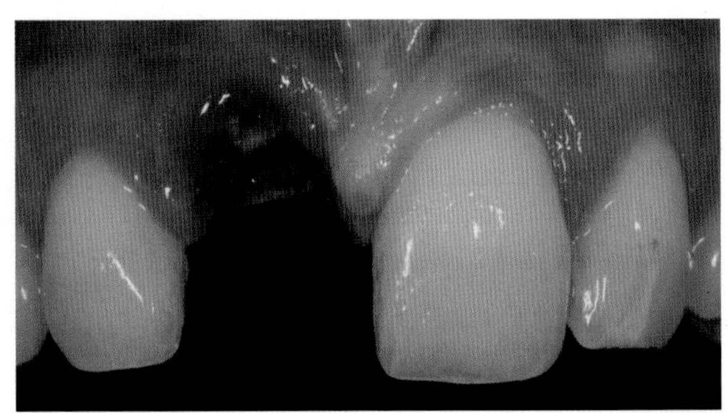

图40-22 薄型的患者表现为游离龈薄、角化附着龈窄、探诊深度浅，以及牙龈边缘典型的“扇形”外观，包括上颌部分前牙软组织退缩。拟拔除11，使用2类或3类植入方式植入种植体。

第15部分：牙槽嵴重建性治疗
Reconstructive Ridge Therapy

第41章

牙槽嵴增量技术流程

Ridge Augmentation Procedures

Fabio Vignoletti[1], Darnell Kaigler[2], William V. Giannobile[3], Mariano Sanz[4]
[1] Department of Periodontology, Faculty of Odontology, Complutense University of Madrid, Madrid, Spain
[2] Department of Periodontics and Oral Medicine, University of Michigan School of Dentistry and Department of Biomedical Engineering, College of Engineering, Ann Arbor, MI, USA
[3] Harvard School of Dental Medicine, Boston, MA, USA
[4] Faculty of Odontology, ETEP (Etiology and Therapy of Periodontal and Peri-Implant Diseases) Research Group, Complutense University of Madrid, Madrid, Spain and Department of Periodontology, Faculty of Dentistry, Institute of Clinical Dentistry, University of Oslo, Oslo, Norway

前言：牙槽骨再生原理

牙槽突对各种能够影响其功能和完整性的环境、生理因素敏感。在种植手术出现之前，人们大多忽视牙拔除后无牙区牙槽嵴的生理状态和愈合模式，或不予适当处理（Amler et al. 1960; Amler 1969）。目前，在牙槽骨重度吸收的情况下植入种植体是一个公认的挑战，严重影响了种植治疗的成功率。虽然牙槽骨丧失可能是先天性的，也可能是慢性/急性感染、创伤、疾病状态或牙周炎的结果，但拔牙后咀嚼功能的丧失是导致这种临床缺陷的最常见原因。事实上，牙拔除后的第1年，约有25%的骨量丧失。随着时间的推移，这种破坏会逐渐加重，牙缺失后前3年骨量缺失达到40%～60%。骨的水平向逐渐丧失和垂直骨高度快速丧失，导致牙槽嵴量不足（Carlsson et al. 1967）。因此，临床医生建议，应通过适当的方法尽量减少牙槽嵴的吸收或纠正临床缺陷（Tarnow & Eskow 1995; Sclar 2004; Seo et al. 2004）（图41–1）。

成功的牙槽嵴增量术基于骨的基本生物学和生理原则，以提高其再生潜能。在骨缺损处植入骨移植材料，以促进骨缺损的愈合或实现萎缩的无牙牙槽嵴的增量，有利于种植体的成功植入。这些再生干预方法已经在许多实验和临床研究中得以应用，并且已经成为种植治疗中的“金标准”（图41–2）。

促进骨再生的手术原则应基于促进充分愈合

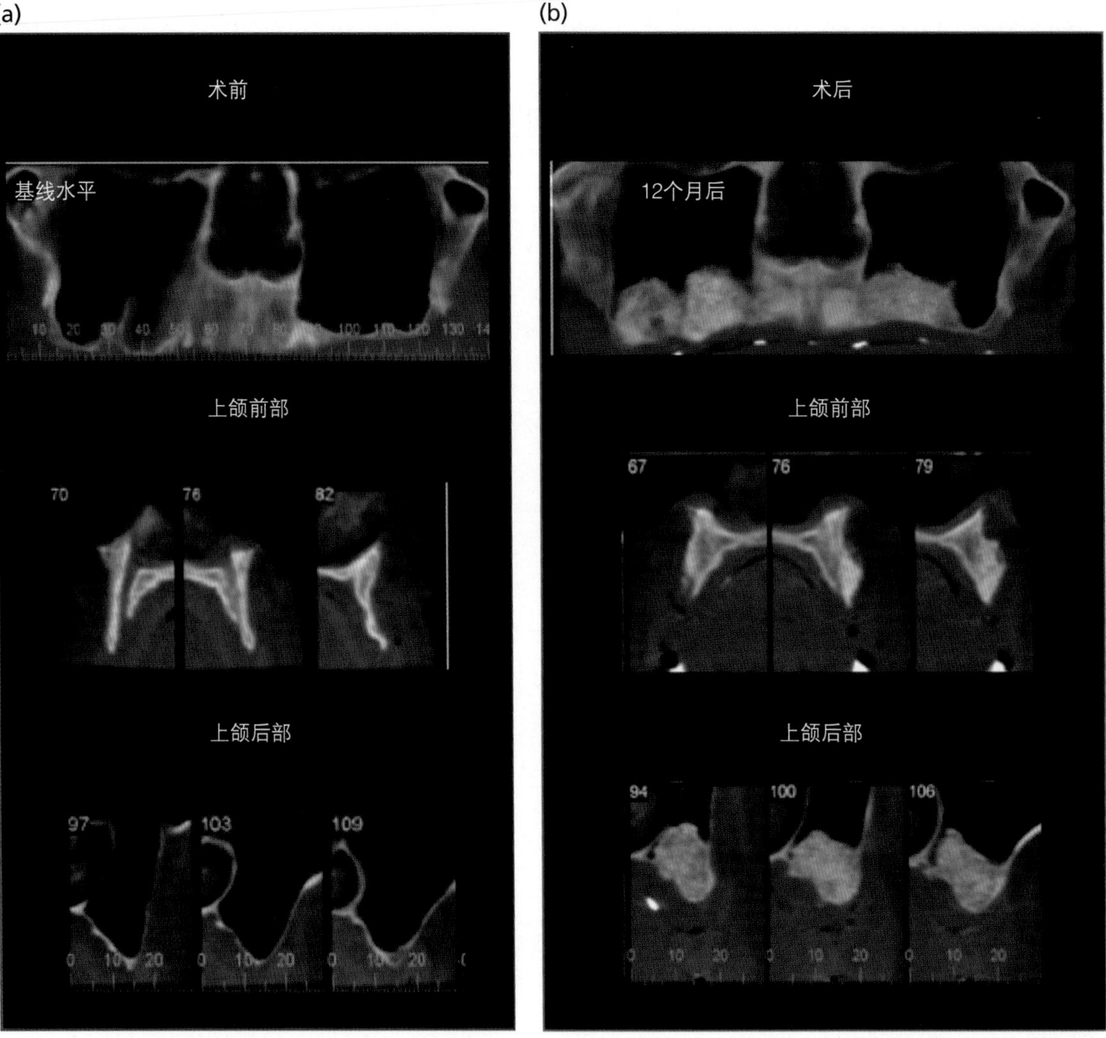

图41-1 上颌前部和后部牙槽嵴缺损术前（a）和术后（b）的CBCT影像。通过先进的骨移植方法，使牙槽嵴缺损严重、无法进行种植治疗的区域，也能够进行可靠的种植体植入。

的生物学因素（Wang & Boyapati 2006）。拔牙后创口愈合的分子机制是通过与血管生成、细胞存活、基质合成和成熟相关的成骨因子的有序表达而发生的（Lin et al. 2011）。受局部和全身因素的影响，骨再生需要适当的环境以最大限度地发挥成骨潜能，并实现剩余牙槽嵴的最终重建。当这些环境条件不满足时（如存在细菌污染和局部炎症），受区的骨移植物可能部分或全部受损，使供体移植材料发生骨吸收和骨丧失。下面将讨论一些能够帮助创口更好愈合的关键因素。

加速初期软组织愈合

创口的初期闭合是骨再生的始动环节，因为它为骨愈合提供了一个不受干扰的环境（Gelb 1993; Becker & Becker 1996; Fugazzotto 1999; Goldstein et al. 2002）。理想的瓣关闭应是相对被动和无张力的。在这种情况下，再生材料暴露、创口收缩、结缔组织长入、再上皮化风险和患者不适感都会减少。为了保证初期创口关闭，骨再生术前必须评估是否有足够的软组织。当软组织缺乏时，可以在骨增量前先进行软组织增量手术。

促进细胞增殖和分化

适当增强细胞增殖和分化不仅能够提供成血管细胞和成骨细胞，同时也能为组织带来血供、氧气和营养。未分化的多向间充质细胞和成骨细胞的来源包括骨膜与骨内膜（缺损的骨壁）。骨髓是间充质细胞的良好来源，它们会在适当的分

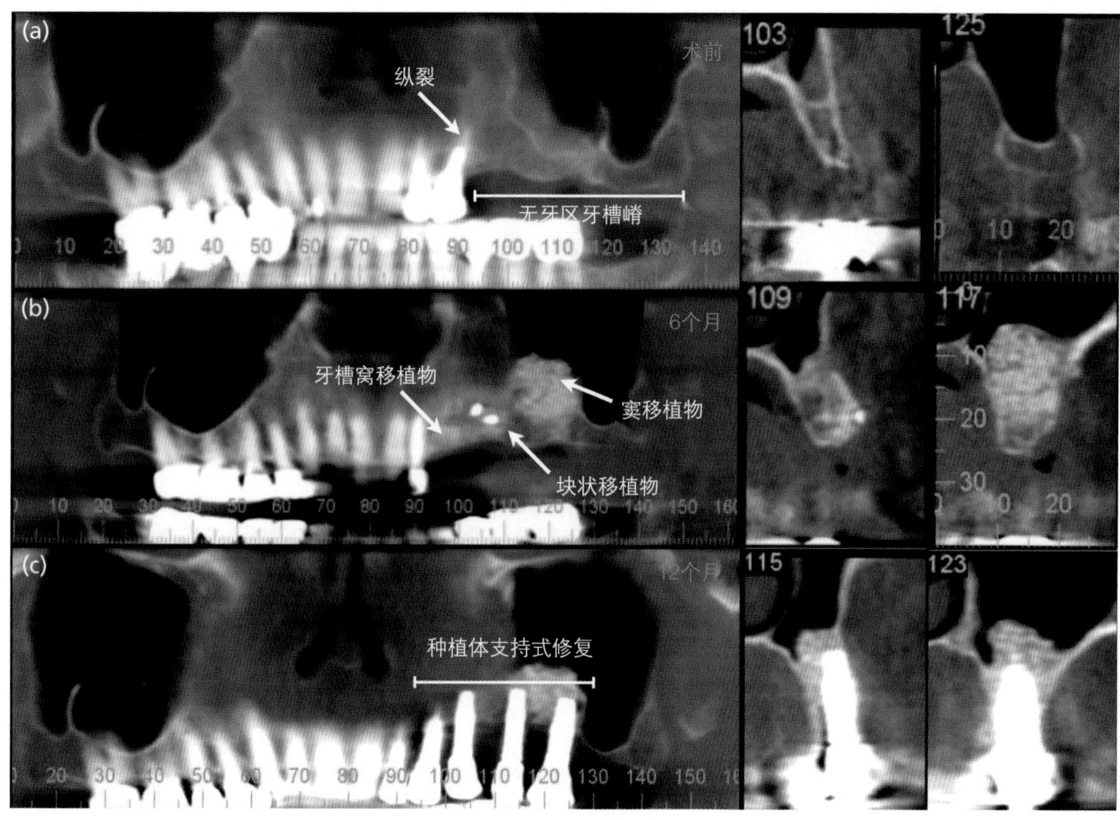

图41-2　不同骨移植材料的可用性。移植材料明显有利于牙槽嵴增量技术的成功。（a）基线显示了无牙区牙槽嵴的高度。（b）移植术后6个月。（c）术后12个月，行种植体支持式修复。

子信号下分化为成骨细胞。为了增加骨髓进入愈合部位的机会，建议进行骨皮质穿孔（Buser et al. 1995），因为骨皮质穿孔是一种机械性或非感染性的刺激，可以增加愈合部位的血流灌注和生长因子的释放，使组织愈合的速度比那些未受干预的再生过程要快（Frost 1983; Shih & Nordin 1985）。有文献称这种过程为局部加速现象（regional acceleratory phenomenon, RAP）。

通过加快骨合成代谢信号进程可促进细胞增殖和分化，目前已有大量生物活性产品问世，并在临床前和临床研究中进行了测试。

保护术创的初期稳定性和完整性

血凝块的稳定性是影响创口愈合的因素之一（Wang et al. 2004）。这非常重要，因为血凝块中含有大量细胞因子［如白细胞介素（IL）-1、IL-8、肿瘤坏死因子］、生长因子［如血小板衍生生长因子（PDGF）、胰岛素样生长因子-1（IGF-1）、成纤维细胞生长因子（FGF-2）］以及能够帮助募集细胞促进血管生成和愈合的信号分子。此外，血凝块的重要之处在于，它最终会转变为肉芽组织，这将是后续骨组织形成的构架（Schenk et al. 1994）。

由于颌骨通常是凹凸不平的，通常无法为骨再生提供合适的空间，因此需要为骨增量提供一个物理性空间（Oh et al. 2003）。通常采用骨移植替代物作为支架来促进骨形成。此外，该空间必须隔绝来自黏膜的上皮和结缔组织细胞，以允许成骨细胞增殖和随后的新骨形成。该目标通常由放置屏障膜来实现，屏障膜具有双重功能：使软组织远离骨缺损，同时维持血凝块的稳定。既往研究已测试了不同类型的屏障膜：只作为组织屏障的膜（生物学可吸收屏障膜）和同时提供空间维持特性的膜（钛加强的生物学不可吸收屏障膜）（Jovanovic et al. 1995; Oh et al. 2003）。

本章讲述了在种植治疗前，临床医生经常采用的针对剩余牙槽嵴骨量不足的骨增量方法，以及大量的临床证据。

治疗目标

任何类型牙槽嵴增量术的基本原理都是获得足够的骨量，从而保证种植术的安全性和预后，同时也需要保证在植入的种植体周获得足够的骨厚度。Spray等（2000）在二期开窗术中评估了骨厚度对边缘骨反应的影响，该研究报道：当骨厚度达到1.8～2mm时，骨丧失现象（如种植体周骨开裂）明显减少。尽管骨厚度"是否充足"取决于不同种植体的宏观与微观结构以及相应的临床适应证，但目前普遍认为，颊侧骨厚度应至少达到2mm，才能保证种植体周长期稳定健康与美学效果。

随着越来越多的证据表明，功能性种植体周发生了生物学并发症，该理论得到进一步证实。种植体周炎的特点是炎症和种植体周的骨丧失，Zitzmann和Lindhe报告了28%～56%患者以及12%～43%种植体会发生种植体周炎（Zitzmann & Berglundh 2008）。最近，一项Meta分析估计种植体周黏膜炎和种植体周炎的加权平均患病率分别为43%［CI（置信区间）：32%～54%］和22%（CI 14%～30%）（Derks & Tomasi 2015）。种植体周炎的潜在危险因素中，粗糙种植体表面暴露于口腔环境使菌斑堆积的风险大大提高，进而导致黏膜的炎症反应（Renvert et al. 2011）。Schwarz等（2012）评估了引导性骨组织再生（GBR）术后持续存在的边缘骨开裂对种植体周长期健康的影响，该研究报道：GBR术后种植体周骨开裂＞1mm者，黏膜发生临床附着丧失、边缘退缩和术后4年探诊深度加深现象的风险更高。因此实施种植术者一定要保证术区有足够的骨量以完全覆盖种植体表面，当骨量有限时，应进行骨增量术。

诊断和治疗计划

患者

总的来说，如果患者自身能够承受其他常规的口腔科手术治疗，那么就牙槽嵴增量术而言并无绝对禁忌证。无论是进行牙槽嵴增量术还是其他口腔科手术治疗，都需要考虑到一些相对禁忌证，主要是不利于骨愈合的因素。例如，对于伴糖尿病的患者而言，如果血糖控制得当，其种植术成功率可与不伴糖尿病患者相当。然而，也有一些动物实验性研究的病理检查结果表明，尽管糖尿病组和健康对照组都能获得一定程度的骨结合，但糖尿病组的种植体周愈合不良（Colombo et al. 2011; Schlegel et al. 2013）。有研究以大鼠下颌骨为研究对象，对糖尿病组和对照组GBR术后骨重新形成的情况进行了对比研究（Retzepi et al. 2010）。研究者发现，垂直型骨再生量在无干预的糖尿病组、胰岛素控制的糖尿病组以及健康对照组之间无统计学差异。但是，在无干预的糖尿病组，感染性并发症的发生率更高，预后也受到一定影响。而当机体的代谢异常状态得到控制时，不利于愈合的因素也随之消除。

研究发现，吸烟也不利于骨结合的长期预后（Bain & Moy 1993）。临床研究证实，吸烟不仅导致种植体失败率升高（De Bruyn & Collaert 1994; Lambert et al. 2000），并且在种植体成功形成骨结合后，也更容易发生一系列的并发症（Roos-Jansaker et al. 2006），如种植体周黏膜炎或种植体周炎（Heitz-Mayfield 2008）。尽管已有大量的研究表明，吸烟会影响牙周再生手术，如引导性牙周组织再生（GTR）术的疗效（Patel et al. 2012），但是直接评估吸烟对引导性骨组织再生（GBR）术预后影响的研究很少。一篇包含6项研究的Meta分析，评价了吸烟对增量骨质上进行的种植治疗的影响，并报告了种植失败的比值比（OR）为3.61（95% CI 2.26～5.77）（Strietzel et al. 2007）。在该系统评价中，对4项回顾性研究的结果进行汇总，对吸烟在不同类型骨再生治疗（水平和/或垂直骨增量术）中的影响进行了综合评价。其中3项研究均认为，与不吸烟者相比，吸烟者发生种植失败或并发症比率更高。此外，吸烟者骨增量的高度也低于不吸烟者。一系列进行了联合自体骨移植以及膨化聚四氟乙烯（e-PTFE）膜的GBR临床病例也得出了类似的结果（Lindfors et al. 2010）。不吸烟组有95%的病例骨增量术获得成功，而吸烟组的成功率仅为63%。此外，10处手术位点（37%）发生了软组织炎症，其中吸烟组（75%）高于不吸烟组（21%）。

患者自身相关因素虽然不是骨增量术的绝对禁忌证，但在进行诊断以及制订治疗计划时还是应当考虑到这些影响因素。只有患者的全身情况符合一定要求时，才能进行骨增量手术。

缺损类型

骨存留量是种植术安全性以及良好预后的主要先决条件。然而，临床诊疗中经常遇到骨量不足的情况，此时需要进行骨增量术。为了选择合适的骨增量技术，必须通过进行临床检查和三维（3D）影像学诊断对骨嵴存留情况进行全面细致的评估（图41-1和图41-2）。

Seibert（1983）将牙槽嵴缺损分为以下3类（图41-3）：

- 1类缺损：以水平向骨缺损为主。
- 2类缺损：以垂直向骨缺损为主。
- 3类缺损：兼有水平向和垂直向两种类型的骨缺损。

根据存留骨量和缺损类型不同，可采取不同的治疗方案，如种植体植入同时联合骨增量术（即一期GBR术）或先进行骨增量术获得足够的骨量再行延期种植术（即二期GBR术）。1类缺损是一期GBR术的适应证，此时有充足垂直骨量保证种植体的初期稳定性以及水平骨增量术的骨重建效果。对2类和3类缺损而言，由于垂直骨量不足，建议行二期GBR术（图41-4）。

进行即刻种植术时，也可同期行骨增量术。这种需求多数情况下是由于牙槽窝形态与种植体直径不匹配，同时，考虑到发生进一步骨缺损可

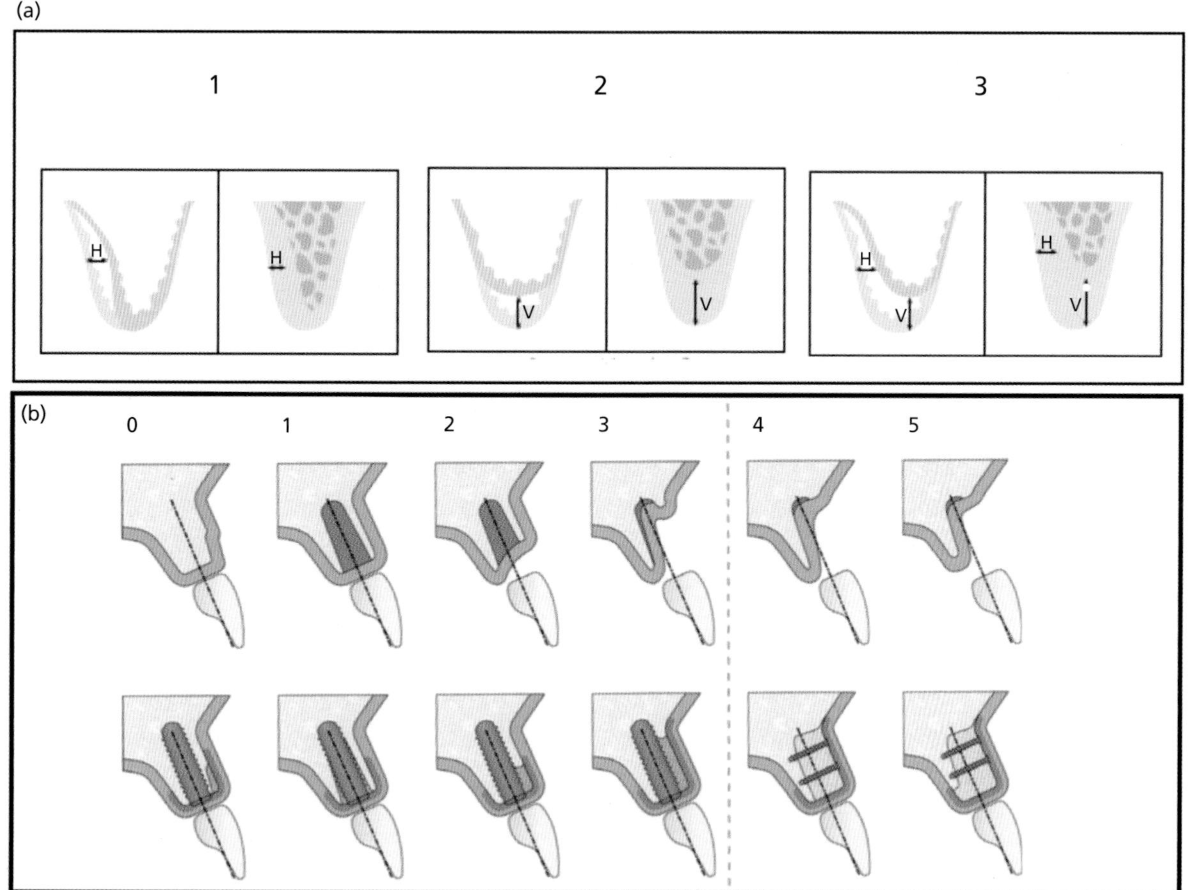

图41-3　（a）Seibert牙槽嵴缺损分类。（b）Benic和Hämmerle牙拔除术后牙槽窝缺损分类。

(a)
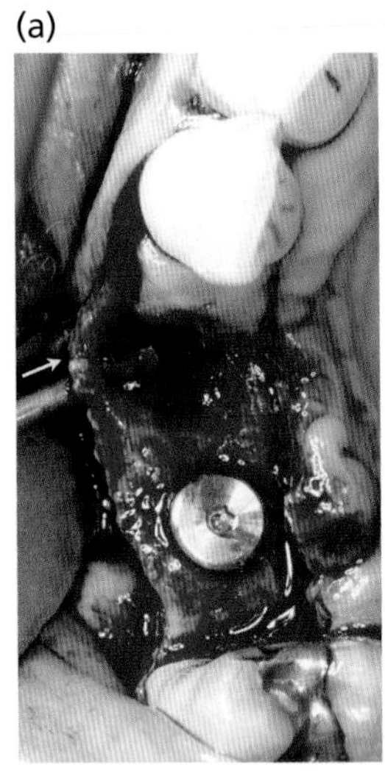
(b)
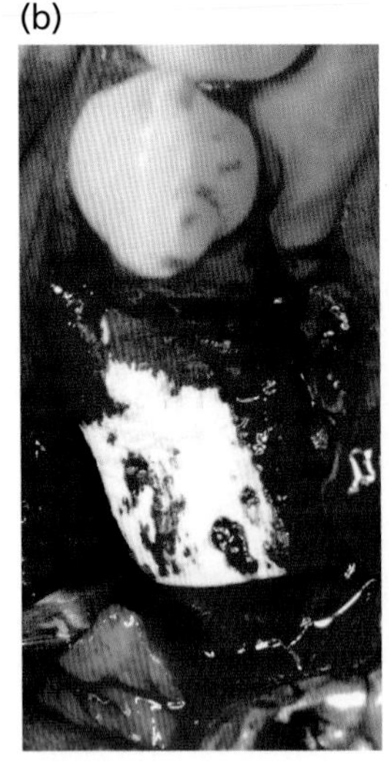
(c)
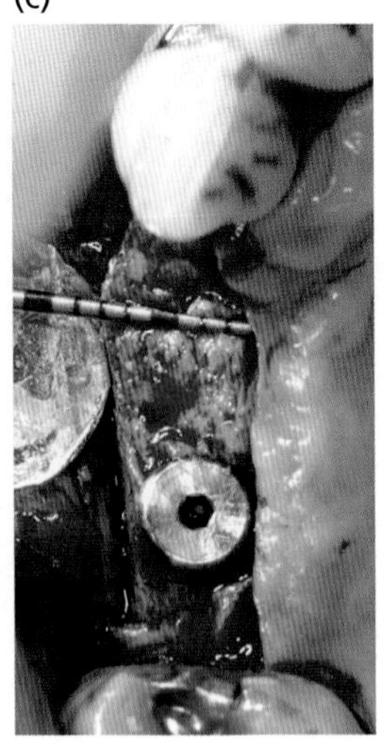

图41-4　（a，b）13拔除术后颊侧骨壁有骨开窗（箭头所示）（该位点属于Hämmerle和Jung牙槽窝缺损分型第Ⅱ型），对该拔牙窝行位点保存术（采用无机牛骨材料+非交联型胶原膜）；同时在14位点行即刻种植（未植骨）。（c）术后4个月行二期手术。术中可见位点保存术效果。请注意观察预行种植术位点的骨重建情况。

能，需要进行其他类型的骨增量术。

Benic和Hämmerle（2014）（图41-3）将牙拔除术后牙槽窝缺损分类为：

- 0类：一侧骨嵴缺失且具有充足的种植骨量。
- 1类：种植体表面与完整骨壁间的牙槽骨内缺损。
- 2类：种植体周骨开裂，邻近骨壁可保障待增量区域的稳定性。
- 3类：种植体周骨开裂，邻近骨壁不能保障待增量区域的稳定性。
- 4类：种植体植入前需要骨增量的水平向骨缺损。
- 5类：种植体植入前需要骨增量的垂直向骨缺损。

0~3类缺损是一期GBR术的适应证，对于较大的水平向和垂直向骨缺损则建议行二期GBR术。

实行种植术时，进行骨增量术的时机也有讲究，根据牙齿拔除后时间的长短，软组织的状态会发生相应变化。关于拔牙后牙槽窝内不同的种植术治疗方案，见第40章。

骨增量技术

在20世纪80年代中期，Melcher（1976）提出以屏障膜“引导”创伤愈合的生物学过程理论，依据其早期研究成果，GTR术逐渐在牙周再生治疗中得到广泛应用。早期的实验性研究证实，采用屏障膜可以阻止软组织长入骨缺损区域，从而为具有骨再生潜能的细胞（牙周膜或骨髓来源）迁移至缺损区并促进牙周组织再生创造条件（Nyman et al. 1982）。依据相同的生物学原理，GBR治疗的概念可总结为：通过机械阻挡软组织长入骨缺损区，从而保证成骨细胞等占据缺损区（Dahlin et al. 1988）。对GBR术的预后起关键作用的因素是屏障膜下方需要足够的空间以利于牙槽嵴骨再生。根据缺损区的形态，仅能应用骨移植替代物来维持这一空间，包括颗粒状或块状移植物。多种天然或人工合成的生物材料已经从科研应用到了临床，作为移植材料应用于骨增量术（Haugen et al. 2019）。

以下章节描述了GBR的生物学原理以及作为骨移植替代物和屏障膜的生物材料的功效。

引导性骨组织再生术的生物学原理

Seibert和Nyman（1990）以手术切除的方式在犬的缺牙区牙槽嵴建立了颊舌向骨缺损的实验模型，并在实验中证实经90天愈合期后，不可吸收的e-PTFE膜（Gore-Tex）下方的空隙里充满新生骨。此外，Smukler等（1995）报告了采用屏障膜技术治疗Ⅲ类骨缺损能够获得平均约3.31mm的垂直骨增量（Buser et al. 1995），当GBR术后6个月再行种植治疗时，新生骨能够与种植体形成良好的骨结合。

许多实验性研究分析了GBR术中骨再生的过程与方式。Schenk等（1994）研究了犬缺牙区牙槽嵴中的手术切除联合应用屏障膜的骨缺损模型。组织学分析发现骨再生始于屏障膜下方空隙中血凝块的机化。随后，富含新生血管的结缔组织取代了血凝块，并且在骨壁周围开始有编织骨的沉积，这些骨组织会呈同心圆状逐层充盈缺损。这些编织骨最终会被纤维平行排列的板层骨取代，缺损区周围也会形成皮质骨样结构。进行GBR术后，在屏障膜下方间隙中骨再生的过程与拔牙术后牙槽窝的愈合过程是相似的（Cardaropoli et al. 2003）。Dahlin等（1989）最早证实了GBR术能够在种植体周有效地促进骨再生。该实验将种植体植于兔子的胫骨，并以e-PTFE膜覆盖暴露的螺纹，结果显示，如果屏障膜下方能够保证足够的空间，在暴露的种植体周是能够重新成骨的。Becker等（1990）将种植体植于犬下颌骨，研究了GBR技术治疗暴露螺纹的效果。他们发现在GBR组，骨再生的高度平均约1.37mm，而假手术组仅为0.23mm。

Jovanovic等（1995）同样以该原则应用e-PTFE膜，对不完全植于犬牙槽嵴的种植体进行了垂直骨增量实验性研究，并证明了下颌突骨再生。在该实验中，采用钛加强的或常规的e-PTFE膜进行GBR术，分别获得1.82mm（SD 1.04）和1.9mm（SD 0.3）的骨增量。还有研究以猴子为对象，在拔牙窝进行即刻种植联合应用e-PTFE膜（Warrer et al. 1991），组织学研究结果显示，进行了GBR术的位点种植体周有骨再生，而在没有进行GBR术的对照位点，种植体与骨组织没有接触。同样的结果在以犬为实验对象的即刻种植试验中也得到了印证（Becker et al. 1991; Gotfredsen et al. 1993）。

再生材料

屏障膜

在GBR手术的发展过程中，曾尝试使用过多种不同类型的屏障膜。这些膜材料必须满足特定要求，包括生物相容性、能够阻隔细胞、无排异性以及具备空间维持能力，才能促进缺牙区牙槽嵴骨再生。根据材料不同，屏障膜可以分为两大类，即不可吸收膜（PTFE膜和e-PTFE膜）和可吸收膜。在牙周组织和骨组织再生的临床治疗中，使用率最高的不可吸收膜是e-PTFE膜。它非常柔韧、外表面疏松多孔，有利于组织附丽，内面能够阻隔细胞，起到屏障作用。它由化学性质稳定的惰性生物学聚合物组成，能够抵抗微生物和酶的降解作用，并且不会引起免疫反应。为了进一步提高该材料的空间维持能力，在其内外两层膜中间添加了钛网以增加产品的硬度，使其结构更加稳定。使用这种不可吸收屏障膜需要进行二次取出手术。除了该缺点，使用该材料还常常造成早期暴露并导致术后并发症，所以其临床运用日益受限，与此同时，可吸收的膜材料逐渐得到发展和广泛的使用。

生物学可吸收屏障膜必须确保膜吸收或生物降解过程中的组织反应是最小的，且不会影响骨再生的效果（Hardwick et al. 1995）。有多种生物学可吸收屏障膜已被验证能够成功诱导骨再生。生物学可吸收屏障膜可以由天然成分（异种Ⅰ型或Ⅲ型胶原），也可以由人工合成的聚合物制成，如聚氨酯、聚乳酸和聚羟基乙酸共聚物910、聚乳酸、聚羟基乙酸、聚原酸酯、聚乙二醇以及多种聚乳酸和聚羟基乙酸共聚物（Sandberg et al. 1993; Zellin et al. 1995; Brunel et al. 1998; Jung et al. 2006）。一旦被植入湿润的环境，如生物环境，这些可降解的聚合物材料就会经酶解作用被逐步水解。天然胶原蛋白膜通过酶降解进行再吸收。可吸收膜被降解的过程受多种因素影响，如膜材料的成分、生物环境pH、温度、聚合物的结晶度、胶原膜的交联度以及膜的尺寸大小（Warrer et al. 1992; Hämmerle & Jung 2003）。因此，屏障作用维持的时间是不确定的，这可能会干扰创口愈合过程或影响骨再生的效果。

一些实验性研究对各种屏障膜促进骨再生的潜能进行了对比分析。结果发现，尽管在试验组和对照组都有一定量的新骨生成，并且与种植体直接接触，但是采用不可吸收的e-PTFE膜时，种植体周再生骨量要比采用人工合成的D，L-丙交酯-三亚甲基碳酸酯共聚物可吸收膜更多（Hurzeler et al. 1997）。这种差异主要是因为可吸收膜强度不足，空间维持能力也不佳，因此当它被直接覆盖于种植体螺纹表面时是塌陷状态的，无法为骨再生支撑起有效的愈合空间。为了解决这一问题，可以在可吸收膜下方植入支架材料或移植物，为组织向内生长和随后的骨形成提供空间。有研究对不可吸收膜和可吸收胶原膜（联合或不联合应用支架材料）的促再生效果进行了对比，发现使用不可吸收膜与使用可吸收胶原膜联合应用支架材料获得的骨再生效果无明显差异（Hurzeler et al. 1998）。

对于胶原膜而言，胶原成分的交联程度决定了其降解特性以及随后的组织相容性。对不同胶原膜进行比较研究，它们分别为：（1）BioGide（BG）（非交联型猪皮来源Ⅰ型和Ⅲ型胶原，双层膜）（Geistlich Biomaterials, Wolhusen, Switzerland）；（2）BioMend（BM）（戊二醛交联型牛皮来源Ⅰ型胶原）（Sulzer Medica, Colla-Tec Inc.，Plainsboro, NJ, USA）；（3）BioMendExtend（BME）（戊二醛交联型牛皮来源Ⅰ型胶原）（Sulzer Medica）；（4）Ossix（OS）（酶联型牛皮来源Ⅰ型胶原）（3i, Colbar R&D Ltd, Ramat Hush-aron, Israel）；（5）TutoDents（TD）（非交联型牛皮来源Ⅰ型胶原，双层膜）（Tutogen, Carlsbad, CA, USA）；（6）VN（1）；（7）VN（2）；（8）VN（3）（分别为1、3、4×化学交联型猪皮来源Ⅰ型和Ⅲ型胶原）（Geistlich Biomaterials）（Rothamel et al. 2004）。对比结果显示，非交联型猪皮来源Ⅰ型和Ⅲ型胶原具有良好的组织相容性（实验中未观察到异物反应）和快速成血管特性，在术后4周基本能够降解。而酶化学法交联合成的胶原膜血管化和生物降解的过程相对较慢，降解率直接取决于交联程度。

通常根据需要再生骨量的多少，尤其是垂直骨增量，选择不同的膜材料。与可吸收膜相比，e-PTFE膜的空间支撑特性与屏障作用更佳，同时也避免了在生物降解过程中对成骨的潜在影响，因此在临床应用中能够获得更好的疗效（Hämmerle & Jung 2003）。然而，应用e-PTFE膜时发生软组织开裂的情况也更常见。一旦出现这种并发症导致膜材料早期被污染，骨再生的效果会受到很大影响。一项Meta分析研究了膜材料的早期暴露与骨再生效果之间的关系发现，与软组织开裂的病例相比，没有发生软组织开裂时能够获得6倍的成骨量（Machtei 2001）。

如前所述，使用不可吸收膜可能频繁出现上述并发症，同时必须进行二次手术将膜材料取出，因此能够避免以上缺点的可吸收膜逐渐取而代之。通过联合应用足够多的移植材料以弥补其空间支撑方面的缺陷，可吸收膜逐渐成了现行的“金标准”。选用非交联型可吸收胶原膜材料主要是基于其成血管早、炎症反应少、降解快和生物相容性好的优势。

骨移植物、骨替代材料和软组织替代材料

骨移植物

自体骨移植物（自体移植物）历来是骨再生治疗中用于评价疗效的“金标准”，因为有充分的证据表明，其具有很好的骨传导性、骨诱导性和成骨源性（Yukna 1993）。在骨增量术中，可选用颗粒状或块状的自体骨。颗粒状自体骨常取自口内，使用时需遵循GBR术的原则，联合应用屏障膜。应用此类骨碎片有一个缺点，即口内可取骨的位点有限，并且，由于其缺乏刚性的支持结构，因此在Ⅱ类和Ⅲ类骨缺损的治疗中，无法达到满意的空间恢复效果。如需应用颗粒状自体移植物修复此类缺损，需联合应用钛加强e-PTFE膜，或采取其他空间支持手段，如“帐蓬”螺丝（tenting screw）或微种植支抗。自体移植物还有另一个缺点，即该材料自身较快的吸收率，因此必须及早进行种植术以保证再生的骨组织及时获得功能性负载，从而防止骨吸收。

自体单层皮质骨块移植物可取自口内和口外的供区。口内常用供区为下颌骨的颏部或升支，

口外常用供区包括髂嵴和颅骨。这些移植物可单独使用，或与屏障膜联合应用，但均需采用微型螺丝将骨块固定于受区牙槽嵴，从而避免移植物在愈合期间可能发生的轻微移动。此类移植物具有较好的空间支持能力，因此特别适用于牙槽嵴缺损较大，需要进行垂直骨增量的位点。但该类移植物最主要的缺点在于，容易引发供区，尤其是颏部供区的并发症。和颗粒状自体移植物一样，块状自体移植物的吸收率也很高，但是与屏障膜或者颗粒状异体骨联合应用时，吸收速度会有所减慢。

骨替代材料

为了避免取自体骨时发生各种并发症，作为替代物的同种异体移植物、异种移植物和异质移植物应运而生，许多研究也对其性能进行了研究、验证。

同种异体移植物是将取自遗体捐献者的骨组织进行冷冻或脱矿联合冷冻处理后所得的骨移植物。这些骨移植物经过消毒灭菌后，以颗粒骨或块状骨的形式储存于具备专门许可的组织库内。同种异体脱钙冻干骨（demineralized freeze-dried bone allograft, DFDBA）在脱矿处理的过程释放出了骨形成蛋白（bone morphogenetic protein, BMP），具有良好的骨传导性和骨诱导性。有学者对过去25年的100万例使用了DFDBA的病例进行了统计分析，尽管并没有发生感染性疾病的报道先例（Kukna 1993），仍有学者对这种材料是否绝对无菌存有疑虑。使用这种材料时，通常需要联合使用屏障膜，之后按GBR原则进行处理。

异种移植物是动物来源的生物材料移植物，主要是牛骨或马骨。这些移植物经过脱蛋白处理后，去除了有机成分，从而避免了免疫原性反应。这些化学或低热处理步骤能够保留生物材料的骨结构和无机成分，从而保证了骨传导性。无机牛骨移植材料通常是颗粒状的，依据GBR原则，该材料通常联合可吸收的胶原膜材料同时使用。许多临床前及临床研究证实，这些材料无论是作为牙周或种植体周的骨替代物，都是安全有效的（Balldini et al. 2011）。近年来发现，在异种移植材料中添加高度纯化的猪源Ⅰ型胶原纤维，能够提高矿化颗粒之间的内聚力，从而提升材料的临床操作性。

异质移植物是人工合成的骨材料，包括不同煅烧条件下形成的不同结构磷酸钙制品，表现出不同的物理性质和吸收率。将羟基磷灰石与β-磷酸三钙（β-TCP）结合，能够保证材料的支架功能（羟基磷灰石）和骨传导性（β-TCP）。这些生物材料大都是可吸收的，呈颗粒状。它们通常都需要与屏障膜联合使用。

软组织替代材料

软组织替代物作为软组织自体移植物的替代材料，已被引入牙周整形手术。软组织替代物在骨增量中的应用仅限于牙槽嵴保存技术和即刻种植位点的骨增量。根据其来源，这些支架材料可能是异种或同种异体的（见第39章）。迄今为止，在临床前和临床研究中应用的是猪源异种替代品，目的是血凝块稳定、细胞增殖/引导和组织整合。

材料的选择

不同材料的选择需要根据临床指征而定。对于需要进行水平骨增量为主的小范围骨缺损，异种移植材料和同种异体材料的骨增量效果较好。有实验性研究对比了牙拔除术后充填不同移植材料的牙槽窝骨壁保存能力。研究发现，拔牙后以自体骨移植物充填牙槽窝并不能阻止骨壁生理性的改建过程（Araújo & Lindhe 2011）。实际上，对充填了自体骨的牙槽窝而言，其愈合过程与未充填任何材料时无明显差异。相反地，以异种骨移植物充填拔牙窝后，骨吸收速率显著降低，牙槽窝骨壁保存效果明显优于未治疗组。组织学检查发现，这些填入的异种颗粒结合为一个整体，周围充满了新生骨质（Araújo & Lindhe 2009）。另一项选用了上述类似实验模型的研究发现，以异质移植物β-TCP充填牙槽窝后，长入的结缔组织将这些颗粒材料分别包被隔离，骨再生效果不理想（Araújo et al. 2010）。在牙槽嵴手术中（Jung et al. 2013）或骨增量同期即刻种植位点（Frizzera et al. 2019; Sanz-Martin et al. 2019）都使用了猪源胶原基质来封闭新鲜拔牙创。

对于种植体周骨开裂，需要同时进行水平骨增量，这时就需颗粒状骨移植物和屏障膜的联合应用。有实验性研究对比了双相羟基磷灰石（biphasic hydroxyapatite）与β-TCP（beta tricalcium phosphate β, BCG）结合物和胶原包被脱蛋白矿化牛骨（collagen-coated deproteinized bovine bone mineral, BOC）这两种移植材料的性能，研究发现这两种生物材料均能够增加骨充填量，同时能够提高新生骨与颗粒状骨移植物的骨结合率（Schwartz et al. 2007）。一项实验性研究得出了类似结果，与对照组相比，（1）交联胶原膜覆盖的人工合成骨替代物和（2）天然胶原膜覆盖的脱蛋白牛骨矿物质均增加了水平骨增量。合成骨替代物在水平骨增量和组织厚度方面取得了更好的组织学结果（Jung et al. 2017）。因此，可以得出结论，人工合成和异种生物材料都可以在骨开裂缺损的GBR手术中作为骨传导性支架。

对于需要分阶段进行水平骨增量的牙槽嵴缺损，在GBR手术中使用颗粒DBBM和自体骨1：1比例组合的天然胶原膜，可以显著提高水平骨增量并增加种植体存留率（Urban et al. 2013）。

在骨缺损程度较重，需要同时进行水平向和垂直骨增量的牙槽嵴顶处，GBR手术中建议使用钛加强不可吸收膜以及联合使用颗粒DBBM和自体骨（Urban et al. 2014）或使用自体单层皮质骨块移植物。实验性研究对比了以块状骨移植物进行骨增量时，联用或不联用屏障膜对骨增量的影响作用。结果发现，未联用屏障膜组发生了明显的骨吸收，骨增量效果不佳。据此，该研究认为，在进行块状骨移植物进行骨增量时，需常规联用可吸收的屏障材料覆盖骨移植物（von Arx et al. 2001）。

牙槽嵴增量技术的循证医学结果

该技术主要应用于5类临床操作：牙槽嵴保存术、牙拔除术后牙槽窝内即刻骨再生（位点保存术）、牙槽嵴水平骨增量、牙槽嵴劈开术（骨凿扩张术）以及牙槽嵴垂直骨增量。

牙槽嵴保存术

在牙拔除术后，无牙区牙槽嵴的结构会发生显著变化，进而改变牙槽嵴顶的三维形态。一项关于人类牙拔除术后术区软硬组织形态变化的系统评价报道，与牙拔除术后即刻相比，术后6个月时骨组织的宽度和高度分别减少了29%～63%和11%～22%（Tan et al. 2012）。许多骨增量技术旨在通过减缓这些生理性的软硬组织改建（吸收）过程，以使拔牙后尽可能保存牙槽嵴结构形态。总的来说，这些牙槽嵴保存技术可概括为：“在牙拔除术后即刻采取的一切能够保存牙槽窝形态结构的技术手段，其目的是最大限度地保留骨量，从而为种植术提供条件”（Vignoletti et al. 2012）。

这些牙槽嵴保存手段与GBR术的原则一致，采用如下再生技术手段：

- 仅使用可吸收或不可吸收屏障膜。
- 同时使用可吸收或不可吸收屏障膜与骨替代物。
- 仅使用骨替代物。
- 同时使用骨替代物与软组织移植物。
- 同时使用骨替代物与软组织替代物。

从外科角度而言，翻瓣或不翻瓣两种方法均可采用。翻瓣手术需要使用颊侧冠向复位瓣来保证初期愈合。采用不翻瓣方法时，可通过“拔牙窝封闭（socket seal）”技术，获得二期软组织关闭（Jung et al. 2004）。可以使用自体或外源性的屏障材料来实现拔牙窝密封。这两种技术都可以保护下方的骨质以及帮助软组织愈合（Tonetti et al. 2019）。

一些系统评价和Meta分析，已经证实了牙槽嵴保存术的疗效（Avila-Ortiz et al. 2019）。其疗效可以通过牙槽嵴三维形态、种植体和患者方面进行评估。

尽管存在一定量的水平型和垂直型骨吸收，但普遍认为牙槽嵴保存术在拔牙后可减轻骨形态的改变（Ten Heggeler et al. 2011）。此外，所有研究得出一致结论，牙槽嵴保存术在维持水平骨量上效果更为显著，而非垂直骨量。最近的一篇系统评价中的组合定量分析（Avila-Ortiz et al. 2019）结果表明，与自然愈合的新鲜拔牙创相比，牙槽嵴保存术可以降低水平向（M=1.99mm; 95% CI 1.54～2.44; $P<$ 0.00001）、颊侧中央垂直向（M=1.72mm; 95% CI 0.96～2.48; $P<0.00001$）和舌侧中央垂直向（M=1.16mm; 95% CI 0.81～1.52; $P<0.00001$）的骨吸收。

两篇系统评价的结果显示，在种植体植入时辅助移植物的作用不是很大（Mardas et al. 2015; Avila-Ortiz et al. 2019）。尽管种植体一般可以顺利植入牙槽嵴保存的位点，但仍需在种植体植入时进行额外的骨增量。此外，对最终修复体功能性负载至少12个月后发现，种植体的留存在进行牙槽嵴手术的位点与没有进行辅助牙槽窝愈合的位点没有差异。

较少有关于患者自身体验方面的报道。在涉及使用自体血液衍生物的两项研究中（Alissa et al. 2010; Temmerman et al. 2016），牙槽嵴保存术可以在一定程度上降低患者治疗过程中的不适感，并有利于获得更好的种植体使用体验和提高生活质量。

一些因素可能会影响治疗的结果，主要分为以下3类：（1）患者；（2）新鲜拔牙窝；（3）手术方案。在患者层面，年龄、牙周病病史、系统疾病或吸烟习惯都可能会影响治疗效果。然而，尚未有研究明确这些全身因素对治疗结果的影响。在评估拔牙位点时，应该进一步探索导致拔牙的原因、拔牙窝解剖形态（单根或多根）、拔牙位点的完整性以及颊侧骨厚度的潜在影响。有研究发现，颊侧骨厚度在牙槽窝早期自然愈合过程中是重要的影响因素（Chappuis et al. 2015）。这项研究通过三维影像学评估，发现基线时颊侧骨壁较薄（＜1mm）的牙槽窝，在拔牙后8周颊侧中央垂直型骨吸收是颊侧骨壁较厚的牙槽窝的7倍。考虑到颊侧骨厚度的影响，进行牙槽嵴保存术后，不同颊侧骨厚度与最终牙槽骨形态并无明显关联（Cardaropoli et al. 2014）。这说明牙槽嵴保存术可以改善颊侧骨厚度不足所带来的骨缺损。在颊侧骨较薄的部位进行牙槽嵴保存-牙槽窝移植术有更明显的骨保存效果（Avila-Ortiz et al. 2019）。

在进行手术方案的设计时，需要考虑以下几个因素，如生物材料的使用，拔牙窝封闭的形式、翻瓣/非翻瓣手术、一期/二期愈合以及愈合周期。为了探索这些因素中哪一个对结果影响最大，在系统评价和Meta分析的基础上进行了Meta回归的亚组分析（Vignoletti et al. 2012）。亚组分析结果如下：（1）加用屏障膜；（2）初期愈合；（3）进行翻瓣术能够减少水平型骨吸收的发生。在第十五届欧洲牙周病研讨会的共识报告中，也强调了应用异种或同种异体骨移植材料和封闭牙槽窝的必要性，在术后3～4个月内的初期愈合十分重要（Tonetti et al. 2019）。

牙拔除术后牙槽窝内即刻骨再生

按照第三次ITI共识会议提出的分型标准（Hämmerle et al. 2004），牙拔除术后最佳的种植方案为即刻种植和早期种植（1型和2型）。1型方案（即刻种植）是Schulte和Heimke（1976）最先提出的。正因为在牙拔除术后行即刻种植有许多优势，在过去几十年中其应用率不断提高，临床医生和科研学者都对其很感兴趣（图41-5）。然而，即刻种植对于临床医生往往是个挑战。骨切开术需要在牙槽窝的腭侧/舌侧根尖部进行，确保术后理想的三维颊舌向与冠根向的骨再生形态和种植体的初期稳定性。同时需要注意，大多数的文献报道的病例都是有完整骨壁的单个位点、再生条件理想、严格挑选的骨再生病例。

临床前试验和临床试验的研究结果显示，即使在牙拔除术后进行即刻种植，仍然无法抵消牙槽嵴顶生理性的骨改建过程。临床试验结果证实，进行即刻种植后牙槽嵴外形在水平向和垂直向均有变化。Botticelli等（2004）研究了在上颌

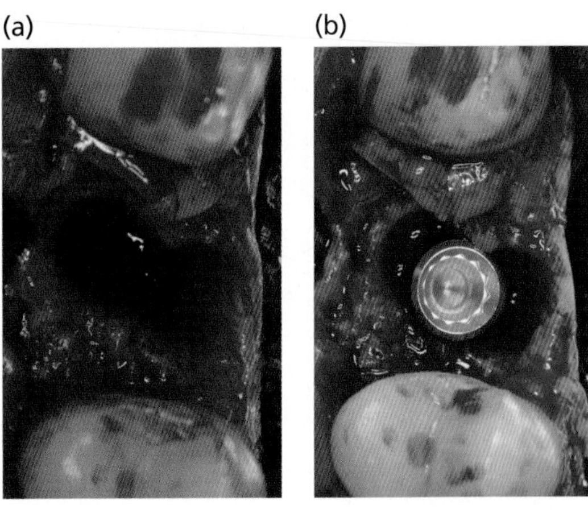
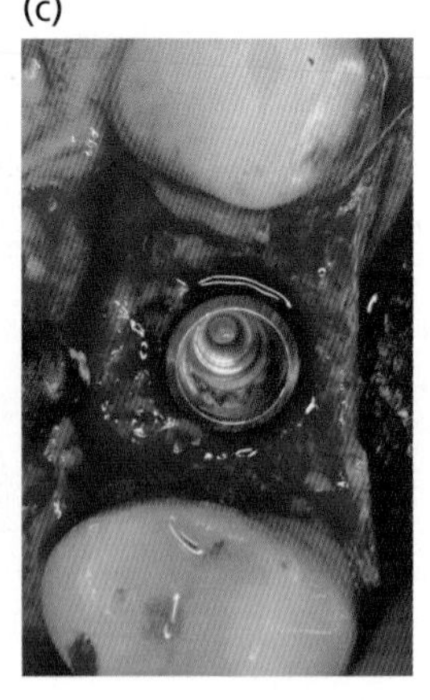

图41-5　（a）14拔除术后牙槽窝缺损属于Hämmerle和Jung分型Ⅰ型。（b）该牙拔除后行即刻种植术。（c）经4个月愈合期后行二期手术。请注意观察，上颌牙槽嵴整体的萎缩情况。

前牙区拔除单颗牙并进行即刻种植后骨量的变化发现，约56%颊侧骨壁以及30%腭侧骨壁发生了水平型骨吸收。与之类似的研究也得到了一致的结果：分别有36%和14%的颊侧和腭侧骨壁发生了硬组织吸收。此外，也有研究观察了颊侧骨壁垂直型骨吸收的情况，发现有平均约1mm的吸收量（SD 2）（Sanz et al. 2010）。这些水平型和垂直型骨吸收的程度主要取决于颊侧骨板的厚度（>1mm）和种植体表面与牙槽窝颊侧骨壁之间是否有缝隙。即，即刻种植位点的牙槽窝颊侧骨壁厚度≤1mm或植入的种植体与颊侧骨壁之间不贴合是术后发生骨开裂导致种植体暴露于口腔环境的危险因素，同时也增加了术后发生更广泛的牙槽嵴水平型骨吸收的风险。

为了改善这些水平和垂直骨高度的变化，可使用移植物、屏障膜、自体或同种异体软组织移植物（图41-6），结合翻瓣手术或不翻瓣手术以及即刻修复，这些方法与即刻种植相结合的临床效果已经被广泛研究和探讨。

普遍认为，在骨与种植体间隙内填入移植物材料或结合使用屏障膜，可一定程度上减少拔牙后发生的水平型骨吸收。一些研究评价了使用移植物和/或屏障膜结合即刻种植，对骨形态变化的影响。Chen等（2007）比较了3组治疗方法：（1）异种移植物辅助即刻种植；（2）移植材料和可吸收的屏障膜辅助即刻种植；（3）即刻种植作为对照治疗。这3组治疗方法，在研究结束时水平型骨吸收分别是15%、20%和48%。两种试验组与对照组之间差异均有统计学意义。类似地，Sanz等（2016）观察到，与即刻种植相比，使用异种骨可使颊侧骨吸收从37.8%减少到28.8%。

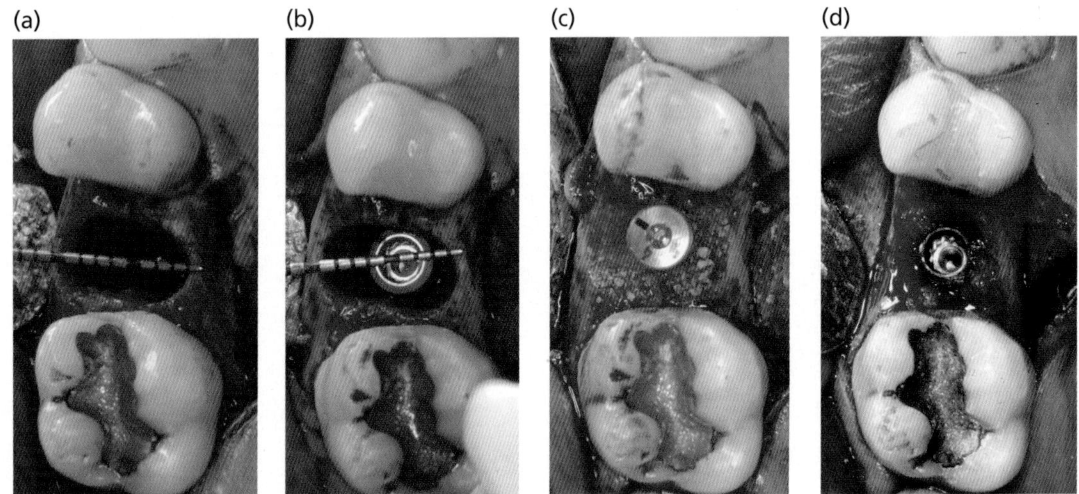

图41-6　（a）15拔除术后牙槽窝缺损属于Hämmerle和Jung分型Ⅰ型。（b，c）该牙拔除后行即刻种植术，同时以脱蛋白矿化牛骨和猪胶原纤维进行植骨术。（d）经4个月愈合期后行二期手术。术中可见植骨术效果。

由于这种手术方案主要适用于上颌骨的美学区域，越来越多人开始关注软组织的形态。在临床研究中引入体积分析，可以详细评估即刻种植后发生的软组织垂直向和水平向变化。因此，最近提出了硬组织、软组织移植和种植后即刻负载相结合的概念。

Sanz-Martin等（2019）观察到不翻瓣即刻种植联合颊侧植入异种牛骨、异种猪胶原基质和种植后即刻负载后，与基线相比，水平软组织减少量为0.67（SD 0.65）（图41-7）。类似地，Van Nimwegen等（2018）观察到不翻瓣即刻种植结合自体骨和异种牛骨移植、颊侧结缔组织移植和种植后即刻负载后，水平骨高度减少量为0.68mm（SD 0.59）。然而，这些治疗组合的结果缺乏长期的随访数据，因此无法得出确切的结论。

近期一篇系统评价（Lang et al. 2012）对即刻种植术后种植体以及上部修复体的保存率和成功率，生物学、技术性、美学方面并发症的发生率，以及软硬组织吸收程度进行了综合评估。在纳入的46项临床试验中，即刻种植后种植体存留率达2年以上者约占98.4%（97.3%～99%）。但是，关于生物学并发症的长期随访数据较少。在术后随访达3年以上的即刻种植患者中，由于种植体颊侧软组织退缩导致美学效果欠佳者约占20%。造成美学结果不稳定的重要危险因素是颊侧骨板的有限厚度、薄牙龈表型和种植体的颊侧定位。

然而，必须考虑到，虽然文献中报告了1型即刻种植的高存留率，但最近的系统评价和Meta分析结果显示，与延迟种植相比，即刻种植的种植体早期丧失率（94.9% vs 98.9%）较高，在边缘骨水平、探诊深度和粉色美学评分方面也观察到类似的结果（Cosyn et al. 2019）。

为了弥补即刻种植在术中及临床上的一些欠缺，遂提出2型或早期种植方案。该治疗方案在牙拔除后，需要彻底清理牙槽窝，随后经过4～6周的愈合期，待拔牙创愈合且软组织完全覆盖后，再行早期种植。该手术方案的原理主要考虑到消除感染组织，尤其是根尖周或重度牙周病变的病灶牙对拔牙创愈合的影响，此外，愈合后

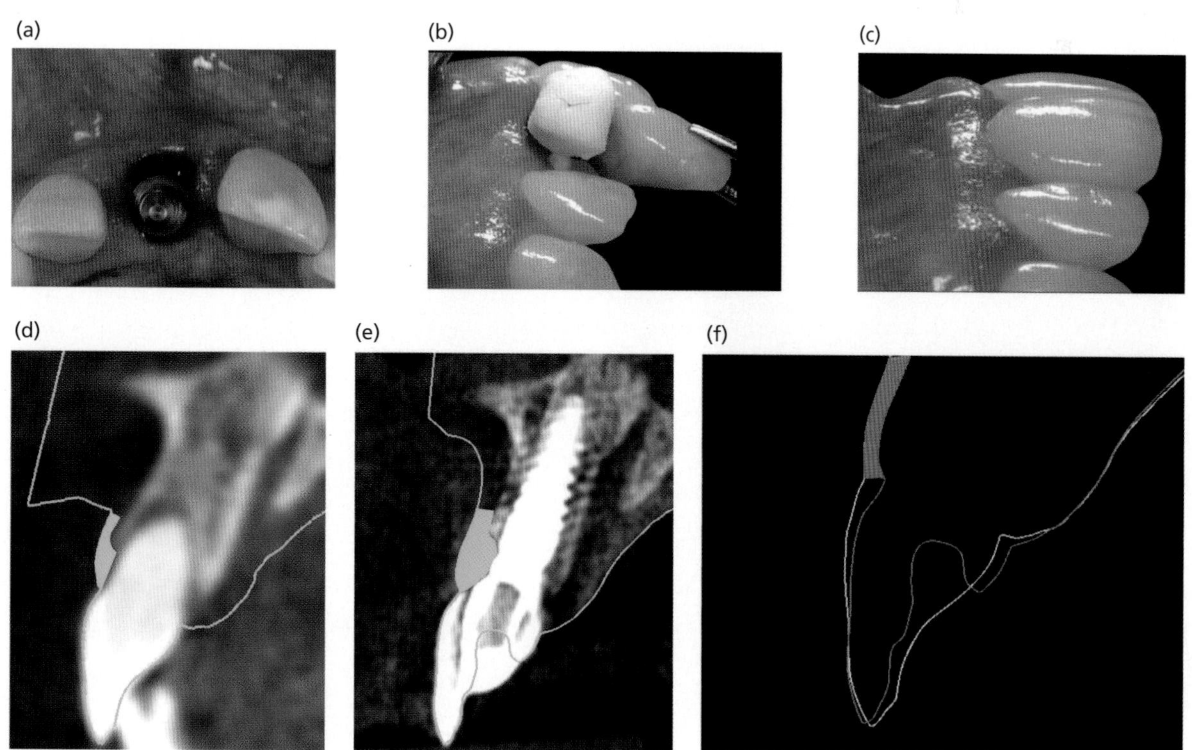

图41-7　（a）即刻种植辅助异种脱蛋白牛骨矿物。（b）折叠以增加胶原基质的厚度。（c）术后6个月颊侧外观。（d，e）基线DICOM和STL文件叠加，用于评估基线软组织厚度（绿色区域）。可以在基线和6个月之间评估软组织厚度的增加。（f）牙槽嵴轮廓（粉红色区域）在种植体植入时（黄色线）和6个月（绿色线）后的减少量。（来源：改编自Sanz-Martin et al. 2019。经John Wiley & Sons许可转载）

的软组织能够为植入的种植体提供更好的初期创面覆盖，避免了通过改变膜龈联合的位置来获得无张力的龈瓣。这些考虑非常有必要，因为在临床诊疗过程中，由于重度牙周或根尖周病变导致患牙无法保留的情况非常普遍，这些位点通常骨量不足，需要联合骨增量术才能进行种植术。早期种植方案同时也考虑到了牙槽窝骨壁的保存问题，经过4～6周的愈合，拔牙窝的（颊侧）骨壁保存下来，这对于种植体植入以及联合进行骨增量术都十分有利。此外，最近有一些学者（Huynh–Ba et al. 2010; Januario et al. 2011）认为，在牙槽窝颊侧骨壁非常薄（＜1mm）的上颌前牙区，无论垂直向骨量是否充足，如果要获得良好的美学效果，都需要常规联合骨增量术。2型方案（早期种植）就符合该要求。在种植术中，想要获得良好的骨增量效果不仅需要牙槽骨有一定的高度和宽度，还需要有足够量的角化龈（Buser et al. 2008）。

最近有一篇系统评价对早期种植和延期种植（即标准的3型方案，牙拔除术后至少3个月后再行种植术）的疗效进行了对比分析。文章报道合并两者标准差，2型方案相比较3型方案的术后骨高度降低减少13.11%，骨宽度降低减小19.85%（Sanz et al. 2012）。关于术后美学效果的对比，综合另外两项研究（Schropp et al. 2004; Schropp & Isidor 2008）的结果发现，进行早期种植方案的患者在术后2年随访时，无论是修复体美观性还是整体使用感受都更佳。但是在随访了5年之后，这种差异不明显。然而，尽管研究发现，早期种植在短期和长期观察中都表现出良好的临床效果，但这些关于2型方案的证据仅限于有限的经验丰富的外科医生和患者，大范围的数据结果尚不明确。

牙槽嵴水平骨增量

牙槽嵴增宽术可以在一期种植或二期种植，甚至延期种植中使用。水平向牙槽嵴增量术可采用颗粒状或块状骨移植物，伴或不伴联合使用屏障膜（图41–8）。

通常，在Ⅰ类骨缺损区进行种植术时，如果骨宽度足以保证种植体获得初期稳定，建议选用颗粒状骨移植物并覆以屏障膜（GBR）。最近的一篇系统评价研究了牙槽嵴增宽术和各种生物材料的临床效果（Thoma et al. 2019）。研究最多的是水平向牙槽嵴增量术可采用颗粒状移植物联合胶原膜。骨缺损处垂直向骨平均吸收率为81.3%（范围56.4～97.1），再次手术时骨缺损处平均骨高度为0.9mm（范围0.2～2.2mm）。在

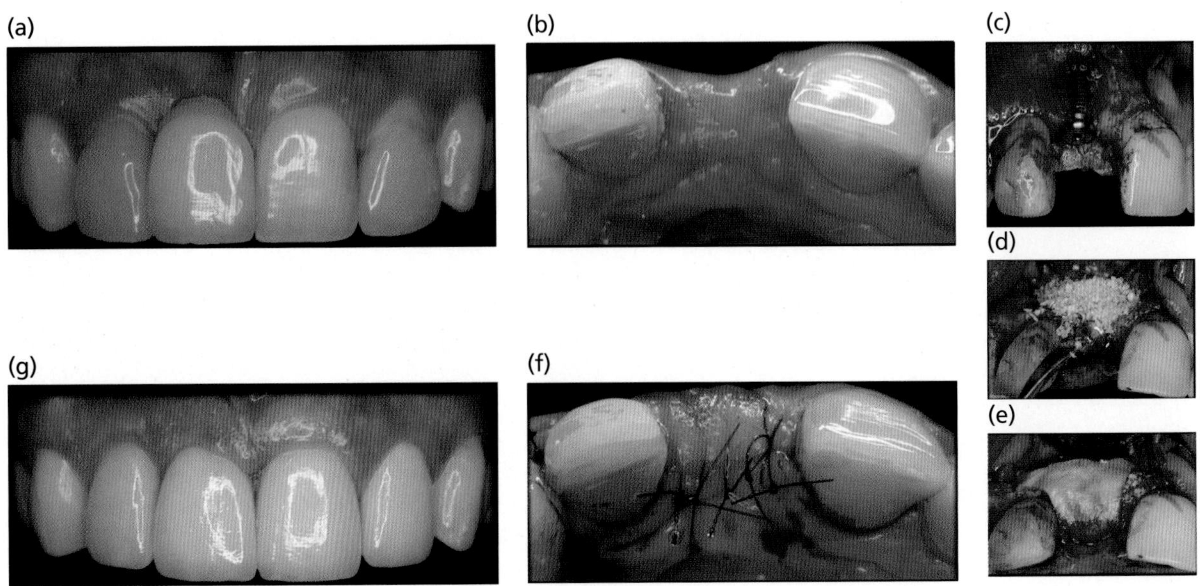

图41–8　（a，b）2类牙槽嵴顶缺损（Seibert）。（c～f）植入种植体后，采用脱蛋白矿化牛骨和非交联型胶原膜进行水平向引导性骨组织再生术。（g）种植体支持式修复体。

生物材料方面，所有屏障和生物材料组合可以不同程度地改变骨吸收率。然而，当使用屏障膜覆盖生物材料时，骨增量的效果更好（Thoma et al. 2019）。

另外，在重度Ⅰ类骨缺损区，建议进行延期或二期骨再生方案，即应用颗粒状骨移植物并覆以屏障膜或块状骨移植物以达到较好的空间支持效果，从而获得足够的骨增量。在水平向牙槽嵴增量术中，无论采用GBR术还是块状骨移植术，都能获得较好的形态恢复效果（图41-8和图41-9）（Fiorellini & Nevins 2003; Schwartz-Arad & Levin 2005; Schwartz-Arad et al. 2005; Sanz-Sanchez et al. 2015）。有许多学者相继报告了应用骨移植物进行水平型牙槽嵴增量术的临床病例，认为该手术方法疗效可靠。对15名局部缺牙患者进行了共计18例牙槽嵴增量术，采用的移植物取自下颌升支或正中联合。在这些病例中获得的水平型牙槽嵴增量平均值为（6.5 ± 0.33）mm。之后在进行种植术时检查发现，该平均值降低至（5.0 ± 0.23）mm，即发生了23.5%的骨吸收量，尽管如此，余留的骨增量仍然足够支持种植体（Cordaro et al. 2002）。Raghoebar等（2000）报

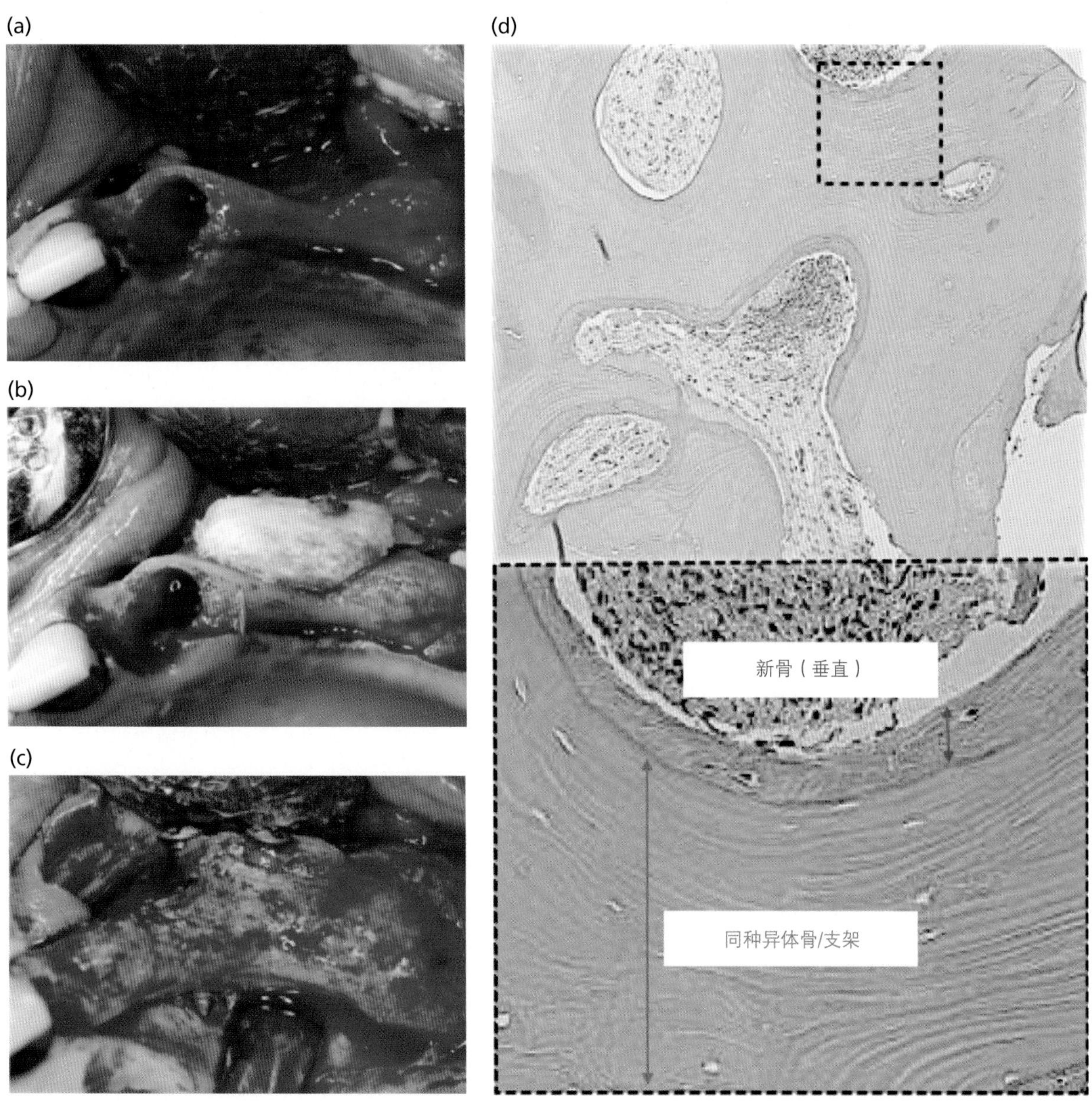

图41-9　（a，b）在上颌后牙区进行同种异体骨组织块移植术。（c）术后6个月行二期手术。（d）对再生的骨组织进行组织学评估发现其有良好的骨传导性，并且骨移植物内有长入的新生骨颗粒。说明采用骨组织块移植物可以改善重度的水平向牙槽嵴缺损，并有较好的预后。

告了7例对下颌无牙颌患者采用自体块状骨进行的水平型牙槽嵴增量术。术后牙槽嵴平均宽度从平均（1.3±0.3）mm增至（5.6±0.6）mm。尽管在术后3个月进行种植术时检查发现，发生了（0.5±0.3）mm的骨吸收，留存的骨增量仍然足够支持种植体。另外，在一项临床对照研究中，将30名骨宽度不足的患者分为两组：（1）GBR+e-PTFE+自体骨移植物；（2）仅覆以自体骨移植物。结果发现，GBR组获得的平均骨增量为2.7mm，而块状骨移植术组的平均骨增量达到4mm。该学者发现GBR组移植物的吸收率比块状骨移植组更高（40% vs 25%）（Chiapasco et al. 1999）。

由于采集自体移植物时可能会导致供区并发症，并且该移植物术后骨吸收率也较高（特别是以骨碎片的形式应用时），因此其应用有一定的局限性。最近的一篇系统评价报告了随着年龄增长，移植物吸收率随之增加的现象。学者指出，基于Meta分析，水平骨增量术后每增加1岁，骨吸收量可增加0.05mm（Naenni et al. 2019）。与此同时，以骨替代物，尤其是异源性的骨移植物，与可吸收的膜材料（胶原膜）联用进行的二期水平型牙槽嵴增量术，由于可减少患者不适以及降低术后并发症而逐渐得到了推广应用。不仅如此，这种异源性骨移植物术后的吸收速度也很慢，因而能够保证远期稳定性。一项关于水平骨增量效果的系统评价表明，研究最多的治疗方法是单独使用自体骨移植（Sanz-Sanchez et al. 2015）。Meta分析的结果表明，分期水平骨增量术的加权平均骨增量为3.90mm（95% CI 3.53～4.28）。据报道，颗粒异种移植物加自体骨与可吸收膜联合应用的最大获得骨宽度增加5.68mm（95% CI 5.00～6.35），而颗粒合成移植物加不可吸收膜联合应用的最小骨宽度增加量为1.10mm（95% CI -0.33～2.53）。

根据Donos等（2008）的研究，二期GBR的种植体存留率为99%～100%，一期骨增量的种植体存留率为87%～95%，但由于缺乏随机对照临床试验和现有研究的异质性，限制了纳入系统评价的研究数量。这些结果与Sanz-Sanchez等（2015）报告一致，报告显示平均种植体存留率高达97.82%，范围为78.2%～100%。

牙槽嵴劈开术/扩张术

另一种技术手段也能够通过骨挤压的方式增加上颌骨宽度，即牙槽嵴劈开术或（骨凿）扩张术。Summers（1994 a, b）发明了这种骨挤压术，该技术能够在完成闭合式上颌窦底提升术的同时，增加骨宽度。这种方法更适用于上颌骨，因为根据骨质分级，该区属于Ⅲ型或Ⅳ型，比Ⅰ型和Ⅱ型的区域更需要进行骨增量。该技术不需要钻磨，而是通过骨凿或骨刀形成人为的纵向青枝骨折，并获得骨切开位点。如此便可以尽可能地保存骨量。随后，可使用直径逐级递增的骨凿将劈开的骨组织逐步向两侧推开，这步操作使骨质的强度和密度都有所增加。这种技术方法的优势在于：能够保证在预定位点植入直径最理想的种植体。此外，在骨劈开区填入的移植物能够与松质骨和骨髓直接接触，这能够促进移植物的再血管化和愈合过程（Engelke et al. 1997）。考虑到在皮质骨板之间形成松质骨需要一定的骨量基础，所以Summers（1994 b）建议：如果要进行该手术，需要保证原有牙槽骨宽度至少有3mm。但是，Katranji等（2007）最近进行了一项在大体标本上的观察性研究发现，无牙上颌骨和下颌骨颊侧的皮质骨板厚度为1.0～2.1mm。因此，谨慎起见，建议在牙槽嵴颊舌向（水平）宽度达到4～5mm的情况下，再考虑进行该手术。进行这种骨增量术时，可同期进行种植术。

牙槽嵴劈开术和/或扩张术通常都是放在一起介绍的，因为两者能够获得相似的效果：增加水平骨宽度。牙槽嵴劈开术实际上是人为的颊侧皮质骨板骨折并向颊侧移位，从而能够满足种植术的需要。行骨劈开术及种植术后，两侧皮质骨板与种植体之间的间隙需填以颗粒状骨移植材料（Scipioni et al. 1994; Engelke et al. 1997）。而进行牙槽嵴扩张术时，首先需要用初级种植钻预备骨切开位，之后再以骨凿或种植体在骨切开位点进行扩张术。根据Chiapasco等（2006）

和Kolerman等（2014）报道的骨宽度增量分别为3.5mm（SD 0.93）和3.9mm（SD 0.8）。根据Donos等（2008）的报道，应用这种骨劈开术进行骨增量，术区获得足够的骨宽度以满足种植需求的成功率为87.5%～97.8%，而种植体存留率约86.2%～100%。

牙槽嵴垂直骨增量

总的来说，目前尚无随机对照临床试验对牙槽嵴垂直增量术的疗效进行评价。此外，现有的研究也几乎都存在异质性，且样本量很小，因此尚且无法得出一个有效的结论。根据现有的信息可以看出，该手术方法是一种技术敏感性很高的操作，也能够获得很好的疗效，如获得足够的垂直骨高度，并满足种植术的顺利进行（图41-10）。治疗垂直骨缺损有3种治疗方式：GBR、Onlay骨块或牵张成骨。

一系列的病例报道该技术获得显著垂直骨增量的疗效，但也分析了该技术的技术难点和大量的术后并发症。在一项小样本量的临床研究中，招募了6例牙列缺损受试者，并在其缺牙区共计植入了14颗种植体，植入时将种植体的冠方1/3暴露于牙槽嵴以外。在暴露的种植体周覆以自体骨移植物，并以钛加强e-PTFE膜覆盖在骨移植物和种植体之上，之后松弛两侧龈瓣严密缝合术区，保证种植体的埋入式愈合过程。经过12个月的愈合过程，在膜材料未暴露的术区平均垂直骨增量为4.95mm（Tinti et al. 1996）。在另一项类似的研究中，Simion等（1994）对5名受试者进行了种植术，并将种植体冠方的4～7mm暴露在牙槽嵴顶以外，并在暴露的螺纹周围直接覆盖e-PTFE膜。术后9个月时进行了组织学评估发现，与原有牙槽嵴高度相比，垂直向骨量增加了3～4mm，并且新生骨与种植体有良好的骨结合。最近，一种新的钛加强不可吸收膜（高密度聚四氟乙烯），结合无机牛骨衍生矿物（ABBM）和自体颗粒骨的混合物用于牙槽嵴骨缺损的垂直增量，显示出了优异的骨增量（Urban et al. 2014）。

从颏部或下颌磨牙后区获得的Onlay自体骨

(a)

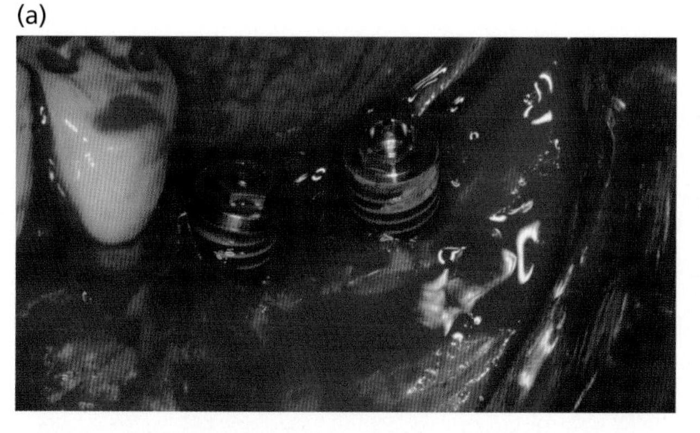

(b)

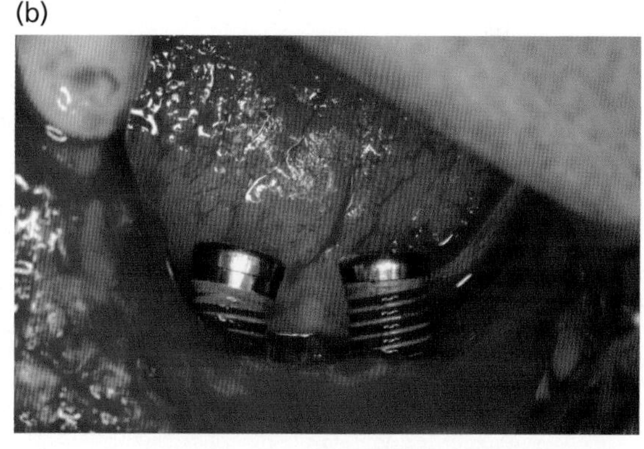

(c)

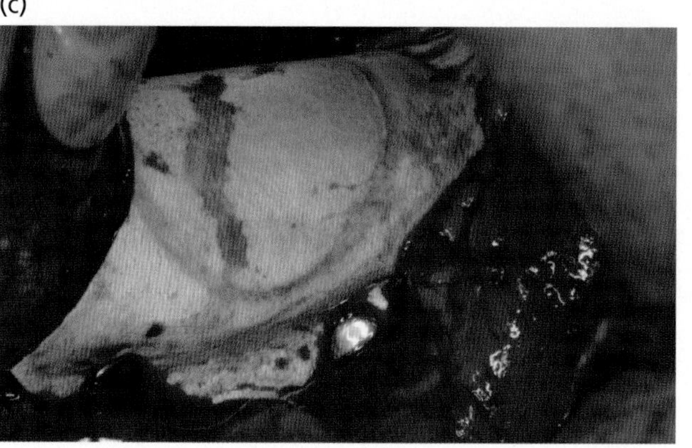

(d)

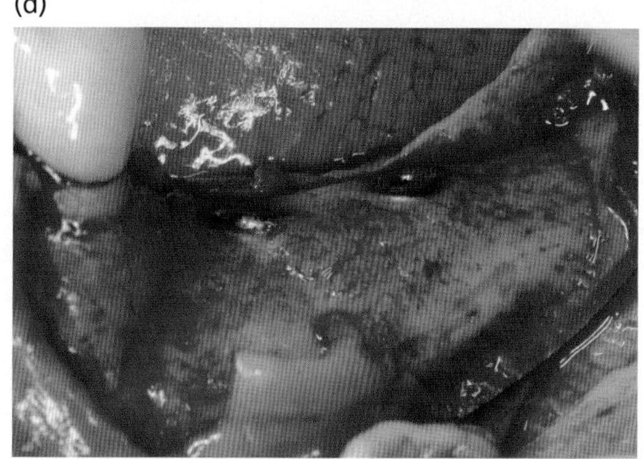

图41-10　（a～c）Ⅲ类牙槽嵴顶缺损（Seibert）。采用e-PTFE膜和自体骨进行垂直向引导性骨再生术，并植入种植体。（d）术后12个月行二期手术。（来源：图片来自S. Morante）

块已用于垂直骨嵴的增量。最近，分体式骨块技术作为单皮质块自体骨移植（Khoury & Hanser 2019）的一种改进，目的是加速骨再生和减少移植骨吸收。该技术将骨块分成两个骨板，然后必须用骨刀将骨板厚度减少到1mm。一旦稳定下来，骨空隙可被自体骨屑填满。在一个包含146例患者的病例系列报告中，该技术获得了垂直骨增量平均为7.6mm（SD 3.4）。Stavola和Tunkel（2013）也发表了类似的结果。在一个包含10例患者的病例系列报告中，该技术可获得垂直骨增量平均为6.50mm（SD 1.43），仅有微小的骨移植物吸收。

牵张成骨最先应用于整形外科，最近该技术开始被应用于缺牙区牙槽嵴的骨增量。牵张成骨术一般有3个临床分期：（1）间歇期；（2）牵引期；（3）稳定期（Cano et al. 2006）（图41-11）。在间歇期一旦进行骨皮质切开术，术区需超过1周的无干扰愈合。在此之后开始启动牵引器，该设备置于骨皮质切开术中已预留的骨断面中，以骨断面牵引速度为0.5～1mm/d为目的设置牵引力量。牵引期通常为30天以上，一般可以获得显著的骨增量（4～7mm）（Gaggl et al. 2000）。在稳定期，两侧骨断面之间的缝隙中会形成骨痂，并进一步改建为成熟的骨组织。该技术的优点包括：不需要供骨区，并且能够获得垂直向、水平向或是垂直向和水平向的骨增量。但是，牵张成骨术也会导致许多并发症，有些甚至很严重，如下颌骨骨折，或是形成游离骨片。有许多患者在牵引期感到不适，还有一些方向安置不当的牵引器会导致过多的舌侧骨质形成，后者会导致不恰当的骨形成（Saulacic et al. 2009）。

根据最近的一篇系统评价和Meta分析（Urban et al. 2019），研究最多的治疗模式是GBR。所有纳入研究的加权平均临床垂直骨增量为4.16mm（95% CI 3.72～4.61mm）。尽管如此，临床垂直骨增量在不同的手术治疗中有所不同。牵张成骨（3项研究）、GBR（20项研究）和骨块（12项研究）的加权平均骨增量分别为8.04mm、4.18mm和3.46mm。并发症加权平均发

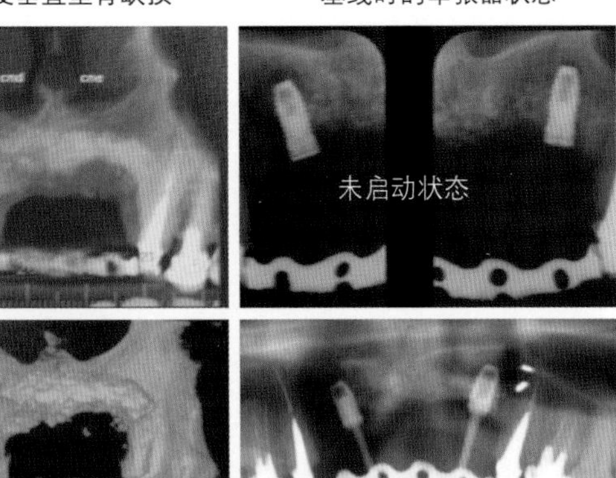

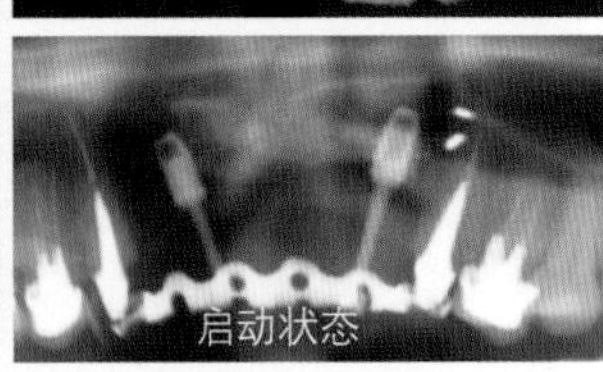

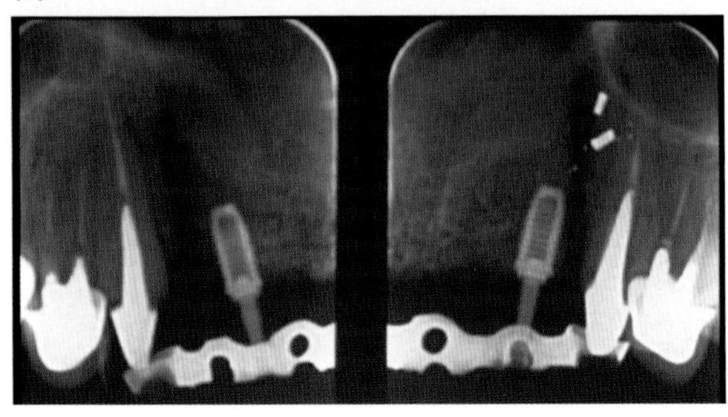

图41-11 （a，b）牵张成骨术。采用单向的矢量牵张器顺利完成了上颌前牙区垂直向牙槽嵴增量术。（来源：图片来自T. Valcanaia）

生率为16.9%（95% CI 12.5～21）。这与另一篇系统评价（Rocchietta et al. 2008）报告的常见手术并发症结论一致。GBR并发症发生率为0～45.5%，并发症的发生主要与膜暴露有关。牵张成骨的并发症发生率更高（10%～75.7%），包括牵张器导致的骨折或感染、神经系统改变、牵张骨或基底骨骨折、牵张骨向舌侧或腭侧倾斜。有文献报告了Onlay骨块移植术后轻微并发症，这些症状与供区并发症及移植物收缩有关。

考虑到该技术的实施难度大、并发症较多、异质性以及缺乏足够的科学依据，因此不做全面推广，仅限于经验丰富的医生采用（Jepsen et al. 2019）。

新技术

生长因子

组织再生目前涉及3个主要成分：细胞、支

架（基质）和信号分子，如生长因子。组织再生成分的应用、术区充足的血管化、创口稳定性以及充足的术后恢复时间，均在组织再生中起着重要的作用。生长因子的引入开启了医学和牙科领域创口愈合、牙周和骨再生的新纪元（Pilipchuk et al. 2018; Vaquette et al. 2018）。生长因子促进组织再生的基本原理是参与组织修复中关键细胞生理过程，包括DNA合成、细胞增殖、趋化性、细胞分化、基质合成和组织血管化等（Larsson et al. 2016; Giannobile et al. 2019）。使用生长因子促进骨再生，显著推进了口腔再生医学的发展。组织生长因子对骨和组织再生的影响，已经成为牙周研究的一个主要焦点（Giannobile 1996; Anusaksathien & Giannobile 2002; Nakashima & Reddi 2003; Raja et al. 2009）。得益于分子克隆技术的进步，用于组织工程的重组生长因子不再受用量的限制。常见的用于皮肤和骨组织创伤修复的重组生长因子，如血小板衍生生长因子（PDGF）（Rutherford et al. 1992; Giannobile et al. 1994; Camelo et al. 2003; Ojima et al. 2003; Nevins et al. 2005; Judith et al. 2010）、胰岛素样生长因子（IGF）（Lynch et al. 1991; Giannobile et al. 1994; 1996; Howell et al. 1997）、成纤维细胞生长因子（FGF）（Murakami et al. 2003; Cochran et al. 2016; Aoki et al. 2021）和骨形成蛋白（BMP）（Sigurdsson et al. 1995; Giannobile et al. 1998; Wikesjo et al. 2004; Huang et al. 2005, Avila-Ortiz et al. 2016），已经在临床前和临床试验中用于治疗重度牙槽嵴和牙槽骨缺损（Jung et al. 2003; Fiorellini et al. 2005; Nevins et al. 2005; Nevins et al. 2013）。目前，BMP-2和PDGF-BB这两种重组蛋白应用于临床能够促进缺牙区牙槽嵴和拔牙窝的骨再生与愈合

表41-1 生长因子对牙周、种植体周和牙槽嵴再生的临床研究

生长因子	牙周治疗适应证	种植治疗适应证	牙槽骨重建/窦腔提升术
BMP-2	无	种植体周骨再生 Rotenberg和Tatakis (2011)	上颌窦提升 Boyne等 (1997，2005)；Triplett等 (2009)；Lin等 (2016) 拔牙窝骨再生 Howell等 (1997a)；Cochran等 (2000)；Bianchi等 (2004)；Fiorellini等 (2005)；Huh等 (2011)；Misch (2010，2011)；Coomes等 (2014) 牙槽嵴再生 Jung等 (2003)；de Freitas等 (2013)
PDGF-BB	牙周骨缺损 Howell等 (1997b)；Camelo等 (2003)；Nevins等 (2003，2005，2013)；Sarment等 (2006)；Ridgway等 (2008)；Jayakumar等 (2011)；Thakare和Deo (2012)；Mishra等 (2013)；Maroo和Murthy (2014)；Calin和Patrascu (2016) 软组织再生术 McGuire等 (2009，2014)；Deshpande等 (2014)	无	牙槽骨重建 Fagan等 (2008)；Simion等 (2008)；Nevins等 (2014) 上颌窦底提升术 Nevins等 (2009) 牙槽嵴保存术 Nevins等 (2011)；Wallace等 (2013)
FGF-2	牙周骨缺损 Kitamura等 (2011)；Cochran等 (2016)	无	无
GDF-5	牙周组织愈合 Stavropoulos等 (2011b)；Windisch等 (2012)	无	上颌窦底提升术 Stavropoulos等 (2011a)
特立帕肽（Teriparatide）	牙周骨缺损 Bashutski等 (2010，2012)	骨结合 Kuchler等 (2011)	无

来源：改编自Nevins et al. 2019。经John Wiley & Sons许可转载

（Avila-Ortiz et al. 2016; Tavelli et al. 2020）。使用生长因子促进牙齿、种植体和牙槽嵴增量的再生方法如表41-1所示。

PDGF在牙槽嵴增量过程中展现的生物学和临床特性

PDGF是多功能多肽家族的一个成员，能够结合两种细胞膜酪氨酸激酶受体（PDGF-Rα和PDGF-Rβ），从而在细胞增殖、细胞迁移、细胞外基质合成和抗凋亡方面发挥生物效应（Heldin et al. 1989; Rosenkranz & Kazlauskas 1999）。PDGF-α和PDGF-β受体在再生中的牙周软硬组织中表达（Parkar et al. 2001）。除此之外，PDGF还可以激发细胞趋化作用（Nishimura & Terranova 1996）、细胞有丝分裂（Oates et al. 1993）、基质合成（Haase et al. 1998）和细胞黏附（Zaman et al. 1999）。更重要的是，体内单独应用PDGF或与IGF-1联合应用能够促进矿化组织的修复（Lynch et al. 1991; Rutherford et al. 1992; Giannobile et al. 1996）。PDGF对牙周膜细胞和成骨细胞的再生均有促进作用（Matsuda et al. 1992; Oates et al. 1993; Marcopoulou et al. 2003; Ojima et al. 2003）。根据Tavelli等报道的63项人类临床研究的数据（2020），可以得出以下结论：（1）rhPDGF与多种骨基质联合使用是安全的，包括同种异体骨、异种骨或异质移植物用于GBR和牙槽嵴保存；（2）基于随机对照试验以及系列病例报告，证实PDGF可用于GBR和窦腔提升术；（3）活骨的组织学结果证明，PDGF可用于牙槽嵴保存。未来的随机临床试验研究方向应考虑PDGF在牙槽嵴保存、GBR和上颌窦底提升术中的作用。此外，需要考虑GBR中PDGF是否可以与屏障膜联合使用，因为屏障膜可能会降低趋化生长因子的潜力。

BMP在牙槽嵴增量过程中展现的生物学和临床特性

BMP是TGF-β蛋白超家族的多功能多肽（Wozney et al. 1988）。人类基因组至少编码20种BMP（Reddi 1998）。BMP能够与Ⅰ型和Ⅱ型丝氨酸-苏氨酸激酶受体结合。Ⅰ型受体能够磷酸化细胞内名叫Smads的信号基质（秀丽隐杆线虫中的Sma基因和果蝇中的Mad基因）。磷酸化的BMP-信号Smad蛋白入核并激发其他骨相关基质蛋白的合成，从而引起骨形态的改建。BMP最显著的特性是能够诱导异位成骨（Urist 1965）。BMP不仅在胚胎发育过程和出生后组织再生过程中作为强有力的软骨与骨形成的调节器，同时还参与了其他器官的发育和修复，如脑、肾脏和神经（Reddi 2001）。

已有研究证明，BMP在牙齿发育和牙周组织，如牙槽骨的修复过程中均有表达（Aberg et al. 1997; Amar et al. 1997）。有关动物模型的研究表明rhBMP-12（Wikesjo et al. 2004）或rhBMP-2（Lutolf et al. 2003; Wikesjo et al. 2003）对牙槽骨缺损具有修复作用。以人类牙拔除术后颊侧骨壁缺损为模型进行的临床试验中，与单独使用胶原海绵相比较，含有rhBMP-2的生物可吸收胶原海绵表现出明显的骨形成作用（Fiorellini et al. 2005）。此外，BMP-7，也被称为成骨蛋白-1，可促进牙和种植体周以及上颌窦底提升过程中的骨组织再生（Rutherford et al. 1992; Giannobile et al. 1998; van den Bergh et al. 2000）。

在已发表的关于牙槽嵴增量技术的随机临床试验中，大多数研究推荐使用rhBMP-2（Lin et al. 2016）。系统评价研究发现，在伴严重骨开裂的拔牙窝的增量术中，BMP可以辅助丢失的颊侧牙槽骨再生。在3～6个月的随访中，所有的研究都使用计算机断层扫描（CT）来测量骨高度和牙槽嵴宽度。

总之，rhBMP-2在牙种植治疗相关的骨增量手术的临床应用，包括拔牙窝骨再生和牙槽嵴增量技术中，具有不错的前景。牙种植体的表面改性以释放BMP-2、增强信号传递或信号分子定位的方法仍处于临床前发展阶段（Haimov et al. 2017）。大量随机对照临床试验证明了rhBMP-2应用于牙槽嵴保存或种植治疗的疗效，具有广阔发展前景（Jung et al. 2003; Fiorellini et al. 2005）。

细胞治疗

细胞是新生组织生长和分化的关键。以细胞为基础的治疗是组织工程的一个特定分支，是将细胞放置在缺损部位以促进组织愈合（Moreno-Sancho et al. 2019）。通过负载细胞来加速缺牙区牙槽嵴的再生，其机制有以下两点：（1）使用细胞作为载体来传递促组织再生的生长因子；（2）提供能够分化成多种细胞类型的细胞以促进再生。为了成功促进再生，外源性细胞必须整合到宿主组织内。这种疗法包括体细胞和干细胞在内的各种各样的细胞。由于重建大的骨缺损非常具有挑战性，所以将正在投入使用的细胞群进行鉴定和定义对于细胞的成功移植非常重要。

过去几年里干细胞研究持续升温，涌现了大量关于他们在修复和再生方面潜能的报道。涉及间充质干细胞（mesenchymal stem cell, MSC）的细胞治疗方法具有很大的发展潜力，正在进行临床前和临床研究。MSC是最初在骨髓中发现的自我更新的细胞群体（Friedenstein et al. 1978; Caplan et al. 1991）。首先被描述为具有成纤维细胞形态的非造血前体细胞，最初发现它们具有克隆性，但后来证明其在体内具有骨形成潜能和多向分化潜能，可分化为成骨、成软骨和成脂细胞（Krebsbach et al. 1997; Kuznetsov et al. 1997; Pittenger et al. 1999）。除了骨髓外，最近人们认识到MSC可以从多种其他组织中分离出来，包括脂肪、肌肉、牙槽骨和牙齿相关组织（如牙髓、牙龈、牙周膜）（Gronthos et al. 2000; Zuk et al. 2001; Miura et al. 2003; Seo et al. 2004; Zhang et al. 2012; Mason et al. 2014）。由于具备分化潜能，并能形成多种组织，MSC在牙周和牙槽骨再生过程中具有巨大的研究前景。除了组织分化，相关研究还发现它们因具有营养支持和免疫调节特性，因此可通过促进组织血管新生和调节术后创口愈合过程中的炎症反应来间接影响骨再生能力。在牙周和牙槽骨组织工程中，可以收集口腔外和口内来源的干细胞，然后经过富集和扩增技术，以指数级的方式增加它们的移植数量。因此，多种来源的干细胞已被用于无牙槽嵴的治疗和再生（Huang et al. 2009）。使用口腔外来源的MSC移植到口腔和颅面复合体，这一技术具有良好的发展潜力（Ward et al. 2010; Polymeri et al. 2016）。

骨髓基质细胞还能促进骨愈合以及种植体的骨结合过程（Bueno & Glowacki 2009）。Yamada等（2004）在一系列的研究中，使用了一种富血小板血浆的自体支架与体外增殖的骨髓基质细胞的结合体，来促进牙种植术中的成骨过程。与对照组相比，这种“自体可注射性骨疗法”（图41-12）获得了更好的边缘骨水平、更紧密的骨-组织种植体接触和更高的骨密度。近年来，有研究将骨髓中收集的细胞经单通道灌注启动MSC通路，这能够促进拔牙窝愈合过程中以及上颌窦底提升术以及继发于外伤和先天性腭裂畸形的大范围水平向与垂直向骨缺损中的骨再生（Kaigler et al. 2010, 2013, 2015; Rajan et al. 2014; Bajestan et al. 2017）。

负载基因、蛋白和细胞的支架材料

支架材料广泛应用于组织工程领域，它在组织缺损区能够起到空间支持作用，以保障细胞生长增殖以及组织长入缺损区。当与细胞或基因相关的组织工程技术联合应用时，这些支架材料能够以预成的三维结构发挥支持作用，可为牙周组织再生提供保障。近20年来，支架材料相关技术蓬勃发展，对其研究也越来越深入，且被广泛应用。无论支架材料采用何种结构与类型，其应用应遵循一些基本原则（Murphy & Mooney 1999）。当其应用于组织工程时，应满足：（1）支持一定的三维空间（所需体积、形态和机械强度）；（2）具有较高的孔隙率和表面积-体积比，并且呈现互通良好的多孔结构从而保证较高的细胞接种密度，同时携带更多的生物活性分子；（3）具备生物相容性；（4）降解速率和模式可控，从而在组织缺损完全修复前提供足够的支持。

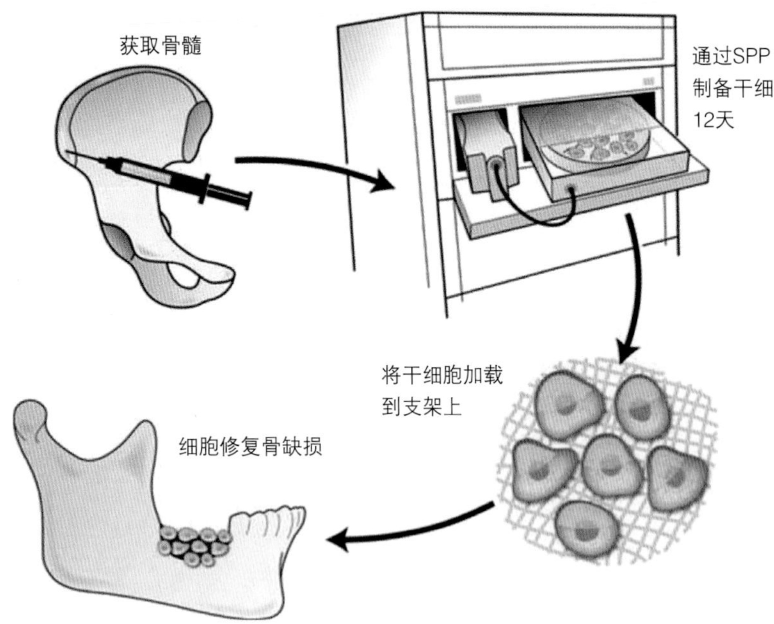

图41-12 骨修复细胞的产生。收获骨髓抽吸物后，使用自动化、封闭系统、单通道灌注（single-pass perfusion, SPP）过程培养细胞。在这个生物反应器系统中，经过12天的细胞扩增后，细胞被包装并输送到再生部位的可生物降解海绵上。（来源：Kaigler et al. 2020）

牙科和颅面组织工程的细胞移植可以通过组织工程支架进行（Kaigler & Mooney 2001; Pagni et al. 2012），其为干细胞之间的黏附和锚定提供了保障，它可以控制细胞黏附位点的表现方式，从而促进细胞存活和定植（Alsberg et al. 2003; Davis et al. 2005）。通过类似的细胞治疗方法，能够提高较严重的缺损区组织重建的预后。通过使用金属和高分子聚合物的支架，加上干细胞和BMP实现了一例患者下颌骨的再生（Warnke et al. 2004）。

生物活性分子，如生长因子，也可以被包裹成纳米粒子/微粒子嵌入支架模型中，以达到缓释的目的，从而刺激组织形成。还可以通过模拟种子细胞生态位支架来调节子代细胞的增殖、分化，并分散到周围的组织中，或者吸引有用的细胞到所需部位（Discher et al. 2009）。

应用于牙周组织工程学的支架制造工艺包括传统的预成支架，如颗粒状、固相以及适用于牙周缺损的注射式支架材料；新型的基于图像处理技术的3D打印支架，后者能特异性适用于个性化的缺损区域。

预成支架材料

利用3D成像和3D打印的个性化新型生物材料支架技术用于颅面重建具有广阔前景。传统上，牙齿和骨骼关系是通过制取蜡型、二维X线片、照片和殆架来分析的，这既耗时又麻烦。在许多复杂的病例中，如患者面部不对称时，使用传统二维方法分析骨骼运动将变得较为困难（Janakiraman et al. 2015）。而三维成像构建了一个精确的诊断系统的新平台，可以准确记录牙齿和骨骼特征，便于制订合适治疗计划（Edwards 2010）。传统应用于体内组织再生的支架是预成的，制造天然的或合成高分子支架的方法有很多。天然支架包括自体移植物、同种异体移植物和异种移植。异质移植物和其他高分子聚合物是由与天然支架中功能类似的生物活性分子组成的复合材料。

天然支架材料

有很多应用于组织工程学的天然支架。冻干异体骨移植物（freeze-dried bone allograft, FDBA）是一种矿化骨移植物，能够促进骨诱导和骨引导性再生，尽管关于其再生效率的报道结果不尽相同（Altiere et al. 1979; Dragoo & Kaldahl 1983; Goldberg & Stevenson 1987）。在不同骨骼库中，同种异体移植物的预处理方式、再生效果以及骨诱导性具有差异性（Shigeyama et al. 1995;

Schwartz et al. 1996）。尽管如此，FDBA仍然是牙周组织再生的一种实用性材料。异种移植物与人类骨基质的理化性质相似，它在多种牙周和种植体相关骨修复治疗中能起到负载细胞的作用（Nevins et al. 2006）。脱蛋白小牛骨具有骨传导性（Hamerle et al. 1998）。

合成高分子聚合物仿生支架

与天然支架相比，合成高分子聚合物因其易于修饰的特性，如可调控的宏观结构和降解时间，常作为负载系统应用于基因治疗（Jang et al. 2004）。此外，生物活性分子，如生长因子的释放机制和作用时间也是可控的（Ramseier et al. 2006）。作为局部基因库，合成高分子聚合物支架可以维持编码的蛋白质保持其治疗效果，从而避免不必要的免疫反应或蛋白质分子的副作用（Ghali et al. 2008）。

如聚乳酸-羟基乙酸共聚物（poly lactic-co-glycolic acid, PLGA）等高分子聚合物因其卓越的基因装载特性而受到广泛关注（Mundargi et al. 2008）。PLGA微球已经广泛应用于传递抗生素、GTR的封闭膜、牙周再生治疗的生长因子以及牙骨质和其他牙体复杂结构的组织工程技术的载体（Williams et al. 2001; Kurtis et al. 2002; Young et al. 2002; Jin et al. 2003; Cetiner et al. 2004; Moioli et al. 2006）。虽然微球体系统的临床价值已经得到了肯定，但随着新兴显微技术的发展，纳米微粒成了新的研究焦点（Agarwal & Mallapragada 2008）。纳米技术负载治疗用药或基因的能力日渐受到关注，它能解决一些再生医学中所遇到的难题，许多的研究和系统评价都阐述了它对再生医学的巨大贡献（Agarwal & Mallapragada 2008; Mundargi et al. 2008; Sanvicens & Marco 2008）。

胶原蛋白的纳米级纤维结构能够影响细胞的生物学活性，据此推断，合成高分子聚合物支架也可以模拟胶原蛋白的纳米纤维状结构（Woo et al. 2007）。此外，最近还有研究设计了一种多孔的高分子聚合材料，其材料表面具有多种规格的气孔，这能够优化微环境以增强细胞活性，并引导组织三维形态再生（Wei & Ma 2009）。因此，支架材料可为目标细胞或组织提供适宜的环境，并且需要为其携带的生物制剂配备可控的动态释放体系。应用这些材料进行牙周组织再生的研究才刚刚起步。

在牙科领域，透明质酸（HA）一方面可以参与牙周缺损的修复过程，同时也可用于携带、传递BMP和FGF-2等生长因子（Wikesjo et al. 2003）。一项体外研究发现，HA和胶原（Col）复合支架材料能够为人牙周膜细胞提供良好的生长环境，因此在牙周组织工程领域具有良好的应用前景（Wang et al. 2009）。

无机的钙磷类材料也可作为传递载体。如β-TCP这种合成材料，它既可以作为骨替代材料直接参与天然牙或种植体周骨缺损的修复，同时还能携带某些生长因子发挥辅助功能（Gille et al. 2002）。

水凝胶材料是由多种天然的或人工合成的亲水性聚合物交联或自组装而形成的结构，其90%以上的成分为水，这些材料可提取自壳聚糖、葡聚糖、藻酸盐或纤维蛋白原。其固有特性使之能够在自身有序降解的同时与细胞相互作用，因此在组织工程技术领域发挥重要的作用（De Laporte & Shea 2007; Moioli et al. 2007; Agarwal & Mallapragada 2008）。水凝胶的载体释放性能取决于材料本身的物理结构和降解过程，以及材料与载体之间的相互作用（De Laporte & Shea 2007）。

计算机辅助的支架设计与制造

基于计算机和图像的支架技术已越来越多地应用于种植位点的牙槽嵴重建（Yu et al. 2019）。3D打印的诊断模型和术前模板被广泛应用于严重垂直向和水平向骨缺损的牙槽嵴增量（Draenert et al. 2017; Al-Ardah et al. 2018）。尽管锥形束计算机断层扫描（cone-beam computed tomography, CBCT）和计算机辅助设计与制造（computer aided design/manufacturing, CAD/

CAM）技术有较先进的应用，但是目前用于牙槽嵴增量的3D打印技术有限，仅限于使用打印模板，这可能无法直接诱导惰性生物材料实现骨再生。考虑到这项技术在其他专业领域的临床潜力，建议应用3D技术结合骨诱导和骨传导生物材料用于牙槽嵴垂直与水平增量，更好地促进骨和组织再生支持种植术。

对于上颌后牙区骨支持不足的部分缺牙或完全无牙颌患者，种植术前需要进行上颌窦底提升术。在最近的一项临床实验中，根据窦腔结构3D技术制造的骨增量特定移植物可应用于在窦腔侧壁增量（Mangano et al. 2013）。简而言之，该项技术可以通过虚拟设计并定制特定的支架。该支架的三维制作是使用CAM技术进行的。使用3D图像的分析和设计，切割羟基磷灰石（hydroxyapatit, HA）形成特定的移植物形态。将3D成像和3D打印制造的定制支架应用在牙槽嵴增量技术中，成为一个快速发展的研究领域。随着新的3D成像技术的不断进步，将3D打印与3D成像相结合预计将有更广泛和更准确的临床应用，以定制重建支架来修复颌骨中的大范围骨缺损（Yu et al. 2019）。随着生物打印技术的发展可以满足人类组织修复和再生的严格标准，可以期待组织工程的可行性和疗效会越来越好。不断发展精确、可重复的技术，最终将有助于向临床转化。

前景

组织工程技术的发展对牙槽骨再生治疗产生了巨大的影响。生物工程学研究通过细胞和基因疗法，能够引导、促进牙周组织创伤的自然愈合转变为更有效的组织再生模式，从而能够形成一套有效的治疗系统，促进骨再生（Yu et al. 2019）。多种新型支架材料已得到了广泛深入的研究和制造，以解决目前再生治疗中遇到挑战。然而，仍然存在许多挑战。一个主要的障碍是如何将细胞/基因的效用最大化，即将特定的细胞运送到的组织环境往往缺少生物信号刺激，因此该环境往往不利于细胞行使正常功能（Polymeri et al. 2016）。另外，在组织工程技术领域还需面对一些难题，如如何鉴定细胞来源、如何确定实际临床应用中细胞用量、如何使移植的细胞整合入原有组织结构，以及面对扩展后的生物材料谱，如何搭配选用各种材料并发挥其最大功效。对细胞移植技术和转基因技术进行临床推广之前，还应当出台相应的操作规范和监管制度。

综上所述，联合细胞疗法、支架材料和基因工程的再生治疗手段使这些独立的治疗方法相互之间取长补短，发挥最大效益，尽可能地恢复组织的结构与功能（图41-13~图41-15）。我们可以期待，在不久的将来，生物活性材料如生长因子或骨合成代谢剂会在再生治疗领域发挥重要作用，它们能够提升组织缺损区的愈合潜能，获得更快、更简便和更理想的治疗效果。今后，应用新技术解决具体的临床问题需要准确了解不同的临床需求，才可以获得水平向和垂直向牙槽嵴增量，牙周再生的疗效才会获得很大的提升。

结论

总的来说，随着技术的发展，牙槽嵴增量术的预后越来越好。选择合适的治疗方法并配合相应的生物材料，是决定种植体存留率/种植成功率的关键。在种植牙科学中长期存在某些技术操作难点，一些生物材料的应用也存在较大的局限性，目前，许多关于高水平骨移植术的研究正致力于攻克这些难题。随着新型支架生物材料、生物活性分子的应用，以及手术操作技术的改进，骨增量术的治疗效果和骨缺损治疗的预后将会不断提升。只有通过更深入的研究，不断提升支架制造领域以及细胞和基因疗法的技术水平，才能继续推进组织工程技术的发展。

致谢

笔者对Hector Rios博士对这一章做出的宝贵贡献深表感谢。笔者对Chris Jung先生所提供的插图深表感谢。

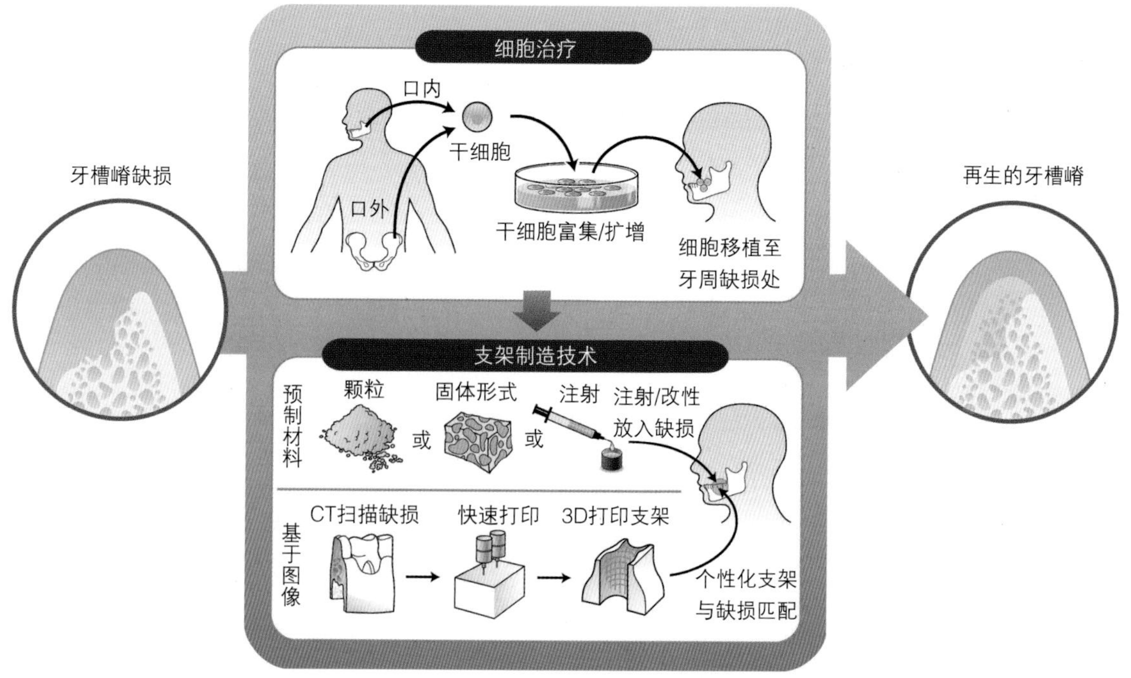

图41-13 治疗无牙区牙槽嵴骨缺损的新技术。新的研究成果能够将细胞治疗和新型支架制造技术进行有效结合。这种理想的材料模型能够显著提高组织再生的速度和预后水平，从而提升种植治疗的疗效。取自于口外或口内的干细胞能够进行多潜能增殖培养，这是获得细胞的可行来源。通过体外培养可以获得足够的细胞量，并且能够在适宜的条件下对细胞进行预处理。目前，预成型的支架材料或是依赖图像重建的个性化支架材料逐渐成为再生治疗中的基本要素。理想的支架材料不仅是细胞和蛋白分子定植的基础条件，同时它还能引导其参与再生过程，并且能够发挥良好的空间支持作用。

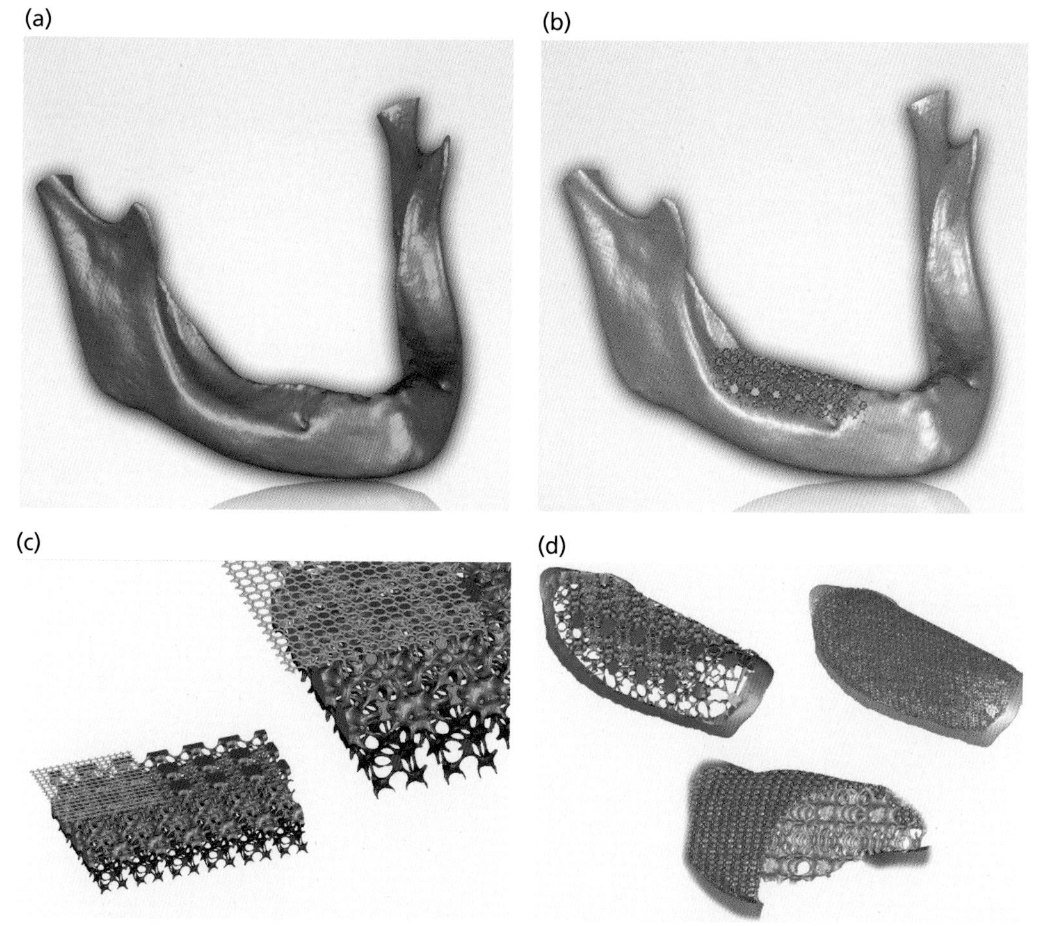

图41-14 （a）对下颌无牙区牙槽嵴进行CBCT扫描后，再进行容积重建。CT能够提供有效的数字化图像数据，从而对骨缺损进行全面评估。（b）个性化支架设计。（c）多层面设计。根据三维图像数据，采用计算机辅助设计（CAD）技术设计支架结构。应用支架形态学可以提高或调整细胞/组织的结合水平。（d）改良的支架形态学。（来源：I. Rudek）

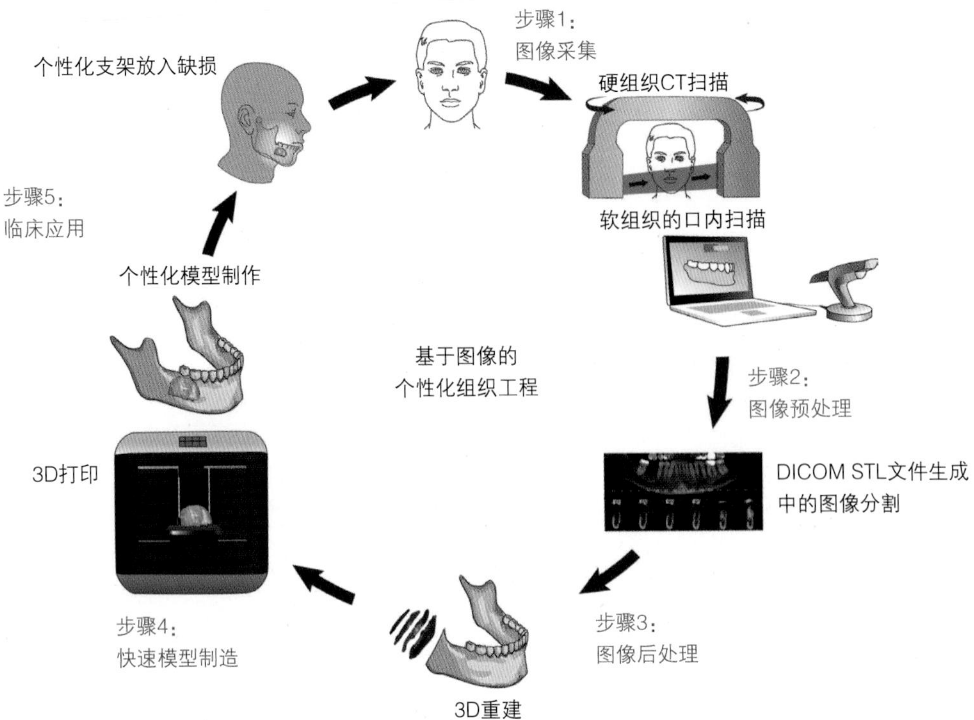

图41-15 基于图像的牙槽骨重建支架设计。步骤 1：硬组织CBCT和软组织口内扫描采集图像。步骤 2：图像预处理；步骤1中的图像集成为DICOM文件，然后转换为STL文件，以备3D打印。步骤3：图像后处理；3D可视化用于优化支架形状。步骤 4：快速模型制造；基于图像处理，由3D打印制造支架。步骤 5：临床应用；个性化的支架用于重建手术。（来源：改编自Yu et al. 2019。经John Wiley & Sons许可转载）

第42章

上颌窦底骨增量

Maxillary Sinus Floor Augmentation

Gustavo Avila-Ortiz[1], Bjarni E. Pjetursson[2], Niklaus P. Lang[3]
[1] Department of Periodontics, College of Dentistry, University of Iowa, Iowa City, IA, USA
[2] Department of Reconstructive Dentistry, University of Iceland, Reykjavik, Iceland
[3] Department of Periodontology, School of Dental Medicine, University of Bern, Bern, Switzerland

上颌窦解剖

上颌骨是颅面复合体中的重要骨结构，左右各一块，并在中线处融合（图42-1）。每个上颌骨有一个体部和4个骨突，4个骨突为：牙槽突、额突、颧突和腭突。牙槽突是沿上颌骨基底部延伸出的嵴状突起，容纳上颌牙齿，并形成上颌牙弓的弯曲形状。额突是上颌骨体部向前延伸的骨突，与额骨连接，包含泪沟。颧突从上颌骨体向侧方延伸，与颧骨连接。腭突是一个向内侧延伸的水平骨板，为硬腭表面的软组织提供支撑，并在后部与腭骨相连。上颌窦是上颌骨体内的一个空腔（图42-2）。

上颌窦是人体的4个鼻窦之一，其余3个为额窦、筛窦和蝶窦。鼻窦为空腔结构，内衬假复层纤毛柱状呼吸上皮覆盖的结缔组织（图42-3）。上皮下层为高度血管化的疏松结缔组织，其下为纤维性的不规则结缔组织，紧密附着于周围骨壁（Insua et al. 2017）。这3种结构（上皮、疏松结缔组织和致密结缔组织）统被称为Schneiderian膜或窦膜（图42-4）。

鼻窦的生理功能尚存争议，可能包括减轻头部的总重量、提供对创伤的缓冲、加湿和加热吸入的空气（有助于嗅觉）、为声音提供共振（男性的窦腔通常更大）、协助调节鼻内压力（如，应对突然发生的高度变化，如飞行时的高度变

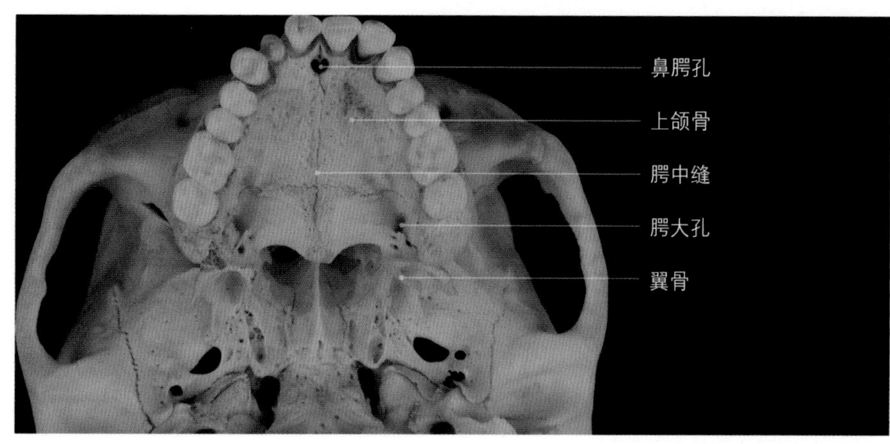

图42-1　颅骨标本的底面观。

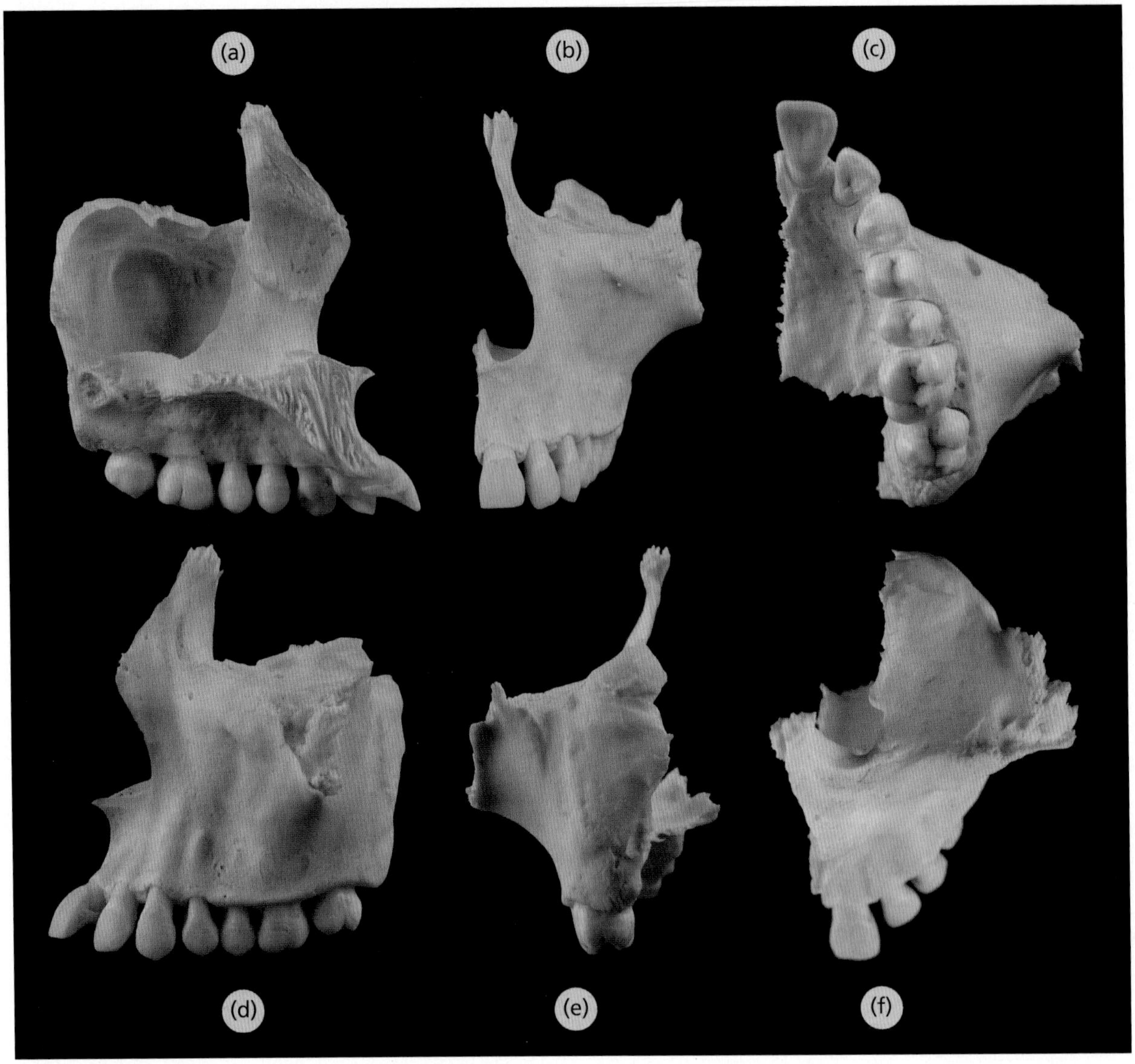

图42-2 不同角度的左上颌骨。（a）内侧壁（注意去除部分鼻壁后显示的上颌窦腔）。（b）前壁面。（c）下壁面。（d）外侧壁面。（e）后壁面。（f）上壁面。

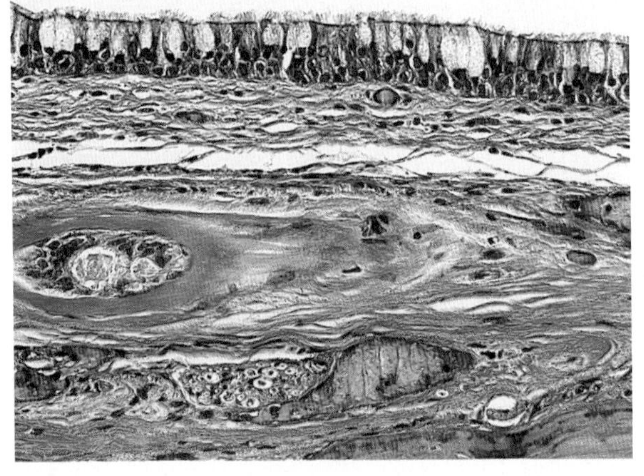

图42-3 高倍组织学显微图像显示了人类假复层纤毛柱状呼吸上皮（主要染色为浅红色）的结构特征，及其与下方结缔组织（马松三色染色为蓝色）的关系。（来源：Drs. Alberto Monje，Universitat Internacional de Catalunya，Barcelona，Spain and Ángel Insua，Private Practice，La Coruña，Spain）

化）、分泌黏液和参与免疫防御（Cappello & Dublin 2019; Watelet & Van Cauwenberge 1999）。

上颌窦，也被称为Highmore窦，是最大的鼻窦（图42-5）。根据大体研究，上颌窦的平均体积为12.5cm^3（Gosau et al. 2009），但其尺寸和结构可能因人而异（图42-6），并受年龄、牙齿状态和相关疾病等因素影响（Lovasova et al. 2018; Rani et al. 2017; Velasco-Torres et al. 2017）。虽然上颌窦在结构和尺寸方面有较大的个体差异，但它们通常具有典型的金字塔样形态（图42-7）。

金字塔的底部位于内侧壁，与鼻腔外侧壁相对，其顶点向外指向颧弓。上颌窦的边界为6个

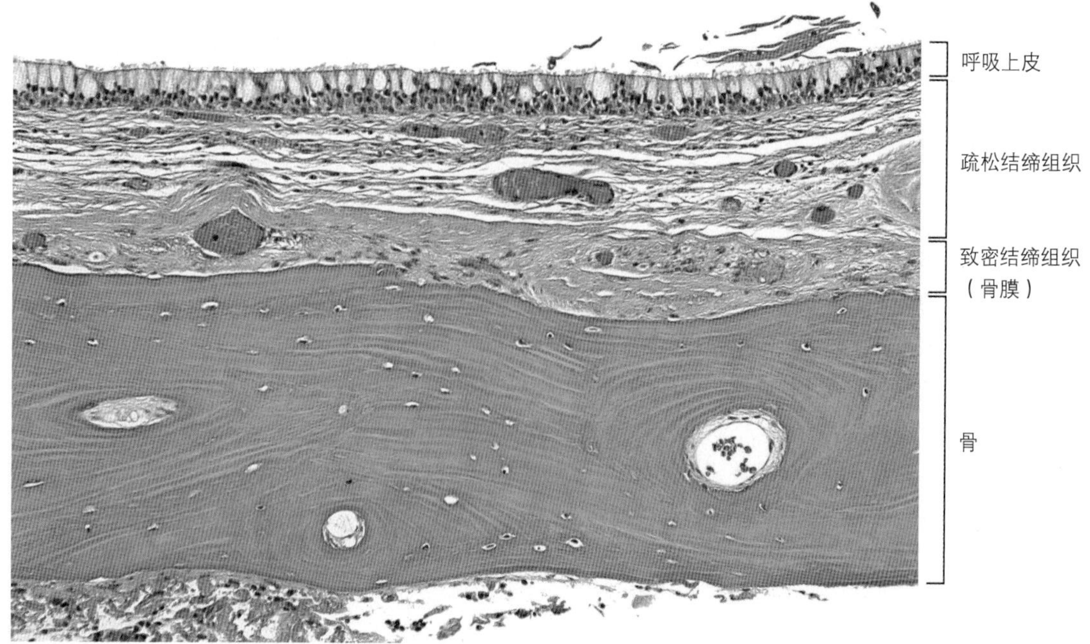

图42-4　大体标本的低倍组织学显微图像显示了3层Schneiderian膜及下方骨组织（苏木精-伊红染色）。（来源：Drs. Alberto Monje, Universitat Internacional de Catalunya, Barcelona, Spain and Ángel Insua, Private Practice, La Coruña, Spain）

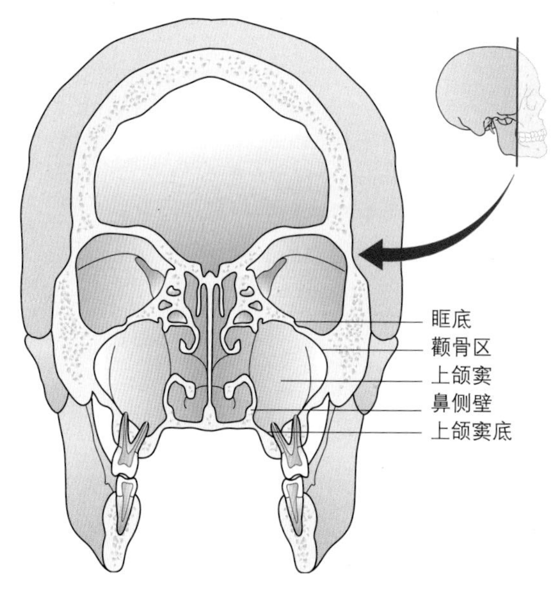

图42-5　颅面复合体的正面观。注意上颌窦的解剖边界。

骨壁：前壁、后壁、上壁、下壁、内侧壁和外侧壁。前壁通常由薄而致密的骨组成，从眶缘延伸至上颌尖牙根尖区域。后壁将窦腔与位于翼上颌区域的颞窝隔开。窦的上壁对应眶底。当一颗或多颗牙齿缺失后，下壁或窦底的形态变化在不同的上颌窦之间差异很大，取决于上颌后牙的根尖位置和牙齿缺失后的骨重建模式。内侧壁从牙槽突的腭侧向上延伸，形成鼻腔外侧壁的一部分。上颌窦的侧壁参与组成上颌骨后部的外侧面和颧突。

每个上颌窦至少有一个生理性引流口，被称为上颌窦口或上颌裂孔，位于内侧壁上，于中鼻甲和下鼻甲之间的位置通向鼻腔（图42-8）。根据大体研究报告，约20%分析样本出现了副口（Prasanna & Mamatha 2010; Yenigun et al. 2016）。

上颌窦产生含有溶菌酶和免疫球蛋白的黏液，这些黏液与抵御上呼吸道细菌感染有关。非溶血性和α-溶血性链球菌、奈瑟菌（*Neisseria spp*）是上颌窦正常共生微生物群的一部分。健康人群的上颌窦中也可发现少量类白喉杆菌（*Diphtheroids*）、葡萄球菌（*Staphylococci*）、嗜血杆菌（*Hemophilus spp.*）、肺炎球菌（*Pneumococci*）、支原体（*Mycoplasma spp.*）和类杆菌（*Bacteroides spp.*）（Timmenga et al. 2003）。血运丰富的Schneiderian膜能够使细胞和分子顺利地扩散至黏膜各层和上颌窦腔，从而维持上颌窦的健康状态。健康的上颌窦可以通过体位引流和纤毛上皮衬里将液体和微生物排向窦口，以保持稳态。由于上颌窦口不在上颌窦底部，因此可以在

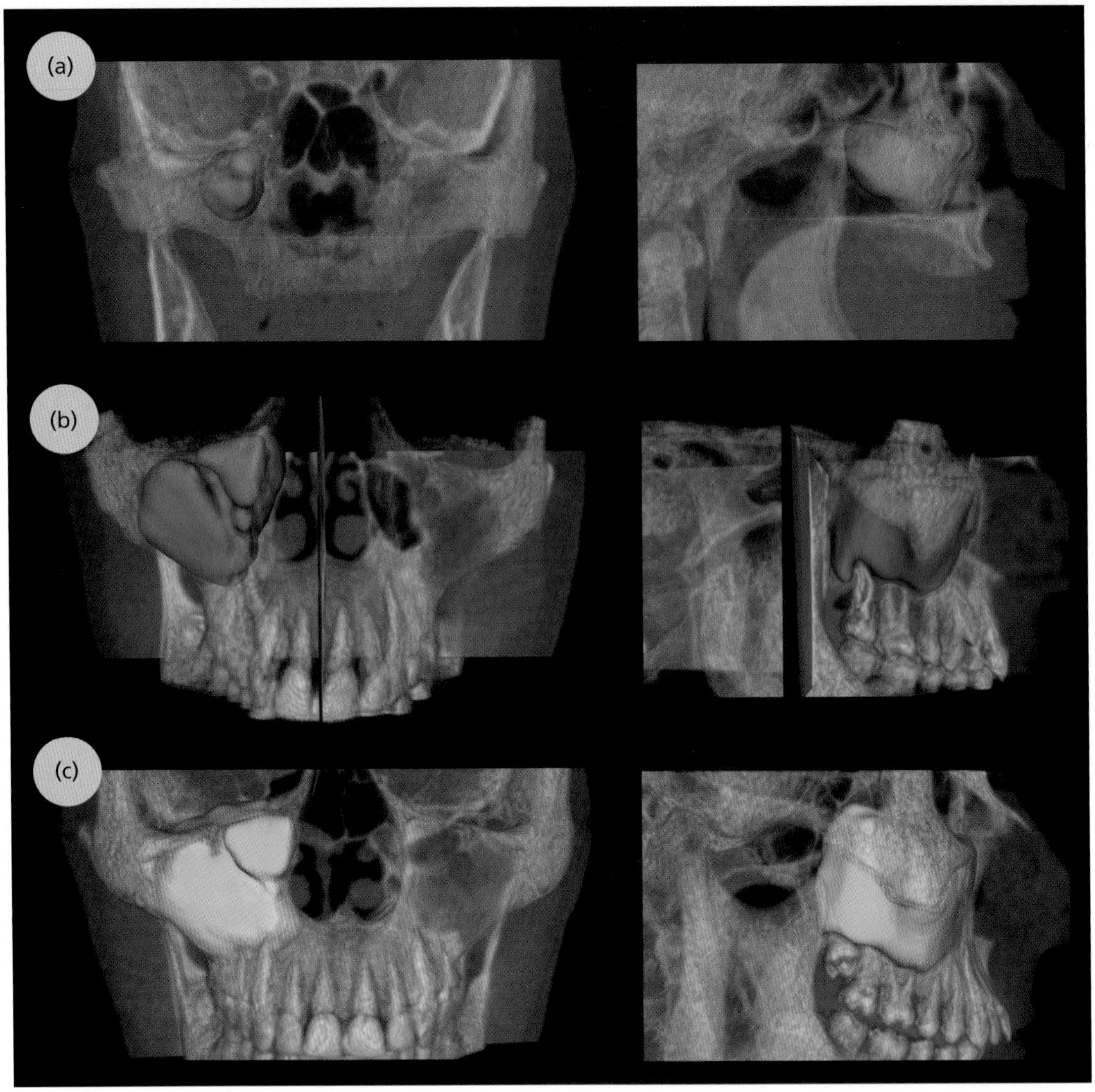

图42-6　三维重建显示3名不同患者的右上颌窦体积。（a）小尺寸（约$3cm^3$）。（b）中等尺寸（约$15cm^3$）。（c）大尺寸（约$25cm^3$）。（来源：Dr. Miguel Velasco-Torres，Private Practice，Granada，Spain）

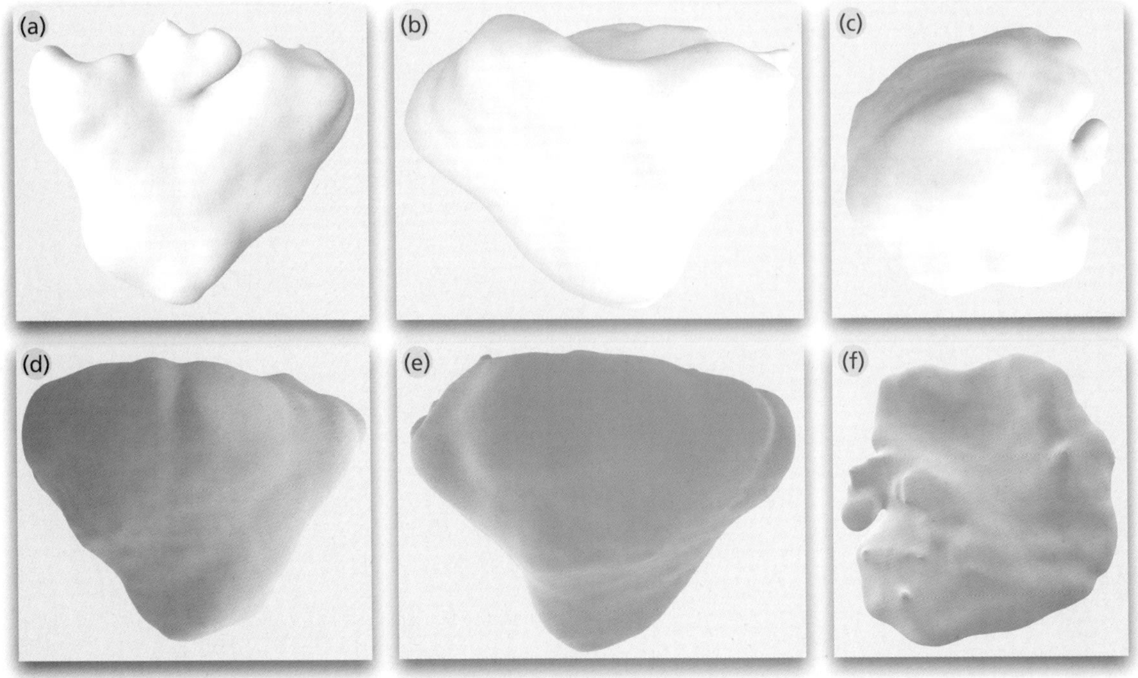

图42-7　使用数字化技术对右上颌窦进行三维重建的不同空间视图。（a）内侧面。（b）正面。（c）下面。（d）外侧面。（e）背面。（f）上面。（来源：Dr. Miguel Velasco-Torres，Private Practice，Granada，Spain）

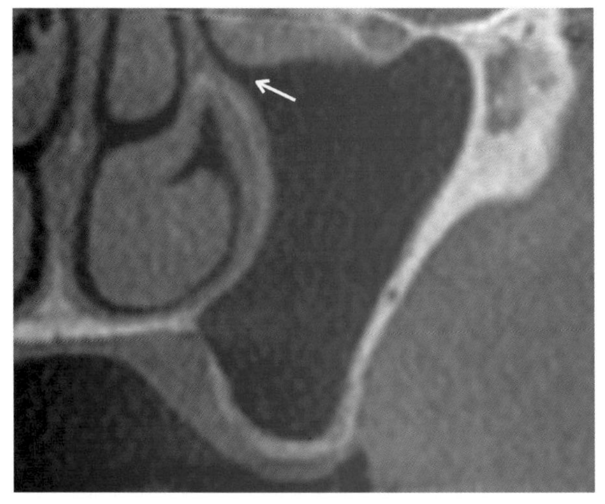

图42-8 X线片截面显示左上颌窦口（箭头所示）的位置。

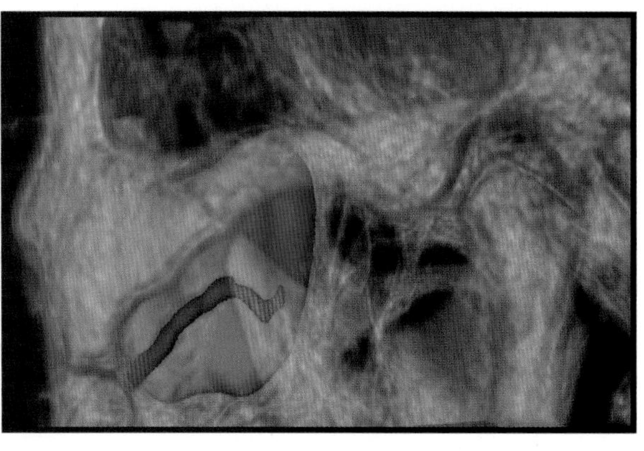

图42-9 三维重建显示左上颌窦的体积（蓝色）和上牙槽后动脉的走行（粉红色）。（来源：Dr. Miguel Velasco-Torres，Private Practice，Granada，Spain）

底部放置骨移植物。这一重要的结构特点为上颌窦底骨增量提供了解剖学基础，即骨增量手术通常不会干扰正常的上颌窦功能。

上颌窦的血供主要来自上颌内动脉的分支（即上牙槽后动脉、眶下动脉和鼻后外侧动脉），其次来自腭大动脉、筛前动脉和唇上动脉。这些血管穿透骨板并在窦的内侧、外侧和底侧壁内分支（图42-9）。

上牙槽后动脉有3支，主要灌注上颌窦的后壁和侧壁。上牙槽后动脉和眶下动脉经常在侧壁处吻合，形成所谓的动脉弓（arterial arcade）（Solar et al. 1999）。静脉引流进入蝶腭静脉和翼上颌静脉丛。上颌窦主要由上颌神经的上牙槽分支支配，包括前、中、后上牙槽神经。上颌神经是三叉神经（12对脑神经中的第5对脑神经）的第2分支。同时，眶下神经和腭大神经的分支也参与上颌窦的神经支配（Iwanaga et al. 2019）。

上颌窦内的间隔，也被称为Underwood氏间隔，是位置、尺寸和形态各异的窦内骨壁。其可在窦腔发育的过程中形成（即原发性间隔），或作为功能适应或病理过程的产物（即继发性间隔）。一些学者提出，间隔的出现可能与上颌外生骨疣（maxillary exostoses）有关，特别是在无牙颌患者中（Naitoh et al. 2009）。据既往研究报告，上颌窦间隔的患病率可能在24%～44.8%（Ulm et al. 1995; Velasquez-Plata et al. 2002; Sakhdari et al. 2016），无牙颌患者的患病率更高（Kim et al. 2006）。间隔通常位于上颌窦下壁（窦底）（图42-10），也可能在外侧壁、内侧壁甚至上壁（图42-11）。在特殊情况下，间隔可能将窦腔完全分开（图42-12）。

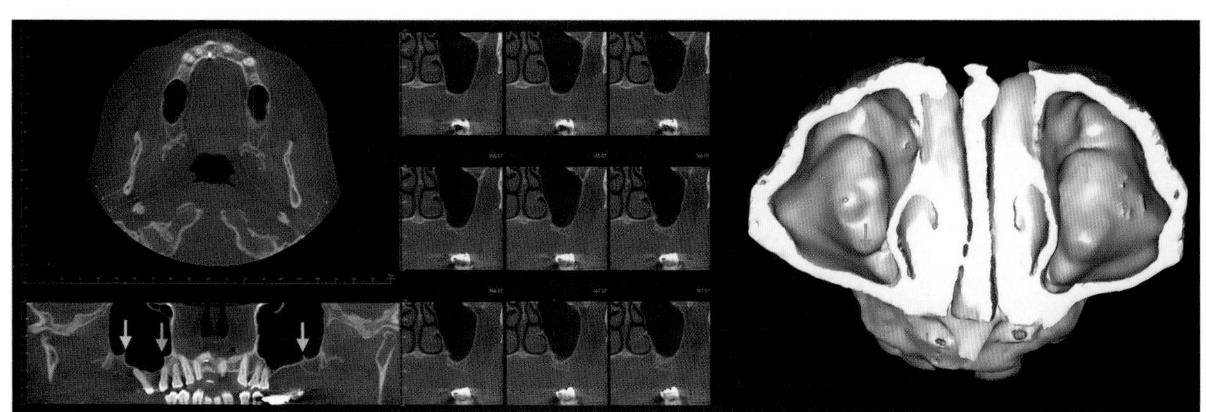

图42-10 使用DICOM数据对上颌窦底出现3个间隔（由蓝色、粉色和橙色箭头突出显示）的患者进行的影像学研究。

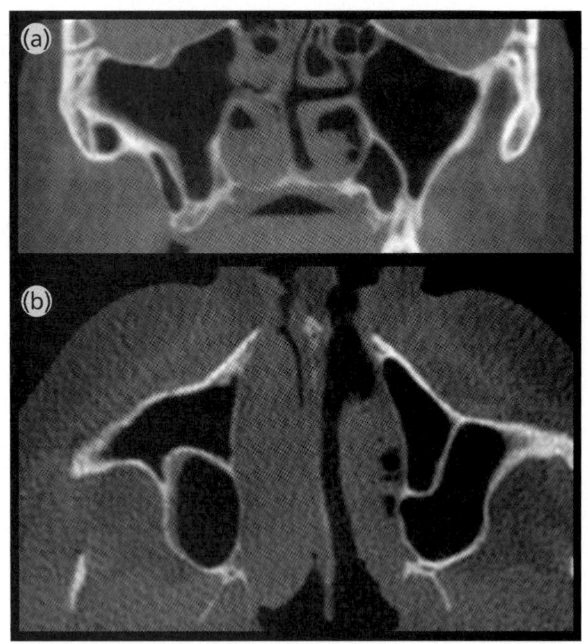

图42-11 CBCT的矢状（a）和横向（b）切片显示双侧上颌窦异常间隔。（来源：Dr. Miguel Velasco-Torres，Private Practice，Granada，Spain）

关于最常发生间隔的矢状位置，既往研究的结论并不一致。尽管大多数研究发现它们更常见于窦的中部或后部区域，靠近上颌磨牙区域，但Krennmair等观察到多达70%的间隔位于窦腔的前部、近中的部分（Krennmai et al. 1999）。

上颌后牙缺失的修复治疗选择

牙周炎引起的牙齿缺失模式的研究发现，后牙（尤其是上颌磨牙）缺失的频率更高（Hirschfeld & Wasserman 1978; McFall 1982; Baelum & Fejerskov 1986）。这一趋势可归于疾病发生和发展过程中涉及的各种因素，包括与前磨牙相比后牙难以获得良好的菌斑控制，以及后牙固有的局部解剖特征（如多根结构、颈部釉突、釉珠以及第一和第二磨牙牙根接近等）。

虽然上颌窦腔总体积会随年龄增长而缩小已为明确共识（Rani et al. 2017; Velasco-Torres et al. 2017），但只要维持后牙的功能，上颌窦底形态不会发生太大的增龄性变化。然而，临床前和临床研究均表明，牙齿一旦被拔除会触发一系列生物学事件，导致牙槽嵴及其周围结构的形态改变（Arǎújo & Lindhe 2005; Chappuis et al. 2013）。

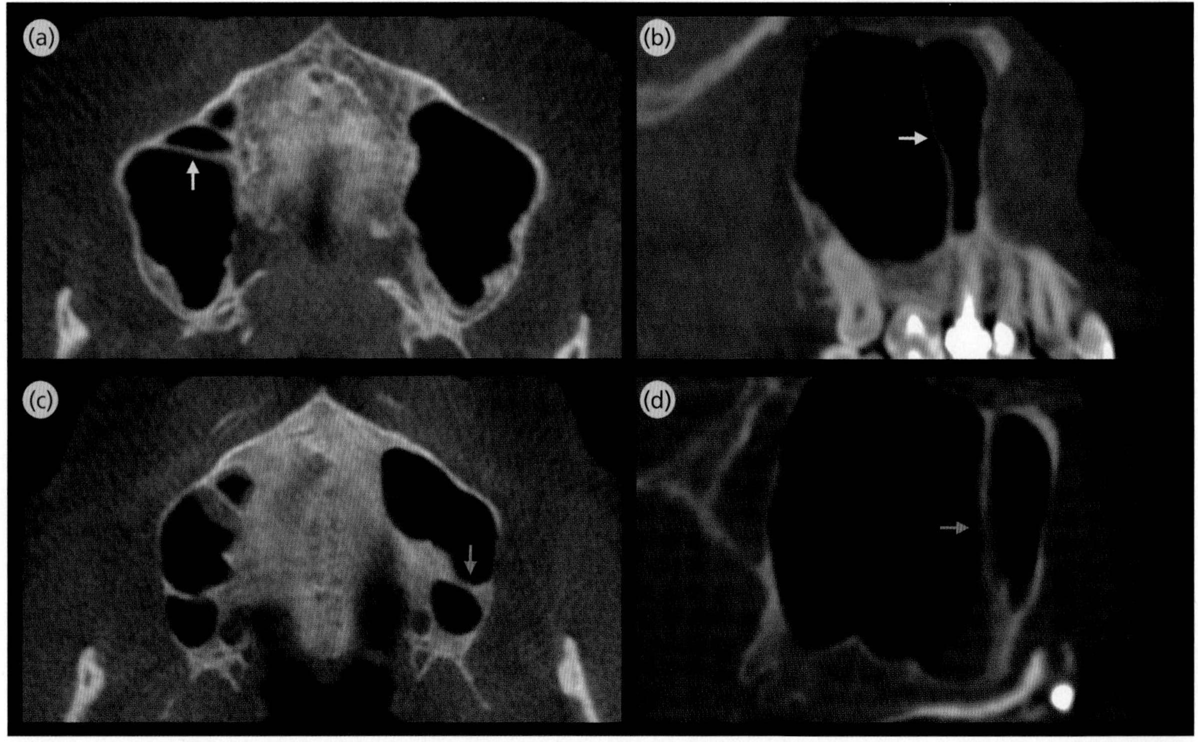

图42-12 两例上颌窦由间隔分成两个单独的腔。前部的间隔由黄色箭头（a，b）突出显示，较后部的间隔由红色箭头（c，d）突出显示。（来源：Dr. Miguel Velasco-Torres，Private Practice，Granada，Spain）

已有实际研究表明，拔除邻近上颌窦的后牙后，上颌窦腔会向下和侧向扩张，即上颌窦气化（Cavalcanti et al. 2018）。它伴随着对应牙槽骨的萎缩，后者的主要原因是后牙缺失后咬合的生理刺激缺失（Schropp et al. 2003）。对23名接受上颌磨牙拔除术的受试者进行的锥形束计算机断层扫描（CBCT）研究表明，拔牙后2～60个月之间的骨重建主要是由于牙槽嵴吸收，上颌窦底位置的变化所起作用不大（Hameed et al. 2019）。

对于牙槽骨萎缩的上颌后牙区的处理，临床医生有多种治疗选择（图42-13）。然而，当计划拔除的上颌后牙仍存在时，应考虑进行牙槽嵴保存术的可能性。现有的证据已经证实该操作有效，即拔牙后立即进行拔牙窝骨移植和封闭来保存牙槽嵴，能够减少牙槽嵴改建并为后续修复治疗提供便利（Avila-Ortiz et al. 2019; Tonetti et al. 2019）。临床研究表明，通过拔牙窝内骨移植进行牙槽嵴的保存能够减轻拔牙后的牙槽嵴吸收和上颌窦气化，这可以减少后续通过手术进行软硬组织增量的需求（Rasperini et al. 2010; Levi et al. 2017; Park et al. 2019）（图42-14）。

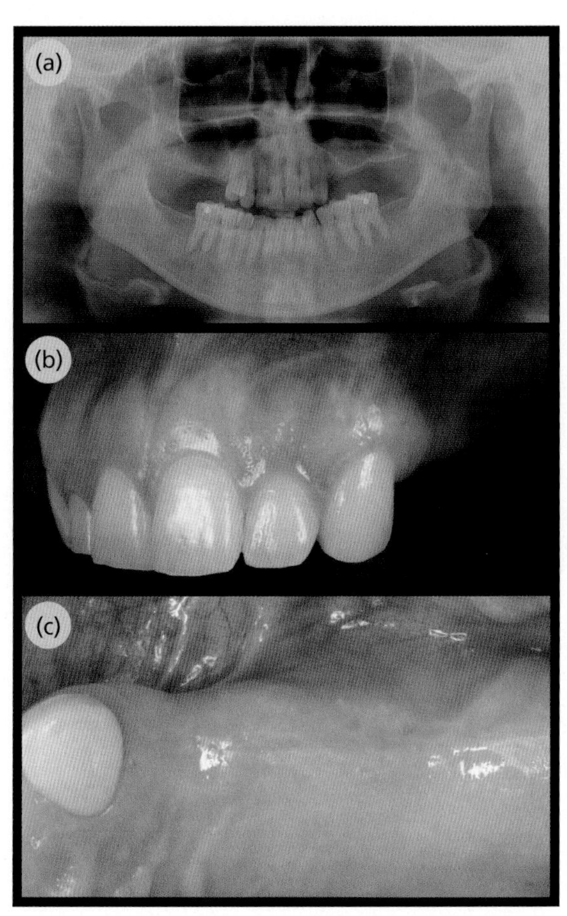

图42-13　（a）全景片显示患者上颌后牙缺失相关的双侧骨萎缩。（b）侧方的口内照显示左侧的牙槽骨萎缩。（c）𬌗面观显示左上后牙区的牙槽骨萎缩。

然而，在某些情况下牙槽嵴保留不能达到预期的效果，或者牙齿已经缺失，因此有必要考虑不同的治疗方案。

虽然短牙弓也能恢复一定的咀嚼功能（图42-15），或为可行的替代治疗方法（Kayser 1981; Wolfart et al. 2012），但修复缺失的上颌后牙仍然是患者的常见诉求，因为上颌后牙的缺失影响了患者的生活质量（Gerritsen et al. 2010; Haag et al. 2017）。无论是单颗牙还是多颗牙的修复，都可以选择活动或固定的修复方式。活动义齿可由种植体、天然牙（如有）和/或口腔黏膜支持，固定义齿可由种植体和/或天然牙支持。鉴于本章的范围，本章将重点讨论种植体支持式修复治疗方案，尤其针对存在牙槽骨垂直吸收的上颌后牙区的修复治疗。

在上颌骨后部牙槽骨高度不足的临床病例中，植入标准长度种植体通常需要上颌窦底骨增量术（maxillary sinus floor augmentation, MSFA）。MSFA是一种手术干预方法，旨在通过上移现有的窦底来获得无牙、萎缩的上颌后牙区的骨增量，从而使种植体能够植入到满足后续修复要求的位置。MSFA也被称为上颌窦底提升术（maxillary sinus floor lift, maxillary sinus floor elevation）、上颌窦移植术（maxillary sinus grafting）等。MSFA涉及窦腔，目的是提升Schneiderian膜以上移窦底。可以通过穿牙槽嵴入路、侧方开窗入路、牙槽嵴开窗入路、腭侧开窗入路等途径实现，使用或不使用骨移植材料或空间充填物，可同期植入或延期植入种植体。上述内容及MSFA的其他内容将在本章后续章节中进行深入讨论。

在某些情况下，使用短种植体或倾斜/成角度植入种植体可能是MSFA的替代方法。这些方法的优点是减少或完全避免骨增量手术，从而减

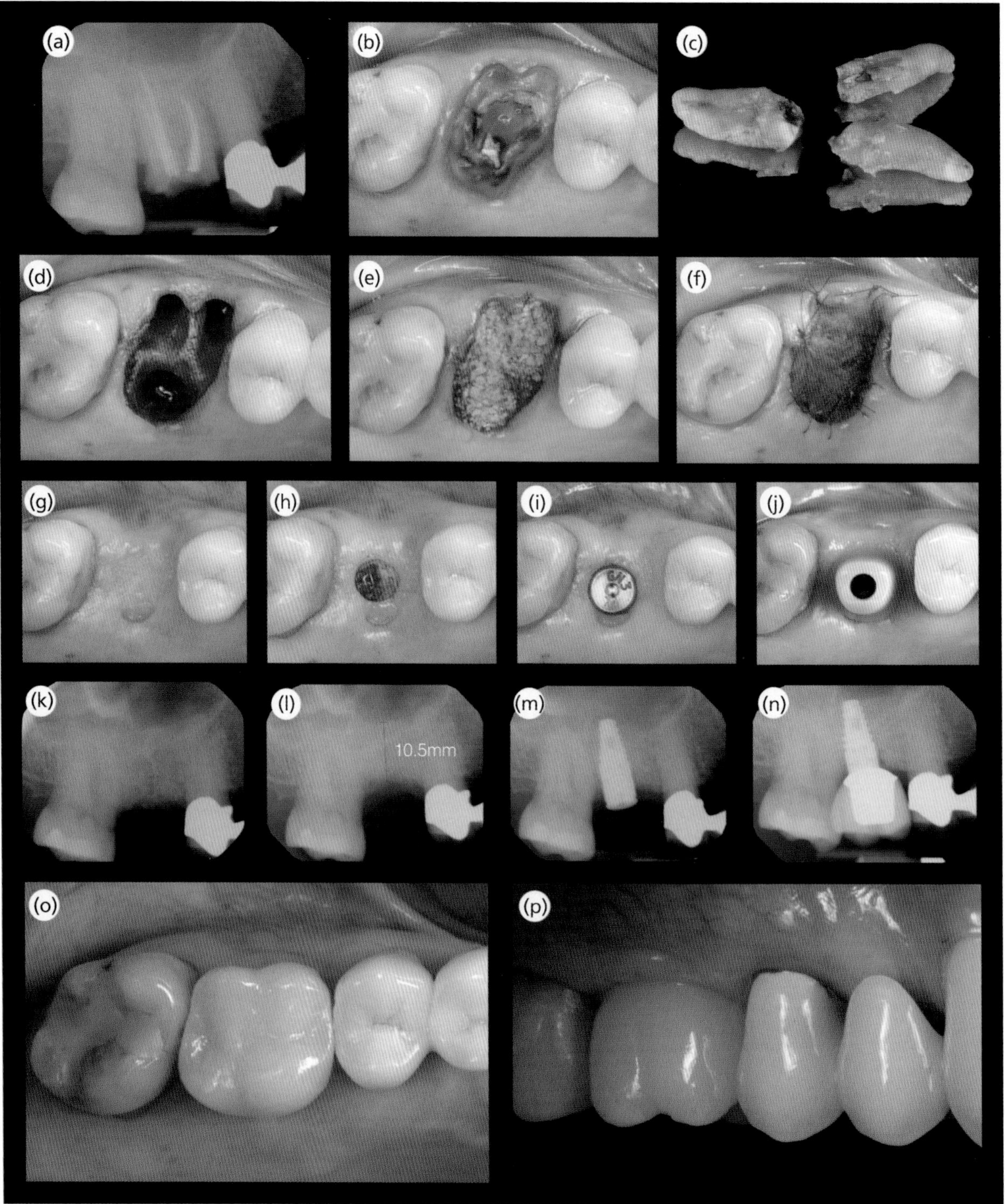

图42-14　16拔除后牙槽嵴保存及种植修复的治疗过程。（a）基线时的根尖片。（b）残冠的骀面观。（c）分根后拔除的牙根。（d）新鲜的拔牙窝。（e）用牛骨颗粒移植物充填拔牙窝至牙槽嵴顶水平。（f）用胶原膜封闭拔牙窝。（g）愈合4个月后的拔牙位点。（h）不翻瓣种植体植入部位的准备。（i）植入种植体和愈合基台。（j）愈合3个月后，试戴最终的个性化基台。（k）拔牙和牙槽嵴保存术后即刻根尖片。（l）愈合3个月后的X线片，认为不需要额外的骨增量。（m）种植体植入术后即刻的对照X线片。（n）最终修复1年后的X线片。（o，p）最终修复体的骀面观和侧面观。（来源：Dr. Chris Barwacz，University of Iowa）

少并发症、治疗时间和费用。

短种植体的长度阈值是尚存争论的科学问题。有研究者认为＜10mm可视为短种植体，也有研究者将其界定为＜8mm，甚至≤6mm（Ravida et al. 2019）。早期关于短种植体的短期（最长5年）存留率的报告并不十分理想，并将种植失败归因于上颌后牙区常存在的“骨质量差”（即骨密度低）（Friberg et al. 1991; Jemt & Lek-

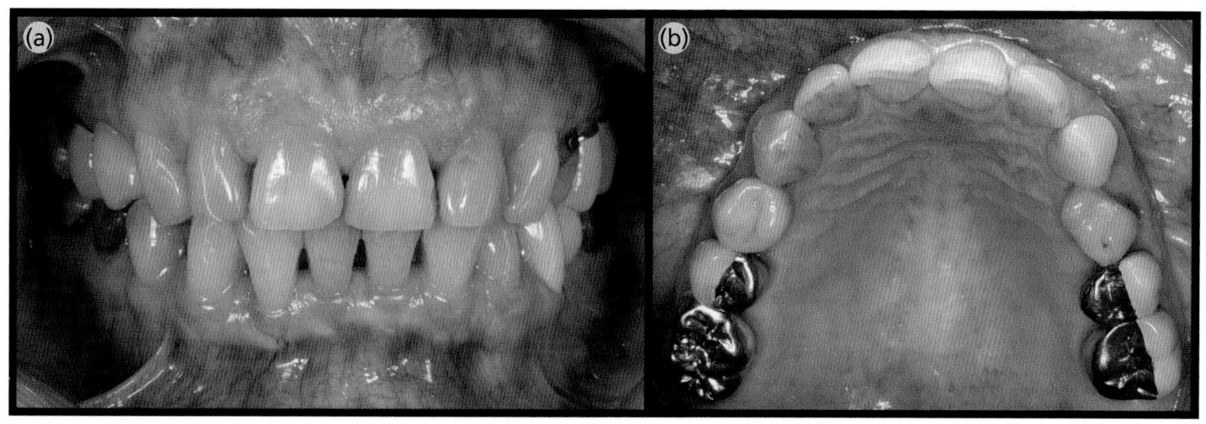

图42-15　以缩短牙弓理念修复至第一磨牙的口内照。（a）牙尖交错位时的正面观。（b）殆面观。

holm 1995）。几年后进行的一项多中心研究评估了非埋入式粗糙表面种植体的预后，研究人员发现，种植在下颌骨的208颗短种植体（6mm）中只有一颗脱落，而种植在上颌的45颗短种植体有6颗脱落，经过长达7年的随访，存留率分别为99.5%和86.7%（ten Bruggenkate et al. 1998）。基于这些研究和其他相关研究，研究者们认为在上颌后部无牙区Ⅳ型骨中通常只应植入长种植体，无论种植体表面特征如何，这一临床"教条"在口腔医学界得到普遍接受（Jaffin & Berman. 1991）。然而，20世纪90年代进行的两项关于粗糙表面种植体的多中心研究评估了不同长度种植体的存留率和成功率（Buser et al. 1997; Brocard et al. 2000）。这些研究中，在长达8年的随访后，8mm、10mm和12mm种植体之间未发现显著差异。对机械加工或具有粗糙表面的短种植体的进一步临床研究表明，短种植体功能性负载2~7年的存留率约95%（Fugazzotto et al. 2004; Renouard & Nisand 2005），这与标准种植体的不同系统评价中报告的5年存留率一致（Berglundh et al. 2002; Jung et al. 2012）。最近一项为第六次ITI共识准备的基于10项随机对照试验（RCT）的系统评价，比较了长种植体（>6mm）和短种植体预后。结果显示，就存留率而言，行使功能1~5年的短种植体与长种植体相比可变性更高、可预测性更低（Papaspyridakos et al. 2018）。然而，报告的平均存留率仍然很高，短种植体为96%（范围：86.7%~100%），长种植体为98%（范围：95%~100%）。可以得出结论，目前的证据全面支持短种植体用于无牙区修复治疗的有效性，包括上颌后牙区（图42-16），但需要谨慎选择病例、正确执行手术和修复过程，并进行适当的维护治疗（Annibali et al. 2012; Monje et al. 2014b; Lorenz et al. 2019）。

另一个避免上颌窦骨增量术的方式是倾斜地植入种植体，使其位于上颌窦腔的近中或远中位置，前提是这些区域有足够的骨（图42-17）。此外，超长的穿颧和穿翼种植体可分别放置在颧骨外侧或固定在翼状骨内（图42-18）。

最近的证据支持倾斜、穿颧和穿翼种植体在上颌后牙区与标准轴向加载种植体相比在存留率方面的临床表现（Chrcanovic et al. 2015, 2016; Lin & Eckert 2018; Araújo et al. 2019）。然而，在给予患者这项治疗选择时，必须考虑到这一方案的侵袭性（创伤）以及手术和修复治疗的复杂性。因此，使用倾斜或颧骨种植体应主要在不适合放置标准长度或短种植体的情况下被考虑，如极端的牙槽嵴缺损（如有严重创伤或癌症切除史的部位）和/或有MSFA手术的绝对禁忌证的患者。

上颌窦底骨增量技术

手术方式

在当代牙科实践中，MSFA的目标是增加上

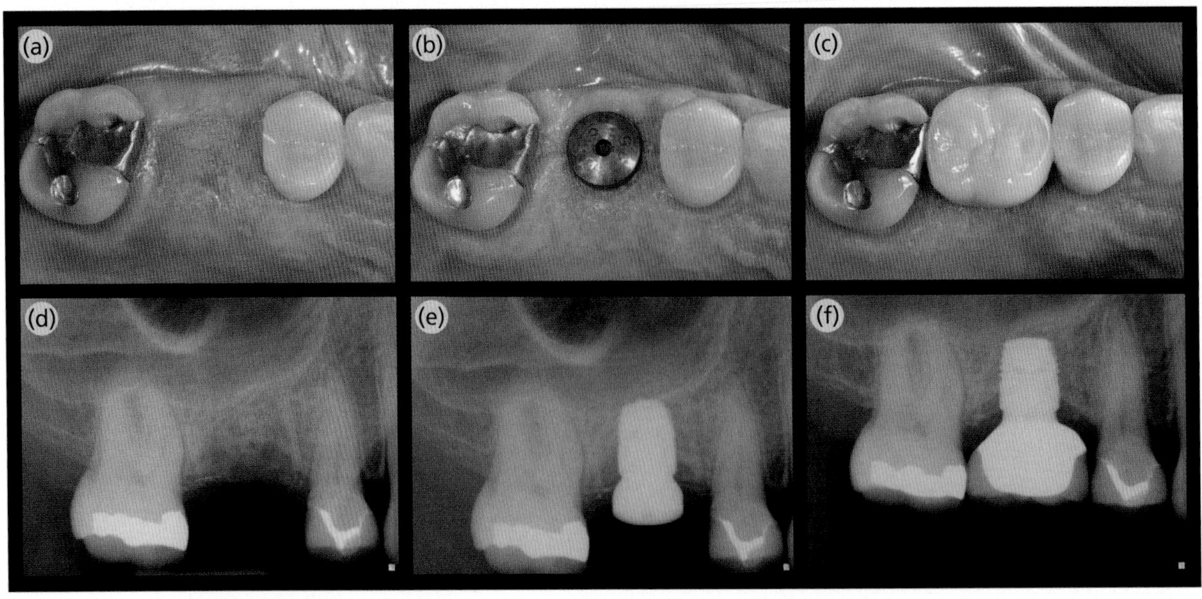

图42-16　为了避免MSFA，16选择以短种植体支持式固定义齿修复的治疗过程。上面一行显示了植入前（a）、种植体植入后2个月（b）和最终义齿修复1年后（c）的殆面观。下面一行显示了该区域在植入前（d）、种植体植入后2个月（e）和最终义齿修复1年后（f）的根尖片。（来源：Dr. Chris Barwacz，University of Iowa）

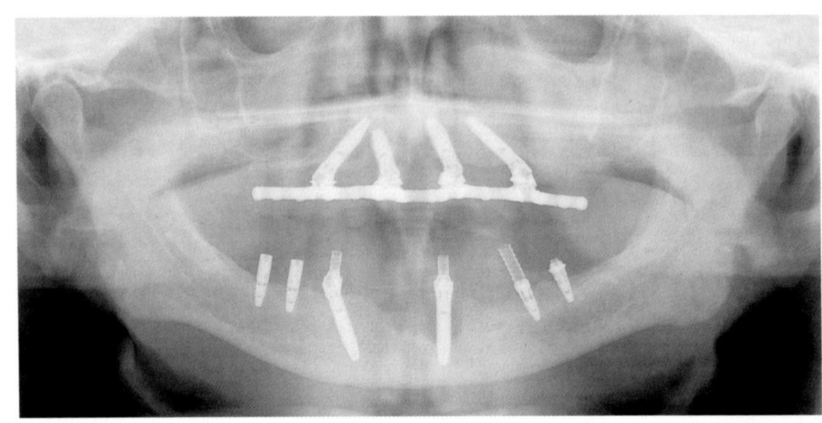

图42-17　全景片显示双侧上颌使用倾斜种植体植入至上颌窦腔近中，以避免上颌窦底骨增量手术。下颌左侧最前部的种植体发生了种植体周炎。（来源：Dr. Clark Stanford，University of Illinois，Chicago）

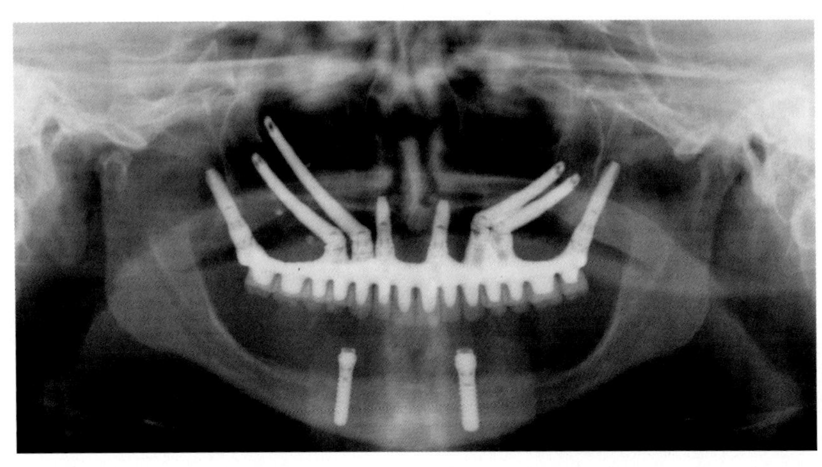

图42-18　全景片显示颧骨和翼状骨种植体联合支持的全牙列固定义齿修复。

颌后部缺牙区的骨体积，以利于种植体支持的义齿修复。该技术的起源目前尚存争议。有学者认为是20世纪60年代Philip J.Boyne在给研究生的讲座中首次描述了MSFA，作为一种修复前的外科干预，以实现在殆间隙有限的区域的可摘义齿修复。但也有学者认为该想法最初由Hilt Tatum Jr. 提出。无论如何，直到1980年，Boyne和James才发表了对该技术的正式描述（Boyne & James 1980）。在这份最初的报告中，学者描述了一种两阶段的手术程序，旨在对上颌窦腔增大、气化的患者进行上颌窦底提升，为植入叶状种植体做准备。根据报告提出的技术，其源于耳鼻咽喉科的一种手术，即根治性上颌窦造口术或Caldwell-Luc手术（Macbeth 1971），在通过侧方开窗进入上颌窦并抬高Schneiderian膜后，使用自体髂骨颗粒移植至上颌窦底。在第二个手术阶段，约3个月后，再次在该部位植入种植体，用于后续支持固定或可摘义齿。通过侧方开窗入路进行MSFA的类似术语有：直接MSFA、外部MSFA、侧窗截骨（lateral window osteotomy sinus elevation）上颌窦提升术。

自最初侧方开窗途径的报告以来，学者们提出了多种其他MSFA方法和后续的改良术式，即经牙槽嵴、牙槽嵴开窗、腭侧开窗等途径（图42-19）。

经牙槽骨入路，又称经牙槽嵴入路、内提升或间接MSFA，由Hilt Tatum Jr.于1986年提出，作为侧方开窗入路之外的一个选择，目的在于简化骨增量技术和尽量减少相关并发症（Tatum 1986）。根据这项技术的最初描述，使用了一种被称为“骨挤压器（socket former）”的手术器械来预备种植位点。通过在垂直向上用锤子敲击“骨挤压器”，人为制造窦底的“青枝骨折”。种植位点预备完成后，植入圆柱状种植体并埋入式愈合。1994年，Robert B.Summers在此技术基础上提出了一个改良方案，包括使用一组不同直径的直骨凿预备种植位点（图42-20），不使用旋转器械，以期保存骨量和实现牙槽嵴水平向增量（Summers 1994）。

该技术还旨在增加种植窝周围的上颌骨密度，有利于提高种植体的初期稳定性。Summers技术，或称增骨的冲压式上颌窦底提升术（bone-added osteotome sinus floor elevation, BAOSFE），首先通过小尺寸的骨凿进入缺牙区牙槽嵴，避免了上颌窦底穿通。先锋骨凿为后续大尺寸骨凿创造了一条通路，尺寸逐渐增大的骨凿可压缩周围的牙槽骨并提升上颌窦膜，用最后的骨凿沿垂直向推进，在窦底形成一个“帐篷”状的植骨空间。应该注意的是，在这种技术中，骨移植物是在不可视的情况下放置在窦膜下方空间中的。因此，经牙槽嵴MSFA的缺点之一是窦膜穿孔的风险。然而，一项内镜研究表明，如果在局部解剖良好的情况下仔细实施该技术，窦底可提高5mm并且窦膜无穿孔（Engelke & Deckwer 1997）。尽管Summers最初描述的技术要点仍占主导地位，但在过去的20年中，学者们提出了经牙槽嵴入路的后续改良方案，包括使用不同的装置，如弹性气球（Kfir et al. 2006）、超声工作尖（Sohn et al. 2009）、骨扩孔器（Ahn et al. 2012），以及专门设计的钻头（Cosci & Luccioli

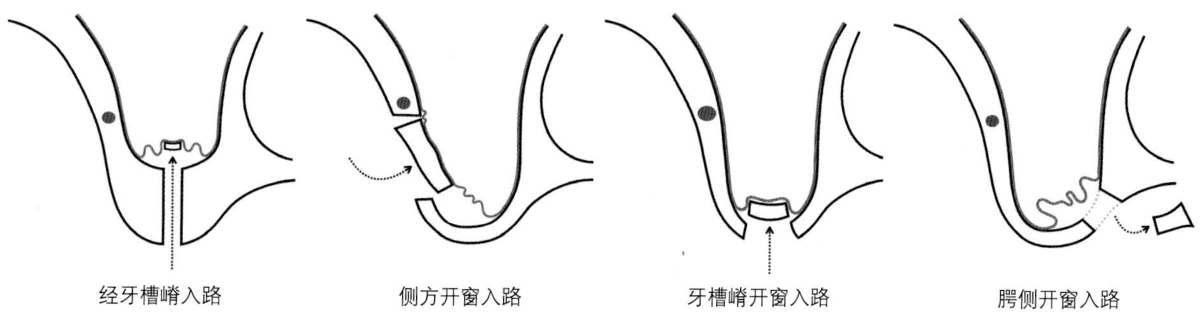

图42-19 上颌窦底骨增量术的方式。请注意经牙槽嵴开窗入路示意图中粗大的上牙槽后动脉。

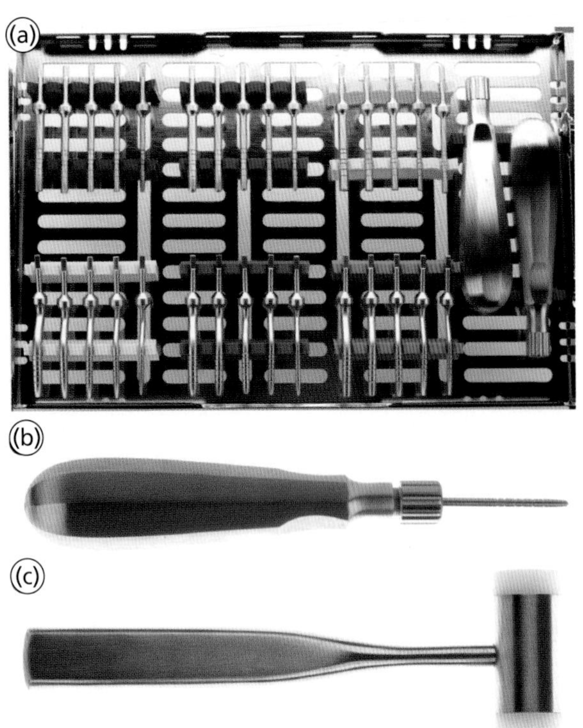

图42-20　（a）当代的骨凿套装。注意直的和成角度的不同直径工作尖。（b）装有一个薄锥形钝端工作尖的骨凿手柄。（c）带有坚硬聚四氟乙烯工作端的钢锤。

2000; Huwais et al. 2018）。

牙槽嵴开窗技术是侧方开窗技术的一种变体。该方法最初由Alan A.Winter等于2003年（Winter et al. 2003）描述，随后由Carlo Soardi和Hom-Lay Wang于2012年进行了改良（Soardi & Wang 2012）。在口腔黏膜和Schneiderian膜在牙槽嵴水平融合的临床情况下，该技术可能有助于预防大的穿孔。这种情况可能是由于复杂和/或创伤较大的拔牙术后的不充分愈合，或既往上颌窦病变史（Block 2018）。尽管在技术上比常规的侧方开窗入路要求更高，但在需要避让较大的上牙槽后动脉的情况下，这种方法也可以作为替代。由于难以实现初期稳定性，这种方法通常需要延期植入种植体。

腭侧开窗技术最初出现在1992年的联合经鼻入路的描述，在牙槽骨极度萎缩的情况下或为可行的替代方案（Jensen et al. 1992）。在这些情况下，上颌后部牙槽骨萎缩至与鼻腔侧壁平齐的水平，从而使侧方开窗入路无法实施。另一种腭侧开窗技术的适应证是患者的上颌窦外侧骨壁过厚，如既往已行骨移植，从腭侧进入上颌窦在时间上更有效，技术上更可行（Ueno et al. 2015; Florio et al. 2017）（图42-21）。

然而，考虑到这些临床情况相对较少，以及该方案的其他重要影响因素（如入路困难和接近大血管），腭侧开窗入路应保留在其他MSFA替代方案不可行的非常特殊的情况下使用。

目前临床上主要采用两种MSFA方法：（1）侧方开窗入路，可同期或延期植入种植体；（2）经牙槽嵴入路，通常同期植入种植体。

剩余骨高度（residual bone height, RBH），也被称为剩余窦下骨，是影响MSFA计划和执行的关键性解剖因素。尽管术前RBH本身在MSFA术后种植体的骨结合（Fenner et al. 2009）或新骨形成（Avila-Ortiz et al. 2012a）中不起关键作用，但它直接影响种植体实现初期稳定的可能性。因此，RBH在临床实践中通常作为决定种植方案（同期或延期）和MSFA方法（经牙槽嵴或侧方开窗）的主要因素。自1987年由Carl E.Misch最初编写的临床指南（Misch 1987）发表以来，学者们也提出了其他RBH分级方案，以指导临床医生进行决策，包括每种MSFA方案的适应证，是否同期植入种植体，或是否有替代方案

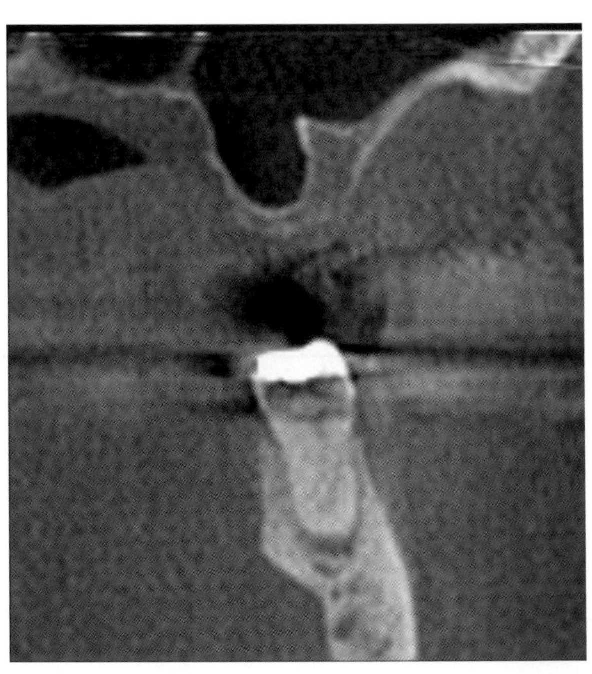

图42-21　X线片显示上颌窦侧壁异常增厚。这种情况可能是通过腭侧开窗入路进行MSFA的适应证。

（Wang & Katranji 2008; Wagner et al. 2017）等。

以下是本章笔者根据当下的证据提出的一般性建议（图42-22）：

- RBH＞9mm：植入标准种植体（长度≥8mm）。
- 5mm<RBH≤9mm：采用经牙槽嵴入路的MSFA，同期植入标准长度种植体或短种植体（长度＜8mm），不进行骨增量。
- 3mm<RBH≤5mm：采用侧方开窗入路的MSFA，同期植入种植体。
- RBH≤3mm：采用侧方开窗入路的MSFA，延期植入种植体。

需要注意，在做出治疗计划决策之前，必须始终谨慎地解读这些数值阈值，包括其他研究中提出的数值阈值，需要考虑到术者的技能和偏好、所使用的种植系统的特征、最终修复体的轮廓相对于愈合基台的垂直位置、伴发病变的存在（Manji et al. 2013; Friedland & Metson 2014）以及可能在手术执行中起作用的其他解剖变量，如上颌窦底的形态和骨皮质（Niu et al. 2018; Choucroun et al. 2017）、间隔的存在和形态（Wen et al. 2013）、上颌窦内外侧壁间的宽度（Teng et al. 2016）、上颌窦侧壁厚度（Monje et al. 2014a; Danesh-Sani et al. 2017b）、上牙槽后动脉的大小和位置（Anamali et al. 2015），以及Schneiderian膜的厚度（Monja et al. 2016; Rapani et al. 2016）。总体原则是，在充分考虑相关的局部和全身因素后，选择最可预测和最保守的手术方法。

术前检查与护理

在执行任何口内手术（如MSFA）之前，均应进行完善的术前检查以完成病例选择和治疗计划（见第22章）。包括详细回顾患者的用药史、牙体和牙周病病史。牙体和牙周状态应根据符合当前诊断标准的临床和影像学检查进行评估。在执行MSFA手术之前，所有牙列缺损患者应完成感染控制治疗（见第11部分）。此外，应测试无牙区邻近天然牙的牙髓活力。角化黏膜的宽度，前庭深度和殆间距离也是重要的检查项目。

MSFA手术之前，要进行完善的解剖结构分析。通过仔细的临床和影像学检查对上颌窦及窦旁结构进行评估，确定和评估可能影响手术执行

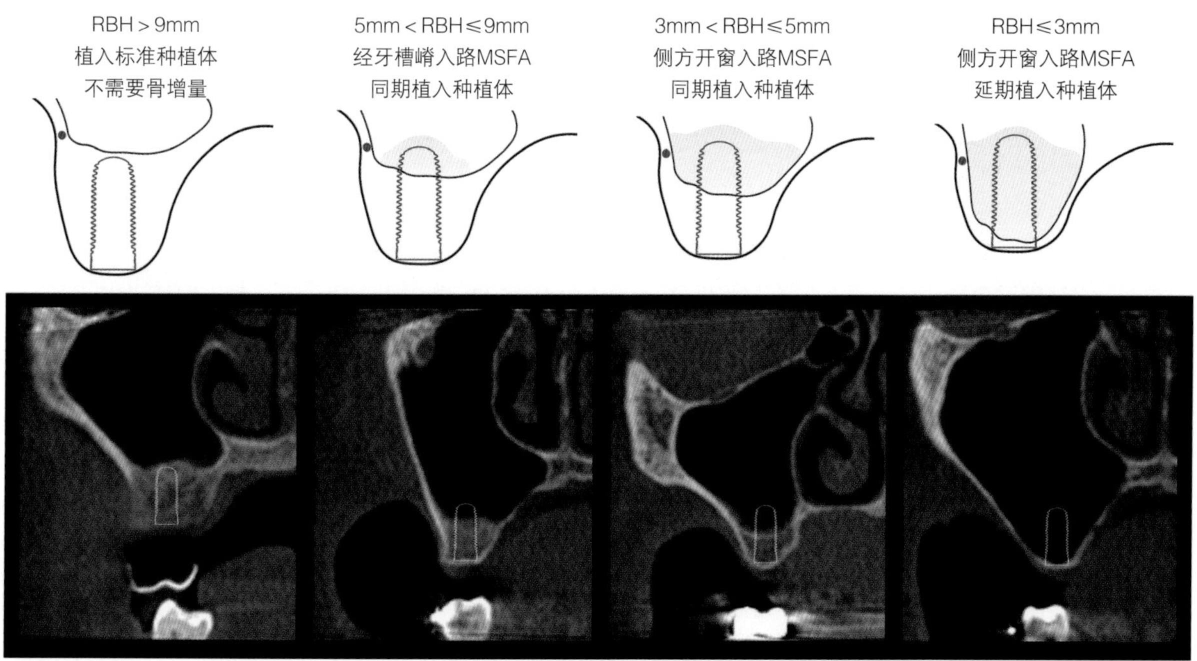

图42-22　建议根据剩余骨高度（RBH），和相应的CBCT截图示例，选择上颌窦底骨增量（MSFA）和种植体植入方案的适应证。注意从左至右牙槽嵴萎缩和上颌窦气化逐渐加重。

和治疗结果的局部因素，如不利的解剖变异和/或疾病。口外检查中，应关注患者的眶下、鼻侧和上唇区域是否有触痛、肿胀或不对称。同样地，应评估张口度，以确认能否获得良好的手术入路。术前影像学检查可包括根尖片、全景片、计算机断层扫描（CT）或CBCT扫描分析（见第23章）。虽然可以通过分析常规二维X线片获得一些重要信息（如窦下方的剩余骨高度），但如果临床医生完全依赖二维X线片，可能会忽视一些关键诊断要素。因此，强烈建议在MSFA计划中使用先进成像技术，如CBCT（Benavides et al. 2012）。CBCT成像使临床医生能够对上颌窦和邻近结构进行三维评估，检测其与正常解剖结构的差距和疾病的存在。如果发现了可能影响手术成功的疾病，则必须在MSFA之前完成相应的会诊（如耳鼻咽喉科）和后续治疗（如急性鼻窦炎的处理、息肉或肿瘤的切除），以最大限度地降低MSFA术中和术后并发症的风险（Chan & Wang 2011）。

关于MSFA是否需要预防性使用抗生素以避免术后感染，目前尚存争议。有临床专家提出，为预防和治疗MSFA术后感染，术前应预防性使用抗生素（Testori et al. 2012）。但需要指出的是，该专家组成员承认这些建议仅基于临床经验和观察。迄今为止，尚无临床试验研究MSFA术前是否需要预防性使用抗生素以减少术后并发症。

愈合的动态过程

通过MSFA手术创造的上颌窦下空间中，新生骨逐渐沉积是MSFA术后正常愈合过程的重要环节。这个过程包括不同的愈合阶段（即炎症期、骨沉积、成熟和重塑），它们在时间上部分重叠，与膜内成骨的模式一致（Fuerst et al. 2004）。在正常愈合的情况下，如果使用骨移植材料和/或种植体来充填和/或维持空间，则会在生物材料周围和种植体表面形成新骨，接着混合基质的固结和成熟，功能性骨重塑，剩余骨移植材料被不同程度地吸收（Watzek et al. 2006）。然而，临床前研究和临床研究均发现，通过侧方开窗法进行MSFA后，新骨形成的前沿和梯度主要来自窦腔周围的骨边界（Busenlechner et al. 2009; Scala et al. 2010; Kolerman et al. 2019）（图42-23）。

也有学者评价了Schneiderian膜的成骨潜能，因其含有多能间充质干细胞，而后者可以分化为成骨细胞（Srouji et al. 2010; Graziano et al.

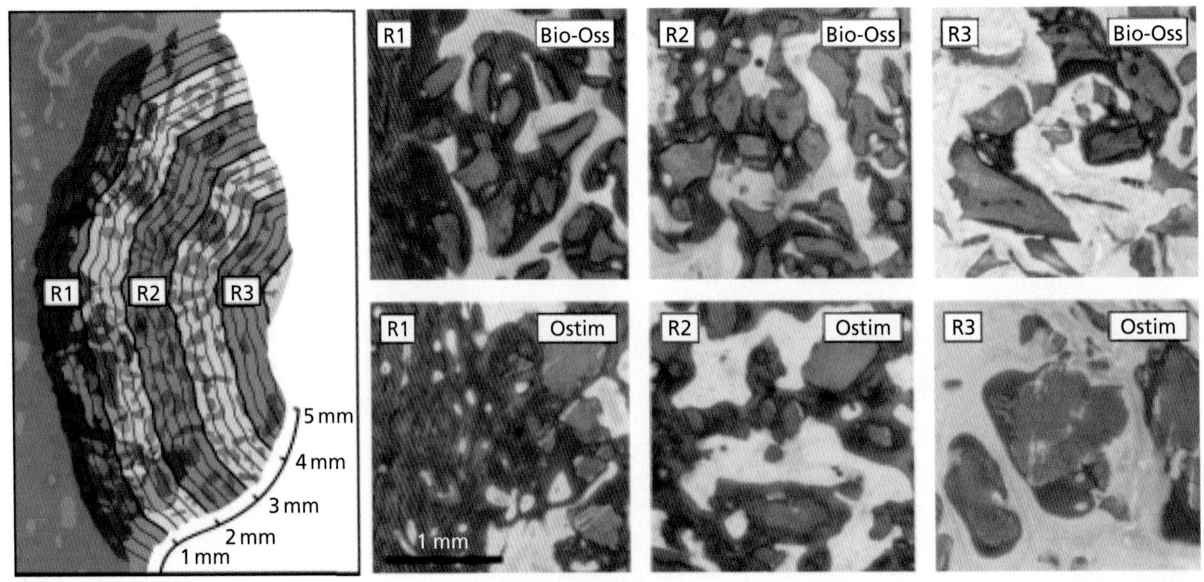

图42-23　组织切片显示两种不同生物材料在小型猪模型上颌窦骨边界不同区域形成骨固结的梯度。（来源：图2来自Busenlechner D，Huber CD，Vasak C，Dobsak A，Gruber R，Watzek G. 2009 Sinus augmentation analysis revised：the gradient of graft consolidation. Clin Oral Implants Res. 20(10):1078–1083。经John Wiley & Sons许可转载）

2012）。然而，这个观念的临床意义尚存在争论。多项临床前研究均表明，Schneiderian膜的骨形成能力十分有限，并不是MSFA手术成功的关键（Scala et al. 2012; Jungner et al. 2015; Caneva et al. 2017）。最近发表的一篇系统评价也支持这一观点（Dragonas et al. 2020）。

在愈合的早期阶段，骨形成和成熟的正常过程需要稳定的骨引导材料（如血凝块和/或骨移植材料）、充足的血管生成，以及参与骨沉积和重塑的细胞（如成骨细胞和破骨细胞）的迁移和黏附。成功的骨形成和骨移植物的固结取决于所采用的骨移植材料的固有特性与受植床的成骨潜能。MSFA后的骨生成延迟或不足可能发生在伴系统疾病患者（如患有未控制的糖尿病等影响正常愈合的疾病）、重度吸烟者（Galindo-Moreno et al. 2012a）、伴病理或不利解剖特征（如窦腔大）的患者（Avila et al. 2010; Stacchi et al. 2018）的身上。与任何其他手术一样，仔细评估可能在MSFA愈合过程中发挥作用的局部和全身因素，对正确选择病例和优化治疗结果至关重要。

上颌窦底增量：侧方开窗入路

适应证和禁忌证

对于上颌后部无牙区的修复，当RBH≤5mm，不适于植入标准长度种植体时，可采用侧方开窗入路MSFA进行骨增量，也可采用经牙槽嵴入路MSFA同期植入种植体。对于牙槽骨吸收和上颌窦气化导致牙槽骨高度降低，同时伴水平向和/或垂直向牙槽嵴缺损的病例，可能需要MSFA同期进行牙槽嵴增量（如水平和/或垂直）。

上颌窦底骨增量术的禁忌证可能是相对的（可逆的），也可能是绝对的（不可逆的），可以归结为以下3类：医学禁忌证、行为禁忌证和局部禁忌证。

医学禁忌证

医学禁忌证包括癌症治疗史（如6个月内有头颈部肿瘤的放化疗史）、免疫功能缺陷、影响黏膜纤毛功能的系统疾病（如肺囊性纤维化）、影响骨代谢的疾病、严重的血液病、未得到控制的糖尿病，以及影响患者理解或依从性的心理和/或精神疾病。此外，也应仔细考虑可能干扰创口正常愈合的药物治疗史（如双膦酸盐）。

行为禁忌证

吸烟是否是MSFA的绝对禁忌证仍存在争议。一项包含52名接受侧方开窗入路MSFA的患者的病例系列研究显示，吸烟可能与组织修复功能受损有关（Galindo-Moreno et al. 2012a）。该研究中，骨增量术6个月后，术区活检的组织形态学评估提示，吸烟与更少的成骨细胞数量和更低的新骨形成比例相关。在另一项病例系列研究中，学者们对结合了骨增量（水平向/垂直向）和MSFA手术的种植体存留率进行评估（Mayfield et al. 2001）。在长达6.5年的功能性负载后，非吸烟者的种植体存留率达100%，而吸烟者仅为43%。其他研究也证实了吸烟对种植体存留率有不利影响（Bain & Moy 1993; Gruica et al. 2004）。然而，一项评估了2132颗种植体的研究，报告了不一致的结果（Peleg et al. 2006a）。该研究中吸烟组包含226例上颌窦底骨增量术和627颗种植体，非吸烟组包含515例上颌窦底骨增量术和1515颗种植体。在长达9年的随访后，种植体的存留率为97.9%，吸烟者与非吸烟者之间的种植体存留率无显著统计学差异。2008年发表的一篇系统评价研究了联合侧方开窗入路MSFA植入的种植体的存留率（Pjetursson et al. 2008），该研究纳入的文献中有5篇报告了吸烟状况对上颌窦底骨增量术后种植体存留率的影响，非吸烟组包含2159颗种植体，吸烟组包含863颗种植体，虽然各项研究间的吸烟习惯不完全一致，但与不吸烟者（1.86%）相比，吸烟与更高的年种植体失败率（3.54%）有关。近期的一篇系统评价得出了相似的结论，该系统评价旨在评估吸烟对MSFA位点植入的种植体存留率的影响。研究者们将符合纳入标准的7项研究进行数据提取和合并，随后进行定量分析，结果显示，吸烟者种植失败的风险显著高于非吸烟者［相对风险（RR）1.87; 95% CI 1.35~2.58; P=0.0001］，但风险并不是很高。然而，当仅分析前瞻性研究（n=3）的数据时，这种效应并无统计学差异（RR 1.55; 95% CI 0.91~2.65; P=0.11）（Chambrone et al. 2014）。过度饮酒和娱乐性药物滥用也应被视为MSFA的潜在禁忌证。

局部禁忌证

干扰正常通气或黏膜纤毛清除功能的鼻-上颌窦复合体的改变可能是采用侧方开窗入路MSFA的禁忌证。需要注意的是，这种异常情况的患者可能无症状或只有轻微的临床症状。这些病变包括解剖改变（如上颌窦口狭窄、泡状中鼻甲、中鼻甲反常曲线、鼻丘或眶下Haller腔增大、钩突增厚、异常间隔）、较大的黏膜潴留囊肿、局部侵袭性良性（如息肉）和恶性肿瘤、黏膜纤毛功能减退、病毒性/细菌性/霉菌性鼻窦炎、过敏性鼻炎、过敏性鼻窦炎、异物引起的鼻窦炎、牙源性鼻窦炎、急性/亚急性/慢性或复发性细菌性鼻窦炎。在上述任何一种情况下进行MSFA可能会扰乱黏膜纤毛的平衡状态，导致黏液淤积、双重感染和亚急性鼻窦炎。

手术技术

自Boyne和James最初对侧方开窗入路进行描述（Boyne & James 1980）以来，学者们已提出多种MSFA的改良方案，以促进该手术的实施，提高其可预测性，并降低并发症的发生率（Wallace et al. 2012）。基于既往研究的描述，该技术的一般操作步骤列举如下：

1. 术前用含有氯己定（0.12%或0.2%）的漱口液漱口1分钟。
2. 口周皮肤消毒（如用碘溶液擦拭，需排除所用药物过敏）。
3. 在术区颊侧和腭侧进行局部浸润麻醉。在大多数情况下，阻断眶下神经、腭大神经和上牙槽后神经就足以获得MSFA所需的麻醉。此外，可使用含肾上腺素的麻药在膜龈联合和腭侧进行浸润麻醉，以减少术中出血。有牙科焦虑症病史的患者应考虑镇静治疗。
4. 为最大限度地减少患者术后的疼痛不适，并争取一个平稳的术后愈合期，应尽可能地减少MSFA的创伤。如果角化黏膜较少，可将切口设计在牙槽嵴顶或偏腭侧（图42-24）。在非游离端牙齿缺失的情况下，这个初始切口通常可延伸至剩余牙齿；在游离端牙齿缺失的情况下，切口可从尖牙或第一前磨牙延伸至上颌结节区域。在非游离端牙齿缺失的情况下，可于近中和远中剩余牙齿行沟内切口以增加瓣的面积。然后，在近中和远中做垂直松解切口，越过膜龈联合延伸至前庭沟，为手术入路创造充分的空间。切口应设计在距离侧窗边界5mm以外的安全位置，以尽量减少创口早期开裂对愈合结果的潜在影响。
5. 翻起梯形黏骨膜瓣至略高于侧窗预期高度（2~3mm），注意避免瓣穿孔。如果不同期植入种植体，则术中不需要在腭侧翻瓣（图42-24d）。暴露上颌窦侧壁后，可以单独或联合使用涡轮机配金刚砂球钻、超声设备、刮骨器（可用于收集自体骨）（图42-24e）等工具勾勒出开窗轮廓（Vercellotti et al. 2001；Peleg et al. 2004；Galindo-Moreno et al. 2007）。根据微创手术原则并尽可能多地获得新生骨（Avila-Ortiz et al. 2012b），要勾勒出一个尽可能小但又足以获得必要通路来实现手术目标的侧窗轮廓（图42-24g）。为抬高Schneiderian膜，应在靠近窦底的位置划定窗的最下界。侧窗的近中和远中边界位置是由上颌窦前壁、后壁和邻近的牙齿位置决定的。当有邻近的牙齿时，应至少距牙根轮廓2mm，以避免牙齿损伤。在完全没有后牙的情况下，近中边界应设立在上颌窦前壁远端约2mm处。远中边界到后壁的距离是可变的，因为通常不需要一直增量到窦腔的最后部。最根方的边界应至允许植入标准长度的种植体（>8mm），其中要将10%~25%的骨改建量（相对于最初移植物体积）计算在

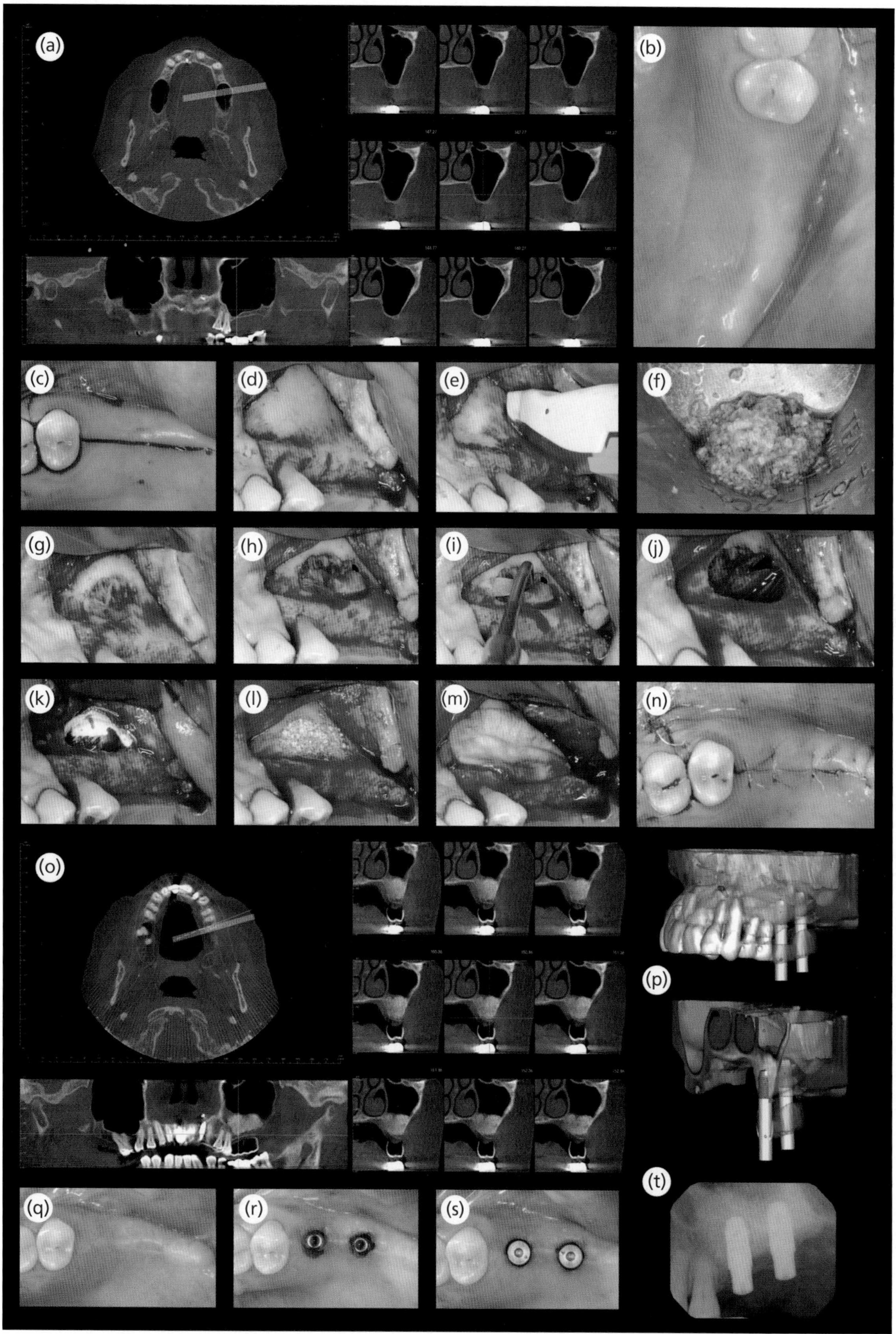

图42-24 侧方开窗入路MSFA和延期植入种植体的治疗过程。（a）基线时的影像学检查。（b）无牙颌区段的殆面观。（c）牙槽嵴顶切口和垂直松弛切口。（d）翻起黏骨膜瓣。（e）用刮骨器从侧窦壁取自体骨。（f）自体骨（约20%）和牛异种移植颗粒（约80%）的混合物。（g）侧方开窗建立入路后可见Schneiderian膜。（h）窗口的上后角见一个穿孔。（i）在远离穿孔区域用窦膜提升器提起上颌窦膜。（j）完全提高上颌窦膜后穿孔稍微变大。（k）用可吸收的猪胶原膜封闭穿孔。（l）用骨移植物充填上颌窦下空间。（m）用另一种猪胶原膜覆盖窗口。（n）初步缝合成功。（o）术后6个月对骨增量区进行影像学检查。（p）静态计算机辅助种植体植入的模拟计划。（q）种植位点的殆面观。（r）在导航系统引导下，通过不翻瓣技术植入种植体。（s）实现初期稳定性，安装愈合基台。（t）种植体植入后立即进行根尖片检查，作为后期随访的对照。

内（Kirmeier et al. 2008；Mazzocco et al. 2014；Younes et al. 2019）。当有骨间隔时，侧窗的轮廓可能需要进一步修改（图42-25）。为减少Schneiderian膜穿孔的风险（Beretta et al. 2012），建议设计两个或更多单独的窗口来应对位于窦底的高间隔（即 > 2.5mm）（Beretta et al. 2012）。

关于骨皮质的处理，有4种方法可供选择：（1）常用的方法是使用球钻或超声工作尖将其磨薄并去除（图42-26）；（2）将皮质骨板像“活板门”一样折断，并将其作为手术窗口的上边界，保留部分附着在Schneiderian膜上。（3）取下皮质骨，并在手术结束时将其置于移植物的外侧。这种方法的基本原理是基于这样一个概念，即如果不将侧窗的皮质骨板放回，侧窗不能完全愈合。然而，已有研究显示即使不放回皮质骨板，侧窗也能够通过新骨形成而愈合（Boyne 1993）。（4）利用外侧骨板收集颗粒状自体骨，并与大量的骨替代物结合使用（图42-24f），可以通过使用骨磨或如前所述的骨刮收集和加工自体骨。

6. 暴露上颌窦黏膜后谨慎地将其上提，可使用钝的超声工作尖和/或窦膜提升器（图42-27）。注意不要穿透窦膜，上提至获得能够满足骨移植和种植体植入的空间，不需要过度伸展，以最大限度地减少并发症的风险（图42-24i）。为了避免鼻道阻塞和术后并发症，不要在穿孔处提起Schneiderian膜（Maksoud 2001）。应小心到达内侧壁，以保证移植物均匀分布，避免内侧空洞或隐窝（图42-28）。

一般建议先从张力较低和入路较好的区域开始上提窦膜。另一个比较实用的技巧是，在使用窦膜提升器时，要小心而轻柔地加压，感受下方骨结构，以防止膜穿孔和/或上牙槽后动脉损

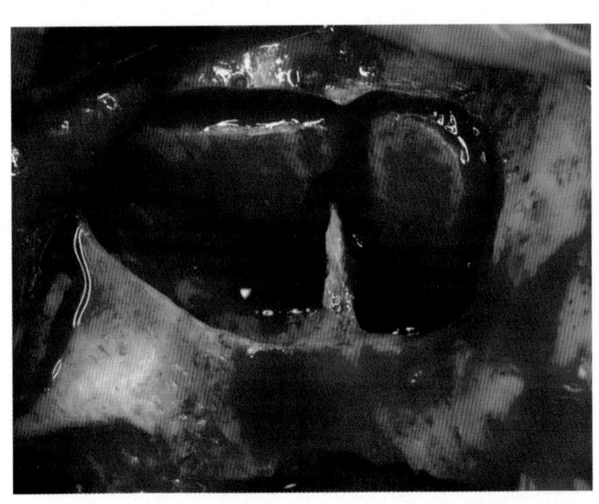

图42-25 改良的侧方开窗入路，由于存在较高的骨间隔，将侧窗分为两个窗口。

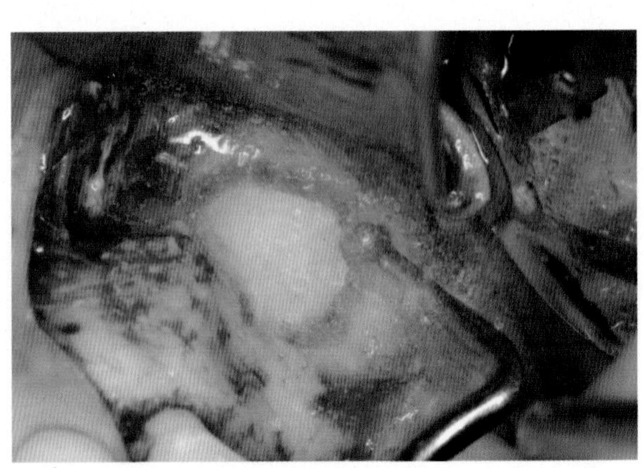

图42-26 用金刚砂包被的球形超声工作尖勾勒出侧窗的轮廓。

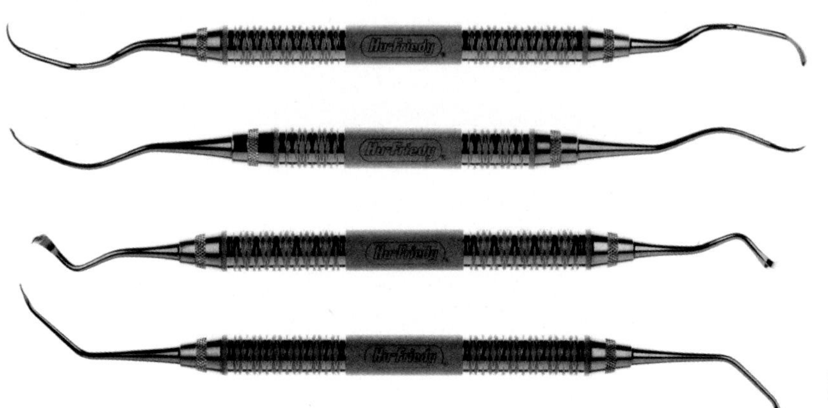

图42-27 不同工作端设计的上颌窦膜提升器。

伤，特别是在动脉粗大且有部分于骨内走行的情况，这对于避免出血至关重要（图42-29）。

如果发生穿孔，可在穿孔处放置封闭材料，如可吸收的屏障膜，以防止移植物漏到上颌窦腔，从而导致严重并发症（图42-24k）。如果术中不能封闭穿孔，一般建议终止骨移植手术（Vlassis & Fugazzotto 1999）。受创伤的Schneiderian膜可能需要长达4个月的时间完全修复（Huang et al. 2006），因此在此之前不建议进行二次手术。

侧方开窗入路MSFA可以延期或同期植入种植体，可根据不同的解剖情况（如RBH）和术者的偏好决定。

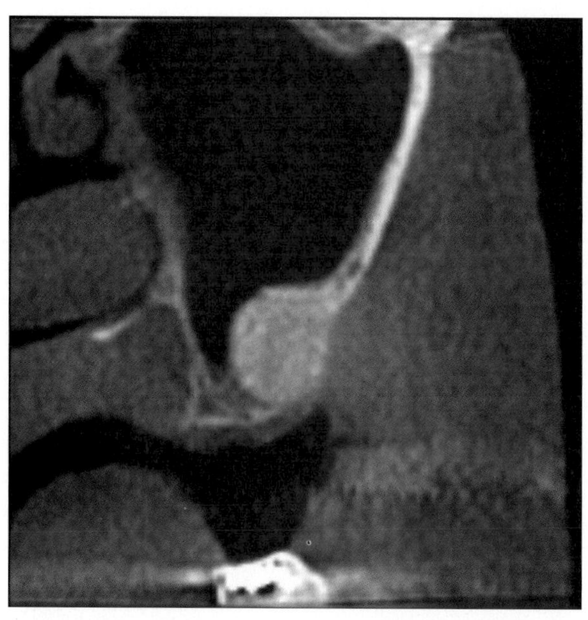

图42-28 上颌后部无牙区通过侧方开窗MSFA植入牛异种移植颗粒术后6个月的X线片。注意移植物内侧的空隙是由于Schneiderian膜不完全抬高造成的。

采用侧方开窗入路MSFA和延期植入种植体（图42-24）

1. 上颌窦黏膜提升后通常需要在其下方植入骨移植物（图42-24l）。由于上颌窦腔的尺寸和形态不同，每名患者需要的移植量也不同。移植材料不应过度压紧，因为这可能会减少血管生成、细胞迁移和新骨生长所需的空间。此外，对移植材料过度施压时产生的牵拉力可能导致菲薄的窦膜穿孔。
2. 可用可吸收或不可吸收的屏障膜覆盖侧窗（图42-24m）。屏障膜有助于防止软组织长入骨移植空间。然而，关于屏障膜覆盖侧窗的作用，现有的证据是不明确的。虽然一些研究已经发现使用屏障在新骨形成和增加种植体留存方面有益（Froum et al. 1998；Tarnow et al. 2000；Tawil & Mawla 2001），也有研究人员报告在置入和未置入膜的部位之间没有显著差异（Choi et al. 2009；Yu et al. 2017）。一篇系统评价的结果显示，采用屏障膜覆盖侧窗的MSFA，种植体3年累积失败率（0.79%）显著低于未接受膜覆盖侧窗的种植体（4.04%）（Pjetursson et al. 2008）。如果使用了屏障膜，通常建议使用可吸收膜，以避免延期植入种植体时需要翻起较大范围的瓣以取出不可吸

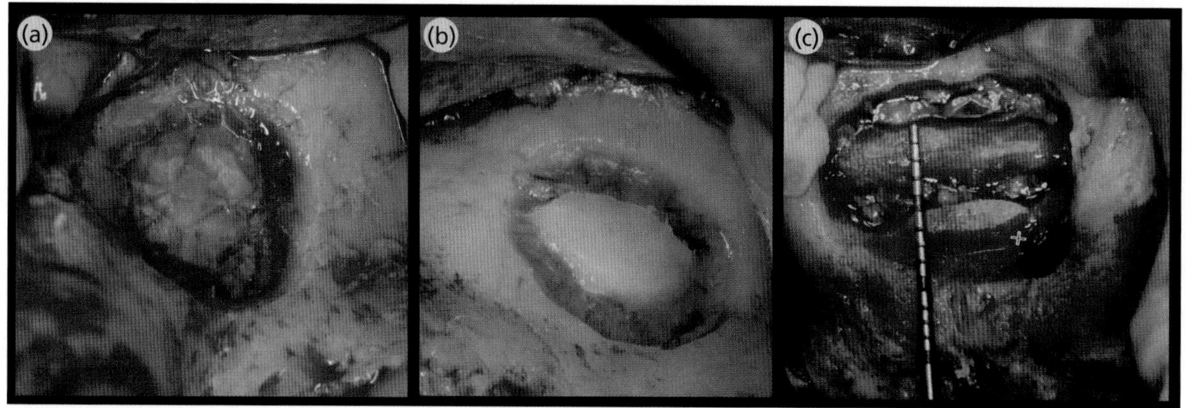

图42-29 临床图像显示侧方开窗入路MSFA时可见3条不同大小的上牙槽后动脉。（a）小。（b）中。（c）大。（来源：图c来自Dr. Nikolaos Tatarakis，Queen Mary University and Private Practice，London，UK）

收膜。然后将黏骨膜瓣复位缝合以实现初期闭合（图42-24n）。一般不需要施加骨膜松弛切口来实现无张力闭合，除非同期进行了牙槽嵴水平或垂直增量。

采用侧方开窗入路MSFA并同期植入种植体（图42-30）

1. 提高上颌窦底黏膜后进行种植位点的预备。建议使用以修复为导向的手术导板。如果使用旋转器械（如钻），应使用坚固的器械（如较大的骨膜分离器）保护上颌窦黏膜。另外，可以使用不同直径的骨凿预备种植位点。这种情况下可以在上颌窦底下方放入无菌纱布来保护黏膜。
2. 将骨移植材料放入窦底并轻轻向内侧充填，然后植入种植体，最后进行外侧部骨移植材料的移植。这个流程有助于提高手术可见性，减少在植入物内侧留下空隙的机会。后续步骤与延期种植方法一致，但例外是，如果种植体可以获得足够的初期稳定性，可根据非埋入式种植方案连接愈合基台。

移植材料的选择

对于MSFA手术中是否需要采用骨移植材料，存在不同意见。

不进行骨移植：血凝块

Philip J. Boyne的一项早期临床前研究表明，上颌窦黏膜提升后，在不植入骨替代材料的情况下，突入上颌窦腔内的种植体周依然可以观察到骨形成（Boyne 1993）。在同一研究中，还观察到种植体的设计影响骨形成量。根端开放的或有深螺纹的种植体周新骨形成不足。另外，根尖圆钝的深入上颌窦2～3mm的种植体周可有优质的覆盖种植体全长的骨形成。然而，当相同的种植体进入上颌窦5mm时，只有部分新骨形成，约达到种植体总长度的1/2。在一项犬的临床前研究中也观察到了类似的结果（Kim et al. 2010）。

这一概念也在人类研究模型中得到了验证。Lundgren等进行了几项研究，在移除侧窗骨皮质后，抬高上颌窦底窦膜并将其缝合固定在抬高后的位置，以创建和维持血凝块形成的空间，同期植入种植体。这是无植骨方案的必要条件。术前和术后6个月CT图像的对比清楚地表明，在种植体和Schneiderian膜之间的腔室中有新骨形成（Lundgren et al. 2004; Hatano et al. 2007）。

在另一项临床研究中，研究者们通过侧方开窗入路MSFA同期植入了131颗种植体，在Schneiderian膜被抬高后，有意将种植体一部分植入上颌窦，上颌窦黏膜可沉降到种植体的根端，从而创建了一个空间来容纳血凝块。经过平均5年的随访，这些植入物的存留率为90%（Ellegaard et al. 2006）。

一项纵向研究随访了84名患者，他们总共接受了96次上颌窦底提升术同期植入了239颗种植体而没有使用任何骨移植材料。术后6个月，X线片显示平均垂直向骨量增加5.3mm；种植体3年存留率为98.7%（Cricchio et al. 2011）。同样地，一篇系统评价旨在分析MSFA术后5年使用或不使用骨移植材料的种植体存留率，结果显示在骨移植位点植入的种植体存留率为99.6%，而在未接受骨移植的位点的种植体存留率为96.0%（Silva et al. 2016）。因此，可以得出结论，不进行骨移植的MSFA是一种可预测的有效方法，与种植体失败率低有关（Duan et al. 2017）。同样重要的是，在该技术中，需要同期植入突出到窦腔的种植体，以支撑Schneiderian膜，并保持足够的空间来稳定血凝块。然而，在进行MSFA手术时，同期植入种植体并不总是可行的，特别是在RBH有限的部位。为了在MSFA时成功地处理各种解剖情况，有必要考虑使用骨移植材料的其他手术方案。

自体骨

自体骨因其具有骨引导、骨诱导和成骨能力而被认为是骨增量术的“金标准”。自体移植物可经口内或口外采集。常见的口内供区是上颌结节、颧上颌支柱和下颌骨正中联合、体部或下

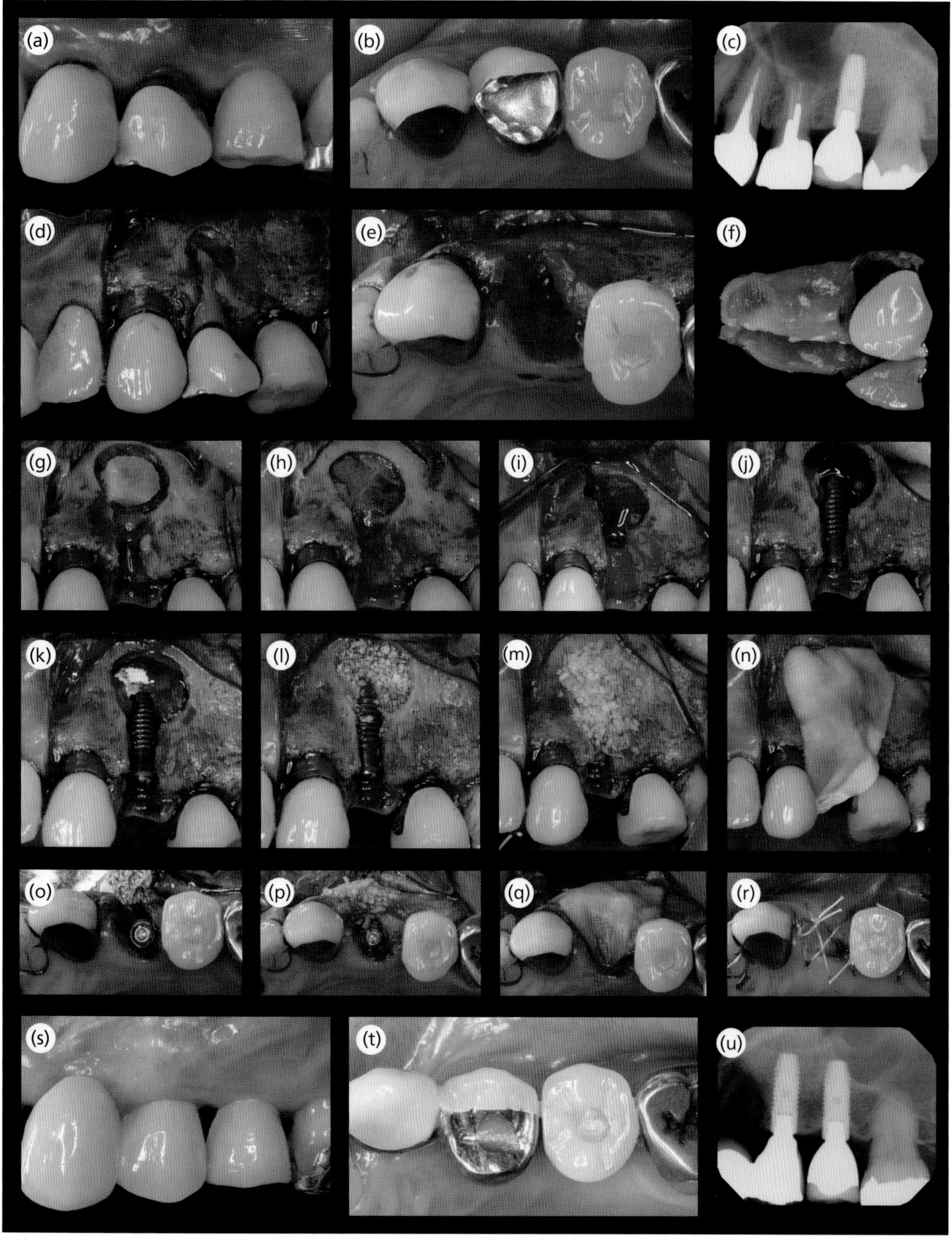

图42-30　经侧方开窗入路MSFA同期植入种植体的治疗过程，修复治疗无望的颊侧中央牙根纵裂的24。（a，b）侧面观及殆面观。（c）根尖片显示24根尖周透射影像。注意25为MSFA和种植术后修复的义齿。（d）翻起全厚瓣后显示颊侧骨壁完全缺失。（e）拔牙清创后即刻殆面观。（f）已拔除牙齿的细节。（g）用超声骨刀勾勒侧窗轮廓。（h）将Schneiderian膜小心地剥离骨壁。（i）使用上颌窦膜提升器。（j）骨切除后植入种植体。（k）尽管窦膜没有发生穿孔，也使用可吸收的猪胶原膜来辅助骨移植过程。（l）用牛异种骨颗粒和来自侧窗的磨碎自体骨组成的骨移植物混合物充填上颌窦底下方的空间。（m）牙槽嵴颊侧面移植皮质同种异体颗粒。（n）覆盖胶原膜。（o~r）种植体植入（o）、异体移植材料移植（p）、猪胶原膜覆盖（q）和缝合（r）时的殆面观。（s，t）5年随访时的侧面观和殆面观。23最终也由于牙根纵裂拔除了。修复医生（Dr. Galen Schneider，University of Iowa）选择用近中悬臂来修复缺失牙。（u）种植体植入5年后的根尖片。

颌支。口外供区，如髂前嵴和后嵴、胫骨平台、腓骨、肋骨和颅骨。可采集块状或颗粒状的自体骨。除成骨细胞外，自体骨移植物还含有在骨形成中起关键作用的信号分子，如生长因子和骨形成蛋白（bone morphogenic protein, BMP）。

用研磨设备处理自体骨似乎不会影响成骨细胞的活性（Springer et al. 2004）。一项研究证实了这一点，其评估了不同采集方法对自体骨样本的细胞活力和生长因子释放的影响。然而，这项研究发现与使用骨钻（骨碎屑）或超声骨刀获取的自体骨相比，使用骨磨和骨刮获取的自体骨中生长因子的表达水平更高（Miron et al. 2013）。

自体骨是MSFA中最先使用的骨移植材料（Boyne & James 1980）。在早期的报道中，自体骨作为唯一被使用的移植材料获得了较成功的结果。然而，在MSFA中使用自体骨有两个主要缺点：（1）需要从第二术区收集大量骨组织，至少为1~5 cm^3（Arias-Irimia et al. 2012），这增加了手术时间和并发症风险；（2）颗粒性自体骨的吸收率较高（Shanbhag et al. 2014），可能超过了新骨形成的速度，会导致骨增量的效果不理想。

骨替代物

为了克服自体骨的局限性，单独使用现成的骨替代物（即异质性材料、同种异体骨移植物和异种骨移植物）或与自体骨联合使用（图42-24f），已成为当代实践中最常见的MSFA治疗方法。

在过去的30年里，MSFA的多项临床前和临床研究表明，广泛使用骨替代物可获得成功的临床和组织形态学结果。对上颌窦底骨增量和骨移植术后不同时间点的人体活检标本进行组织学分析发现，这些材料绝大多数具有良好的生物相容性和骨引导性，以及低的吸收率。如一些研究已证明，在移植后7年、9年甚至11年后获得的活检标本中仍然存在牛异种移植颗粒（Traini et al. 2007; Mordenfeld et al. 2010; Galindo-Moreno et al. 2013），证明了其在MSFA过程中的长期稳定性、生物相容性和临床可行性（图42-31）。

此外，Pablo Galindo-Moreno等（2010）的一项组织学研究发现，在组合使用自体骨和牛异种移植颗粒MSFA的6个月后，获得的活检样本中，牛异种移植颗粒的哈弗氏管中存在小毛细血管、细胞和新骨形成（图42-32）。

尽管一些学者建议使用颗粒状自体骨混合较大比例的骨替代物，如牛异种移植或同种异体移植颗粒（Froum et al. 1998; Mordenfeld et al. 2014），以最大限度地提高治疗效果。但有关这个观点的系统评价显示，没有特定的骨移植材料或其组合被证明是有显著优势的（Wallace & Froum 2003; Aghaloo & Moy 2007; Pjetursson et al. 2008; Corbella et al. 2016; Danesh-Sani et al. 2017a）。具体而言，最近发表的一篇系统评价分析了使用颗粒状自体骨、颗粒状自体骨联合骨替代物、骨替代物的MSFA术后种植的长期（≥5年）治疗效果（Starch-Jensen et al. 2018）。结果显示，在纳入的9项研究中，有8项仅报告了侧窗入路MSFA的数据，仅使用自体骨或牛异种移植颗粒MSFA的种植体5年存留率分别为97%和95%。

然而，我们需要有针对性地评估不同骨移植材料在MSFA中的疗效差异的长期研究，以收集更多信息，辅助临床医生在广泛的临床病例中辨别哪一种方案可获得更有利、更可预测的结果。

组织工程方法

组织工程方法也是一种治疗选择，以提高骨增量术（如MSFA）的可预测性、优化治疗结果（Avila-Ortiz et al. 2016）。组织工程方法可能包括使用生物制剂，如重组人骨形成蛋白-2（rhBMP-2）（Triplett et al. 2009; Lin et al. 2016）、重组人血小板衍生生长因子-BB（rhPDGF-BB）（Nevins et al. 2009），以及自体血液制品（Dragonas et al. 2019a, b）和细胞治疗（Kaigler et al. 2015）。这些策略有望用于增强传统骨替代物的骨传导性或单独应用。然而，它们在MSFA中的适应证尚存争议。传统的骨移植材料已具有

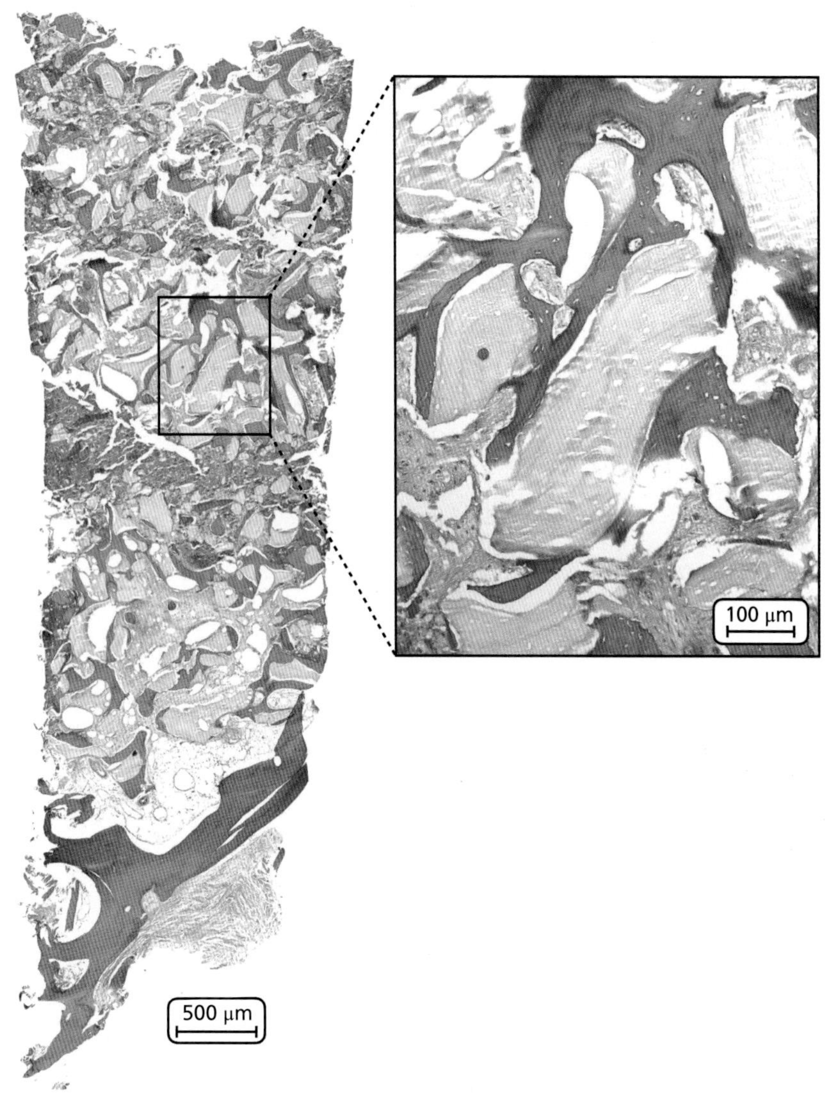

图42-31　种植体植入时获得的活检样本，使用牛异种移植颗粒进行MSFA后约6个月（苏木精-伊红染色）。在放大倍数较低的图像（左图）中，注意基底部的原有骨组织与剩余骨高度相对应。在高倍图像（右图）中，可见新形成的矿化组织与剩余的异种移植颗粒直接接触。

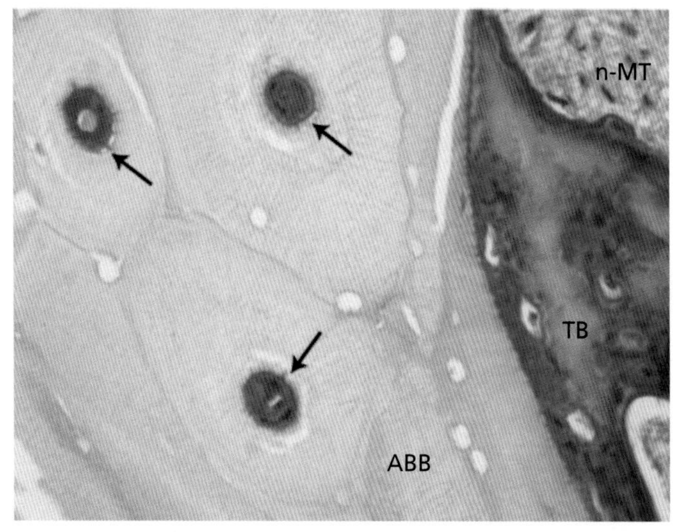

图42-32　组织学显微图像显示微血管和新形成的矿化组织（n-MT）与牛异种移植颗粒（ABB）的哈弗氏管（箭头所示）密切接触（TB），前者替代了后者，证明了这种材料的骨引导性。（来源：从以下出版物的图1中获取：Galindo-Moreno P，Padial-Molina M，Fernandez-Barbero JE，Mesa F，Rodriguez-Martinez D，O'valle F. 2010. Optimal microvessel density from composite graft of autogenous maxillary cortical bone and anorganic bovine bone in sinus augmentation: Influence of clinical variables. Clin Oral Implants Res. 21(2): 221-227。经John Wiley & Sons许可转载）

较高的成功率和可预测性。相反地，组织工程产品会增加治疗成本、手术准备时间，并且缺乏结构完整性，存在相关的安全问题。组织工程技术要在日常临床实践中得到广泛应用，需要进一步的研究来收集最合适的适应证和成本效益的优化数据。

术后护理

接受MSFA手术的患者术后疼痛的程度一般是轻微的，而且大多局限在术后的前几天。面部肿胀和瘀斑并不少见，可能从眼眶下缘延伸至下颌骨下缘，甚至颈部。为了减少肿胀，可以在术后6～8小时内在面部间歇冰敷。一组专家一致认为，术前或术后可以使用皮质类固醇治疗，以降低术后肿胀和不适的程度。然而，由于小组成员所使用的药物方案的异质性（Testori et al. 2012），未能就剂量达成共识。此外，还可以为患者提供非甾体抗炎药（NSAID）处方以控制术后肿胀和不适，以及口服抗生素以减少术后感染的风险。但后者是一个有争议的问题。虽然没有确凿的证据支持MSFA后术后抗生素治疗的疗效，但同一组专家认为目前有趋势支持此类药物的使用。因此，基于临床经验，建议在MSFA前和/或MSFA后使用抗生素（Testori et al. 2012）。应指导患者避免机械干扰术区，如直接、用力地刷牙。在拆除缝线之前，为了控制菌斑，建议每天使用2次抗菌漱口液（如0.12%或0.2%氯己定）。提前告知患者在第1周内可能偶尔有轻微的鼻出血很重要。如果患者打喷嚏，不应堵住鼻孔，以避免窦内气压急剧增加，有利于早期创口的稳定性。

并发症

根据最近的一篇系统评价，MSFA术后的并发症通常较轻微，且与骨移植材料无关（Raghoebar et al. 2019）。在这篇综述中，我们发现术中最常见的并发症是Schneiderian膜穿孔，发生率约20%，这与之前的系统评价结果一致（Pjetursson et al. 2008）。这一并发症是否会影响种植体的存留率还存在争议。虽然一些研究报告了上颌窦膜穿孔和种植失败之间的关联（Al-Moraissi et al. 2018），但其他研究没有发现其中的相关性（Al-Dajani 2016; de Almeida Ferreira et al. 2017）。然而，如果处理不当，Schneiderian膜穿孔率似乎与术后鼻窦炎和种植体失败的风险增加有关（Nolan et al. 2014）。膜穿孔时，建议从反方向提高上颌窦黏膜，防止穿孔进一步扩大。较小的穿孔（直径<5mm）可通过纤维蛋白胶、缝合或可吸收屏障膜（如胶原膜）覆盖封闭（如图42-33）。在较大穿孔且无法实现稳定封闭的情况下，应考虑终止移植手术。

根据上述系统评价，第二常见的并发症是术后异常出血（14.5%）。而术后感染和亚急性鼻窦炎的发生率很低，分别为1.0%和0.2%（Raghoebar et al. 2019）。鼻窦炎通常在术后3～7天出现，并可能导致移植完全失败。鼻窦炎可能导致继发感染，扩散到眼眶甚至大脑（Pereira et al. 2017）。因此，上颌窦底移植术后感染必须得到迅速有效的治疗。有必要进行二次手术去除所有移植物，并使用高剂量的广谱抗生素控制感染。

其他报告的MSFA长期失败原因包括慢性感

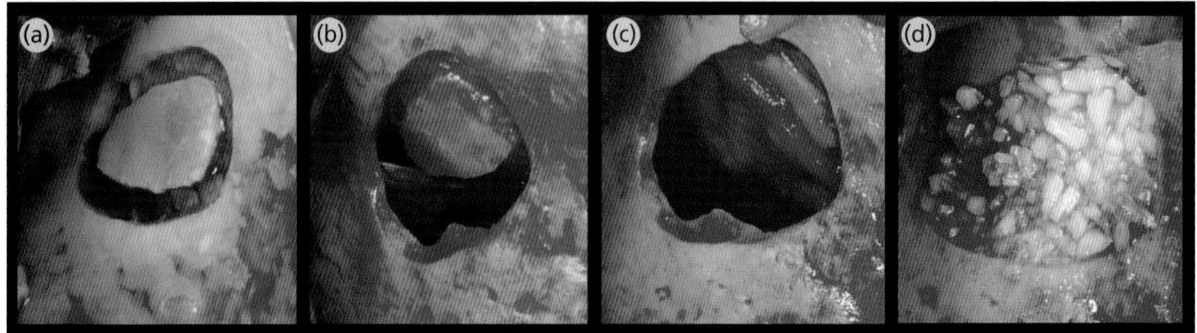

图42-33 （a）使用超声骨刀勾勒侧窗轮廓。（b）提起Schneiderian膜后出现两个穿孔，有些区域膜很薄。（c）修剪可吸收猪胶原膜，并小心地封闭穿孔。（d）封闭穿孔后，将同种异体皮质颗粒材料安全植入，以实现上颌窦底骨增量。

染（>12周）、创口早期开裂引起的移植物暴露和/或感染（图42-34a）、移植物整体的特发性吸收、肉芽肿组织替代骨移植物、侧窗处软组织愈合不全、口腔上颌窦瘘和继发性上颌窦囊肿。MSFA术后罕见的医源性并发症包括邻近牙齿敏感或牙髓坏死（Beck et al. 2018）、种植体移位至窦腔（Galindo-Moreno et al. 2012b）、严重的上颌窦血肿（血窦）（图42-34b）、翻起深层黏骨膜瓣导致眶下神经血管束的损伤，或在回缩过程中瓣受到挤压而造成的钝性创伤。

结果

在评估MSFA的短期和长期成功率时，要考虑多种结果，主要通过临床评估（如创口愈合方式、手术和修复并发症的发生率与类型、种植体的存留率和成功率）、影像学评估（如二维或三维移植物尺寸的变化、种植体周的边缘骨吸收）、组织学/组织形态学评估（如结构特征和不同组织成分的比例、细胞化和血管化程度）、分子水平评估（如目标蛋白的表达水平）以及患者反馈的结果（如术后感觉不适和生活质量）。然而，MSFA本质上是一个种植位点开发的过程。因此，可以认为种植体的存留率和成功率是最重要的结局指标。虽然文献提供了大量的关于采用侧方开窗入路MSFA后种植体存留率的信息，但关于种植体成功率的数据仍然有限。因此，本章将从历史的角度，回顾侧方开窗MSFA术后种植体存留率相关的信息。

1996年骨结合学会的上颌窦共识会议（Sinus Consensus Conference of the Academy of Osseointegration）中，学者们基于来自38名临床医生开展的1007个MSFA手术和植入的2997颗种植体的回顾性数据，分析了10年内种植体的存留率，结果显示这些种植体的存留率为90.0%。大多数种植体已随访至少3年。在筛选出的900份患者记录中，只有100份有足够质量的X线片来分析RBH对种植体存留率的影响。总的来说，研究者们总共分析了100名患者中的145例上颌窦底骨移植术和349颗种植体，经过平均3.2年的随访，349颗种植体中有20颗脱落。脱落的种植体中，有13颗植入在剩余骨高度为4mm的位点，有7颗植入在剩余骨高度为5~8mm的位点；没有植入在RBH>8mm位点的种植体脱落。RBH≤4mm位点种植体脱落率显著高于RBH≥5mm的位点。然而，由于数据差异较大，关于骨移植材料的效果、种植体的特性和种植体的植入时间无法得出结论（Jensen et al. 1998）。

如前所述，种植体植入的时机（即延期或与MSFA同期植入）主要由术前RBH决定。Peleg等进行了一项研究，评估RBH在3~5mm时进行上颌窦底骨增量同期植入种植体的存留率。使用改良Caldwell-Luc技术，用自体骨和DFDBA以1：1混合充填上颌窦底空间，在63例MSFA中植入了160颗种植体，4年后种植体的存留率为100%（Peleg et al. 1999）。在一项随访研究中，731例RBH为1~5mm的患者接受侧方开窗MSFA同期

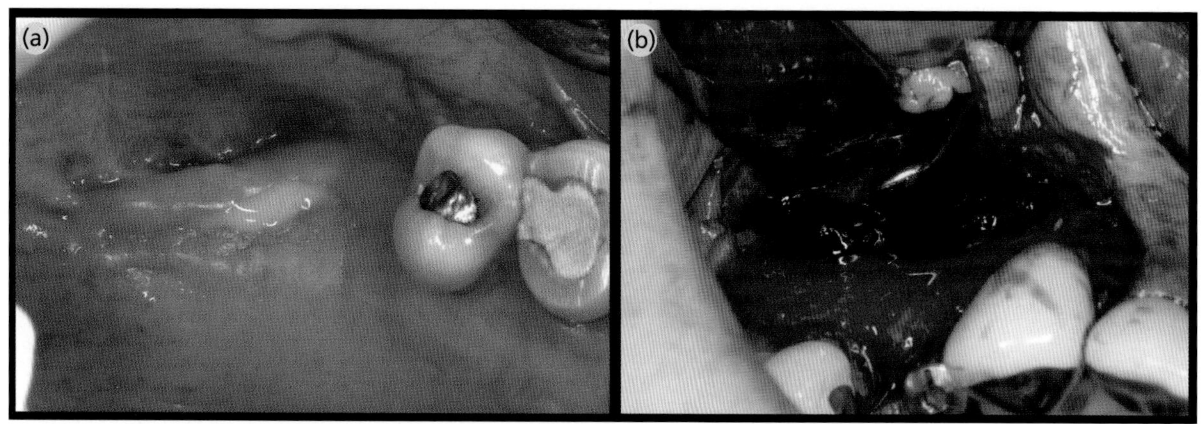

图42-34　（a）创口过早开裂和急性感染。（b）窦性血肿。

植入种植体，共植入2132颗种植体，在功能性负载9年后，种植体的存留率为97.9%（Peleg et al. 2006b）。

2003年，Stephen S. Wallace和Stuart J. Froum发表了一篇关于MSFA位点植入的种植体的存留率的系统评价（Wallace & Froum 2003），纳入了至少包含20例MSFA、种植体负载至少1年的临床研究。共筛选出43项临床研究，包括3项随机对照试验、5项非随机对照试验、12项病例系列研究和23项回顾性分析。其中34项研究报告了侧方开窗入路MSFA的效果，主要发现如下：

- 侧方开窗入路MSFA后植入的种植体存留率差异很大（61.7%~100%），平均为91.8%。
- 与在未接受骨移植的上颌骨植入的种植体相比，接受MSFA的位点植入的种植体存留率更高。
- 在接受MSFA的位点植入的种植体中，粗糙表面（纹理）种植体的存留率高于机械加工表面种植体（分别为91.6%和84.0%）。
- 在上颌窦底植入的颗粒状自体骨的位点植入的种植体存留率高于植入块状自体骨的位点（分别为92.3%和83.3%）。
- 当在侧窗放置屏障膜时，种植体存留率更高（分别为93.6%和88.7%）。
- 使用100%自体骨与移植物中包含部分自体骨相比，种植体的存留率无显著差异。

5年后发表的另一篇系统评价纳入了48项前瞻性和回顾性研究，共包含经侧方开窗入路MSFA后植入的12020颗种植体（Pjetursson et al. 2008）。对纳入研究的数据的Meta分析表明，种植体的年失败率为3.48%，转化为种植体的3年生存率为90.1%（95% CI 86.4%~92.8%）。然而，当在受试者层面分析数据时，每年种植体失败率为6.04%，这意味着16.6%受试者在3年期间至少经历了一次种植体脱落。Meta分析的主要结论之一是，种植体表面显著影响治疗结果。机械加工表面种植体的年失败率为6.86%，而粗糙表面种植体的年失败率为1.20%。粗糙表面种植体的3年存留率为96.4%（95% CI 94.6%~97.7%）。该研究也评估了同期或延期植入种植体对存留率的影响，研究者们分析了24项研究中的5672颗同期植入的种植体和24项研究中3560颗延期植入的种植体。两种方法的年失败率相似：同期植入的种植体失败率为4.07%，延期植入的种植体失败率为3.19%。

近期的一篇系统评价纳入了11项前瞻性研究，共包含383名患者，615例侧方开窗入路MSFA，1517颗种植体，功能负载至少5年，这些种植体的年失败率为0.43%（95% CI 0.37~0.49），5年种植体存留率为97.8%（Raghoebar et al. 2019）。定量分析显示，牙列缺失或牙列缺损、同期或延期植入种植体在存留率方面无显著差异。同样地，骨移植材料的类型不影响存留率，无论是自体骨、骨替代物还是两者组合。根据当前的证据，我们可以得出结论，经侧方开窗入路MSFA是一种可靠的促进种植体支持的义齿修复的方法，并与较高的种植体存留率有关（Jepsen et al. 2019）。

上颌窦底增量：经牙槽嵴入路

目前许多已有的关于侧方开窗MSFA的原则和概念也同样适用于经牙槽嵴入路MSFA。因此，本章的后续内容将针对经牙槽嵴入路MSFA的独有特性展开。

适应证和禁忌证

在上颌后部无牙区RBH＞5mm、上颌窦底较平坦且牙槽嵴宽度足够时，可采用经牙槽嵴MSFA同期植入种植体的方案。在某些情况下，植入短种植体可能是一种可行的替代方案。经牙槽嵴MSFA适用于需要植入单颗或多颗种植体的情况，尽管最常见的是单颗种植体。该技术的一般禁忌证与前述侧方开窗入路的禁忌证相似。此外，有内耳病变和体位性眩晕病史的患者不适合行使用锤击的经牙槽嵴MSFA。对于这些患者，应探索其他治疗方法。关于局部禁忌证，存在粗大的间隔、陡峭的窦底（＞45° 倾斜）以及位点距窦侧壁或内壁的距离较近可能不适合经牙槽嵴MSFA，特别是在术中使用骨凿。上述情况下执行手术有很高的窦膜穿孔风险。

手术技术

如前所述，学者们已对1994年Summers最初描述的技术提出了多种改良方案。基于之前发表的一篇文章（Pjetursson & Lang 2014），以下介绍了一种实施经牙槽嵴MSFA的手术方案：

1. 术前用氯己定（0.12%或0.2%）漱口液漱口1分钟。
2. 口周皮肤消毒（如用碘溶液擦拭，注意避免药物过敏）。
3. 在靠近手术部位的颊、腭侧黏膜上进行局部浸润麻醉。与采用侧方开窗入路MSFA时推荐的方法不同，通常不需要阻滞眶下神经、腭大神经和上牙槽后神经。
4. 可选择翻瓣或不翻瓣方案。对于翻瓣方案，可在牙槽嵴顶做微创切口；如果牙槽嵴顶角化组织较少，也可在偏腭部位做微创切口后翻起黏骨膜瓣（图42-34a）。对于不翻瓣方案，只有在角化黏膜充足的部位可采用，使用直径略大于种植体直径的环形刀（穿孔器）在种植位点的黏膜上做环形切口，然后用小号的骨膜分离器将切口内的黏膜去除。
5. 骨面暴露后，用小球钻或类似的器械在牙槽嵴上标记将要放置种植体的位置（图42-35a）。建议使用基于以修复为导向的手术导板。
6. 在精确标记种植体位置后，用直径逐渐增大的钻预备种植窝，直至比计划种植体小1～1.5mm，根尖方向止于上颌窦底下方约2mm（即计算的RBH减2mm），以避免穿破Schneiderian膜。
7. 通过影像学检查确认到窦底的距离后，将直径与最终的钻相同或稍大的骨凿插入种植窝直至上颌窦底的骨壁（图42-35b）。遇到阻力后，

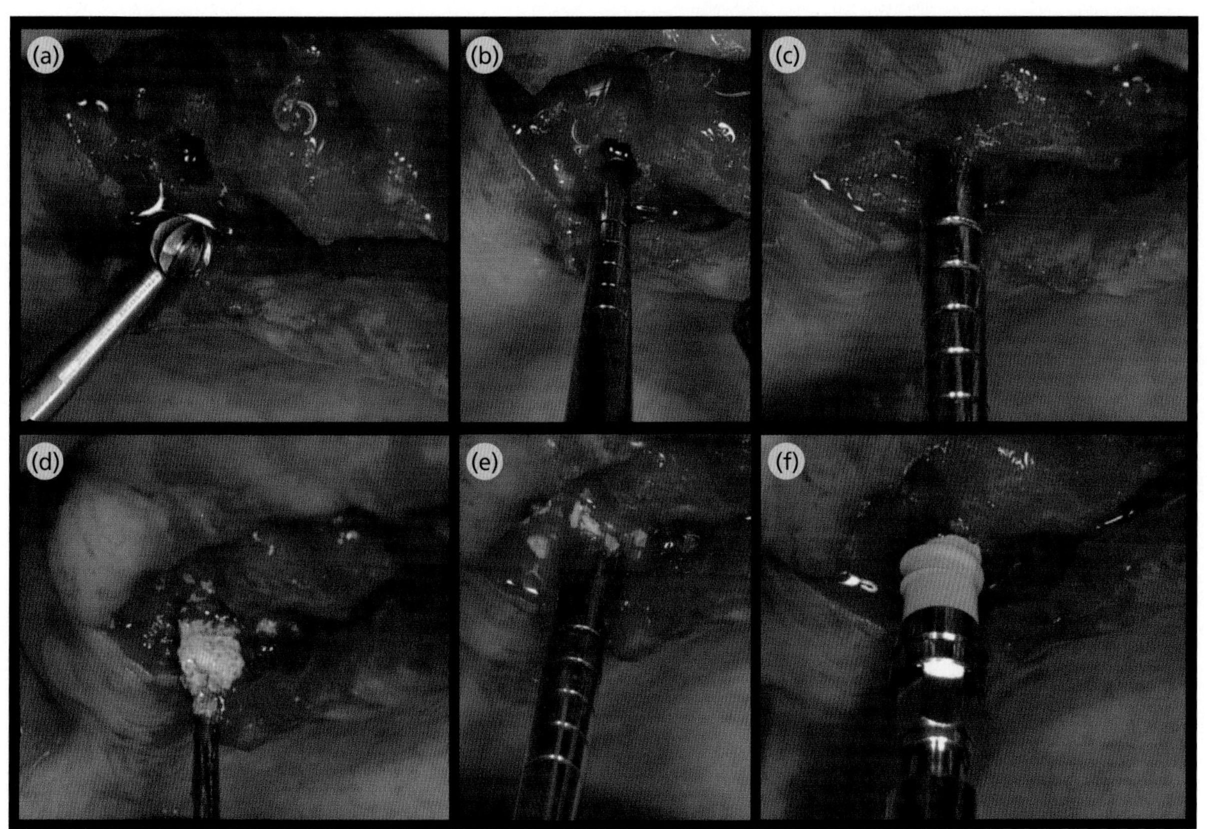

图42-35　经牙槽嵴MSFA手术同期植入种植体的基本步骤。（a）翻起全厚瓣后，用球钻标记骨切开位置，以便插入第一个骨凿。（b）第一支骨凿在轻柔锤击下逐步深入，在窦底制造青枝骨折。（c）插入更大直径的骨凿以扩大种植窝。（d）将牛异种移植颗粒放置到种植窝。（e）用最后的骨凿小心地将骨移植材料推入上颌窦下间隙。（f）移植物放置完毕后，植入种植体。

用锤子在垂直向轻轻敲击，从而在上颌窦底造成“青枝骨折”，并轻轻将Schneiderian膜向根尖方向推进（图42-35c）。可以使用圆锥形尖端的骨凿，以尽量减小制造骨折所需的力（图42-36）。

可以使用超声骨刀替代骨凿来制造窦底的骨折。超声骨刀的主要优势是降低了膜穿孔的风险（Sohn et al. 2009），也可以降低锤击导致的良性阵发性体位性眩晕的风险。然而，使用超声骨刀的潜在缺点之一是延长手术时间，特别是当窦底的皮质骨较厚而致密时。另外，使用球囊装置经牙槽嵴提升Schneiderian膜的一种新兴替代方法（Asmael 2018）。

接下来的步骤取决于是否使用骨移植材料。

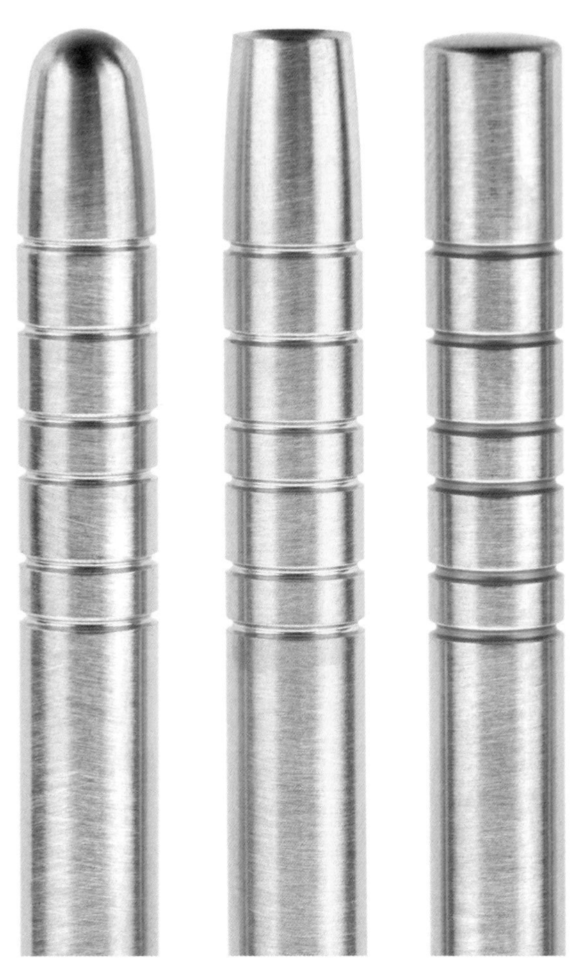

图42-36　不同工作端设计的骨凿。从左到右：圆锥形、凹锥形、平行。

种植体植入不进行骨移植

1. 使用比计划种植体直径窄0.5～1mm的骨凿，通过轻柔的锤击逐步进入窦腔，直至穿透窦底，达到种植体植入所需长度。应特别注意不要使用直径过大的骨凿，以免影响种植体的初期稳定性，也不要过度深入上颌窦腔，以免造成上颌窦黏膜穿孔。因此，最后使用的骨凿的工作端形态和直径必须与拟植入的种植体相适应。如对于直径4.1mm的圆柱形种植体，最后一个骨凿的直径应不超过3.5mm。同样重要的是，最后一个骨凿只进入预备位点一次。如果在骨质较软的位置多次使用最后一个骨凿，那么所预备的种植窝可能有直径增加的风险，从而不利于种植体初期稳定性的实现。相反地，如果最后一个骨凿的直径比种植体的直径小太多，植入种植体需要的扭矩太大，这意味着造成更多的创伤，可能不利于成功的骨结合（Abrahamsson et al. 2004；Wang et al. 2017）。
2. 植入前的最后一步是检查种植窝的预备是否到达预期深度，可使用尖端圆钝且较窄的骨凿或深度计来检测。

种植体植入同期植骨

1. 当使用骨移植材料进行经牙槽嵴MSFA时（图42-35d），骨凿本身不应该进入窦腔。当使用骨凿轻轻地垂直向推入骨移植物时，被截留的液体产生液压作用，能够将折断的上颌窦底壁和Schneiderian膜向上推起（图42-35e）。在置入骨移植材料之前，评估是否发生了Schneiderian膜穿孔是非常重要的。可以通过高倍放大设备直视下检查和/或鼓气法（Valsalva maneuver）进行检查（Farina et al. 2018）。鼓气法是捏住患者鼻子，嘱患者用鼻子吹气，同时观察种植窝是否有气体漏出，如果有气体漏出，则提示上颌窦膜可能穿孔，此时不应向上颌窦底移骨移植材料，应尝试用屏障膜材料（如胶原海绵或膜）封闭穿孔，这可能有一定的技术难度。然而，要注意鼓气法有较高的假阴性率，取决于穿孔的位置和范围。因此，在做出临床决策时，应谨慎考虑这种评估方法的有效性。

2. 正如上文所述，放置种植体前应检查种植位点的预备是否达到预期目标（图42-35f）。

如果手术涉及翻瓣，则需要实现无张力初期闭合。无论是翻瓣还是不翻瓣方案，如果种植体有足够的初期稳定性，就可以按照非埋入式愈合方案安装愈合基台。

移植材料的选择

如前所述，侧方开窗入路是否需要使用骨移植材料来实现充足的骨形成和种植体存留是一个有争议的话题，在经牙槽嵴MSFA中也存在广泛争议。

在最初描述经牙槽嵴入路MSFA的文章中，学者建议在上提Schneiderian膜后将收集的自体骨置入上颌窦下间隙以维持抬高区体积（Tatum 1986）。几年后，Summers引入了BAOSFE技术，该技术对骨移植材料的类型没有限制（Summers 1994）。随后，一项多中心回顾性研究评估了使用不同骨移植材料对BAOSFE手术疗效的影响，研究包含Robert B. Summers在内的9名临床医生，101名患者共植入174颗种植体，单独使用自体骨、同种异体骨、异种骨或不同材料混合，学者得出的结论是，移植材料的类型不会影响种植体在长达66个月内的存留率（Rosen et al. 1999）。

在另一项回顾性研究中，学者通过影像学方法评估了种植体植入后上颌窦底的改建情况。该研究采用改良的经牙槽嵴MSFA，即不使用骨移植材料（Schmidlin et al. 2008）。该研究共纳入24名患者，平均随访约18个月后种植体存留率为100%。将不同时间点的X线片中种植体根尖周的骨充填情况与术前进行比较，报道的增加的平均骨高度在近中为2.2mm、远中为2.5mm。之后的一项前瞻性临床研究报告了采用不进行骨移植方案的经牙槽嵴MSFA。植入的25颗10mm种植体平均伸入窦腔的长度为4.9mm，经过5年的随访，种植体深入窦腔的长度减少到1.5mm。因此，学者报道种植体穿入上颌窦部分平均3.4mm被新骨包绕，相当于种植体植入后实现了约70%的骨增量（Nedir et al. 2010）。尽管这些研究提供了经牙槽嵴MSFA后在没有骨移植材料的情况下新骨形成的X线证据，但由于样本相对较少、随访时间较短，且X线测量缺乏标准化，因此必须谨慎解读。

另一项研究使用影像学方法，评估了通过经牙槽嵴MSFA并植入混合骨移植材料（即牛颗粒状骨移植物和自体骨的混合物）的种植体周骨重建方式。共19名患者被植入25颗种植体，在术前、术后3个月和术后12个月进行影像学检查。术后即刻种植体根尖近中的平均骨高度为1.52mm，3个月时降低至1.24mm，12个月后降低至0.29mm。上述结果表明，上颌窦底下方的移植区域经历了收缩和重塑，在提升后的上颌窦底最终形成新的皮质骨板（Bragger et al. 2004）。

一项前瞻性对比研究中，采用经牙槽嵴MSFA技术植入了252颗种植体（Pjetursson et al. 2009a），其中88颗种植体采用牛颗粒状骨移植物作为唯一的骨移植材料，而其余164颗种植体在没有移植材料的情况下植入。1年后通过根尖片测量平均骨增量，在接受骨移植材料的位点增量为（4.1 ± 2.4）mm，而未接受骨移植材料的位点增量为（1.7 ± 2.0）mm。

最近的一篇系统评价旨在分析经牙槽嵴MSFA是否植骨对种植体存留率的影响（Shi et al. 2016），共34项研究符合纳入标准，这些研究报告了1977名患者的3119颗种植体的预后。大多数种植体失败（84/102）发生在开始功能负载的12个月内。未植入骨移植材料位点的种植体累积存留率更高（97.30% vs 95.89%；P=0.05），虽然该差异具有统计学意义，但是否也具有临床意义尚存疑问，特别是考虑到纳入研究的随访时间都相对较短。

术后护理

经牙槽嵴MSFA同期植入种植体后的术后护理标准与标准种植体植入后相似。此外，如前所述，应指导患者避免术区的机械干扰，特别是非埋入愈合的种植体。在缝线之前，可每天使用2次抗菌漱口液（如0.12或0.2%氯己定）。与经侧方开窗入路MSFA一样，在第1周内可能发生轻微鼻出血，提前告知患者是很重要的。如果患者打喷嚏，不要阻塞鼻孔，以便气压能充分释放，防止影响创口的早期稳定性。虽然尚无研究比较经牙槽嵴MSFA术后是否服用抗生素对疗效的影响，但一些学者推荐服用10天抗生素作为预防性治疗（Wang et al. 2019）。

并发症

与侧方开窗入路一样，经牙槽嵴MSFA最常见的术中并发症是Schneiderian膜穿孔。由于这个技术中使用骨凿和置入骨移植材料的过程没有很好的可见性，术中无意导致窦膜穿孔的风险较高。一项评估经牙槽嵴MSFA术后植入种植体的疗效的系统评价显示，在8项研究共1621颗种植体中，Schneiderian膜穿孔的发生率为0~21.4%，平均发生率为3.8%（Tan et al. 2008）。小的穿孔（直径<1mm）可以通过纤维蛋白胶或胶原海绵来封闭。如果在置入颗粒状骨移植材料之前发现有较大的穿孔，除终止手术以外，临床医生可以选择：（1）换用不同性状的骨移植材料（如骨胶原）；（2）改用不移骨移植材料的方案（不植骨方法）；（3）植入较短的种植体。

经牙槽嵴MSFA术后感染比较少见，发生率范围为0~2.5%，平均发生率为0.8%（Tan et al. 2008）。其他可能的并发症包括术后异常出血、鼻出血、鼻塞、血肿、良性阵发性位置性眩晕。眩晕发作通常与强烈的锤击有关，如果不能正确识别和处理，可能会给患者带来巨大的压力（Vernamonte et al. 2011）。

结果

如前所述，侧方开窗入路MSFA也可以通过多种结果指标（如临床、影像学、组织学/组织形态测量学、分子水平和患者反馈的指标）来评估经牙槽嵴MSFA的效果。然而，作为一种主要用于开发种植位点的手术，经牙槽嵴MSFA术后最重要、报道最多的结果指标是种植体的存留率（图42-37）。

在上文提到的由Paul S. Rosen等进行的评估BAOSFE技术的多中心回顾性研究中，如果术前RBH不低于5mm，在长达66个月的随访中，种植体存留率为96%；但如果RBH≤4mm，其存留率下降至85.7%（Rosen et al. 1999）。在一项前瞻性研究中也报告了类似的结果，为了研究经牙槽嵴MSFA技术的局限性（Pjetursson et al. 2009b），其中20%的种植体植入在RBH<5mm的位点，结果显示，术前RBH≤4mm的种植体的存留率为91.3%，术前RBH在4~5mm的种植体的存留率为90%，这与RBH为>5mm位点植入的种植体的100%的存留率形成了鲜明对比。此外，6mm种植体的存留率仅为48%。这清楚地表明，当在术前RBH≥5mm的位置植入长度≥8mm的种植体时，经牙槽嵴MSFA技术是最可预测的。这也得到了其他研究结果的支持，正如Del Fabbro等（2012）在他们的系统评价中所讨论的。

另一篇系统评价主要旨在分析经牙槽嵴MSFA联合植入种植体存留率，包括共19项研究报告的4338颗种植体（Tan et al. 2008）。从这些研究中提取的数据的Meta分析显示，估算的年失败率为2.48%，转化为3年存留率等于92.8%（95% CI 87.4%~96.0%）。此外，受试者水平的分析显示年失败率为3.71%，可以认为在3年中有10.5%的患者至少有一颗种植体脱落。

近年来，以患者为中心的结果评估（Patient-centered outcome measure, PROM）已成为临床研究的重要组成部分。前文提到的前瞻性比较研究（Pjetursson et al. 2009b）是MSFA研究领域

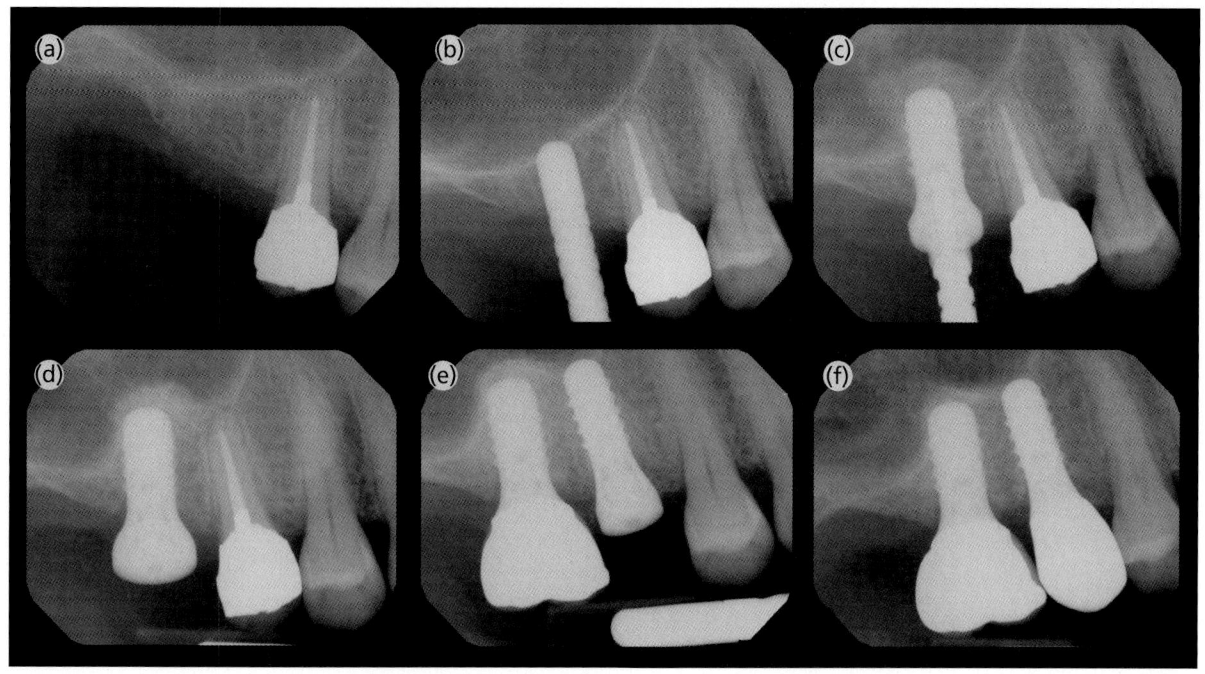

图42-37　经牙槽嵴MSFA同期植入种植体修复16的影像学结果。（a）术前根尖片。（b）使用最后的骨凿在上颌窦底造成“青枝骨折”后X线片，作为对照X线片。（c）用牛颗粒状骨移植物充填窦底并植入种植体后的X线片。（d）种植体植入4个月后的X线片。（e）植入第一颗种植体4年后，患者15因牙根纵裂拔除，植入1颗种植体以修复15。（f）16种植修复6年后的X线片。注意骨移植区域骨量和质的改善，以及2颗种植体周稳定的边缘骨水平。

中评估PROM的最早研究之一，该研究纳入的163名患者中，23%患者认为手术经历不愉快。当被问及其他术后并发症时，5%患者觉得他们的头在手术过程中体位向后倾斜得太厉害，5%患者在术后感到眩晕、恶心和感觉迷失方向。尽管如此，90%患者表示，如果有必要，他们愿意再次接受这种治疗。

结论

对于无牙颌或牙列缺损的患者，有多种治疗方案可供选择。上颌窦底骨增量（MSFA）是一种种植位点开发策略，允许在剩余骨高度（RBH）有限的后牙区同期或延期植入标准长度的种植体。既往文献中已描述了多种不同方式的MSFA。最常见的手术方式是经牙槽嵴或侧方开窗入路的MSFA。每种方式都有不同的适应证，主要取决于术前RBH量、水平向牙槽嵴宽度和实现种植体初期稳定性的可能性，但无论使用何种骨移植材料，这两种方式通常都能获得较高的种植体长期存留率（Jepsen et al. 2019）。MSFA除了作为一种有效的种植位点开发策略，它还是研究颅面缺损的治疗中与移植物种类、再生策略有关的动态愈合过程的良好模型（Avila-Ortiz & Galindo-Moreno 2014）。

第16部分：咬合和修复治疗

Occlusal and Prosthetic Therapy

第43章

牙支持式固定义齿修复

Tooth-Supported Fixed Dental Prostheses

Jan Lindhe[1], Niklaus P. Lang[2], Sture Nyman[1*]

[1] Department of Periodontology, Institute of Odontology, The Sahlgrenska Academy at University of Gothenburg, Gothenburg, Sweden

[2] Department of Periodontology, School of Dental Medicine, University of Bern, Bern, Switzerland

殆创伤的临床表现

楔形骨缺损（角形骨吸收）

牙槽骨角形缺损和牙齿动度增加一度被认为是殆创伤的重要表现（Glickman 1965, 1967）。然而，这种说法的真实性已经被质疑了（见第13章）。实际上，在有殆创伤的牙位和咬合功能正常的牙位，都可能发生楔形骨缺损（Waerhaug 1979）。因此，楔形骨缺损本身并不是殆创伤特有的临床表现。

牙齿动度增加

临床上通过检查牙冠的可移动幅度的变化来确定牙齿动度是否增加。在伴殆创伤的牙位，确实可以同时观察到牙齿动度增加。但是牙齿动度增加也可能是由菌斑相关牙周病引起的牙槽骨高度下降（无论是否伴角形缺损）的结果（见第13章）。殆干扰引起的牙齿动度增加可能进一步表明，牙周结构已经适应了功能需求的改变。作为应对前一阶段，即殆创伤相关进行性牙松动（见第13章）的适应性结局，患牙仅表现为牙周膜间隙增宽，而牙周膜组织成分相对正常。

进行性牙齿动度增加

在第13章中总结道：只有观察到进行性牙齿动度增加时，才能诊断为殆创伤。只有连续数日或数周内持续检查到进行性增加的牙齿动度时，才能确诊为进行性牙齿动度增加。

牙齿动度的临床评估（生理性及病理性）

采用传统测量方法检查牙齿动度时，即使是被正常牙周组织包绕的健康牙，当牙冠受到了一定程度的外力，牙齿也会在牙槽窝内出现倾斜，直到牙根和牙槽嵴边缘（或根尖区牙槽骨）的骨组织接触（即建立了更紧密的联系）。在这种情况下，倾斜移动的大小，通常是以牙冠的倾斜作为参考来评估，被称为“生理性”牙松动。“生理性”这一术语暗示着也会出现“病理性”牙松动。那什么是“病理性”牙松动呢？

1. 如果在牙周膜间隙增宽的牙齿上施加一个相似大小的力，牙冠在水平向上的移位就会加大；此时的临床检查结果则显示该牙齿动度增加。这种牙齿动度增加是否应该被认为是“病理性”的呢？

2. 当牙齿的牙槽骨高度降低，但剩余牙周膜宽度仍正常时，施力后牙冠也会倾斜移位，即表示牙齿动度增加。在出现广泛的此类型骨缺损的位点，牙松动（即牙冠倾斜）的程度也更加明显。这种牙齿动度增加是否属于“病理性”的呢？

如图43-1b所示，该牙周围牙槽骨高度降低，但剩余牙周膜宽度仍然正常。在这种情况下，如果对牙冠施加一个水平向作用力所引起的牙冠倾斜程度，会大于在牙槽骨高度和牙周膜宽度正常的牙齿冠部施加一个相似的作用力所产生的作用效果（图43-4a）。据此，笔者认为如图43-1b中检查到的所谓牙齿动度增加，事实上是“生理性”的。如果不是以牙冠为参照评估这两颗牙齿的移位，而是以牙槽骨嵴水平上牙根上的某一参照点来评估，很容易就能证明以上陈述的正确性。如果分别对如图43-1所示两颗牙齿的根面某一点（参照点如图中*所示）施加一个水平向作用力，则两牙发生的移位距离是相似的。明显地，从生物学的角度来看，相比牙冠移动的距离大小，在剩余牙周膜范围内牙根的移位距离是更重要的牙齿动度评价指标。

在菌斑相关牙周病中，骨吸收是一个显著特征。另一个所谓的牙周炎典型表现就是“牙齿动度增加”。然而，根据以上的讨论，我们应该意识到，在很多情况，甚至伴发“水平向”骨吸收时，临床检查到的牙冠移位（牙齿动度）增加也应该被视作“生理性”的；在剩余的、“正常”牙周膜间隙内出现的牙根移位也是正常的。

3. 当在伴牙槽骨楔形骨缺损和/或牙周膜间隙增宽的患牙上牙齿上施加“水平向”作用力时，也会查及牙冠移位（牙齿动度）的增加。如果这种牙齿动度在持续的随访期间没有进行性增加，则认为该患牙的牙周膜组织结构相对正常，仅表现为牙周膜相对增宽。因为这种牙齿移位是现有牙槽骨高度和牙周膜宽度应对外力的功能性适应结果，所以这种牙齿动度应该被认为是“生理性”的。

4. 只有当患牙伴发进行性骨吸收的特征时（见第13章），即意味着牙周膜内存在炎性改变，在这种情况下伴随殆创伤出现的、进行性牙齿动度增加，才应该会被认为是“病理性”的牙齿松动。

牙齿松动的治疗

接下来描述的许多情景都需要治疗，旨在减轻牙齿动度。

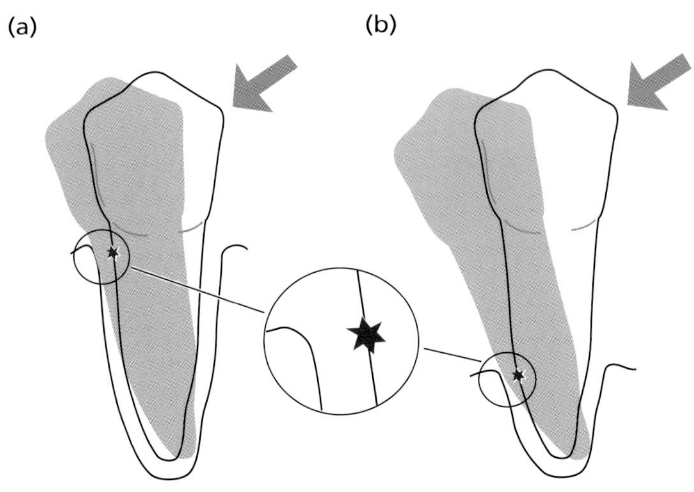

图43-1 （a）牙槽骨高度和牙周膜间隙宽度均正常牙齿，“生理性”牙齿动度。（b）牙槽骨高度降低患牙的牙齿动度。两种情况下（a，b）根面参照点（*）的水平移位距离相同。

情景1

当牙槽骨高度正常时，患牙因牙周膜间隙增宽出现松动

如果某颗牙齿（如上颌前磨牙）有不良充填物或不良修复体，就会出现殆干扰，周围的牙周组织同时会出现炎症反应，也就是殆创伤（图43-2）。如果设计的修复体让牙冠在咬合时承受了过多颊侧方向的作用力，颊侧牙槽嵴边缘和舌侧根尖周的压力区就会出现骨吸收，也会导致相应区域牙周膜间隙增宽。该牙齿的可移动性就会增加，或者从"受创伤"的咬合位置避开。因此，当牙周支持组织正常或仅表现为牙龈炎时，患牙所受的创伤力没有导致牙周袋的形成或结缔组织的附着丧失，此时的牙齿动度增加应被认为是牙周组织对功能需求改变的生理性适应。对此类牙齿的殆面形态进行适当修整，将会使其与对颌牙齿间的咬合关系恢复正常，从而消除过度殆力。调殆后，原本骨吸收的位置会出现相应的骨再生，牙周膜宽度正常化，同时牙齿动度恢复正常，即稳固（图43-2）。换句话说，殆创伤引起的牙槽骨吸收是一个可逆过程，它可以通过消除殆干扰来治疗。

继发于殆创伤骨吸收后的骨再生能力已经在大量的动物实验中得到证明（Waerhaug & Randers-Hansen 1966; Polson et al. 1976a; Karring et al. 1982; Nyman et al. 1982）。以上实验设计涵盖了牙槽窝内和牙槽嵴顶的诱导性的骨吸收模型。当去除创伤力后，骨组织不仅会在牙槽窝内壁沉积从而使牙周膜宽度恢复正常；也会在牙槽嵴顶处沉积从而使牙槽骨高度恢复正常（图43-3）（Polson et al. 1976a）。然而，当软组织存在未治疗的菌斑相关病损时，就不一定会出现广泛的骨再生（图43-4）（Polson et al. 1976b）。

情景2

当牙槽骨高度已经降低时，患牙因牙周膜间隙增宽出现松动

在中重度牙周病患牙，完善的牙周治疗虽然无法恢复牙槽骨的正常高度，但可以维持牙龈健

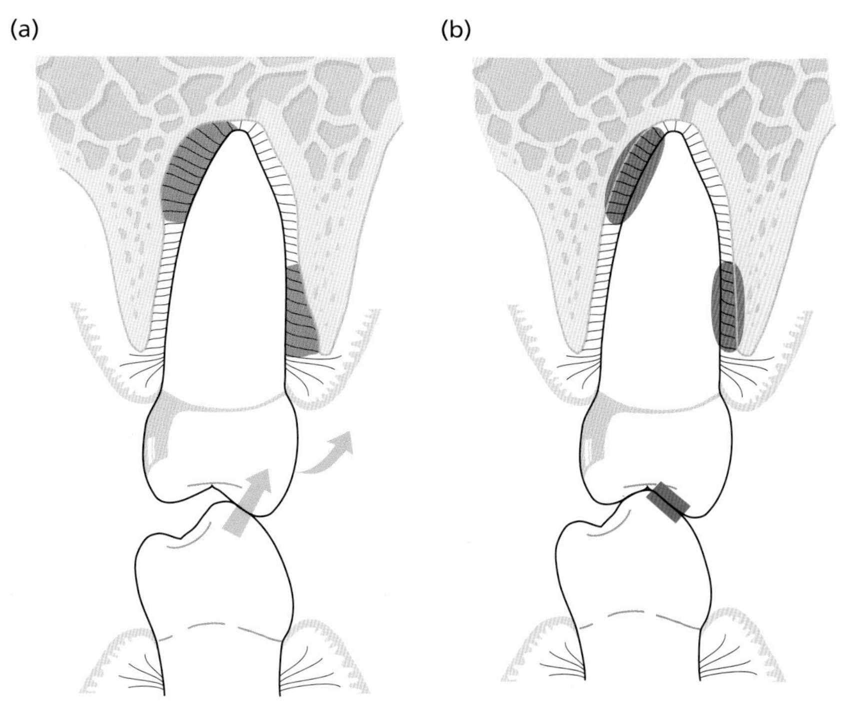

图43-2　（a）一对上下颌前磨牙咬合时的接触关系。上颌前磨牙进行修复治疗时殆面设计不当。咬合时产生的水平向作用力（箭头所示）会引起上颌牙齿的牙周组织"褐色"区域产生过度的应力集中。这些区域出现了牙槽骨的吸收、牙周膜间隙增宽和牙齿动度增加。（b）调殆后水平向作用力减弱，因此牙槽骨再生（"红色区域"），牙齿恢复正常动度。

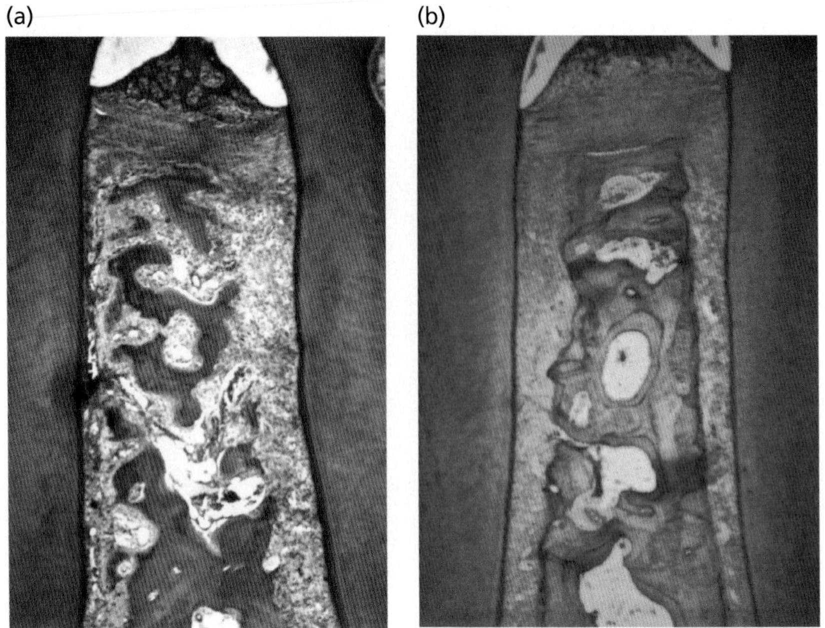

图43-3　显微图像显示了猴子模型的两颗下颌前磨牙的牙间区域。（a）这两颗前磨牙承受了水平向晃动力。可见该区域牙槽骨量减少，牙槽嵴位置降低。（b）去除水平晃动力10周后，该区域出现明显的骨再生。与图a相比，牙间骨高度增加，牙周膜宽度恢复正常。结合上皮根方止于釉牙骨质界。（来源：Polson et al. 1976a。经John Wiley & Sons许可转载）

康。而对牙周支持组织高度降低的患牙施加过大的水平向作用力（创伤性殆力），承压区的牙周膜内则会继发炎症反应，并伴发牙槽骨吸收。上述病理改变与具有正常高度支持组织的牙齿受到相同作用力后的组织学改变是一致的，即牙槽骨吸收、压力区/张力区的牙周膜宽度增加，同时

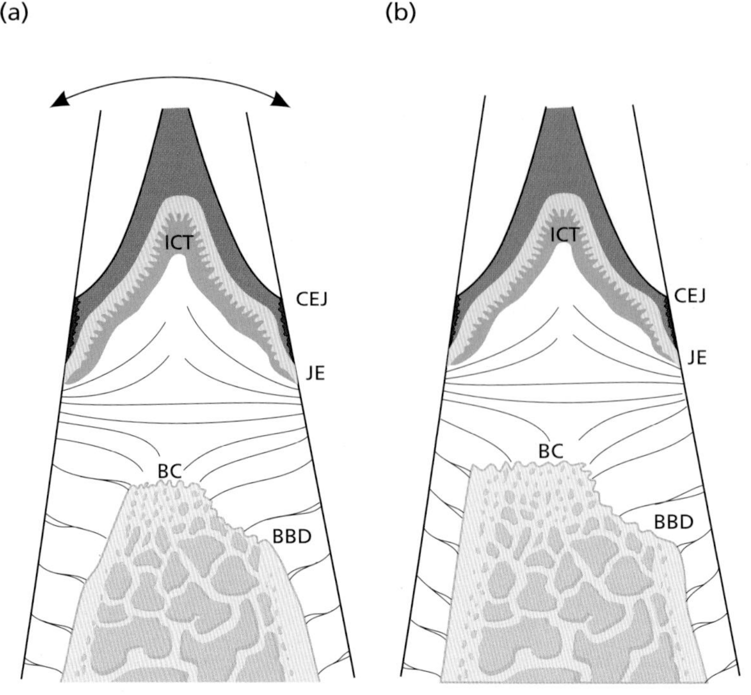

图43-4　（a）当存在龈缘炎时，施加水平向晃动力引起牙槽骨丧失。（b）而去除水平向晃动力，没有观察到骨再生。ICT，炎症浸润的结缔组织；CEJ，釉牙骨质界；JE，结合上皮根方；BC，牙槽骨嵴顶；BBD，牙槽骨楔形骨缺损的底部。（来源：Polson et al. 1976b。经John Wiley & Sons许可转载）

牙齿动度增加（图43–5a）。如果通过调𬌗减少或者消除了过度𬌗力，先前因“𬌗创伤”而发生骨吸收的位点将会出现骨再生过程（但仅针对𬌗创伤所导致的骨吸收区域）（图43–5b）；牙周膜宽度将和牙齿动度也随之恢复到“创伤前”状态。

结论（情景1和情景2）：当牙齿动度增加是由牙周膜间隙增宽引起时，调𬌗是一种有效的治疗手段。

情景3

当牙周膜间隙宽度正常时，患牙因牙槽骨高度降低出现松动

当牙周膜宽度正常时，患牙因牙槽骨高度降低出现牙齿松动则不能通过调𬌗来减轻或消除。因为在牙周膜宽度正常的牙槽窝内壁，骨质无法进一步沉积。在此类牙齿松动情况下，如果患者的咀嚼功能和舒适度尚未受到影响，就无须处理。反之，如果患者感觉被牙齿松动困扰，则需要通过夹板固定，也就是把松动的单颗牙齿/多颗牙齿与其他健康牙结扎在一起，从而使之相对稳固。

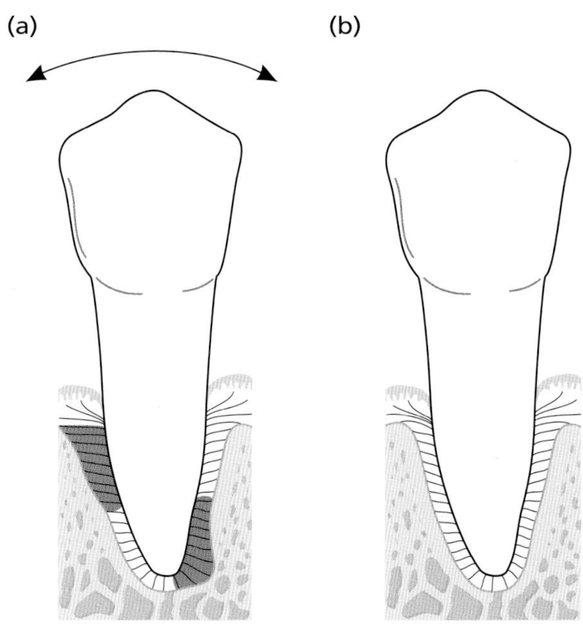

图43–5　（a）如果对牙周支持组织减少的患牙施加过度的水平向作用力，会导致牙周膜间隙增宽（图中“褐色区域”）和牙齿动度增加（如图中箭头所示）。（b）当患牙所受的水平作用力减少或去除后，上述骨吸收区会发生骨再生过程，牙齿恢复原有动度。

夹板是“使松动牙稳固的装置”，它可以是树脂充填、固定桥以及可摘局部义齿等多种形式。

案例：病例A，64岁男性

可以通过初诊X线片了解该患者的牙周状况（图43–6）。其牙周炎程度较重，上颌牙齿的牙周支持组织已吸收至根尖1/3或更多。以下是关于该病例上颌牙列的治疗方案讨论。

首先，第一前磨牙（14和24）由于重度牙周炎以及伴发Ⅲ度根分叉病变，计划被拔除。基于同样原因，也计划拔除17和27。而16和26的牙周支持组织也重度丧失，并波及根分叉区。暂且能明确需要进行牙周治疗及辅助治疗的位点包括：第二前磨牙15、25以及前牙区13～23。为了恢复咀嚼功能和美观，也必须要对14和24缺损进行修复。在修复设计中面临以下两种备选方案，第一种方案是在上颌两侧分别进行以13、15以及23、25作为基牙的两个独立的固定桥修复；第二种方案主要考虑到剩余的前牙（12、11、21和22）松动度增加，故可采用跨牙弓设计的固定桥（范围从15、25）以期获得夹板效应（图43–6）。究竟选择哪一种方案更适合患者的实际情况是主诊医生首要考虑的问题。如果采用第一种方案，即14和24分别由两个独立的固定桥修复，由于每颗基牙都存在颊舌向松动（Ⅱ度松动），而直线形（近远中向）的单侧固定桥在无法对抗基牙的颊舌向松动，因此这两个三单位桥都会出现整体的与基牙同样程度的动度，无法发挥稳定基牙的作用（图43–6）。

从该患者的影像学检查结果可知，其上颌牙齿动度增加主要与牙槽骨高度降低而不是牙周膜间隙增宽有关。据此，笔者认为该患者上颌牙齿松动是“正常的”或“生理性的”。正因如此，目前此病例中的松动牙尚不需要进行其他治疗，除非日后其松动程度影响了咀嚼功能或导致前牙进一步扇形移位。该患者也确实没有觉得上颌牙齿松动对其咀嚼功能有不良影响。综合以上考虑，在本病例中不需要刻意为了减少前牙与基牙

(a)

牙周检查表

牙位	探诊深度				根分叉病变	牙齿动度
	M	B	D	L		
~~18~~						
17	6	6	8	8	b2、m2、d1	
16	6	6	8	8	m1、d2	2
15	8	8	6	7		2
14	7	7	7	4	3	2
13	8	4	8	4		2
12	8	4	8	4		2
11	6	4	7	4		1
21	6	4	6	4		1
22	6	5	7			2
23	6		6	4		2
24	7		8		3	2
25	6	8	8	4		2
26	8		6		b2、m2、d2	
27	6	6	10	8	b2、d2	1
~~28~~						
~~48~~						
~~47~~						
46	8	6	6	7	b1、l2	
45	6		7	4		1
44	6		6	4		
43	7	7	6	4		
42	4		4	4		1
41	6	4				1
31	6					1
32	4		6	4		1
33	6		6	6		2
34	4		7	4		
35	7		4	6		2
~~36~~						
37	8	5	6	4	b2、l2	3
~~38~~						

(b)

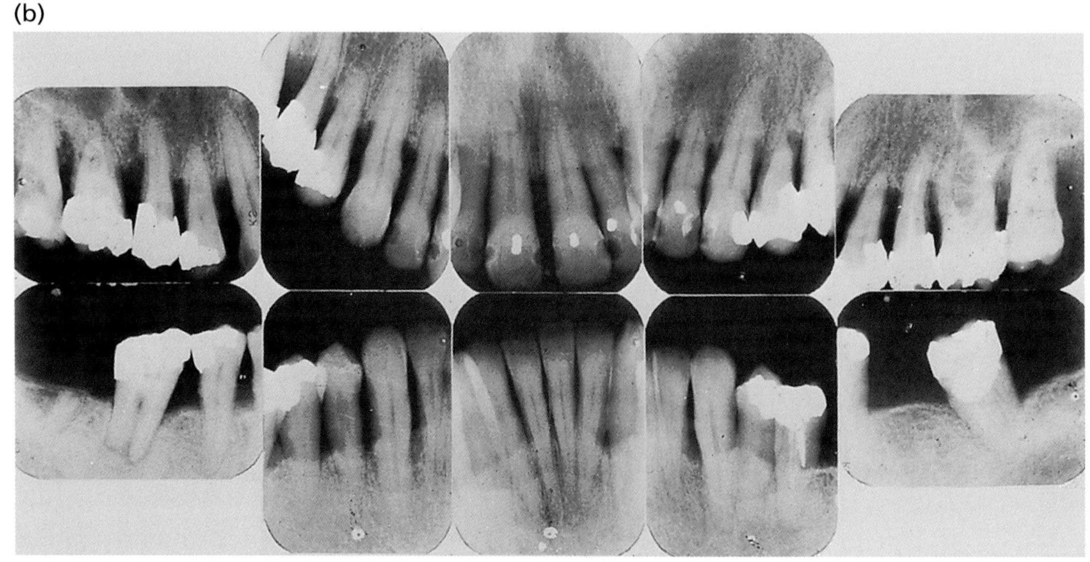

图43-6 病例A，64岁男性。（a）治疗前牙周检查表。（b）治疗前X线片。

的动度而专门制作跨牙弓的固定桥来固定松动患牙。

医生针对该患者的菌斑相关性牙周病进行了完善的基础治疗，之后为其制作了两个独立的临时固定桥（15、14和13；23、24、25和26腭根）。在为期6个月的暂时性丙烯酸固定桥修复治疗期间内，医生详细记录并监测患者的咬合情况、桥体的松动度以及前牙的位置。暂时性修复治疗6个月后，侧切牙和中切牙的位置都没有改变，两个临时固定桥整体的松动度也没有增加。在此基础上，对该病例进行了永久固定桥修复。

图43-7为修复治疗10年后的X线片。在维护治疗期间，松动的前牙没有发生移位，动度也没有增加；两个固定桥也保持了原有动度。影像学检查结果显示，牙周支持组织在10年随访期内没有进一步丧失；前牙没有进一步的扇形移位；此外，包括固定桥基牙在内的每颗牙齿都没有检查到牙周膜间隙增宽。

结论：如果现有的牙齿（或桥体）松动是由于牙槽骨高度降低导致的，那么在咬合稳定（即没有发生进一步的个别牙移位或者牙齿动度增加）且不影响患者的咀嚼功能和舒适度的前提下，无须通过夹板治疗对松动牙进行固定处理。也就是说，只有在牙齿动度增加明显以至于影响了患者的咀嚼功能，并且/或者引起了不适，才需要使用夹板对个别或连续数颗松动牙进行固定。

情景4

患牙的牙周膜破坏，牙周膜间隙逐渐增宽，导致单颗（多颗）牙齿动度进行性增加

在重度牙周炎病例中，当牙周组织破坏达到一定程度时，则不可避免地要拔除一颗或多颗重度松动患牙。在这样的牙列中，尽管可以对余留牙进行牙周治疗，但治疗后松动未必能够缓解，甚至出现牙齿动度进行性增加的征象。在这种情况下，当牙列行使咀嚼功能时，分布到每颗余留牙上的咬合力则进一步增加，并导致牙周膜组织结构破坏，显著增加失牙风险。

在此类病例中，只有通过夹板固定的方式才有可能最大限度保存松动患牙。进行固定夹板修复有两个目的：（1）加固松动的余留牙；（2）修复缺失牙。

案例：病例B，26岁男性

如图43-8所示为该患者治疗前的X线片。在其牙周治疗结束后，对上下颌固定夹板的基牙进行了牙体预备，拍摄的X线片如图43-9所示。如术前片所示，除了13、12和33，其余牙的骨缺损程度都达到或超过了75%，且大多数位点伴牙周膜间隙增宽。上下颌夹板的4个远端基牙都是进行了分根术保留的牙根：17腭根、26近中颊根以及36和47的近中根。请注意24也进行了分根术，保留的腭根周围仅有很少量的牙周支持组织。

在固定夹板就位之前，除了13、12和33之外的其他余留牙均有不同程度松动（Ⅰ～Ⅲ度之间）。根据如图43-9所示的X线片我们可以推测，如果不进行夹板固定治疗，那么即使在正常

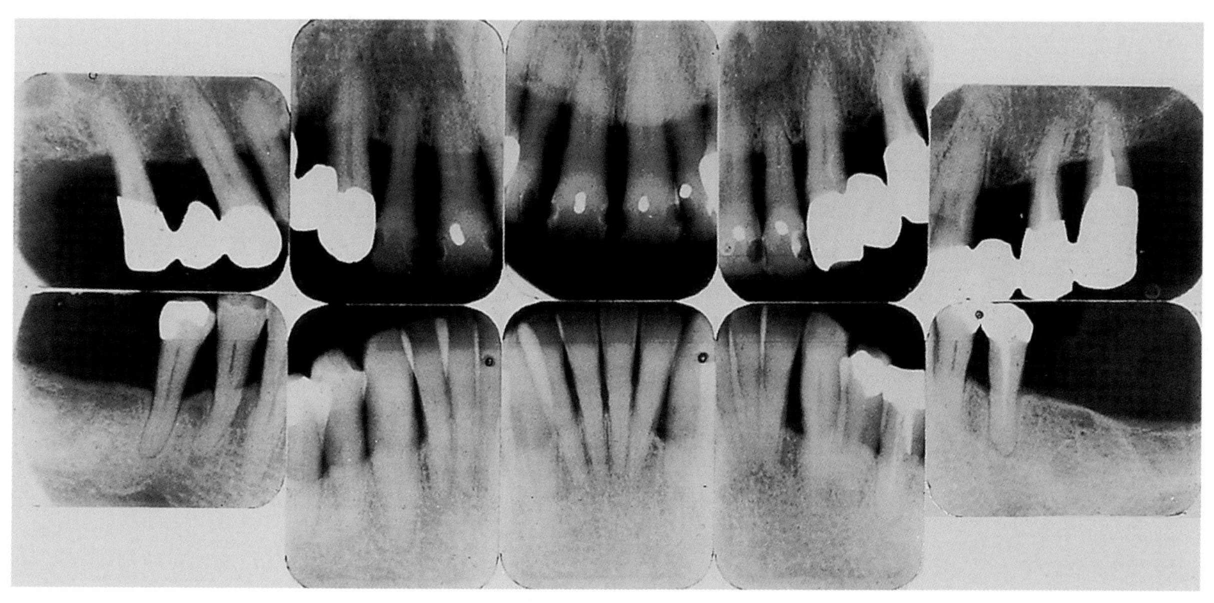

图43-7　病例A。经过牙周基础治疗并进行了双侧上颌独立固定桥修复10年后的X线片。

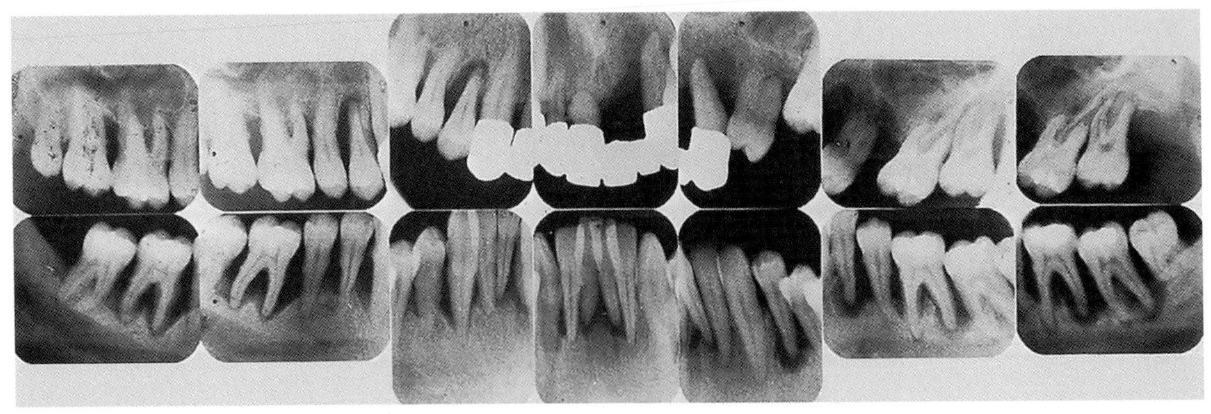

图43-8 病例B，26岁男性。X线片显示了治疗前的牙周状况。

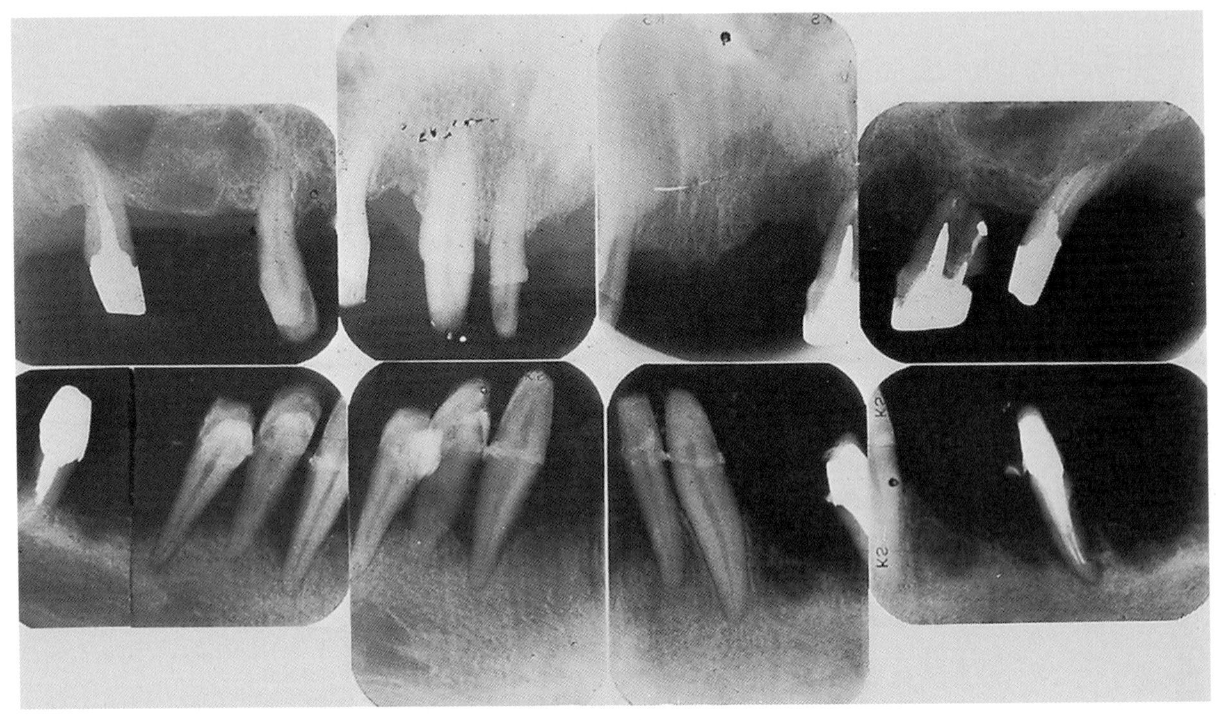

图43-9 病例B。经过牙周治疗，并对上下颌固定夹板的基牙进行牙体预备后拍摄的X线片。

的咀嚼力负荷下，如24、26、47、45、44、43和36这些牙周支持组织量不足的余留牙，都将面临极大的失牙风险。

尽管个别牙齿的松动度明显，但夹板在完全就位后，整体稳定。在长达12年的维护期内，上下颌的夹板对这些松动患牙发挥了持续有效的固定作用。治疗9年后随访的口内情况和10年后X线片检查结果分别如图43-10和图43-11所示。从X线片中可见（与图43-9比较），在维护期内没有发生进一步的牙槽骨丧失或者牙周膜间隙增宽。

结论：当牙周支持组织丧失明显以致牙齿动度进行性增加，也就是单颗或一组牙齿在行使功能时受到撬动力，可以采用夹板疗法。

情景5

尽管使用了夹板，桥体仍然存在一定动度

在重度牙周炎患者的牙列中，不同牙位或不同牙面的牙周组织破坏程度有差异。完善的菌斑相关牙周病治疗内容不仅包括对余留牙的序列治疗，也包括拔除一颗或多颗治疗无望患牙。当余留牙的牙周支持组织量严重丧失时，则表现为牙齿松动或进行性动度增加。当这些松动的余留牙

(a)

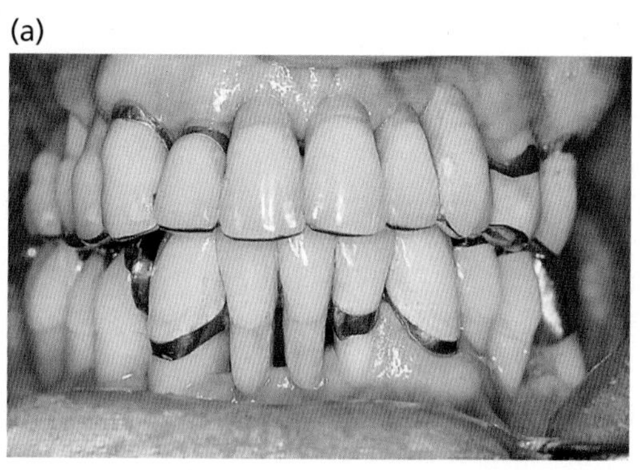

(b)

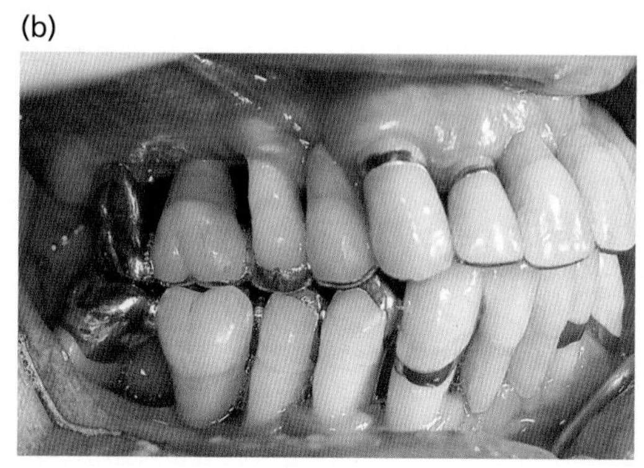

(c)

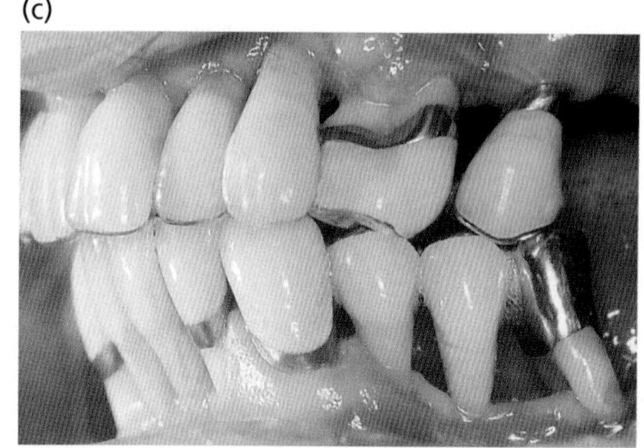

图43-10　（a~c）病例B。治疗后9年的口内照。

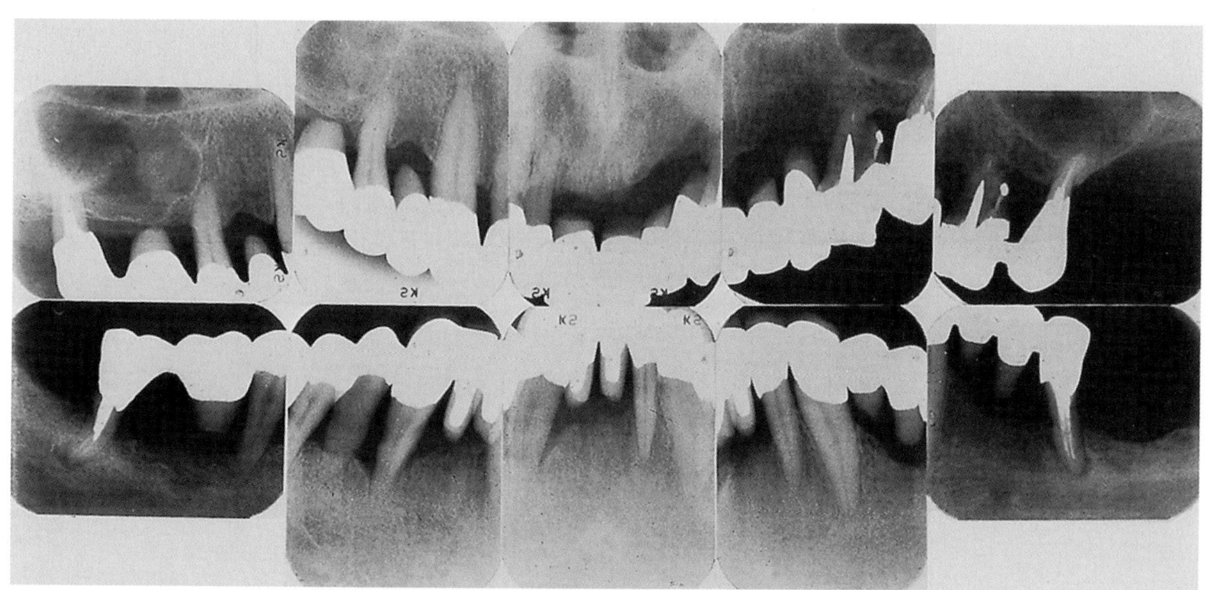

图43-11　病例B。治疗后10年的X线片。

广泛分布在牙列中时，即使通过跨牙弓固定桥也很难或不可能获得理想的夹板固定效应。在这种情况下，整个桥体/夹板就可能出现前倾和/或侧向松动。

如前所述（情景3），如果个别牙或单侧设计的固定桥存在“可控的”松动，只要不影响患者的咀嚼功能或舒适度，则不用特别处理。该准则对跨牙弓桥体/夹板也同样适用。从生物学的观点来说，牙齿松动和桥体松动没有本质区别。但是，无论是天然牙还是桥体，如果出现进行性松动加剧，则都是不可接受的。在极其重度牙周炎的病例中，具有一定活动度的跨牙弓夹板是可以接受的修复形式。当然，在这些个例中需要格外注意咬合设计，才能维持桥体/夹板动度“可

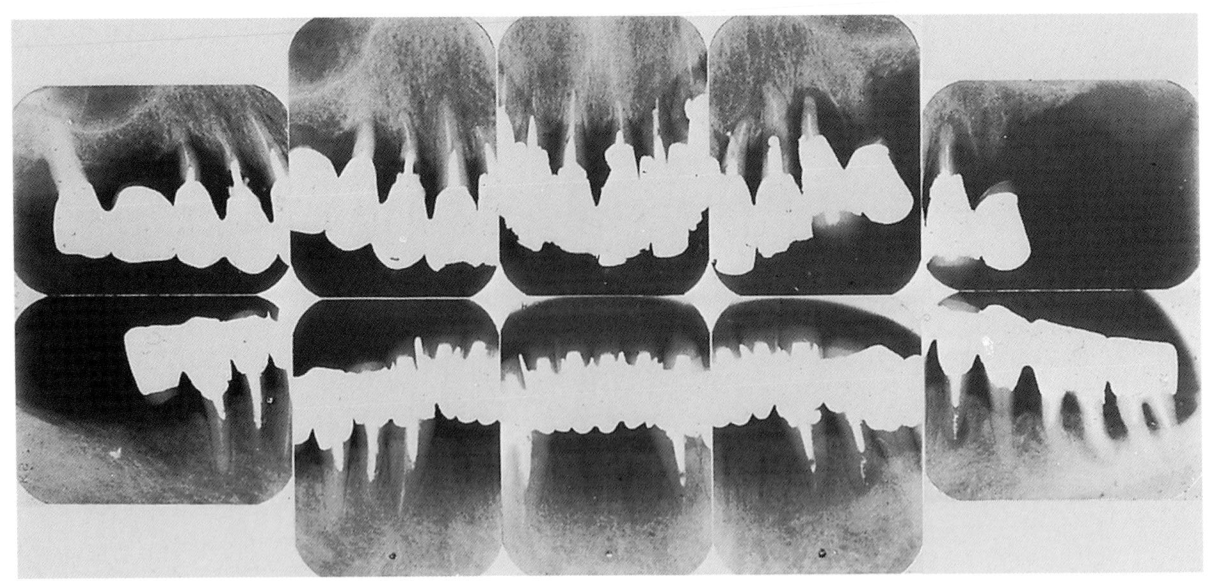

图43-12　病例C，52岁女性。初诊X线片。

控”，以及避免夹板发生整体倾斜移位。病例C就是上述情况的典型代表。

案例：病例C，52岁女性

如图43-12所示为该患者的初诊X线片。她在10~15年前接受了上颌（十二单位）固定桥修复，基牙为18、15、14、13、12、11、21、22、23和24。对该修复体及其基牙进行仔细检查后发现，15、14、22和24由于严重的龋病和牙周病需要拔除。其余上颌牙齿可以通过牙周治疗以及固定桥/夹板予以保留。重新设计的跨牙弓固定桥/夹板范围为18-26，包含一个三单位悬臂（24、25和26）。在进行夹板固定前，每颗基牙的即刻动度分别是：Ⅰ度（18）、无动度（13）、Ⅱ度（12和11）、Ⅲ度（21）和Ⅱ度（23）。

如图43-13所示为治疗后5年拍摄的X线片。桥体/夹板就位后的即刻动度是Ⅰ度，5年内动度没有改变。X线片表明，在维护期内所有基牙的牙周膜宽度也没有进一步增加。

当跨牙弓固定桥/夹板出现松动时，必须确定其受力的中心位置（支点）。为了防止桥体松动加剧和/或整体移位，设计时需考虑到桥体/夹

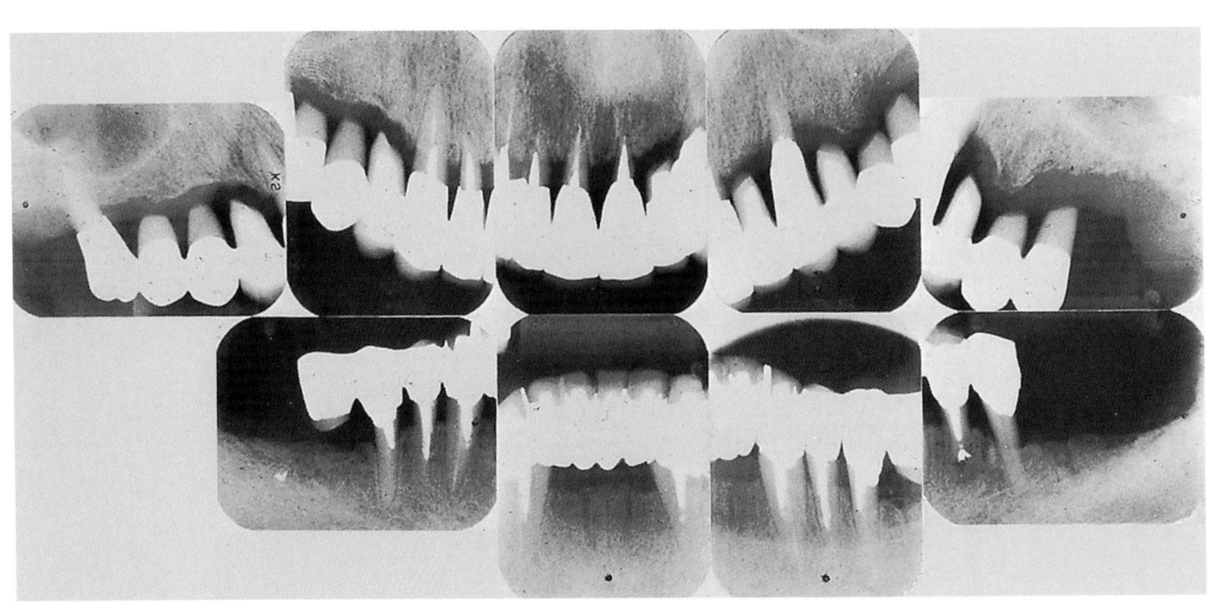

图43-13　病例C。治疗后5年的X线片。

板在与对颌牙接触时受到的是平衡力，也就是支点两端作用力相等。如果达到以上要求，那么在咬合运动中，桥体所受的力就可以发挥对抗平衡作用，从而避免其整体的松动加剧。

进行桥体设计时，不仅要保证在牙尖交错位（intercuspal position, IP）和正中𬌗时（centric occlusion, CP）建立负载平衡，还要兼顾下颌做前伸和侧方运动时桥体是否依然处于负载平衡状态，从而避免桥体在功能状态下受力倾斜移位。换句话说，能导致桥体向某个确定的方向移位的作用力必须由运动支点另一侧的平衡力来抵消。例如，如果上颌的跨牙弓夹板在下颌做前伸运动时出现前倾移位，就必须在夹板的远中部分设计平衡对抗；也就是在发生前伸𬌗接触时，夹板前部和后部必须同时受到大小相等的负荷。如果夹板在侧方运动时向工作侧移位，就需要在非工作侧设计平衡对抗。上述使松动的跨牙弓夹板保持相对稳定的方法遵循了全口义齿的设计原则。此外，在这类跨牙弓夹板整体存在一定动度的病例中，如果单侧的远中基牙缺失，是可以通过设计悬臂来恢复一部分咬合功能的。合理的悬臂设计同时还能发挥平衡对抗作用，增加桥体的稳定性。但是进行这种设计时应当慎重考量，在未松动的固定桥/夹板，非工作侧在咬合运动中不应该有“所谓的”平衡接触。

在病例C中，上颌夹板存在前倾动度。考虑到上颌前牙区牙周支持组织所剩无几，如果桥体左端止末位基牙（23），则夹板存在很大的整体唇向移位风险。通过在24和25区域设计悬臂使之与下颌后牙建立𬌗接触，可以抵消下颌前伸运动时对上颌夹板前部产生的推力，从而避免桥体/夹板发生唇向移位（图43-14）。此外，左侧的悬臂设计使双侧后牙区在牙尖交错位时均有𬌗接触，保证了整个桥体的双边稳定性。

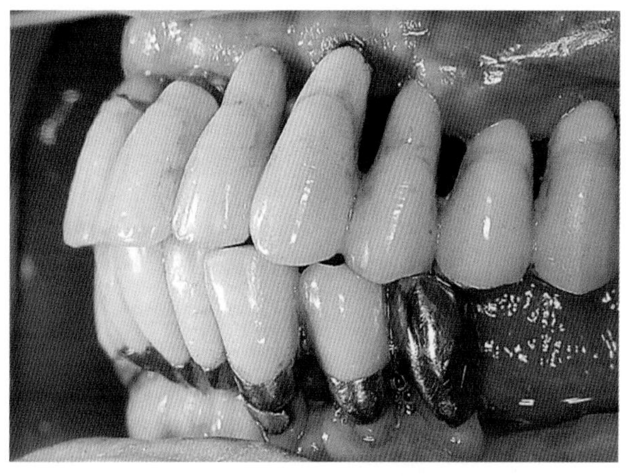

图43-14　病例C。涉及24、25和26的悬臂设计。

在与病例C情况类似的病例中，可以考虑增设悬臂达到防止桥体/夹板松动或移位的目的。当然我们也不应忽视该设计本身的难点，增设悬臂大大增加了修复工艺和生物-生理学两方面的失败风险（金属支架折裂、基牙折裂以及修复体脱落等风险）。

对于极其重度牙周炎的病例，在进行夹板固定治疗的设计之初，很难预判桥体/夹板在使用过程中是否会出现不稳定甚至是松动加剧。因此，进行暂时性的夹板修复是很有必要的。通常至少需要经过4～6个月的咬合适应期，才能观察到明确的桥体/夹板松动，从而判断该治疗设计能否达到稳定状态（即没有出现进行性松动加剧）。如果通过暂时性丙烯酸固定桥治疗达到了理想过渡效果，就可以将现有咬合设计复制到永久固定桥。反之，如果不能达到稳定，也就意味着不能通过固定夹板达到保存余留牙的目的。此时，只能考虑以全口义齿或者种植体支持式修复体作为备选方案。

结论：对跨牙弓桥体/夹板而言，如果其动度不影响咀嚼功能和舒适度，且没有进行性松动加剧，那么这种“自限性松动”就是可以接受的。

第44章

种植体支持式固定义齿修复

Implant-Supported Fixed Dental Prostheses

Ronald E. Jung[1], Franz J. Strauss[1,2], Daniel S. Thoma[1]

[1] Clinic of Reconstructive Dentistry, University of Zurich, Zurich, Switzerland

[2] Department of Conservative Dentistry, Faculty of Dentistry, University of Chile, Santiago, Chile

前言

文献报告了形成骨结合的种植体在各种类型牙列缺损治疗中均有较高的长期存留率和成功率（Jung et al. 2012; Pjetursson et al. 2012; Zhang et al. 2019），这证明了在修复治疗设计时可以考虑将种植修复作为一种可靠的治疗方式。在大量的临床工作中，种植修复可以有效地简化治疗，更多地避免频繁摘戴的活动义齿修复，减少对余留牙的牙体结构破坏，使治疗方案更具多样性（Belser et al. 2000）。

毫无疑问，骨结合的出现对后牙区牙列缺损修复的治疗方法和策略产生了根本性影响。这种治疗方式在世界范围内得到越来越多的应用，不仅仅是专科医生，越来越多的全科医生也开始选择这种方案，这对传统的修复理念产生了巨大的影响（Buser et al. 2017）。

由于目前大部分种植系统都包含各种直径、尺寸与形态设计的螺纹型种植体，以替代缺失的前磨牙和磨牙，因此在牙列缺损患者的负载牙列区域，种植修复的应用显著增加。种植体应用分割的原则通常可以降低传统牙支持式固定义齿修复（fixed dental prosthesis, FDP）的潜在风险，如基牙受损的义齿、大跨度FDP、悬臂等。目前，人们普遍认为与多单位大跨度的修复体相比，小单位的义齿设计更可取。因为它们更易制作，能更顺利地实现“被动就位”，边缘密合性好，患者易保持口腔卫生，如果需要重新治疗处理会更简单。

在过去10年中，各种趋势、创新和科学数据将种植技术从专家和专科医生普及到全科口腔医生（Buser et al. 2017）。这一趋势是基于改进的诊断工具（如CBCT、数字化），简化的治疗方案，在种植体设计、长度、直径方面的更多选择，以及种植体材料和部件的高机械强度（Jung et al. 2012; Pjetursson et al. 2012; Thoma et al. 2015; Naenni et al. 2018; Roehling et al. 2018; Sailer et al. 2018b; Schiegnitz et al. 2018; Schneider et al. 2018; Tahmaseb et al. 2018; Avila-Ortiz et al. 2019; Cosyn et al. 2019）。

本章的目的是针对后牙区各种类型的牙列缺损给出面向临床的指导方针和治疗程序，解决牙列缺损患者的问题，重点关注种植体支持式FDP。

后牙区种植适应证

后牙区种植的适应证与改善牙列缺损患者主观咀嚼舒适度（Gates et al. 2014）、保护健康的矿化牙体结构、避免使用局部可摘义齿（partial denture, PRD）和传统FDP有关。适应证包括：牙齿缺失，远中游离端缺失，大范围无牙区，功能性的基牙缺失，以及基牙存在结构、根管或牙周等方面的并发症。

在所谓的经典种植适应证外，还增加了许多其他适应证，包括：严重萎缩的无牙颌、先天性牙齿缺失或远中端牙弓缩短（特别是前磨牙也缺失时）。在这些适应证中，我们也应该提到，所有的策略旨在降低修复风险或使治疗更简单和更具有性价比。事实上，种植体的植入因为有经过大量文献证明的骨增量技术（Jepsen et al. 2019），包括颊侧骨开裂/骨开窗的水平骨增量（Thoma et al. 2019）、上颌窦底提升术（Pjetursson et al. 2008; Raghoebar et al. 2019）、垂直骨增量（Rocchietta et al. 2008; Urban et al. 2019），而似乎不再存在任何限制。

种植体的快速发展应用并不完全基于这种治疗模式有利的相关长期报道。其他参数，如纯粹的“机械”优势、数字化技术（Wismeijer et al. 2018）和辅助部件的使用，大大地简化了治疗过程，并对当前的理念和策略产生重大影响。此外，基于修复导向的风险评估的临床决策往往导致需要选择种植体植入的方案。治疗的目标一方面是降低义齿修复方案的总体风险（注44-1），另一方面是实现分类处理的原则。

因此，应根据目前的临床证据和患者的需求，制订理想的治疗策略。以下治疗理念已可应用于伴随后牙缺失的各种牙列中。

注44-1 “高风险”的常规局部固定义齿修复
- 长跨度的局部固定桥
- 悬臂（主要是远中游离缺失）
- 缺少功能性基牙
- 伴结构/牙周/根管并发症的基牙

骨量充足位点的（种植）治疗理念

当有充足的骨量时，颌骨后部区域的种植手术是比较容易的。首先，后牙区种植体能够恢复重要牙齿的功能。重要牙齿的缺失将导致治疗计划变得复杂，并且涉及广泛的功能重建。尤其在已经接受修复重建的牙列，一个重要基牙的缺失可能会导致治疗耗时又昂贵。通过在正确的位点植入种植体，重建修复牙列缺损成为可能。治疗接下来需要考量的因素包括：间隙大小、数量、种植体的尺寸（长度、直径）以及分布。

1个单位的缺牙间隙

单颗前磨牙缺失的修复

如果缺牙间隙大小与前磨牙相近，用标准尺寸的螺纹种植体是非常合适的。种植体的类型，如包括骨内部分和种植体肩台的一段式种植体或仅有骨内部分的二段式种植体，这为与有限的颊舌向骨量相适配提供了有利条件。提倡尽量使用简单、易维护的修复设计，通常建议选择螺丝固位的烤瓷熔附金属修复体（porcelain-fused-to-metal, PFM），或者是口外粘接在钛基底之上的CAD/CAM全瓷冠修复体，来为颊舌侧软组织提供有效的引导。

种植修复为了不断追求最佳的生物性、功能性和美学效果，在现有牙弓条件下的术前3D位点分析至关重要。有时需要多学科联合治疗，包括为种植修复提供更理想的软硬组织形态的术前正畸治疗。

在颊舌侧骨量不足的情况下，可以考虑窄直径的种植体（narrow diameter implant, NDI）。基于随机对照试验的科学证据表明，在长达3年的研究中，NDI的结果是比较好的（Ioannidis et al. 2015）。在手术层面上，NDI减少了同期骨增量手术的需求，是临床医生的首选（Benic et al. 2013; Jung et al. 2018）。然而，从修复角度来看，种植体肩台的缩窄限制了龈缘轮廓的形成，并且需要增加种植体的植入深度。

单颗磨牙缺失的修复

如果单颗后牙的缺牙间隙近远中径与磨牙相近，种植系统可以有更多的选择。最多使用的是标准直径的种植体。也可以选择宽直径的种植体。然而，这种方法也需要有合适的颊舌侧骨量。如果骨量不足，则需要种植同期行侧方骨增量。这些额外增加的工作、风险和最终的费用需要与患者进行讨论，但通常不会被采纳。同样地，理论上NDI也是一种选择。然而，由于种植体肩台和冠宽度的尺寸差异，在磨牙位点使用NDI还缺乏科学依据。

2个单位的缺牙间隙（Two-unit gap size）

考虑到前磨牙（7mm）、磨牙（8mm）尺寸，以及足够的牙间/种植间隙（4～5mm），种植治疗能够在不影响邻牙的基础上增加咀嚼舒适度，并且使余留牙间的缺牙间隙得以修复重建。显然，减少桥体的长度可以将风险降至最低。因此，在磨牙和前磨牙联合修复重建中，种植体定位必须经过精细计算，须使用以修复为导向的手术导板，为后续义齿的修复创造足够条件。

在2个牙位缺失的情况下，选择种植体尺寸的原则是尽可能根据缺牙区近远中径选择相适应直径的种植体。关键参数包括：种植体间距离、种植体与邻牙间距离（如果存在邻牙），以及植入部位颊舌侧的牙槽嵴宽度。如果缺牙间隙近远中径为14～15mm（约2颗前磨牙宽度）时，可选择：2颗标准直径种植体（图44-1）、1颗标准直径+1颗窄直径或2颗NDI的种植体。缺牙间隙近远中径为17～18mm时，可选择：2颗标准直径的种植体或者1个标准直径+1个宽直径/宽基台种植体的组合（图44-2）。如前所述，后一种选择是较少采用的，因为颊舌向骨宽度大多数情况下是不足的。

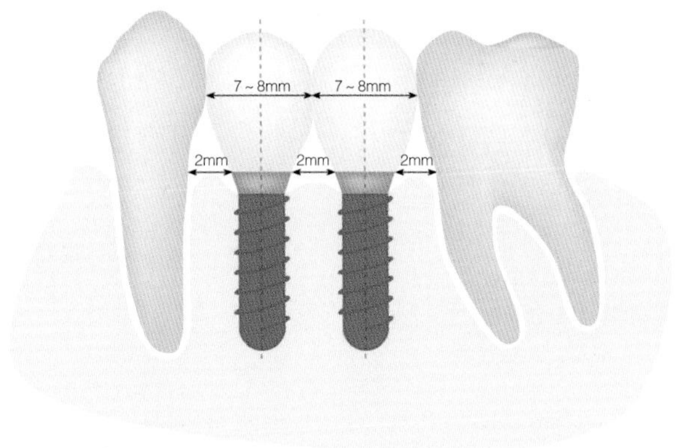

图44-1 如果缺牙间隙只允许放置2颗相邻的种植体，需要遵循种植体间最小2mm距离、牙与种植体间最小2mm距离的原则。

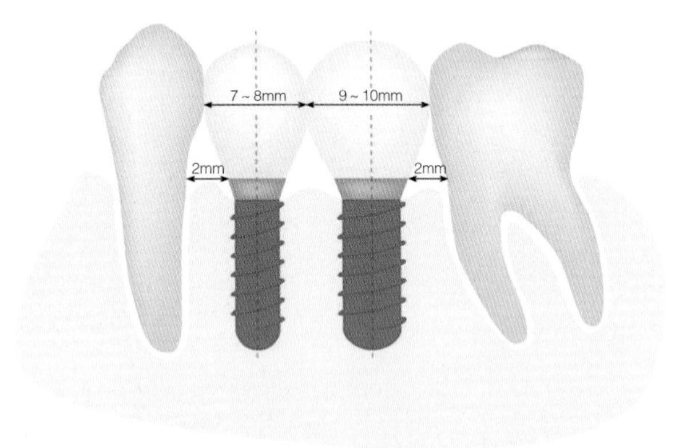

图44-2 如果缺牙区近远中径约17mm，可选择联合使用1颗标准直径种植体、1颗宽直径种植体，同样地，需要遵循种植体之间、种植体和天然牙间的最小2mm距离的原则。

以上这些都是临床中常见的病例，当缺牙间隙形态与大小出现其他情况时，需要采用其他与种植相结合的方案（图44-3）。图44-4所示的病例，根据缺牙间隙大小，相邻2颗种植体间距需要大于常规推荐的2mm。技师使用了模拟根形的桥体来弥补多余的间隙，这反之又为牙间隙刷的使用提供了一个良好的口腔清洁通道（图44-4a）。

多个单位的缺牙间隙（≥3个缺失牙需要修复）

想要恢复缺牙区段的最佳负载功能所需的种植体数量、尺寸和种植体分布都不是固定的。目前临床上已经应用的一些建议和相关策略，大多来自传统的修复经验，但这些所谓的临床经验和常识，尚未经过科学论证。

如果需要修复≥3颗的缺失后牙，则需要有选择性地植入种植体，其中短桥体的修复是首选的治疗方案（图44-3）。与在每个牙位都植入种植体相比，这种治疗方案在成本、工作量、手术和修复程序的简易性方面有更大的优势。

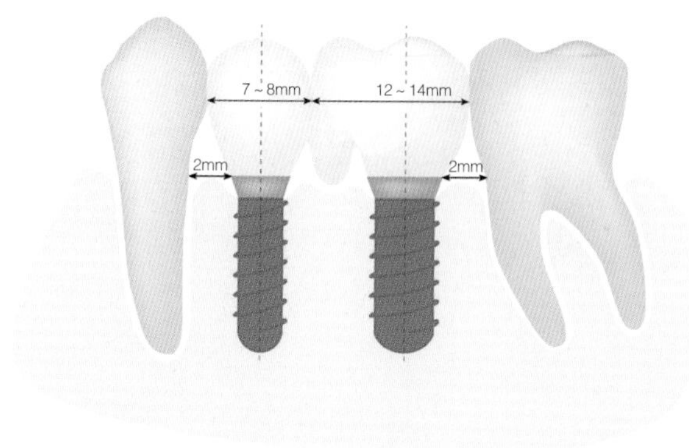

图44-3　如果后牙缺牙区近远中径约20mm，可在种植体间设计一个小的中间根形桥体，有利于修复体的清洁和维护。

种植体的分布和数量

当尖牙是牙弓最远端的牙齿时，如果计划将缺牙区修复至第一磨牙，至少有5种不同的方案可供选择：（1）每个牙位由1颗种植体修复（图44-5a）；（2）近、远中各1颗种植体+1个中间桥体的三单位FDP（图44-5b）；（3）2颗远中种植体+1个近中悬臂组合成的三单位FDP（图44-5c）；（4）2颗近中种植体+1个远中悬臂组合成的三单位FDP（图44-5d）；（5）1颗远中种植体+天然牙共同支持的四单位FDP（图44-5e）。

至于推荐使用的以前磨牙形态作为后牙区种植体支持式FDP，超过10年的临床观察发现，这种修复方式具有临床有效性（Buser et al. 1997; Bernard & Belser 2002）。实际上，牙冠殆面近远中径为7～8mm时有利于恢复最佳的轴向轮廓，这样可以使牙冠从标准直径的种植体肩台（平均直径4～5mm）逐渐向冠方过渡。此外，由于过

(a)

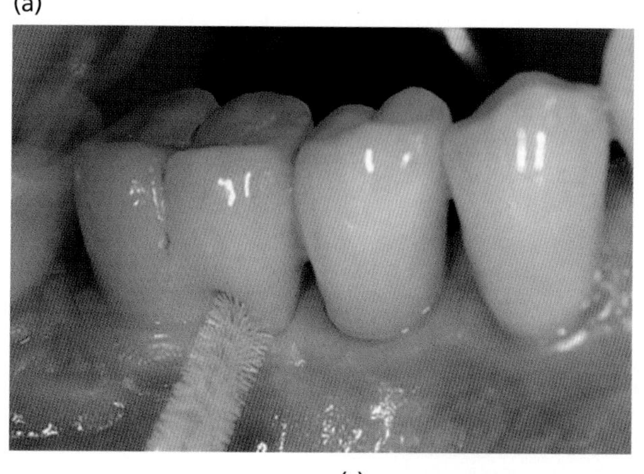

(b)

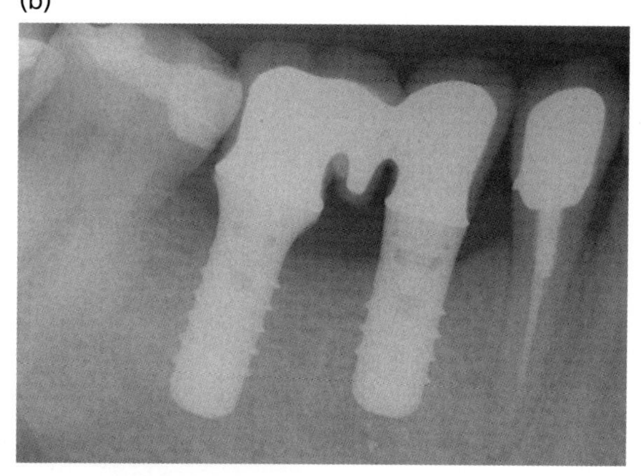

(c)

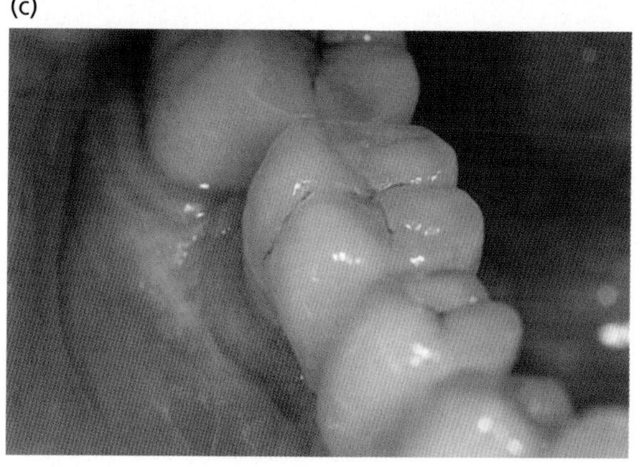

图44-4　（a）2颗螺纹种植体支持的固定金属烤瓷修复体颊面观。由于缺牙间隙近远中径过大，种植体间的距离约4mm。在远中种植体的近中设计根形桥体，有利于种植修复体边缘区域进行有效的菌斑控制。（b）术后X线片显示为了便于修复体清洁的相关设计。（c）斜向观察可见完整的上部结构。软组织（颊、舌）的支持与邻牙的协调是非常重要的。

度负载似乎在晚期种植体失败中并没有太大的影响（Lima et al. 2019），临床医生更倾向于使用磨牙大小的修复体来替代磨牙区的缺损。

越来越多的科学证据表明，大多数临床医生的首选是近、远中各1颗种植体+中间桥体的FDP（图44-6）。前瞻性中长期研究（Ioannidis et al. 2015; Gamper et al. 2017）证实了这一选择的有效性和可预测性。事实上，它被认为是一种

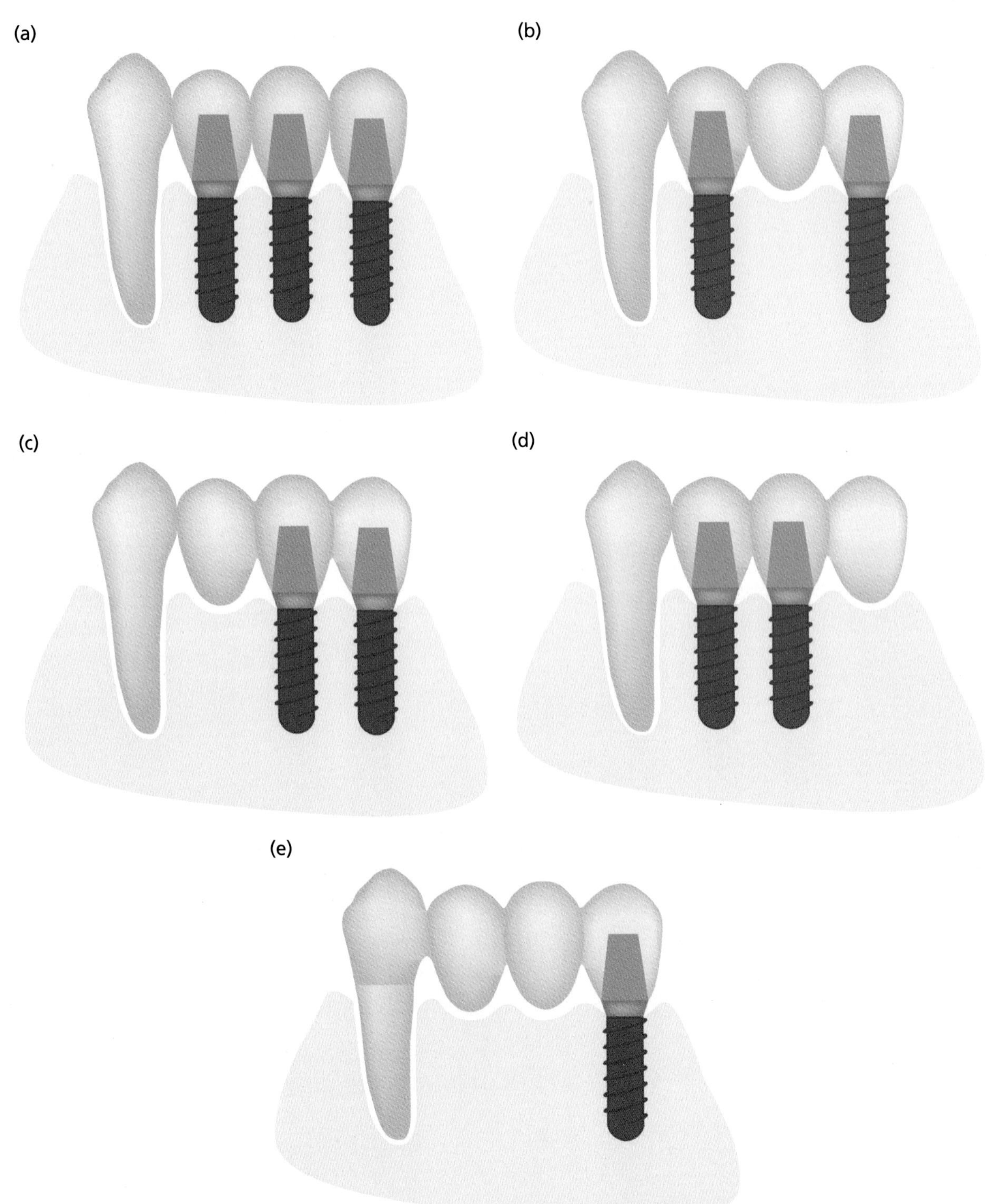

图44-5 远中短牙弓修复方案，包括：（a）修复至第一磨牙，每个牙位由1颗种植体修复。（b）近、远中各1颗种植体+1个中间桥体的三单位FDP，以修复3颗缺失的咬合功能牙。（c）第一前磨牙区骨量不足的情况下，选择2颗远中种植体+1个近中悬臂组合成的三单位FDP。（d）第一磨牙区骨量不足的情况下，选择2颗近中种植体+1个远中悬臂组合成的三单位FDP。（e）2个前磨牙区骨量不足的情况下，选择1颗远中种植体+天然牙共同支持的四单位FDP。

以最少的种植体数量和相关费用来达到治疗目标的修复方式。虽然仍然缺乏前瞻性随机临床试验水平上的科学证据，从临床经验来看，在某些临床情况下，可选择近、远中各1颗种植体+2个中间桥体的四单位FDP（图44-7）。在骨量充足的情况下，临床医生倾向于使用这种方法，选择使用标准尺寸或较小直径、适当长度的种植体（即≥8mm）。

骨量不足位点的（种植）治疗理念

远端短牙弓常常会出现种植位点没有足够骨量的情况。这可能是由于骨高度、骨宽度、牙槽嵴轴，或邻近一些重要的组织结构，如下牙槽神经管或上颌窦前部等。临床中经常会出现同时存在上述几个问题的情况。种植体植入显然是一种三维的手术和修复过程，相比于“骨导向”的种植体植入，更建议“修复导向”的种植体植入。因此，基于预期的治疗目标，细致的术前位点分析至关重要。为了使治疗尽可能简单和经济，应该综合评估所有可用的治疗方案。可选择的方案包括：（1）植入标准长度的种植体，采用预先或者（Naenni et al. 2019）同期骨增量技术（Thoma et al. 2019）；（2）使用短种植体和NDI，避免广泛的骨增量手术（Nisand et al. 2015; Thoma et al. 2015; Jung et al. 2018）；（3）采用种植体支持的、结合悬臂设计的冠修复体（Aglietta et al. 2012）；（4）缩短牙弓理念（Kayser 1981）；（5）种植体和天然牙联合支持；（6）

(a)

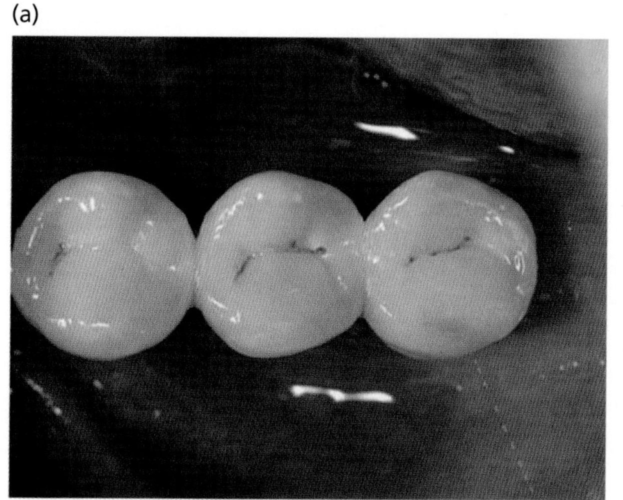

(b)

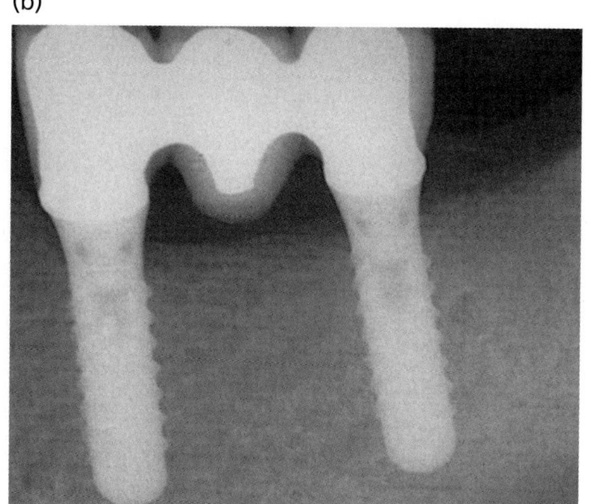

图44-6　（a）近、远中各1颗种植体支持的三单位金属烤瓷固定桥的殆面观。（b）3年随访X线片显示，2颗长度12mm的螺纹种植体的种植体-骨组织界面稳定。

(a)

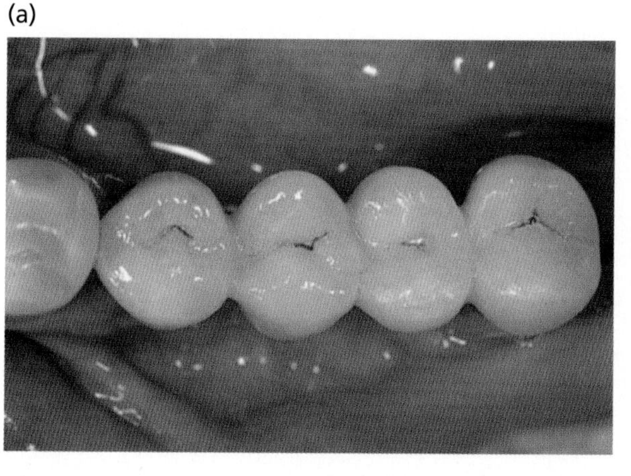

(b)

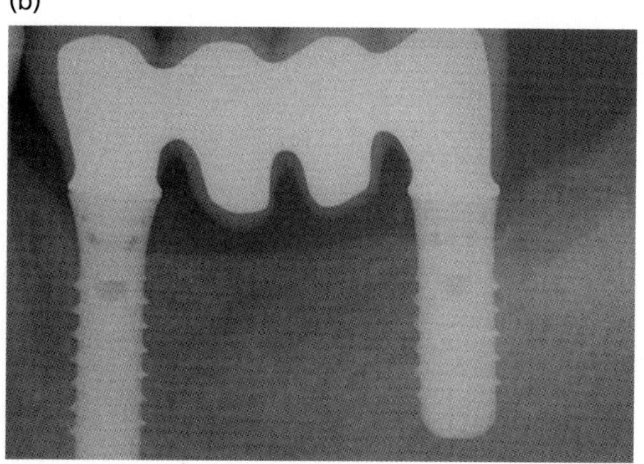

图44-7　（a）近、远中各1颗种植体支持的四单位金属烤瓷固定桥的殆面观。（b）2年随访X线片显示：远中端使用了直径增加的10mm直径实心螺钉种植体（宽体种植体）。

即使与理想的种植位置只是有轻微偏差（Lin & Eckert 2018），也不接受这种治疗对预后、寿命和/或主观舒适度产生不利影响的风险。

避免广泛的骨增量手术的治疗理念

短种植体

临床医生经常遇到后牙区牙列缺损的情况，成功种植治疗的先决条件除了单颗或多颗种植体植入需要有足够的垂直骨高度以外，也与上部结构的预期高度有关。问题在于，是否存在公认的单个后牙修复体所需的最小长度的种植体，种植体长度和上部结构的高度比例是否影响牙槽嵴顶的骨吸收，并最终影响到整个种植体–上部结构复合体的寿命（Blanes et al. 2007; Quaranta et al. 2014; Hämmerle et al. 2018; Meijer et al. 2018; Naenni et al. 2018）。

标准长度的种植体（＞8mm）已被广泛推荐了许多年，人们认为这个长度是成功预后的最合理的长度。施加在种植体上的功能性䪼力被假定分布在整个种植体长度的大部分表面上。最近的实验性研究显示，如果种植体长度增加，这种种植体周的平均压力不会减少（Pierrisnard et al. 2003）。因此，有观点认为种植体与骨界面的压力主要集中在牙槽嵴顶，而不是重新分布在整个种植体上，而短种植体甚至可能对刺激种植体周骨和提升骨密度更有利（Renouard et al. 2006）。

在过去的10年里，大量的临床研究和系统评价的研究显示，短种植体与更高概率的生物学并发症（如更多的边缘骨丧失）（Esposito et al. 2019）或者更低的种植体存留率（Tolentino da Rosa de Souza et al. 2018; Chen et al. 2019; Esposito et al. 2019）并不相关。瑞士苏黎世大学修复牙科门诊，在过去的10年当中所使用的种植体长度平均减少了3～4mm（Gamper et al. 2017; Ioannidis et al. 2019）。

目前，长度≤8mm的种植体被广泛认为是“短种植体”。短种植体的设计原则包括避开重要的解剖结构（如下颌神经管、上颌窦），减少手术创伤和相关风险，减少骨移植/骨增量手术相关的概率，促进“修复导向”的种植体定位（Papaspyridakos et al. 2018）。因此，这些短种植体可能会直接增加患者的舒适度和依从性（Jung et al. 2018），同时也尽量减少了放射检查数量、复诊次数、椅旁时间和相关的费用。

然而，因为存在一些特定的局限性，临床医生可能仍然害怕植入短种植体，如基于一项最近发表的随机对照临床研究（Naenni et al. 2018），与标准长度种植体相比，短种植体失败率高（Jung et al. 2018; Papaspyridakos et al. 2018）。短种植体的其他的一些参数也未被广泛研究，包括种植体表面的影响、短种植体的种植设计和种植体直径等。因此，当需要更多的手术工作进行更先进的骨增量技术来植入种植体时，短种植体更常被提及和使用（图44–8）（Jung et al. 2018; Papaspyridakos et al. 2018）。

窄直径种植体

临床上，当牙槽嵴宽度较窄或缺牙间隙近远中径较窄时推荐使用NDI（Jung et al. 2018; Schiegnitz et al. 2018）。科学文献描述了各种类型和设计的NDI，一般将NDI定义为直径≤3.5mm的种植体。2018年ITI共识会议报告（Jung et al. 2018）将NDI分为3类，第1类：种植体直径＜2.5mm（“微种植体”）；第2类：种植体直径≥2.5但＜3.3mm；第3类：种植体直径3.3～3.5mm。根据现有的证据，第3类种植体是唯一可推荐使用于后牙区的种植体，据报道经过12～109个月的临床观察，种植体存留率为91%～100%（Jung et al. 2018）。NDI的潜在优势包括在近远中径不足的临床情况下维持足够的天然牙–种植体、种植体–种植体间的距离，在唇/颊侧牙槽嵴宽度不足的临床情况下减少复杂的侧方骨增量手术的需要性，通过同期而不是分阶段植入种植体的方法缩短治疗周期，增加修复的灵活性（Benic et al. 2013; Jung et al. 2018）。在一项随机对照试验中，对比在美学区（包括前磨牙）植入的NDI和标准直径种植体，3年的随访数据显示两者在存留率和边缘骨水平变化方面并没有显著

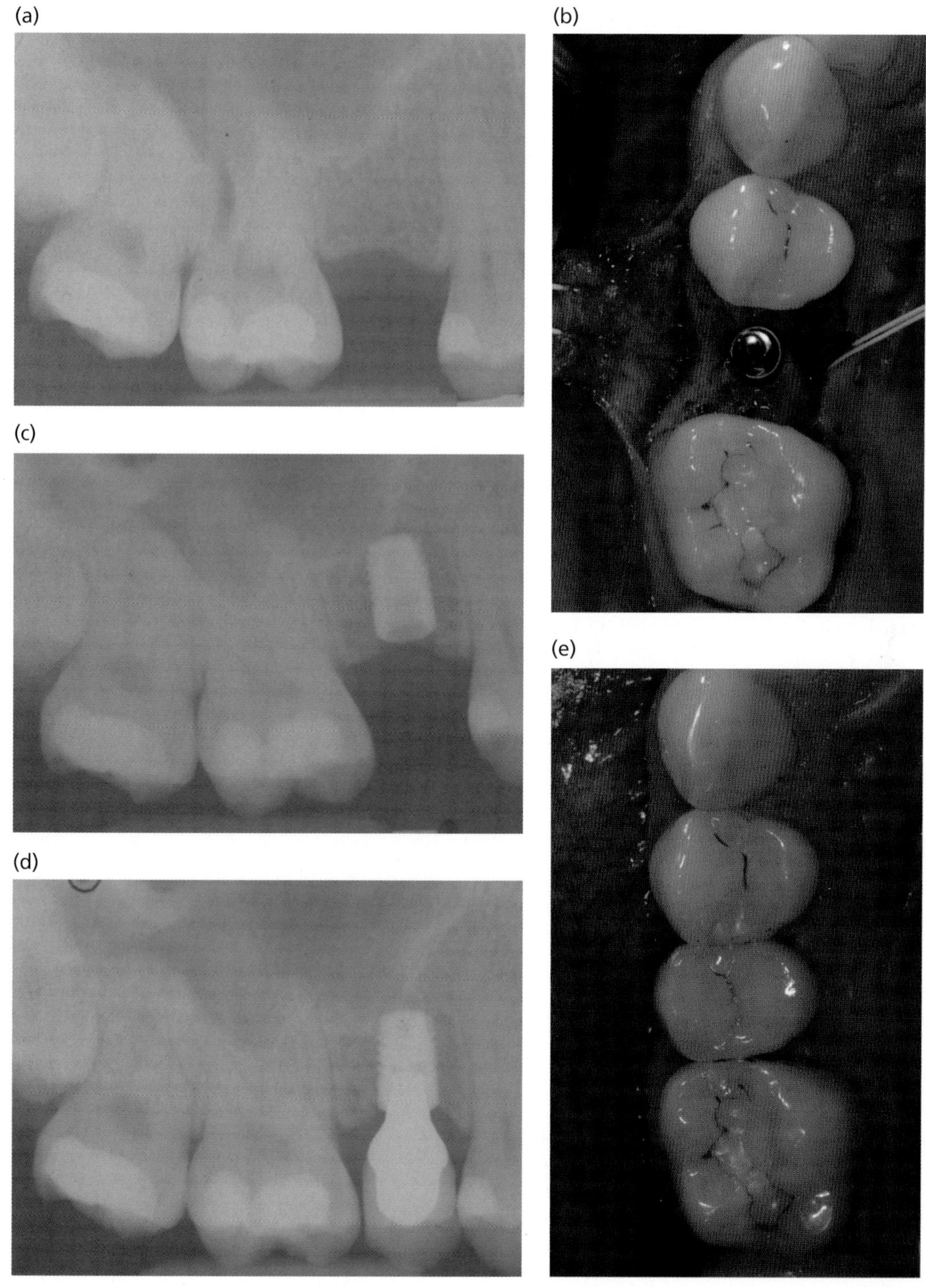

图44-8　（a）术前X线片显示15缺牙区牙槽嵴高度降低（6mm）。（b）未额外行上颌窦提升术、植入种植体后的殆面观。（c）植入6mm短种植体术后即刻X线片。（d）最终修复体就位1年后根尖片。（e）金属烤瓷冠功能性负载1年后的殆面观。

差异（Ioannidis et al. 2015）。此外，在种植体植入时，NDI因减少了对骨增量手术的总体需要而存在优势，是临床医生的首选（Ioannidis et al. 2015）。这些结果是否可以转移至磨牙位点和短跨度桥体（限于磨牙位点）仍然不清楚，目前并不推荐使用。

存在牙槽嵴的解剖限制和种植体间或牙与种植体间距离不足时，NDI是一种有效的治疗选择。然而，临床医生需要考虑NDI的较低的机械稳定性，和为了维持种植体周组织健康的次优的修复体设计。

悬臂

临床上经常遇见后牙区相邻2颗牙齿缺失的情况，植入1颗种植体后采用悬臂设计（图44-9）是其中一种修复方式。除了比植入2颗种植体更经济外，它还为余留牙槽骨解剖条件不良的情况提供了一种选择。有假说认为悬臂可能增加种植体执行功能过程中所受的殆力，导致边缘骨丧失增加的生物学并发症的发生率增高。这种假说已经通过研究有悬臂的2颗种植体支持式的短跨度固定义齿进行验证。然而，与无悬臂的FDP相比，研究结果未证实其边缘骨吸收率更高（Wennström et al. 2004; Halg et al. 2008; Aglietta et al. 2009）。最近发表了一些关于有悬臂单颗种植体支持式的冠修复研究（Halg et al. 2008; Aglietta et al. 2012; Palmer et al. 2012; Roccuzzo et al. 2020），研究显示，骨水平改变与没有悬臂的种植体相当。因此，当局部牙槽骨条件不允许在最适位置植入种植体的情况下，种植体支持的悬臂似乎是一种可行的选择（Aglietta et al. 2009; Freitas da Silva et al. 2018）。最近的一篇系统评价比较了有、无悬臂的种植体支持式固定修复，得出结论：悬臂的存在不影响义齿的存留率或者边缘骨吸收（Freitas da Silva et al. 2018）。这一观点得到了其他的系统评价的支持，有无悬臂可能存在机械性并发症发生率的轻微差距（Torrecillas-Martinez et al. 2014），但是存留率相似（Nimwegen et al. 2017; Storelli et al. 2018）。从治疗计划的角度来看，这些数据可能允许将短跨度种植体支持式FDP作为替代后牙缺失的一种有效的治疗方案，从修复角度上来看，避免了将种植体植入在传统最适位置所需要的更复杂的骨增量手术。然而，在这一情况必须强调基本的修复设计原则，如增加连接体的尺寸，以避免机械性并发症的发生。

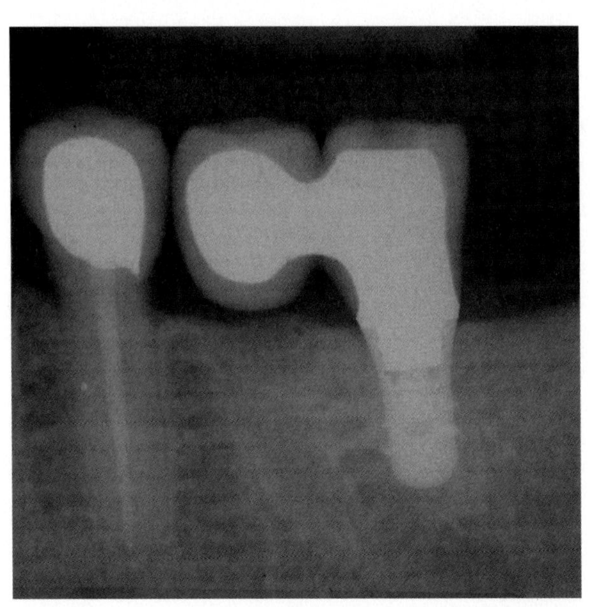

图44-9　结合近中悬臂的种植体支持式修复体的根尖片。

缩短牙弓（SDA）概念

对于部分牙齿缺失的牙列缺损，一般都尽量进行完整的牙列重建。问题在于缺失牙是否需要全部修复。通常修复单颗牙主要是考虑到美学的需求，多颗牙缺失可能影响功能和咀嚼能力而需要被替换。然而，横断面研究和纵向研究（Kayser 1981; Reissmann et al. 2014; Reissmann et al. 2019; Walter et al. 2020）均显示，并不是所有缺失牙都得到了修复。特别是缺失了单颗或多颗磨牙的情况已经被详细研究过。对SDA的研究表明由前牙和前磨牙组成的牙列总体上满足了功能性牙列的需求，包括患者主观的口腔舒适度和咀嚼能力（图44-10）。SDA相关的综述认为在牙列缺损的患者的治疗计划中，SDAs是一个值得认真考虑的概念。然而，变化会一直持续，如随着

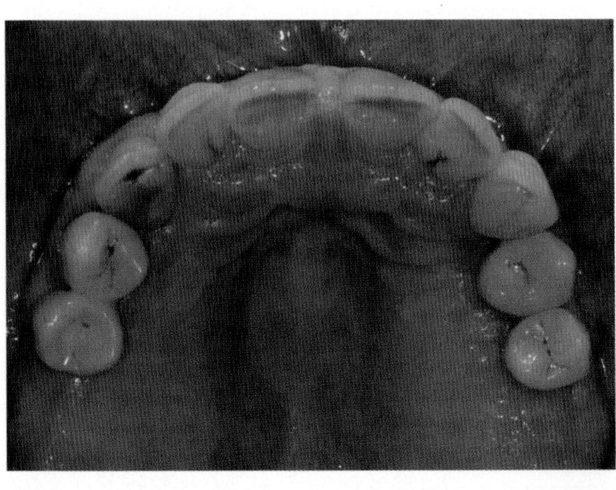

图44-10　根据缩短牙弓（SDA）概念设计的种植体支持式冠修复的殆面观。

口腔健康和经济的不断变化，这一概念也需要持续不断的研究、评估和讨论（Fueki & Baba 2017; Manola et al. 2017）。当将SDA作为治疗目标存在局限性，需要特别注意患者自身对增加咀嚼能力的需求和期望值。临床观察和研究发现老年患者的牙列减少到≤10对具有咬合功能的牙齿时，其功能仍在可接受的水平（Kayser 1981）。最近的一项综述进一步支持了这一观点，认为一生中有20颗牙齿可以保证口腔功能（Gotfredsen & Walls 2007）。因此，当选择种植体作为基牙来满足个人需求时，SDA由于能避免额外的骨增量手术可能成为一种受欢迎的治疗选择。

种植牙和天然牙联合支持

当骨缺损只允许植入1颗种植体（如后牙位点）或者患者经济条件有限等临床情况下，牙和种植体联合支持的FDP也是一种可选的治疗方案。组合式FDPs的潜在优势在于患者较少的种植体植入和较低的治疗费用。组合式FDPs的系统评价报道5年FDP存留率为90.1%~94.7%（Lang et al. 2004; Mamalis et al. 2012）。同样地，最近一篇系统评价结果显示，5年存留率为90.8%（von Stein-Lausnitz et al. 2019）；10年存留率为77.8%~82.1%（Mamalis et al. 2012; Lang et al. 2004），远低于单纯种植体支持式FDP的10年存留率（Pjetursson et al. 2004）。因此，由于其相对较低的存留率，天然牙和种植体联合支持式FDP的适应证较为局限。

需要较大骨增量手术位点的治疗概念

上颌窦提升术

由于与上颌窦关系密切，临床医生们常面临上颌后牙区骨高度降低的问题。在这些情况下，存在以下选择：（1）先行上颌窦提升术，再植入种植体（Raghoebar et al. 2019）；（2）种植体植入同时行上颌窦提升术（牙槽嵴入路或者侧壁技术）（Pjetursson et al. 2008; Tan et al. 2008; Raghoebar et al. 2019）；（3）使用短种植体以避免大范围的骨增量手术（Thoma et al. 2015; Jung et al. 2018）；（4）植入成角度种植体（Apaza Alccayhuaman et al. 2018）或穿颧种植体。最后一种选择主要由经验丰富的颌面外科医生在无牙颌病例的治疗中进行（Davo & Pons 2015; Chrcanovic et al. 2016）。

上颌窦底提升术（Sinus floor elevation）适用于垂直骨高度<4mm、种植体稳定性不足的病例（Pjetursson et al. 2008; Raghoebar et al. 2019）。这一过程被证实有较高可预测性，可以提高种植体的存留率（Pjetursson et al. 2008; Jepsen et al. 2019; Raghoebar et al. 2019）。然而，整体的治疗时间延长了，因为在种植体植入前需要数月的愈合时间（3~12个月，取决于植入材料）。在某些情况下，植入标准长度的种植体同期行上颌窦提升术（经牙槽嵴顶或侧壁入路）可以实现种植体的初期稳定性（牙槽嵴高度3~6mm）（Pjetursson et al. 2009; Raghoebar et al. 2019）。种植体植入同期行骨增量可减少整体治疗时间和费用，以及手术干预的次数。3种上颌窦提升术（穿牙槽嵴入路一期手术、侧壁入路一期手术、侧壁入路二期手术）的种植体存留率相似，3年的种植体存留率为88.5%~98.3%（Pjetursson et al. 2008; Tan et al. 2008）。在侧壁入路的病例中，5年种植体存留率为88.6%~100%（Raghoebar et al. 2019）。然而，穿牙槽嵴顶入路手术具有创伤小、耗时少等优点（Tan et al. 2008）。

上颌窦底提升术vs短种植体（Sinus floor elevation versus short implant）与需要结合广泛的植骨手术的标准长度种植体相比，短种植体具有多种优点：对邻近结构（牙根、神经、血管、上颌窦）损伤风险低、并发症少、手术创伤性小、所需的诊断和手术技巧少、治疗时间短、失败时更易移除、患者失败率低（Thoma et al. 2015; Jung et al. 2018）。

为了证明短种植体和同期行上颌窦提升术的长种植体可以获得相似的存留率，已进行了一系列研究，还有一些研究正在进行中。最近一项随机对照临床试验中，短种植体（6mm）与结合上颌窦提升的长种植体（11mm）相比较（Thoma et al. 2018），负载5年后显示，2种不同长度的种植体和治疗方式的存留率是相似的。然而，应用短种植体与更迅速、更便宜的治疗和更少的患病率相关（Thoma et al. 2015）。这些数据表明，在上颌后牙区使用短种植体是更有价值的治疗方案（Jung et al. 2018）（图44-8）。

下颌骨垂直骨增量

对于下颌骨牙槽嵴高度降低的病例，种植修复存在3种选择：（1）初期牙槽骨垂直骨增量术（Urban et al. 2019），二期的种植体植入（Rocchietta et al. 2008; Esposito et al. 2019）；（2）种植体植入同期行牙槽骨垂直骨增量术（Simion et al. 2007）；（3）短种植体的使用（Jung et al. 2018; Papaspyridakos et al. 2018）。

牙槽骨垂直骨增量术（vertical ridge augmentation）初期的牙槽骨垂直骨增量技术为标准长度种植体的植入提供了可能，从而获得使种植体冠根比更小，以及更佳的美学效果和更易清洁的修复体。一系列不同的初期骨增量技术（Urban et al. 2019）主要包括：引导性骨组织再生（guided bone regeneration, GBR）、牵张成骨、上置法骨移植。这些技术的成功率差异很大。此外，现有的研究较为有限，并且能成功实施这些治疗的外科医生数量也有限。因此，这些技术并不推荐进行广泛的开展（Rocchietta et al. 2008）。不推荐应用的主要原因包括治疗结果差异大、并发症发生率高（最高可达75%）、术者要求高（Rocchietta et al. 2008）。然而，近期的一篇系统评价表明牙槽骨垂直骨增量术是重建牙槽嵴缺失的一种合理的治疗方法。虽然在垂直骨增量方面没有最优的技术（Urban et al. 2019），使用不可吸收屏障膜的GBR似乎是较好的技术，因为其术后并发症发生率低。

牙槽骨垂直骨增量术vs短种植体（vertical ridge augmentation versus short dental implant）与上颌骨相似，在牙槽嵴高度＞6mm的病例中，使用短种植体可以避免广泛的骨再生手术（Jung et al. 2018）。负载5年后的临床对照研究表明，与初期牙槽骨垂直骨增量的标准长度种植体相比，短种植体的并发症更少、边缘骨吸收更少（Esposito et al. 2019）。因此，患者和临床医生均可从短种植体的使用中获益。然而，我们仍需要提供更多的临床对照研究的长期随访数据（Nisand et al. 2015）。

诊断

后牙区（种植）的术前诊断

种植体的植入是为了牙齿的修复重建（Esposito et al. 1998），因此，以修复为导向的种植体植入是实现理想的生物力学、功能和美学治疗效果的先决条件（Chiapasco & Casentini 2018）。术前的修复诊断与解剖位点分析和风险评估对制订正确的种植计划至关重要。设计的修复体跨度越大越复杂，术前诊断越重要。

修复体诊断通常使用石膏模型制作诊断蜡型来完成（图44-11），也可以使用口腔扫描、数字化模拟设计（图44-12）和3D打印的模型来完成。最近，增强显示技术也开始发挥作用，使患者与专业人士可以在干预措施前模拟和可视最终的治疗结果（Joda et al. 2019）。

重建修复的三维空间的大小对修复体和种植体植入的设计有重要的影响。在存在过小或过大的近远中向或者垂直向（预期修复体边缘到对颌殆面的距离）距离的情况下，可能需要辅助治疗来调整空间以满足修复重建计划的需要（图44-13）。这可能涉及正畸、外科、修复或牙髓治疗

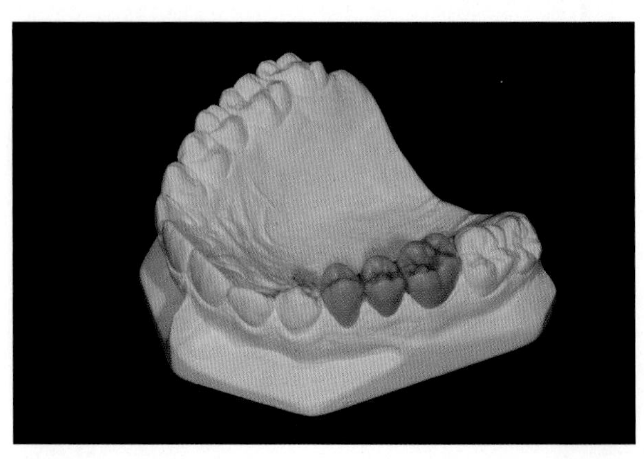

图44-11　传统铸造蜡型。

等。因此，这种临床情况会增加种植牙治疗的复杂性。

在选择种植体的设计、长度和直径之前，需要明确以下修复要素：

- 修复体设计和修复材料。
- 预期的黏膜边缘。
- 固位方式。
- 咬合关系。

三维（3D）影像学诊断和（治疗）计划

与传统的多层计算机断层扫描（CT）相比，锥形束计算机断层扫描（CBCT）不仅使三维图像具有高质量，而且其辐射剂量更低（Loubele et al. 2009）。然而，与传统的二维（2D）X线片相比，CBCT的辐射剂量还是要高（Tyndall et al. 2012）。因此，只有当传统影像学图片不足以解答问题，而横断面成像技术对患者有益，才应该进行横断面成像作为补充成像技术（Tyndall et al. 2012），

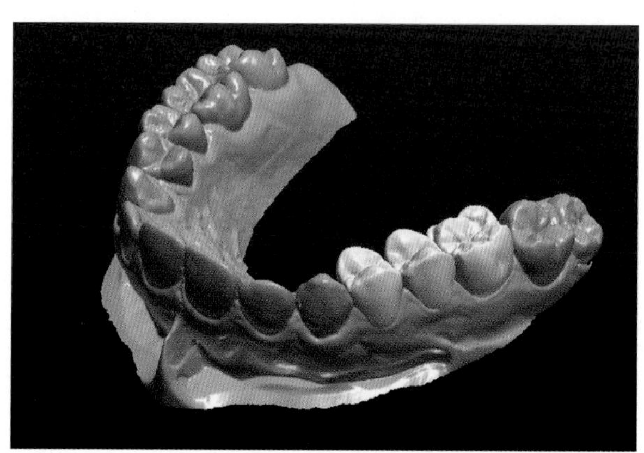

图44-12　屏幕显示数字化重建。

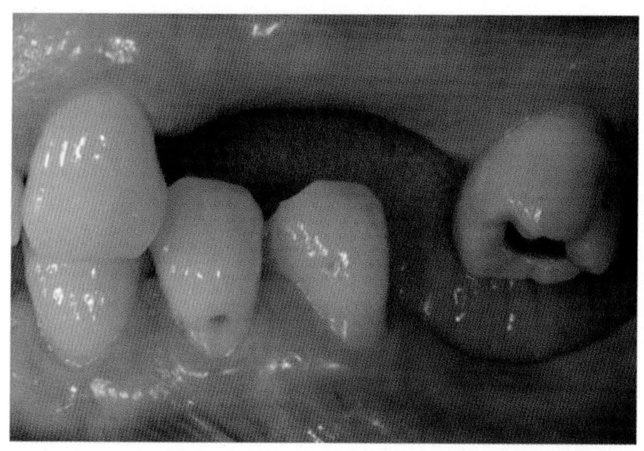

图44-13　由于对颌牙的伸长，24、25和26缺牙区垂直高度降低。

计算机辅助的种植设计和植入

最近已经开发了几个基于CBCT扫描数据的计算机辅助种植设计的软件程序（Fokas et al. 2018; Joda et al. 2018; Schneider et al. 2018, 2019）。使用这样的系统优化种植设计的先决条件是将骨解剖信息与计划的修复重建的3D图像相结合。这可以通过不透射线的诊断模型或通过在CBCT图像上数字化叠加来实现。要将术前计划中的植入位置转移到手术部位，需要在术中使用（静态）数字导板（Joda et al. 2018）或者（动态）导航系统（Aydemir & Arisan 2020）。由于计算机辅助种植设计和植入精度的限制（Tahmaseb et al. 2018; Schneider et al. 2019），临床医生应始终为相关解剖结构预留出足够的安全距离。

以下临床情况可能适用于3D影像诊断和设计以及导航手术（Dula et al. 2015; Wismeijer et al. 2018）：

- 牙槽骨垂直或水平宽度有限，根据临床检查、二维X线片和诊断模型，需要进行侧方骨增量（图44-14）或侧壁上颌窦提升术。
- 二维X线片上无法明确相关解剖结构（图44-15）。

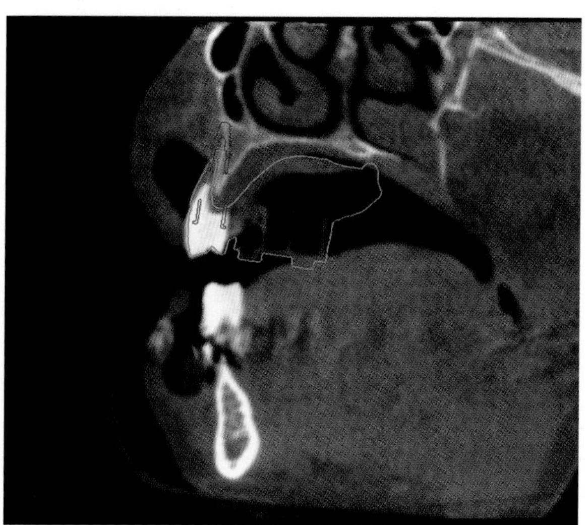

图44-14　通过叠加CBCT和诊断模型的三维立体数据，进行计算机辅助下的种植设计。

- 骨形态不良和对正确种植位置的要求高。
- 拟进行微创（如不翻瓣）手术。
- 拟进行即刻种植修复时，使用CBCT结合导航种植手术可能有利于获得足够的初期稳定性，提前为修复重建做好准备。

后牙区种植的一般考量和治疗决策

种植体支持式修复和牙支持式固定修复的治疗决策

种植体支持式修复和牙支持式固定修复的决策过程，其相关的决策标准应取决于科学证据、客观的、以修复为导向的风险评估，以及患者相关因素，包括成本效益分析和对生活质量的影响。

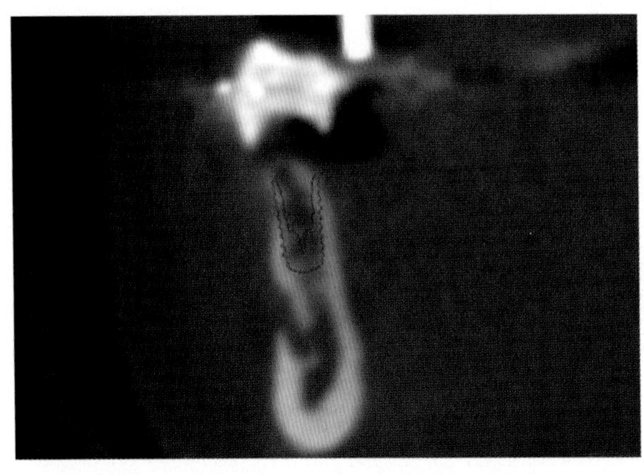

图44-15 骨宽度不足位点的种植体3D设计。

临床上，对于后牙区预后不佳的牙齿的治疗选择包括传统固定桥修复或者种植体支持式单冠修复（图44-16）。从决策的角度来讲，最重要的问题是种植体支持式修复与牙支持式FDP的预后是否相似。一项关于种植体支持式单冠的系统评价报道种植体支持式单冠修复的5年存留率为96.3%（Jung et al. 2012）。该结果与牙支持式FDP的数据相似，5年的存留率为94.4%（Pjetursson et al. 2015）。从预后的角度来看，两种治疗方式相当。然而，这两种治疗方式的并发症类型似乎不同。传统的牙支持式固定桥修复显示出更多的生物型并发症，如龋病、基牙活力丧失；而种植体支持式单冠修复显示出更多的工艺并发症，如基台或固位螺丝松动。这两种治疗方式对维护期治疗干预的严重程度和侵入程度的影响程度是不同的。

下一个临床决策阶段是临床和解剖评估及患者的预期。临床评估包括对邻近天然基牙的结构、修复、牙周和牙髓状况的综合评估。这种客观的评估是首要的，同时也不断地增加对临床医生挑战。我们通过一例上颌后牙区，第一前磨牙和第一磨牙缺失的患者进行举例说明（图44-17）。置入1个五单位的牙支持式固定义齿会累及完整的23，并且因为25根管治疗存在问题不适合作为中间基牙。最后，在缺失的24位点植入1颗种植体，随后进行单冠修复。由于26缺失的位

(a)

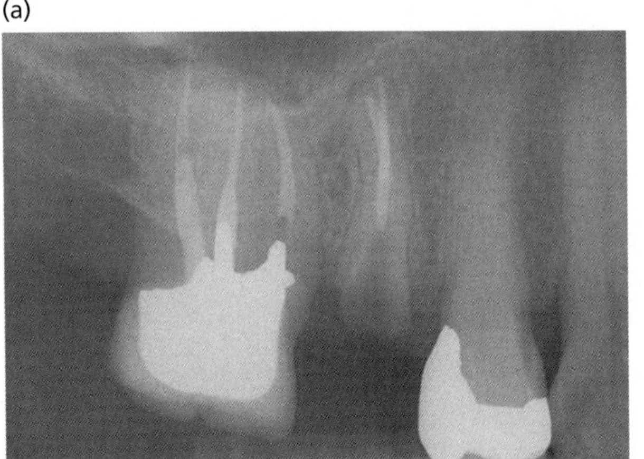

(b)

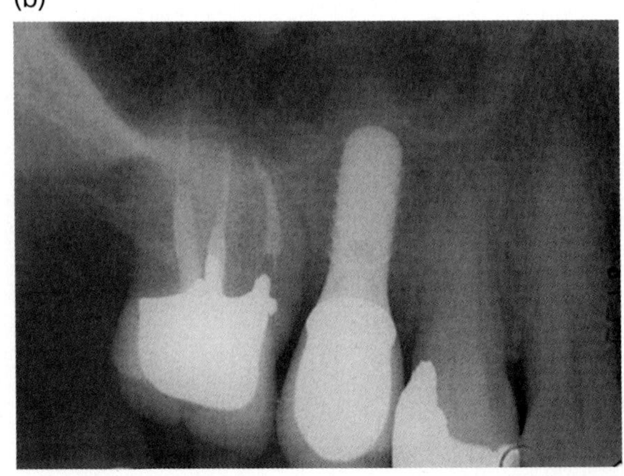

图44-16 （a）右上后牙区段的X线片。显示15存在严重的牙体缺损并伴根尖周病变，基于临床和影像学评估，15被判定为预后不佳的牙齿。（b）术后X线片显示15牙根被单颗种植体取代。用这种方法的特别之处在于进行修复时，原有的16烤瓷冠能够得到较好的保留。

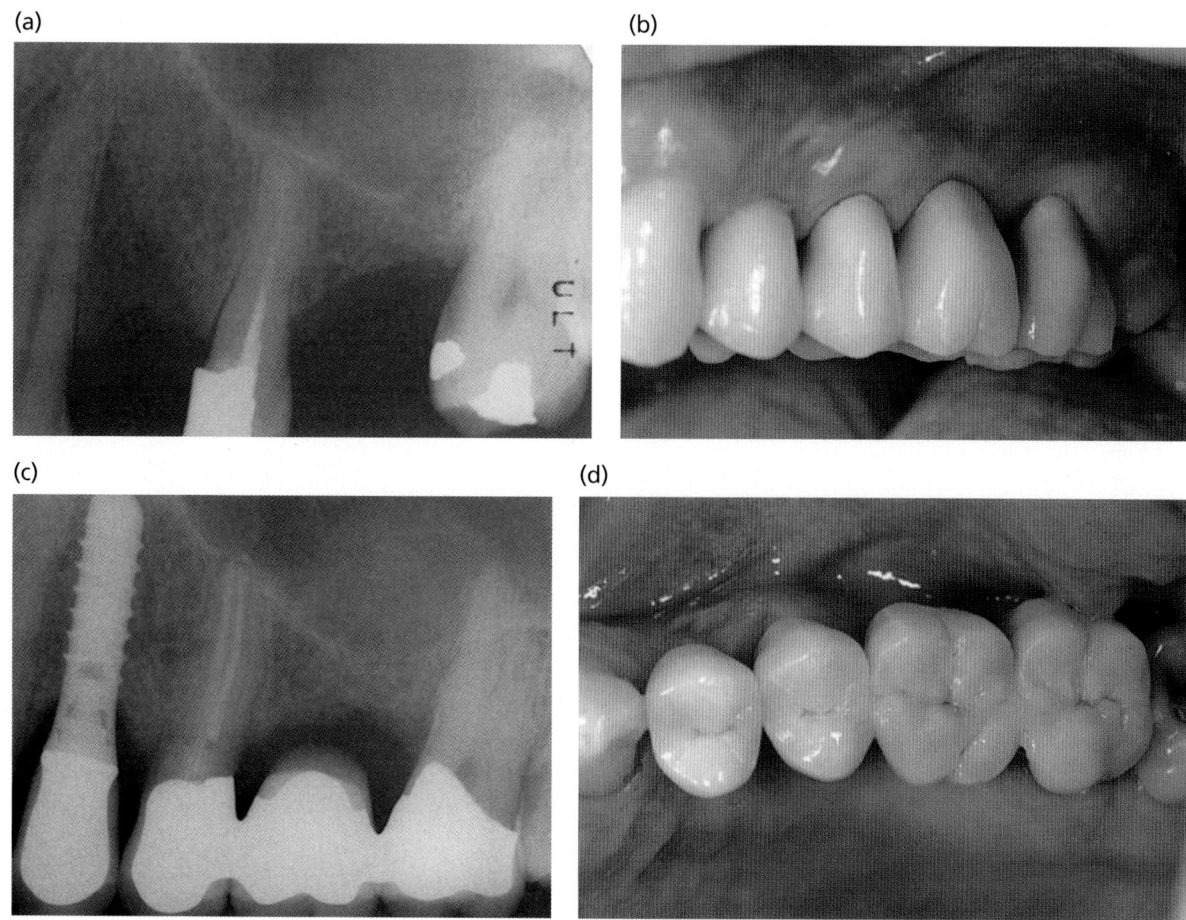

图44-17 （a）术前X线片显示，左上后牙区2颗缺失牙，特别注意的是，23完整，25牙体缺损，26缺牙区伴随低垂的上颌窦。（b）左上缺牙区修复的口内观，24位点为种植体支持式单冠修复，26位点由牙支持式的三单位局部固定义齿修复。（c）术后X线片显示25修复前重新进行了根管治疗，采用了碳纤维粘接桩核金属烤瓷冠修复。（d）种植体支持式和牙支持式所设计的修复体是相同的。

置接近上颌窦，需要进行植骨手术，在与患者充分沟通相关优缺点后，最终选择三单位牙支持式FDP。将条件并不是十分理想的25作为短桥的基牙具有重要的“战略价值”，但这并不是完全基于科学证据的临床治疗计划。

最后，患者的预期和需求在决策过程中也起着非常重要的作用。除了修复的预后和治疗的侵入程度，患者还会想了解种植体支持式义齿修复和牙支持式固定义齿修复的花费与治疗时间方面的差异。在一个私人诊所开展的一项回顾性临床研究，其中有37名患者接受41例传统FDP，52名患者接受59例种植体支持式单冠修复（Bragger et al. 2005）。研究目的是通过记录随访次数、椅旁时间、治疗花费、种植体部件费用和技工花费来评估与比较两者费用情况。种植治疗的复诊次数比FDP治疗多，但两者总的治疗时间是相似的。就费用而言，FDP在技工中心的费用和总的治疗费用高于种植体支持式单冠修复。当考虑到每次复诊的机会成本，种植体修复治疗的花费更少。1～4年的短期观察结果表明，种植修复重建有更高的性价比。尤其在无牙或余牙较少并且骨量充足的情况下，从经济角度考虑，可推荐使用种植修复重建（Bragger et al. 2005）。最近的一篇系统评价进一步证实了这些发现，该综述表明种植体支持式单冠修复比FDP有更高的性价比（Beikler & Flemmig 2015）。

结论：种植体支持式修复和牙支持式固定义齿修复的决策过程应基于：预后、并发症的发生率、邻牙的临床评估、无牙区解剖条件和患者的预期。

临时修复

从种植治疗开始到种植体功能性负载之间可能间隔几个月的时间。在此期间功能、语音和美学的需求，可能需要通过临时修复体来暂时恢复缺牙区。此外，临时修复体可以为理想的最终修复设计方案提供指导，以及患者对修复计划的适应情况，同时也是患者、牙科技师和口腔医生之间重要的沟通工具。

临时修复体类型的选择必须根据患者的需求、无牙区的条件、邻牙对修复体的要求、临时修复阶段的持续时间和治疗费用等因素综合考虑。以下是可供选择的临时修复体类型:

- 局部可摘义齿（图44-18）。
- 含有缺失牙的可摘热凝塑料义齿（Essix临时义齿）（图44-19）。
- 临时种植体支持式即刻负载的（非功能性）固定义齿修复。

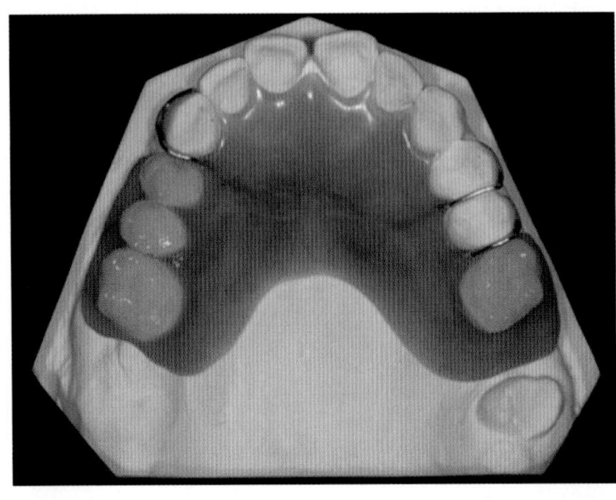

图44-18 局部可摘义齿。

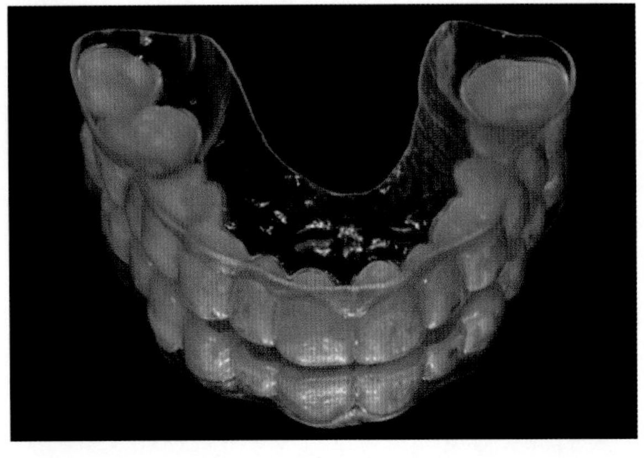

图44-19 包含缺失牙的可摘热凝塑料义齿。

- 局部固定义齿（需要完全覆盖邻牙）。
- 腭部种植体（主要用于同时接受正畸治疗的患者）。

后牙区的树脂粘接局部有脱落和折断的风险，不适用于后牙区的过渡义齿修复，并且存留率方面也显著低于前牙区树脂粘接桥（Thoma et al. 2017）。

一个正确设计的临时修复体应该具备适应下方软组织变化的特性以及能避免对种植体和骨增量区域产生不可控的压力。

（种植体）负载的理念

在口腔种植中，负载的概念已经得到了广泛的研究。最初认为下颌骨的愈合期为3个月，上颌骨的愈合期为6个月（Brånemark et al. 1977）。为了满足患者早期修复的需求，缩短种植体植入与负载之间的愈合期就应运而生。在改良的负载方案中，初期种植体稳定性、种植体表面特性、骨量、骨愈合、临时修复体设计、愈合期咬合方式等被视为影响骨结合成功的因素（Gallucci et al. 2018）。基于种植体设计（初期稳定性增加）和表面特性（加速骨结合）相关方面的改进，早期负载和即刻负载都已得到充分验证（Gallucci et al. 2018）。

随着时代发展，关于负载时机的概念发生了数次变化。最近的文献采用了以下术语：“即刻负载或A型负载”被定义为种植体植入术后7天内修复体与对颌牙咬合；“早期负载或B型负载”被定义为种植体植入术后1周至2个月间进行冠修复；“传统负载或C型负载”被定义为种植体植入术后≥2个月进行冠修复，愈合期较长（表44-1）（Gallucci et al. 2018; Morton et al. 2018）。

牙列缺损患者（负载的）理念

多项研究认为，牙列缺损的患者进行即刻或早期负载的存留率均高于传统负载的种植体，平均存留率为96%~98.4%（Gallucci et al. 2018）。

然而，这些存留率并没有考虑植入时机的影响，也没有考虑到大多数关于即刻和早期负载的研究都集中于美学区域或是全牙列重建。因此，将晚期植入与早期或延迟负载相结合，或者将即刻/早期/晚期种植体植入与传统负载相结合的相对保守的方法似乎更合理，因为这些组合有良好的临床研究支持（Gallucci et al. 2018; Morton et al. 2018）。上下颌后牙区的影响因素包括缺乏稳定性尤其是初期稳定性、大范围的骨增量，或患者相关危险因素（如功能障碍、磨牙症）。在这些情况下，建议采用传统负载（Gallucci et al. 2018）（表44-1）。

单颗种植体负载的理念

上颌骨和下颌骨的负载区域具有更高的风险，因此负载的时机至关重要。但是，大量关于在上下颌骨后牙区进行种植后即刻和早期负载概念的临床研究的科学证据越来越多（Ganeles et al. 2008; Nicolau et al. 2013）。这些研究主要通过种植设计、种植体表面和备洞方案的改良，以确保更好的初期稳定性和更快的骨结合。

一项临床研究显示，比较后牙区种植体的即刻和早期负载，种植体存留率没有明显差异（Ganeles et al. 2008）。下颌骨后牙区单颗种植体的3年存留率，即刻负载为97.4%，早期负载为96.7%（Nicolau et al. 2013）。鉴于这些最新的临床证据，传统负载的概念似乎发生了变化，至少早期负载的概念可能被视为标准的治疗方式。

然而，重要的是要注意这些科学文献几乎完全是基于骨量充足位点进行种植体植入的研究，都没有同期行骨增量。因此，目前关于种植同期行GBR的科学研究依然很少（Salvi et al. 2018）。根据骨缺损的大小，种植体植入同期行GBR（Jung et al. 2015）或者上颌窦提升术（Raghoebar et al. 2019）的患者，建议延长愈合期。组织学研究表明，骨增量术后6~8个月骨量才显著提升（Cordaro et al. 2008）。上颌窦区骨增量的临床研究表明，对于经侧壁或经牙槽嵴入路的上颌窦提升术并在同期行种植体植入的患者，应采用传统负载方案（Raghoebar et al. 2019）。临床中，经过3~5年的临床观察，在种植体植入同期GBR术后3~6个月再进行负载有更高的成功率（Jung et al. 2015; Basler et al. 2018）。

表44-1 种植体负载程式（来源：Gallucci et al. 2018; Morton et al. 2018。经John Wiley & Sons许可转载）

负载程式	
A型	即刻修复/负载
B型	早期负载
C型	传统负载

通常来说，对于初期种植体稳定性高、无全身危险因素或种植体周骨缺损的患者，可考虑即刻或早期负载。对于后牙区，局部固定修复优于可摘义齿或单冠修复（Jung et al. 2018）。此外，考虑行即刻或早期负载时，修复重建应如之前描述的那样尽量避免承受殆力（Gallucci et al. 2018）。

多颗相邻后牙种植体的联冠修复和单冠修复的比较

在有多个相邻种植体的情况下，口腔医生面临着决定制作夹板式或非夹板式种植体支持式冠修复。夹板式种植修复的基本原理是将负载平均分布到所有种植体上，使边缘骨、种植体和部件的应力最小化。选择夹板式种植修复的原因如下：

- 骨质量差或广泛的骨增量手术（如上颌窦提升术）。
- 短种植体或窄直径种植体。
- 预测可能的过度殆力（如磨牙症）。
- 口腔医生更容易处理（没有调整邻面接触点的必要）。

反对夹板式种植修复的主要原因是：

- 多单位FDP很难实现完美合适的支架。
- 更高的邻面卫生要求（连接体影响牙间刷或牙线的使用）。
- 多单位FDP的再治疗比单个单位FDP更复杂（特别是对于粘接式FDP）。

在文献中，关于夹板式种植修复体的问题是有争议的（Grossmann et al. 2005）。临床研究认为，夹板式种植修复和非夹板式种植修复在存留率或边缘骨吸收方面没有显著差异（Clelland et al. 2016）。然而，非夹板式种植修复伴更多的技术并发症，如螺丝松动。近期一项Meta分析系统评价评估了夹板式和非夹板式种植修复的边缘骨吸收、种植体存留率和修复体并发症，结果显示，夹板式和非夹板式种植修复在边缘骨吸收与修复体并发症方面没有显著差异。但夹板式修复的种植失败更少（de Souza Batista et al. 2019）。在下颌后牙区，非夹板式短种植体的存留率和成功率较高，这一证据对夹板式种植修复的高成功率提出了挑战（Ravida et al. 2019）。尽管如此，对邻近的多颗短种植体进行夹板式修复依然是明智的选择（Jung et al. 2018）。一般来说，没有证据表明完成骨结合的种植体会出现过度负载（Lima et al. 2019）。因此，在骨量充足且没有副功能运动的患者中使用标准直径和长度的夹板式种植修复时，不需要将负载分布到多颗种植体上。

（种植）修复的类型

当涉及后牙区种植义齿修复时，临床医生需要决定修复体固位的类型和修复的材料。该决定取决于综合和临床的考量：

- 种植体植入的角度是否允许螺丝固定？
- 黏膜厚度如何，美学要求如何？
- 计划进行何种修复：单个单位/结合悬臂的FDP/多单位FDP（≥三单位）？

固位的类型

螺丝固位修复的主要优点包括可拆卸和操作方便，便于修复体的更换和维护（Wittneben et al. 2017b）。此外，采用螺丝固位修复体也便于应用临时修复体对周围软组织塑形，也便于修复体外形轮廓的延伸。然而，螺丝固位修复体通常加工流程更复杂、昂贵，也可能出现一些机械性并发症，如螺丝松动和折断（Wittneben et al. 2017b）。螺丝通道的存在还可能影响𬌗面形态，导致𬌗干扰。此外，因为螺丝通道的存在，导致瓷层中断，可能影响瓷层的长期效果（图44-20）。

与以理想的种植体轴线为先决条件的螺丝固位相比，粘接固位修复弥补了种植体位置不佳的缺陷（Wittneben et al. 2017b）。通过粘接固位修复位置不佳的种植体，而且无螺丝通道的设计也使修复体更美观（Wittneben et al. 2014），因此，粘接固位的主要优势之一是无螺丝通道开口（图44-21）。除了美学优势，理想的咬合形态和完整的瓷层结构也是粘接固位的主要优点（Hebel et al. 1997）。尽管如此，粘接固位也存

(a)

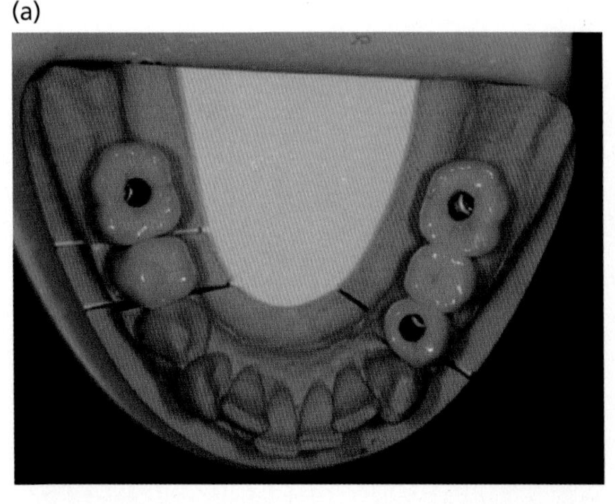

(b)

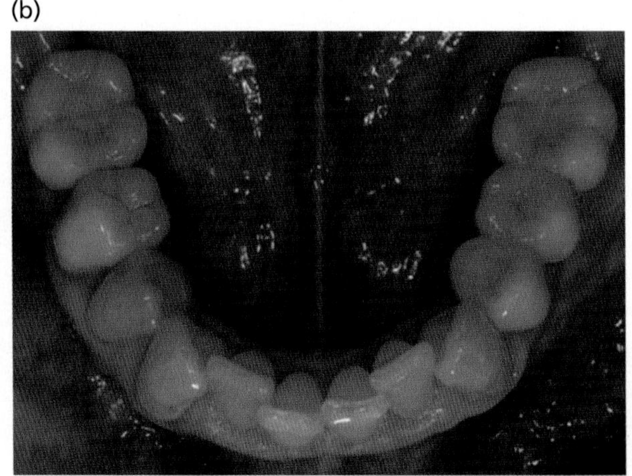

图44-20　下颌后牙（46、34、35、36）缺失。（a）工作模型上最终的螺丝固位修复体。（b）封闭螺丝通道后，种植单冠修复（46）和螺丝固位的固定桥修复（35-X-37）。

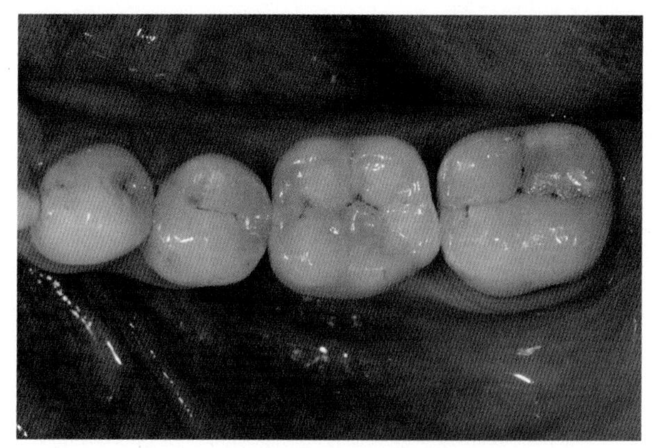

图44-21　36位点粘接固位的种植单冠修复体。

在一些缺点，包括粘接剂难以去除导致的种植体周病的风险增加、修复体拆卸复杂、粘接固位力丧失后的牙冠松动等（Wittneben et al. 2017b; Monje et al. 2019）。

临床上，螺丝固位还是粘接固位修复的选择仍然存在争议，主要取决于临床医生的偏好（Sailer et al. 2012; Wittneben et al. 2017b）。

比较两种治疗方式的系统评价表明，种植体和修复体存留率没有显著差异，单冠修复的存留率都为89.3%～96.5%，多单位修复的存留率都为96.9%～98%（Sailer et al. 2012）。然而，两种治疗方式的并发症方面具有显著差异，螺丝固位修复主要面临机械性并发症，而粘接固位修复主要是生物学并发症相对较高（Sailer et al. 2012）。

结论：基于现有的科学依据，当种植体植入位置较好时（种植体的位置允许螺丝通道位于牙冠上的理想位置），临床医生可以根据个人倾向选择粘接固位或螺丝固位进行修复。理想情况下，修复体选择应取决于患者的自身具体情况，包括解剖、经济能力和美学因素。然而，从临床角度来讲，相比于生物学并发症，机械性并发症是“首选”的并发症类型，即应尽可能选择螺丝固定（Sailer et al. 2012; Wittneben et al. 2017b）。

修复材料的选择标准

后牙区是最要的承重区域，后牙区修复材料需要具备机械稳定性和生物相容性。目前，随着CAD/CAM技术的广泛应用，大量生物相容性材料被临床所采用。许多因素决定了后牙区最佳修复材料和修复方式的选择（Mühlemann et al. 2018）。

一般来说，基台有两种形式：成品基台和个性化基台。基台的选择基于临床情况、技术条件和生物学因素。种植修复时（不考虑位置的情况下），种植体出龈时良好的外形伸展是健康的软组织（生物学宽度）和硬组织（Sculean et al. 2014; Araújo & Lindhe 2018）协调的前提，也是便于患者清洁和牙冠外观自然的前提。因为使用方便、成本低和有限的个性化选择，长期以来成品基台一直被用于修复治疗。出于美观的考虑，一段式种植体植入位置变得更深、两段式种植体的应用也逐步增加，导致种植体肩台和黏膜边缘的距离增加。这大大增加了粘接剂过量使用的风险（Monje et al. 2019）。因此，标准化基台的用量逐渐减少，只在种植体肩台靠近黏膜边缘的情况下才使用（Agar et al. 1997; Sancho-Puchades et al. 2017）。

在磨牙区，种植体的直径与牙冠的大小存在较大差异。在这种情况下，个性化基台能更好地与理想的上部结构进行衔接，这样可以使牙冠边缘与黏膜边缘轮廓更协调（Marchack 1996）。还有一些情况，如牙冠与周围骨组织间的垂直距离不足、种植体位置不佳、薄扇型牙龈等情况下，即使在后牙区，也需要使用个性化基台（Wittneben et al. 2017b）。

基台的材料有多种选择，如金、钛、氧化铝和氧化锆；冠修复体的材料同样有多种选择，如金属烤瓷冠（PFM）（Fenner et al. 2016）、氧化锆瓷贴面（Heierle et al. 2019）、二硅酸锂瓷贴面（Simeone & Gracis 2015）、氧化锆全瓷冠（Lerner et al. 2020）和二硅酸锂全瓷冠（Joda et al. 2017）。金属基台具有良好的材料稳定性和临床效果（Jung et al . 2012）。在很长的一段时间里，金属基台被视为“金标准”（Jung et al. 2008）。如今，高强度的陶瓷材料正与被证实效果良好的金属材料进行竞争。陶瓷材料在临床上美学区单冠修复的中长期研究结果令人鼓舞

（Wittneben et al. 2017a; Heierle et al. 2019）。然而，在后牙区的应用仍存在争议。最近的系统评价表明，与金属基台修复方案相比，基于一体式陶瓷基台的修复有更高的折断率（Pjetursson et al. 2018; Sailer et al. 2018c）。因此，在后牙区应选择更为保守的金属基台修复方式（Zarauz et al. 2020）。

为了克服上述整体式氧化锆陶瓷基台的机械性能问题，我们引入了所谓的复合基台。复合基台由标准化的钛基台为基础，CAD/CAM制作的全瓷冠可以在口外进行粘接，冠修复体在口内由螺丝固位（图44–22）（Kurbad & Kurbad 2013）。由于降低了成本和可应用于多种植系统，并允许使用多种全瓷冠修复方式，这类修复方式已被广泛应用。体外实验研究显示，复合基台与金属基台强度相当，同时具有全瓷修复的美学优势（Sailer et al. 2018a）。但是，缺乏超过3年的临床数据和临床随机对照试验在一定程度上限制了该种修复方式的推广应用（Joda et al. 2017; Asgeirsson et al. 2019）。使用复合基台与全瓷冠修复的悬臂和多单位FDP的科学依据也很少，但似乎与单个单位复合基台类似。临床上，这种类型的修复方式也开始越来越多地应用于后牙区。

结论：金属基台仍是后牙承重区域修复的“金标准”。临床上，根据解剖因素和种植体位置，选择螺丝固位或粘接固位修复。单个单位和多单位修复逐渐采用一体式复合重建修复，具有两个优点：成本低、机械稳定性高，从而降低了崩瓷的风险。

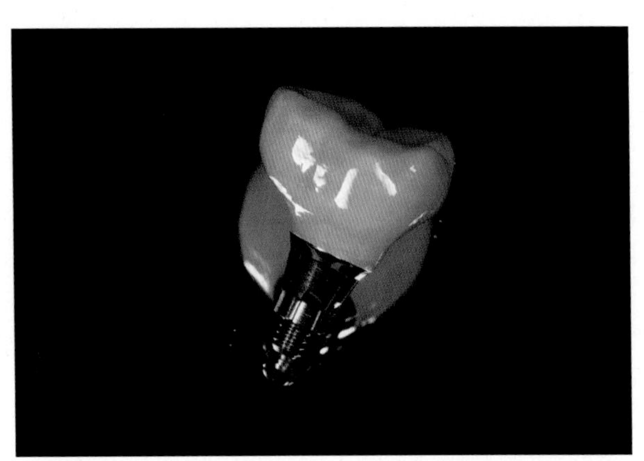

图44–22 氧化锆全瓷冠与复合钛基台粘接固位。

决策树

临床决策树包括3个步骤：

1. 种植体角度是否允许螺丝固位？
2. 采用何种修复类型：单个单位/结合悬臂的FDP/多单位FDP（≥三单位）？
3. 黏膜厚度有多少，美观需求如何？

图44–23和图44–24说明了固位方式选择、修复类型和修复材料类型的决策树。

理念的临床应用

骨量充足位点的（种植）治疗理念

1个单位的缺牙间隙

单颗前磨牙缺失的修复

钛种植体全瓷冠修复

患者女性，65岁，因为24牙根纵折由牙髓医生处转诊，患者要求24行固定修复。无吸烟史，无系统疾病史。在与患者探讨了不同的治疗方案后，患者选择了种植体支持式固定修复来替代缺失牙（图44–25）。

一段式种植体支持式氧化锆全瓷冠修复

患者女性，73岁，14根管治疗失败后由其口腔医生转诊。14拔除于种植前5个月，同期行位点保存术。无吸烟史，无系统疾病史。患者要求14位点行固定修复，且要求拒绝金属植入。在探讨了可能的治疗方案后，患者选择氧化锆种植体支持式冠修复。患者已充分了解氧化锆种植体与钛种植体的优缺点、一段式和两段式氧化锆种植体的差异，基于大量科学依据，我们选择了一段式氧化锆种植体（图44–26）。

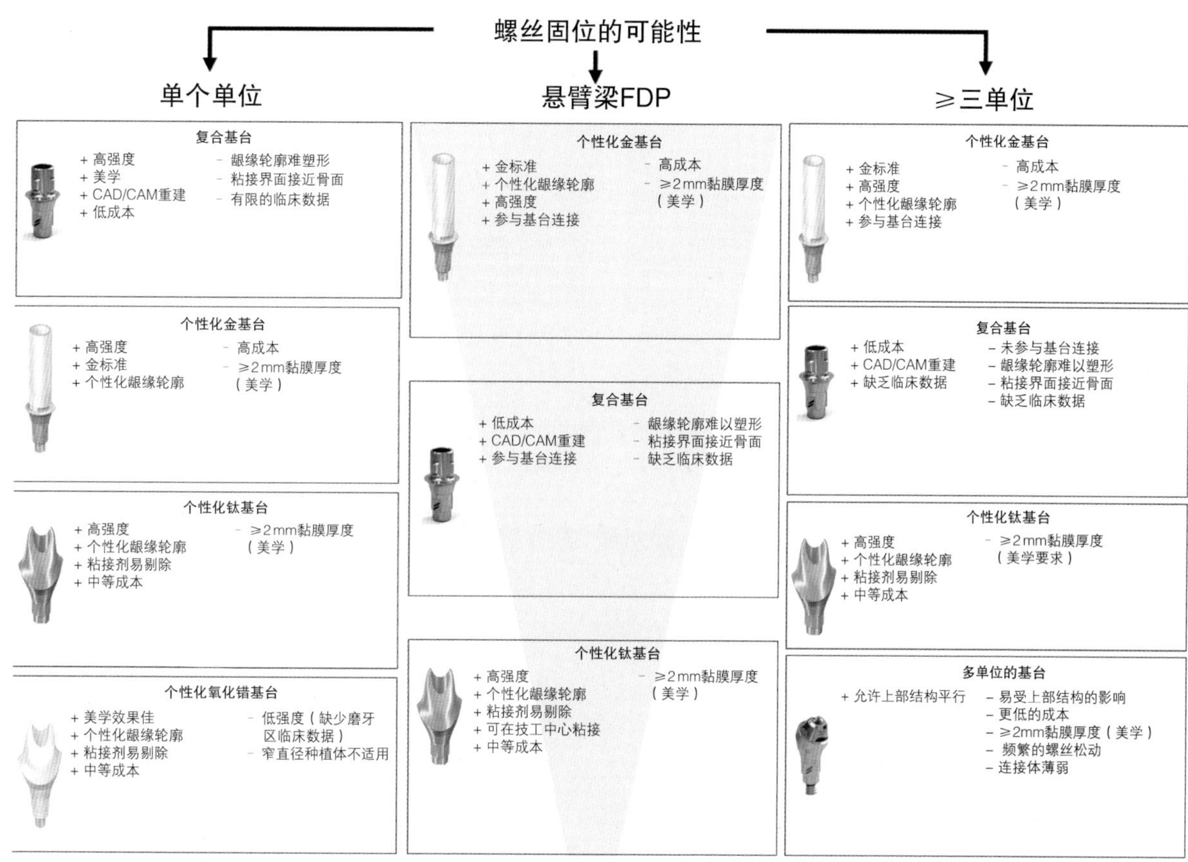

图44-23　螺丝固位的决策树。

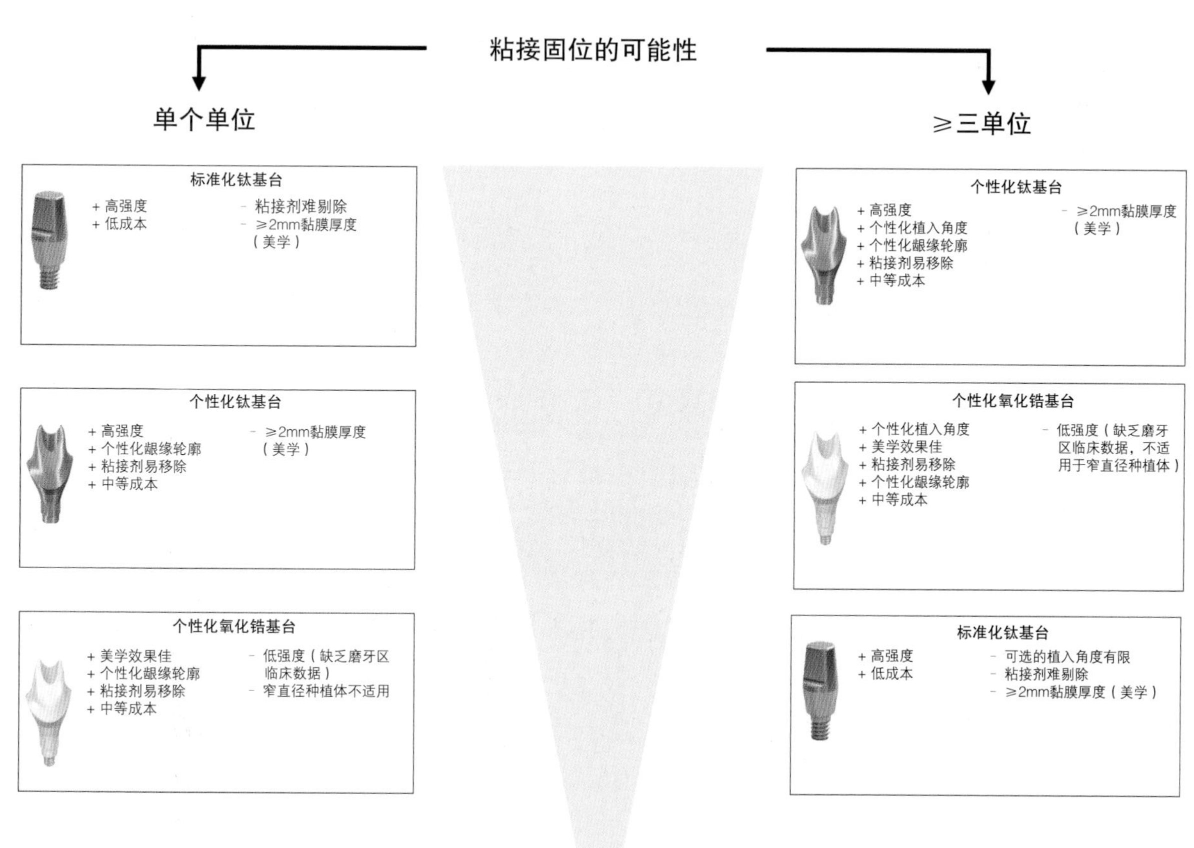

图44-24　粘接固位的决策树。

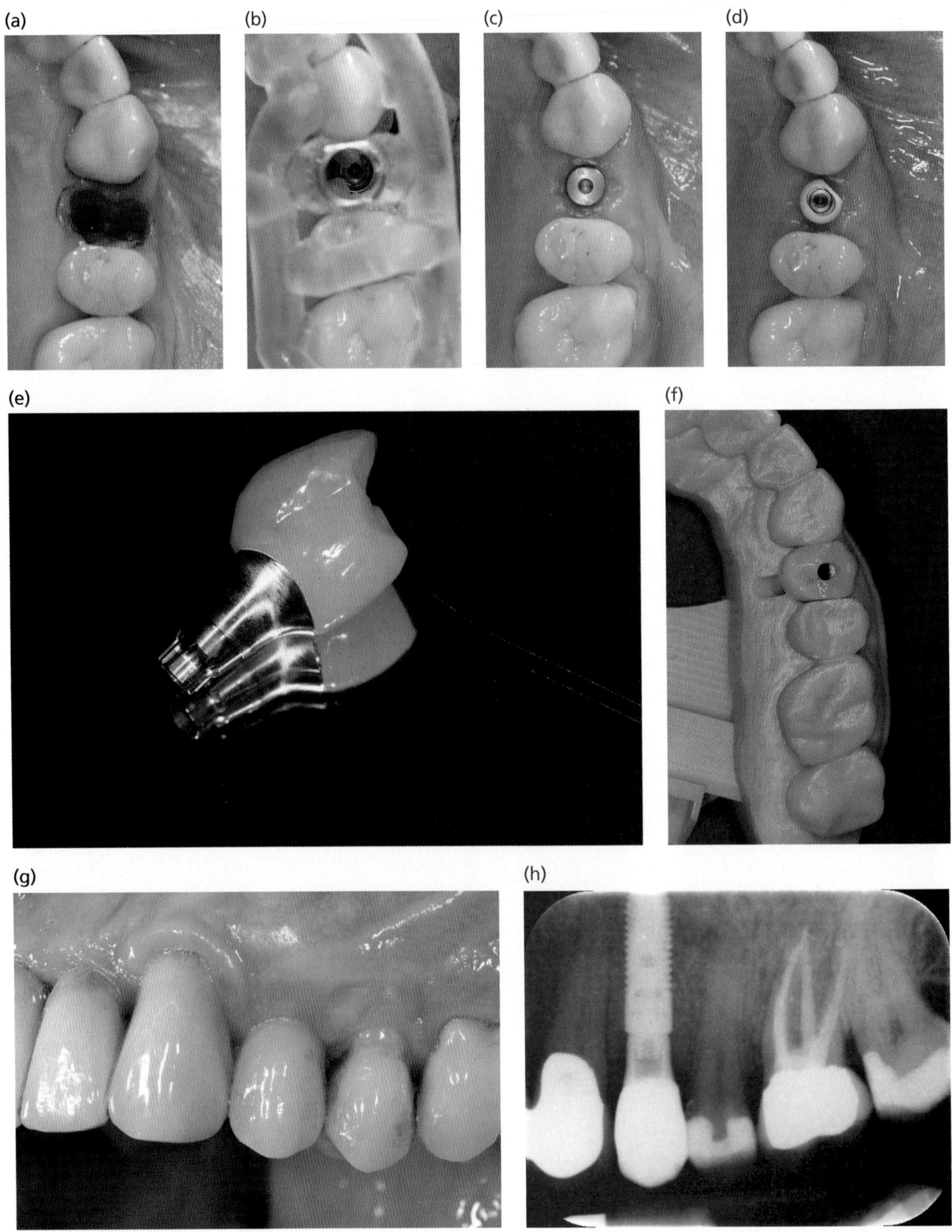

图44-25　（a）24拔除术后即刻照，殆面观显示良好的软硬组织条件、完整的颊侧骨板。（b）使用计算机辅助种植设计和植入（CAIPP）程序进行种植体植入。（c）3D打印手术导板辅助定位种植体植入2周后黏膜愈合情况，黏膜健康，有足够的角化龈宽度。（d）将扫描体安装在种植体上，作为口内扫描仪扫描数字印模的参考。（e）对于螺丝固位的种植修复，CAD/CAM个性化设计了钛基台和氧化锆全瓷冠，在技工中心将氧化锆瓷贴面粘接到钛CAD/CAM基台上。（f）打印模型上螺丝固位的修复重建。（g）全瓷冠就位2周，口内照显示软组织健康、角化龈充足。（h）术后1年随访X线片显示骨结合理想。

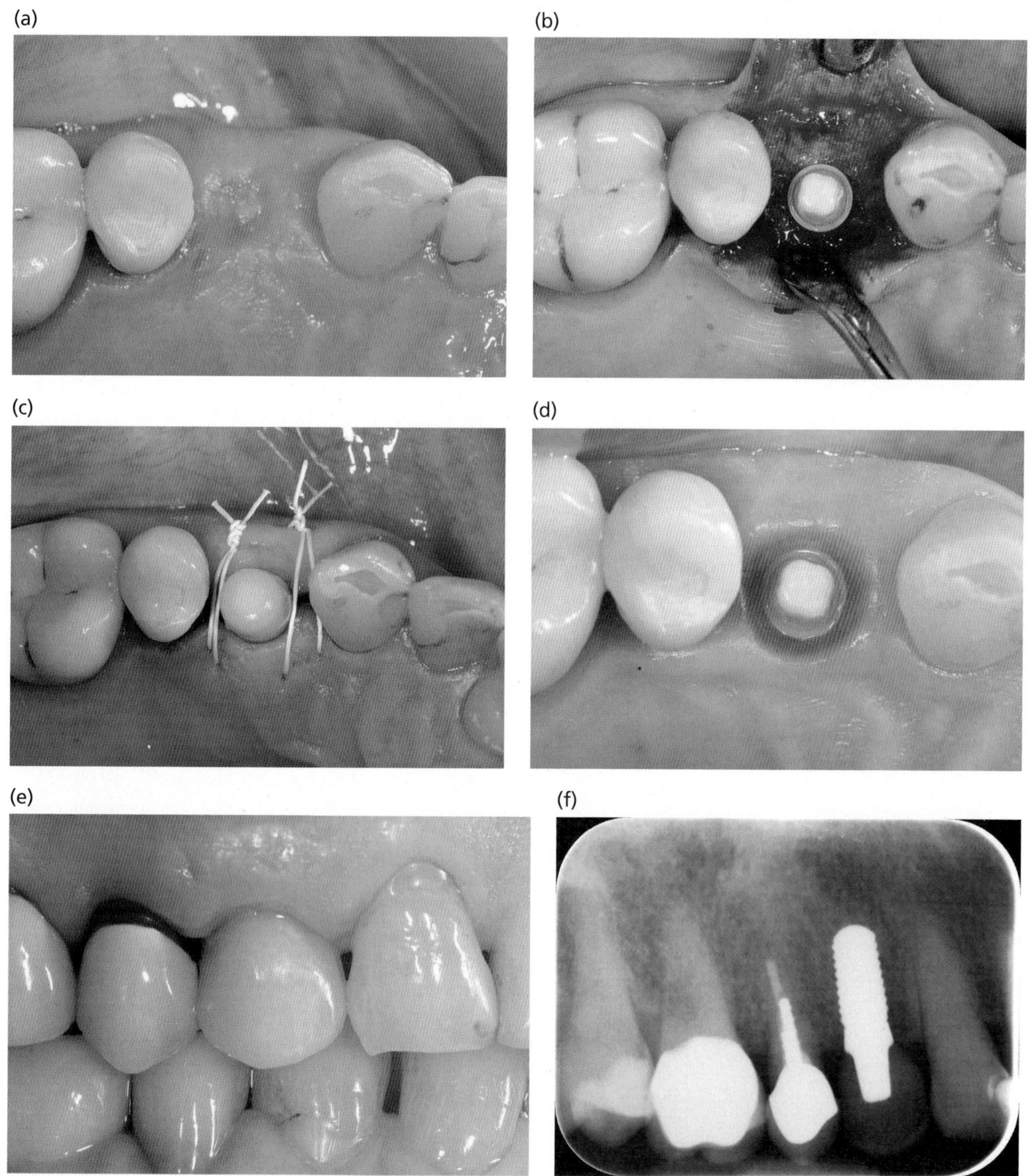

图44-26　（a）术前临床检查：14位点的单颗牙间隙，水平骨量充足，角化黏膜充足。（b）适度的翻瓣、植入一段式氧化锆种植体后的术中情况，种植体肩台位于牙槽嵴顶上方约1.5mm处。（c）在一段式种植体上放置临时帽，用2根不可吸收e-PTFE缝线将皮瓣固定在种植体颈部，促进黏膜愈合。（d）黏膜愈合3个月后，氧化锆种植体周组织健康，在此时间节点进行种植体印模开始制作修复体。（e）氧化锆全瓷冠就位1年后，种植体周软硬组织健康。（f）功能性负载5年随访的根尖片显示，一段式氧化锆种植体周边缘骨水平稳定。

单颗磨牙缺失的修复

患者女性，69岁，36因纵折拔除，由其全科口腔医生转诊拟行36缺损区的修复治疗。吸烟史：≥10支/天。全身健康。在与患者充分沟通了种植体的相关优缺点后，我们选择了标准钛种植体（图44-27）。

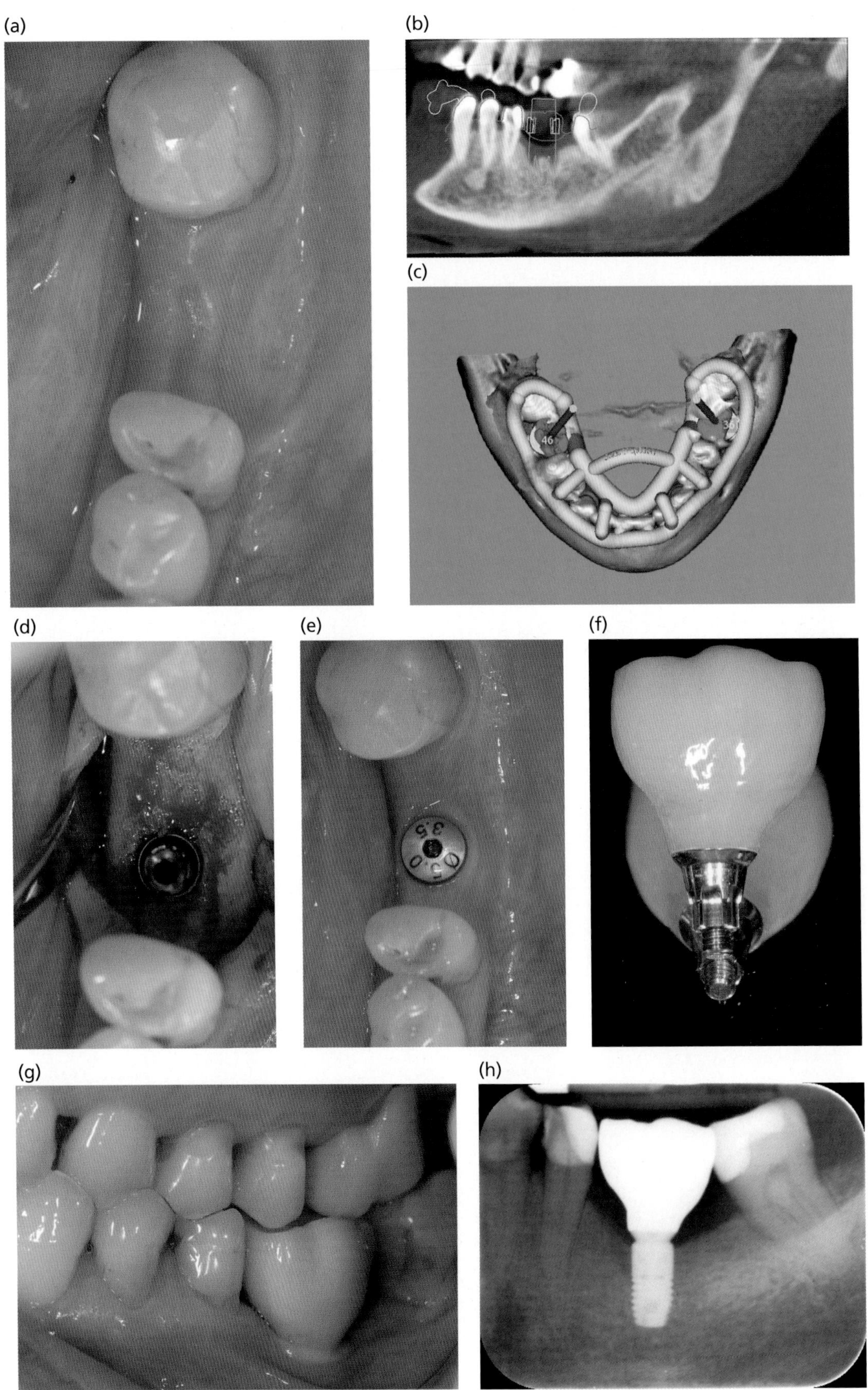

图44-27 （a）术前临床检查：36位点的单颗牙缺失，水平骨量充足，角化黏膜充足。（b）基于锥形束断层扫描数据的计算机辅助种植设计。（c）根据3D计算机断层扫描和从诊断模型获得的立体光学数据来制作3D手术导板，以定位种植体的植入。（d）翻瓣、种植体植入后的术中情况。（e）术后3个月的临床检查显示种植体周组织健康，有足够的角化黏膜。（f）螺丝固位的CAD/CAM种植修复，使用了带有钛基底的通用式复合基台，CAD/CAM氧化锆全瓷冠由技工中心粘接至复合基台上；如果需要更高的透明度，可以选择二硅酸锂（LDS）全瓷冠（图44-34h）。（g）36位点全瓷冠就位后显示龈缘区有缺血症状。（h）钛种植体在术后1年随访根尖片显示边缘骨水平稳定。

2个单位的缺牙间隙

2颗种植体

患者男性，73岁，原有的24-26传统固定桥中24纵折，由其全科口腔医生转诊；无吸烟史，全身健康；要求固定且美观的修复方案。经过对患者详细的检查，与患者讨论了不同的治疗方案，并考虑到远端基牙的预后良好，我们决定用2颗种植体修复2个单位的缺牙间隙（图44-28）。

1颗种植体结合悬臂

患者女性，67岁，由其牙周医生转诊行24、25缺牙区的修复治疗。该患者诊断为重度牙周炎，有较强的菌斑控制能力，牙周组织的相关病变已得到控制。患者要求增加咀嚼的舒适度，因此需要在上颌后牙区进行修复。此外，患者更倾向于固定义齿修复。在与患者讨论了不同治疗方案，也考虑了患者的期望、成功率和治疗费用后，我们选择了有近中悬臂的单颗种植体支持式固定修复。已告知患者与2颗种植体支持式单冠修复相比，悬臂可能会遇到更多机械性能方面的并发症（图44-29）。

多个单位的缺牙间隙（≥3颗缺失牙）

三单位的固定桥

患者女性，65岁，由其全科口腔医生转诊拟行35-37区固定修复。由于存在大范围龋坏，这些牙齿的预后较差，牙支持式固定义齿修复并不适合。在与患者讨论了不同的治疗方案，并考虑到患者本身的期望和治疗费用后，我们选择了三单位的种植体支持式固定桥修复（图44-30）。

2颗种植体结合悬臂

患者女性，77岁，因13-17区牙列缺损就诊。主诉为咀嚼舒适度降低，既往体健，有吸烟史。患者期望能增加美观，并尽量行固定义齿修复。此外，患者希望尽可能少做手术。在与患者讨论了不同备选方案，并考虑了患者本身的期望、治疗费用及成功率等，我们选择了不翻瓣手术下植入2颗种植体结合远中悬臂的修复方案（图44-31）。

骨量不足位点的（种植）治疗理念

短种植体

患者女性，50岁，因16位点单颗牙缺失就诊于牙科诊所。患者无吸烟史，无系统疾病史，主诉为16缺失。患者要求在不需要多次手术的前提下尽可能行固定修复。结合患者的期望和治疗的成功率等，在讨论了不同的治疗方案后，我们最终选择了植入1颗短种植体（图44-32）。

窄直径种植体

患者56岁，其正畸医生推荐修复45位点的单颗牙缺牙间隙。正畸医生建议通过分配间隙，扶正近中倾斜的磨牙，为45的固定修复创造足够的间隙。患者全身健康，无吸烟史。考虑到健康的邻牙、缺牙位点（前磨牙区）、患者的期望，以及间隙有限的近远中径，我们选择了NDI支持式钛-氧化锆单冠修复（图44-33）。

上颌窦底提升术

患者65岁，建议行26位点的单颗牙缺牙间隙的修复。患者希望增加咀嚼舒适度，更倾向于行固定修复，无吸烟史，全身健康。结合患者的期望和健康的邻牙，我们选择行种植体支持式固定义齿修复。通过CBCT测量种植位点的骨高度和骨体积。CBCT显示骨高度不足，无法行常规种植，也不能行微创上颌窦提升术使种植体植入。因此，我们选择在26位点上行侧壁入路的上颌窦提升术（图44-34）。

致谢

非常感谢瑞士苏黎世大学修复科门诊的Drs. Ásgeir Ásgeirsson、Alexis Ioannidis、Roman Schellenberg、Lukas Stucki和Prisca Walter博士的帮助，感谢他们的临床贡献和准备本章中临床病例方面的帮助。

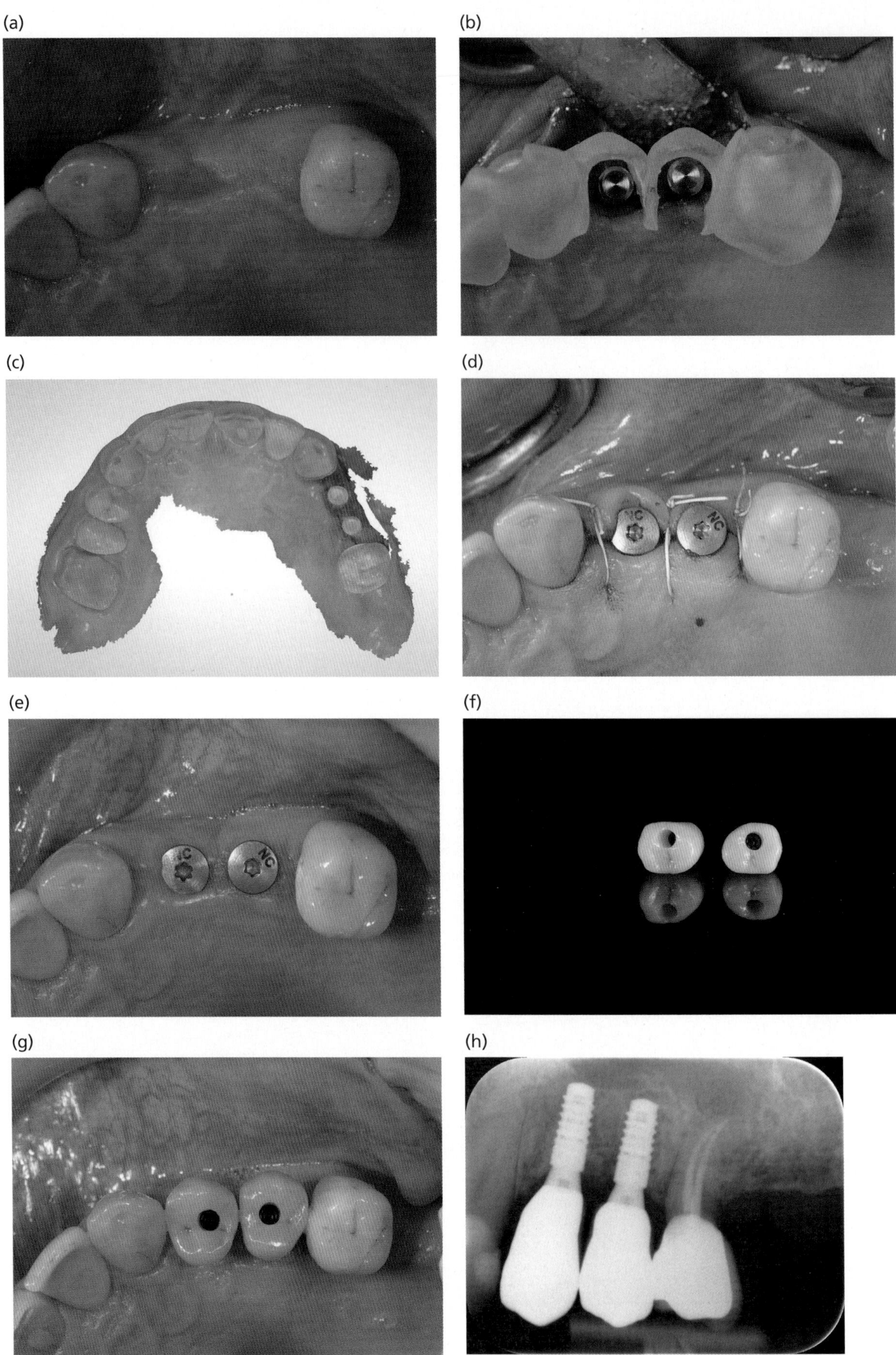

图44-28 （a）术前临床检查：24、25区域的2个单位的缺牙间隙，水平骨量充足，有足够的角化黏膜。（b）翻瓣后种植体植入的术中情况。（c）用口内扫描仪（IOS）记录的数字印模，扫描体安装在种植体上作为数字化参照。（d）用2根不可吸收的e-PTFE缝线缝合、固定愈合基台周围的皮瓣，促进黏膜愈合。（e）术后4个月临床检查显示，种植体周组织健康，有足够的角化黏膜。（f）螺丝固位的CAD/CAM种植修复，使用了带有钛基底的通用式复合基台，CAD/CAM氧化锆全瓷冠已在口外粘接至复合基台上。（g）在24、25全瓷冠就位后即刻口内照。（h）根尖片显示全瓷冠就位时骨结合理想。

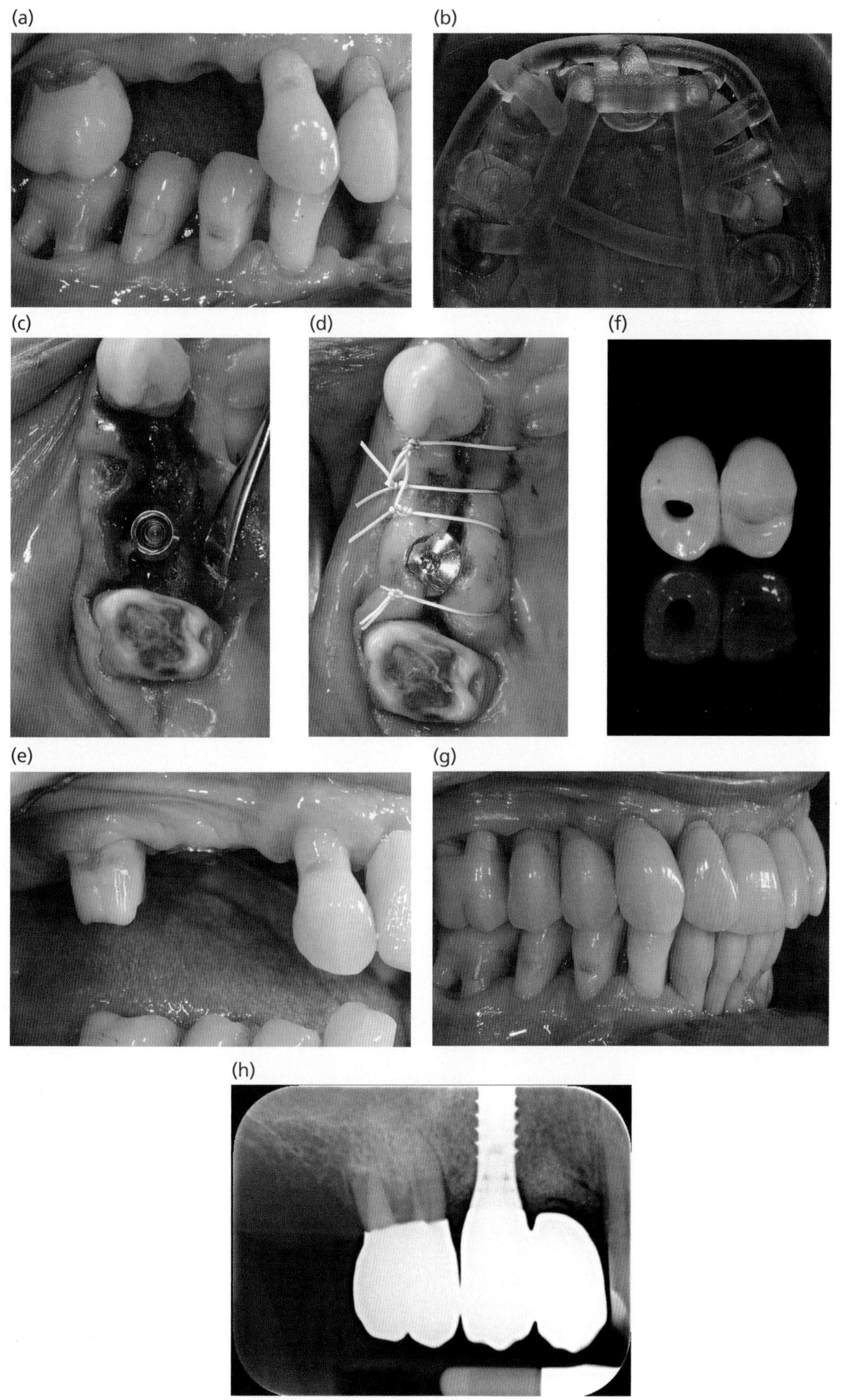

图44-29 （a）术前临床检查：14、15位点的2个单位的缺牙间隙，水平骨量充足，有足够的角化黏膜。（b）基于锥形束计算机断层扫描和诊断模型的立体光学数据重叠设计制作的3D打印外科手术支架。（c）在修复为导向的定位下，翻瓣、植入种植体后的术中情况，此外，同期行骨成形术以平整牙槽嵴。（d）用2根不可吸收e-PTFE缝线缝合、固定愈合基台周围的皮瓣，促进黏膜愈合。（e）术后3个月后临床检查显示，种植体周组织健康，有足够的角化龈宽度。（f）选择螺丝固位的、结合近中悬臂的种植体支持式氧化锆全瓷冠修复。氧化锆贴面在口外粘接到含有钛基底的通用式复合基台。（g）15位点的近中悬臂为全瓷重建修复，显示种植体周组织健康，有足够的角化组织。（h）6个月随访，结合近中悬臂的种植体支持式修复的根尖片显示，边缘骨水平的骨结合良好、稳定。

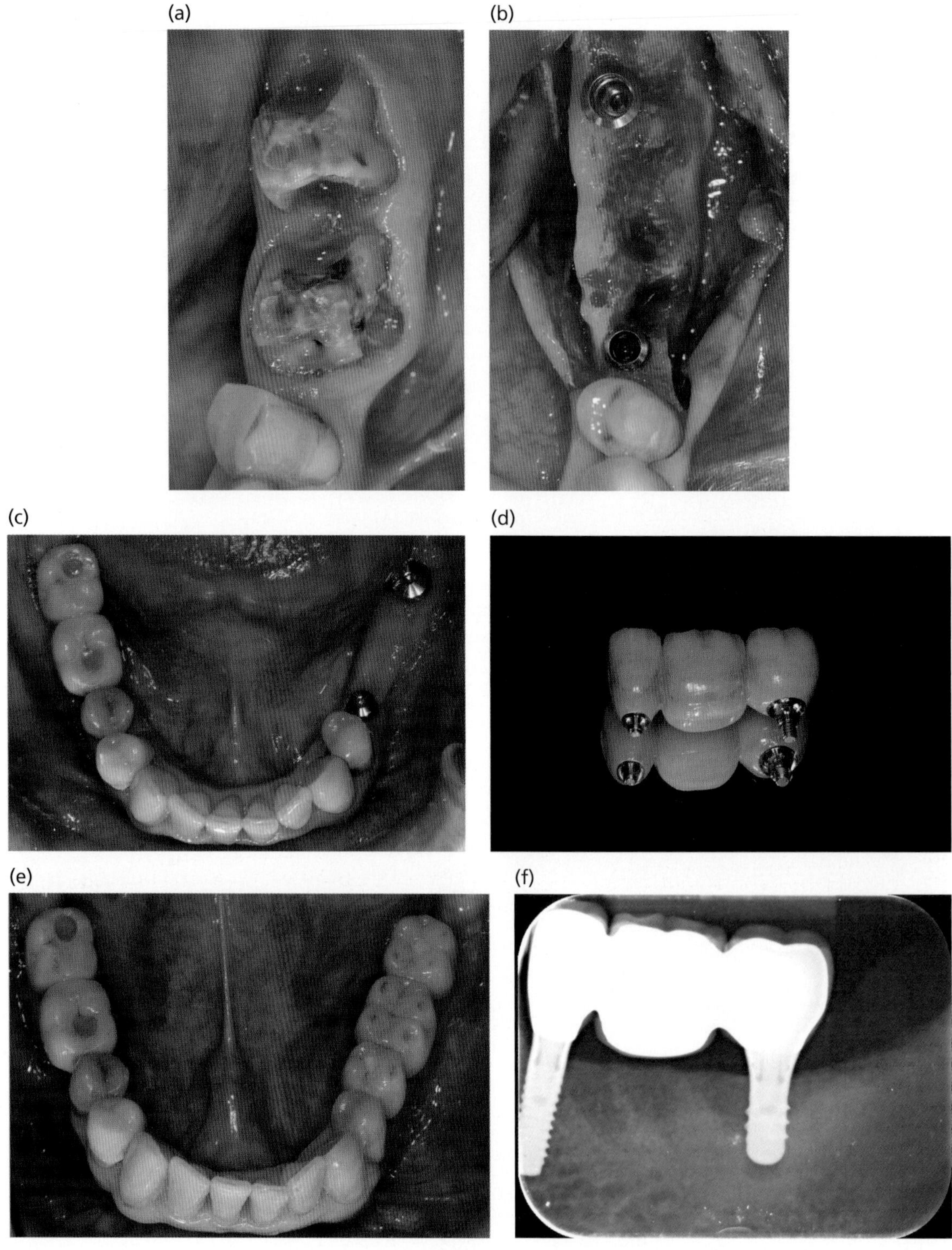

图44-30　（a）拆除金属烤瓷冠后口内和基牙的患龋情况。由于龋坏环绕基牙并延伸至患牙的根管，因此建议拔除36、37。（b）牙拔除2个月后，在35、37位点植入2颗一段式种植体后的术中情况，同期行骨成形术以平整牙槽嵴。（c）术后3个月后的黏膜愈合的临床检查显示，种植体周组织健康，有足够的角化黏膜。（d）氧化锆全瓷冠粘接于钛基台上，行螺丝固位的种植体支持式固定桥修复。（e）三单位种植体支持式全瓷固定桥就位。（f）三单位种植体支持式固定桥的6个月随访根尖片显示，边缘骨水平稳定。

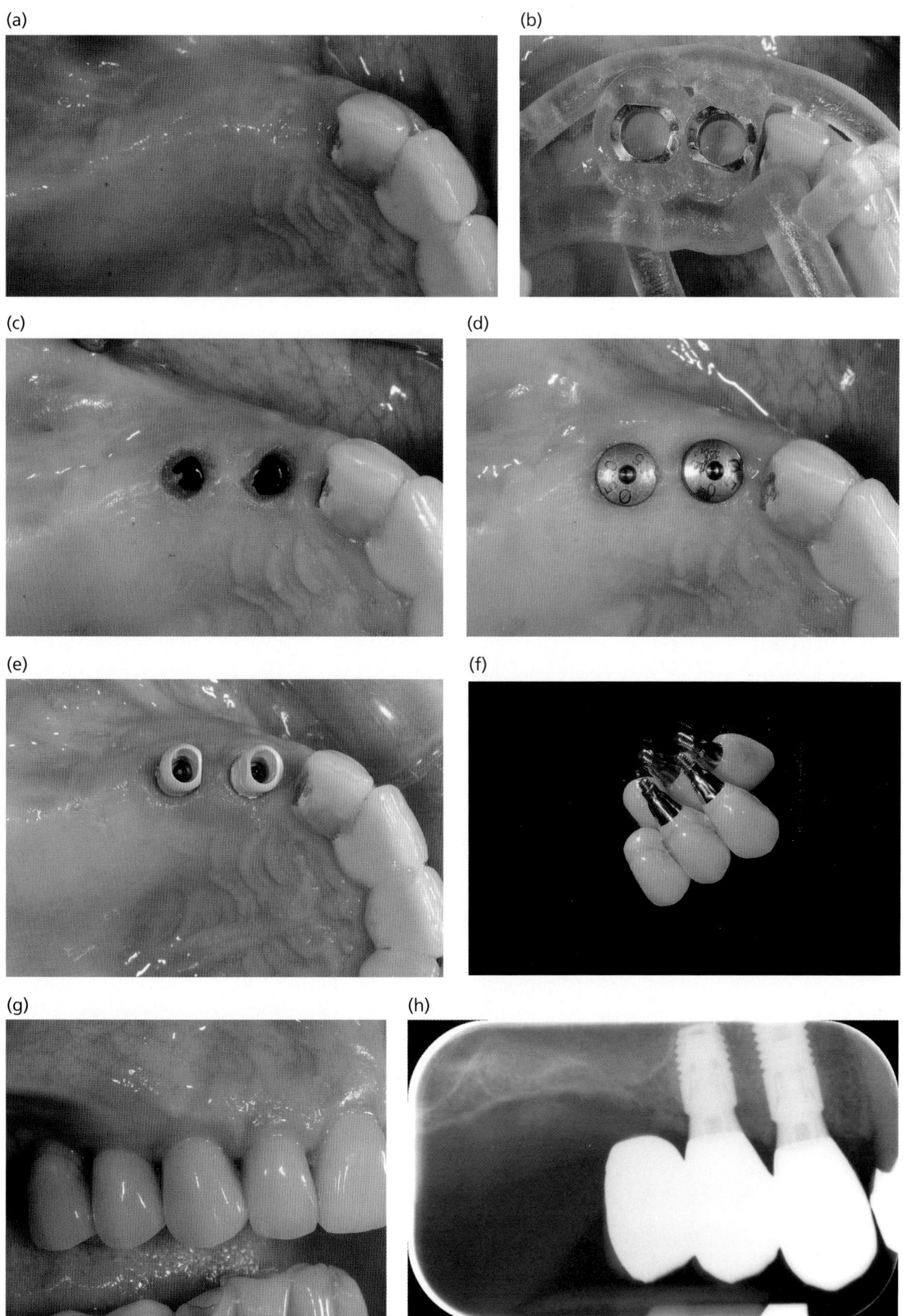

图44-31 （a）术前临床检查：13-17大范围的牙列缺损，水平骨量充足，有足够的角化黏膜。（b）按计算机辅助种植设计和植入（CAIPP）程序行不翻瓣手术植入种植体。通过3D打印外科手术支架辅助种植体的植入定位。（c）种植体植入术后即刻照。（d）种植体植入后，放置2个愈合基台，利于黏膜的愈合。（e）3个月的愈合期后，将扫描体安装到种植体上，作为口内扫描仪制作数字印模的数字化参照。（f）螺丝固位的种植体支持式氧化锆全瓷冠，在口外粘接到带有钛基底的通用式钛基台上。（g）种植体支持式全瓷冠就位后，种植体周软组织健康、美学效果理想。（h）三单位的种植体支持式固定修复就位后的根尖片显示骨结合理想。

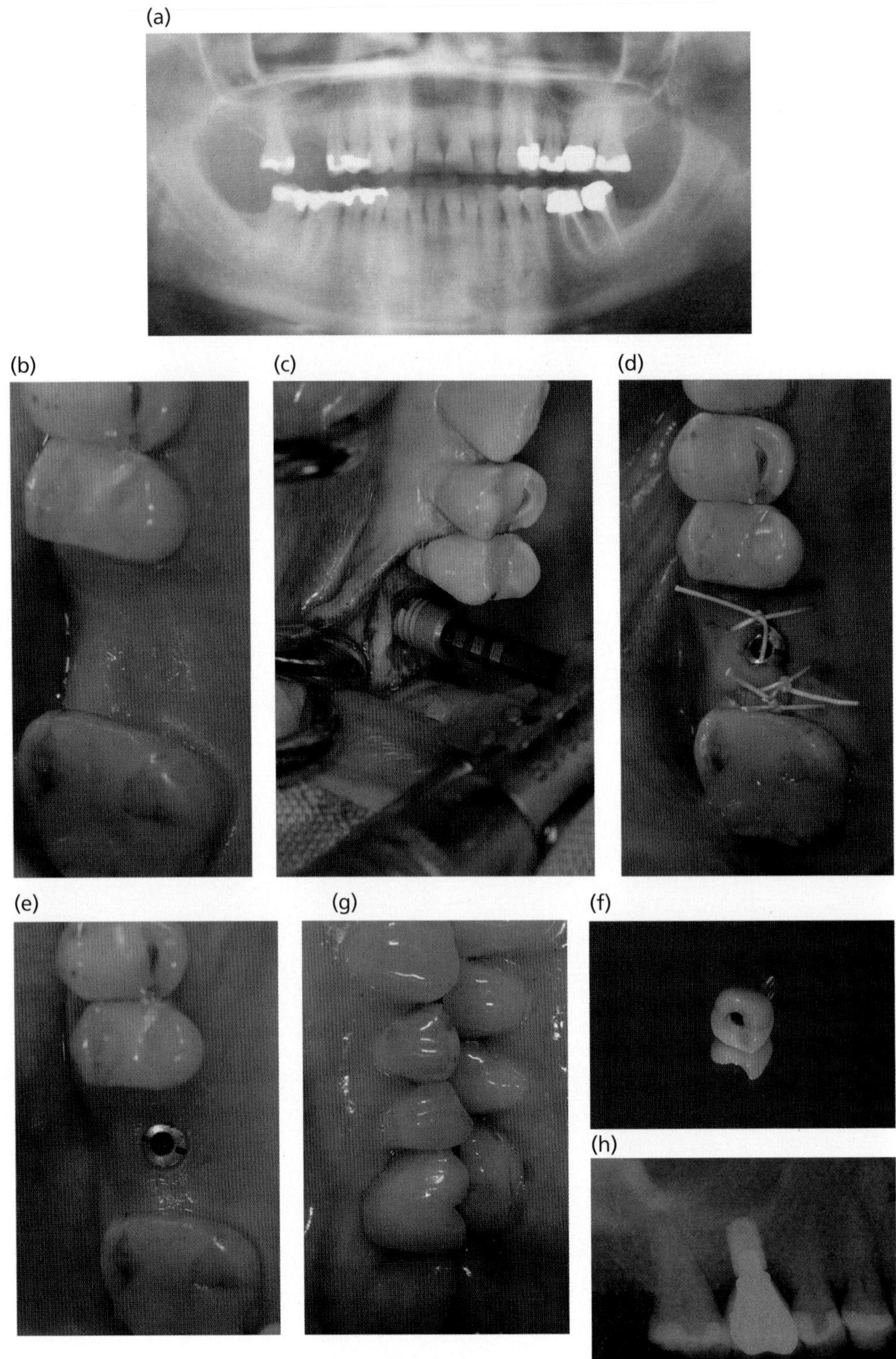

图44-32　（a）全景片显示16位点靠近上颌窦底，如果不抬高上颌窦底，则不适合行常规长度的种植体植入。（b）术前临床检查：有足够的角化组织、合适的单颗牙的间隙。（c）翻瓣、植入种植体。（d）用不可吸收e-PTFE缝线关闭、固定愈合基台周围的皮瓣，利于黏膜的愈合。（e）植入3个月后的临床检查见种植体周组织健康。（f）螺丝固位的金属烤瓷冠修复体。（g）牙冠就位后即刻照，见龈缘区有缺血症状。（h）术后6年随访的根尖片见骨结合良好、边缘骨水平稳定。

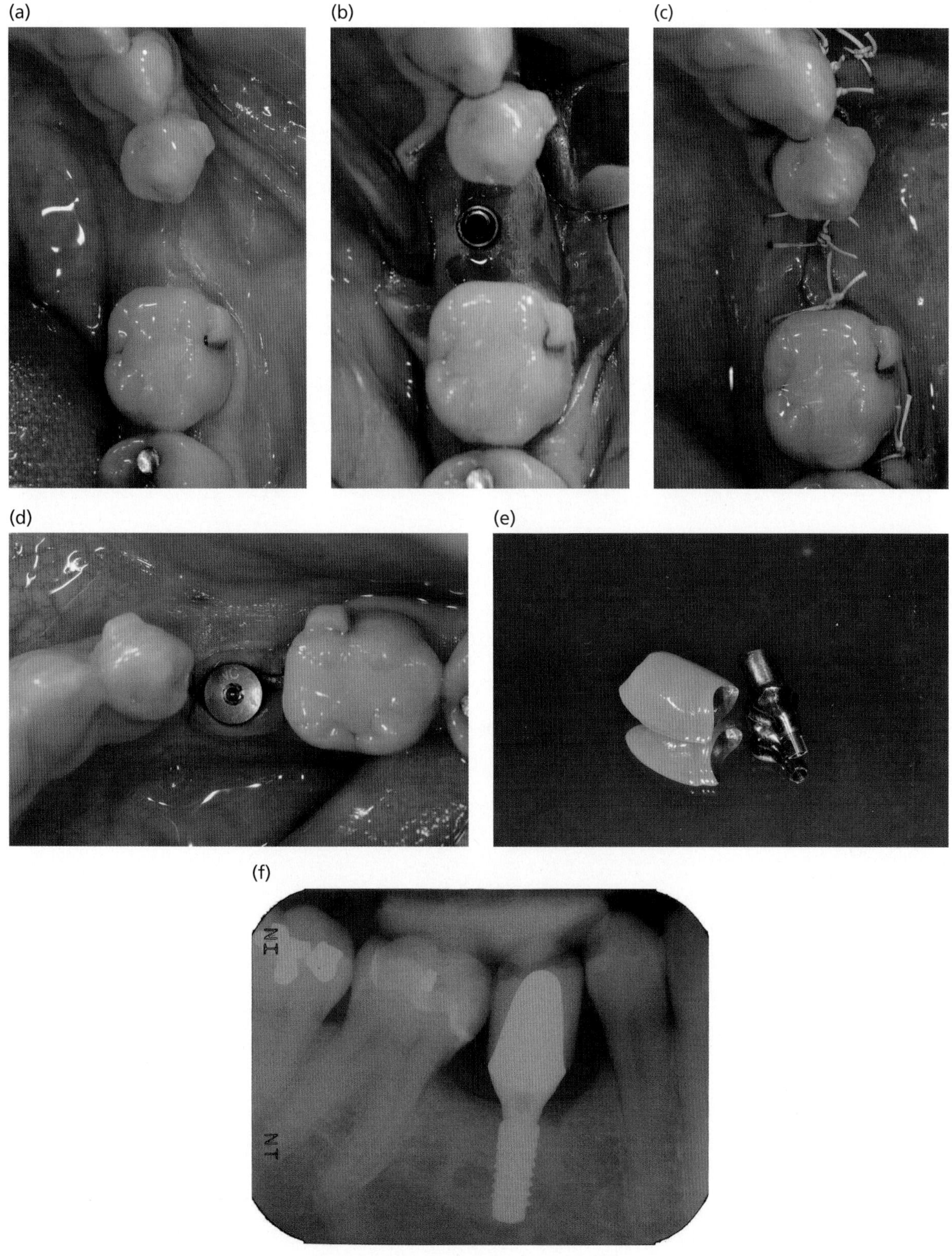

图44-33　（a）术前检查见：单颗牙的缺牙间隙，颊舌向骨宽度减少，近远中径有限。（b）术中情况：翻瓣、植入直径3.3mm的钛-氧化锆种植体。（c）用不可吸收e-PTFE缝线关闭、固定皮瓣，利于黏膜愈合。（d）术后3个月的黏膜下愈合，种植体周组织健康，角化黏膜充足，予基台就位。（e）螺丝固位的金属烤瓷冠修复体。（f）一段式窄直径种植体支持式冠修复3年随访根尖片显示，骨结合理想、边缘骨水平稳定。

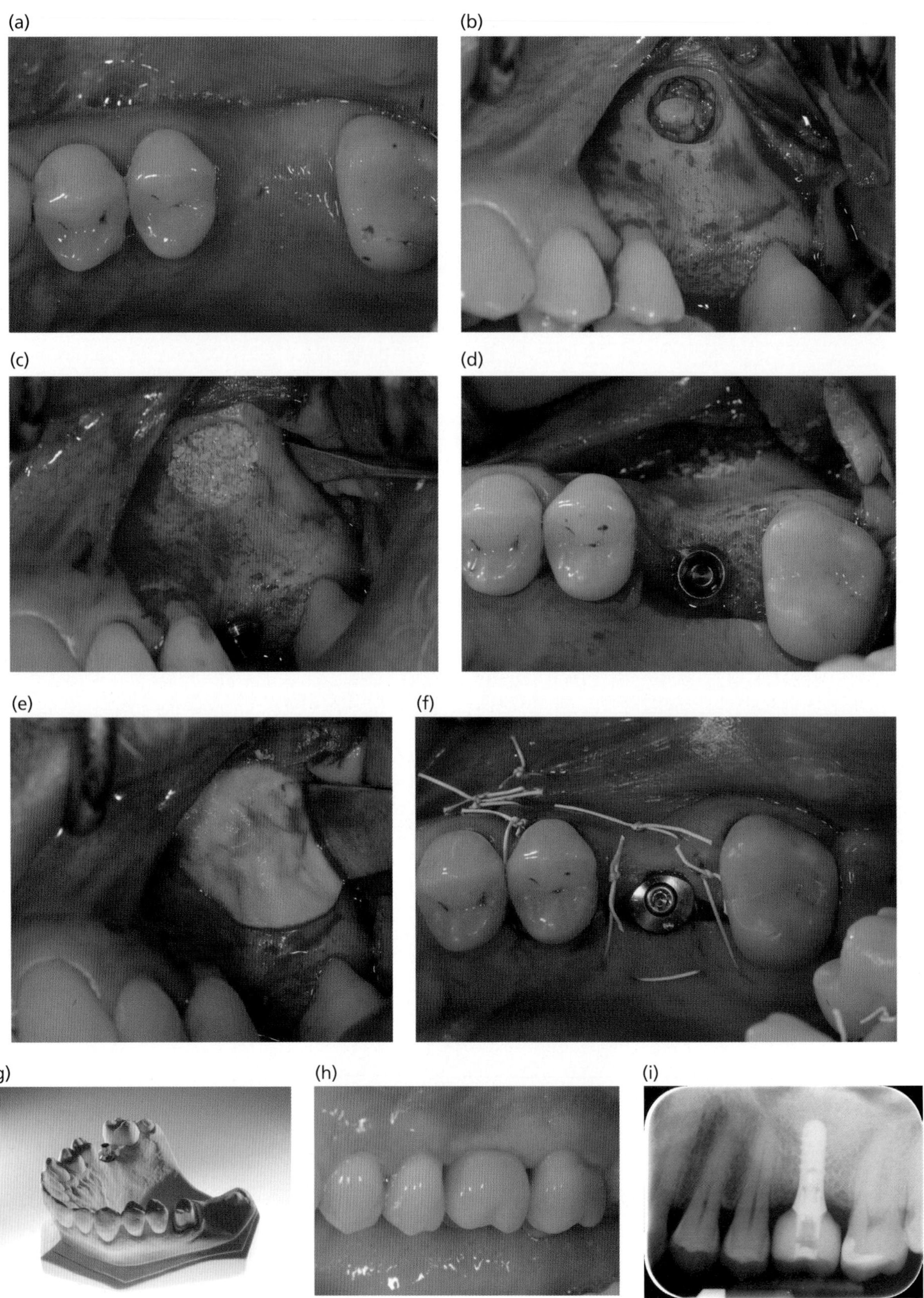

图44-34 （a）术前检查见：单颗牙的缺牙间隙。（b）侧壁入路开窗见蓝色的窦膜轮廓。（c）去除颊侧骨壁后，仔细抬高Schneiderian膜，获得进入上颌窦底的通路。植入种植体，用脱蛋白牛骨材料充填窦底。（d）上颌窦提升，以修复为导向定位下的种植体植入后术中即刻照。（e）侧窗覆盖可吸收胶原膜。（f）用不可吸收e-PTFE缝线关闭、固定皮瓣贴合于愈合基台，利于黏膜愈合。（g）对于螺丝固定的CAD/CAM种植修复重建，选择了带有钛基底的通用式复合基台。（h）最终的种植体支持式冠修复体由二硅酸锂（LDS）制成全瓷冠，在口外粘接至复合基台上。（i）术后2年随访的根尖片显示，骨结合理想、形成了一个新的上颌窦底壁，移植物体积稳定。

第45章

美学区种植

Implants in the Zone of Esthetic Priority

Rino Burkhardt[1,2], Franz J. Strauss[2,3], Ronald E. Jung[2]
[1] Faculty of Dentistry, The University of Hong Kong, Hong Kong SAR, China
[2] Clinic of Reconstructive Dentistry, University of Zurich, Zurich, Switzerland
[3] Department of Conservative Dentistry, Faculty of Dentistry, University of Chile, Santiago, Chile

前言

当今世界，在现代牙科重建领域，无人会质疑美观作为一种关键结果变量在缺失牙修复重建中的重要性。美学区单颗或多颗牙齿的缺失，可能会影响患者的美观，因此，任何对缺失组织的重建性治疗必须同时满足功能性和美学要求。

过去10年间发表了很多有关种植体支持式修复义齿的美学效果的文献（Belser et al. 2009; Chen & Buser 2014; Hartlev et al. 2014; Slagter et al. 2014）。此外，美学失败的主要原因也在文献中被描述（Hämmerle & Tarnow 2018）。尽管为揭示美学失败的原因付出了许多科研上的努力，包括开展了许多关注美学和种植体的会议与课程，以及出版了许多面向临床医生的文献，但在上颌前牙美学区种植体支持式修复义齿的美学失败仍然会发生，部分失败还会产生医疗纠纷（Bordonaba-Leiva et al. 2019）。

怎样才能减少治疗计划和临床诊疗中的失误，从而改善治疗效果？答案很复杂，而且仅仅总结某个特定学科领域的可用科学证据是远远不够的。本书上一版中关于美学区种植修复的章节是根据循证口腔的原则编写的，并据此严格选择引用的文章。然而，尽管循证口腔带来了相当大的益处，但它也会产生一些意想不到的后果，对整体医疗保健，尤其是对患者个性化的诊疗护理产生不利影响（Greenhalgh et al. 2014）。

种植义齿是口腔保健的一部分，受到口腔保健相关行业、卫生当局、大学、政治组织等多个紧密关联的组织的影响。这些参与者和组织之间的复杂利益交换会影响以人为本的医疗保健的质量。循证医学在19世纪90年代中期成为大多数医学专业的研究、教学、写作和行政管理的核心，并被描述为“医学实践的新范式”。它很快成为一个充满活力的知识社区，致力于使临床实践更加科学和经验化，从而实现更安全、更稳定和更具成本效益的医疗护理（Pope 2003）。

目前首要的问题是，医学循证的“质量标志”已被既得利益集团盗用和扭曲（Greenhalgh et al. 2014），特别是医疗器械和生物医药产品行业（Popelut et al. 2010; Probst et al. 2016）。其次，许多口腔医生没有学会如何在日常实践中解释和使用科学证据，以及如何将科学证据与他们的临床经验和专业知识结合起来，形成对每名患者做出良好临床决策的基础。即使已经存在科学证据，患者和临床医生也经常根据他们的社会角色行事，而不是基于已有的证据。最后，对于许多临床问题，根本没有足够的实践证据。

牙科杂志和种植学术会议上的许多病例都记录了种植体支持式修复义齿的美学效果。但是，我们不能从结果中确定治疗的有效性和临床决策的质量，而只是常常以为一个导致良好临床结果的决策是一个好决策。我们甚少去思考最初的诊断是否正确。

本章的目标是为感兴趣的临床医生提供该专业当前知识的概述，以帮助他们进行临床决策，从而帮助他们改善治疗效果并减少临床失误。这些目标不能通过简单地总结有关种植和相关领域的循证文献来实现。仍有太多重要问题无法通过文献循证来回答。

手术室是一个非常复杂的环境，需要各个团队成员之间进行大量协作（Undre et al. 2007）。外科医生需要一系列非技术技能，这些技能会影响手术效果。尽管非技术技能显得越来越重要，但目前很少有该方面的教学、培训和评估。为了满足这些新要求，我们对本章进行了修订，同时涉及了技术和非技术技能，后者包括认知（决策）和社交技能（沟通、领导力和团队合作）以及个人素质因素（个性特质、应对心理压力的能力）。

近年来，美学区种植修复得到了极大的发展。距离这一章首次出版已经20多年了；它进行了广泛的修订，包括非技术技能部分、对临床决策机制的分析以及对美学区种植植入失败危险因素的检查。关于种植中的医患共同决策，我们研究了患者与医疗卫生人员之间的复杂的人际关系，并试图确定在临床实践中通过共同决策的方法，以避免患者的一些不切实际的期望。

关于诊断和风险评估的部分已更新，其包括了对用于规划和可视化预期修复结果的新可用数字化技术与软件的描述。

描述手术和修复概念的主要临床部分已被精减、更新，并用新的临床病例进行说明。此外，增加了一个关于即刻种植的新部分，包括了对其优缺点的讨论。

最后一部分描述了美学失败再治疗的策略，已经根据最近可获得的知识和科学发现进行了全面修订。

患者安全优先：如何避免无谓的伤害?

理解种植治疗的收益和损害

在种植学和许多其他外科专业中，患者安全是全球范围的主要问题。根据哈佛医学实践研究（Brennan et al. 1991; Leape et al. 1991）的结果，根据来自51家医院的30121条随机记录，美国医学研究所发表了一份具有里程碑意义的报告，题为“犯错才是人类：构建更安全的卫生系统”（Kohn et al. 2000）。该报告得出结论，不良医疗事件确实会发生，并且会对患者造成大量伤害。根据学科的不同，不良事件的发生率差异很大，其中在需要精细运动技能的手术中最高。

当然，不良事件的发生并不一定表明医疗护理质量差；不良事件不发生也不一定意味着优质的医疗护理。但是，大多数不良事件虽然是由不合格的护理引起的，但是与医学专业技能无关，在所有因素中，疏忽是最主要的。在错误类型方面，执行错误排名最高，为46.4%，其次是预防错误（26.0%）、诊断错误（17.5%）和药物治疗错误（10. 1%）。

该报告将医疗差错和患者安全问题带到了国际关注的前沿，并描述了医疗差错并非罕见或孤立的。世界卫生组织（World Health Organization, WHO）因此通过了一项决议，敦促会员国密切关注患者安全问题并创建相关监测系统（WHO 2002）。

哈佛医学实践研究（Leape et al. 2009）在美国医学研究所报告发布8年后发表的一项中期评估得出结论，目前为保障患者安全所做的工作仍然不足，而且进展缓慢。他们声称应该重组医学教育，以减少专注于获取科学和临床事实的行为，并强调关注临床医生所需的技能、行为和态度的发展，包括管理信息的能力及对人际互动、患者安全和医疗保健质量基本概念的理解。

Gandhi等（2018）发表了一份进展报告，记录了一些现在可弥补的差距。越来越多的数据信息从患者体验调查中被收集，该证据证实，共享数据、成功病例和失败病例都可以显著加快临床医生的学习与改进（Lee 2017）。然而，该报告也强调了许多尚存的挑战。在治疗前和不良事件发生后的沟通方面，患者和临床医生之间的透明度仍然不足（McGaffigan et al. 2017; Wu et al. 2017）。目前的证据表明，治疗失误并不主要取决于医疗问题的复杂性，而是取决于诊断错误和临床医生的不当表现（Graber 2013）。

在考虑美学区的种植治疗时，几乎所有手术都是预先规划的、非紧急的。一项对口腔颌面外科手术不当索赔的回顾性研究证实，95%患者接受了作为选择性干预措施的种植治疗（Bordonaba-Leiva et al. 2019）。虽然大多数种植病例不涉及紧急情况，但是口腔颌面外科中最常见的索赔事件（占索赔总数的30.5%）却是种植失败和相关疾病。此外，当必须在上颌前部区域（对患者审美感知影响最大的区域）种植修复时，发生医疗事故索赔的风险要高得多。

在美学区种植修复导致患者失望的风险高于后部区域的种植修复，这可能是由临床医生和患者之间的沟通问题导致的，因为患者对种植美学的期望太高。另外，考虑到大多数技术失误都发生在训练有素和经验丰富的外科医生身上，且他们都在各自专业领域和常规手术中进行操作（Regenbogen et al. 2007），失误原因很可能是临床医生的过度自信，低估了外科手术的技术敏感性（Berner & Graber 2008）。无论是什么原因，探讨美学失败的发生和预防都是很有价值的。

患者

有效的医疗保健需要医生和患者同时知情。电视、杂志或报纸等媒体是欧洲居民除了医生和朋友之外最常见的健康信息来源。在最近的一项调查中，43%的人表示他们的健康信息来源依赖电视报道。然而，那些更依赖电视、广播、杂志或报纸的患者并没有比那些不从媒体获取信息的患者更好地理解治疗的优点（Gigerenzer et al. 2009）。

近年来，一项对互联网、宣传单上提供的健康医疗信息的质量和准确性的研究表明，许多健康信息来源提供的信息不足（Muhlhauser & Oser 2008）。在种植领域中，医患之间不透明的沟通风险产生的主要原因之一是健康统计数据的利益冲突（Edelmayer et al. 2016）。口腔种植体的网站和宣传单，配了很多装饰性图片，其重点描述治疗过程和优点，而很少描述并发症风险、不良美学结果以及缺点（Ali et al. 2014; Barber et al. 2015）。此外，让患者了解在美学区缺失单颗或多颗牙齿对应着不同的治疗方案是非常重要的（Edelmayer et al. 2016）。尽管医疗保健中的每个学科专业都为治疗管理提供了各自的观点，或者说“专业偏见”（Seshia et al. 2014），但目前的证据证实了医患之间遗漏了可选治疗方案的信息交流（Sherman et al. 2013）。

在医疗保健中，不透明的信息框架似乎是普遍规则而非个例，这也是患者很难找到可靠信息的原因。当必须评估治疗方案的利弊时，这种不透明的问题会更加严重（Gaissmaier & Gigerenzer 2011）。患者首先需要明白，为了做出合理的决定，没有“确定性”这回事。术语“确定性幻觉”是指当不存在确定性时，对确定性的情感需求。这对患者和医生都是如此。然而，尽管存在医疗保健专业人员不确定特定治疗产生的副作用的可能性，但研究表明，他们很少向患者传达有关治疗风险和益处的不确定性（Braddock et al. 1999）。这可能是由于临床医生利益冲突或者是没有正确理解研究的结果——经济利益冲突并不是医生利益冲突的唯一来源。

临床医生

Gaissmaier和Gigerenzer（2011）提出了21世纪医疗从业人员的3项基本素养。第一种能力是健康素养，包括对疾病、诊断、预防和治疗的基本知识，以及在继续教育中获得可靠知识的方法。世界卫生组织认为社会能力和社交技能是必不可少的附加部分，并将健康素养定义为“人们获取、理解、实践健康信息和服务，并利用这些信息和服务做出正确的判断与决定，促进自身（口腔）健康的能力。”（Sorensen et al. 2012）。所谓的“关键健康素养”源于这一新概念，包括增强医生和患者的主动性以及将循证医学或牙科、循证医疗保健和健康素养相结合的能力（Steckelberg et al. 2009; Steckelberg et al. 2009）。具有健康素养的人能够主动寻求缺失的信息并质疑信息来源及其偏倚，如他们会怀疑宣传册上说明的上颌前部区域进行种植体修复的益处；但会相对忽略可能的危害或替代方案的优点。

WHO建议的第二种能力是卫生系统素养，这不仅对临床医生做出合理的治疗决策很重要，对所有公民也很重要。要了解每种情况下哪种治疗方式效果最好，临床医生必须了解医疗系统的组织结构和其中的激励措施，如公民集体协议（医保）或医疗预防系统的政治优先级。将种植修复纳入强制性医疗保险的服务范围，或者国家特定的牙科学校质量和数量的差异都可能会导致从业人员过剩，这说明理解卫生医疗系统间存在相互联系，并且它们对医疗保健质量的影响是非常重大的。

第三种能力是统计素养，即对数字信息的基本了解，以掌握治疗方案的利弊并了解医学测试结果（图45-1）。通常大家认为只有患者对这些数字信息不理解；然而，医生自己也可能不了解医学证据（Reyna & Brainerd 2007; Smith 2011）。几项调查了不同专业医生的统计素养的

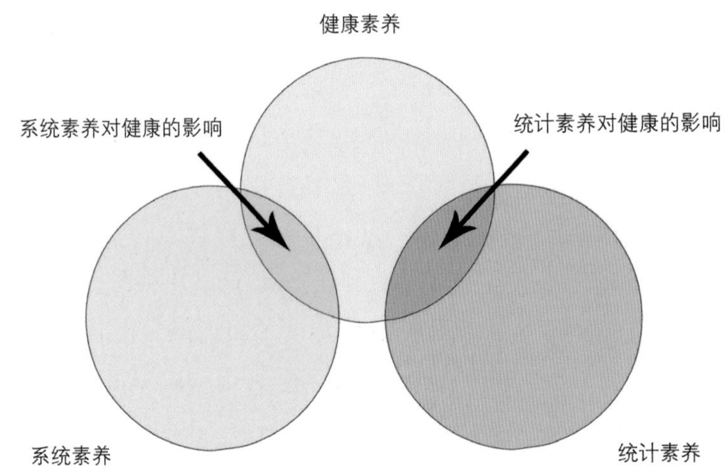

图45-1　临床医生和患者在种植领域做出知情治疗决策的基本能力。卫生系统素养需要有关系统组织及其内部激励措施的基本知识。健康素养包括有关疾病、诊断、预防和治疗的知识，以及获取可靠知识的方法。统计素养涉及理解证据的能力，包括假阳性率或统计显著性与临床相关性之间的差异等概念。（来源：改编自Gigerenzer & Gray）

研究表明，大多数临床医生不了解医学统计数据（Hoffrage et al. 2000; Welch et al. 2000; Young et al. 2002; Muhlhauser et al. 2006; Gigerenzer et al. 2007; Wegwarth et al. 2011）。这种统计知识的缺乏使临床医生依赖于质量差的专业期刊或有偏倚的信息。

要了解种植修复在美学区的优缺点，了解现代种植学的复杂性至关重要，一方面要提供经过充分研究和科学证明的个性化且可靠的治疗方案选择；另一方面，由于复杂性是一个系统的特征，其组成部分以多种方式相互作用并遵循当地规则，医疗保健专业人员和患者必须意识到许多激励因素、认知偏差、利益冲突和道德违规行为，这些都是固有的个人和组织层面的系统，颠覆了以人为本的医疗保健的证据（Seshia et al. 2014）。必须强调的是，在这种情况下，不能批评卫生系统、行业分支、卫生专业人员或某个医生，而是应该分析整个系统。通过了解系统变量的相互联系，我们可以在前牙美学区种植修复过程中提高临床决策的质量。

科学证据与临床表现之间的差距

种植专业需要掌握来自不同领域的多种知识，如结构生物学、材料科学、伦理学和心理学。基于循证口腔原则的临床实践指南为在临床工作流程中教授和实施这些知识奠定了基础。在过去的10年中，口腔种植学专业进行了大量研究，以提高患者的安全性并确保美学结果的可预测性和一致性。一些批评的声音和个人观察认为，研究建议、科学证据、临床实践指南三者之间存在显著差距，上述三者同实际临床实践也存在显著差异（Cochrane et al. 2007）。使用当前研究证据的主要障碍之一是从大量研究中获取正确信息需要大量的时间、精力和技能。如每年约有3000篇有关口腔种植学专业的新文章被Medline收录。

如何在临床实践中转化和实施已知的科学发现的研究不断增多，这表明医疗保健专业人员普遍接受实践指南的速度很慢，尤其是医生（Bero et al. 1998; Wensing & Grol 2019; Wudrich et al. 2020）。这些过程在知识转化领域进行了总结，旨在改善医疗保健实践并使其更加有效，从而为患者带来更好的护理和治疗结果。综上所述，关于知识如何实践的研究增强了医学和口腔医学研究工作的实用性。

正确应用循证口腔旨在为临床医生和患者提供最有效治疗的选择。这些选择必须仔细考虑患者的具体情况以及患者的需求和期望。对于患者来说，这是一种自然的期望，但研究表明，医疗保健从业者很少在决策过程中应用已有的科学证据，而且他们几乎不会因为证据的变化而改变自己的决策（Armstrong et al. 1996; Curran et al. 2011; Harding et al. 2014）。

也存在口腔医生缺乏知识宣传和科学证据应用的事例（van der Sanden et al. 2005）。一项关于牙科临床实践指南对无症状的第三磨牙管理有效性的研究清楚地表明，来自系统评价的指南仅提高了口腔医生的知识，但并没有改变他们的临床表现和临床决策能力。

循证医学的两名先驱提供了非常有用的分析，以了解为什么从研究到实践的路径中可能存在效率丢失（Glasziou & Haynes 2005）。他们认为，知识的转化必须经过几个步骤才能在日常中实施。保守估计，每一步有20%的证据丢失，无法进行下一步（图45-2）。在前3个步骤中，临床医生去了解证据，做一些不同于日常工作的事情。一般来说，他们发现很难了解所有相关的有效证据。除了公正的证据之外，临床医生可能会被许多其他方式说服，如广告营销技巧、权威、社会认可（同行接受）和友谊/个人关系（Glasziou & Haynes 2005）。

在接下来的两个步骤中，医疗从业者已经内化了证据，现在要让患者参与讨论。许多患者可能对治疗重点和缺失牙齿的修复有自己的想法，可能会偏离他们医生的建议。这种情况在种植前的口腔卫生宣教等预防性干预措施中尤为常见。通常，这些重要措施对患者来说并不紧急，因此，尊重患者的意愿，医生会跳过建立和维持牙

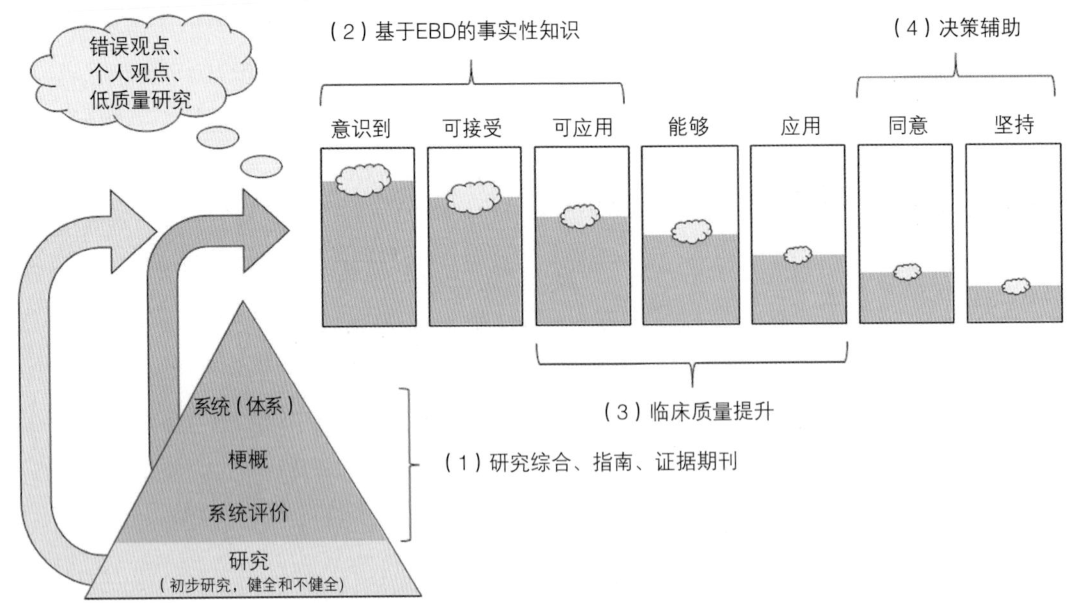

图45-2 从研究到实践的路径。在每个步骤中，约有20%的科学证据“丢失”并且无法进行下一步。这导致只有21%的科学证据被纳入患者护理。EBD，循证口腔。（来源：改编自Glasziou & Haynes 2005）

周健康的重要步骤。我们所知道的和我们所做的之间的差距以3个不同的问题为特征，即滥用、过度使用和遗漏（National Academy of Medicine 2001），后者完美地描述了“能够”和“应用”步骤中的证据丢失并在上述示例中进行了说明（图45-2）。

最后两个步骤旨在使患者和临床医生的观念相匹配，这可能存在很大差异。患者可能对证据有自己的解释并拒绝干预。如不愿意接受术后的疼痛或不便。尽管临床医生因其基于证据的益处而更偏爱某种疗法，但为了成功地将证据转化为临床实践，患者必须坚持某种疗法，如戒烟、改变刷牙习惯或按规定服用药物。

科学证据与临床实践之间存在差距的原因是多方面的。除了在知识转化过程中所描述的证据丢失之外，在许多种植体研究中普遍存在偏倚，因为该领域的大部分研究质量和相关性较低（Masood et al. 2011; Tomasi & Derks 2012）。已发表的关于种植体和生物材料的随机试验可能偏向于资助试验的公司拥有的产品（Popelut et al. 2010）。不能正确解释统计数据或只阅读低质量期刊的临床医生可能有非常偏颇的看法。

上述所描述的问题可能对种植治疗的美学效果质量产生的影响比预期的要大得多，意识到这些问题的第一步是参与自我批判、重组推理和改变思维方式（Croskerry et al. 2013a, b）。对治疗程序的信心不会增加治疗选择的适用性。心理学文献充分证明，客观来说，医生不善于评估他们真正知道的事情，而且通常对自己的判断过于自信（Kruger & Dunning 1999; Saposnik et al. 2016; Burkhardt et al. 2019）。认知偏差是判断、决策的思想和行为偏离的特定系统模式。它们的危险性在于它们在我们的思维中根深蒂固，受情绪的强烈影响，并且在无意识中被处理。为了消除过度自信并发现消除偏差的必要性，首先要意识到不同类型的认知错误，这些错误大多是无意识地影响临床决策和治疗计划（Croskerry & Norman 2008; Croskerry et al. 2013a, b）。这意味着那些“无意识认知偏差”的医生甚至不知道自己的判断出现了多大的偏差。医生必须清醒地认识到认知偏差，最终不知不觉地做出良好的临床决策，并为每名患者提供最佳临床获益（Smith 2011）（Smith 2011）。

一旦上面讨论的问题被解决，并且临床医生根据现有的最佳证据制订了治疗计划，选择用种植体修复缺失的切牙，就必须将这个想法告诉患者。但是，患者可能有不同的期望，并不愿意接受该计划。事实上，临床医生单方面向患者处理证据的情况已经过时了，在真正的临床医患合作关系中，双方需要一起处理证据（Smith 2011）。

潜在风险沟通与共同决策流程

WHO将口腔健康定义为没有任何疾病和障碍的限制时个人咬合、咀嚼、微笑、说话和心理健康的状态（WHO 2003）。考虑到许多可能影响种植修复体美学效果的特定影响因素，很明显，美学区的治疗失败可能会损害患者的微笑和社会心理健康，从而影响他的口腔健康。有不同的情况可能导致这种结果，但几乎在所有情况下都是基于期望和结果之间的差异。

在一种情况下，即使临床医生仔细传达了治疗的所有可能的优缺点，患者也很可能没有或无法理解这些解释。Wolfart等对患者修复体的研究（2006），通过对牙齿外观的自我评估来评估总体幸福感，并测量不同的审美问题和审美损害的社会心理后果。通过使用心理测试，诊断出患者的治疗前情绪，从欢快到抑郁，并将其与对修复体外观的最终满意度相关联。与健康状况正常的患者相比，处于抑郁状态的患者对牙齿外观的不满意程度明显更高。与术前信息的质量无关，患者的心理倾向可能会影响对种植修复体的美学外观的自我感知。

对美学和治疗结果期望之间不平衡的另一个原因可能是临床医生不理解现有科学证据，没有很好地解释它，或者过于自信并且为患者提供了过于积极的预期效果。

无论出于何种原因，患者和临床医生之间的沟通都是必不可少的，并且极大地促进了相互理解，最终获得了良好的临床效果。

共同决策不仅仅是让患者从给定的菜单中选择一个选项，它已经是19世纪循证医学运动的一部分，并被定义为“患者和医生共同参与，双方共享信息，对治疗选择达成共识并对实施何种治疗达成协议”（Charles et al. 1997）。患者在决策过程中需要参与多少取决于他们参与的意愿和兴趣。很多患者不去寻找信息，觉得这是医生的工作。在医患关系中，比确定责任的主导地位更重要的是患者参与讨论其问题的本质（Bugge et al. 2006）、讨论关于谁定义问题集的问题（Wirtz et al. 2006）以及促进患者在治疗选择中发挥作用（Entwistle & Watt 2006）。患者作为个体受到良好关照并作为团队成员受到尊重的感觉对于良好的医患关系至关重要（Wright et al. 2004）。通常，患者对修复后的牙齿外观和笑容不满意的根本原因不是医疗问题本身，而是缺乏自信和外部竞争激烈的社会压力。如果临床医生认为他们可以通过医疗技术解决此类心理问题，而无须与患者进行详细交谈，他们不会真正对患者的健康感兴趣（Maio 2007）。系统评价证明，患者参与决策过程和彻底的术前对话可以提高护理质量、提高患者满意度和自尊心（Crawford et al. 2002）。

共同决策在过去20年中不断发展，与医学背景下的循证医学、知情决策和患者自主权等概念密切相关，常用于患者利用其自我权利处理健康问题的情景。2020年，超过10000篇相关文章被Medline索引，但只有少数涉及牙科（Bauer & Chiappelli 2010）和种植学（Alzahrani & Gibson 2018）的共同决策。一般来说，尚未充分评估口腔医生和患者的参与、需求和认知（Reissmann et al. 2019）。牙科领域的少数现有研究与医学背景的研究一致，证实了大多数患者更愿意积极参与决策过程（Singh et al. 2010）。决策倾向发挥更加积极的作用，似乎与干预介入程度和长期影响相关（如涉及牙齿脱落和更替的不同阶段治疗）。

在共同决策的整个过程中，治疗风险的沟通和告知治疗中的不确定性是必不可少的部分，这虽然很难实现，但对共同知情决策的效果非常重要。首先，不确定性在专业集体层面存在，这表明需要进行额外的和更高质量的相关研究。其次，不确定性与个体临床医生有关，取决于他或她的专业教育。最后，关于不同治疗或护理方案的优缺点的有效沟通很重要，被称为随机不确定性（Edwards et al. 2002）。确保信息来源的可信度、利益冲突、以往经验、理解患者的价值观和最大限度地提高信息的清晰度等因素对于风险沟通的质量非常重要（Poortinga & Pidgeon 2004）。除了风险感知和沟通的认知方面，传递信息的方法和形式、确保信息已被患者理解、监控信息引发的反应也很重要，有助于使科学证据成为患者选择的一部分。集体层面的风险沟通和对自身不确定性（个体不确定性）的公开声明，一旦通过批判性地自我反省（“我的治疗有作用吗”）来意识到，那就应该提醒患者几乎所有治疗选择都存在一定风险。临床医生的实用策略和指南已在其他地方被描述（Paling 2003）。

与其他医学领域相比，共同决策和风险沟通在种植学中的作用尚未得到很好的研究，并且在常规临床实践中，在决策中患者的偏好和感知可能存在差异（Reissmann et al. 2019）。另外，其他外科专业的一些科学证据表明，共同决策原则的应用和决策辅助的使用可提高患者满意度（Sepucha et al. 2019）。特别是，当存在可选手术方案且患者已在共同决策中获得足够认知时，患者接受手术干预措施的意愿会降低，但对于那些仍决定坚持手术的患者来说，其自我评估结果、对手术干预措施的满意度和总体幸福感在短期与长期评估中均要好得多（Bozic et al. 2013; Martinez-Gonzalez et al. 2019）。希望在不久的将来，口腔种植学中能够实施共同决策流程，这将有助于减少生物学和美学上的不良后果，并为患者提供所选治疗的最佳个体效益。

术前诊断

临床测量

美学区的术前诊断与上下颌其他区域的术前诊断没有本质区别。对缺牙区组织的三维丧失和邻牙牙周状况的精确评估是关注的焦点。从后者来看，种植体及相邻牙齿的牙周附着水平至关重要，因为种植修复体和相邻牙齿之间间隙的完全覆盖与牙周膜的完整性密切相关（Roccuzzo et al. 2018）。术前对邻牙进行邻间隙探查和记录牙龈退缩，可降低不良美学结果的风险。其他可以反映患者口腔卫生状况和依从性的参数必须在开始治疗前进行常规评估，同时监测种植体的终生重建情况（Mombelli et al. 1987）。除了不良口腔卫生习惯对种植体并发症和存留率的负面影响之外（Heitz-Mayfield & Salvi 2018; Schwarz et al. 2018），炎性黏膜不能与健康黏膜进行相同精度的操作，并且更难实现初期创口关闭，因为炎症的软组织是边界不清的，在初期愈合阶段软组织撕裂的风险较高。

另一个可能影响前牙区种植修复美学成功并需要在术前记录的因素是软组织表型（Cortellini & Bissada 2018）。即使大量研究表明，薄型软组织更易开裂、血管较少，并伴较薄的牙槽骨，并且似乎更容易发生黏膜开裂（Linkevicius et al. 2009; Linkevicius et al. 2010），但实际数据证实薄型黏膜可以至少在拔牙即刻植入种植体时通过使用结缔组织移植进行补偿，从而消除厚薄表型之间的临床差异（Tatum et al. 2020）。

对于牙列中缺牙区最好通过缺牙的数量进行描述。有学者已尝试将这些区域就其形态特征进行分类（Wang & Al-Shammari 2002），将其分为水平向缺损和垂直向缺损。根据其缺损程度，垂直向软硬组织缺损表现出比水平向缺损更好的预后（译者注：此处的垂直向缺损指骨下袋）。对于后者，与缺牙区相邻牙的软组织附着水平限制了其预后，也限制了美学效果的预后。

根据一项个人评估，合理的术前临床测量似乎经常被忽视。通过在社交媒体上发布临床图像和相应的X线片，受访的口腔医生被要求从列出的5种治疗方式中选择1种。但是，在100多名受访者中，只有少数人选择了“我不知道”，而大多数人根据非常有限的可用信息做出了治疗决定（图45-3）。

基于影像学的诊断

在美学区，为确保种植体植入部位的精确性，所需的信息可以从上述临床检查和辅助的适当的影像学诊断中获得。在检查位于上颌前

社交媒体上的一项调查

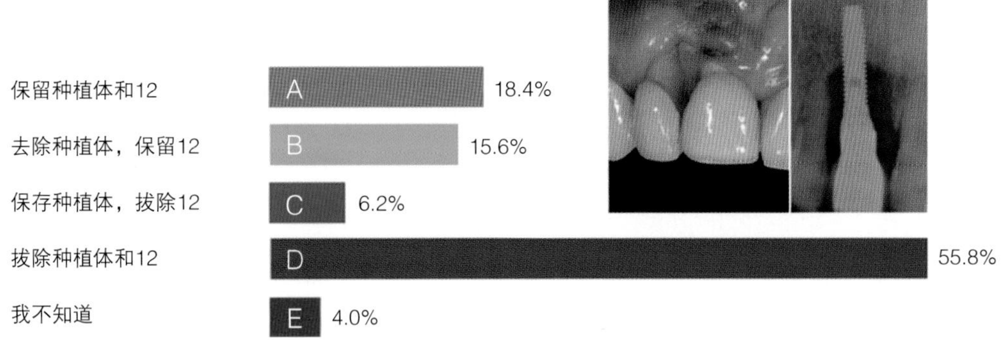

图45-3　社交媒体上的一项调查证实，临床医生倾向于在未仔细评估重要临床参数的情况下做出治疗决定。仅根据临床图像和相应的X线片，口腔医生被要求从5种治疗方案中选择1种。该图显示了只有少数受访者意识到信息的缺乏。

牙区的种植位点时，临床医生需要了解骨量、骨质量、骨形态，及其与重要解剖结构例如邻牙的牙根、鼻底、血管和神经等的关系（Harris et al. 2002）。在过去的数十年中，在种植治疗决策制定中可发现，锥形束计算机断层扫描（cone-bean computed tomography, CBCT）迅速普及。有些临床和放射学的专家们对这一技术的发展存在隐忧：患者暴露于辐射的时间明显增加，同时并没有恰当的风险效益分析。基于欧洲骨结合协会研讨会达成的共识，对于种植医学中使用影像学辅助诊断的指导原则已经公布（Harris et al. 2012）。

在上颌前牙区域，推荐的标准影像投照技术包括：修复单颗缺失牙前的口内X线片，对于部分缺牙和无牙颌患者需要额外的曲面断层片。需要进行断层的患者必须进行仔细评估其有效的优势，权衡全部潜在的诊断或治疗的优势和X线辐射带来的不利影响。

在美学区，锥形束计算机断层扫描（CBCT）可以应用于临床检查或传统的影像学检查未能充分辨别相应的解剖边界或病理不明的情况。可应用CBCT的情况如下：（1）骨形态和体积不足的临界病例；（2）在制订特定术前计划时，有助于将放射学评估信息转化为临床程序（手术导板）；（3）用于根据美学、修复和手术要求规划理想种植体位置的虚拟患者数字记录（Jacobs et al. 2018）。

便于诊断和告知患者的可视化技术

上颌前牙区的治疗中，必须尊重每名患者对美学效果相关的希望和期待。很多时候，患者与临床医生对什么是理想的美学效果方面的意见有很大差异（Langlois et al. 2000）。当患者受其自我感觉、社会环境、媒体及其本身牙齿状况等诸多因素影响时，临床医生将基于其当前牙科学知识、临床经验以及现有的医学检查方式为患者选择特定的临床策略。特别是医生常进行标准化结果预期，从而忽视了每名患者的个性化风险。为解决这个问题，医生不仅在诊断阶段需要与患者进行接触和沟通，并且在接下来的治疗阶段也需要特别注意，因为患者往往不能很好地表达自己的愿望和关注点。这种个性化的问题无法被数据化的问题检查表的得分所替代。

通过计算机软件、数字化微笑设计程序为捕捉面部、齿龈和牙齿美学提供了新的可能性，并将数据处理成预期的美学治疗目标（Omar & Duarte 2017）。为了缩小真实环境和人工环境之间的差距，所谓的混合现实数字应用（虚拟现实、增强现实）可用于种植治疗过程的不同模拟，显示出巨大的潜力。到目前为止，这些技术主要用于运动技能教育、颌面外科手术方案的临床分析和人体解剖学研究（Joda et al. 2019）。

目前正在开发基于增强现实原理的新技术，

以实现美学效果的可视化并改善医患沟通。这种软件使患者能够在几秒钟内看到牙齿重建的美学效果。拍摄患者牙齿的实时视频，并在视频上叠加新牙齿的虚拟模型。只需单击鼠标，患者就可以尝试几种替代方法并调整牙齿的长度、宽度、形状和颜色。通过“虚拟试戴”，临床医生、患者和技工室技师之间的交流似乎变得容易，各方的临床预期也可以更轻松地得到管理。

尽管有许多创新的技术，但我们必须意识到，关于新技术的大部分言论不是基于它们在实践中已经可以实现的目标，而是基于对它们能够或可能实现的目标的乐观猜测（Greenhalgh 2013）。此外，在计算机图像处理软件的帮助下进行的数据分析将预期的结果理想化，但这可能并不能反映实际情况。

特别是在严重的垂直向组织缺损的无牙颌区域，可能难以靠单独的手术干预重建缺失的组织，临床医生必须谨慎地向患者保证治疗效果。在此背景下，在美学区进行重建的每种治疗方案，都应基于所有参与者之间的沟通，并必须考虑患者的意见和愿望。

所有已知的与再现美观笑容相关的牙齿形状、形态以及协调的原则只能被当作常规的指导。否则，所有的治疗导向将是相同的，每名患者的面部特征和特异性将被忽略。检查表可以帮助临床医生识别问题，但它们有一个忽视患者特异性的倾向，通常遵循既定模式并以标准化治疗程序结束。

在美学区种植体修复设计时，成功的关键因素是花时间处理患者的美学问题、治疗团队内部的沟通，以及仔细分析在达到预期美学结果的每个步骤中的注意事项。

术前风险评估

备选治疗方案和清单的评估

在选择一个基于种植的治疗方案之前，应该仔细考虑解决既定问题的所有可能的备选治疗方案。此外，应全面考虑该解决方案的优点和缺点，不仅考虑到长期存留率，而且也与美学效果和长期的稳定性相关。表45-1列举了可不植入种植体进行美学区牙齿修复的备选治疗方案。在邻牙未修复的情况下，粘接修复能够可靠地替换单颗上颌前牙区缺失牙，并且几乎没有必要对基牙进行预备（Rosentritt et al. 2009）。在切端间隙较小的情况下，传统的烤瓷熔覆金属全冠仍然是较好的选择，并具有良好的远期效果，在某些情况下甚至没有美学方面的限制（图45-4）（Pjetursson et al. 2008）。

在综合考虑美学效果的治疗计划中，不仅要关注种植替代方案，而且还要关注种植前的种植位点条件改善，甚至是牙齿预后的改善策略，以推迟或避免种植重建情况的发生（图45-5）。根据个人经验，在很多情况下，特别是正畸预处理可以改善临床状况并为治疗提供更好的美学预后。这些预处理包括牵引萌出（Giachetti et al. 2010），以增加传统牙冠的固位（Juloski et al. 2012）或为后续种植体植入创造条件（Amato et al. 2012）。

另一个正畸治疗的选择方案是通过将缺牙间隙由两个牙位调整为一个牙位的方法来改变缺牙区的空间分布（图45-6）。如前所述，后一种情况对于龈乳头具有更好的预后效果，龈乳头对自然美观很重要。腭侧植入的种植体为正畸牙移动提供了一个绝对的支抗，而不会有影响当前咬合状态的风险。此外，在切牙或尖牙上没有任何明显的固位点时，该临时的修复体可以在许多情况下用作理想的临时冠，直到种植体可以负载冠修复体。即便缺乏前瞻性研究数据，在美学区特定部位条件难以常规植入种植体时，腭部种植体支持的长期修复似乎是一个可行替代方案。

具有牙间间隙和一个或多个缺牙需替换的

表45-1 美学优先区域牙齿修复的治疗方式

- 含有悬臂单元的传统固定义齿
- 粘接剂-树脂粘接（悬臂）桥
- 传统可摘局部义齿
- 牙支持式覆盖义齿
- 正畸治疗（关闭缺牙间隙）
- 种植体支持式修复体（固定、可替换或可摘上部修复体）
- 上述方式组合

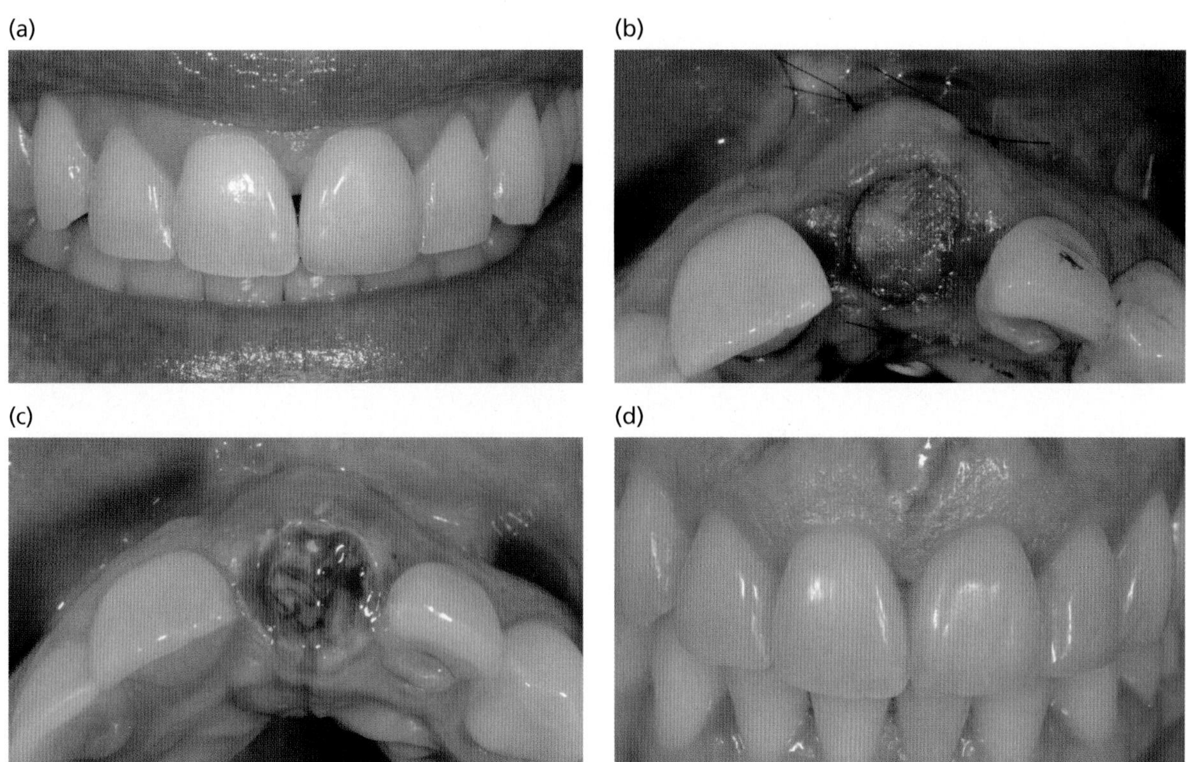

图45-4 （a）术前图像显示：21牙根吸收必须拔除和替换。（b）拔牙、牙槽嵴保存和结缔组织移植覆盖后的情况。（c）术后8天该部位愈合良好，过度增量的唇侧轮廓以补偿唇侧牙槽骨吸收。（d）拔牙8个月后采用树脂粘接桥（金属支架）进行永久修复。

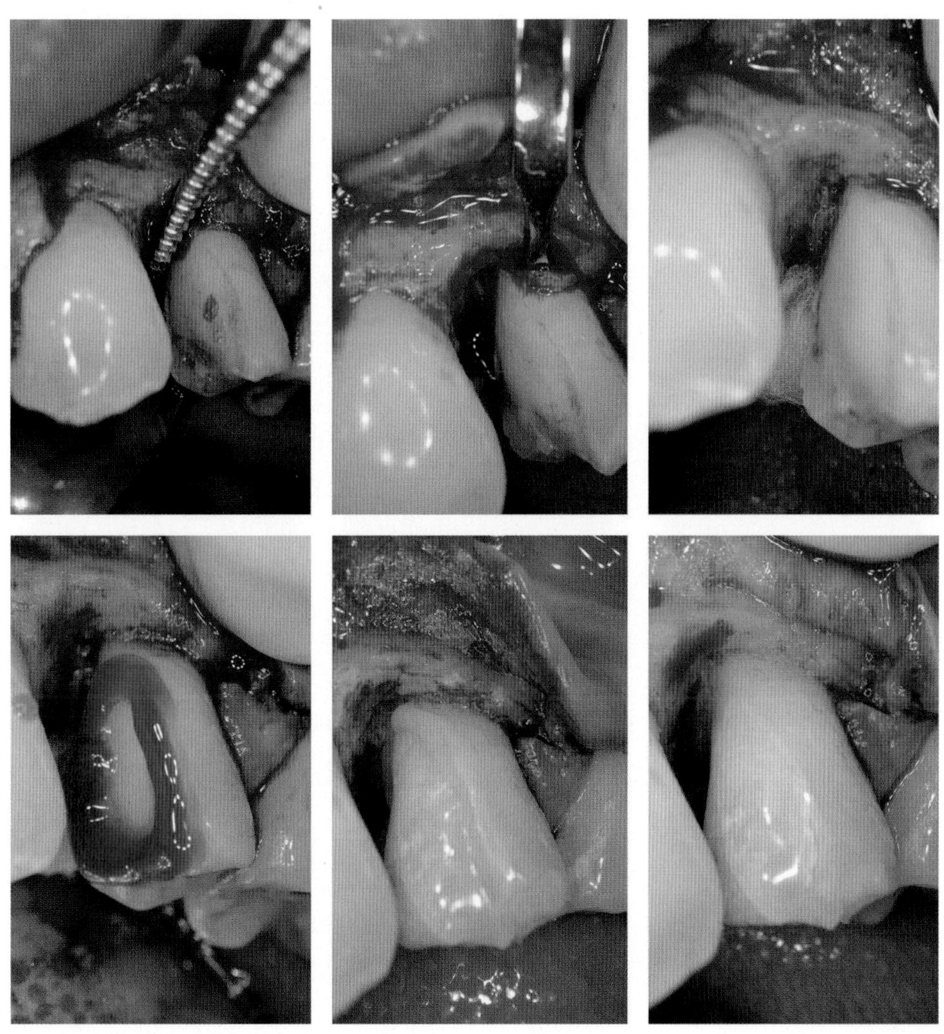

图45-5 第一前磨牙意外劈裂至骨下的临床情况。该牙并未采用拔除牙齿植入种植体的方案，而是用微创翻瓣术和骨切除术来保存。折裂片通过粘接固定并保持牙齿活髓。即使这种治疗方法缺乏科学证据，但对个体患者来说，它可能表现良好并保存了组织。

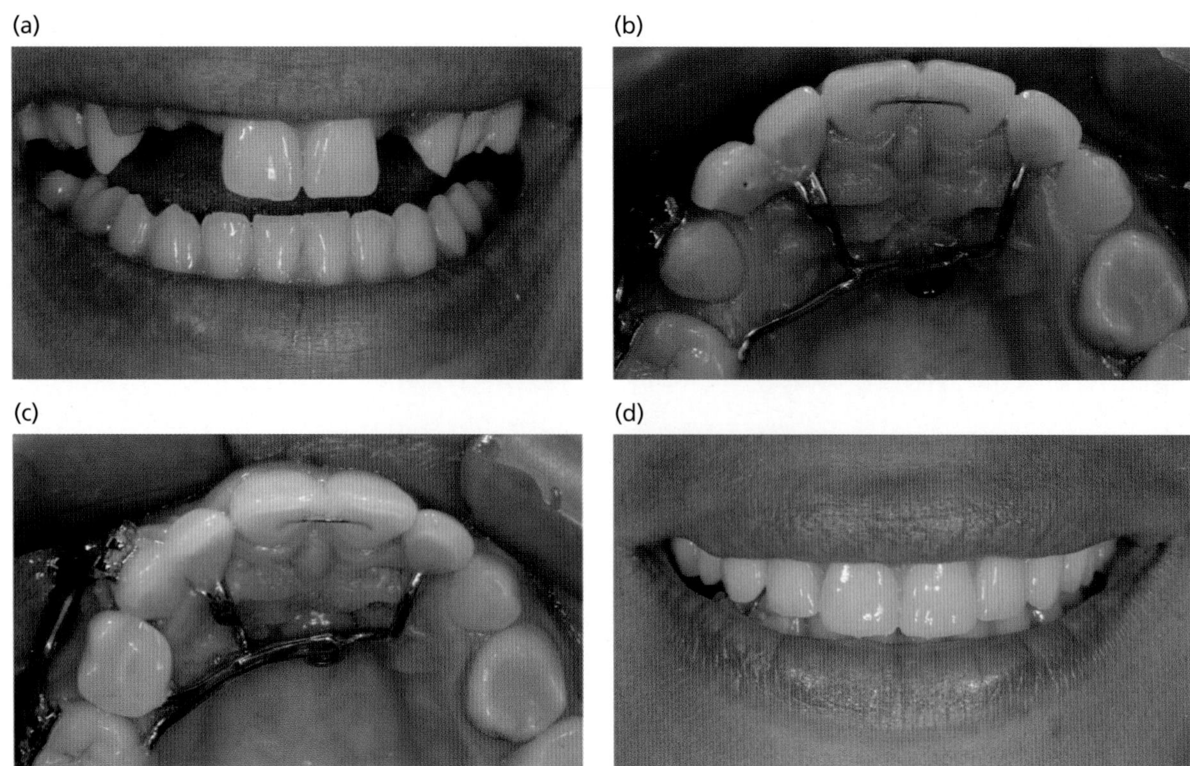

图45-6 （a）美学区牙齿缺失。22区域存在一个单位缺牙间隙，12、13区域存在两个缺牙间隙。（b）腭侧植入种植体以获得绝对支抗，使13向近中移动。此外，在移动尖牙时临时冠逐步变短，腭部种植体还可作为临时冠的一个理想的螺丝固位体。（c）正畸治疗结束，临时牙已适应新情况。腭部种植体支持式临时修复体维持到种植治疗结束。由于患者采用了固定临时修复，所以永久修复并非迫切需要，这在某些情况下对于遵循愈合时间可能很重要。（d）最终修复在14、12和22区域各植入1颗种植体。

患者，传统的固定修复是至关重要的，因为单个间隙不能通过对称的因素关闭，因此，种植体支持的修复成为治疗的选择之一。除了间隙，在治疗方案中加入种植治疗是有利的情况，包括：（1）未经修复的、健康的邻牙；（2）损伤的、有风险的基牙；（3）大范围的缺牙区；（4）缺少可发挥重要作用的基牙。满足以上一个或多个因素并不意味着一定要在治疗策略中加入种植治疗。涉及骨、软组织和牙齿（临床牙冠）水平的其他危险因素，必须被认真地评估，并在决策过程中体现（表45-2）。

手术相关危险因素

因为所有美学区种植均为择期手术，因此有足够的时间制订详细治疗计划、做出决策和对患者进行利弊沟通。因此，结合现有的科学证据，在种植中不良美学结果不应该经常发生。但是，与其他领域的择期手术一样，这只是一厢情愿。在过去的10年中，心理学家和行为科学家已经解决了这个问题，并分析了其根源（Ballard 2014）。双系统架构已被引入来解释人类的决策和认知偏见（Tversky & Kahneman 1974）。系统1指下意识的、快速的和凭直觉做出的决定，而系统2是有意识的、缓慢的和经过努力做出深思熟虑的决定。这表明，认知偏差可能是由于过度使用系统1或使用系统1超过系统2。尽管在其他领域，如航空或工厂生产（Dhillon 1989; Ballard 2014），人们努力去阐明认知偏差对操作顺序的影响，而我们对这种偏差和人格特征对医学与种植学决策的影响知之甚少。有证据证实，医疗人员普遍倾向于表现出认知偏差，但这些偏差与治疗错误数量的关系仍不清楚（Blumenthal-Barby & Krieger 2015）。

最近的一篇系统评价（Saposnik et al. 2016）发现，50%～100%的医生至少受到一种认知偏差的影响。最常被研究的人格特征是对风险或模糊

表45-2 美学区种植体植入的危险因素

	低风险	中风险	高风险
患者因素			
全身健康	健康		健康缺陷
吸烟情况	不吸烟	偶尔吸烟	重度吸烟
依从性	好		差
美学要求	一般要求		要求很高
唇线	低位	中位	高位
牙/面部对称性	对称		可见的不对称
咬合关系	正常		深覆殆
软硬组织因素			
邻牙附着位置	完整		降低
牙周和牙髓健康	健康		不健康
邻面接触点到邻牙牙槽嵴顶的距离	<5mm	5mm	>5mm
牙槽嵴缺损	完整牙槽嵴	侧面缺损	垂直或复合缺损
近远中距离	单颗牙（≥ 7mm）	单颗牙（<7mm）	两个相邻单位
黏膜生物型	低扇形，厚型	中等	高扇形，薄型
软组织表面	完整		形态不规则
有瘢痕形成	规则		不规则
黏膜扇形	规则		不规则
牙齿因素			
牙冠形状	方圆形		尖圆形
结构完整性	完整，健康	缺损	龋坏，不完整
切牙边缘线	沿下唇线		不规则

性的容忍度，这可能也会影响美学区种植体方案和替代方案的选择。最常见的认知偏差是过度自信和框架效应，后者描述的事实是，对一个客观上相同问题的不同描述导致了不同的决策判断。

人们可能会认为，医生的性格特征，如对不确定性的容忍度或认知偏差，并不会在所有学科中对患者的结果产生同等的影响。治疗决定的时间紧迫性可能是一个相关特征。即使美学区种植是择期手术，我们希望未来的研究将阐明医学中描述的许多如仓促结束、自我偏见、过度自信、确认偏误等认知偏见（Croskerry 2005）如何影响种植决策，以及它们与减少错误和使患者获得更实际的期望的相关性。

临时义齿修复和后续治疗时机

在前牙区，临时修复体有许多重要作用。临时修复体应在种植修复最终完成之前用来评价美学、语音和咬合功能，同时保存和/或增强种植体周的软组织的状况（Furze et al. 2019）。前牙区牙列缺损的种植治疗方案有3个阶段可以进行前瞻性修复：（1）第一阶段：从拔牙到种植体植入包括拔牙后即刻修复；（2）第二阶段：种植体植入后和负载之前；（3）第三阶段：已负载的固定种植体支持的临时义齿和随后的牙龈成形。

从拔牙到种植体植入

在前牙美学区，目前有一些方法能够实现使用临时修复体即刻替换缺失牙。这些临时修复体可以是可摘或者固定义齿。在治疗开始之前，与患者讨论各种方法的利弊是十分重要的。当患者快要失去前牙区一颗或多颗牙齿时，合适的临时修复体将会为其找回自信。

丙烯酸塑料的可摘局部义齿常常在拔牙后使用，并且常常贯穿整个种植治疗（图45-7）。丙烯酸义齿容易塑形、价格低廉并且容易磨改。在需要拔除天然牙并增加新人工牙的病例中，丙烯酸义齿是最容易调改的，也是价格最低的。一定要关注临时修复体的牙龈部分，避免对愈合位点产生过大的压力。拔牙后即刻制作的修复体可以设计成向拔牙窝延伸的卵圆形桥体，这样能够部分保存拔牙前软组织的形态。这些丙烯酸的可摘局部义齿其实并不一定舒服，因为它们有一定的弹性并且覆盖了一部分的腭部。除了黏膜支持式的临时修复体外，还有一些其他选择。Essix（图45-8）临时修复体在这些病例中可被用作可摘的修复体形式，Essix也可以用于𬌗间距离有限或前牙深覆𬌗的病例（Santosa 2007; Siadat et al. 2017）。此类修复体是由固定于诊断性蜡型的丙烯酸人工牙和透明真空压制材料组成。此类修复体在愈合期对下面的软组织和种植体提供了保护。这类临时修复体的缺点包括它不能对周围的软组织塑形，并且患者依从性差会导致𬌗面上真空压制材料的磨耗（Santosa 2007）。然而，有一些患者不喜欢或者不接受可摘临时义齿，因此，有时需要采用固定临时义齿。

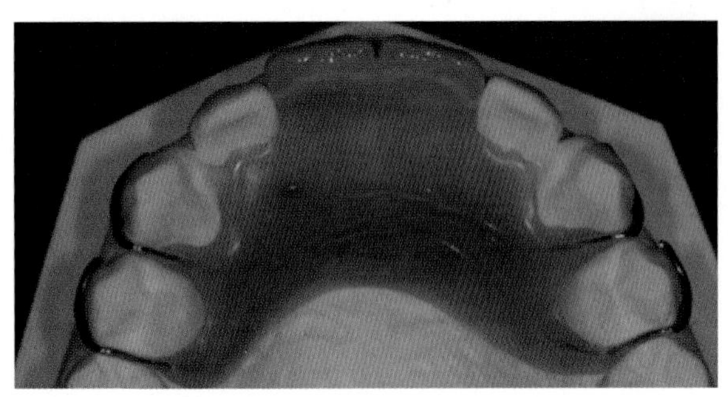

图45-7　𬌗面观丙烯酸塑料制作的可摘局部义齿，用14、13、23和24上的卡环固位。

前牙区天然牙支持的临时固定义齿主要是树脂粘接的桥体（Siadat et al. 2017）。这些桥体

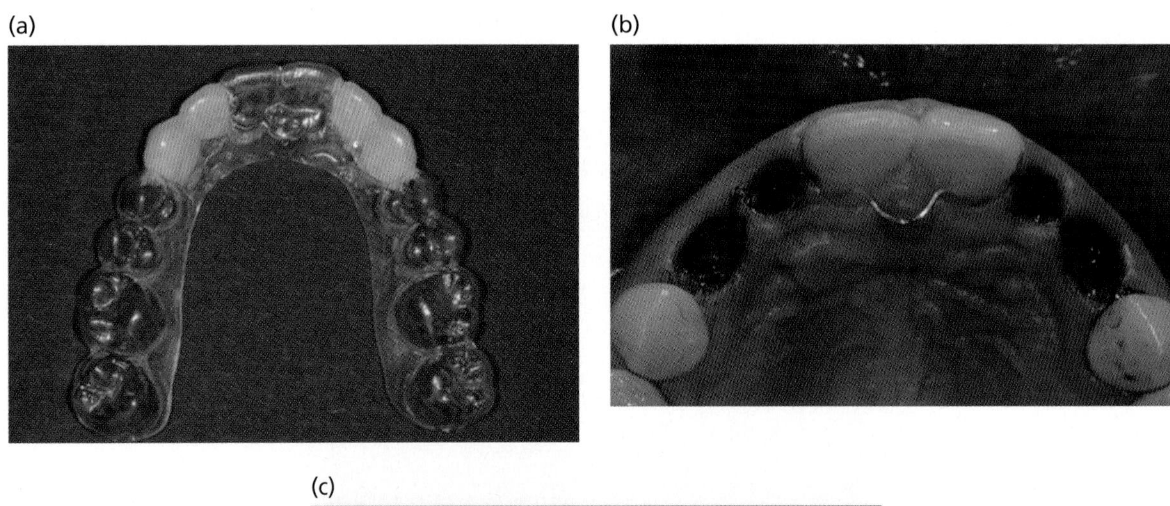

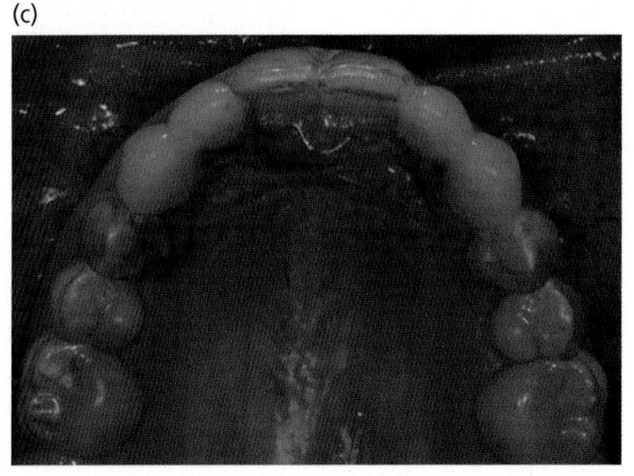

图45-8　（a）通过丙烯酸塑料连接在透明真空压制塑料上的Essix临时修复体的𬌗面观。（b）口内拔除滞留乳牙后进行临时修复前的𬌗面观。（c）口内上颌拔牙后Exiss临时修复体的𬌗面观。

可能是丙烯酸塑料或者陶瓷的，有时也是拔除牙齿的残冠。这些树脂粘接的丙烯酸牙齿可以用树脂或者玻璃纤维加强。从美观和功能角度来看，这些种类的临时修复体更舒适。然而，在外科手术之后，这些义齿需要被拆除或者重新粘接，这需要花费临床医生更多的时间。如果临时义齿需要使用更长时间或者需要更强的稳定性，推荐使用树脂粘接的铸造金属支架修复体，如马里兰桥（Grizas et al. 2018）。马里兰桥在酸蚀后使用复合树脂粘接到邻牙上（图45-9）。通过腭侧钻孔、使用齿间镊和小锤可以去除粘接桥。此类固定的临时义齿可以修复不止一颗缺牙。然而，应当考虑到此类树脂粘接的铸造金属支架修复体技工费相对较贵。

种植体植入即刻临时修复

即刻临时修复是日常实践中的常见过程，其最初是为美学区设计，用来使患者在种植体植入到冠修复之前受益（Donos et al. 2018）。无论如何，至关重要的是，每一个进行即刻临时修复的案例都要经过彻底风险评估。应仔细考虑临时修复就位对软组织退缩的风险。在临时冠就位后，环绕种植体周的软组织将做出反应并产生牙龈轮廓。这种结构的目的是通过在圆而窄种植体颈部与椭圆而宽大的龈缘之间进行平滑过渡以形成怡人的自然美学外观。这种平滑过渡通常通过几次对临时修复体的调改实现。然而，之前研究表明，基台的频繁交换或断开/重新连接可能会干扰周围组织，导致边缘骨丧失（Rodriguez et al. 2013; Bressan et al. 2017）。这种频繁操作的不利影响在临床前（Rodriguez et al. 2013）和临床中（Bressan et al. 2017）都有记录。在此背景下，最近一项随机对照试验比较了即刻临时修复和传统修复的种植体长达24个月的影像学、临床和美学结果（Donos et al. 2018）。该研究显示，传统修复种植体在平均骨丧失方面存在优势，但在临床和美学方面没有差异（Donos et al. 2018）。

同样，基于类似理念，“一个基台使用一次”的方案被提出。该方案建议在植入时采用最终基台而非临时基台，以减少对周围组织的创伤。最近一项关于这一方案的系统评价得出结论：尽管在统计学上最终基台减小了种植体周边缘骨水平的变化，但这一发现的临床意义仍不确定（Atieh et al. 2017）。此外，同一综述显示，在牙周和美学结果方面没有差异（Atieh et al. 2017）。

数字化技术在种植牙领域的应用日益广泛，并不断取代传统临时重建技术。口内扫描和CAD/CAM）已经成为制作这些临时修复体的常用工具（Mühlemann et al. 2018）。制作过程可以由牙科技工室（技工侧）或直接由口腔医生（椅旁）进行。后者可以简化种植体植入后即刻修复体的制作，从而减少预约次数，改善患者舒适度（Malo et al. 2007; Arisan et al. 2010; Mühlemann et al. 2018）。因此，数字化工作流程被认为比传统方法更高效、更省时（Sailer et al. 2017;

(a)

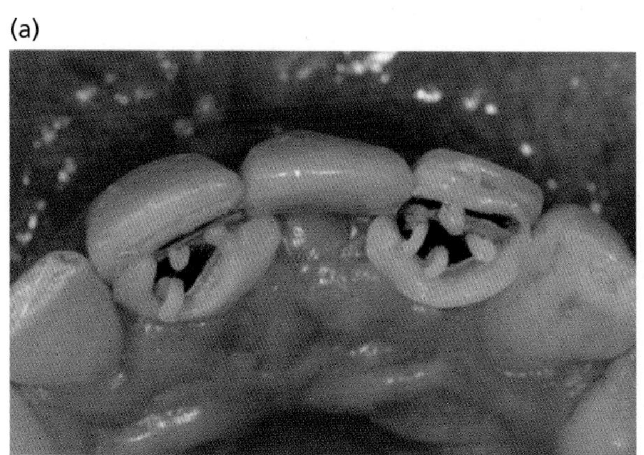

(b)

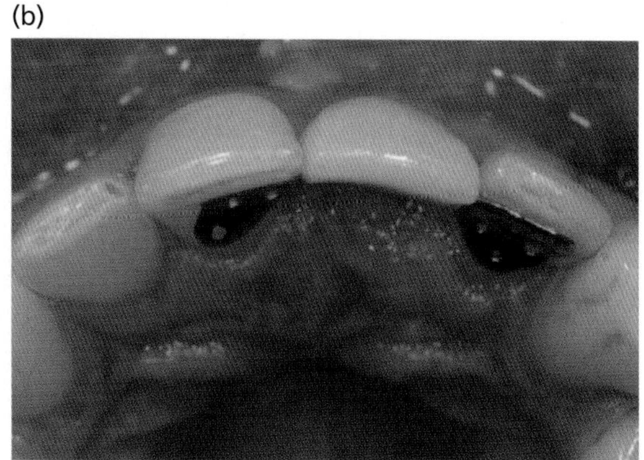

图45-9 （a）用复合材料将临时性粘接义齿就位，去除多余的粘接材料前。（b）用临时性粘接材料恢复缺失的21。

Mühlemann et al. 2019）。

从种植体植入到基台连接

从种植体植入到基台接入的这段时间里，拔牙后使用的临时义齿也可以使用（Siadat et al. 2017）。然而，在种植体植入后，特别是使用引导性骨组织再生术后，应该预料到在术后的前几天组织会出现明显肿胀。愈合期使用黏膜支持式的义齿会引起不可控的黏膜压力，这种压力被称为“穿黏膜负荷”，会导致种植体暴露，边缘骨丧失和/或骨结合失败（Santosa 2007）。术后临时义齿必须与黏膜有2～3mm的间隙，才能防止与正在愈合的软组织过度接触。这样一来，Essix临时修复体具有一定优势，因为其垂直向以邻牙为支持，即使在肿胀的情况下，对软组织压力也较小。

从基台连接到最终的冠/桥修复

根据外科术前的风险评估，需要明确埋入式还是穿龈式种植体愈合的优势。对于高位唇线、薄龈生物型及组织缺损的这类高风险患者，多选用埋入式种植体，这样可以获得额外的软组织。对于厚龈生物型、组织量充足及可能软组织量过多的要求相对不高的患者，应选用有愈合基台的穿龈式种植体或临时修复体。因此，术前风险评估及术中信息（如种植体初期稳定性、骨缺损、软组织的数量与质量）能够决定序列治疗的时间。风险低及组织量充足的病例，可以采用更加简单的无须基台连接的方法（图45-10）。相反地，较高风险病例需要较复杂的序列治疗程序，包括有或无软组织处理的基台接入（图45-11）。

最近的一项随机临床试验比较了在前牙区是否使用种植体支持式临时冠的美学效果。3年随访结果显示，使用种植体支持式临时冠组获得的美学效果更好（Furze et al. 2019）。

因此，种植体支持的临时义齿不仅在诊断阶段具有优势，而且对治疗结果也有优势。此外，其也是临床医生、技师及患者沟通交流的工具。种植体支持式临时修复体最重要的作用之一是塑造最终所需的龈缘形态。在牙槽骨水平和黏膜水平，种植牙与天然牙在大小、形态上都有所不同。在移除愈合帽后，软组织形态是圆形，这与天然牙周围的软组织形态并不一致（图45-

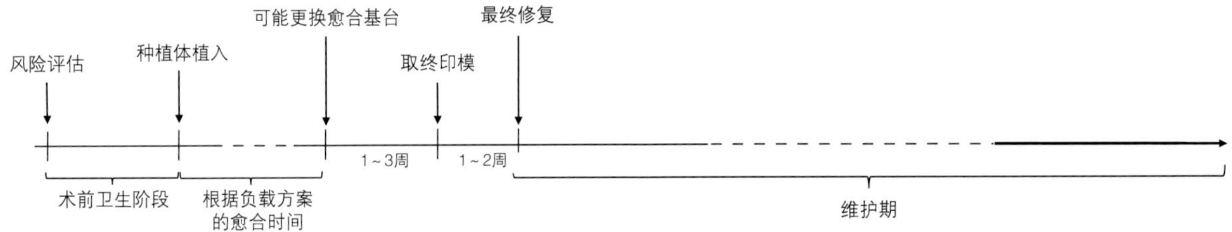

图45-10 无基台连接和临时种植体支持式修复的直接修复病例的时间线。

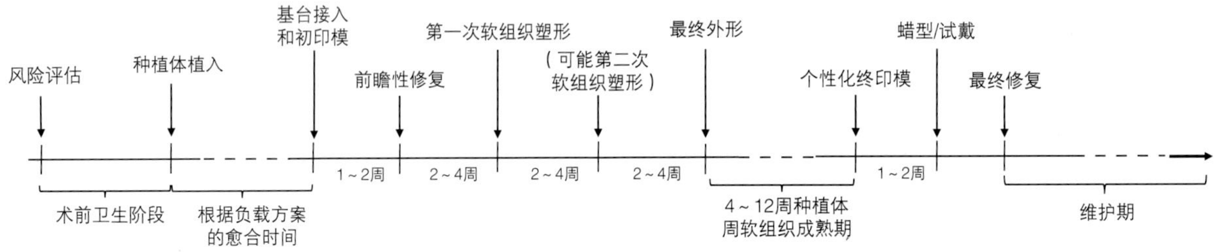

图45-11 复杂/高度复杂病例中，为了种植体周软组织塑形，使用基台连接种植体支持式临时义齿修复的时间线。

12）。由龈缘形态和牙共同塑造的形状更加类似于三角形，特别是在切牙区。因此，种植体周软组织形态应设计为与邻牙软组织形态协调一致（Wittneben et al. 2013）。这种转化既可以由个性化愈合基台实现，也可由种植体支持式临时冠实现（图45-13）。这种种植体支持式式临时义齿既可以设计为理想的轮廓线，也可以设计为龈缘悬空式（图45-14）。对于理想轮廓线的临时义齿，在临时冠戴入前，临床上应选择性地进行减径。相反地，对于龈缘悬空式的临时义齿，在戴入前，临床上应进行选择性地添加树脂材料（图45-14）。

临时修复体既可以采用粘接固位，也可以采用螺丝固位。第44章详细讨论了两种方式并给出了应用决策树（图44-23和图44-24）。总的来说，临时修复体及最终修复体固位方式的选择取决于临床情况（如种植体之间的角度和种植的部位）以及临床医生对固位方式的偏好（Wittneben et al. 2017）。对于一般的软组织情况，螺丝固位更加理想，因为其具有可回收性和便于软组织向理想位置塑形。固定的种植体支持式临时冠既可以在加工室也可以在椅旁制作。为了塑造更好的软组织形态，临时修复体边缘应对黏膜有轻微压力以塑形。对局部黏膜的压力会引起缺血性反应，也就是所谓的种植体周软组织"苍白色"（图45-12），这种反应会在15分钟之内缓解或消失（Cooper 2008）。通过临时冠外形的设计，种植体周软组织形态得到提升，同时龈缘形态得以塑造。这种软组织塑形应持续8～12周，在此期间可以通过添加流动材料和光固化树脂来调改临时冠形态（Wittneben et al. 2013）。在获得最终龈缘形态后，将最终的软组织形态（图45-15）转移到终印模上是非常重要的。通过个性化印模帽可以实现这一转移，因为个性化印模帽有着和临床上最终牙龈一致的外形（Furze et al. 2019）（图45-16）。由于大部分软组织退缩发生在最初的3～6个月之内（Oates et al. 2002），我们可以认为经过塑形的软组织形态是稳定的，可以进行最终修复体的制作。最近一项关于即刻修复的单颗牙种植体的长期前瞻性研究显示，2个月的临时修复期对此后8年的软组织边缘稳定性是足够的（Raes et al. 2018）。

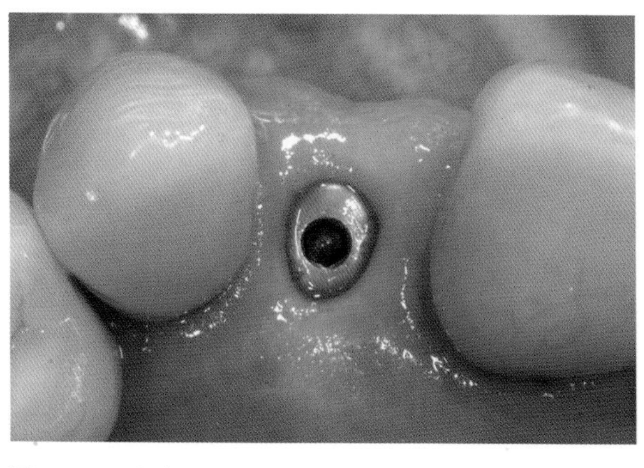

图45-12 愈合3个月后种植体周的软组织轮廓，注意牙龈轮廓的不足。

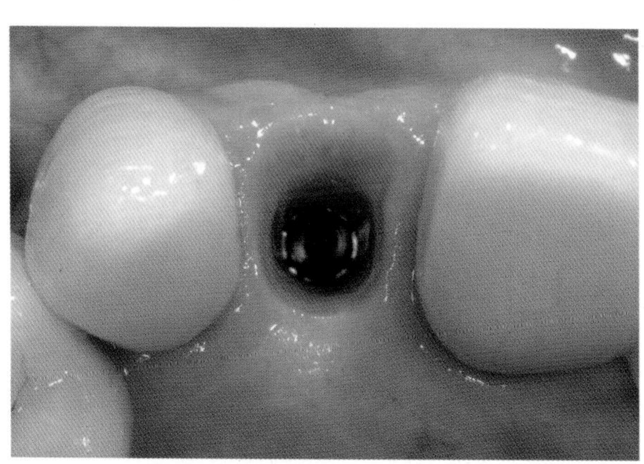

图45-13 使用螺丝固位的临时义齿进行2个月种植体周软组织塑形后的情况。

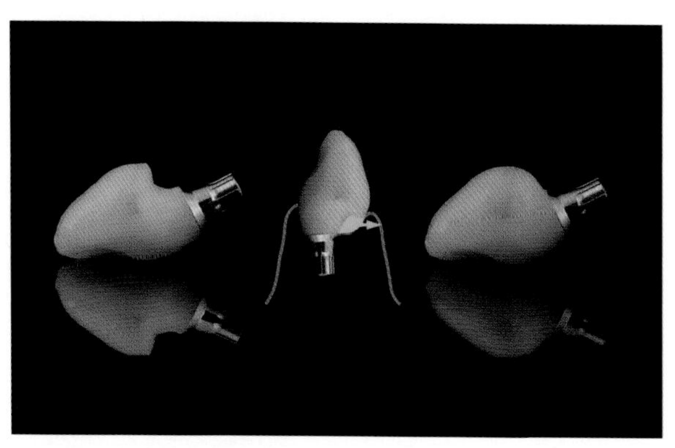

图45-14 采用龈缘悬空式制作的螺丝固位临时义齿，戴入前用树脂材料补充部分牙冠。

新的加工技术（CAD/CAM和3D打印）

随着种植牙数字化技术的出现，传统的手术和修复方法越来越多地被数字化制作流程所取代（Schneider et al. 2018）。尽管传统方法已经证明了可预测的长期结果，但它们也不是没有局限性。这些局限性包括更多的就诊次数和更长的治疗时间，从而可能导致患者的费用更高。为了克服这些局限性，通过口内扫描以及计算机辅助设计（CAD）和计算机辅助制造（CAM）数字化工作流程已经被采用（Mühlemann et al. 2018）。在数字化工作流程下，口内扫描取代了取模和传统模型制作（Mühlemann et al. 2018）。扫描完成后，将获得的数字印模导出到标准数据文件。随后，数据文件以数字方式传输到牙科实验室，在那里，牙科技师使用相关系统利用不同的材料设计（CAD）和制造（CAM）种植体支持式修复体（Pyo et al. 2020）（图45-17）。不同CAD/CAM材料的制造过程依赖于两种方法：（1）减法加工；（2）增材制造（Pyo et al. 2020）。减法加工通常涉及对盘形制造材料进行切削加工，以获得临时或最终修复体（Revilla-Leon et al. 2019）。这些修复体主要由陶瓷制成，包括氧化锆和二硅酸锂，因为过量的材料浪费限制了金属的使用。另外，增材制造，俗称3D打印，是通过3D打印机将材料逐层连接（Jockusch & Ozcan 2020）。其在材料充分利用和复杂结构的可重复性方面具有优势（Galante et al. 2019）。然而，增材制造技术仍在研究中，因此还未在日常实践中应用。

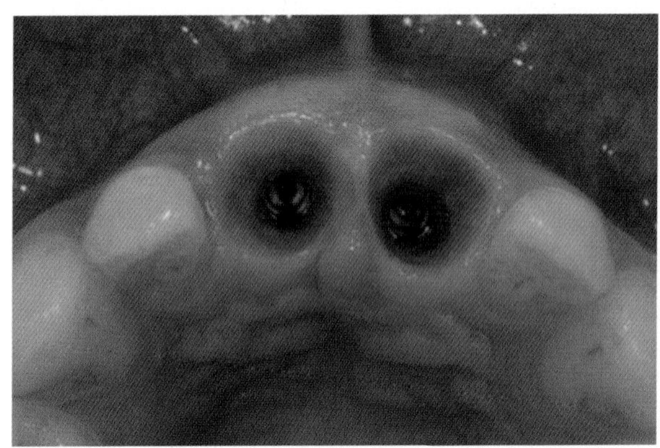

图45-15 殆面观11、21缺失中切牙区的最终牙龈轮廓。

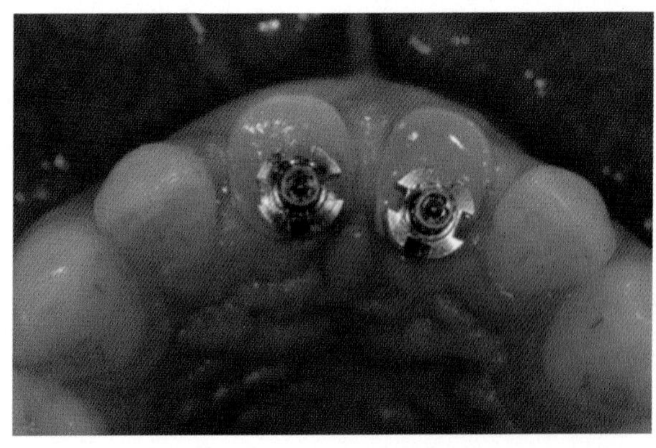

图45-16 取模前个性化印模帽就位。

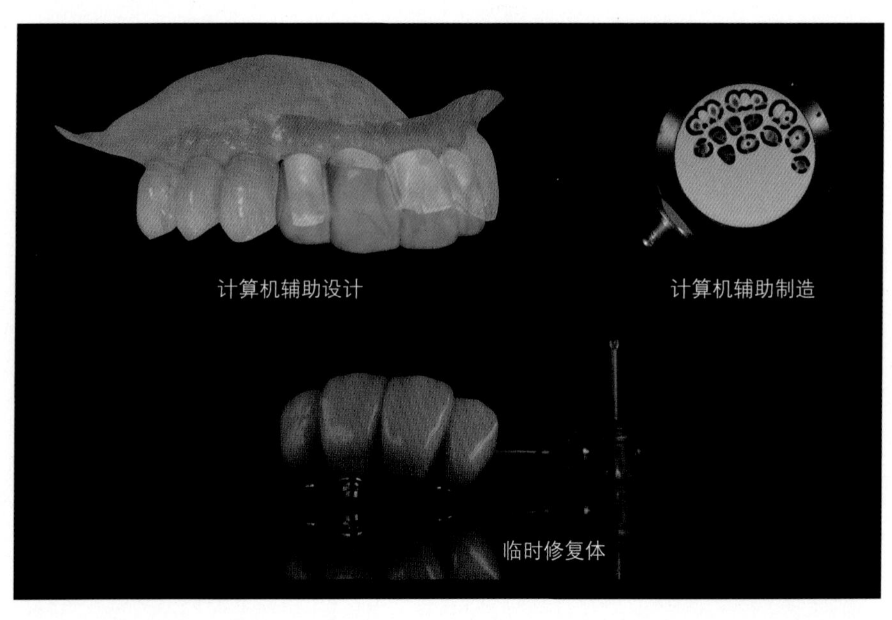

图45-17 数字化制作流程。

美学区种植时的手术考量

正常创伤愈合的外科因素考量

一般来说，如果想要获得理想的效果，最好的选择是在暴露的骨面及牙根上覆盖软组织瓣。但是种植手术固有的挑战将这一过程复杂化。在处理美学区种植时，临床医生会面临一系列解剖结构（如软硬组织粘连），这会导致一系列由不同成分的组织构成的界面。由于口腔内是一个液体环境，并且有菌斑生物膜在固定的牙、种植修复体的表面形成，软组织瓣的稳定性及最终愈合情况可能受到影响。最终，定植的细菌可能危害种植体正常愈合（Bartold et al. 1992）。同时，不断的咀嚼和牙列的其他功能对创口稳定性与愈合结果带来的负面影响也不能忽略。

创口的初期愈合依赖于血凝块的积聚和机化，血凝块所建立起的附着能够抵抗使创口表面开裂的机械力量（Wikesjö et al. 1991）。血凝块附着的受阻会减弱初期愈合时术创的抗张强度，使种植体–黏膜界面在创缘生理拉力下更加容易撕裂（Wikesjö & Nilvéus 1990）。拉力的变化依赖于血凝块的稳定性以及手术创面的生物化学和机械特性（Burkhardt et al. 2016）。与种植体表面相似，清创、无剥脱的牙根表面与黏骨膜瓣之间的界面机械强度较弱，这一缺陷已被证明可以通过插入结缔组织移植物或胶原基质来弥补，其可牢固地附着在裸露根面上。需要特别注意，薄层结缔组织移植物可大大提高创面愈合强度，由于翻瓣后的种植体周缺损具有理论上比身体其他部位更复杂的愈合过程，建议用于增加皮瓣在无剥脱根面上的稳定性（Burkhardt et al. 2016）。

大部分关于创缘张力的研究考虑到了覆盖物的界面（Pini–Prato et al. 2000）。只有一项关于关闭创口后龈瓣张力的研究是在人体开展的（Burkhardt & Lang 2010）。该研究招募了60名计划进行单颗牙种植的患者。在缝合前，使用一种电子器械测定龈瓣处张力。1周后复查时创口已经完全愈合。龈瓣张力在最小张力0.01～0.1N以下，只有很少（10%）一部分创口开裂，缝合时张力较大时（>0.1N），创口开裂的比例显著增加（>40%）。这一研究也同时表明，与较薄的（≤1mm）龈瓣相比，在较大的缝合张力下（>15g）>1mm厚的龈瓣创口开裂的可能性明显变低。这一研究的结果表明在缝合创缘时需要控制力量。为了使创伤最小化，细针细线缝合更加合适。因为细针细线（6–0、7–0）在缝合张力过大时往往出现断线而不是手术创口的撕裂（Burkhardt et al. 2008b）。

有证据表明，在需要黏骨膜/黏膜覆盖大面积种植体周缺损时，应当更加重视龈瓣设计、翻瓣技巧以及缝合技术。种植体周术创是龈瓣的结缔组织表面与无血管的钛、瓷或者其他异体材料相连接的组成部分。种植体周缺损需要仔细的组织处理、稳定的组织瓣附着，特别是在上颌前牙区，在该区域黏膜的形态和质地对美学结果起到重要作用。

切口和瓣的设计

牙龈瓣可以根据形态分类（如半月瓣、三角形瓣），根据手术翻开的方向分类（如旋转瓣、根向瓣和冠向瓣），或根据瓣内的组织组成分类（如全厚瓣、半厚瓣）。与结缔组织移植通过血浆的扩散获得早期营养不同，牙龈瓣内有一系列提供术创处组织血供的血管。因此，在设计龈瓣外形时，要注意设计出进入龈瓣基部的血供良好的血管。为了保证良好的血供，在做第一道切口前，应注意以下两方面：（1）设计出较宽的瓣，使更多提供养分的血管进入；（2）瓣的长宽比不能超过2：1。瓣基部的宽度增加了血供，并且能够支撑起更长的瓣长度，因此这些原则看起来是有道理的。然而，随着对生物环境和过程更加深入的理解（Kleinheinz et al. 2005），这些建议显得太简单了。我们不能认为每隔一段距离就有一根进入黏膜瓣基部的血管。另外，大部分关于血管损伤的研究是基于在血管灌注后的组织学检查和病理切片，这些结果提示，血管能够在术后保持完整。血管造影术（Mörmann et al. 1975; Mörmann & Ciancio 1977）、多普勒血流图（Retzepi et al. 2007a, b）等一些其他的方法在评价黏膜受损后血管的质量与血供情况上更加可信。

牙周和种植体周软组织的创口血供上的一个重要区别是牙齿周围存在牙周膜。致密的毛细血管网已被证明有助于相邻黏膜的早期营养，是血管生成过程中是毛细血管萌发的主要来源（Schröder 1986）。在膜龈联合处做一水平切口，用荧光染料体现牙龈的血供（Mörmann & Ciancio 1977）。受伤后1天，牙龈冠方至切口线处出现严重的缺血。与牙体凸起处相比，这一情况在邻间隙及龈乳头处更明显。学者对这一现象的解释是并行的血管来源于牙周膜，分布到边缘组织。虽然其可能对创面愈合影响不大，但从切牙到磨牙，牙齿周围牙周膜的血管密度逐渐增加，血管密度最少的是上颌侧切牙。对于所有单根牙齿，近远中面的灌注通常比唇颊舌/腭侧的要好（Schröder 1986）。

另一项在犬身上进行的血管造影研究（McLean et al. 1995）证实了这些结果，该研究表明，单纯翻瓣就可引起明显的血管损伤。与在正中颊侧位点基线测量相比，龈瓣的血运在3天内明显下降，而在邻间隙位点这个时间是7天，这一时间与所采用的缝合方式无关。这是一项非常重要的发现，并且在种植体植入或上颌前牙区处理时（无牙周膜伴行血管），可以决定瓣的理想外形。

另一个影响龈瓣血运的因素是瓣的长度，特别是当龈瓣复位在无血管区，如牙根、异体材料或种植体及其部件上时。许多研究表明，随着龈瓣长度的增加，其血运会下降（Mörmann & Ciancio 1977; McLean et al. 1995）。然而，在初期愈合的研究中，龈瓣的大部分区域表现为血管外荧光强于血管内荧光。目前已经比较明确的是种植临床上应避免使用过长的龈瓣，但是龈瓣其他特点（如厚度、替代血管来源）仍值得考虑。

基于对人类口腔黏膜动脉系统的分布和结构的可靠认识，可以针对理想龈瓣的准备和减张切口的制备给出以下建议（Kleinheinz et al. 2005）：（1）避免在重要的美学区做减张切口；（2）在缺牙区的牙槽嵴顶做正中切口；（3）牙周围应做沟内切口，避免破坏龈缘；（4）如果有必要做减张切口，那么应尽可能短，并且做在切口线前缘。减张切口应避免做在颊侧牙根凸起处，因为此处的黏膜比两牙间的要厚（Müller et al. 2000）。在两颗牙间凹面处做的切口能够实现稳定的龈瓣复位，在瓣基部提供更好的血运网络。

美学区的种植常结合引导骨组织再生术和软组织增量术，以弥补组织量的不足，重建种植体周三维形态。为了实现一期愈合，软组织瓣必须能够移动覆盖到整个骨增量位点。此类瓣的优势是有限的甚至会带来一些负面效果。常规的瓣延长包括颊侧龈瓣根方的骨膜做切口减张。龈瓣的延长程度取决于龈瓣的轮廓，一项队列研究对其进行了评价（Park et al. 2012）。通过一个简单的垂直减张切口，采用5g的拉力，龈瓣能够移动的范围是（1.1 ± 0.6）mm，这是它初始长度的113.4%。当在水平切口的另一端再做一个垂直切口时，这一范围增加到（1.9 ± 1.0）mm（124.2%）。当采用两个垂直切口再加一个骨膜减张切口时，龈瓣移动度显著性增加到（5.5 ± 1.5）mm（171.3%）。

以上提到的方法能够促进创口初期愈合，但是也会带来明显副作用，即咀嚼黏膜的冠方移位可能会减少种植体牙冠的侧方咀嚼黏膜量。另外在高位唇线患者中，这种不规则的膜龈联合可能会带来美学问题，表现为一大片软组织区域呈现黏膜边缘。各种先进的翻瓣技术已经被设计出以克服上述缺陷实现初期愈合（Tinti & Parma-Benfenati 1995; Nemcovsky et al. 1999; Triaca et al. 2001; Penarrocha et al. 2005; Stimmelmayr et al. 2010）。即便某一方法显示出良好的临床结果，其中一些方法也应谨慎应用，因为它们在技术上高度敏感，并具有明显的不良结果风险。在美学区成功的种植治疗包括各种瓣的管理，其与多种变量相互关联，必须根据患者的期望、临床医生的专业知识和心理诱导技巧进行仔细评估。

为了从美学角度保持原始组织形态，并缩短治疗时间，越来越多的出版物支持在拔牙后即刻种植（Slagter et al. 2014; Cosyn et al. 2016; Buser et al. 2017; Noelken et al. 2018）。大多数是结合游离结缔组织移植，以补偿术后颊侧组织收缩或实现初期创口愈合（图45–18）。总体而言，即刻–延期种植和延期种植的短期与长期的结果似乎相当（Chen & Buser 2014），但与延期种植相比，黏膜表型、颊侧骨壁厚度和颊侧骨嵴的垂直向水平等因素需要更加仔细的注意，以避免增加不良美学结果的风险。此外，在上颌前牙区即刻种植的决策过程中，还应注意其他方面。首先，几种文献报道的种植体植入术和翻瓣术具有高度的技术敏感性（Bäumer et al. 2017; Mosea 2018; Zuhr et al. 2018），并且尚无广泛接受的有效方法来评估种植外科医生的技术能力。最近一项研究证实了其他外科专业的发现（Eva & Regehr 2005; Saposnik et al. 2016），即临床医生自我评估的专业知识与客观收集的数据不一致，外科医生往往过于自信（Burkhardt et al. 2019）。其次，应该注意的是，在大多数关于即刻种植的良好美学效果的研究中，没有关于牙齿缺失原因以及导致拔牙决定并可能影响最终美学效果的牙周、牙髓和修复方面的详细信息。

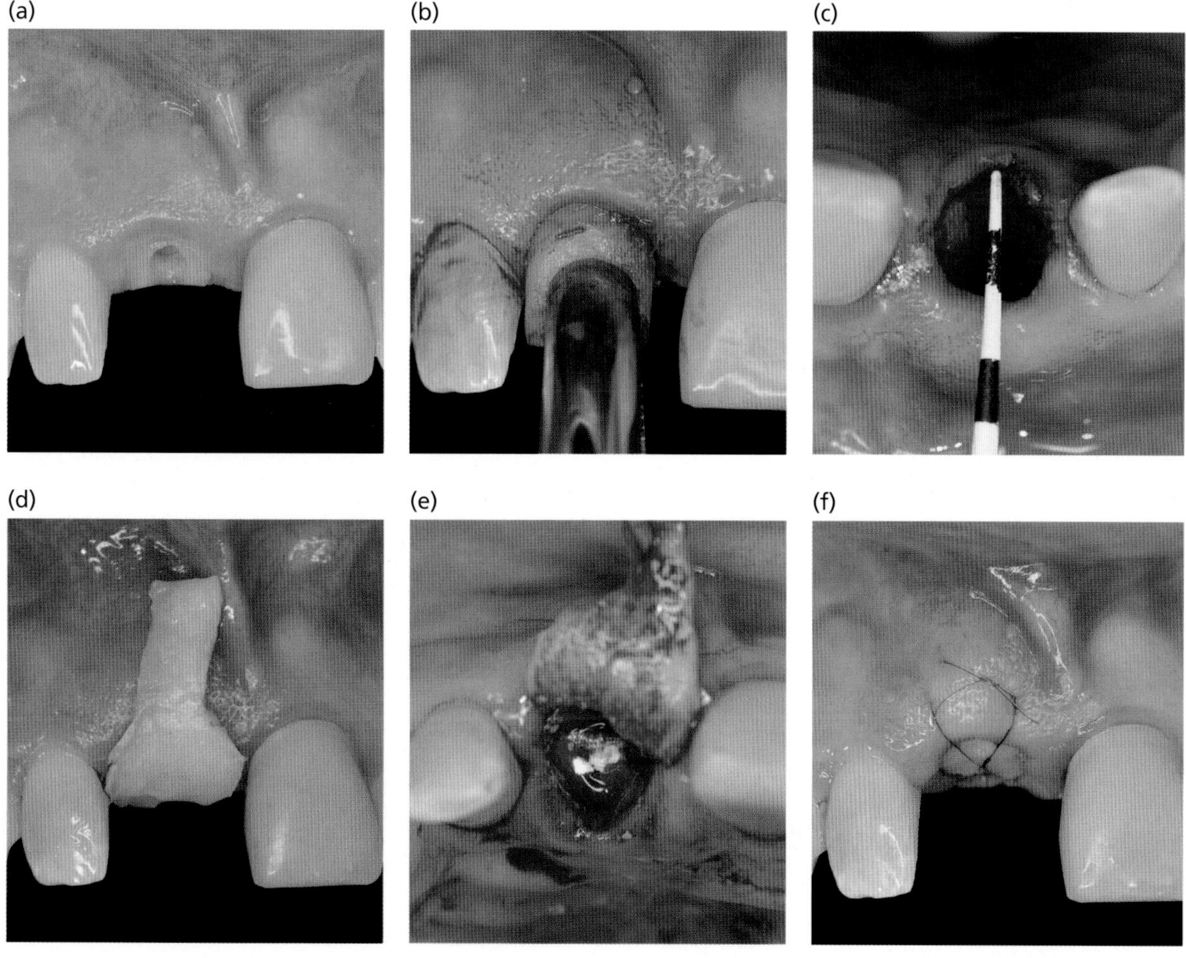

图45–18　（a）术前：11因牙根吸收而需要拔除替换。（b）仔细环形分离嵴上结缔组织纤维后拔牙，这一治疗步骤只能在术前去除临床牙冠后于直视下进行。（c）龈缘水平的牙齿横截面尺寸可用来确定结缔组织移植物的大小，以确保足够覆盖颊腭侧和龈谷区邻近黏膜。（d）从腭部固有层获取结缔组织并修剪到适当尺寸。（e）种植体植入后将结缔组织移植物固定，并用可吸收膜覆盖拔牙窝。（f）术后：拔牙窝主要由结缔组织移植物封闭，仅用3针细缝线固定。

单颗缺失牙修复的临床概念

在前牙区进行任何种植术前，对单个缺牙间隙进行术前综合风险评估是至关重要的。越来越多的证据表明，在前牙区实现美学效果的最关键指标是邻面牙槽骨高度局限在缺牙间隙内（Jung et al. 2018; Roccuzzo et al. 2018）。相关的骨应当在釉牙骨质界下生理距离内（约2mm），这样能够提供足够的软组织支撑。因此，术前诊断应包括邻面牙槽骨高度的影像学测量和软组织附着水平的探诊。如果患者邻面牙槽骨缺失，传统的修复方案应当被纳入考虑范围。在这一特殊病例中，一名38岁女性，在牙槽骨增量后戴入了二氧化锆粘接桥（图45-19）。

不存在或者存在少量组织缺损的位点

如果风险评估发现一方面邻牙间垂直向软组织和下方牙槽骨的高度令人满意，另外，该位点没有大的垂直向骨缺陷且有正常或厚龈生物型，可以直接进行包括即刻种植在内的种植手术。为了保证成功和最佳的远期美学效果，种植手术应注意一些关键点如微创手术原则和精确的三维定位植入（修复指导下的种植）。

一名51岁男性，因11折裂被转诊至口腔科（图45-20），患者既往吸烟，无潜在健康风险。除了牙龈表型较厚外，患者笑线也较低，同时CBCT提示11牙齿的面部骨骼较厚（>1mm）。基于这些发现和欧洲牙周病学研讨会的最新共识报告（Tonetti et al. 2019），其评估了目前关于种植体植入方案的证据，该患者是即刻种植方案（1类）的合适人选（Gallucci et al. 2018; Cosyn et al. 2019）。应该强调的是，尽管患者被充分告知即刻种植的早期种植体脱落风险比延期种植略高（种植体脱落多4%），这种方案还是以其更短的治疗时间和成本效益受到患者的青睐（Tonetti et al. 2019）。

存在大范围组织缺损的位点

一名23岁女性患者的风险评价表明21颊侧骨板缺失，探诊深度达11mm（图45-21）。影像学检查显示近远中牙槽嵴完整（图45-22）。这是维持邻面软组织水平的重要条件。基于临床和影像学检查，诊断为21牙根纵裂。在告知患者诊断及治疗方案后，患者选择拔除患牙，使用种植体支持式单冠进行修复。由于颊侧骨板的缺失，需要在种植体植入和增量术前采用拔牙位点保存术来增加软组织的质与量。在此类牙槽骨水平向吸收的患者中，水平骨增量及同期种植体植入有技术难度，结果也不可预期。最终目标是在最佳的“修复指导”下选择种植位点。因此，将种植体植入和同期骨再生手术结合的可行性要通过术前诊断与CBCT来评价。CBCT提示，颊侧骨板缺损，根方维持种植体稳定的骨量很少（图45-23）。在计算机协助下进行种植设计，由加工中心制作计算机辅助导板。在拔牙后6周愈合期后，翻起患者黏骨膜瓣。采用腭侧牙槽嵴切口

(a)

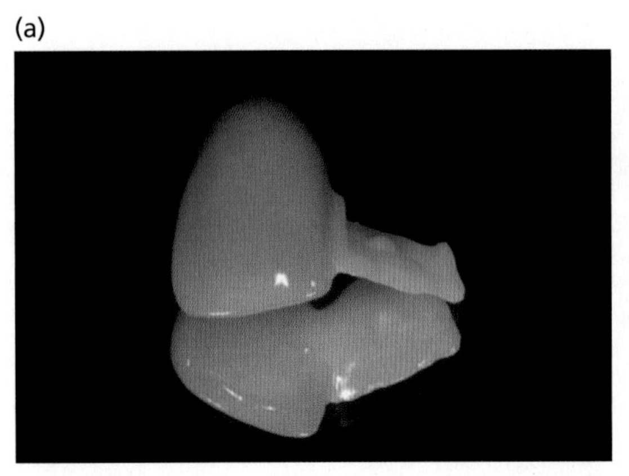

(b)

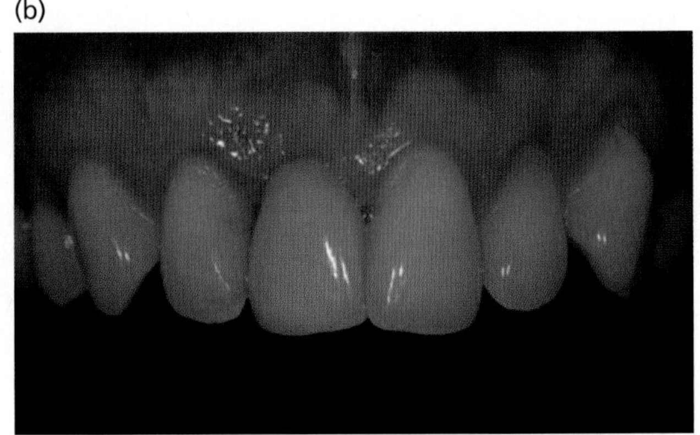

图45-19 （a）口外可见位于21腭侧的二氧化锆粘接桥。（b）粘接1年后的二氧化锆粘接桥。

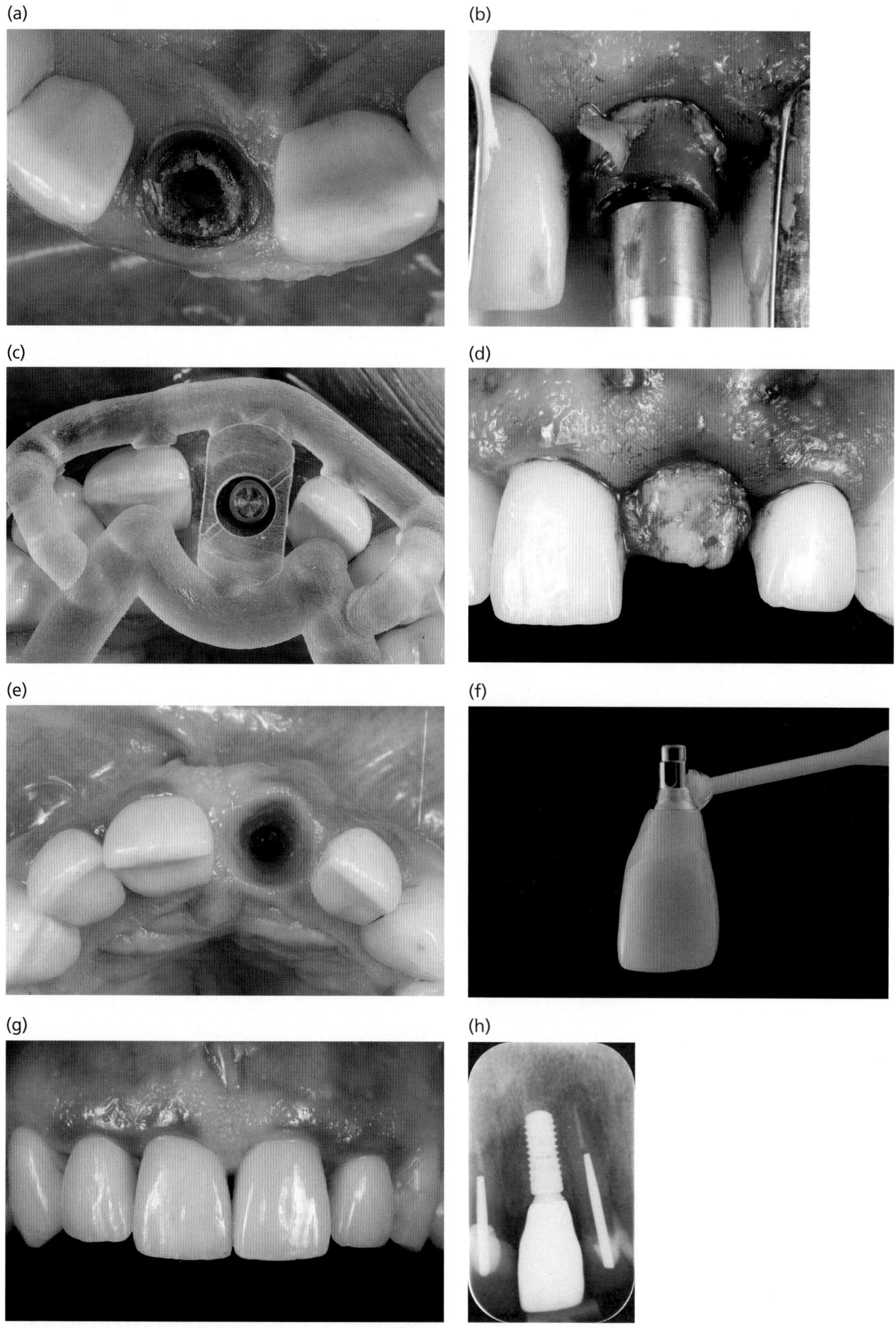

图45-20 （a）21去除牙冠后的初始临床情况。（b）为避免额外的骨吸收，使用拔牙器械进行不翻瓣拔牙。（c）以修复为导向，使用3D打印支架行即刻种植。（d）种植手术放置结缔组织移植物。（e）即刻临时修复4个月后的最终龈缘形态。（f）氧化锆全瓷冠口外粘接到钛成品基台。（g）21全瓷冠修复后可见健康的种植体周组织以及充足角化黏膜。（h）根尖片示随访6个月时理想骨结合效果。

和龈沟内切口，并在22远中做一个减张切口。在计算机设计辅助导板下，可以将种植体植入合适修复的位置（图45-24）。由于颊侧骨板完全丧失，需要使用不可吸收膜。在该位点植入自体骨及无机小牛骨（DBBM）后，将钛加强膨化聚

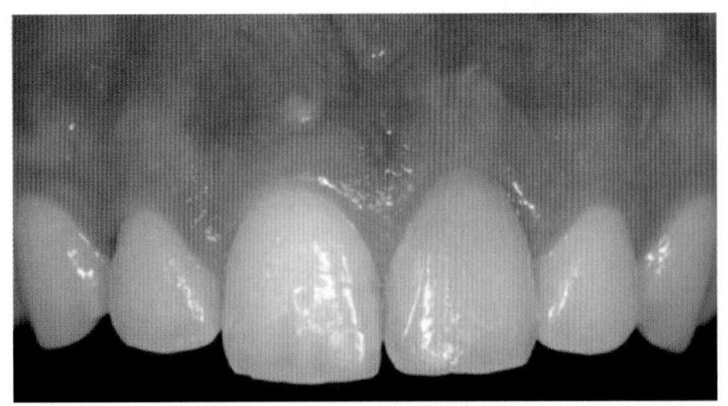

图45-21　23岁女性患者术前。21表现出轻度染色，龈缘向根方移位。

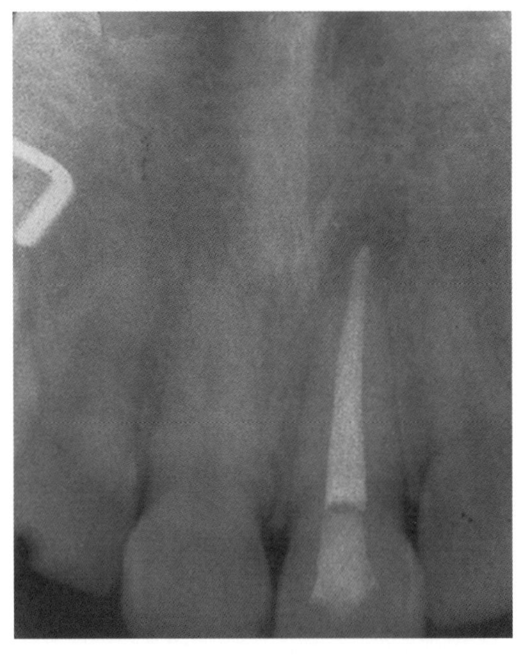

图45-22　影像学分析示21已行根管治疗，根尖低密度影。近远中牙槽嵴完整。

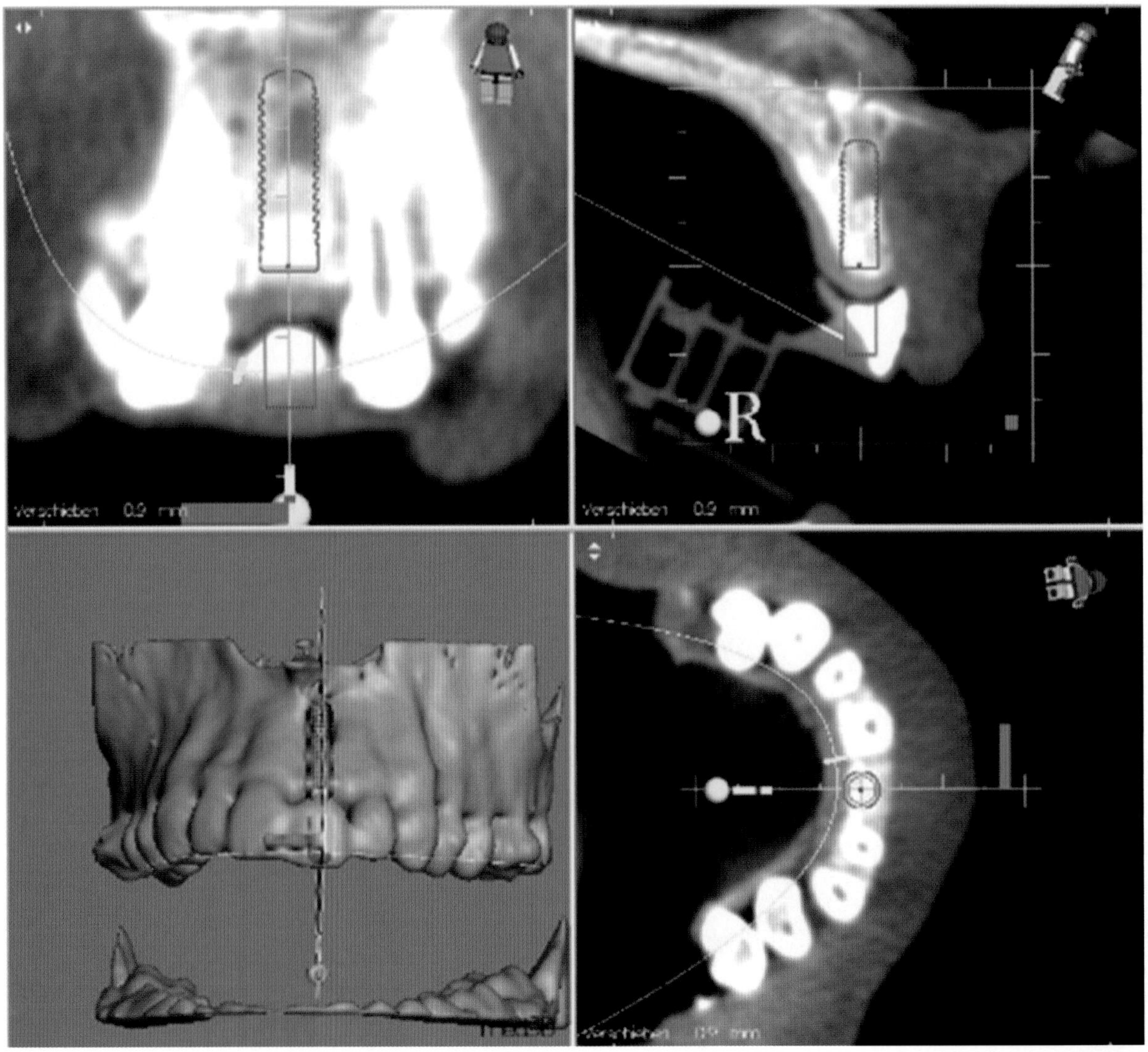

图45-23　使用根据前期蜡型制作的硫酸钡的牙齿模板进行CBCT扫描。通过3D设计软件进行理想的种植位置设计以制作手术导板。

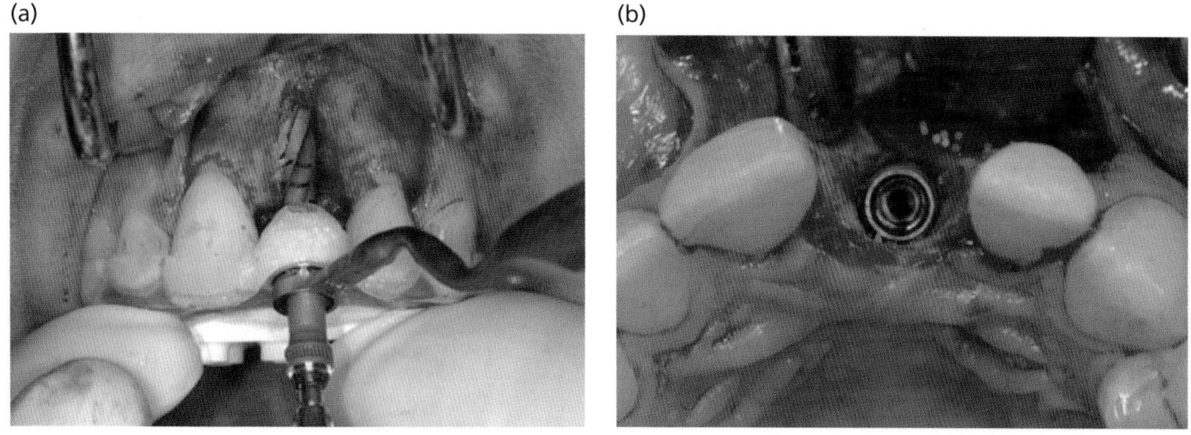

图45-24 （a）使用基于CBCT的种植导板进行引导钻孔，以稳定种植窝预备。（b）粉面见种植体植入位置理想。注意颊侧非自限性骨缺损。这限制了引导性骨组织再生的选择。

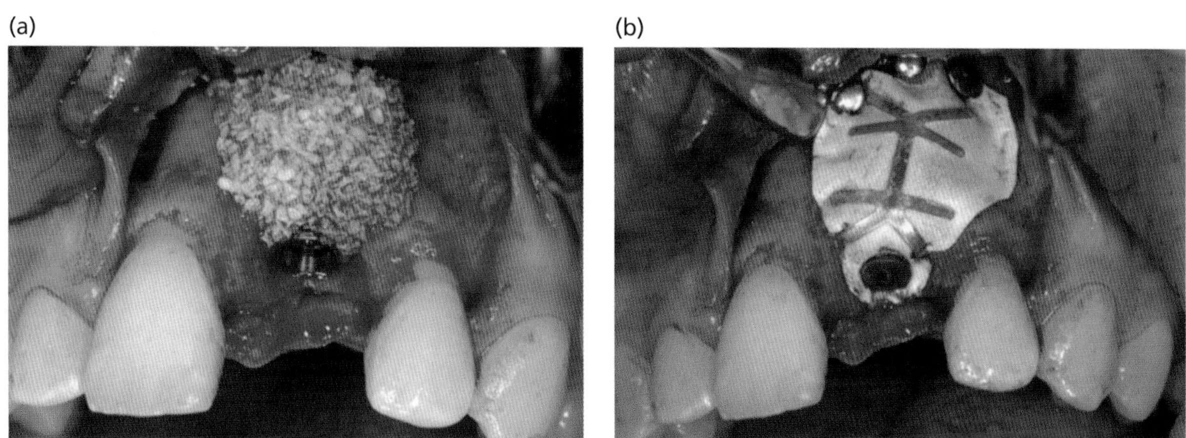

图45-25 （a）放置从邻近区域取得的自体骨颗粒后，再在种植体顶部放置一层无机小牛骨（DBBM）以重塑缺损的边缘形态。（b）由于非自限性的骨缺损，使用了一块不可吸收的钛加强的e-PTFE膜，并用钛钉固定。种植体的封闭螺丝也被用来固定膜。

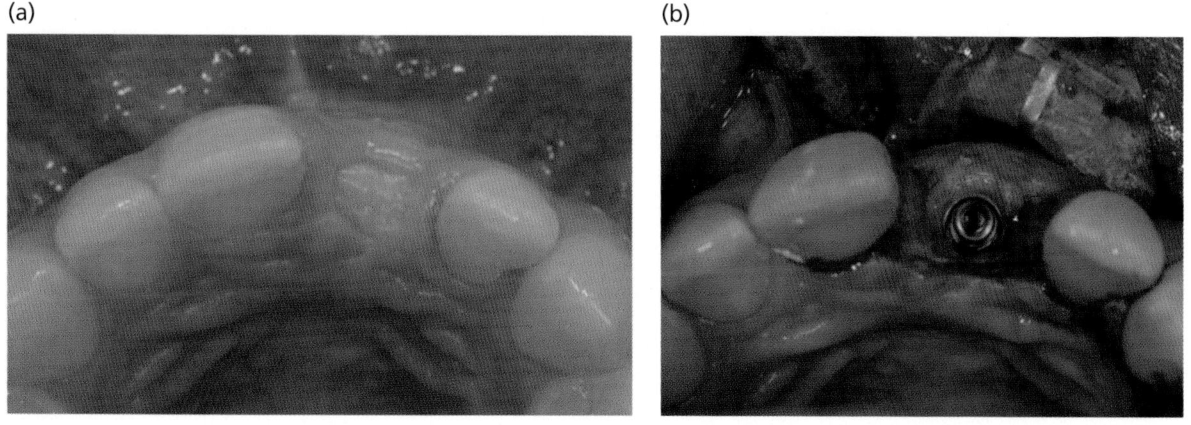

图45-26 （a）愈合6个月后粉面观和颊侧观。注意保持了颊侧牙龈形态。（b）翻起全厚瓣去除不可吸收的e-PTFE膜。种植体完全有骨支撑，颊侧边缘已重建。

四氟乙烯膜（e-PTFE）修整后放在缺损处，并用钛钉固定（图45-25）。然后，将周围软组织松解，完全关闭软组织创口。愈合6个月后，再次翻开全厚瓣，去除不可吸收膜和钛钉（图45-26）。另外，从腭部取一块结缔组织瓣放在龈瓣下以增加软组织量（图45-27）。6周后，采用

U形切口的微创手术将基台接入，并且将该瓣旋转到颊侧。在基台接入的同时，取种植体水平印模。用螺丝固位的种植体支持式临时冠进行诊断并形成龈缘形态。在达到最终软组织轮廓后（图45-28），使用根据临时修复体信息制作的个性化印模帽取终印模。这样一来，临床信息包括种植体替代体转移到印模上。扫描终印模，使用CAD/CAM技术制作二氧化锆基台。通过直接对二氧化锆基台进行饰面，能够给患者提供外形自然的螺丝固位全瓷冠（图45-29）。

多颗缺失牙修复的临床概念

两颗或更多颗上颌前牙缺失的结果往往是缺牙区变得平坦（Tan et al. 2012）。特别是在根向，切牙间牙槽骨会出现自然吸收（Tan et al. 2012）。这种情况并不会或很少在有剩余前牙的邻面出现。这也解释了上颌前牙区单颗牙缺失与多颗牙缺失的根本不同。

如果两颗标准的螺纹状钛种植体在两颗上中切牙缺牙处植入并修复两颗缺牙（图45-30），种植体周的骨重建过程也随之开始。从冠状面看，这是两个不同的过程，一个在牙与种植体之间，另一个在两颗种植体之间。在牙与种植体之间，邻面的牙槽嵴高度理论上能保持在原来的位置，即CEJ下2mm。从这个位置开始，种植体侧的邻面牙槽骨高度降低到种植体与骨接触的地方，一般在种植体颈部和基台或穿龈部件结合处的根方2mm（微间隙）。这一现象在文献中被称为“生物学宽度”（Sculean et al. 2014; Araújo & Lindhe 2018）。相反地，一旦种植体颈部与基台或穿龈部件相接，这一骨的高度还会向根方移动（Caricasulo et al. 2018）。与这一过程相伴的就是软组织高度的丧失，从而导致不美观，即所谓

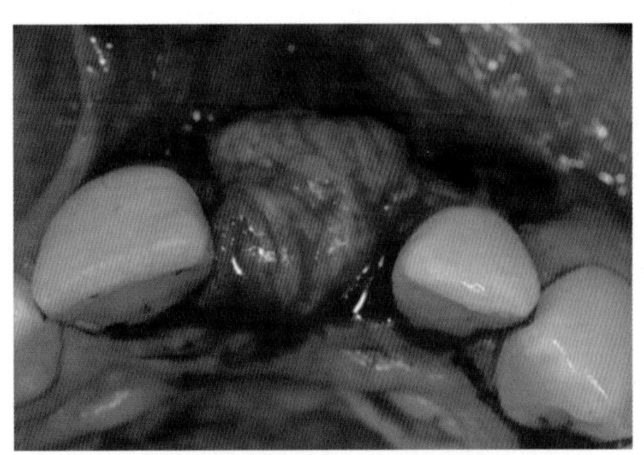

图45-27　另外，采用腭部结缔组织移植技术增加殆面和颊侧的软组织。先将腭侧缝合固定，再将其转移到颊侧。

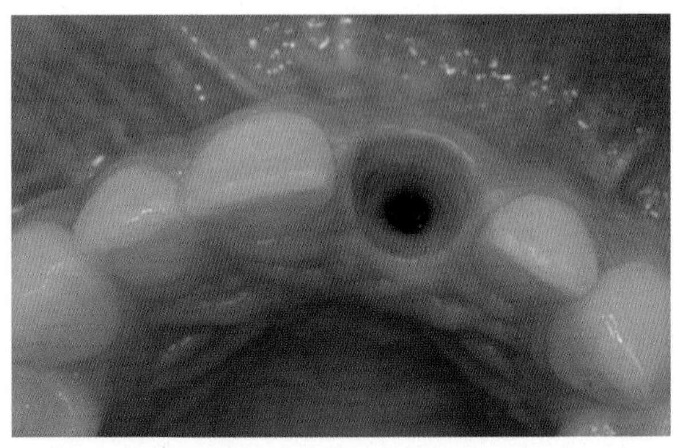

图45-28　调改临时义齿使之对颊侧牙龈产生足够的塑形作用。

(a)

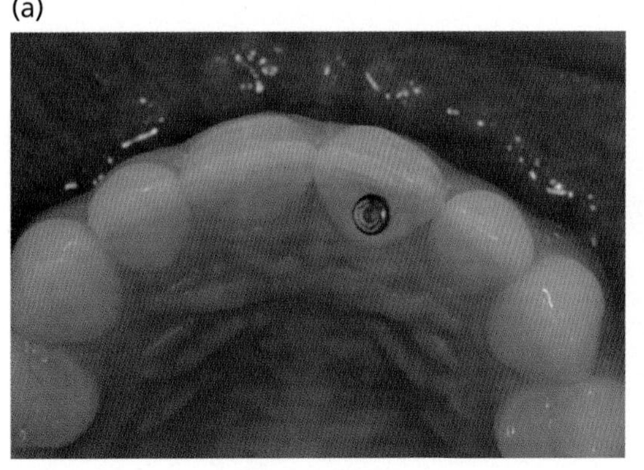

(b)

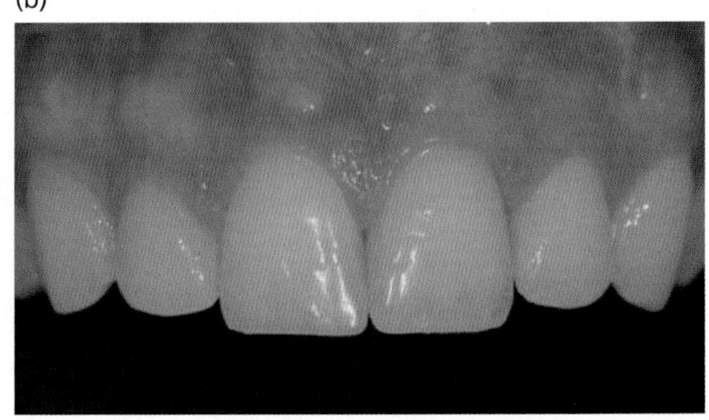

图45-29　（a）螺丝固位最终修复体的殆面观，注意螺丝通道理想的位置。（b）最终修复体为陶瓷材料。注意与11相比软组织外形和龈缘的对称。

(a)

(b)

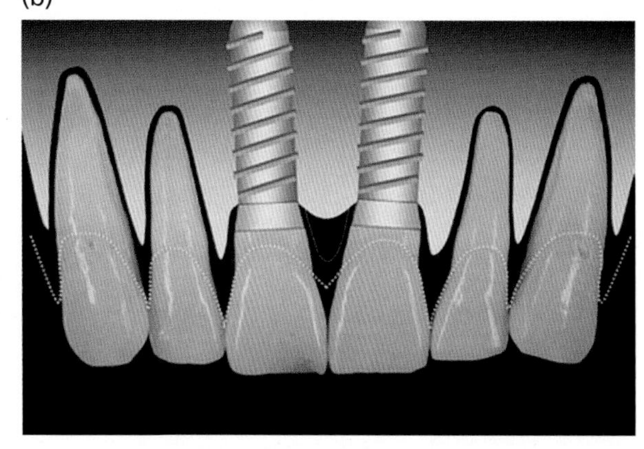

图45-30　（a）6颗上颌前牙，包括其骨支持组织及边缘软组织，与釉牙骨质界协调（虚线）。（b）上颌2颗中切牙缺失。由种植体替代常导致种植体周的骨缺损（“微间隙”，建立“生物学宽度”）。从美学的观点上看，这一结果就是软组织垂直缺损，特别是种植体之间（虚线）。

(a)

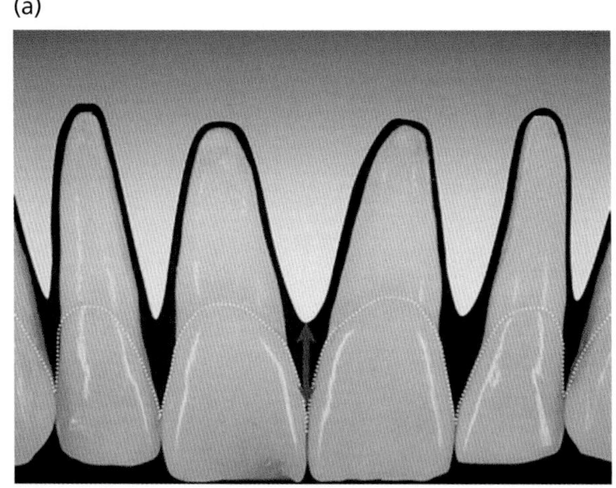

(b)

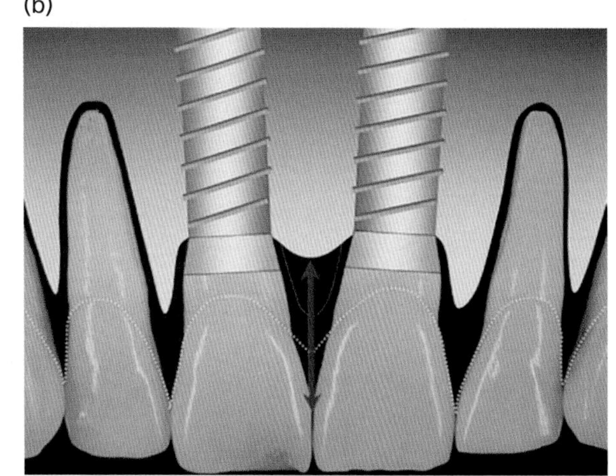

图45-31　（a）显示釉牙骨质界、牙槽骨和牙龈在上颌前牙区的关系的放大图像。（b）在种植体植入后同一区域。箭头所示为牙槽间隔顶部与邻面接触点之间的距离。邻面缺乏骨支持的软组织常表现为“黑三角”，降低了美学效果。

的“黑三角”。在一例多颗上颌前牙相邻种植的病例中，这一过程的原理图将原始情况与植入两颗相邻种植体后的情况进行比较，边缘软组织轮廓线受到明显的影响（图45-31）。

对于所有的以上提及的原因，在美学区多颗牙缺失的病例中，种植体的方向和分布非常重要。两颗中切牙缺失的情况下，两颗种植体之间要有足够的间隔（图45-32）。在1颗中切牙、1颗侧切牙缺失的情况下，只在中切牙位置植入1颗种植体是较好的，可以通过悬臂修复侧切牙（图45-33）。由于侧切牙直径较小，近远中方向常常不能满足种植体植入的距离要求。在2颗中切牙、1颗侧切牙缺失（如缺失11、21、22）的情况下，建议植入2颗种植体。一种方案是在11和22的位置各植入1颗，这样能够获得种植体之间充足的间隙（图45-34），而这一方案的缺点在于难以用修复体在11种植体区和21桥体区塑造出类似的牙龈外形。另一种方案是如果在缺失的中切牙之间有充足的近远中距离，一颗种植体可以在11植入，另一颗在21植入，用悬臂修复22（图45-35）。在第二种方案中，可以塑造两个一样的牙龈外形，但缺点是2颗种植体彼此距离过近。当全部4颗切牙缺失时，一般在2颗侧切牙位置植入2颗种植体（图45-36）。在5年的观察期内，这一观念也被证明可用于在12、22处植入2颗较细的种植体（Moraguez et al. 2017）。

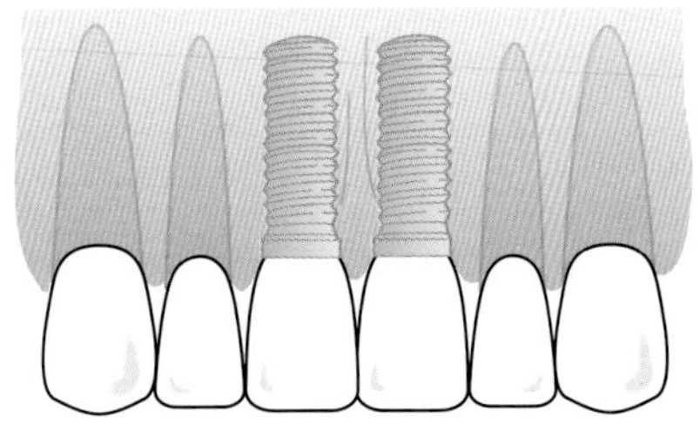

图45-32 用非夹板种植体支持式的冠修复替换两颗中切牙。

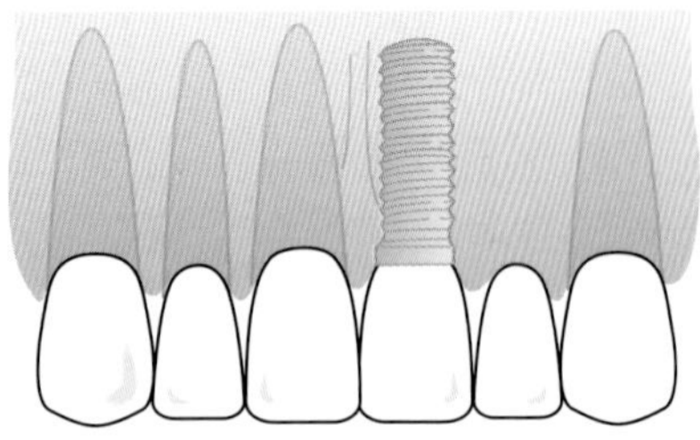

图45-33 用种植体替换中切牙，用远中悬臂替换侧切牙。

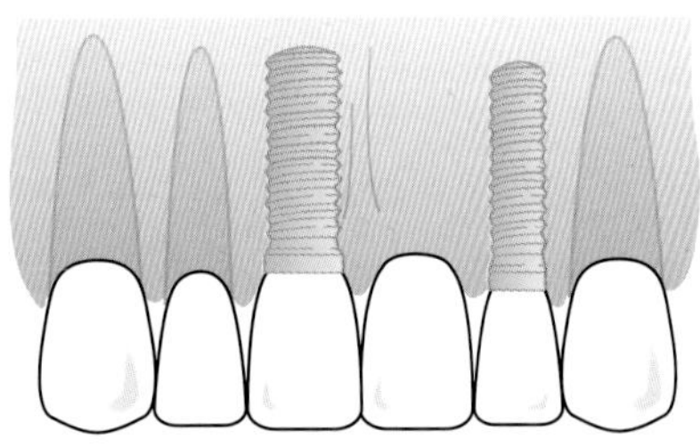

图45-34 在21位点用种植体支持式的桥体替换3颗缺失切牙。

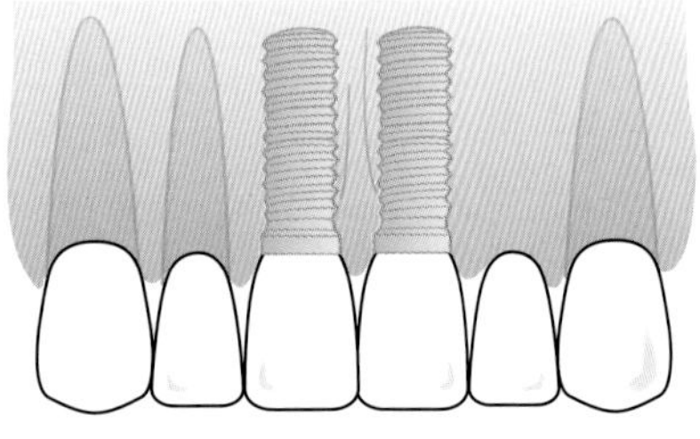

图45-35 在11和21位点用2颗种植体替换3颗缺失切牙，采用远中悬臂修复22。

存在少量组织缺损的位点

即使在组织缺损较少的病例中，之前描述的两颗相邻的种植修复体的缺点也同样存在。因此，需要使用一些修复的"把戏"来达到预期可接受的美学效果，包括种植体周软组织塑形、特殊的冠邻面设计。一名54岁老年男性，因意外丧失12、11、22及21桥体，最初的修复计划，种植外科以及修复重建治疗如图45-37所示。

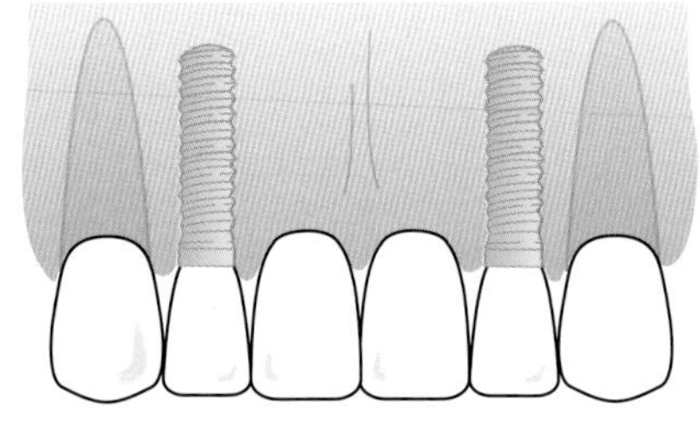

图45-36 用2颗种植体和中间2个桥体替换4颗缺失切牙。

存在严重组织缺损的位点

一名24岁患者，因骑行事故致11、12、13、14和15牙齿缺失，并伴严重的软硬组织缺损。除了严重的组织缺损外，临床检查还显示高微笑线和薄表型。在这种情况下，必须对该部位进行复杂手术重建，风险分析后与患者沟通治疗方案。选择该手术方案的关键因素是全身状况良好、患者年轻和接受正畸治疗的意愿。临床步骤如图45-38所示。

美学区修复重建

由于种植体较高的存留率和成功率，在这些敏感区域，修复的美学效果已经成了主要的关注点。义齿修复应该尽可能地模仿健康牙齿的外形。当决定最终义齿修复时，口腔医生与技师应该评估和考虑以下几个方面。

决策过程：成品基台和个性化基台的比较

美学区的每种临床情况都应该被个体化分析以决定是使用标准成品基台还是个性化基台。为便于决策，第44章提供了一种决策树。一个全面的评估包括能够做出正确决定的以下因素：（1）软组织形态，包括软组织扇贝形边缘和种植体垂直位置；（2）种植体和牙体横断面的匹配差异；（3）临床和口腔技师操作难度；（4）成本。

前牙种植位点通常以高的弧形黏膜边缘为特征（图45-39）。位于颊侧黏膜边缘根方2～3mm的种植体肩台在近远中的深度可达7～8mm，这取决于不同个体的软组织弧形特征。如果使用的标准基台与软组织边缘不匹配，那去除多余粘接

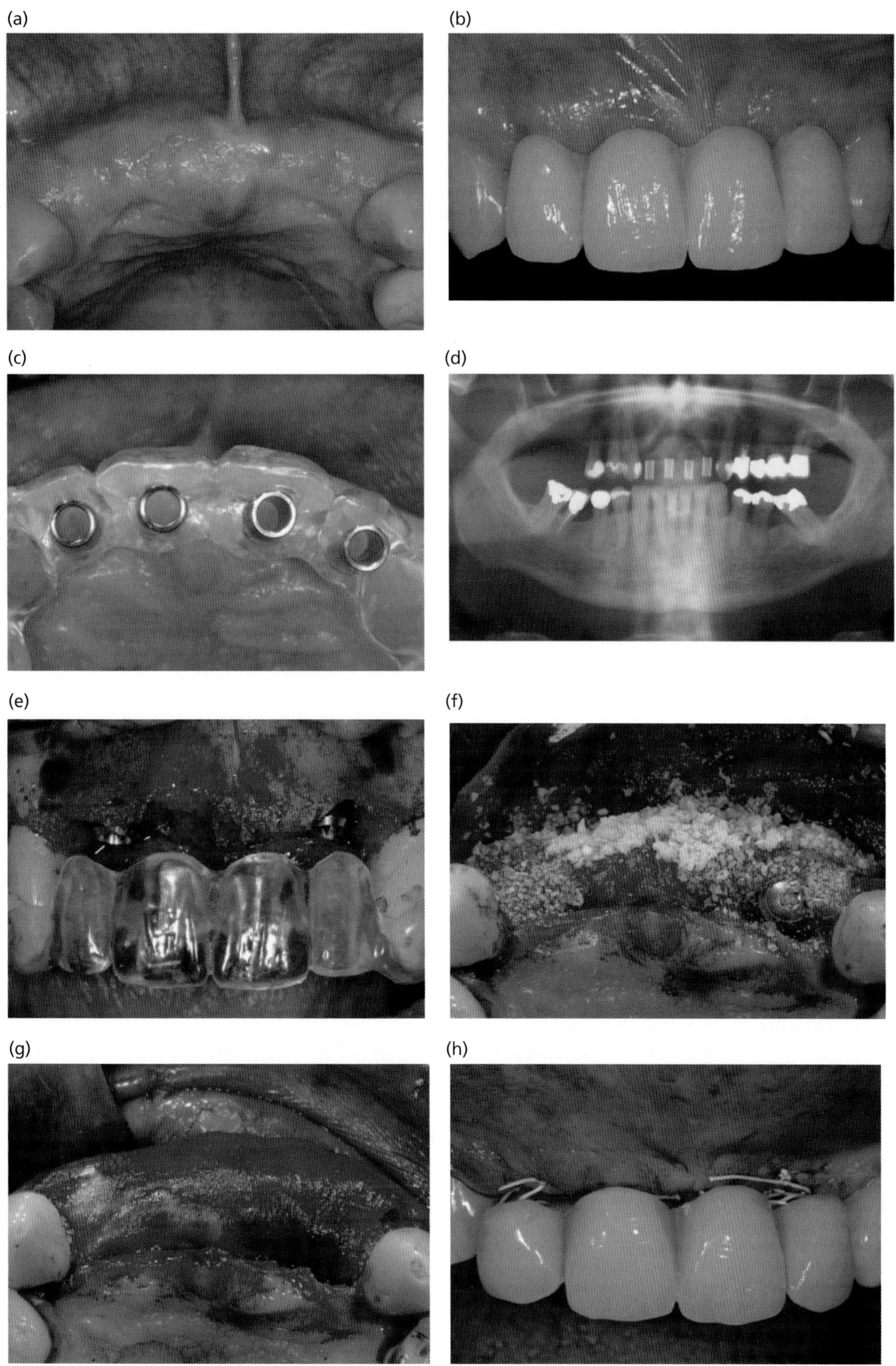

图45-37 （a）术前12–22缺失导致小范围的龈缘轮廓丧失。一名54岁男性患者外伤后就诊，想采用固定修复的方式恢复缺失牙。（b）蜡型在口内就位后，评价其功能、语音和美学效果。注意补偿缺乏牙龈扇形的长接触区。（c）手术导板殆面观，4个钛定位柱指示种植体植入方向。（d）导板就位后拍摄术前曲面断层片。根据可用的骨和理想的种植体分布，计划在12、22处各植入1颗种植体。（e）手术导板提示适合该软组织水平种植体的垂直位置约在将来种植体冠边缘根方2mm处。（f）选用吸收较慢的骨替代材料充填种植体与颊侧骨板的间隙，也对颊侧轮廓进行增量。（g）在软组织缝合前使用胶原膜覆盖植骨区域。（h）调改可摘临时义齿，距离黏膜2～3mm以防止将来术区肿胀。

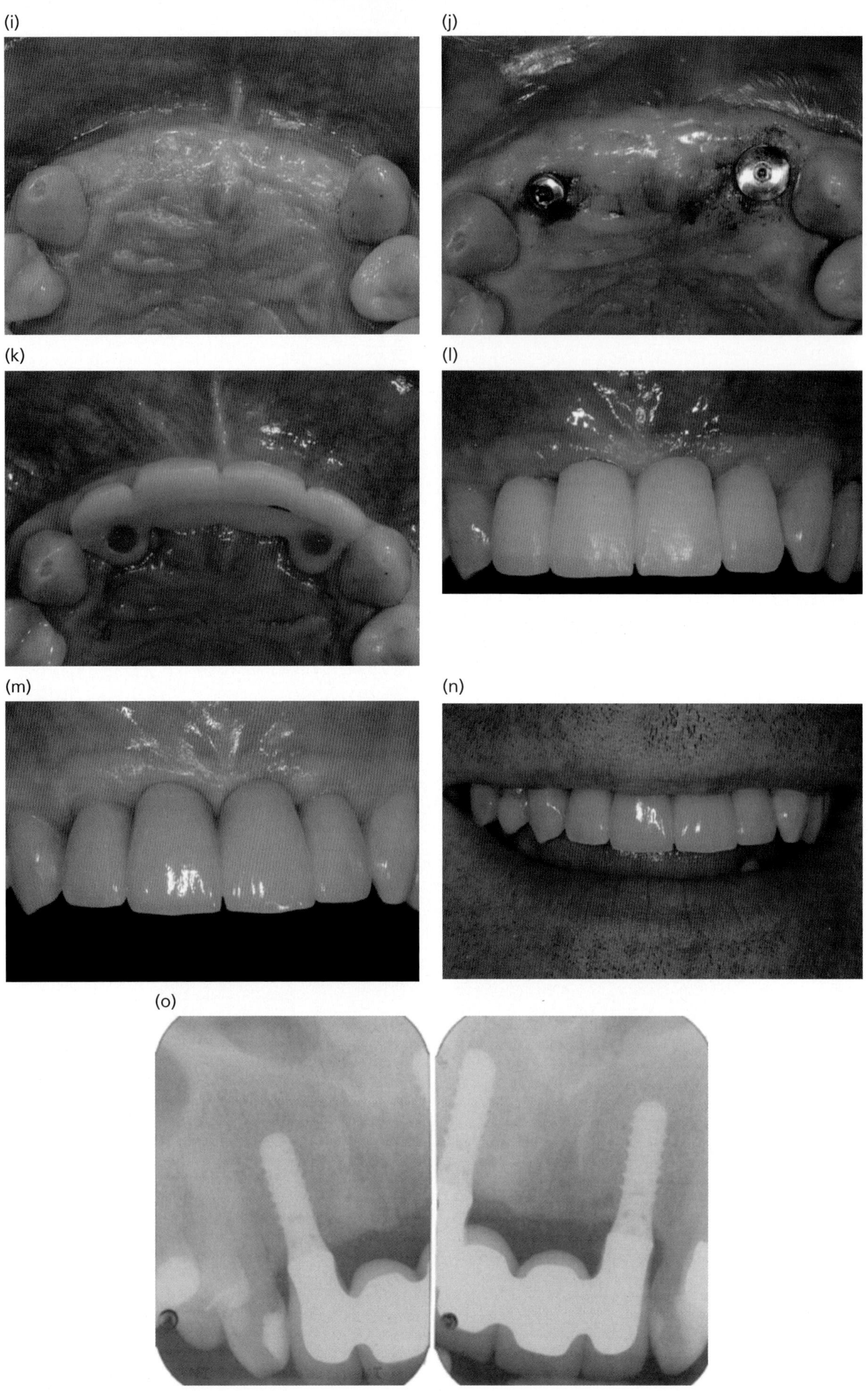

图45-37（续） （i）软组织移植后获得了理想的颊侧轮廓外形。（j）采用如图方式接入钛愈合基台防止邻近软组织接触。（k）螺丝固位的临时修复体的殆面观。（l）患者口内蜡型试戴，再次检查功能、发音和美观。（m）颊侧观见最终修复体就位。注意11、21之间微小的龈乳头，但是在种植体与中切牙之间几乎没有龈乳头。（n）患者最终唇线并未观察到种植体支持式冠桥根方牙龈情况。（o）最终修复2年后，根尖片示骨水平稳定。

剂将会比较困难，尤其在近远中区域（Linkevicius et al. 2011）。最近一篇系统评价将剩余粘接剂定为种植体周病的可能危险指标（Staubli et al. 2017）。因此，龈缘形态设计可能在剩余粘接剂方面发挥关键作用。最近的一项体外研究评估了在个性化基台行修复粘接后到底凹形还是凸形龈缘形态设计在剩余粘接剂方面更优越。结果表明，凹形龈缘形态以及深的冠-基台边缘位置，使粘接剂过量风险增加（Sancho-Puchades et al. 2017）。尽管如此，将黏膜下粘接剂的存在与种植体周炎联系起来的临床证据仍然有限（Berglundh et al. 2018）。

临床上，在高的弧形软组织外形和较深的垂直向种植体位置的情况下，建议使用个性化基台（图45-40）。因此，冠边缘可以置于软组织边缘下1.5mm以内，并且与黏膜扇贝形外形相适应

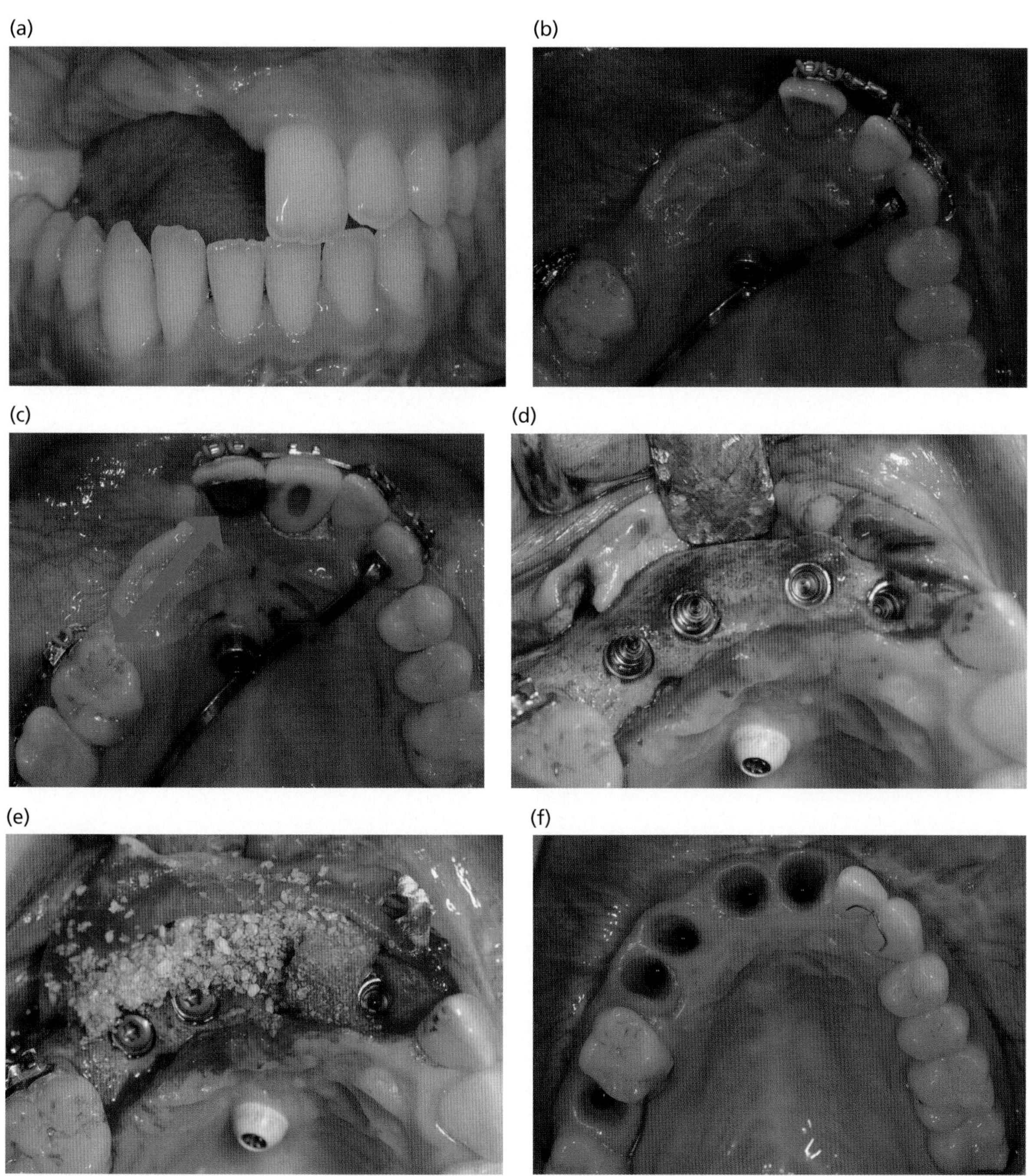

图45-38　（a）初始临床情况，显示多颗牙齿缺失，伴软硬组织严重缺损，薄龈生物型。（b）骀面观可见作为正畸治疗支抗的腭部种植体。（c）正畸治疗后临床缺牙间隙缩小。（d）在15～11区行翻瓣和种植体植入时的术中情况。（e）使用异种移植物和胶原蛋白制成的可吸收膜进行引导性骨组织再生。（f）软组织愈合3个月后的最终龈缘形态。

(g)

(h)

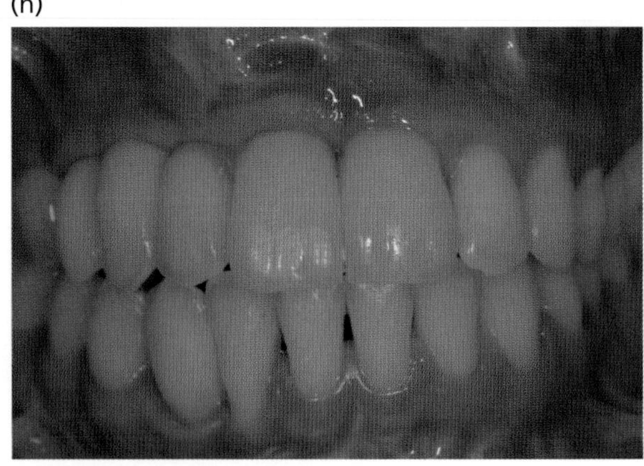

(i)

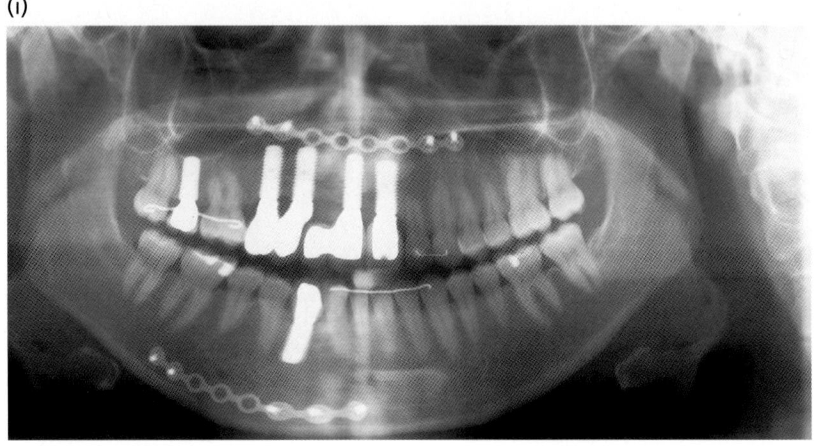

图45-38（续）　（g）氧化锆全瓷修复体粘接在个性化CAD/CAM氧化锆基台上。（h）最终修复体重建显示结果理想。（i）随访6个月时的曲面断层片。

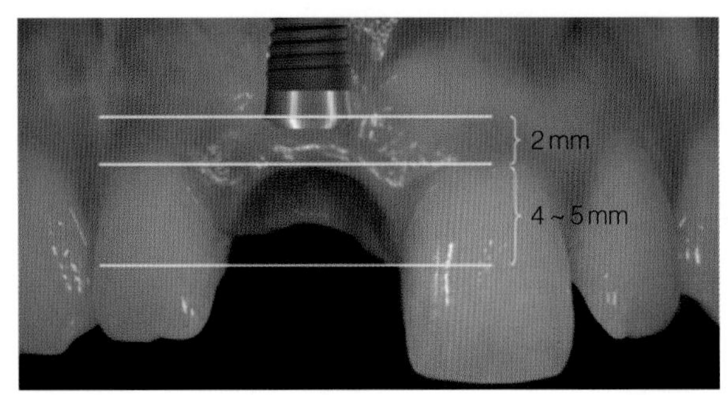

图45-39　在一个拥有正常扇贝形的前牙位点的种植体肩台的深度。

（图45-41）。然而，一项为期3年的随机多中心试验比较了美学区种植体支持式冠的成品基台和CAD/CAM个性化基台，结果显示其在临床和美学方面没有显著差异（Wittneben et al. 2020）。然而，由于比较成品基台和CAD/CAM个性化基台的研究很少，这些发现应谨慎解读（Schepke et al. 2017）。

个性化基台可以通过复制切割技术或计算机辅助（CAD/CAM）系统来制作。在计算机辅助制造中，基台被扫描、数字化，数据通过网络被传输到中央生产设备（Joda et al. 2017; Pyo et al. 2020）。今后，越来越多的个性化CAD/CAM基台是虚拟化设计的，不再制作成品基台。这个程序为各种临床情况提供了很多制作个性化基台的选项。但是，从临床和技术操作性角度来说，与制造成品基台比较，这种程序要花费更多的时间和稍多的成本。所以，在临床上遇到牙龈外形较平、种植体植入深度较浅以及种植体与牙体横断面较匹配的情况时，可以选择标准化成品基台来治疗。在决定选择标准化成品基台还是个性化基台后，选择基台和修复体材料是关键。

决策过程：全瓷修复和烤瓷修复的比较

美学区修复材料的选择主要受制于软组织形态、患者的美学期待和通过修复体需要获得的美学目标，这与邻牙的外形和颜色有关。钛基底的灰色需要通过烤瓷熔覆金属修复体来遮蔽。由于

(a)

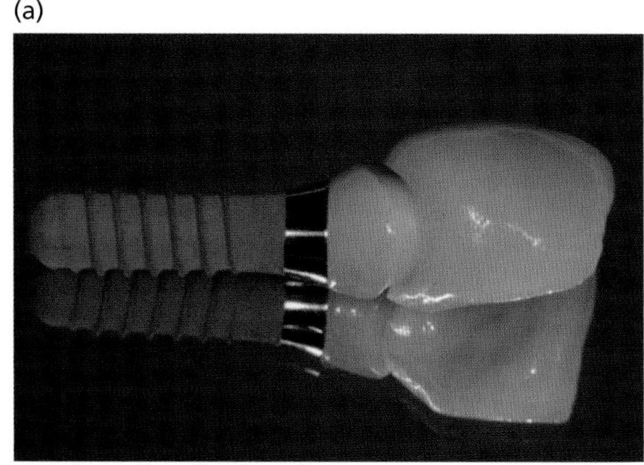

(b)

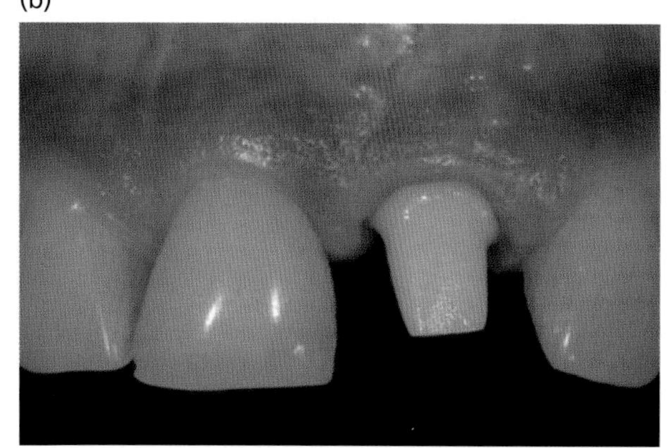

图45-40　（a）个性化的CAD/CAM基台，以更好地匹配全瓷冠的颜色。（b）在粘接全瓷冠之前的个性化氧化锆基台与牙龈外形相匹配。

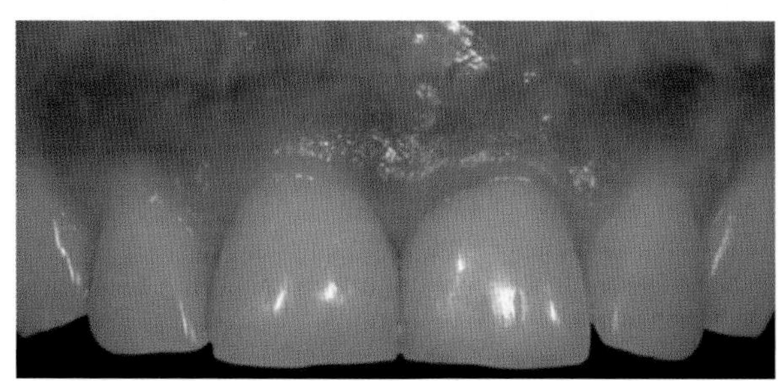

图45-41　粘接21全瓷冠后的最终临床结果。

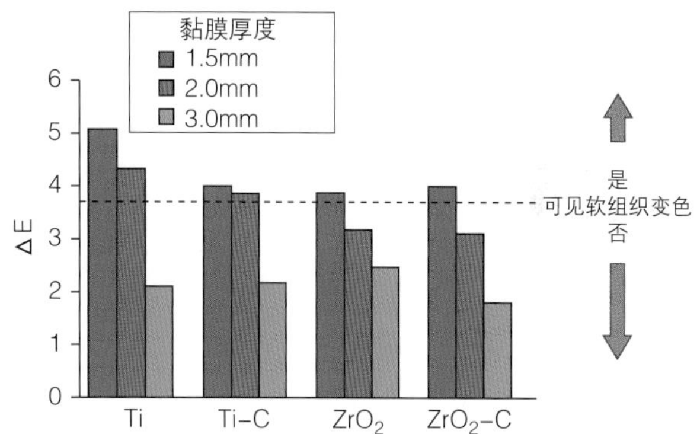

图45-42　图表显示不同黏膜厚度下不同材料的ΔE值。ΔE=3.7处的横线代表裸眼可分辨的口腔内颜色的ΔE阈值。Ti，钛；Ti-C，钛饰瓷贴面；ZrO_2，二氧化锆；ZrO_2-C：二氧化锆饰瓷贴面。

瓷贴面对于金属支架具有美化作用，通过这种修复体可以获得极佳的美学效果。但是许多研究，包括系统评价（Linkevicius & Vaitelis 2015），报道基台的浅灰色会导致种植体周软组织变色而影响美学效果。在此背景下，经常有报道称瓷基台因为其颜色与天然牙接近而在美学上具有优势（Linkevicius & Vaitelis 2015）。为了证明这些说法，不同的临床和临床前期研究评估了全瓷修复体、烤瓷熔覆金属修复体对种植体周软组织的颜色变化的影响。如结果表明与烤瓷熔覆金属修复体相比，全瓷修复体与未修复邻牙的颜色具有更好的匹配度（Jung et al. 2008）。此外，同一研究还表明在不依赖修复材料的情况下，使用结缔组织移植来增加软组织厚度可以减小软组织着色的风险（Jung et al. 2008）。这些观察结果在另一项对猪颌骨的研究中得到了进一步的验证，该研究表明软组织变色会随着软组织厚度的增加而减少（Jung et al. 2007）（图45-42）。同一研究表明，在所有测试材料中钛导致了最明显的颜色变化。但是氧化锆在黏膜厚度为2mm及3mm时没有导致可见的颜色变化，这与材料纯度无关。根据这些研究可以得出结论，2mm是最小的黏膜厚度，并且可以给出以下临床建议：（1）当黏膜厚度＞2～3mm时，可以使用烤瓷熔覆金属修复体或全瓷修复体；（2）当牙龈厚度≤2mm时，可以选择移植软组织或全瓷修复（Jung et al. 2007）。

除了美学评估，决定使用全瓷还是金瓷修复还要根据临床情况和机械特性。金属-陶瓷重建被认为是“金标准”（Jung et al. 2008），但随着高强度陶瓷的引入，这些新材料正在与文献充分证明的金属陶瓷材料竞争。迄今为止，美学区域的中期临床数据令人鼓舞（Wittneben et al. 2017; Heierle et al. 2019）。最近的一篇系统评价评估了氧化锆-陶瓷和金属-陶瓷种植体支持式单冠的生存率和并发症发生率（Pjetursson et al. 2018）。基于36项研究，该综述显示，在5年的随访中，氧化锆-陶瓷种植体（97.6%）和金属-陶瓷种植体（98.3%）支持式单冠生存率相似。此外，两种重建修复体的生物学和技术并发症发生率相似。虽然氧化锆美学并发症较少，但它会发生"灾难性"的内核折裂（Morton et al. 2018; Pjetursson et al. 2018）。从这个意义上说，为了克服单纯氧化锆基台的机械问题，引入了所谓的复合基台。复合基台包括一个标准化的钛基台，外接在CAD/CAM全瓷重建修复体上（Kurbad & Kurbad 2013）。这些重建修复体由于其能够与各种全瓷材料粘接且成本低，在临床实践中得到越来越多的应用。在体外实验中，这些基台显示出与金属基台相当的强度，同时仍能提供陶瓷基台的美学优势（Sailer et al. 2018）。然而，需要强调的是，目前尚缺乏长期的临床数据，这在一定程度上限制了这种类型重建修复体的拓展研究（Joda et al. 2017; Asgeirsson et al. 2019）。此外，边缘骨周围的粘接剂间隙的生物学影响还需要进一步研究。

美学失败

美学失败的起因、造成因素和发生率

在大笑时可见的牙槽骨部位植入一颗或多颗种植体的所有治疗形式必须被归类为复杂甚至高度复杂的程序。基于此，发生美学失败的原因常常是缺乏合适的术前诊断和计划，或先前描述的认知偏见（如过度自信）或性格特征（如风险承受能力）。

一般来说，种植体支持式的临床牙冠被认为比未修复的对侧牙齿长，周围软组织形态、冠形状和接触点位置等因素对临床医生确定外观的总体满意度有显著的影响（Chang et al. 1999）。关于种植体不良美学结果发生率的数据很少且难以估计，但种植体周黏膜开裂似乎是美学投诉的最常见原因（Sculean et al. 2017）。考虑到许多影响变量以及相应数据的缺乏，估计至少有25%美学区即刻种植出现黏膜开裂（Cosyn et al. 2012），而且通常情况下，种植体周黏膜开裂比较常见（Mazzotti et al. 2018）。后续研究表明，大多数软组织变化发生在修复体就位后的前6个月内（Bengazi et al. 1996; Schropp et al. 2003; Cosyn et al. 2012; Pieri et al. 2013）。

种植体周黏膜开裂的位点特异性原因可能与多种因素有关，如黏膜表型（边缘黏膜的厚与薄）、角化和/或附着黏膜的宽度不足、唇/颊侧骨壁的高度和厚度、种植体的唇舌侧位置不佳、种植体的倾斜度、种植体-基台连接以及冠修复体的轮廓（Evans & Chen 2008; Chen & Buser 2014）。

另一个经常被观察到的美学问题是牙与种植体之间或种植体之间缺乏乳头状结构（Schropp et al. 2005; Chow & Wang 2010; Perez et al. 2012; Chang & Wennström 2013）。关于这方面，随着时间的推移，美学外观似乎逐渐改善，而这主要依赖于邻牙的附着水平（Finne et al. 2012）。缺乏龈乳头不仅影响患者对于美学外观的满意度，还会影响发音，特别是多颗牙齿缺失种植修复时（Suphanantachat et al. 2012）。

美学失败的临床表现和分类

新的牙龈退缩分类系统已被证明能够可靠地满足分类的要求，即允许将每种特定病变明确划分为其自身的类别中，并使临床医生能够对每种单一牙龈退缩类型的治疗结果做出可靠的预后判断（Cairo et al. 2011）。由于种植体周没有自然生长的参照点，如牙齿周围的釉牙骨质界，所以种植体周黏膜开裂的定义似乎更加模糊，很难明确地描述。种植体周黏膜开裂的最佳定义是种植体支持冠的软组织边缘相对于同源天然牙的根尖移位，无论种植体金属部分是否暴露（Burkhardt et al. 2008; Mazzotti et al. 2018）。通过尝试对种植体周开裂进行分类并选择预后最佳的手术治疗，我们应该始终牢记此类病变的每次治疗都应以患者的美学需求为导向，同时最终效果不仅是

完全覆盖开裂面，而且是基于患者相关测量结果的令人满意的美学结果。

迄今为止，还没有可靠的分类系统来指导临床医生根据科学证据对种植体周黏膜开裂做出治疗决策。只有少数学者提出了种植体周黏膜病变的分类系统，但大多数没有为黏膜病变的手术治疗提供可靠的临床建议，或者提供的选择主要基于学者的临床经验（Decker et al. 2017; Mesquita De Carvalho et al. 2019）。

最近发布的一项针对单颗种植体周黏膜开裂的分类系统，基于唇侧软组织边缘的量和特异性、种植体颊舌侧位置和牙间乳头大小，将每种单一类型的黏膜病变与治疗建议联系起来（Zucchelli et al. 2019）。4种不同的类别反映了种植体的颊舌侧位置以及唇/颊侧软组织的量和位置，而Ⅱ类～Ⅳ类中的3个亚组指的是邻间软组织水平（图45-43）。该病例的处理分为两类，即手术和手术-修复联合方法，包括去除牙冠。与未修复的对侧牙齿相比，当种植体位于邻牙切线的颊侧，邻间组织退缩时，联合方法是首选的治疗方式。在严重的病例中，存在定位过偏颊侧的种植体伴邻间组织大量缺失，采用软组织移植并进行埋入式愈合或移除种植体后重新进行修复重建是改善美学外观的唯一选择（详细有关分类系统和治疗建议的信息，请参阅Zucchelli et al. 2019）。

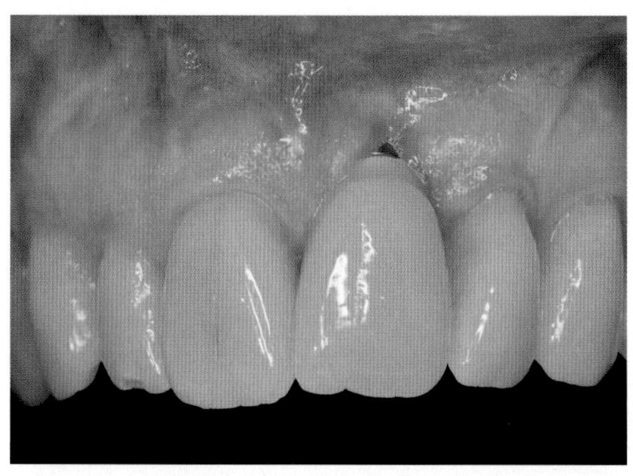

图45-43 21区颊侧种植体周黏膜开裂（Ⅲb类），边缘组织较薄。种植体偏颊侧，黏膜边缘位于对侧牙齿的牙龈边缘的根方。随着种植体远中邻间组织的退缩，必须考虑外手术-修复联合方法。

美学失败的再治疗策略和临床效果

考虑到影响因素的多样性（如种植位点、患者和外科医生相关因素）以及问题的生物复杂性，很显然，种植体周黏膜开裂的手术再治疗可能难以获得可靠的预后，因此必须强调外科干预前正确诊断和决策的重要性。

文献检索发现，多种手术和修复技术已被提出，其中大部分是病例报告（Hidaka & Ueno 2012; Cosyn et al. 2013; Happe et al. 2013; Fickl 2015），有3项前瞻性研究（Burkhardt et al. 2008; Zucchelli et al. 2013; Roccuzzo et al. 2014），只有1项随机对照试验（Zucchelli et al. 2018）。前瞻性队列研究的结果为平均66%～75%，没有完全覆盖的平均比例为89.6%（Burkhardt et al. 2008），56.3%的病例实现了移植软组织的完全覆盖（Roccuzzo et al. 2014）。由于两项研究的结果变量不一致，前者以未修复的对侧牙齿的黏膜边缘作为参考，后者仅针对覆盖种植体基台的裸露金属部分，因此两项队列研究的结果无法进行比较。最好的数据结果出现在外科-修复-外科联合治疗中，其平均覆盖率为96.3%，1年后完全覆盖率为75%（Zucchelli et al. 2013）。治疗方式的差异导致无法比较不同研究结果，因此无法得出关于首选方法的结论。

几乎所有已发表的研究都报告了积极的结果，但是关于手术种植体周开裂覆盖后1年结果维持的长期数据很少。Zucchelli等（2018）发表了种植体周黏膜开裂覆盖后5年的随访数据，证实了稳定成功的美学结果，平均开裂覆盖率为99. 2%，完全开裂覆盖率为79%。

尽管上述文献对种植体周黏膜开裂覆盖的临床方法和手术的侵入性论述有所不同，但大多数文献采用了一种联合方法，即创建隧道或翻瓣并植入结缔组织移植物。这一观察结果可能证实了之前的发现，即：（1）结缔组织移植物与固定的邻近组织缝合良好，能够增加初期愈合阶段的创口稳定性（Burkhardt et al. 2016）；（2）唇黏膜的厚度可能是成功覆盖后防止未来开裂的关键因素。

除严重错位种植体必须去除原修复体后采用全新修复体进行治疗的病例外，覆盖种植体周黏膜开裂的手术方法可分为：（1）冠向复位瓣，可伴或不伴减张切口，可伴或不伴应用结缔组织移植物或其替代物；（2）伴结缔组织移植物的侧向转位瓣（图45-44）；（3）伴结缔组织移植物的封套瓣/口袋瓣/隧道术；（4）伴结缔组织移植物的埋入技术（概述见Zucchelli et al. 2019）（图45-45）。

文献中给出的治疗指南主要基于专家的意见，必须结合现有的少量科学证据来解读。如前所述，大多数改善种植体周美观的方法在牙周和种植体周黏膜手术中属于高难度水平，其成功不仅取决于所需的高超心理诱导技巧，更取决于诊断和预后判断能力以及临床医生的专业能力。

这些手术干预的最终目标是改变患者对其美学外观的自我认知，并提高他们对牙齿修复的满意度。由于这些患者中的许多人已经发生过治疗错误，因此沟通交流所有潜在风险进行共同决策是基本要素。

结语和前景

自上一版出版以来，已经发表了许多文章，对本修订章节的内容做出重大贡献。我们为这些学者做出的贡献，以及他们在提升该领域患者医疗安全性方面的帮助表示感谢。

毫无疑问，美学会影响患者的自我认知，影响他们的社会心理健康和口腔健康。然而，在美学区进行修复不仅仅意味着满足患者对修复体美学外观的要求。我们还有责任为每名患者提供尽可能最佳的治疗，这需要同理心和社交技能来捕捉患者的需求，还需要健康素养来将它们与现有的科学证据结合起来。临床医生通过健康、批判性的自我反省保证治疗计划在他或她的能力范围内，从而产生可靠的预后。请记住，种植手术是不可逆的，大多数不良美学结果均是治疗错误而不是美学并发症。因此，花时间解决诊断和治疗计划等关键问题并努力开诚布公地与患者交流种植治疗的利弊与替代方案至关重要。

反过来，这意味着除了种植学专业的可用

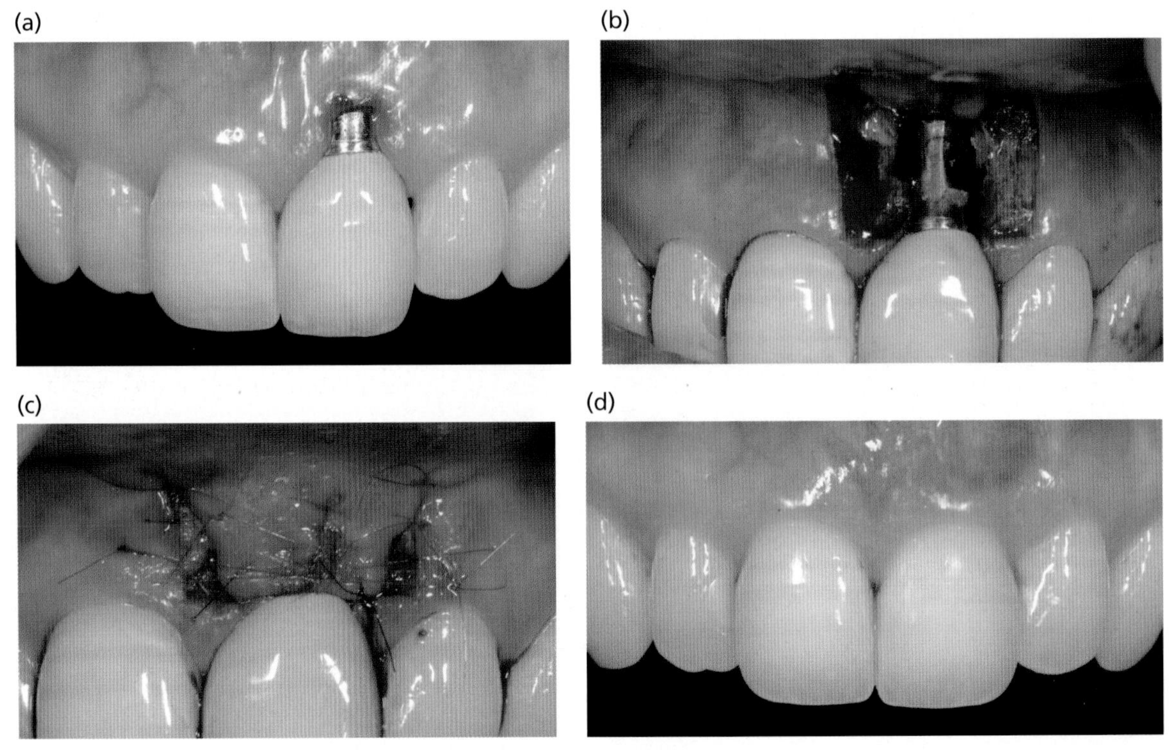

图45-44　（a）21区颊侧种植体周软组织开裂（Ⅱa类）。（b）翻瓣术（双蒂和侧向转位瓣）和位点准备后的情况。（c）结缔组织移植物植入后将瓣关闭并牢固地缝合到下面的骨膜上的术后情况。（d）术后6个月的愈合情况。即便这个特殊病例的主要结果是颊侧咀嚼黏膜的增加和软组织的增厚，其也可以实现黏膜开裂的完全覆盖。

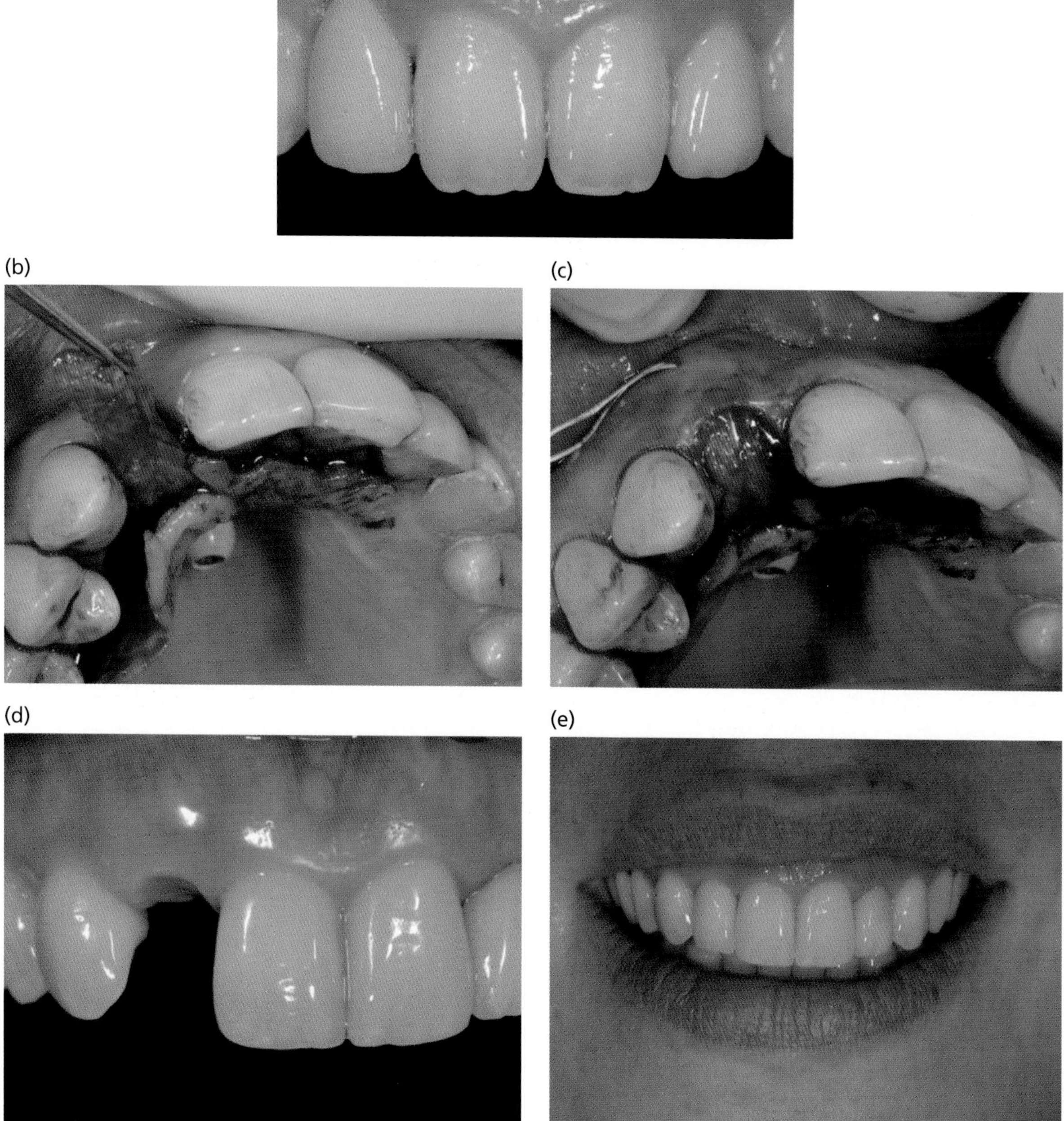

图45-45　（a）12区种植体周黏膜开裂（Ⅳb类）。（b）牙龈腭侧瓣（来自固有层的结缔组织）准备的术中情况。（c）将瓣的结缔组织置于颊侧组织袋中以进行软组织垂直向和水平向增量。（d）术后6个月的牙间区愈合情况。（e）采用新种植体支持式全冠进行最终修复。

科学证据之外，临床医生必须对认知偏差有所认识、熟悉许多非技术性的技能，如决策、消除偏见和风险沟通等及与患者沟通风险和结果的不确定性。

致谢

笔者非常感谢Alfonso Gil博士与Thomas J.W. Gasser博士以及牙科技师Thomas Barandun（瑞士苏黎世大学修复牙科诊所）所做的临床贡献和为准备本章的临床病例所提供的帮助。

第46章

种植修复的技术并发症

Technical Complications in Implant Dentistry

Clark M. Stanford, Lyndon F. Cooper
University of Illinois at Chicago, College of Dentistry, Chicago, IL, USA

前言

技术并发症是种植治疗的一部分。尽管并发症和可预期的磨损（维护）均属于“技术”并发症，但仍需对两者进行区分。并发症是指未预料到的技术问题，如种植体折裂、不匹配、异常磨损和磨耗，或因满足美学设计需求而造成的修复体自洁作用欠佳。维护是对修复体预期使用寿命的评估，也是知情同意的一部分。最大使用寿命的目标是恢复功能、语音和美学，满足患者的期望，并匹配患者的能力，做到日常维护，从而减少与生物学并发症相关的危险因素。系统评价表明技术并发症的发生率高于生物学并发症（Zembic et al. 2014）。因此，了解影响种植修复的潜在技术并发症是种植患者终身管理的一部分。种植修复的部件和材料均会在润滑剂、研磨剂、力（其大小、方向和速度）和环境pH或化学成分（如菌斑液或唾液）等各种因素变化的环境中，承受负载和磨损。尽管种植修复的长期成功是可实现的，但种植体支持的修复体发生磨损、疲劳以及潜在的机械故障不可避免（Dhima et al. 2014）。然而，技术并发症的发生将缩短修复体的预期使用寿命。

从全球范围来看，牙科种植治疗正在增长。例如，最近一项关于美国种植体使用流行率的研究表明，目前牙科种植体的使用率为5%，在未来10年将扩大到17%（Elani et al. 2018）。可以推断，如果不在材料和技术方面取得重大进展，与种植相关的技术并发症数量将同步增加。随着使用时间的延长，需要解决的技术并发症的绝对数量也会增加。重要的是，鉴于种植修复的技术并发症随着时间的推移而增加，我们可能会在未来10年中看到种植相关并发症的非线性增加。我们准备好了吗？

种植的技术并发症可能产生重大影响。技术并发症加速菌斑积累导致种植体周炎和种植体周黏膜炎。技术并发症会导致疼痛、社交不适和心理压力。并发症通常伴随着时间以及直接和间接的经济负担，影响患者自述的结果评判。如果不加以治疗，这些并发症确实会产生功能和美学限制。技术并发症对患者针对种植治疗的看法有重大影响（Adler et al. 2016）。

本章的目的是明确影响种植治疗的技术并发症，以及这些并发症的潜在危险因素，并提出可能的解决方案。我们主要关注并总结了目前与种植体、种植体部件和种植修复相关的技术并发症知识。

种植体折裂

负载后的种植体很少发生折裂，在所有种植并发症中的占比不足1%（Gealh et al. 2011）。水平向或垂直向折裂均有可能发生，一旦发生通常需要拔除、再植种植体（图46-1）。然而，种植体折裂可能导致整个修复体的脱落。研究表明，以下5个因素与种植体折裂密切相关：（1）钛的等级；（2）磨牙症；（3）近悬臂的种植体；（4）种植体的长度增加；（5）种植体的直径减小（Chrcanovic et al. 2018）。近期，一项纳入12篇文献，包含594名受试者（868颗种植体）的系统评价指出，种植体折裂的发生率为2%，窄径种植体发生折裂的概率更高，上颌种植体折裂率高于下颌，此外，这项研究还指出，种植体折裂在负载前至随访的17年间均有可能发生（Goiato et al. 2019）。这些均表明应力疲劳及过度负载并不是种植体折裂的唯一因素，因此我们有必要质疑这个观点：高植入扭矩是导致种植体折裂的重要原因（图46-1）。

注46-1为几个可能导致种植体折裂的因素，其中最常被讨论的因素为种植体的设计。在一项体外研究中，Bordin等采用3种种植体-基台连接设计（外六角、内六角和内锥形连接）的窄径种植体，分别在75N和200N下受力。结果表明，与内锥形连接相比，外六角或内六角连接的窄径种植体在高负载下的可靠性最低（Bordin et al. 2018）。尽管研究表明，种植体的设计与窄径种植体的折裂有关，但必须更广泛地考虑其他临床因素。绝大多数影响种植体折裂的因素都在临床医生的控制范围内。

对于设计为内锥形或内平行连接的种植体而

(a)

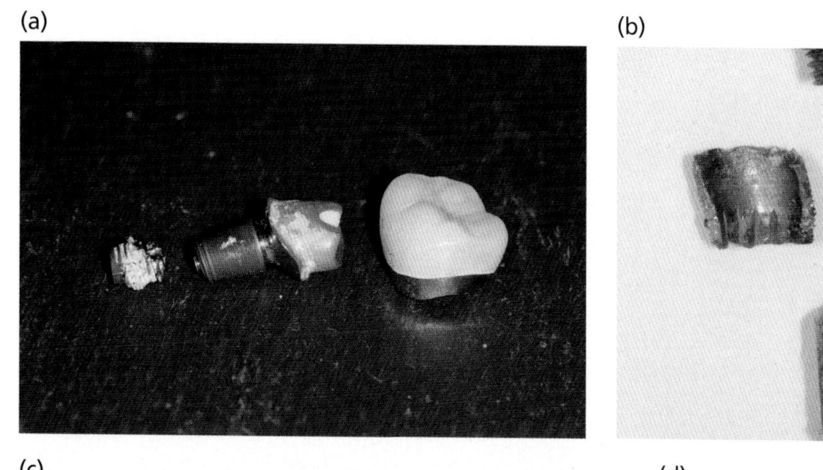

(b)

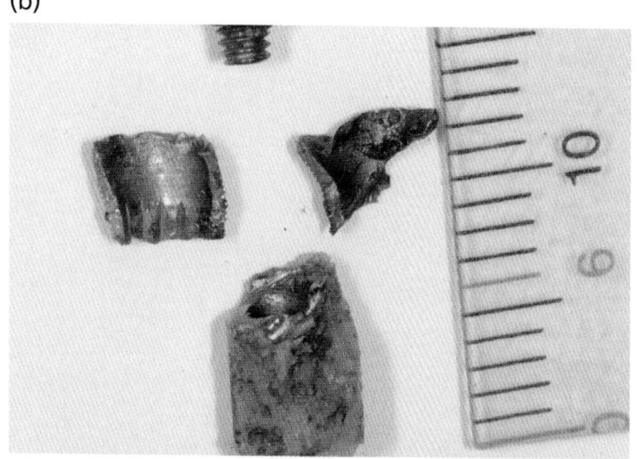

(c)

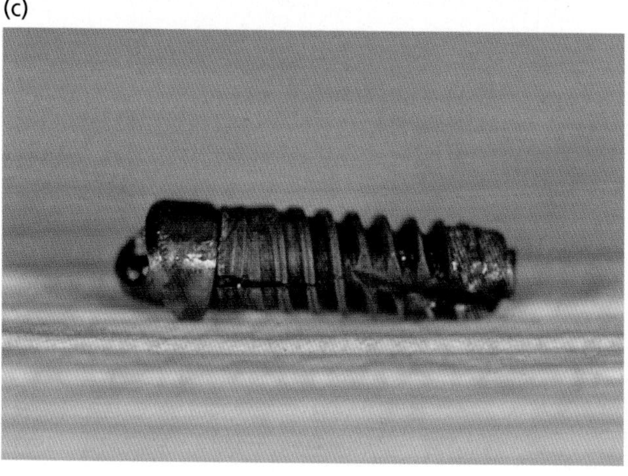

(d)

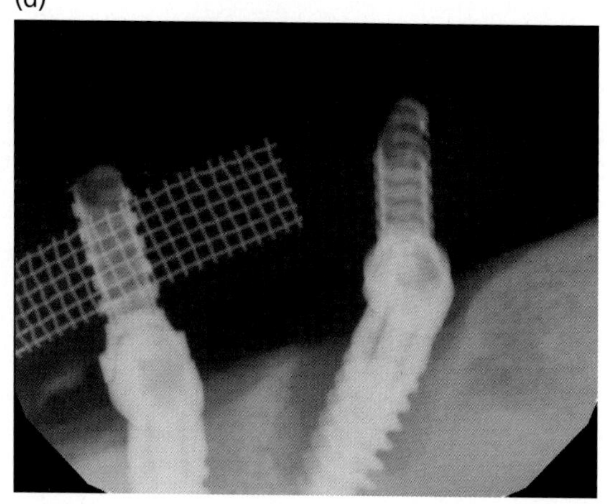

图46-1 种植体折裂是一种不常见但不可逆的技术并发症。（a）种植体水平向折裂导致磨牙区种植体基台和牙冠被移除。（b）内连接种植体垂直向折裂。（c）种植体垂直向折裂，可能是由高植入扭矩产生的应力引起的。（d）与种植体垂直向折裂相关的骨丧失放射影像（未通过放射影像学观察到）。

注46-1 导致种植体折裂的因素

1. 低等级钛种植体
2. 种植体直径与植入部位功能性负载不相符
3. 磨牙症（和/或失去前伸引导导致后牙区修复体剪切性骨折）
4. 大弯矩（悬臂或过大的冠/种植体比例）影响相邻种植体
5. 高植入扭矩导致种植体损坏

（来源：Chrcanovic et al. 2018。经John Wiley & Sons许可转载）

言，以下两种临床迹象可能与种植体的垂直向折裂有关：首先，基台反复松动，提示种植体折裂或种植体内部已经变形；其次，是种植体周垂直向骨丧失，这可能导致种植体折裂（如图46-1d）。

然而，对于种植体的水平或垂直折裂，几乎没有解决办法。折裂的种植体可拔除或包埋于颌骨内，也可以重新设计修复体使其可以与剩余的种植体相连。在有多颗种植体的情况下，可改变修复体的设计与其余种植体连接或者提供其他修复方式（如覆盖义齿），而无须植入额外的种植体。

种植体的并发症

种植体的医源性损伤时有发生，然而，留存的记录很少。临床上如果试图取出过紧的覆盖螺丝或基台，或移除折裂的基台螺丝，均可能会不慎损伤种植体内部结构，螺纹或基台-种植体界面的损坏会导致无法更换折裂的基台螺丝或基台。种植体的医源性损伤是使用旋转器械拧松种植体内折裂部件的结果。在尝试取出折裂的基台螺丝时，应使用手动器械，并在可见折裂部件的地方使用高倍放大镜观察。

在种植体的植入过程也可能会导致医源性损伤。不合适的种植体适配器会导致内外种植体基台连接界面变形；对内连接种植体施加非轴向力可能会导致种植体壁折裂；高植入扭矩也可能破坏种植体与适配器连接界面。Romanos等在一个种植体植入的实验模型中，模拟了3种不同的种植体及适配器在高密度骨（高扭矩）与低密度骨（低扭矩）中植入时的变形情况，结果表明，在高植入扭矩下3种种植体及适配器发生了变形（Romanos et al. 2019）。这表明高植入扭矩会增加种植体植入时医源性损伤发生的风险。

种植体的并发症还包括已有完整骨结合的种植体无法修复的情况。分为以下3种类型（图46-2）。首先，是种植体在骨中放置得太浅（或太深），无法在三维空间中创建基台穿龈部分，从而导致卫生和美学问题。其次，是种植体植入

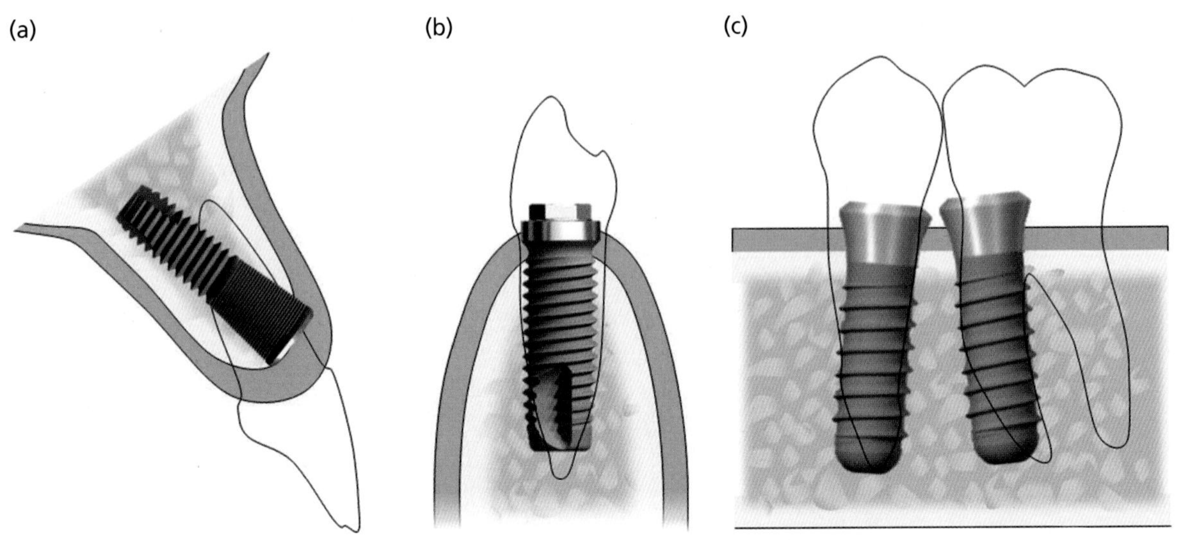

图46-2 医源性并发症。将种植体植入在不可修复的位置会导致基台和修复体不美观、卫生差或机械性能差。（a）种植体在矢状面上的过度旋转会造成基台无法扭转错误的位置，从而导致美观和卫生问题。（b）种植体植入过浅会导致需要进行盖嵴式修复来解决美学问题。（c）相邻种植体不平行植入和近中倾斜可能会妨碍固定修复的印模、修复和自洁。

位置过度偏颊或偏舌，而无法进行后期修复。最后，是种植体的定位过于接近邻牙，或近中倾斜，或旋转，或两颗种植体过于接近而无法进行修复（或导致卫生问题）。处理这些医源性并发症需要仔细考虑拔除导致并发症的种植体并处理可能受损的修复体。

基台和基台螺丝的并发症

基台折裂并不常见。但是当基台发生折裂时，整个修复体可能需要完全更换。牙冠与种植体的连接通常是由中间部件或基台来实现的。基台通常通过中央螺丝连接到种植体上。基台的连接界面有多种形态，自外六角连接种植体问世以来，已经发生了很大的变化，一般以紧密的滑配连接界面和锥形连接界面为代表。相较于外六角连接系统，锥形连接根据优势，其可减少或消除基台微动，并使应力沿种植体和骨的分布更加合理（Gracis et al 2012; Yamanishi et al 2012）。然而，锥形连接的潜在并发症是基台的“沉降”和相关螺丝松动（Lee & Lee 2012）。有人推测，由于种植体本身发生了变形，导致锥形接口在种植体内植入过深，从而导致预负载的损失。另外，由于经验不足的医生可能不能发现基台未完全就位，或基台被楔入种植体内部凹槽，或基台螺丝扭转等，在很短的时间内，基台就会松动（因为基台和种植体侧壁没有接合，或者基台的连接部分折裂），这被怀疑是导致基台螺丝松动和低咬合的原因，也许这和材料的选择有关，所以在临床上并没有普遍观察到这种情况（Jo et al. 2014），但它提示了内锥形种植体和基台必须足够坚固，以抵抗锥形基台产生的应力。

Pjetursson等（2018）最近的一篇综述指出，5年内固定修复的技术并发症发生率约5%。关于种植体基台材料对并发症发生率的影响，瓷基台的5年失败率为2.4%，而金属基台为1.5%。据报道，粘接固位与螺丝固位修复体的基台相关并发症的发生率较低，为1.4～1.9%，两者没有显著差异。关于种植体位置对基台并发症的影响，前牙区的5年种植失败率明显高于后牙区（2.5% vs 0.5%）。与外六角连接基台和基台螺丝相比，内连接基台性能较好的原因很可能是因为种植体–基台连接处螺丝负载的减少。学者总结道：“种植体–基台连接似乎对生物和技术并发症的发生率有影响。”然而，这些并发症也可能与基台的材料有关（图46–3）。外连接基台遇到更多的是技术并发症，如基台或螺丝松动，而内连接基台则与生物学并发症更相关（Pjetursson et al. 2018）。这篇最近的综述指出，单冠的基台失败率很低，内连接和外连接基台的发生率分别为2.3%和1.3%。

Sailer等（2009）的一篇系统评价中指出，

(a)

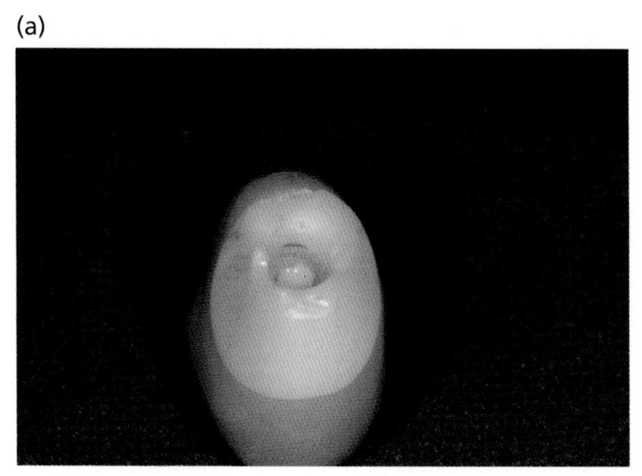

(b)

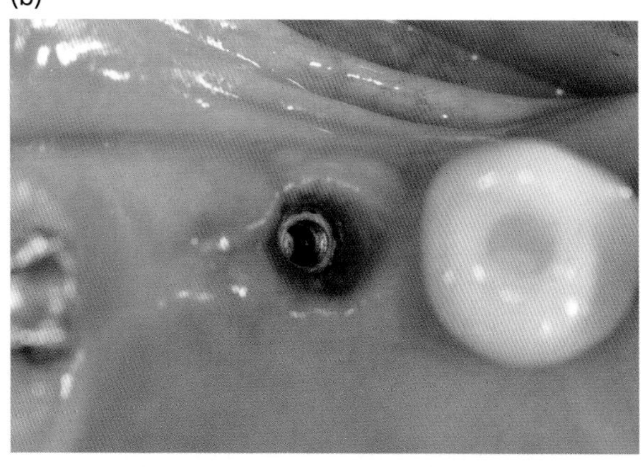

图46–3　基台折裂。（a）氧化锆基台折裂。通常沿着锥形部分发生在基台的内或外六角的连接处。（b）氧化锆基台的残余折裂碎片保留在种植体的内部。这是一个具有挑战性的临床难题，需要在不损坏种植体内壁的情况下取出碎片。

基台螺丝松动是最常被报道的技术并发症。虽然没有统计学意义，但内连接基台的并发症发生率有降低的趋势（Sailer et al. 2009）。外连接基台的螺丝松动明显较多。种植固定桥的并发症发生率较高；内连接与外连接基台的技术并发症发生率分别为9.4%和12.2%。基台螺丝折裂的发生率是显著的（P=0.01），这可能反映了在多颗牙种植修复中获得修复体被动就位的临床挑战。导致基台螺丝松动的因素有很多（注46-2）（Huang & Yang 2019）。基台螺丝松动可能是临床医生失误的结果，医生要正确拧紧基台螺丝，需要使用扭矩扳手（Goheen et al. 1994）。由于基台的直径通常大于种植体平台直径，基台可能被骨或致密的黏膜所束缚，即使达到足够的扭矩，也无法使基台完全就位。此外，由于临床医生放置基台的时机不对，此时基台与种植体的连接可能会妨碍其就位，而更高的扭矩会破坏种植体的内部结构。以上这些人为错误可以通过使用指南和拍摄根尖片来避免。

基台螺丝可能会从预紧状态下松动。这是由于螺丝本身的非弹性形变降低了螺丝的初始预紧力，随后产生微动，进而导致更大的松动（并最终导致金属螺丝疲劳和折裂）。基台螺丝松动的一个潜在原因是扭矩过大，可能使螺丝永久变形。也有可能在加大扭矩建立预负载时，螺丝/种植体螺纹界面发生轻微变形，从而导致预紧力减少。一些临床医生建议在拧紧螺丝10分钟后再次拧紧基台螺丝。然而，实验性研究表明，重新拧紧不会增强预紧力（Cardoso et al. 2012）。

种植体基台界面的性质可能会影响基台螺丝的性能。多项研究表明，内连接（尤其是内锥形/莫氏锥度形）与外六角连接相比，基台螺丝松动更少（Gracis et al. 2012; Bidra & Rungruanganunt 2013）。Pjetursson等（2018）在最新的一篇综述中指出，金属基台与瓷基台相比，金属基台存留率更高。外连接与内连接基台相比，基台螺丝松动更为普遍。重要的是，种植固定桥的基台并发症发生率高于单冠。学者还指出，前牙区种植体的基台失败率高于后牙区，尽管水平较低（2.5% vs 0.5%）。该综述肯定了一些实验性研究，证明内连接基台的强度和抗弯曲能力更高，表明尽管临床上基台表现出较高的存留率，但种植体-基台连接类型和基台材料也影响技术并发症的发生。尽管有这些结论，一些前瞻性的临床研究表明，氧化锆基台用于单颗牙、前牙种植修复时具有很高的成功率（Cooper et al. 2016; Meijndert et al. 2020）。

注46-2　影响基台螺丝松动的因素

1. 不使用扭矩扳手或使用不当
2. 初始就位时基台接触皮质骨，未完全就位
3. 内连接与外连接
4. 铸造基台与CAD/CAM基台
5. 前牙区与后牙区的修复体
6. 单个或多个单位重建
7. 过大的切龈向冠尺寸或悬臂

使用氧化锆基台的原因主要是美学问题。种植的美观性受到牙冠和基台变色的影响。在一项涉及98颗种植体的比较研究中，将种植体支持式冠和周围黏膜都与天然牙进行了比较。氧化锆、钛、金黄色钛基底的比较显示，金黄色或金黄色基底的基台与氧化锆基台的美学是最佳的，氧化锆基台在种植体周的软组织显色最好（Peng et al. 2017）。在一项使用小型猪上颌骨的研究中，研究者使用分光光度计评估黏膜厚度和各种氧化锆、金、金阳极氧化钛、粉红阳极氧化钛和钛基底对种植美学的影响。当测量色差（ΔE）时，使用氧化锆或金合金基台的变色程度最低。重要的是，随着黏膜厚度的增加（1～3mm），变色会减少（Ioannidis et al. 2017）。在猪上颌骨模型中，与钛相比，氧化锆放置在黏膜1.5mm时对黏膜颜色的影响最小（Happe et al. 2013）。这种技术并发症需要考虑种植治疗的生物学基础；通过增加基台唇/颊侧软组织厚度处理这种色差是一种好方法。

修复体（桥）螺丝松动随着修复的复杂程度加大而增加。据报道，全牙列和多颗种植体修复的螺丝松动发生率高于单颗牙种植修复。导致这种情况的一个原因是，修复体的被动就位对基台

螺丝的预负载有影响。多颗种植体修复反复发生螺丝松动时，需要评估修复体的适合度，因为这是导致螺丝反复松动的根本原因。另一个被认为是影响基台螺丝松动的因素是牙冠与种植体的比例，特别是对于单颗种植体尤为重要。然而，最近的一篇系统评价认为，牙冠与种植体的比例为1～2时，并没有表现出明显的技术并发症（Meijer et al. 2018）。

当尝试种植固定桥修复时，包括使用能直接与种植体接合的切削或铸造支架。当这些支架被设计成与倾斜的种植体相连接时，基台的内连接被移除，以便支架能够插入种植体（牵引路径），这就使桥体螺丝成为抵抗侧向力的唯一机械因素（图46-4）。强加的负载可能会超过既定的基台螺丝预紧力，最终导致螺丝松动和折裂。随后在种植体水平与基台水平上取下修复体，会给更换或拧紧螺丝带来更大的挑战。最近至少有2项前瞻性临床研究表明，与基台水平相比，在种植体水平上取修复体时，更换或拧紧螺丝难度更大（Gothberg et al. 2018; Tola et al. 2019）。学者认为，就种植体周组织的健康而言，基台水平的修复体可能比种植体水平的修复体更安全，应选择基台水平的修复体，在制订治疗计划时，必须考虑所需的修复体尺寸，以适应基台水平修复体所需的2～3mm穿龈尺寸。

技术问题导致的粘接剂残留

一篇系统评价比较了粘接固位和螺丝固位种植修复的优缺点（Sailer et al. 2012）。例如，相较于粘接固位，螺丝固位的修复体容易发生崩瓷，但相对不易出现生物学并发症。两种形式的种植修复固位均存在优势和风险。基于美学的考量，口腔医生往往会选择粘接固位的种植修复。而从前牙舌侧入路的角度螺丝通道为前牙美学种植修复提供了直截了当的替代方案（图46-5）。就后牙种植修复的螺丝固位而言，使用不透明的树脂或陶瓷材料封闭修复体的入径开孔，也能达到良好的美学效果。

本章不着重讨论粘接剂与种植体周炎症之间的已知关系（Pauletto et al. 1999; Wilson 2009），但是粘接剂残留的控制不佳会引起修复的问题。据报道，基台处未被探及的粘接剂残留的发生率高达75%（Wasiluk et al. 2017）。尽管粘接剂残留和种植体周炎的问题令人担忧，临床医生仍可以谨慎地适当使用粘接固位修复。关于粘接剂的适当使用，以下3点需要注意：

1. 患者个性化基台（CAD/CAM）应设计在冠缘四周浅的位置（＜1.0mm）。实验室研究显示，当冠边缘超过黏膜边缘1mm，基台处的粘接剂就难以清除掉（Linkevicius et al. 2013）。

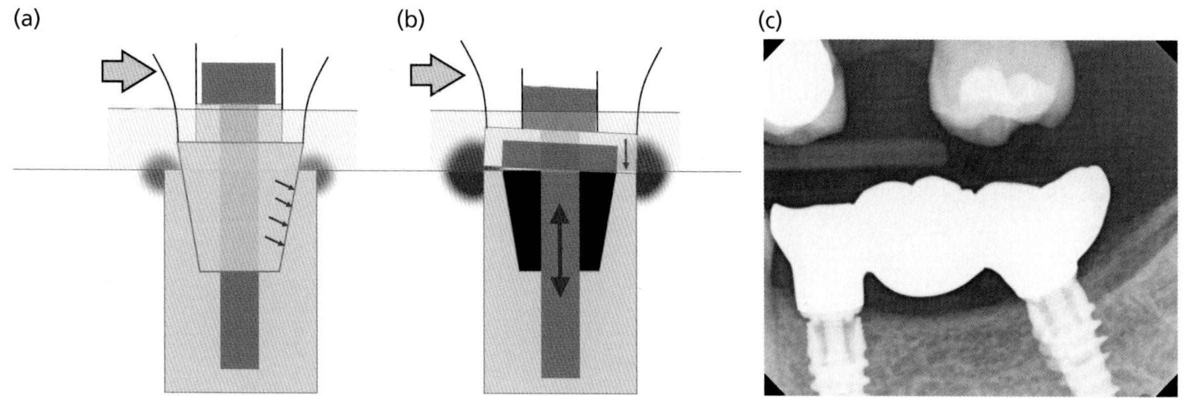

图46-4　禁止在种植体水平制作种植修复体。（a）基台水平的修复体构造导致：（1）力从修复体传递到种植体基台界面，从而减少对基台螺丝的影响；（2）将修复体边缘放置在种植体-骨组织界面，可减少种植体-基台界面的炎症。（b）种植体水平的结构通常会导致修复体与种植体没有内部接合。在受力时，力被传导至基台螺丝。如果这些力超过螺丝的弹性极限，螺丝就会永久变形并发生松动或折裂。微动和细菌渗漏导致该种植体-修复体界面处出现更大的炎症。（c）种植体水平的修复体示例，修复体与种植体内部无连接，近中基台螺丝折裂。

(a)

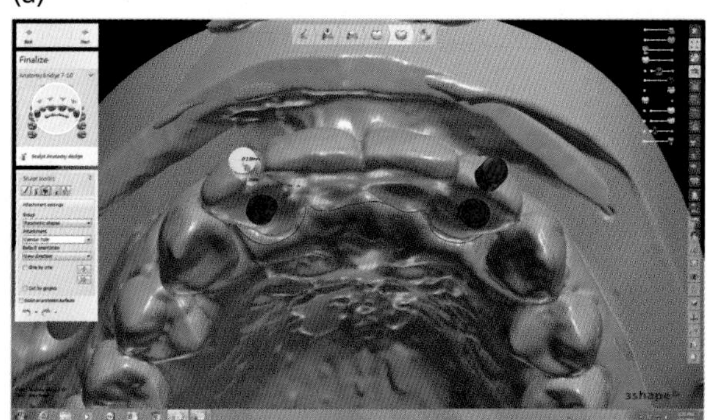

(b)

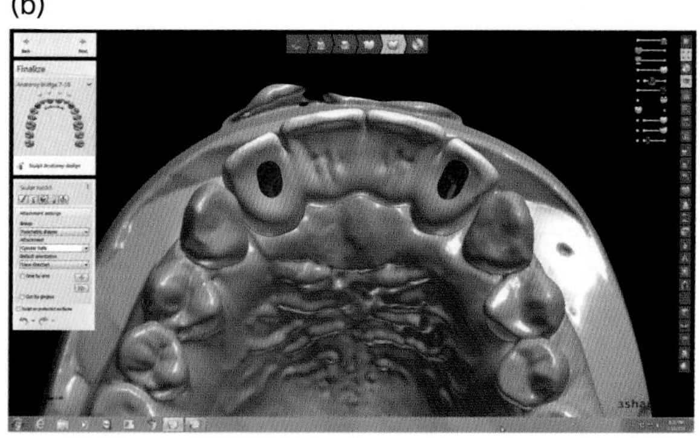

图46-5 角度螺丝通道的优点。（a）种植修复的数字化设计提示螺丝通道影响美学效果。（b）利用角度螺丝通道能够让螺丝从满足美学要求的位置入径，不仅有利于良好和稳定的修复设计，而且更易于临床操作。

2. 粘接技术本身也能够减少粘接剂残留，包括在基台替代体的预粘接、对牙冠进行通风以及用刷子单层涂抹粘接剂（Wadhwani & Piñeyro 2009）。
3. 当发现种植体周黏膜炎，首要考虑是由粘接剂残留导致的。

近期研究表明引起粘接剂残留的其他危险因素包括：基台的外形、倒凹的程度以及牙弓中种植体的位置（Vindasiute et al. 2015）。粘接剂的类型可能会影响种植体周炎的发生。在一系列研究中，氧化锌丁香油粘固剂比树脂粘接剂更不易在种植体支持式冠周围出现溢脓和探诊出血（Korsch & Walther 2015）。当树脂粘接剂替换成氧化锌丁香油粘固剂，种植体周的炎症得到了显著的改善（Korsch et al. 2017）。这些结果提示，种植体修复粘接剂类型对种植体周炎的作用亟须进一步的研究。

修复体磨损和折裂

根据Bränemark的经典理论，全牙列种植体支持式修复体包括使用金属支架的丙烯酸树脂义齿或附着螺丝桥体基台的混合修复体。这类修复体的种植牙和桥体被证实具有很高的存留率（Adell et al. 1981）。过去20年以来，已发表的研究数据表明种植体支持式或固定的全牙列修复体的并发症发生率逐年递增。Bozini等（2011）在综述中提到涉及磨损、牙齿和基托折裂以及支架和螺丝折裂的并发症越来越多，并且随着使用时间，修复体并发症的频率也在增加（图46-6）。之后的多篇回顾性队列研究证实了种植体并发症尤为常见，并且影响到患者的使用体验，因此需要在治疗的维护阶段给予有效的管理。一项平均随访35个月的队列研究发现，在使用最初几年内，超过15%的种植病例会出现并发症。在一项关于种植体支持式金属-丙烯酸树脂修复体并随访观察29年的研究中，绝大部分的修复体（89%）在使用20年后出现了并发症（Dhima et al. 2014）。另一项队列研究也指出修复体的存留率随着时间逐渐递减，其中这些修复体需要在使用过程中定期维护、修理甚至进行更换（Mc-Glumphy et al. 2019）。后牙区由于高负载的咬合功能、缺乏本体感觉以及低强度的义齿往往出现严重的磨损，这种磨损会引起前牙的折裂。在一些极端的病例中，这种情况会引起丙烯酸树脂牙的多处折裂，需要重新建立咬合垂直距离并稳定后牙咬合关系（图46-7）。

在考虑危险因素时，支架的设计占主导地位，而其他修复体因素（如丙烯酸树脂的厚度、咬合接触或磨牙症）与已报道的并发症不存在统计学上的相关性（Coltro et al. 2018）。最近的一项关于随着时间的推移与种植体修复相关的技术并发症风险增加的综述，表明轻微的技术性种植体修复并发症的发生率有所下降（Pjetursson et al. 2014）。

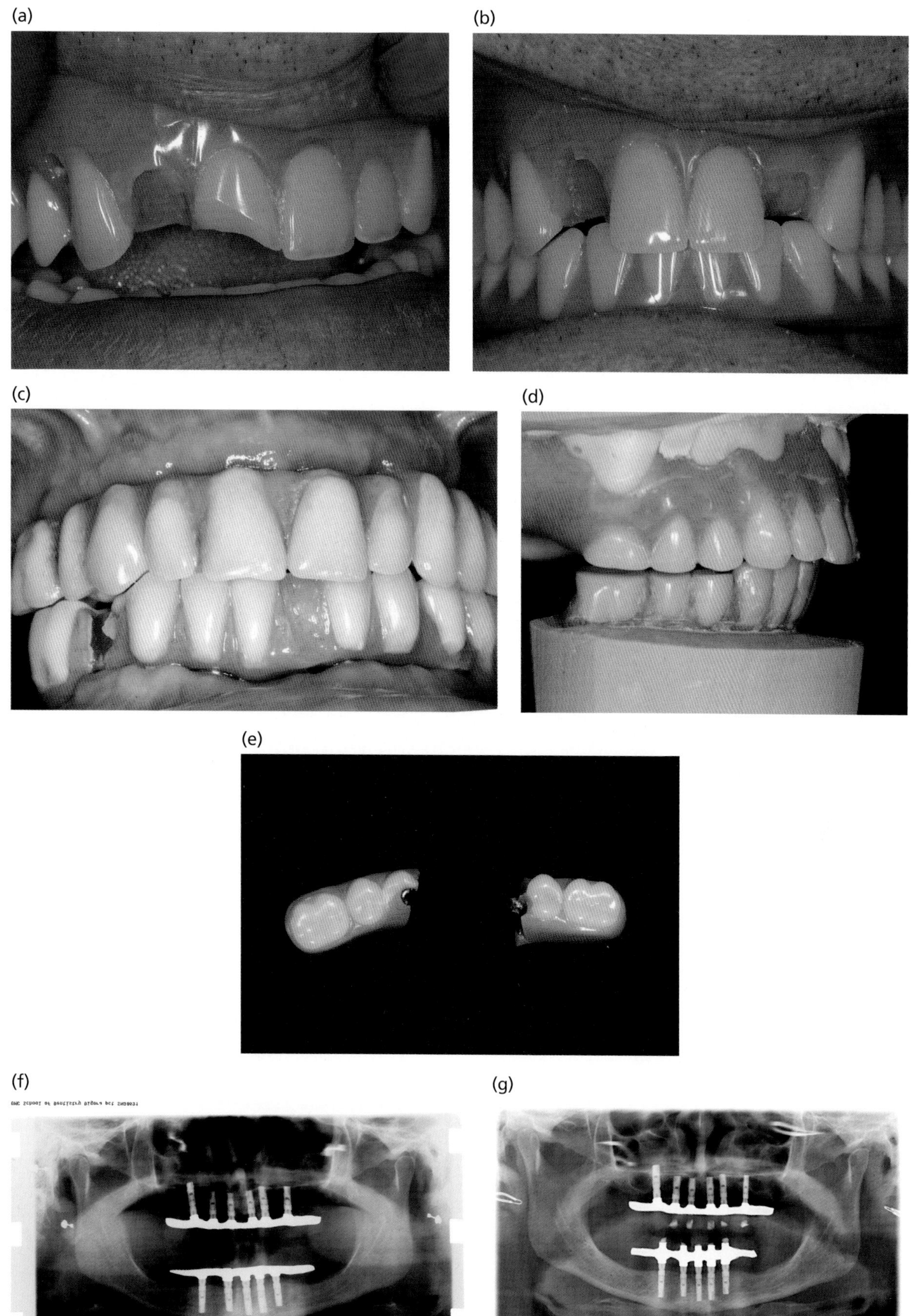

图46-6　折裂是金属-丙烯酸树脂修复体的常见并发症。（a）牙齿折裂。（b）牙齿脱落。（c）丙烯酸树脂的折裂/剥离。（d）磨损。（e）支架折裂。为抵抗义齿的折裂，必须提供足够的修复空间来构建支架。（f）全景片显示图e支架在折裂前的金合金铸造的设计。（g）全景片显示具有更大修复空间（通过增加咬合垂直距离）的、钴/铬合金铸造的新支架。

(a)

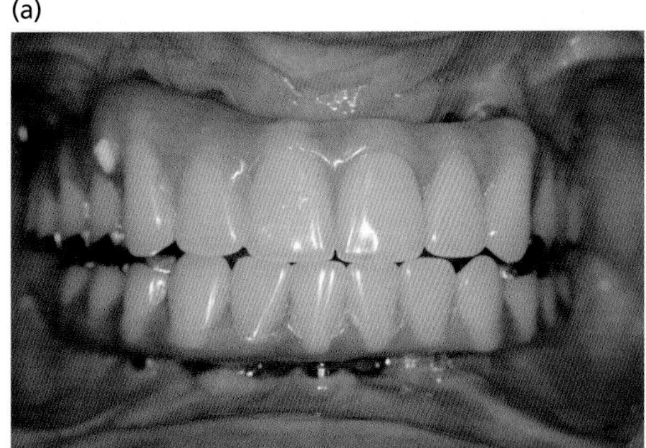

(b)

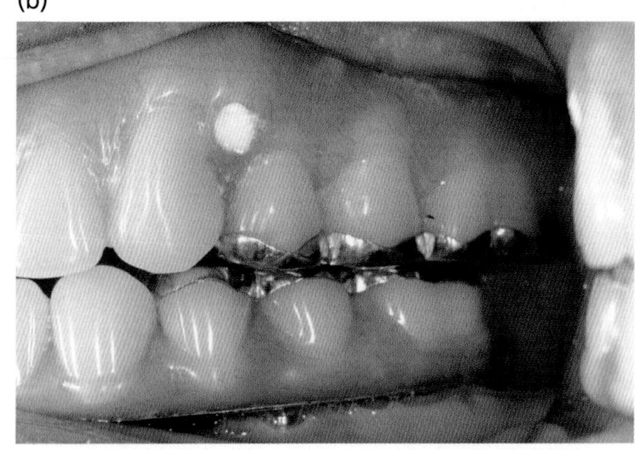

图46-7 磨损的修复解决办法包括使用金𬌗面。（a）口内正面观显示带有金𬌗面的金属-丙烯酸树脂修复体使用多年后未出现前牙区的磨损。（b）口内侧面观显示上颌与下颌修复体的金𬌗面。如今可以用切削的陶瓷材料或选择性激光烧结材料替代铸金材料。

对全牙列金属、丙烯酸种植修复体性能的综合评估主要集中在悬臂长度及其与多颗种植体的前后间距（Drago 2018）。对193个全牙列修复义齿超过48个月的评估发现，发生丙烯酸树脂折裂的概率非常低（<1%）。平均的悬臂长度约15mm并且平均前后间距约18mm。悬臂长度与前后间距比值与修复体维修的频率或类型不相关。但是，该学者在另一篇报道中提到临时丙烯酸修复体与修复体折裂在内的技术并发症显著相关（Drago 2017）。这些报告表明，治疗规划可显著减少全牙列金属-丙烯酸种植修复体的短期技术并发症，而使用临时修复体17%的患者存在技术并发症，这对临床管理这些患者提出了挑战。

金属-丙烯酸（混合）修复体的替代品包括烤瓷熔附金属、单元结构和整体式氧化锆修复体。关于此类修复体治疗结果的研究数据较少。但是，有报道指出烤瓷熔附金属修复体具有相对较高崩瓷并发症发生率（20%）（Kinsel & Lin 2009）。在至少5年随访的11项研究中，与金属-丙烯酸修复体相比，这类替代修复体的技术并发症的发生率相对较低。然而，饰瓷的折裂则较为常见。金属陶瓷修复体5年和10年并发症率分别为22.1%和39.3%（Wong et al. 2019）。一项对55个金属陶瓷全牙列修复体进行评估的回顾性队列研究指出，陶瓷磨损和崩瓷等技术并发症的发生率非常高，其中5年和10年未发生技术并发症的修复体仅占56.4%和9.8%（Papaspyridakos et al. 2019）。在一项（平均观察期为5.2年）涉及金属陶瓷和丙烯酸金属全牙列修复体的类似回顾性分析中，金属陶瓷的碎裂风险是金属丙烯酸类修复体的4.6倍。磨牙症和不使用夜磨牙保护𬌗垫会显著增加崩瓷的风险（Papaspyridakos et al. 2020）。金属陶瓷修复随着使用的时间增加，技术并发症的风险也在增加，因此修复体需要定期维护和修理。

Millen等（2015）在一篇系统评价中比较了粘接固位和螺丝固位的全牙列种植修复的结果，他们指出并发症发病率没有明显差异，但观察到粘接剂固位的修复体的机械（和生物）并发症发生率较高。近期，一项回顾了1~12年（平均5.2年）的回顾性研究纳入了53名受试者和71个修复体，研究指出最常见的轻微和严重的并发症是饰面材料磨损和修复材料折裂。与Dhima等（2014）相似，主要考虑金属-丙烯酸修复体的研究表明，修复体并发症的发生率随时间增加（5年和10年未发生并发症的修复体分别为85.5%和30.1%）（Papaspyridakos et al. 2020）。这些研究提示，烤瓷熔附金属很难成为解决全牙列种植修复相关的技术并发症的通用方法。

应用于全牙列修复的整体式氧化锆修复体的研发已取得了初步的成功。初期研究和系统评价表明并发症较少（Abdulmajeed et al. 2016; Bidra et al. 2018; Tischler et al. 2018）。氧化锆基底的饰面瓷无法避免崩瓷的并发症（Spies et al. 2018）并且在市面上已经逐步被整体式氧化锆修复体所取代。最近的一项比较临床研究指出，与整体式氧化锆修复体相比，贴面氧化锆修复体的技术并发症发生率更高（Caramês et al. 2019）。在一项涉及磨牙患者的研究中，与贴面氧化锆修复体崩瓷的高发生率相比，没有观察到整体式氧化锆修复体出现轻微的崩瓷（Levartovsky et al. 2019）。综上所述的报告提示，整体式氧化锆修复体有望减少困扰全牙列种植体修复的技术并发症。

当整体式氧化锆修复失败时，往往无法挽救（图46-8）。这种现象尚未在文献中广泛报道，可能反映了重大技术失败率较低。这种“灾难性”整体式氧化锆失败的可能原因包括：烧结后处理不当导致的陶瓷缺陷、在更半透明的陶瓷系统中使用立方氧化锆含量过多、烧结不当、烧结后调整、水解老化和三维支架设计不合理。高半透明氧化锆材料具有较低的双轴弯曲强度，并且受机械循环或体外老化的影响也不尽相同（Muñoz et al. 2017）。对于全牙列氧化锆种植体修复体的尺寸要求，修复体垂直距离的高度应至少为10mm，连接处（尤其是高度）应尽可能大（> 25mm^2）。钛连接处周围氧化锆的厚度应> 3mm（Rojas Vizcaya 2018）。因此，螺丝必须直接穿过牙冠主体，并且应避免它们的位置靠近邻面。应特别注意这些修复体的连接处和接口的设计，因为实验室研究表明，钝头和较大的邻间间距会降低折裂的负载（Bakitian et al. 2019）。使用整体式氧化锆种植修复体过程中，为达到减少技术并发症的期望，需要多加注意设计和制造的细节。

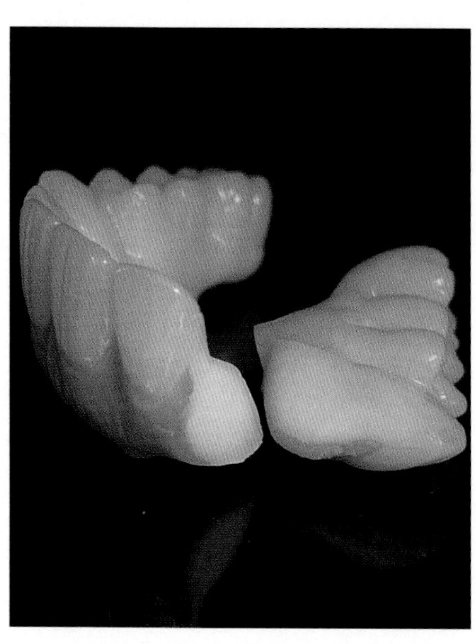

图46-8　氧化锆桥折裂。虽然迄今鲜有研究整体式氧化锆种植体支持式修复体的折裂病例，但这种折裂是不可修复的，需要更换整个修复体。但是，如果保留了数字文件，则可以用最少的临床工作来重新制作修复体。

技术并发症的预防

现有的数据资料表明，种植临床工作中会经常遇到技术并发症。较为常见的问题包括基台螺丝松动和修复体崩瓷。相对罕见的是需要更换修复体的严重技术并发症。当遇到早期并发症，应考虑是种植体植入计划和/或修复设计得不合理。

为确保修复体在使用过程中发挥出色的功能，在种植体计划阶段就必须考虑两个重要的方面。一是保证足够的修复空间，这不仅必须对咬合垂直距离进行适当管理，而且需认识到种植体植入的深度可能需要进牙槽骨切除术。二是通过生物力学方法、倾斜种植体的位置、减少悬臂长度来减少弯矩。总之，这些规划的特点可以确保修复的体积，并避免过大殆力造成的负载过大。

制订种植计划中，减少潜在技术并发症的第3个方面就是利用各部件的“最佳”尺寸。这包括避免使用过窄的后牙种植体或者使用过窄的后牙种植体基台。此外，使用具有精准接口连接的种植体部件；得益于CAD/CAM技术的精准，今天牙科技术极大地避免了各种部件的铸造。可以根据种植的不同，选择不同尺寸的基台以满足强度的要求。因此，手术计划是治疗中必须做出许多决定以减少潜在技术限制的阶段（注46-3）。

技术并发症也可能与种植体修复的程序错误有关。这些错误集中在两个方面。一是种植体基台界面的管理。经文献综述，多颗种植体

注46-3　种植体计划阶段减少技术并发症

1. 种植体数量的计划应考虑施加的负载
2. 选择种植体的尺寸（和材料）以对抗这些负载
3. 计划种植体垂直向位置为修复预留足够空间
4. 缩短悬臂长度，以减少预期的弯矩
5. 避免高尖的殆面，减少侧向的负载

的修复强烈建议在基台水平而非种植体水平。基台和种植体之间必须精密连接；各部件必须正确组装，对组织不造成干扰，并使用扭矩控制适当拧紧到制造商推荐的扭矩水平。修复体与基台的接口也必须保证精密连接，并且必须有绝对的被动静止，以减少桥螺丝或（极端情况下）整个修复体的高应力。必须仔细注意修复过程中的每个步骤，包括基台选择、基台置入、印模、主模型精度验证和/或数字化图像记录、支架设计、支架评估以及美学贴面选定和评估。逐步的保证措施可以有助于减少引起技术并发症或失败的潜在风险。

结论

现有研究数据表明，技术并发症常常出现在种植治疗中且缩短了种植修复的使用寿命。这些并发症涵盖了种植体、基台和修复体的并发症。轻微的并发症通常不需要更换基台或修复体。然而，这些影响了临床实践和患者对种植治疗的看法。严重的并发症则需要对修复体进行重大的修改或更换，并对种植治疗的开展造成严重影响。必须尽可能地明确并发症的根本原因，并解决这些问题以防止并发症的复发。了解引起技术并发症的因素，能让临床医生改进种植手术和修复义齿的计划，并对导致治疗失败的并发症相关风险进行预判和限制。

第17部分：正畸和牙周
Orthodontics and Periodontics

第47章

牙周炎患者的（正畸）牙移动

Tooth Movement in the Periodontally Compromised Patients

Mariano Sanz[1], Conchita Martin[2]

[1] Faculty of Odontology, ETEP (Etiology and Therapy of Periodontal and Peri-Implant Diseases) Research Group, Complutense University of Madrid, Madrid, Spain and Department of Periodontology, Faculty of Dentistry, Institute of Clinical Dentistry, University of Oslo, Oslo, Norway

[2] Faculty of Odontology, Complutense University of Madrid, Madrid, Spain

前言：正畸牙移动的生物学原理

正畸治疗的目的是通过运用粘接于牙齿表面的各种矫治器及矫治技术，施加合适的压力或拉力来矫治牙齿错位导致的错殆畸形（Dolce et al. 2002; Meikle 2006; Wise & King 2008）。骨骼生长期的儿童和青少年及已经完成生长发育的成年人之间的正畸治疗是有明显区别的。儿童与青少年的正畸治疗是由牙齿在牙槽骨内移动和引导颌骨的生长发育以改善颌间关系这两种方式共同完成的。但成年人正畸治疗只能通过牙齿在牙槽骨内移动来完成，而且在很多情况下，还要移动那些既往因牙周炎导致附着丧失目前已恢复健康的牙齿。此外，与年轻患者相比，成年人的细胞活性降低，这可能降低正畸过程中牙齿的移动速度（Verna et al. 2000; Ren et al. 2002）。随着现代社会日益增高的审美要求，越来越多的成年患者因为前牙间隙、拥挤，龈缘不齐或龈乳头的丧失等问题来寻求正畸治疗。此外，患有重度牙周炎的患者，附着丧失和牙槽骨吸收以及牙齿脱落会导致继发性殆创伤、病理性牙齿移位以及严重的咬合不良和错位，最终严重地损害患者的咀嚼功能。在最近的牙周病和种植体周病分类中，Ⅳ期牙周炎定义为伴广泛的牙齿脱落以及牙齿漂移和咀嚼功能改变的重度牙周炎。这个阶段的牙周炎通常需要的不仅是合适的牙周治疗，还需要多学科协作，其中包括正畸牙移动来恢复患者的口腔功能（Papapanou et al. 2018）。这类患者的多学科治疗需要正畸医生、牙周病医生和修复医生之间的密切协调与协作以获得更佳的治疗效果，本章专门回顾了如何在患有牙周炎的成年患者中实施正畸治疗。

生理性牙移动是指牙齿达到并适应其功能位置的牙移动的过程。生理性的牙移动发生在牙齿发育、萌出的过程中，或者发生于有外力作用时，如倾斜第三磨牙萌出过程中的推动力。正畸牙移动是给牙齿施加一个受控制的外力，使其移动到预期位置上的过程。以上这两种牙移动，基本的生物学过程是相似的：机械力从牙根传递到牙周膜，作用于细胞与细胞外基质之间，并引发邻近牙槽骨的改建和牙移动的生物学过程。施加在牙冠上的正畸力导致牙周膜的物理形变，进一步引发一系列细胞–基质的相互作用。这一系列的生物化学级联反应，会引发细胞外、细胞膜和核传导机制的变化，并改变细胞的生理功能（Masella & Meister 2006）。这是一个高度复杂的生物学过程，将机械力转化为受控制的细胞活动，也就是一种受控制的炎症反应的过程（无菌性炎症），这个过程是由神经递质、生长因子、细胞因子和分子介质来调节的（Meikle 2006）。

牙齿在受到不同大小和方向的机械力时，会产生不同类型的牙移动。垂直于牙长轴的外力能在牙根的一侧产生大范围的压力区，另一侧产生张力区。一般来说，张力区将牵拉牙周膜纤维，进而增大了牙周膜间隙，这将使血管扩张并使更多的成纤维细胞朝向加力方向偏斜。成纤维细胞的这种表型改变将诱导成骨细胞前体细胞分化为有功能性的成骨细胞，并且在成骨细胞的作用下形成类骨质并接着发生骨沉积，以及在这些新的钙化层中重建Sharpey's纤维。相反在压力区上，牙周膜间隙变窄，伴随血管部分闭塞和胶原组织重建，并导致促炎的生物级联反应，骨吸收细胞（破骨细胞）分化，导致骨吸收和牙齿向加力的方向移动。一旦牙移动到位并且不再受到机械力时，伴随着新血管的形成，成骨细胞的募集以及牙周纤维与新生骨的重新结合，新的平衡也随之恢复。

如果牙齿所受外力接近牙齿的阻抗中心，那么牙根两侧为受力均匀的单一张力区或压力区，这会引起牙齿的水平向平移或者称之为整体移动。然而，在大多数临床情况下，这种牙移动是不可能实现的，因为牙齿的阻抗中心位于牙槽骨内的牙根上，而正畸力不可能直接作用于牙根，唯一可以接受外力的只能是牙冠表面。因此，正畸力通过某种矫治器施加到牙冠上时，需要确保该矫治器两点接触形成力偶，从而将施加的力传递到牙齿的旋转中心上。牙移动的方向还与施力部位、牙齿形状和牙齿支持组织的结构有关。在这种情况下，产生的牙移动是整体和倾斜移动的结合，牙根两侧均形成张力区和压力区，并且应力分布不均匀（图47–1）。

由于牙槽骨是一种三维立体的结构，因此压力/张力区同时出现在牙根的周围，很难做到明确的区分，并且两者通常遵循双相过程，在牙槽骨中发生两个连续的阶段。首先，有一个分解代谢阶段，在此期间，破骨细胞吸收牙槽骨以适应正畸力。其次，是合成代谢阶段。一旦牙移动到位，骨改建和牙周纤维的重组将恢复牙周膜内稳态，根据正畸加力的不同阶段，将有特定的细胞和分子引导进入不同的阶段（Alikhani et al. 2018）。

较小的力作用于压力侧（50～100g/牙）会形成"直接骨吸收"。在这种情况下，血管是通畅的，细胞和组织的生理功能也是正常的。相反地，较大的力会造成牙周膜组织的严重损伤，造成细胞死亡、透明样变、牙周膜和牙槽骨之间的无细胞区，这将会干扰牙移动，减缓牙周组织的生物改建过程。在正畸治疗中，相似机械力产生不同的个体反应是非常常见的，多种因素与这种个体差异性有关，如牙槽骨的矿化程度、血管构成和骨细胞数量的不同，也与基因决定的许多先天的细胞和代谢反应不同有关，这些基因决定了细胞募集、分化、行使功能，以及许多参与骨代谢的蛋白质和调控分子的表达。

牙周和正畸诊断

牙周健康是任何正畸牙移动的前提，尤其是成年患者的正畸治疗。任何成年患者寻求正畸治疗必须先进行综合全面的牙周诊断，主要包括口腔检查、牙周记录表和全牙列的序列根尖片。牙周记录表包括全口每颗牙齿4~6个位点牙周袋的探诊深度、牙龈退缩、探诊出血和菌斑情况。此外，还需要评估牙齿动度、根分叉病变和膜龈问题等。在牙周检查的同时，仔细检查剩余牙的龋病和根尖周病变也很重要，因为它们同样可能会影响正畸治疗。如果存在以上情况，在进行正畸治疗前，需要进行适当的充填和/或根管治疗。

在错𬌗畸形的诊断过程中，需要牙周医生和正畸医生的密切合作，进行适当的口内和口外检

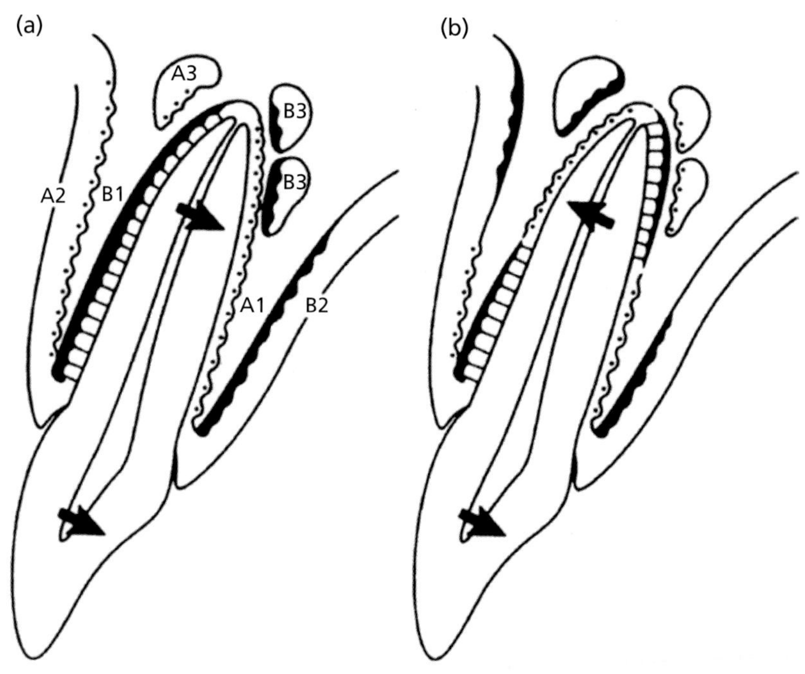

图47-1　（a）垂直于牙长轴的外力能在牙根的一侧产生大范围张力区，对侧产生压力区。（b）牙齿最终的受力方向与施力部位、牙齿的形状和牙齿支持组织的结构有关。由此产生的运动是整体移动和倾斜移动的复合运动，导致牙根两侧均出现张力区和压力区，并且应力分布不均匀。

查。口外检查中，全面的微笑检查包括分析唇的外形和唇型、微笑时露齿和露龈的量以及颊旁间隙的大小。口内检查中，包括静态和动态的咬合检查，观察牙尖交错位时是否存在早接触，或者前伸和侧方𬌗干扰。此外，还需要进行合适的口内和口外检查来分析颌间关系。准确对位咬合的口内模型，要能显示弓形、间隙、拥挤、扭转、牙齿的大小、形态和数量的异常，以及上下颌的颌间关系。一般情况下，通过全景片（OPG）和头颅侧位片进行头影测量分析，来诊断患者的错𬌗畸形。锥形束计算机断层扫描（CBCT）的出现提高了颅面复合体诊断的准确性，包括评估颊侧牙槽骨的高度和厚度，牙弓横向宽度，是否存在埋伏牙、异位牙、多生牙，以及是否存在牙根吸收等。三维成像还能辅助评估软组织相对于颌骨的位置关系（图47-2）。

在成年人的治疗中，仔细询问既往史和药物治疗史也很重要，因为成年人经常患有一些疾病或者服用多种药物，这有可能会影响牙周和/或正畸的治疗。为了获得较好的牙周治疗效果，建议吸烟的患者需要戒烟，糖尿病或糖尿病前期的患者则需要控制血糖。对于正畸治疗，病史询问应包括定期服用药物的详细信息，因为使用非甾体类抗炎药（NSAID）可能会影响牙移动过程中，正畸力作用的靶细胞的行为。资料显示，非甾体类抗炎药可以有效减轻疼痛和炎症，但也会抑制、至少是减少炎症反应和骨吸收过程，进而影响牙移动。相反地，新一代抗炎药物（如萘丁美酮）不仅不影响牙齿的移动速度，而且还能减少正畸力导致的牙根吸收（Krishnan & Davidovitch 2006）。另一类可能会影响成年人正畸治疗的是肌松类药物（如环苯扎林）以及三环类抗抑郁药物（如阿米替林、苯二氮䓬类药物）。后者的副作用主要是会引起口干，而这会影响患者口腔卫生的维护，进而影响正畸治疗过程中的牙周健康。与此相似，需要长期服用类固醇类药物的患者（如哮喘患者），可能容易患口腔念珠菌病和口腔干燥症。针对这些患者，需要采取适当的措施。如在正畸治疗前或正畸治疗过程中使用局部抗真菌药物和唾液替代品。

影响成年女性正畸治疗的主要因素是骨质疏松，因为目前这类疾病的主要治疗方法是服用抑制骨吸收的药物（双膦酸盐、选择性雌激素受体调节剂和降钙素），而这些药物可能会延缓骨改建（骨吸收），进而干扰正畸治疗。同样地，在患有类风湿关节炎或其他慢性炎症性疾病的患者中，治疗的主要手段在于阻断与软组织和骨骼损伤相关的分解代谢细胞因子（肿瘤坏死因子或白

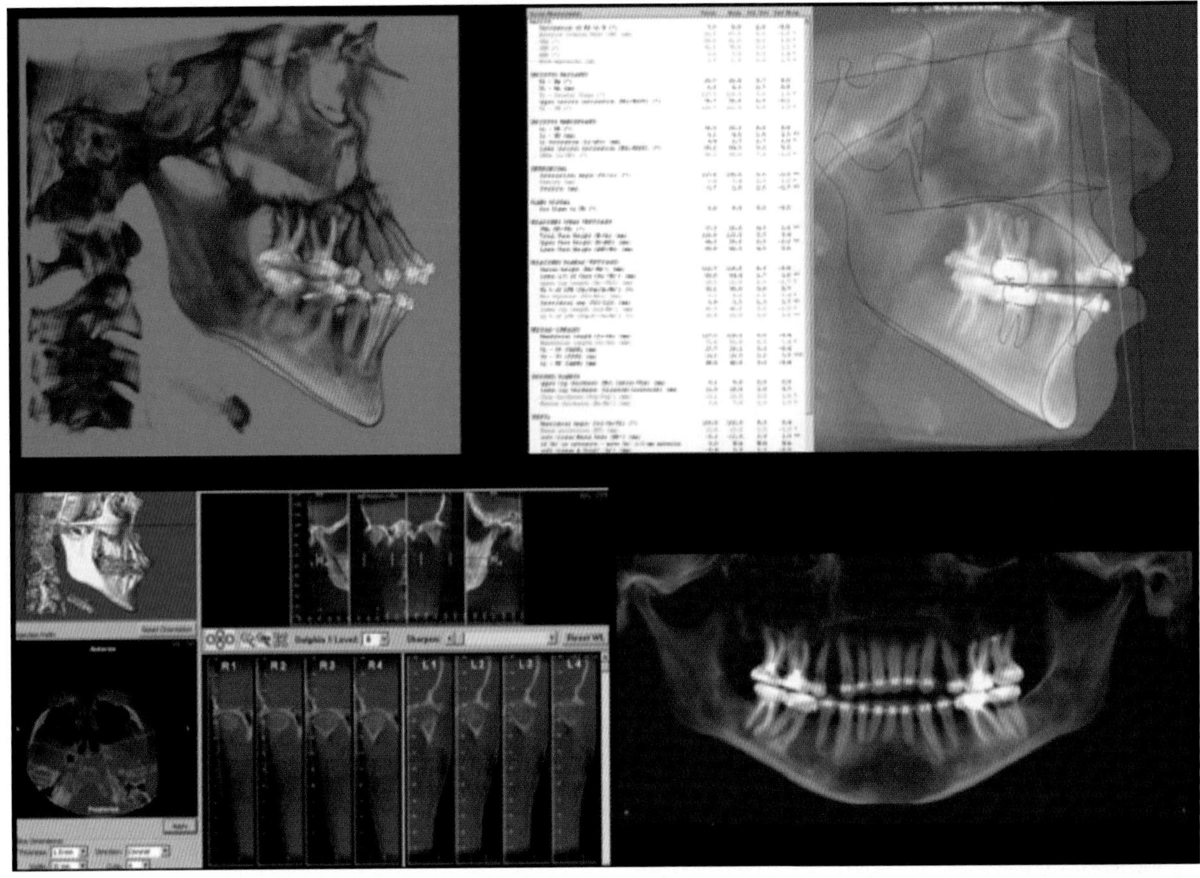

图47-2　目前通过锥形束计算机断层扫描（CBCT）就可以获得正畸治疗计划中所需要的诊断信息，因为CBCT已经将经典的全景片和头颅侧位片与颅面复合体的3D信息都结合在一起。

细胞介素拮抗剂）的产生。因为这些免疫调节剂也可能干扰正畸牙移动。

此外，与牙龈肥大有关的药物也需要特别注意，如用于癫痫发作的苯妥英钠、用于抗高血压的钙离子通道阻滞剂以及用于器官移植患者的环孢菌素A。这些药物会引起牙龈肥大，进而影响正畸加力，也会干扰口腔卫生的保持和牙周健康。

近期接受过白消安/环磷酰胺化疗患者（<2年的无病期）的牙移动情况也会受到影响，因为这些药物能够损伤参与骨重建的前体细胞。

治疗计划

一旦患者完成了必要的牙体和牙周治疗，达到了口腔和牙周全面健康后，就应制订多学科的治疗计划，其中包括正畸治疗，在制订治疗目标时应始终围绕患者的主诉和期望，以及预期可实现的功能和美学目标。在确定治疗计划中的干预顺序时，必须参考患者的牙槽骨吸收程度、错殆畸形的类型和牙周病的严重程度等因素（Geisinger et al. 2014）。牙周患者正畸治疗期间的一个主要并发症是牙根吸收，这可能与牙周炎、正畸加力的大小或炎症/破骨细胞标志基因的差异性表达等因素有关（Kirshneck et al. 2017）。

牙周（方面的）考量

尽管正畸治疗对牙周的影响已被广泛研究，但仍存在争议。最近一篇评估正畸治疗对牙周影响的系统评价认为，固定正畸治疗对牙周临床附着水平几乎没有影响（Papageorgiou et al. 2018a）。事实上，已经有许多临床研究明确表明，在菌斑被充分控制的情况下，对于牙周支持组织减少但牙周健康的患者，正畸治疗不会加重牙周炎症，也不会增加牙周病的复发风险（Re et al. 2000）。但是，如果在正畸治疗过程中，牙周炎症没有得到完全控制，那么炎症可能会加速牙周破坏，并导致更多的附着丧失（图47-3）。

在一些临床研究中，已经报告了正畸治疗期间探诊深度平均增加约0.5mm，并且认为这种增加是由牙龈炎症而不是牙周附着丧失引起的（Ristic et al. 2007; van Gastel et al. 2008）。临床对照研究显示，相比粘接颊面管的磨牙，粘接带环的磨牙更容易发生牙龈炎症和附着丧失（Boyd & Baumrind 1992）。另一些对比磨牙粘接带环和颊面管的研究认为，牙龈炎症主要是因为固定矫治器周围龈下菌斑的堆积，但并没有发生附着丧失（Diamanti-Kipioti et al. 1987; Huser et al. 1990）或者并没有引起其他牙周临床参数的显著改变（Sinclair et al. 1987; van Gastel et al. 2008）。

因此，正畸治疗期间密切监控和防范菌斑生物膜的堆积是非常重要的。当使用固定的正畸

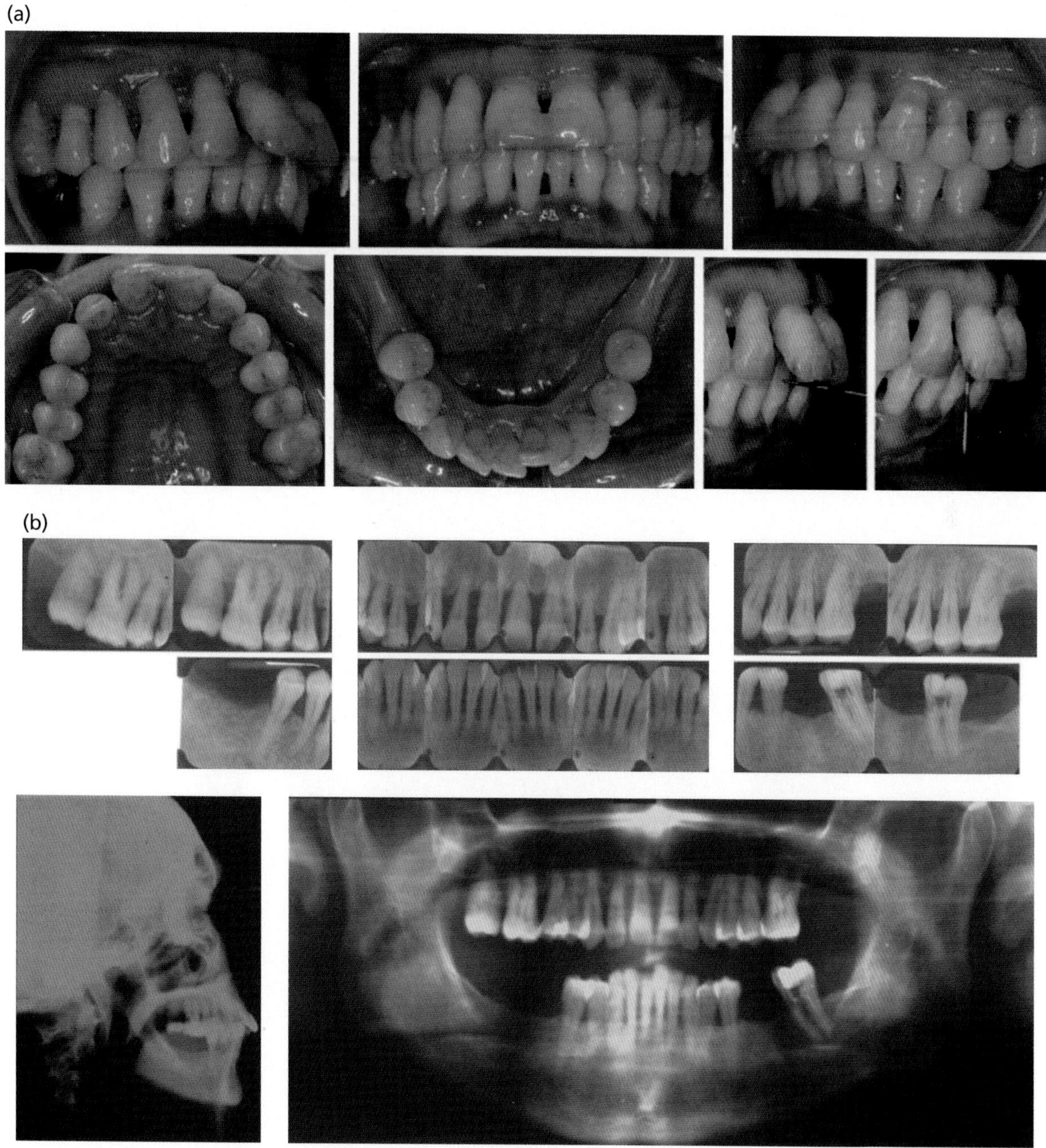

图47-3　重度牙周炎患者，并伴病理性牙移位、继发性𬌗创伤以及严重的美观和功能降低。（a）初诊时口内照。（b）全景片、头颅侧位片和系列根尖片。

(c)

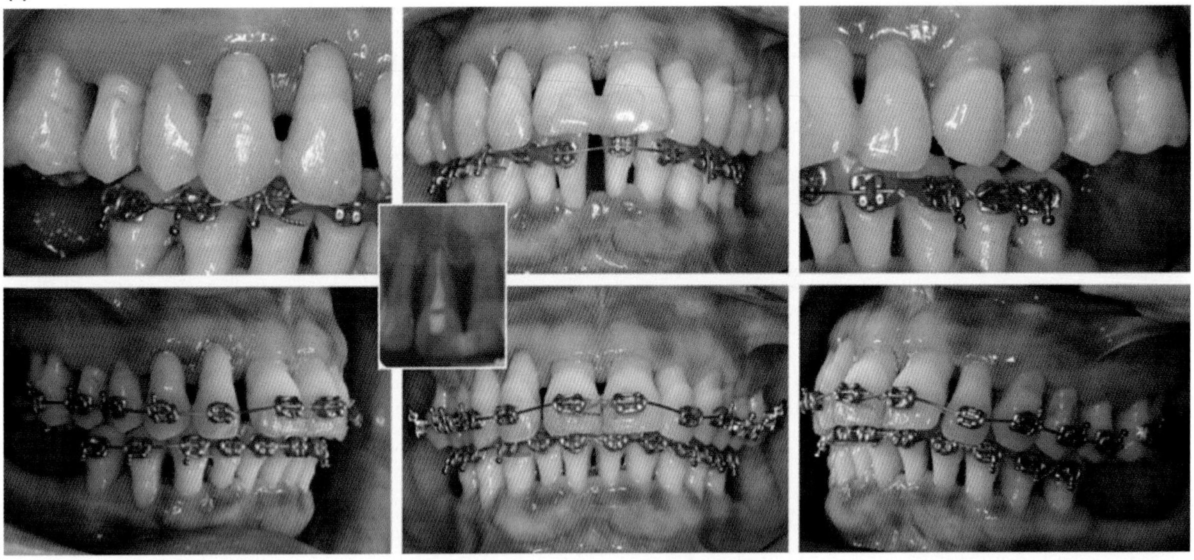

(d)

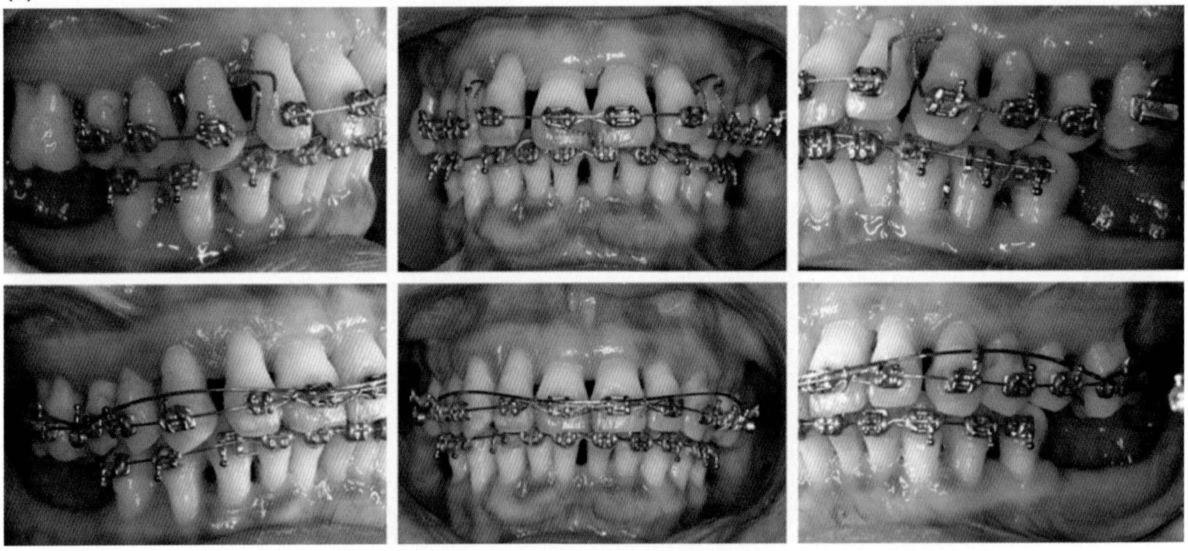

(e)

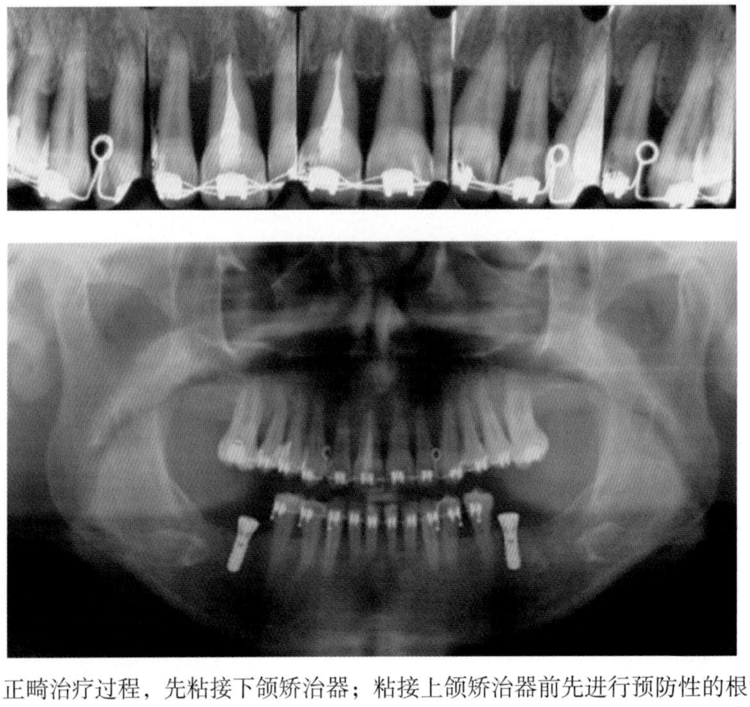

图47-3（续） （c）正畸治疗过程，先粘接下颌矫治器；粘接上颌矫治器前先进行预防性的根管治疗。（d）正畸治疗过程。（e）治疗过程中的系列根尖片及全景片。

(f)

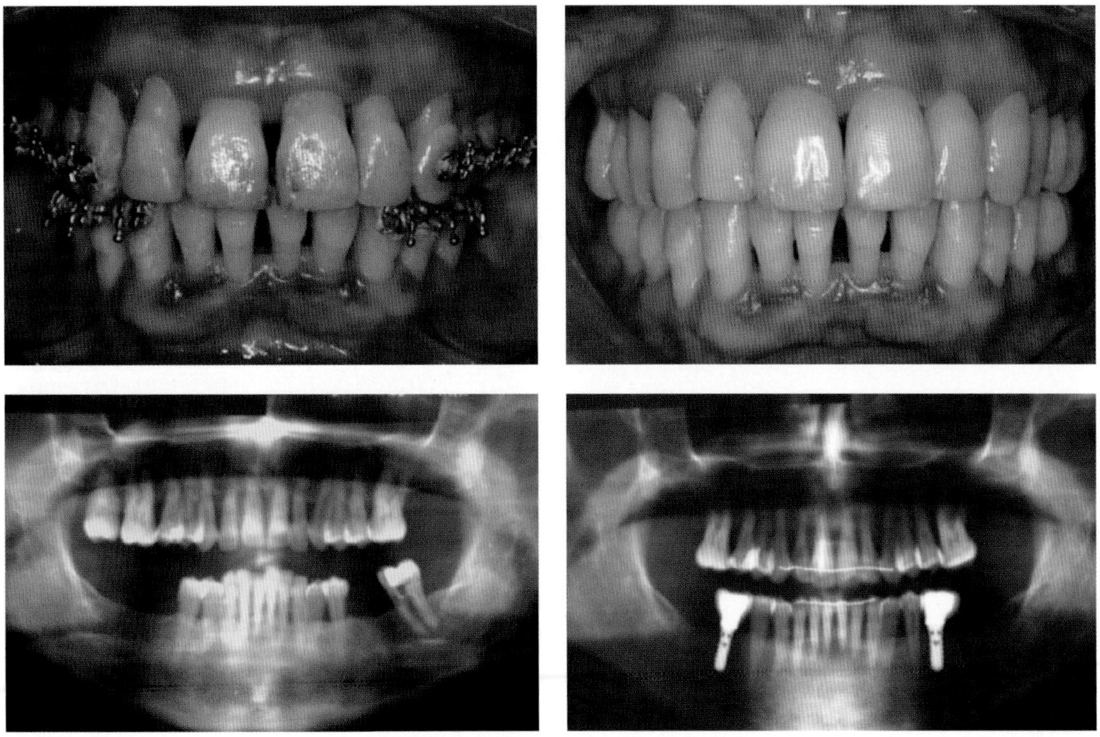

(g)

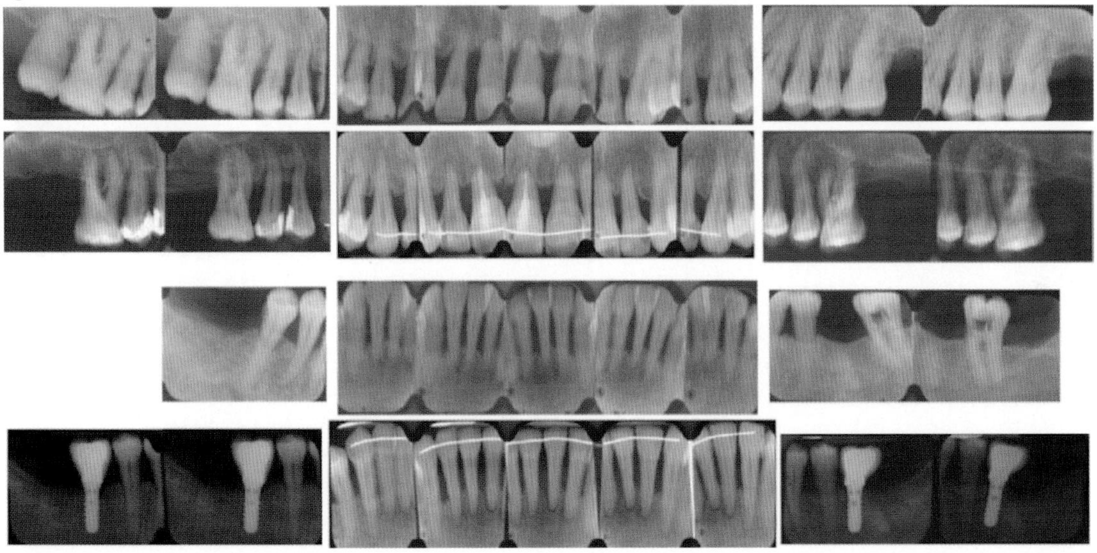

(h)

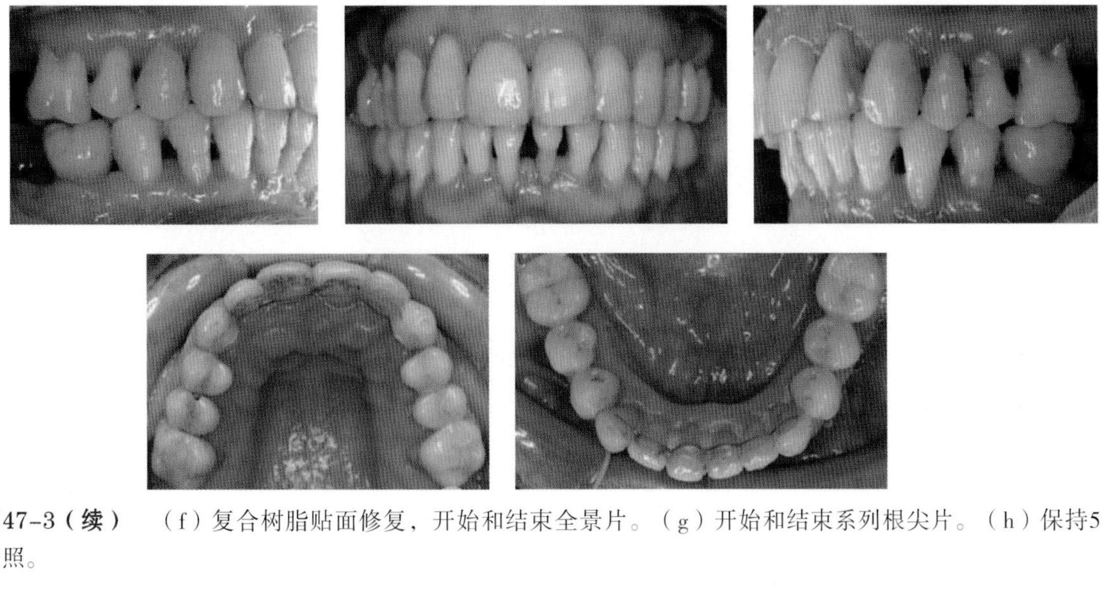

图47-3（续） （f）复合树脂贴面修复，开始和结束全景片。（g）开始和结束系列根尖片。（h）保持5年后口内照。

矫治器时，这一点尤其重要，这些矫治器可能会促进菌斑的堆积并妨碍患者维持口腔卫生。虽然有文献已经报道粘接正畸矫治器后会引起龈下微生物菌群的变化，但这只是暂时的，通常在矫治器拆除后的前几个月内就恢复到健康的微生物群（Papageorgiou et al. 2018b）。

准备正畸治疗的患者不仅要达到牙龈和牙周健康的要求，还要保持良好的口腔卫生。应告知患者，口腔卫生不佳会大大增加牙周破坏的风险，一旦出现这种情况将不得不终止正畸治疗，直到将菌斑控制在较低的水平为止才能继续正畸。

在一些口腔卫生较差的患者中，固定正畸矫治器可能会引起牙龈肿胀，从而进一步增加菌斑的堆积。在这种情况下，应停止正畸治疗，并拆除正畸矫治器，直到炎症消退，并恢复良好的口腔卫生习惯后再继续正畸（Davis et al. 2014）。有时仅通过龈下刮治，很难使肿大的牙龈组织恢复正常，那就需要手术辅助以切除过多的牙龈组织（Graber & Vanarsdall 1994; Sanders 1999）。

牙周治疗完成后，正畸治疗开始的时机仍然存在争议。最近的一项临床试验比较了在牙周基础治疗后立即开始与手术治疗后3～6个月再开始正畸治疗的差异，结果表明两者的附着水平变化没有显著差异（Zasciurinskiene et al. 2018）。虽然对于牙周手术后开始正畸牙移动的最佳时机尚无共识，但是必须明确的是，只有牙周达到健康后才能开始正畸治疗。考虑到前面描述的正畸牙移动的生物学基础，一旦感染得到控制并达到了牙周治疗结束的要求（即无≥6mm的深牙周袋，无探诊深度>4mm且不伴探诊出血的位点），则可建议尽快开始正畸治疗，以便利用牙周愈合过程中伴发的较高的骨改建速度，这可能会加速正畸牙移动（Frost 1989）。

在正畸治疗期间，应密切监测患者的牙周状况和口腔卫生依从性。建议在每月的正畸复诊时，检查患者的牙周状态，必要时进行专业口腔卫生清洁来去除菌斑。

正畸（方面的）考量

正畸过程中牙移动本身并不会引起附着丧失和/或牙龈退缩（Wennström 1996）。然而，在颊侧皮质骨较薄的区域，牙齿唇倾或过度的倾斜性移动，可导致骨开裂，当薄龈型牙龈伴菌斑导致的牙龈炎症和/或刷牙引起的创伤时，可能导致附着丧失并发展为局部的牙龈退缩（Wennström 1996; Artun & Krogstad 1987; Coatoam et al. 1981; Maynard 1987）。在牙龈组织较厚的情况下，即使牙齿唇倾或者扩弓也不会引起牙龈退缩（Coatoam et al. 1981; Artun & Krogstad 1987; Maynard 1987; Wennström 1996）。

在儿童和青少年正畸治疗中，前瞻性和回顾性临床研究都未发现下颌中切牙的唇倾与牙龈退缩之间存在相关性（Ruf et al. 1998; Artun & Grobety 2001; Djeu et al. 2002）。然而，一项针对成年人的前瞻性研究表明，下颌切牙过度倾斜（>10°）与牙龈退缩的严重程度之间存在显著相关性（Artun & Krogstad 1987）。但是，对下颌前突畸形准备接受正颌手术患者的研究表明，尽管这些患者下颌切牙有大量的唇向移动，但牙周组织并没有损伤（Ari-Demirkaya & Ilhan 2008）。最终的牙齿倾斜度和游离龈厚度（<1mm）的综合影响与正畸治疗后下颌中切牙的牙龈退缩有关（Yared et al. 2006），因此，与成年人正畸治疗后牙龈退缩的原因或加重相关的主要危险因素是存在薄龈型及角化龈宽度不足和/或存在牙龈炎症（Melsen & Allais 2005）。如果存在这些风险时，正畸医生应咨询牙周医生，并考虑在移动受累的牙齿或牙根唇向移动之前，进行牙龈增量或根面覆盖（Pini-Prato et al. 2014）。相反地，偏唇侧的牙齿舌向移动时，骨开裂的情况可能会消失，牙龈的厚度也会增加（Steiner et al. 1981; Karring et al. 1982; Wennström et al. 1987）。综上所述，正畸治疗过程中需要密切监测膜龈情况，并评估正畸治疗中或治疗后是否有膜龈手术的指征（图47-4）。

一些学者报道，在腭中缝融合后（20岁

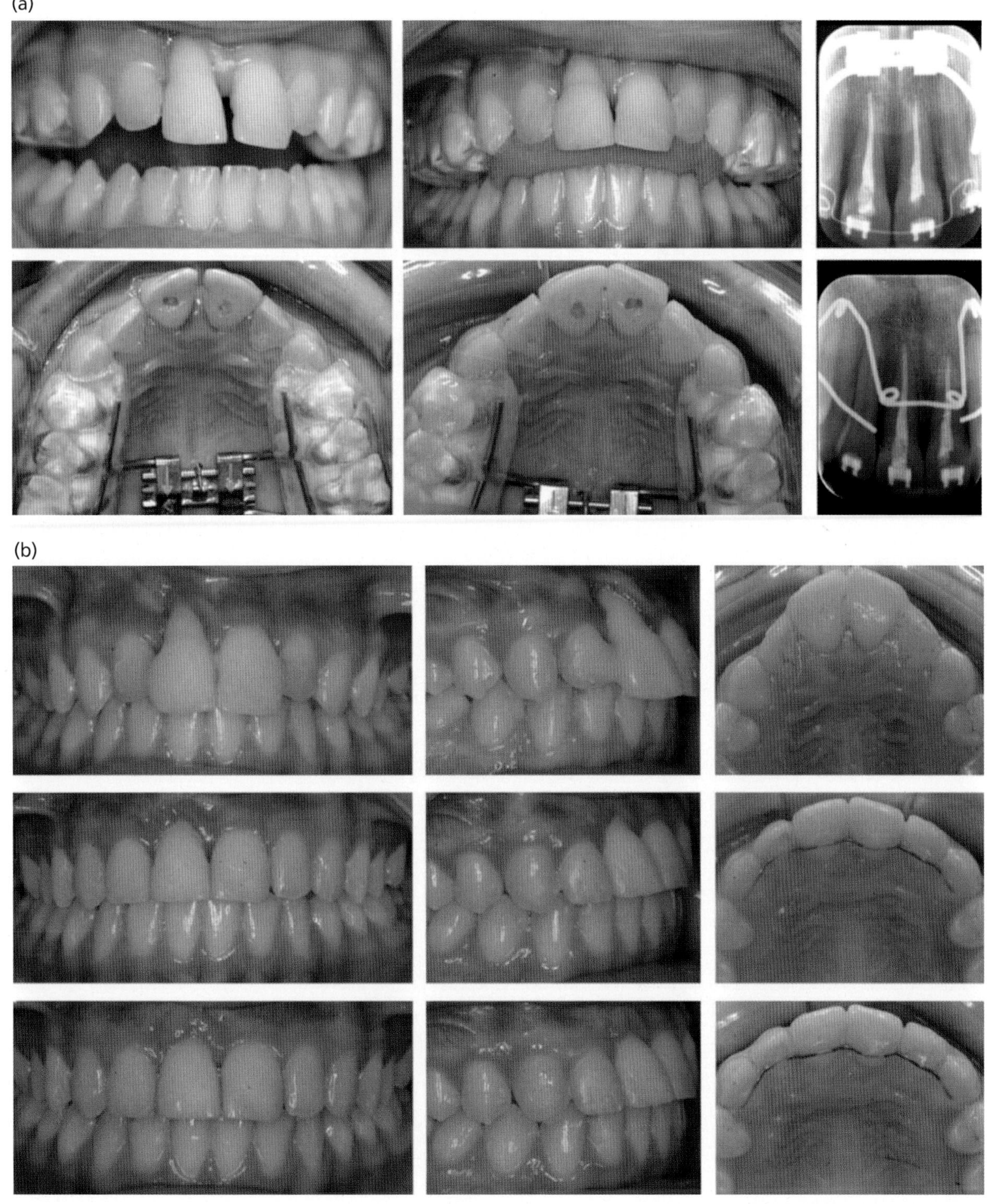

图47-4　正畸治疗前中切牙区局部牙龈退缩和角化龈缺失的患者。（a）正畸治疗，首先进行上颌快速扩弓。（b）扩弓和内收切牙前，上颌中切牙先进行自体牙龈组织移植。结束时口内照显示，通过牙龈移植和牙齿舌向移动后，牙龈覆盖了原本牙龈退缩的牙根表面。

以后）进行上颌快速扩弓，上颌前磨牙和磨牙区存在牙龈退缩的风险（Graber & Vanarsdall 1994）。类似地，使用慢而轻的力可能实现牙齿向缺牙区（牙槽骨颊舌向吸收的区域）移动，当然是否能移动这首先取决于牙根与牙槽骨之间的宽度比例；但是有些报道称，即使采取了以上措施，临床中还是可能发生牙龈退缩、骨开裂（Stepovich 1979; Hom & Turley 1984; Pontoriero et al. 1987; Goldberg & Turley 1989; Fuhrmann et al. 1995; Wehrbein et al. 1995）。当牙齿向已经吸收和狭窄的牙槽嵴区域移动时，可能更容易出现这种并发症（Ramos et al. 2019）。在这种情况下，正畸医生和牙周医生应一起考虑在正畸治疗之前进行横向骨增量手术以增加牙槽嵴的宽度（Kaminishi et al. 1986）。

Goldberg和Turley（1989）研究了正畸关闭上颌第一磨牙缺牙区间隙与牙周变化间的关系。他们发现，平均每关闭5.3mm的间隙，会导致上颌第二磨牙1.2mm的垂直型骨吸收和上颌第二前磨牙处0.6mm的垂直型骨吸收，60%的牙齿骨吸收≤1.5mm。关闭间隙是治疗第一磨牙缺失的一种可能的治疗方法，但是附着丧失和间隙复发也是这种治疗方法常见的并发症。

正畸治疗

一旦开始正畸治疗，就需要密切监测牙周病患者是否有任何牙周病复发的迹象，并且需要经常复诊以进行专业的感染控制。具体的复诊频率需要根据患者的牙周病严重程度以及相关危险因素的情况（吸烟、糖尿病等）来决定。每次复诊都需要监测牙周袋探诊深度以及牙龈出血的情况；如果有的话应实施专业的菌斑清除或龈下刮治，以及其他辅助治疗（辅助抗菌剂，如氯己定、氯化十六烷吡啶或酚类化合物）。

牙周支持组织减少的患者，承受矫治力的牙周膜总面积也随之明显减小，牙齿的阻抗中心向根尖方向移动，正畸力产生的正畸力矩也因此明显增大。在这种情况下，正畸治疗过程中需要细致地计划和监控，以使牙齿发生整体移动而不是倾斜移动（Melsen 1988）。关于正畸矫治器，建议采用最简单的矫治系统，这样有利于做到口腔卫生清洁和减少菌斑堆积。有研究表明，虽然只是短期研究，托槽的设计会显著影响菌斑的堆积和牙龈炎（van Gastel et al. 2007）。就这方面来说，自锁托槽或钢丝结扎在菌斑控制方面优于橡皮圈结扎（Turkkahraman et al. 2005; Alves de Souza et al. 2008）。在牙周病患者治疗中，透明矫治器与固定正畸矫治器相比，在菌斑控制或牙龈评分方面没有差异，但固定矫治器组患者牙周袋更浅，疗程也更短（Han 2015）。当使用透明矫治器时，应避免将附件放置在牙槽骨吸收较重的牙齿表面，因为这些有附件的牙齿在矫治器放入时可能会受到创伤。

牙周支持能力的减少也意味着正畸治疗中牙支抗能力的减弱，对于一些严重的牙周病患者，更推荐采用如微种植体、微型板、常规的口腔种植体之类的骨支抗，以保证更好地控制牙齿在三维方向上的移动（图47–5）。

牙齿达到其设计的位置后，正畸治疗就结束了，但建议牙周病患者进行永久保持。粘接在尖牙和切牙之间的固定保持丝是一种常用的保持方式，尽管一些研究显示这种舌侧粘接式保持器会对牙周造成不利影响（Pandis et al. 2007; Levin et al. 2008），但是另一些长期研究并没有发现牙周状况的改变（Reitan 1969）。在一些严重的病例中，经常会选择两种保持方式同时使用，即在常规的舌侧粘接保持器的基础上，再将两颗相邻牙齿牙冠之间用钢丝分段固定，并在钢丝表面用复合树脂粘接。这种情况下，不推荐使用活动保持器，以避免牙周病患牙在摘戴过程中的来回晃动。

特殊的正畸牙移动

殆伸长移动

牙齿伸长移动是一种预测性很高的牙移动方式，可以整平骨边缘，给冠折或需要修复的牙齿延长临床牙冠，用以进行修复治疗。在牙周支持组织减少的情况下，正畸的伸长移动是一种非常有价值的牙冠延长术的替代方案，因为手术干预切除牙槽骨的同时会进一步损害附着黏膜。当存在错殆畸形影响美学区域时，也可以通过牙齿的伸长移动来达到龈缘与切缘的美学要求，从而减少牙周和/或修复治疗的需求（Majzoub et al. 2014）。

如果进行牵引的牙齿具有健康的牙周组织，分别有80%和52.5%的病例，其龈缘以及膜龈联合的位置会随牙齿伸长移动而移位（Pikdoken et

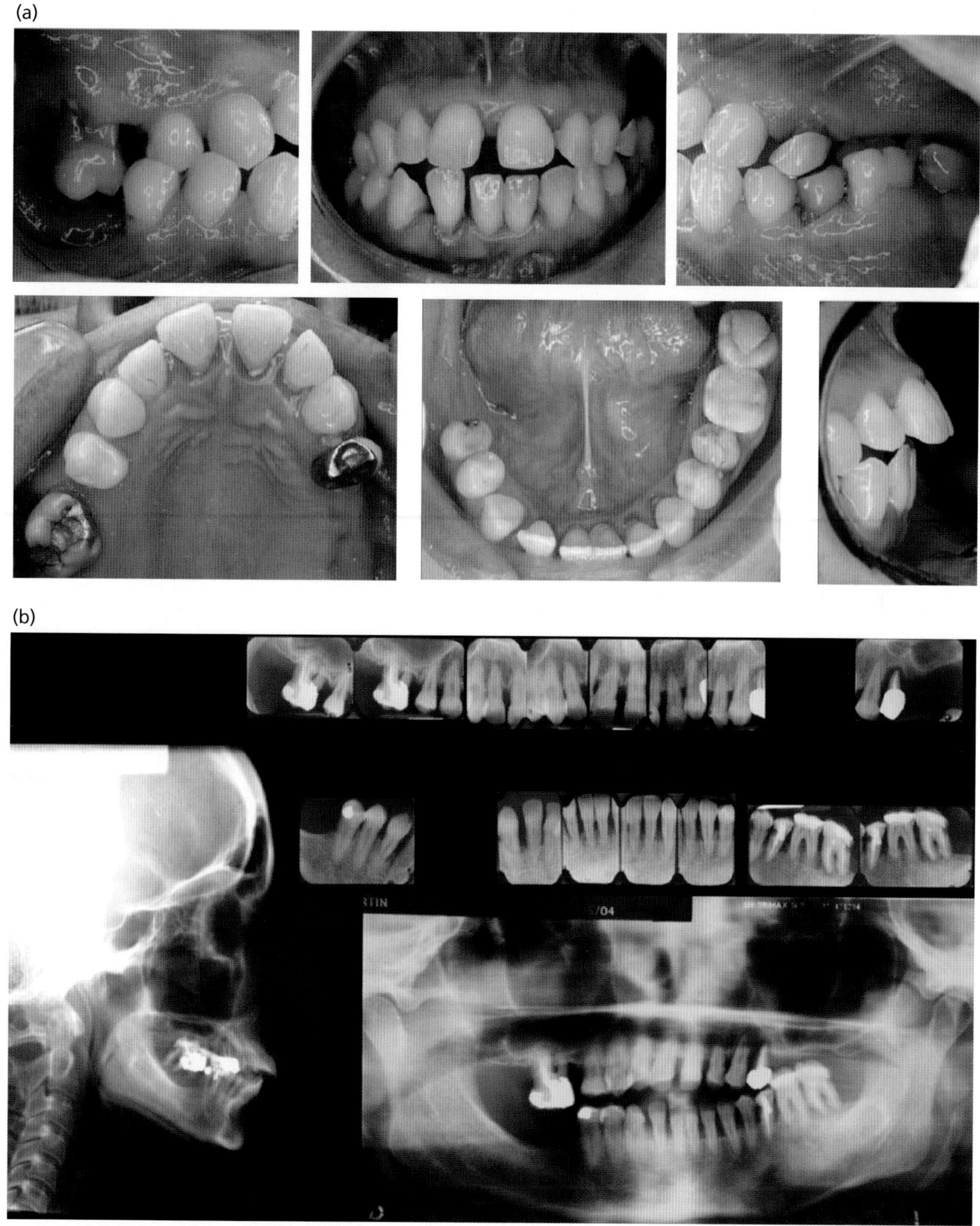

图47-5 重度牙周炎患者，伴病理性牙移位、前牙开殆和后牙咬合塌陷。（a）牙周和正畸治疗前的口内照。（b）影像学图像显示严重的骨吸收和后牙咬合塌陷。

al. 2009）。实验中也有类似的结果：80%和90%的病例的游离龈和附着龈位置随牙移动而移动，但是膜龈联合的位置未发生改变（Berglundh et al. 1991; Kajiyama et al. 1993）。在有骨吸收存在的情况下，牙齿的伸长移动能够消除角形吸收，但是牙周附着水平不会发生改变。这种治疗方法特别适用于牙周再生手术不能获得良好预后的一壁骨袋，而且伸长移动后能使余留的结缔组织附着位置也向冠方移动（Ingber 1974）。

在种植术前，正畸伸长治疗"无望"的牙

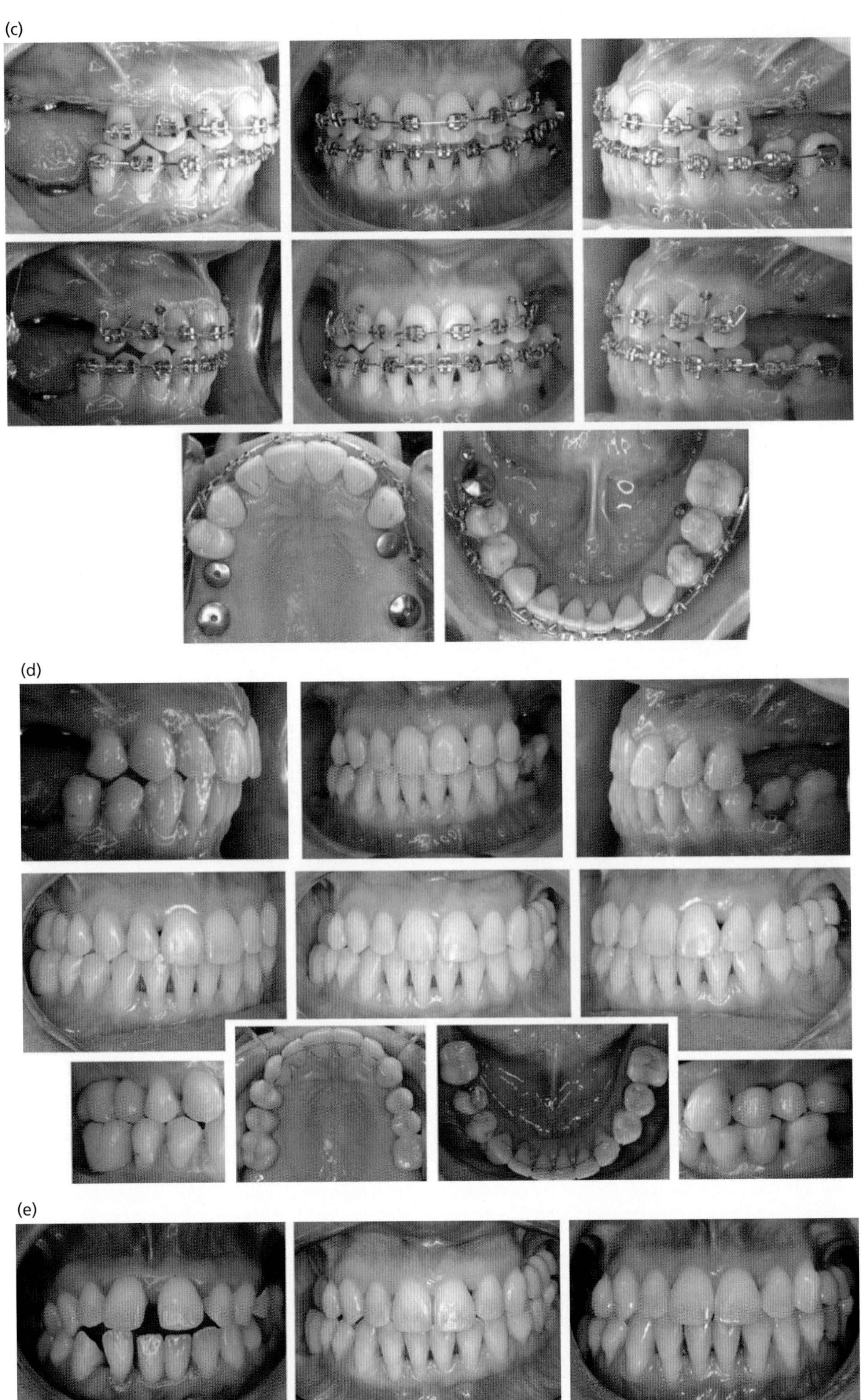

图47-5（续）（c）使用微种植体作为支抗，完成正畸治疗，后牙采用种植修复。（d）最终的保持和树脂贴面修复完成美学治疗。种植修复恢复后牙的功能。（e）患者治疗前、治疗后和保持3年后的口内照。

齿可以为种植提供更好的牙槽骨条件，可以促进牙槽骨向冠方生长，使剩余的牙槽骨更加平整，这可能可以减少对复杂骨增量手术的需求。一篇系统评价研究了这种干预的有效性，该评价报告了牙齿伸长移动后牙槽骨的条件得到改善，从定性和定量的角度看，软硬组织都有所增加，但该评价纳入的研究大多数是病例报告或系列病例报告（Korayem et al. 2008）。尽管不同的研究存在一定的异质性，并且正畸方法上也存在差异，但学者们还是提出了治疗方面的建议：（1）使用持续的轻牵引力，伸长前牙一般为15g，后牙为50g；（2）牵引速度应维持在一种缓慢、平稳的水平，一般不超过2mm/月；（3）施加根颊向转矩，可能可以增加牙槽骨的颊舌侧宽度；（4）拔牙前的每次伸长移动（加力）后的保持和稳定期应不小于1个月；（5）支抗牙采用稳定弓丝（支抗弓丝）增强支抗，避免邻牙向正在伸长的牙齿方向倾斜（图47-6）。

根据牙周附着量的多少，牙齿在伸长移动时，牙龈边缘要么跟着向冠方移位，或者牙齿存在较深的牙周袋时，龈缘不会冠方移动直到牙周袋完全消除为止（Hochman et al. 2014）。

少量的伸长移动与牙周再生手术相结合，在纠正牙齿的骨下缺损方面也显示出额外的益处。在施加相同的再生干预措施6个月后，正畸辅助伸长移动组比无正畸参与组明显获得了更高的附着水平增量（Ogihara & Wang 2010）。

竖直磨牙

正畸竖直向近中倾斜的磨牙可以明显改善磨牙倾斜方向上的牙槽骨角形吸收部位的牙周状况。竖直磨牙可以整平牙槽嵴顶和消除骨缺损，但是牙周附着水平不会改变。在这种临床情况下，建议向远中竖直牙齿，使牙齿远离缺隙侧，从而拉伸牙周膜的胶原纤维，同期促进新骨的形成并填平牙槽嵴顶的表面轮廓（Diedrich 1996）。即使结缔组织的附着水平没有发生改变，但是磨牙新的解剖学位置使探诊深度和冠根比都得到了改善（图47-7）。

如果近中倾斜的磨牙有根分叉病变，正畸牙移动可能会加重牙周病变，除非能严格控制感染防止牙周炎症的发展（Burch et al. 1992）。针对这种临床情况，一种有效可供选择的治疗方式是先行牙周再生手术或者分根术治疗根分叉病变，然后在最终修复治疗之前进行正畸治疗，使牙齿达到理想位置（Muller et al. 1995）。

穿过皮质骨的正畸牙移动

牙槽嵴吸收是牙拔除后的正常生理过程。实际上，虽然缺牙区颊舌向牙槽骨的吸收大部分发生在拔牙后的前3个月内（Schropp et al. 2003），但吸收是一直存在的，只是此后吸收速度减慢（Carlsson et al. 1967）。当牙槽骨宽度不足且颊舌侧皮质骨之间只有少量的骨小梁时，将牙移动到该区域可能会使牙移动速度变慢或者导致这些牙齿周围出现骨开裂。为了避免这些不必要的后果，建议在正畸治疗前通过骨增量技术来增加牙槽骨的宽度（Diedrich 1996）。有学者提议拔牙后立即将牙移动到拔牙区以抵消这种吸收过程，从而使牙齿周围有足够的牙槽骨。在一个样本为20例患者的前瞻性研究中，正畸牙移向新鲜的拔牙窝后可以较好地维持牙齿周围牙槽嵴的形态，并且在4年内牙槽骨的吸收＜1%（Ostler & Kokich 1994）。在犬的动物实验中也得出了类似的结果，压力侧（朝向牙槽窝）牙槽骨高度增加，张力侧牙槽骨高度保持不变（Lindskog-Stokland et al. 1993）。

如果是伴支持组织减少但牙周相对健康的牙齿，采用正畸轻力向缺牙区进行平行移动，那么通常该移动是可以实现的，并且牙槽骨的吸收量会很少（Hom & Turley 1984）。但是研究表明，如果牙齿穿过皮质骨整体向颊侧移动，牙齿的颊侧就不会形成新的牙槽骨，而是会发生骨开裂（Steiner et al. 1981）。正畸牙移动本身不会导致附着丧失和牙龈退缩，但是牙移动所引起的骨开裂，加上牙齿周围牙龈组织较薄时，在炎症和创伤的作用下就可能会导致附着丧失（Wennström 1996）。相反地，唇侧骨开裂的牙齿向舌侧移

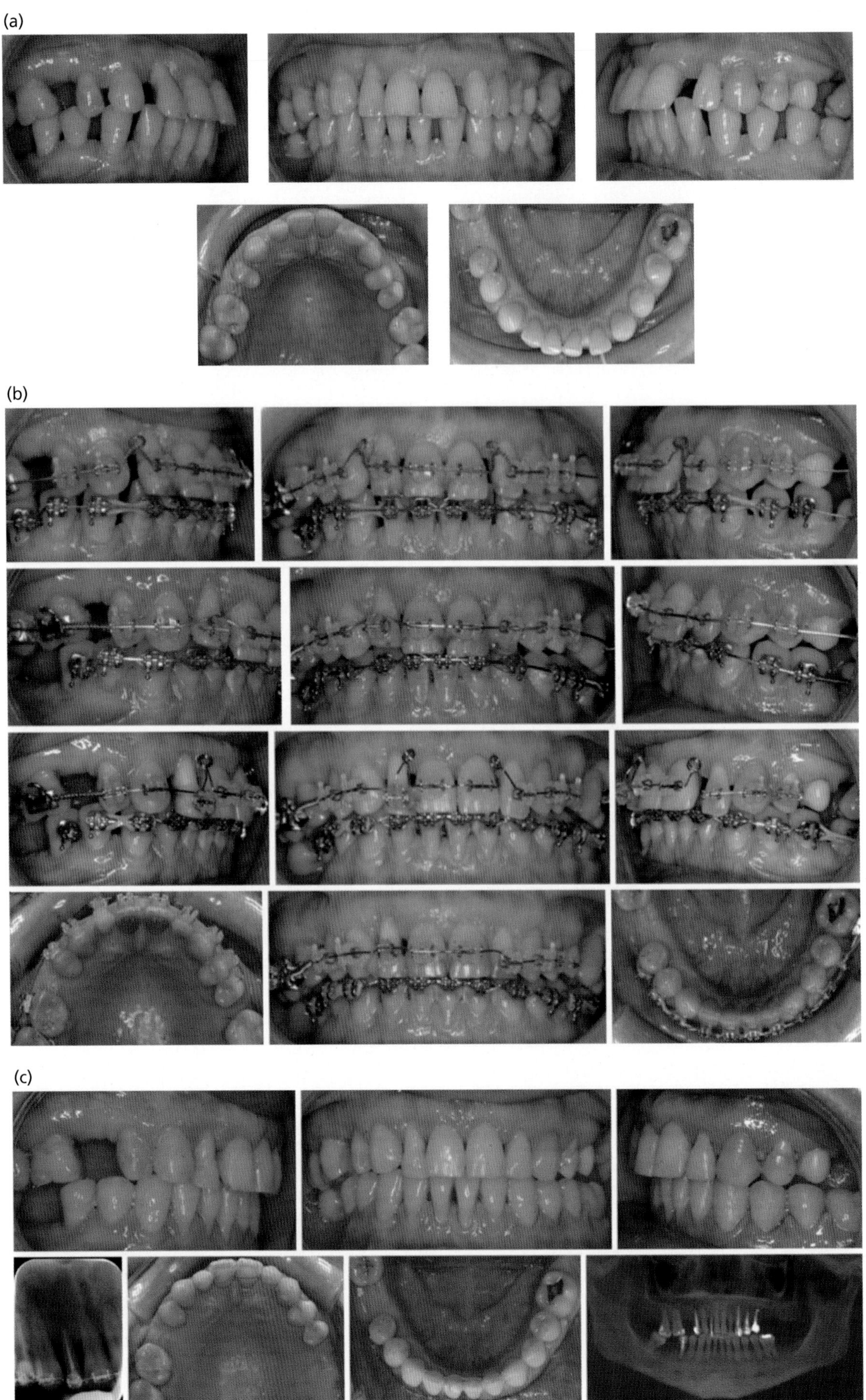

图47-6　慢性重度牙周炎患者，伴牙间隙、病理性牙移位和预后不佳的12。（a）正畸治疗前的口内照。（b）正畸的目的是关闭间隙、分配间隙，以及在种植修复前对12进行伸长移动以促进牙槽骨和软组织的生长。（c）在拔牙和种植之前终止正畸治疗，注意龈缘和邻牙之间的关系。

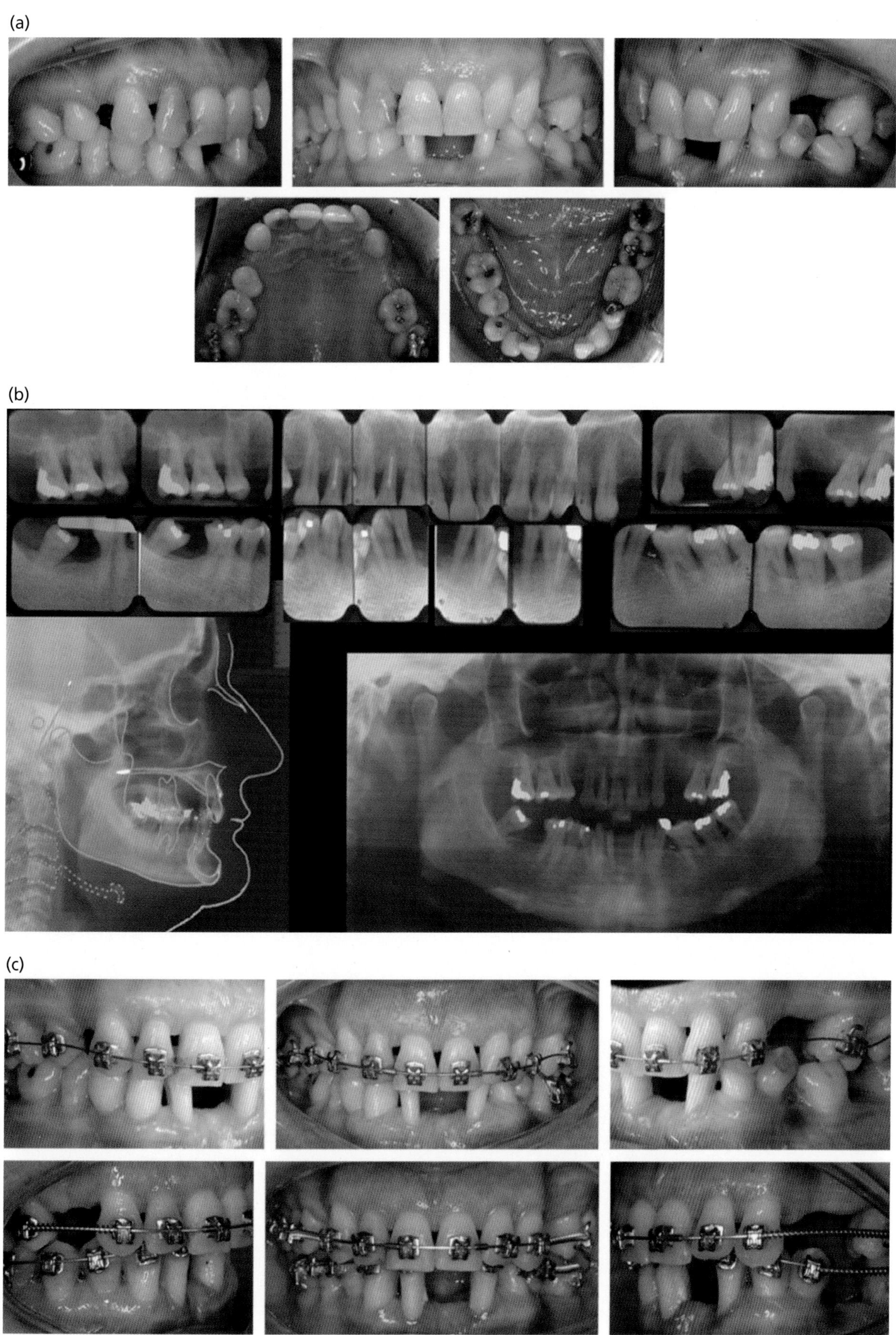

图47-7　慢性重度牙周炎患者，伴局部缺牙和后牙咬合塌陷。（a）患者开始正畸治疗前的口内照。（b）初诊时的全景片、头颅侧位片和系列根尖片，可见患者牙槽骨吸收、下颌第一磨牙近中倾斜。（c）正畸治疗的目的是竖直下颌磨牙，以及在种植治疗前分配间隙以利于修复缺失牙。

(d)

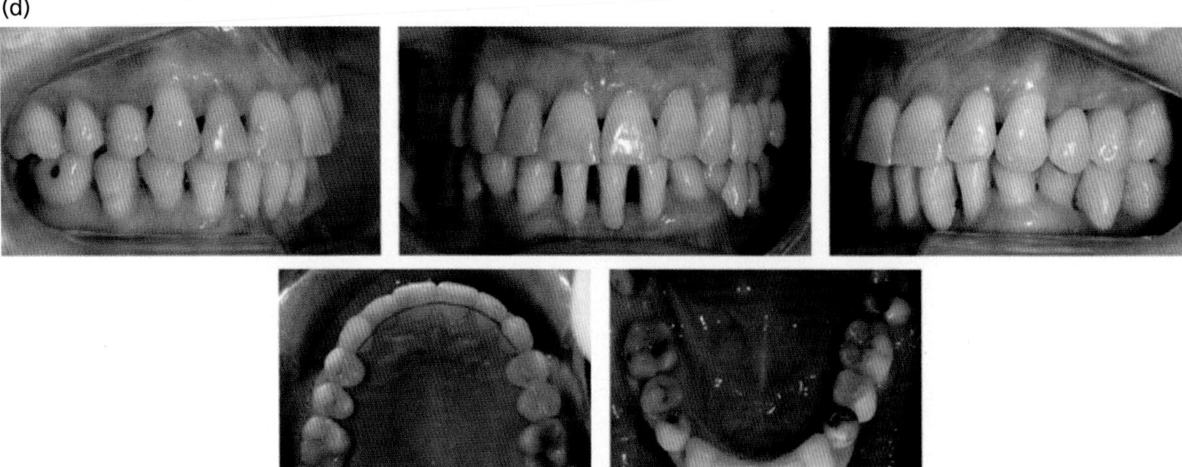

图47-7（续）　（d）恢复后牙殆平面并排齐前牙后，结束正畸治疗。请注意下颌第一磨牙的位置。

动，这会使牙根的唇侧形成新骨并使软组织变厚（Karring et al. 1982; Wennström et al. 1987）。Wennström（1996）建议通过正畸来治疗那些有局部牙龈退缩的牙齿，不论这些牙齿是否唇侧错位，都可以通过舌侧移动来进行治疗。然而，针对以上情况，Pini-Prato等（2000）认为应该在正畸治疗前先进行牙龈移植，以防止附着丧失和牙槽骨吸收，因为穿过骨皮质的单纯的根舌向移动是很难实现的，大部分情况下，会同时发生牙冠的唇倾或者旋转并引起牙根的颊向移动，这反而进一步加重了骨开裂和软组织的丧失（图47-8）。

（牙齿）压低移动

如果牙周组织没有炎症且菌斑控制良好，即使牙周支持组织减少，也是可以尝试压低牙齿的移动。Melsen等（1989）推荐，牙周支持组织减少引起冠根比较大的牙齿进行压低移动时，需要使用轻力（5～15g/牙），以避免发生牙根吸收。对于能否在有角形吸收和骨内缺损的情况下压低牙齿还有争议。实验性研究表明，对有菌斑的牙齿进行压低移动时，将会导致牙周袋的形成以及牙槽骨的吸收（Ericsson et al. 1977; Polson et al. 1984）。相反地，其他研究表明，在没有炎症的情况下，将牙齿整体压入到牙槽骨，可以修复骨下缺损，但是牙周附着水平也不会改变，愈合方式也主要是通过形成长结合上皮。Melsen（1988）的结果却与之不同，他以猴子作为研究对象，研究结果表明在牙龈健康的情况下，压低牙齿不仅可以改善骨缺损，而且还能形成新的结缔组织附着和牙周组织的再生。多个对人的临床试验也表明，在没有炎症的情况下，压低牙齿可改善牙周附着水平（Melsen et al. 1989; Cardaropoli et al. 2001）。Corrente等（2003）建议，通过牙周手术和正畸压低相结合的方式来治疗前牙的骨下缺损，可以改善牙周附着水平和观察到影像学上牙槽骨的增加。类似地，Re等（2004）报道经过压低牙齿的治疗后，牙周病患牙牙龈退缩减少了50%。但是这种牙移动的可预测性较差，所以一些学者建议，针对骨下牙槽骨吸收的牙齿应先进行牙周组织再生治疗，然后再进行压低（Diedrich 1996; Re et al. 2002a）。针对浅的环形牙槽骨吸收，可以采用压低牙齿来消除骨缺损，但是针对较深的角形吸收，则建议先进行牙周组织再生手术。当骨缺损范围较大时，可以先压低牙齿改善缺损的解剖外形之后再做牙周再生手术（Rabie et al. 2001; Passanezi et al. 2007）（图47-9）。

在治疗伸长和不齐的牙齿时，还建议通过正畸压低移动来整平相邻牙齿的龈缘，因为龈缘可以随牙齿的压低一起向根方移动（Erkan et al. 2007）。

(a)

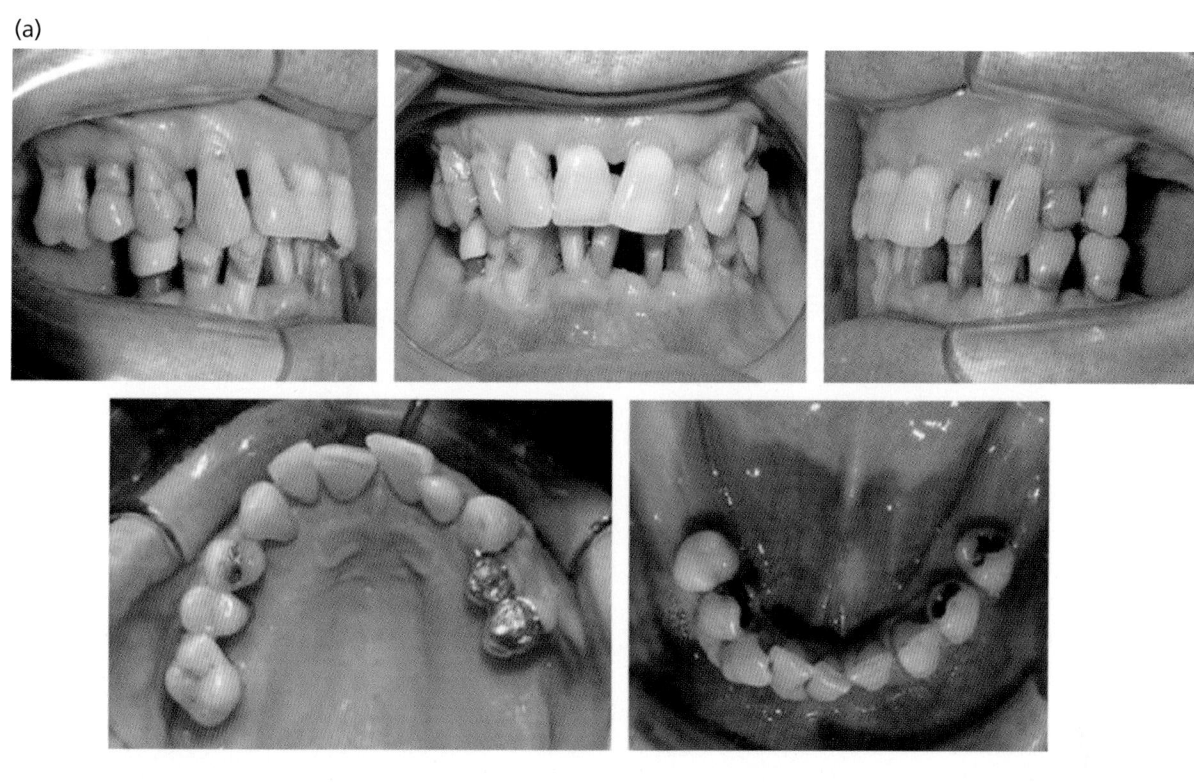

(b)

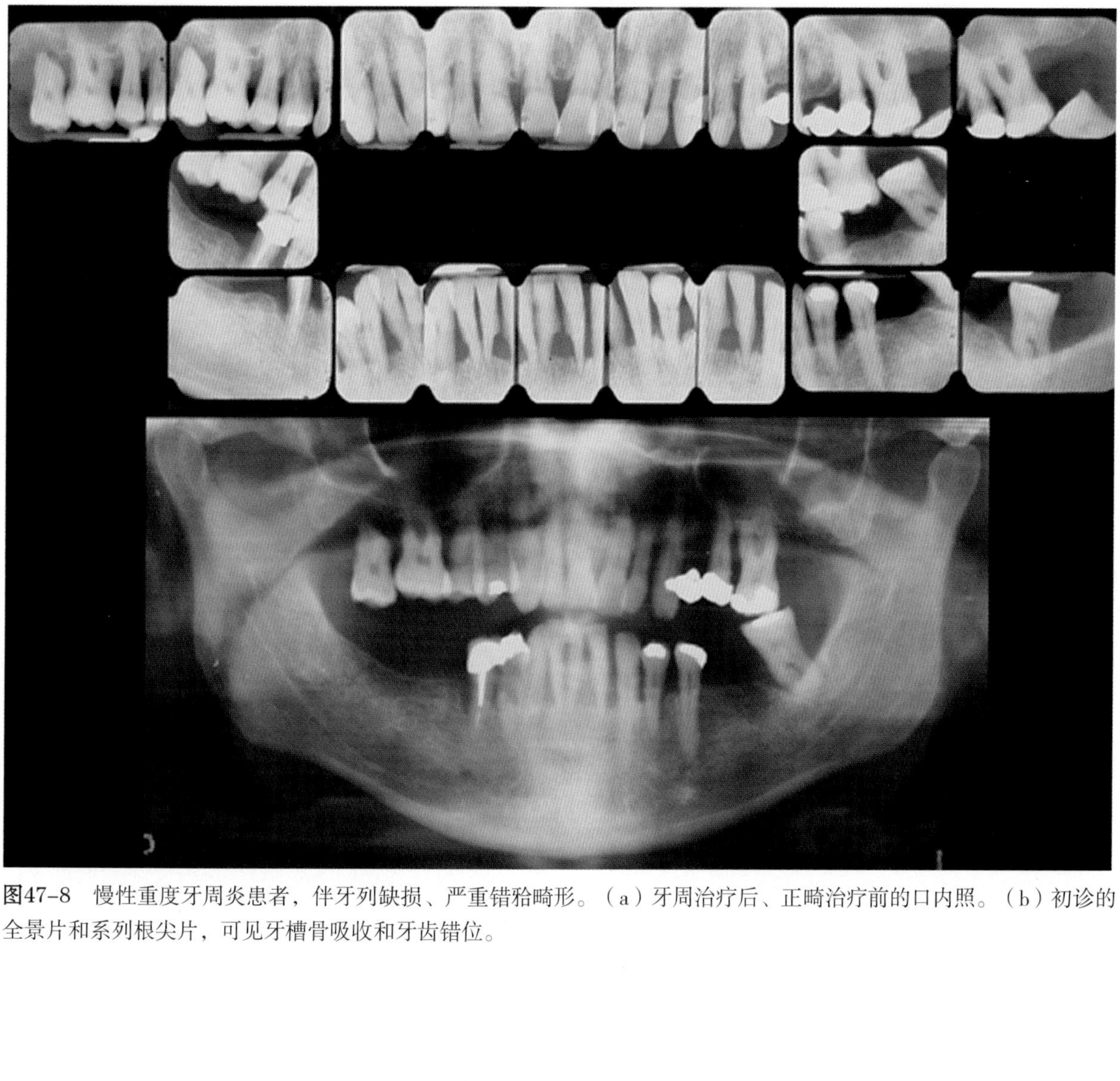

图47-8　慢性重度牙周炎患者，伴牙列缺损、严重错殆畸形。（a）牙周治疗后、正畸治疗前的口内照。（b）初诊的全景片和系列根尖片，可见牙槽骨吸收和牙齿错位。

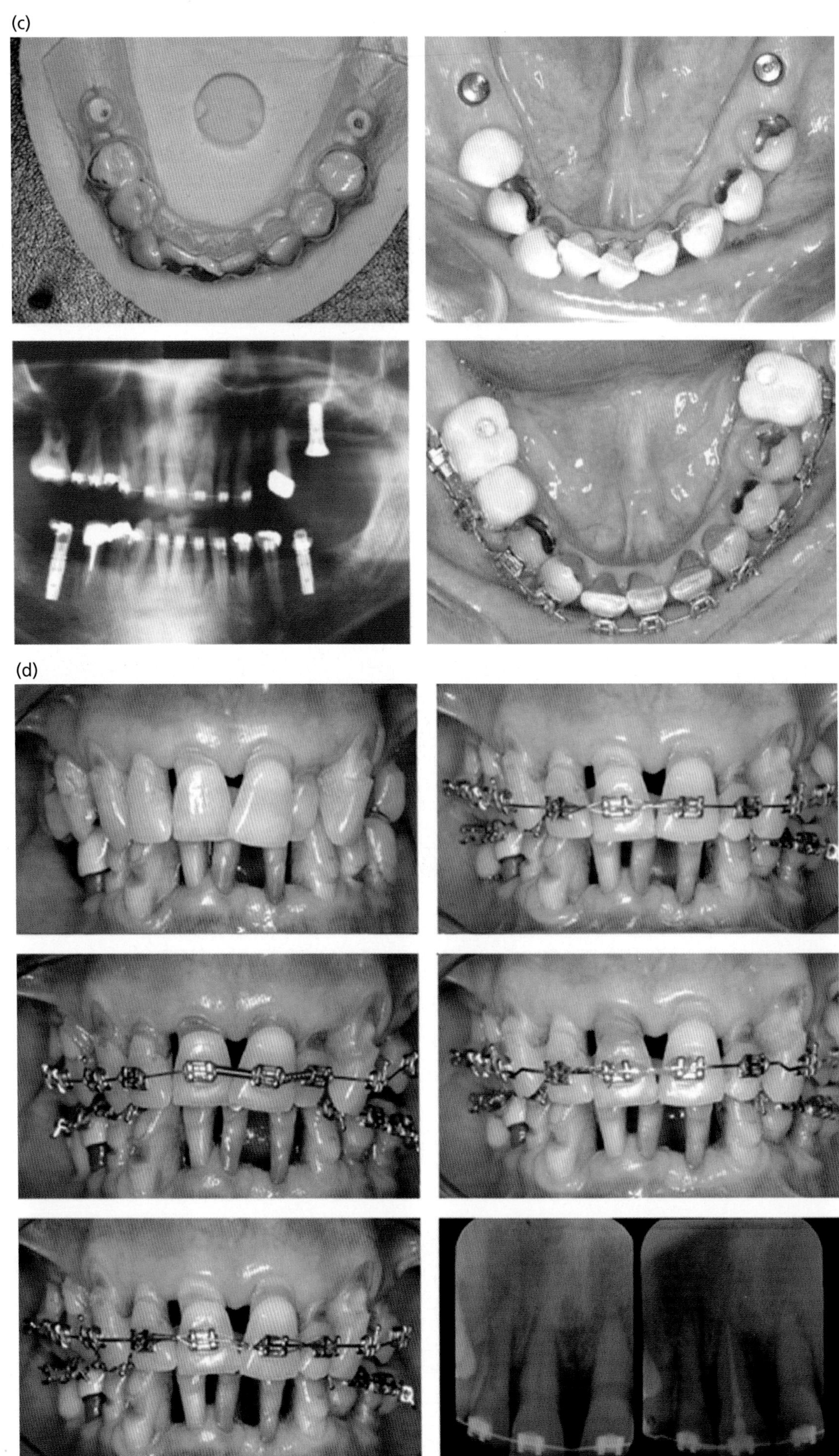

图47-8（续）　（c）正畸治疗前。在下颌后段植入种植体，作为正畸过程中牙移动的支抗。（d）正畸治疗的目的是排齐牙齿，并且在种植修复下颌前牙之前分配间隙。请注意上颌尖牙牙龈退缩和严重磨耗的情况。

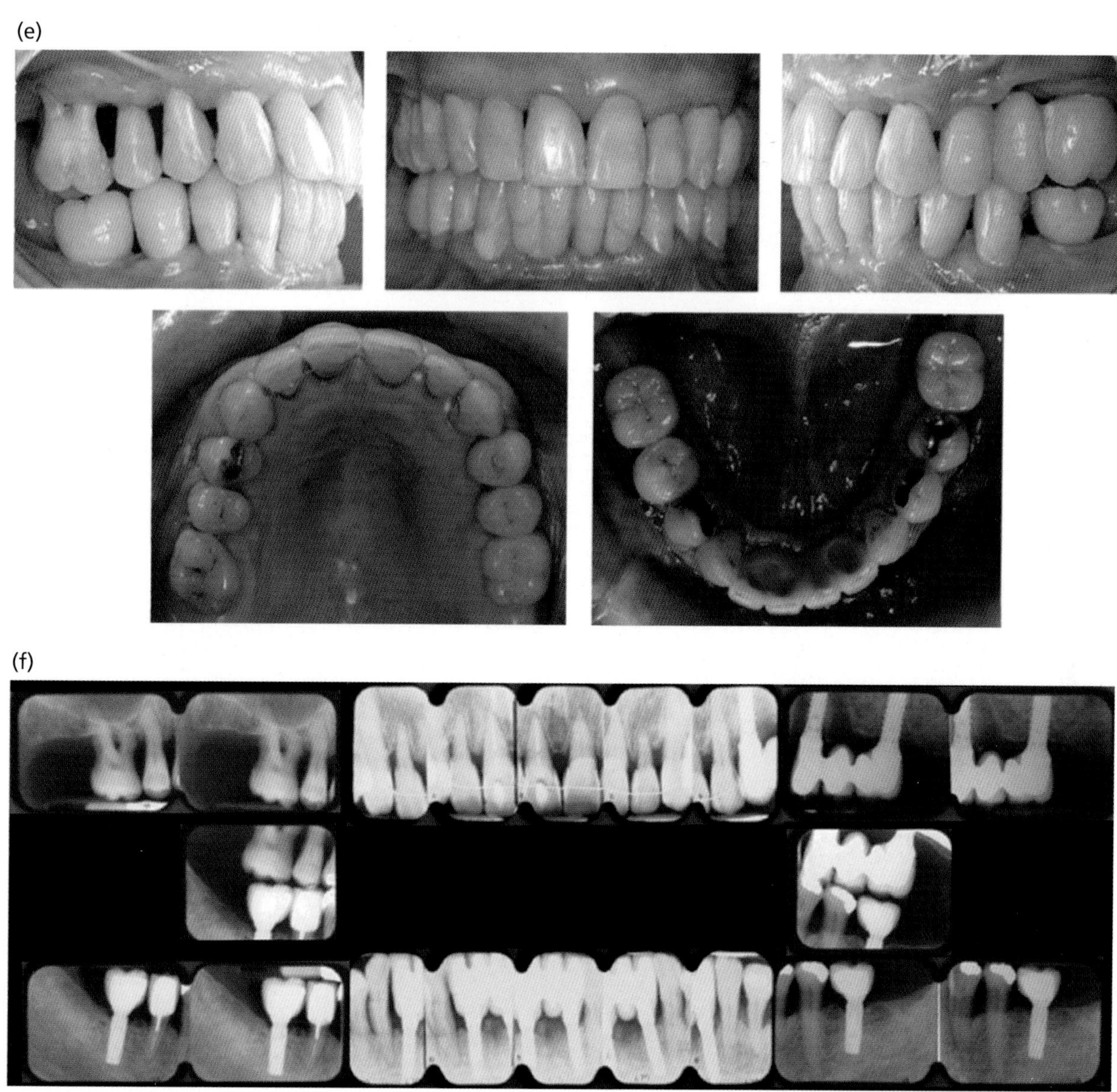

图47-8（续）　（e）恢复后牙𬌗平面并排齐前牙后结束正畸治疗，请注意通过自体结缔组织移植治疗牙龈退缩，复合树脂贴面充填龈乳头退缩的部位。（f）最终的系列根尖片显示，稳定的牙槽骨水平和后牙𬌗平面的重建。

正畸牙移动和牙周再生

对于慢性牙周炎尤其是有牙槽骨角形吸收和根分叉病变的牙齿，牙周再生治疗是很常见的治疗方式。这些手术的目的是在牙周炎破坏后的牙根表面形成一个新的牙周附着环境。从组织学上来说，牙周组织再生要求在受损根面形成新的牙骨质，并且在新的牙骨质和牙槽骨之间形成新的结缔组织附着。多项实验性研究已经证实了以下几种牙周再生技术的治疗效果，如引导性组织再生（GTR）、植骨术和釉基质蛋白衍生物（EMD）的应用。另外，在近期的几个系统评价中也证实了这些治疗的临床有效性（见第38章）。当准备行牙周再生手术的患者需要正畸治疗时，已经进行了牙周再生手术的牙齿进行牙移动是否治疗效果不同或者是否会产生一些意想不到的并发症（如牙根吸收、牙槽骨吸收和根骨粘连等），尚存争议。牙周再生手术后，对于正畸治疗的最佳时机以及将牙移动到再生区域后的稳定性也有争议。

Diedrich等（1996）进行了一系列的实验性研究来评价正畸治疗对牙周再生后组织的影响，研究表明随后的正畸治疗不会影响新形成的牙周再生组织；随后一些临床病例报告也证实了这个

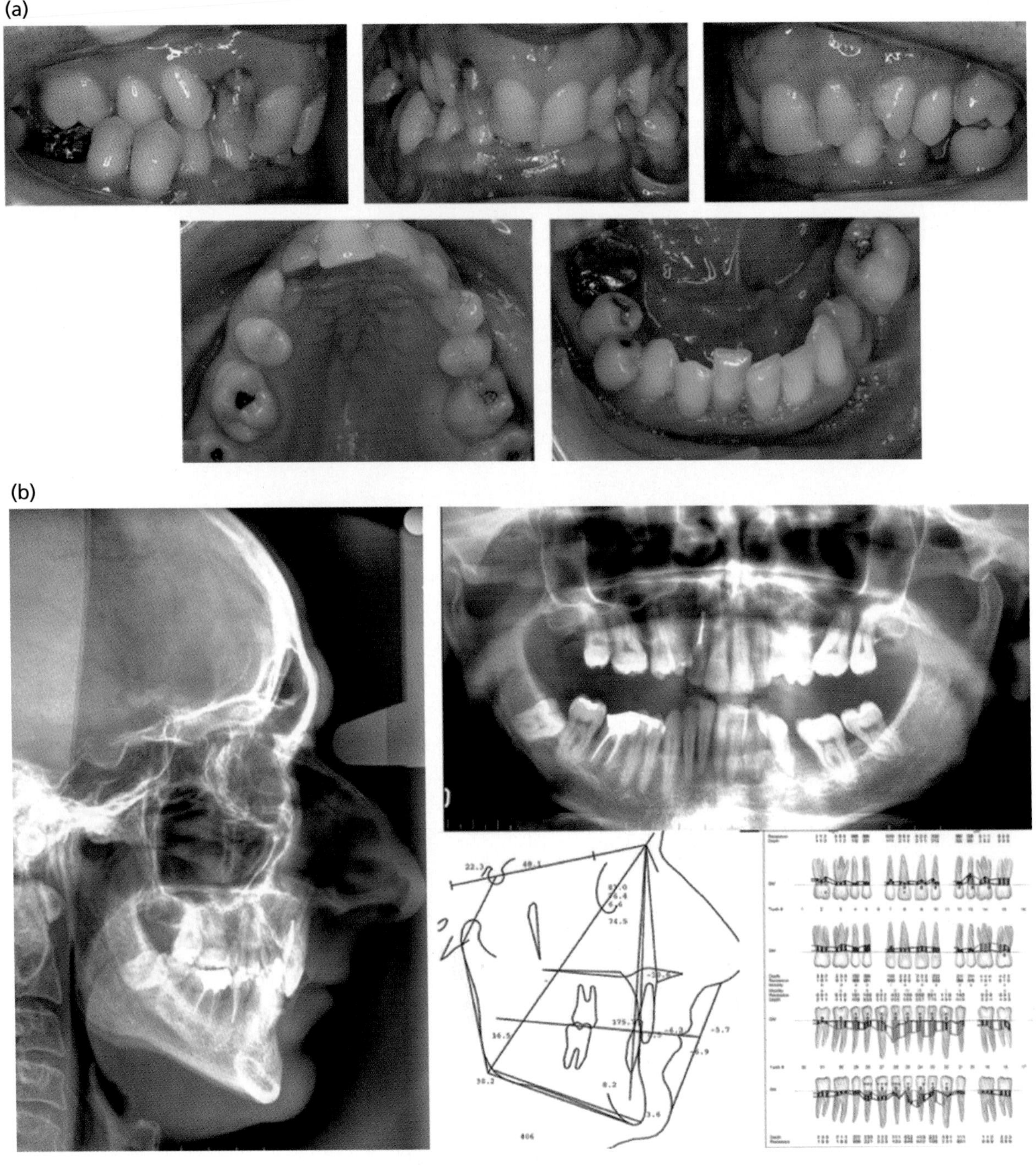

图47-9　重度牙周炎和深覆𬌗的患者。（a）正畸治疗前口内照。注意后牙咬合塌陷和严重的深覆𬌗。（b）初诊的全景片和头颅侧位片，可见牙槽骨吸收。治疗后的牙周记录表显示，41预后不佳，除了下颌前牙区域以外没有牙周袋。

实验结果，并且表明在正畸治疗后这些再生的牙周组织能保持长期的稳定性（Stelzel & Flores-de-Jacoby 1995, 1998; Efeoglu et al. 1997）。

在新鲜的牙槽窝上也可以运用屏障膜来保存缺牙区的牙槽嵴，而且其他牙齿可以顺利地移动到这个再生区域时，并且没有明显的并发症（Tiefengraber et al. 2002）。此外，在骨皮质切开术和正畸治疗中，屏障膜被用于保护骨替代材料。尽管屏障膜在增加牙齿的倾斜度和新骨形成量方面没有显示出重要的附加价值，但屏障膜的应用使颊侧的轮廓变得更为丰满（Lee et al. 2014）。

对骨粉支撑性不好的骨下袋的牙周再生治疗，通常将可吸收的生物屏障膜与骨替代移植物一起使用。这些来自自体的、同种异体的、异种和合成的骨替代移植物具有相似的治疗效

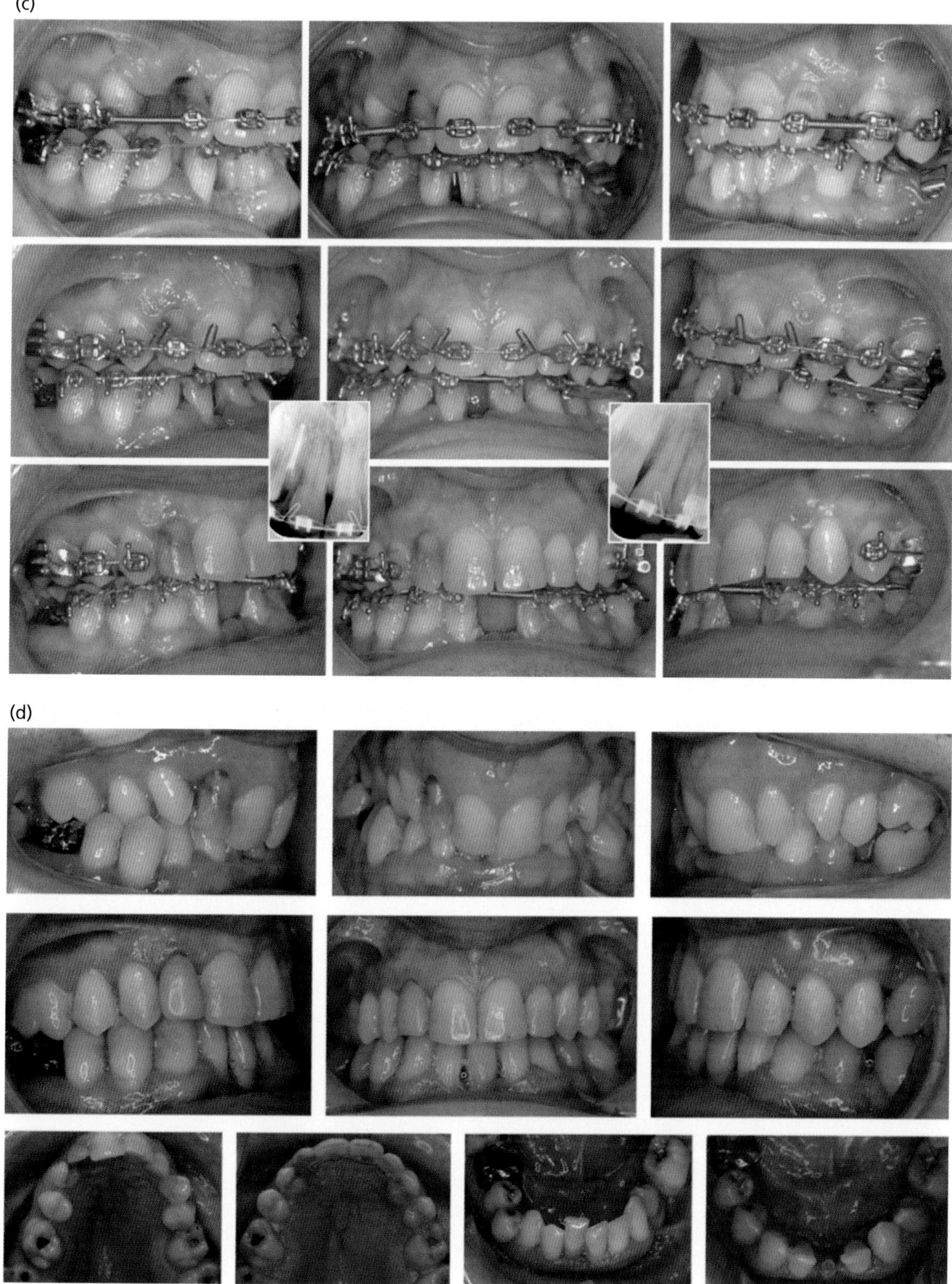

图47-9（续）　（c）正畸治疗的目的是通过压低上颌牙列来排齐。可以注意到正畸治疗后，侧切牙有轻度的牙根吸收。（d）排齐上颌前牙，重建殆平面后结束正畸治疗。注意通过牙齿压低可以良好地解决深覆殆。

果，但是使用同种异体和异种的骨替代移植物的发病率与并发症较少。动物实验性研究了牙齿在牛源异种移植物的再生骨上的移动（Araújo et al. 2001; Kawamoto et al. 2002, 2003; da Silva et al. 2006; Zhang et al. 2006）。Araújo等（2001）研究表明，这种牙移动是可能的，并且没有任何并发症。异种脱蛋白牛骨材料（如DBBM）在压力侧部分吸收，而在张力侧没有吸收。这些结果可以由牙移动时破骨细胞活性增强来解释。在根分叉区植入异种骨观察到了类似的结果（da Silva et al. 2006）。当比较移植了异源性骨替代品的再生治疗与没有进行再生治疗时的骨缺损愈合情况，他们发现新发育的骨量没有差异，也没有牙根吸收的迹象。在大鼠中使用合成生物材料和生物玻璃也得出了类似的结果（Hossain et al. 1996; Kawamoto et al. 2002; Zhang et al. 2006）。当比较在不同的骨替代移植生物材料中的正畸牙移动，牙移动的速率和量取决于生物材料的生物吸收性（Ru et al. 2016）。例如，实验性研究对羟基磷灰石和β–磷酸三钙（β–TCP）合成的骨移植物与DBBM进行比较，虽然产生的正畸结果是相似的，但是DBBM较慢的生物吸收率导致牙移动速度变慢且移动量也变少了（Machibya et al. 2018; Klein et al. 2019; Klein et al. 2020）。

几个临床系列病例报告研究了异体、异种骨移植和屏障膜治疗后的牙齿进行正畸牙移动的情况，证实了动物实验的结果。这些病例显示，正畸治疗后12～18个月骨水平保持稳定，且没有任何副作用（Yilmaz et al. 2000; Ogihara & Marks 2002; Re et al. 2002b; Naaman et al. 2004; Maeda et al. 2005; Cardaropoli et al. 2006; Ogihara & Marks 2006; Pinheiro et al. 2006）。但是，目前还缺少临床试验比较实施和未实施牙周再生手术的正畸治疗结果的差异（图47–10）。

正畸牙在牙周再生中应用的生物材料中移动时，如釉基质蛋白衍生物（EMD），在相关的实验性研究（Diedrich 1996）和人类临床病例报告（Juzanx & Giovannoli 2007）中均未显示出明显的副作用。然而，使用重组人骨形成蛋白–2（rhBMP–2）进行骨再生治疗时却有明显的并发症，主要是（牙移动时）压力侧的牙根吸收（Kawamoto et al. 2003）

关于再生治疗后正畸牙移动的时机，Ahn等（2014）评估了骨皮质切开术和移植DBBM后即刻、2周或12周3个不同的时间点开始正畸牙移动的结果。他们的结论是，即刻施加正畸力加速了正畸牙齿的移动，牙周再生也更理想，并且并发症更少。关于低水平激光治疗对正畸牙移动到骨移植后的牙槽缺损区影响的研究表明，这能增强骨缺损的愈合和成熟，当这些牙移动延迟开始时才会表现为正畸牙移动速率的降低（Kim et al. 2015）。

(a)

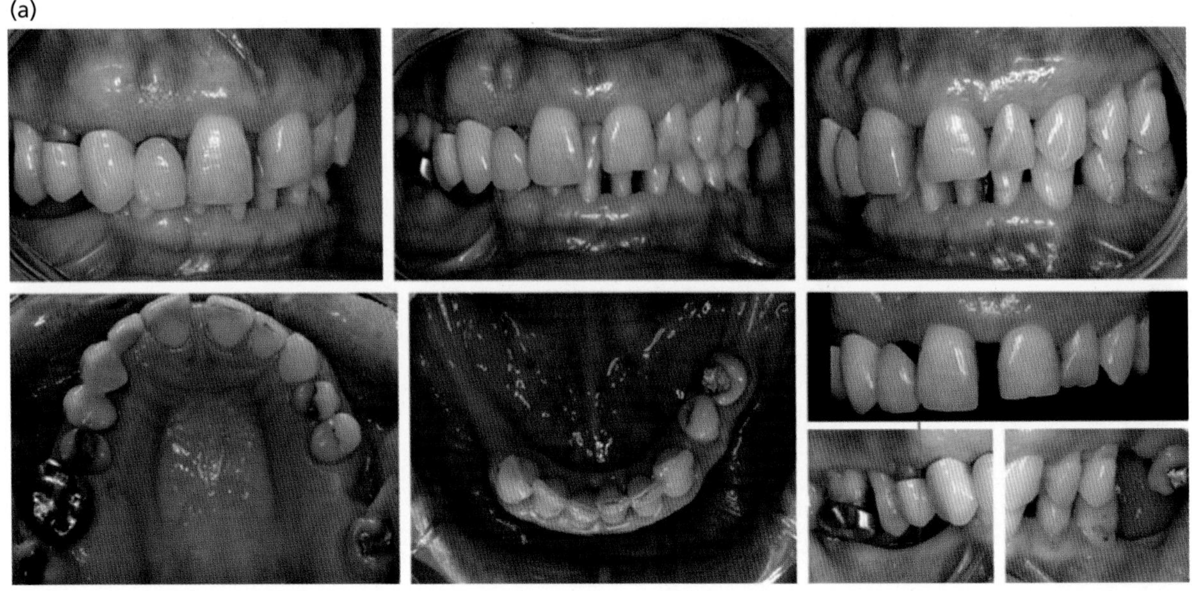

图47–10 重度慢性牙周炎患者，伴深的上颌牙列骨内袋和严重的错殆畸形。（a）正畸治疗前的口内照。注意前牙间隙、右上后牙重度伸长和缺牙间隙。

(b)

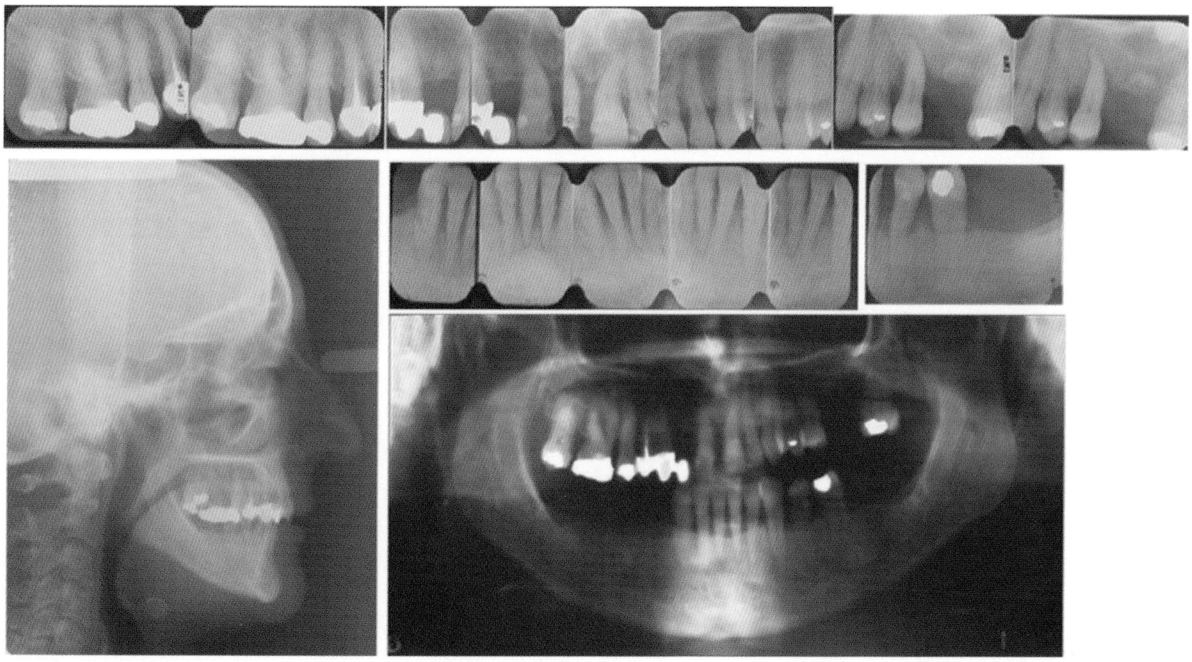

(c)

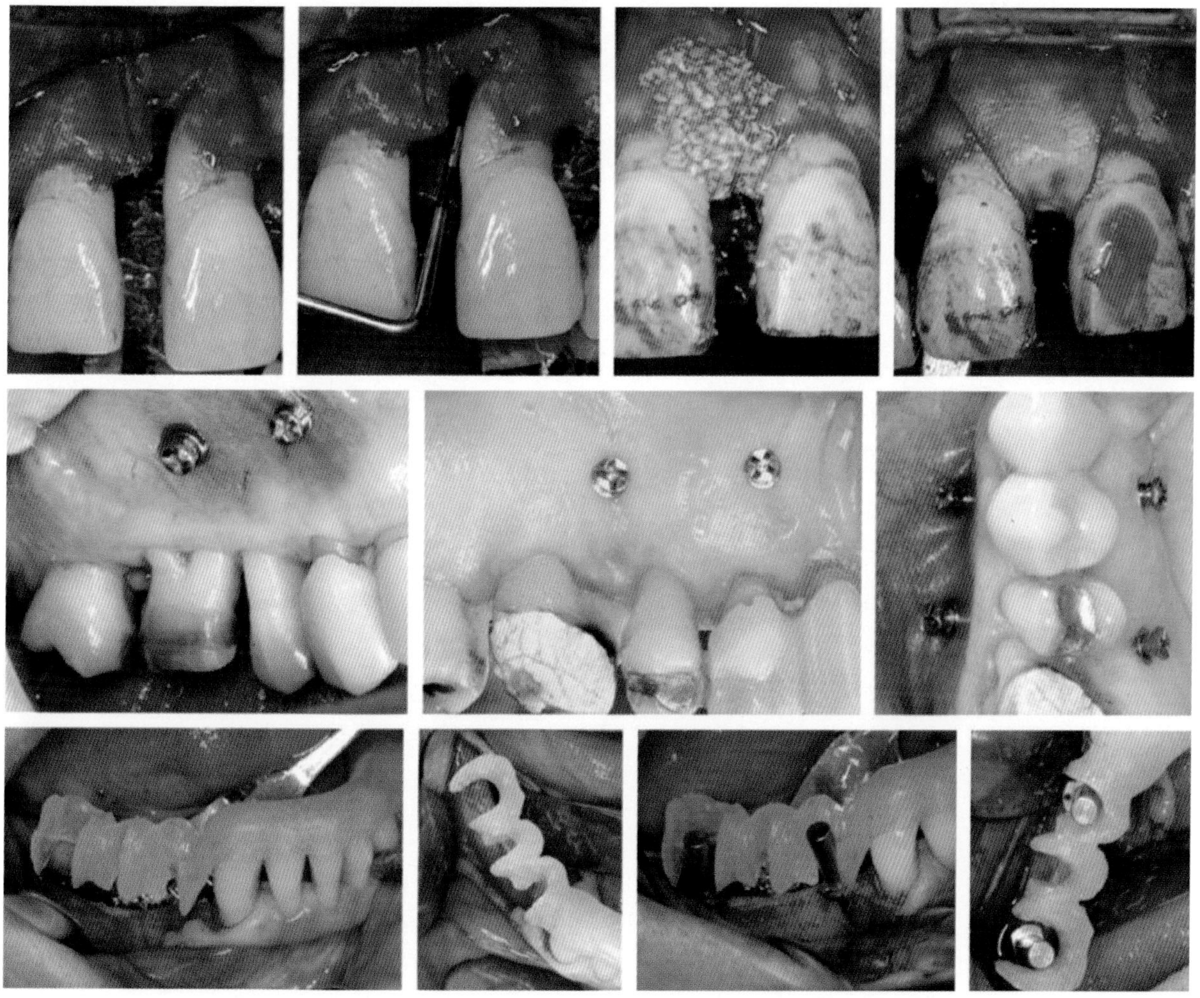

图47-10（续）　（b）初诊时全景片、头颅侧位片和系列根尖片，可见牙槽骨吸收以及上颌中切牙、左侧上下颌前磨牙区严重的骨内袋。（c）运用异体骨移植和可吸收的胶原蛋白膜，进行21的一壁、二壁骨袋的牙周再生手术治疗。在下颌后牙区植入种植体作为正畸支抗；类似地，在右上后牙区植入微种植体作为压低牙齿的支抗。

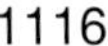

(d)

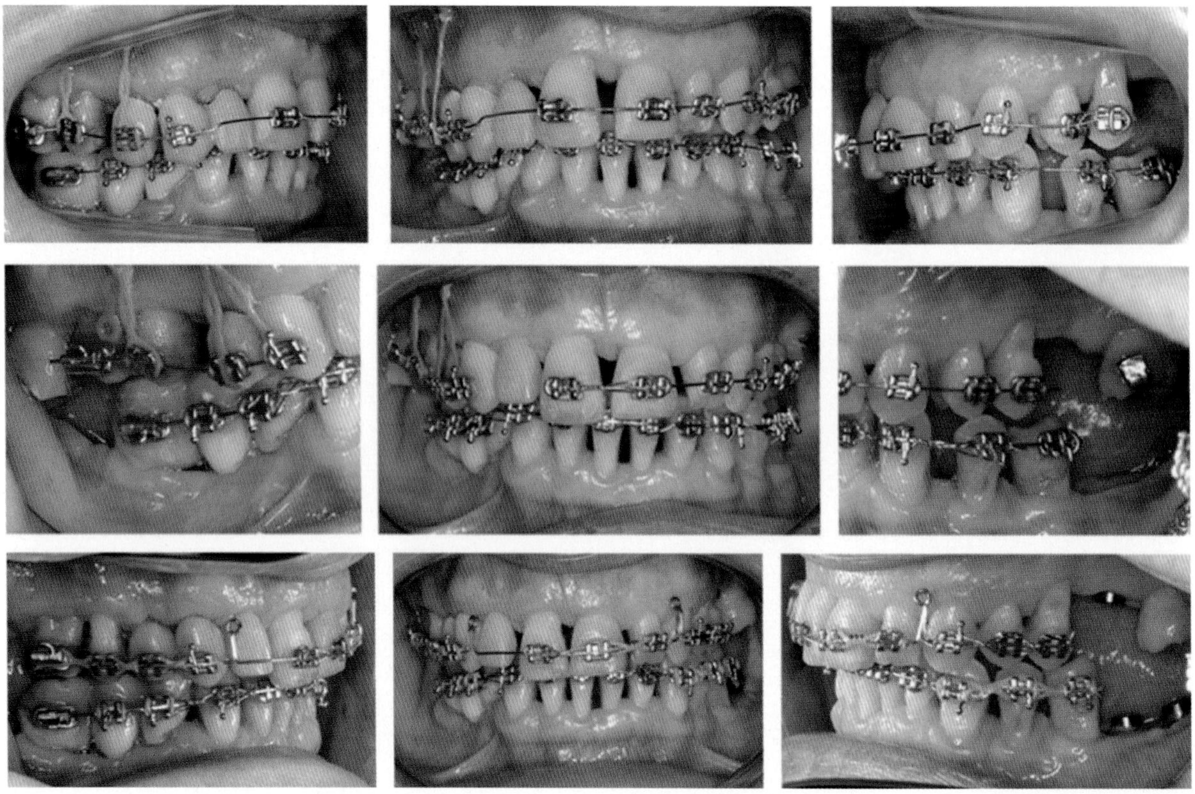

(e)

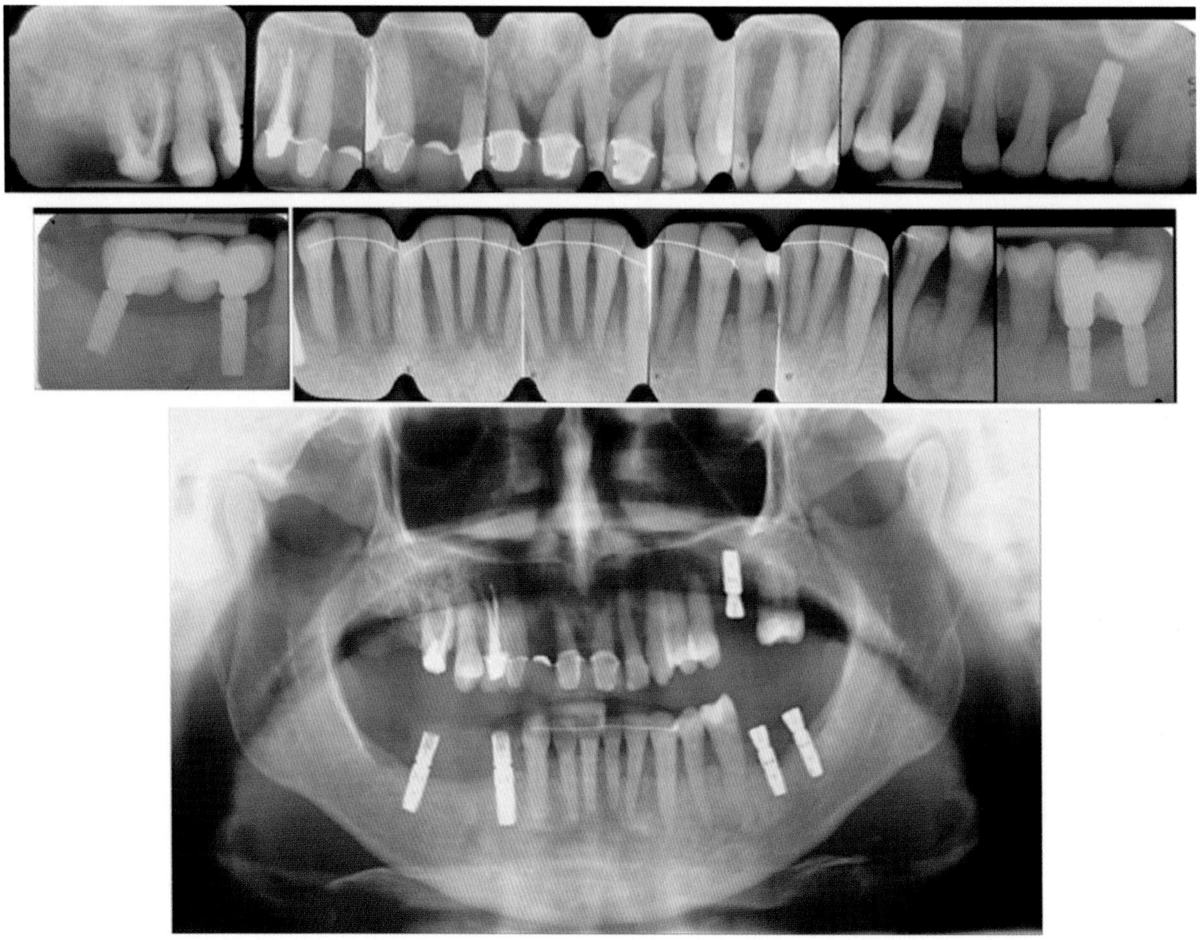

图47-10（续）　（d）正畸治疗的目的在于压低右上后牙段，排齐上下牙列，并关闭间隙，分配间隙为右上后牙的种植修复提供空间。在牙周再生手术9个月后开始上颌的正畸治疗。（e）结束时的系列根尖片和全景片，显示牙槽骨水平稳定，骨内袋得到良好的治疗。

(f)

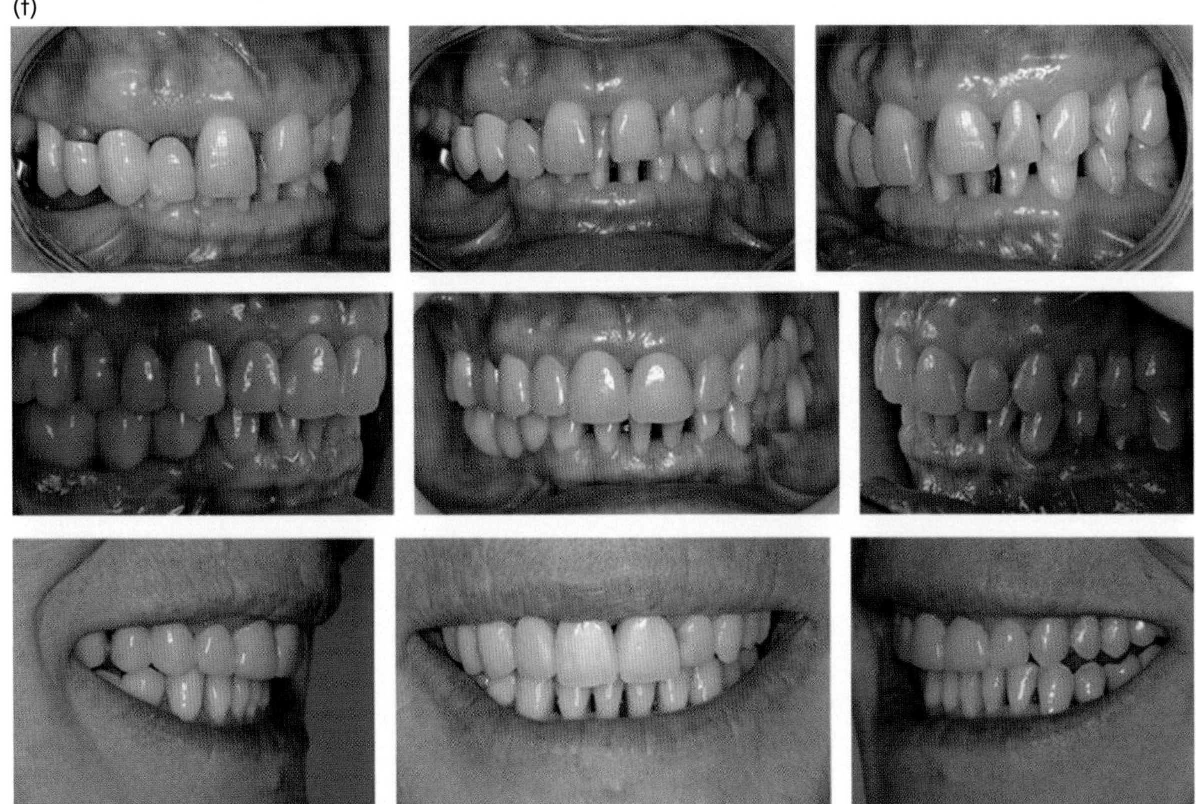

图47-10（续） （f）正畸治疗后，排齐了上颌前牙，重建了殆平面。最后采用全瓷冠进行修复。

病理性牙移位

病理性牙移位（pathologic tooth migration, PTM）是中重度牙周炎患者常见的并发症，也是患者要求正畸治疗的常见原因。它的特点是牙齿位置的明显改变，这是由于牙周附着大量丧失，维持牙齿正常位置的牙周支持力也随之减弱造成的。它的临床表现主要包括牙齿伸长、上颌前牙扇形散开、前牙间隙和覆殆加深等。30%～55%的牙周病患者有病理性牙移位。PTM的病因多样，其中牙周支持组织的破坏可能是其主要因素，对于这些牙周支持力减小的牙齿，非轴向咬合力可能会导致牙齿的异常移动。唇、颊、舌等软组织的力量在牙齿移位中也发生重要作用，主要是导致牙齿的伸长和上颌前牙扇形散开。

当后牙缺失和牙弓完整性丧失时，病理性牙移位也经常伴随后牙咬合塌陷，垂直距离丧失一起出现。治疗这种复杂的解剖和功能病变时需要多学科协作，先进行完整细致的牙周治疗以消除牙周组织的感染和炎症，然后进行正畸治疗排齐牙列调整咬合，最后通过种植和/或修复手段来恢复牙列缺损（图47-11）。

美学问题的多学科治疗

在牙周病患者的正畸治疗中，发生美学方面的并发症是很常见的，主要包括龈乳头丧失、龈缘不齐和严重的牙龈退缩等（Kokich 1996; Gkantidis et al. 2010）。据Kurth和Kokich（2001）报道，38%成年患者在正畸治疗后会出现上颌切牙区的“黑三角”。

这种并发症与牙根角度不当、异常或三角形牙冠形态以及牙槽骨吸收等因素有关。Burke等（1994）发现，成年人治疗前牙列拥挤的程度与治疗后上颌中切牙区龈乳头丧失有关。龈乳头丧失的另一个重要原因是牙槽骨吸收。Tarnow等（1992）发现牙齿间的邻面接触点到牙槽嵴顶的距离与龈乳头存在与否有关。当这个距

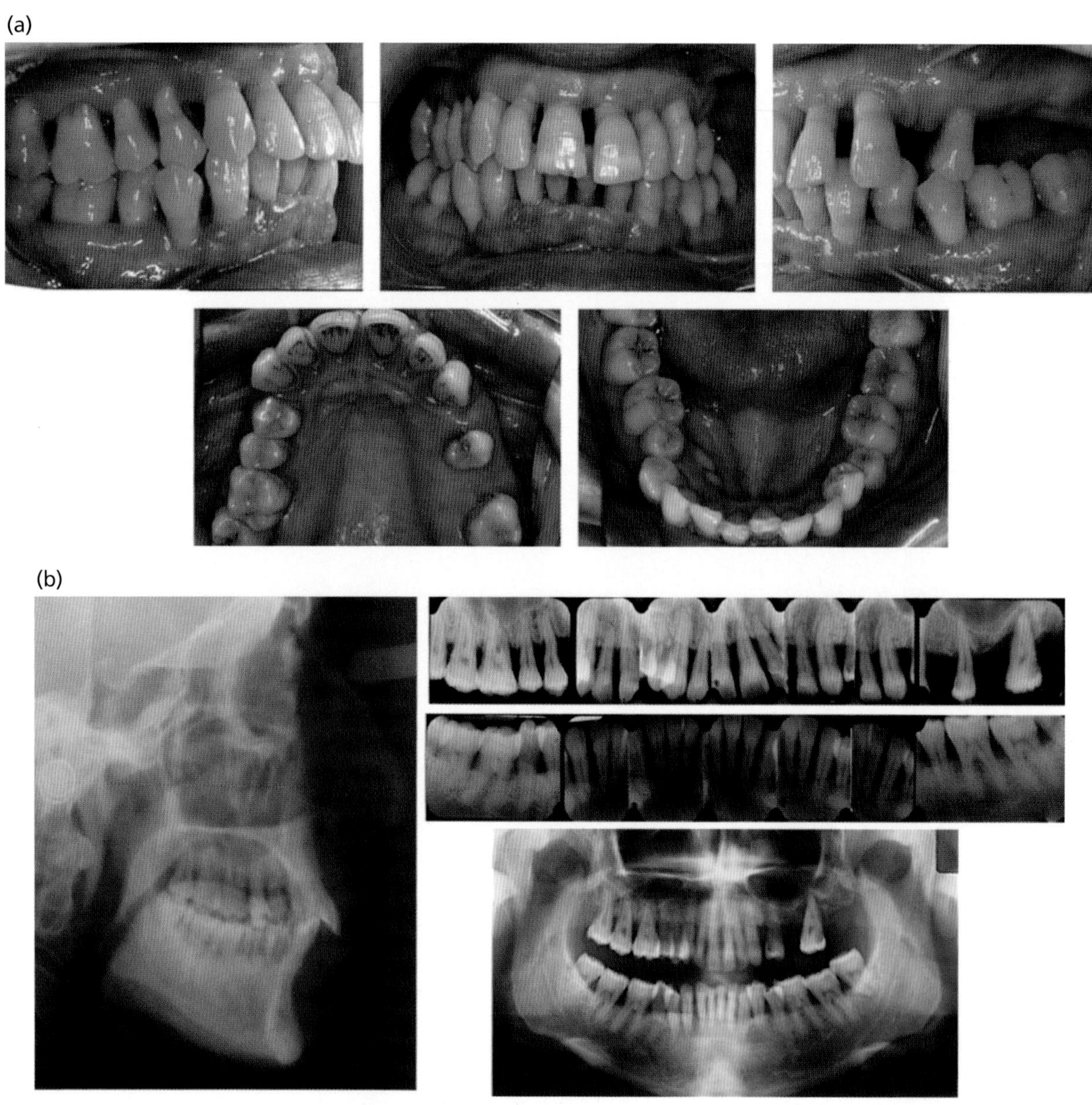

图47-11　重度慢性牙周炎患者，伴病理性牙移位、右侧后牙反殆和后牙咬合塌陷。（a）牙周治疗后正畸治疗前的口内照。（b）影像学图像显示牙槽骨严重吸收。注意26预后不佳。

离≤5mm时，龈乳头存在的概率为100%；6mm时为56%；≥7mm时就只有27%。当前牙存在重度拥挤和牙槽骨丧失时，正畸治疗的目的不应该仅仅是排齐牙列，还要减小邻间隙的距离以挤压软组织形成新的龈乳头。在这种情况下，正畸治疗也可以结合修复治疗，改变牙齿间邻面接触点的位置，从而形成龈乳头健康的呈现效果。

龈缘与上颌前牙的关系在微笑美学中发挥重要的作用。这些前牙的龈缘应该与釉牙骨质界上天然解剖形态相似，并由扇形的薄的牙龈组织和龈乳头充满牙间隙。对患有牙周炎的患牙进行正畸治疗时，经常会发现有龈缘不齐的现象，这需要通过轻微的伸长或者压低牙齿使龈缘达到正确的位置。对于某些局部牙龈明显退缩的牙齿，需要在正畸治疗前进行合适的膜龈手术，来覆盖牙根的表面（图47-3、图47-5和图47-11）。

在制订治疗计划时，评估临床牙冠长度、微笑时牙龈暴露的量及龈缘不齐的程度是非常重要的（Kokich 1996）。根据这些临床检查结果，需要采用不同的牙周美学手术与正畸牙移动相结合来处理这些问题。在某些情况下，需要伸长牙齿并调磨切端；在另一些情况下，需要压低牙齿并

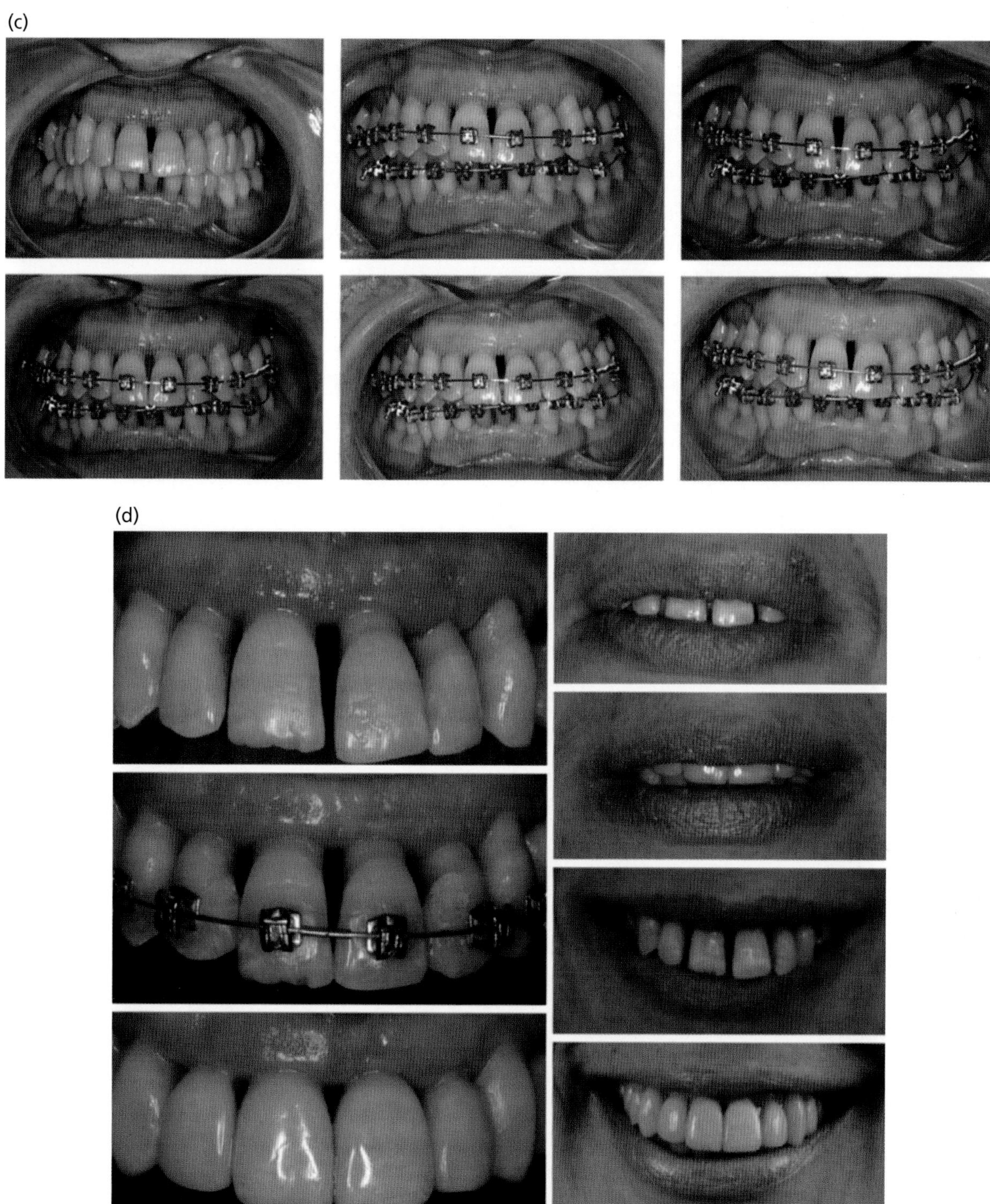

图47-11（续）　（c）正畸治疗的目的是压低上颌前牙，排齐牙齿，为左上后牙的最终种植修复提供空间。（d）复合贴面完成最终固位和美学修复。请注意美学方面以及修复治疗后牙间乳头缺失的改善情况。

重建切端。

在寻求正畸治疗的成年人中，经常可以碰到牙龈过度暴露（“露龈笑”）的问题。引起这个问题的原因包括：上颌垂直向发育过度、深覆𬌗时前牙过度伸长和上颌前牙牙龈向根方退缩不足。这个问题的美学恢复主要是根据病因进行针对性的治疗。

如果“露龈笑”的病因是上颌前牙的伸长，可以通过压低上颌前牙来减轻牙龈过度暴露的问题。针对牙龈向根方迁移不足导致的“露龈笑”，需要通过膜龈切除手术进行矫正。当存在明显的骨性因素时，进行正颌外科手术是唯一的治疗方法。

第18部分：支持治疗
Supportive Care

第48章

牙周支持治疗

Supportive Periodontal Therapy

Christoph A. Ramseier[1], Niklaus P. Lang[1], Janet Kinney[2], Jeanie E. Suvan[3], Giedrė Matulienė[4], Giovanni E. Salvi[1]

[1] Department of Periodontology, School of Dental Medicine, University of Bern, Bern, Switzerland
[2] Department of Periodontics and Oral Medicine, University of Michigan School of Dentistry, Ann Arbor, MI, USA
[3] Unit of Periodontology, UCL Eastman Dental Institute, London, UK
[4] Private Practice, Zurich, Switzerland

前言

牙周炎治疗的长期临床追踪明确地证明了治疗后的专业维护治疗是整个牙周治疗不可分割的一部分。这也是维持长期疗效的唯一手段。大部分患者通过定期复诊等严密的监测，可以预防再感染或将再感染控制在最低水平。然而，不同研究中采用的维护治疗方案并没有为专业维护治疗复诊频率和维护治疗模式给出一个明确的具有普适性的概念。这可能导致部分患者再感染和疾病复发的风险被忽视，另外，也可能导致部分患者的过度治疗。

评估个体疾病复发风险的客观标准已成为近年来关注的焦点。此类评估仍应该基于患者个体水平、牙齿水平或位点水平的风险评估。

本章的目的是讨论积极牙周和种植治疗后持续的患者监测，以预防治疗后的再感染和牙周病进展。也要评估为了达到此目标所采用的维护治疗的模式和程度。

定义

牙周治疗包括：

1. 患者健康的系统评估。
2. 病因相关治疗阶段。
3. 包括牙周手术在内的纠正治疗阶段。
4. 维护治疗阶段。

美国牙周病学会第三届世界研讨会（1989）将这一整体的牙周治疗程序重新命名为“牙周支持治疗（supportive periodontal therapy, SPT）”。这个术语表达了有必要采取治疗手段，以支持患者对牙周感染的自我控制和避免再次感染。为了确保患者尽可能长时间地保持口腔健康，定期复诊应该作为医患之间积极的反馈机制。为了确保适宜的治疗和根据患者需求优化治疗方案，持续的诊断性监测是牙周支持治疗必不可少的一部分。

牙周病预防的基本范式

牙周支持治疗，遵循牙周病和种植体周病的病因学与发病机制的理论框架，必须考虑这类疾病是机会感染导致的。

约在60年前，牙齿上的菌斑堆积和牙龈炎发生发展之间的因果关系得到证实（Löe et al. 1965）。去除菌斑后，牙龈恢复健康，也证明了这种因果关系的存在。菌斑与种植体周黏膜炎的发生也存在同样的因果关系（Salvi et al. 2012）。动物实验结果进一步阐释了这种因果关系，随着菌斑堆积和牙周病发展，实验动物出现结缔组织附着丧失和牙槽骨吸收（Lindhe et al. 1975）。微生物群的组成或者宿主对疾病的防御机制或易感性存在个体差异，因为其中一部分实验动物，尽管有持续48个月的菌斑堆积，但是并没有发生牙周病。然而，在上述研究中，在出现明显的牙龈炎特征之前，牙周病往往就已经进入了初级阶段。因此，我们可以推测，消除牙龈炎症并维护牙龈组织健康可以预防牙周病和种植体周病的发生与复发。事实上，早在1746年，Fauchard就提出“不注意清洁牙齿通常是所有破坏牙齿疾病的病因”。

从临床角度来看，以上提及的结果表明，至少对于接受牙周病治疗或对牙周病易感的患者而言，适当有规律的自我菌斑控制很有必要。这个简单原则可能很难让所有患者贯彻执行，但是定期专业的支持治疗可能在一定程度上补偿自我口腔卫生维护的不足。

上述情况在自然发生牙周病的比格犬模型上已得到证实（Morrison et al. 1979）。实验动物分为两组，试验组在实验开始阶段接受了龈下刮治和根面平整术，随后每天用牙刷清除菌斑，并且在3年间每2周用橡皮杯抛光牙面。对照组在实验开始时未进行龈下刮治，同一时期也未接受任何口腔卫生措施。但是每6个月，对试验组和对照组动物对角1/4象限的牙齿实施龈下刮治与根面平整术。结果表明，在整个实验过程中，试验组在接受初始龈下刮治和根面平整术后，无论是否接受反复的龈下刮治和根面平整术，牙周袋探诊深度（probing pocket depth, PPD）的减少和附着水平的增加都能维持不变。另外，对照组的所有象限无论是否接受反复的龈下刮治和根面平整术，都表现为持续的PPD增加和附着丧失。然而，在每6个月接受重复的龈下刮治和根面平整术的下颌象限中，牙周破坏的进程明显减小（图48-1）。这些结果表明定期的专业牙周支持治疗，在一定程度上可以弥补“不理想”的个人口腔卫生维护。经过根面刮治后，龈下微生物的数量和特征都发生了明显改变（Listgarten et al. 1978），并且疾病相关的龈下微生物群落的重建可能需要几个月的时间（Listgarten et al. 1978; Slots et al. 1979; Mousquès et al. 1980; Caton et al. 1982; Magnusson et al. 1984）。

大量关于牙周治疗效果的纵向临床研究已经证实，SPT在维持治疗成功方面有重要作用（Ramfjord et al. 1968; Lindhe & Nyman 1975; Ramfjord et al. 1975; Rosling et al. 1976 ；Nyman et al. 1977; Knowles et al. 1979, 1980; Badersten et al. 1981; Hill et al. 1981; Lindhe et al. 1982a, b; Pihlström et al. 1983; Westfelt et al. 1983a; Lindhe & Nyman 1984; Westfelt et al. 1985; Isidor & Karring 1986; Badersten et al. 1987; Kaldahl et al. 1988）。以上所有研究表明，不管最初采取何种治疗方式，专业的牙周支持治疗（复查间隔3～6个月）可以维持PPD和临床附着水平的稳定。

其中一项研究中（Nyman et al. 1977）有一个值得注意的结果，即接受了包括手术治疗在内的牙周治疗，但是却没有接受专业的牙周支持治疗的重度牙周炎患者，其表现出的牙周炎复发，包括附着丧失的进展速度是牙周病易感人群自然进展速度的3～5倍（Löe et al. 1978, 1986）。Axelsson和Lindhe（1981a）追踪研究了牙周治疗

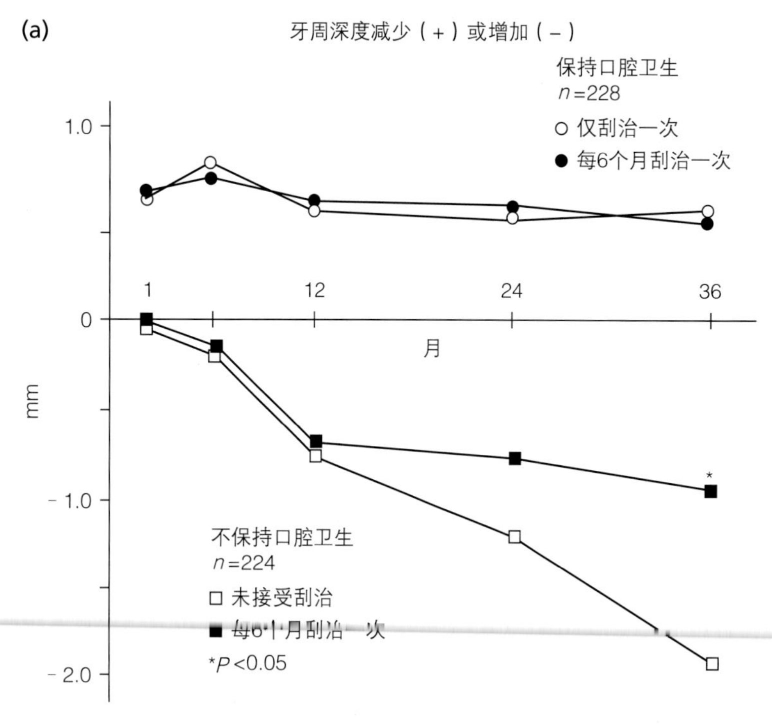

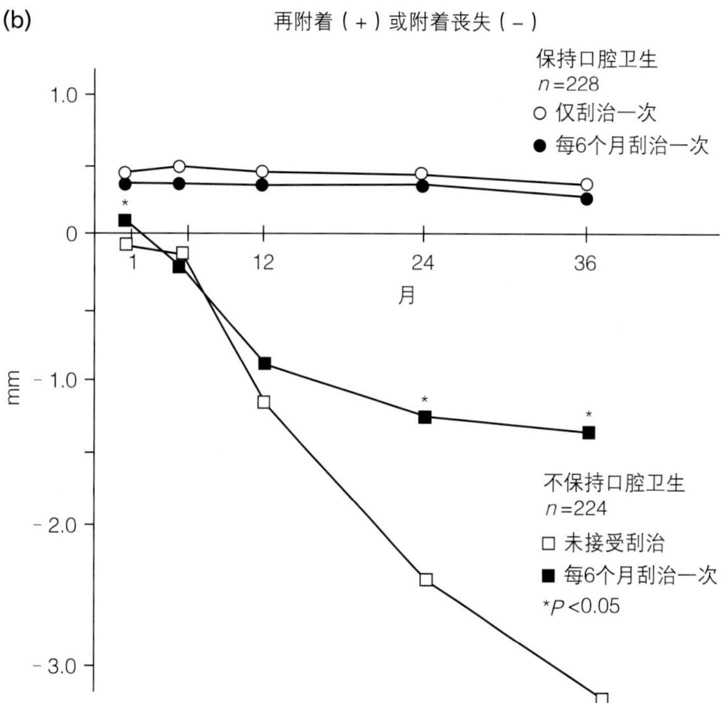

图48-1　（a）接受或不接受反复龈下刮治和根面平整术的试验组（口腔卫生维护措施）和对照组（无口腔卫生维护措施）动物，其平均探诊深度减少（+）或探诊深度增加（-）与基线情况相比。（b）接受或不接受反复龈下刮治和根面平整术的试验组（口腔卫生维护措施）和对照组（无口腔卫生维护措施）动物，其附着获得（+）或丧失（-）与基线情况相比。（来源：数据来自Morrison et al. 1979。经John Wiley & Sons许可转载）

后6年内无牙周支持治疗的结果。经过术前根面刮治和口腔卫生指导后，所有研究患者都接受了改良Widman翻瓣术。在2个月的愈合期内，每2周进行专业牙齿清洁。这个阶段后，获得基线临床数据，之后，其中1/3的患者不再接受治疗，而剩余的患者接受3个月一次的专业牙周支持治疗。这些患者保持了非常好的口腔卫生，并且因此获得了一个很低的探诊出血比例。此外，PPD和牙周附着水平在6年内未发生变化。相比之下，没有定期复诊的患者，在3年后及6年后的复查时，表现出牙周炎复发的明显指征。Kerr（1981）进一步提出了不接受专业支持治疗的患者疾病复发可能性的证据。治疗成功5年后，45%的患者的牙周状况与治疗前相似。这些患者进行牙周支持治疗的间隔期在9～18个月。Farooqi等（2015）的系统评价也得到了相似的结果，较短的复诊间隔与牙齿脱落减少呈正相关，但关于特定复诊间隔（如3个月）的现有证据仍然很少（Farooqi et al. 2015）。

尽管对于接受了牙周治疗和重建治疗的患者进行控制良好纵向临床研究数量非常有限，但应该认识到专业的牙周支持治疗是有效的。在一项纵向研究中，患有重度牙周炎并接受牙周和修复联合治疗的患者，在5~8年的研究期内，每3~6个月进行牙周支持治疗可以维持牙周健康（Nyman & Lindhe 1979）。Valderhayg和Birkeland（1976）以及Valderhaug（1980）长达15年的研究，也得到了相似的结果。另一项研究纳入了36名在牙周治疗后接受了多单元悬臂桥式修复体治疗的患者，证明了牙周健康可以维持5~12年（Laurell et al. 1991）。近期更多研究表明，牙周炎患者在慢性牙周炎治疗成功并接受广泛的固定修复后，规律的SPT可以保持其牙周健康稳定。在10~11年的长时间观察期，只有1.3%（Hämmerle et al. 2000）和2.0%（Moser et al. 2002）的基牙表现为少量附着丧失。相反地，一项保险报告显示没有定期接受SPT的患者，在6.5年观察期后，牙周炎复发率约10%（Randow et al. 1986）。

结论：牙龈炎和牙周炎的病因已经得到了非常深入的了解。然而，引发并维持炎症反应的微生物刺激因素，可能无论多长时间都不能从龈牙结合部和种植体周微环境中被彻底清除。清创后微生物会再次定植，形成再次感染的生态环境并导致疾病的进一步发展，因此需要定期接受专业的龈上和龈下微生物沉积物的清除。大量控制良好的临床研究证明，只有定期干预龈下微环境，以清除龈下菌斑，才可以长期预防疾病发展。

不规律牙周支持治疗的牙周炎患者的风险评估

未接受治疗的人群或依从性不差的患者，可能是研究牙周炎患者忽视SPT治疗后果的最佳对象。

在为数不多的报道未经治疗的牙周炎易感人群的研究中，有一篇报告了未接受牙科治疗的斯里兰卡茶场的工人，持续地牙周附着丧失和失牙（Löe et al. 1986; Ramseier et al. 2017）。在这种对于西方国家而言非常独特的情况下，研究人员发现平均每颗牙每年的附着丧失为0.3mm。并且，工人们每年因牙周炎导致的失牙数量为0.1~0.3。在另一项针对美国未经治疗牙周炎人群的研究则发现，在4年的观察期内每年的失牙数量为0.61颗（Becker et al. 1979）。这个结果与维护良好的牙周治疗患者的失牙情况大相径庭（Hirschfeld & Wasserman 1978; McFall 1982; Becker et al. 1984; Wilson et al. 1987; Ng et al. 2011; Costa et al. 2012, 2014）。这些患者要么在长达22年的维护期内非常稳定，没有失牙，要么仅仅有少量牙周附着丧失和丧失0.03颗（Hirschfeld & Wasserman 1978）或0.06颗牙齿（Wilson et al. 1987）。

依从性差但对牙周炎易感的患者，在牙周手术干预后不接受SPT，无论选择何种手术类型，都以约每年1mm的速度持续产生牙周附着丧失（Nyman et al. 1977）。这速率几乎是牙周病“自然”进展预期的3倍（Löe et al. 1978, 1986; Ramseier et al. 2017）。

在英国一项关于私人诊所情况的研究显示（Kerr 1981），在牙周治疗后被转回全科口腔医生的患者中，45%会在5年后出现完全再感染。在一项英国的私人诊所研究（Kerr 1981）中，患者牙周手术后找全科口腔医生复诊，5年后45%的患者表现为完全再感染。

在积极牙周治疗后不接受维护治疗的私人诊所的患者，也表现出相似的结果（Becker et al. 1984）。随后的检查显示牙周病复发的明显指征，包括PPD增加，多根牙根分叉病变伴失牙。同时，在一组接受SPT的频率＜12个月一次的患者中，报告了影像学上的牙槽骨吸收和牙齿脱落（De Vore et al. 1986）。

这些研究证明，如果忽视、拒绝或遗漏

SPT，牙周治疗对维护牙周健康而言也是无效的。

在关于缺乏SPT的疾病易感人群的研究中，最令人印象深刻的可能是Axelsson和Lindhe的临床试验，研究中1/3患者被转回全科医生处接受维护治疗，2/3的患者按照精心制订的牙周维护计划进行SPT（Axelsson & Lindhe 1981a）。77名患者分别在治疗前，最后一次手术的2个月后，以及3年和6年后接受了检查。52名接受精心设计的SPT系统性治疗的患者，在最初2年每2个月复诊一次，后4年每3个月复诊一次。第二次检查的结果（最后一次手术2个月后）显示，两组患者最初的治疗效果都很好。随后，接受SPT的患者能够保持良好的口腔卫生，牙周附着水平也没有发生变化。未接受SPT的患者，菌斑评分和炎症牙龈单位数量与基线值相比显著增加（图48-2a）。随后出现牙周炎复发的明显指征。术后3年和6年检查的平均牙周袋深度和附着水平均大于基线值（图48-2b）。SPT组几乎99%的牙面都表现为附着水平改善、无变化，或者<1mm的附着丧失，而非SPT组只有45%（表48-1）。非SPT组患者6年复查中，55%的位点表现为2~5mm的进一步附着丧失，20%的牙周袋深度≥4mm（表48-1和表48-2）。

结论：牙周病易感患者如果不接受精心制订和实施的SPT计划，具有较高的再感染和牙周病进展的风险。所有接受牙周病治疗的患者，都因

表48-1　在基线、积极牙周治疗后2个月和6年随访检查中，探诊附着水平有不同变化的位点百分比

位点水平	牙周探诊深度（mm）	
	SPT组	非SPT组
附着水平改善	17	1
无变化	72	10
附着丧失		
≥1mm	10	34
2~5mm	1	55

SPT，牙周支持治疗。来源：表来自Axelsson & Lindhe 1981b。经John Wiley & Sons许可转载

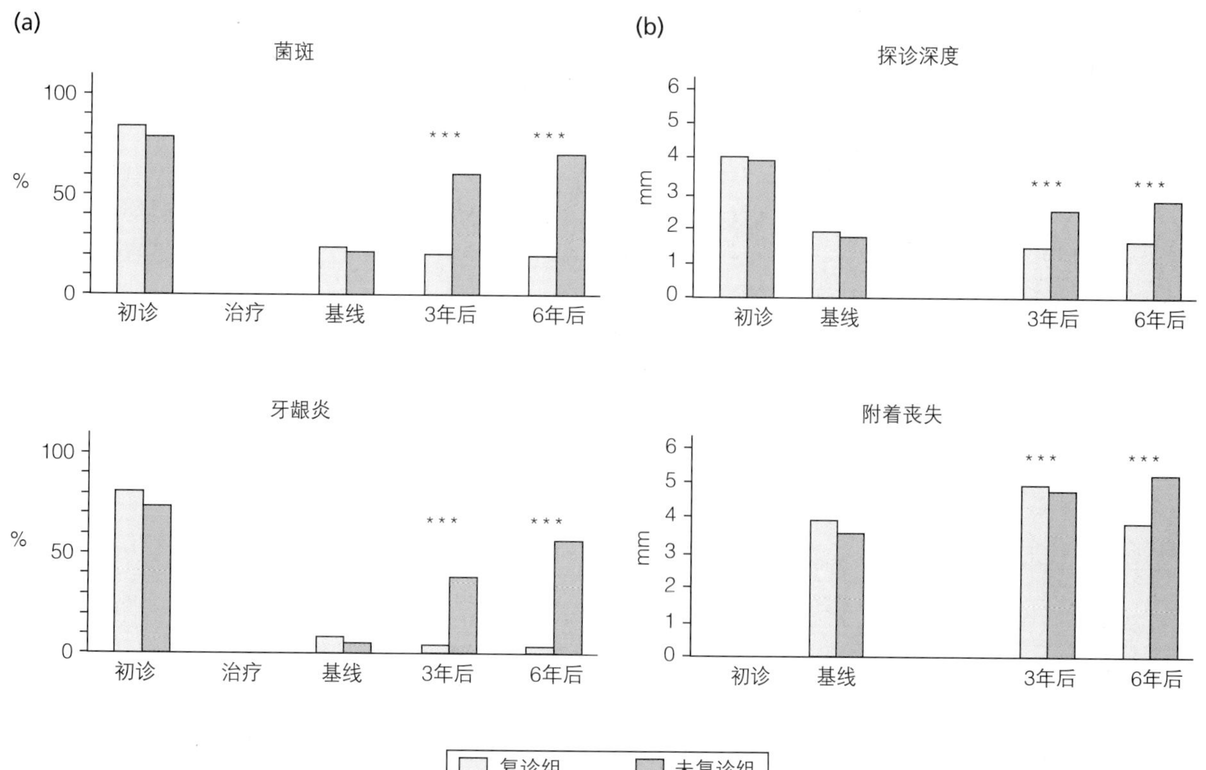

图48-2　直方图显示初诊时、基线时和复诊时的（a）有菌斑定植的牙面（上图）和炎症牙龈单位（探诊出血）（下图）的平均百分比，以及（b）平均探诊深度（上图）和探诊附着水平（下图）。*，显著差异。（来源：数据来自Axelsson & Lindhe 1981b。经John Wiley & Sons许可转载）

表48-2 SPT组和非SPT组患者在初诊检查、积极牙周治疗2个月后以及3年和6年随诊的不同探诊深度的百分比

检查	不同牙周袋探诊深度的百分比					
	≤3mm		4～6mm		≥7mm	
	SPT组	非SPT组	SPT组	非SPT组	SPT组	非SPT组
初诊	35	50	58	38	8	12
基线	99	99	1	1	0	0
3年	99	91	1	9	0	0
6年	99	80	1	19	0	1

来源：表来自Axelsson & Lindhe 1981b。经John Wiley & Sons许可转载

其病史而属于这一风险类别，充分的支持治疗程序对于良好的长期治疗效果至关重要。SPT的目的是定期去除龈下菌斑微生物，并且必须辅以良好的患者自我龈上菌斑控制。

牙龈炎患者的牙周支持治疗

几项主要针对儿童的研究表明，定期的专业预防性就诊联合强化的自我口腔卫生维护在控制牙龈炎方面有效（Badersten et al. 1975; Poulsen et al. 1976; Axelsson & Lindhe 1981a, b; Bellini et al. 1981）。然而，这并不意味着儿童时期的维护治疗可以避免以后发生更严重的疾病。因此很明显，患者和专业的口腔卫生人员都应坚持终身SPT。

保持良好的口腔卫生并接受定期专业牙周预防治疗的成年人，明显比未参与这种治疗的患者牙周更为健康（Lövdal et al. 1961; Suomi et al. 1971）。一项具有历史意义的特殊研究纳入了挪威奥斯陆工业工厂的1428名成年人（Lövdal et al. 1961），在长达5年的观察期间，受试者每年复诊2~4次，接受口腔卫生指导、龈上洁治和龈下刮治，受试者比未采取这些措施的患者所预期的牙龈状况改善了约60%，失牙减少了50%。

另一项研究（Suomi et al. 1971），对患有牙龈炎或者仅有少量附着丧失的年轻患者的牙周支持组织丧失情况，进行了超过3年的随访。试验组每3个月接受一次龈上洁治和口腔卫生指导，菌斑和牙龈炎症明显少于未进行治疗的对照组。试验组每个牙面的平均探诊附着丧失仅仅为0.08mm，而对照组为0.3mm。

不改善口腔卫生状况，而仅进行刮治和根面平整的成年牙龈炎患者，与每6个月接受预防性治疗的患者相比，牙龈状况没有改善（Listgarten & Schifter 1982）。

结论：现有资料表明，牙龈炎预防患者的牙龈炎症和早期附着丧失主要依赖于患者自我菌斑控制水平，同时也依赖于减少龈上和龈下菌斑堆积的进一步治疗措施。

牙周炎患者的牙周支持治疗

如前所述，学者们已经开展了一系列关于牙周治疗方法的纵向研究，首先在美国的密歇根大学，随后在瑞典的歌德堡大学、美国内布拉斯加州的明尼苏达大学和美国的洛马林达大学。这些研究总是让患者定期复诊（3～4个月），接受完善的SPT。尽管患者菌斑控制的程度不同，但是对于大部分患者而言，SPT都能很好地维持术后附着水平的稳定（Knowles 1973; Ramfjord et al. 1982）。

平均而言，在纵向研究中，无论采取何种治疗方法，大多数患者都能保持PPD减少和探诊附着增加的良好的治疗效果（Ramfjord et al. 1975; Lindhe & Nyman 1975; Rosling et al. 1976; Nyman et al. 1977; Knowles et al. 1979, 1980; Badersten et al. 1981; Hill et al. 1981; Lindhe et al. 1982a; Pihlström et al. 1983; Westfelt et al. 1983a, b, 1985; Isidor &

Karring 1986; Badersten et al. 1987）。

在一项研究中，通过病因相关治疗和改良Widman翻瓣术成功治疗的75名极重度牙周炎患者（Lindhe & Nyman 1984），在14年的有效SPT期间，仅极少数位点复发感染。然而，我们必须意识到牙周炎复发是在完全无法预测的时间间隔内出现的，但集中在25%的患者群体中（每61例中有15例）。这表明，如果实施了完善的SPT治疗，牙周炎易感人群中大部分患者可以得到“治愈”，而相对较少的一部分患者（20%～25%）偶尔会出现复发性牙周再感染。医生则需要辨别这些具有很高疾病易感性的患者，并长期监测患者是否复发牙周炎，这显然是一个挑战。

20年前，一个私人诊所开展了一项为期30年的研究，探究以菌斑控制为基础的牙周支持治疗对于失牙、龋齿和牙周病进展的作用（Axelsson et al. 2004）。这项前瞻性对照队列研究开始时纳入了接受传统维护治疗（每年由指定医生实施1次或2次）的375名试验组患者和180名对照组患者。6年后，对照组患者不再继续接受治疗。试验组患者最初2年每2个月复诊并预防性治疗一次，随后的3～30年里每3～12个月复诊并预防性治疗一次（具体间隔时间根据不同个体需求制订）。复诊时预防性治疗的内容为清除菌斑生物膜和专业的机械性牙齿清洁，包括使用含氟牙膏。在30年的维护过程中，仅有极少量的失牙（0.4～1.8），且失牙的主要原因是根折。在这30年中，发现了1.2～2.1个新发龋损（＞80%为继发龋）。同一时期，只有2%～4%的位点发生了≥2mm的牙周附着丧失。这项特别的研究清楚地证明了，在菌斑控制基础上为患者实施个性化SPT，可以明显地降低失牙率，使龋病复发率最小化，并几乎保持完全的牙周稳定。

总结：SPT是保证长时间维持临床附着水平的良好治疗效果的首要条件。对于大多数患者而言，治疗效果已被证明可以维持长达14年的时间，在私人诊所的研究中，这个时间甚至可以达到30年，但必须意识到，小部分患者会在完全无法预测的情况下发生再感染和少量位点的牙周病变进展。对患者、牙齿和牙齿位点水平进行持续的风险评估，是SPT所面临的挑战。

连续多水平风险评估

最初牙周诊断时就需要考虑疾病的后果，换句话说，就是要记录牙周附着丧失、伴随的牙周袋形成和炎症存在情况，与之相反，SPT阶段的诊断基于成功的积极牙周治疗后健康状况的变化。这反过来意味着，一旦达到积极牙周治疗的目的（如1～3阶段），牙周恢复健康后，就需要确立新的基线（Claffey 1991）。这个基线包括炎症得到控制后所获得的临床附着水平。理想状态下，SPT可以将积极治疗后获得的临床附着水平维持很多年。然而，如果发生再次感染，临床附着将进一步丧失。因此，相关的问题是，对于接受过牙周治疗位点的牙周破坏进展和再次感染，哪些临床参数能作为牙周病新发的或复发的早期指标？为了解释有关评估疾病进展的危险因素/指征的临床研究的结果，统一“进展性”疾病的定义也非常重要。第五届欧洲牙周病学研讨会上提出了这样的定义（Tonetti & Claffey 2005）：≥2颗牙有≥3mm的纵向的邻面附着丧失。在无法连续测量邻面附着丧失的部位，可以采用根尖片上≥2颗牙有≥2mm的纵向的牙槽骨丧失作为替代。

从临床角度而言，牙周状况的稳定反映了细菌侵袭和有效的宿主防御之间的动态平衡。同样地，无论其中哪一方占优势，这种体内稳态都倾向于发生快速变化。因此，很明显地，诊断过程必须以针对多水平的危险因素进行持续监测为基础。诊断评估的间隔时间也必须根据所有的危险因素和预期的效果做调整。根据个体疾病复发的危险因素评估，安排患者接受SPT已被证实是经济有效的（Axelsson & Lindhe 1981a, b; Axelsson et al. 1991）。

个体牙周风险评估

对于患者牙周炎复发风险的评估可能以一系

列的临床指标为基础，这些指标的重要性彼此相当。全方位的危险因素和危险指标应同时进行评估。为了达到这个目的，学者们建立了一个功能图谱（图48-3）（Lang & Tonetti 2003），这个图谱涵盖以下几个方面：

- 患者水平的探诊出血（bleeding on probing, BoP）百分比。
- 积极牙周治疗后剩余牙周袋探诊深度≥5mm比率（数量）。
- 总的28颗牙齿中失牙数。
- 牙周支持组织丧失与患者年龄的相关性。
- 全身健康状况和遗传学背景。
- 吸烟等环境因素。

每一个指标都有自己高、中、低风险的划分。积极牙周治疗后对患者进行这些因素的综合评估，从而获得个体化的综合风险评估，以此为依据决定SPT就诊的频率和复杂程度。如果未来出现额外的重要因素，则对功能图进行相应的修改。在积极牙周治疗之后，牙周风险评估（periodontal risk assessment, PRA）在明确基于个体水平疾病进展的风险水平判断方面的有效性，已经在世界各地的一些队列研究中得到了验证（Lang et al. 2015）。

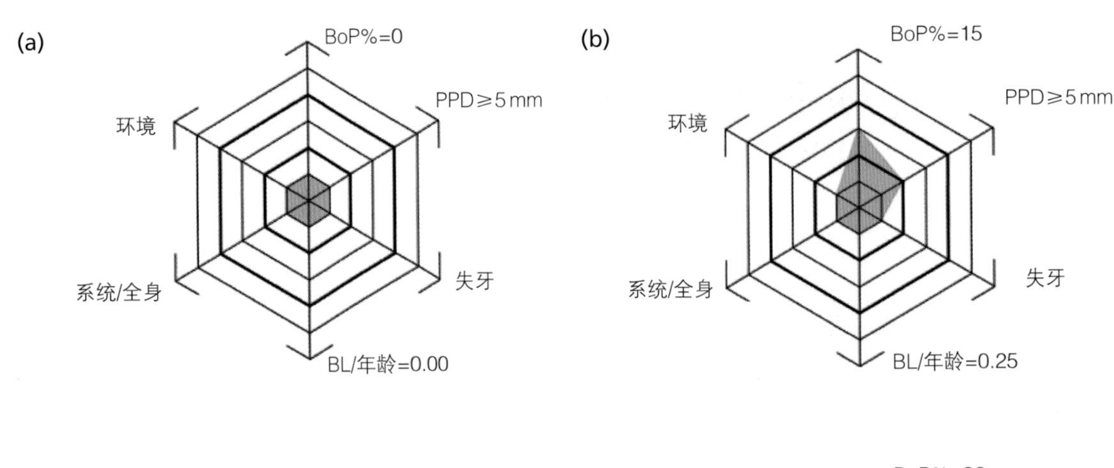

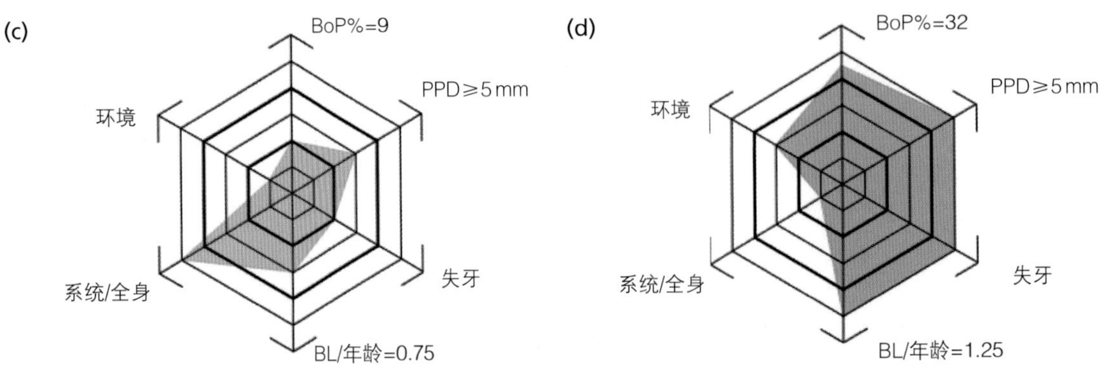

图48-3　（a）评估患者牙周炎病复发风险的功能图谱。每一个向量代表一个危险因素或指标，并有低、中、高风险的区域划分。同时评估所有因素，因此风险相对低的就位于多边形的中央，而风险相对高的范围就会超出第二个加粗的多边形。在两个加粗的环之间是中风险区域。来源：www.perio-tools.com/pra。（b）低风险维护期患者的功能图谱。探诊出血（bleeding on probing, BoP）百分比率是15%，4个剩余PPD≥5mm，2颗失牙，BL/年龄为0.25，未发现全身因素，患者无吸烟史。（c）中风险维护期患者的功能图谱。BoP为9%，6个剩余PPD≥5mm，4颗失牙，BL/年龄为0.75，患者有1型糖尿病病史，无吸烟史。（d）高风险维护期患者的功能图谱。BoP为32%，10个剩余PPD≥5mm，10颗失牙，BL/年龄为1.25，未发现全身因素，偶尔吸烟。BL，骨丧失；PPD，牙周袋探诊深度。（来源：数据来自Lang & Tonetti 2003。经John Wiley & Sons许可转载）

基于个体的风险参数评估可在数年，最好是5年后重复进行。与此同时，对剩余牙周袋和BoP进行更详细的评估，可能有助于确定3～12个月的具体复诊间隔（见“制订个性化的SPT复诊时间间隔”）。

PRA工具可以在www. perio-tools.com/pra上在线使用。

牙周支持治疗依从性

一些调查表明，只有少数牙周炎患者能很好地配合接受规定的SPT（Wilson et al. 1984; Mendoza et al. 1991; Checchi et al. 1994; Demetriou et al. 1995）。最近的一项研究证实，尽管有建议，约25%患者不再复诊接受SPT（Ramseier et al. 2014）。没有依从性或依从性差的患者应该属于牙周病进展高风险人群，因为已有研究明确证明，与依从性差的患者相比，牙周治疗后定期SPT的患者预后更好（Axelsson & Lindhe 1981a; Becker et al. 1984; Cortellini et al. 1994, 1996）。有一篇报道比较了牙周治疗后按时定期复诊的患者和不按时复诊的患者的个体差异，发现后者生活压力大的概率更高，人际关系也更不稳定（Becker et al. 1988）。此外，有研究证明，吸烟者依从性明显低于非吸烟者或曾吸烟者（Ramseier et al. 2014）。

口腔卫生

由于菌斑生物膜是目前牙周病发生最重要的病因（Kornman & Löe 1993），因此全口细菌负荷的评估在判断疾病复发风险方面起关键作用。然而，必须意识到牙周支持治疗期间对微生物环境的定期干扰，最终会掩盖这样明显的相关性。在接受不同手术和非手术治疗的患者身上，已经清楚表明生物膜感染的牙列会在多个位点复发牙周病，而生物膜得到控制并规律SPT的牙列可以多年保持牙周状况稳定（Rosling et al. 1976; Axelsson & Lindhe 1981a, b）。迄今为止，还没有发现能够与维持牙周健康相互兼容的生物膜感染水平。然而，在临床实践中，生物膜控制在20%能被大多数患者接受。需要意识到全口生物膜计分应该与患者的宿主反应相关，换句话说就是与炎症指标相比较，这一点很重要。

探诊出血位点百分比

轻柔探诊时牙龈出血是炎症的客观指标，这一指标已被纳入牙周健康状况评分系统（Löe & Silness 1963; Mühlemann & Son 1971），也被单独用作参数使用（Lang et al. 1986, 1991）。在评估患者牙周炎复发风险方面，BoP至少部分反映患者的依从性和口腔卫生维护水平。尚没有研究发现当BoP百分比高于某个特定水平时，有更高的疾病复发风险。然而，一项回顾性研究表明，BoP百分比为20%是患者5年内保持牙周稳定和相同时间段内复发之间的分界点（Ramseier et al. 2015）（图48-4）。Claffey等（1990）、Badersten等（1990）和Joss等（1994）的研究进一步证明BoP百分比在20%～30%时，疾病进展风险更高。

评估患者疾病进展风险时，BoP百分比反映了患者菌斑控制能力、对于细菌入侵的宿主反应和患者依从性等的综合特性。因此，BoP百分比是疾病复发风险评估功能图谱中的第一个危险指标（图48-3）。范围是二次方形式（4、9、16、25、36），向量分类＞49%。

平均BoP百分比值低（＜10%的牙面）的患者可能复发风险低（Lang et al. 1990），而平均BoP百分比值＞25%的患者发生再感染的风险高。

剩余牙周袋探诊深度≥5mm的发生率

PPD≥5mm的剩余牙周袋数量一定程度上反映牙周治疗的效果。尽管深度本身作为单独的指标时，没有太多意义，但与BoP和/或脓肿等其他指标一起评估时，可以反映现存的可能发生再感染的位点。因此，可以想到，最少的剩余牙周袋数量反映牙列中牙周状况的稳定性。在位点水平上，牙周基础治疗后剩余的深牙周袋和牙周支持治疗期间加深的牙周袋，与疾病进展高风

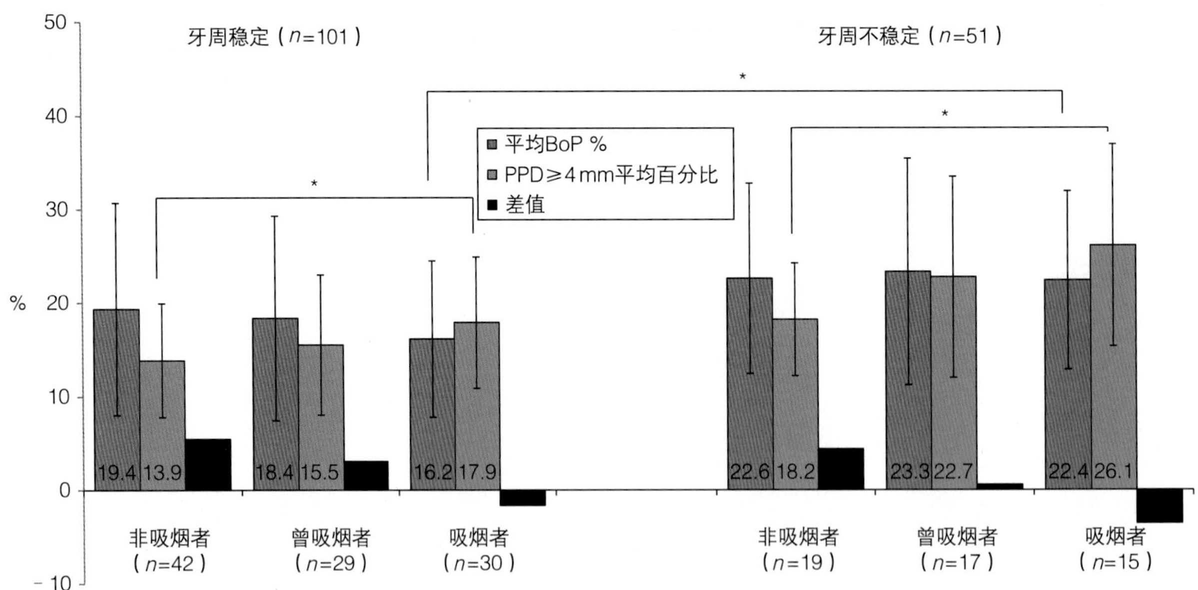

图48-4 不同吸烟状态下，最初均被诊断为Ⅲ期牙周炎的101例牙周稳定患者和51例牙周不稳定患者，在5年牙周支持治疗期间平均探诊出血（bleeding on probing, BoP）、牙周袋探诊深度（periodontal probing depth, PPD）≥4mm的平均百分比和计算的差值。误差棒代表标准差（standard deviation, SD）。牙周稳定和不稳定吸烟患者所计算出的差值为负值表明，PPD≥4mm的平均百分比高于较低的平均BoP。$^*P<0.05$认为差异有统计学意义。（来源：数据来自Ramseier et al. 2015。经John Wiley & Sons许可转载）

险相关（Badersten et al. 1990; Claffey et al. 1990; Matuliene et al. 2008）。然而，在患者水平上，对于某一患者而言，这个证据则不够充分。一项对16名重度牙周炎患者的研究发现（Claffey & Egelberg 1995），在牙周基础治疗后，仍有高比例的PPD≥6mm的剩余牙周袋，提示患者在42个月的维护期内易于发生进一步的附着丧失。在一项平均持续11.3年的回顾性研究中，对172名牙周炎患者实施SPT治疗（Matuliene et al. 2008）。在患者水平对数据进行分析发现，除了重度吸烟（≥20支/天），SPT治疗时间长于10年，最初诊断为Ⅲ期或Ⅳ期牙周炎（Tonetti & Claffey 2005），以及至少有1个位点PPD≥6mm或9个及以上位点PPD≥5mm，均会导致牙周炎进展风险显著增加（Matuliene et al. 2008）。

另外，需要意识到剩余牙周袋的增加，并不代表再感染或疾病进展风险的增加，因为大量纵向研究证明，依赖于个性化的SPT，即使更深的牙周袋也可能保持稳定而不发生进展（如Knowles et al. 1979; Lindhe & Nyman 1984; Ramseier et al. 2019）。

然而，评估患者疾病进展风险时，PPD≥5mm的剩余牙周袋数量是疾病复发风险评估功能图谱中的第二个危险指标（图48-3）。范围为线性形式（2、4、6、8、10），向量分类≥12%。剩余牙周袋数量≤4个的患者风险可能相对较低，而＞8个时，复发的风险高。

总的28颗牙齿中失牙数

尽管牙丧失的原因不明，牙列中剩余牙的数量反映了牙列的功能。仅有前磨牙的短牙弓，即20颗牙齿，也能保证下颌的稳定性和个体的良好功能。短牙弓似乎不会导致下颌功能紊乱（Witter et al. 1990, 1994）。然而，如果总共28颗牙中丧失的牙齿数量多于8颗，常常会损害口腔功能（Käyser 1981, 1994, 1996）。由于牙丧失也是反映患者口腔病史和创伤史的真实结果，因此这个危险指标顺理成章地成为疾病复发风险评估功能图谱中的第三个危险指标（图48-3）。计算牙列中除了第三磨牙以外（28颗牙）牙丧失的数量，不管是桥体修复还是种植修复。范围为线性形式（2、4、6、8、10），向量分类≥12%。

失牙数≤4颗的患者可能被视为是低风险，而失牙数＞8颗则为高风险。

牙周支持组织丧失与患者年龄的相关性

通过影像上牙槽骨的高度对牙周附着丧失的程度和患病率（即患病经历和易感性）进行评估，并计算与年龄的相关性，也许是危险因素中最明显的指标。鉴于目前对牙周病进展过程的了解，以及有证据表明牙周炎发病和进展因不同的时段和个体而异（van der Velden 1991; Ramseier et al. 2017），我们应该意识到与患者年龄相关的早期附着丧失不能排除存在病变快速进展的可能。因此，偶尔会低估特定个体疾病进展的实际风险。而治疗有望对疾病的进展速度产生积极影响，与积极牙周治疗前相比，SPT过程中与患者年龄相关的附着丧失可能是一个更为精准的指标。假设牙周支持组织高度减少（即为牙根长度的25%～50%）仍能满足大部分患者终身的牙列功能需求，那么，对经过牙周治疗患者的风险评估，可能是实现牙列终身功能性使用这一总体治疗目标的稳定预测指标（Papapanou et al. 1988）。

通过根尖片检查后牙区的牙槽骨丧失，评估最严重位点处骨吸收占总根长的百分比，或者通过殆翼片对最严重的位点进行评估并以毫米（mm）记录。1mm相当于10%的骨丧失。然后将百分比除以患者的年龄，将此作为一个影响因素。例如，一名40岁患者后牙区最严重位点处有20%的骨丧失（bone loss, BL），计分为BL/年龄=0.5。而如果一名40岁的患者后牙区最严重位点处有50%的BL，则BL/年龄=1.25。

在对患者进行疾病进展风险评估中，将与年龄相关的牙槽骨丧失程度作为疾病复发风险评估功能图谱中的第四个危险指标（图48-3）。BL/年龄这一指标以0.25为一刻度进行性增加，将0.5作为疾病进展低、中风险的分界，1.0作为疾病进展中、高风险的分界。相应地，这意味着在多因素风险评估中，如果患者后牙区牙槽骨丧失的百分比相对于其年龄所预期的骨丧失更高，则在该指标上具有更高的风险。

全身情况

对Ⅰ型和Ⅱ型（胰岛素依赖型和非胰岛素依赖型）糖尿病患者群的研究充分地证明了改变疾病易感性和/或牙周病进展的关系（Gusberti et al. 1983; Emrich et al. 1991; Genco & Löe 1993）。

我们应该意识到，糖尿病对牙周病的影响已在未经治疗的牙周病患者中得到了研究。我们有理由假设，全身情况也可能影响疾病复发。

近年来，遗传标记可用来确定不同基因型患者对牙周病的易感性。对白细胞介素-1（IL-1）多态性的初步研究表明，同一年龄组中，与IL-1基因型阴性患者相比，IL-1基因型阳性患者表现出更严重的牙周病损（Kornman et al. 1997）。同时，IL-1基因型阳性个体具有更高的失牙率（McGuire & Nunn 1999）。在一项纳入300多名维护良好牙周患者的回顾性分析中，IL-1基因型阳性患者BoP阳性位点百分比更高，并在为期1年的SPT中，表现出较IL-1基因型阴性患者更高BoP百分比（Lang et al. 2000）。此外，在相同的维护期中，后者BoP百分比改善为前者的2倍，表明IL-1基因型阳性的个体即使通过有效的SPT进行规律的维护仍表现为过度反应（Lang et al. 2000）。在澳大利亚一所大学校园里对白领和蓝领工人进行了一项为期5年的前瞻性研究，发现50岁以上的人群中，与IL-1基因型阴性组相比，IL-1基因型阳性组具有更深的PPD，特别是当研究对象均为非吸烟者时（Cullinan et al. 2001）。此外，有研究对5117名成年人的牙齿丧失进行了评估，分别根据吸烟、糖尿病和IL-1基因型等危险因素的定量分析分为低风险或高风险。具体来讲，在高危成年人中，与每年较少牙科就诊的高危人群相比，每年两次牙科就诊与牙齿丧失减少呈正相关（Giannobile et al. 2013）。

在评估患者疾病进展风险时，如果已知存在全身因素，其应作为疾病复发风险评估功能图中的第五个危险指标（图48-3）。在此情况下，这一指标将被标记为高风险区域。如果不知道或无全身因素影响，则在综合风险评估时不考虑全身因素。

关于生理或心理压力对牙周炎进展和易感性的影响或关联的研究较少（Cohen-Cole et al. 1981; Green et al. 1986; Freeman & Goss 1993）。然而，有研究详细记录了与生理或心理压力相关的激素改变（Selye 1950）。

吸烟

烟草主要通过吸烟或咀嚼的形式摄入，吸烟会影响成年牙周炎患者的易感性和疗效。关于这些现象的经典解释有吸烟与口腔卫生不良相关及吸烟者缺乏普遍的健康意识（Pindborg 1949; Rivera-Hidalgo 1986）。然而，最近的研究证实，吸烟本身是牙周炎的一个真正危险因素（Ismail et al. 1983; Bergström 1989; Bergström et al. 1991; Haber et al. 1993）。在年轻人群中（19～30岁），51%～56%的牙周炎与吸烟有关（Haber et al. 1993）。吸烟与牙周炎已被证实具有剂量相关性（Haber et al. 1993）。也有研究表明吸烟会对龈下刮治和根面平整（Preber & Bergström 1985）、改良Widman翻瓣术（Preber & Bergström 1990）和牙周再生治疗（Tonetti et al. 1995）的疗效产生影响。此外，大部分所谓的难治性患者中属于吸烟者（Bergström & Blomlöf 1992）。有研究报告了吸烟对进行牙周支持治疗患者长期疗效的影响。在随后的复查和为期6年的SPT中，吸烟者表现处更差的愈合反应（Baumert-Ah et al. 1994）。另一个研究也证实了这一发现，与非吸烟者相比，积极牙周治疗后，重度吸烟者发生多个（≥9）剩余牙周袋（≥5mm）的比例更高（吸烟者与非吸烟者发生率分别为31.2%和7.3%），并且11年SPT后，两者发生率分别为52.4%和14.8%（Matuliene et al. 2008）。这一研究还发现，重度吸烟是牙周炎进展的一个重要危险因素。此外，84名Ⅳ期C级牙周炎患者经过10.5年的SPT后，吸烟是牙周炎复发的一个主要危险因素。在这项研究中，超过1/2的正在吸烟者在复查中显示牙周炎复发，与非吸烟者相比复发风险增加了10倍（Bäumer et al. 2011）。一篇纳入13个长期牙周支持治疗的观察性研究的系统评价发现，吸烟与失牙相关，而失牙正是牙周炎进展的终点（Chambrone et al. 2010）。

综上所述，目前已有足够的证据表明，吸烟可降低牙周支持治疗的疗效。因此，在SPT期间将重度吸烟者（>20支/天）纳入高风险组是合理的。

为了评估疾病进程中患者的危险因素，如吸烟等环境因素应该考虑为疾病复发风险评估功能图谱中的第六个危险指标（图48-3）。非吸烟者（non-smoker, NS）和曾吸烟者（former smoker, FS）（戒烟>5年）牙周炎复发的风险较低，而重度吸烟者（heavy smoker, HS），即每天吸烟超过1包者牙周炎复发风险高。偶尔吸烟者（Occasional smoker, OS）（<10支/天）和中度吸烟者（moderate smoker, MS）（11～19支/天）疾病进展风险为中度。

患者的个体患病风险评估

基于以上6个特异性参数，构建了一个PRA多功能图谱。在图中，是基于所获得的科学证据构建的矢量，并在不断验证中做了一定的修改。

- 低牙周风险（periodontal risk，PR）患者：所有参数属于低风险或至多一项参数属于中风险（图48-3b）。
- 中牙周风险患者：至少两项参数属于中度风险，至多一项参数属于高风险（图48-3c）。
- 高牙周风险患者：至少两项参数属于高风险（图48-3d）。

数项研究已验证了基于患者的PRA多功能图谱的应用。一项4年的前瞻性队列研究表明（Persson et al. 2003），IL-1基因型阴性的患者在个性化的SPT间隔内全部达到了完全的牙周稳定。但IL-1基因型阳性的患者仅90%达到牙周稳定。另外，两个最近发表的研究，分别纳入100名和160名患者，评估其为期>10年的SPT结果，表明与低、中风险患者相比，高风险患者在积极牙周治疗后更容易发生牙周炎复发（Matuliene et al. 2010）和失牙（Eickholz et al. 2008; Matuliene et al. 2010）。

结论：患者的风险评估可能预测牙周炎进展的易感性。其评估包括了感染水平（全口BoP）、剩余牙周袋比率、缺失牙、与患者年龄相关的牙周支持组织丧失，以及患者的全身状况，最后也要评估环境和行为因素，如吸烟和压力。应该考虑到以上所有因素并进行综合评估。一个功能图谱（图48-3）也许帮助临床医生决定患者水平的疾病进展风险。在www.perio-tools.com/pra上可以找到一个计算患者水平牙周风险的工具。这对于之后制订患者的SPT内容及频率非常有用。

牙齿风险评估

必须认识到，牙齿风险评估可以作为基于个体风险评估的补充，其内容包括对剩余牙周支持组织、牙齿位置、根分叉病变、医源性因素和用于评估功能性稳定的牙齿动度的评估。牙齿风险评估可有助于评估单颗牙齿的预后和功能，可以提示在SPT复诊中是否需要进行特别的治疗措施。

位点风险评估

建议在3个不同水平对患者进行评估。在患者水平，与患者年龄相关的支持组织丧失、全口菌斑指数和/或BoP指数、剩余牙周袋的比率、全身因素或环境因素（如吸烟），以上因素都可对预后产生影响。这一水平风险评估的临床作用主要在于决定维护期复诊的时间和频率。并且为基于牙和牙-位点水平进行的风险评估提供新的视角。

在牙和牙-位点水平，剩余牙周支持组织、炎性参数及持续存在的炎症、存在难以进入的生态位如根分叉区以及存在医源性因素，这些都应该纳入患者的整体风险评估中。牙和牙-位点的风险评估的临床作用包括对于高风险位点合理分配复诊时间，以及提供选择不同的治疗干预形式。

牙周支持治疗的目标

支持治疗的目的是保持牙龈和牙周组织健康，即积极牙周治疗的结果。因此，不管是否进行了额外的治疗，如修复体的重建或种植体的植入，患者定期有效地清除龈上菌斑是获得良好长期预后的先决条件。为了实现这些目标，需要终身履行定期进行临床再评估和合适的治疗，医生有义务对患者进行持续的心理支持和激励。

确定维护治疗的复诊频率没有固定的总原则。但是，一般而言需要考虑以下几个方面：患者个人的口腔卫生状况、BoP阳性位点百分比、治疗前的附着水平和牙槽骨高度。这也就意味着，与菌斑控制良好、牙龈组织健康的患者相比，菌斑控制欠佳和/或高出血位点百分比的患者应进行更频繁的复诊。然而，牙龈健康却伴牙周支持组织高度严重降低的患者，为了减少或者避免牙齿脱落的风险，复诊的间隔应该缩短（不超过3～4个月）。在上文提及的大多数纵向研究中，3～6个月定期进行维护治疗可以保持良好的治疗效果。因此，在治疗后开始维护治疗时应每3～4个月进行一次，之后根据上述讨论的几方面决定延长或缩短复诊间隔。

在积极牙周治疗后6个月内，临床附着水平通常是稳定的，因此有人建议将完成治疗的前6个月作为愈合期（Westfelt et al. 1983b），推荐在此期间经常性地进行专业的牙齿清洁。愈合期后，在安排合理的系统性SPT中应每隔3～4个月复诊行牙周治疗。必须意识到尽管临床附着水平表现为稳定的，但组织轮廓可能处于重塑过程。之后，持续数月甚至数年的形态学改变可能有利于牙面进行口腔清洁。良好的口腔卫生习惯似乎是可以长期维持稳定疗效的最重要的患者因素（Knowles et al. 1979; Ramfjord et al. 1982; Lindhe & Nyman 1984; Ramfjord et al. 1987）。反过来，良好的口腔卫生习惯也需要患者不断改善和提高自我口腔机械清洁技能。显然，在完成病因相关的治疗后应尽快安排定期的SPT复诊，即使在对组织进行仔细的再评估后仍然应该进行牙周手术治疗。将维护治疗的过程延长至矫形治疗，如外科手术、根管治疗、种植治疗、手术或重建性治疗。使患者更好地意识到，与自己定期地自我优化和合适的口腔卫生习惯相比，访问专业的治疗师或保健师可以更好地维持较好的疗效与达到最优预后。

制订个性化的SPT复诊时间间隔

由于PRA是在牙周治疗后应用的，使用时间间隔为5~10年，因此需要开发一种算法来微调每次就诊时使用的SPT访问之间的间隔。最近一项研究为此奠定了基础（Ramseier et al. 2019）。在这项研究中，共对445名患者进行了至少5年的随访，结果共进行了8741次SPT复诊评估。特别关注不同深度的剩余牙周袋的类型以及患者根据SPT复诊时间间隔的纵向表现。该研究构建了一种算法，其中SPT复诊时间间隔是根据患者剩余牙周袋的类型而制订的。通常，牙周袋探诊深度随着复诊时间间隔的缩短而减少，而随着SPT复诊时间间隔的延长，两次复诊之间剩余牙周袋的数量增加。剩余牙周袋数量增加或减少的交点，即决定了能够维持牙周稳定的复诊时间间隔（图48–5）。

例如，在图48–5中，很明显患者SPT时间间隔为3个月时，牙周稳定为PPD≥4mm的位点占30%，≥5mm占20%，≥6mm占4%。然而，如果SPT复诊时间间隔较高（4个月），牙周未定所对应的剩余牙周袋百分比为PPD≥4mm占20%，≥5mm占10%，≥6mm占3%。此外，如果SPT间隔为6个月，可以实现PPD≥4mm的百分比<20%，≥5mm占6%，≥6mm占2%。这清楚地表明，只有极少数剩余牙周袋与牙周稳定性相一致。

可以在www.perio-tools.com/spt上对剩余牙周袋类型进行分析。

日常临床工作中的牙周支持治疗

SPT复诊的时间应该按照患者个体需要进行安排。它基本包含4个不同部分，在定期计划的复诊中可能需要的时间长短不同：

- 检查、再评估和诊断（examination，re-evaluation，and diagnosis，ERD）。
- 口腔卫生宣教、口腔卫生再指导和机械清创（motivation，re-instruction，and instrumentation，MRI）。
- 复发位点的治疗（treatment of re-infected site，TRS）。
- 抛光全牙列、应用氟制剂、制订后期SPT复诊时间间隔（polishing of the entire dentition，application of fluoride，and determination of future SPT，PFD）。

SPT复诊时间分配（图48–6）通常包括10~15分钟的诊断过程（ERD），随后是30~40分钟的口腔卫生宣教、口腔卫生再指导和治疗（MRI），其中机械清创主要集中于诊断为持续性炎症的位点。复发位点的治疗（TRS）应该包括小的成形手术、局部应用药物，或仅在局部麻醉下加强机械清创。上述过程如果必要，则需要预约额外的治疗时间。复诊时间的分配一般包括抛光全牙列、应用氟制剂和再评估疾病程度，包括决定后期SPT的复诊时间（PFD）。这部分内容需要预留5~10分钟。

检查、再评估和诊断

在SPT过程中，患者的健康状况和药物使用情况可能会发生改变，因此，应当对全身健康等信息进行更新。应当留意健康状况和使用药物的改变。特别在中老年患者中，这些因素可能会影响未来的患者管理。在SPT就诊中应该检查口外和口内软组织的情况，以尽早发现异常，并作为口腔癌的筛查，应尤其注意检查舌缘和口底。在维护治疗结束时，对患者的危险因素评估将对决定后期SPT的选择和复诊时间间隔产生影响。对患者的危险因素进行评估后，对牙位点的相关危险因素也进行评估。如前所述，诊断程序通常包括以下几个方面：

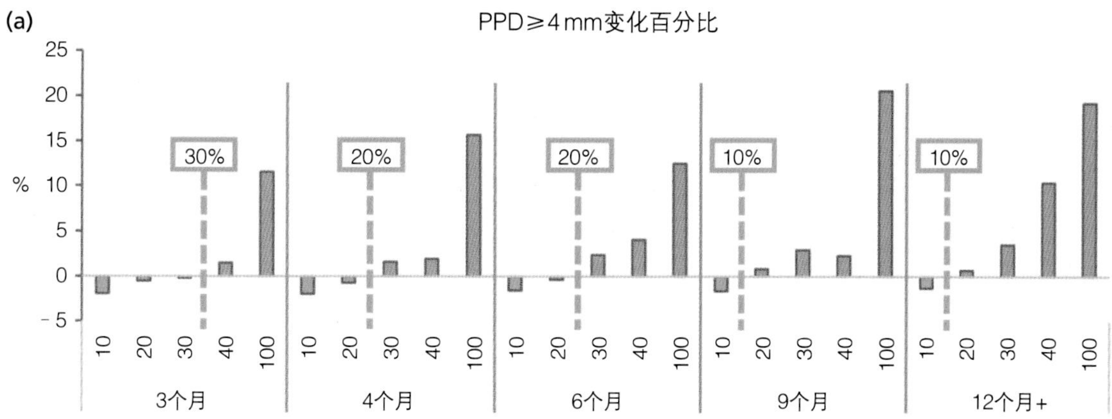

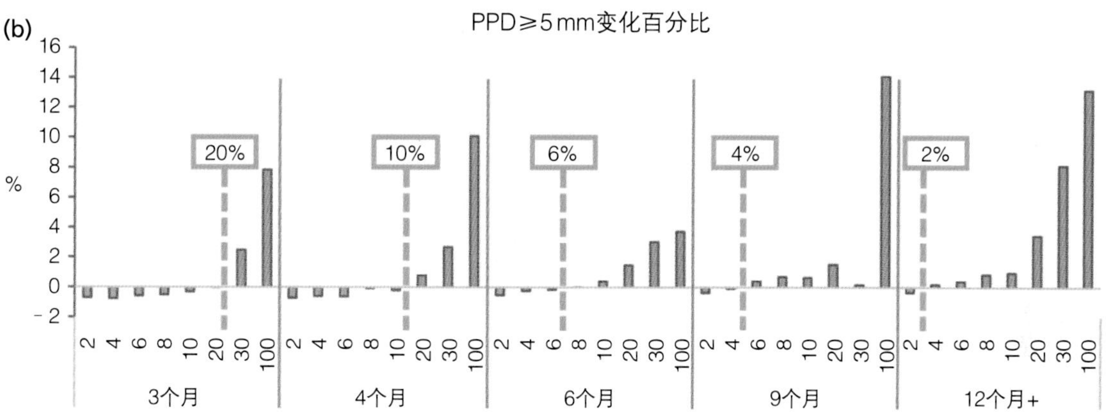

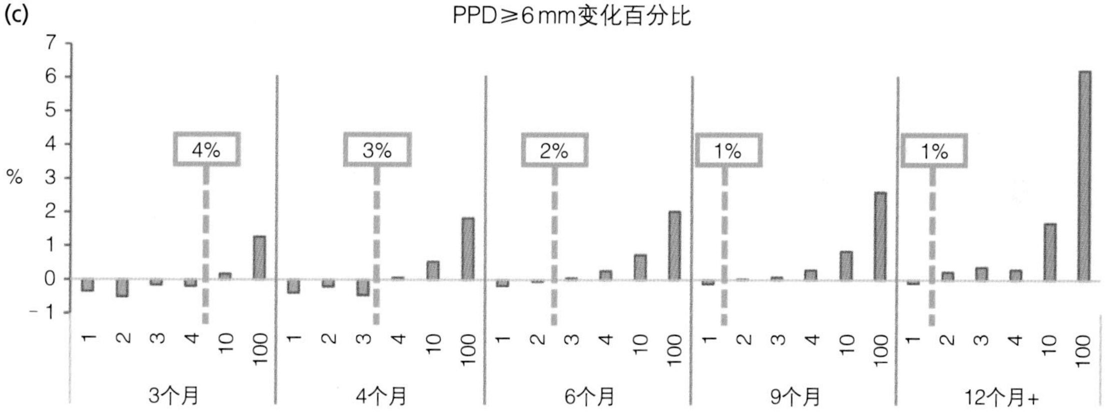

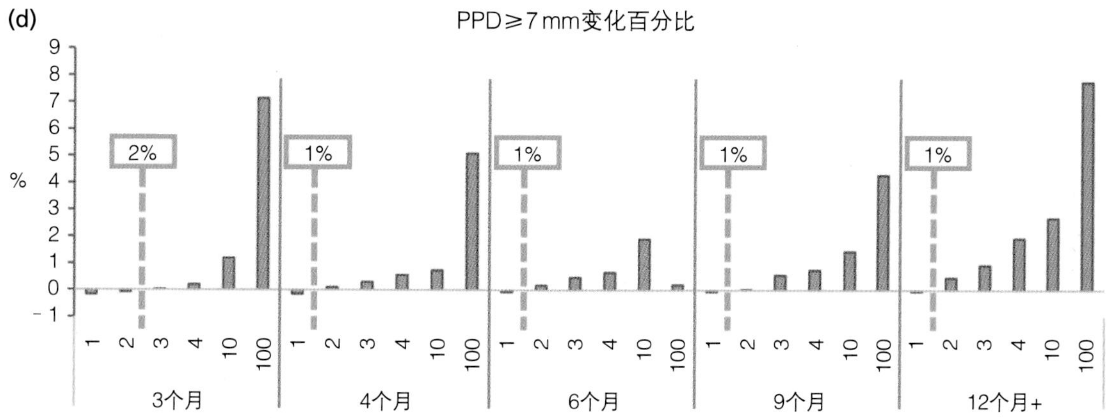

图48-5 883例患者的11842次牙周支持治疗（SPT）后剩余牙周袋探诊深度（PPD）增加（+）和减少（-）的百分比，以及患者不同SPT复诊时间间隔（3、4、6、9、>12个月）和上次SPT复诊时记录的剩余PPD类型的百分比变化。根据经验确定的无变化PPD用虚线标出，阈值范围为PPD%≥4mm（-5%~25%）（a）。PPD%≥5mm（-2%~16%）（b）。PPD%≥6mm（-1%~7%）（c），和PPD%≥7mm（-1%~9%）（d）。（来源：数据来自Ramseier et al. 2019。经John Wiley & Sons许可转载）

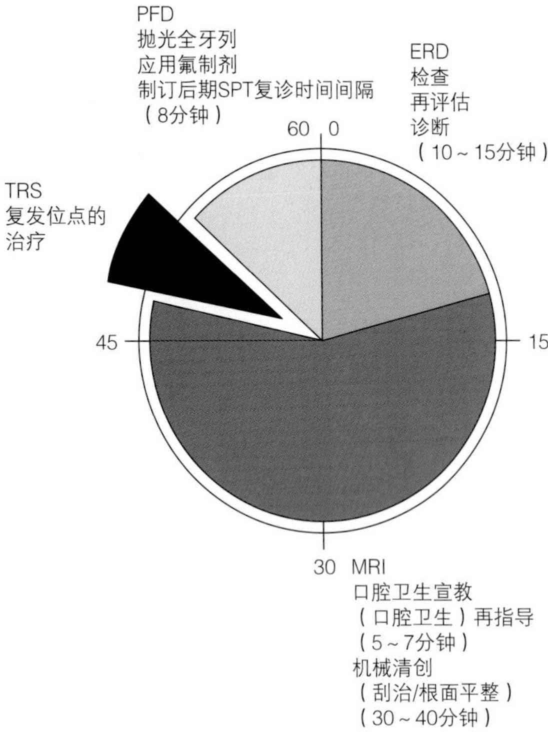

图48-6　SPT复诊时间分配包括4个部分。（1）检查、再评估和诊断（ERD），提供牙周稳定和炎症位点的信息。这部分需要10～15分钟。（2）口腔卫生宣教（口腔卫生）再指导和机械清创（MRI），占复诊的大部分时间（30～40分钟）。对不稳定的位点进行机械清创。（3）复发位点的治疗（TRS），需要再次复诊。（4）抛光全牙列、应用氟制剂、制订后期SPT复诊时间间隔（PFD），需要5～10分钟。

- 口腔卫生。
- 检测BoP位点，了解是否存在持续性炎症。
- 临床探诊深度和临床附着水平。后者非常费时，需要评估釉牙骨质界的位置，作为每个牙根（6个）位点的参考点。因此，SPT评估通常仅包括临床探诊深度。
- 检查溢脓的复发位点。
- 评估现有的重建情况，包括对基牙的牙髓活力检测。
- 龋病的检查。

对牙及口腔种植体均进行这些评估。在SPT治疗中有时会进行传统的影像学检查。采用标准化平行投照技术进行单一的根尖片检查很有价值，尤其对于死髓牙、基牙和口腔种植体。殆翼片尤其适用于检查龋损，也适合于检查菌斑滞留区（如充填体悬突、充填不佳的冠边缘）。这部分的时间仅为10～15分钟，因此必须有序地进行这些评估。如果有口腔助手记录所有的诊断测试结果或能使用一个声控的计算机辅助记录系统将能更好地完成这一部分。

口腔卫生宣教、（口腔卫生）再指导和机械清创

这部分占SPT就诊的大部分时间。当了解诊断的结果后，如BoP百分比或超过4mm的牙周袋数量时，应对患者进行口腔卫生宣教，分数低时以肯定方式，分数高时以激励的方式，调动患者的主观能动性。通常鼓励比批评更有利于推动事态的积极发展，因此，应尽量对患者的行为给予肯定。

对于接受充分口腔卫生措施的情况下却依旧复发的患者应当进一步鼓励他们进行恰当的口腔卫生行为。如果患者个人的生活情况影响其行为，那么非常适合进行积极的鼓励。应该以个性化的方式取代刻板的“说教”。

有时患者出现硬组织缺损（楔状缺损），表明其运用了过度且不当的机械清洁（图48-7）。应帮助患者改变这样的习惯，反复强调刷牙方法

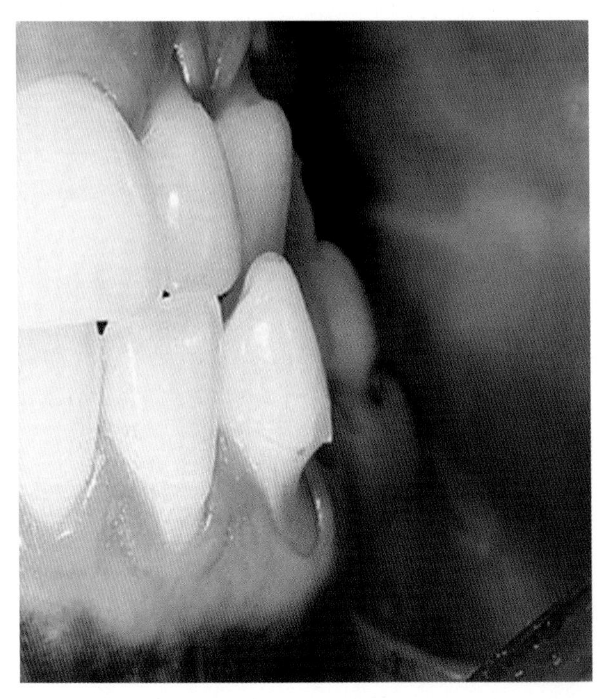

图48-7　过度且不当的刷牙方式导致牙龈退缩后，在釉牙骨质界根方的楔状缺损。

应为颤动而不是用力刷洗。

在分配的时间内完成全牙列168个位点的机械清创是不可能的，因此，在SPT就诊中，仅对有炎症表现和疾病活动性进展的位点进行再次清创。对健康位点进行反复清创所造成的创伤将毫无疑问导致持续的附着丧失（Lindhe et al. 1982a）。相比之下，剩余牙周袋≥6mm将导致牙周炎进展和牙齿丧失（Badersten et al. 1990; Claffey et al. 1990; Matuliene et al. 2008）。然而，表48-3显示了经过平均11.3年以上的维护治疗后，在位点水平和牙齿水平上，剩余PPD和失牙之间的相关性。从剩余PPD为4mm开始，PPD每增加1mm均与失牙具有高度相关性。因此，应对所有的BoP阳性位点和所有的PPD>4mm的牙周袋进行仔细的刮治与根面平整，而健康的位点进行反复的清创，必然会导致机械性的附着丧失（Lindhe et al. 1982a）。

在Claffey等（1988）的临床研究中也观察到了相似的结果：在机械清创后观察到24%位点出现临床附着丧失。几个纵向研究的回归分析（如Lindhe et al. 1982b）表明，对低于约2.9mm这一“临界探诊深度”的位点进行机械清创后会出现探诊附着丧失。因此，不推荐对浅龈沟进行机械清创。正如几项研究所显示的那样，探诊不出血的位点表明处于稳定状态（Lang et al. 1986, 1990; Joss et al. 1994），因此，对探诊不出血的位点仅进行抛光，而将机械清创主要集中于BoP阳性或PPD > 5mm的位点。为了保护硬组织，应该小心地进行根面平整。在SPT时，不再推荐对“感染”牙骨质进行深刮（Nyman et al. 1986, 1988; Mombelli et al. 1995）。在SPT中，根面机械清创应主要去除龈下菌斑而不是去除“感染”牙骨质。这可能需要一种新的方式。就这点而言，应当重新评估超声的使用。

复发位点的治疗

单一位点，尤其是根分叉区域或其他难以进入的位点，可能会偶尔出现再次感染或溢脓。这样的位点需要在麻醉下进行全面的机械清创，局部应用控释的抗生素甚至手术进行清创术。很明显，这些治疗过程非常耗时，无法在常规的SPT复诊时间里进行，因此，可能需要重新与患者预约治疗时间。在SPT中，这些位点未进行彻底治疗或仅进行了不完善的根面清创术，可能会导致持续的探诊附着丧失（Kaldahl et al. 1988; Kalkwarf et al. 1989）。

复发位点的治疗选择应基于最可能的病因分析。一般而言，再感染是未进行完善SPT的结果。虽然不是所有BoP阳性的位点都会进展，最后导致附着丧失，但是更高的BoP百分比则需要更频繁的护理和SPT复诊。有时，在SPT复诊后的2～3周进行第二次复诊，以检查患者在家中的口腔护理情况。如果重度牙周炎患者的个体评估风险较高，则应密切关注，这一点非常重要（Westfelt et al. 1983b; Ramfjord 1987）。局部区域菌斑控制不佳或形成有利于牙周病原微生物的生态位可能导致局部再感染。牙齿水平的风险评估也许可以明确这些常规口腔卫生维护难以达到

表48-3 在平均11.3年的牙周支持治疗后，位点的牙周袋探诊深度（PPD）、牙齿水平最深PPD与失牙间的多水平逻辑回归模型（未统计探诊出血）

PPD（mm）	位点水平			牙齿水平		
	OR	95% CI	*P*值	OR	95% CI	*P*值
≤3	1.0					
4	2.6	2.2～3.1	< 0.0001	2.5	1.8～3.6	< 0.0001
5	5.8	4.3～7.9	< 0.0001	7.7	4.8～12.3	< 0.0001
6	9.3	6.2～13.9	< 0.0001	11.0	6.1～20.1	< 0.0001
≥7	37.9	17.9～80.2	< 0.0001	64.2	24.9～165.1	< 0.0001

OR，比值比；CI，置信区间。来源：改编自Matuliene et al. 2010。经John Wiley & Sons许可转载

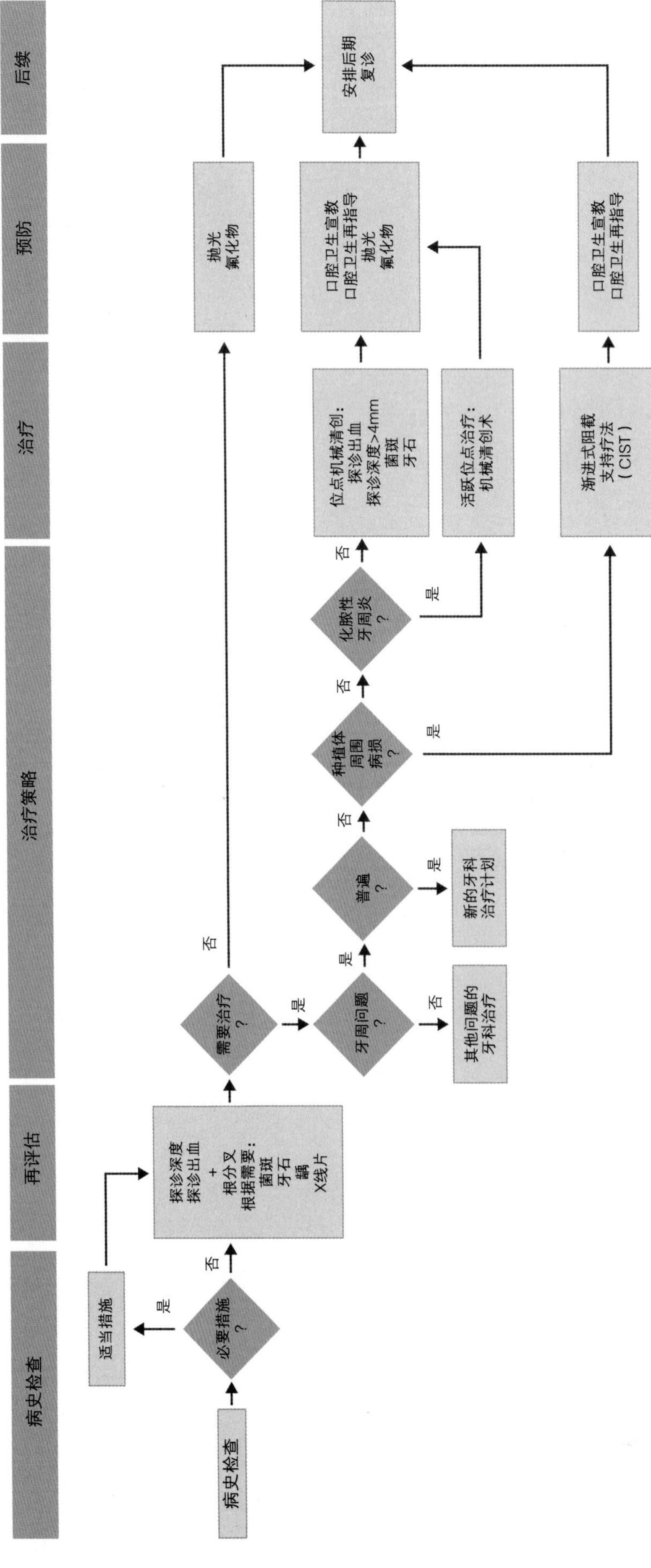

图48-8 牙周支持治疗（SPT）流程图，包括SPT复诊决策树。

的地方。根分叉区域常常代表特殊的牙周危险因素，在定期的SPT复诊诊断后可能需要额外的治疗。

抛光全牙列、应用氟制剂和制订后期SPT复诊时间间隔

SPT复诊结束时，要对全牙列进行抛光，去除所有的残余软垢和着色。这可能会使患者牙列光洁如新，并有利于早期龋病的诊断。在抛光后，应该应用高浓度的氟制剂以补充牙齿表面可能因机械清创而去除的氟化物。氟化物或氯己定漆也可以应用于预防根面龋，特别是在发生牙龈退缩的区域。后期SPT复诊时间间隔需要根据患者的风险评估情况进行制订。

总结：图48–8展示了SPT的流程图。SPT复诊时间分为4个部分。第一部分，10 ~ 15分钟用于检查、再评估和诊断。第二部分，也是最耗时的，需要30 ~ 40分钟，进行口腔卫生再指导和对诊断过程中判断为有风险的位点进行机械清创。一些复发位点可能需要进一步治疗，因此需要与患者预约后期复查时间。SPT复诊还需要确定抛光全牙列、应用氟制剂以及制订后期SPT复诊时间间隔。